儿童脊柱畸形外科学

The Growing Spine: Management of Spinal Disorders in Young Children

（第3版）

原　著　Behrooz A. Akbarnia　　George H. Thompson
　　　　Muharrem Yazici　　　　Ron El-Hawary

主　译　张学军　仉建国　王　征
副主译　姚子明　王升儒　吴　兵

北京大学医学出版社

ERTONG JIZHU JIXING WAIKEXUE (DI 3 BAN)

图书在版编目（CIP）数据

儿童脊柱畸形外科学 ：第3版 / （美）贝赫鲁兹·A.
阿巴妮娅（Behrooz A. Akbarnia）等原著 ；张学军，仉
建国，王征主译. -- 北京 ：北京大学医学出版社，
2025. 6. -- ISBN 978-7-5659-3395-0

Ⅰ. R726.2

中国国家版本馆CIP数据核字第2025DW5983号

北京市版权局著作权合同登记号：图字：01-2024-5998

First published in English under the title
The Growing Spine: Management of Spinal Disorders in Young Children, edition: 3
edited by Behrooz A. Akbarnia, George H. Thompson, Muharrem Yazici and Ron El-Hawary
Copyright © Springer Nature Switzerland AG, 2022
This edition has been translated and published under licence from
Springer Nature Switzerland AG.

Simplified Chinese translation Copyright © 2025 by Peking University Medical Press.
All Rights Reserved.

儿童脊柱畸形外科学（第3版）

主　　译：张学军　仉建国　王　征
出版发行：北京大学医学出版社
地　　址：（100191）北京市海淀区学院路38号　北京大学医学部院内
电　　话：发行部 010-82802230；图书邮购 010-82802495
网　　址：http: //www.pumpress.com.cn
E-mail：booksale@bjmu.edu.cn
印　　刷：北京信彩瑞禾印刷厂
经　　销：新华书店
责任编辑：冯智勇　　责任校对：靳新强　　责任印制：李　啸
开　　本：889 mm×1194 mm　1/16　　印张：39.25　　字数：1330千字
版　　次：2025年6月第1版　2025年6月第1次印刷
书　　号：ISBN 978-7-5659-3395-0
定　　价：398.00元
版权所有，违者必究
（凡属质量问题请与本社发行部联系退换）

译校者名单

曹 隽	首都医科大学附属北京儿童医院
范竟一	首都医科大学附属北京儿童医院
冯 磊	首都医科大学附属北京儿童医院
高景淳	首都医科大学附属北京儿童医院
高荣轩	首都医科大学附属北京儿童医院
郭 东	首都医科大学附属北京儿童医院
李 浩	首都医科大学附属北京儿童医院
刘 虎	首都医科大学附属北京儿童医院
刘昊楠	首都医科大学附属北京儿童医院
罗焱中	首都医科大学附属北京儿童医院
姚子明	首都医科大学附属北京儿童医院
张学军	首都医科大学附属北京儿童医院
蔡继昊	中国医学科学院北京协和医院
杜 悠	中国医学科学院北京协和医院
李晨恺	中国医学科学院北京协和医院
李国壮	中国医学科学院北京协和医院
李芷仪	中国医学科学院北京协和医院
林莞锋	中国医学科学院北京协和医院
王升儒	中国医学科学院北京协和医院
吴 南	中国医学科学院北京协和医院
杨 阳	中国医学科学院北京协和医院
叶笑寒	中国医学科学院北京协和医院
余伟杰	中国医学科学院北京协和医院
张浩然	中国医学科学院北京协和医院
仉建国	中国医学科学院北京协和医院
赵钇伟	中国医学科学院北京协和医院
迟鹏飞	解放军总医院第一医学中心
李 博	解放军总医院第一医学中心
刘昊明	解放军总医院第一医学中心
刘轩汇	解放军总医院第一医学中心
毛凯歌	解放军总医院第一医学中心
王 征	解放军总医院第一医学中心
吴 兵	解放军总医院第一医学中心
薛 原	解放军总医院第一医学中心
张楚阅	解放军总医院第一医学中心
努尔东江·艾尔青	首都医科大学附属北京儿童医院新疆医院
艾克帕尔·吾不利	首都医科大学附属北京儿童医院新疆医院

原著者名单

Abdullah S. Abdullah, MBChB, MRCS, ABHS (Tr& Orth) Department of Orthopaedics, IWK Health Centre, Halifax, NS, Canada

Nejat Akalan, MD, PhD Department of Neurosurgery, Medipol University, İstanbul, Turkey

Behrooz A. Akbarnia, MD Department of Orthopaedic Surgery, University of California, San Diego, San Diego, CA, USA

Ahmet Alanay, PhD Department of Orthopedics and Traumatology, Acibadem Mehmet Ali Aydinlar University School of Medicine, İstanbul, Turkey

Jason B. Anari, MD Division of Orthopaedic Surgery, The Children's Hospital of Philadelphia, Philadelphia, PA, USA

Lindsay M. Andras, MD Children's Orthopaedic Center, Children's Hospital Los Angeles, Los Angeles, CA, USA

Alexandre Arkader, MD Department of Orthopedic Surgery, Children's Hospital of Philadelphia, Perelman School of Medicine at the University of Pennsylvania, Philadelphia, PA, USA

Keith D. Baldwin, MD, MSPT, MPH Department of Orthopedic Surgery, University of Pennsylvania and the Children's Hospital of Philadelphia, Philadelphia, PA, USA

Jacob R. Ball, BS Department of Orthopaedic Surgery, Columbia University Medical Center, New York, NY, USA

Department of Orthopaedic Surgery, New York Presbyterian Morgan Stanley Children's Hospital, New York, NY, USA

Shay Bess, MD Presbyterian/St. Luke's Medical Center, Rocky Mountain Hospital for Children, Denver, CO, USA

Craig M. Birch, MD Department of Orthopedic Surgery, Boston Children's Hospital, Harvard Medical School, Boston, MA, USA

Laurel C. Blakemore, MD Pediatric Specialists of Virginia, Fairfax, FL, USA

Oheneba Boachie-Adjei, MD Department of Orthopedics, Focos Orthopedic Hospital, Accra, Ghana

Gerard Bollini, PhD Pediatric Orthopedic Department, Service Pr. JL. Jouve, Timone Children's Hospital, Marseilles, France

Francois Bonnel, PhD, MD Faculty of Medicine, University of Montpellier, Montpellier, France

Stefano Boriani, MD GSpine4, Istituto Ortopedico Galeazzi, Milan, Italy

Jarred A. Bressner, MD Department of Orthopaedic Surgery, Johns Hopkins University, Baltimore, MD, USA

David B. Bumpass, MD Departments of Orthopaedic Surgery and Neurosurgery, Arkansas Children's Hospital, University of Arkansas for Medical Sciences, Little Rock, AR, USA

Patrick J. Cahill, MD Division of Orthopaedic Surgery, The Children's Hospital of Philadelphia, Philadelphia, PA, USA

Robert M. Campbell, MD Division of Orthopaedic Surgery, The Children's Hospital of Philadelphia, Philadelphia, PA, USA

Federico Canavese, MD, PhD Department of Pediatric Surgery, University Hospital Estaing, Clermont-Ferrand, France

R. M. Castelein, MD Department of Orthopaedic Surgery, University Medical Center Utrecht, Utrecht, the Netherlands

Kenneth M. C. Cheung, MD, FRCS, FHKCOS, FHKAM(Orth) Department of Orthopaedics and Traumatology, Queen Mary Hospital, Hong Kong, China

Kelsie M. Coe, MD Musculoskeletal Institute, Atrium Health, Levine Children's Hospital, Charlotte, NC, USA

Alvin H. Crawford, MD, FACS Department of Orthopaedics, University of Cincinnati College of Medicine, Cincinnati, OH, USA

Phyllis D'Ambra, BS, RN, MPA Department of Nursing, Children's Hospital of Los Angeles, University of Southern California, Los Angeles, CA, USA

Ozgur Dede, MD Department of Orthopaedic Surgery, University of Pittsburgh Medical Center Children's Hospital, Pittsburgh, PA, USA

Vincent J. Devlin, MD, FAAOS Center for Devices and Radiological Health, Office of Product Evaluation and Quality, Office of Health Technology-6: Office of Orthopedic Devices, US Food and Drug Administration, Silver Spring, MD, USA

John R. Dimar II, MD Department of Orthopedic Surgery, Pediatric Orthopedics Norton Children's Hospital, University of Louisville, Louisville, KY, USA

Alain Dimeglio, PhD, MD Faculty of Medicine, University of Montpellier, Montpellier, France **Lori A. Dolan, PhD** Department of Orthopaedics and Rehabilitation, University of Iowa Hospitals and Clinics, Iowa City, IA, USA

John Paul Dormans, MD, FACS Department of Orthopaedic Surgery, University of Pennsylvania, Newtown Square, PA, USA

Ron El-Hawary, MD, MSc, FRCS(C) Paediatric Orthopaedics, School of Biomedical Engineering, IWK Health Centre, Dalhousie University, Halifax, NS, Canada

Hazem B. Elsebaie, MD, FRCS Department of Orthopedics, San Diego Spine Foundation, San Diego, CA, USA

John B. Emans, MD Department of Orthopedic Surgery, Harvard Medical School, Boston Children's Hospital, Boston, MA, USA

Christine L. Farnsworth, MS Division of Orthopedics, Rady Children's Hospital-San Diego, San Diego, CA, USA

Tamás Fülöp Fekete, MD, PhD Spine Center, Schulthess Clinic, Zürich, Switzerland

Catherine E. Ferland, PhD Department of Orthopedics, Shriners Hospital for Children –Canada, Montreal, QC, Canada

Michael W. Fields, BS Department of Orthopaedic Surgery, Columbia University Irving Medical Center, New York, NY, USA

Nicholas D. Fletcher, MD Children's Healthcare of Atlanta – Egleston Campus, Atlanta, GA, USA

Steven L. Frick, MD Department of Orthopaedic Surgery, Stanford University School of Medicine, Stanford, CA, USA

Sumeet Garg, MD Department of Orthopedics, University of Colorado, Children's Hospital Colorado, Aurora, CO, USA

Luke Gauthier, MD, FRCS(C) IWK Health Centre, Dalhousie University, Halifax, NS, Canada

Michael P. Glotzbecker, MD Department of Pediatric Orthopaedics, Rainbow Babies and Children's Hospital, Cleveland, OH, USA

Emmanouil Grigoriou, MD Orthopaedic Surgery and Sports Medicine, University at Buffalo – Jacobs School of Medicine and Biomedical Sciences, Buffalo, NY, USA

Manon Haché, MD Department of Anesthesiology, Columbia University Medical Center, New York, NY, USA

Christina K. Hardesty, MD Department of Orthopaedic Surgery, Case Western Reserve University, Cleveland, OH, USA

Division of Pediatric Orthopaedic Surgery, Rainbow Babies and Children's Hospital, Cleveland, OH, USA

Ilkka J. Helenius, MD, PhD Department of Paediatric Orthopaedic Surgery, Turku University Hospital and University of Turku, Turku, Finland

Elizabeth T. Herman, BA Department of Orthopaedic Surgery, Columbia University Irving Medical Center, New York, NY, USA

Grant D. Hogue, MD Department of Orthopedic Surgery, Harvard Medical School, Boston Children's Hospital, Boston, MA, USA

Joshua B. Holt, MD Department of Orthopaedics and Rehabilitation, University of Iowa Hospitals and Clinics, Iowa City, IA, USA

Jason J. Howard, MD Department of Orthopaedic Surgery, Nemours Children's Health/AI duPont Hospital for Children, Wilmington, DE, USA

M. Timothy Hresko, MD Department of Orthopaedic Surgery, Harvard Medical School, Boston Children's Hospital, Boston, MA, USA

Steven W. Hwang, MD Department of Neurosurgery, Shriners Hospitals for Children-Philadelphia, Philadelphia, PA, USA

Brice Ilharreborde, MD, PhD Pediatric Orthopaedic Department, Robert Debré Hospital, AP-HP, Paris, France University of Paris, Paris, France

Kenneth D. Illingworth, MD Spine Center of Excellence, Cedars-Sinai Health System, Los Angeles, CA, USA

Viral V. Jain, MD Department of Orthopaedics, Cincinnati Children's Hospital Medical Center, Cincinnati, OH, USA

Dezső Jeszenszky, MD, PhD Spine Center, Schulthess Clinic, Zürich, Switzerland

Charles E. Johnston, MD Department of Orthopedic Surgery, Texas Scottish Rite Hospital for Children, Dallas, TX, USA

Rishi Mugesh Kanna, MS, MRCS (UK), FNB Spine Surgery Department of Spine Surgery, Ganga Hospital, Coimbatore, Tamil Nadu, India

Lawrence I. Karlin, MD Department of Orthopaedic Surgery, Boston Children's Hospital, Boston, MA, USA

Mehmet Kaymakoglu, MD Department of Orthopaedics and Traumatology, Bornova Turkay Ozilhan State Hospital, Izmir, Turkey

Riva R. Ko, MD Department of Anesthesiology, Columbia University Medical Center, New York, NY, USA

Ryan Koehler, MD Children's Healthcare of Atlanta, Atlanta, GA, USA

Patricia A. Kostial, RN, BSN San Diego Spine Foundation, San Diego, CA, USA

Moyo C. Kruyt, MD, PhD Department of Orthopedics, University Medical Center Utrecht, Utrecht, the Netherlands

Robert K. Lark, MD, MS Department of Orthopaedics, Duke University Medical Center, Durham, NC, USA

A. Noelle Larson, MD Department of Orthopedic Surgery, Mayo Clinic, Rochester, MN, USA

Leok-Lim Lau, MBBCh, FRCS (Orth) Department of Orthopaedic Surgery, National University Hospital, Singapore, Singapore

Justin V. C. Lemans, MD Department of Orthopaedic Surgery, University Medical Center Utrecht, Utrecht, the Netherlands

Ying Li, MD Department of Orthopaedic Surgery, C.S. Mott Children's Hospital, Michigan Medicine, Ann Arbor, MI, USA

Breton Line, BS Presbyterian/St. Luke's Medical Center, Rocky Mountain Hospital for Children, Denver, CO, USA

Markus Loibl, MD Spine Center, Schulthess Clinic, Zürich, Switzerland

Scott J. Luhmann, MD Department of Orthopaedic Surgery, Washington University School of Medicine, St. Louis, MO, USA

William G. Mackenzie, MD Department of Orthopaedic Surgery, Nemours/AI duPont Hospital for Children, Wilmington, DE, USA

Sidney Kimmel Medical College at Thomas Jefferson University, Wilmington, DE, USA

Luke Macyszyn, MD, MA Department of Neurosurgery, UCLA Medical Center, Santa Monica, CA, USA

Hiroko Matsumoto, PhD Department of Orthopedic Surgery and Department of Epidemiology, Columbia University Irving Medical Center, New York, NY, USA

Richard E. McCarthy, MD Departments of Orthopaedic Surgery and Neurosurgery, Arkansas Children's Hospital, University of Arkansas for Medical Sciences, Little Rock, AR, USA

Amy L. McIntosh, MD Department of Orthopedic Surgery, Scottish Rite Hospital, Dallas, TX, USA

Lotfi Miladi, MD Department of Orthopedics, Necker Hospital, Paris, France

R. Justin Mistovich, MD, MBA Pediatric Orthopaedic Surgery, Rainbow Babies and Children's Hospital, Case Western Reserve University School of Medicine, Cleveland, OH, USA

Firoz Miyanji, MD Department of Orthopaedics, BC Children's Hospital, Vancouver, BC, Canada

Susan H. Morris, PhD Department of Orthopaedics, IWK Health Centre, Halifax, NS, Canada

Gregory M. Mundis Jr., MD Department of Orthopedic Surgery, Scripps Clinic Medical Group, La Jolla, CA, USA

Joshua S. Murphy, MD Children's Physician Group – Orthopaedics, Children's Healthcare of Atlanta, Atlanta, GA, USA

Robert F. Murphy, MD Department of Orthopaedics and Physical Medicine, Medical University of South Carolina, Charleston, SC, USA

Naveed Nabizadeh, MD Department of Orthopedic Surgery, Norton Leatherman Spine Center, Louisville, KY, USA

Nickolas J. Nahm, MD Department of Orthopaedic Surgery, Nemours/AI duPont Hospital for Children, Wilmington, DE, USA

Rodrigo Navarro-Ramirez, MD, MSc Department of Pediatric Surgery, Shriners Hospital for Children, Montreal, QC, Canada

Peter O. Newton, MD Division of Orthopedics, Rady Children's Hospital-San Diego Medical Practice Foundation, San Diego, CA, USA

Department of Orthopaedic Surgery, University of California, San Diego, San Diego, CA, USA

Colin Nnadi, MBBS, FRCSI, FRCS(Orth) Department of Spinal Surgery, Oxford University Hospitals NHS Foundation Trust, Oxford, UK

Matthew E. Oetgen, MD, MBA Children's National Hospital, Washington, DC, USA

Jean A. Ouellet, MD Department of Pediatric Surgery, Shriners Hospital for Children, Montreal, QC, Canada

Joshua M. Pahys, MD Shriners Hospitals for Children-Philadelphia, Philadelphia, PA, USA

Department of Orthopaedic Surgery, Sidney Kimmel Medical College at Thomas Jefferson University, Philadelphia, PA, USA

Stefan Parent, MD, PhD Department of Surgery, Faculty of Medicine, University of Montreal, Montréal, QC, Canada

Jeff B. Pawelek, BS San Diego Spine Foundation, San Diego, CA, USA

Teeda Pinyavat, MD Department of Anesthesiology, Columbia University Irving Medical Center, New York, NY, USA

Javier Pizones, MD, PhD Spine Surgery Unit, Department of Orthopedic Surgery, Hospital Universitario La Paz, Madrid, Spain

Connie Poe-Kochert, BSN, APRN, PPCNP-BC Division of Pediatric Orthopaedics, Rainbow Babies and Children's Hospital, University Hospitals Case Medical Center, Cleveland, OH, USA

S. Rajasekaran, MS, DNB, FRCS, MCh, FACS, PhD Department of Spine Surgery, Ganga Hospital, Coimbatore, Tamil Nadu, India

Brandon A. Ramo, MD Department of Orthopaedics, Texas Scottish Rite Hospital for Children, Dallas, TX, USA

Gregory J. Redding, MD Department of Pulmonary and Sleep Medicine, Seattle Children's Hospital, Seattle, WA, USA

Fernando Rios, MD San Diego Spine Foundation/Global Spine Outreach, San Diego, CA, USA

Benjamin D. Roye, MD, MPH Department of Orthopedic Surgery, Columbia University Irving Medical Center, New York, NY, USA

David P. Roye, MD Department of Orthopedic Surgery, Columbia University Irving Medical Center, New York, NY, USA

Michael Ruf, MD Center for Spine Surgery, Orthopedics, and Traumatology, SRH Klinikum Karlsbad-Langensteinbach, Karlsbad, Germany

Arthur Odotei Sackeyfio, BSc, MBChB, MGCS, FWACS Department of Orthopaedic Surgery, Focos Orthopaedic Hospital, Accra, Ghana

Amer F. Samdani, MD Department of Neurosurgery, Shriners Hospitals for Children-Philadelphia, Philadelphia, PA, USA

Francisco J. Sanchez Pérez-Grueso, MD Spine Surgery Unit, Department of Orthopedic Surgery, Hospital Universitario La Paz, Madrid, Spain

James O. Sanders, MD Department of Orthopaedics, University of North Carolina at Chapel Hill, Chapel Hill, NC, USA

Jeffrey R. Sawyer, MD Campbell Clinic, University of Tennessee, Germantown, TN, USA

Brian P. Scannell, MD Musculoskeletal Institute, Atrium Health, Levine Children's Hospital, Charlotte, NC, USA

John A. Schmidt, PhD Retired Formerly from K2M Inc., Leesburg, VA, USA

Richard M. Schwend, MD Division of Orthopaedic Surgery, Children's Mercy Hospital, Kansas City, MO, USA

Suken A. Shah, MD Department of Orthopaedic Surgery, Nemours Children's Health/AI duPont Hospital for Children, Wilmington, DE, USA

K. Aaron Shaw, DO Department of Orthopaedic Surgery, Dwight D. Eisenhower Army Medical Center, Fort Gordon, GA, USA

T. Ajoy Prasad Shetty, MS Orth, DNB Orth Department of Spine Surgery, Ganga Hospital, Coimbatore, Tamil Nadu, India

David L. Skaggs, MD, MMM Children's Orthopaedic Center, Children's Hospital Los Angeles, Los Angeles, CA, USA

John T. Smith, MD Department of Orthopaedic Surgery, University of Utah School of Medicine, Primary Children's Hospital, Salt Lake City, UT, USA

Brian D. Snyder, MD, PhD Harvard Medical School, Boston Children's Hospital, Boston, MA, USA

Paul D. Sponseller, MD, MBA Department of Pediatric Orthopaedic Surgery, Johns Hopkins University, Baltimore, MD, USA

Tricia St. Hilaire, MPH Pediatric Spine Foundation, Valley Forge, PA, USA

Joseph D. Stone, MD UNC Orthopaedics, University of North Carolina Chapel Hill, Chapel Hill, NC, USA

Peter F. Sturm, MD, MBA Department of Pediatric Orthopaedic Surgery, Cincinnati Children's Hospital Medical Center, Cincinnati, OH, USA

George H. Thompson, MD Department of Orthopaedic Surgery, Rainbow Babies and Children's Hospital, University Hospitals Cleveland Medical Center, Case Western Reserve University, Cleveland, OH, USA

Gregory R. Toci, BS Division of Pediatric Orthopaedics, Johns Hopkins University School of Medicine, Baltimore, MD, USA

Vidyadhar V. Upasani, MD Division of Orthopedics, Rady Children's Hospital-San Diego, San Diego, CA, USA

Department of Orthopaedic Surgery, University of California, San Diego, San Diego, CA, USA

Michael G. Vitale, MD, MPH Department of Pediatric Orthopedics, Columbia University Medical Center, New York, NY, USA

John S. Vorhies, MD Department of Orthopaedic Surgery, Stanford Children's Health, Stanford, CA, USA

Austin Wallace, MD Department of Orthopedics and Rehabilitation, University of Florida School of Medicine, Gainesville, FL, USA

Shengru Wang, MD Department of Orthopedic Surgery, Peking Union Medical College, Beijing, China

Stuart L. Weinstein, MD Department of Orthopaedics and Rehabilitation, University of Iowa Hospitals and Clinics, Iowa City, IA, USA

Michelle Cameron Welborn, MD Department of Orthopaedics, Shriners Hospital for Children Portland, Portland, OR, USA

Nan Wu, MD Beijing Key Laboratory for Genetic Research of Skeletal Deformity, Beijing, China

Key laboratory of big data for spinal deformities, Chinese Academy of Medical Sciences, Beijing, China

Department of Orthopedic Surgery, State Key Laboratory of Complex Severe and Rare Diseases, Peking Union Medical College, Beijing, China

Kwadwo Poku Yankey, MD Department of Neurosurgery, Focos Orthopedic Hospital, Accra, Ghana

Burt Yaszay, MD Department of Pediatric Orthopedics, Rady Children's Hospital San Diego, San Diego, CA, USA

Muharrem Yazici, MD Department of Orthopaedics and Traumatology, Hacettepe University Faculty of Medicine, Ankara, Turkey

Caglar Yilgor, MD Department of Orthopedics and Traumatology, Acibadem Mehmet Ali Aydinlar University School of Medicine, İstanbul, Turkey

Terry Jianguo Zhang, MD Department of Orthopedic Surgery, Peking Union Medical College, Beijing, China

Sen Zhao, BS Department of Orthopedic Surgery, State Key Laboratory of Complex Severe and Rare Diseases, Peking Union Medical College, Beijing, China

Qianyu Zhuang, MD Department of Orthopedic Surgery, Peking Union Medical College, Beijing, China

译者前言

对于临床医生而言，早发型脊柱侧凸（early-onset scoliosis，EOS）是非常棘手的问题，因其病因复杂、合并症多、影像表现差异巨大、心肺损伤常见、治疗方法显著异于青少年及成人脊柱畸形。当面对一个幼儿脊柱畸形病例的时候，儿童脊柱外科医生会思考：这个患儿的病因是什么？脊柱畸形自然史如何？应该什么时候开始干预？采取什么样的有效干预手段？治疗的预后怎么样？回答其中每一个问题都是困难的。但一线医生并没有停止探索，尤其是最近十几年，新理念、新技术、新方法、新材料不断涌现，为脊柱畸形的治疗提供了更多的选择。我国儿童脊柱畸形患者人群庞大，我国的外科医生在 EOS 的病因探索及治疗方法的改进方面也做出了突出成绩。

The Growing Spine: Management of Spinal Disorders in Young Children 一书 2011 年初版，这是其最新出版的第 3 版。自首次出版至今，它始终都是儿童脊柱外科医生的行医宝典。该书的作者都是治疗脊柱畸形的一线医生，他们在书中全面细致地分享了各自的治疗经验与研究成果。随着该领域的研究进展，第 2 版和第 3 版都进行了较大幅度修订、更新和扩充。尤其是第 3 版，从主题框架到具体章节的内容和深度都进行了大刀阔斧的变革。尤其值得一提的是，在第 3 版中有中国医生参与了部分章节的撰写，说明我国儿童脊柱外科在该领域取得了一定成就，做出了相应的贡献，并得到了国际同行的认可与肯定。

感谢原著作者及北京大学医学出版社的信任，让我们有幸承担这本儿童脊柱畸形外科经典著作的翻译工作。本书是来自北京儿童医院、北京协和医院及解放军总医院的众多译校人员通力合作的成果，是集体智慧与辛勤劳动的结晶。在此向所有为本书翻译出版做出贡献的同道及朋友致以诚挚的谢意。

在本书的翻译过程中，我们始终秉持忠于原著，并符合中文表达习惯的原则，对书稿进行了多次审校，但书中涉及的相关国情、法规及医疗政策等内容与中国存在一定差别，请读者阅读参考时注意甄别判断。由于参与翻译人员众多，译文风格不尽相同，加之中英语言表达差异，书中可能存在专业阐述欠妥之处。我们殷切期望读者批评指正，以便日后修订更正。

张学军　仉建国　王　征

主编寄语

与第 1 版和第 2 版一样，编写第 3 版《儿童脊柱畸形外科学》背后的驱动力是我们的患者和他们的家人。正是患者需要我们不断提高专业知识和技能，这本书才有意义。因此，我们感谢患者的信任和参与，也感谢他们给了我们机会从经验中学习知识，并与同行分享新知识。我们真诚地希望这本书将继续激励和帮助那些关注早发型脊柱侧凸和其他脊柱疾患的医疗工作者，从而给患者带来更好的预后和生活质量。

在过去的 5 年里，儿童脊柱疾病的治疗发生了很大的变化，我们相信第 3 版《儿童脊柱畸形外科学》能反映出该领域的新进展。我们非常感谢帮助我们认知和理解这些新进展的诸多外科医生和研究人员，包括我们的专业学会：脊柱侧凸研究学会（Scoliosis Research Society，SRS）、北美儿童骨科学会（Pediatric Orthopaedic Society of North America，POSNA）、欧洲儿童骨科学会（European Pediatric Orthopaedic Society，EPOS）和美国骨科医师学会（American Academy of Orthopaedic Surgeons，AAOS）。这些组织支持举办早发型脊柱侧凸国际学会（International Congress on Early Onset Scoliosis，ICEOS）年会，协助会议期间的教育工作，并支持成立儿童器械工作组。基于该工作组，这些组织与监管机构合作，为这个行业创造了更适合创新的环境。这些不同组织、团体通力合作，正是为了提高患者生活质量这一共同目标。在这一过程中我们所获得的知识，也正是我们试图在本书中分享和呈现的。

非常感谢我们在北美和世界各地的同事们，包括儿科脊柱研究学会（Pediatric Spine Study Group，PSSG）的成员。该学会由另外两个有名的研究学会——脊柱生长研究学会（Growing Spine Study Group，GSSG）和儿童脊柱研究学会（Children's Spine Study Group，CSSG）最近合并而成。同时也感谢 ICEOS 的工作人员，这个学会现在已成立 15 年了。还要感谢儿童脊柱基金会对 PSSG 和 ICEOS 的支持。他们创造了一个基础平台来解决与儿童脊柱疾病相关的问题，从而推进了该领域的研究。一并感谢对此领域感兴趣并参与教学的 ICEOS 其他专业组织，包括肺脏病学、心脏病学、麻醉学、放射学、遗传学、护理以及其他专业的工作者。

如果没有来自全球的专家学者的倾情奉献，这本书就不会呈现在您手中。我们感谢他们的贡献，感谢他们编写了如此优秀的章节用于解答临床遇到的难题。

现在，献上我们尊敬的各位主编的寄语：

Behrooz A. Akbarnia, MD：

这是我最后一次作为本书的主编参与写作，我想特别感谢我的好朋友 George、Muharrem 和 Ron，感谢他们在这一共同努力中的卓越贡献和出色的团队合作。与他们一起工作的经历是我职业生涯中的亮点之一，我将永远珍惜。

和往常一样，我把最深切的感谢献给我结婚 54 年的妻子 Nasrin，感谢她在本书第 3 版完成过程中一直对我的支持、爱与鼓励。我也不能忘记我已故父母的影响，他们都是真正的教育家和榜样。他们总是支持我不断追求提高，即使这意味着我不得不离开他们。感谢我的 3 个孩子 Halleh、Ladan Ramin 和 Stu 给予的支持和爱。最后不得不提及我 5 个可爱的孙辈——Simia、Kian、Leila、Luca 和 Mila。他们一直是我继续著书立说和从事其他学术活动的灵感和动力来源，尽管著书工作让我减少了对他们的陪伴。

Muharrem Yazici, MD：

我首先要感谢我的父母 Ayyildiz 和 Zekeriya，是他们教会了我生活中最伟大的美德是通过创造而获取的。最大的感谢送给我的家人 Ruya、Yildiz Naz 和 Mehmed Emir。我剥夺了本应陪伴他们的时间，尽管我不止一次选择学术而不是个人生活，但他们从来没有抱怨过，总是给我爱和支持。

主编寄语

George H. Thompson, MD：

和前两版一样，在此我由衷感谢陪伴了我 54 年的妻子 Janice，感谢她在编写本书第 3 版过程中给予我的支持和鼓励。在编写本书过程中，我疏于关注她和我们的孩子 Brian、Scott、Kathryn 和 Bradley 以及我们的 7 个孙辈，但他们从不抱怨，因为他们明白完成这个项目的重要性——本书将在未来帮助更多的人。

Ron El-Hawary, MD, MSc, FRCS(C)：

我要感谢我已故的父母，Mohamed 和 Ferial El-Hawary，感谢他们的启发和作为学者的榜样。他们都是工程学教授，是各自专业团体的领袖，也是各自领域多本教科书的编写者，但他们仍然优先考虑抚养和教导子女及孙辈。我感谢和珍视我的妻子 Tricia 和我们的孩子 Alexa、Grace、Kegan、Duncan 和 Liam 的爱和支持，他们让这一切都变得值得！

第3版序言一

第3版《儿童脊柱畸形外科学》问世了，这本书在10多年前首次出版——在这个数字时代，任何问题都可以通过搜索在网上获得答案，自然有人会问："那为什么还需要实体书？"显而易见，它一出版不就过时了吗？

这本书却不一样。它在前两版的基础上不断增添新的内容，这样使得全书不断演变进化，也与前一版区别明显。这一点很少有其他专著能做到。本书第3版的内容更是在两位德高望重的儿童脊柱畸形领域专家的指导下进行全面重写的，在早发型脊柱侧凸的病因、评估、治疗和远期预后方面增添了新的章节和新的概念。

本书上一版出版以来，我们失去了一些挚友和出类拔萃的研究者，Dr. Campbell 和 Dr. Cottrel 是其中的两位，但同时又有更多的奋发进取的年轻研究者涌现出来，在第3版中他们分享自己的经验和研究，使得第3版的内容更加丰富多彩。

第3版共有61章，其中12章为新增章节（占全部内容的18%）。本书由来自全球15个国家的144位作者撰写——这是真正意义的全球性出版物。与之前的两版一样，本书结构自然流畅，从人类脊柱的正常生长发育，到脊柱畸形儿童的评估、非手术和手术治疗、随访以及最终预后，进行了循序渐进的介绍。最重要的是，本书还指出了本专业未来的发展方向。超过17章的内容致力于探讨低龄儿童脊柱生长紊乱的各种病理因素，并且有更多的章节涉及各种外科治疗方法来控制或纠正日益严重的脊柱畸形。

自上一版以来，如何治疗早发型脊柱侧凸出现了很多重要的变化。随访和采取保守治疗的重要性得到了重视（这方面归功于 Dr. Jim Sanders 的工作），推迟首次进行生长友好型手术的时间也十分重要（很多长期随访的研究结果揭示出最初对于这类手术的热情是如何慢慢降温的——Dr. Skaggs 与 Dr. Perez-Grueso 这两位最严厉的批评者功不可没）。

因此，正是由于本书第3版中丰富的内容和新知识，"为什么还需要实体书？"这个问题可以得到一个肯定的回答："实体书中包含着实实在在的知识和经验，人类生长期脊柱的各类知识都可以在本书中追本溯源，因此这本书必不可少。"

David S. Marks, MB BS FRCS FRCS (Orth)
Consultant Orthopaedic Spine Surgeon
Birmingham, UK

第 3 版序言二

临床医生在治疗儿童脊柱畸形时面临的非常棘手的问题之一是对那些早期发病的脊柱疾病的处理。事实上，在 2015 年早发型脊柱侧凸国际学会（ICEOS）年会的一份共识声明中就指出了早发型脊柱畸形（年龄小于 10 岁）与晚发型脊柱畸形之间的重要区别。早发型脊柱侧凸无论病因如何，都可能因肺损害而导致早期死亡或导致胸廓功能不全综合征（thoracic insufficiency syndrome，TIS），其定义为胸廓无法支持正常呼吸和肺生长。早发型脊柱侧凸还会对受影响儿童的生活质量产生深远影响。

早期脊柱侧凸研究学会（SRS）、北美儿童骨科学会（POSNA）和美国骨科医师学会（AAOS）的年会上很少有关于婴儿期和儿童期脊柱畸形的报道。即使在 20 世纪末（1990—2000 年），针对这些幼年患者治疗效果的知识除了他们普遍预后不良外也很有限。尽管临床医生认识到治疗对这类患者预后有深远影响，但当时的治疗选择仅限于支具、石膏和原位融合手术。大多数器械干预手术并发症发生率过高，只能很有限地改善患者的生活质量。

在过去的 15~20 年里，人们不仅对早发型脊柱侧凸（EOS）的个体病因有了更深入的理解，而且开发了大量新的、有前途的治疗干预措施。本书第 3 版距上一版仅隔了 4 年，有人可能会问：4 年来发生的变化，至于要推出新版吗？答案无疑是肯定的！近年来，没有其他领域像儿童脊柱畸形领域的临床问题那样引起如此多的兴趣。几乎每个月都有更多旨在深入了解 EOS 各种自然史的研究出现，这些研究进一步量化了脊柱畸形的继发影响。越来越多的临床研究人员开始着手处理与 EOS 相关的未解决的问题，以帮助建立一个更强大的循证基础从而指导临床治疗。更复杂的临床和研究工具得以应用来提供更客观的数据。单一机构的研究让位于大型多中心数据库的建立，这些才有可能解决大量未解决的难题。世界范围内的研究小组，例如儿科脊柱研究学会（PSSG）已经成立，试图通过数据库挖掘来回答问题，更重要的是设计良好的前瞻性研究。像所有其他外科领域一样，研究方法学不断改进，从而可以从临床医生和患者的角度来衡量结果。从影像学角度看，新技术被用来更好地测量畸形的三维参数。手术新技术也层出不穷，旨在推迟或避免最终融合。一些技术利用了患者个体的生长潜力治疗。当前的生物学革命针对 EOS 的病因开发了新的治疗方法，这些方法有可能彻底改变疾病的自然史，并有可能治愈疾病。

Ron El-Hawary 博士加入了这一版《儿童脊柱畸形外科学》的优秀主编团队中。而其他主编，包括 Akbarnia、Yazici、Thompson 博士，都是脊柱畸形领域的权威专家。对于那些对 EOS 感兴趣的人来说，这本书可以提供明确的参考。在这个新的版本中，有 12 个新增章节，很多其他章节也重新整理以突出在过去 5~7 年中大量新的研究成果和临床经验。本书为读者提供了关于 EOS 的多个主题，也详细介绍了 EOS 的每种病因。为了实现这一目标，许多国际权威专家汇聚一堂，为不同主题带来了丰富的专业知识，读者可以依据对应的专业知识解开临床困惑。书中每一章都提供了最新的研究证据用于帮助临床医生在处理这类复杂患者时做出最佳的治疗决策。更重要的是，每章的作者还帮助读者了解目前的研究有哪些缺乏确凿证据，以及进一步的研究方向是什么。希望新版《儿童脊柱畸形外科学》能激励年轻研究者开发更好的评估工具，根据疾病的不同特点研究出更好的治疗方法。

Sturt L. Weinstein, MD
Ignacio V. Ponseti Chair and Professor of Orthopaedics and Pediatrics
University of Iowa Hospital and Clinics
Iowa City, IA, USA

第 3 版序言三

著名儿童矫形专家 Dr. Mercer Rang 在他 1974 年出版的经典教科书《儿童骨折》（*Children's Fractures*）的第 1 版中，在"肘部骨折"一章的开头加上了一条有 200 年历史的附文："可怜那些遇到第一个病例是肘部骨折的年轻外科医生吧。"在随后关于这一主题的叙述中，他提到了 20 世纪晚期的外科医生，当他们面对同样严重的肘部骨折时，我们现在仍然必须"同情"他们没有受到过良好的复位技术训练，没有现代的钢丝电钻，没有高质量的便携式图像增强机。没有这些新技术、新方法，就不会有任何进步。

当我在为第 3 版《儿童脊柱畸形外科学》撰写序言时也有类似的想法。正如在 20 世纪 70 年代我在接受正规的脊柱外科教育和临床训练时，人们很容易会说："可怜那个年轻的脊柱侧凸外科医生吧，他刚工作就遇到了一个 3 岁的脊柱侧凸患儿，有难以确定的基因缺陷导致的综合征，脊柱侧凸 90° 并伴随多节段先天性椎体畸形。"

显然，仅仅在一代人以前，对幼儿严重脊柱畸形的治疗还是相当原始的。石膏和支具治疗虽然可行，但难以在长时间持续采用，而且只对部分患者有效。患儿和他的家长发现很难长时间实施非手术治疗，唯一可以纠正和稳定脊柱侧凸的手术方法是我的导师 I. V. Ponseti（爱荷华大学）所说的："把大自然优雅的、可活动的、有关节的脊柱变成一段股骨。"换句话说，就是进行脊柱融合术。幼儿阶段进行脊柱融合术会明显限制儿童的身高，并大大减少了胸廓容积和降低肺功能。绝望的外科医生和悲伤的家属在很多情况下只剩下希望和祈祷，因为没有其他切实可行的选择。

但"援助就在路上"。20 世纪 80 年代，随着政府开始意识到将大学发起研究理念与私营企业实施和应用这些理念相结合的巨大好处，美国和其他一些国家出现了大规模的科学研究。有些人认为里根（美国）和撒切尔夫人（英国）是这一系列措施的领导者，但显然法国、瑞士和其他国家也参与其中。在美国，1980 年通过的《Bayh-Dole 法案》（以印第安纳州参议员 Birch Bayh 和堪萨斯州参议员 Robert Dole 的名字命名）允许小企业使用政府资助的大学所产生的医学研究数据，并分享合作产生的专利和利润。《经济学人科技季刊》称该法案"可能是美国在过去半个世纪中颁布的最鼓舞人心的立法"。

谷歌这类的公司成立了，并成为了这一法案的直接受益者——同样受益的还有上面段落中描述的那些悲伤的孩子们。整个世界生物技术产业都是对这种合作的直接回应，而"儿童脊柱运动"（Growing Spine Movement）是这个网络中的一个小齿轮。政治层面仍然关注如何分享这一发展带来的经济利益——华尔街希望分得一份，但穷困的家庭、预算有限的医院以及资金不那么充足的政府，也希望能够切实地获得更好的药物、影像仪器、各类设备以及内植物，以便更好地治疗和造福那些患有严重脊柱畸形的儿童。

《儿童脊柱畸形外科学》（第 3 版）是将政府资助的研究与私营企业结合起来以"解决一个全国性或全球性问题"的智慧的具体证明。这一"运动"源于脊柱侧凸研究学会和其他儿童矫形学会（团体）的领导人倡导，如 Mehta、Dubousset、Dimeglio、Campbell、Akbarnia、Yazici、Thompson 和许多其他人（详见本书作者名单）。这个"问题"也得到了包括药理学、肺脏病学和放射学（3D 影像）等领域专家的帮助。

开发复杂的药物、影像设备和手术器械来实施一场"对抗早发型脊柱侧凸的战争"需要私人公司运用他们的智慧与技术专长来提供新的解决方案。大型制药公司经常"介入"以帮助启动这一过程，通常是在"孤儿药"（orphan drug）类型的生产协议下，因为不能指望从治疗那些罕见疾病中获得利润。已成立了其他新的、小型的、灵活的、有活力的公司来开发和制造产品，如 MAGEC 磁控生长棒，它能让手术矫正脊柱侧凸后脊柱仍持续生长。至此，Ponseti 的灵魂可以安息了，因为我们现在可以在避免"脊柱变成股骨"的情况下矫正幼儿脊柱侧凸，从而使这个儿童拥有长久而充满活力的人生。

《儿童脊柱畸形外科学》（第3版）有力地证明了政府和行业合作解决一个棘手问题的智慧。但不能不提到另一个关键组成部分，那就是外科医生、工程师和其他为"儿童脊柱运动"奉献了一生的研究者们令人惊叹的职业道德。我特别要赞扬系列石膏矫正技术所取得的惊人进步。这项技术最初由Risser开始，然后由Mehta继承和推广，现在则是由其他人进行发扬。这项技术通过不断改进获得了惊人的疗效，但同时它对患者造成的风险和花费极小。在治疗中外科医生也不求回报。他们都是在这一领域探索过程中的英雄，对他们致以谢意。

Dennis R. Wenger, MD
Retired but formerly from Rady Children's Hospital-San Diego
San Diego, CA, USA

第 3 版前言

我们很荣幸向您推荐第 3 版《儿童脊柱畸形外科学》。本书自 2011 年第 1 版出版至今已有 10 余年。前两版的成功鼓励我们编撰了第 3 版。事实上，在第 1 版的序言中我们就预见到了这种可能性，并和读者分享了我们的预测：这本著作的内容每 2~3 年就需要修订和扩充，以适应这一领域的不断发展和知识更新。

《儿童脊柱畸形外科学》第 1 版出版的时候，早发型脊柱侧凸（EOS）的研究正在迅速发展，需要一本专著对各个主题进行全面的介绍。在过去的 10 年中，这些内容在新版本中都进行了修订、更新和扩充。这是与该领域的变化相一致的，并遵循其发展趋势。第 3 版包含了最近变得重要的主题，除了经典章节（第一篇到第七篇）进行了更新外，还添加了与最佳实践指南、QSVI（Quality, Safety, and Value Initiatives，质量、安全和价值倡议）、风险分层、心理社会效应等相关的章节。"专业术语"和"放射学测量指导"第一次作为独立的部分被阐述。对一些复杂的手术技术，新版本中进行了详细阐述。对于一些之前版本包含但如今鲜少使用的技术，新版本予以删除。对于一些刚出现的创新技术，尽管缺乏足够的随访评估疗效，本书还是囊括进来以供参考。

在前两版的 3 位主编继续充满豪情地继续工作的同时，一位新成员加入了主编团队——Ron El-Hawary，MD。这是本书第 3 版的一个重要变化。El-Hawary 医生用他的知识、精力和热情为这一版的编撰做出了重大贡献。我们相信，他的贡献将继续下去以发展和影响未来的版本。

最后，感谢 Michael D. Sova，感谢他明晰、友好的工作风格和勤奋的工作态度，这让我们之间的障碍只花了很短的时间就消失了。最终我们一起完成了本书的编撰。我们很幸运能有机会和他一起工作。同样，如果没有 Springer Nature 的专业协助，本书也不会面世。毫无疑问，Springer Nature 在科学与医学著作出版方面处于世界领先地位。这是一个很好的机会让我们与 Sova 先生再次合作，并让 Springer Nature 出版本书。

同过去的版本一样，本版也经过极其细心和认真的编写，并希望对您有所裨益。最后但同样重要的是，各位作者对本书功不可没。我们对他们卓越的贡献感激不尽。不足之处在所难免，责在主编，望您谅解。

San Diego, CA, USA	Behrooz A. Akbarnia, MD
Ankara, Turkey	Muharrem Yazici, MD
Cleveland, OH, USA	George H. Thompson, MD
Halifax, NS, Canada	Ron El-Hawary, MD

目　录

第一篇　脊柱发育
第1章　脊柱/脊髓的胚胎学及解剖学 ... 1
第2章　生长脊柱的遗传学 ... 9
第3章　早发型脊柱侧凸的生物力学 ... 17
第4章　脊柱发育 ... 30
第5章　胸廓的正常生长 ... 54
第6章　出生后肺发育及胸廓功能不全综合征对儿童肺功能的影响 ... 65

第二篇　患者评估
第7章　早发型脊柱侧凸分类 ... 71
第8章　早发型脊柱侧凸的临床检查和合并疾病 ... 77
第9章　早发型脊柱侧凸的放射学评估 ... 86
第10章　早发型脊柱侧凸的肺部评估 ... 93

第三篇　儿童特发性脊柱畸形
第11章　早发型特发性脊柱侧凸 ... 101

第四篇　儿童先天性脊柱畸形
第12章　神经肌肉性脊柱侧凸概述 ... 115
第13章　脑性瘫痪 ... 122
第14章　脊髓性肌萎缩 ... 138
第15章　脊髓脊膜膨出 ... 143

第五篇　儿童先天性脊柱畸形
第16章　早发型先天性脊柱侧凸 ... 161
第17章　椎管内病变 ... 176

第六篇　儿童综合征性脊柱畸形
第18章　神经纤维瘤病 ... 185
第19章　马方综合征和Loeys-Dietz综合征的脊柱发育 ... 204
第20章　儿童脊柱其他综合征疾病 ... 213

| 第 21 章 | 代谢性疾病脊柱畸形 | 220 |
| 第 22 章 | 骨骼发育不良的脊柱表现 | 235 |

第七篇　其他儿童脊柱畸形

第 23 章	儿童脊柱创伤和运动相关损伤	251
第 24 章	早发型脊柱峡部裂和滑脱：诊断、矢状面分析和治疗	271
第 25 章	儿童脊柱肿瘤的治疗	282
第 26 章	儿童脊柱感染（急性）	294
第 27 章	儿童脊柱感染（慢性）	299

第八篇　生长期儿童脊柱畸形的非手术治疗

第 28 章	石膏治疗早发型脊柱侧凸	315
第 29 章	早发型特发性脊柱侧凸的矫形治疗	321
第 30 章	头环重力牵引	333

第九篇　儿童脊柱畸形的传统手术治疗

第 31 章	半椎体切除术在早发型脊柱侧凸中的应用	347
第 32 章	全脊椎切除术（VCR）	354
第 33 章	脊柱张开楔形截骨术	363
第 34 章	混合技术：顶椎 VCR 联合生长棒治疗严重侧凸	368
第 35 章	脊髓脊膜膨出伴后凸畸形的外科治疗	378
第 36 章	儿童脊柱翻修手术	387
第 37 章	早发型脊柱侧凸术后感染	393

第十篇　儿童脊柱畸形的生长友好型手术治疗

第 38 章	磁控生长棒技术时代传统生长棒的应用指征	399
第 39 章	VEPTR 撑开胸廓成形术	404
第 40 章	先天性脊柱侧凸凸侧生长阻滞技术	418
第 41 章	生长引导技术——Shilla 技术	425
第 42 章	前路生长调节技术：椎体拴系和骑缝钉技术	433
第 43 章	顶椎控制技术在严重早发型脊柱侧凸中的应用	442
第 44 章	磁控生长棒（MCGRs）技术	449
第 45 章	基于撑开的混合生长棒技术	459
第 46 章	其他后路生长友好型技术	470
第 47 章	早发型脊柱侧凸中基于撑开的生长友好型手术的风险分层与并发症	490
第 48 章	年龄较大的早发型脊柱侧凸患儿的治疗	503
第 49 章	生长棒毕业	508

第十一篇 患者照护及疗效

- 第 50 章 术前优化及营养 ... 511
- 第 51 章 早发型脊柱侧凸的重复麻醉问题 ... 516
- 第 52 章 儿童脊柱手术术中神经生理监测 ... 522
- 第 53 章 护理与术后镇痛 ... 532
- 第 54 章 早发型脊柱侧凸儿童的结局 ... 539
- 第 55 章 早发型脊柱侧凸的社会心理影响 ... 545
- 第 56 章 早发型脊柱侧凸的最佳实践指南 ... 551
- 第 57 章 早发型脊柱侧凸治疗的质量、安全和价值倡议 ... 561
- 第 58 章 医疗援助中早发型脊柱侧凸的治疗 ... 569

第十二篇 儿童脊柱外科的过去和未来

- 第 59 章 儿科脊柱器械的监管政策 ... 581
- 第 60 章 儿童脊柱外科的历史与展望 ... 591
- 第 61 章 专业术语 ... 595

附录：放射学测量指导 ... 599

第一篇　脊柱发育

第 1 章　脊柱/脊髓的胚胎学及解剖学

本章内容

1.1 早期发育 1	1.4 CNS 的外周扩展：周围神经系统的形成 7
1.2 体节形成与分化 3	1.5 椎骨骨化 7
1.3 中枢神经系统发育 4	1.6 总结 8

要点

- 脊柱和脊髓的发育起始于妊娠的第 3 周。
- 早期发育包括胚轴的形成、原始神经组织的形成和脊索的发育。
- 中轴骨骼起源于体节，正常的脊椎和神经形成依赖于轴旁中胚层和体节的正常发育。
- 轴旁中胚层和体节形成障碍以及椎骨和神经弓结构的软骨前体形成障碍导致先天性脊柱侧凸和脊柱闭合不全，以及其他发育器官系统的异常。
- 神经弓中心软骨联合允许椎管生长，次级椎骨骨化中心持续到生命的第三个 10 年。

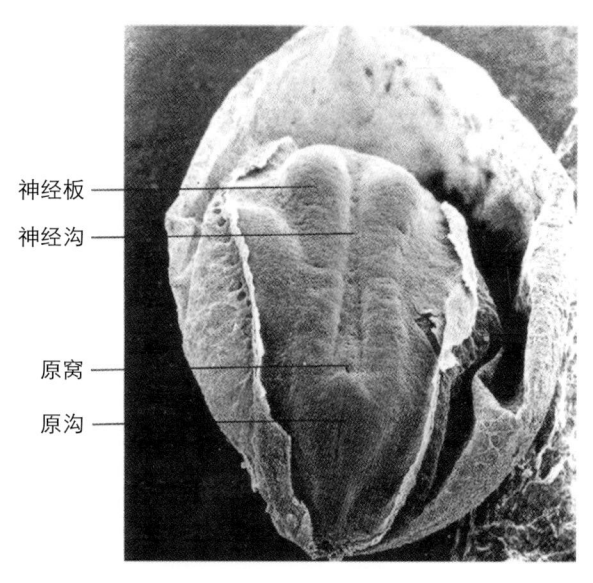

图 1.1　二层胚盘原条的显微照片。原窝、原结和原沟形成原条。胚胎的头部最终在原窝和原结处形成，整个结构（原条）形成了胚胎纵轴 (Adapted from Tamarin A. Stage 9 macaque embryo studied by electron microscopy. J Anat 1983; 137:765–779. With permission from John Wiley & Sons)

1.1 早期发育

脊柱的发育始于妊娠的第 3 周，这一发育阶段的胚胎以双层细胞结构的形式存在，称为二层胚盘。在发育的第 15 天左右，在胚盘的中线上形成一条沟，称为原沟。原沟在胚胎的头端开始出现，然后向尾端延伸并沿着胚盘的长度生长，形成胚胎的头轴和尾轴。其中央加深形成凹陷称为原窝，并且围绕原窝的细胞集合形成原结（图 1.1）。胚胎的头部最终在原窝和原结形成。整个结构（原窝、原结和原沟）称为原条。原条形成了胚胎纵轴，产生了胚胎的左侧和右侧。因此，头/尾、左/右和腹/背轴在妊娠的第 3 周形成。

外胚层细胞通过原条增殖和迁移形成三层胚盘（图 1.2）。上胚层部分细胞侵入并取代下胚层细胞，形成最终的内胚层。外胚层细胞在外胚层和内胚层之间继续迁移形成一个夹层，形成第三个细胞层，即中胚层，原上胚层更名为外胚层。

中胚层发育出两个中线结构：脊索前板和脊索突。脊索突开始是一个中空的中胚层管，后形成一个实心的杆状结构，称为脊索。脊索诱导椎体形成，随后椎体在脊索周围融合，诱导脊索形成髓核（图 1.3）。

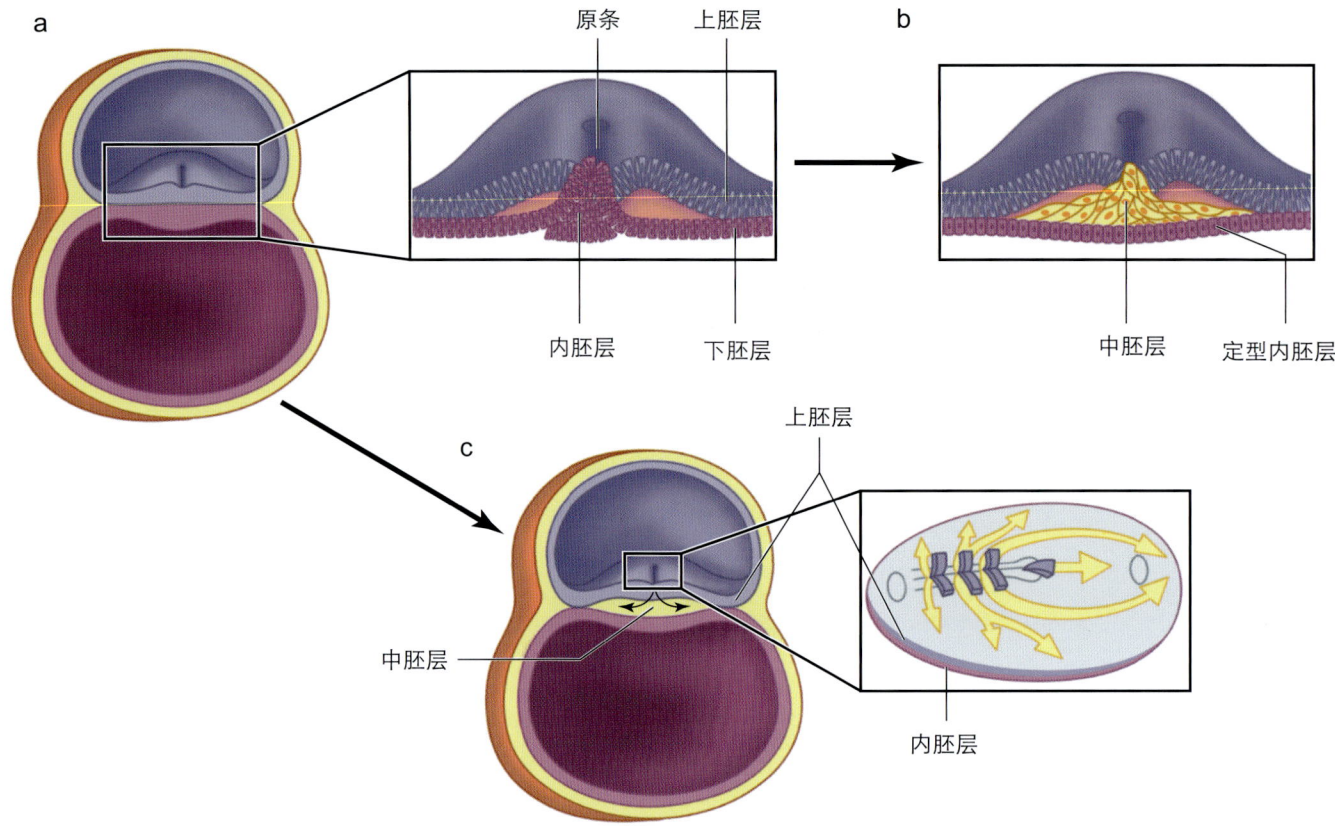

图1.2 （a~c）外胚层细胞的增殖和迁移。外胚层细胞增殖并通过原条迁移，最终形成内胚层、中胚层和外胚层；定型的三细胞层胚胎

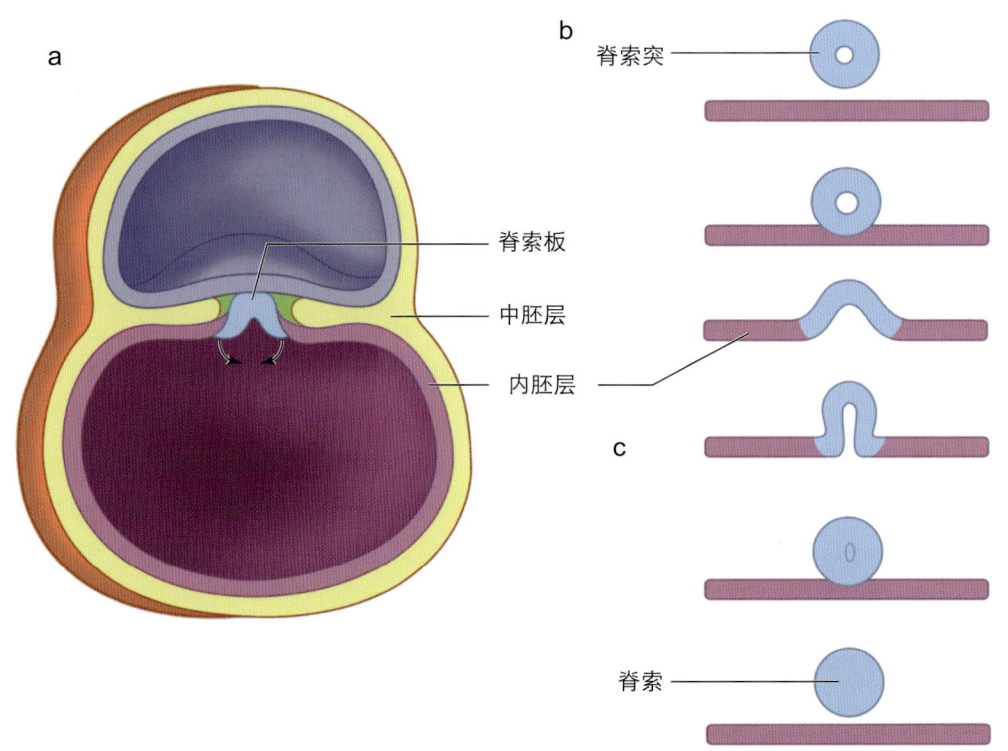

图1.3 （a~c）脊索突和脊索的形成。中空的脊索突在中胚层内形成，并继续形成实心的脊索。脊索诱导椎体形成并最终成为髓核

随着脊索的发育,在中胚层中形成了三种不同的结构:轴旁中胚层、间介中胚层和侧板中胚层。位于脊索附近的轴旁中胚层产生形成体节的关键细胞团,体节负责形成中轴骨骼、骨骼肌和皮肤真皮(图1.4)。间介中胚层和侧板中胚层参与泌尿生殖系统和心肺系统的发育。因此,中胚层的发育缺陷可以导致椎骨异常,也可能导致泌尿生殖系统的异常。

1.2 体节形成与分化

中轴骨、骨骼肌以及颈部和躯干的真皮都来源于体节。体节在妊娠第20天左右成对出现,起源于轴旁中胚层,以每天3~4个体节的速度从头端向尾端发育(图1.5)。最初,42~44个体节成对存在于脊索附近,最头端的体节对最终形成头骨的基部,并向尾端延伸

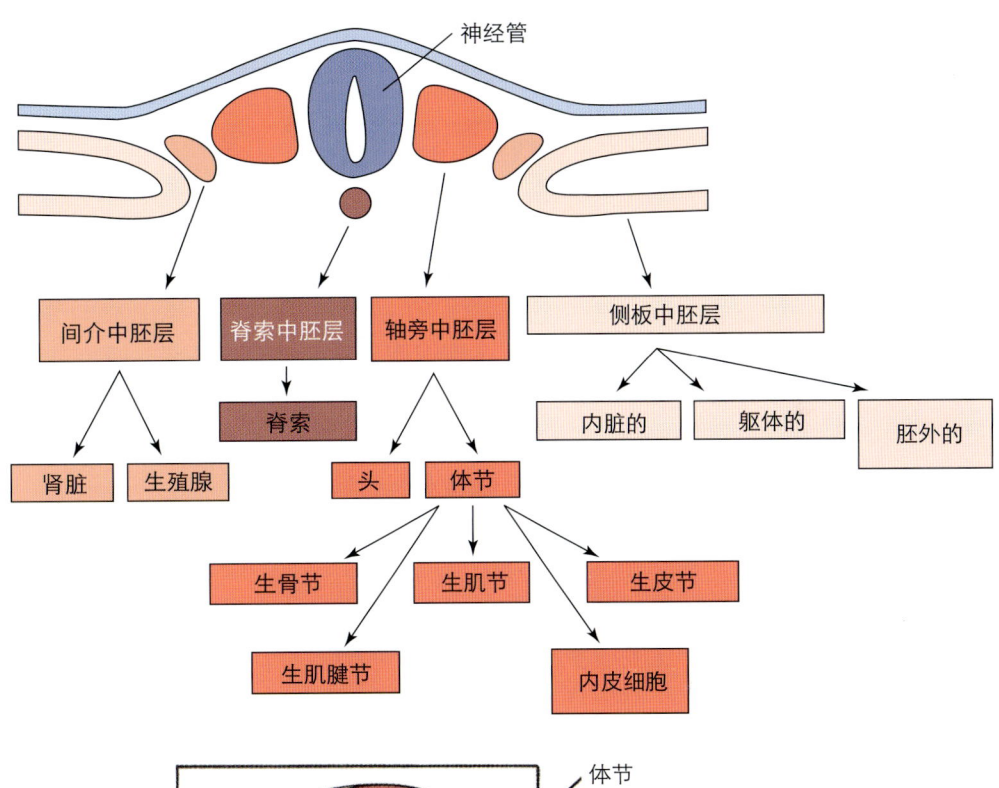

图1.4 轴旁中胚层、间介中胚层和侧板中胚层的形成、位置和最终结构 (Adapted from Gilbert SF (ed). Developmental Biology, 6th. Sunderland: Sinauer, Associates, Inc; 2006. With permission from Oxford Publishing Limited)

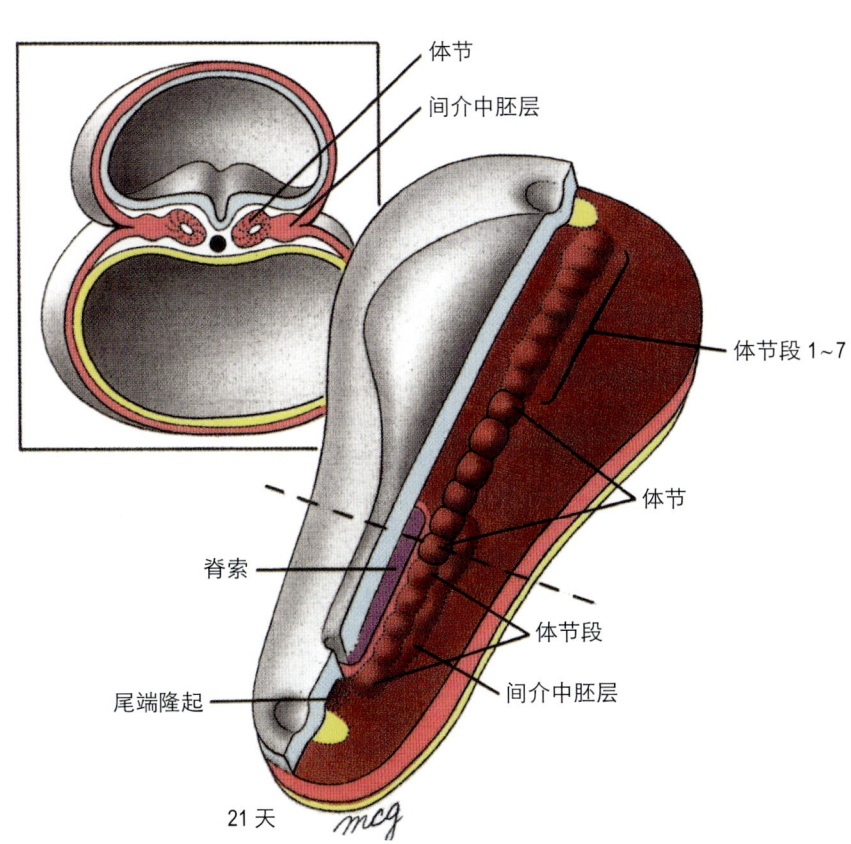

图1.5 体节形成。成对的体节起源于轴旁中胚层,形成中轴骨骼、随意肌以及颈部和躯干的真皮 (Adapted from Larsen W (ed). Human embryology. New York, NY: Churchill Livingstone; 1993. With permission from Elsevier)

到一个基本结构，即胚胎尾部。然而，尾节 5~7 个体节退化，总共留下 37 个体节对用于发育。体节对 1~4 形成枕骨以及面部和内耳的骨骼。体节 5~12 形成颈椎（有 8 个颈体节，但最终只有 7 个颈椎，因为第一个颈体节参与枕骨的形成）。体节 13~24 形成胸椎，体节 25~29 形成腰椎，体节 30~34 形成骶椎。剩余的 3 个末端体节对形成尾骨，并在末端胚胎尾退化后继续存在。胚胎时期连续成对的体节创造了一个脊柱序列和相应周围神经系统的解剖结构模板，该模板持续到发育成熟。

随着胚胎的发育，体节分裂成不同的亚区。因此，从每个体节发育的最终组织结构是从相应的体节亚区产生的。出现的第一个体节亚区是生骨节，生骨节最终形成脊柱的骨性成分。当体节内部形成一个空心的中央腔时，生骨节就会形成。这个空腔在体节内侧区域发育，靠近中线脊索和神经管。腔内充满细胞，称为松散核心细胞，并最终破裂开来，允许核心细胞向中线迁移并包裹脊索和神经管（图 1.6）。最终包裹脊索和神经管的细胞结构称为生骨节。围绕脊索的腹侧生骨节最终形成椎体，包裹神经管的背侧生骨节最终形成椎弓。

正常的椎体和椎弓发育依赖于脊索和神经管对生骨节的诱导，此生骨节-脊索诱导信号转导过程的异常会导致脊柱裂，这是一系列由神经管闭合失败引起的出生缺陷。脊柱裂被定义为神经弓的不完全闭合，留下部分神经没有覆盖。脊柱裂的严重程度从隐性脊柱裂（神经弓不能完全闭合）到更严重的脊柱裂（神经管的内容物延伸到管外并与覆盖的皮肤连续）不等。脊柱裂的类型和严重程度是根据延伸出椎管的神经组织来分类的，其中可能包括神经膜（硬脑膜和蛛网膜）以及神经根。延伸出脊柱裂缺损的神经组织包含在膨出的膜状组织中。膨出是在覆盖脊柱裂缺损的皮肤表面上可见的，并且如上所述，可能包含脑膜组织，在这种情况下被称为脑膜膨出。其也可能包含神经组织和脑膜，称为脊髓脊膜膨出。

一旦生骨节形成并位于脊索和神经管附近，每个生骨节分为头端和尾端。这种头端和尾端的分裂使脊神经从神经管中出来，从神经管相应的水平段发出（图 1.7）。一旦生骨节分裂完成，上骨节的尾端部分与下骨节的头端部分合并，形成了椎骨前体，生骨节的分裂和随后的再融合解释了为什么有 8 对颈神经，但只有 7 个颈椎（见图 1.7D）。第 1 颈体节的头端分裂形成了枕骨的基底部，而第 1 颈体节的尾端和第 2 颈体节的头端形成寰椎。第 1 颈神经在 C1 椎骨上方发出，第 2 颈神经在 C1 和 C2 之间发出；这种模式持续到 C8 神经根出口的 C7-T1 孔。生骨节分裂后残留的生骨节细胞包裹脊索并形成纤维环，纤维环是椎间盘的纤维部分。被纤维环包裹的脊索部分形成髓核。然后在成熟过程中，髓核中原始的脊索细胞被纤维软骨细胞取代。

1.3 中枢神经系统发育

在神经系统的早期发育过程中，两个关键结构均起源于中胚层：脊索突和脊索前板。脊索前板诱导上覆的外胚层细胞形成神经板，然后神经板细胞分化为神经

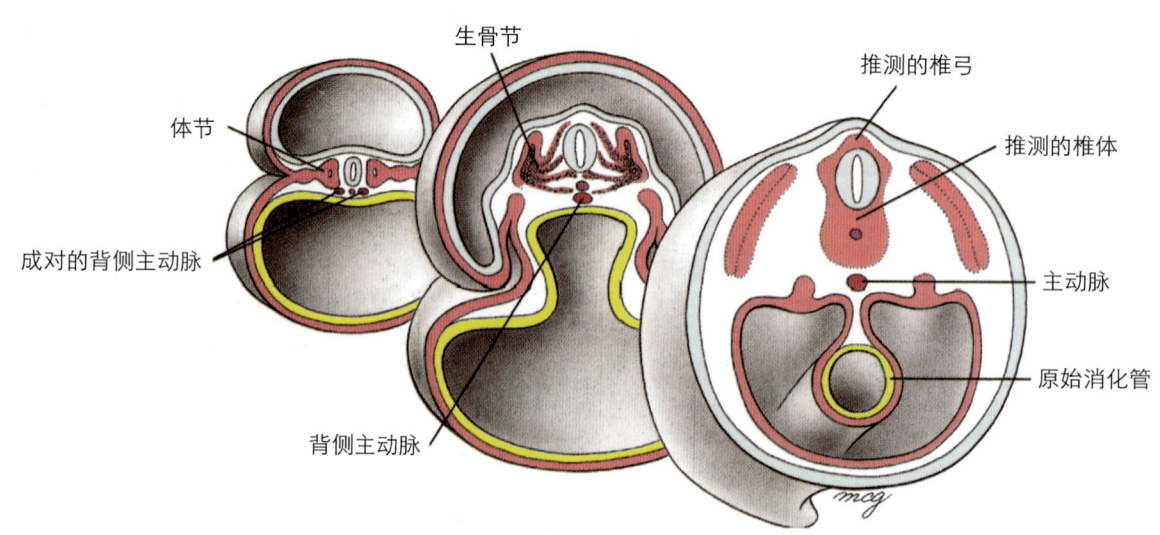

图 1.6 生骨节形成。体节内的中央空腔充满松散核心细胞，并最终破裂。核心细胞向中线迁移，包裹脊索和神经管，形成生骨节。腹侧生骨节形成椎体，背侧生骨节形成椎弓（Adapted from Larsen W (ed). Human embryology. New York, NY: Churchill Livingstone; 1993. With permission from Elsevier）

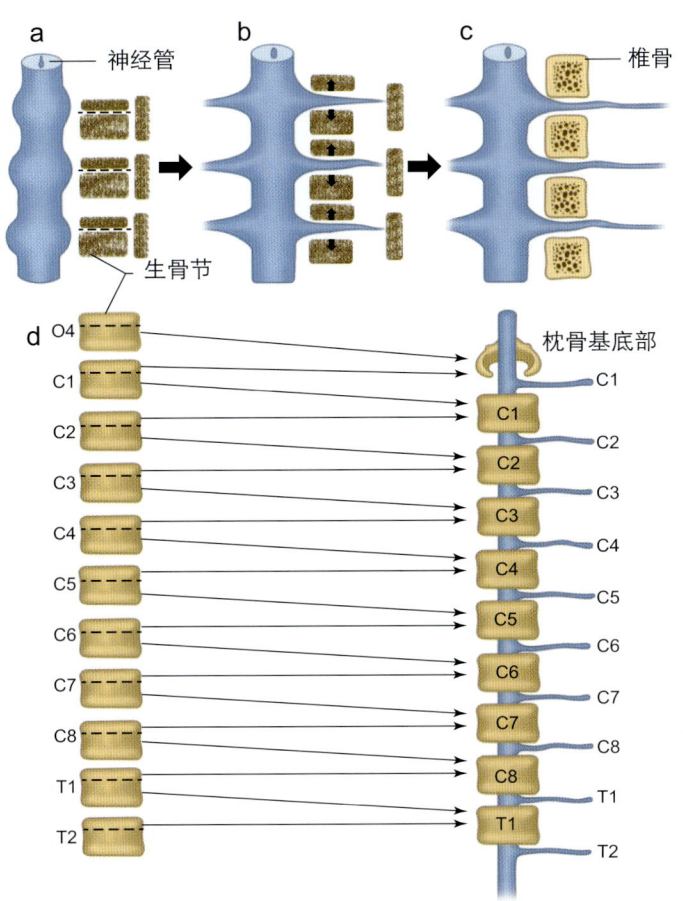

图1.7 （a~d）生骨节的分裂与再融合，生骨节分裂允许脊神经从神经管中出来并延伸到周围。然后，生骨节再融合最后形成椎骨

外胚层。神经外胚层形成后，就以头端到尾端的方向增殖。神经板的头端形状较宽，形成大脑，而神经板的锥形尾部区域形成脊髓。神经板在发育过程中尾部覆盖在脊索上，并以体节对为界。这种定位允许神经板的尾部被形成椎管的生骨节包裹，然后神经板本身成为脊髓（图1.8）。神经板形成神经管，在该过程中神经板内陷，直到折叠的神经板的侧缘和其覆盖的外胚层在中线相遇并融合，形成神经管的管状结构（图1.9）。

一旦神经管在中线融合，它就与覆盖的外胚层分离，并分化成3个不同的层（图1.10）。神经管最里面的细胞层称为室管膜层，与神经管的管腔（神经管）相邻。室管膜层由神经上皮细胞组成，神经上皮细胞是最终构成中枢神经系统（central nervous system，CNS）的细胞的前体。神经母细胞是由神经上皮细胞产生的第一代细胞，最终成为CNS中的神经元。神经母细胞一旦形成，就会从室管膜层迁移出来，形成一个新的细胞层，称套层，最终成为中枢神经系统的灰质。在妊娠的第4周，套层中的神经母细胞排列成4个柱，形成成对的背侧柱和腹侧柱。背侧柱的细胞形成联合

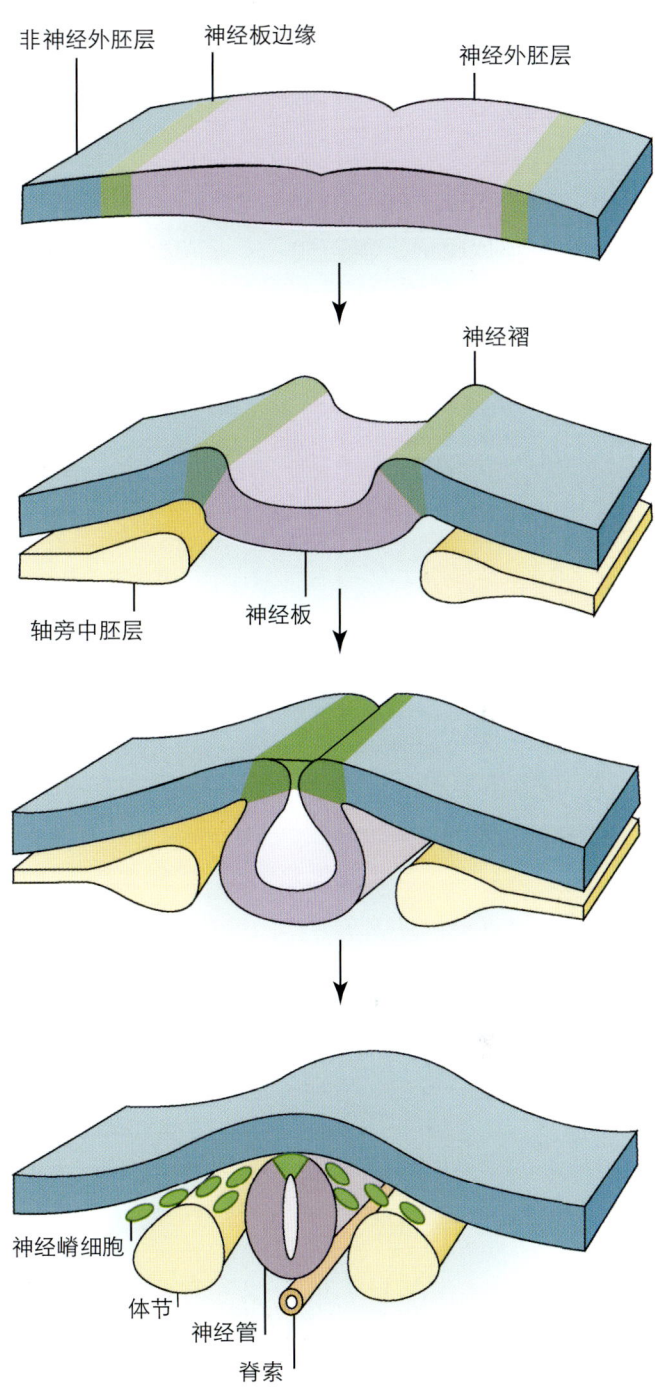

图1.8 神经板和中枢神经系统形成。神经板从上胚层、神经外胚层细胞分化而来，并以头端和尾端的方式迁移，产生头端（脑）和尾端（脊髓）神经板。尾端神经板最终被生骨节包裹，分别形成脊髓和骨性椎管 (Adapted from Gammill LS, Bronner-Fraser M. Neural crest specification: migrating into genomics. Nat Rev Neurosci 2003;4:795–805. With permission from Springer Nature)

神经元，用于连接腹侧柱的运动神经元与背根神经节（dorsal root genglia，DRG）中的感觉神经元。从神经母细胞发出的神经元突起向外周延伸，形成神经管的第三层，即边缘层，发育成为中枢神经系统的轴突白质。

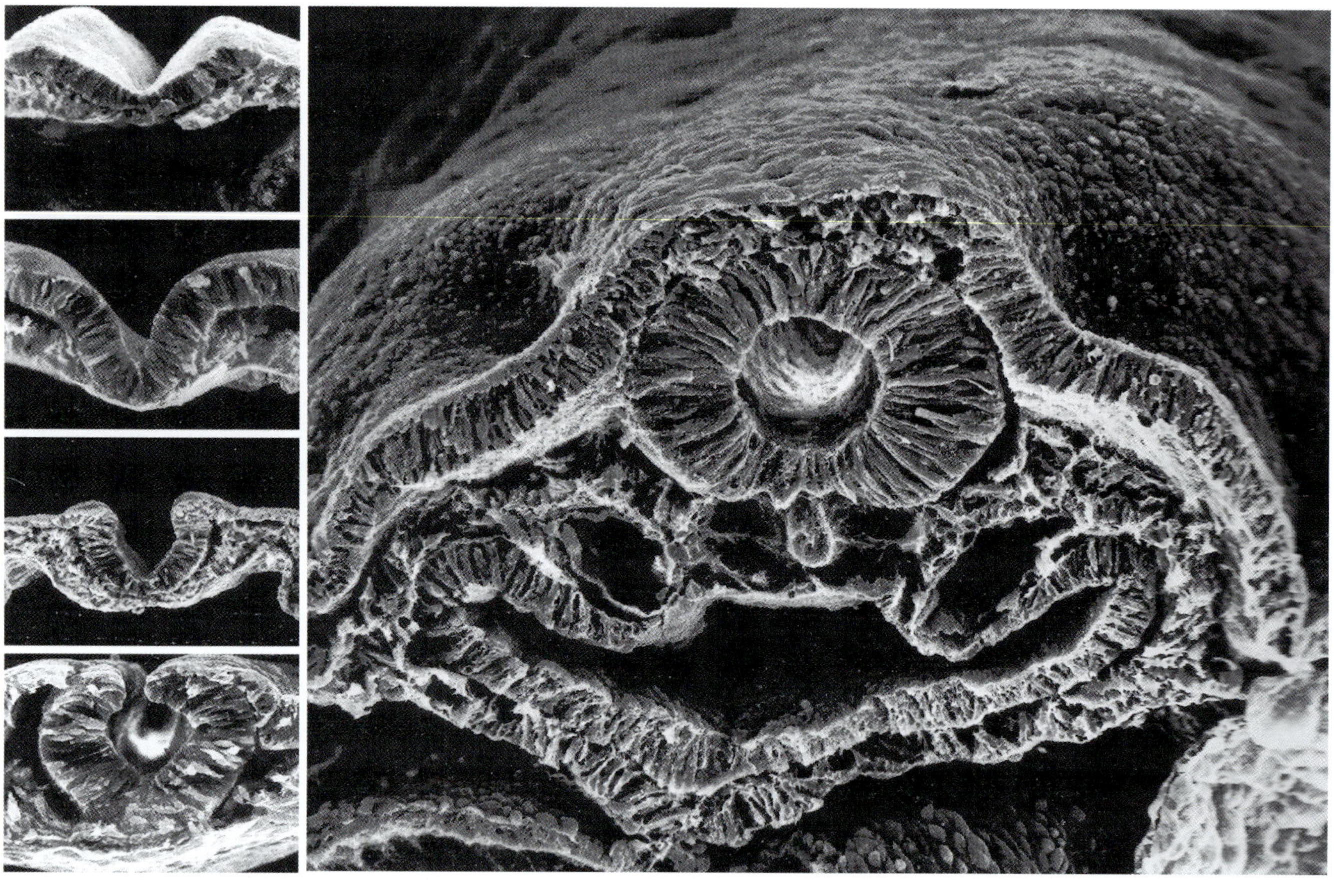

图1.9 神经形成。神经板在神经胚形成期间成为神经管，其中神经板渐缩，折叠的神经板的侧缘在中线融合 (Adapted from Larsen W (ed). Human embryology. New York, NY: Churchill Livingstone; 1993. With permission from Elsevier)

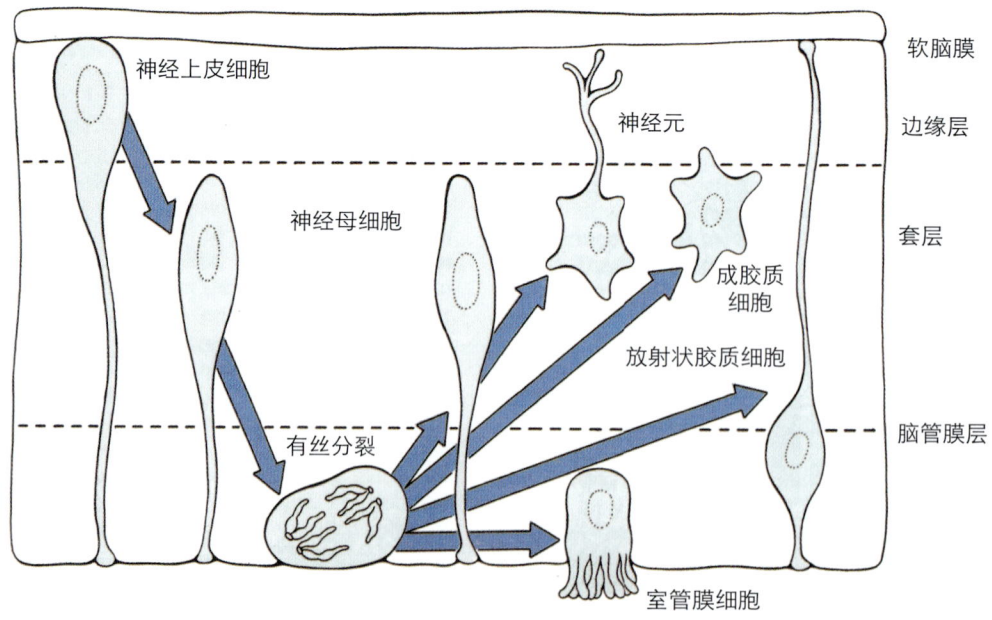

图1.10 神经管的分化。神经管形成3层层状结构 (Adapted from Larsen W (ed). Human embryology. New York, NY: Churchill Livingstone; 1993. With permission from Elsevier)

1.4 CNS 的外周扩展：周围神经系统的形成

周围神经系统（peripheral nervous system，PNS）的形成大约开始于妊娠第 30 天。腹侧灰柱中的躯体运动神经元向邻近的生骨节组织延伸轴突（图 1.11）。轴突萌芽始于颈部，并以头端至尾端的方式延伸。腹侧轴突当到达邻近的生骨节时融合，形成明显的节段性神经和腹根，当腹根延伸超过 DRG 时，构成体神经系统。与腹侧柱中的躯体神经元不同，DRG 中的神经元来源于神经嵴细胞。在神经形成过程中，神经嵴细胞起源于神经褶的侧缘。这些细胞从神经板脱离并迁移到发育胚胎的不同区域，形成黑素细胞、交感神经节和副交感神经节以及位于 DRG 中的感觉神经元。从 DRG 向腹外侧延伸的轴突与腹根中的轴突结合形成混合性脊神经。混合性脊神经延伸并穿过邻近的生骨节，最终支配终末器官。其他 DRG 轴突向内侧生长，延伸到背侧柱，与新形成的联合神经元形成突触。

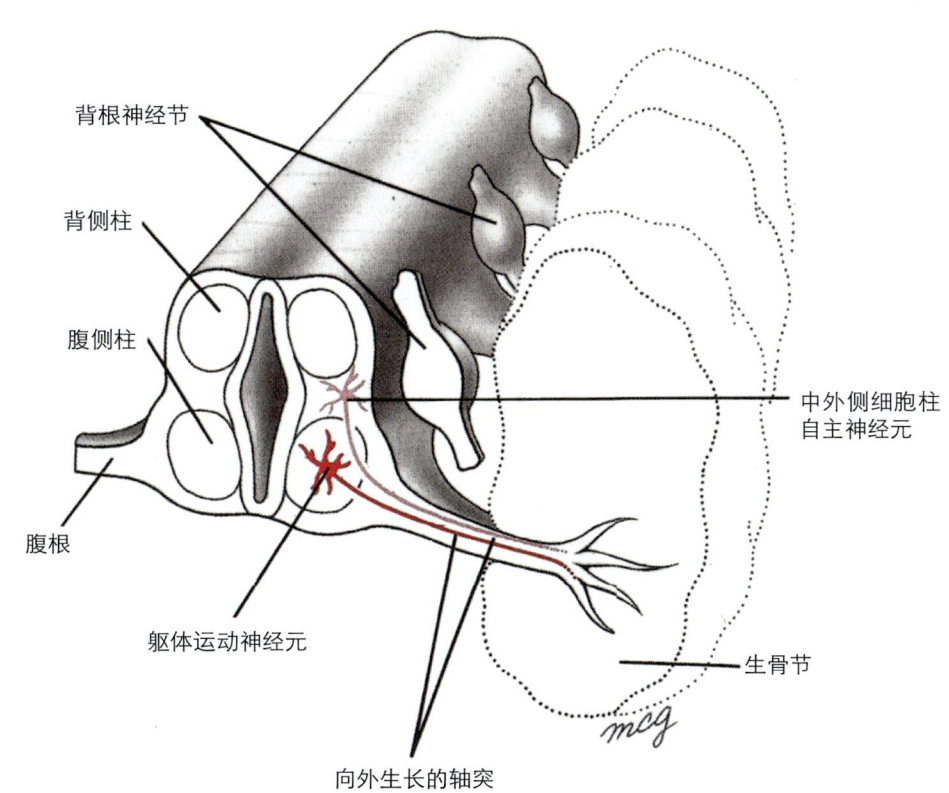

图 1.11　周围神经系统的形成。轴突萌芽从原始脊髓中出现，并在到达邻近的生骨节时融合，形成节段性神经并提供终末器官神经支配 (Adapted from Larsen W (ed). Human embryology. New York, NY: Churchill Livingstone; 1993. With permission from Elsevier)

1.5 椎骨骨化

在妊娠第 6 周左右，中胚层脊柱前体通过每个椎骨内的软骨化中心转化为软骨模型，在椎体中形成两个软骨化中心。椎体继续在中线融合，形成单个椎体软骨前体，后发育成椎体骨化中心。如果其中一个软骨椎体不能形成，则只有对侧椎体发育并骨化，从而形成半椎体，这可能会导致先天性脊柱侧凸（图 1.12、图 1.13）。椎弓起源于邻近椎体的软骨化中心，每个椎弓都有一个软骨化中心。横突和棘突的软骨化中心随后形成，成为椎骨的软骨原基。

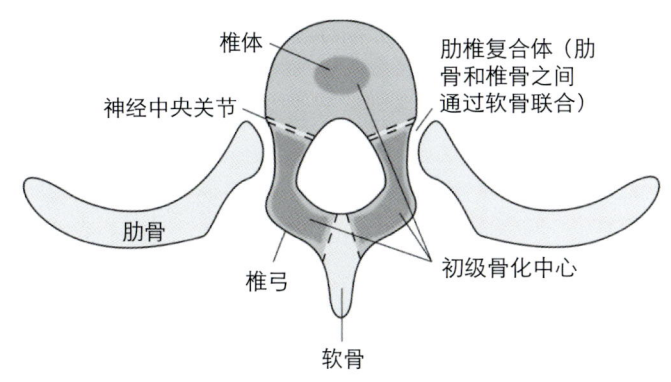

图 1.12　椎体软骨化中心。中胚层脊柱前体通过软骨化中心转化为软骨模型。软骨化中心最终骨化形成成熟的椎骨

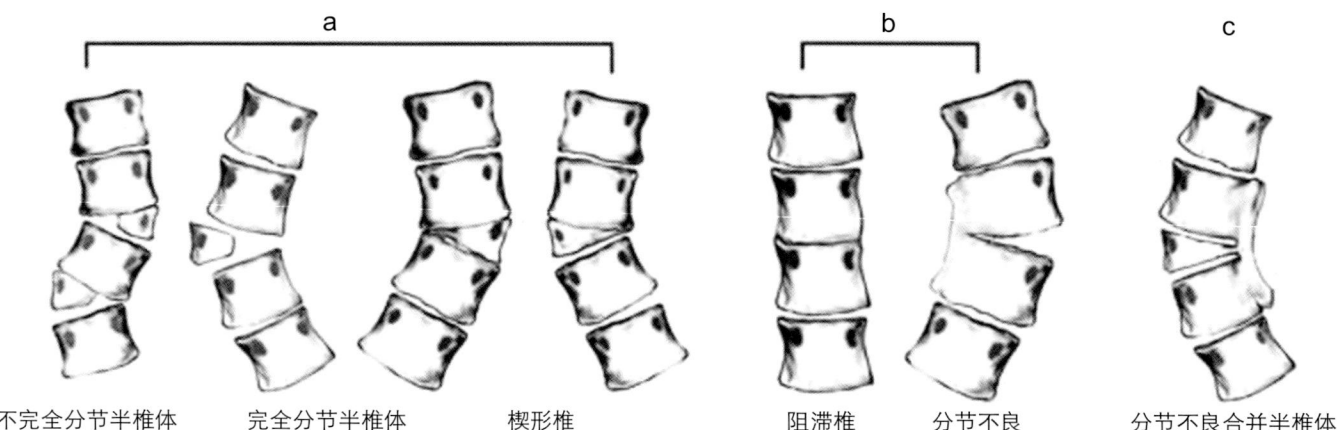

| 不完全分节半椎体 | 完全分节半椎体 | 楔形椎 | 阻滞椎 | 分节不良 | 分节不良合并半椎体 |

图 1.13 （a~c）先天性脊柱侧凸 (Adapted from Erol B, Kusumi K, Lou J, Dormans JP. Etiology of congenital scoliosis. UPOJ 2002;15:37–42. With permission from The University of Pennsylvania Orthopaedic Journal)

在妊娠第 9 周左右，软骨模型中出现骨化中心。每个椎骨都来源于 3 个主要的骨化中心，一个是椎体，两个相邻的中心是椎弓（图 1.14）。椎体首先在下胸段和上腰段骨化。尾椎的椎体骨化速度更快，而颈椎的椎弓骨化速度更快。椎板的背侧中线融合最初发生在腰椎，然后向头侧发展。一旦骨化，椎板不会与椎体融合。在椎体和椎板的生长过程中，神经弓中心软骨联合允许椎管扩张，并最终在 6 岁时消失。次级骨化中心位于横突尖端；棘突和骺环在出生后发育，并最终在生命的第三个 10 年融合（见图 1.12）。

1.6 总结

脊柱和脊髓的胚胎发育以有组织的方式进行，从以下形式开始：原条、脊索、体节和生骨节。正常的椎骨和神经的形成依赖于这些早期结构的发育，以诱导邻近的细胞系形成神经弓和不同的椎体，这些结构发育缺陷将导致诱导失败和随后的脊柱裂和先天性脊柱侧凸。

（Shay Bess，Breton Line 著
吴 南 陈癸霖译 毛凯歌 校）

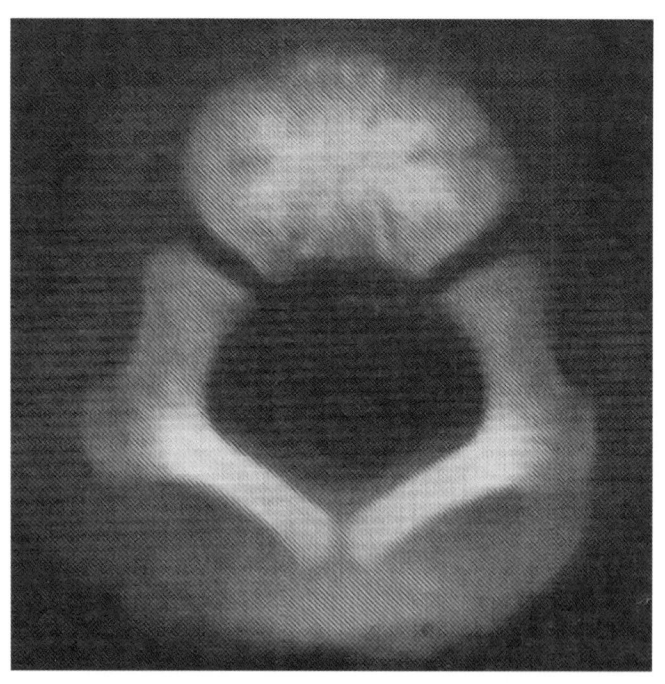

图 1.14 椎体骨化中心。椎骨的 3 个主要骨化中心 (Adapted from Herkowitz HH, Garfin SR, Baldersto RA, et al. Rothman-Simeone: The Spine, 4th ed. Philadelphia, PA: Saunders; 1999. With permission from Elsevier)

参考文献

扫描书末二维码获取

第2章 生长脊柱的遗传学

本章内容

2.1 遗传学基础 9
   2.1.1 染色体与DNA 9
   2.1.2 遗传或基因组变异 10
   2.1.3 从孟德尔到复杂性状 11
2.2 早发性脊柱侧凸的遗传学研究 11
   2.2.1 先天性脊柱侧凸的遗传学研究 11
   2.2.2 神经肌肉性脊柱侧凸（NMS）的遗传学 12
   2.2.3 综合征性脊柱侧凸的遗传学 13
   2.2.4 早发型特发性脊柱侧凸的遗传学 14
   2.2.5 青少年特发性脊柱侧凸的遗传学研究 15
2.3 总结 16

要点

- DNA是人类生命形式的"蓝图"。DNA的变异是个体表型多样性的来源，也是多种遗传性疾病的来源。
- 孟德尔病指的是单个基因的变异就足以表现出来的一种疾病。
- 复杂性状是由多个影响较小的基因结合环境因素造成的，使用病例-对照设计的候选基因和全基因组关联研究是分析这些疾病的最佳方法。
- 下一代测序揭示了各种变异，这些变异解释了脊柱发育性疾病的发病机制。
- 最近提出的罕见和常见 *TBX6* 变异的复合遗传可以解释约10%的先天性脊柱侧凸患者，并与特定的表型相关。
- 特发性脊柱侧凸更像是一种复杂的遗传性疾病，单核苷酸多态性（SNPs）的多基因效应和基因-环境相互作用被认为是其病因学的基础。
- 系统的基因组分析、新疾病基因的精细定位以及大样本人群的基因型-表型相关性研究是了解早发性脊柱侧凸遗传学的未来研究方向。

2.1 遗传学基础

脱氧核糖核酸（DNA）是人类生命形式的蓝图。DNA的变异是个体表型多样性的来源，也是多种遗传性疾病的来源。DNA测序技术的进步使我们能够识别与人类疾病相关的致病基因变异。本章旨在提供疾病基因定位所涉及的术语和原则的基本概念，以便读者更好地了解遗传学/基因组学和脊柱侧凸的研究进展。

2.1.1 染色体与DNA

人类基因组由22对常染色体和1对性染色体（男性为XY，女性为XX）组成[1]。这套完整的染色体被称为二倍体。在每对染色体中，一条来自父亲（父系），另一条来自母亲（母系）。两边各有一半的染色体被称为单倍体。染色体由DNA组成，DNA是一段很长的核苷酸序列，由4个碱基组成——腺嘌呤（A）、胞嘧啶（C）、鸟嘌呤（G）和胸腺嘧啶（T）。每条DNA单链都有两个末端，即5'和3'末端。相邻的脱氧核糖单元之间形成磷酸二酯键，产生长多核苷酸链。氢键使A与T配对，C与G配对。两条DNA链的碱基之间的互补性方向相反（5'→3'和3'→5'），双链DNA形成双螺旋结构。在与组蛋白和支架蛋白进一步相互作用时，DNA紧密缠绕在一起形成染色体存在于细胞核中（图2.1）。

DNA提供了构建人体内部所有结构的蓝图，以及在分子水平上调节其过程所需的所有"软件"。所有必要的信息都储存在DNA序列中，DNA序列由基因、调控序列和非功能区组成。在基因中，包含编码信息的序列是外显子，而外显子之间的非编码序列称为内含子。还有一些转录但未翻译的区域（untranslated regions，UTR）。每个细胞内都会发生一系列步骤来解码这些信息，并将其转化为代谢等人体正常功能所必需的蛋白质产物。通过转录过程，单个DNA链被用

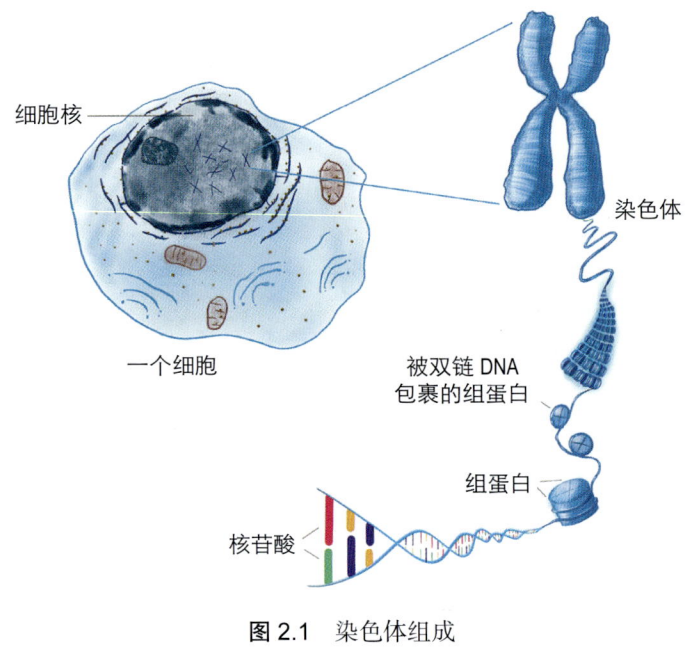

图 2.1 染色体组成

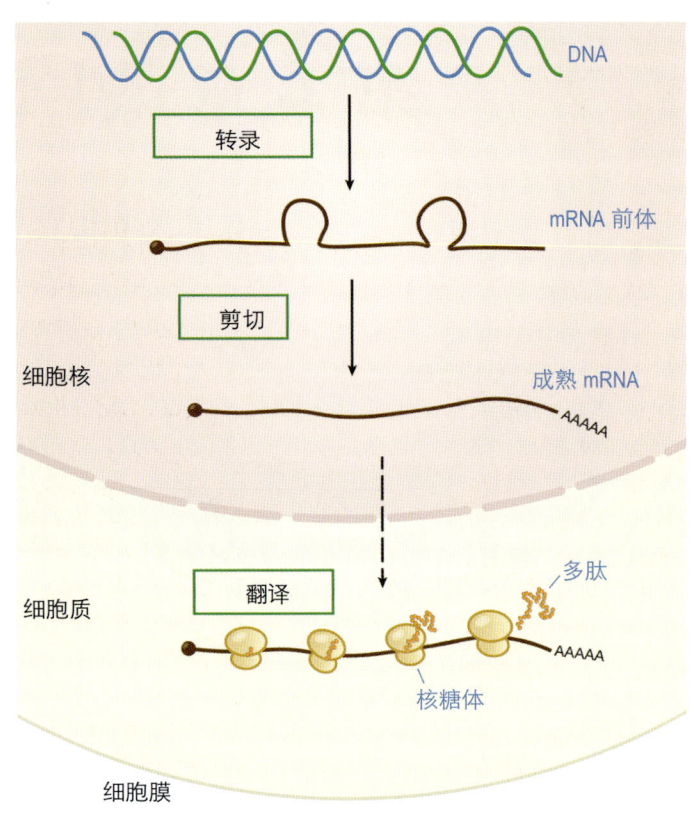

图 2.2 中心法则从 DNA 到 RNA 到蛋白质

作构建互补核糖核酸（RNA）的模板。除了 DNA 和 RNA 之间的内在化学差异外，本质区别在于 RNA 中的尿嘧啶（U）取代了 DNA 中的胸腺嘧啶（T）。基因的转录产生信使 RNA（mRNA），其包括所有的内含子和外显子区域。虽然内含子是非编码区，最终会被去除，但它们在转录过程中可能具有调控功能。通过称为剪接的转录后修饰，这些内含子区域被移除，编码的外显子连接在一起形成成熟的 mRNA。成熟的 mRNA 从细胞核运输到细胞质，在细胞质中进行翻译[1]，mRNA 序列的每 3 个碱基（密码子）决定一个特定的氨基酸。然后，编码的多肽组装成肽和蛋白质（图 2.2）。在进一步的翻译后折叠、扭曲和与其他蛋白质相互作用时，形成蛋白质的二级、三级和四级结构，以使活性蛋白质能够适当地发挥功能。这些蛋白质可以形成组织的结构元件的一部分，有助于细胞外基质形成蛋白聚糖，或形成帮助调节组织内代谢过程的调节酶。

同时，一些基因的功能产物似乎是 RNA 本身，例如小核仁 RNA（snoRNA）、长 ncRNA（lncRNA）和与其靶 mRNA 结合并抑制翻译的微小 RNA[1]。

2.1.2 遗传或基因组变异

单倍体基因组的长度约为 30 亿个碱基对（bp），约有 30 000 个基因[2, 3]。大部分基因组序列在种群中是共享的，只有一小部分有变异。研究人员首先检测到的变异是微观和亚微观结构变异，包括大的缺失/插入、倒位和易位。缺失是一种涉及遗传物质丢失的变异。相反，插入是一种涉及添加遗传物质的变异类型。插入和缺失都可以是小的（称为 indels，涉及几个 bp）或大的（涉及大量染色体片段）。几乎一半的 indels 是"简单的"，因为它们只有两个等位基因——插入或缺失部分的存在或缺失。然而，其他 indels 是多等位基因的。这些 indels 被称为微卫星，微卫星是 2~8 bp 短序列的串联重复，串联重复的数量可以区分等位基因，并使微卫星具有高度多态性。大的插入/缺失可能导致基因组片段拷贝数的变化，大小从 1000 bp 到数百 kb 不等。较小拷贝数变异体（copy number variants，CNVs）通常像大多数 indels 一样具有两个等位基因，但由于片段的拷贝数不同，较大的 CNVs 往往具有多个等位基因。就个体间的基因组多样性而言，涉及 CNVs 的遗传物质的数量远远超过涉及单核苷酸多态性的数量。结构变异还包括拷贝数中性变异，包括易位和倒位。易位是一个或多个染色体片段的位置重排，而不改变遗传物质的量。在倒位过程中，染色体片段断裂，并以相反的顺序重新插入到与 DNA 序列相同的位置[4]。

基因内较小的变异包括单核苷酸多态性（SNP）和小的插入/缺失（indels）[5, 6]。人类基因组中有 1000

多万个已知的 SNPs/indels。SNPs 可以根据其结果进行分类,包括改变编码的氨基酸序列的非同义 SNPs、不改变编码的氨基酸的同义 SNPs、可能影响正确剪接的内含子 SNPs 和不位于基因内的基因间 SNPs。Indels 既可以引起编码基因的移码,也可以引起基因产物的框内变化。尽管单个 SNP/indels 不像微卫星那样具有多态性,但它们的多样性是由大量的 SNP/indels 驱动的。随着高通量基因分型技术的发展,SNP/indels 标记被广泛应用于遗传分析。具体而言,群体频率≤1% 的 SNP/indels 被称为变异体。不同的变体可能引起不同的外部效应。无义变体导致终止密码子的氨基酸改变。控制基因转录的启动子的变异可能导致基因表达水平的改变。Indels 还可以引起移码,从而导致功能改变的蛋白质产物。与 SNPs 相比,移码突变可能对蛋白质产物和疾病表型有更大的影响。这些变异体的高外显性可导致疾病以经典孟德尔方式共分离[6]。

2.1.3 从孟德尔到复杂性状

作为最简单的遗传性疾病,孟德尔疾病被定义为通过经典的孟德尔遗传方式传播,包括常染色体显性遗传(AD)、常染色体隐性遗传(AR)、X 连锁遗传和线粒体遗传。具有高外显率的罕见变异、小 indels 和 CNVs 是大多数孟德尔疾病的基础。例如,Prader–Willi 综合征和 Angelman 综合征是由 CNVs 引起的典型疾病[8],而 Marfan 综合征更常由罕见变异引起[9]。

与单基因疾病相比,由 CNVs 引起的综合征通常具有更严重的表型,可能由于参与 CNV 区域的多个基因的协同作用。研究孟德尔条件提高了我们对人类罕见疾病的基因组病因和分子机制的理解[7]。到目前为止,美国孟德尔基因组学中心(CMG)共报道了 3617 个疾病基因,目前 CMG 的发现速度仍处于非常高的水平,每年发现 263 个新基因 - 表型[10]。

最近,研究还揭示了非典型孟德尔疾病,其特征可以是双重分子诊断、双基因遗传或寡基因遗传。当一个个体患有两种孟德尔疾病,由两个不连锁的基因座上的罕见变异引起时,就会出现双重分子诊断。已观察到各种遗传组合(AD+AD,AD+AR,AR+AR)[7]。在分子检查结果阳性的患者中,双重诊断率约为 5%[11]。双基因遗传涉及孟德尔样疾病,其表达需要两个不同基因座的变异[12, 13]。类似地,寡基因遗传涉及几个基因座(两个以上)。这种遗传模式通常是由表现出不完全外显率的罕见变异造成的。例如,*SLCO1B1* 和 *SLCO1B3* 的双等位基因功能缺失,而不是单独的任一基因的功能缺失,引起以原发性结合高胆红素血症为特征的转子综合征。在非综合征性中线颅缝早闭患者中,罕见的 *SMAD6* 变异体和常见的 *BMP2* 等位基因的组合被发现通过上位性机制导致该疾病[14]。

与孟德尔疾病相反,需要多个基因(多基因)和环境因素相互作用的疾病被称为复杂性状[15],例如骨关节炎、高血压和糖尿病。这类疾病涉及的遗传变异是相对常见的 SNPs,每个 SNPs 对疾病相关的生物途径/网络都有适度的影响。全基因组关联分析(GWAS)是鉴定复杂性状相关 SNPs 的有效方法。GWAS 依赖并利用连锁不平衡(LD),即人类基因组中 DNA 变体之间存在的相关结构。GWAS 的传导尤其受到有限种群规模、突变、重组率和自然选择的影响[16]。在每个 GWAS 中,测试了大量的遗传标记在病例与对照中的显著富集或与数量性状的相关性。在过去的 10 年里,已经发现了超过 10 000 个 SNPs 与至少一种复杂性状之间的强关联。然而,大多数单个 SNPs 仅具有适度的效应大小,这对这些关联在疾病风险预测和治疗管理中的实际效用提出了挑战[17]。

作为一种解决方案,多基因风险评分(polygenic risk score,PRS)已被提议用于更好地处理遗传多效性和预测疾病风险。通过估计影响来生成 PRS 发现样本中多个基因座的大小,并使用独立样本中估计的 SNP 效应。PRS 的未来发展取决于大型 GWAS 研究中的更精确的变异效应估计,结合数百万 SNP 知识的改进算法,以及支持 PRS 验证的大规模生物库[18]。

2.2 早发型脊柱侧凸的遗传学研究

根据脊柱侧凸研究会(Scoliosis Research Society,SRS)的指南,早发型脊柱侧凸(early-onset scoliosis,EOS)是指在 10 岁之前诊断出的脊柱侧凸。EOS 的病因包括结构性脊柱缺陷导致的先天性脊柱侧凸、神经肌肉疾病、综合征和特发性 EOS[19-22]。仅根据临床评估很难提供明确的病因分类或诊断,特别是对于具有不同表现度的综合征性 EOS,如 Ehlers-Danlos 综合征[23]和神经纤维瘤病[24],以及其他神经肌肉疾病,如具有年龄依赖性外显率的 Charcot-Marie-Tooth 病[25]。确定 EOS 患者的分子病因可以为临床管理和产前筛查提供有价值的信息。

2.2.1 先天性脊柱侧凸的遗传学研究

先天性脊柱侧凸(congenital scoliosis,CS)是一种由椎骨畸形引起的先天性 EOS。CS 的临床分类包括形成障碍(CS Ⅰ型)、分节障碍(CS Ⅱ型)和两者的组合(CS Ⅲ型)[26]。

CS 通常是散发性的，发病率为（0.5~1）/1000 活产[26]。一项研究回顾了 87 个患有早期特发性和 CS 的家庭，并得出结论，脊柱侧凸的复发风险较低，而患有 CS 的家庭发生神经管缺陷的风险增加[27]。此外，孤立性半椎体和椎体前部局限性缺损导致的脊柱侧后凸主要是偶发性的[28]。在另一项对 1250 名先天性脊柱畸形患者的研究中，仅有 13 名患者的一级或二级亲属患有椎骨缺损[29]。因此，CS 的病因可能是由多因素引起的，包括遗传和（或）环境因素。缺氧、高热、一氧化碳和酒精是一些常见的环境因素，可导致胎儿发育期间脊椎异常[30]。实验证据还表明，基因-环境相互作用，如妊娠期缺氧，可通过异常的 FGF 信号增强遗传易感小鼠 CS 的发展[31]。

在胚胎中，椎体通过各种信号通路（包括 FGF、Wnt 和 Notch）的复杂相互作用从体节发育而来[32]。包括 *MESP2*、*LFNG*、*HES7* 和 *JAG1* 在内的几个 Notch 通路基因被证实在正常体节分割和脊椎发育中起重要作用。这些基因的突变已在脊柱肋骨发育不全（spondylocostal dysostosis，SCD）[31, 33, 34]和 Alagille 综合征[35]中得到确认，这两种疾病都与先天性脊椎畸形和脊柱侧凸有关。通过关联分析发现，包括 *PAX1*、*DLL3* 和 *TBX6* 在内的许多候选基因中的单核苷酸多态性（SNPs）与 CS 风险相关[36-39]。例如，在对 254 名中国汉族受试者（127 名 CS 患者和 127 名对照）的分析中，发现 *TBX6* 基因中的两个 SNP（ID：rs2289292 和 rs3809624）与疾病状态密切相关，提示 *TBX6* 可能在中国汉族人群 CS 的发展中发挥重要作用[20]。

除了候选基因中的 SNPs 外，拷贝数变异也是 CS 病因的基础。在最近的一项研究中，在 161 名中国人和 6 名多民族 CS 患者中发现了 16p11.2 缺失。在 16p11.2 区域包含的所有基因中，*TBX6* 被怀疑是 CS 表型的驱动基因，因为它在体细胞发生中起着重要作用。有趣的是，*TBX6* 的测序揭示了 CS 患者中无效突变负担的显著增加，这进一步支持了其与 CS 的相关性。然而，16p11.2 缺失或 *TBX6* 无效突变的杂合性不足以引起 CS，除非与反式风险 *TBX6* 单倍型（包括三个 SNP：rs2289292，rs3809624，rs3809627）结合（图 2.3），这被证明会导致 *TBX6* 的轻微破坏[40]。有趣的是，由于与 16p11.2 缺失的共存，*TBX6* SNPs 与 CS 的关联被证明是从最初的关联研究中得出的过高估计的信号，这意味着有必要根据 SNPs 与 CNV 区域的重叠来纠正其全基因组意义[17]。

这种非典型孟德尔致病机制在法国[41]和日本[42]队列中独立重复。值得注意的是，患者和具有复合 *TBX6* 变异体的基因编辑小鼠均在脊柱下部出现半椎骨/蝶椎骨，代表了被定义为 *TBX6* 相关先天性脊柱侧凸（TACS）的遗传和临床实体[43-45]。据推测，剂量依赖性致病模型是 *TBX6* 相关骨骼疾病的基础：*TBX6* 剂量略低于单倍体会导致 TACS，而 *TBX6* 剂量的进一步减少会导致更严重的脊柱畸形（即 SCD 样表型）[40, 45]（图 2.4）。

除 16p11.2 缺失外，其他复发性 CNVs 如 17p11.2 缺失[46]、20p11 缺失[47]和 22q11.2 缺失[48]也与 CS 有关。然而，这些 CNVs 的驱动基因和潜在的遗传修饰因子仍需要进一步的研究。

2.2.2 神经肌肉性脊柱侧凸（NMS）的遗传学

脊柱侧凸常见于各种神经肌肉疾病，如肌营养不良、脑瘫、脊髓发育不良等。在这种情况下，脊柱侧凸往往早期存在，在生长过程中进展迅速，甚至在骨骼成熟后也是如此。与特发性脊柱侧凸相比，NMS 的并发症发生率和经济负担明显更高。支具是 NMS 唯一的非手术治疗选择，除了 *DMD* 基因突变引起的杜氏肌营养不良患者，其中类固醇可用于延缓脊柱侧凸的发病和进展[50]。因此，破译遗传基础，从而了解其潜在的疾病对于 NMS 的诊断和治疗至关重要。

如上所述，杜氏肌营养不良症（MIM：310200）是由 *DMD*（一种 X 染色体定位的编码肌营养不良蛋白的基因）的纯合子或半合子功能缺失引起的。肌营养不良蛋白的耗竭导致肌肉萎缩和假性肥大，从而导致严重的肌肉无力和进行性脊柱侧凸。多项研究证明，糖皮质激素治疗能够短期改善肌肉力量和功能[51]。它还可以减缓脊柱侧凸的进展，并推迟脊柱手术的需要。随着患者 *DMD* 突变谱的确定，大量的靶向治疗和基因治疗被开发出来，随后进行了动物研究和临床试验[52]。最近，美国食品和药物管理局（FDA）首次批准 Vyondys 53（Golodirsen）用于治疗 DMD，其是一种磷酸二酰胺吗啉低聚物的反义寡核苷酸，用于治疗经证实的 *DMD* 突变导致外显子 53 跳跃的患者。据估计，约 8% 的 DMD 患者具有该突变[53]。

另一种表现为肌无力的代表性单基因疾病是由 *RyR1* 突变引起的中央轴空病（MIM：117000）。中央轴空病与全身麻醉后发生恶性高热（malignant hyperthermia，MH）（一种危及生命的疾病）的风险增加有关[54]。值得注意的是，如果在手术前进行分子诊断，可以通过替代麻醉来避免 MH[55]。

除肌病外，许多神经系统疾病也会导致 EOS。Charcot-Marie-Tooth（CMT）病是一组重要的遗传性神

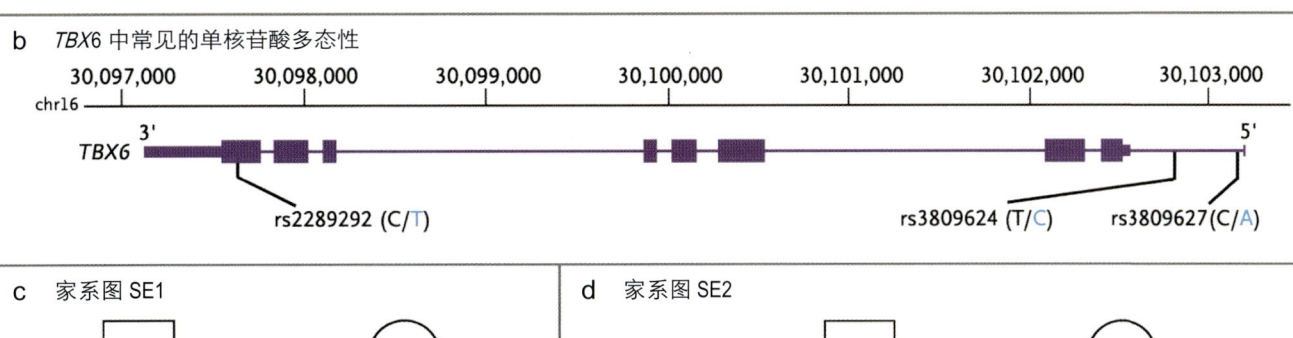

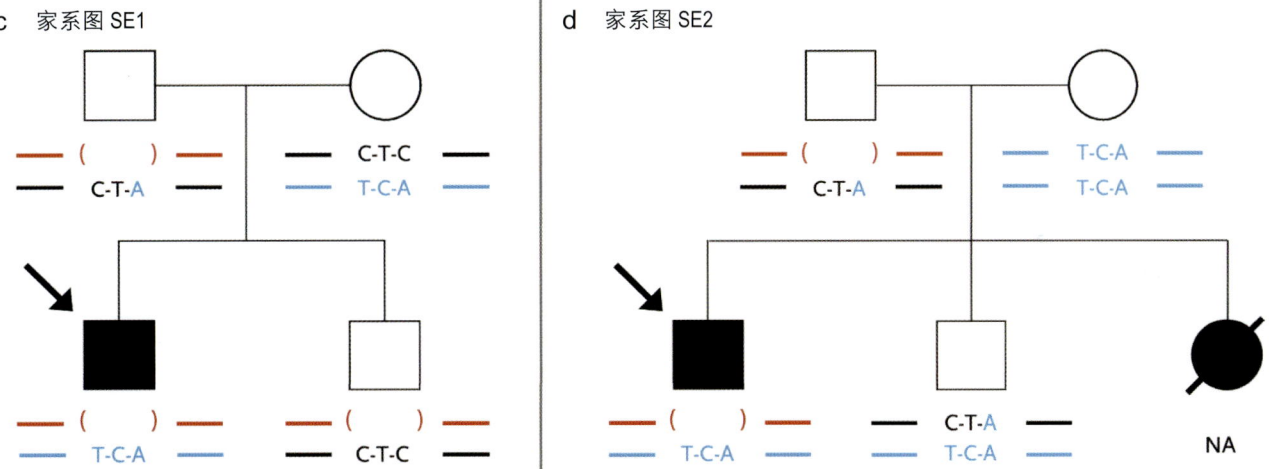

图 2.3　16p11.2 缺失与 *TBX6* 的 T-C-A 单倍型的复合遗传模型（摘自 Wu et al. [40]）。(a) 由侧翼片段重复介导的 16p11.2 重复性缺失。(b) 共同单倍型（rs2289292，rs3809624，rs3809627）包含 *TBX6*。(c, d) *TBX6* 相关先天性脊柱侧凸的复杂遗传模式说明 (Copyright © 2015 Massachusetts Medical Society. Reprinted with permission from Massachusetts Medical Society)

经病，其中约 1/3 的患者发展为脊柱侧凸[56]。超过 40 个基因与 CMT 的不同亚型相关，这些基因的组合效应有助于疾病负担和可变表达率[57]。值得注意的是，只有某些等位基因或基因型或许更可能导致 EOS 表型（例如，纯合子 *CMT1A* 重复和杂合子 *CMT1A* 三倍）[25]。

2.2.3 综合征性脊柱侧凸的遗传学

除 CS 和 NMS 外，许多早发性孟德尔综合征也与 EOS 相关，包括结缔组织疾病，如马方综合征（Marfan syndrome, MFS）和埃勒斯 - 当洛综合征（Ehlers-Danlos syndrome，EDS），以及神经纤维瘤病、普拉德 - 威利综合征（Prader-Willi syndrome）和其他骨骼发育不良。

马方综合征（MIM#134797）是一种常染色体显性遗传疾病，其临床特征包括骨骼系统（身材高大、四肢和手指过长、轻度至中度关节松弛、前胸壁畸形和频繁的脊柱侧凸）、心血管系统（主动脉根部扩张和夹层风险增加）和眼部（晶状体异位）异常。MFS 是由编码原纤维蛋白 -1 的 *FBN1* 的单倍体不足引起的。蛋白插入变异体和错义变异体均有报道，其中大多数是

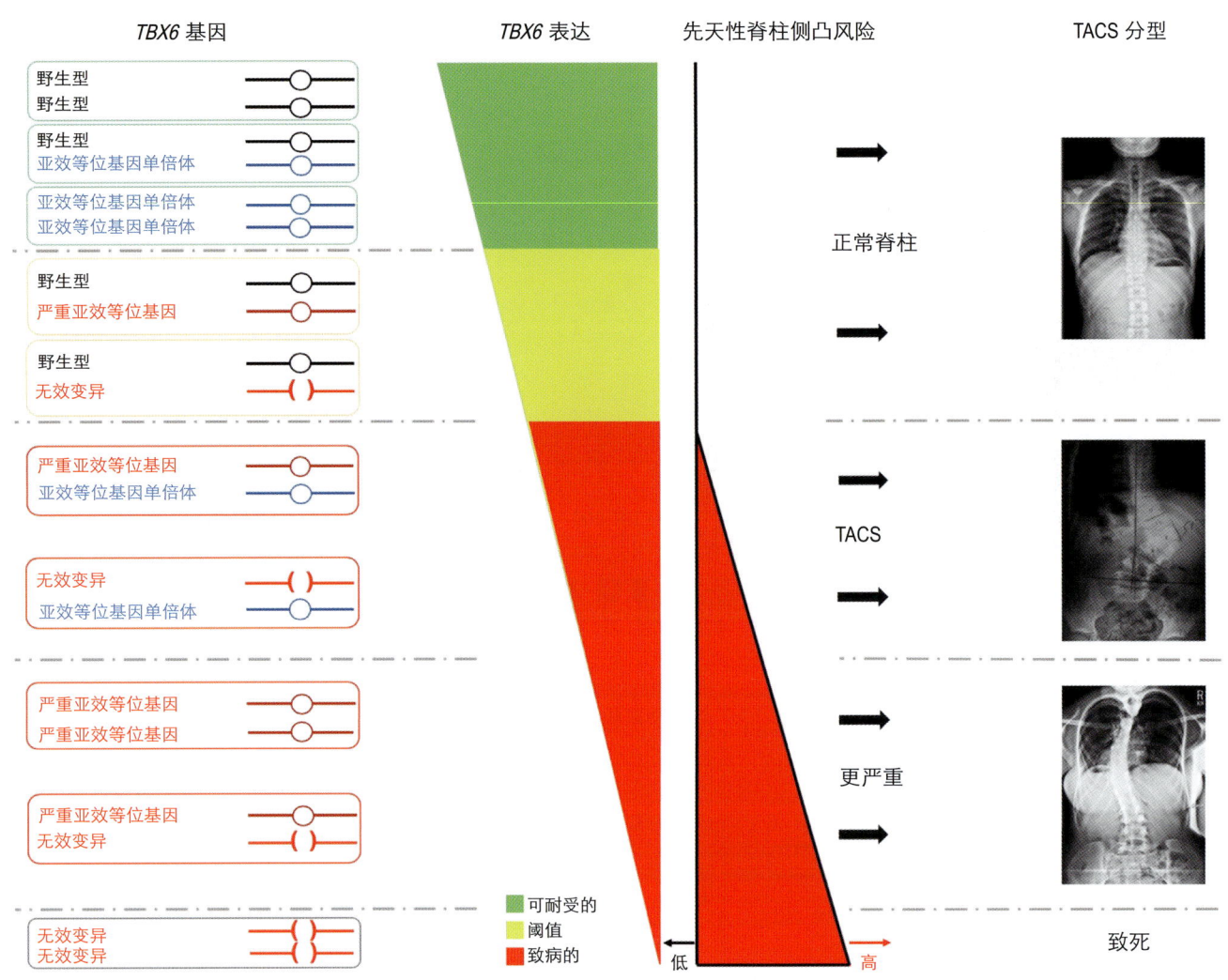

图 2.4 *TBX6* 基因剂量相关致病模型 (Reprinted from Chen et al. [45]. With permission from John Wiley & Sons)

非复发性的,并在整个基因中传播[58]。值得注意的是,一种罕见类型的 MFS 被称为马方样 - 早老性 - 脂肪营养不良综合征(marfanoid-progeroid-lipodystrophy syndrome,MPLS;MIM#616914)除了 MFS 的典型表型外,还具有严重的脂肪营养不良的特征(图 2.5)。从遗传学角度来看,MPLS 是由影响 *FBN1* 基因外显子 65/66 的杂合突变引起的。这些致病突变可能通过潜在的显性负性机制起作用,其中突变的等位基因破坏了正常等位基因的功能[9]。

埃勒斯 - 当洛综合征是一组临床和遗传异质性的结缔组织疾病,以皮肤过度伸展、关节过度活动和组织脆性为特征。根据国际 EDS 联盟(International EDS Consortium),目前有 13 种 EDS 亚型[59]。EDS 亚型的确诊很大程度上依赖于基因检测和致病变异的鉴定。在 EDS 的所有亚型中,脊柱后凸性 EDS(kEDS)最

常与 EOS 相关,这是由 *PLOD1* 的双等位基因功能缺失引起的。*PLOD1* 是一种编码赖氨酰羟化酶的基因,对胶原的正常形成至关重要[60]。

除单基因疾病外,在许多染色体疾病和微缺失 / 微重复综合征中也观察到 EOS,包括唐氏综合征(21 三体)[61]、DiGeorge 综合征(22q11.2 缺失)[62]和 Prader-Willi 综合征(15q11-13 缺失,具有印迹效应)[63],表明脊柱形态易受基因组缺陷 / 基因剂量变化的影响。

2.2.4 早发型特发性脊柱侧凸的遗传学

超过 80% 的脊柱侧凸属于特发性(即 IS),通常根据发病年龄进行分类——婴儿期(0~3 岁)、幼儿期(4~10 岁)和青少年期(11 岁及以上)。婴儿和幼儿特发性脊柱侧凸统称为特发性 EOS[20-22]。根据疾病的发作,临床表现有很大的不同,例如,婴儿特发性脊

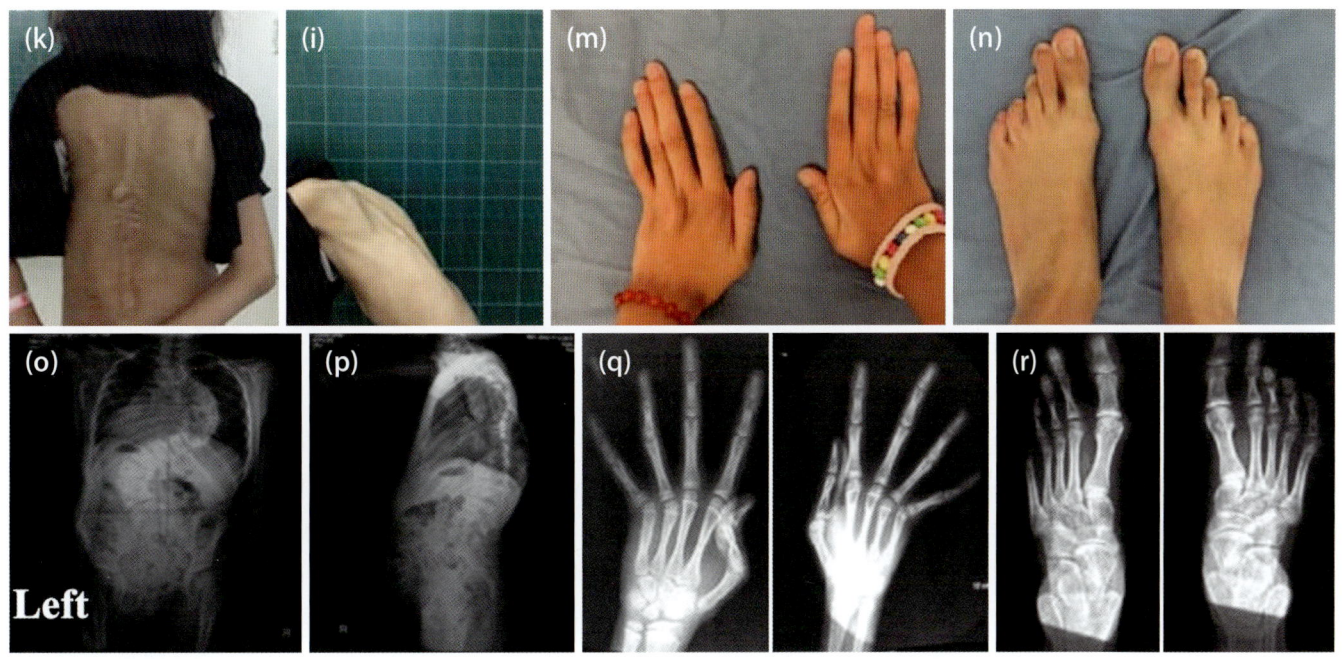

图 2.5 Marfanoid-Progeroid-Lipodystrophy 综合征（MPLS）患者的临床表现。（k~n）MPLS 患者的背部、手和脚的外观。（o~r）MPLS 患者的脊柱、手和足 X 线表现 (Reprinted from Lin et al. [9]. With permission from Creative Commons License 4.0: https://creative-commons.org/licenses/by/4.0/)

柱侧凸更常见于左侧胸椎受累的男孩，但幼儿特发性脊柱侧凸在女孩中更常见，且右侧受累[20]。在特发性 EOS 患者中经常伴有先天性残疾，包括精神发育迟滞、癫痫发作和先天性心脏病[27]，提示核心发育途径的潜在破坏。然而，与特发性 EOS 相关的已知基因/变异体很少[64]。影响 *SNTG1* 的 8 号染色体臂间倒位已在一个三代家庭中被鉴定为与 IS 表型共分离。在同一项研究中，在 150 名散发患者的重复 IS 系列中的 3 名患者中发现了 *SNTG1* 中的两个新的 indels[65]。

值得注意的是，一些表达率相对较低的综合征性 EOS 患者在初次就诊时可能被归类为 IS。单凭临床检查，即使是经验丰富的医生也很难确定这些患者的基础疾病。在过去的十年中，当无法进行临床诊断时，外显子组测序已成为一种有效且准确的诊断工具。最近的一项研究探讨了外显子组测序在中国手术 EOS 队列（*n*=447）和美国特发性 EOS 队列（*n*=13）中的诊断效用[67]。研究人员在 447 名中国 EOS 患者中的 92 名（20.6%）中检测到分子诊断变异，其中包括 10 名 IEOS 患者中的 2 名。此外，来自美国队列的 13 名特发性 EOS 患者中有 1 名被分子诊断为由 *NSD1* 突变引起的 Sotos 综合征。Sotos 综合征是一种以身材高大、先天性心脏病、脑异常和脊柱侧凸为特征的神经发育障碍。在中国 EOS 队列中也发现了包含相同基因（*NSD1*）的

CNV 缺失[67]。这项研究证明了 ES 在临床上无法诊断的 EOS 患者中的效用，尤其是在 IEOS 患者中，需要骨科医生、儿科医生和临床遗传学家的共同努力才能进行明确的诊断和临床管理。然而，与其他儿科疾病相比，诊断率相当低[66, 68]。随着样本和测序数据的积累，更多的致病基因/位点预计在特发性 EOS 中发现。

2.2.5 青少年特发性脊柱侧凸的遗传学研究

与 IEOS 相比，青少年特发性脊柱侧凸（adolescent idiopathic scoliosis，AIS）是一种更常见的儿童脊柱畸形，影响 2%~3% 的学龄儿童，被认为是一种受遗传和环境因素影响的复杂疾病[69]。与 IEOS 相比，AIS 一级、二级和三级亲属中脊柱侧凸的发生率更高[70]，这表明遗传背景对 AIS 的影响更大。与其他复杂性状相似，常见的疾病共同变异假说已被提出作为 AIS 的基础，并导致了大量的连锁分析和全基因组关联研究，以破译与 AIS 相关的共同变异的结构[71]。

作为最初的尝试之一，Wise 等在 AIS 家系中利用连锁分析，确定了 6 号、10 号和 18 号染色体上的显著连锁不平衡区域，其中 18 号染色体上的关联信号最高[72]。另一项对 7 个中国南方血统多重家系的连锁研究发现了染色体 19p13.3 上的一个区块[73]。该区域后来被证实与先证者曲线 ≥30° 的家族亚群显著相关[74]。后

来，在英国人群的 AIS 家系中检测到染色体 9q 和 17q 的端粒区。9q 区域在 9q31.2–q34.2 处进一步缩小至约 21Mb，17q 候选区域定位于染色体 17q25.3–qtel 上的 3.2Mb 区域[75]。

随着人类基因组单体型图（HapMap）项目的完成和基因分型技术的发展，使用一组高密度 SNP 标记覆盖全基因组的病例对照研究（全基因组关联研究或 GWAS）已成为研究复杂性状的一种日益流行的方法[16]。使用 GWAS，在日本人群中检测到 LBX1 附近的风险 SNP（rs11190870），优势比（OR）=1.56，并可在中国人群中重复[77, 78]。在 6 个亚洲人和 3 个非亚洲人队列中对 rs11190870 进行的荟萃分析证实了其显著性，使 rs11190870 成为第一个通过多个数据集复制的 AIS 易感位点[79]。GWAS 检测到的 AIS 的另一个重要风险 SNP 是 GPR126（编码 G 蛋白偶联受体 126）中的 rs6570507，该 SNP 在日本人中发现（OR=1.28），并在中国汉族和欧洲血统人群中重复[80, 81]。表 2.1 总结了已鉴定的连锁基因座和风险 SNPs。随着外显子组测序和基因组测序数据的积累，我们预计未来将会发现更多的易感基因位点和多基因疾病模型。

除了常见的 SNPs，具有大效应量的罕见变异也与 AIS 有关。例如，PTK7 中的一种新的错义变异体在一名 AIS 患者中被发现，并被证明破坏了 PTK7 的功能。斑马鱼 PTK7 突变体再现了人类 AIS 表型[95]。PTK7 相关 AIS 的发病机制随后被发现是由纤毛功能受损引起的，纤毛功能受损导致异常脑脊液流动和体轴扭曲[96, 97]。

从表观遗传学角度来看，DNA 甲基化也被认为参与了 AIS 的发病机制。最近的研究表明，表观遗传差异与 AIS 同卵双生子的曲线进展显著相关，提示 DNA 甲基化状态可作为预测进展风险的有希望的标志物。因此，建议采用多学科方法从不同层面剖析 AIS 的病因。

2.3 总结

高通量技术和计算方法的发展促进了我们对人类基因组的理解，并为我们提供了开展大规模脊柱发育

表 2.1　已发表的连锁位点和基因危险因素

连锁位点	参考文献
6p, 10q, and 18q	Wise et al. [72]
19p13.3	Chan et al. [73]
Xq23–26	Justice et al. [82]
5p13, 13q13, and 13q32	Miller et al. [83]
17p11	Salehi et al. [84]
9q31.2-q34.2, 17q25.3-qtel	Ocaka et al. [75]
8q12	Gao et al. [85]
12p	Raggio et al. [86]
5q13-q14, 3q11–13	Edery et al. [87]
17q24.3	Miyake et al. [88]
病例 - 对照信号	参考文献
MATN1	Montanaro et al. [89]
MTNR1B	Qiu et al. [90]
Estrogen receptor	Inoue [91]
GH receptor	Qiu et al. [92]
TPH1	Wang et al. [93]
CHL1	Sharma et al. [94]
LBX1	Takahashi et al. [76]
	Liu et al. [100]
GPR126	Kou et al. [80], Liu et al. [101]

儿童脊柱侧凸研究的工具。系统的基因组分析、新疾病基因的精细定位以及大样本患者的基因型 - 表型相关性研究是了解早发性脊柱侧凸遗传学的未来研究方向。脊柱侧凸的遗传学研究成果将有望转化为新的治疗指南，有益于公共卫生和临床实践。

（Nan Wu, Terry Jianguo Zhang, Sen Zhao, Kenneth M. C. Cheung 著　吴　南　陈癸霖 译　毛凯歌 努尔东江·艾尔青 校）

参考文献

扫描书末二维码获取

第3章　早发型脊柱侧凸的生物力学

本章内容

3.1 概述 17	3.5.1 骨锚定装置 27
3.2 结构力学 18	3.5.2 畸形矫正 27
3.3 脊柱动力学和运动学 24	3.5.3 调节脊柱生长的"收益递减定律" 28
3.4 脊柱生长和畸形的生物力学 25	3.6 择期生长友好型手术 29
3.5 矫形装置的结构 26	3.7 展望 29

要点

- 有效的脊柱生长调节需要应用工程原理以达到畸形矫正和生长调节的最大化，同时避免植入失败。通过考虑矫形装置的结构特性、固定模式和预期的负载条件，选择最能实现个体患者治疗目标的植入系统。
- 避免因内植物横截面几何形状的急剧变化而导致应力梯度，同时尽量减少不同类型材料的混合，以减少腐蚀的可能性。
- 在使用后路牵拉技术的系统中，尽量减少近端和远端椎锚之间棒插入部分的无支撑长度；选择足够大的棒直径，以承受随时间推移的弯曲和扭转（弯曲刚度随棒半径的4次方而变化）。随着时间的推移，必须根据患者体型和活动量更换更大直径的棒。
- 应用前路椎体拴系系统抑制脊柱沿凸侧生长需要了解受影响的功能性脊柱单元（FSUs）中剩余的生长潜能，从而实现随着时间推移可预测地调节诱导非对称生长，同时避免矫正过度或不足。
- 骨锚定装置（椎弓根钉、椎板钩、绑带、肋骨支架）的稳定性取决于其承受的载荷（方式、强度、方向）以及骨 - 内植物界面的材料特性（植入即刻和长期特性）。增大骨密度（如应用维生素D补剂、双膦酸盐）可增强该界面的完整性。
- 可预测地利用机械力传导来纠正脊柱畸形并避免并发症需要彻底了解机械介导的细胞活化如何影响构成 FSU 的结缔组织的合成代谢或分解代谢，以及这些组织对脊柱非对称生长的相对贡献。

3.1 概述

复杂早发型脊柱侧凸（early-onset scoliosis，EOS）的治疗是一项挑战。手术矫正的目标是最大限度地矫正畸形，保持脊柱和胸廓的生长，以及避免并发症，如固定装置移位、金属疲劳、感染和其他医源性问题。对于幼儿来说，长节段融合并不是最佳选择，因为它会抑制胸部纵向生长，导致肺功能下降[1,2]。脊柱生长调节的前提是保留脊柱、肺和胸部的解剖和生理发育，同时尽可能保留可活动的脊柱节段。

获得性（非先天性、非综合征性）脊柱畸形（脊柱侧凸和/或脊柱后凸）最初表现为椎间隙变形，冠状面、矢状面和水平面弯曲、平移和旋转，这是涉及功能性脊柱单元（functional spinal units，FSUs）耦合运动的结果。椎体、关节突关节、棘突和横突的畸形随后发生。这是由 Hueter-Volkmann 原理所假设的骨生长的机械调节所引起的，换言之，骨骼的生长和重塑取决于在时间和空间上施加在软骨内生长中心（骺板和骨突）的应力和（或）应变。因此，矫正脊柱畸形以保持脊柱生长和运动的干预措施（例如，肌肉康复、脊柱矫形器、非融合外科手术）是基于预测性地调节脊柱剩余生长潜能。虽然椎间盘（intervertebral disc，IVD）对整个脊柱生长的贡献与椎骨的贡献不成比例，但大多数畸形矫正是通过利用 IVD 和非骨结缔组织来实现的。机械力传导是将机械刺激转化为连贯生物反应（基因表达→生化活性）的过程。对于施加应力/应变随时间和空间变化对脊柱非对称生长、脊柱畸形进展以及通过限制脊柱非对称生长来改善脊柱畸形的影响仍研究得很少。

在术前规划期间应考虑的基本生物力学特性包括内植物的材料成分和几何结构，这决定了矫形装置的负载能力。植入物容易在其最薄弱的连接处断裂。植入系统必须支撑的总载荷包括矫正脊柱畸形所需的轴向力、弯曲力矩和扭转力矩，儿童日常生活活动中的额外力和力矩。在脊柱侧凸中，施加初始力来矫正畸形。初始矫正后，由于黏弹性应力逐渐松弛（应力逐渐随时间递减），矫正力和力矩随着时间递减。

在后路生长友好型系统中，弯曲刚度和锚定点之间的架空工作长度决定了结构的整体稳定性。具体而言，材料刚度和棒直径的积分乘积决定了内植物的结构刚度及其承受患者正常日常生活经历的静态和动态轴向、弯曲和扭转力矩的能力。此外，锚定点（椎弓根螺钉、椎板钩、绑带）之间的棒架空工作长度越长，跨中挠度越大，结构刚性越小。

棒断裂最常见的机制是金属疲劳失效，这是由于在施加载荷远小于棒强度的载荷下，棒重复弯曲从而导致材料断裂。棒的疲劳寿命取决于平均应力（棒上施加的力/棒的横截面积）和应力随时间波动的程度。在活跃的儿童中，正常活动引起棒的小程度重复弯曲和扭转可加速棒应力性断裂。

在连接器接触面，内植物几何形状和集中应力发生改变，可能会加速金属的疲劳失效。内植物连接也会导致腐蚀，使材料降解，原位弯曲过程中产生的内植物表面损伤可以引发断裂。因此，要避免植入物结构几何形状的急剧变化而导致应力梯度，并尽量减少多种不同性质材料的混合使用，减少（电偶）腐蚀的可能性。

在前路生长调节系统中，通过包含 FSU 的 IVD 和非骨结缔组织的黏弹性蠕变（渐进性时间依赖性位移）改变脊柱软组织张力，从而实现脊柱畸形的立即矫正。该效应的矫正效果占总矫正效果的 90% 以上。脊柱纵向生长的长度取决于该患者脊柱生长的剩余潜能，由遗传、全身激素、局部自分泌和旁分泌所决定的构成 FSU 的结缔组织适应性重塑的潜力，由脊柱非骨性软组织传导的静态力叠加患者活动时产生的动态力和力矩所引起的机械刺激。可预测地利用机械力传导纠正脊柱畸形并避免过度矫正，需要了解机械力介导的细胞活化如何影响构成 FSU 的结缔组织的合成代谢或分解代谢，以及这些组织对脊柱非对称生长的相对贡献。

在开发治疗成长期儿童脊柱畸形的新系统时，需要根据这些系统的实际使用方式指定性能标准。实验室测试和临床前动物模型应再现体内观察到的施加力、力矩和形变，并反映随着儿童生长其身材和活动水平的变化。安全有效地使用生长调节系统需要彻底了解机械力传导以及施加的压力/应变随时间和空间的变化及其对正常和异常脊柱生长的影响。

选择正确的内植体系统应考虑患者的解剖畸形、生活方式、健康需求、剩余生长潜能以及该系统实现治疗目标的能力，这些目标取决于内植物的几何形状、固定方式和结构完整性。生长调节系统可以根据其解剖位置和负载模式来区分：

- 后路，基于牵拉的系统（基于肋骨或脊柱）
- 后路，生长保护系统（轨道和滑轨）
- 前路，压迫-生长阻滞（骑缝钉，拴系装置）

这些系统可以在静态状态下使用，也可以随着时间而变化。在简化的二维冠状面评估中，基于牵拉的系统施加指向脊柱畸形凹侧的拉力，从而产生使脊柱伸直的开放弯曲力矩。基于压缩的系统沿着脊柱畸形的凸侧应用，以缩短弧长。骨生长的机械调节假设（Hueter-Volkmann 假设）指出，施加到椎骨内软骨生长中心的张力刺激轴向（纵向）生长，而压缩抑制 FSU 的轴向生长。这些系统可以单独使用，也可以组合使用。

在确定哪种方法和植入系统最适合治疗 EOS 患儿时，外科医生应考虑畸形的位置和严重程度，脊柱、胸部和肺部的生长潜能，以及患者的健康状况和相关合并症。机械力传导描述了操纵骨骼组织的应力（或应变）状态如何影响生物学。遗憾的是，机械载荷与细胞生物学之间的相互作用尚不清楚。本章将重点介绍生长友好型矫形装置的生物力学，以及它们对治疗效果和对维持脊柱、胸部生长的影响。本章有以下两个目标：①帮助医生了解各个矫形装置的基本生物力学原理，从而为患者选择合适的装置，以矫正脊柱畸形，维持生长，并避免与矫形装置相关的短期和长期并发症；②为新的生长调节装置建立性能标准。

3.2 结构力学

力引起质量加速度（牛顿第一定律）。力是一个矢量，它具有大小、方向和模式，符号如下："+"张力（tension），"-"压力（compression）。力矩（M）是在距实际或虚拟旋转轴距离（d）处施加的力（F）的扭转效应，其中 $M = F \times d$。力臂"d"放大了力的作用，因此对于相同的作用力，力臂越长，力矩越大。力矩也是矢量，由垂直于力和力臂矢量形成的平面的旋转轴指定的大小和方向来描述。应力是力的内部强度（即每单位面积的力）；它是通过将力除以施加力的标称面积得出的。应力是一个张量，表示内力强度分布在三个相互垂直的方向，每个方向都有一个大小和模式：法向应力（σ）=垂直于横截面的力；剪切应力（τ）=平行于横截面的力（图3.1a）。法向应力和剪切应力的大小取决于材料平面相对于施加力的方向，其中材料内某一点处应力的最大值和最小值发生在特定方向上（即通过对角化应力张量计算的相互垂直的原理方向）。应变是由施加的力引起的材料变形，表示材料在某一点处长度变化与其原始长度的比值（图3.1b）。应变也是一个张量，其中法向应变=纵向变形；剪切应变=角度畸变（源于直角的Δ角）。与应力类似，材料内某一点的应变大小取决于参考平面，最大值和最小值与应力张量在相同的原理方向上出现。

对于均质、各向同性的弹性材料，结构内的应力和应变大小随与中性轴的距离而变化，其中中性轴是横截面的几何质心。对于弹性材料，应力与应变呈线性比例（直至材料的比例极限）。对于纯弯曲，最大应力和应变发生在结构的外缘，而不是发生在中性轴（图3.2）。同样，对于扭转，内部剪切应力从中性轴的零到结构外表面的最大值变化。由于最高的应力和应变发生在棒的外缘，因此当该应力超过构成结构的材料的强度时，通常会在该表面上开始断裂。

根据牛顿第三定律，弯曲棒或拉直畸形脊柱所需的力和力矩的组合必须超过构成结构的材料内产生的累积内应力（图3.3）：Σ施加的（外部）力和力矩的总和≥结构内部抵抗力（∫σi）的总和。对于脊柱侧凸矫正，脊柱矫形器械不仅必须保持这些矫正力和力矩，而且能够支撑儿童在游戏活动时产生的额外力和力矩（见图3.3b）。

在选择矫形装置时，应考虑其组成材料。弹性模量（E）或杨氏模量是材料刚度的量度，等于Δ应力：Δ应变的比值（图3.4）。对于特定材料，弹性模量是一个常数，与器件的尺寸或形状无关。弹性模量越低，材料越柔韧。剪切模量（G）等于剪切应力：剪切应变的比值，其表示材料的刚度（例如扭转）。强度是材料失效的应力，强度值对于定义材料使用表现至关重要：

- 屈服强度——塑性变形（永久变形）发生时的应力（例

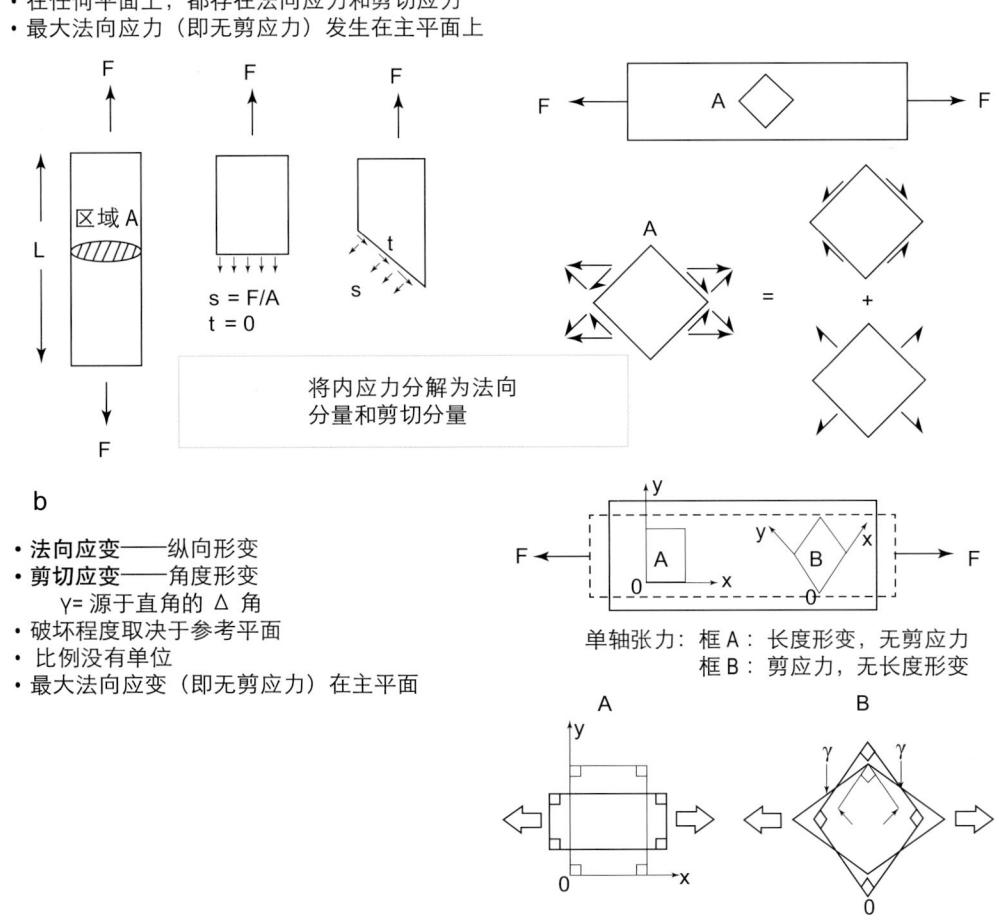

图3.1 （a）法向应力和剪切应力的相对大小取决于"平面"的方向。（b）应变=外加载荷引起的相对形变=变化长度Δλ/原始长度λ

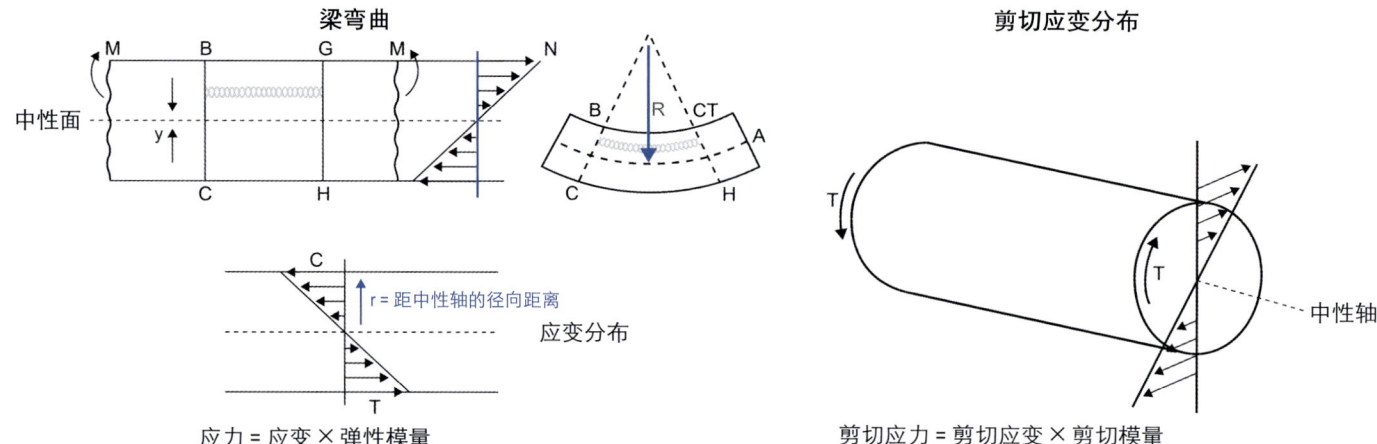

图 3.2 应力和应变随与中性轴的距离而变化。中性轴 = 同质各向同性材料的几何质心

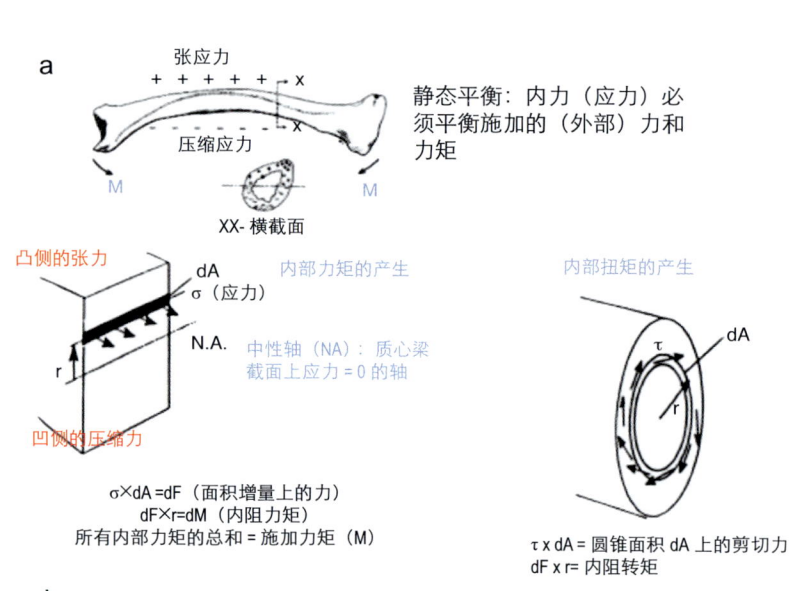

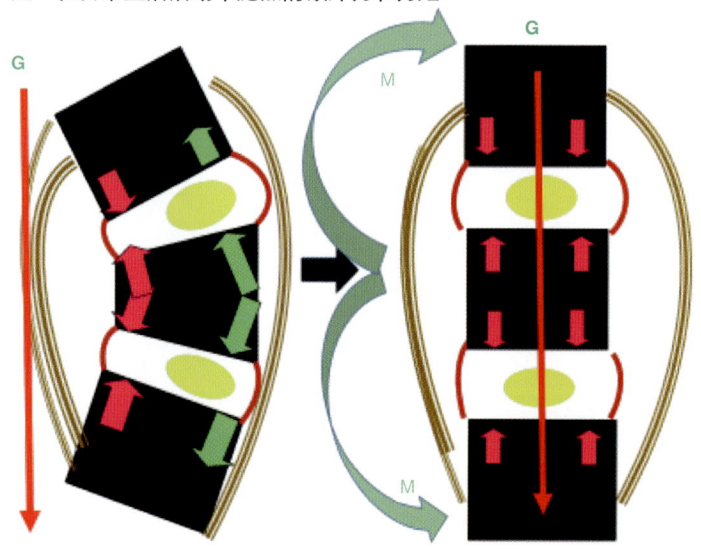

图 3.3 （a）若要弯曲或拉直变形结构（骨、脊柱或棒），施加的轴向力、扭矩和弯矩的总和必须≥构成结构的材料内产生的累积内应力，并且与结构固有的法向应力和剪切应力相反。（b）同样，要拉直脊柱，必须在矫正治疗时和日常生活中施加力矩和力来拉伸收缩的软组织，以维持矫正效果

第 3 章 早发型脊柱侧凸的生物力学

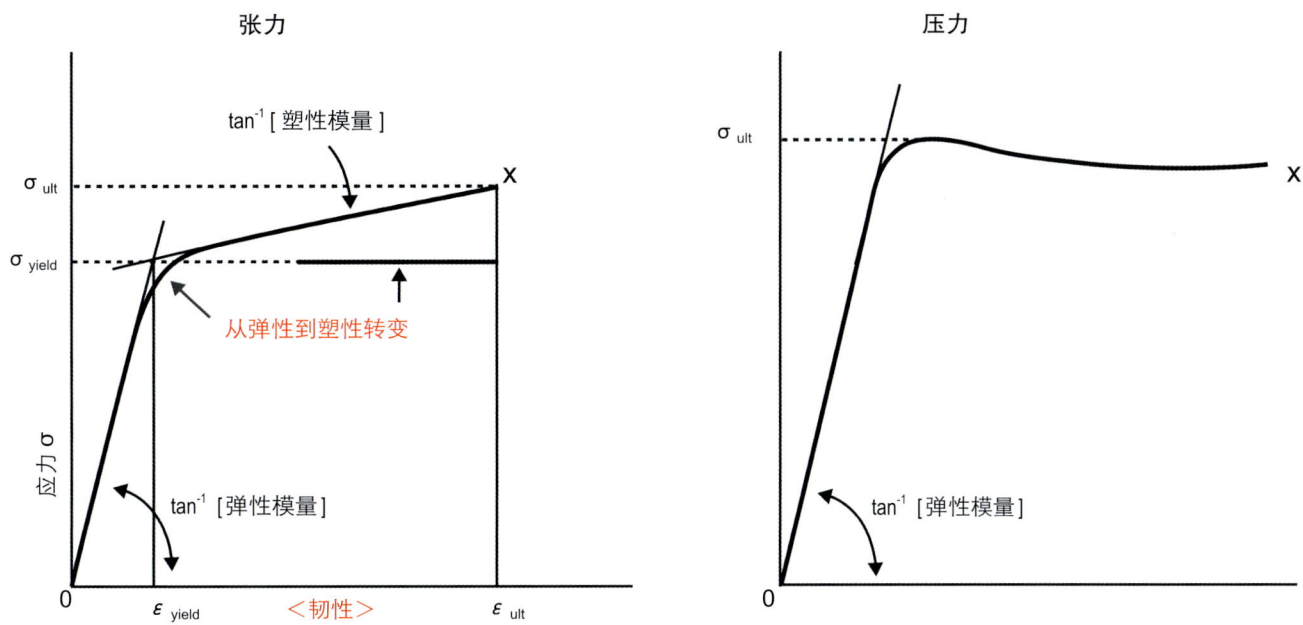

图 3.4 应力与应变曲线的斜率（Δσ/Δε）定义了材料的弹性模量，即刚度的量度。强度是使材料失效的应力；强度值对于定义材料的力学行为至关重要：屈服强度 = 塑性（永久）变形开始的应力；极限强度 = 材料在失效前可以承受的最大应力

如：棒的原位弯曲）
- 极限强度——材料在断裂（例如棒断裂）之前可以承受的最大应力

大多数生物组织，如骨骼和软骨，拉伸和压缩时在不同方向上刚度和强度不同（各向异性）；例如，骨在纵向解剖轴上更硬。此外，大多数生物组织都是黏弹性的，其应力-应变关系取决于施加载荷或位移的速率（图 3.5）。

黏弹性材料在拉伸速度较快时会变得更硬，而在拉伸速度较慢时可以在断裂前承受更大的形变。与弹簧等弹性材料不同，当在一段时间内对黏弹性材料施加恒定载荷时，材料会继续逐渐变形或"蠕变"（图 3.6）。相反，当施加恒定形变时，应力从其初始值 $\sigma_{initial}$ 逐渐减小，称为应力松弛。骨骼的黏弹性较弱，但椎间盘、肌肉、韧带和关节囊等软组织具有较强的黏弹性。这说明在临床上施加矫正力或位移时，应该

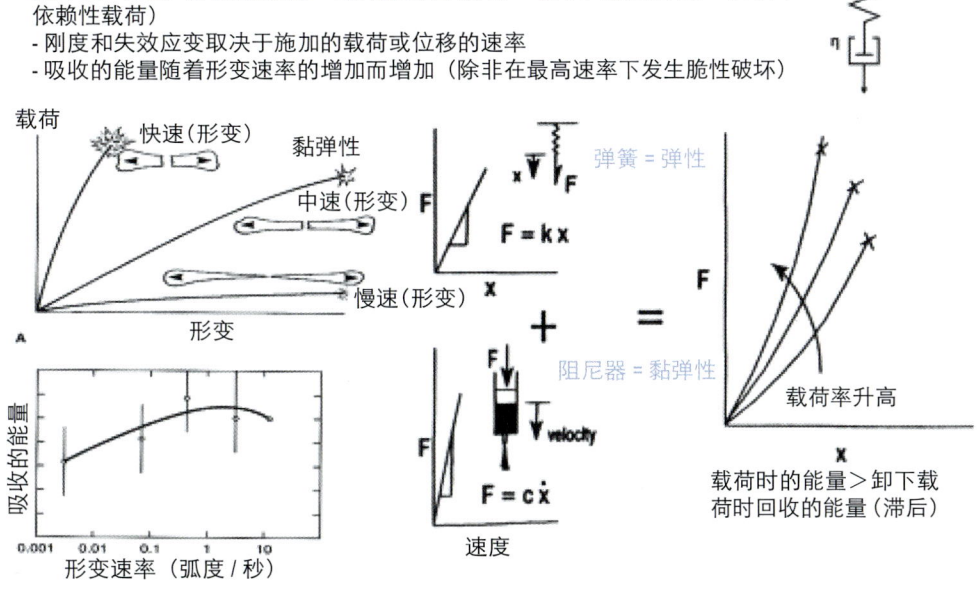

图 3.5 黏弹性——材料的刚度取决于施加的力或形变的速率

蠕变：在施加的恒定负载下，组织会随时间变化而发生形变

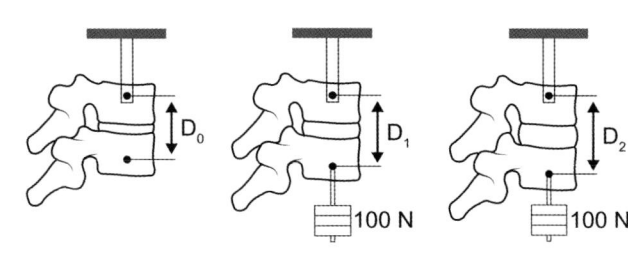
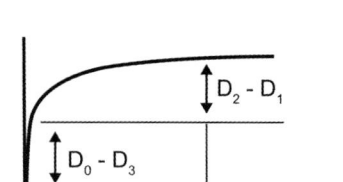
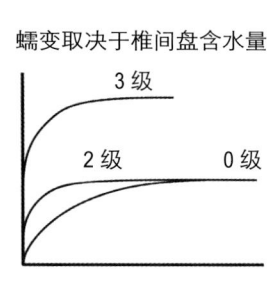
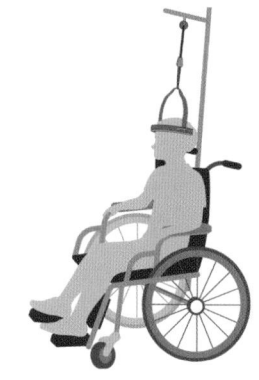

图 3.6　当施加恒定载荷时随时间变化发生的形变称为蠕变，如头环牵引

相对缓慢地增加，从而为软组织留出足够的时间蠕变或松弛，直到达到静态平衡状态。

考虑到生物相容性和耐腐蚀性，大多数脊柱生长调节内植物由钛（Ti）合金制成。虽然有超过 25 种钛合金，但 TAN（Ti-6Al-7Nb）和 TAV（Ti-6Al-4V）使用最为广泛。纯钛、钴合金、镍钛合金和不锈钢较少使用。与不锈钢相比，钛合金的弹性模量（E）约低 50%，但拉伸和屈服强度更高，因此 Ti 内植物可以承受长时间的循环载荷。然而，钛合金对棒弯曲时（从原位 bender 的边缘）偶然出现的"缺口"更敏感，其会导致应力梯度，增加内植物过早疲劳失效的风险。钛和钴铬合金是非铁磁性的，因此基本不会导致 MRI 图像失真。

钛的弹性模量大约是骨骼的 4~5 倍，而不锈钢的弹性模量大约是骨骼的 10 倍（表 3.1）。当内植物的刚度与相邻骨骼的刚度存在较大差异时，就会发生应力屏蔽（stress shielding，亦称为应力遮挡），从而导致载荷在内植物和骨骼间的重新分布。应力屏蔽可引起邻近骨的骨质减少和脆性骨折。

除了材料之外，外科医生还应考虑内植物的几何形状。几何形状和尺寸会影响结构承受轴向载荷、弯曲和扭转力矩的能力。横截面积（A）直接决定了结构的轴向荷载能力。面积惯性矩（I）描述了组成结构的材料相对于其质心或中心轴的空间分布，其决定了弯曲阻力。极惯性矩（J）或第二转动惯量是结构抵抗扭

表 3.1　生物材料的弹性模量

骨科生物材料	弹性模量（GPa）
医用陶瓷	400
Co-Cr 合金	210
不锈钢	190
TAV（Ti-6Al-4V）	110
肌腱	50
皮质骨	12~24
聚甲基丙烯酸甲酯（PMMA）骨水泥	2.2
超高分子量聚乙烯（UHMWPE）	1.2
松质骨	0.005~1.5

矩能力的量度。扭矩是沿产生剪切的质心轴施加的扭转力矩。相对于特定的弯曲轴或扭转轴，组成结构的材料的空间分布决定了该轴的面积惯性矩和极惯性矩。对于一个圆棒来说，弯矩和极惯性矩随棒半径的 4 次方变化（图 3.7）。因此，棒直径的小幅增加可以不成比例地增加其所能弯曲和扭转力矩：直径为 5.0 mm 的棒在承受持续扭矩和弯矩方面的刚性比由相同材料组成的 4.5 mm 直径的棒高 1.5 倍。

结构刚度描绘了该结构支撑力和力矩的整体能力。它是材料模量和横截面几何形状的综合产物，是通过对结构整个截面进行积分得到的。轴向刚度（EA）是 E×A 的积分乘积，反映了结构抵抗沿纵轴施加的轴向

- 变化为距弯曲轴距离的 4 次方
  - 直径 5.0 mm 的棒的刚性是 4.5 mm 棒的 1.5 倍

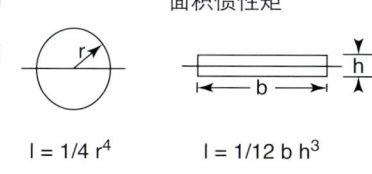

图 3.7 惯性矩决定抗弯曲性能

拉伸或压缩载荷的能力。弯曲刚度（EI）是 E×I 的积分乘积，反映了结构抵抗垂直于质心或中心弯曲轴的弯矩的能力。扭转刚度（GJ）是 G×J 的整体乘积，反映了结构抵抗轴向扭曲的能力。因此，可以通过选择更硬的材料和（或）增加横截面积来提高其结构刚度，从而增加装置的负载能力或抗形变能力。在临床上应用后路、基于牵拉技术的生长友好型矫形系统时，应考虑这一点（图 3.8）。锚定点之间棒的架空工作长度决定了棒的插入部分产生的形变大小和应力水平。具体来说，棒的架空工作长度越长，中跨挠度（δ）及其产生的应力和应变就越大。增加棒直径、选择更硬的材料（如 Co-Cr 合金）或缩短架空棒长度可提高结构的稳定性和负载能力。

疲劳失效（fatigue failure）是断棒最常见的机制，当植入物承受周期循环的轴向载荷和弯矩时，可能会发生疲劳失效，这些载荷和弯矩在材料内部产生的峰值应力小于静态测试中材料的极限强度。与回形针的重复弯曲类似，不断重复施加载荷会导致材料过早失效断裂。系统的疲劳寿命取决于应力随时间和空间波动的大小和模式。在活跃的儿童中，正常活动期间反复弯曲和扭转内植物会导致其疲劳失效断裂。应力集中、应力波动、腐蚀和表面应力会加速疲劳失效。

当内植物的结构形状突然发生变化时（例如棒的直径突然从大直径变化到小直径，而中间没有平滑过渡），也可能在应力集中时发生断裂。局部应力集中也发生在打孔、弯曲（与曲率半径成反比）和连接部位（图 3.9）。

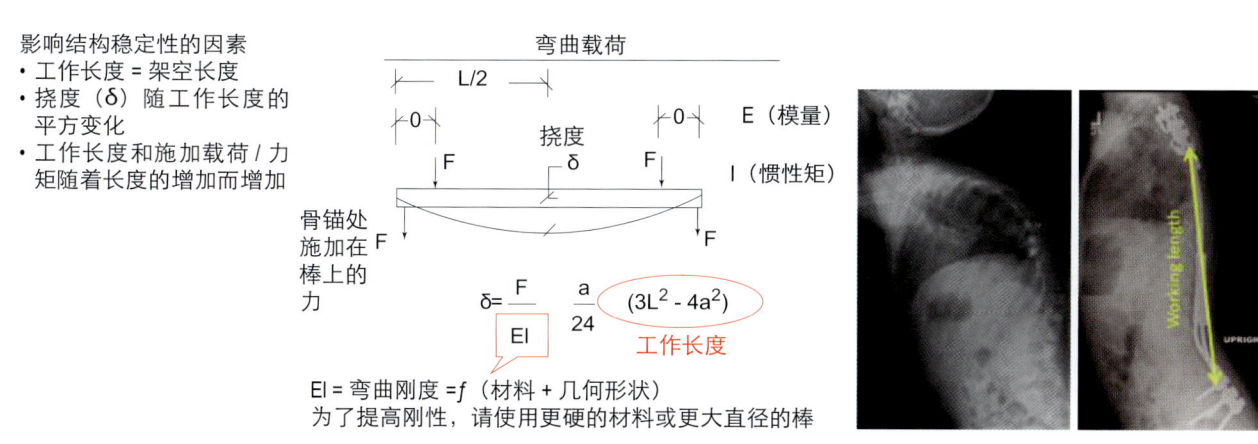

图 3.8 影响结构稳定性的因素。架空工作长度的临床案例。棒的架空工作长度越长，系统的刚性越小，挠度越大

图 3.9 由于应力集中和金属疲劳而导致装置失效的临床案例。连接处几何形状的突然变化会急剧增加应力水平，从而导致疲劳失效。由于弯曲和扭转刚度随（棒半径）^{4} 而变化，因此直径较大的棒减小了棒外缘处的应力（使其低于金属的耐力极限），从而降低了棒连接处发生疲劳失效的可能性

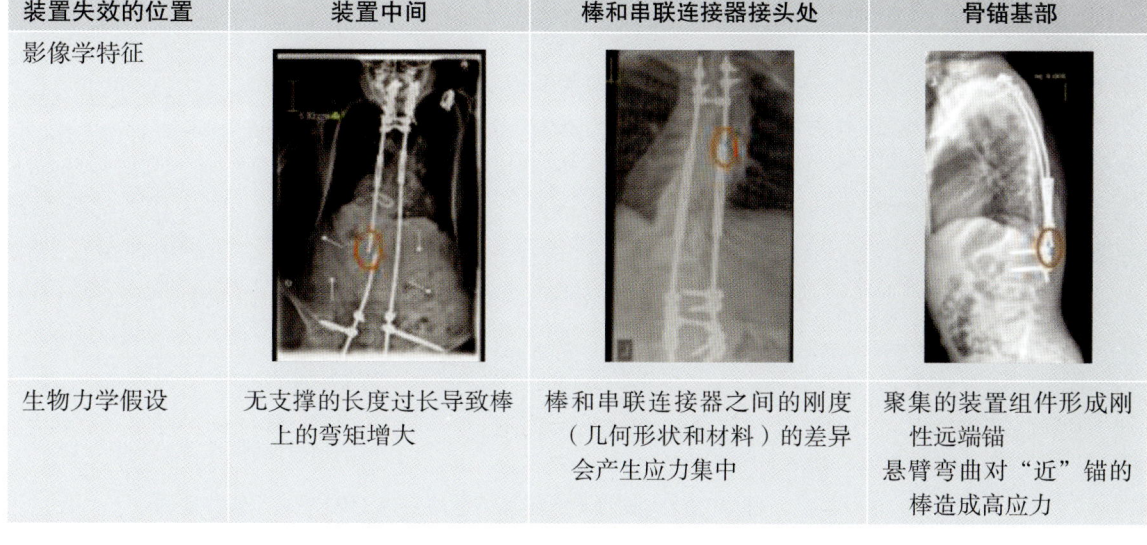

另一个可能导致系统失效的因素是腐蚀。装置的某些材料和结构特性可能会引起腐蚀。腐蚀是内植物的冶金、机械、几何和电化学特性相互作用的结果。当腐蚀发生时，材料本身的强度可能会变弱。虽然生长调节系统中使用的大多数材料都是钛基的，但制造和精加工工艺可能差异很大。当两种不同的金属（如钢和钛）接触时，可能会发生电化学反应或电偶腐蚀。另一类腐蚀被称为机械性缝隙腐蚀或微动腐蚀，由两种金属的相对运动导致，并伴有机械磨损。装置采用模块化的连接增加了其腐蚀的可能性。当施加间歇性负载时，机械接头（例如螺钉头和杆）处会发生微动腐蚀。微动腐蚀通过机械磨损引起结构强度减弱，从而导致装置失效断裂。此外，腐蚀过程中释放的金属颗粒还会引发局部炎症和骨质溶解。

3.3 脊柱动力学和运动学

脊柱为躯干运动提供结构支撑，并为神经组织提供保护，这依赖于脊柱的组织构成、结构和承受施加载荷的能力。脊柱有 6 个自由度（degrees of freedom，DOF）。它可以轴向（水平旋转）、横向（侧屈）和矢状（屈伸）旋转，并且可以轴向、横向和前后平移。功能性脊柱单元（functional spinal unit，FSU）由上下椎骨以及椎间盘/韧带组成。除颈椎外，每个 FSU 都由 10 条韧带支撑。这些韧带限制 FSU 在规定方向上的运动，并在施加的载荷超出正常范围时吸收能量（图 3.10）。

除韧带外，脊柱的扭转刚度主要由小关节的方向决定。小关节的几何形状随解剖水平（颈椎、胸椎、腰椎）变化，其决定每个水平可以发生多少旋转。胸椎小关节主要朝向冠状面，允许更大的横向弯曲和扭转。腰椎小关节主要朝向矢状面，允许屈曲和伸展。小关节的方向也会导致"耦合"运动。当两个或多个独立的动作（即横向弯曲和轴向旋转）同时发生时，就会发生耦合（图 3.11）。在脊柱侧凸中，脊柱同时出现旋转和弯曲就是这种耦合运动的结果。

肋骨通过肋关节和韧带连接到胸椎，通过限制胸部各个方向的运动来增加稳定性。特别是，肋关节限制了胸椎屈伸[3]。Andriacchi 等[4] 通过计算机模拟发

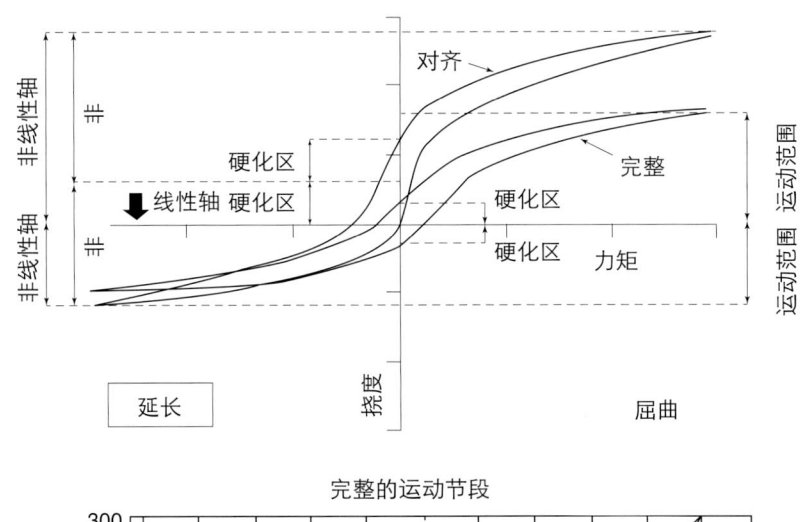

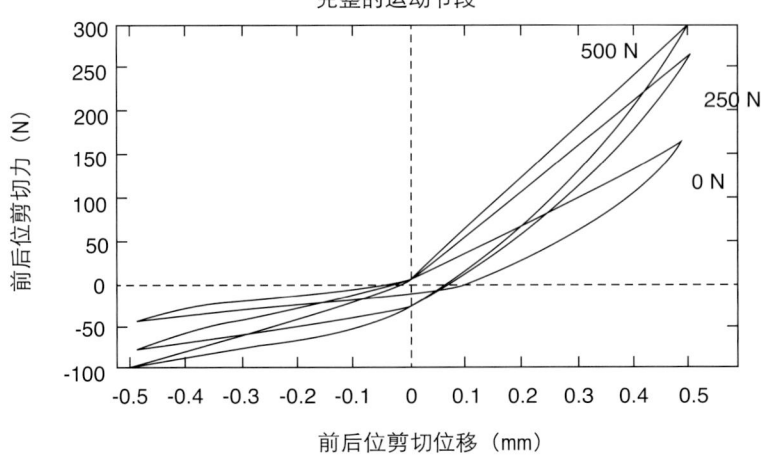

图 3.10　由韧带和所施加载荷决定的 FSU 载荷 - 位移曲线

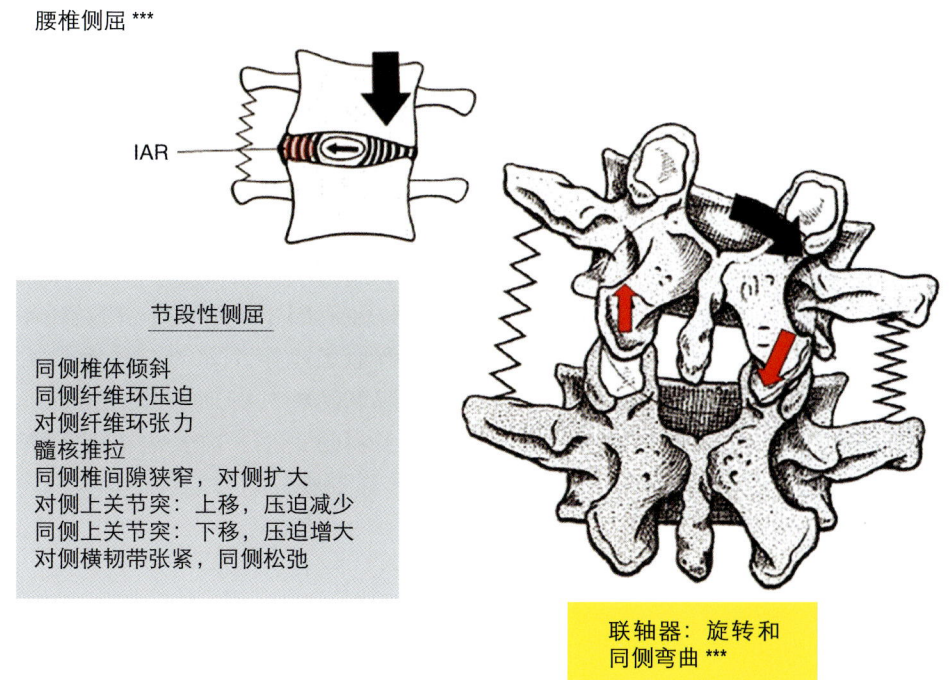

图 3.11　耦合运动——轴向扭转与横向弯曲同时发生（例如脊柱侧凸）

现，在屈伸、侧屈和轴向旋转期间，肋骨大大增加了脊柱的多轴刚度[5]。从生物力学上讲，肋骨与小关节方向的变化导致刚性突然变化，增加了胸腰椎交界处的应力水平，这也是 T12 和 L1 受伤频率较高的原因。

Denis 三柱理论有助于评估 FSU 在轴向分散压缩、屈曲-伸展和横向弯矩作用下的稳定性。组成后柱的肌肉和韧带充当弹簧，以抵抗施加的拉伸和扭转载荷，减弱牵拉和剪切变形。骨骼的张力和剪切力较弱，因此前柱椎体主要支撑压缩负荷。位于椎体背侧中央区域的中性轴，即中柱，承受轴向压缩载荷，在屈曲或伸展过程中几乎不会受到牵拉或压缩应力或应变。由于黏弹性不同，长时间负载易导致椎体损伤（尤其是合并骨质疏松症时），而过高的载荷则会损伤肌肉、韧带和椎间盘。轴向压缩通过椎间盘在椎体终板之间传递。Pascal 定律指出，无论容器的形状如何，施加到受限流体的任何力都会在所有方向上均匀地传递静水压力。在椎间盘中，髓核将静水压力均匀地分布在固定椎间盘并有助于椎体生长的软骨终板上。然而，当在屈伸或侧屈过程中施加弯曲力矩时，椎间盘会沿凸面受到拉伸，沿凹面受到压缩。脊柱畸形时椎间盘的生物力学发生变化，髓核向凸面移动，改变了软骨终板上应力分布的对称性，可能影响椎间盘和椎体的发育。过度压缩会导致病理变化，影响营养物和代谢产物通过终板双向流动，该过程对于维持椎间盘微环境十分重要，如果受到干扰，则会导致无血管的椎间盘退化。

3.4　脊柱生长和畸形的生物力学

外科医生必须考虑机械负荷如何调节脊柱生长。Hueter-Volkman 定律描述了负荷如何影响骨骼的生长。该定律的临床相关性在一项研究中得到证实，这项研究阐明了拉伸力和压缩力对骨骺生长的影响[6]。增加压力会抑制生长，而降低压力会加速生长。最近的一项研究表明，在婴儿和儿童血液中发现的胶原蛋白 X 标记物（collagen X marker，CXM）与实时生长速度相关。该标记物是 X 型胶原蛋白的非胶原蛋白 1（non-collagenous 1，NC1）结构域，它由骨化中心内临时钙化带附近的肥大软骨细胞产生，反映测量时的骨生长速率。CXM 在骨骼承受静态压力时减少[7]，过大的压力甚至会导致软骨细胞减少。静态压力的作用比动态或循环压力更显著。Stokes 等[8]使用脊柱生长的鼠尾模型研究发现，在生理性压力水平下持续压缩至少抑制了 40% 的椎骨生长，而牵拉只会在较小程度上增加椎骨生长。

Wolff 定律指出，骨骼在承受机械负荷时会随着时间的推移而重塑。骨密度反映了应力的大小，骨小梁的方向反映了相互垂直的主应力的轨迹。当骨骼承受高于或低于正常阈值的应力或应变负荷时，骨骼会重塑以应对应力或应变的变化：增加的应力/应变水平刺激骨形成，降低的应力/应变水平诱导骨吸收。应力屏蔽会导致刚性后路脊柱器械跨越的椎体中的骨质减少，这是 Wolff 定律的一个典型例子。

脊柱侧弯起初是一种软组织畸形，其中黏弹性软组织的形变逐渐引起椎骨和椎间盘的非对称生长。Ian Stokes[9] 假设脊柱畸形的发展是随时间和空间施加于软骨终板的非对称应力/应变导致椎体楔形变的"恶性循环"（图3.12）。Sander 等[10] 在临床上验证了这一理论，表明脊柱畸形随着骨龄的变化而发展。在高速生长期，脊柱畸形主要通过椎间盘和（或）终板进展，而在生长快结束时，畸形主要通过骨骼进展（图3.13）。因此，通过生长调节获得的矫正取决于每个椎骨的剩余生长潜能。同时，这也决定了FSU的数量和通过生长抑制来矫正畸形所需的时间。Dimeglio[11] 估算了每年每个脊柱节段的生长量，可以用数学方法计算通过诱导脊柱非对称生长来矫正脊柱畸形所需的椎骨节段数和时间。

3.5 矫形装置的结构

生长友好型系统如何固定在脊柱上并在体内负担载荷决定了其设备寿命和矫正畸形的有效性。这高度依赖于患者自身的解剖结构，特别是骨锚界面，其决定了可以施加的牵引力的大小。在骨锚界面上使用螺钉与椎板钩会影响传递到脊柱的力的大小和方向。

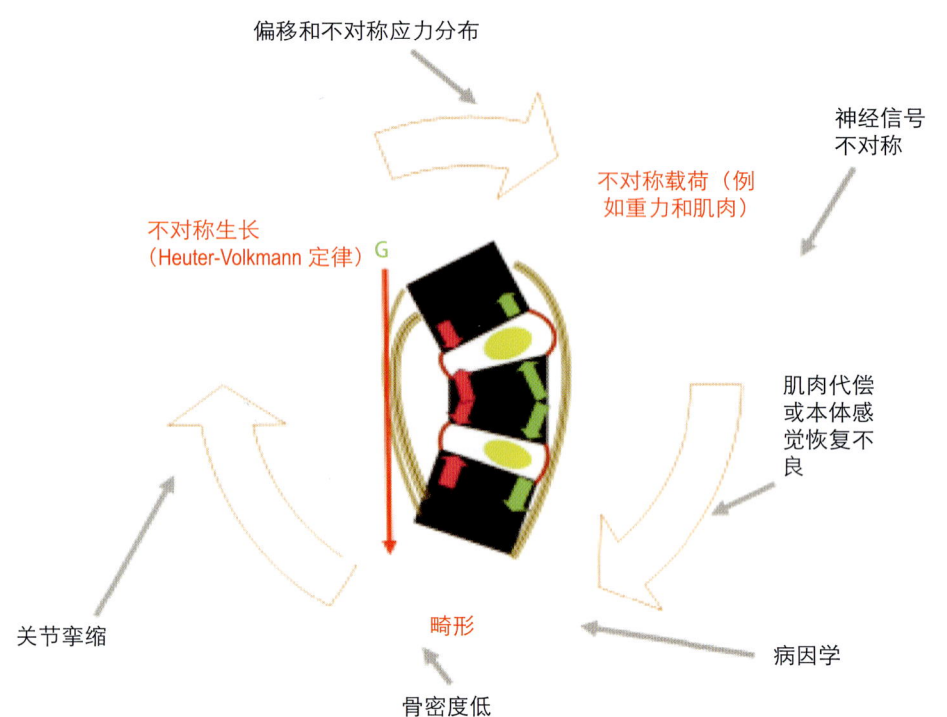

图3.12 描述脊柱畸形、生长和载荷的发展和相互关系的"恶性循环"

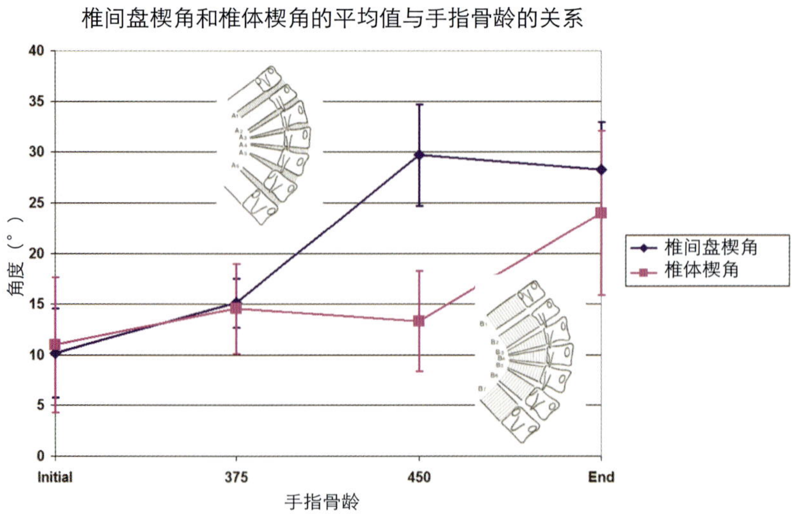

图3.13 椎间盘与椎体楔入随手指骨骼年龄的变化。在生长突增期间，脊柱畸形主要通过椎间盘进展；在生长末期，脊柱畸形主要通过椎骨发展

3.5.1 骨锚定装置

螺钉通过将插入扭矩转换为沿螺钉的线性剪切力来发挥固定作用。螺钉的固定强度取决于连续螺纹之间的距离（螺距）和外螺纹直径与内螺轴直径（根径）的比值；螺纹作为一个倾斜平面缠绕在中心轴上，随着螺钉的推进，连续螺纹之间逐渐被截骨材料填充[12]。螺钉的根径决定了它的疲劳强度。选择使椎弓根管最大化"填充"的外螺纹直径会增加螺钉与周围骨之间的摩擦界面，从而增加螺钉拔出的强度。椎弓根螺钉牢固地固定在构成椎骨的皮质骨和松质骨上，因此，力和力矩可以直接传递到椎骨。

相比之下，层下钩是半约束的，允许在骨-植入物界面处发生运动或应力释放。层下线作为穿过椎板的张力带起作用。固定的稳定性随着钢丝的扭曲而增加，逐渐增加钢丝在椎板周围产生的张力。对于所有骨锚来说，固定刚度主要受骨密度影响，骨的刚度和强度随着骨矿物质密度的平方而变化。

3.5.2 畸形矫正

应用相关的工程原理来最大限度地矫正畸形，调节生长，并避免内植物并发症，如疲劳断裂和骨锚脱位。矫形装置类型、固定方式和日常使用应根据患者的具体要求进行定制（表 3.2 和图 3.14）。矫形装置必须施加矫正脊柱畸形所需的多轴力和力矩，同时还要能够承受日常生活活动中产生的额外力和力矩。

表 3.2　不同植入系统间的比较

后路系统	植入位置	载荷模式
基于肋骨的系统（如 VEPTR）	植入在侧弯的凹面上；上部连接肋骨，下部连接肋骨、脊柱或髂骨	在上部和下部连接点间固定间隔上，施加静态牵拉载荷以实现并保持即时矫正
基于脊柱的系统（如生长棒）	植入在侧弯的凹面上；上下均连接脊柱	在上部和下部连接点间固定间隔上，施加静态牵拉载荷以实现并保持即时矫正
基于脊柱和肋骨的磁控系统（如 MAGEC）	植入在侧弯的凹面上；上部连接肋骨或脊柱，下部连接脊柱	在上部和下部连接点间固定间隔上，施加静态牵拉载荷以实现并保持即时矫正
基于脊柱的半刚性系统（如 SHILLA）	植入在侧弯的凹面上；上下均连接脊柱，也可连接在侧弯的顶点	通过在上端和下端间的滑杆实现随时间动态牵引，以实现随时间矫正
前路系统	**植入位置**	**载荷模式**
骑缝钉系统	横跨椎间盘植入在侧弯凸侧的椎体上	对每个植入矫形装置的椎体节段施加动态压力以实现随时间矫正
椎体拴系系统	螺钉植入在侧弯凸侧的椎体中	对每个植入矫形装置的椎体节段施加动态压力以实现随时间矫正

机械矫正——产生必要的弯矩以拉直脊柱（以冠状位显示，但可以是任何平面）

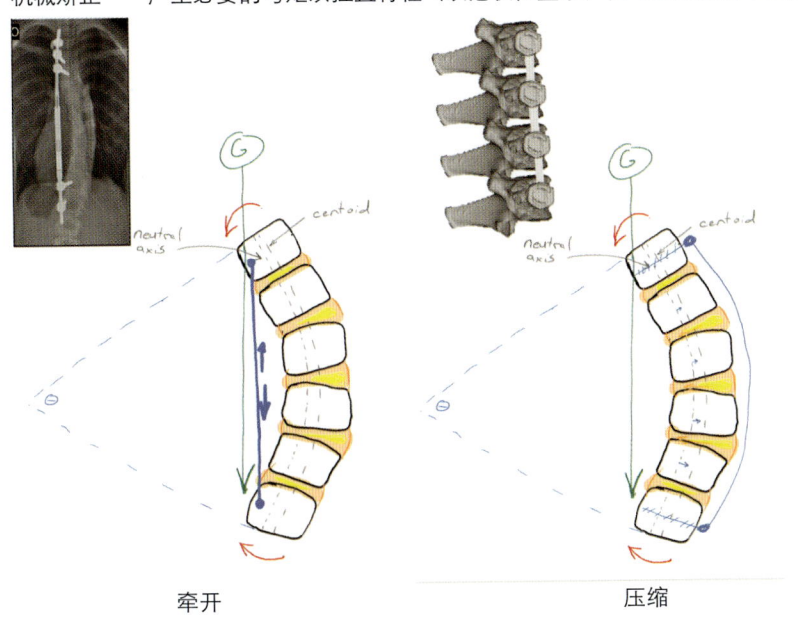
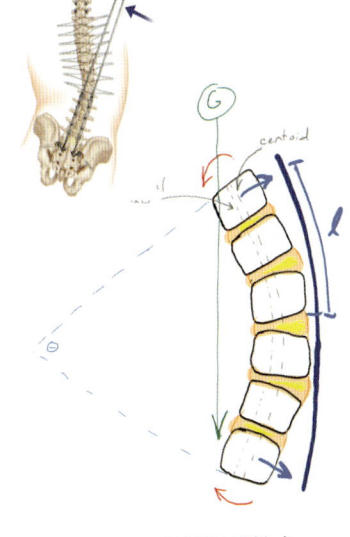

牵开　　　　　　　　　　　压缩　　　　　　　　　悬臂平移技术

图 3.14　矫正脊柱侧凸的机械方法，图中显示了中心轴和中性轴（此处压缩力转变为张力）

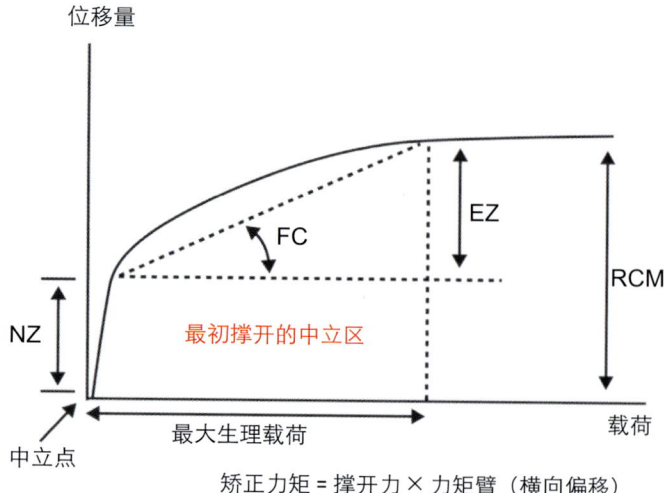

图 3.15 矫正弯矩取决于施加的牵拉力 × 力矩臂长（等于畸形顶点与棒的横向偏移距离）。FC（force control，施加力）；EZ（elastic zone，弹性区）；NZ（neutral zone，中立区）；RCM（residnal corrective moment，残余矫正力矩）

后路生长调节系统通过牵拉脊柱畸形的凹侧来发挥生物力学作用。矫正弯矩的大小等于施加的牵拉力和力矩臂长的乘积，臂长可由脊柱畸形弯曲的顶点与棒的横向距离得出（图 3.15）。每次牵拉时，力臂会随着脊柱伸直而减少。因此，为了保持恒定的矫正力矩，牵拉力必须随着侧弯顶点横向偏移的减少而成比例地增加。与绳索或电缆类似，一旦松弛部分被移除，由于棘间韧带、椎间盘和小关节被直接拉伸，相对笔直的脊柱的轴向刚度就会增加。

前生长调节基于 Hueter-Volkmann 定律，诱导脊柱非对称生长以纠正脊柱畸形。椎体拴系装置或骑缝钉沿着脊柱畸形的凸侧（较长侧/外侧）放置，通过施加压力非对称地抑制椎体生长。张紧椎体拴系装置以对弯曲凸侧施加压力，可以即刻实现部分矫正。这也将导致中性轴和髓核向中线移动。除了主动压迫外，脊柱畸形凸侧阻滞生长产生的非对称生长抑制也可以实现被动矫正。一些初始畸形的矫正与椎间盘的压缩和蠕变有关。然而，随着时间的推移，应力会重新分布，椎间盘受力也会变化，同时，软组织和硬组织会发生重塑。生长调节取决于跨越的终板数量以及每个节段的剩余生长潜能。Stokes 认为生长调节可能是一种强大的矫正方式。Coombs 等[13]研究了前置钛夹螺钉结构对猪胸椎运动节段屈伸以及轴向平移刚度的影响。该装置将运动范围降低了约 20%，刚度提高了约 33%。软骨终板对"逆转"或消除生长调节力的持久性或反应性如何仍未知。非对称压缩的椎间盘可能无法恢复，并且软骨终板处的抑制细胞可能无法再生，这与施加载荷的大小和持续时间以及患者的年龄有关。Newton 等[14]证明，前外侧拴系装置主要限制侧屈运动。当移除拴系装置时，侧屈运动恢复到与对照组相似的水平。后续研究表明小牛模型中的拴系的椎间盘的含水量与对照组相同，并且没有表现出明显的退化[15]。然而，Wall 等观察到，使用钉状结构的刚性弯半骨骺阻滞术降低了生长板和椎间盘的高度[16]。当使用前路生长阻滞系统时，医生必须估计每个脊柱节段的预期生长潜能，以便能够根据时间预测矫正的程度并避免过度矫正。在一个已发表的案例中，一位接受椎体拴系治疗的脊柱侧凸患者出现了矫正过度，因为压力对剩余生长潜能的抑制程度高于初始畸形[17]。另一项临床报道中，Crawford 和 Lenke[18] 使用前路椎体拴系系统矫正脊柱侧凸，确定了过度矫正的可能性。

生长调节系统必须能够在装置的整个生命周期内（通常为数年）承受复杂的重复载荷。内植物承受的应力/应变大小及其循环次数是未知的。矫形装置使用的时间越长，断棒和螺钉脱出的风险就越高。成人使用的后路脊柱矫形装置必须承受施加的载荷，直到充分融合以承担载荷，相比之下，非融合生长调节系统疲劳失效的风险更高。对于非融合系统，虽然已经研究了椎弓根螺钉拔出情况[19]，但针对该系统的疲劳测试仍然较少。因此，为了最大限度地减少并发症，生长调节系统应尽量减少不同材料的使用，以减少腐蚀，同时应避免几何形状的急剧变化导致应力上升。对于后路系统，棒直径（弯曲和扭转惯性矩）应足以承受重复施加的多轴和多模态力和力矩，这些力随患者体型和活动水平的增加成比例增加。在基于牵拉的系统中，加长棒会增加结构的工作长度，从而增加中跨应力和应变幅度。为了预防疲劳失效的风险，应定期更换直径更大的棒。

3.5.3 调节脊柱生长的"收益递减定律"

除了黏弹性效应外，调节生长的施加载荷或形变是动态的，其随着身高增长在空间和时间上发生变化。对于后路基于牵拉的系统，施加的牵拉力将减少，而对于前路基于压缩的系统，施加的压缩力将增加。由 Sankar 等[20]提出的"收益递减定律"描述了每次生长棒撑开时，在影像上观察到的脊柱长度增量逐渐减少的现象。然而，这一观察结果未能解释随着脊柱伸直，畸形横向偏移（即力矩臂）的减小。为了保持恒定的矫正力矩，需要根据力矩臂长度的减少成比例地增加牵拉力。Marco Teli 在麻醉患者中测量了连续牵拉生长棒时所需的力，观察到每次牵拉所需的载荷呈线性增加，牵拉 12 mm 时平均峰值力为 485 N[21]。在另一项研究中[22]，第 5 次延长生长棒术中所需的力（368 N）是初始延长时的 2 倍，并且平均牵拉长度随着牵拉次数增多而减少。当在前后位（AP）X 线片上测量 T1-S1 长度的变化时，Chukwunyerenwan 等[23]还观察到每次棒撑开引起的脊柱长度增加量有所减少。然而，在显示胸椎后凸和腰椎前凸矢状轮廓的矢状位（侧位）X 线片上测量脊柱长度的变化时，并没有观察到这种现象。因此，要量化真实的脊柱长度，需要在矢状位测量。传统上，生长调节治疗的结局是通过主弯 Cobb 角的减少程度、保留的 T1-S1 长度（肺功能的重要预测指标[1]）以及与治疗相关的并发症来衡量。Sankar 等认为，由于纤维化和自融合，后路牵拉系统的有效性可能会随着时间的推移而降低，但他们观察到生长调节治疗后主弯平均从 74° 降低到 36°，T1-S1 平均增长率为 1.76 厘米 / 年，他们认为矫正效果未受影响。然而，由于目前的后路磁控生长棒系统只能产生固定的扭矩大小，因此每次棒撑开所引起的脊柱长度的增量将随着脊柱伸直和横向偏移的减小而减小。

3.6 择期生长友好型手术

什么时候是开始调节脊柱生长以矫正畸形的最佳时间？对于有胸廓功能不全综合征风险的早发型脊柱侧凸患者的治疗，目前有两种立场：一些人认为在很小的时候纠正限制性胸椎畸形有助于肺的生长和肺功能的发育（因为肺泡化在 8 岁时生长完成）；而另一些人认为晚期干预更好，年龄更大的患者可以使用直径更大、强度更高的棒，同时可以减少软组织覆盖问题，并减少棒疲劳失效和螺钉拔出的风险。这两种观点都没有足够的数据支持。一项使用 VEPTR 装置治疗脊柱侧凸合并肋骨融合的临床研究指出，接受治疗的 2 岁以下患者的平均 FVC % 预测值为 58%，而 2 岁后接受治疗的患者，FVC% 的平均预测值为 44%[24]，因此该研究支持"早期干预"。Motoyama 等[25] 报道了 24 名平均年龄为 4.6 岁（1.8~10.8 岁）的患者植入 VEPTR 装置治疗的结果。在平均 3.2 年的随访中，6 岁以下植入 VEPTR 装置的患者 FVC % 预测值增加了 14%/ 年，而年龄较大的患者 FVC% 预测值仅增加了 6.5%/ 年。相反，Bess 等[26] 和 Upasani 等[27] 的研究评估了与生长友好型系统治疗相关的临床和影像学并发症，这两项研究表明，推迟生长调节装置初次植入的时间和限制延长手术的次数可以减少相关并发症。建议让患有严重脊柱侧凸的年幼儿童的父母尽早意识到肺部在生命早期生长迅速，脊柱侧凸引起的胸廓压缩可能对肺部生长发育产生负面影响，但矫形装置相关并发症也可能会随着早期干预而增加。

对于患有青少年特发性脊柱侧凸且年纪稍大的患者来说，使用前路椎体拴系进行生长调节高度依赖于跨过的终板数量和每个脊柱节段的生长潜能。应使用基于每年每个椎体生长量预测的分析模型来计算通过诱导不对称脊柱生长而实现的脊柱畸形矫正所需的时间和椎体数量[28]。

3.7 展望

在开发用于矫正成长期儿童脊柱畸形的新系统时，亟须根据合理的生物工程原理确定明确的性能标准。临床前测试对于确保矫形装置能够承受施加在装置上且随时间变化的矫形力及额外多轴力和力矩至关重要。实验室中的力学测试方案应重现体内施加力和力矩的时间和空间波动，以及病理生理相关的化学环境的影响。需要为儿科患者制定专门的指南和程序，以便以一致的方式比较生长调节系统的生物力学特性。以可预测地调节剩余脊柱生长为基础的干预措施必须证明其可靠性。安全有效地应用生长调节系统需要了解机械力介导的细胞活化如何影响构成 FSU 的结缔组织的合成代谢或分解代谢，以及这些组织对脊柱非对称生长、脊柱畸形进展和通过恢复脊柱对称生长来改善脊柱畸形的调节作用。

尽管椎间盘对脊柱总生长的贡献与椎骨的贡献不成比例，但大多数畸形矫正是通过椎间盘和非骨软组织来实现的。因此，有必要增加机械转导的研究，以了解施加的应力 / 应变随时间和空间对脊柱生长的影响。前部椎体拴系系统保持脊柱运动和维持椎间盘功能的作用必须证明其临床相关性，因为肋骨通过肋椎关节和韧带的连接显著限制了正常脊柱节段各个方向的胸廓运动。评估机械刺激中的扰动如何影响控制生长过程中结缔组织组成、物质行为和 FSU 形态变化的细胞过程，将有助于可预测地利用机械转导来治疗脊柱侧凸。

（Brian D. Snyder, Tricia St. Hilaire, James O. Sanders,
Peter O. Newton, Robert M. Campbell 著
吴 南 蔡继昊译 毛凯歌 校）

参考文献

扫描书末二维码获取

第 4 章　脊柱发育

本章内容

4.1 生长是儿童的基本特征..........30	4.6.2 颈段..........43
4.2 生物特征的测量..........31	4.6.3 T1-S1 段..........43
4.2.1 站高..........31	4.6.4 胸段（T1-T12）..........43
4.2.2 坐高..........31	4.6.5 腰段（L1-L5）..........44
4.2.3 坐骨以下的肢体长度..........32	4.6.6 脊柱侧凸与青春期..........45
4.2.4 臂展..........34	4.6.7 脊柱侧凸的风险..........46
4.2.5 体重..........34	4.6.8 瘫痪儿童的生长..........46
4.2.6 倍增系数..........34	4.7 我们能从脊柱生长中学到什么..........47
4.3 生长的时间顺序..........34	4.8 合并早发畸形的脊柱生长..........47
4.3.1 宫内发育..........34	4.8.1 早发型脊柱侧凸对生长中的儿童有负面影响：它是一种骺板功能紊乱..........47
4.3.2 出生至 5 岁..........34	4.8.2 早发型脊柱侧凸具有多米诺骨牌效应，而且它是一种儿科疾病..........47
4.3.3 5 岁至青春期开始：稳定时期..........35	4.8.3 病变的脊柱受曲轴现象影响..........48
4.3.4 脊柱的三维生长..........35	4.8.4 手术治疗取决于患者的年龄..........48
4.3.5 青春期：转折点..........36	4.8.5 早期椎间融合术后的生长障碍..........50
4.3.6 第二性征..........38	4.8.6 如何估计生长中儿童椎间融合术引起的生长缺陷..........50
4.3.7 青春期生长图和身高增长速率的峰值..........39	4.8.7 全面的儿科评估是头等大事..........50
4.4 骨骼成熟度的估计..........39	4.8.8 小结..........50
4.5 Risser 征的概念具有误导性..........41	
4.6 躯干的生长..........42	
4.6.1 脊柱的生长..........42	

要点

- 生长中的脊柱是多个骺板的嵌合体。
- 脊柱和胸廓的生长是相互关联的。
- T1-S1 是一个至关重要的节段；在骨骼成熟期，其占坐高的 49%。
- T1-T12 占坐高的 30%，腰椎占坐高的 18%。
- 5 岁前是早发脊柱畸形的关键时期，50% 的躯干生长发生于这一时期。
- 正常的椎体生长是三维的。
- 随着脊柱畸形的进展，通过"多米诺骨牌效应"，不仅会导致脊柱生长受到影响，还会导致胸廓的大小和形状发生改变。
- 病变的脊柱受曲轴现象影响。

4.1 生长是儿童的基本特征

生长将儿童骨科与成人骨科区分开来。生长过程持续 17 年，生长所带来的各种变化赋予了儿童骨科独一无二的特征。生长分析是评估时间对成长中儿童的影响。生长是一种复杂且同步良好的现象，具有分级模式，按照时间安排各种组织、器官和个体的生长类型和生长速度[1-3]。

生长可以是"微观生长"，其主要是细胞水平的生长（例如在骺板处）。虽然组织学结构相同，但每个骺板都有自己的特征和力学[2]。对身高、体重和身体比例的研究可以被认为是对"宏观生长"的研究。这项研究汇聚了微观生长对个体的所有影响：下肢、躯干和上肢生长，体重增加等的综合影响[2,3]。

通过考虑以下事实，可以更好地理解生长过程的范围及其带来的变化：从出生开始，身高将增加

350%，体重将增加 20 倍，脊柱长度将增加 1 倍[3,4]。

对于成长中的儿童来说，生长是任何骨科疾病自然病程中的基本要素[3,4]。有人认为只有在身高方面的增长才是重要的，这是一种错误的观念。骨骼系统的发育方式，即身体各个部位的生长时间和不同身体部位的比例变化同样十分重要。

脊柱外科医生需要了解许多指标的正常值以及如何测量它们。与此同时，他 / 她还需要知道这些值的重要性，例如，十级脊柱融合对骨龄为 10 岁的男孩的影响。骨龄、Tanner 分期、青春期的阶段以及身体上部和下部的测量都是分析病例时可能需要考虑的指标[2-4]。

了解生长中各种事件的同步性将使骨科医生能够预测某些事件，例如，青春期的开始，其特征是女孩生长速度加快和乳房早期发育。然而这些指标因人而异，平均值可能不适用于某个特定的个体。对于特定个体来说，最重要的是生长模式和生长速度。其中生长速度直接影响骨科医生的临床决策，而不是最终高度。此外，重要指标的多次测量远远优于单次测量[2-4]。

生长数据具有种族特异性，很难将指标从一个种群应用到另一个种群，这也是其经常受到批评的原因之一。例如，骨龄图谱不能在种群之间转移，生长曲线也不能从一个国家转移到另一个国家。一项研究比较了英国、瑞士、法国和美国儿童的相关数据，发现身高、骨龄或其他生长指标无显著差异[5-9]。除去种族多样性的影响，各种族群体的生长常数（即每个儿童无论实际年龄如何都必须经历的生长阶段）是相同的。

对生长中儿童进行诊疗时需要一些简单的工具：高度计、秤、卷尺和骨龄图谱。借助这些工具，医生能够快速计算生长指标并做出合理决策。几个简单的问题就可以为骨科医生提供所需的信息[2-4]（表 4.1）。

表 4.1 临床检查必须回答的基本问题

患儿有多高？
患儿的坐高是多少？
坐骨以下的腿长是多少？
患儿一年长了多少？
患儿的实际年龄是多少？
患儿的骨龄是多少？
患儿的躯干和下肢还能长多长？
患儿的生长高峰达到了什么程度？
相对青春期和青春期生长高峰，患儿处于生长的什么阶段？
Tanner 征怎么样？
患儿的身体比例是否在正常范围内？
患儿的体重是多少？

4.2 生物特征的测量

从一次测量中获得的有用数据并不多。一次测量可能有误差，两次测量有指示意义，而三次测量定义趋势。

应定期测量生长情况。每 6 个月检查一次患儿，其中一次最好在他 / 她的生日前后进行，这样就可以轻松地评估患儿及其不同身体节段的生长速度[2-4]。这些测量数据提供了实时的生长印象，当仔细记录在"成长笔记本"中并不断更新时，形成的图表会使临床决策更加容易。生长速度就是一个很好的例子，因为它是青春期开始的最佳指标，而许多临床决策都依赖于青春期。青春期开始的第一个迹象是站立身高的增长率增加到每月 0.5 cm 以上或每年超过 6 cm。

脊柱外科医生应该熟悉这些指标的测量。关于生长的标准，有几个文献可以参考[2-4, 6, 10, 11, 12]。

4.2.1 站高

站高是必要指标，但不足以评估生长情况。

测量身高对骨科专家来说就像心脏听诊对心脏病专家来说一样简单。对于 5 岁以下的儿童，站高是在仰卧位测量的，因为在这个年龄组中，这种姿势更容易实现而且更加可靠[2-4]。

从出生到成熟，身体会生长大约 1.20 m，甚至 1.30 m。在 5 岁之前，生长十分迅速。随后，生长显著减慢，直到青春期开始（女孩大约 11 岁，男孩大约 13 岁）。2 岁时，站高约为成人身高的 50%；在 5 岁时，约为 60%；到 9 岁时，约为 80%；在青春期，达到 86%。在青春期，站立高度增加得更快。

站高是反映生长情况的整体指标，由两个特定的测量值组成，称为坐骨下高度（即下肢的生长）和坐高（即躯干的生长）。这两个不同的区域通常在不同的时间以不同的速度生长，对于骨科临床决策很有价值。之前的研究给出了不同年龄段女孩和男孩的身高值[13-15]。

4.2.2 坐高

坐高是监测躯干生长最可靠的指标。

在 2 岁及以下儿童中，坐高也是在仰卧位测量的，原因同前。2 岁以后，应让儿童坐在高度合适的凳子或桌子上测量。值得注意的是应始终使用相同的测量仪器在相同的条件下对儿童进行测量。出生时坐高平均为 34 cm，女孩在骨骼成熟时的站高为 165 cm，平均坐高为 88 cm，男孩在生长末期的平均坐高为 92 cm，站高为 175 cm[2-4, 16]（图 4.1、图 4.2 和图 4.3）。

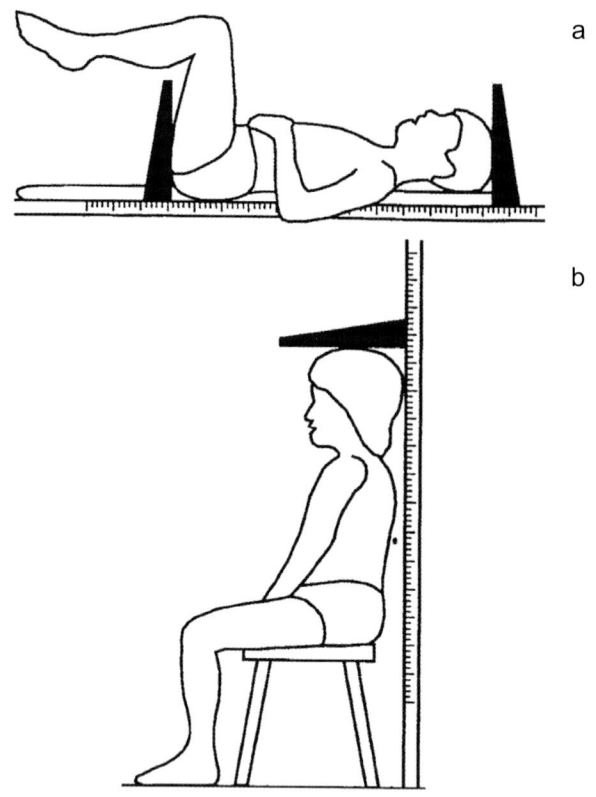

图 4.1 坐高的测量：2 岁以下儿童（a）和 2 岁以上儿童（b）

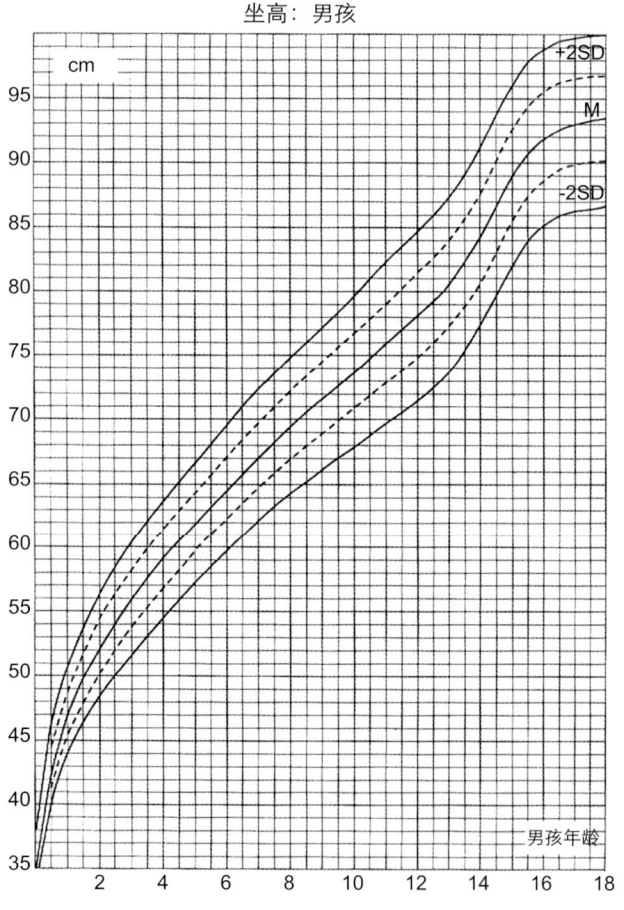

图 4.2 坐高与年龄的关系（出生至 18 岁：男孩）

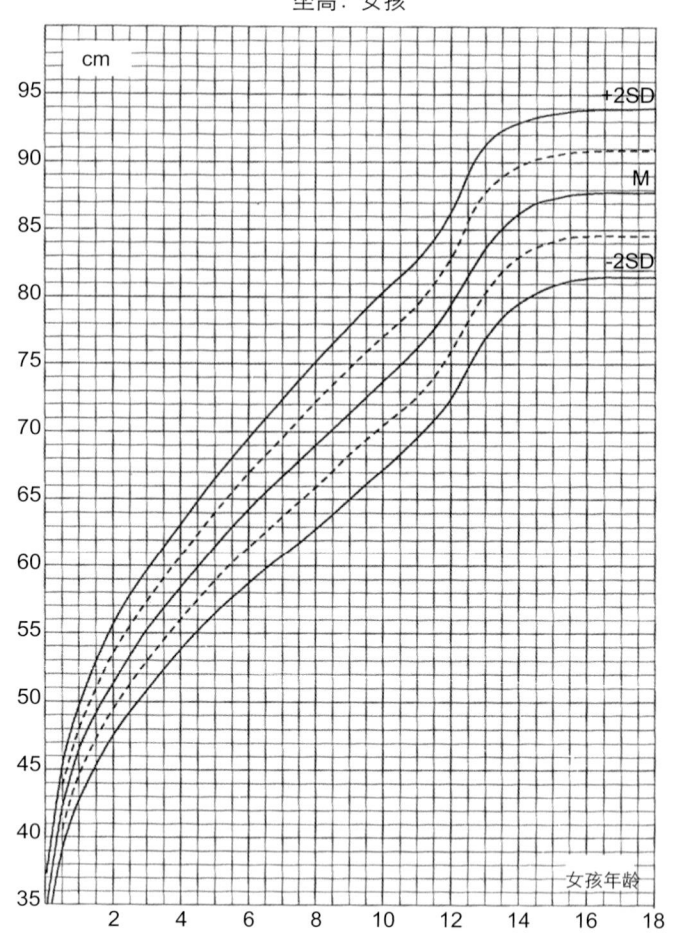

图 4.3 坐高与年龄的关系（出生至 18 岁：女孩）

对于脊柱侧凸患者，跟踪坐高的变化可能具有指导性意义。如果一名患有青少年脊柱侧凸的 6 岁女孩正在接受治疗，她的坐高约为 64 cm，并将增加到约 88 cm。脊柱外科医生必须在她的躯干生长 24 cm 时控制脊柱的弯曲。坐高的测量也有助于预测青春期的开始。青春期开始时，女孩的坐高约为 75 cm，男孩的坐高约为 78 cm。当坐高约为 84 cm 时，80% 的女孩出现月经初潮（图 4.4、图 4.5 和图 4.6）。

4.2.3 坐骨以下的肢体长度

生长从何而来？是从躯干还是从四肢？

测量由下肢组成的身体节段以确定坐骨以下肢体长度。顾名思义，坐骨以下肢体长度是通过从站高中减去坐高得出的。

出生时，坐骨以下肢体平均长度为 18 cm。在生长成熟时，男孩平均长 81 cm，女孩平均长 74.5 cm。坐骨以下肢体长度的增长对身高增长的贡献远远大于躯干生长。这也解释了在生长过程中身体比例的变化（图 4.4、图 4.5 和图 4.6）。

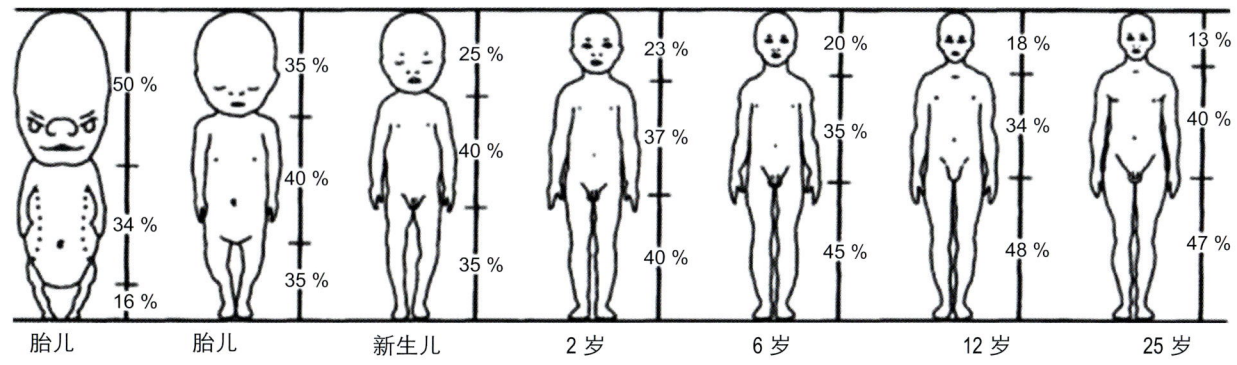

图 4.4 坐高与下肢长度的比例。出生时坐高为站高的 65%，12 岁时为站高的 52%

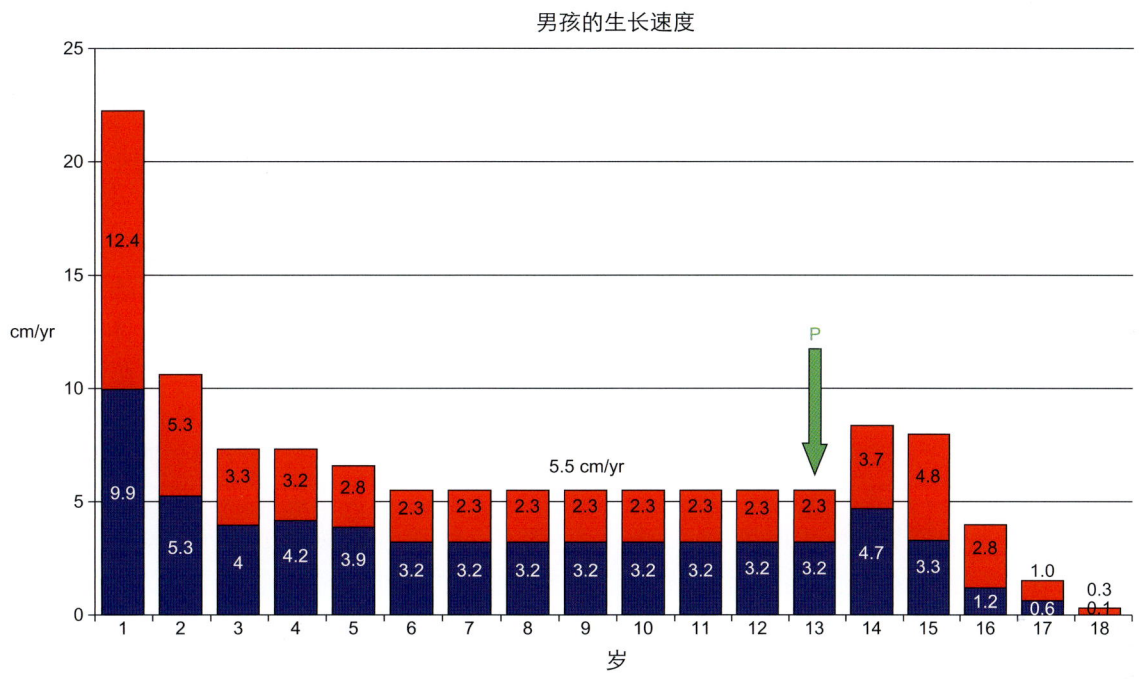

图 4.5 男孩（1~18 岁）坐高（红色）和下肢（蓝色）的生长速度。绿色箭头表示生长突增开始（P）

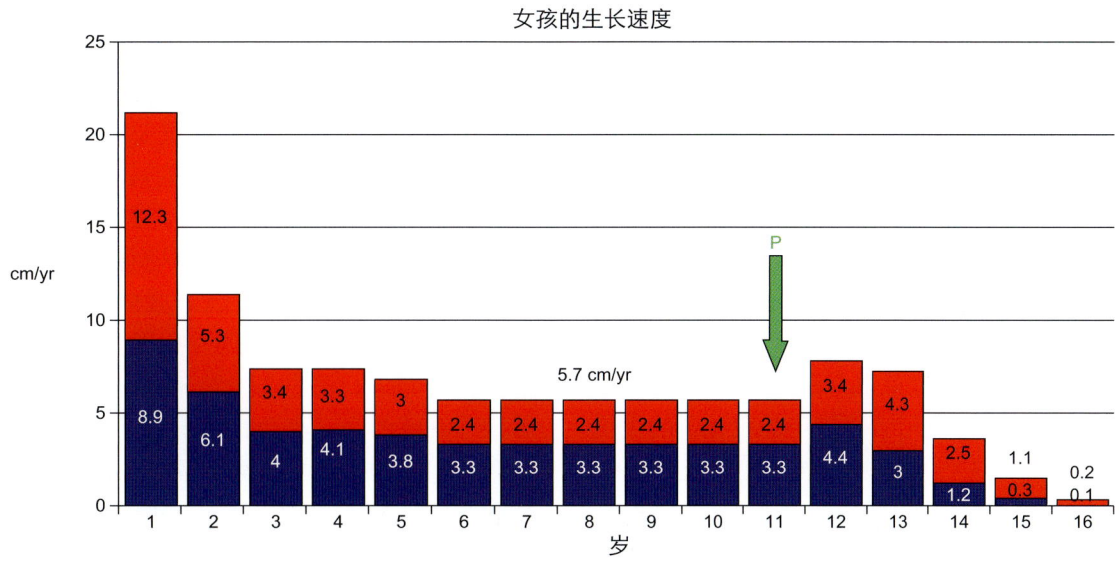

图 4.6 女孩（1~16 岁）坐高（红色）和下肢（蓝色）的生长速度。绿色箭头表示生长突增开始（P）

4.2.4 臂展

臂展测量可用于不能行走的儿童。

臂展的测量为站高的测量提供了间接指标。将这两种测量结合起来几乎可以避免所有误差。测量臂展时，患者只需将手臂抬高到水平位置，然后用卷尺测量两中指指尖之间的距离。臂展和站高之间存在极好的相关性，站高约为臂展的 97%。如果躯干正常（即没有畸形），其长度将约等于臂展的 52%，下肢长度约等于臂展的 48%，且下肢长度与臂展在站高中的比例相同。

臂展与正常身高的关系有助于确定坐轮椅的儿童的正常身高[17]。用臂展计算身高是脊柱畸形（例如脊柱侧凸）患儿计算肺功能正常值的例行步骤。对于脊柱畸形的患儿，在没有脊柱侧凸的情况下，臂展可以很好地估计站高。

4.2.5 体重

体重的作用经常被低估。

无论是特发性脊柱侧凸还是麻痹性脊柱侧凸，骨科医生在做出手术决策时，都应考虑体重。在面诊时应对患儿进行称重。1 年后患儿可能会有显著的形态变化。如果体重评估成为每次面诊的一部分，体重的变化将变得更明显，并且可以将其纳入骨科专家的临床决策中。男孩体重增加的趋势是 5 岁时为 18~20 kg，10 岁时为 30 kg，17 岁时为 60 kg[3]。值得注意的是，从 10 岁到 17 岁体重翻倍。在 5 岁时，儿童的体重达到最终正常体重的 32%，但在 10 岁仅达到最终正常体重的 48%。对于体重比正常值高 10% 或以上的患者，脊柱侧凸支具不能矫正其脊柱弯曲。同时，体重过低可以解释月经初潮的延迟，因为女孩的体重通常需要达到 40 kg 才能发生月经初潮。营养不良在重度婴儿脊柱侧凸中很常见。体脂估计值通常用 Quetelet 体重指数表示：体重（kg）/ 身高（m^2）。20~25 kg/m^2 为正常，25~30 kg/m^2 为中度肥胖，30~40 kg/m^2 为重度肥胖，超过 40 kg/m^2 为病态肥胖。肥胖是 Prader-Willi 综合征合并脊柱侧凸的主要问题[2-4]。

4.2.6 倍增系数

Lefort[18] 描述了"倍增系数"（multiplying coefficient）的概念，该系数可应用于任何年龄段儿童的生长测量。Paley 等也对此进行了充分的描述[19]。倍增系数很容易计算，它是通过已生长的百分比得出的。例如，儿童达到他/她预期成人站高的 40% 时，倍增系数可以计算为 100/40 = 2.5。倍增系数可应用于所有生物特征数据——站高、坐高、坐骨以下肢体长度以及股骨、胫骨、肱骨、桡骨和尺骨的长度。

出生时，男孩的坐高达到成人的 37%，其倍增系数为 2.85。在 10 岁时，男孩的坐高达到成人的 77%，其倍增系数为 1.28。

4.3 生长的时间顺序

4.3.1 宫内发育

宫内时期的生长最为重要。

在出生前生长就已经开始。在妊娠前三个月中，各个器官系统忙于组织自身结构并快速生长发育[20, 21]。在此期间，胎儿每天都在生长，因此当婴儿出生时，它的体重是原始卵子的 600 万倍。到出生后第二个月，坐高以每天 1 mm 的速度增加，随后增加到每天 1.5 mm。如果这种生长速度持续到 10 岁，儿童最终的站高将达到 6 m[1-4, 20, 22]。

从第三个月开始，胚胎变成胎儿并转变成微型成人。在妊娠中期结束时，胎儿将达到其出生时预期身长的 70%（约为 30 cm），但此时体重只达到不超过预期出生体重的 20%（约 800 g）。在妊娠晚期，胎儿体重增加的速度最快（每月 700 g）。这意味着在宫内发育过程中，不同生长阶段不会同时发生。在妊娠前 6 个月，胎儿身长稳定而迅速地增加，而在妊娠最后 3 个月，体重增加最快。

通过高分辨超声检查，可以跟踪胎儿的生长情况并检测到微小的异常。可以预见，在不久的将来，许多以异常生长为特征的骨科脊柱疾病可以在产前被诊断出来。

4.3.2 出生至 5 岁

大约 50% 的躯干生长发生在 5 岁前，这是早发脊柱畸形的关键时期。

出生是儿童生长的一个重要转折点。出生后，不仅不同年龄的整体生长速度不同，而且身体各个部位的生长速度也不相同。例如，5 岁前坐高和坐骨下腿长增加的速度大致相同；从 5 岁到青春期，坐姿高度占身高增加量的 1/3，坐骨以下肢体长度占 2/3；从青春期到成熟期恰好相反，坐姿高度占身高增加量的 2/3，坐骨以下肢体长度占 1/3。一些文献描述了不同年龄段男孩和女孩的坐高和坐骨下腿长的增长程度[2-4, 23, 24]。

在出生时，新生儿的站高（50~54 cm）是成年身高的 30%。到 5 岁时，站高增加到 108 cm，是出生身高的 2 倍，是成年身高的 62%。出生后第一年婴儿的生长速度极快，其身高将增加 22 cm，约等于整个青春期的身高增长量。1岁以后，生长速度开始放缓，但仍然较快，婴儿在1~2岁会增加11 cm，在3~4岁会增加7 cm。

出生时，新生儿的坐高约为34 cm，约为站高的2/3，为成年坐高的37%。从出生到1岁，坐高增加约12 cm；从1岁到2岁增加约5.3 cm；从2岁到3岁增加约3.3 cm；从3岁到4岁增加约3.2 cm；从4岁到5岁（平均）增加约2.8 cm。在5年内，女孩的躯干增加了约28 cm，男孩增加了29 cm，远远超过青春期生长突增时的增长量（女孩为11.5 cm，男孩为13 cm）。在5岁前，身体比例会发生变化。头部占身高的比例降低，而坐骨下腿长比例增加。在此期间，生长不仅是一种垂直现象，而且是一种体积现象。

出生时，新生儿体重在3000~3500 g，占成年体重的5%。在5岁时，体重平均为18~20 kg，占成年体重的32%。在这5年内，体重增加了15~17 kg。出生体重在1年内增加2倍。到3岁时，体重是出生时的4倍。出生时胸围为32 cm，到5岁时将增加25 cm，达到57 cm[10, 25-27]。同时，胸廓形态也会发生巨大变化（见图4.5和图4.6）。

4.3.3 5岁至青春期开始：稳定时期

在青春期开始前，躯干生长减慢。

在女孩骨龄达到11岁，男孩骨龄达到13岁时，生长明显减速，站高以每年约5.5 cm的速度增加。此时，大约2/3的生长（3.2 cm）发生在下肢，大约1/3（2.3 cm）发生在坐高（躯干）。躯干现在以较慢的速度生长，而下肢的生长速度比躯干快，从而改变了身体的比例。在此期间，男孩的站高将增加27%（约44 cm）；坐高将增加20%（约18 cm）；坐骨以下肢体长度将增加32%（约26 cm）。女孩的站高将增加22%（约34 cm）；坐高将增加17%（约14 cm）；坐骨以下肢体长度将增加28%（约20 cm）[2-4, 23, 24]。到5岁时，坐高会增加到60 cm，约为成年坐高的66%，也就是说，从5岁至成年，坐高只会增长26~30 cm。这些信息有助于预测畸形的影响以及年轻脊柱畸形患者椎间融合术的结局。

从5岁到青春期开始，平均体重每年增加约2.5 kg[3]。在10岁时，体重约占成年体重的50%。相比之下，该年龄段男孩的站高是成年的78%，而女孩是83%[3]。

4.3.4 脊柱的三维生长

全面了解胸椎的三维生长对于确定干预的最佳时机、决定生长调节力的大小和手术方式以及评估这些干预措施是否成功都至关重要。

一些研究试图实现这一目标，但不够详细、精确和可靠[28-31]。Dimeglio等借助一维的冠状面X线片发表了生长过程中脊柱预期高度变化的数据，但没有单个椎体水平或胸廓的数据。根据他们的数据，在5岁前胸椎的生长速度为每年1.3 cm，在5~10岁为每年0.7 cm，在整个青春期为每年1.1 cm[32, 33]。这些一维数据长期以来一直是测量脊柱生长的标准。由于目前缺少儿童脊柱的三维参考脊柱尺寸和生长曲线，因此目前生长友好型脊柱侧凸手术的处方是在对未成熟脊柱的生长了解有限的情况下开具的。

最近，临床医生开发了一种创新的双平面成像技术（EOSImaging®, Paris）[34]，该技术利用两个指向粒子探测器的正交射线束相交以创建物体（此处指患者的整个脊柱）的两个实时关联的正交图像，一个前后位（posteroanterior, PA）和一个侧位（lateral, LAT）。这种技术显著降低了辐射暴露：是传统X线片的1/10~1/8，CT扫描的1/1000~1/800。拍摄后可以将数字图像导入软件，创建精确的全脊柱三维重建。该技术可以实现对正常脊柱生长的三维参考数据集进行低辐射采集，其中包括横断面数据及纵向数据[35-38]。

为了描述脊柱的三维生长，研究人员开发并验证了可以在多个维度精确测量脊柱的定制软件。描述脊柱三维生长的指标包括矢状脊柱长度（sagittal spine length, SSL）和3D真实脊柱长度（3D true spine length, 3D-TSL）[39]。自EOS®安装至2017年7月，研究人员从北美4个中心的放射学数据库中筛选了符合条件的受试者（既为回顾性研究又为前瞻性研究[40]），并检索了其在各种情况下进行的脊柱检查，例如但不限于哮喘、背痛、排除脊柱畸形、阑尾炎或创伤。该研究的排除标准包括存在脊柱畸形Cobb角>10°或脊柱发育不良，胸椎后凸Cobb角>50°，既往脊柱手术史，已知影响生长的疾病或经常使用类固醇药物。最终共纳入592例正常受试者。

这项工作促进了针对不同年龄段、按百分位数分布的生长曲线的发展。受试者按年龄分组，并绘制生长图。根据计算出的指数作为年龄的函数，使用横断面和纵向的综合数据估计出百分位数。对估计的百分位数进行模型拟合，为每个选定的指数生成一组连续的曲线。患者根据年龄（3~6岁、6~8岁和8~11岁）和性别进行划分。各组之间的生长速度相对稳定，在青春期生长突增之前有加速生长的趋势。这些年龄组的3D正常值如图4.7所示。3D-TSL T1-S1在男孩和女

N=592	脊柱后凸 T1-T12（°）	脊柱前凸 L1-S1（°）	3D TSL T1-S1 前部（mm）	3D TSL T1-S1 后部（mm）	3D TSL T1-S1 中部（mm）	T1-S1 线性总脊柱高度（mm）
3~5.9 y.o						
平均值	44.2	-33.7	288.9	282.5	284.4	277.2
中位数	42.9	-32.8	290.2	283.5	284.7	277.5
6~7.9 y.o.						
中位数	41.0	-35.8	319.7	310.59	313.6	305.4
平均值	40.5	-35.6	320.9	310.84	313.9	306.0
8~10.9 y.o.						
平均值	42.0	-38.8	356.4	344.8	348.7	340.1
平均值	41.9	-38.6	356.9	345.7	349.2	340.5

图 4.7　3~6 岁、6~8 岁和 8~11 岁年龄组脊柱前凸、脊柱后凸患儿 3D-TSL 的平均值和中位数

孩中的百分位数曲线如图 4.8 所示。

4.3.5 青春期：转折点

对于早发型脊柱侧凸患儿来说，青春期是一个极具挑战性的时期。

在青春期开始时，男孩的站高仍须增长 22.5 cm（坐高需 12.5 cm，下肢需 10 cm）才能达到成年水平，而对于女孩来说站高则须增长 20.5 cm（坐高需 11.5 cm，下肢需 9 cm）（图 4.9、图 4.10、图 4.11 和图 4.12）。

实际年龄并不是一个反映青春期的良好指标。我们通常认为青春期在女孩 10 岁和男孩 12 岁时开始。生长加速是反映青春期开始的最佳指标。从临床角度来看，可以通过除生长以外其他因素的组合来识别青春期：性发育、实际年龄和骨龄。11 岁以后，男孩和女孩的成长模式不同。平均而言，女孩在 11 岁（骨龄）时进入青春期，而男孩在 13 岁（骨龄）时青春期才开始。加速生长的青春期对骨科医生来说是一个非常重要的时期。因此，准确识别青春期之前的时期至关重要。

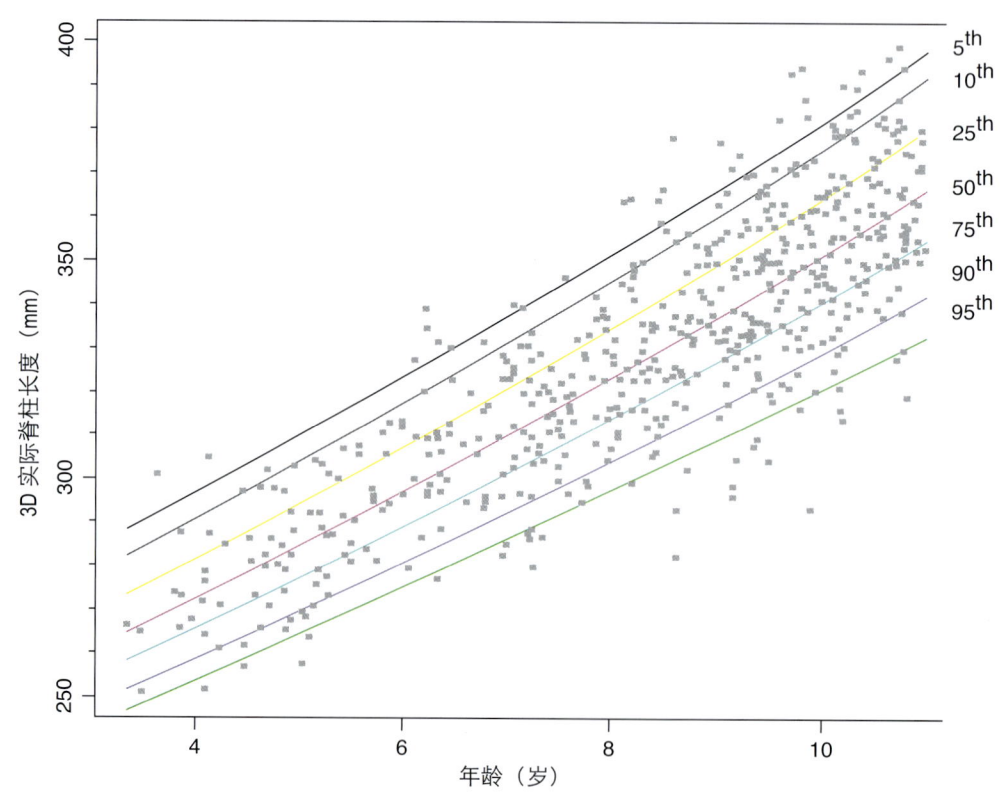

图 4.8　男孩和女孩 3D-TSL T1-S1 的百分位曲线

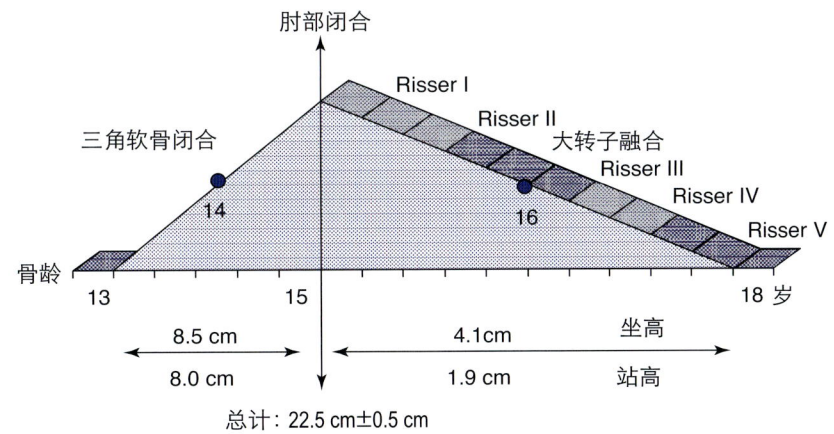

图 4.9　青春期生长图（男孩）

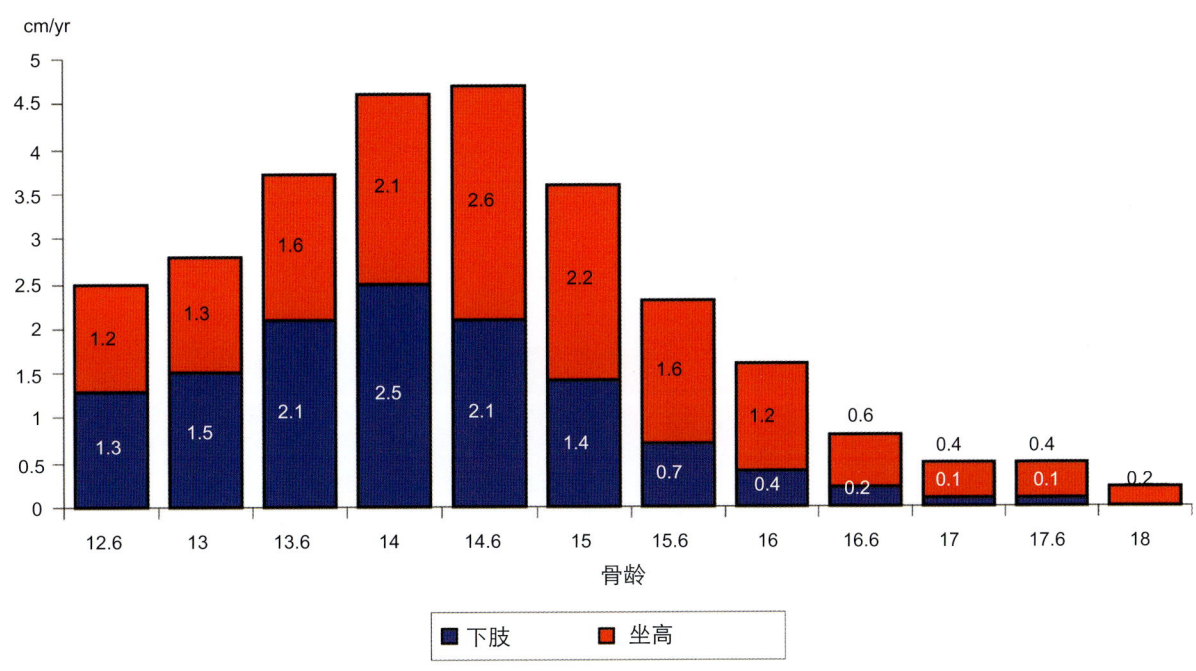

图 4.10　不同骨龄对应的生长速度（男孩）。男孩青春期生长高峰发生在骨龄 13～15 岁

青春期主要有四个特征：①身高急剧增加；②上半身和下半身比例发生变化；③整体形态的变化：肩峰间径、骨盆径、脂肪分布等[41]；④第二性征发育。

女孩在 11～15 岁、男孩在 13～17 岁，生长速度急剧上升。然而，在此期间，躯干的生长比下肢的生长更加明显：2/3 的增长用于增加坐高，只有 1/3 用于增加坐骨以下肢体长度。正是在这个时期，男孩的身高超过了女孩。平均而言，男孩比女孩高 12～15 cm。这是由两个因素造成的。首先，男孩的生长时间比女孩多 2 年。其次，男孩在青春期的生长速度略高于女孩，这能使男孩身高额外增加约 2 cm[2-4]。

在青春期，站高每月增加约 1 cm。在青春期开始时，男孩大约有成人 14%（±1%）的站高可以增长，约为 22.5 cm（±1 cm），由 12.5 cm 坐高和 10 cm 坐骨以下肢体长度组成。女孩有 13%（±1%）的站高可以增长，约为 20.5 cm（±1 cm），由 11.5 cm 坐高和 9 cm 坐骨以下肢体长度组成。

男孩青春期生长高峰出现在骨龄 13～15 岁时，女孩出现在骨龄 11～13 岁时。女孩骨龄 13 岁、男孩骨龄 15 岁后，身高增长速度显著下降，下肢迅速停止生长，剩余的总生长潜能为 5.5 cm，其中坐高约 4 cm，下肢约 1.5 cm。这种生长速度的变化是治疗许多疾病时需要考虑的一个重要因素，尤其是脊柱侧凸和双下肢不等长。

这些数字、比值和比率仅描述了一部分生长现象。

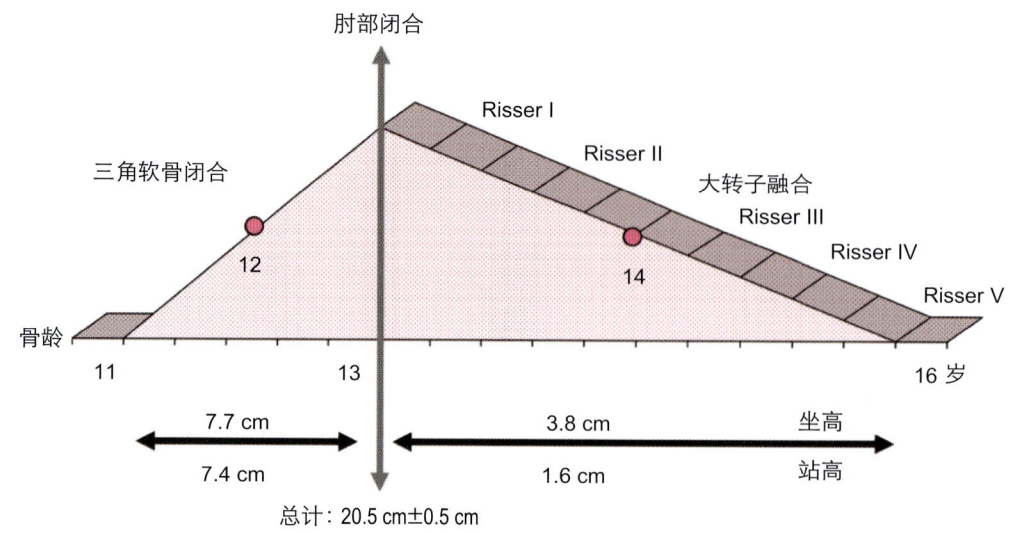

图 4.11 青春期生长图（女孩）

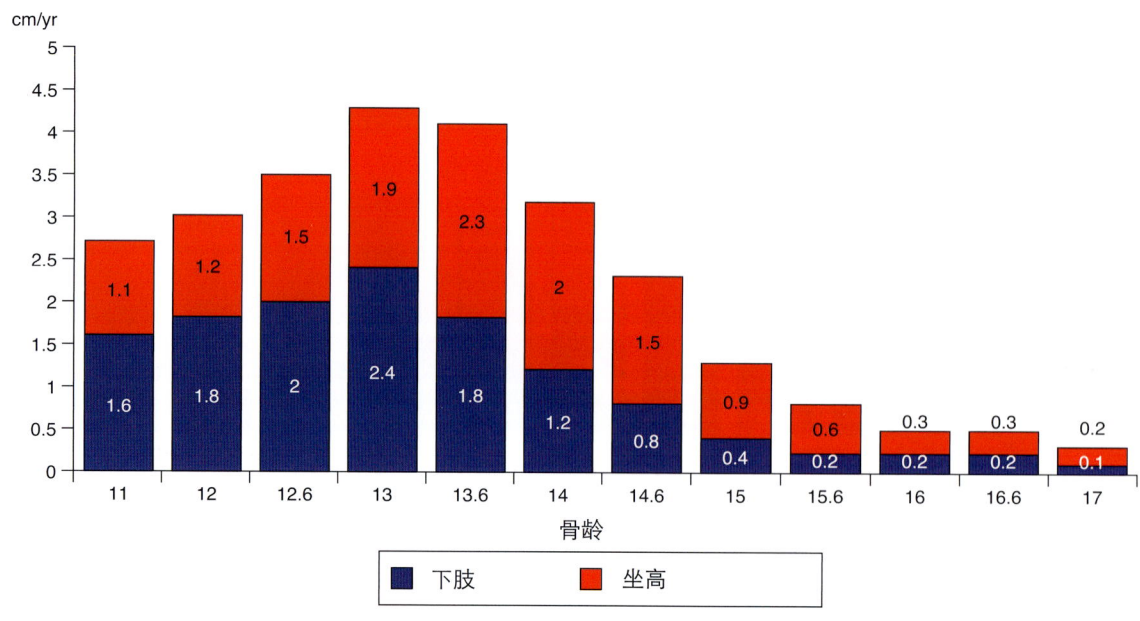

图 4.12 不同骨龄对应的生长速度（女孩）。月经初潮通常出现在生长曲线的下降阶段，对应骨龄 13 岁 6 个月，此时肘部骨骺闭合，Risser I

使用骨龄、Tanner 分期、月经初潮、Risser 征和每年身高增速来精确评估青春期的特征时，需要非常谨慎。仅使用月经初潮和 Risser 征的主要问题之一是它们出现在青春期生长突增开始减慢之后。

4.3.6 第二性征

仔细视诊患儿并确定其生理年龄。

第二性征的发育贯穿整个青春期。首次出现阴毛、乳头发育和睾丸发育是青春期开始的第一个体征。睾丸生长是男孩青春期的第一个体征，77% 的男孩在睾丸发育 1.7 年后出现生长突增，3.5 年后达到成年身高[42]。青春期开始时骨龄约为 13 岁，Risser 征 0 级，三角软骨开放。

女孩青春期的第一个体征是乳房发育，93% 发生在生长突增前约 1 年[3]。此时骨龄平均为 11 岁，Risser 征为 0 级，三角软骨开放。在乳房发育 2 年后出现月经初潮，在初潮出现 2.5~3 年后达到成年身高。月经初潮后，女孩将增长最后 5% 的站高，约 3~5 cm[3]。腋毛出现时间不固定，通常出现在青春期生长图中的高峰期之后。

第二性征通常与骨龄相一致，但在 10% 的病例中两者存在差异。青春期可能会加速，生长可能会比平

4.3.7 青春期生长图和身高增长速率的峰值

身高增长速率的峰值不是生长图上的单个点。

使用所有这些指标和体征，可以绘制一个与青春期生长事件相关的图。即使缺少一个指标或一个指标与另一个指标不匹配，仍然有可能清楚地了解患儿所处的青春期阶段。通过绘制每6个月站高和坐高的增加，可以得到青春期生长图（见图4.7、图4.8、图4.9和图4.10）。青春期生长图分为两部分。第一阶段（即生长速度曲线的上升阶段）的特征是生长速度的增加，是青春期生长突增的主要部分。第二阶段（即生长速度曲线的下降阶段）的特征是生长速度减慢[43]。

青春期生长突增的第一阶段是生长速度曲线的上升阶段，对应生长加速。这个阶段持续2年，对应女孩骨龄11~13岁，男孩骨龄13~15岁。在此阶段，女孩的站高增加约15.1 cm，其中坐高7.7 cm，坐骨以下肢体长度7.4 cm；男孩的站高增加约16.5 cm，包括坐高8.5 cm，坐骨以下肢体长度8 cm。在青春期生长突增的第一阶段，坐高的增长贡献了53%，坐骨以下肢体长度的增长贡献了47%。因此，在这个生长阶段中，躯干的生长量比腿部更多。

身高增长速率的峰值出现在生长速度曲线的上升阶段，它不是出现在曲线的某一点上，而是出现在2年这一时间段内[3, 44]。通过每隔6个月评估站高和坐高可以大致确定身高增长速率的峰值。

三角软骨闭合发生在青春期生长图上升阶段的中间左右。三角软骨闭合时，女孩的骨龄约为12岁，男孩的骨龄约为14岁。三角软骨闭合后，仍有相当多剩余生长潜能：女孩的剩余站高超过12 cm，男孩超过14 cm。Sanders等[44]的研究表明，在三角软骨闭合后，曲轴现象显著减少。

青春期生长突增的第二阶段是下降阶段，对应于生长速度的减慢。肘部骨骺的闭合（在后文中讨论）划分了青春期的上升和下降阶段。下降阶段持续3年，对应女孩骨龄13~16岁，男孩骨龄15~18岁。在这个阶段，男孩和女孩的站高都会增加约6 cm，其中坐高增加4.5 cm，坐骨下肢体长度增加1.5 cm，坐高的增加贡献了站高生长量的80%[2-4, 23]。

月经初潮通常发生在尺骨鹰嘴骨骺闭合后，对应于生长曲线的下降阶段，此时生长速度减慢。这种生长速度的下降通常在骨龄13~13岁6个月，对应Risser征Ⅰ级。在此阶段之后，女孩的坐高将增加4 cm，坐骨以下肢体长度将增加0.6 cm。月经初潮不像许多其他指标那样可以精确地预测青春期的开始。42%的女孩Risser征Ⅰ级之前出现月经初潮；31%在Risser征Ⅱ级之前；8%在Risser征Ⅲ级之前；5%在Risser征Ⅳ级之前[2-4, 23]。月经初潮2年后生长停止。

青春期下降阶段的特点是胸廓明显生长（图4.13）。在青春期，生长高峰由3个较小的峰组合而成：第一个峰涉及青春期开始时下肢的生长，第二个峰涉及躯干的生长（这两个峰值位于生长速度曲线的上升阶段），第三个峰涉及胸廓的生长，发生在曲线的下降阶段。在骨骼成熟时，男孩的站高约为175 cm（±6.6 cm），女孩约为166 cm（±6 cm）。

青春期的另一个特点是体重快速增加。在青春期开始时，男孩的平均体重为40 kg，女孩的平均体重为33 kg。在骨骼成熟时，男孩的平均体重为65 kg（增加25 kg），女孩的平均体重为56 kg（增加23 kg）。在青春期生长突增期间，每年体重平均增加5 kg[2-4]。

4.4 骨骼成熟度的估计

骨龄并不总是与实际年龄相符。骨龄是一个必要指标，也是一个存在争议的指标。

在小儿骨科中，实际年龄无关紧要，一切都取决于骨龄。个人数据表明，在大约50%的儿童中，骨龄与实际年龄明显不符。骨龄延迟是重度小儿脑瘫（全身）受累的特征。在临床上所有的推理、分析、预测和决策都应基于骨龄[2, 4, 7-9, 23, 25, 45-47]。

准确评估骨龄并不容易。患儿越小，尤其是在青

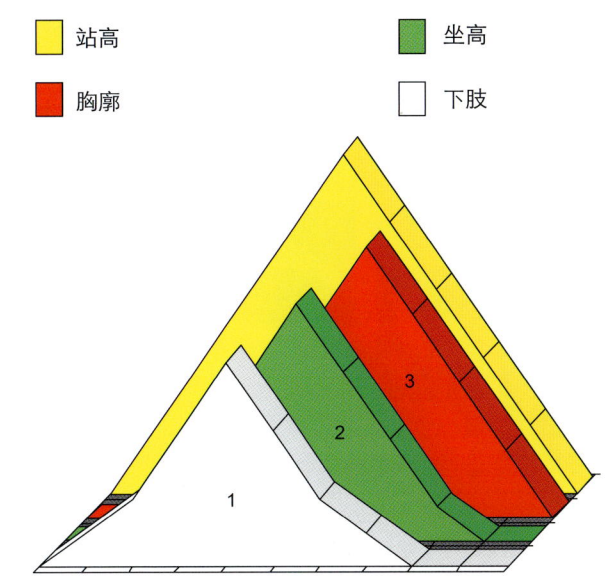

图 4.13　青春期生长高峰由3个较小的峰组合而成：1. 下肢生长峰；2. 躯干生长峰；3. 胸廓生长峰

春期之前，就越难确定未来的成长，出现错误的可能性就越大。此外，儿童往往是骨龄的嵌合体，在手、肘部、骨盆和膝关节测得的骨龄并不总是一致。

通常，骨龄测定的速度太快且获取的信息太少。必须了解测定骨龄的标准差，以及在解读X线片时需要注意的细微差别。当使用特定方法（例如 Greulich and Pyle Atlas [20]）时，要阅读整本书以了解要观察的内容和标准差，而不是简单地比较射线照片。如果要做出重要临床决策，最好对患儿的骨龄测定有两种证据，并寻求有骨龄测定经验的儿科放射科医生的帮助。Cundy 等[46]的研究表明，4位放射科医生对10%的患者骨龄的评估结果相差超过2年。Carpenter 和 Lester [45]评估了10岁以下儿童的骨龄。其研究结果表明，对桡骨和尺骨远端、腕骨、掌骨和趾骨分别进行读数可以放大这些误差，而且腕骨和桡骨远端以及尺骨的骨龄常常落后于掌骨和趾骨。这意味着过度仓促地测定骨龄会导致致命的错误。

骨骼成熟度的放射影像学评估有三种基本方法：图谱、得分总和和得分的统计组合。了解这些方法及其局限性对于骨科医生至关重要，尤其是在困难的情况下。Greulich and Pyle Atlas [20] 是最常用的方法，包括将受试者的手和腕部X线片与一系列特定性别的标准进行定性匹配。该图谱基于1917年至1942年间出生的儿童的X线影像集。将该图谱与法国的同类图谱 Sempé and Pavia Atlas [7] 相比较时，我们发现这两个图谱之间没有太大的区别。使用 Greulich and Pyle Atlas 的缺点之一是在青春期的关键时期（青春期生长速度图的上升阶段）手部几乎没有变化 [2, 3, 48]。

出于这个原因，作者发现 Sauvegrain 等 [8, 49] 的方法在评估青春期儿童方面具有巨大的价值。该方法是评估肘部前后位（anteroposterior, AP）和侧位的评分系统，为骨骺评分后将该值绘制在图表上以得出骨龄。该方法考虑4个骨化中心：上髁、滑车、尺骨鹰嘴和桡骨的骨骺。该方法基于肘部骨骼成熟，其发生在生长速度曲线上升阶段对应的2年期间。因此，它对13~15岁的男孩和11~13岁的女孩非常有帮助，许多涉及未来生长的临床决策（脊柱椎间融合术）都是在这一时期内做出的。此外，它与 Greulich and Pyle Atlas 具有良好的相关性，但比其更容易使用。

在青春期初期，肘部的生长中心是完全开放的，但2年后，当达到青春期生长突增的峰值速度并且生长开始减慢时，它们就完全闭合了。这种完全闭合发生在 Risser 征 I 级之前6个月。在 Sauvegrain 等的方法中，尺骨鹰嘴在青春期前2年显示出独特和清晰的结构特征 [47, 50]。因此，作者阐述了"尺骨鹰嘴法"，在青春期开始时（女孩骨龄11岁，男孩骨龄13岁），出现两个骨化中心（图4.14）；6个月后（女孩骨龄11.5岁，男孩骨龄13.5岁），它们合并形成半月形。在女孩骨龄12岁和男孩骨龄14岁时，尺骨鹰嘴突呈矩形外观。6个月后（女孩骨龄12.5岁，男孩骨龄14.5岁），尺骨鹰嘴突开始与尺骨融合，这个过程又需要6个月，到女孩骨龄13岁和男孩骨龄15岁时完成。根据我们的临床经验，尺骨鹰嘴本身就可以快速提供有关骨龄有价值的信息。"尺骨鹰嘴法"本身更准确，因为它可

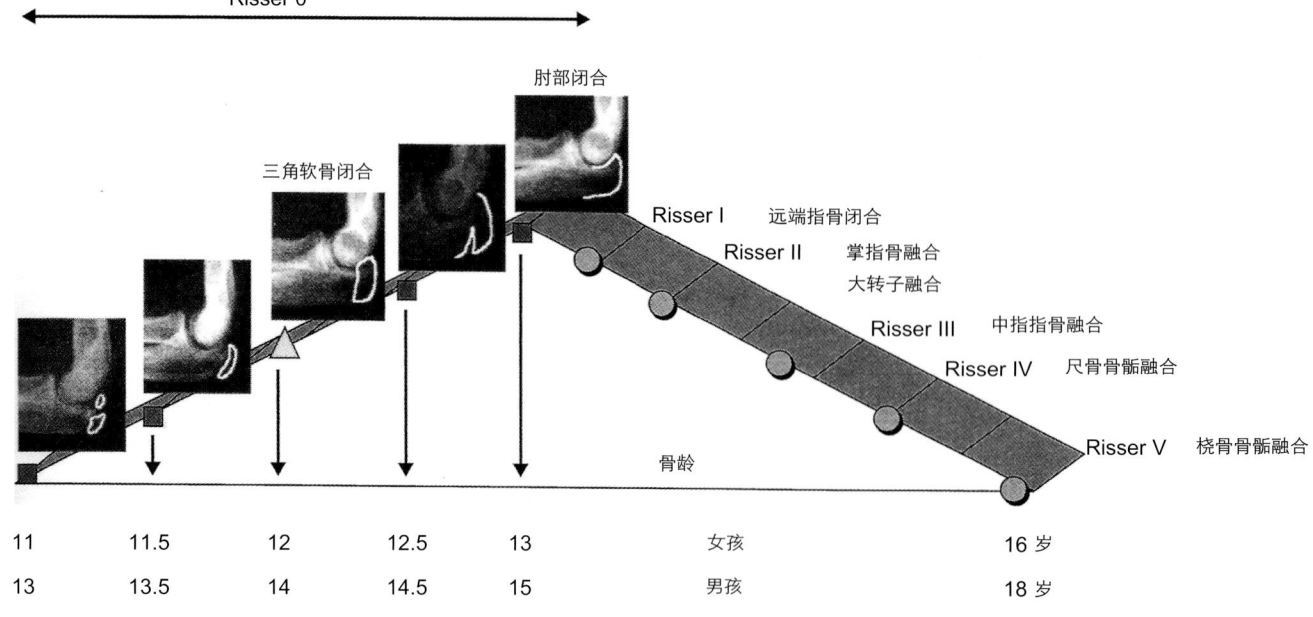

图4.14 用尺骨鹰嘴法检查骨骼成熟度（骨龄）（由 Dimeglio 提出）

以以半年为分界区分骨龄,而同样用来确定青春期时间的 *Greulich and Pyle Atlas* 很难做到这一点[20]。

骨龄评估的其他方法如下:Tanner 等[9]系统性地对手部和腕部 X 线片上的 20 个指标进行评分,总得分范围为 0~100。Fels 方法十分复杂,该方法对手部和手腕 X 线片进行评分并使用计算机程序处理。这两种方法都很耗时,日常临床工作中并不实用。

牛津大学发表的根据盆腔 X 线片评估骨骼成熟的评分方法基于 9 个指标,其中 3 个指标在青春期比较实用:三角软骨、大转子和 Risser 征[51]。三角软骨闭合发生在青春期生长图的上升阶段,对应女孩骨龄 12 岁,男孩骨龄 14 岁。三角软骨闭合后,站高仍有较强的剩余生长潜能:女孩剩余 13 cm,男孩剩余 14 cm。大转子闭合发生在青春期生长图的下降阶段,对应女孩骨龄 14 岁,男孩骨龄 16 岁(即在 Risser 征 Ⅱ 级和 Risser 征 Ⅲ 级之间)。

最近,Sanders 等[44]提出了一种新的评分系统,可以更好地评估生长阶段。该系统基于 Tanner-Whitehouse Ⅲ 系统,但在确定青春期骨骼成熟的不同阶段时采用了简化的方法。研究发现,该系统与脊柱侧凸进展的相关性比 Risser 征或 Greulich and Pyle 骨龄更密切。这个简化的评分系统将生长分为 8 个阶段,包括儿童缓慢生长期、青春期前缓慢生长期、青少年快速生长期(早期)、青春期快速生长期(晚期)、青春期稳定生长期(早期)、青春期稳定生长期(晚期)、成熟早期和成熟期。这些阶段重新定义了临床医生评估脊柱畸形成熟度的方式,使手部 X 线片纳入到脊柱畸形患者的常规随访中。

4.5 Risser 征的概念具有误导性

生长突增期中 2/3 的时间里 Risser 征为 0 级。

Risser 征是评估骨骼成熟度最常用的指标之一,尤其是在脊柱侧凸的治疗中。该体征出现在骨盆的 X 线片上,通常在评估脊柱侧凸时同时评估该体征,从而避免了额外的 X 线暴露。Risser 征的持续时间也不固定,变化范围在 1~3 年之间[52]。然而,Risser 征在准确决策中的价值受到质疑。Little 和 Sussman[53]的研究表明,考虑到所有因素,实际年龄比骨龄更可靠。我们不同意以上结论,我们认为在做出重要临床决策时,应补充骨龄评估,如用 Greulich and Pyle[20] 方法评估(图 4.15 和图 4.16)。

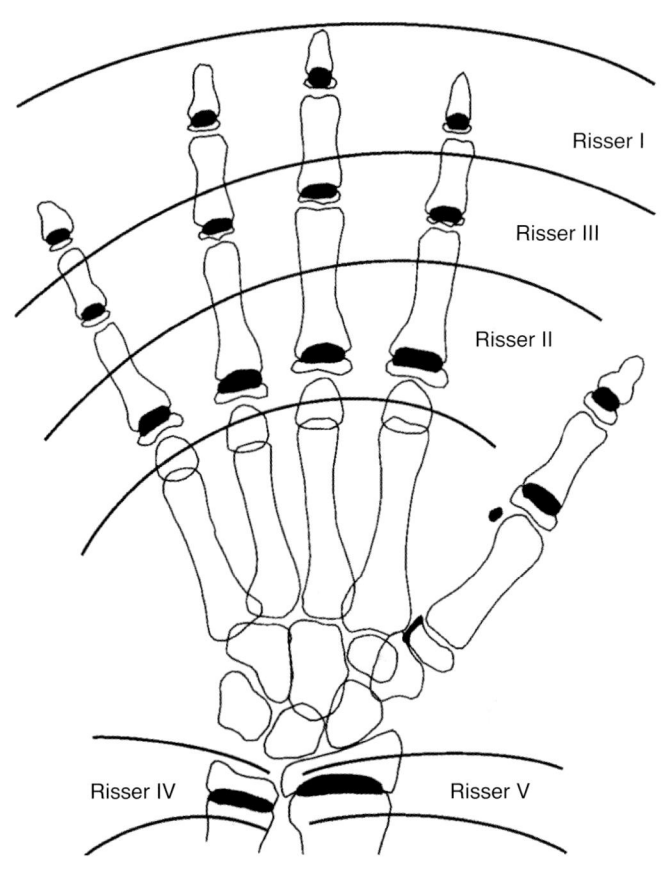

图 4.16 手部骨骺闭合和 Risser 征的关系

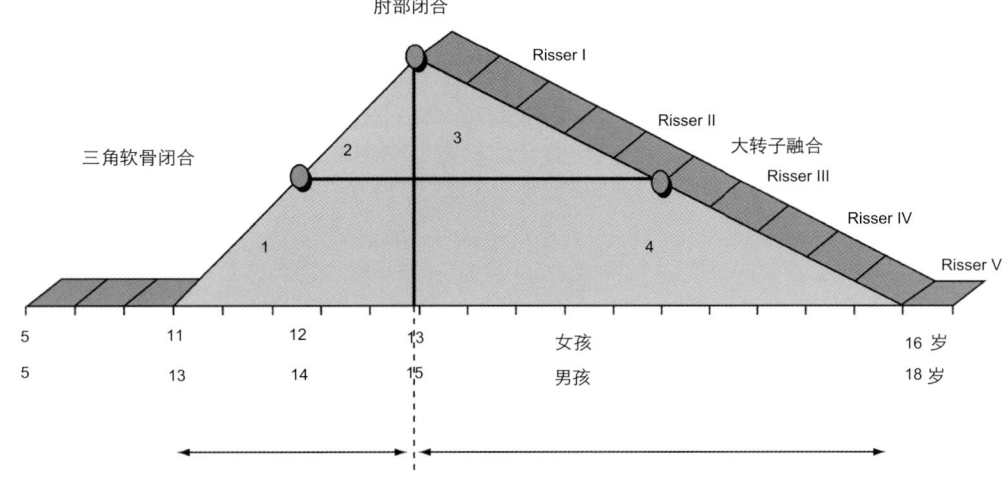

图 4.15 青春期生长图和 Risser 征的关系。骨盆前后位(AP)X 线检查可提供有关患儿青春期的信息

Risser 0 占据了青春期生长前 2/3 的时间，对应于青春期生长图的上升阶段。Risser 0 的时期在临床决策中十分重要。因此，更精确的青春期（生长）阶段指标在这一时期十分重要，例如每年的生长速度、肘关节成熟度（尺骨鹰嘴）和三角软骨形态变化[54]。Risser 0 提供的信息很少，只是表明尚未达到生长速度曲线的峰值[54]。作者建议根据三角软骨和鹰嘴突闭合，将青春期生长图上升阶段（以 Risser 0 为特征）分为三个时期：三角软骨开放，三角软骨闭合但尺骨鹰嘴突开放，尺骨鹰嘴突闭合[2-4, 23, 50]。

Risser 1 预示着青春期生长图下降阶段的开始，通常出现在肘部闭合后，此时手部远端指骨（Ⅱ、Ⅲ、Ⅳ 和 Ⅴ）的骨骺融合，坐高和站高的增长速度急剧下降。腋毛通常出现在这一时期[2-4, 23, 50]。

Risser 2 对应于女孩骨龄 14 岁，男孩骨龄 16 岁。它通常出现在大转子突起与股骨结合时。当近端指骨的骨骺融合时，坐高还剩下大约 3 cm 的生长潜能，下肢已不再生长。

Risser 3 对应于女孩骨龄 14.5 岁，男孩骨龄 16.5 岁。在此期间，P1 和 P2 指骨骨骺闭合，大转子闭合，生长时间还剩余 1 年，坐高还剩余 2 cm 的生长潜能。

Risser 4 对应于女孩骨龄 15 岁，男孩骨龄 17 岁。尺骨的远端骨骺与骨干相连。在这个阶段，坐高还剩余 1 cm 的生长潜能。

Risser 5 与 Risser 0 十分类似：这是一个很长的时期，且不能为临床医生提供太多信息。远端桡骨骨骺通常在 Risser 5 左右融合。髂嵴可能在 22 岁或 23 岁时融合，但在某些情况下，它永远不会融合[55]。

无论采用何种方法测定，骨龄作为一个单独的指标都是毫无意义的。应根据实际年龄、站高年增长率和第二性征进行持续测量[42]。

10 岁前，骨龄评估困难，手部或肘部骨化中心的形态可以提供有用的信息，但最重要的是查看站高、坐高和体重的生长曲线，评估生物学年龄。

在青春期的上升阶段，用尺骨鹰嘴评估比用手部更精确。在青春期的下降阶段，手部的骨化中心必须与 Risser 征对应[47]。

最近，Nault 等提出了一种改进的 Risser 分级系统，以尝试更好地确定身高增长速率的峰值，该系统依赖于标准化的后前位 X 线片，而无需额外的手部 X 线片[56]。改进的分级系统将 Risser 征重新分类为：A 组，包括具有开放三角软骨的 Risser 0；B 组，包括 Risser 0 和 Risser 1；C 组，包括大于 Risser 1 的患者（Risser 2～5）。该分组方法能精确识别脊柱侧凸患者的生长曲线加速阶段[56]。

4.6 躯干的生长

4.6.1 脊柱的生长

生长中的脊柱是多个骺板的嵌合体。

坐高是脊柱生长的间接指标。脊柱占坐高的 60%，头部占 20%，骨盆占 20%[23]。如果我们接受每个椎骨至少有 4 个生长区的事实，那么脊柱的最终形态是 130 个骺板的产物。椎弓的生长模式与椎体不同，椎弓的生长和闭合受到神经根的影响，而椎体的生长与长骨类似[23, 57]。

新生儿各椎骨形态变化很小。颈椎、胸椎和腰椎随着生长逐渐出现各自的特征。在椎体中，骨化首先出现在背侧区域，然后辐射到脊柱的头端和尾端。骨化的过程非常缓慢，直到 25 岁时才完成。

出生时，腰骶椎比胸椎和颈椎小，但在生长的前几年，它们的生长速度更快。在 3～15 岁，腰椎及其椎间盘每年增加约 2 mm，而胸椎及其椎间盘每年增加 1 mm。

在出生时，椎间盘约占脊柱高度的 30%。骨骼发育成熟时，这一比例降至 25%，椎间盘占颈椎的 22%、胸椎的 18% 和腰椎的 35%。

椎骨的前部和后部的生长速度不同。胸椎后部的生长速度比前部快，而腰椎正好相反。因此，生长潜能因节段而异，从前到后不同。此外，随着椎骨的发育，脊柱的解剖结构也在不断重塑，例如，关节突的形态和方向都发生了变化。

中央神经骺板（neurocentral synchondroses）位于椎体和椎弓之间的连接处。有两个骺板分别向着两个方向发育，中央神经骺板占椎体骨化的 30%，主要参与椎弓骨化。Zhang 等[58] 通过轴位 MRI 图像研究了正常儿童中央神经骺板的演变。在所有小于 3 岁的患者中，中央神经骺板开放。中央神经骺板从腰椎和胸椎近端开始闭合，逐渐发展到胸椎中部和远端。在 4 岁时，腰椎中央神经骺板有 50%～74% 闭合。5 岁时，近端胸椎（T1-T6）中央神经骺板闭合少于 25%，中间（T7-T9）和远端（T10-T12）胸椎无闭合。在 9 岁时，脊柱的中央神经骺板全部闭合。这项出色的研究为早发性畸形的生长调节治疗提供重要信息。

从出生到成年，脊柱的长度几乎会增加 3 倍。出生时，脊柱长约 24 cm。在新生儿中，只有 30% 的脊柱骨化。各个椎骨之间的形态差异很小。胸椎的长度约为 7.6 mm，腰椎的长度约为 8 mm[23]。成年男性脊柱平均长约 70 cm，其中颈椎 12 cm，胸椎 28 cm，腰椎 18 cm，骶椎 12 cm。成年女性脊柱的平均长度约为 63 cm[23, 57]。

4.6.2 颈段

出生时，颈段长 3.7 cm，在成年之前，它会生长约 9 cm，成年时达到 12~13 cm。到 6 岁时，颈段的长度几乎将翻倍。在青春期生长突增期间，颈段将额外增长 3.5 cm。颈段占 C1-S1 段长度的 22%，占坐高的 15%~16%。

颈椎椎管的直径随位置而变化，通常直径从 C1 到 C7 逐渐减小，或从 C1 到 C3 减小，然后略微增大。这些差异在临床中很重要，因为脊髓的可用空间可能非常重要。应该记住，无论患儿的大小如何（例如，在侏儒的条件下），脊髓都会达到成人的直径。颈髓的平均宽度为 13.2 mm，平均前后径为 7.7 mm[23]。因此，椎管的横向直径和前后直径很重要。在成人中，C3 节段正常横向直径约为 27 mm，平均前后直径约为 19 mm。椎管足够宽可以允许成人的拇指进入。

4.6.3 T1-S1 段

这是一个至关重要的节段。

T1-S1 段非常重要，因为生长过程中最常见的脊柱疾病起源于该节段（图 4.17 和图 4.18）。T1-S1 段在出生时约为 19 cm，成年男性平均为 45 cm，成年女性平均为 42~43 cm。从出生到 5 岁，T1-S1 增加约 10 cm；5~10 岁，增加约 5 cm；从 10 岁到骨骼成熟，增加约 10 cm。这一节段占成年坐高的 49%。了解关节融合术对脊柱这一节段的影响需要精确地了解不同年龄的剩余生长潜能（图 4.19 和图 4.20）。

4.6.4 胸段（T1-T12）

胸段脊柱是胸廓的后柱。

脊柱胸段在出生时长约 11 cm，成年男性胸段长 28 cm，成年女性胸段长 26 cm。从出生和生长期结束，胸段的长度增加了一倍以上。胸段从出生到 5 岁快速生长（7 cm），从 5 岁到 10 岁生长较慢（4 cm），在青春期再次快速生长（7 cm）[3, 4, 23, 24]。T1-T12 节段占坐高的 30%，因此单个胸椎及其椎间盘占坐高的 2.5%（图 4.21 和图 4.22）。通过了解每个椎骨对成年身高贡献的生长量，可以计算出停止椎骨和椎间盘生长的环状融合术的影响[3, 4, 23, 57]。

后路关节融合术仅导致 1/3 的剩余生长长度缺失（每个胸椎占坐高的 2.5%），约为剩余坐高的 0.8%。

胸椎管比腰椎管或颈椎管窄。在 5 岁时，椎管达

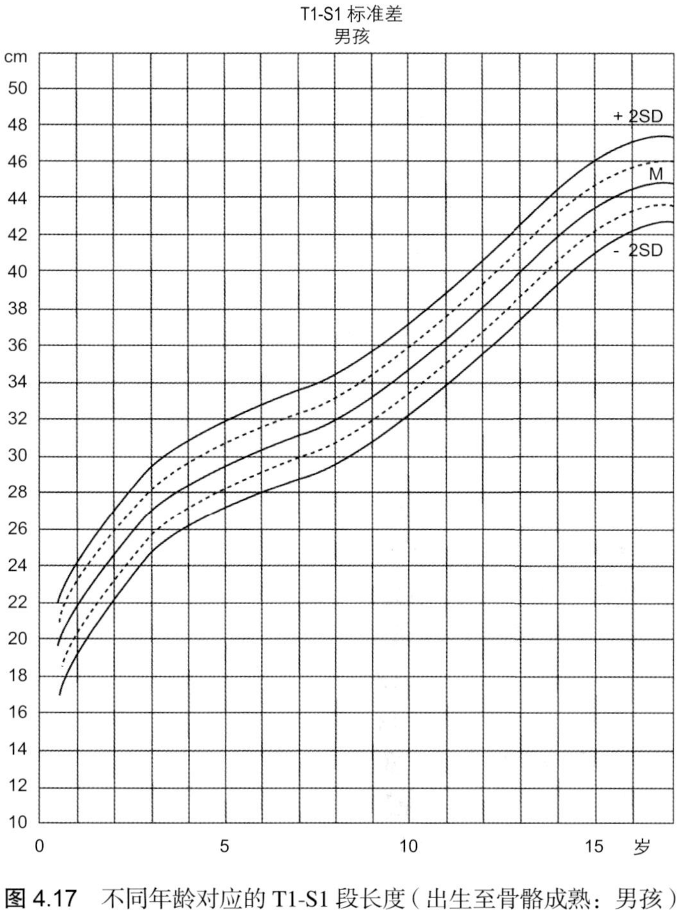

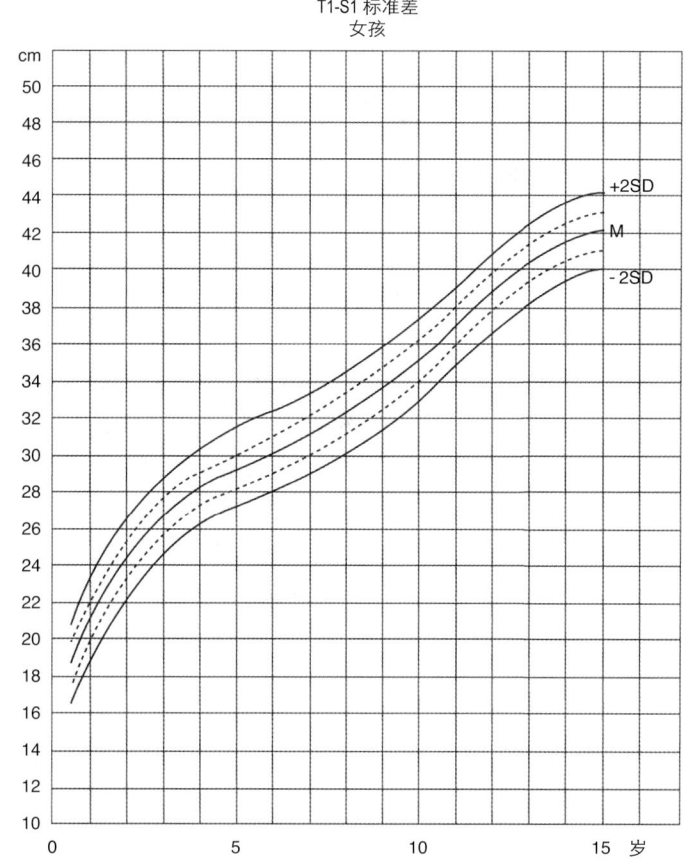

图 4.17 不同年龄对应的 T1-S1 段长度（出生至骨骼成熟：男孩）

图 4.18 不同年龄对应的 T1-S1 段长度（出生至骨骼成熟：女孩）

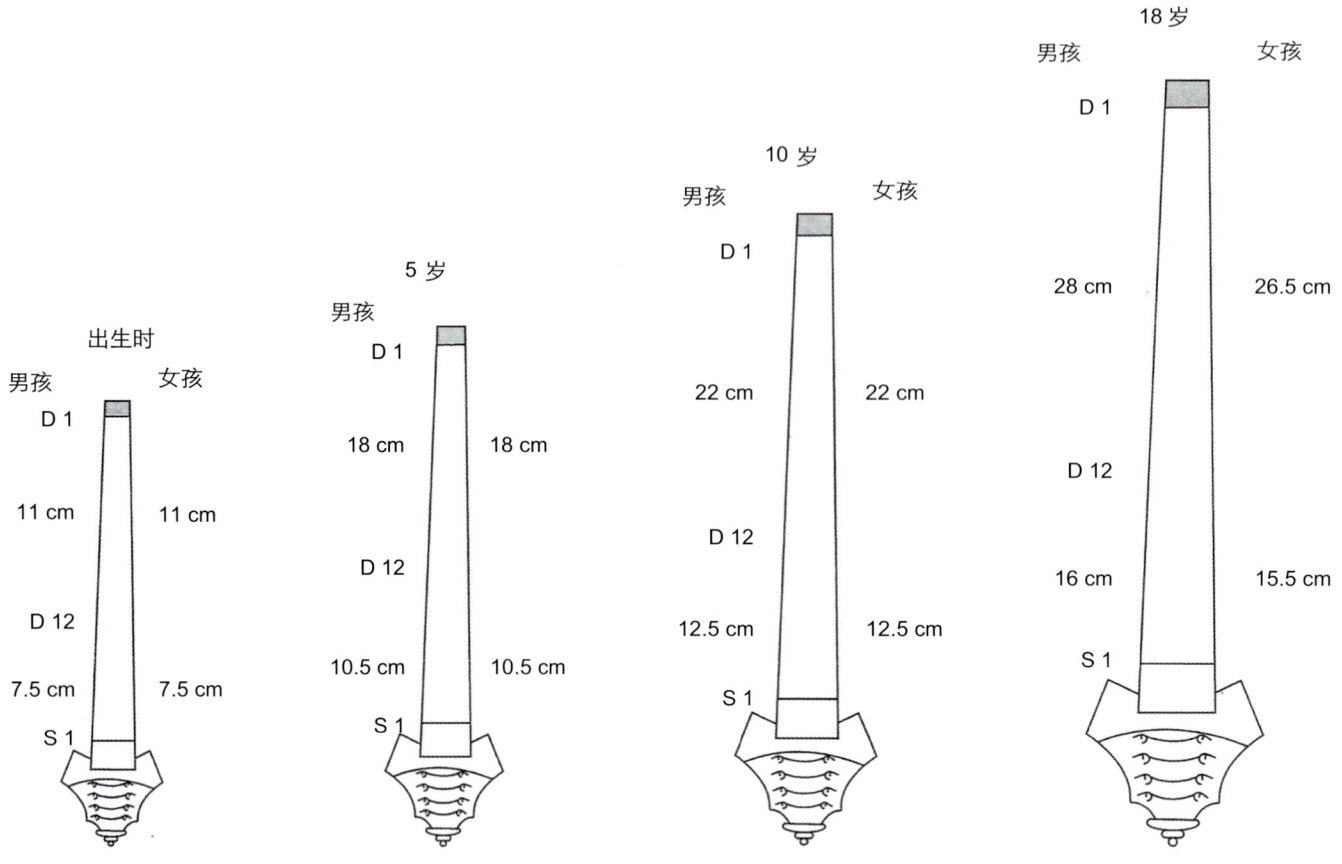

图 4.19 T1-S1 的生长；出生时、5 岁、10 岁和 18 岁时，胸段（T1-T12）和腰段（L1-L5）的长度（数字为平均值）

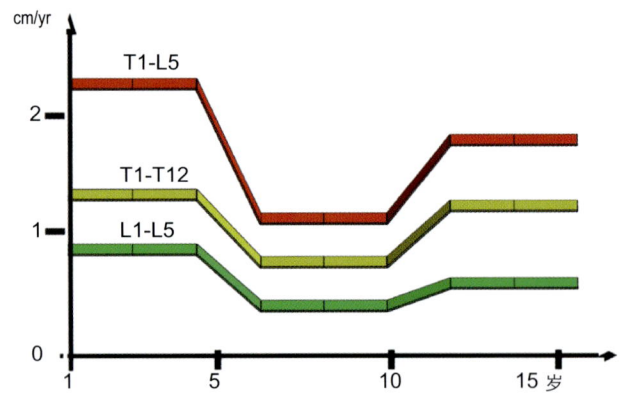

图 4.20 T1-L5、胸段（T1-T12）、腰段（L1-L5）的生长速度。T1-L5：出生至 5 岁，每年 2.2 cm；5~10 岁，每年 1.2 cm；10 岁至骨骼成熟，每年 1.7 cm。T1-T12 为 T1-L5 的 2/3；L1-L5 为 T1-L5 的 1/3

到最大体积，并且足够宽，允许成年人的小指进入。T7 处横向和前后直径的平均值约为 15 mm。

4.6.5 腰段（L1-L5）

腰椎比胸椎生长更快。

L1-L5 出生时长约 7 cm，成年男性约 16 cm，成年女性约 15.5 cm。与胸段一样，腰段的生长不是线性的：

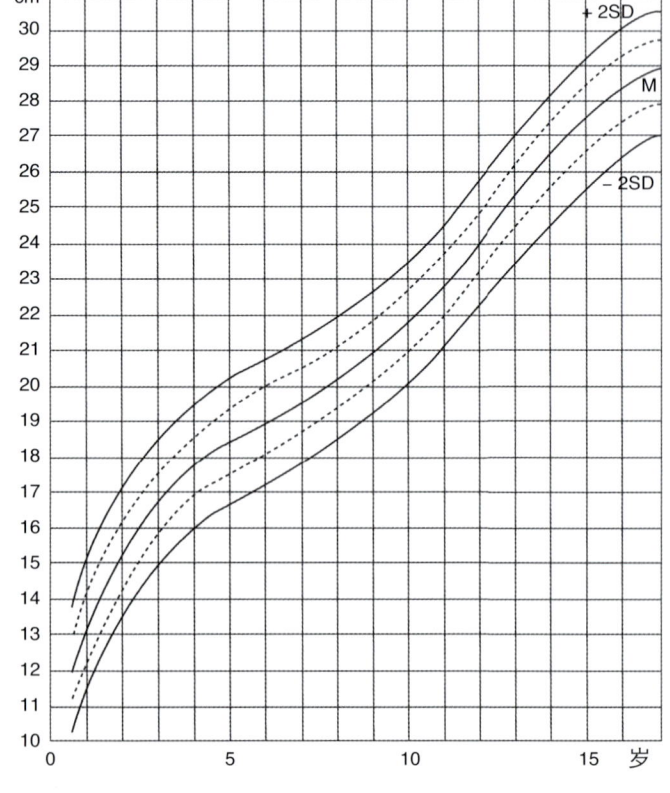

图 4.21 不同年龄对应的 T1-T12 段长度（出生至骨骼成熟：男孩）

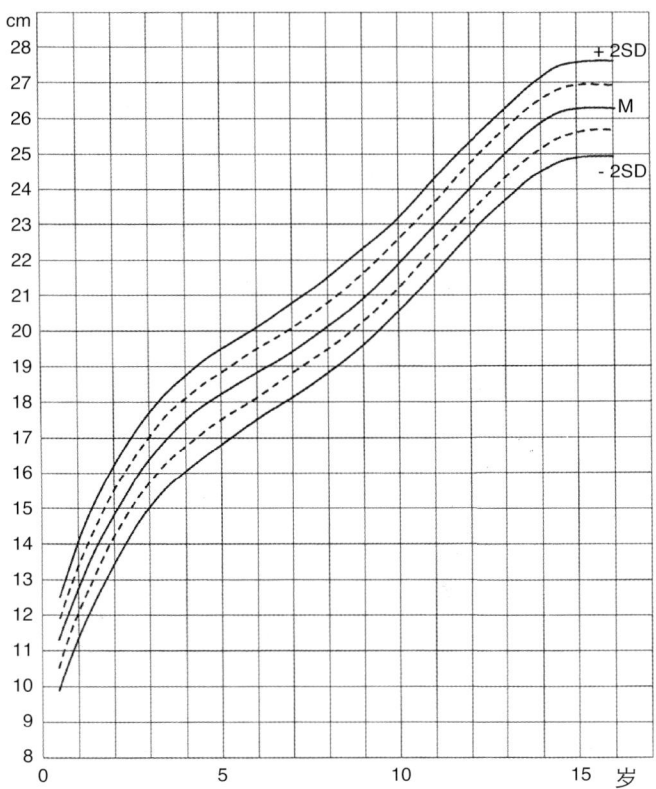

图 4.22 不同年龄对应的 T1-T12 段长度（出生至骨骼成熟：女孩）

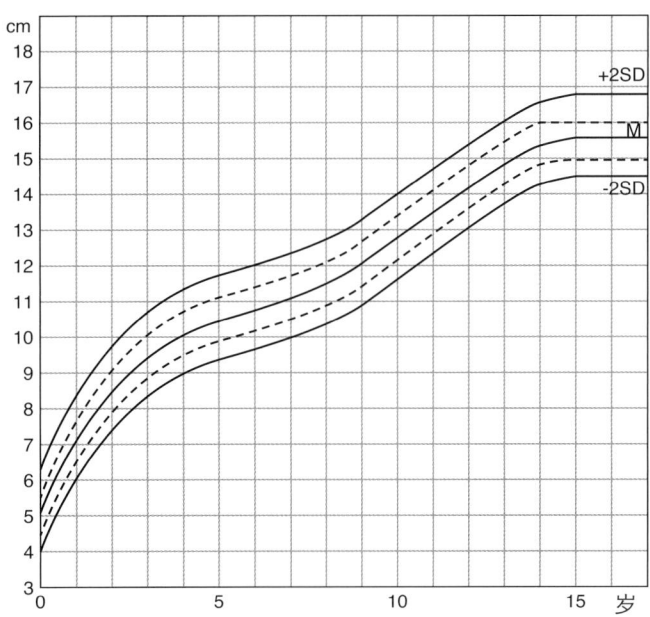

图 4.24 不同年龄对应的 L1-L5 段长度（出生至骨骼成熟：女孩）

0~5 岁快速生长（增加约 3 cm），5~10 岁缓慢生长（增加约 2 cm），10~18 岁再次快速生长（增加约 3 cm）。腰段的长度在出生到成年之间翻倍（图 4.23 和图 4.24）。

腰段占坐高的 18%，单个腰椎及其椎间盘占坐高的 3.5%。不同年龄对应的腰段剩余生长值在图 4.23、图 4.24 中显示。后路椎间融合术仅导致 1/3 的剩余生长缺失，即略高于剩余坐高的 1%。

在骨龄 10 岁时，腰段达到其成年高度的 90%，但仅达到成年时体积的 60%。腰椎管比胸椎管宽。在骨骼成熟时，成人拇指可以进入颈椎管，示指可以进入胸椎管，拇指可以进入腰椎管。出生时，脊髓终止于 L3，成年时终止于 L1-L2 之间。

4.6.6 脊柱侧凸与青春期

在青春期，躯干生长显著。

坐高在脊柱侧凸的治疗中起着至关重要的作用，但对它的记录频率还不够高。坐高的增加总是需要与 Cobb 角的增大进行比较。这种关系是正确评估治疗效果所需要的。如果坐高增加而 Cobb 角不增大，说明治疗效果很好。另一方面，如果 Cobb 角增大，则需要重新考虑治疗方案。

当治疗脊柱侧凸时，我们必须考虑生长。在先天性脊柱侧凸中，宫内生长和出生后最初几年的生长可以在很大程度上揭示脊柱弯曲未来的变化。在婴儿和青少年特发性脊柱侧凸中，10 岁前的生长可能非常重要，并且可能预测青春期生长突增期间脊柱弯曲的变化[3, 4, 23, 24, 59]。

然而，在青少年特发性脊柱侧凸（最常见的脊柱侧凸）中，在青春期脊柱开始弯曲之前没有以上的信息。侧凸的最终结局将在青春期生长突增期间确定。因此，在这个短暂而决定性的时期内监测脊柱弯曲的变化是其自然病程的唯一提示指标。为了检测这些提示指标，有必要知道青春期的开始时间。

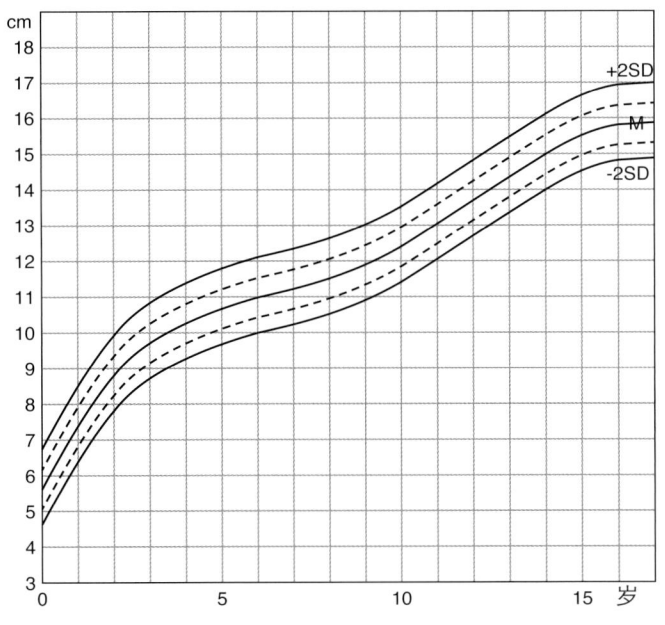

图 4.23 不同年龄对应的 L1-L5 段长度（出生至骨骼成熟：男孩）

脊柱侧凸的自然病程可以在青春期前 2 年（女孩骨龄 11~13 岁，男孩骨龄 13~15 岁）的青春期生长速度图的上升阶段判断。在青春期生长图的上升阶段，任何每月增加 1°（12°/年）的脊柱弯曲都可能是需要治疗的进行性弯。在此阶段每月增加 0.5° 的任何弯都必须密切监测，而在此阶段每月增加小于 0.5° 的弯可被视为轻度[3, 54]。这种对青春期早期脊柱侧弯自然病程的观察提供了有关青春期最后阶段随着生长减慢脊柱弯曲变化的信息，从而为随访频率和支具治疗的时间提供了指导。

4.6.7 脊柱侧凸的风险

脊柱侧凸风险评估在其治疗中起着至关重要的作用。在青春期生长图的上升阶段，5° 的弯进展风险为 10%，10° 的弯进展风险为 20%，20° 的弯进展风险为 30%，30° 的弯进展风险几乎为 100%[54, 60, 61]。

脊柱侧凸的风险在青春期生长图的下降阶段降低。在 Risser 1（女孩骨龄 13.6 岁，男孩骨龄 15.6 岁）时，Cobb 角为 20° 时进展风险为 10%，30° 时的进展风险为 60%[2-4, 27]（图 4.25）。

在 Risser 2（女孩骨龄 14 岁，男孩骨龄 16 岁）时，30° 弯仍有 30% 的进展风险（进展 5° 或更高），20° 弯仍有 2% 的风险[59]。在 Risser 3（女孩骨龄 14.6 岁，男孩骨龄 16.6 岁）时，20° 弯有 12% 进展风险，或进展 5° 以上[62]。在 Risser 4（女孩骨龄 15 岁，男孩骨龄 17 岁）时，脊柱侧凸进展的风险显著降低，但对于男孩来说，仍然存在轻微的风险。在 Risser 5（女孩骨龄 16 岁，男孩骨龄 18 岁）时，等到髂嵴完全骨化后再停止脊柱侧凸的治疗是徒劳的，但在 Risser 4 和 Risser 5 之间患有特发性脊柱侧凸的男孩仍有进展的风险[63]。

尽管 Risser 征不够精确，但其在许多支具治疗或手术报道中被广泛用作决定性因素。然而，必须了解其局限性。Lonstein 和 Carlson[27] 有关 Risser 征和弯曲程度的研究数据已经被广泛讨论。如前所述，由于 2/3 的青春期生长突增发生在 Risser I 出现之前，并且 Risser 分级和骨龄之间的关系通常不明确，因此其在临床决策和研究中的价值都应该受到质疑[4, 23, 24, 53]。骨龄、异常生长速度和第二性征是最可靠的指标，不得将 Risser 征视为首选指标，必须始终将 Risser 征与骨龄[42] 进行比较，尤其是在做出会产生重大后果的临床决策时，例如使用或移除支具或安排椎间融合术时。生长会在 Risser 5 停止吗？什么是最好的参考指标？当站高（最佳参数）没有增加时，生长就会停止。当尺骨远端骨骺和桡骨骨骺闭合时，肱骨近端骨骺同时闭合[64]。

4.6.8 瘫痪儿童的生长

许多瘫痪性疾病（例如脑瘫、脊柱裂和脊髓灰质炎）患儿的生长模式异常。因此，在这些儿童中，必须密切记录和跟踪生长参数，以尽可能准确和安全地确定手术适应证。测量和评估这些儿童的生长参数有两个难题。首先，挛缩和畸形让形态测量变得困难甚至不能测量。其次，生长发育正常的儿童的参考值不适用于这些儿童[3, 65]。

尽管如此，仍然有可能获得有关生长有价值的信息。首先是在患儿坐在轮椅上时测量臂展，其次是从头到脚仔细检查患儿。即使是一根未受累的骨骼的长度也足以确定孩子的站高。例如，8 岁以后，身体各部分的比例保持不变，股骨的长度占站高的 28%，胫骨和腓骨的长度占站高的 24%。对于上肢，肱骨分别占站高的 19% 和坐高的 36.5%，桡骨分别占站高的 14.5%

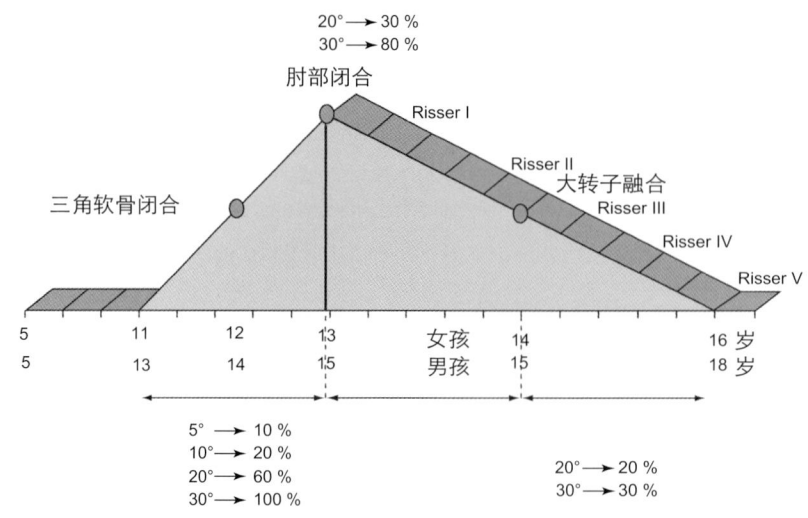

图 4.25 青春期生长图中脊柱侧凸进展风险评估

和坐高的 27.8%，尺骨分别占 15.5% 和 29.5%[17, 66]。当无法评估坐高和站高时，例如患有精神发育迟缓和多种合并症的卧床患者，以上这些值非常实用。

体重是需要考虑的重要指标。许多儿童，尤其是脑瘫和全身受累的儿童，有 20~30 kg 的体重缺陷。对于体重 20 kg、40 kg 和 60 kg 的儿童，外科手术程序并不相同。营养不良导致体重不足会在术后产生感染的风险。有许多指标可用于评估营养状况，例如肱三头肌和肩胛下皮褶的厚度或总淋巴细胞计数。外科医生依赖的任何检查手段都应在术前对体重不足儿童应用，尤其是对那些患有慢性病的儿童。

另一方面，肥胖也可能成为手术中的一个问题。对于患有肌萎缩症或脊柱裂的儿童，肥胖可能会限制手术方法和器械的选择。青春期体重增加是双侧瘫痪或四肢瘫痪卧床儿童的主要敌人。

在瘫痪儿童中，骨龄评估更加困难。骨龄延迟在重度脑瘫中很常见。这些患者有时表现出多变的骨龄，手部的骨龄与肘部或骨盆的骨龄不匹配（这一观察是根据作者的个人经验得出的）。因此，必须对实际骨龄进行近似评估，并且该信息必须与人体测量的结果相关联。

4.7 我们能从脊柱生长中学到什么

图表只是模型或模板，它们本身并不能定义真正的年龄。它们定义了生长的趋势并概括了生长的变化过程。它们应该被视为它们原本的样子：一种描述青春期过程的便捷手段。它们记录生长过程中短暂的分界点，并预测未来的事件。

使用它们有助于外科医生避免不确定或不必要的治疗，并有助于制定成功的治疗策略。没什么比导致未知的决策产生更糟糕的结果了。

年生长速度是一个必不可少的参数，其主要检测青春期的峰值生长速度。生日是对年度评估（例如生长测量）的提醒。百分比为评估剩余生长潜能提供了一个非常有价值和客观的工具，特别是关于四肢各节段长度之间的比例以及四肢和躯干之间的比例。倍增系数可以应用于所有生物统计数据。无论他们的种族起源如何多样化，几个世纪以来后代的身高一直在增加，所有世代和种族背景的男孩的站高总有大约 14% 的显著增长（女孩为 13%）。百分比和比例都没有变化，甚至比值也很稳定。肱骨始终相当于站高的大约 19% 和坐高的 36.5%[20]。无论人口结构如何，成长的过程和青春期的阶段都保持不变。

单个数字是没有意义的，比值更加可靠。例如，和坐高有关的胸段长度提供了更多的客观值。为了获得这些信息，检查者应该尝试获得儿童成长的概况，并绘制儿童的人体测量图。各个身体部位的比例在许多情况下都很重要，尤其是各种类型的侏儒症。在分析软骨营养不良时，坐高与坐骨下腿长的比值至关重要。可以使用特殊的曲线来跟踪此类患者。侏儒症可分为两大类：短躯干侏儒症，以 Morquio 综合征为代表；以及正常躯干侏儒症，其特征是四肢比正常人短，这里的主要例子是软骨发育不全。

生长的各个过程是同步的、有组织的、相互依赖的，但它们在成长过程中出现的时间有较大差别。例如，躯干的生长占青春期后期站高增长的一大部分。此外，在青春期之前，体重增加滞后于身高的增长，青春期之后体重增加远远超过身高增加。所有的变化都是渐进的。生长本身由一系列阶段组成：减速或加速阶段、生长突增、生长交替过程。

青春期生长速度图在临床决策中非常实用。身高生长速度的峰值出现在青春期的前 2 年。通过每 6 个月测量一次站高、坐高和坐骨下腿长，可以更容易地识别青春期生长突增。必须以批判的心态分析骨龄，并不断与站高年增长率和第二性征的发育进行比较[2-4]。

对患儿的治疗通常需要考虑剩余生长潜能。青春期是做出大多数临床决策的时候。在预期会出现生长障碍的儿童中，最好随着时间的推移记录几个生长参数，以便准确了解生长情况。

在可预测未来生长的情况下，治疗是最容易的。骨科医生必须注意并理解青春期生长过程的标志点[2-4]。

4.8 合并早发畸形的脊柱生长

早发型脊柱侧凸患者是具有多种病因特征的异质性人群。对此类患者的管理策略并不单一。没有绝对的真理。有必要根据每个患者的需要调整治疗方案。

4.8.1 早发型脊柱侧凸对生长中的儿童有负面影响：它是一种骺板功能紊乱

早发型脊柱畸形对生长中的儿童有非常负面的影响。在进行性畸形的幼儿中，纵向生长减少，躯干生长的正常比例丧失。异常生长导致维持畸形的缺陷。

4.8.2 早发型脊柱侧凸具有多米诺骨牌效应，而且它是一种儿科疾病

随着脊柱畸形的进展，通过"多米诺骨牌效应"，不仅脊柱生长受到影响，而且胸廓的大小和形状也会发生改变。胸廓的畸形最终会影响肺部发育和心功能。随着时间的推移，脊柱疾病会改变其性质：从一个主

要的骨科问题，变成了一种严重的儿科系统性疾病，伴有胸廓功能不全综合征、肺心病，在严重的病例中，甚至会导致死亡。这些畸形在最严重的情况下可能是致命的，这是由于胸廓和胸腔的各种骨骼和有机成分之间的相互作用和影响导致的，其中的机制尚不清楚。胸廓和肺的发育是一个复杂的过程，需要肋骨-椎骨-胸骨复合体的各个组成部分之间的完美协同。这些结构中的任何一个的改变都会影响和改变其他组织结构的发育和生长。

4.8.3 病变的脊柱受曲轴现象影响

曲轴现象是一个持续被关注的问题。理论上讲，在治疗严重的脊柱侧凸时，最好的椎间融合术是环形融合术。在未成熟的脊柱上行后路椎间融合术会诱发曲轴现象。对于严重病例，特别是先天性脊柱侧凸，有人提出在5岁之前进行早期椎间融合术，但经验表明，早期椎间融合术有负面影响[67,68]。

目前还没有装置能够控制早发型脊柱畸形的三维畸形。早发型脊柱侧凸的理想治疗方法尚未确定。

4.8.4 手术治疗取决于患者的年龄

年龄是必须考虑的重要指标。显然，1岁、5岁和9岁脊柱畸形儿童面临的问题不尽相同，处理方式也不完全相同。

4.8.4.1 从出生至5岁

在此期间，应优先关注肺部。肺的重量将增加10倍，从出生时的60 g增加到750 g。高达85%的肺泡在出生后发育。肺泡数量在出生后以指数级增长直至8岁。在生命的最初几年，肺容量增加了6倍（图4.2和图4.26）。胸椎和肋骨的黄金生长期与肺部发育相吻合。呼吸衰竭的来源有两个：内在的肺泡发育不全和外在的胸壁功能紊乱。胸廓畸形可阻止肺组织生长（Campbell，2000，个人通讯）[26,62,69]。

早发型脊柱畸形患者往往体重减轻。生长需要巨大的能量。生命最初3年的营养需求远高于成年期。卡路里：(110 vs. 40) cal/kg/day；蛋白质：(2 vs. 1) g/kg/d；水：(150 vs. 5) ml/kg/d。仅骨骼矿化就需要在出生到成年之间储存1 kg钙。

5岁前，由于骨质差和椎骨尺寸较小，手术可能充满挑战性。出生时，脊柱主要是软骨，只有30%的脊柱骨化；到5岁时，骨化率高达65%。5岁时，椎管已经增长到其最终大小的95%[23,24,57]（图4.27）。

从出生到5岁，胸廓的形态发生变化，出生时呈圆柱形，5岁时变为椭圆形，横径增加大于前后直径[23]（见图4.26）。在此期间，胸廓主要是软骨，容易发生形态学上的改变（图4.28）。

值得注意的是，在生命的前2年，坐高会增加20 cm，其中12 cm是在第一年。生命第一年坐高增加的12 cm与青春期坐高的增加量相当。此外，在生命的前5年，坐高增加28 cm，这几乎等于5岁到青春期之间坐高的增加量（30 cm）。所有生长指标的增加速度并不相同（图4.29）。

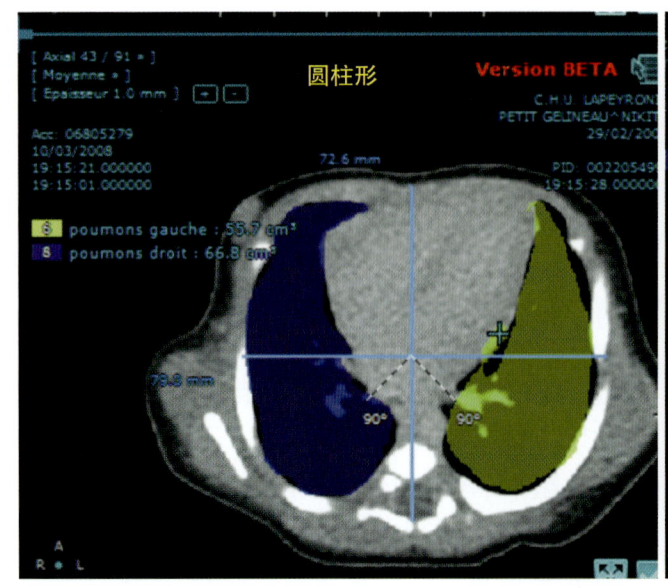 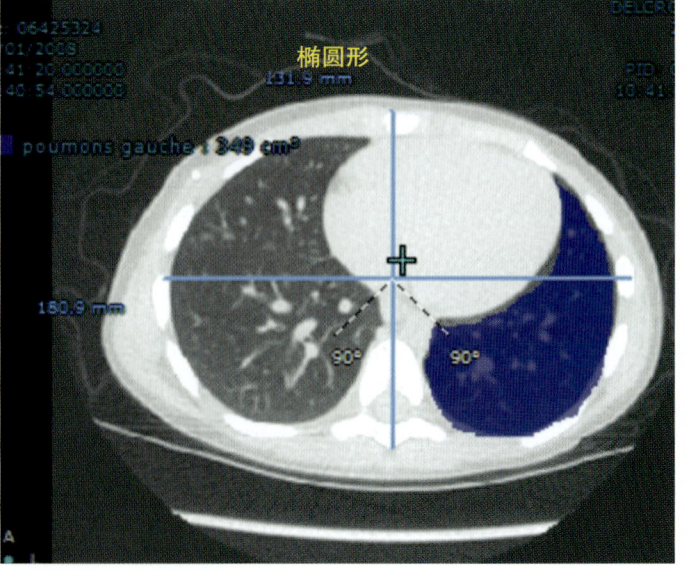

图4.26　胸廓形态。出生时呈圆柱形，5岁时呈椭圆形。从出生到5岁，肺容量增加了6倍

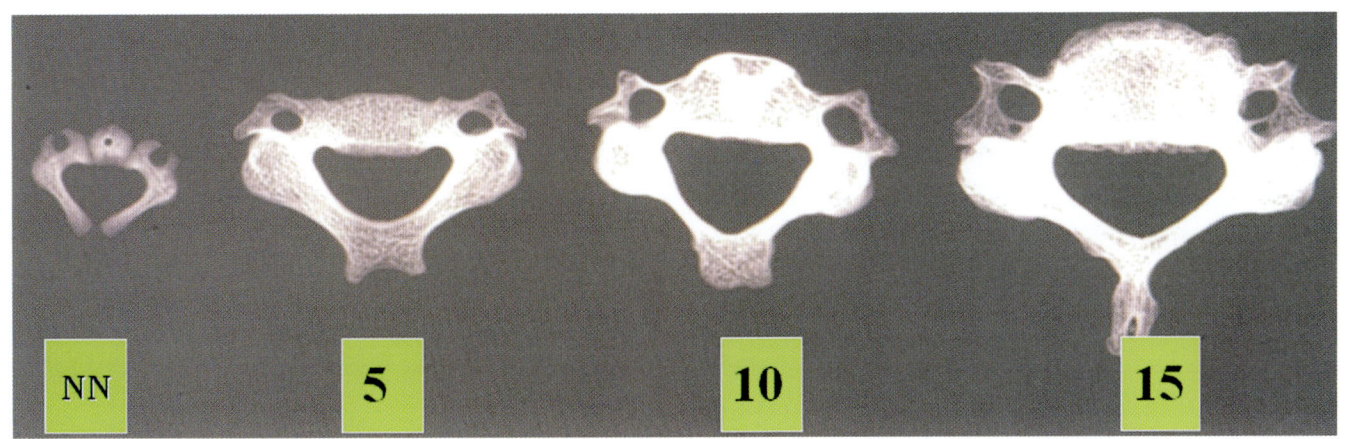

图 4.27 从出生到骨骼成熟之间椎体的骨化和椎管大小变化；到 5 岁时，骨化率提高至 65%，椎管已增大至其最终大小的 95%

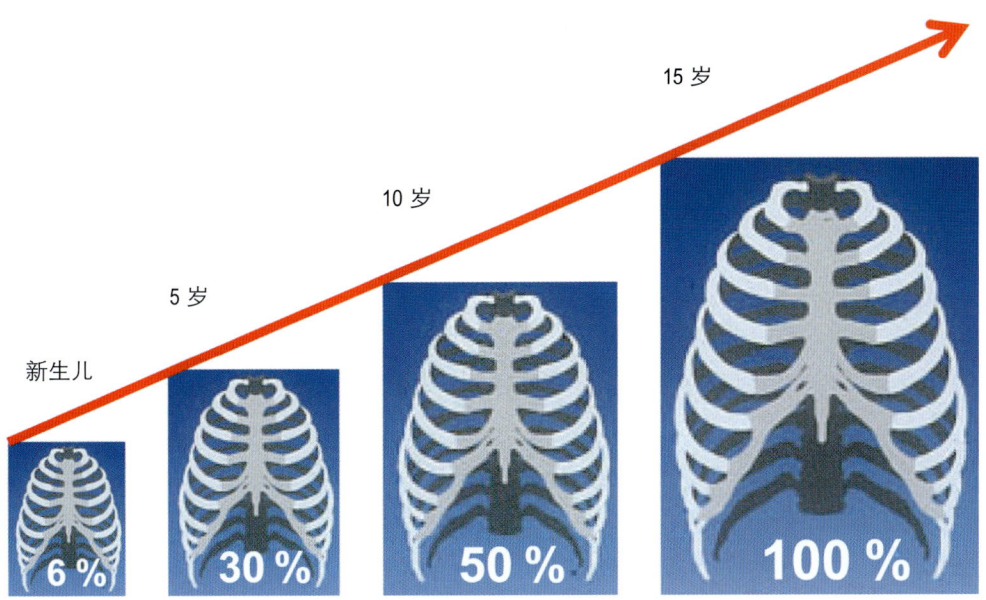

图 4.28 从出生到骨骼成熟之间胸廓体积的增长

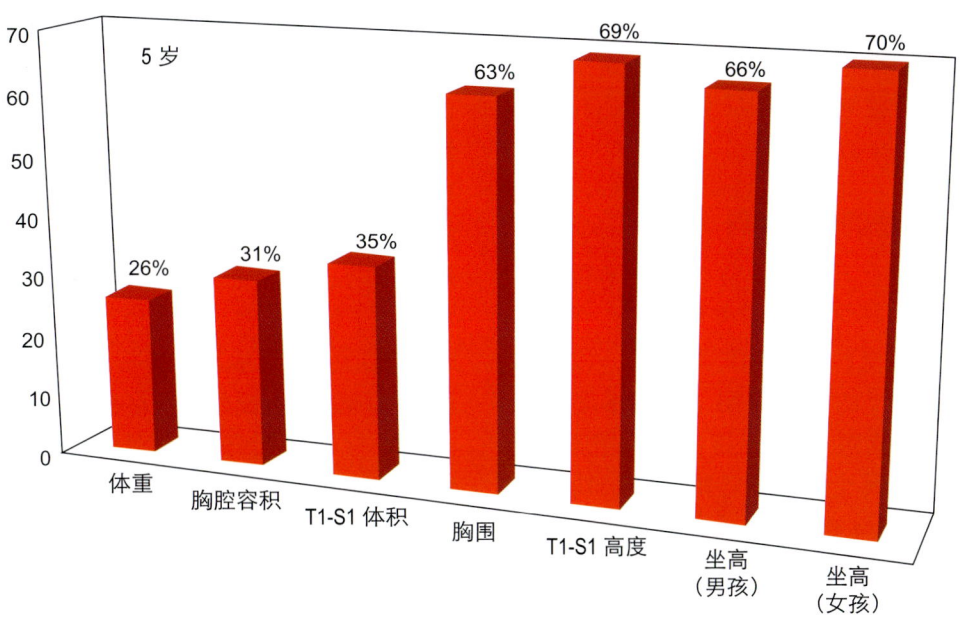

图 4.29 出生后，生长参数分别以不同的速度增长

4.8.4.2 从5岁至青春期：一个静止的时期

在椎体生长的静止阶段，通过强化物理治疗改善体重和呼吸功能很重要。坐高和T1-S1的生长速度减慢。椎体生长减少，每个椎骨每年生长0.7~1 mm。T1-S1将从5 cm增加到10.6 cm。站高的年生长速度为5.7 cm，其中躯干2.4 cm，下肢3.3 cm[23, 24, 57]。

剩余生长是选择最佳管理策略的重要参数之一。5岁时，T1-S1的剩余生长量约为15 cm，2/3在胸椎（10 cm），1/3在腰椎（5 cm）。5岁时剩余的站高增长约为65 cm，剩余的坐高增长约为32 cm[23, 24, 57]。

在10岁时，胸腔体积占比将从30%增加到50%[23, 24, 50, 57]。建议每年撑开1 cm[1]。通过测量坐高可以了解撑开的效果[3, 4, 23, 24, 57]。在10岁时，男孩T1-S1的剩余生长量约为11 cm，女孩约为7 cm。男孩的剩余站高为38 cm，女孩为26 cm。男孩的剩余坐高为20 cm，女孩为15 cm。男孩胸围的剩余生长量约为33 cm，女孩约为31 cm。

4.8.4.3 青春期，一个以弯进展为特征的时期：最后一次身高增长，最后一次需要克服的挑战

青春期的特点是年生长速度显著加快。然而，许多早发型脊柱畸形患者有多种合并症，如Rett综合征和脑瘫，患者可能不会经历真正的青春期生长突增[4, 23, 24, 59, 70]。

在青春期，体重每年增加5kg，胸廓体积翻倍。青春期开始时30°的弯或进展每月超过1°的弯的手术风险接近100%[41, 44, 54]。T1-S1从10岁生长直到骨骼成熟，男孩约增长9.5 cm，女孩约增长6.5 cm[3, 4, 23, 24]。青春期第一年的侵袭性脊柱侧凸应尽快被发现，并选择干预措施。严重的脊柱侧凸应尽早治疗，如有必要，应在青春期的上升阶段开始治疗。

4.8.5 早期椎间融合术后的生长障碍

Mehta等[71]的研究已经表明，在生长中的兔子模型中，脊柱和胸廓的生长之间存在相互作用；脊柱或胸廓的单侧畸形会导致脊柱侧凸和胸廓畸形，以及肺体积不对称。Karol等[72]的研究表明，早期椎间融合术会减小胸廓前后径并缩短T1-T12指数。融合是呼吸功能不全的原因之一，其会加重脊柱畸形和肺功能的丧失。如果超过60%的胸椎（即8个胸椎体积）在8岁之前融合，则用力肺活量可能会降低到预期容积的50%以下。Emans等[73]已经证实了早期关节固定术的这种负面影响。Canavese等[74, 75]的研究已经表明，青春期前兔的后路椎间融合术改变了手术兔的胸廓生长模式，导致前后径比横径增长得更慢。胸骨以及进行后路椎间融合术的脊柱节段胸椎椎体的长度增加较少。曲轴现象在后凸减少的融合椎水平上十分明显[74]。

4.8.6 如何估计生长中儿童椎间融合术引起的生长缺陷

在计划环形融合术时，我们应该了解该手术将对躯干造成怎样的缺陷[76]。剩余坐高和每节胸椎所对应的2.5%的坐高和每节腰椎对应的3.5%的坐高都是要考虑的因素。

例如，5岁时对5节胸椎行椎间融合术，女孩和男孩的坐高将分别减少3.2 cm和3.8 cm。女孩的剩余坐高约为26 cm，男孩约为31 cm。胸椎占坐姿高度的30%。胸椎（12块椎骨）的剩余生长对应于剩余坐高 × 30% = Y。n块融合胸椎所产生的坐高缺陷将为Y/12 × n。对于腰椎可以进行相同的计算，因为它占坐高的18%。对于女孩来说，青春期开始时的环形融合术会导致胸段3.6 cm的缺陷和腰段2.1 cm的缺陷。对于男孩来说，青春期开始时行环形关节融合术会导致胸段缺失3.9 cm，腰段缺失2.3 cm。躯干上的生长缺陷将通过畸形的矫正而抵消（图4.30和图4.31）。

4.8.7 全面的儿科评估是头等大事

由于早发脊柱畸形涉及的疾病种类繁多，强烈建议进行全面的儿科检查，因为早发型脊柱侧凸患者经常有相关的合并症。

4.8.8 小结

生长是身体比例的变化和体积的改变，而且这种变化不是线性的。生长参数不会以相同的速度增长。所有的生长都是相互关联的。任何异常的生长，通过"多米诺骨牌效应"，都会导致另一种异常的生长。椎体的不规则生长是畸形发育的基础。严重的进行性早发型脊柱畸形导致脊柱异常生长，从而影响胸廓和肺部的生长，最终影响心肺系统。只有完全了解正常生长参数，才能更好地了解正常和异常的脊柱和胸廓生长，以及早发型脊柱畸形引起的生长中脊柱和胸廓的病理变化。脊柱、胸廓和肺的有机成分之间存在正常的相互作用。

脊柱畸形会改变胸廓的形状并降低其正常活动度，从而对胸廓的发育产生不利影响[41]。三维贴合胸腔的肋椎复合体趋向于构成类似于立方体形状的弹性结构模型，但在脊柱侧凸的情况下，它变得扁平而僵硬并变成椭圆形，从而阻止肺部扩张[75]（图4.32和图4.33）。脊柱中央部分（T1-T6）的早期后路椎间融合

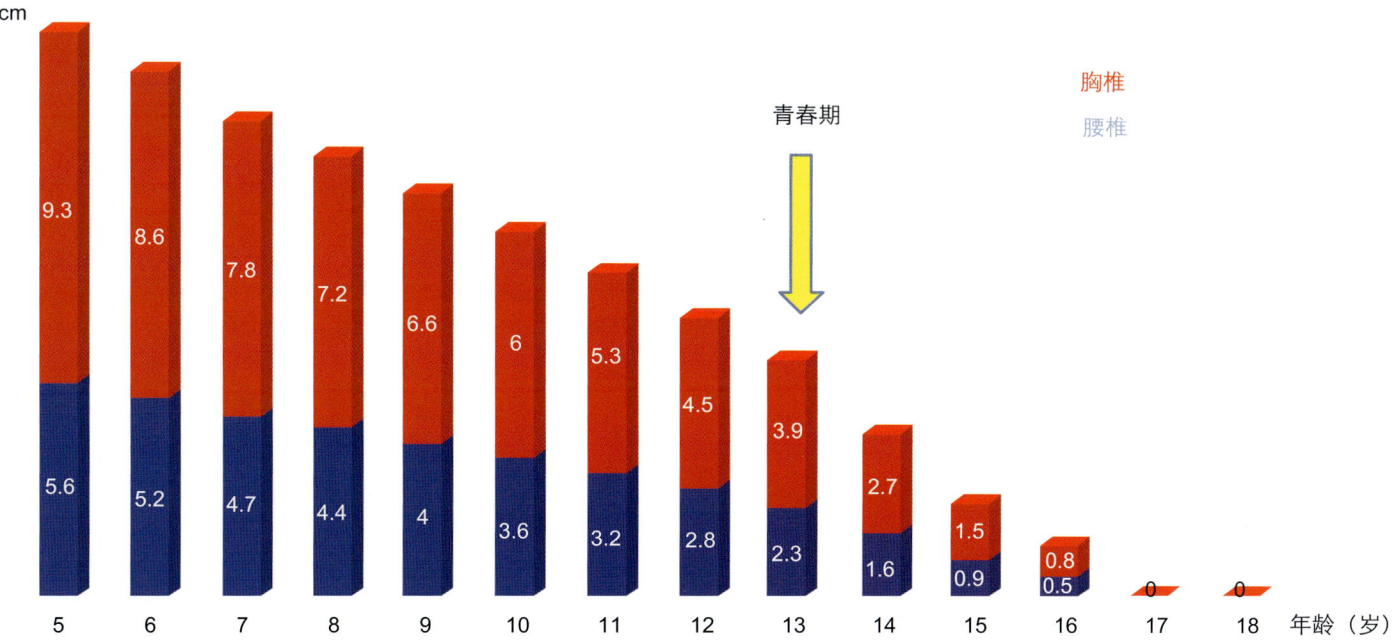

图 4.30　男孩 T1-S1 剩余生长（红色：胸椎；蓝色：腰椎）

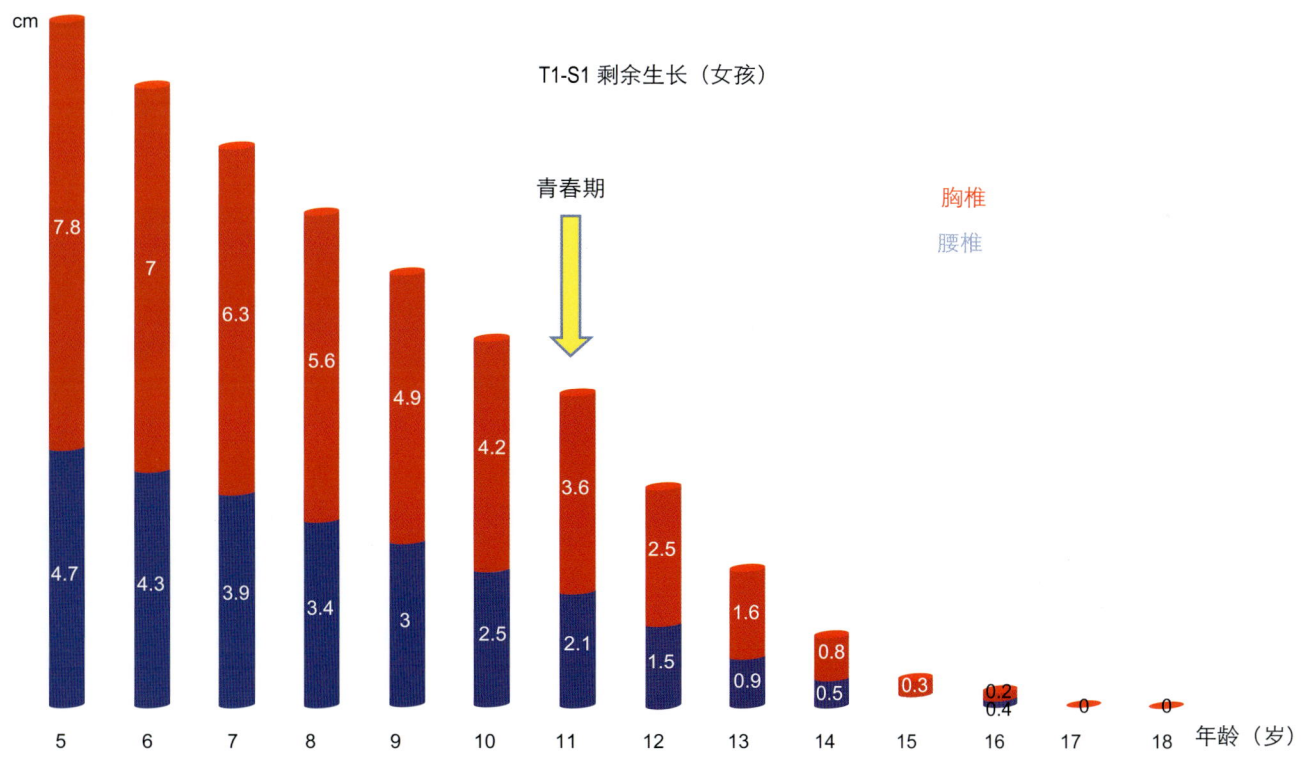

图 4.31　女孩 T1-S1 剩余生长（红色：胸椎；蓝色：腰椎）

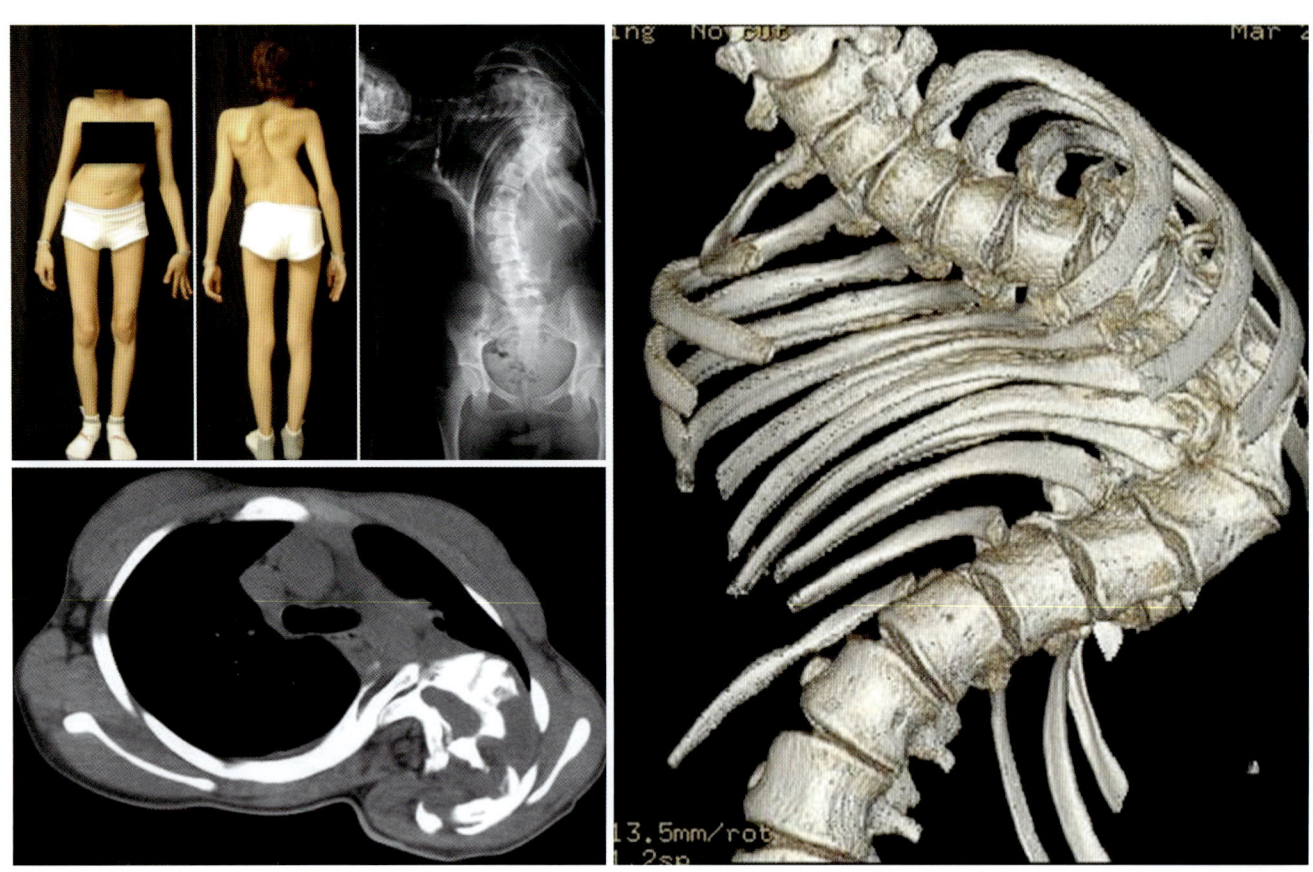

图 4.32 CT 图像显示椎骨侵入到胸腔内，右肺受压

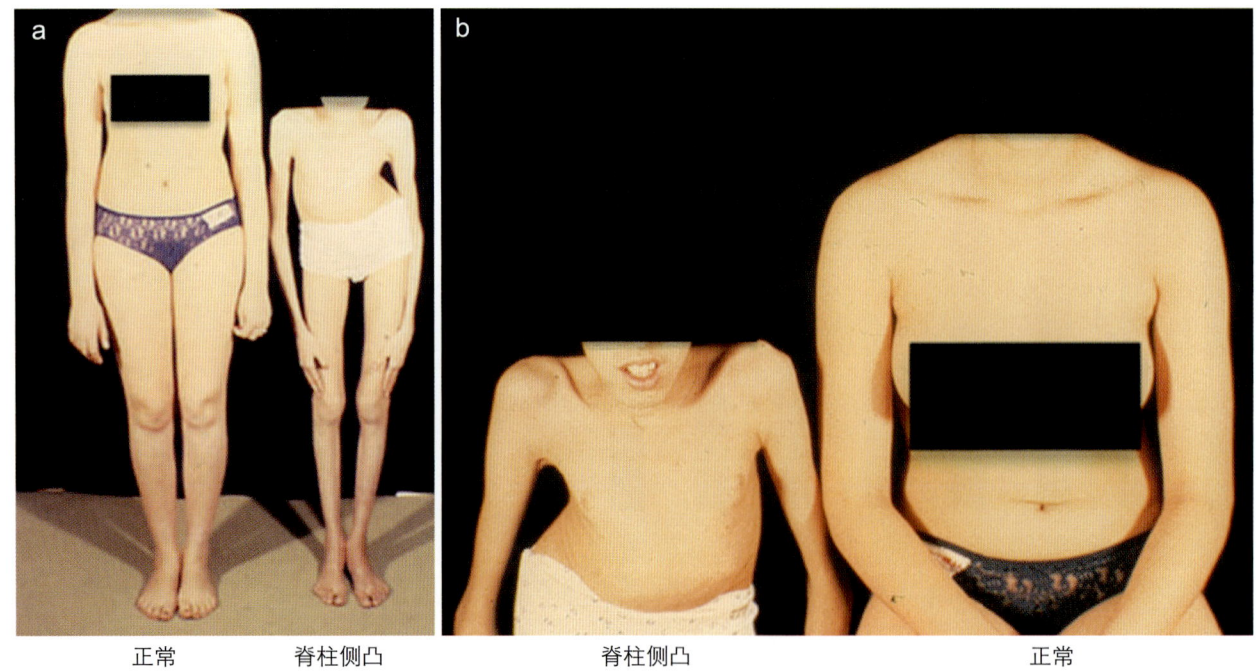

正常　　　脊柱侧凸　　　　　脊柱侧凸　　　　　正常

图 4.33 （a）正常患者与早发型脊柱畸形患者的比较。严重早发型脊柱侧凸患者的下肢生长正常。（b）坐高严重不足

术明显影响了胸腔的形态并减少了胸腔容积[77]。在5岁之前，应治疗胸廓凹陷以保护肺部的生长[26]。

一些新技术，如撑开胸廓成形术[69]和双棒撑开[25]、骑缝钉、中央神经骺板固定等，提供了预防胸廓发育不全和脊柱畸形的可能性。然而，早发型脊柱侧凸理想的手术治疗方法尚未确定。已经开发了磁控、可体外撑开的生长棒系统，以减少全身麻醉下重复手术的次数和住院次数，促进门诊棒撑开，并减少伤口并发症和心理问题。它的原理非常接近Ilizarov大约40年前引入的牵拉成骨技术。磁控生长棒技术仍然存在一些需要改进的技术缺陷。

手术必须是微创的。然而，由于重复的手术程序，外科医生将手术扩大到几乎整个脊柱，而忘记了保留部分节段和保护脊柱运动的必要性。最重要的是不要忘记在T1和S1之间，只有18块椎骨。

挑战生长中的脊柱意味着如何维持脊柱生长、胸廓生长、肺生长，并保持脊柱的灵活性[23]。早期融合产生的短脊柱比长的弯曲脊柱更好的原则不再被普遍接受[78]。

对厘米（cm）的痴迷不必分散外科医生对基本优先事项的注意力。外科医生必须记住，必须实现简单的目标，特别是：①改善临床表现，②维持胸椎高度为18~22 cm（以避免严重的呼吸功能不全），③肺活量至少为50%，④体重每年增加约2.5 kg或体重至少增加40 kg。

患有严重早发型脊柱畸形的患儿不得成为全职患者或外科手术的并列对象。治疗的最终目标是改善患者脊柱畸形的自然病程以及生活质量，并使这些患病儿童成为独立的成年人。

（Alain Dimeglio, Federico Canavese, François Bonnel, Stefan Parent 著　吴　南　蔡继昊 译　刘轩汇 校）

参考文献

扫描书末二维码获取

第 5 章　胸廓的正常生长

本章内容

5.1 引言 54	5.3.2 胸椎生长 59
5.2 人体胸廓结构 54	5.3.3 肋骨生长 59
5.2.1 胸廓的演变 54	5.3.4 胸骨 62
5.2.2 人体胸廓的结构和功能 55	5.3.5 肋软骨 62
5.2.3 胸廓形状随生长的变化 55	5.3.6 肋间肌和其他肌肉 63
5.2.4 胸廓大小的变化 57	5.3.7 膈 63
5.2.5 胸廓：宫内的发育 57	5.4 当胸廓生长受到干扰或扭曲时 63
5.2.6 胸廓：出生至 10 岁的发育 57	5.4.1 自然干扰生长 63
5.2.7 胸廓：10 岁至成人的发育 58	5.4.2 手术或其他因素干扰生长 64
5.3 胸廓的解剖结构及其功能 59	5.5 未来 64
5.3.1 肺从胎儿到成年的生长 59	

要点

- 研究正常胸廓对于更好地了解儿童的发育和功能以及许多相关的关键内部脏器结构（包括脊柱、脊髓、心脏、肺、腹部器官和膈）非常重要。
- 胸部是呼吸泵的关键组成部分，其包括胸廓、辅助呼吸肌、膈、腹肌和脊柱。
- 胸椎生长和脊柱生长相互影响，相互依存。
- 婴儿的胸廓类似于倒置的漏斗，与成人相比，其横截面更圆。随着年龄的增长，胸廓逐渐变为桶状，中胸椎的横向宽度更大。
- 将自骨科收集的规范数据用于推断小儿肋骨的生长和发育。
- 上、下胸肋之间对称且耦合生长。中胸肋骨呈线性增长，其生长速度与股骨远端相似。
- 肋骨投射区体积的增加可用对数螺旋的数学表达式类似于许多其他刚性生物结构在体积上的增长。
- 膈在哺乳动物中是独一无二的，具有多种独立但相互关联的功能。
- 胸骨的胚胎起源不同于胸廓的后部、肋骨和椎骨。它对胸廓的发育和稳定性有很大贡献。

5.1 引言

> 胸廓是脊柱的第四维。
> ——Alain Dimeglio，医学博士

研究正常胸廓对于更好地了解儿童的发育和功能以及许多相关的关键内部脏器结构（包括脊柱、脊髓、心脏、肺、腹部器官和膈）非常重要。了解胸廓的正常生长，可以更好地理解在早发型脊柱侧凸中生长受干扰的情况（图 5.1）。有多种方法可以研究胸廓的正常生长，包括动物实验研究、人体纵向或横截面研究[1-3]、X 线片、计算机断层扫描（CT）[4]和磁共振成像（MRI）[5]。每种方式都有各自的优缺点。

5.2 人体胸廓结构

5.2.1 胸廓的演变

胸廓、膈的结构和功能以及营养、呼吸和运动之间存在复杂的进化和功能关系，这是哺乳动物和现代人类独有的。在大约 160 万年前直立人的人类进化过程中，胸廓从三角漏斗形转变为桶状胸廓[6]。这被认为是环境变化导致更丰富和更有效的饮食，从而引发腹部器官和腰部变窄的结果。由此产生的躯干轮廓变化首次实现了高效奔跑，这可能提供了进一步的进化优势。

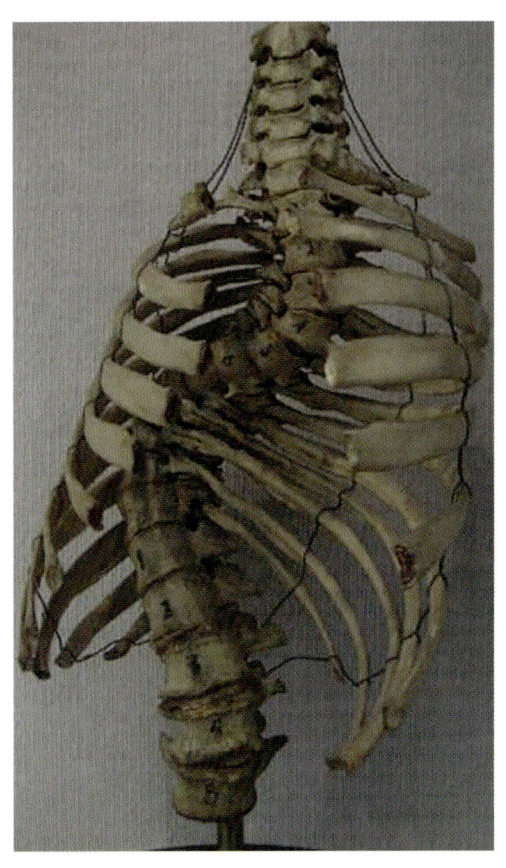

图 5.1 严重脊柱侧凸

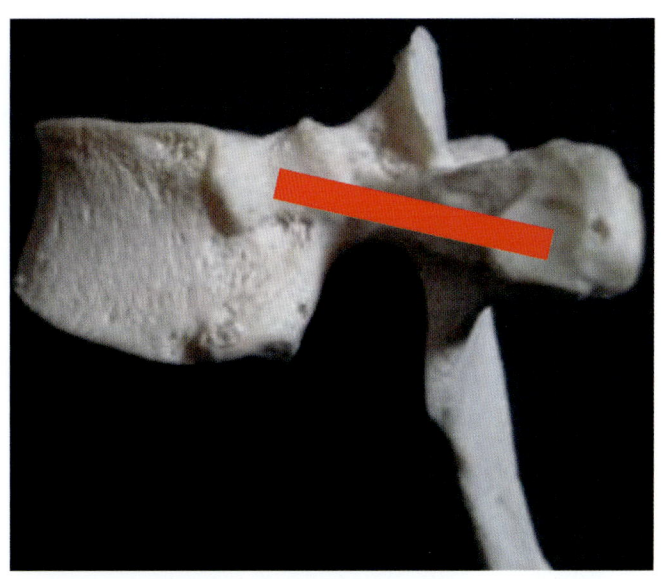

图 5.2 胸椎左侧视图。红线定义了肋骨的旋转轴。该轴相对更偏向于上胸椎的冠状面和下胸椎的矢状面

5.2.2 人体胸廓的结构和功能

呼吸泵包括胸部、辅助呼吸肌、膈、腹肌和脊柱[7]，其中胸部是关键部分。胸廓有多种功能：上部为呼吸功能，下部为腹部内容物的保护功能。胸廓在概念上可分为附有斜角肌和胸骨旁肌的上胸部（第1~6肋）和附有膈的下胸部（第7~12肋）[8,9]。根据功能解剖学研究，呼吸运动影响上胸部，包括通过胸肋关节连接到胸骨的第1~7真肋骨，而膈运动影响下部第8~12肋骨和下胸部[9]。这些下位肋骨包括通过第7肋肋软骨关节间接插入与胸骨相连的假肋（第8~10肋）和胸廓下侧的浮肋（第11肋和第12肋）。

肋骨与胸椎在椎体上外侧和横突尖端相连（图5.2）。这既为胸廓提供了稳定性，也为每根肋骨提供了一个旋转轴，从而通过促进胸部运动而参与呼吸。肋骨决定了胸廓的大小、形状和运动。上胸椎的椎弓根在T1的横断面上的角度约为30°，而在T12的角度为0°（图5.3）。椎弓根在矢状面上也有一个向下的斜坡，这决定了向下倾斜的肋骨位置。因为肋骨在胸椎的两个点处有关节，这决定了肋骨的旋转轴，它总体上与身体处于一个斜面。静息状态下呼吸时，尤其是辅助肌肉的抬高，肋骨抬高会增加上胸廓的前后径。同时，

随着旋转轴更多地位于矢状面上，下位肋骨旋转使胸廓在横向方向上扩大。因此，如果没有足够的空间，髋关节和脊柱石膏会阻碍下位肋骨的横向扩张。

胸廓是提供胸椎稳定性的重要支持结构，根据所测试的负载方向的不同，胸椎活动性可减少23%~47%[11]。肋骨的横向刚度最大[12]。在一项对31个完整的人体胸廓研究的系统评价中，施加力矩为1.5~8 NM，汇总估计显示节段椎体活动度（ROM）为屈曲/伸展1.9°~3.8°，侧弯2.1°~4.4°，轴线旋转2.4°~5.2°。整个T1至T12脊柱在屈曲/伸展时28°，侧向弯曲36°，轴向旋转45°，这与体内确定的运动范围相似[13]。与去除胸廓相比，当存在肋骨时，人体尸体胸椎的稳定性在屈曲/伸展时增加了40%，在侧向弯曲时增加了35%，在轴向旋转时增加了31%[14]。在新鲜的人体胸腔标本中，通过线缆施加400 N的载荷，去除胸腔可使每个载荷方向的ROM增加约60%[15]。胸廓对胸椎刚度的贡献非常重要，以至于Ponte截骨术对解剖尸体标本的影响在屈曲/伸展（1.0°/水平）时较小，而在轴向和侧向弯曲上则不显著[16]。在AIS>70°且ATR>16°的情况下，采用前路松解和胸廓内成形术旋转整个胸廓的手术技术可能成功，但仅限于57%的病例[17]。

5.2.3 胸廓形状随生长的变化

关于新生儿三角形胸廓如何在成年后变成桶状的详细信息很少。总体而言，出生时的圆柱形胸廓在4~5岁时变得更椭圆，横向直径增长超前后直径。不同阶段胸廓不同部位互相影响，最终形成成人胸廓

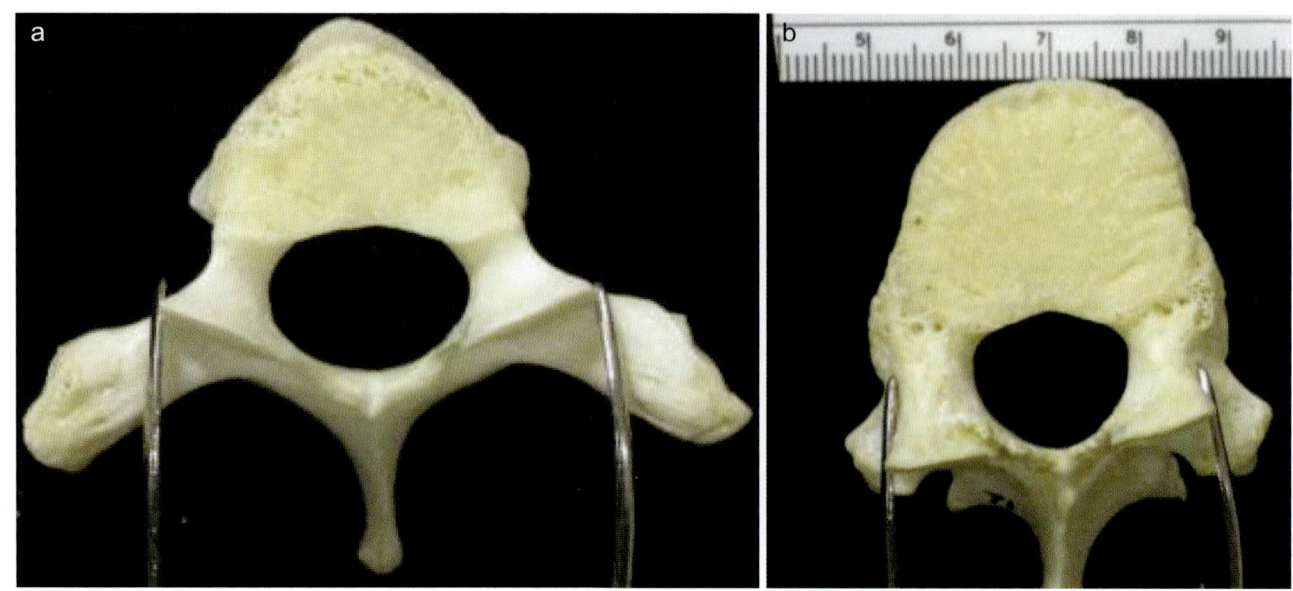

图 5.3 （a）T1 样本。椎弓根角为 30°，决定了冠状面肋骨的旋转轴。（b）T12 样本。椎弓根角约为 0°，相应的冠状面肋轴为 0°

形态。随着时间的推移，前后尺寸会大幅增加，但横向尺寸也会相对更大地增加，上胸廓相对于下胸廓更显著。这导致金字塔形的婴儿胸廓在大约 3 岁时逐渐演变为成人桶状胸廓（图 5.4）[18]。人类胸廓形状的这种变化可分为 3 个年龄组，这些转变发生在 3 岁和青春期[18]。除了形状的变化外，整体重心也发生了变化——婴儿期在右侧，幼年为中立位，青少年和成人则偏向左侧[19]。

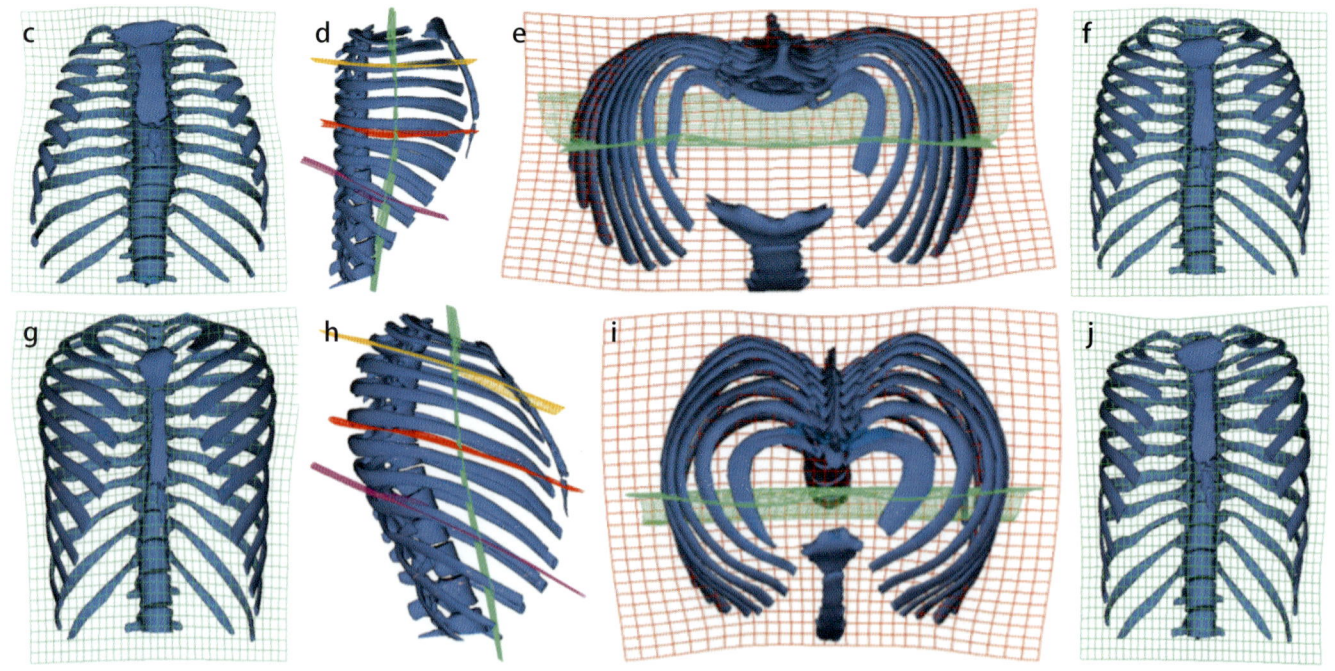

图 5.4 扭曲的胸廓模型显示了最小（最年轻）样本（c）和最大个体（g）的正视图。绿色转换网格（x-y 平面）显示从（c）到（g）的生长过程中上胸廓相对扩张和下胸廓相对收缩。侧视图显示了从最小（d）到最大（h）个体的形状变化，并展示了肋骨方向、轴向和横向曲率的复杂变化。在生长期间，这些在上胸廓（橙色和红色 TPS 网格）比在下胸廓（紫色 TPS 网格）更明显。请注意下胸椎和下位肋骨的相对伸长如何促成下胸椎形状的变化。上方视图显示最小的（e）胸廓相对强烈的中外侧扩张和最大的（i）胸廓相对较深的胸部。该视图还显示，最小个体的最后方结构是脊柱，而在最大个体中，它是肋角外侧胸腔的双侧后投影（椎骨内陷）。（f）和（j）中的正面视图说明了由 PC3 表示的胸廓形状的变化，这是第 2 组（蓝色）和第 3 组（红色）平均值之间差异的重要组成部分。这些变化可能反映了后期个体发育过程中身高的增长 (Reprinted from Bastir et al. [18]. With permission from Creative Commons Attribution License)

5.2.4 胸廓大小的变化

胸椎生长和脊柱生长相互影响并相互依存。Canavese 和 Dimeglio 描述了儿童时期胸廓体积是如何增长的[1]（图5.5）。新生儿胸腔体积约为成年后的6%[3]。到5岁时，胸廓体积仍仅为最终成人胸廓体积的30%。虽然10岁的孩子已接近成年身高，但胸廓体积仍然只有成人的一半左右。肋骨的长度和形状的变化创造了更大的胸廓横截面，伴之胸廓高度的增加，肋间隙增大和肋骨胸骨生长，共同促进了胸廓整体体积的增加。

5.2.5 胸廓：宫内的发育

以3个月为一个阶段，胎儿身长在前两个3个月中增加最多，而在第三个3个月中体重增加最多。在可预测的发育阶段，胎儿肋骨形态发生和胸腔形态已被充分描述[20, 21]。心脏位于胸廓深度最大的位置，肝脏位于宽度最大的一对肋骨处[21]。胸骨发育、脊柱后凸和更大的内脏器官都会影响胸廓形态[21]。出生时，脊柱只有30%骨化程度。

5.2.6 胸廓：出生至10岁的发育

在出生时，胸围为32 cm，是最终成人胸围的36%，因此到成年时是出生时的3倍[3]。更近端的节段更早成熟，远端体积变化较晚。2岁的孩子已经是成人身高的50%，这证明了早期身高的发展快于胸围和体积。在出生后前3年，胸廓形状变化主要发生在上胸部，随着年龄的增长，胸廓形状的变化更多集中在远端。到5岁时，胸围为最终大小的63%，胸廓体积为30%，而站立高度为最终成人身高的60%[3]。到5岁时，胸廓体积仍仅为成人的30%。头部相对比脊柱大，脊柱比下肢长。近端部分成熟得更早，例如从出生到成年的股骨长度增加了3倍，而脊柱只需要增加1倍的长度。

2岁以下，肋骨朝向更水平，膈穹隆及胸锁关节头的位置更高。新生儿和婴儿的胸廓比年龄较大的儿童或成人更柔韧可塑。当婴儿的肺部因急性或慢性疾病而变得僵硬时，这些结构和组织特性使得其代偿能力下降。正因如此，新生儿和婴儿的胸廓必须通过增加呼吸频率来补偿[7]。幸运的是，在生命的头3年里，肋骨的曲率和肋骨方向的改变与呼吸机制的变化相关。由于婴儿采取直立行走，胸椎后凸较少，从侧面看，这种胸腔结构从矩形改善为梯形（图5.6）。在直立姿

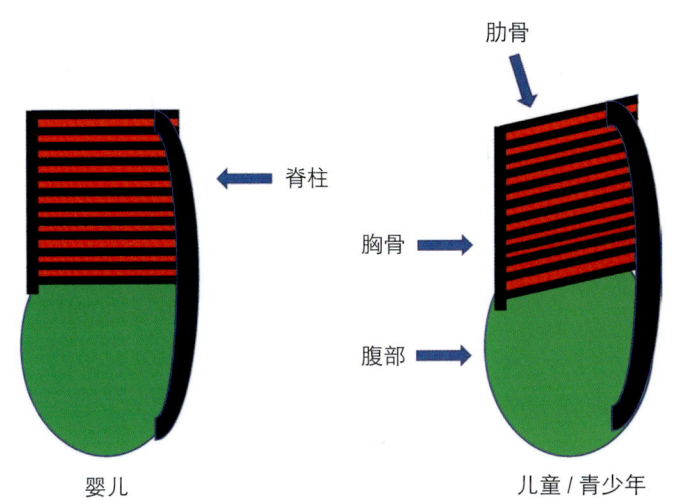

图5.6 婴儿的肋骨相对水平，胸廓在矢状面上更呈矩形。随着时间的推移，肋骨呈现更倾斜的方向，胸廓更呈梯形，这提供了更有效的呼吸泵和更好的应急储备

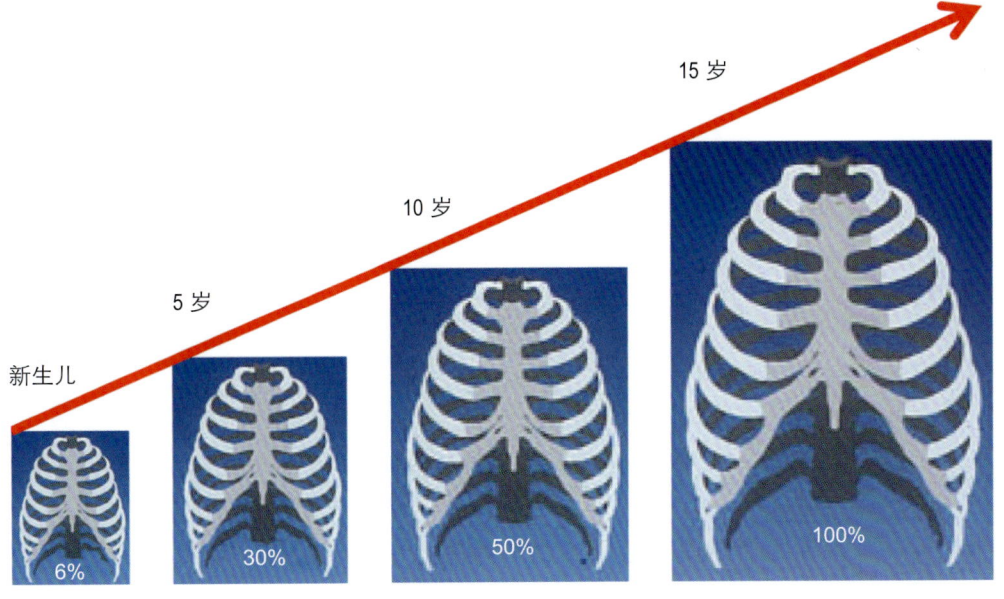

图5.5 新生儿到成人胸廓体积的增长。到10岁时，胸腔只有最终成人体积的50%

势下，肋骨倾斜度增加，锁骨和膈的高度降低，胸廓在3岁时呈现出更成熟的形状（图5.7）[22]。到3岁时，这种向成人形态的转变为年龄较大的儿童提供了更有效的呼吸泵。

关于具有三角形胸廓的新生儿如何向桶状过渡到成年的详细信息很少[23]。与成人相比，婴儿的胸廓更像是一个倒置的漏斗形并在横截面呈圆形（图5.8）。随着年龄的增长，胸廓变得更呈桶状，在第6和第7肋骨处的中胸椎的横向宽度更大。在3岁前，冠状面也可见上胸增宽以及明显的上肺生长。新生儿胸腔下部相对较宽，与相对较大的新生儿腹部器官相关（图5.8）。随着时间的推移，这些变化反映了胸廓和腹部内容物以及肌肉骨骼系统的不同成熟度[18]。新生儿的上胸廓在轴向平面上呈圆形，成人呈椭圆形；而新生儿下胸廓呈椭圆形，成人呈圆形[18]。随着年龄的增长，胸廓的横截面从圆形转变为椭圆形，胸中段第6和7肋处的横向宽度变大[7]。

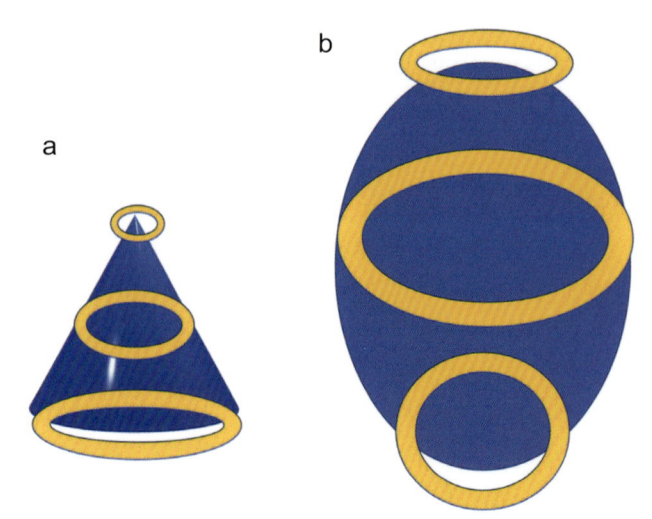

图5.8 在正面和轴向平面上的婴儿与成人胸廓。（a）婴儿胸廓的相对形状。正面呈三角形。近端相对更圆，远端更椭圆。（b）成人胸廓的相对形状。正面呈桶状。近端更椭圆，远端相对更圆

5.2.7 胸廓：10岁至成人的发育

到10岁时，胸廓的体积是成人的一半，因此在青春期到成年期间胸廓体积会翻倍。到14~15岁时，骨性胸廓的大小几乎已经成熟固定[18]。在此期间，椎体、肌肉和脂肪的深度和宽度增加，这也有助于整体胸围的增加。成年后，胸围增加了2倍，男孩为56 cm，女孩为53 cm[3]。到10岁时，虽然胸廓是其最终体积的50%，但已达到其最终周长的73%，站立高度超过了最终成人身高的80%。胸围在15岁时达到了成人的91%，到18岁时达到100%，尽管在青春期胸围增加的周长大部分是由于软组织增多。

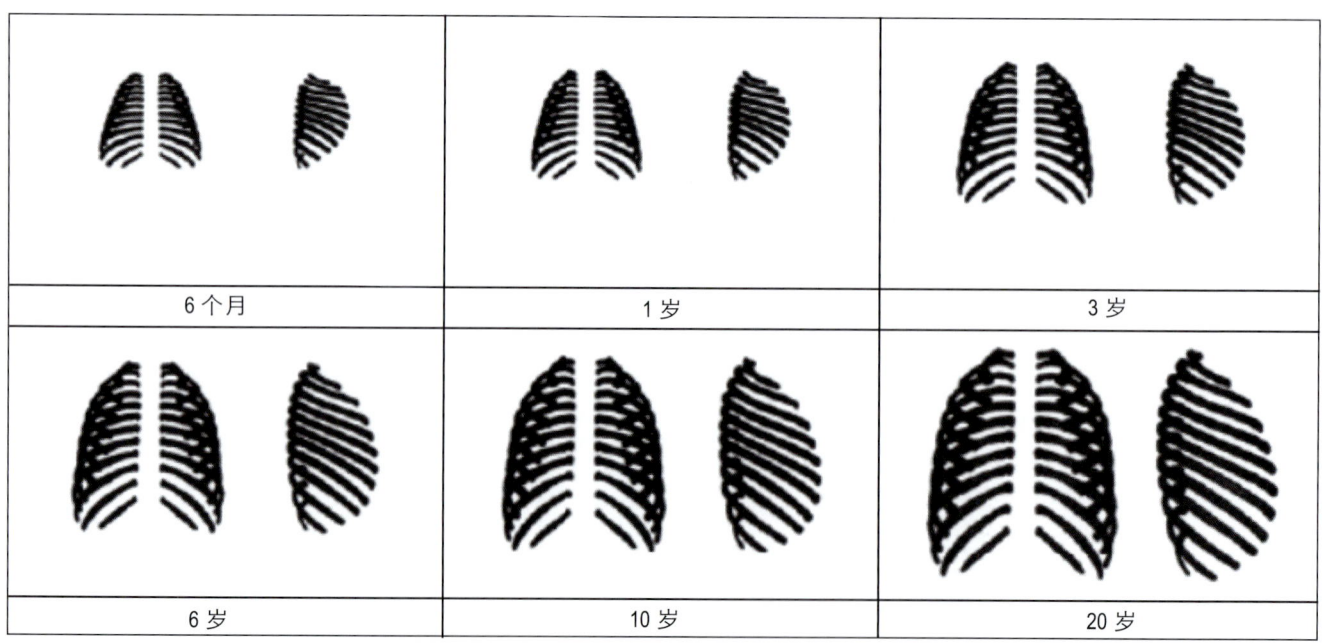

图5.7 到3岁时，肋骨水平定向的婴儿胸廓与肋骨下倾的成人胸廓相似 (Reprinted from Weaver et al. [22]. With permission from John Wiley & Sons)

5.3 胸廓的解剖结构及其功能

5.3.1 肺从胎儿到成年的生长

早期研究表明，出生时肺泡总数为 2000 万个[24]，前 2 年增加最多，在 8 岁后不再增加[25]。然而，早期的尸体研究对不同年龄的肺泡数量有很宽的置信区间，并且认为肺泡会在儿童的整个成长过程中持续发育[26]。还有证据表明，作为肺切除术后拉伸刺激的反应，年轻成人的肺泡数量会增加[27]。

5.3.2 胸椎生长

胸椎在出生时长度为 11 cm，长大后男孩增至 28 cm，女孩增至 26 cm，长度增加了一倍以上[3]。在评估脊柱随时间的生长时，存在放大效应，这对随访脊柱和胸廓的绝对长度以及胸廓的宽度造成了挑战。幸运的是，骨盆入口宽度的标准化测量为确定生长提供了与年龄无关的和疾病个体化的标准[28]。

5.3.3 肋骨生长

肋骨生长和由此产生的胸廓生长对于许多关键内部脏器结构的发育和功能很重要，包括心脏、肺和腹部器官。肋骨还为膈提供了稳定的连接。肋骨的长度和形状的变化增加了胸廓的横截面，再加上胸廓高度的增加、肋间隙增宽和胸骨的生长，有助于增加整个胸廓的体积[1]。更深入地了解肋骨的生长有助于了解胸廓的生长，尤其是对于诊疗患有复杂脊柱和胸廓畸形儿童的外科医生而言尤为重要。

大多数已发表的肋骨研究并未描述正常的肋骨生长，而是描述了脊柱侧凸儿童的肋骨或胸廓生长异常和不对称[18, 29-33]。实验动物产生的肋骨畸形表明，异常的胸廓发育是脊柱侧凸的一个共同特征[34, 35]。实验肋骨测量包括角旋转[29]、左右两侧的侧向差异[29, 32, 36]、肋骨的质心[18] 和肋骨的坡度指数[7]。在一些研究中，肋骨异常仅限于肋骨融合或胸壁缺损，而不是肋骨的特定缺损[31, 33]。

与肋骨相比，长骨的基本生长情况有翔实的数据[37]。人类股骨中，70% 的生长发生在远端（大约每年 1 cm），30% 的生长发生在近端。肱骨 80% 线性生长在近端，20% 在远端。肋骨尺寸的标准化定义为描述儿童肋骨生长提供了标准数据[23]。由于肋骨形成了一个封闭的空间，代表这个空间的两个测量值是外肋长度（outer costal length，OCL）——肋骨的总弯曲长度，和基圆直径（base diameter，BD）——连接肋骨一端到另一端的线性距离。这两个测量值会影响胸廓的形状和大小，因此被认为是胸廓生长发育的两个关键参数。仅通过肋骨形状所描述的区域并不能完整反映胸腔的总体积，胸腔体积还需包含肋软骨、胸骨、脊柱、膈、肋间隙以及胸廓其他软组织结构。由于我们最感兴趣的是肋骨所包围的区域，因此我们定义了代表该空间的这两个测量值。外肋长度（OCL）是肋骨的总弯曲长度，基圆直径（BD）是连接肋骨一端与另一端的直线距离（图 5.9）。

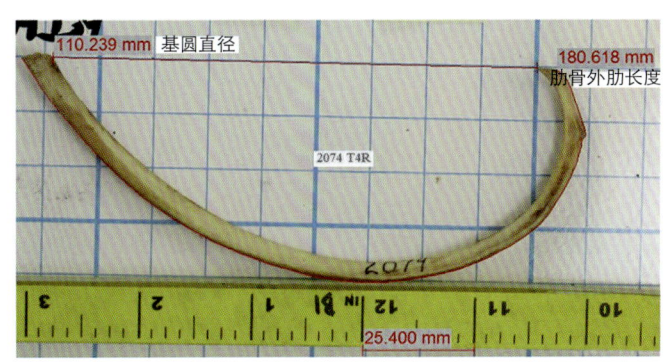

图 5.9 肋骨外肋长度（OCL）和基圆直径（BD）图示

Hamann-Todd 骨科学集合（Hamann-Todd Osteology Collection，HTOC）用于详细调查 20 世纪早期收集的历史样本中小儿肋骨和椎骨的正常生长和发育资料[23]。在 32 个儿科标本中，共有 714 根完整肋骨可用于测量。这使我们能够推断出儿童肋骨的独特形状和生长模式，并确定肋骨的生长如何影响发育中的儿童胸廓的体积和形状。HTOC 位于克利夫兰自然历史博物馆内，包含 3100 多个人类标本，其中包括 62 个已编入目录的 1~18 岁儿童标本。许多是大萧条时期营养不良的儿童，每个人都过早死亡。标准数据中包含的所有标本均未表现出脊柱畸形。总共选取了 32 个最完整的 1~18 岁儿童标本进行更详细的研究。每个可获得的年龄组中至少有一个样本被纳入，以提供生长人群的横断面代表。带有网格背景的高质量数码照片能提供可靠的信息（图 5.10）。这避免了抄录错误，任何差异和任何异常值都可以直接从存档的照片中重新测量。

共获得 32 个儿童标本的肋骨和椎骨的高分辨率照片 6226 张。拍摄了所有可用的肋骨和脊椎（见图 5.10b）。肋骨从右到左和从近端到远端分类，标记为肋骨 1~12，并通过数码相机从 3 个正交角度成像。每张照片都是从固定的网格背景校准，并进行定量测量。锐图像分析软件（Olympus，软成像解决方案）用于所有测量，精确到 0.1 mm。最终数据集产生了超过 32 000 次单独的测量结果。在人类生长研究中使用骨科学集合有局限性，包括样本量小、假定所有样本都

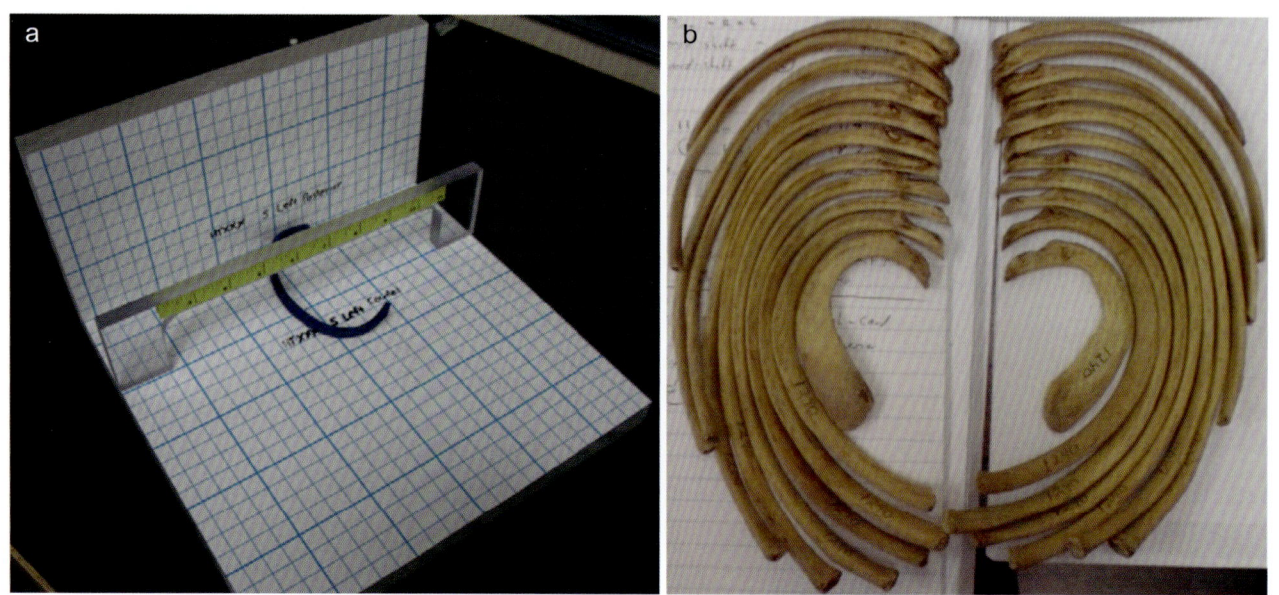

图5.10 （a）用于拍摄样品的固定支架。显示的是网格上的肋骨模型，用于在6个投影中获得高分辨率照片。（b）按顺序排列的所有肋骨的图示，肋骨1位于内侧，肋骨12位于外侧。各个肋骨有一个非常显著的特征，近端的肋骨比较直的下肋骨更平坦、更弯曲。

是正常的、仅使用可用样本所固有的选择偏差（即对营养不良的儿童的偏差）以及使用横断面数据来推断个体和人群的正常生长趋势。测量分析中没有使用包括样本身高和体重在内的其他限制，并且由于无法测量任何软组织结构，因此无法评估实际胸廓体积。测量方法是主观的，兴趣点由研究者选择。未进行测试、重新测试、观察者间和观察者内的可靠性测试；然而，在初步试点测试中，这些线性测量的变异性很小。

5.3.3.1 线性肋骨生长

每根肋骨都有其自己的线性生长率，从出生到成年，其长度增加3倍以上。生长最快的肋骨是中胸部肋骨，它可能会影响新生儿的三角形胸廓发育为大龄儿童和成人的桶状胸廓（图5.11）[18]。上、中、下肋

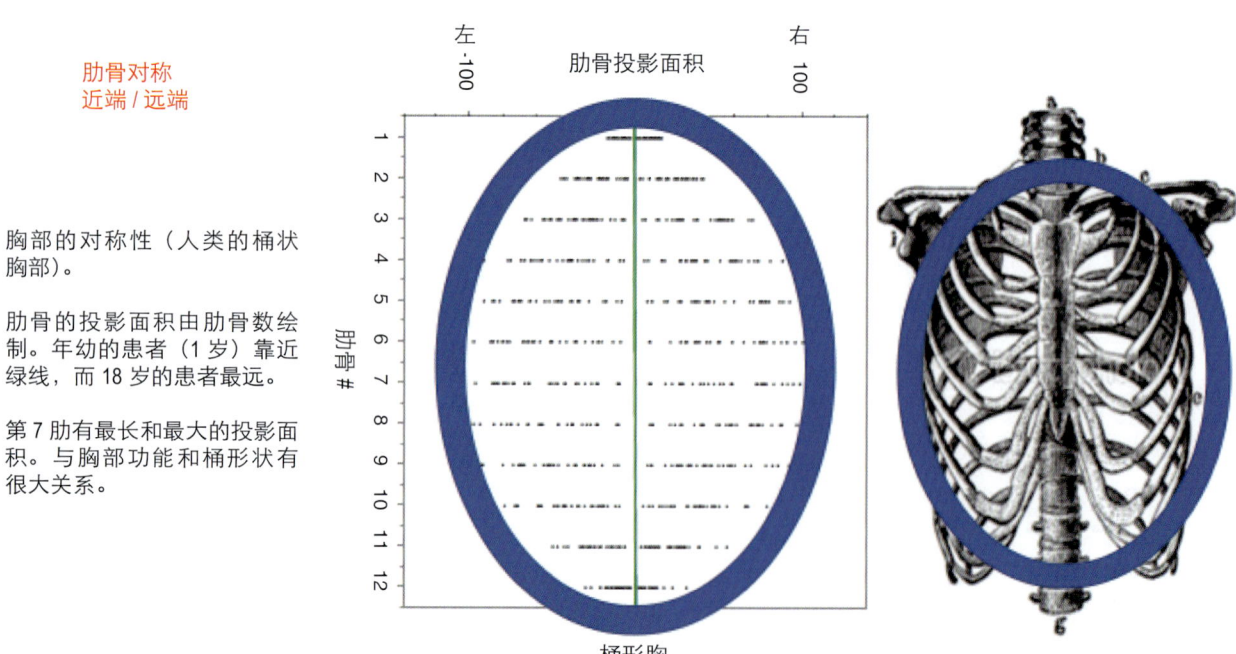

图5.11 中胸肋骨的投影面积在所有年龄段中增加最大。这种效果在年龄较大的青少年中尤其明显，桶状胸廓很明显。左右肋骨投影面积对称。较年轻的受试者（1~3岁）出现在图表的中心附近，而较年长的受试者（17~18岁）位于最左侧和最右侧

骨之间存在耦合生长。因此，第1和第12、第2和第11、第3和第10肋骨以及作为一组的中间肋骨的投影面积随着样本年龄的增加而增加。连接膈的下肋比上肋更直。表5.1显示了相应椎体水平的肋骨生长线性速率。中间肋骨的长度和投影面积上增加最大，与股骨远端的线性速率相似。

表 5.1 第1~12肋骨在1~18岁的生长速度

肋骨	起始长度（mm）	增长率（mm/yr）	相关系数
1	56.7	4.1	0.761
2	86.9	7.5	0.823
3	99.5	9.4	0.869
4	105.0	10.3	0.823
5	112.0	11.0	0.864
6	114.2	10.7	0.854
7	113.9	10.6	0.821
8	109.6	10.5	0.885
9	106.4	9.4	0.842
10	94.5	8.1	0.823
11	69.9	6.1	0.760
12	39.0	4.0	0.575

中间肋骨R4~R8生长最快。$N = 60$

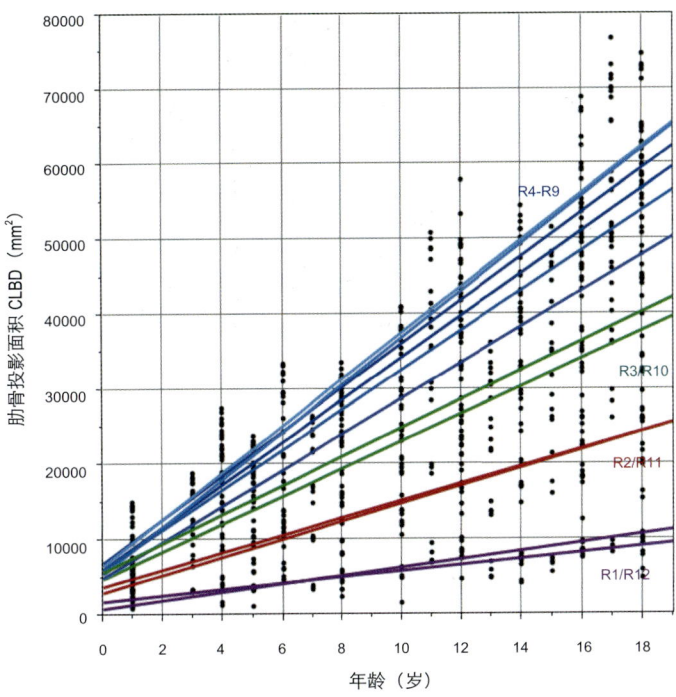

图 5.12 随着年龄的增长，肋骨投影面积增加。中肋（R4~R9）随着年龄的增长最大。上肋与下肋间存在耦合生长

5.3.3.2 生长的耦合对称性

两个物理测量值（OCL 和 BD）表明肋骨遵循特定的生长模式。OCL 和 BD 都随着年龄的增长而增加。存在可预测的线性和体积增长以及耦合对称性（图 5.12）。上下胸廓的肋骨形状不同，但通过不同的方式达到相同的投影面积。上胸廓通过增加 OCL 来增加面积，而下胸廓通过增加 BD 来增加面积。肺在膈处比在近端更宽，肋骨的形状有助于确定这一点。10 岁之后，肋骨的投影面积显著增加，这反映了已知的胸廓生长在这一年龄后翻倍的现象（图 5.13）。

5.3.3.3 对数螺旋

我们观察到肋骨的曲率变化类似于自然界中实体结构的对数螺旋生长原理（图 5.14）。这是一种几何原理，在自然界中普遍存在于有壳动物身上，是刚性生物体在不改变其基本形状的情况下增加体积的常见机制。在自然界中，蜘蛛网、低压天气模式和一些星际结构（如漩涡星系）中也可以看到对数螺旋模式[38]。

尽管通常被描述为黄金螺旋，但这些螺旋本质上是更准确的对数螺旋。它们的形状有时近似斐波那契数列、黄金矩形或黄金比例。黄金比例基于数字 phi

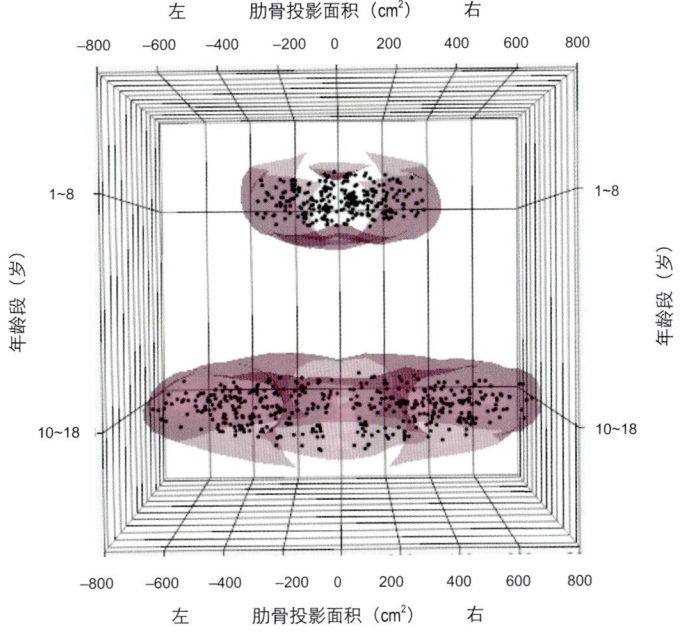

图 5.13 按年龄组，1~8 岁和 10~18 岁肋骨面积投影。10 岁后投影面积显著增加，这与已知的在该年龄后发生的胸廓体积翻倍相似

（1.618），边比为 1.618 比 1.0。对可用的 714 根肋骨中超过一半的样本进行评估，以确定它们与这些螺旋形式的紧密程度。肋骨偏离预期螺旋的，平均误差约为 8%。中肋骨每年生长 1 cm，大部分是通过胸骨前部

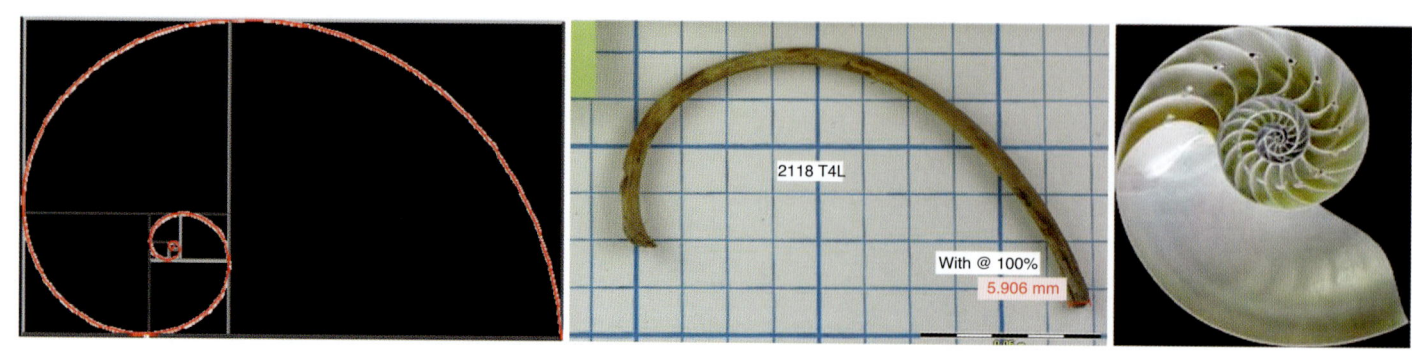

图 5.14 人的肋骨似乎遵循自然界中发现的椭圆螺旋结构，其大部分生长在胸骨端

的生长来增加体积，类似于鹦鹉螺和其他贝壳的生长方式。中肋的线性增长量与股骨远端的线性增长相当，股骨是人类线性增长最快的长骨。

其他值得关注的肋骨测量值是肋骨的高度和宽度，这些都包含在我们的测量中。我们确定肋骨高度在1岁时达到成人肋骨高度的一半，但会继续增长直至青春期。相比之下，肋骨的厚度在大约1岁时达到接近成人的大小。这证实了我们之前对正常儿童人群进行的一项CT研究，该研究显示1岁时平均肋骨高度为6.9 mm（成人肋骨高度的一半），到3岁时达到成人肋骨高度的3/4。其他复杂的肋骨特征，如扭转（轴向肋骨方向）和肋骨倾斜角（矢状方向）有助于有效的胸廓力学生长[9]。此外，下肋骨（第8~10肋）比上肋骨（第1~7肋）的变异性更大，这表明上真肋骨受肺动力学的影响，而下肋骨的生长受横膈动力学的影响[9, 18, 39]。与更远端的身体节段（例如股骨）的生长相比，胸廓和肋骨有早期有限生长的趋势。这一点尤其重要，因为上肋经常用于钩锚定点。Ferguson等人研究表明，用于植入体附着的最大可用肋骨宽度正好在横突的外侧，其中T2宽度为（8.4±1.2）mm；T3宽度为（6.3±1.0）mm；T4宽度为（5.6±1.1）mm；T5宽度为（5.0±0.7）mm[40]。

5.3.4 胸骨

胸骨的胚胎起源不同于胸廓后部、肋骨和脊椎骨。胸骨来自中胚层组织，而肋骨和椎骨来自体节。在胎儿发育的第6~7周，双侧中胚层间充质带，也称为侧板，在中间连接形成胸骨[41]。厚柄首先发育，紧随其后的是更远端的胸骨和剑突。在妊娠10周左右，双侧胸骨板软骨化并开始与肋骨融合。与椎骨的骨化中心相似，每个胸骨骨化中心都被一个球形生长板包围。大约在第15周，位于中线两侧的胸骨软骨板从头侧到尾侧骨化，这一过程在出生后继续。

在儿童时期，胸骨体有4个节段，称为胸骨节，它们后来融合形成一块骨[42]。胸骨骨化中心在出生时就存在，但只有胸骨柄和第1胸骨节骨化。出生后的骨化首先发生在胸骨柄部。在儿童早期，胸骨柄从圆形变为椭圆形。随着胸骨柄的生长，远端胸骨体相对于其近端变得更宽，胸骨柄部相对于胸骨体变得更宽[22]。在出生后3年，下胸骨变长。1~5岁时，所有胸骨节都是分离的；然后从近端到远端发生融合。胸骨中板有3个骨化中心，在6~12岁时融合[43]。接近成熟时，胸椎后凸有助于增加下胸骨的前部位置。第3和第4胸骨节之间的融合最迟在6~10岁到15~17岁之间发生。在青少年时期，第1和第2胸骨节甚至更晚融合。无论男女，胸骨中板和胸骨柄直到21岁才融合[42]。

在解剖学上，胸骨柄位于T3~T4水平，强壮的胸骨体位于T5~T9。对上胸廓和胸骨的人体尸体研究表明，胸骨和前胸腔对胸廓屈曲稳定性的贡献最大，而后胸廓对侧向弯曲的稳定性贡献最大[44]。研究发现短胸骨相关的胸骨早期融合与Scheuermann后凸畸形有关[45]。Kenanidis等研究已显示在AIS中胸骨的不对称发育和形状变化的关联，并推测可能是畸形胸骨的旋转效应通过肋骨传导到脊柱[42]。胸骨为胸廓提供稳定性。一项人体尸体研究表明，在胸骨-锁骨正常结合部诱导骨折发生并使近端碎片后移，类似屈曲压缩胸骨骨折，可使胸椎屈伸稳定性降低40%，侧向弯曲稳定性降低22%，轴向旋转稳定性降低15%[14]。胸骨病理改变与常染色体隐性遗传Jeune综合征患者的胸廓狭窄有关[46]。在Jeune综合征横向牵张成骨的病例报道中，最多牵张45 mm，显示潮气量、肺顺应性和平均气道压力有所改善[47-49]。

5.3.5 肋软骨

在一项规范的横断面CT研究中，肋软骨在生命的最初几年占肋骨长度的45%~60%[5]。对漏斗胸和鸡胸患者进行的 3D 体积渲染和曲线多平面格式 CT 研究显示肋软骨长度和肋骨长度存在差异[50-52]。软骨发育不良是一种解释这些畸形的替代假设。

5.3.6 肋间肌和其他肌肉

在新生儿中，由于肋骨更水平，呼吸肌不能有效地抬高肋骨，新生儿更多地依赖膈肌呼吸[9]。随着生长，肋骨的方向变得更加倾斜，肋骨的扭转增加，使胸部呼吸更为有效，因为肋间肌现在能够抬起胸廓[39, 53]。随着 EOS 胸壁僵硬程度的增加，儿童无法通过更深的呼吸来有效地代偿。与钟表的钟摆类似，儿童在活动时呼吸急促，呼吸较浅，随后在休息时出现呼吸急促，呼吸功增加，更倾向于被动活动。随着胸部活动效率降低，膈被更多地用于代偿[54]。

5.3.7 膈

膈在哺乳动物中是独一无二的。哺乳动物被认为是高性能的恒温动物，具有乳腺、体毛、恒定的高代谢率、面部肌肉和膈肌[55]。膈有几个独立但相互关联的功能。尽管膈对于静息状态下的呼吸并非必需，但对于功能谱两端的呼吸来说是非常必要的，例如在仰卧睡觉时的快速眼动期间，以及在体力活动增加期间。由于患有 EOS 的儿童在睡眠期间可能会出现低氧血症，尤其是在 REM 阶段，此时胸廓和上呼吸道的肌肉张力通常较低，因此功能良好的膈对于他们的健康睡眠至关重要。EOS 的旋转性畸形可能在清醒状态下进一步影响膈肌的功能，在睡眠期间影响更重。患儿因为无法承受胸廓僵硬变形的后果，膈是主要的代偿器官。由于胸廓、胸肌和膈不能有效工作，儿童通过腹肌进行代偿[54]。膈还具有将腹腔与胸腔分开的作用，尤其是在发育过程中，以及在呕吐和吞咽时。膈肌是哺乳动物的一个独特特征。Perry 认为低顺应性肺的肺泡结构和膈的进化是为了同时提供运动和呼吸功能[56]。

哺乳动物的膈来源于横膈、胸膜腹膜皱襞和体节（图 5.15）。根据 Merrell 和 Kardon 的说法，膈首先发育并作为进一步发育的支架[57]。在颈部区域形成的胸膜腹膜皱襞是在发育中的食管两侧形成的短暂结构，并引导神经和肌肉组织向膈肌迁移。源自 C3 ~ C5 的体节提供迁移到膈肌的肌肉祖细胞。膈神经轴突从神经管迁移到达胸膜腹膜皱襞，然后向外伸展支配发育中的膈肌。到达胸膜腹膜皱襞的肌纤维在膈上呈放射状排列，尽管中央肌腱从不接收这种肌肉组织。

膈是倾斜的。其中央肌腱呈三叶草状，有一个三叶草叶子形状的中央肌腱，在它的右侧有一个腔

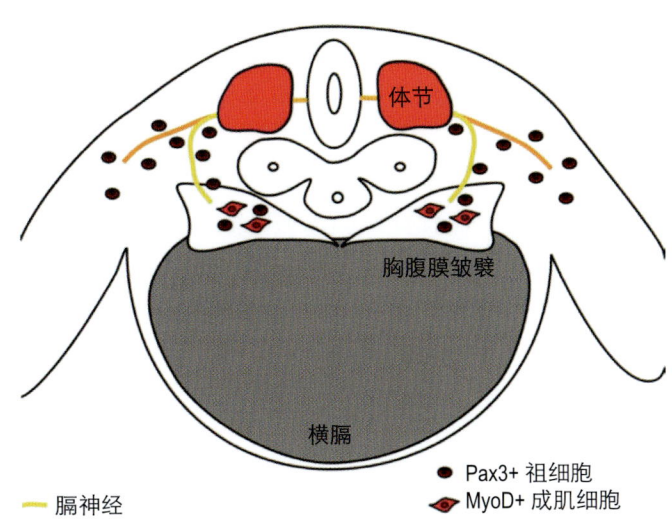

图 5.15 膈的胚胎发生（Reprinted from Merrell and Kardon [57]. With permission from John Wiley & Sons）

静脉的大穿孔。儿童膈肌比成人更发达。有一个约 1/3 的胸廓高度的平行区，其中膈的垂直面接触下肋骨的内侧，这样下肋骨承受的腹部压力大于胸腔压力。随着膈肌收缩，腹部内脏被推向尾部，腹壁被向外推。随着吸气和肋椎关节的倾斜性质，下肋骨向上和向外运动，下胸廓横向直径增大，胸廓体积增加[58]。最佳吸气取决于胸腔的物理特性、腹壁张力以及膈肌和胸腔吸气肌的协调作用。当膈收缩时，它对下肋骨施加向上和向外的力[58]。吸气时，下胸腔承受正压，上胸腔承受负压。这是胸骨旁、肋间和斜角肌在平静呼吸时活动的结果，而胸锁乳突肌在更剧烈呼吸时活动。Perry 等人还描述了人体膈的其他功能，包括：①内脏器官排列，②胸腹复合体的静态力学，对于维持肺容量和最小化呼吸功很重要，③与跑步和步行的运动呼吸耦合，④辅助姿势和增加脊柱刚度，⑤提供高腹压和排泄功能，例如呕吐或分娩[56]。

5.4 当胸廓生长受到干扰或扭曲时

5.4.1 自然干扰生长

脊柱侧凸的外观特征之一不仅是脊柱畸形，还有胸廓畸形，被 Dimeglio 和 Canavese 称为"肋 - 椎 - 胸骨复合体"[2]。肋骨畸形与胸廓发育异常有关，导致肺泡和肺发育不全。这可能导致胸腔功能不全综合征、肺动脉高压和其他并发症[59]。两项研究观察了脊柱畸形患者左右肋骨长度的差异。Zhu 等人分析了患有 AIS 和脊髓空洞症的患者，从 CT 中选取特定肋骨测量[60]。他们注意到顶端肋骨长度与顶点上方和下方的肋骨相比有 4 ~ 7 mm 的差异，这也与胸弯的 Cobb 角（主

弯）相关。即使病因是脊髓空洞症，也观察到这一点。Stokes 等通过测量左右两侧的差异来计算肋骨的对称性[32]。测量了每位患者 T7～T10 肋骨的平均弧长和肋骨投影面积。他们指出，"单侧胸椎侧凸患者的右侧肋骨平均较长，而腰弯和双弯的患者左侧肋骨较长。"

一例患先天性脊柱侧凸的 HTOC 标本的照片显示较大的脊柱和肋骨畸形。然而，正常的 BD/OCL 比值意味着正常的肋骨形状，这表明畸形可能与肋骨相对于脊柱的异常位置有关，而不是肋骨的实际畸形。尽管这可能是由于这个特殊标本的脊柱侧凸的严重性所致，但这个例子说明了在不观察实际肋骨位置和形状的情况下检查胸部不对称存在的问题。我们在临床病例中观察到一个巨大的脊柱和胸廓畸形并获得了肋骨的 3D 模型。平放时，肋骨保持显著正常的外观，左右几乎看不出差异，表明胸廓畸形至少部分与肋骨通过肋椎轴在空间中的偏移位置有关，而不是真正的肋骨畸形（图 5.16）。

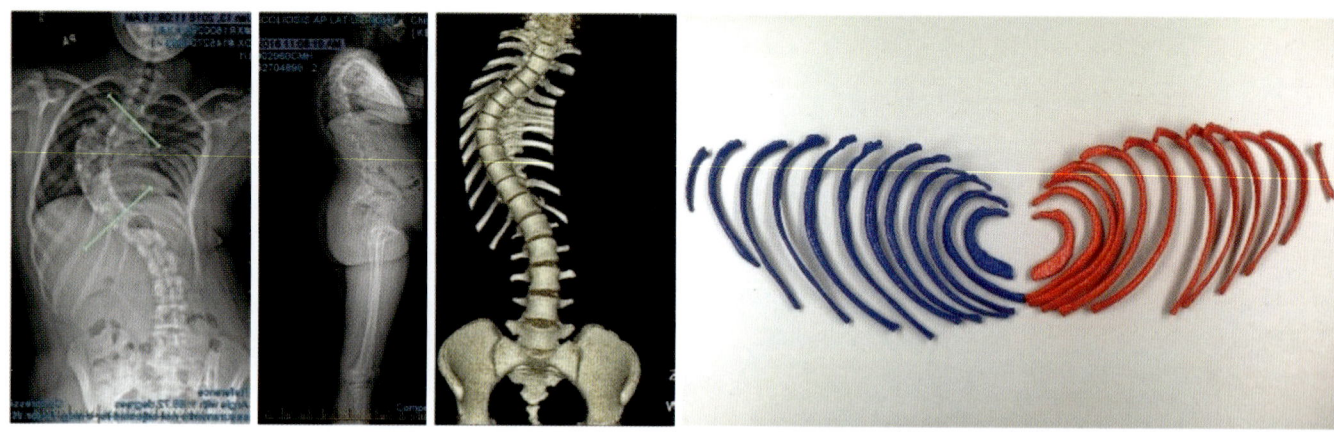

图 5.16　脊柱畸形伴胸廓异常但正常对称的脱节肋骨案例

5.4.2　手术或其他因素干扰生长

胸骨和胸壁的重要性在胸壁被手术性损坏的患者中可见一斑。开胸或胸骨切开术，尤其是在婴儿期，可能会产生继发性脊柱侧凸[61,62]。用于治疗肿瘤（如尤因肉瘤或原始神经外胚层肿瘤）而进行的肋骨或胸壁切除术也可能产生脊柱侧凸，如果切除肋骨的后外侧部分，切除超过 2 根肋骨，并且切除发生在婴儿期或生长高峰期，则更有可能发生脊柱侧凸。胸壁切除后的脊柱畸形椎体旋转较少，凸面通常朝向切除的一侧并出现冠状面失衡[63]。通过支具或手术治疗的 EOS 患者在长期随访中胸廓活动度明显下降，但对总肺活量的影响有限[64]。

5.5　未来

虽然已经取得了很多成就，但关于胸廓发育的基因组学、胸廓生物力学、膈肌结构和功能、与生长中和畸形胸廓相关的肺生长以及涉及胸廓畸形的预防和矫正方面，仍有更多研究工作待完成。我们才刚刚开始认识到胸廓对肺发育的贡献以及胸廓前部结构对胸廓发育和功能的重要性。

（Richard M. Schwend，Behrooz A. Akbarnia，John A. Schmidt，Laurel C.Blakemore 著

李国壮 译　刘轩 汇校）

参考文献

扫描书末二维码获取

第6章　出生后肺发育及胸廓功能不全综合征对儿童肺功能的影响

本章内容

6.1 胸廓功能不全综合征概述..................65	6.2.4 肺功能不对称..................67
6.2 正常儿童和 TIS 儿童的呼吸功能........65	6.2.5 呼吸肌功能..................68
6.2.1 肺容量..................65	6.2.6 肺动脉高压..................68
6.2.2 肺和胸壁力学..................66	6.3 TIS 的实用肺部方法..................68
6.2.3 气体交换..................67	

要点

- 呼吸功能通常在幼年时因脊柱畸形和胸壁畸形而受损，并且在出生后的生长过程中随着畸形的进展而恶化。
- 呼吸功能受损包括多种机制，包括肺容量减少呼吸系统顺应性降低（肺和胸壁）、气道受压和阻塞、肺功能不对称伴胸壁变形以及呼吸肌功能无效。
- 反映肺功能的检查结果在患者休息时可能不明显，而在运动和睡眠期间可能变得更加明显。
- 连续客观的肺功能检测是监测脊柱畸形进展对呼吸影响以及非手术和手术干预对呼吸影响的一个重要方面。
- 脊柱畸形治疗的一个主要目标是从初次就诊到生长结束时维持肺功能。治疗后肺功能恢复到正常值的情况并不常见。

6.1 胸廓功能不全综合征概述

胸廓功能不全综合征（thoracic insufficiency syndrome，TIS）定义为骨骼未成熟儿童的胸廓无法支持正常的呼吸功能和出生后肺的生长[1]。它发生在脊柱畸形和胸壁畸形的儿童中，由呼吸异常程度而定。导致 TIS 的畸形差异很大，最常见的导致 TIS 的脊柱特异性疾病是发生于 10 岁之前的早发型脊柱侧凸（EOS），没有脊柱侧凸的胸廓发育不全也会产生 TIS。EOS 的大类包括先天性椎骨和肋骨畸形，导致全身无力或痉挛的神经肌肉疾病，包含多器官系统受累和骨骼发育不良的综合征，以及特发性婴儿、幼儿脊柱侧凸。

早在新生儿期 TIS 就可能是致命的，但随着畸形逐渐加重，也可能出现于年龄较大的儿童。EOS 的不同病因和脊柱畸形的严重程度，会影响畸形进展的可能性以及呼吸功能随时间的变化。然而，肺和胸壁功能的变化也是正常产后发育和成熟的一部分。出生后肺功能的正常发育和由于脊柱畸形及其治疗引起的肺功能变化，会在多年的生长过程中相互作用。本章的目的是描述随着年龄的增长而发生的正常呼吸功能变化、脊柱和胸壁畸形对呼吸的影响，以及处理由 TIS 引起的肺损伤的实际考虑。

6.2 正常儿童和 TIS 儿童的呼吸功能

呼吸功能部分通过肺容积的变化、胸壁的刚性、呼吸肌功能、气体交换、肺部防御机制和肺血流动力学来描述。

6.2.1 肺容量

胸腔体积随着年龄的增长以非线性方式增加，与胸廓的三维体积增加呈正比。因此，肺容量取决于出生后胸廓的三维生长。出生后胸腔体积（最大吸气时）增加了 33 倍，达到成人大小[2]。因此，减缓胸廓生长的过程会减少肺活量预计值。肺顺应性或肺活量取决于肺容量。在肺容量非常低时，肺在吸气时随着胸内压力的变化而更能抵抗扩张。因此，如果肺容积严重减少，肺顺应性可能会降低。早在 6 个月大的患有胸壁疾病的婴儿中，就已经使用婴儿肺功能检测技术测量到了异常降低的肺容积[3]。据报道，在麻醉状态下测量的一系列 EOS 患儿，肺和胸壁顺应性的总呼吸顺应性较低[4]。增加肺容积的外科手术，例如生长友好型技术，也会增加静息肺容积，并可能降低肺僵硬度[5]。然而，这些相同的手术也通过在脊柱沿线或附着在肋骨上的金属植入和连续撑开降低了胸壁顺应性[6]。

由于小胸腔对肺部的长期限制，出生后肺泡发育可能受阻[7]。出生后的肺生长主要发生在肺的远端或腺泡区域，并且肺泡数量、大小、结构复杂性和肺泡-毛细血管表面积增加。这些肺泡生长的属性在不同时间发生变化，因此在生命早期，肺泡数量和复杂性增加，而肺泡主要在后期按身高比例增大[8]。肺泡数量最大增加的时间范围为2~8岁[9]。最近的高分辨率成像表明，肺泡数量的增加持续到年轻成年期，但增加的速度不那么显著[10]。患有脊柱侧凸的成年兔在7周龄时接受了单侧肋骨融合术，其肺组织学显示肺泡体积更大但数量更少，阐明了EOS导致的胸廓变小是如何导致出生后肺发育不全的[11]。在1970年代因脊柱侧凸而死于呼吸衰竭的青少年尸检中也有类似的发现[12]。在不同年龄进行外科手术扩大胸廓，通过肺泡数量、大小或肺泡-毛细血管扩散能力测量出来的肺生长，是否会随之加速尚不清楚。例如在Jeune综合征中，产前出现的肺发育不全，会出现产后肺僵硬度增加。目前尚不清楚有多少肺僵硬是由于出生后肺发育不全引起的。

6.2.2 肺和胸壁力学

儿童胸廓的形状和顺应性随着年龄的增长而变化。婴儿胸廓的深度和宽度在出生时是相等的，并在2~3岁时达到成人的前后/横向尺寸比为0.7[13]。肋骨在出生时从椎骨以直角突出，并在3岁时达到成年所见的角度。随着角度变化，肋间肌在吸气时更有效地增加胸壁扩张。胸壁顺应性在婴儿期最大，随着胸肌发育和骨化增加而变得更加僵硬。因此，胸壁的"正常"硬度与年龄有关。5岁儿童在安静呼吸时，胸壁的顺应性几乎是肺的2倍[14]。在6~15岁时，胸壁顺应性通常下降约30%[15]。正常人胸壁与肺顺应性的比值接近1.0[16]。

在因EOS导致TIS的儿童中，胸壁顺应性降低，因此胸廓移动范围减少。为了应对逐渐僵硬的胸壁，EOS患者通过浅呼吸以减少呼吸增加的做功。因此，他们快速呼吸以维持正常的每分通气量。在儿童早期，由于喂食是一种运动形式，增加呼吸做功可能会导致热量摄入减少。生长发育迟缓和身高体重偏低并不少见，表明可能存在限制性肺病。另一个早期临床发现是短暂运动期间的呼吸急促，这可以在体格检查期间进行评估。

脊柱侧凸以多种方式影响呼吸力学，并且在生命早期比在青春期发病时影响更大[17]。肺容积的组合被描述为肺的"容量"。肺活量（vital capacity，VC）是在最大吸气后能够呼出的气体量。VC是一种衡量呼吸储备的指标，可在需要时使用。相反，残余量是最大呼气后剩余的胸腔内气体量。残余量提供了一个储存空间，以维持氧气和二氧化碳从空气到血液的转移。

在患有脊柱侧凸的儿童和成人中，由于肺容量减少、肺和胸壁顺应性降低以及呼吸肌力下降，VC会先降低。这在图6.1中与正常值进行了比较。由于僵硬的胸壁和减弱的呼气肌力，呼气的深度减少，因此残余量的减少小于肺活量，在用力呼气后会在胸腔中留下更多的气体。肺总容量，即肺活量和残余量的组合，比肺活量减少得少，因为残余量受到的影响较小。因此，肺活量是对年龄能够进行检查的TIS患者进行测量的最敏感的测试，通常要年龄≥6岁。肺活量测定结果波动的主要原因是儿童缺乏进行测试的经验[18]。通

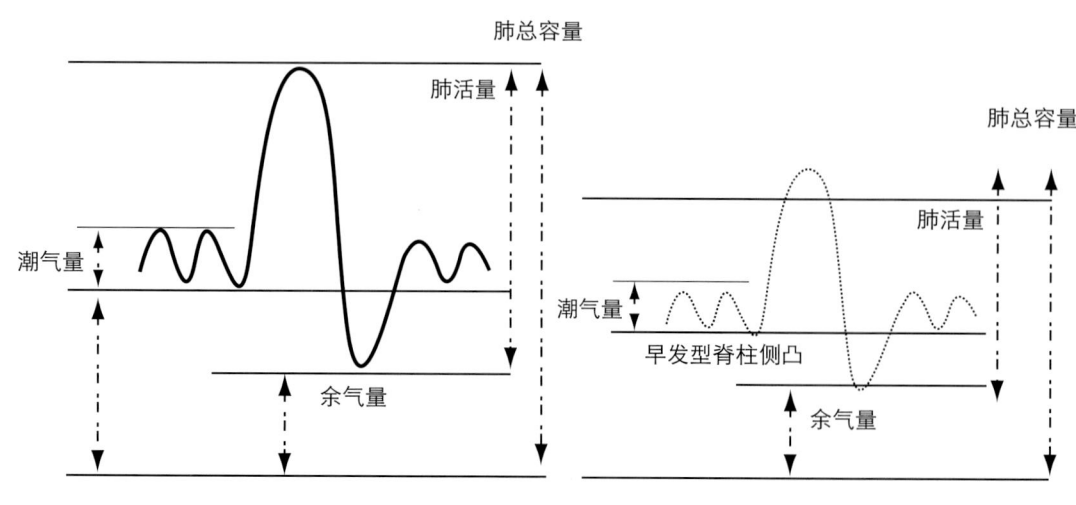

图6.1 正常儿童和早发型脊柱侧凸（EOS）儿童的肺容量和肺活量，EOS患者的所有容量均减少，但肺活量减少更多

过练习，测试表现的变异性下降，肺活量结果的变异系数可低至 5%~8%[19]。然而，尚未描述由于严重 TIS 导致绝对值非常小的儿童 VC 的每日和每周变化。

包括 VC 在内的所有肺活量测量值都与已发布正常儿童的身高、种族和性别创建的标准进行比较，以计算出正常预测值的百分比和 z 分数。在 EOS 儿童中，身高反映了脊柱曲度以及生长情况，不适用于正常儿童的参考值。预期身高的替代值，例如臂展、尺骨长度，可能还有骨盆宽度，用于估计预期高度，从中可以得出预测值的百分比[5, 20-22]。

肺活量还测量吸气和呼气气流。使气道变窄的疾病会减少气流并产生阻塞性肺病。气道阻塞的程度使用用力呼气开始后 1 秒用力呼气容积（FEV_1）来量化。FEV_1 通常针对肺活量进行标准化，FEV_1/FVC 的正常值为 80%~85%。即使用力肺活量（FVC）由于限制性脊柱和胸壁畸形而降低，FEV_1/FVC 值也表明并发气道阻塞的程度。重要的是，FEV_1/FVC 与身高无关。导致 TIS 的 EOS 在多达 30% 的儿童中发生阻塞性肺病[23]。然而，据报道，高达 1/3 的 EOS 儿童出现哮喘[24]。如果肺活量测定存在气道阻塞，则应使用激发试验排除哮喘。与 EOS 相关的阻塞性肺病通常是由于椎骨和纵隔结构压迫了主干和（或）肺叶支气管[23]。在一部分 EOS 儿童中，由于压迫导致的气道阻塞在 5 年内进展，并且与限制性变化无关[24]。

6.2.3 气体交换

呼吸气体交换是通过氧合效率和通气情况来衡量的。氧合效率最常使用脉搏血氧计以非侵入性方式测量血氧饱和度（SpO_2）来反映。氧合因清醒和睡眠而异，正常儿童和成人睡眠期间 SpO_2 可能下降 2%[25]。大多数 TIS 患儿清醒时的 SaO_2 正常（>96%）。即使步行 6 分钟，EOS 儿童也不会经常出现 SpO_2 值下降[26]。在 377 例行钛合金可扩展肋骨手术的 EOS 患儿中，77 名（20%）在手术前需要吸氧和（或）正压通气[27]。低氧血症最常发生在 TIS 儿童睡眠期间。在一项对 68 名 EOS 儿童进行夜间多导睡眠图来量化睡眠期间呼吸障碍的研究中，79% 的儿童在室内空气中 SaO_2 值<90%，SaO_2 最低值为 85%[28]。低氧血症最常发生在快速眼动（REM）睡眠期间，并通过吸氧治疗或无创正压通气好转。在 5 岁以下患有 EOS 的儿童中，与睡眠相关的低氧血症也与扁桃体和腺样体肥大有关，这和在正常儿童中的情况是相同的。然而，低氧血症更可能在肺容量低的儿童（例如患有 TIS 的儿童）中延长或加重。此外，据报道，23% 的 EOS 儿童血红蛋白水平升高，这表明睡眠期间反复出现低氧血症，促红细胞生成素水平升高和轻度红细胞增多症发生[29]。在收集到更多关于睡眠期间呼吸数据之前，值得进行睡眠研究以评估睡眠期间呼吸和氧合的 TIS 儿童包括以下情况：

- 睡眠相关的打鼾、喘气或睡眠不安的症状
- 检查时扁桃体肿大
- 存在睡眠剥夺的证据，表现为过度嗜睡或在年幼的儿童中表现为行为障碍或多动症
- 使用臂展或尺骨长度预测的 FVC<正常值的 70%
- 因感染或既往手术而延长呼吸机支持病史
- 高碳酸血症
- 红细胞增多症

通气情况是使用动脉或动脉化血液中的二氧化碳分压来评估的。动脉血的毛细血管取样通常用于在门诊环境中测量 PCO_2。清醒时二氧化碳滞留高于正常水平，即 PCO_2>50 mmHg，是不常见的并且在 TIS 患儿中较晚发现，反映了急性和（或）慢性呼吸衰竭。睡眠期间的通气通过呼出气中的二氧化碳浓度来测量，以量化高碳酸血症的频率、持续时间和严重程度。随着 TIS 引起的肺部疾病进展，夜间高碳酸血症先于白天高碳酸血症出现。亚急性和慢性高碳酸血症可以通过血液中的总 CO_2 含量来评估，这是对持续呼吸性酸中毒反代偿性的代谢性碱中毒的一种衡量。与毛细血管或动脉 CO_2 张力相比，这种测量更不容易受到采样误差的影响。

6.2.4 肺功能不对称

由 EOS 引起的进行性胸壁畸形的一个后果是不对称的胸壁形状，以及左右半胸的肺容量的差异越来越大，如图 6.2 所示。由于肋骨排列、膈肌结构和区域胸壁顺应性的差异，左右胸壁的运动能力不同，导致左右肺之间的通气和灌注不对等。用肺扫描测量局部肺通气和灌注。肺灌注扫描需要的配合最少，可用于所有年龄段的儿童。在婴儿中，左右肺的通气和灌注的正常分布为 50%∶50%。在 2~3 岁，随着胸廓变得更横向椭圆形，成人用于通气和灌注的分布转变为 55% 右肺和 45% 的左肺[30]。灌注通常与通气匹配。

在患有 EOS 的儿童中，肺功能不对称可能很严重，右肺或左肺的功能可能不足 20%[31]。通过肺部扫描研究的 39 名 EOS 儿童中有 20 名左右肺通气分布不对称。60% 的患者凹侧胸腔肺功能降低和 40% 的患者凸侧胸腔肺功能降低[31]。肺功能不对称程度与 Cobb 角无关，无法从脊柱 X 线片中预测。因此，由于脊柱

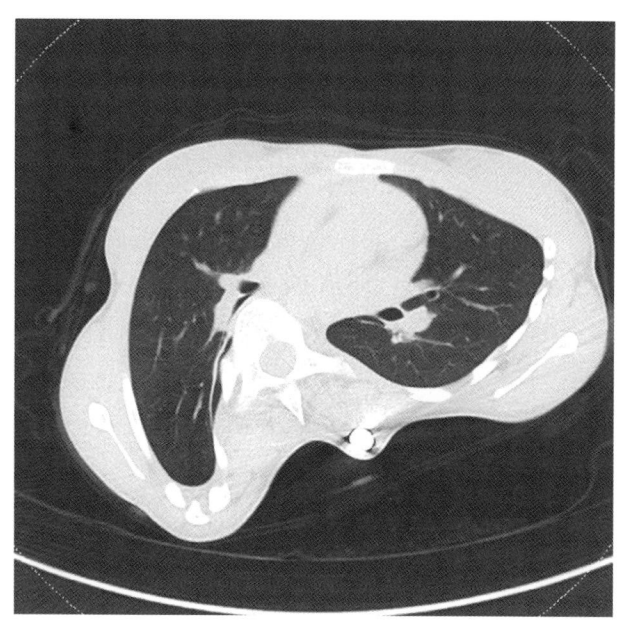

图 6.2 EOS 患者 CT 示胸廓横切面不对称肺形

侧凸而患有 TIS 的孩子可以被描述为呼吸做功增加、胸壁移动范围最小，随着脊柱畸形和胸壁畸形的发展，他们越来越依赖单侧肺呼吸。

6.2.5 呼吸肌功能

由于膈形状的变化，呼吸肌及其产生的力量因年龄而异。在婴儿中，膈几乎是水平的，与胸壁有一个短的并列区域，这是膈主要收缩的地方。在出生后的 2 年，随着肋骨的下降，膈沿胸壁边缘下降，使其更有效地产生力量并且不易疲劳。最大吸气压力（maximum inspiratory pressure，MIP）是在完全呼气后通过在封闭系统中最大程度吸气产生的，它与年龄和性别有关，儿童在青春期开始后产生的 MIP 越来越大[32]。女性的 MIP 和最大呼气压力（maximum expiratory pressures，MEPs）低于男性。MIP 反映了所有吸气肌生成的合力。当一个人在完全吸气后对着一个封闭的系统呼气时，就会产生 MEPs。在用力呼气时，例如咳嗽，使用的主要肌肉是腹肌。

在患有 EOS 且胸壁僵硬和肋骨活动度降低的儿童中，肋间肌和辅助呼吸肌变得无效。随着肋间肌功能的丧失，患有 TIS 的儿童越来越依赖膈来呼吸。在正常人中，膈运动也会抬高下肋骨，促使"桶柄"运动，增加肺容量。当胸壁变得僵硬时，这个动作就会消失。膈是主要的吸气肌，占直立正常人吸气肌力的 65%，而仰卧位则更多[33]。

患有严重脊柱侧凸的成年人 MIP 降低，这与 VC 降低和 CO_2 值升高有关[34]。患有 EOS 的儿童年龄足够大，可以进行 MIP 测量，其产生的吸气力减少，这与他们肺活量的丢失呈正比[35]。患有 EOS 但没有潜在神经肌肉疾病的儿童呼吸肌力产生减少的原因可能与膈肌纤维的错位、肌肉在附着点的牵拉以及膈肌异常插入腹壁有关[36]。患有 EOS 的儿童的最大呼气压力（MEPs）也会降低[37]，这会降低咳嗽效果，并使儿童在呼吸道感染和术后容易滞留气道分泌物和持续肺不张。

6.2.6 肺动脉高压

肺动脉高压可发生在患有 TIS 的儿童中，尤其是当他们经历间歇性低氧血症时，这种情况通常发生在睡眠期间，以及生活在高海拔地区的 TIS 儿童中。在诊断和治疗睡眠呼吸障碍的 EOS 儿童中并不常见。如果持续数月或更长时间时，肺动脉高压可导致右心室肥大、肺心病，并使患有 TIS 的儿童易患右心衰竭。在患有 TIS 和肺源性心脏病的儿童中，如果叠加呼吸道感染，如肺炎，可能会发生右心衰竭。肺动脉高压可通过无创超声心动图诊断。超声心动图还可以识别未被发现的先天性心脏病，这可能会使 TIS 患儿的手术和药物治疗变得复杂。在一项研究中，126 名先天性脊柱畸形儿童中有 26% 患有相关的先天性心脏病[38]。心电图筛查还可以检测右心室肥大。

6.3 TIS 的实用肺部方法

TIS 由多种严重程度不同的疾病引起，在不同年龄阶段，脊柱和肋骨的畸形程度不同，并随时间以不同的速率进展。在 EOS 儿童中，冠状面曲率的大小和胸廓高度（相对于骨盆宽度的比例）仅能解释足够大能进行测试的儿童所测量的肺活量（VC）的 18%[39]。尚未开发出脊柱测量的组合，例如冠状曲线大小、后凸程度和肋骨椎骨角度，以近似替代肺功能。EOS 冠状曲线的大小与 VC、MIP 和睡眠研究指数的相关性较差，不能用作呼吸功能的替代指标[35, 40, 41]。

在任何手术干预之前的 99 名 EOS 儿童中测量肺功能发现，VC 与年龄的相关性较差，并且从预测正常值的 20% 到 80% 变化（图 6.3）。一些儿童有轻微的肺功能损害，一些儿童出现呼吸衰竭。

EOS 分类系统（CEOS）旨在通过考虑病因、脊柱侧凸的严重程度、儿童年龄、后凸畸形的存在和脊柱畸形的进展速度来解释脊柱畸形的异质性[42]。它不包括肺部评估。患有肺功能障碍的儿童可能会受益于积极的支持治疗，包括夜间使用持续气道正压通

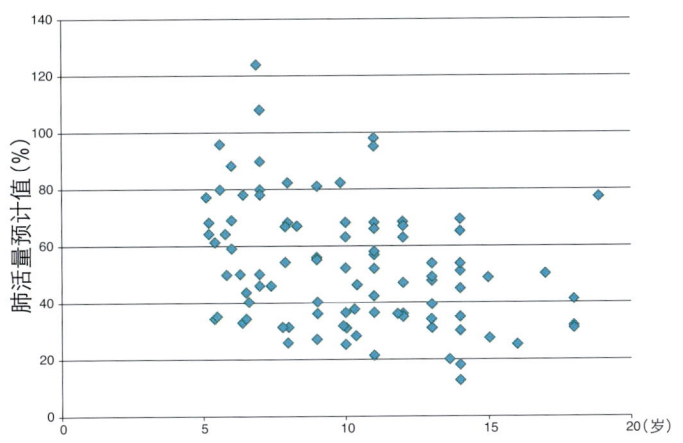

图 6.3 来自三个脊柱中心，首次就诊且术前可配合肺功能检查的 EOS 患儿的肺活量情况

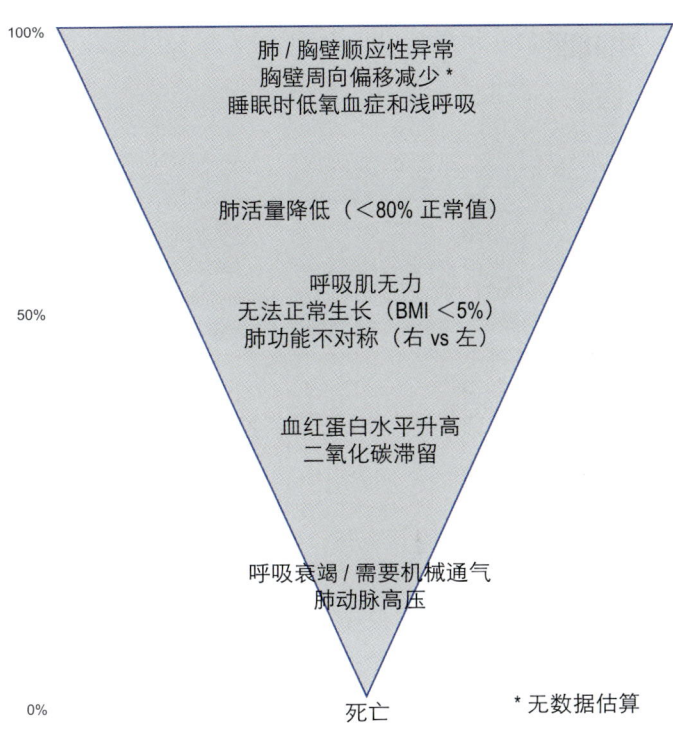

图 6.4 先天性和婴儿型脊柱侧凸及其他胸廓功能不全综合征患儿相关呼吸异常的频率

气（continuous positive airway pressure, CPAP）或双水平气道压力支持（bi-level positive airway pressure, BIPAP）无创通气。来改善睡眠期间的呼吸的改善睡眠会带来更好的成长、智力功能和日间行为[43, 44]。此外，在没有呼吸储备的儿童中，如果假设畸形的进一步发展会导致肺功能的进一步丧失，那么应考虑尽早进行外科干预。

基于脊柱和肋骨畸形的进展以及生长加速的时期（例如青春期），肺功能的恶化会迅速发生。或者 TIS 患儿的肺功能丧失可能会在数月和数年内隐匿发生。当畸形逐渐发展时，儿童通过降低活动水平和活动时间来适应日益严重的限制性肺病。他们可能会长期久坐，不是出于自愿，而是由于活动时呼吸短促或疲劳，并且在休息时仍会否认呼吸困难。在 EOS 儿童中，静息时的呼吸困难与肺活量（VC）相比较，直到肺活量降至＜50% 预测值时，呼吸频率才显著增加[45]。同样，呼吸相关的体格检查可能不太显著。静息时的呼吸急促可能很轻微，但在儿童跑步后会更明显。几乎一半的儿童左右肺的呼吸音不等，这反映在不对称的肺通气扫描上，但除非有所预期，否则可能很难察觉。当儿童在呼气时进行短促的腹部推动，重新定位其膈肌以处于下一次吸气努力的最有效位置时，可以推断出膈肌的位置效果不佳[46]。在清醒的 TIS 儿童中，氧合血红蛋白饱和度通常是正常的。反映 EOS 引起的呼吸系统疾病的不同临床特征的频率如图 6.4 所示。虽然睡眠期间呼吸急促和呼吸障碍在 EOS 中最常见，但半数患者存在年龄偏小和肺功能不对称，不到 10% 的患儿会出现肺动脉高压。肺功能的正式定量评估，例如肺活量、运动测试和夜间睡眠研究，将通过测量呼吸储备和储备随时间的变化来识别早期肺功能损害。EOS 的 CEOS 分类可以通过添加一个测量呼吸储备的部分来增强，如图 6.5 所示。

肺功能的连续评估对于记录脊柱和胸壁畸形的非手术和手术治疗后发生的变化也很重要。在几项关于垂直可扩张假体钛肋骨（VEPTR）植入前后肺功能的早期研究中，只有 10% 的儿童经历了以预测值为百分比的用力肺活量的增加[40, 47]。一项研究描述了肋骨扩张扩胸术后肺功能（VC）的长期过程[48]。在 5~6 年间，尽管"生长友好型"设备不断扩大，但 VC 占预测标准的百分比下降了 28%，胸壁顺应性下降了 44%。

最近批准的生长友好型无创牵引装置和更新的脊柱生长调节策略的短期和长期影响尚未得到研究。在一段时间内检测肺功能的研究较少。也没有前瞻性研究对各种脊柱畸形的自然病史进行研究，以便与当前治疗进行比较。EOS 患者术前风险对术后肺并发症的影响也未被评估。对于患有特发性脊柱侧凸的青春期患者，当 VC 小于 40% 的预测值时，术后肺部并发症的频率增加了 2 倍[49]。

一项对成年人在青少年时期接受 EOS 脊柱融合治疗术后 25 年的长期随访研究报告称，成年后肺功能的

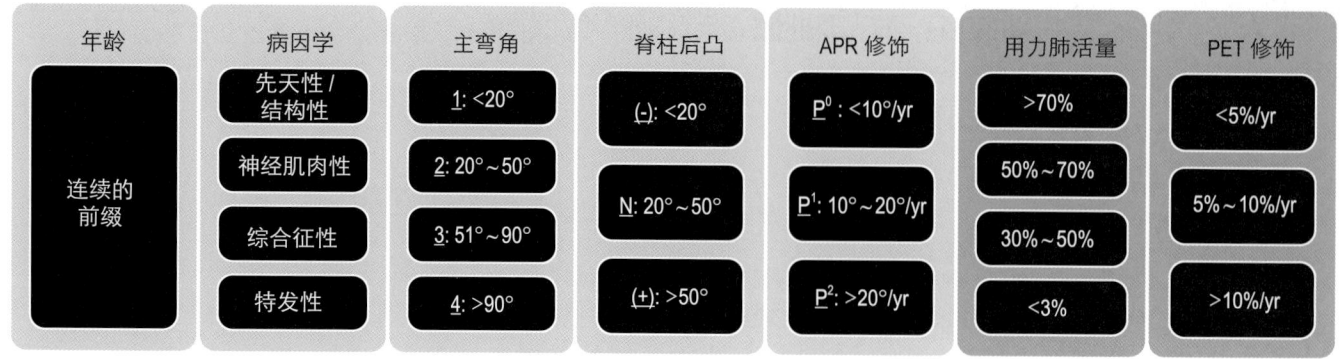

图 6.5 EOS 的分类以及要考虑的额外肺功能测量

主要决定因素是术前肺功能。当术前 VC 小于预测值的 70% 时，成年期肺功能下降的可能性更大[50]。这种趋势叠加在随着年龄增长而发生的正常肺功能丧失上。Pehrsson 等很久以前报道，在瑞典，8 岁前发生脊柱侧弯的成年人在 40 岁之后的死亡率高于正常成年人[51]。许多患有 EOS 的成年人，无论他们在童年和青少年时期接受过何种治疗，都可能比正常人和年轻人拥有更少的呼吸储备，随着年龄的增长，他们的肺功能下降，更早地达到没有呼吸储备的水平。因此，EOS 治疗的长期目标是在所有后天生长完成后实现肺功能最大化，并将随着年龄增长的后续下降率降到最低。

（Gregory J. Redding 著　李国壮译　薛　原校）

参考文献

扫描书末二维码获取

第二篇 患者评估

第7章 早发型脊柱侧凸分类

本章内容

- 7.1 引言 71
- 7.2 早发型脊柱侧凸分类（C-EOS）的发展 72
  - 7.2.1 1A 阶段：内容库 72
  - 7.2.2 1B 阶段：名义群体法 73
- 7.3 C-EOS 的信度和效度 75
  - 7.3.1 1C 阶段：专家观察者间的信度检测 76
  - 7.3.2 1D、2 和 3 阶段 76
- 7.4 研究计划 76

要点

- 早发型脊柱侧凸是一种复杂的疾病，直到最近才被赋予一个全面的分类系统。
- 研究人员已经成功地利用这种新颖的分类系统进行了研究，这些研究成果可以得到可靠的应用。
- 15 位有经验的外科医师利用名义群体法，经过了反复的几轮会议、调查和信度评估，以确定对治疗 EOS 最重要的因素。
- 早发型脊柱侧凸分类（C-EOS）由连续的年龄前缀、病因（先天性或结构性、神经肌肉性、综合征性和特发性）、主弯角度（1、2、3 或 4）、后凸（-、N 或 +）和一个可选的进展修饰符（P^0、P^1 或 P^2）组成。
- 小组通过提供一个分层工具来指导正在进行的研究。早发型脊柱侧凸的分类旨在改善 EOS 儿童的预后。

7.1 引言

早发型脊柱侧凸（early-onset scoliosis，EOS）是一种复杂的、由很多种类组成的疾病，在病因、临床表现和自然病程方面有很大的差异。直到最近，还没有关于 EOS 的综合且一致的定义。鉴于这种需要，脊柱成长研究学会（growing spine study group，GSSG）、儿童脊柱研究学会［CSSG，children's spine study group，以前称为胸壁和脊柱畸形研究小组（CWSDSG）］、北美小儿骨科协会（POSNA）和国际脊柱侧凸研究学会（Scoliosis Research Society，SRS）的领导层合作认可了 EOS 的定义，即 9 岁或以下发生的侧凸[1-2]。尽管如此，仍然需要一个更全面的系统来对 EOS 的儿童进行分类。这样一个对疾病管理差异很大的领域，又缺乏一个组织结构来整合 EOS 的各种表现，将进一步导致临床的不确定性[3-5]。为了促进沟通并进行建立最佳实践所需的更高水平的证据研究，对 EOS 儿童进行可靠的分层至关重要[4, 6]。正是考虑到这一点，才制定了早发型脊柱侧凸分类（classification of early-onset scoliosis，C-EOS）。

如果不加以干预，严重 EOS 自然病程的特点是进展性畸形、心肺疾病和早期死亡[7]。最近，由于认识到胸椎生长和肺部发育之间的关系，治疗标准已经从早期融合转向更有利于生长的选择[8-11]。尽管有越来越多的证据支持非融合手术技术的安全性和有效性[12-16]，但对于不同 EOS 患者的适应证、时机和效果最佳的手术技术仍然存在争议[3, 4, 6, 17, 18]。事实上，小儿脊柱外科领域的领导者们在治疗偏好上的差异性和均势性已被充分记录[3-5]。这种不确定性的根源无疑是相对缺乏高水平的证据研究；现有的 EOS 文献主要包括Ⅲ级和Ⅳ级的病例系列和病例对照研究[6]。

正是通过前瞻性的、基于结果的研究，EOS 治疗的证据基础将得到改善。随机对照试验是研究治疗方案比较效果的最佳方法，而这些研究是否成功取决于对潜在的混杂变量的控制。也就是说，患者之间的差异必须纳入考量，因为患者很可能影响治疗决策和临床结果。EOS 的总体诊断不仅包括病因和脊柱畸形的严重程度，而且还包括医疗、认知和功能方面。由于没有可靠的分类模式，这种性状表现的多样性使得对治疗前后的结果进行有意义的比较变得困难，甚至不可能。

分类系统是整个骨科学界都高度重视的工具。通过描述肌肉骨骼状况的性质，准确的分类提供了一种共同的语言，外科医生可以通过这种语言进行交流，指导管理，并进行研究[19, 20]。有效的分类还可以预测病情或创伤的自然史，这样就可以统一报道各种治疗的结果。这使得由不同机构治疗的同类个体的结果可以被可靠地比较[20]。对于成人和青少年特发性脊柱侧凸（adolescent idiopathic scoliosis，AIS），已经有了许多分类的描述；然而，EOS 本身的复杂性不适用于这些系统。此外，这些系统都不适合比较融合或者非融合手术的 EOS 的治疗[21-23]。外科医生现在避免在未成熟的脊柱上进行融合，因为这对心肺发育有不良的影响，这一点尤其重要。因此，需要有一个全面的、实用的、专门为年轻脊柱侧凸患者设计且能够适应儿童成长的新型分类系统。

7.2 早发型脊柱侧凸分类（C-EOS）的发展

以 Audigé 等[19] 提出的骨折分类模型为蓝本，设计一个三阶段的发展框架，用于创建 EOS 患者的新分类（图 7.1）。经过选拔，由 13 个医疗机构的 15 名外科医生组成小组，他们至少有 10 年的 EOS 治疗经验，产出的文献具有重大贡献，且是两个 EOS 研究小组之一的成员：GSSG 和 CSSG［现已合并，称为儿科脊柱研究学会（Pediatric Spine Study Group，PSSG）］。

7.2.1 1A 阶段：内容库

对现有的脊柱侧凸分类进行彻底的文献回顾，确定了 9 个独特的系统[21-28]。专家组通过结构化讨论和定性访谈法，从中整理出一份对脊柱畸形治疗意义重大的因素清单，并缩小了范围。在 1B 阶段，收集了 13 个潜在的 EOS 变量（表 7.1）用于评估。

表 7.1 变量的内容有效性排名：参与者对初级调查中囊括的 13 个拟议变量的评分，采用 Lawshe 提出的用于评估内容有效性的三点李克特量表 (Likert scale used to assess content validity as proposed by Lawshe [35])

变量	无用	有用	重要	CVR
主弯角度	0	1	13	0.86
病因	0	3	11	0.57
脊柱后凸	0	3	11	0.57
年龄	5	0	9	0.29
侧凸进展	3	5	6	-0.14
柔韧性	3	6	5	-0.29
胸壁畸形	2	8	4	-0.43
其他合并症	3	8	3	-0.57
肺功能	3	8	3	-0.57
营养状况	5	7	2	-0.71
运动能力	2	11	1	-0.86
心理状态	9	5	0	-1.00
骨量	10	4	0	-1.00

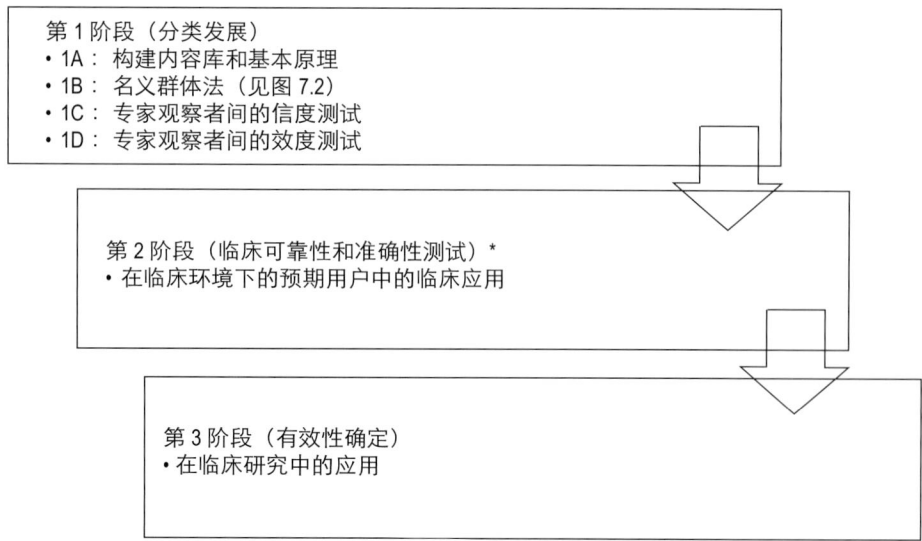

图 7.1 C-EOS 的发展框架和验证：验证模型。1A、1B 和 1C 阶段已经完成。* 其余阶段将在未来的研究中描述 (Reprinted from Williams et al. [65]. With permission from Wolter Kluwer Health, Inc.)

7.2.2 1B 阶段：名义群体法

名义群体法是在特定研究领域的专业人员之间建立共识的一种成熟的方法。由多次的项目评分和小组讨论组成，这种方法已经在多个医学领域成功实施，以确定治疗适应证和指南[29-34]。使用在第 1A 阶段生成的库，参与者对这些变量进行了三点李克特量表的评分：无用、有用和重要。这些结果被用来计算每个变量的内容效度（content validity ratio，CVR），而内容效度是衡量一个项目对所研究的主题有多重要的指标[35]，以确定全组的重要性。

使用最小的 CVR 值为 0.51 以满足 5% 的水平（即超过机会期望）[35]，其中具有显著 CVR 值的变量是主弯角度（0.86）、病因（0.57）和脊柱后凸（0.57）（见表 7.1）。尽管年龄在 CVR 中排名第四（0.29），但它没有达到 CVR 显著性的门槛。进一步的讨论确定，由于年龄对患者的治疗和结果有重要的影响，它仍将被列为一个连续的分类前缀。侧凸的进展和柔韧性也没有达到内容效度的临界点，但后来还是被认为对决策很重要。相反，这两点被认为是可选的修饰变量，由提供者决定是否列入。而侧凸的柔韧性后来被抛弃了。

在电子邮件讨论、面谈和二次调查的基础上，对初步分类进行了多轮修改。与会者再次召开会议，就最终修改、变量分组和切点达成共识。早发型脊柱侧凸的分类（C-EOS）由一个连续的前缀（年龄）、三个核心变量（病因、侧凸主弯角度和脊柱后凸）和一个可选的修饰变量（侧凸进展）组成，如图 7.2 所示。图 7.3 显示了 C-EOS 在实践中的一个案例。

7.2.2.1 年龄

毫无疑问，评估时患者的年龄对治疗决策和预后有重要影响。在反复讨论的共识过程中，几个不同的基于年龄的分组被提出；然而，对任何单一的系统都缺乏共识。很明显，与会者对在哪里划定"分界线"

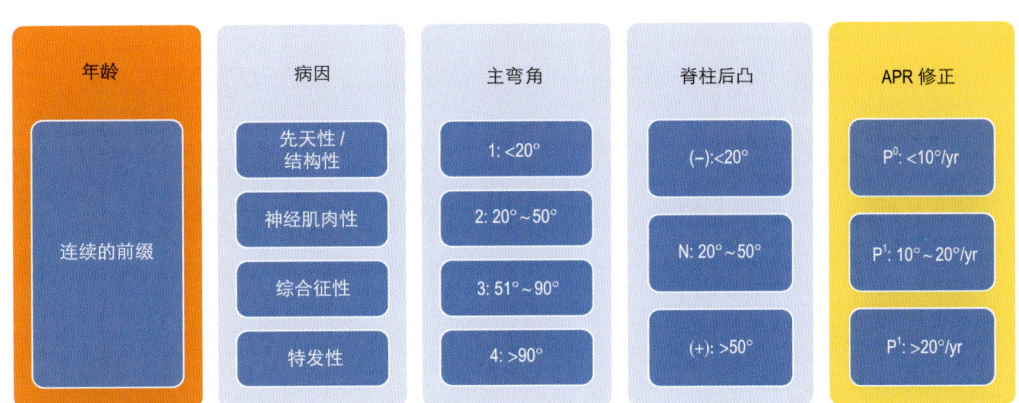

年龄：患者的年龄应作为一个连续的分类前缀（如 3 岁）。

病因：病因应从高到低的优先顺序排列。当病因混合和（或）不清楚时，应从列表的顶部开始进行病因学分配。
- **先天性 / 结构性的**：由于脊柱和（或）胸腔的结构异常或不对称而导致的侧凸。
  - 半椎体、融合肋骨、开胸术后、胸源性、先天性、先天性（开胸术后）。肿瘤（切除前或切除后）。羊膜带病，偏身肥大症，NF（发育不良型），先天性膈肌出血，先天性心脏缺陷（S/P 修复），Proteus 综合征，Jeune 综合征，缩窄性胸壁综合征，Jarcho-Levin 综合征，胸段脊椎发育不全，脊椎肋骨发育不全，VATER/VACTERL 联合征。
- **神经肌肉性**：不伴有先天性或结构性异常的侧凸，其变形主要是由高张力或低张力的神经肌肉异常引起的。
  - 弛缓性脊髓损伤、脊髓肌肉萎缩症、肌肉萎缩症、脊柱裂、低张力脑瘫、Friedreich 共济失调症、家族性自闭症、脊髓空洞症、Charcot-Marie-Tooth 综合征、CHARGE 综合征、痉挛性脑瘫、痉挛性脊髓损伤、Rett 综合征
- **综合征性**：已知或可能与脊柱侧凸有关的综合征，与先天性 / 结构性或神经肌肉病因无明显关联。
  - 脊柱发育不良、Ehlers danlos 综合征（和其他结缔组织疾病）、Prader-Willi 综合征、马方综合征、软骨发育不全、关节挛缩症、弯曲变形性发育不良、Ellis Van Creveld 综合征、神经纤维瘤病、成骨不全症、脊柱骨骺发育不良、唐氏综合征、Goldenhar 综合征、Klippel-Fiel 综合征
- **特发性**：没有明确的因果关系（可以包括有明显的共病的儿童，但与脊柱侧凸没有明确的关系）。

所有的影像学评估应该是前后位的，并尽可能以患者承受重力最多的姿势进行（即站立位优于坐位，坐位优于卧位）。

主弯：以患者承受重力最多的姿势测量脊柱侧凸的主要弯度。

脊柱后凸：任何两节段之间可测量到的最大脊柱后凸。

年进展率（APR）修饰变量（可选）：进展率的计算应在 t1 和 t2 时间段进行两次独立的临床评估，间隔时间至少 6 个月。

$$APP = (主弯 @ t_2) - (主弯 @ t_1) \times \frac{12 \text{ 个月}}{[t_2 - t_1]}$$

图 7.2 早发型脊柱侧凸分类（C-EOS）(Reprinted from Williams et al. [65]. With permission from Wolter Kluwer Health Inc.)

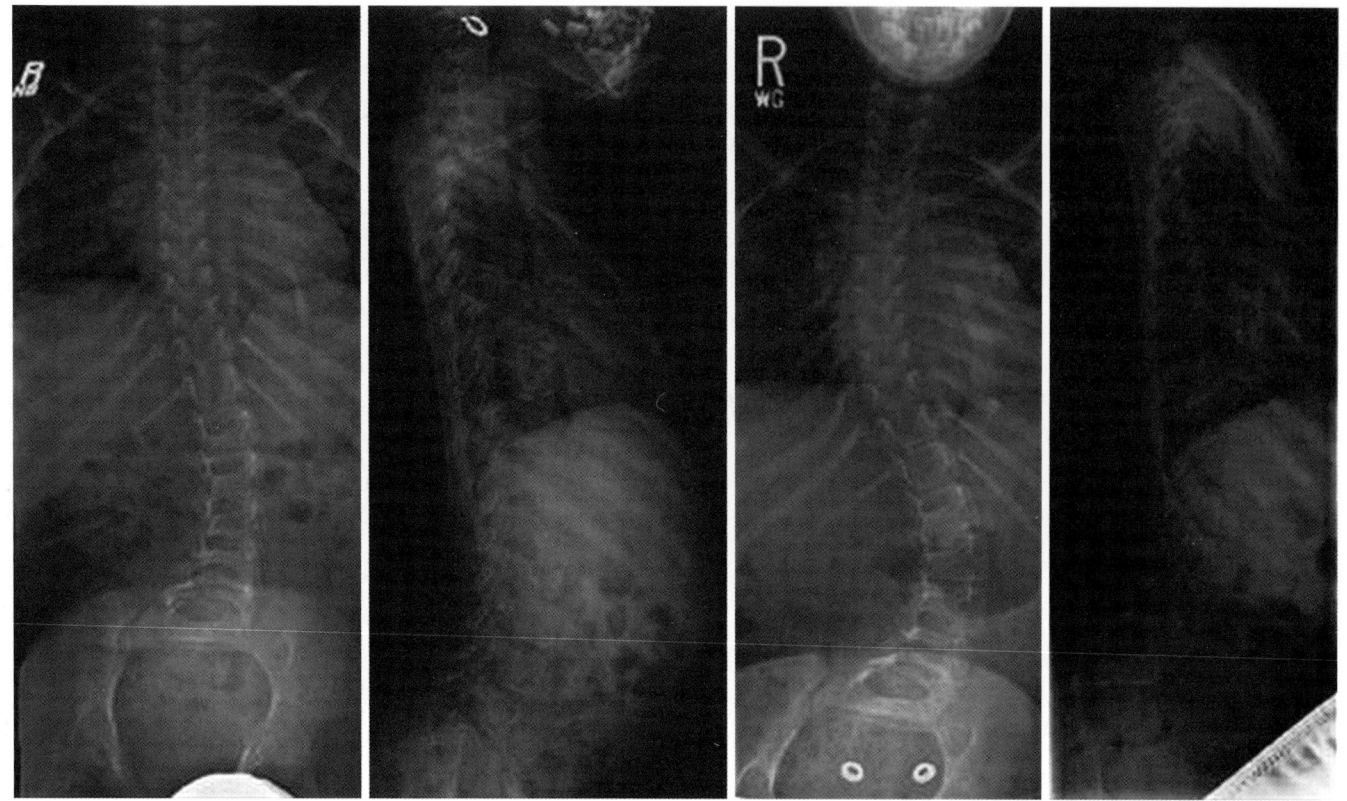

这是一个6岁的女性,有 Merosin 缺陷性先天性肌营养不良的病史。首诊时坐位片(左)显示有18°的主弯,7°的后凸。14个月后随访(右图),复查X线片显示主弯发展到33°,后凸2°。肌肉萎缩症是一种神经肌肉疾病。这名患者存在后凸减小,根据以下计算结果,属 P^1 进展修正。

$APR = [33° - 18°] \times (12/14) \approx 13°/yr$

该患者在首诊时可分类为 M1-,而在复诊时分类为 $M2-P^1$

图 7.3 C-EOS 应用实例(Reprinted from Williams et al. [65]. With permission from Wolter Kluwer Health, Inc.)

的重要性的认识有很大不同。正因为如此,小组决定在 C-EOS 中把年龄作为一个连续的前缀。

在评估 EOS 患者时,骨龄也很重要,因为它可能影响到治疗方案。传统上测量的是 Risser 评分,但 Sanders 的评分提供了更多关于生长速度和剩余潜力的信息[36-38]。根据患者的骨质成熟程度,如果还有很大的生长潜力,可以为他们提供有利于生长的手术,如果已经达到了骨质成熟,则可以选择最终的融合手术。我们仍然鼓励未来为年龄前缀提供有意义的亚组结构,并纳入临床考量。

7.2.2.2 病因

病因对 EOS 自然病程和治疗的影响不应被低估。脊柱侧凸的严重程度和对治疗的反应往往是由特异性因素决定,而这些因素对应着特定的诊断[8, 39-42]。例如,多项研究表明,去旋转石膏矫形对婴儿特发性脊柱侧凸是一种潜在的治疗性干预,而对非特发性脊柱侧凸的效用仍存疑[43-46]。

在最终确定病因学分组时,优先考虑将那些治疗最类似的病因学配对。为了提高病因不明确或混合病因情况下的明确性,最后做了三处修改。首先,将神经纤维活动状态异常高或低的神经肌肉性患者合并为一个组,以消除任何模糊不清的地方。其次,一些经常遇到的情况被分配和编目为属于一个特定的病因(见图 7.2)。第三,在混合病因的病例中,分配了一个优先顺序,从高到低是先天性/结构性(C)、神经肌肉性(M)、综合征(S)和特发性(I)。然后将具有多种疾病状态的患者分配到最优先的子组。

利用病因划分来确定特定的患者群体,对此已经进行了多项研究。生活质量、治疗和并发症可以根据这些被定义的群体进行分析和适当的分层,这样可以提高可重复性。一项研究通过使用早发型脊柱侧凸调查量表（Early Onset Scoliosis Questionnaire，EOSQ）来分析患者的生活质量，发现与其他组相比，神经肌肉性和综合征性病因的患者在任何干预前的得分都较低[47]。这一点很重要，因为 EOSQ 已被采纳为 EOS 的标准治疗的一部分。研究和临床实践都依赖于这些分数，所以必须了解患者群体的基线特征。

其他研究试图确定哪些 EOS 病因有发生不良后果的高风险。有趣的是，一些研究表明，术前诊断与治疗结果没有关系。而最近的研究表明，磁控生长棒（magnetically controlled growth rod，MCGR）非计划性再手术（unplanned return to the operative room，UPROR）的发生率与 EOS 的病因没有关系[48]。然而，其他研究提供的证据表明，病因是其他类型手术（如融合术）发生并发症的一个重要因素[49]。

7.2.2.3 主弯角度

分组切点最初是基于既往用于指导脊柱侧凸治疗的主弯角度[18]。使用名义群体法，经过小组讨论后进行了修改。对以下主弯角度分组达成了共识：第 1 组为 <20°，第 2 组 20°~50°，第 3 组 51°~90°，第 4 组为 >90°。

一项利用 C-EOS 曲线标准的研究比较了主弯角度位于第 4 组的接受生长棒手术患者和主弯角度较小的患者。这项研究发现，与术前弯度较小的患者相比，第 4 组的患者在治疗后仍有较大的残余弯度[50]。有趣的是，在治疗结束时，这两组的矫正百分比和健康相关的生活质量没有显著性差异[50]。未来利用 C-EOS 的研究将测试这些亚群与各种治疗策略的结果相关的假设。

7.2.2.4 脊柱后凸

C-EOS 将脊柱后凸定义为任何两节段之间可测得的最大的矢状位弯度。这与 Lenke 等开发的 AIS 分类系统[22]形成对比，反映了 EOS 患者的脊柱后凸经常延伸到腰椎的观察结果。现有文献中的规范数据表明，小儿脊柱后凸的测量方法与成人不同，一般随着年龄增长而增加[51]。考虑到这一点，正常的后凸（N）的范围是 20°~50°[52]，后凸减小（-）和后凸增大（+）则落在这一范围外。值得注意的是，最近有研究表明，后凸角度增大是 EOS 患者接受生长棒手术的一个重要指标[53]。最近的研究表明，术前的后凸增大是生长友好型技术后发生近端交界处后凸的一个潜在风险因素[54]。另一项研究利用 C-EOS 脊柱侧凸分类，在研究综合征性患者的序列石膏治疗过程中，对测量进行了标准化[55]。已有的研究将调查脊柱后凸的影响，以及对治疗结果的影响，因为它适用于 C-EOS。

7.2.2.5 侧凸的柔韧性

尽管柔韧性在临床决策中很重要，但不同医疗机构之间针对柔韧性的影像学技术仍有很大差异。在许多中心，用于评估柔韧性的摄片没有在 EOS 患儿的整个治疗过程中常规进行。此外，大多数此类影像既取决于患者的努力，也取决于重力，根据儿童的身体情况和认知参与程度，他或她有可能无法配合柔韧性评估。由于上述原因和其他妨碍推广和可靠性的原因，侧凸的柔韧性最终被排除在 C-EOS 之外。

7.2.2.6 脊柱侧凸角度的进展

脊柱侧凸的进展速度的临床意义在文献中已有充分记载[5, 8, 43, 56]。在先天性 EOS 患者中，McMaster 等[39]确定脊柱侧凸角度进展的速度取决于类型和部位，风险最高的是快速生长阶段（如 2~3 岁和青春期）。Rodillo 等[41]的研究表明，脊髓性肌肉萎缩症（spinal muscular atrophy，SMA）患儿的进展率从每年 5° 到每年 15° 不等，取决于疾病类型、青春期以及行走状态（例如，失去行走能力后进展率增加）。在患有特发性脊柱侧凸的小年龄儿童中，Scott 等证实，尽管侧凸可以稳定多年，但当它开始发展时，它将以相当稳定的方式进展。他们认为，最终结果主要取决于进展开始和生长结束的年龄，任何与每年 5° 的稳定速率的差异都可能是由柔韧性或测量误差造成的[57]。

遗憾的是，医疗机构之间在报道脊柱侧凸的进展方面的差异性给可靠的评估带来了障碍。也就是说，除确切说明两次检查之间的时间跨度，否则"侧凸较上次来诊时进展了 15°"的含义是不确切的。为了控制潜在的不一致，我们开发了一个简化的年度进展率，以使脊柱侧凸角度的进展计算标准化（见图 7.2）。两点之间至少要有 6 个月的随访才能纳入。未来的努力将旨在确定年度进展率变化的速度和时间的可定义模式，利用 C-EOS 来识别较高风险的易形成失代偿的儿童，并检查进展率，因为它有助于 C-EOS 预测治疗结果。

7.3 C-EOS 的信度和效度

一个分类系统要在特定的医学领域成功地被采用，必须兼具信度和效度。信度一般是指分类模式的观察者之间和观察者内部的可靠性，是对精确度的一种衡量。效度是对准确性的衡量，确保一个给定的系统能描述真实的病理过程[20]。

7.3.1 1C 阶段：专家观察者间的信度检测

Kappa 系数是衡量观察者内部或之间的统计学一致性的指标[58]。对 C-EOS 的初步探索显示，在病因学、侧凸主弯角度和脊柱后凸方面，观察者之间的 Kappa 系数相当高，甚至非常好。计算年进展率的观察者之间的信度是中等的，而鉴于其组成变量（侧凸主弯角度和时间）的高信度，这令人惊讶。我们怀疑这是粗略估计的反映，而不是参与者严格遵守公式计算得来，这一点将在未来强调。

7.3.2 1D、2 和 3 阶段

检查观察者内部信度、临床信度和效度的研究正处于建立、征集，或完成、投稿的不同阶段。其中有一项 C-EOS 的信度研究，与 Smith 等开发的 EOS 儿童并发症分类的新模式一致[59]。这项研究发现，Smith 等定义的并发症在 48 个可能的 C-EOS 类别中的 6 个类别中出现的频率最高；然而，Smith 并发症的具体类型不能与特定的 C-EOS 类别相关联[60]。另一个将利用 C-EOS 来确定的是内固定器械手术后具有内在高风险的患者群体。一项对接受垂直可扩张假体钛肋骨（vertically expandable prosthetic titanium rib，VEPTR）治疗患者的研究使用了 C-EOS 分类系统，来识别近端锚定失败的高风险患者[61]。研究发现分类为 M3N、M4N 和 M4+ 的患者，与分类为 C3- 的患者相比，近端锚定失效速度最高，而后者的失效速度最慢[62]。此外，对所有非计划性再手术的回顾性分析发现，被归入后凸增大 - 神经肌肉性组的患者发生这些事件的比例最高[63]。

7.4 研究计划

除了简单地促进临床环境中的沟通，经过验证的分类系统更是研究过程中的一个重要组成部分。对研究对象进行可靠的分层是建立循证治疗指南的基础。正如成人脊柱侧凸的分类系统是由治疗的进展而产生的[64]，C-EOS 的发展和实施是改善儿童脊柱侧凸治疗结果的合理的下一步。自从 5 年多前开发出 C-EOS 以来，研究人员已经利用这一框架进行了严谨的研究，这些研究结果可以被重复并应用于特定的患者群体。在确定外科医生的临床治疗共识的工作基础上[5]，C-EOS 提供的结构和共同语言提供了一个支架，未来可以围绕这个支架进行治疗模式的临床试验。通过在临床和学术的各个领域培养合作环境，C-EOS 将最终改善对早发型脊柱侧凸儿童的治疗。

（Michael G. Vitale，Jacob R. Ball 著

高景淳 译　余伟杰 校）

参考文献

扫描书末二维码获取

第 8 章　早发型脊柱侧凸的临床检查和合并疾病

本章内容

8.1 引言..77	8.4 诊断性实验室检查................................85
8.2 病史..77	8.5 影像诊断..85
8.2.1 出生史..77	8.5.1 X 线..85
8.2.2 家族史..77	8.5.2 磁共振成像（MRI）......................85
8.2.3 脊柱畸形史..................................77	8.5.3 计算机断层扫描（CT）.................85
8.3 各系统检查..78	8.6 综合治疗方案....................................85
8.3.1 合并疾病....................................78	8.7 术后检查..85

要点

- 早发型脊柱侧凸患儿的初步临床检查至关重要，应在病历中详细记录。
- 治疗前应充分了解并记录患儿的出生史、家族史和疾病史。
- 需要基于病因学诊断对合并的畸形逐一进行检查和排除。
- 及时发现并处理伴发疾病有助于避免影响治疗效果的潜在风险。
- 指征明确时，诊断性实验室检查、先进的医学成像技术和肺功能检查是制订综合治疗方案的重要组成部分。

8.1 引言

早发型脊柱侧凸（EOS）患儿的临床检查首先应获取详细的病史资料，包括脊柱畸形特有的相关病史如发病年龄、进展情况、既往手术和非手术治疗等。患者既往所有脊柱相关的影像学检查都应进行回顾分析。医生需对患者神经轴、呼吸、心血管、泌尿生殖、肌肉骨骼、胃肠道、皮肤等各系统进行检查，评估可能存在的脊柱或非脊柱合并疾病。评估患儿整体健康和营养状况时，应特别注意身高、体重和饮食情况。如果这些系统存在异常，应请相关专家进一步会诊。首次临床检查的所有相关信息均应仔细记录于病历中，以便在未来为后续参与治疗的医生提供参考。

8.2 病史

8.2.1 出生史

治疗前应详细了解并记录患儿的病史。应注意患儿出生时神经和骨骼肌肉系统的异常。难产和出生体重是重要的影响因素。Apgar 评分（A 肌张力、P 脉搏、G 皱眉动作、A 外貌和 R 呼吸）可提示与患儿主要诊断和继发性骨骼肌肉系统异常（如马蹄足和肢体缺如）相关的重要信息，评估方法包括肌张力、心率、对刺激的反应、皮肤颜色以及生后即刻的呼吸能力[1]。婴幼儿体格检查还有助于识别可能导致脊柱畸形的潜在神经系统异常。

8.2.2 家族史

若家庭成员患有脊柱畸形，那么患儿畸形进展的风险可能增加，因此在选择治疗时机和治疗方式时应考虑患者的家族史[2]。直系亲属罹患综合征、神经病变和肌肉疾病对明确患者病因学诊断和相关合并疾病可能具有提示作用。

8.2.3 脊柱畸形史

在制定新的治疗计划前应仔细回顾患者既往脊柱畸形的治疗情况，包括石膏、支具和手术等。应留意所有治疗细节，如住院情况、非手术治疗的类型和疗程以及并发症等。脊柱畸形的发病年龄和初始严重程度对评估畸形的进展具有重要作用[3]。

8.3 各系统检查

脊柱畸形和其他畸形可能具有同源性，二者可为因果关系，也可无明确相关性。更为复杂的是脊柱和非脊柱畸形出现的时间可能并不一致。手术治疗需考虑患儿的整体健康状况，尤其是营养状态和肺部情况。应记录正在使用的药物和已知的过敏史，并在治疗前对药物治疗方案进行适当的调整。如考虑手术治疗，还需查明患者既往肺炎、吞咽困难或反复感染的原因。生长发育及其里程碑事件也是需要考虑的重要因素。

8.3.1 合并疾病

脊柱畸形最常见且临床最为相关的合并疾病将在以下章节中介绍。不同类型脊柱侧凸相关合并症的发生情况将分别在下列标题内阐述：

1. 神经轴和神经系统
2. 心脏
3. 泌尿生殖
4. 肌肉骨骼
5. 胃肠道
6. 皮肤
7. 精神心理状况、残疾和疼痛

8.3.1.1 神经轴和神经系统情况

医生必须意识到儿童脊柱畸形是无症状神经轴畸形的表现。这些异常畸形包括 Arnold-Chiari 畸形、脊髓空洞、脊髓积水、低位圆锥、脊髓拴系和肿瘤。一项国际早发型脊柱侧凸登记结果显示，术前接受全脊柱磁共振（MRI）检查的患者中 24% 存在神经轴异常，其中神经肌肉性为 39%，先天性为 35%，综合征性为 21%，特发性为 13%[4]。如果这些神经异常未被发现，术中使用内固定矫正脊柱侧凸时可能导致神经损伤[5,6]。脊柱畸形患儿需进行细致的神经系统查体，包括四肢运动、感觉和反射功能，此外还包括异常神经系统体征，如持续性反射活跃、单侧腹壁反射、肌肉萎缩、运动减弱、感觉缺失，有时还包括诱发咽反射。腹壁反射异常可能提示椎管内异常[7]。应注意患者既往是否发生严重头痛、背痛以及神经症状。注意观察患者治疗前后的行走状态是否出现明显变化。

特发性脊柱侧凸

既往研究表明，超过 20° 的早发型特发性脊柱侧凸（idiopathic early onset scoliosis，IEOS）患者神经系统异常的发生率约为 20%（17.6%~26%）[8-10]；值得注意的是，文献报道超过 50% MRI 检查神经系统异常的患者在 10 岁前需接受神经外科手术。即使神经系统检查正常，侧凸超过 20° 的早发型脊柱侧凸患儿仍应行全脊柱 MRI 检查，尽管这些检查需进行静脉镇静或全身麻醉[8]。一旦发现神经轴异常，必须请神经外科会诊并进行评估、治疗或随访，可能的干预措施通常包括颅后窝减压、脊髓空洞手术减压和（或）分流术以及脊髓拴系松解。

各年龄段的"特发性"脊柱侧凸与颅椎畸形存在紧密联系。据报道，"特发性"脊柱侧凸患者小脑扁桃体平均低于枕骨大孔 4 mm，其中 50% 的患者小脑扁桃体位置低于枕骨大孔[11]。随着 MRI 技术的发展，无症状的"特发性"脊柱侧凸患者中脊髓空洞症、Chiari 畸形、扁桃体异位和圆锥低位等神经轴畸形的检出率有所增加[12]。拟诊为特发性脊柱侧凸的婴幼儿和青少年患者中 MRI 发现神经轴畸形的比例为 19%。其中 78% 的患者单独或同时合并 Chiari 畸形和脊髓空洞症，17% 的患者单独或同时合并脊髓纵裂和脊髓拴系，不到 5% 的患者合并脊髓肿瘤[13]。

特发性脊柱侧凸患者术前是否常规行 MRI 检查仍然存在争议，指导脊柱侧凸 MRI 检查应用的经典指南仍然具有使用价值，文献建议需要进行 MRI 检查的适应证包括：神经功能障碍、婴儿和青少年起病、男性、脊柱矢状面参数异常、弯形不典型（左侧凸形）、弯度快速进展和疼痛等[12]。支持常规行 MRI 检查的原因在于脊柱侧凸合并脊髓空洞、脊髓拴系和脊髓纵裂的患儿术中神经并发症的发生风险更高。此外，为防止潜在的神经系统并发症[14]，神经轴畸形需在脊柱侧凸治疗前进行处理。因此，应通过临床检查或 MRI 排除这些畸形[5,14]。一些学者推荐选择性地进行 MRI 检查，对于神经功能正常的"特发性脊柱侧凸患者"无须行相关检查；但是，如果这些患者 MRI 检查存在神经轴畸形，那么手术可能会增加神经系统并发症的发生风险[16-18]。不使用麻醉或造影剂的 MRI 是安全、简单、准确和有效的查明神经系统疾病的检查方法。但是低龄儿童全身麻醉或气道支持可能导致较大的额外风险，需充分考虑到这些问题。5 岁以上患儿通过有效的视听分散可能避免镇静。对所有无须镇静的早发型特发性脊柱侧凸患者术前常规行 MRI 检查可能较为合理。如需麻醉，则必须权衡 MRI 检查和镇静相关风险的利弊。

先天性脊柱侧凸

先天性脊柱侧凸常合并椎管内畸形。脊椎的胚胎发育与脊髓和器官的胚胎中胚层发育发育密切相关[19]。文献报道 30%~42% 的患者通过 MRI 检查可发现与先天性脊柱畸形相关的椎管内结构异常[20-22]。常见的表现包括脊髓空洞占42%，脊髓拴系占29%，终丝脂肪沉积占24%，低位圆锥占23%[23]。随着生长和弯度的进展，椎管内畸形可导致进行性神经功能减退。此外，在行畸形矫正手术时也极大地增加了神经损伤的风险。

椎管内病变导致的神经性皮肤特征和神经症状可从病史或查体中发现，如覆盖于脊柱区的毛发斑（图8.1）和皮肤色素沉着、膀胱症状、单侧下肢感觉异常、足畸形、单下肢明显消瘦、腹部反射不对称以及后柱感觉异常。然而，神经性皮肤特征并不是提示椎管内异常的可靠征象[12, 21, 24, 25]。

脊髓拴系（图8.2）是先天性脊柱侧凸MRI检查最常见的椎管内畸形，其次是脊髓空洞（见图8.2b），再次是终丝增厚和脂肪沉着、圆锥低位、脊髓纵裂（见图8.2C）、硬膜内肿物/脂肪瘤、硬膜外肿物、Chiari畸形、蛛网膜囊肿和Dandy-Walker畸形[20, 21, 26]。

马方综合征

硬脊膜扩张指硬膜囊膨胀或增宽。马方综合征患者纤维蛋白缺失可引起硬膜囊结缔组织异常和薄弱，从而导致硬脊膜扩张。硬脊膜扩张通常发生于腰骶椎的最尾端，即患者直立位时脑脊液压力最大的部位。患者的神经症状产生的原因与神经的延长和牵拉机制相关，可表现为背部疼痛或头痛。硬脊膜扩张可导致骨骼侵蚀或脊膜膨出。硬脊膜扩张常见于椎弓根间距增宽、椎体扇形改变以及矢状径增加的马方综合征患者，是诊断马方综合征的一项主要标准，尤其是对于

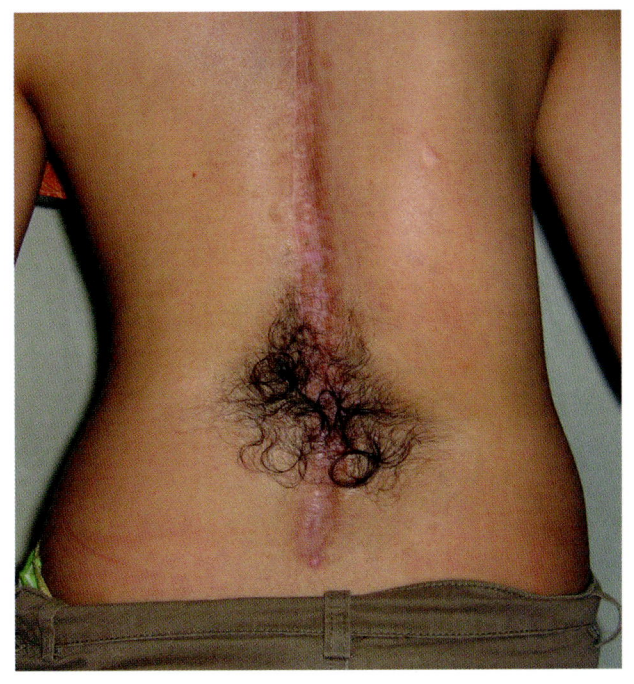

图8.1 先天性脊柱畸形患儿背部的毛发斑，可能与隐匿性椎管闭合不全有关。神经性皮肤特征表现并不是提示椎管内异常的可靠征象

主要和次要诊断标准条目不足的患者[27, 28]。

马方综合征患者硬脊膜扩张的发生率为63%[29]。合并背部疼痛的马方综合征患者硬脊膜扩张的发生率为76%，不合并背痛者为41%[30]。硬脊膜扩张是马方综合征的主要诊断标准，但用于精确计算硬膜囊体积

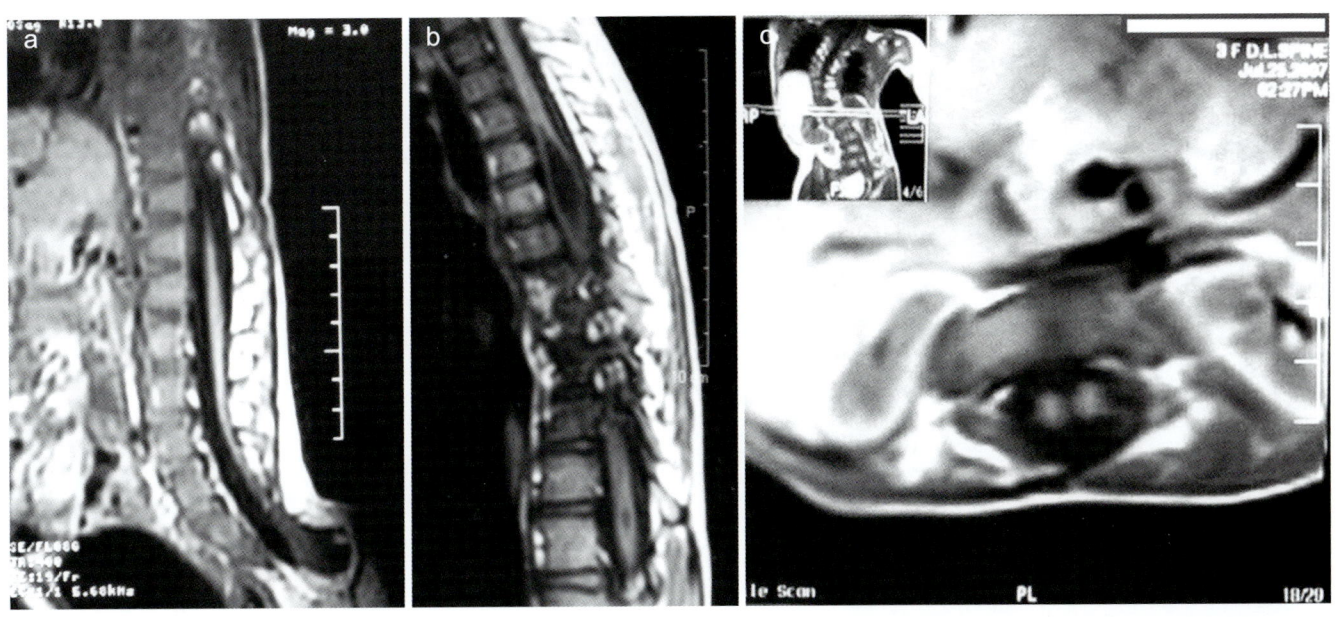

图8.2 脊柱畸形相关的椎管内异常需要神经外科医生会诊。（a）MRI矢状位T1加权像显示脊髓拴系，这是先天性脊柱畸形MRI检查最常见的椎管内异常。诊断为特发性脊柱侧凸的病例也可发现脊髓空洞和脊髓拴系。（b）MRI矢状位T1加权像显示与先天性脊柱侧凸相关的多发性、大小不一的胸椎脊髓空洞。（c）MRI轴位T1加权像显示先天性脊柱侧凸患儿脊髓背侧完全性脊髓纵裂

的软件尚未广泛应用，因此许多指南根据计算机断层扫描（CT）或 MRI 检查设定了腰骶椎硬脊膜囊大小的正常参考值[31]。异常硬脊膜囊比率（根据椎体大小矫正的硬膜囊直径）已被用于筛查马方综合征患者的硬脊膜扩张。对于有症状的硬脊膜扩张患者，可采用后路椎板切除术缓解背部疼痛。

神经纤维瘤病

神经纤维瘤病营养不良性脊柱侧凸起病早，侧凸进展迅速，治疗困难，且有进展为严重畸形的趋势。营养不良性侧凸可能合并脊柱后凸，且神经损伤的发生率较高。多数患者可有皮肤病变（图 8.3）以及来源于椎管（哑铃形病变）或包绕骨骼的神经纤维瘤[32]。

患者椎管扩大较为常见，主要由椎管内肿瘤或硬脊膜扩张所致，可侵蚀骨质和韧带，导致椎体扇形改变和脊膜膨出。脊膜膨出、假性脊膜膨出、硬脊膜扩张和哑铃形病变与神经纤维瘤或椎管神经轴内／周围异常压力有关。截瘫在营养不良性脊柱侧凸患者中并不常见，而合并严重的脊柱成角（后凸）、脊椎半脱位和椎管内软组织肿瘤的患者更易发生截瘫[33]。应用内植物固定脊柱时这些椎管内结构偶尔会直接损伤脊髓，此外，还可侵蚀骨质阻止骨性融合。肋骨头突入椎管压迫脊髓是导致瘫痪罕见但十分重要的原因[26, 34]。CT 扫描是诊断肋骨向椎管内脱位最敏感的检查方法。多数肋骨脱位的患者通过切除肋骨可预防或改善截瘫。

外科医生应采用最有利、安全和持久的方法矫正和固定脊柱，并避免损伤神经。因此，术前评估患者是否存在上述情况极为重要。所有营养不良性脊柱侧凸患者术前均应行 MRI 检查[35, 36]。

神经肌肉性和脊髓脊膜膨出性脊柱侧凸

根据定义，神经肌肉病变是影响神经和肌肉任意部位的一类疾病。这些神经组织疾病包括运动神经元病变，如肌萎缩侧索硬化症和脊髓性肌萎缩症，可累及大脑、脊髓和周围运动神经元，最终导致肌力减弱。由于此类疾病多累及神经轴，因此可导致早发型脊柱侧凸（EOS）。此外，脑瘫患儿或有其他类似疾病的儿童常发生脊柱侧凸，尤其是病变严重以及不能行走的患者。此类儿童的脊柱侧凸很多发生于幼年时期。

脊柱畸形也可继发于脊髓损伤性麻痹。小年龄的儿童脊柱侧凸可继发于脊髓畸形，20% 的创伤性脊髓损伤患者可发生脊髓空洞或创伤性脊髓拴系，当患者脊髓损伤症状恶化时，医师应排除这些疾病。另一类脊柱侧凸存在明显的脊髓异常，即"脊髓脊膜膨出型脊柱侧凸"。这两种类型脊柱侧凸，神经肌肉性和脊髓脊膜膨出性脊柱侧凸具有各自的特征、并发症和治疗方法，需要单独进行细致的讨论。

8.3.1.2 心脏

心脏异常与脊柱侧凸之间的关系较为复杂，在结缔组织疾病导致的马方综合征或肌肉病变导致的神经肌肉性脊柱侧凸患者中，二者起源于相同的组织缺陷。脊柱侧凸和先天性心脏病（congenital heart disease，CHD）可以是多器官先天畸形的一部分；此外，特发性脊柱侧凸患者合并轻微心脏畸形的比例较高，原因尚不明确。相反，无论是否接受过开胸手术，CHD 患者合并脊柱侧凸的比例均较高。

特发性脊柱侧凸

二尖瓣脱垂（mitral valve prolapse，MVP）与胸廓异常存在相关性。重度特发性脊柱侧凸患者 MVP 的发生率是正常青少年的 4 倍。超声心动图和（或）多普勒超声提示约 13.6%~24.4% 的特发性脊柱侧凸患者可伴发 MVP 和其他瓣膜异常，而在年龄和体重匹配的对照组中这一比例为 3.2%[16]。

多数 MVP 患者无明显症状，查体时可能仅在心脏听诊时闻及收缩期喀喇音或杂音。21% 的 MVP 患者存

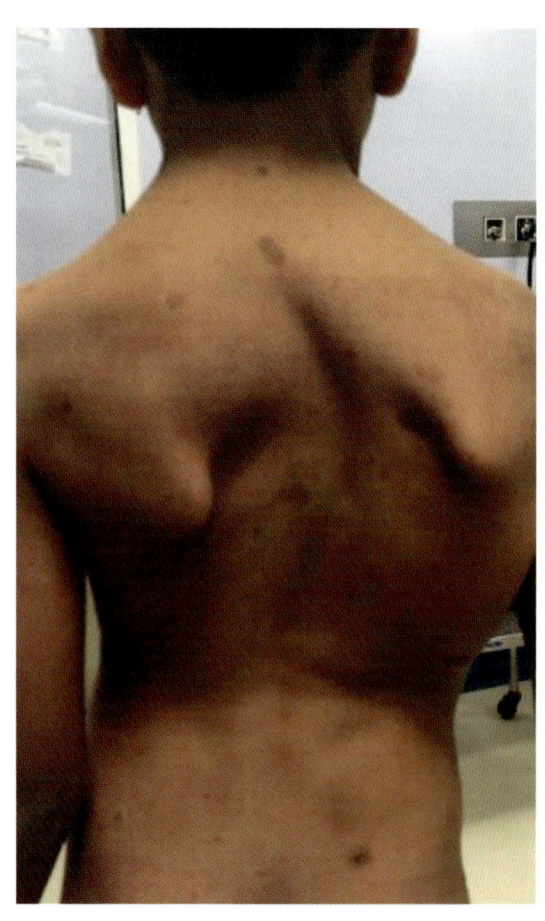

图 8.3 牛奶咖啡斑，神经纤维瘤病脊柱侧凸患儿的皮肤特征

在心电图异常，而在未合并 MVP 的特发性脊柱侧凸患者中这一比例仅为 1.6%。即使在脊柱矫形术后，患者 MVP 也可持续存在，原因除了异常的胸椎曲度导致心脏结构改变外，还与其他因素有关[14]。对特发性脊柱侧凸的其他合并疾病研究后发现，瓣膜异常与其他合并疾病间存在较强相关性。未合并其他疾病的患者瓣膜异常发生率为 17.2%，有合并疾病者发生率为 50%。然而，多数特发性脊柱侧凸患者均较健康，如患者合并与脊柱侧凸无关的相关疾病，则术前应常规行超声心动图检查[37]。

先天性脊柱侧凸

7%~26% 的 CHD 与先天性脊柱侧凸相关，包括室间隔缺损、房间隔缺损、动脉导管未闭、法洛四联症、肺动脉狭窄、病态窦房结综合征和右位心。近半数患儿需药物治疗，部分患者未来需行心脏手术治疗，而另一些患者则仅需要观察。由此可见，系统的心脏评估和超声心动图检查对 CS 患者十分重要。所有计划行先天性脊柱畸形矫形手术的患者在术前均应行超声心动图检查。此外，由于混合性骨骼缺陷导致的先天性脊柱侧凸/后凸患者发生 CHD 的风险更高，因此，建议患者常规行超声心动图检查，而后推荐至心脏外科进一步治疗[20,38]。

神经肌肉性脊柱侧凸

多数原发性肌病可累及心脏，包括 Duchenne 肌营养不良症（Duchenne muscular dystrophy，DMD）、Becker 肌营养不良症（Becker muscular dystrophy，BMD）、强直性肌营养不良症（myotonic muscular dystrophy，MMD），以及部分肢带型肌营养不良症。肌营养不良蛋白位于心脏浦肯野纤维膜的表面，可能干扰 DMD 和 BMD 患者的心脏传导功能。

所有年龄段的 DMD 和 BMD 患者心脏受累的发生率均较高（60%~80%），通过心电图和超声心动图可发现心脏异常。但是，仅仅约 30% 的 DMD 患者存在明显的心脏相关并发症。肺动脉高压也与 DMD 相关心肺功能不全有关，有研究指出 40% 的 DMD 患者的死亡原因为充血性心力衰竭；部分 BMD 患者心脏损伤可能比呼吸系统损伤更为严重，二者并不完全一致。由于 BMD 患者心脏损伤可能早于骨骼肌病变，因此，所有 BMD 患者均应定期监测心电图和超声心动图。心肌受累患者需由专业的心脏科医生进行密切的随访和治疗。心脏移植可能适用于部分 BMD 患者[39]。

MMD 患者心电图异常的发生率较高。有研究表明约 1/3 的 MMD 患者存在 I 度房室传导阻滞，约 1/5 的患者存在电轴左偏，仅 5% 的患者存在左束支传导阻滞。需要安装起搏器的完全性心脏传导阻滞的患者虽然极少，但仍有发生。MMD 患者仍应常规接受心脏评估[39,40]。

马方综合征

马方综合征以结缔组织病变为特征，典型表现为眼、骨骼、心脏三联征。心血管系统异常是导致患者寿命缩短的重要原因之一。

马方综合征最突出的心血管系统异常是由纤维蛋白 1 缺陷引起的。MVP 的发生率为 35%~100%，主动脉扩张的发生率为 75%，二尖瓣反流的发生率为 44%~58%，主动脉瓣反流的发生率为 15%~44%。无症状性 MVP 的超声心动图诊断率（78%~100%）明显高于听诊（45%~70%）。由于进行性主动脉根部扩张、主动脉瓣反流、夹层或破裂可危及生命，因此所有怀疑马方综合征的患者均应行超声心动图检查。许多患者可能已经由心脏科医生进行随访。

主动脉瓣反流是主动脉夹层等并发症的危险因素。一般而言，其发病率和死亡率与主动脉瓣异常有关，而与二尖瓣功能不全无关。有研究发现与家族性病例相比，散发性马方综合征患者的心血管病变更为严重[42]。

马方综合征患者的预期寿命从 20 世纪 70 年代的 37 岁已经增加到 20 世纪 90 年代的 60 多岁，这主要与疾病的早期诊断、对轻症患者的认识、主动脉手术的进步以及药物治疗有关[41]。

先天性心脏病

目前公认 CHD 患者合并脊柱侧凸的发生率高于正常人群。文献报道 CHD 患者合并脊柱侧凸的发生率为 2%~19%。发生率差异较大的原因与 CHD 类型、患者的选择标准、心脏手术的影响以及脊柱侧凸的定义不同有关。换言之，CHD 相关的脊柱侧凸的病因尚不清楚，许多因素如 CHD 本身、心脏手术、开胸手术、发绀和其他异常都可能导致脊柱侧凸。目前已知胸椎源性的脊柱侧凸可能发生于胸廓手术或肋骨切除后，也可发生于婴儿期一系列胸腹手术后[43,44]。有文献报道高达 22% 的心脏开胸手术患者发生脊柱侧凸，二者存在较强的相关性[42]，也有研究认为二者并不相关[45]。目前，可能解释 CHD 患者合并脊柱侧凸的病因学理论包括：氧合功能受损、椎体或支持组织的血供不足或不均匀[46]。

8.3.1.3 泌尿系统

先天性脊柱侧凸

泌尿生殖系统和骨骼肌肉系统均来源于中胚层，并在胚胎的同一时期发育。因此，在器官发育的关键阶段，任何遗传缺陷或损伤刺激都可能导致先天性脊柱畸形和泌尿生殖系统畸形。由于其他器官的发育也可能受到影响，因此可能导致一系列截然不同的先天畸形。肾脏畸形多数是非遗传性的，这支持了胚胎在5~7周易受外界刺激的病因学假设。此阶段属于器官形成时期，干细胞群形成器官原基，此过程对遗传和环境的影响均很敏感。在胚胎期第4周时，中肾位于第6颈椎到腰椎之间。在妊娠期第4~7周时，下颈椎或上胸椎受到刺激可同时影响中胚层的发育[47]。

先天性脊柱侧凸可合并先天性泌尿生殖系统异常在20世纪80年代已有报道[48]。静脉肾盂造影（intravenous pyelography，IVP）和超声检查发现20%~34%的先天性脊柱侧凸患者可合并泌尿生殖系统异常。先天性脊柱侧凸最常见的泌尿生殖系统异常包括肾发育不良、马蹄肾、单肾、先天性输尿管扩张、异位肾（盆腔）、尿道下裂、盆腔输尿管连接部梗阻、后尿道瓣膜、泄殖腔畸形、尿道上裂、膀胱外翻、肾积水和睾丸下降不全等[38]。有研究表明部分泌尿系统畸形与半椎体直接相关，半椎体位置对肾脏发育不全的发生部位也有重要影响[48]。

这些畸形可能没有临床症状，但部分畸形可能与某些疾病相关，其中感染、梗阻和结石是最主要的问题。患者发生蛋白尿、高血压和肾功能不全等并发症的风险增加，需要进行长期、细致的随访。部分泌尿生殖系统异常的患者（一些报道高达25%）需行手术治疗，肾功能异常的患者需要药物治疗（包括透析），此外，部分畸形不影响肾功能或无须治疗[20]。

以往IVP一直是评估泌尿系形态的检查方法，但诊断性超声作为替代性的筛查方法，检查效果也较为满意。对于超声检查异常或无法明确诊断的患者，一些医疗中心仍然使用IVP进行诊断。超声检查作为一种非侵入性检查，价格低廉且辐射较少，对合并多种畸形且需要重复检查的患者更为适用。近年来超声检查逐渐成为主要的初步检查手段，但对于体重过重以及严重脊柱畸形致使胸廓贴近骨盆的患者，进行超声检查可能较为困难。这种情况仍建议行IVP检查[47]。

神经肌肉性脊柱侧凸

由于控制肠道和膀胱的平滑肌瘫痪，麻痹性脊柱畸形患者常伴有尿路感染。患者的术后感染率较高，而慢性尿路感染通常被认为是导致感染的潜在原因。尿路感染患者术前应积极治疗以消除感染，避免成为细菌的潜在来源。术前需要请泌尿科医生会诊，评估患儿对脊柱手术的耐受能力，并协助改善患儿肾功能[49]。

8.3.1.4 骨骼肌肉系统

骨骼肌肉系统查体应从测量身高和体重开始，每次就诊时都应记录以便监测患者体重和营养状况变化。立位身高可以测量患者的肢体长度和总体身高，而坐位身高（坐位时测量或无法坐起的患者仰卧位进行测量）可以评估患者躯干生长的线性变化（见图8.4a、b）。

临床照片可以用来记录患儿生长和脊柱畸形的变化，包括轴向旋转、矢状面平衡和双肩高度等。常规摄片包括后前位（PA）、前后位（AP）、侧位以及Adam前屈试验中"日落"位观察胸椎和腰椎隆起。临床照片还能拍摄到冠状面平衡和躯干偏移情况，以评估头部和胸廓相对于骨盆中心的平移距离（图8.5）。通过记录这些参数的基线资料和每年的随访结果有助于评估治疗计划的有效性。

躯干轴向旋转通常是脊柱畸形最明显的表现。Adam前屈试验可观察患者躯干旋转程度，并通过脊柱侧凸测量仪进行测量。外观照可观察患者胸椎的肋骨隆起和腰椎的腰部隆起，并记录畸形的矫正和进展情况。

通过呼吸动作、呼吸频率、胸围和肺功能检查可评估患儿胸部和肋骨畸形（图8.6）。胸廓的发育情况有助于评估儿童生长以及肺功能的情况。

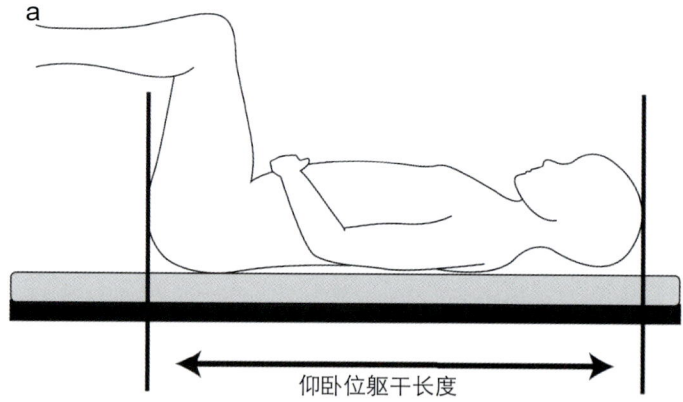

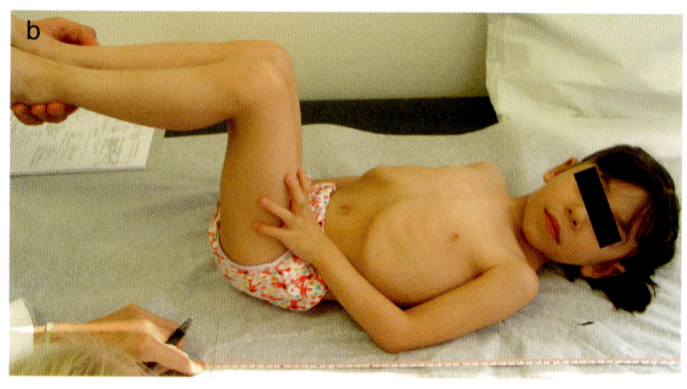

图8.4 （a）仰卧位坐高的测量（示意图）。（b）测量坐高（临床照片）

Campbell 等描述了一种独特的评估胸壁运动情况的方法，主要用于合并肋骨缺失的连枷胸患者，即"拇指偏移试验"[50]。具体方法：检查者手臂从后方环绕胸廓底部，手指位于患者腋前线的前方（图 8.7），双侧拇指尖端与脊柱距离相等，在患者吸气时拇指向外移动，记录两侧拇指尖端间距并进行分级。

特发性脊柱侧凸

早发型脊柱侧凸常伴有同侧斜头畸形（图 8.8）（头部相对于脊柱不对称和扭曲），这在骨盆扁平、骨盆倾斜和髋关节内收的儿童中十分常见。因此，有学者提出婴儿体位与早发型脊柱侧凸存在相关性，但这种观点随后受到质疑，需要进一步研究[51]。在早发型

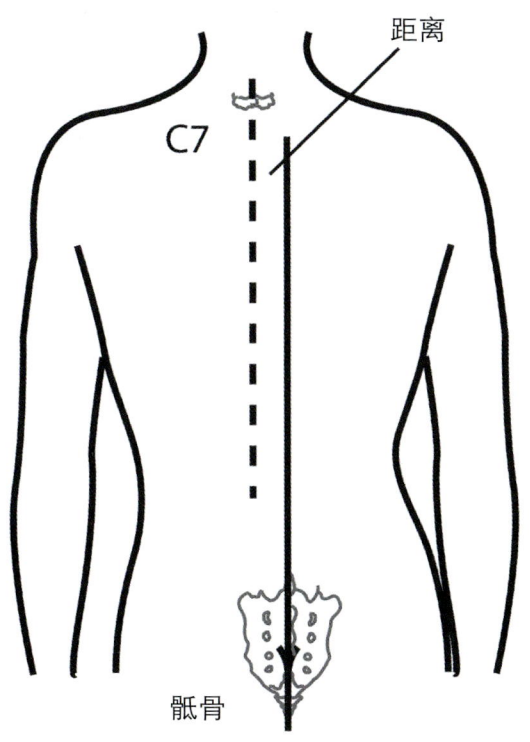

图 8.5 冠状位平衡的测量

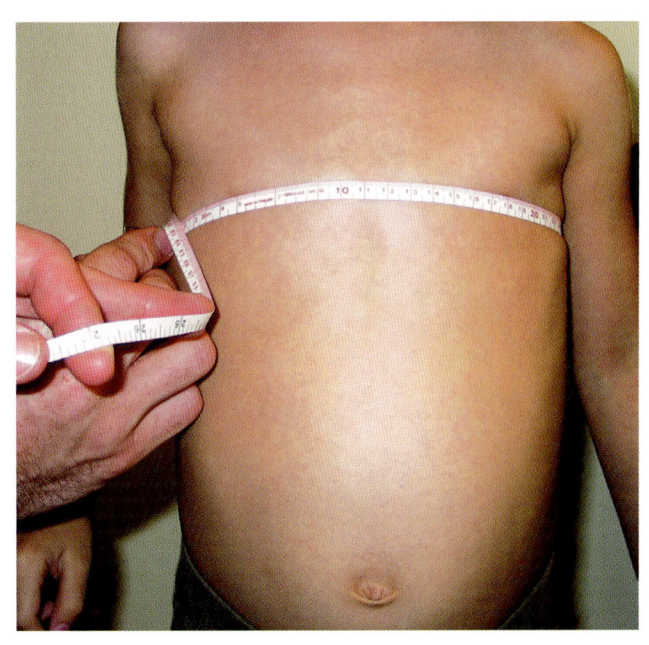

图 8.6 测量胸围

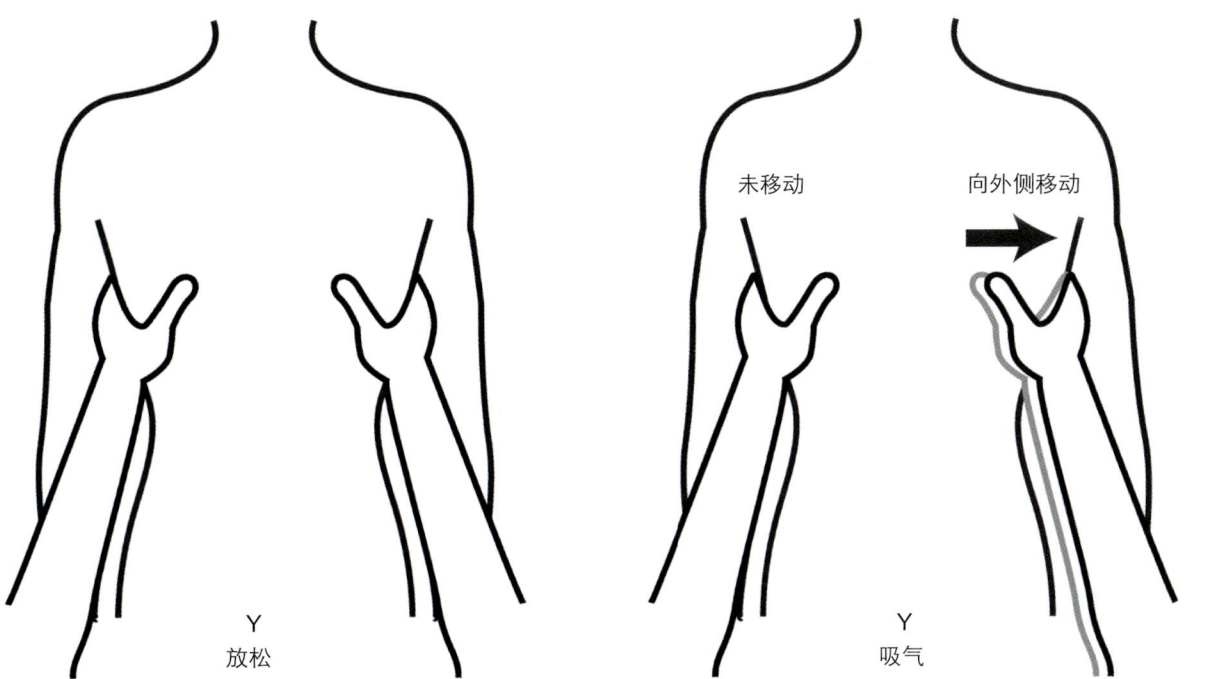

图 8.7 拇指偏移试验

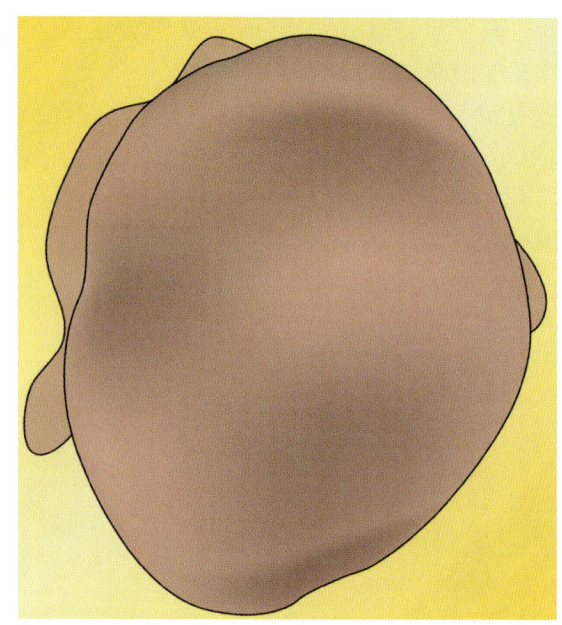

图 8.8 斜头畸形，头部相对于脊柱扭曲、非对称性扁平，常见于 EOS 患儿；可能与婴儿头部较为柔软，仰卧位时长时间倾斜有关

特发性脊柱侧凸患儿中髋关节发育不良的发生率高于无脊柱侧凸的患儿。其他与特发性脊柱侧凸相关的合并疾病包括峡部裂性腰椎滑脱、遗传性骨软骨瘤和股骨头骨骺滑脱等[37]。

先天性脊柱侧凸

四肢发育不良、单侧下肢萎缩、马蹄内翻足及其他足部畸形、高肩胛、髋关节脱位和多指畸形可能与先天性脊柱畸形相关[20]。

神经肌肉性脊柱侧凸

在神经肌肉性脊柱侧凸中，由于疾病本身可累及多组肌肉，因而患者可出现肌力减退、畸形和行走困难。此外，脊柱畸形还可导致一系列继发性改变如骨盆倾斜、髋关节半脱位和脱位、马蹄足和明显的双下肢不等长等。

马方综合征

许多研究发现马方综合征和髋臼前凸具有相关性，发生率约为 30%。部分马方综合征患者可合并扁平足畸形，发生率为 25%，可能由潜在结缔组织病变导致韧带松弛所致。一些学者发现马方综合征患者的骨密度（bone mineral density，BMD）降低，但与骨折风险的相关性尚不明确[27]。

神经纤维瘤病

神经纤维瘤病性脊柱侧凸患者表现为骨骼发育不良。骨科相关并发症发生较早，包括先天性胫骨发育不良，胫骨、前臂和其他骨骼假关节，肢体过度生长以及软组织肿瘤等（见图 8.3）[35]。

8.3.1.5 消化道疾病

早发型特发性脊柱侧凸患者腹股沟疝的发生率高于无侧凸的儿童；特发性脊柱侧凸患者乳糜泻、囊性纤维病和乳糖不耐受的发病率更高[34]。先天性脊柱侧凸患者可能合并肛门闭锁、疝气、食管闭锁和内脏转位[20]。

8.3.1.6 皮肤疾病

EOS 患者的全面查体应从寻找系统性疾病的皮肤标志开始，如牛奶咖啡斑、腋窝或腹股沟区的斑点可出现在神经纤维瘤病患者中（见图 8.3），毛发斑则与隐匿性脊柱闭合不全相关（见图 8.1）。此外，色素痣、血管瘤和浅凹可能与先天性脊柱畸形有关，并提示潜在的神经系统异常。皮肤瘢痕和缺损也可能与脊髓脊膜膨出性脊柱侧凸相关，并影响患者的治疗效果，需要进行细致的评估。

8.3.1.7 精神状态、残疾和疼痛

应注意儿童的精神状态，尤其是交流困难或发育迟缓。治疗前后应注意儿童语言交流能力的变化。患儿如存在发育迟缓则提示可能合并某种综合征。精神心理障碍可能与部分神经纤维瘤病性脊柱侧凸患儿的脑损伤有关。认知迟缓与 EOS 的侧凸进展存在明确的相关性，应特别注意儿童是否已达到相应的发育"里程碑"[51]。

与无脊柱侧凸的儿童相比，特发性脊柱侧凸患儿疼痛的发生率更高，此外，有 Schmorl 结节的患者疼痛更为明显，但患者功能障碍的程度通常较轻。这与神经肌肉性脊柱侧凸不同，后者常导致严重的疼痛和功能障碍。特发性脊柱侧凸疼痛产生的原因主要包括：侧凸顶端应力异常分布导致肌肉疼痛、关节突关节不对称性应力导致小关节炎和滑膜炎、间盘源性疼痛或上述因素共同作用。人体研究显示凹侧椎间盘易发生退变，但从椎间盘退变发展至椎间盘源性疼痛的演变过程尚不完全清楚。疼痛主要位于主弯的顶椎区，其次为 Schmorl 结节所在的脊柱节段相对应的人体中线部位；最后为肩胛间区和下腰部。

总体而言，脊柱侧凸和无症状对照组患者的椎间盘退变程度类似，但脊柱侧凸患者特征性退变表现如 Schmorl 结节和终板炎性改变更为常见，提示脊柱侧凸患者的症状部分来源于椎间盘，疼痛可能发生于脊柱载荷和终板结构异常的患者[39]。

8.4 诊断性实验室检查

手术治疗的儿童术前需完善全血细胞计数（complete blood count，CBC）和生化检查以排除贫血、感染和其他疾病。需进行手术和正在接受石膏治疗的患儿如能配合，应完善肺功能检查（pulmonary function test，PFT）以评估肺活量和呼气量。尽管 PFT 检查是评估肺功能的"金标准"，但对婴儿常规行 PFT 检查较为困难。部分早期研究发现 6 分钟步行试验可用于替代肺功能检查。尽管有学者提出 PFT 困难的患者可采用其他方法（如血红蛋白检测）进行替代，但目前还没有与 PFT 相一致的替代检查。

8.5 影像诊断

8.5.1 X 线

常规 X 线检查包括站立状态下的前后位和侧位片，两者包含范围上至下颈椎，下至股骨头。如计划行手术治疗，还应完善脊柱柔韧性的相关检查以明确侧凸的柔韧（或僵硬）程度、合理的固定节段以及预计的畸形矫正程度。相关检查包括仰卧位冠状面左右 bending 像、牵引或支撑下拍摄 X 线片等。EOS™ 成像效果满意，可减少患者辐射暴露，因此适用于需多次接受 X 线检查的患者。

8.5.2 磁共振成像（MRI）

若怀疑患者存在椎管内异常（如脊髓空洞、脊髓拴系、肿瘤和脊髓纵裂等）则应进行 MRI 检查。由于低龄儿童畸形的发生率较高，因此多数患者需行 MRI 检查。

8.5.3 计算机断层扫描（CT）

如果患儿 X 线检查发现先天畸形，则需进一步完善 CT 检查（最好包含三维重建）以明确骨性畸形，如椎体形成障碍或分节异常。静脉造影不应常规使用，但如果患者存在 MRI 检查禁忌，且需进一步检查评估椎管内的结构异常如脊髓拴系或脊髓纵裂等，则有必要使用静脉造影。

8.6 综合治疗方案

EOS 的治疗需要医生和家属共同参与，治疗方案的制订需仔细谨慎，患儿治疗时间可能会持续数年直至骨骼成熟，甚至成年以后。应明确治疗方案的短期和长期目标，并与家属进行沟通。复杂病例的治疗可能需多学科协作，脊柱外科医生应予以额外关注，家属则需要坚定治疗的决心。医生应还应详尽告知患者家属治疗方案可能适时调整。随着患者生长发育，脊柱畸形可能发生变化，因此治疗方案也会随之调整。由于此类患者的治疗方法较多，因此调整治疗方案的情况并不少见。

8.7 术后检查

接受脊柱畸形矫形手术的患儿术后评估应包括：皮肤切口的情况、神经功能和非预期性疼痛，此外，还应长期评估内固定的情况，如是否有突起的迹象、连接处是否异常、内固定是否松动、移位和断裂等。对于佩戴支具或石膏的患者，应仔细观察皮肤的情况，并长期监测肋骨畸形是否进展。

（Hazem B, Elsebaie, Michael P, Glotzbecker, Jeff B. Pawelek 著　刘昊楠 译　余伟杰 校）

参考文献

扫描书末二维码获取

第 9 章　早发型脊柱侧凸的放射学评估

本章内容

9.1 引言 86	9.5 骨扫描 89
9.2 放射线片 86	9.6 计算机断层扫描（CT）......................89
9.2.1 柔韧性 X 线片 87	9.6.1 CT 和重建技术 89
9.3 磁共振成像（MRI）.........................87	9.7 辐射暴露 89
9.4 骨密度测定 89	9.8 总结 90

要点

- X 线片是用于早发型脊柱侧凸监测和治疗的主要成像方法。
- 低剂量设置，如微剂量全影成像，应尽可能用于儿科 X 线片获取。
- CT 成像越来越多地用于术前规划、解剖建模和术中导航；然而，应注意使用尽可能低的设置，以减少患者的辐射暴露。

9.1 引言

脊柱侧凸定义为脊柱的侧向弯曲，是通过 Cobb 技术在后前位（posterior-anterior，PA）或前后位（anterior-posterior，AP）X 线片上测量的主要冠状曲线定义的。早发型脊柱侧凸（early-onset scoliosis，EOS）是指在 10 岁及以下（实际上是 9 岁及以下）诊断出的脊柱畸形，可能与多种伴随疾病有关。在许多情况下，病因未知，但遗传和结构因素正在被积极探索。尽管临床检查的结果可能提示脊柱侧凸，但 X 线片是诊断和评估畸形随时间变化的主要方法，并用于确定脊柱侧凸患者所需的治疗途径。在诊疗过程中，患者还可能需要磁共振成像（magnetic resonance imaging，MRI）、DEXA 扫描，偶尔还需要骨核素扫描或计算机断层扫描（computed tomography，CT）成像，以评估相关情况或制订手术计划。关于这些影像学研究的风险、益处和技术方面的具体知识都是脊柱外科医生需要掌握的。

9.2 放射线片

常规获取 X 线片用于评估和监测脊柱畸形。X 线片是首先要考虑的影像学检查，并且应该在 CT 或 MRI 之前获得。X 线照相需要使用电离辐射，但如果可能的话，可以通过合适的操作规范和使用数字和双平面狭缝扫描射线照相来减少剂量。既往接受青少年特发性脊柱侧凸（adolescent idiopathic scoliosis，AIS）治疗的患者的甲状腺癌和乳腺癌的死亡率增加，子宫内膜癌的风险也增加了[1-3]。这些患者接受了传统的 CR 影像检查。目前，DR 成像已显著降低了辐射暴露的程度。双平面全影成像技术，特别是微剂量技术，已经取得了进一步的改进[4-7]。对于所有脊柱侧凸 X 线片，PA 视图优于 AP 视图，因为在 AP 视图中，甲状腺、乳房和男性性腺等辐射敏感器官的暴露增加[3]。

站立位 PA 片和脊柱侧位 X 线片是脊柱侧凸患者的首选影像学评估，建议摄片时双手放在肩上或双手放在脸颊上，保持一致的姿势。2 岁及以下的儿童可能有站立困难，神经肌肉疾病患者或发育迟缓患者也可能有站立障碍。如果无法进行站立位 X 线检查，则最好进行坐位 X 线检查，理想情况下，拍摄时体位最好与儿童在日间经常使用的体位一致。有市售的透射线椅可供选择，可用于 DR 射线照相和全影成像扫描，由于其腰部和胸部绑带牢固，因此受到许多患者、家庭和放射技术人员的青睐。除了僵硬侧弯或先天性脊柱侧凸外，直立 X 线片的主弯测量值通常大于仰卧位 X 线片的测量值。最初的 X 线片应始终被作为评估先天性畸形的证据。应定期获得侧位片，尤其是对于先天性脊柱侧凸的儿童，随着时间的推移，他们可能会出现严重的矢状面畸形。

9.2.1 柔韧性 X 线片

通常在术前获取柔韧性 X 线片检查，以评估脊柱的活动度。这些检查包括直立牵引位、仰卧牵引位、俯卧或站立侧弯位 X 线片或支点弯曲位 X 线片。在 EOS 人群中，获取弯曲位 X 线片是一项挑战。在某些情况下，可以使用清醒仰卧位牵引 X 线片。胸部侧凸的支点弯曲位 X 线片通常显示出比仰卧或站立弯曲位 X 线片更大的侧弯矫正[8]。青少年特发性脊柱侧凸的站立和仰卧弯曲位 X 线片也可以进行类似的矫正。如果可以在双平面狭缝扫描成像设备中获得成像，则站立弯曲位 X 线片的优点包括减少辐射暴露。在狭缝扫描成像设备中使用右弯 PA 视图和左弯 AP 视图获得的双视图弯曲位 X 线片，其辐射暴露剂量约为标准仰卧弯曲位 X 线片的 1/80（图 9.1）。

考虑到后路矫形手术和前路生长调节技术的出现，术前柔韧性评估至关重要，因为这两项术式在术中矫正方面不如后路节段器械矫形融合有效。随时间增长的矫正可能取决于植入时是否获得足够的矫正。因此，术前柔韧性评估对手术计划至关重要[9]。同样，生长棒结构的初始放置通常比节段脊柱融合获得的矫正效果要少，术前对侧凸柔韧性的评估也是手术成功的保证。

9.3 磁共振成像（MRI）

在 X 线评估后，由于存在脊髓拴系、脊髓空洞或 Chiari 畸形的风险，患有严重 EOS 的患者需要进行颈部、胸部和腰椎 MRI 筛查，据报道，有 5%~24% 的 EOS 患者患有这些疾病（图 9.2）[10-13]。对于先天性脊柱侧凸，高达 37% 的患者会出现椎管内畸形[14]。

MRI 费用昂贵，可能不容易获得，并且需要对较年幼的儿童进行镇静；然而，它提供了良好的软组织显像，并且不会使患儿暴露于辐射。某些植入设备，如心脏瓣膜、起搏器、磁控生长棒、耳蜗植入物和神经刺激设备，可能需要特殊的扫描协议，甚至可能不兼容 MRI，这可能会妨碍某些患者的 MR 成像（表 9.1）。由于许多患儿需要镇静，已发现仅在 EOS 中对矢状 T1 和 T2 图像进行有限序列 MRI，可将采集时间减少 68%，而不会遗漏神经轴异常[17]。除了检测鞘内脊髓异常外，MRI 还有助于评估脊髓病或脊髓压迫，以及检测椎间盘病变、Scheuermann 病、骨折、肿瘤、感染或脊椎裂[18]。此外，术前脊髓轴向成像可提供关于患者是否因脊髓压迫而增加神经系统并发症风险的信息[19, 20]。对于有潜在颈椎不稳或颈椎受压的患者，在进行镇静扫描时应谨慎，因为如果不使用适当的保护措施，尤其是在骨骼发育不良的高危患者中，可能会导致脊髓损伤[21]。

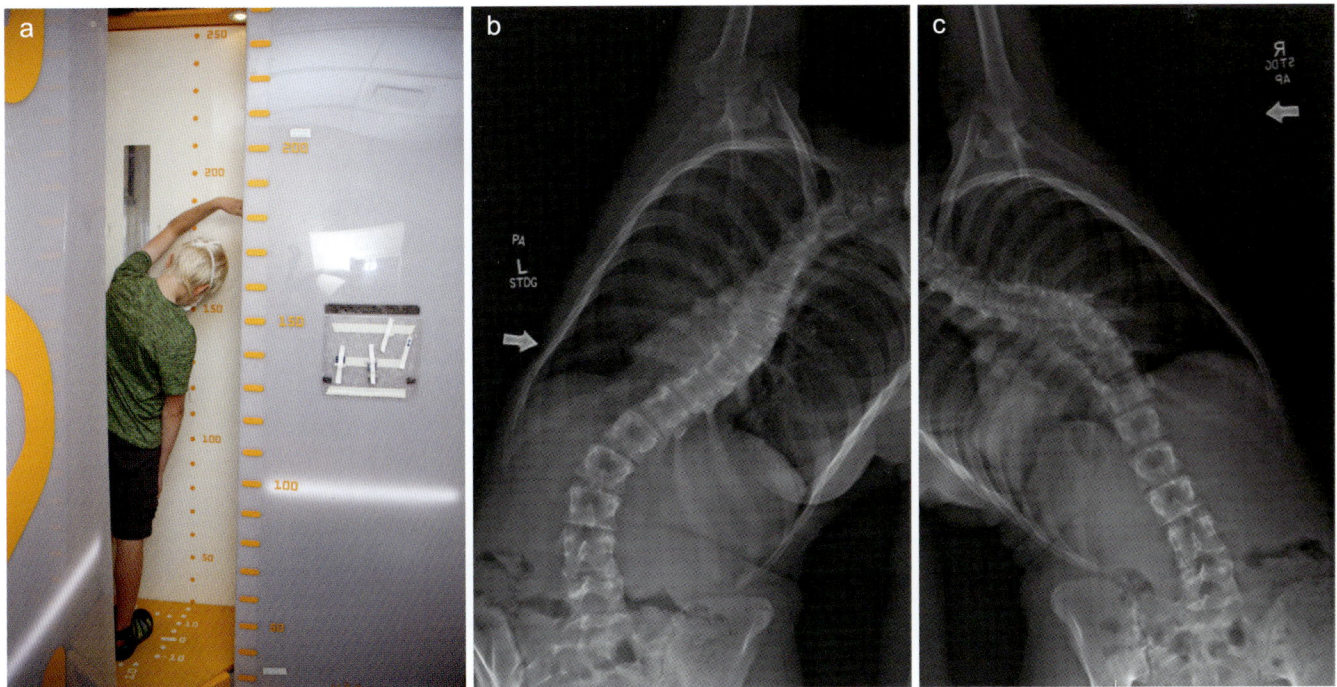

图 9.1 （a）在双平面狭缝扫描成像机中获得的弯曲 X 线片。（b）右侧弯曲（PA 射线照片）。（c）左侧弯曲（AP 射线照片）(Used with permission of Mayo Foundation for Medical Education and Research. All rights reserved.)

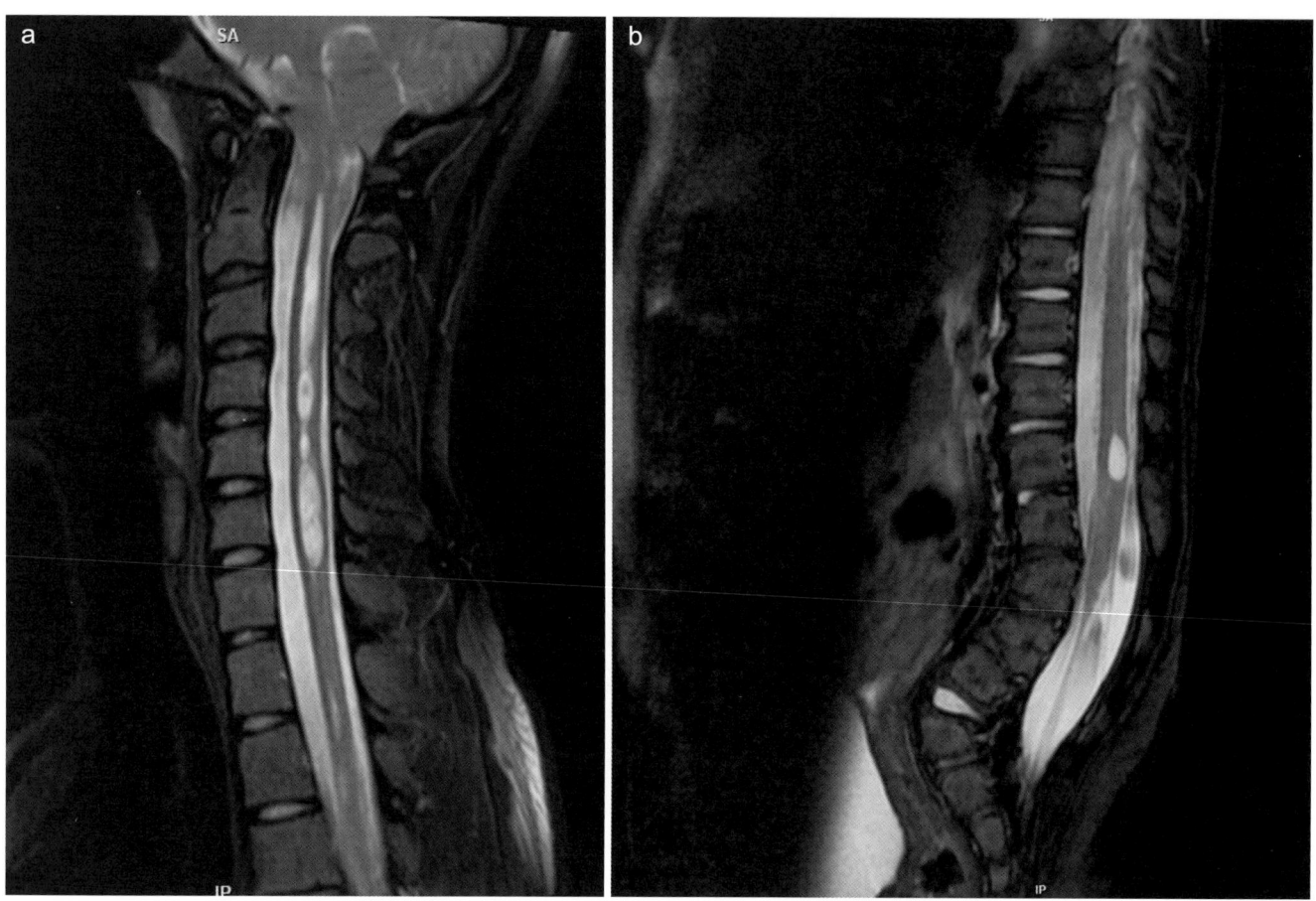

图 9.2 鞘内异常很常见，可以在 MRI 上检测到，这是早发型脊柱侧凸患者的常规检查。（a）在矢状位 T2 MR 成像上可见脊髓空洞。（b）在矢状位 T2 MR 成像上可见到脊髓拴系 (Used with permission of Mayo Foundation for Medical Education and Research. All rights reserved.)

表 9.1 植入物的磁共振成像兼容性 [15, 16]

植入物	暴露于 MRI 的风险	典型的 FDA 标签	注释
VP 分流	设备故障		拍摄前后查询
耳蜗 / 听觉脑干植入物	损伤和设备故障	有条件或不安全	辐射屏障保护头罩，避免直接扫描
迷走神经刺激器	设备的激活 / 停用	有条件或不安全	
周围神经刺激器		有条件或不安全	
脊髓刺激器		有条件或不安全	
脑深部刺激器	烧伤、肌张力障碍和偏瘫	有条件或不安全	
鞘内给药	输液过量、输液不足和重新编程错误	有条件或不安全	
磁控生长棒	烧伤和设备故障	条件： 静态磁场 1.5 Tesla 最大空间场梯度 3000 gauss/cm 1.5 Tesla 时 0.5 W/kg 的最大全身吸收率	植入物 20 cm 范围内的明显伪影

9.4 骨密度测定

骨密度测定在 EOS 患儿中的作用尚不清楚。许多患者的骨质量较差，导致脊柱畸形治疗面临挑战。尽管成人的低骨密度与骨折风险相关，但儿童的这种相关性尚未得到很好的证实[22, 23]。骨密度测量可使用多种技术进行评估，包括双能 X 线骨密度测定法（dualenergy radiograph absorptiometry，DXA）、定量 CT（quantitative CT，QCT）、外周 QCT（peripheral QCT，pQCT）、定量超声、MRI 或 X 线骨密度测定法（放射计量法）。DXA 可随时获得儿科参考数据，并提供最小辐射剂量（0.005~0.006 mSv）[24]。在儿科中，将骨密度（bone mineral density，BMD）与年龄和性别匹配的数据进行比较，并使用 Z 评分将患者与参考数据集进行比较。T 评分不应用于儿科人群。儿童骨质疏松症定义为低能量脊椎骨折或低骨密度（BMD Z 评分≤-2.0）和明显的骨折史[22]。健康儿童的骨密度在儿童时期相对稳定，直到青春期骨密度快速增加，在达到成人身高后持续数年[23, 25, 26]。较高的骨代谢和骨密度降低与 AIS 的弯度进展相关[27]。尽管双膦酸盐通常用于中度或重度成骨不全患者，偶尔也用于患有其他疾病的儿童患者，但这些疗法在儿童脊柱畸形治疗中的作用尚不清楚。建议对所有早发型脊柱侧凸患者进行钙和维生素 D 的优化治疗，但系列 DXA 扫描和药物干预对围手术期骨骼健康的作用尚未确定，需要进一步研究。

9.5 骨扫描

骨扫描可用于评估脊椎峡部裂、感染、肿瘤和骶板骨折，但会使患者暴露于高剂量的电离辐射中[28]。骨扫描也有助于定位患者无法用语言表达的伴有背部或腿部疼痛的解剖区域。由于高辐射暴露，骨扫描应该谨慎使用，在早发型脊柱侧凸人群中很少使用。

9.6 计算机断层扫描（CT）

计算机断层扫描或 CT 扫描提供了脊柱解剖结构的优越可视化。它在大多数中心都很容易使用，而且图像可以很快获得，因此经常可以避免对较年幼的儿童使用镇静剂。CT 有助于先天性脊柱侧凸、颈椎病变或脊柱骨肿瘤患者的术前规划。CT 肺容积可用于测量肺容量，并随时间监测脊柱畸形治疗的效果[28]。与 MRI 相比，CT 对骶板骨折或部分缺损的诊断可能更好。CT 比双视图脊柱 X 线片需要更大的电离辐射，尽管低剂量设置的有限 CT 扫描通常比骨扫描或斜视图的四视图腰椎系列给患者带来更低的辐射剂量，但由于临床效益较低，不应用于儿童[29-31]。应根据儿童的体重和年龄调整特定的 CT 扫描方案，以限制辐射暴露。最近一项来自澳大利亚的基于人群的高质量研究（平均 10 年随访）显示，每进行 1800 次儿科 CT 扫描，就会有一例癌症[32]。因此，CT 应保留给适应证明确的患者。CT 脊髓造影术涉及将造影剂注射到硬膜囊中，可用于评估由于不兼容的医疗设备（例如某些耳蜗植入物）而无法进行 MRI 检查的患者的神经系统受压情况。影像学研究的选择应针对个体患者和可疑诊断进行调整。

9.6.1 CT 和重建技术

术中可使用 CT 引导导航将脊柱侧凸患者的椎弓根螺钉错位率降低至 3%，尽管文献中对螺钉错位的重要性尚未达成一致意见[33-36]。这已在 EOS 患者和先天性脊柱侧凸患者中得到证实[37, 38]。对于使用术中 CT 引导导航的中心，应使用儿科设置（例如，80 kV、20 mA 和 80 mA 或更低）（图 9.3）来减少患者的辐射暴露[39, 40]。

术前 CT 的获取频率越来越高，用于术中导航或机器人技术、患者专用导航模板的制造以及快速成型 3D 模型的打印。快速成型技术对于复杂脊柱畸形病例的多学科规划非常重要，并且越来越普遍（图 9.4）。遗憾的是，许多这些技术的成像设置剂量仍然很高（表 9.2）。术中 CT 的多项研究表明，与制造商设置的剂量相比，剂量可以安全地降低 80%[39, 40]。目前尚不清楚在仰卧、清醒的患者中以较低 CT 剂量获得的低剂量扫描是否足够准确，以用于术中椎弓根螺钉的植入，对此需要进一步的研究[41]。

9.7 辐射暴露

EOS 患者受到来自多个来源的医疗辐射的显著暴露，暴露量超过 60 mSv[43, 44]。在 AIS 中已经证实脊柱侧凸患者的癌症风险增加。在 25 年的随访中，Simony 等发现与正常丹麦人群相比，脊柱侧凸患者患癌症的相对风险为 4.8[2]。这些患者平均接受了 16 次 X 线照相，每次 X 线照相暴露剂量 0.8~1.4 mSv，或总照射量约为 16 mSv（作为参考，年背景辐射为 3 mSv）[2, 45]。同样重要的是，反思手术团队从传统的荧光透视和术中 X 线照相中获得的辐射，与患者不同，他们个人不会从获得的图像中受益，并且在职业生涯中每天都会面临累积辐射。在荧光透视下，手术团队站在射束附近，接受较高剂量的职业暴露，而术中轴向成像允许手术室工作人员暴露的剂量极为有限，他们可以站在铅屏后面或离开房间[46-48]。在任何情况下，医护人员

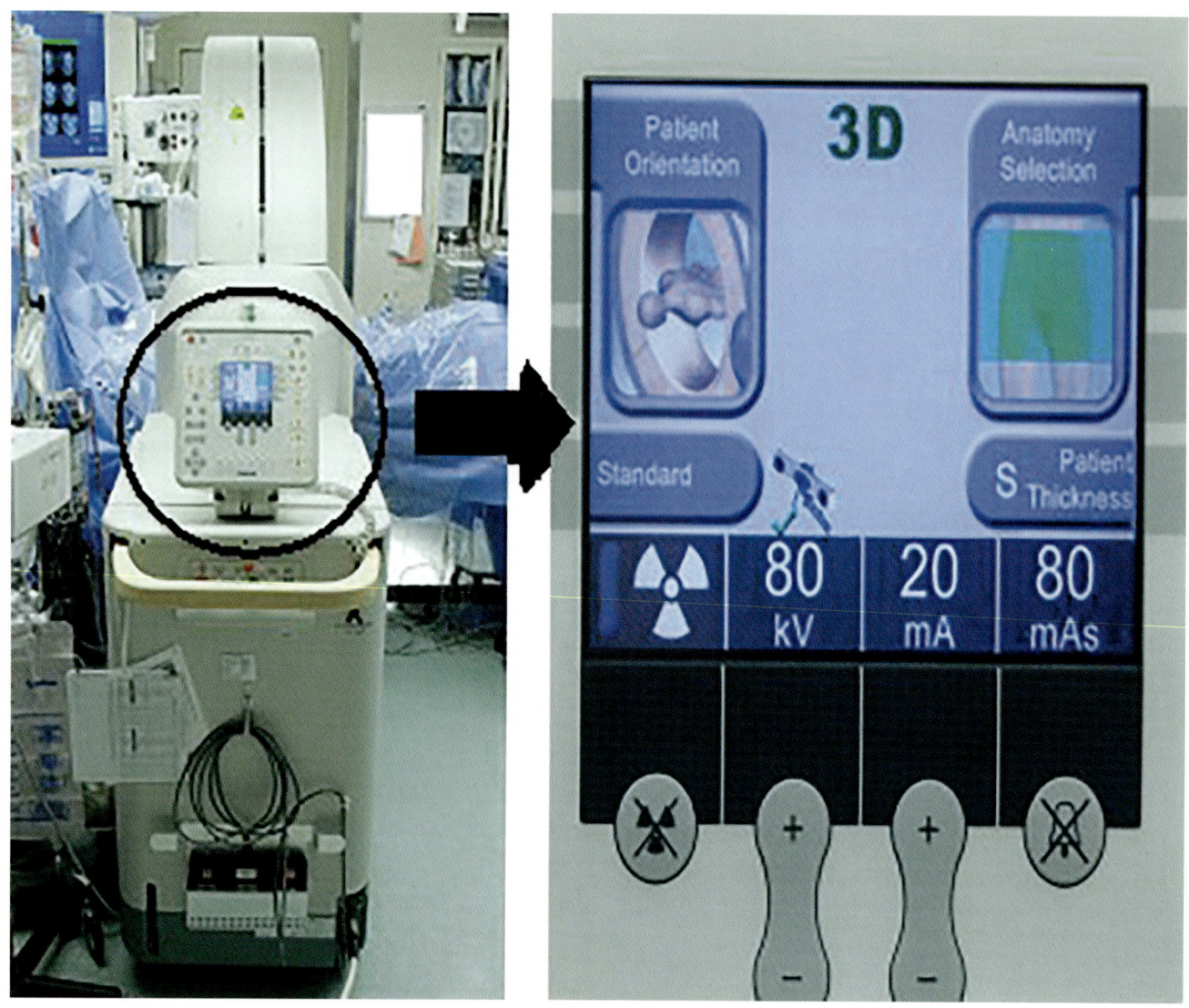

图 9.3 术中 CT 引导导航的低剂量设置可由外科医生指导 (Used with permission of Mayo Foundation for Medical Education and Research. All rights reserved.)

都应站在距离所有 X 射线源至少 6 英尺的地方，戴上防护眼镜、甲状腺护罩和围裙，并确保铅护罩位于他们和射线束之间。

9.8 总结

早发型脊柱侧凸患者常伴有复杂的脊柱畸形，如果不及时治疗，会缩短其生存期并对生活质量产生不利影响。此外，许多人患有多系统疾病，并发症也影响他们的功能。重建技术变得越来越普遍，但必须注意限制患者和医护人员的辐射暴露。X 线片仍然是评估的标准，在确保许多患者获得低剂量缝隙扫描成像技术方面取得了巨大进展，这使得常规脊柱侧凸成像的辐射显著减少。我们提倡明智地使用 CT 成像，因为 CT 成像的辐射成本很高。MRI 是诊疗过程中的常规检查，用于排除脊髓病变并评估复杂患者的手术计划。

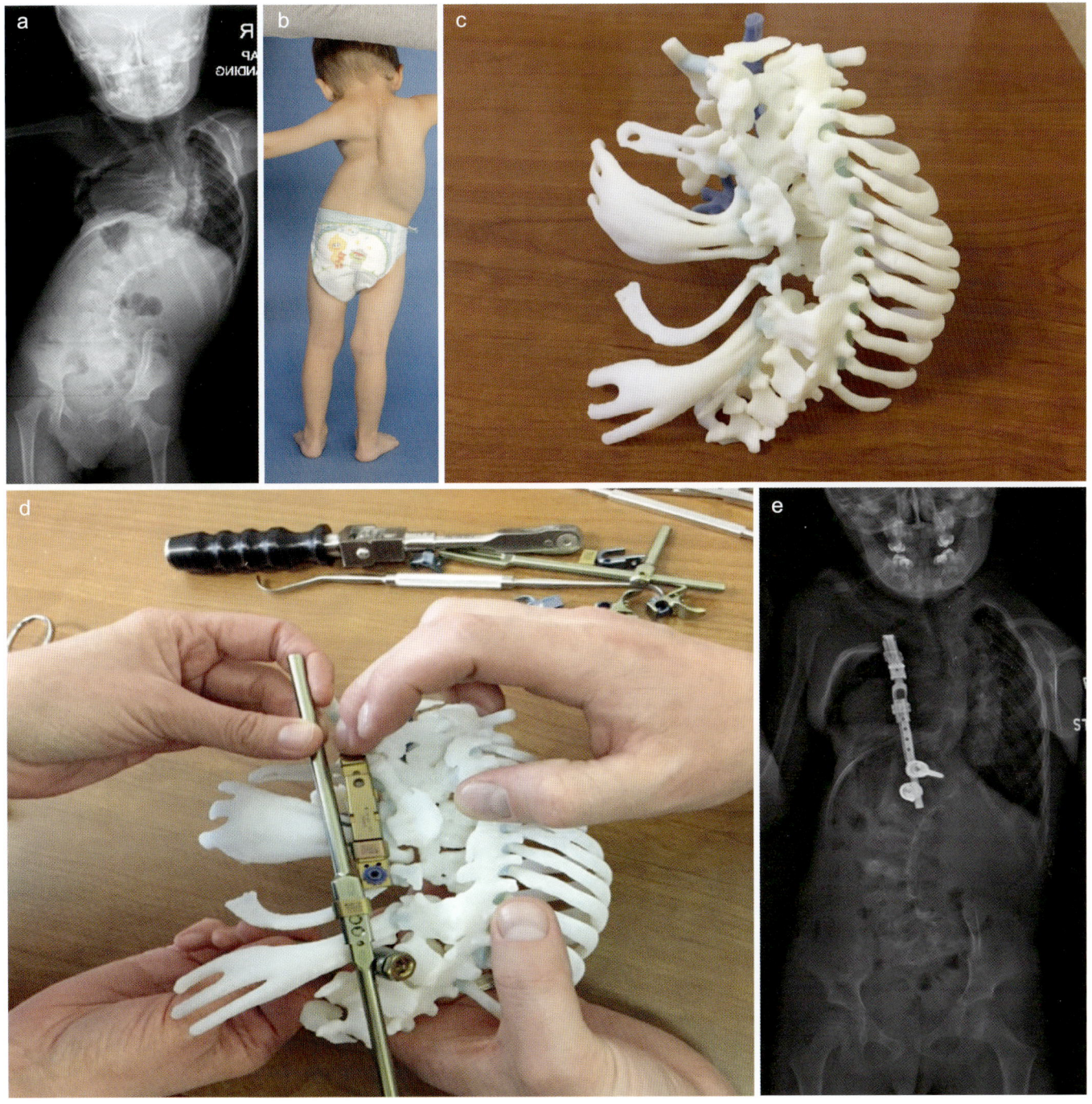

图9.4 可以根据术前CT结果打印解剖模型,这对于复杂脊柱畸形病例的术前规划非常重要,可用于个体化手术入路和植入物选择。(a)术前X线片显示复杂的先天性脊柱侧凸和肋骨融合。(b)临床照片。(c)按比例打印的3D解剖模型。(d)在模型上进行比量植入物在尺寸是否合适。(e)术后4.5年,患者经过多次延长手术 (Used with permission of Mayo Foundation for Medical Education and Research. All rights reserved.)

表 9.2　用于术中导航/机器人/螺钉植入的 CT 剂量设置 [39-42]

设备		扫描层面厚度/长度	预估剂量
机器人手术的术前 CT [41]			
标准 BMI<25（kg/m^2）	120 kVp/110 mA	0.6~1 mm，20~25 cm	7.5 mSv
标准 BMI 25~35（kg/m^2）	130 kVp/130 mA	0.6~1 mm，20~25 cm	10.7 mSv
低剂量 BMI<25（kg/m^2）	100 kVp/25 mA	0.6~1 mm，20~25 cm	0.89 mSv
低剂量 BMI 25~35（kg/m^2）	100 kVp/35 mA	0.6~1 mm，20~25 cm	1.3 mSv
预打印操作指南（Firefly，成人）	120~140 kVp	<1.25 mm	未报道
术中 CT [42]			
100% 剂量	120 kVp/110 mA	1 mm	9.3 mSv
50% 剂量	120 kVp/55 mA	1 mm	4.6 mSv
术中 CT（O 形臂）			
制造商设置	120 kVp/80 mA	0.83 mm	每次扫描 4.65 mSv
儿科剂量 [39,40]	80 kVp/20 mA	0.83 mm（20 cm）	每次扫描 0.65 mSv

（A. Noelle Larson，Ron El-Hawary 著

李　浩译　李芷仪 校）

参考文献

扫描书末二维码获取

第10章 早发型脊柱侧凸的肺部评估

本章内容

10.1 引言 93	10.6.1 肺量计法 95
10.2 肺和胸廓的发育 93	10.7 影像学检查 97
10.3 胸廓功能不全综合征 93	10.7.1 X 线 97
10.4 临床评估 94	10.7.2 计算机断层扫描 97
10.4.1 病史/肺部病史 94	10.7.3 磁共振成像 97
10.4.2 体格检查 94	10.8 睡眠研究 98
10.4.3 6 分钟步行试验 95	10.9 特定疾病的肺功能检查 98
10.5 实验室检查 95	10.10 总结 100
10.6 肺功能的研究 95	

要点

- 早发型脊柱侧凸（EOS）可合并多种不同类型的肺部疾病。
- 肺部疾病的评估和治疗应针对特定的患者和疾病。
- 除了肺功能检查、6 分钟步行试验（6 MWT）、X 线、计算机断层成像（CT）和动态肺磁共振成像（dMRI）外，病史和临床检查对评估病情也十分重要。
- 肺功能检查与冠状面主弯的矫正缺乏相关性限制了 EOS 手术的评估。

10.1 引言

早发型脊柱侧凸（early-onset scoliosis，EOS）指 10 岁或 10 岁以下发生的各种类型的脊柱畸形，涵盖范围从轻度特发性脊柱侧凸到可能致命的、合并肋骨融合的严重先天性脊柱侧凸，以及合并胸廓功能不全综合征（thoracic insufficiency syndrome，TIS）的综合征性脊柱侧凸。EOS 对患者呼吸功能的影响与脊柱和胸廓畸形的严重程度、累及范围和进展情况有关。

胸腔是由脊柱、肋骨、胸骨和膈肌组成的"动态性呼吸腔室"，胸腔的扩张/收缩引起肺扩张，该过程主要通过膈肌收缩实现，其次通过肋间肌收缩继而引起肋骨扩张/收缩实现[1, 2]。肺部的正常发育与脊柱的纵向生长和肋骨的径向生长直接相关。这种正常的生长模式如果受到任何干扰，如特发性、神经肌肉性、综合征性或先天性因素，都可能严重损害儿童的正常呼吸，导致其早期发生肺死亡。本章概述了 EOS 患者肺功能的评估方法，旨在强调对此类患者应进行积极的治疗，并进行多学科密切合作。

10.2 肺和胸廓的发育

胸廓的生长发育从出生到 5 岁最为迅速，随后发育速度开始下降，直到青春期再次加速[3]。肺在婴幼儿时期以相似的速度发育。2 岁之前肺泡的增殖速度最快，8 岁时达到顶峰[4]。细胞增殖完成后，肺脏体积随着肺泡细胞增大继续增加[2]。胸廓体积在出生时约占成人胸廓体积的 7%。随着年龄增长，从脊柱发出的水平走行的肋骨逐渐转变为斜向走行，从而形成椭圆形的胸廓，改变了胸廓的容积。胸廓容积更多地与两侧肋骨的长度和肋椎关节处肋骨的倾斜度有关。过度向下走行的肋骨可减少胸廓体积，常见于严重的脊柱畸形患者。5 岁时胸廓体积约为成人胸廓体积的 30%，10 岁时增加到 50%，15～16 岁时则接近于成人[3]。

10.3 胸廓功能不全综合征

胸廓功能不全综合征（TIS）由 Combell 等提出，TIS 概念的意义在于揭示了与 EOS 相关的严重肺部并发症，并提出了新的治疗建议[1]。TIS 定义为胸廓无法支持正常呼吸或肺的生长发育，其发生主要与胸廓垂直高度和（或）胸壁活动度的下降有关。严重的 EOS（包括先天性脊椎畸形）或早期胸椎融合可导致正常脊柱高度的丢失。肋骨的融合或缺失、严重 EOS 导致的肋骨形态变化和（或）显著影响肺/胸生长发育的某些综合征（如 Jeune 综合征、Jarcho-Levin 综合征和脊髓肌萎缩）可能限制胸壁的活动/扩张[2]。TIS 的治疗包括最大限度地增加脊柱高度和胸腔容积，以改善患者的呼吸和肺的生长发育。

10.4 临床评估

10.4.1 病史 / 肺部病史

详尽的病史对 EOS 患者的初步评估至关重要，有助于医生了解脊柱畸形对患者的影响。理想情况下，EOS 患者就诊前应先进行彻底的肺部评估，并对可能影响呼吸功能的潜在疾病（如哮喘、肺炎和扁桃体肥大）进行治疗。然而，实际情况并非如此，因此，医生应格外注意患者早期肺损害的潜在体征。

应仔细询问患者因肺炎或呼吸系统损伤住院和接受气管插管的病史，这是判断 EOS 患者肺部损伤严重程度更重要的指标，也是判断患者呼吸功能较为稳定或是逐渐恶化的间接指标。医生应询问患者夜间是否需要无创正压通气（noninvasive positive pressure ventilation，NPVV），如持续气道正压（continuous positive airway pressure，CPAP）或双水平气道内正压（bilevel positive airway pressure，BiPAP）。NPPV 常用于缓解夜间低氧血症，常见于重度 EOS 患者[5-8]。

EOS 患者可能表现为运动不耐受，应询问患者日常活动/体育运动时是否有变化。呼吸功增加可能导致既往活跃的 EOS 患者从有氧运动转向可以久坐的活动。患者可能会抱怨在健身房锻炼/休息时难以跟上同龄人，并避免爬楼梯和爬山[9]。

EOS 患者的睡眠和饮食模式也有助于判断呼吸系统是否损伤。打鼾、易怒、嗜睡和（或）睡眠不宁是夜间换气不足的潜在征象[10]。EOS 患者可能少食多餐，因为进食过多会限制已经受损的膈肌运动，进一步限制胸廓的活动[9]。因此，EOS 患者可能被诊断为发育迟缓，原因可能是严重 EOS 患者胸廓受限，导致呼吸负担加重而无法摄入自身所需的足够的热量。

10.4.2 体格检查

EOS 患者必须周期性测量身高和体重，并计算身体体重指数百分比（% BMI）。与同年龄正常儿童相比，高达 50% 的 EOS 患者体重偏低[11]。然而，与年龄和性别匹配后，EOS 患者由于脊柱畸形，BMI 百分比常常出现偏倚，从而导致患者的躯干高度相对较小。因此，EOS 患者的臂展也必须进行记录，以便估算真实的身高。患者的年龄和真实身高是计算肺功能正常值的必要条件。尺骨长度也已用于估算患儿身高以及肺潮气量的预测[12, 13]。

如前所述，与同龄人相比 EOS 患者体型通常偏小。Bowen 等[11]发现合并中度至重度限制性肺疾病的 EOS 患者，BMI 百分比下降的发生风险是正常人的 13.6 倍。然而，患者体重过轻的情况似乎是可以改变的，有研究显示 EOS 患者在接受生长友好型手术后 BMI 值显著增加[14, 15]。这些积极的研究结果表明通过适当和及时的干预，部分 EOS 患者的疾病进展过程是可逆的。

慢性肺功能损害的临床表现包括杵状指、鼻炎和嘴唇发绀。在正常和深呼吸时应仔细检查 EOS 患者的呼吸频率和胸部/腹部运动。部分 EOS 患者胸壁僵硬度增加，可导致呼吸时胸壁活动度下降，表现为呼吸功增加。1~5 岁儿童的呼吸频率随年龄增长而变化，每分钟 25~35 次；青少年时减少至每分钟 12~16 次。若患者呼吸急促，特别是在休息时呼吸频率超过上述正常范围，应予以重视[9]。

由于肋骨融合可能导致肋间肌受损甚至缺失，因此 EOS 患者胸壁的活动度可能降低。肋骨融合或缺失可直接限制同侧胸廓的扩张。肋椎关节走行方向异常和由此产生的肋骨突起可减少胸腔的活动度和体积。患者呼吸过程中不能进行"桶柄样"胸腔扩张，肋骨固定在"吸气末"的水平[2]。如果胸廓柔韧度较低，EOS 患者的呼吸可能更依赖于膈肌收缩。然而，膈肌运动和吸气力降低的 EOS 患者膈肌功能可能减退[16]。原因可能是严重 EOS 患者椎体旋转和肋骨变形改变了膈肌附着于肋骨的方向[2]。因此，这种"异常分布的膈肌"可能无法产生足够的运动和力量进行充分的呼吸[9]。

异常的膈肌功能和胸廓扩张能力不足将导致使用辅助呼吸肌如斜角肌和胸锁乳突肌支持呼吸。EOS 患者可通过主动收缩腹肌进行用力呼气，将膈肌扩张至相对有利的长度和方向，为呼吸运动提供最有效的收缩力量[1, 17]。这些只是 EOS 患者合并 TIS 时的部分体检结果。患者可通过正常一侧的胸廓（如果存在的话）和增加呼吸频率进行代偿。"拇指偏移试验"可用于评估不对称的胸部扩张和功能[1]。医生双手环绕患者胸部，双侧拇指与脊柱距离相等，患者深吸一口气后，根据拇指到脊柱的侧向距离对患者进行分级。双侧拇指和脊柱的距离差异越大，上述继发性呼吸运动的机制在两侧胸廓的作用就越明显[1]。

10.4.3 6分钟步行试验

6分钟步行试验（6-minute walk test，6MWT）是一种用于评估中重度肺部疾病患者的功能性运动能力的简易方法。检查方法为儿童在30米长的平坦走廊尽可能地行走，记录患者6分钟内行走的距离（以"米"为单位）[18]。成人6 MWT是评估中重度慢性肺部疾病患者的治疗效果以及预测患者病情/死亡的主要工具[18,19]。6MWT在3岁至成人均有正常参考值[20]。作为结果评价工具，6 MWT广泛应用于各种儿科疾病，包括但不限于Duchenne肌营养不良症、脊髓性肌萎缩症、先天性心脏病和囊性纤维症[21,22]。青少年特发性脊柱侧凸（adolescent idiopathic scoliosis，AIS）患者的肺部损害与EOS不同，6MWT结果显示，与对照组相比，AIS患者的步行距离较短且更费力[23]。与年龄相仿的正常人群相比，先天性脊柱侧凸患者术前6MWT的值较低。Kawakami等[24]发现先天性脊柱侧凸患者术前6MWT与年龄相关，与主弯呈负相关，与年龄匹配的正常人群相比，先天性脊柱侧凸患者6MWT的值较低。心肺运动试验是另一种检查方法，主要用于评估脊柱畸形和手术治疗对EOS和AIS患者的影响。Celebioglu等[25]对生长棒治疗结束后的EOS患者进行了评估，并将其与脊柱融合术后的AIS患者进行了对比。与无脊柱畸形的正常同龄人相比，生长棒"毕业"的EOS患儿肺储备和运动耐量降低。然而有趣的是，生长棒"毕业"的EOS患者与行脊柱融合手术的AIS患者运动耐量和肺储备相似。这些结果说明生长棒对EOS患者的运动耐量可产生积极的影响。

10.5 实验室检查

合并胸部畸形的EOS患者肺容积较低，可使气道管径减小，从而导致部分肺组织通气不良。这种慢性肺低通气状态可导致低氧血症[9]。肺功能检查是评估呼吸功能的标准，但5岁以下患者很难获得可靠的结果[26]。血红蛋白（Hb）水平升高与慢性缺氧有关，也可作为EOS患者低氧血症和肺损害的替代标志，尤其是小年龄患者[27-29]。Caubet等[27]报道的138例EOS患者中有23%的患者术前Hb升高。EOS中的先天性脊柱侧凸及合并肋骨融合的患者在生长友好型手术术后6个月和2年时Hb降低最为明显[28]。在一项纳入了267例EOS患者的前瞻性研究中，Glotzbecker等[29]发现18%的患者Hb超过正常值1个标准差，生长友好型手术术后6个月和18个月患者Hb水平显著下降，Hb升高仅见于畸形明显的患者。

10.6 肺功能的研究

肺功能检查（pulmonary function tests，PFTs）是EOS患者诊断、评估和治疗的重要组成部分。EOS的定义包括所有10岁以前胸廓和脊柱畸形的儿童；但是，对6岁以下儿童肺功能检查的可靠性较低。5岁前胸廓的生长发育速度最快，这一事实进一步证明在生长发育关键时期不同治疗方案的疗效还需要进一步研究[3,30]。95%的8~9岁患儿可有效完成PFT检查，而学龄前及更小年龄的患儿仅为50%~80%[31]。此项检查可用于重复评估6岁及以下儿童的肺功能；然而，这是一项侵入性检查，需要经过专门的培训和特定的工具/环境才能完成。

婴儿肺功能研究可追溯到20世纪80年代，Tepper等[32]开发了一种儿童可膨胀性背心，在压缩胸腔的同时可测量口腔中被动流动的气流量。该技术改进后可测量肺容积，并建立了标准的数据库[33]。婴儿接受PFT检查时需进行以下操作：①镇静；②背心包裹胸廓；③面罩密闭鼻/口；④管道与呼吸记录仪连接。背心充气后，胸腔被空气挤压后可测量功能残气量（functional residual capacity，FRC）[33]。婴儿接受PFT检查时可进行其他检测，包括体积描记，该方法以面罩密封口鼻周围，吸气末阻断2~3个周期后可测量肺内容积的变化。容积增加技术是评估婴儿残气量（residual volume，RV）、FRC、用力肺活量（forced vital capacity，FVC）和总肺容量（total lung capacity，TLC）的工具，但需要更复杂的操作和计算[33]。

10.6.1 肺量计法

肺量计法是最常用的肺功能检查，该方法属于非侵入性检查，可普遍应用，EOS患者应重点关注第1秒用力呼气量（forced expiratory volume at 1 second，FEV_1）和FVC。文献报道了不同年龄、性别和种族儿童的正常值，可以进行对比。肺量计法可评估EOS患者呼吸循环改变的各个方面：肺容量、胸廓僵硬度和呼吸肌无力等[9]。EOS患者肺容量减少可导致低氧血症；低流量呼吸导致睡眠质量变差、生长受限、儿童发生呼吸道感染，最终因肺血管收缩引起肺心病[34,35]。胸廓僵硬可导致患者呼吸急促和呼吸效率降低，进而限制日常活动，EOS患儿出现运动不耐受。最后，脊柱畸形所致的膈肌走行异常常引起呼吸肌无力，导致患者肺不张和呼吸道感染反复发作，最终发生呼吸衰竭[9]。FVC指深吸气后尽力呼气所能呼出的气体量，通常与正常值进行比较，并以百分数表示。FEV_1指测量 FVC 时第 1 秒呼出的气体量（单位：L）。美国胸科学会推荐 FVC 正常值应＞80%；轻度至中度限制性肺部疾病的预测值为 50%~80%；重度限制性肺部疾病的 FVC＜50%[36]。FEV_1/FVC 的比值是诊断阻塞性肺疾病的指标，而限制性肺疾病在 FVC 降低的情况下 FEV_1/FVC 比值可以是正常的（表 10.1）。仅描述呼气流量时，肺量计法的图示通常出现在流量 - 容积曲线中，当显示为吸气和呼气相（动作）时则以流速 - 容量环表示（图 10.1）[37]。EOS 患者可同时患有限制性和阻塞性肺疾病[9, 38]。如前所述，TIS 或胸廓无法支持正常呼吸和生长发育是 EOS 患者肺部最严重的病变[1]。2003 年 Campbell 等[1]将不断生长的脊柱 / 胸

表 10.1　限制性或阻塞性肺病的肺功能试验（PFTs）结果

限制性肺疾病	FVC ↓
	FEV_1 ↓
	FEV_1/FVC -
阻塞性肺疾病	FVC -
	FEV_1 -
	FEV_1/FVC ↓

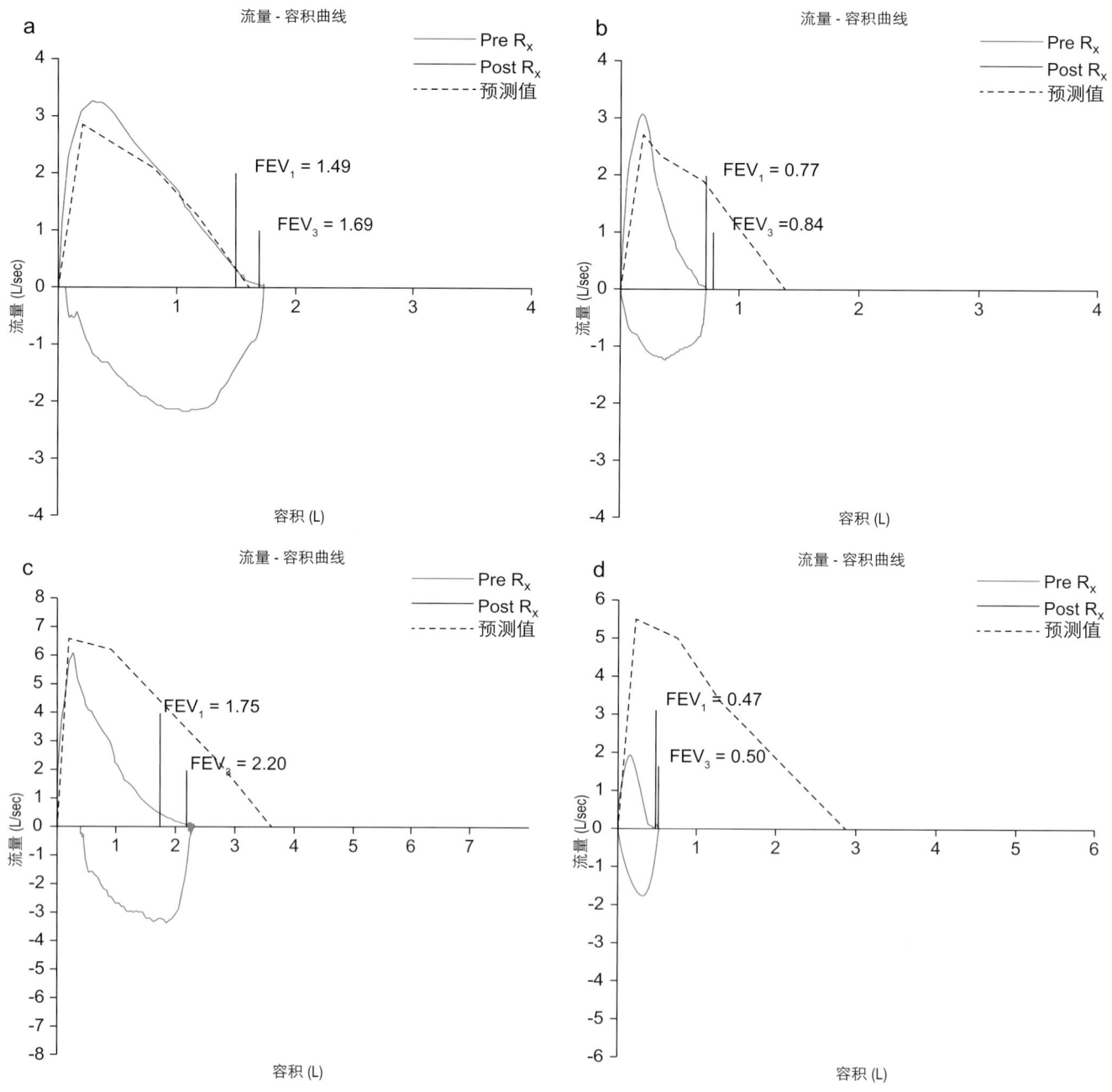

图 10.1　患者流量 - 容积曲线。（a）正常；（b）限制性肺疾病；（c）阻塞性肺疾病；（d）胸廓功能不全综合征
注：FEV_1，第一秒用力呼气容积；FEV_3，第三秒用力呼气容积

廓畸形与肺的发育联系起来，这在儿童脊柱畸形领域是"革命性"的改变。他们率先采用垂直可扩张假体型钛肋骨（vertically expandable prosthetic titanium rib, VEPTR）控制畸形并促进肺的发育，以避免患儿早期肋骨融合[39]。早期行融合手术的EOS患者肺功能较差。Day等[40]报道先天性脊柱侧凸患者的FVC约为68%；Goldberg等[41]报道在婴儿特发性脊柱侧凸患者中，10岁之前行融合手术的患者FVC为41%，10岁之后则为68%；Karol等[40]报道10岁以前行融合手术的儿童FVC为58%。Karol等[42]随后将FVC与胸椎融合情况进行相关性分析，发现胸椎高度22 cm是保证肺功能接近正常的临界值。其他作者也提出早期行融合手术的患者肺功能较差，FVC值较低[11, 43]。Dede等[44]报道EOS患儿经VEPTR治疗后FVC会随着时间延长逐渐改善。然而，尽管肺容积增加，但是VEPTR术后患者胸廓僵硬度增加，可导致FVC占预计值的百分比下降。胸腔容积随着年龄的增长逐渐降低，与同龄人相比，EOS患儿成年后胸腔容积较小，随着肺部功能正常衰退，EOS患者因呼吸衰竭死亡的风险更高[45, 46]。

10.7 影像学检查

10.7.1 X线

标准的仰卧位、坐位或站立位脊柱二维X线片是评估EOS患者弯度大小、畸形进展、先天性脊柱和（或）肋骨异常以及融合情况必不可少的检查方法。然而，尚未发现X线片与EOS患者肺功能相关的可靠证据[47]。标准X线片常用的胸部测量指标包括T1~T12和T1~S1的高度，冠状面胸廓宽度，肺部可用空间以及骨盆入口的宽度。然而，有研究发现上述二维图像与肺功能检查结果及其预测指标的相关性较差[48, 49]。原因可能是胸椎明显后凸时，二维图像评估脊柱的真实长度可能过高或过低。然而，尽管存在一定的缺陷，一些长期研究仍然使用T1~T12高度评价早期融合手术对EOS患者造成的不利影响。Karol等[49]的研究最常被其他研究者引用，他们发现EOS患者9岁之前行融合手术且T1~T12高度未达到22 cm与严重限制性肺部疾病（FVC预测值<50%）有很强的相关性。所有胸椎高度≥22 cm的患者肺功能均接近正常，因而，许多医生使用生长棒治疗EOS时将其作为胸椎高度的最低目标值。此外，Karol等初步研究的随访数据表明9岁以下的EOS患者在10年随访过程中FVC平均降低20%[46]。

有趣的是，Theologis等[50]评估了149名T1~T12高度为22~24 cm且没有脊柱畸形的正常儿童的PFTs，发现在骨骼成熟时T1~T12高度为22~24 cm的正常儿童的FEV_1和FVC值均<50%。这些"正常化数据"的研究结果表明，即使EOS患者在骨骼成熟时T1~T12高度达到目标值，也并不能保证EOS患者在成年后不发生肺部并发症。

10.7.2 计算机断层扫描

计算机断层扫描（CT）可对复杂的先天性脊柱和肋骨畸形进行三维评估，并对EOS患者肺部可用空间进行更准确的测量[51]。虽然CT扫描不能拍摄肺功能的动态变化，但对显示脊柱和胸廓的三维形态有一定价值，有助于指导治疗和手术。CT扫描肺容积的标准值也已有报道[52]。因此，无法进行标准肺功能检查的EOS患者可通过特定的CT扫描评估肺容积，以得出"正常CT扫描肺容积百分比"[2]。

10.7.3 磁共振成像

部分EOS患儿治疗的难点与肺泡化（即肺泡增殖的过程）相关，4岁前肺泡数量可增加10倍，随着生长发育肺泡数量持续增长，此过程何时终止尚不明确。由于注意力持续时间短或恐惧面罩呼吸，小年龄儿童难以配合完成必要的呼吸动作。同样，注意力不集中或无法遵循指令有时也导致6MWT无法完成。由于年龄较小无法行PFT或6MWT检查，不能分析主弯与肺容积的相关性，因而限制了外科医生评估治疗措施对肺部的影响。动态肺MRI（dMRI）作为一个应用前景广泛的新技术，通过显示呼吸周期中胸廓的动力学变化，弥补了上述不足。dMRI是评估儿童肺功能的非侵入性检查，与年龄或配合程度无关[53, 54]。Udupa等[54]报道了2岁以内胸廓发育不良患儿接受垂直可扩张假体钛肋骨（vertical expandable prosthetic titanium rib, VEPTR）术后总体和局部肺容积的改善情况（图10.2）。该技术可显示两侧胸部不同时相的运动，并记录肋骨或膈肌对肺容积的独立影响，可能会成为评估EOS患儿肺功能和手术疗效的关键方法。早期批评该技术使用的原因主要是小年龄儿童在非镇静条件下很难行MRI检查，这与婴儿PFT的缺点相似。dMRI的另一个重要但尚不完善的作用是可以将EOS患者与年龄匹配的对照组进行比较。既往EOS患者的肺功能很难与对照组进行比较，主要原因是身高估计值可影响标准PFT值的对比，而脊柱畸形可改变患者的身高、挛缩可影响臂展长度的测量、测量尺骨长度时可能存在小误差，这些均可导致计算结果发生指数级偏差[55-57]。dMRI可用于评估胸廓和脊柱畸形手术对EOS患者肺部改善情况，并与年龄匹配的对照组患儿进行对比，

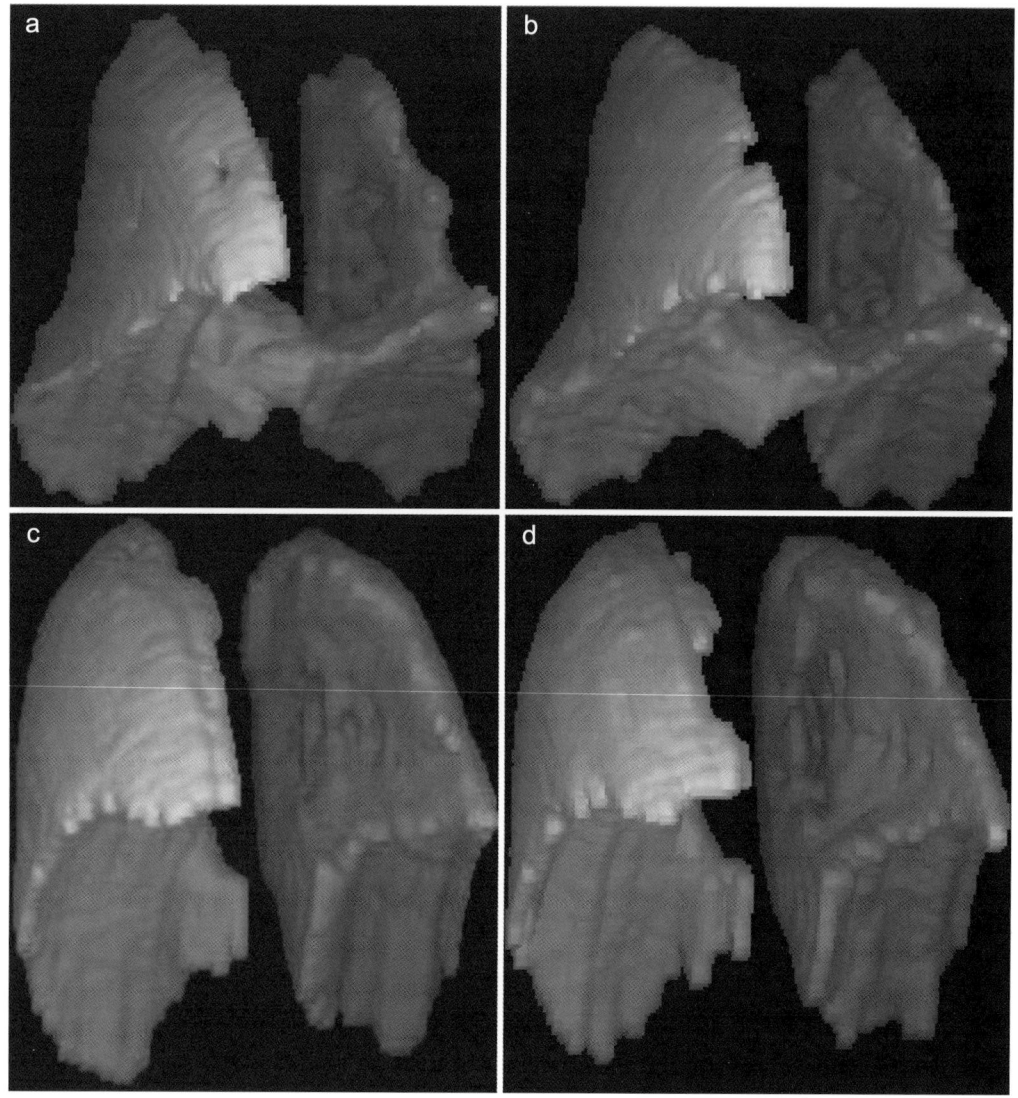

图 10.2　7 岁 EOS 男孩，Ⅱ 型脊髓性肌萎缩症，吸气末期（a）和呼气末期（b），与正常 7 岁男孩吸气末期（c）和呼气末期（d）的肺部三维重建图像对比

因此可能是"圣杯"（holy grail）般的结果评价工具。

10.8　睡眠研究

据报道，高达 90% 的 EOS 患者可发生复发性低氧血症[58]。低氧血症最常发生于快速动眼睡眠期，此时上呼吸道和胸部的肌张力通常减弱。低通气的发作（睡眠期间的呼吸异常）可导致睡眠质量下降。这与生长速度和认知功能降低，以及复发性肺血管收缩直接相关，严重者还与肺动脉高压有关[32, 59]。夜间多导睡眠图（polysomnograms，PSGs）可发现 EOS 患者潜在的复发性低氧血症。MacKintosh 等[10] 发现接受 PSGs 检查的 EOS 患者中发生低通气的比例为 96%，并可最终导致夜间低氧血症，其中半数以上患者后期需在夜间接受无创正压通气（noninvasive positive pressure ventilation，NPPV）（例如 CPAP），这些治疗有助于改善患者睡眠呼吸。该作者强烈建议 EOS 患者均应接受多导睡眠图（PSGs）监测，尤其是有打鼾、睡眠不安、扁桃体肿大、过度嗜睡/注意力不集中、FVC 预测值<70%、高碳酸血症和红细胞增多症的患者[10]。PSGs 可能发现 EOS 患者（尤其 5 岁以下）难以诊断的、潜在的严重肺部疾病。

10.9　特定疾病的肺功能检查

多种疾病可合并 EOS，而肺部病变的种类与潜在疾病的诊断密切相关。EOS 合并肺功能减退可见于三种疾病，包括脊髓性肌萎缩症（spinal muscular atrophy，SMA）、Jeune 综合征（窒息性胸廓发育不良）和 JarchoLevin 综合征（脊椎肋骨发育不良和脊椎胸廓发育不良）。这三种疾病的胸廓/脊柱畸形对肺功能的影响并不相同，因此，需根据病情采用合理的检查和治疗方法。Jeune 综合征患者通常表现为胸廓狭窄和呼吸衰竭，通常在生后第 1 年内危及生命[60]。对此类肺部病变应进行多学科评估：神经影像学检查上颈椎受压，耳鼻喉科经气道检查相关畸形，应用先进的成像技术（如 dMRI）更好地了解狭窄胸廓的动力学变化（引用网址：https://www.chop.edu/clinical-pathway/jeune-syndrome-chest-wall-hypoplasia-veptr-implantation-clinical-pathway.）。相反，Jarcho-Levin 综合征患者表现为躯干短缩、椎体数量减少、分节异常及肋骨缺失或畸形。图 10.3 描述了应用 X 线、CT 和婴儿 PFT

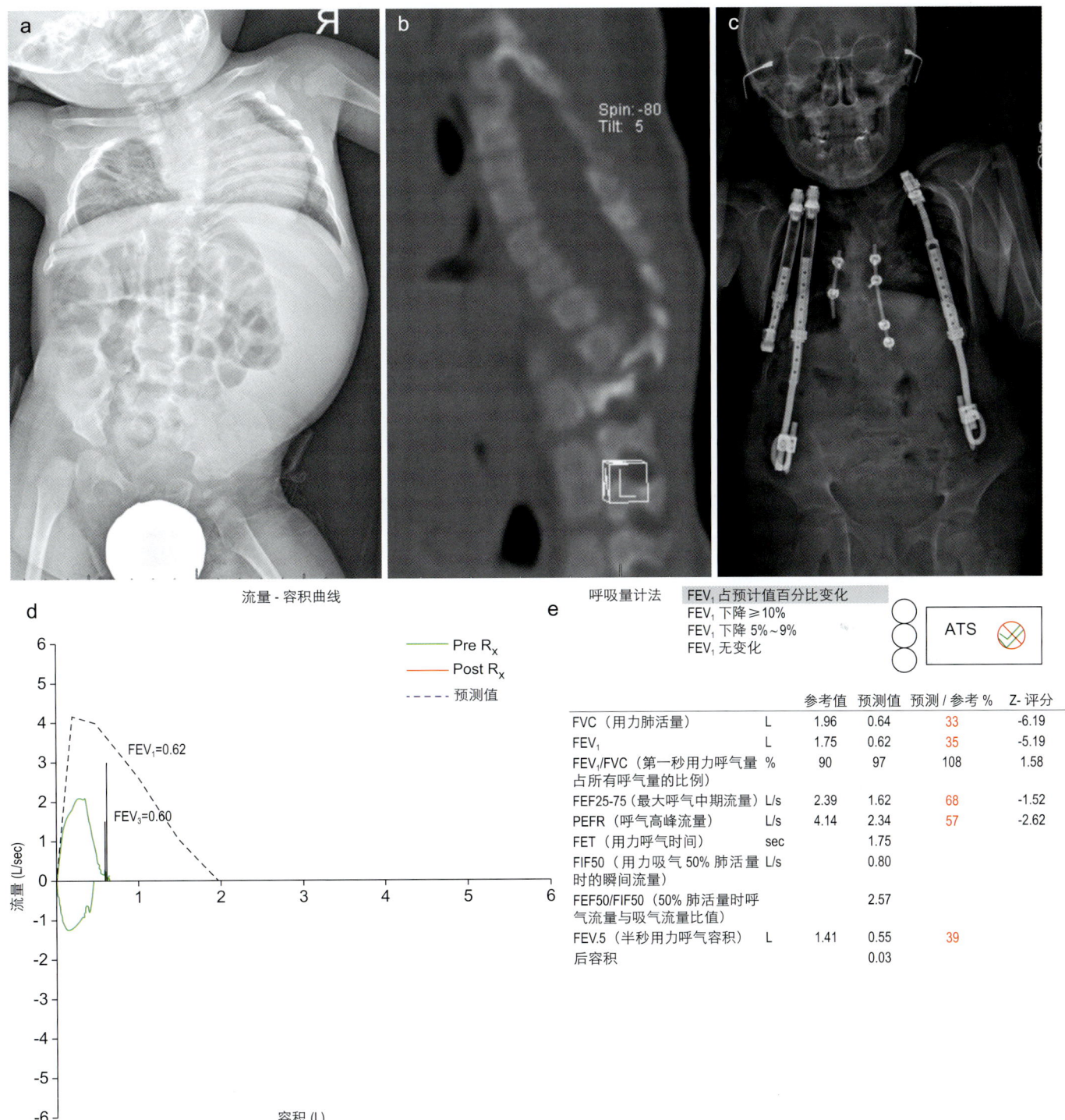

图 10.3　9 个月患儿，仰卧正位 X 线片（a）示先天性脊柱侧凸，左侧肋骨融合和胸壁缺失；（b）矢状位 CT 显示不稳定的节段性脊柱发育不良；（c）短节段融合、联合 VEPTR 技术进行脊柱后路撑开，术后 11 年站立正位 X 线片；（d）2019 年患者 PFT 结果符合胸廓功能不全综合征，（e）结果提示限制性肺疾病 FEV_1、FVC 下降，FEV_1/FVC 比值正常

检查评估 Jarcho-Levin 综合征患者的肺部病变情况。VEPTR 胸廓扩大成形术后 10 年的青少年肺功能检查结果证实，严重限制性肺部疾病符合 TIS 的表现。SMA 患者由于神经变性导致肌肉萎缩和无力，进而发展为脊柱侧凸和肺部疾病，这与前面提到的涉及胸壁结构问题的疾病截然不同。SMA 患儿的肺功能评估应包括 PFTs、睡眠研究、吞咽研究以及包括骨盆在内的脊柱 X 线片。根据 EOS 合并疾病的特点调整肺功能的评估方法至关重要。相关工具如导致肺容积降低的畸形分类系统，有助于指导肺部疾病的处理以及限制 TIS 的进展[2]。

10.10 总结

早发型脊柱侧凸是一种潜在的严重进展性疾病，如果不加以控制，患者因肺衰竭导致的死亡率相对较高。在严重 EOS 的患者中，胸椎高度降低以及胸廓大小和活动度的改变可能对肺的生长发育和功能造成严重损害。彻底评估肺部情况对缓解肺功能的潜在减退至关重要。骨科医生应了解肺功能检查的方法、术语以及相关的治疗方案，以便与专科医生紧密合作，为此类病情复杂且脆弱的患者提供更好的治疗。

（Joshua M. Pahys，Jason B. Anari 著
刘昊楠 译　李芷仪 校）

参考文献

扫描书末二维码获取

第三篇　儿童特发性脊柱畸形

第 11 章　早发型特发性脊柱侧凸

本章内容

11.1 引言 101	11.4.1 放射学评估 105
11.2 自然史 102	11.4.2 高级成像技术的作用与神经轴异常 106
11.2.1 生长与发育 102	11.5 治疗 106
11.2.2 流行病学 102	11.5.1 确定干预对象 106
11.2.3 预后 103	11.5.2 手术治疗：既往观点 106
11.2.4 病因学 104	11.5.3 手术治疗现状 108
11.3 临床评估 104	11.5.4 撑开为基础的技术（生长棒）........108
11.3.1 病史采集 104	11.5.5 生长引导技术 112
11.3.2 体格检查 104	11.5.6 加压为基础的技术 112
11.4 诊断性检查 105	11.6 展望与结论 114

要点

- 详细的病史采集和体格检查对于排除生长期儿童脊柱侧凸的病因至关重要。
- 高质量的脊柱后前位片及侧位 X 线片对脊柱侧凸的评估和决策至关重要。双平面扫描成像的出现使术前和术后影像学评估更加全面，并显著减少了患者的辐射暴露。
- 对于特发性 EOS 的年幼儿童，或称为婴儿特发性脊柱侧凸（IIS），应密切随访肋椎角度差≥20°、冠状位主弯≥25°或肋骨分期 2 期患儿侧弯的进展。肋椎角度差＜20°或肋骨分期 1 期的患儿，侧弯进展的风险较低，随诊观察即可。
- 所有侧弯≥20°的患儿都应进行高级影像学检查。为了排除大脑和脊髓的异常，通常需要进行完整神经轴的 MRI 检查。
- 我们目前对于进行性特发性 EOS 的治疗建议是应用以撑开为基础的技术，即使用双切口经皮技术将两根生长棒放置于筋膜下方。通常使用磁控生长棒（MCGR）尽可能减少定期延长所需的重复手术，但仍存在一些病例可能需要首选传统生长棒（TGR）治疗。
- 前侧椎体拴系是一种新兴的用于治疗特发性脊柱侧凸的生长调节技术，与脊柱融合术相比，此技术可以更好地保留脊柱活动度。虽仍需前瞻性试验验证，目标人群应用此技术已得到了具有良好前景的结果。

11.1 引言

> 它发展十分迅猛，引起最严重的骨科残疾，伴随重度畸形、身材显著矮小、寿命明显缩短。
> ——J.I.P. James, MD 描述婴儿脊柱侧凸，1959

5 岁以下儿童脊柱畸形的治疗是脊柱外科最具挑战性的任务之一。医生需要对正常脊柱发育及婴儿特发性脊柱侧凸（infantile idiopathic scoliosis，IIS）的病因、自然病史、临床评估、非手术治疗和手术治疗有透彻的理解。患儿父母及儿科医生的早期察觉至关重要，并且必须立即转诊至骨科治疗，因为早期干预最终会影响到患者的预后。

多年来，早发型脊柱侧凸（early onset scoliosis，EOS）的定义不尽相同。Dickson[1]建议将儿童脊柱侧凸分为早发型（≤6岁）和迟发型（≥6岁），其理由有以下两方面。如Dimeglio和Bonnel[2]所述，人体脊柱生长在出生到5岁期间最快，在6~10岁期间变缓。从11~18岁，由于青春期的开始，脊柱生长出现了较前稍缓的第二个高峰。在10岁以下且无其他相关异常的儿童中发生的脊柱侧凸称为特发性EOS。相较于迟发型或青少年特发性脊柱侧凸（adolescent idiopathic scoliosis，AIS），特发性EOS发生严重心肺并发症的相关风险更高，这些并发症在AIS中很少见[3]，其中包括肺发育不良、限制性肺疾病、肺动脉高压、肺心病和胸廓发育不良综合征（thoracic insufficiency syndrome，TIS）。

国际共识将10岁之前儿童由任何病因所致的脊柱侧凸，均定义为EOS，因为此年龄为疾病预后重要的分水岭。这一定义已得到儿科脊柱研究学会（Pediatric Spine Study Group，PSSG）、脊柱侧凸研究学会（Scoliosis Research Society，SRS）脊柱生长委员会及北美小儿骨科学会（Pediatric Orthopaedic Society of North America，POSNA）的认可，并用于学术会议及学术期刊。此外，已有分类系统应用于此类儿童[4,5]。EOS分类（Classification-EOS，C-EOS）系统已经被证明具有良好的一致性而并被广泛接受，同时作为一项可靠的工具，广泛应用于临床实践和研究[4,6]。

本章我们在讨论特发性EOS的同时，描述了一个由不满4岁年龄段健康儿童构成的特发性EOS亚型。婴儿特发性脊柱侧凸（infantile idiopathic scoliosis，IIS）是Harrenstein[7]在1936年最初用于描述这些患儿的术语。1952年，James[8]报道了33例不满4岁儿童的脊柱侧凸病例，其中绝大多数是左胸弯的男孩，4例病例自发好转，但其余病例均迅速进展。由于这些特征，IIS通常被认为是特发性EOS的一个单独亚型，但有时也会混淆使用。文献回顾需要认识该术语的定义及时间线，除非讨论使用旧术语IIS/JIS的已发表的报道，我们在此尽可能使用早发型特发性脊柱侧凸（idiopathic early-onset scoliosis，IEOS）为术语。

本章将为同道们提供对与特发性EOS儿童诊断、教育及治疗的有效方法。

11.2 自然史

11.2.1 生长与发育

Dimeglio[9]、Dimeglio和Bonnel[2]证明，0~5岁脊柱生长速度最快，平均每年生长>2 cm。从6~10岁速度降低至每年0.5 cm，然后11~18岁增加至每年1.3 cm（第4章）。胸腔体积为评估胸部生长最简易的指标，但胸部及脊柱的生长与肺功能之间存在的复杂关系尚未完全阐明（第5章）。出生时，婴儿胸腔容积为成人的5%。5岁时，胸腔容积已达到成人的30%，数值较出生时增长了惊人的600%[9]。10岁时，肺容量达到成人的50%；到15岁时，男/女的肺容量均翻倍，达到成人水平（100%）。据估计，出生时婴儿约有2000万个肺泡，4岁时增加到2.5亿个，8岁时肺部发育完全。肺泡容积也类似的增加。呼吸性支气管也从出生时的20个增加到8岁时的23个。脊柱的畸形，尤其是胸椎畸形，会显著压缩胸腔容积，进而限制肺部的生长和功能。我们一直致力于寻找准确测量胸部3D生长的最佳方法，并开发出实用且具有临床意义的用来评估幼儿肺功能的方法。动态MRI可以提供有关膈肌作用及脊柱畸形对胸部运动影响的重要信息，3D成像可以用来评估胸腔容积，最终用于评估心肺功能，我们希望通过我们的干预措施使其维持并最大限度提高。肺功能检查（pulmonary function tests，PFT）费时费力，且不能很好地预测儿童的心肺功能。Johnston等对已完成治疗的EOS儿童进行了运动耐受性功能评估，发现PFT不能较好地预测呼吸或代谢指标[10]。因此，需要进一步的研究来了解EOS及相应治疗对患儿长期预后功能的影响。

11.2.2 流行病学

多位学者报道过特发性EOS的发病率和患病率，依照先前的旧术语，婴儿特发性脊柱侧凸（IIS）描述的是0~3岁的儿童；幼儿特发性脊柱侧凸（juvenile idiopathic scoliosis，JIS）描述的是4~10岁的儿童[1,11,12]。在美国，IIS仅占特发性病例的<1%，欧洲报道的发病率略高[11,12]。IIS好发于男性，男女比例约为3:2，同时侧弯方向倾向于左侧。75%~90%的IIS病例侧弯发生于胸椎中下段[11,13]。自James[8]于1951年最初的描述以来，IIS发病率似乎有所下降。McMaster[12]最近在英国一家主要的脊柱侧凸转诊中心报道了爱丁堡地区IIS患病率下降。1968—1972年间，平均每年有16.5例新发IIS，其中34%为进行性侧弯。1980—1982年，确诊病例数下降到平均每年2例新发。同一时期，青少年特发性脊柱侧凸（adolescent idiopathic scoliosis，AIS）的确诊病例增加。

在文献报道的特发性脊柱侧凸病例中，JIS占12%~21%[11,14]。JIS更好发于女性，男女比例为1:(2~4)。4~6岁期间，JIS无显著的性别差异；10岁以后的男女比例约为1:8[15, 16]。男性的确诊年龄通常为5岁，而女性通常为7岁。确诊年龄的不同结合骨骼成熟年龄的差异，很可能解释了男性侧弯进展比例更高的现象。右胸弯和双主弯是JIS相关的主要侧弯形式[17, 18]。

11.2.3 预后

James[8]最初于1951年报道了33例脊柱侧凸患者，其中18例（55%）侧弯为进行性，11例（33%）侧弯稳定，4例（12%）侧弯自发好转。1954年，他增加了研究人数，纳入了包括52名接受理疗、POP床（plaster-of-Paris beds）和矫形器治疗的儿童[19]。研究发现，43例（83%）侧弯进展，10岁时主弯均>70°，其中一些主弯进展>100°。其余9例（17%）侧弯在未经治疗的情况下自发好转。1959年，James等[11]报道了来自两个独立机构的212例婴儿病例。77例（31%）侧弯自发好转，其余病例均显著进展（135/212）。在这135例病例中，47例年龄为0~5岁区间的病例中，有23例已经存在>70°的主弯。37例年龄为5~10岁区间的病例中，有27例主弯>70°，14例主弯>100°。在23例≥11岁的儿童中，12例主弯>100°，2名骨骼成熟患者的主弯>151°。

Scott和Morgan[13]报道了28例IIS患者，对其中14例随访至骨骼成熟，并首次描述了未经治疗患者的不良心肺预后。这14例患者均为严重脊柱侧凸，平均主弯为120°。其余14名患者仍在生长，6岁时平均主弯为65°，主弯最大的为112°。3例患者在10~19岁晚期及20~29岁期间死于心肺并发症。这些患者均表现为胸腔狭小合并心肺功能低下。研究发现，确诊及进展时年龄较低能够预测IIS不良预后。

1965年，Lloyd-Roberts和Pilcher[20]回顾了100例在12个月龄前确诊的特发性脊柱侧凸患者，其中92例（92%）侧弯自发好转。其他几位作者随后报道了侧凸的自愈率为20%~80%[20-22]。James[22]在随访了90例非进行性脊柱侧凸的患者后发现，所有患者在6岁时侧弯都自发好转。Diedrich等[21]报道了34例随着发育成熟侧弯逐渐好转的患者，同时发现该组患者脊柱侧弯在青春期生长高峰期没有任何进展。其中20例患者接受了矫形器治疗，所有患儿均未出现与其畸形相关的严重残疾。

2007年，Fernandes和Weinstein[17]回顾文献并总结了非进展性和进展性IIS的数据。他们确定了573例非进行性脊柱侧凸的患者，其男女比例接近3:2。90%的病例为胸弯，80%的病例顶点偏左，同时最大的冠状位主弯范围为20°~48°。绝大多数病例存在侧弯相关的宫内模塑特征。确诊年龄的区别也是重要发现，非进展组平均确诊月龄为5.5个月，而进展组为12个月。此外，与既往研究相比，进展组表现出更大的差异性。进展组的性别比例接近1.2:1（男:女），81%为胸弯，75%为左弯。重要的是，右胸弯的女婴预后可能更差，不符合典型的自愈率。

2003年，Campbell等提出了胸廓发育不良综合征（thoracic insufficiency syndrome，TIS）的概念，并将此定义为胸部的发育无法支持正常呼吸或生长[23]。这项研究及后续工作有助于引起人们对整个胸部结构和功能（而不仅仅是脊柱）以及它们如何受到脊柱畸形的影响的关注。此外，他还描述了胸廓发育不良的原因不仅包括进行性的脊柱畸形，同时还包括胸壁畸形、脊柱早期融合以及其他影响胸部生长的情况。

JIS是特发性EOS中稍迟发病的亚组，与IIS的自然病史不同[24]。JIS侧弯以缓慢至中等的速度进展[15, 19, 25-27]。与AIS相比，JIS儿童期发病更常导致严重的畸形。Tolo和Gillespie[16]报道了他们59例患者的研究，其中42名患者（71%）侧弯进展到需要手术的程度。同样，Figueiredo和James[15]发现98名JIS患者中有55名（56%）侧弯发生进展，诊断时侧弯的大小可能会影响预后。Mannherz等[18]报道了一系列未发生进展的JIS患者，其最初诊断时的主弯均<25°。

肺部并发症是未经治疗的特发性EOS的最常见后果。如前所述，脊柱、胸壁和呼吸系统在出生后的前5年迅速发育（见第4章和第5章）[9]。上述部位中任意一处发育的异常均可能会对其他系统的生长发育产生有害影响。在此期间若发生脊柱侧凸并且进展，则更容易导致心肺功能损害[28]。婴儿脊柱侧凸通常影响肺泡和肺血管的正常发育，导致通气功能缺陷。肺部受累的严重程度与脊柱侧凸的发病年龄直接相关。发病和进展的年龄越早，肺功能障碍越严重。肺功能障碍通常为限制性肺疾病，表现为肺活量（VC）、肺总量（TLC）和残气量（RV）增加。胸壁及双肺顺应性的下降导致限制性功能障碍。持续存在的限制性肺病通常导致肺动脉高压和肺心病。低氧血症与潮气量下降有关，因为气体交换通常是正常的。呼吸衰竭常在疾病晚期出现，因为这些患者早期通常具有足够的肺储备。这一疾病发展模式在文献中得到了一致的证明。然而，这一发现在幼年末期确诊的患者中较为罕见[29, 30]。

1992年，Pehrsson等[3]研究了瑞典的115名未经治疗的脊柱侧凸患者的死亡率和死因。他们得出的结论是，与脊柱侧凸相关的心肺疾病风险的增加在

30~49 岁期间最显著。在特发性 EOS 患者中，40 岁时的死亡率是普通人群的 2 倍。Goldberg 等[31]和 Karol 等[32]的后续工作记录了特发性 EOS 早期融合后肺功能的严重缺陷。Karol 等发现，胸部高度达到 ≥ 22 cm 为接近正常肺功能的阈值。

11.2.4 病因学

1956 年，Browne[33]首次提出 IIS 从源头上可归因于子宫内异常填塞。在其系列研究中发现，83% 的婴儿有某种形式的宫内挤压畸形，如斜头畸形、骨盆畸形、髋外展减少、肋骨畸形伴婴儿脊柱侧凸。Mehta[34]后来同样认为宫内拥挤是 IIS 的病因。1965 年 Lloyd-Roberts 和 Pilcher[11]将这种关联性疾病称为"模塑婴儿综合征（molded baby syndrome）"。但后续的研究发现或将推翻这一理论，因为一些新生儿在出生时并未发生脊柱侧凸，同时也无法解释患儿性别差异和地域差异。欧洲和美国 IIS 发病率的差异导致一种环境理论的兴起。Mau[35]在 1968 年提出，IIS 的发生与婴儿的睡眠姿势有关。美国通常将婴儿俯卧置于床上睡觉，这会减小脊柱压力，这与习惯于让婴儿仰卧睡觉的欧洲形成鲜明对比。处于这种侧卧睡姿的婴儿倾向于转向稍微倾斜的姿势，并倾向于向右侧卧。他认为，"模塑畸形"是由持续作用于婴儿软骨上的压力引起的。同时，他还为"模塑畸形"理论添加了另外的四个组成部分：颈部肌肉单侧挛缩、斜头畸形、跟骨畸形、最终发展成的僵硬性胸腰椎后凸畸形。这些概念旨在提高人们的认识并及时干预，以便早期诊断 IIS。

受患儿地域差异影响，Wynne Davies[36]分析了英国爱丁堡脊柱侧凸诊所的 180 份诊疗记录。她选定了 114 名符合条件的患者，研究其一代、二代及三代亲属脊柱侧凸的患病率。这些患者被分为了两组，即早发组（＜8 岁）和迟发组。早发组中，88% 的患者有左胸弯，男性较女性常见。相较于对照组 0.4% 的患病率，她发现婴儿组中脊柱侧凸的患病率为 2.6%，风险高出 30 倍。青少年脊柱侧凸的家族关联性更强，患病率为 6.9%。所有患者均存在斜头畸形，而对照组发生率为 11%。同时，13% 的患者存在智力低下和癫痫。高龄产妇通常与进行性侧凸有关。

Ward 等[37]在 AIS 基因检测方面取得了最新进展。目前已经确定了一系列能够强有力预测进行性侧凸的基因位点。值得注意的是一种被称为"Ladybird homeobox 1（LBX1）"的同源框转录因子。最近的 meta 分析和全基因组关联研究（GWAS）已确定 LBX1 是亚洲和高加索人群中 AIS 的主要易感性位点[38, 39]。另一项基于日本人群的基因组关联研究表明，G 蛋白偶联受体"gpr126"与脊柱侧凸的发展密切相关。被敲除该受体的动物模型出现脊柱骨化的延迟和异常[40]。尽管需要进一步的转录组学研究验证，但在确定脊柱侧凸的潜在基因组病因方面已经取得了重大进展，并为其成为具有临床意义的病因之一提供了保障。

11.3 临床评估

11.3.1 病史采集

在诊断早发型特发性脊柱侧凸（IEOS）时，必须在体格检查前进行全面系统的病史采集。细心留意患者的病史细节能够使脊柱外科医生进一步进行有目的性的诊断测试。特发性脊柱侧凸是一种排他性的诊断，因此需要排除所有其他病因才能明确"特发性"的诊断。鉴别诊断包括神经肌肉性脊柱侧凸、先天性/结构性脊柱侧凸和综合征性脊柱侧凸以及脊柱肿瘤或感染。需要仔细筛查患者病史中的任何其他相关异常，包括心脏发育缺陷、髋关节发育缺陷、认知缺陷、先天性肌斜颈和足部畸形。在采集病史时这些信息经常被忽略，我们建议使用有助于获取这些信息的病史采集表。

在进行病史调查时，应特别注意母亲的产前病史，包括所有健康相关问题、既往妊娠史和药物治疗史。出生史应包括母亲妊娠期和分娩期的 Apgar 评分、体重及所有并发症。与发育性髋关节发育不良（DDH）相同，脊柱侧凸和妊娠时臀位之间也存在关联。然而，与 DDH 不同的是，婴儿脊柱侧凸在早产、低体重的男婴中更常见。应密切关注患儿的发育节点和认知功能状况。Wynne Davies[36]发现患有 IIS 的男性中，约 13% 存在智力低下。详细询问家族史不仅可以揭示脊柱畸形的家族相关性，还可以揭示其他家族相关性疾病，如马方综合征、神经纤维瘤病或骨骼发育不良。

11.3.2 体格检查

外科医生应系统地进行体格检查，特别留意对步态、皮肤、脊柱、骨盆、四肢和神经系统的检查。这类患者的阳性体征常常不易察觉，但这些体征不仅有助于诊断脊柱侧凸，还能帮助判断脊柱侧凸潜在的病因。皮肤检查应包括仔细排查神经纤维瘤病中的牛奶咖啡斑和腋窝雀斑，沿着脊柱分布的毛刺状斑块可能提示脊柱闭合不全，皮肤淤伤可能提示存在外伤。检查婴儿头部可能会发现斜头畸形，Wynne Davies[36]发现 IEOS 人群中斜头畸形的发生率为 100%。

脊柱检查应从视诊、触诊及仔细测量评估患儿的姿态、肩部、躯干和骨盆对称性开始。对于非常年幼的患者，不可能进行 Adam 前屈试验（寻找胸段肋骨凸起或腰椎横突），但可以通过将患儿被动俯卧在检查者的膝盖或手臂上来模拟测试。患儿取凹侧朝下侧卧位可评估脊柱侧凸的柔韧性。对于胸部或季肋部不对称以及胸廓扩张受限的患儿，检查者应意识到脊柱侧凸或与先天性或结构性相关。若患儿出现四肢或腹部反射异常，检查者应进行更加详尽的神经系统检查。据报道，在 Chiari 畸形患者中，唯一的客观发现为腹部反射的对称性消失，仅在患者脊柱侧凸的凸侧发现了反射缺失[3, 41]。这种情况下则需要进一步进行全脊柱磁共振成像。

其他不应忽视的查体发现包括骨盆倾斜和发育性髋关节发育不良，两者均与 IEOS 相关[33, 42-45]。Hooper[44] 发现 156 名 IIS 患者中，先天性髋关节脱位的患病率为 6.4%，大约是普通人群患病率的 10 倍。Wynne Davies[45] 同样报道了 4 例合并 DDH 的婴儿脊柱侧凸患者。1980 年，Ceballos 等[43] 报道了 113 例发育性髋关节发育不良（DDH）中 25% 合并脊柱侧凸的患者。有趣的是，髋关节脱位主要发生于女性，并伴有明显的侧弯，同时脱位与侧弯的方向没有明显关系。脊柱侧凸的病因必须排除下肢不等长。这可以通过包括坐姿前屈测试或通过在短肢下放置足垫以平衡肢体长度的测试来进一步评估。

体格检查还应包括评估可能影响治疗决定的因素。采用系列石膏固定治疗的患者存在如压疮、皮肤刺激或皮肤病（如湿疹）等皮肤问题的风险，可能需要事先优化性的对症治疗。患有肺功能障碍的患者可能无法耐受系列石膏固定治疗。要考虑到特发性 EOS 外科治疗中使用的内植物可能过于突出。身材非常矮小的患者可能不适合过大的植入物。前期手术的瘢痕可能会使患者伤口问题的风险更高。植入物突出或伤口愈合不良的高风险患者可于整形外科就诊，通过皮瓣移植或其他辅助手段，最大限度地增加覆盖植入物的软组织。

11.4 诊断性检查

11.4.1 放射学评估

X 线片是评估脊柱侧凸的一种简单可靠的工具。X 线片能为将来的病情评估建立测量基线，也可以排除先天性和其他非特发性脊柱侧凸类型。传统上治疗决策主要基于门诊随诊时复查的 X 线片评估侧凸是否进展，如果侧凸轻、无进展则可以继续随诊观察。

高质量的 X 线片对于影像学分析至关重要。初步评估应包括脊柱（包括颈椎至骨盆）的站立后前位（posteroanterior，PA）和侧位 X 线片。对于太小而不能站立的儿童（通常<2 岁），应拍摄卧位 X 线片。应特别注意颈椎、腰骶关节、骨盆和臀部的相关异常。

站立双平面扫描成像最初于 21 世纪初由法国开发，是一种放射成像系统，能够获得脊柱的站立位全长的正侧位放射成像照片，同时与传统放射成像相比，辐射暴露减少了 50 倍[46]。考虑到脊柱侧凸患者通常需要每年进行两次脊柱全长 X 线扫描来监测侧凸的进展，减少辐射暴露极具临床意义。Yaszay 等在比较接受常规 X 线片和接受 EOS 检查的早发型脊柱侧凸患者的年总辐射（total annual radiation，TAR）剂量时证实了以上观点。他们报道，接受常规 X 线片检查的患者平均 TAR 为 10.2 mSv（范围为 3.3~20.3 mSv），而接受 EOS 检查的患者平均 TAR 为 1.3 mSv（范围为 0.6~2.2 mSv）。此外，可以对双平面图像进行数字组合，以生成精确的 3D 模型，来增强对侧凸的解剖理解，并改进术前规划[47]。

IEOS 患儿的 X 线测量应包括冠状面主弯的角度、肋骨分期和肋椎角度差（rib vertebral angle difference，RVAD）。Mehta 最先描述了后者的 X 线片测量方法[34]。在评估肋骨相较于椎体的关系时，她注意到肋骨从侧弯凸、凹侧发出的角度存在差异。肋椎角指胸弯顶点终板的纵轴垂线与凸侧或凹侧肋骨头至肋骨中点连线所成的夹角。RVAD 的计算方法为凹侧肋椎角减去凸侧肋椎角。RVAD<20° 表示侧弯可能缓解（85%~90%），而 RVAD≥20° 通常与进展性侧弯有关。她同时描述了另一个影像学参数，有助于预测肋骨分期。这种 X 线片工具利用了侧弯顶点椎体及其相应节段凸侧肋骨头颈部的相互关系。1 期肋骨头指凸侧顶点椎体肋骨头颈部未与侧弯顶点椎体重叠，这类患者应测量 RVAD 以监测侧凸进展。2 期肋骨头指凸侧顶点椎体肋骨头颈部与侧弯顶点椎体重叠。目前已经证实，2 期肋骨头是侧凸进展的有力预测因素。Mehta[34] 报道了 46 名肋骨分期 1 期的患儿脊柱侧凸自发好转，同时发现 83% 患者的 RVAD<20°。在剩余的 RVAD≥20° 的患者中，侧弯随随访时间的延长持续减小。RVAD 的减小也先于主弯角度的减小。在进展性侧凸组中，84% 的患者的初始 RVAD≥20°（范围为 18°~30°）。

Ceballos 等[43] 证实了 Mehta 的发现，报道 92% 可辨识侧弯的 RVAD≤20°，并且没有发现肋骨分期 2 期患者。Robinson 和 McMaster[48] 在 1996 年发现，109 名进展性侧凸患者的 RVAD 平均初始值为 31°，而那些可辨识侧弯的 RVAD 平均初始值为 9°。

Mehta[34]还描述了一种包含腰弯的双主弯脊柱侧凸，其进展更快，且具有特殊的影像学特征。这类侧凸胸椎顶椎的 RVAD 通常＜20°，但胸 12 椎体存在明显的不对称性。由于凹侧的肋骨比凸侧的肋骨更垂直，导致 RVAD 为负值。第 12 肋是近端弯的一部分，也是远端弯的顶点。因此，近端弯凹侧的肋骨由于远端弯侧凸进展和椎体旋转，继发变得竖直垂下。

11.4.2 高级成像技术的作用与神经轴异常

高级成像在 IEOS 中的作用与神经轴的异常存在直接相关性。由于 IEOS 是一种排除性诊断，因此必须尽一切努力排除其他可能的病因。据报道，10 岁以下 IEOS 患者神经系统异常的发生率高达 20%[34, 49-51]。Lewonowski 等[51]报道了对连续 26 名 IEOS 患者的磁共振成像（MRI）研究。他们发现 5 名患者（19%）合并神经系统异常，只有 2 名患者患有非典型脊柱侧凸。其中 4 名患者为 IIS，2 名患者存在神经系统异常发现：1 名 4 个月大的男孩患有终丝脂肪瘤，1 名 3 岁的女孩患有脊髓空洞症。

Gupta 等[52]进行了一项前瞻性和回顾性 MRI 研究，评估 10 岁及以下临床检查表现正常的特发性脊柱侧凸患者中神经轴异常的患病率。在前瞻性研究中，他追踪了 34 名平均年龄为 9 岁的患者，发现 6 名患者（18%）出现异常。该组中 6 名患者为 IIS，3 名患者合并显著的神经病理学异常。在 64 名回顾性研究的患者中，20% 的患者存在神经轴病变。

2002 年，Dobbs 等[53]在多中心研究中发现 46 名 IIS 患者中有 11 名患者存在神经轴异常。11 名患者均无临床症状且侧弯≤20°。5 名患有 I 型小脑扁桃体下疝畸形（Arnold Chiari 畸形），3 名患有脊髓空洞症，1 名患有低位圆锥，1 名患有脑瘤。在这 10 名患者中，有 8 名需要手术治疗。2018 年，Heemskerk 等[54]进行了一项全面的系统文献综述，并得出结论：与晚发型脊柱侧凸相比，EOS 合并神经轴异常的风险显著增加（RR=2.04）。然而，对比＜3 岁及 3~8 岁年龄段的儿童时，合并神经轴异常的风险无显著增加。在这篇综述中，EOS 合并神经轴异常的发生率为 11.4%，其中 Arnold-Chiari 畸形、脊髓空洞症或二者的组合共占明确神经轴异常的 92%。基于已确定危险因素的 meta 分析，他们建议对存在前凸缺失、胸椎过度后凸、左或右胸腰椎侧凸、神经系统异常的 EOS 患者进行脊柱 MRI 筛查。最近，Murgai 等[55]证明，由矢状位 T1 和 T2 序列组成的有限序列 MRI 可以 100% 检测神经轴异常，同时将减少 68% 的麻醉及 MRI 检查的时间。根据上述系统综述的发现和 Murgai 等概述的 MRI 检查方案[55]，我们建议所有 IEOS 患者和侧弯≥20° 的脊柱侧凸患者均进行头颅及全脊柱 MRI 检查。

同时，也有其他的成像方式来帮助评估，并在患儿疾病管理过程中提供相关的连续性信息。计算机断层扫描（CT）有助于对确诊的严重畸形或疑似先天畸形患者进行术前评估，以协助术前规划。CT 扫描也可用于 3D 评估肺体积，并可作为治疗的参考；然而，由于存在显著的辐射暴露风险，它们并不作为常规选择。

11.5 治疗

11.5.1 确定干预对象

IEOS 儿童的治疗基于预期或实际的侧弯进展。如前所述，Mehta[34]的预后标准对识别有进展可能的侧凸非常有用。IEOS 的儿童，侧凸表现为 RVAD＜20°、肋骨分期 1 期及主弯＜25° 的病情进展风险较低。对这些患者进行密切观察是安全的；然而，他们应该每隔 4~6 个月进行一次临床随访，以了解病情进展情况。如果有证据表明病情无明显进展，随访间隔可延长至 1~2 年一次。我们建议随访这些患者直到成年，以确保在青少年快速发育期侧弯不会复发。

RVAD≥20°、肋骨分期 2 期且主弯 20°~35° 的婴儿侧弯进展风险更高。这组患者应每隔 4~6 个月进行密切随访，以进行临床和影像学评估。当发现记录到 1 年内主弯进展≥5° 时，应开始积极治疗[56]。此时的主动干预通常采用石膏或支具治疗。这些将在第 28、第 29 章中详细讨论。

11.5.2 手术治疗：既往观点

IEOS 手术治疗的目标是多方面的：阻止侧弯进展的同时，允许脊柱、肺和胸腔最大限度地生长，并将风险降至最低。对于进展性侧弯角度≥50° 的儿童，通常建议手术治疗；然而，还有其他因素影响临床决策。外科医生应考虑侧弯矫形与侧弯进展的收益和风险，以做出最终决定。虽然非融合手术技术已得到改进，且对该疾病自然病史的掌握也越来越透彻，但依旧必须考虑每个患者进行手术干预的风险和收益。

既往看来，相较于患儿在生长过程中脊柱畸形的进展，手术将脊柱矫直（尽管变短）是更好的选择。随后早期脊柱融合的不良后果被深刻认识到，因此单纯脊柱后路融合已基本不用于该年龄组的治疗。Dubousset 等[57]最先描述了曲轴现象。在骨骼未发育成熟的患者中所发现的这种现象，即单纯后路融合术后由于脊柱前柱的持续生长而导致的脊柱畸形进展。

Sanders 等[58] 进一步将 Y 形软骨未闭及 Risser 征 0 级与单纯脊柱后路融合术后发生曲轴现象的高风险性相联系。因此，除了后路融合术外，建议同时进行前侧脊柱融合术以防止发生曲轴现象。然而，前后路联合融合术会导致身高明显下降和胸部发育不良。如前所述，Dimeglio[9] 概述了整个儿童时期的脊柱生长，指出儿童存在两个明显的生长高峰（0~5 岁和 10~15 岁）。使用其公式来计算正常的生长发育，能够确定接受前后路联合融合术治疗的患者预期的身高损失。Winter[59] 同样描述了一个计算预期身高损失的公式。预计身高缩短（cm）=0.07× 融合节段数 × 剩余的生长年数。Campbell 等对胸廓功能不全综合征的阐述，使外科医生更加注重于将手术目标放在维持患者的正常胸廓功能上，而不是单纯通过影像学结果来衡量手术效果。了解这些数据对于教育患者亲属和护理人员了解幼儿群体进展性特发性 EOS 的潜在后果及治疗方案是至关重要的。

最初的治疗策略试图采用生长调节技术，但成功率很有限。Roaf[60] 提出脊柱畸形是侧弯的凸面（生长较快）和凹面（生长抑制）之间不对称生长的结果。他的调整技术包括侧弯顶椎附近脊椎凸侧骺软骨和相邻椎间盘的切除。接受治疗的患者中，只有 23% 的患者表现出侧弯改善，而 40% 的患者改善很小甚至无改善（侧弯变化<10°）。Marks 等[61] 基于这一理念，采用了半骨骺固定术联合 Harrington 内固定术。连续 13 名患者无明显改善，并且其中 12 名患者出现畸形进展，导致其团队暂时放弃了以加压技术为基础的干预措施。

1962 年，Harrington[62] 描述了一种将一根撑开棒植入脊柱凹侧，上下使用钩链接侧弯的近端与远端的非融合技术，用于治疗 27 名特发性脊柱侧凸和脊髓灰质炎脊柱侧凸的患者。钩和棒通过筋膜下入路植入脊柱旁。这个想法是在未进行关节融合术的情况下，通过器械对脊柱矫形，既能维持脊柱生长能力，又能矫正畸形并控制畸形进展。尽管没有纵向比较的结果报道，但他认为，<10 岁的儿童可以单纯使用这类器械进行治疗，≥10 岁的儿童则需要进行关节融合术。

Moe 等[63] 改进了 Harrington 技术，筋膜下显露仅局限于置钩处，将撑开棒由皮下穿过。此外，他们改进了撑开棒，使其中央部分更加光滑、厚实，以防止螺纹导致的瘢痕形成，并允许矢状位塑形。当主弯 > 10° 时，手术矫正会让患者脊柱拉长。报道称，2 名接受治疗的 IIS 患者侧弯均显著减轻。此外，报道指出手术并发症的发生率约为 50%，包括断棒、钩从棒上脱离或钩从椎板上脱离。

1997 年，Klemme 等[64] 报道了 20 年间使用 Moe 技术的经验。对 67 名患者进行了从初始器械撑开治疗到最终脊柱融合治疗的随访，平均每名患者进行了 6.1 次手术。其中有 44 例（66%）侧弯的进展好转或控制，侧弯平均缓解了 30%。其余 23 例患者中，12 例为神经肌肉性脊柱侧凸，侧弯平均进展了 33%。

1977 年，Luqué 和 Cardoso[65] 描述了一种通过节段脊柱内固定进行的脊柱侧凸非融合治疗的方法。1982 年，Luqué[66] 改进了此技术，增加了椎板下钢丝，并用预弯的双 L 形棒取代了 Harrington 棒，后来被称为 Luqué Trolley 技术。此技术起初用于 48 名瘫痪患者的治疗，固定节段平均生长了 4.6 cm，侧弯平均矫正了 78%。有相关报道称暴露骨膜及椎板下钢丝穿行会产生瘢痕并使椎板变得薄弱，导致翻修手术及最终融合术难度增加，这让此手术受欢迎程度下降。同时也有多份研究描述了术后脊柱发生自发性融合，导致脊柱生长能力的维持未达到预期。手术中过度暴露每个节段椎板，以便穿行钢丝被认为是导致以上问题的原因[14]。

Patterson 等[27] 将节段脊柱内固定与前侧顶椎凸侧生长阻滞融合技术相结合，对 13 例先前接受过手术的患者（平均年龄 5.4 岁）中的 9 例患者进行了治疗。2 年后随访时，侧弯矫正率平均为 46%。与单纯使用节段内固定的患者相比，进行前侧顶椎生长阻滞的患者侧弯进展更少。

1999 年，Pratt 等[67] 对 26 例使用 Luqué Trolley 技术（未）联合侧弯凸侧骺骨干固定术治疗的患者进行了回顾性研究。8 名单纯使用 Luqué Trolley 技术治疗的患者侧弯均明显进展。在联合采用凸侧骺骨干固定术和 Luqué Trolley 技术治疗的 13 例患者中，7 例侧弯进展，4 例维持不变，2 例改善。结果发现，单纯接受 Lequé Trolley 技术治疗的患者预计脊柱生长 49%，而接受联合手术治疗的患者预计脊柱生长 32%。

Blakemore 等[68] 报道了使用生长棒进行定期延长对照是否伴顶椎融合的疗效。在主弯 ≥70° 或侧屈位片显示为僵硬性侧弯的病例中进行顶椎融合。将生长棒植入脊柱骨膜上方的肌肉内，更靠近脊柱放置能使其对位更佳、轮廓更好，同时不会引起自发性融合。在 29 名（包括 10 名特发性）EOS 患儿中，主弯平均角度从 66° 减小到术后即刻 38°，末次随访显示主弯轻微增加到 47°。手术并发症的发生率为 24%，其中 5 名患者出现钩移位，3 名患者出现断棒，1 名患者出现浅表伤口感染。顶椎融合会导致脊柱生长潜力下降。在随后的研究中发现，此技术手术并发症的发生率很高，包括植入相关并发症、伤口问题和自发性融合。随后的研究证实了传统生长棒（traditional growth rod，TGR）技术具有维持脊柱生长潜能的能力，但并发症发生率同样较为显著[69,70]。

2003 年，Campbell 等[23]发表了一份使用基于新型肋骨装置的报道，该装置被称为垂直可扩张假体钛肋骨（VEPTR）。VEPTR 装置后来被扩展到用于其他类型的 EOS（包括特发性 EOS），并且也被证明能够维持脊柱生长潜力，但同时并发症发生率相对较高[71]。近年来，随着其他技术（如 MCGR 和 TGR）结合肋骨固定的应用，该装置的使用率显著下降。

2012 年，Cheung 等[72]首次发表了对磁控生长棒（MCGR）的描述，此后，该技术的使用率较 TGR 明显增加。MCGR 存在诸多潜在优势，包括减少重复手术的次数，但研究发现其术后并发症发生率及健康相关生存质量（HRQoL）评分结果与 TGR 相当[73,74]，术后 HRQoL 评分也没有持续性改善[75]。

11.5.3 手术治疗现状

一旦决定了手术，在选择正确的手术方法之前需要考虑以下几个因素。僵硬性侧弯不太可能适应不断增长的脊柱结构，所以脊柱的柔韧性在手术决策中起着重要作用。在这种情况下，除了后路非融合手术外，可能还需要前侧松解或其他方法来起到控制顶椎的作用。Marks 在未发表的研究结果中讨论了纤维环切除术（annulectomy）对比髓核切除术（nucleotomy）作为前侧松解的选择。然而，没有长期的研究结果可以给出任何明确的建议（与 Marks D 个人交流的意见）。

确定每个患者的最佳治疗方案具有挑战性。Salari 等[76]报道了一项 40 名外科医生对 11 个 IIS 病例进行理想治疗方案选择的调查结果。其中，17 名外科医生对每个患者的治疗方案差异很大。最普遍的选择是双 TGR 结构（57%），其次是非手术治疗、SHILLA 技术、VEPTR 技术、融合或椎体切除、即刻融合术（即使是在高水平的医生中也要强调治疗选择的平衡性）[48]。

接下来的两个部分简要描述各种生长友好型治疗策略。根据 Skaggs 等的描述，它们被细分为三类：①以撑开为基础的技术，如 TGR、MCGR 和 VEPTR，通过侧弯头侧和尾侧的锚定部件对畸形节段施加撑开力。②以加压为基础的技术，如椎体 U 形钉（vertebral body staples，VBS）、椎体拴系（vertebral body tethers，VBT），在脊柱的凸侧进行加压，并相对抑制凸侧生长。③生长引导技术系统，如 Luqué Trolley 技术和 SHILLA 技术，其功能是将多个脊椎锚固到棒上，并允许锚钉在棒上滑动，从而允许脊柱持续地纵向生长[77]。

11.5.4 撑开为基础的技术（生长棒）

因单棒撑开技术存在较高的不可预测性和较高的植入物相关并发症发生率，Akbarnia 和 Marks 以及 Akbarni 等[78,79]引入了双生长棒技术。此技术仅局限性显露近端及远端局部（锚定点）的骨膜下部位。钩或椎弓根螺钉应置于两端的 2~3 个脊柱节段（固定基座）。固定基座使用自体活人工骨移植进行局部融合。在脊柱两侧的肌肉下植入上下端直径为 3/16 英寸的生长棒。为了避免矢状面失衡，串联连接器通常放置于胸腰段，用于固定两端的生长棒。第一次延长操作通常在初次手术中进行。矫正期间，使用专门设计用于纵向切口并匹配串联连接器的撑开器进行延长操作，从初次手术开始，通常每隔 6 个月进行一次。最初延长的目的是在不对锚定点施加过多压力的情况下适度矫正脊柱曲度。从融合后的第一次延长操作开始，即可进行更激进的延长。每次延长期间应进行神经监测。延长操作可在适当的麻醉和护理支持下以门诊手术进行。可以配合使用支具直到锚定部位融合形成。目前，通常将这种技术称为传统生长棒技术（TGR），这种方法可以支持多种植入系统使用。

MCGR 的发展得益于近期的技术革新。植入 MCGR 的初次手术与植入双生长棒的初次手术类似，不过 MCGR 技术植入物由单体预装配棒组成[72]。随着 MCGR 技术成熟，其已成为治疗 IIS 和 JIS 的首选方法，可避免 TGR 手术相关的重复麻醉和手术的问题（图 11.1）。

Akbarnia 等[78]回顾了 13 名无既往手术史的非先天性脊柱侧凸患者，并随访至最终融合。他们发现在 4.4 年的治疗期内，脊柱平均生长了 5.7 cm。首次手术后，侧弯从 81° 矫正到 36°，并在最终融合时矫正到 28°。T1~S1 的长度从最初手术后的 24 cm 提高到 29 cm；在最终融合时达到 35 cm。相较于延长间隔周期更长的患者，以 ≤6 个月为间隔进行延长的患者脊柱生长及畸形矫正均更加显著[79]。

Sankar 等[80]回顾了 252 名患者进行的 782 例生长棒手术，并对其进行了神经监测。手术包括 252 次生长棒初次植入术、170 次植入物更换术和 362 次延长术。2 次生长棒初次植入术（0.8%）、1 次植入物更换术（0.6%）和 1 次延长术（0.3%）中出现了神经监测变化。在植入物更换术中发生的神经监测变化导致了相应临床功能障碍，但均在 3 个月内缓解。一名患有

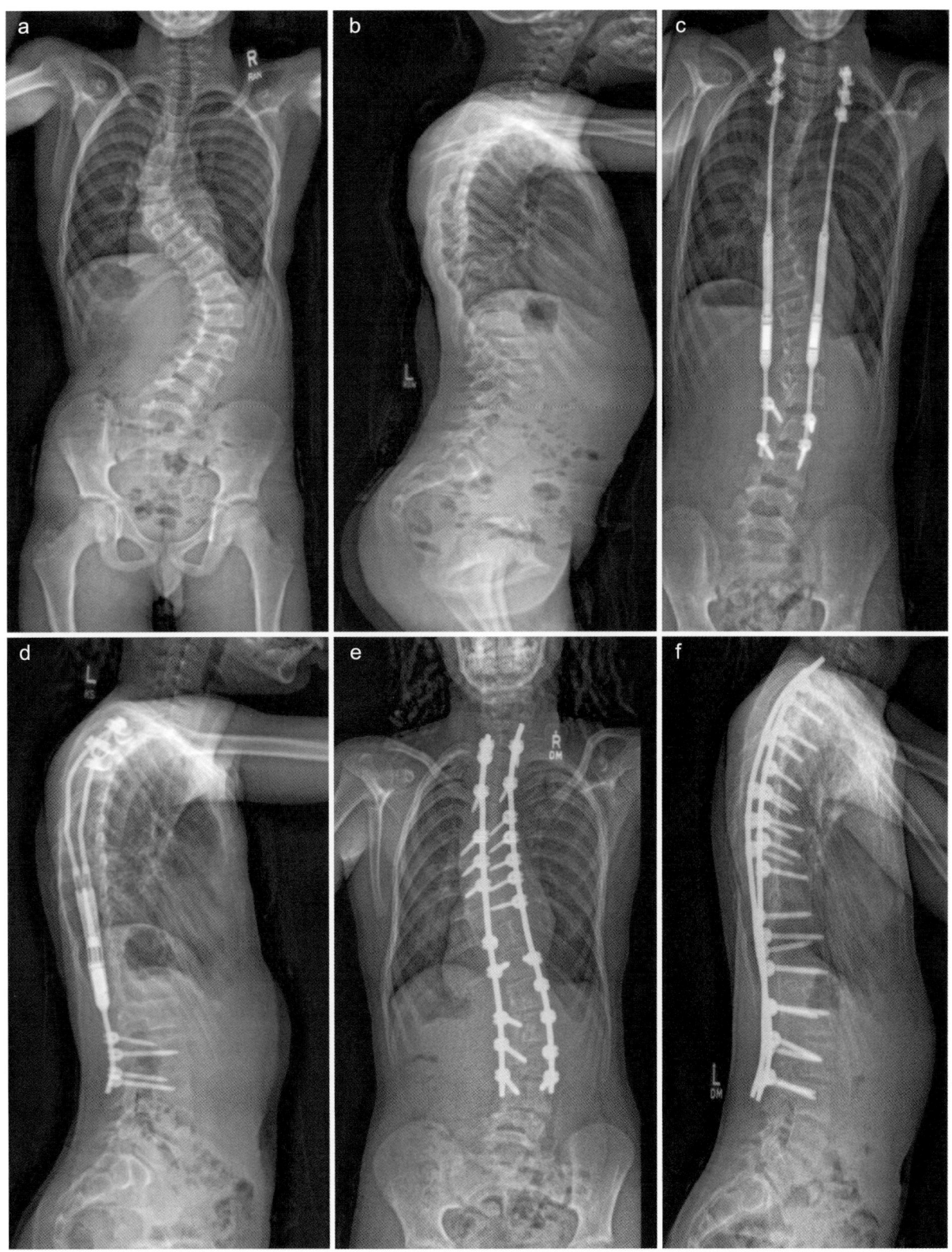

图 11.1 （a, b）一名 7 岁无其他疾病的男性儿童的 X 线平片，表现为左胸弯 60°、右腰弯 70° 的特发性 EOS，无矢状位失衡。整个神经轴的 MRI 检查无明显异常。(c, d) 进行 MCGR 治疗后，胸弯和腰弯分别减少到 45° 和 34°，但因近端固定脱位，需在 3.5 年内进行一次翻修。(e, f) 11 岁时的脊柱后前位和侧位影像，在共计 11 次延长后，进行了最终融合手术，胸弯、腰弯矫正后分别稳定在 48° 和 41°

椎管肿瘤的患儿在生长棒初次植入术及后续延长术中均发生神经监测变化。研究最终的建议为，在生长棒初次植入及植入物更换术中出现神经监测变化的总体发生率，证明了神经监测使用的合理性。但受限于样本量，研究无法对生长棒延长术提出明确建议。

Akbarnia 等[78] 报道了一项多中心研究，对 23 名患者进行了为期 2 年的随访（范围为 2～9.3 年），其中包括 7 名 IIS 患者。初次手术的平均年龄为 5.4 岁，延长操作的平均次数为 6.6 次。初次手术后，主弯平均从 82° 改善到 38°，末次随访时主弯角度平均为 36°。根据计算，T1~S1 每年平均生长 1.21 cm。7 名患者完成了完整的治疗，从术前到最终融合时，T1~S1 的平均总生长为 11.8 cm（每年 1.66 cm）。Campbell 等报道，在 14 例胸椎侧弯的患者中，肺可用空间（space available for lung，SAL）从术前的 0.87 提高到末次随访或最终融合时的 1.00。23 例患者中有 11 例在初次手术到最终融合术治疗期间出现并发症，包括 4 例浅表伤口问题，3 例钩或钉移位，2 例断棒，2 例深部伤口感染，1 例曲轴现象，1 例出现交界性后凸畸形需要延长器械。尽管并发症发生率较高，作者仍认为 MCGR 技术是安全有效的，而且并发症的发生率低于单棒系统。

Thompson 等[81] 比较了 28 名接受单生长棒系统和双生长棒系统手术患者的预后情况。5 例采用单棒手术合并前后顶椎融合术，16 例采用单纯单棒手术，7 例采用单纯双棒手术。主弯分别平均从 85° 矫正到 65°，61° 矫正到 39°，92° 矫正到 26°。脊柱生长分别为每年 0.3 cm、1.0 cm 和 1.7 cm。作者得出结论，双棒技术强度更大、延长更频繁，可使矫形效果更佳。

Mahar 等[82] 发表了一项基于家猪模型进行植入物基础结构生物力学研究的结果。研究包括了 4 种结构：①交叉连接的钩-钩结构，②交叉连接的钩-螺钉结构，③交叉连接的螺钉-螺钉结构，④无交叉连接的螺钉-螺钉结构。研究发现，相邻椎体中的四螺钉结构在拔出测试中的强度最强，同时交叉连接没有为全螺钉结构提供任何额外的强度。他们还发现，与用于胸椎相比，钩结构在腰椎的抗拉强度明显更高。

在一项多中心研究（脊柱生长研究组）中，Bess 等[69] 报道了 143 例患者进行 910 次生长棒矫形手术后出现的并发症，并进行了至少为期 2 年的随访。他们将患者分为单棒组（$n=73$）或双棒组（$n=70$），皮下组（$n=54$）或肌下组（$n=89$）。单次手术的并发症发生率<20%，单棒组和双棒组的并发症发生率相当。与双棒组相比，单棒组因植入物相关并发症而行非计划性手术的发生率显著增多。皮下组单个患者的并发症较肌下组明显更多（1.6 vs. 0.99），同时出现伤口问题的患者亦更多（13 名 vs. 4 名）。此外，皮下放置双棒系统的总体并发症发生率更高，伤口问题更严重，植入物突出明显，患者因植入物相关并发症而行非计划性手术的发生率更高。研究结论为：生长棒技术的总体并发症发生率与既往报道相当；双棒技术能够减少非计划性手术；肌下放置植入物优于皮下放置。

无论是 TGR 还是 MCGR，使用生长棒技术治疗的患者的治疗终点仍然是一个临床难题。传统生长棒的治疗终点是以脊柱内固定融合系统替换生长棒，目的是保持现有的脊柱序列并避免交界性后凸的发生。然而，人们注意到，重复的撑开会产生"收益递减规律（law of diminishing returns）"，即后续的每一次撑开所获得的矫形效果将逐渐减少[83]。目前推测这种现象继发于脊柱自发融合，已发现收益递减现象的发生率在接受生长棒治疗的患者中高达 89%[83, 84]（图 11.2）。自发融合可以避免进行正式脊柱融合术的需要。考虑到这一点，Jain 等[85] 进行了一项多中心数据库回顾，他们分析了 167 例骨骼成熟的接受生长棒治疗的患者，在末次手术后至少随访 2 年。167 例患者中，30 例进行了观察随访，没有进行生长棒移除和内固定融合术。在这组患者中，与接受最终融合手术治疗的患者相比，没有发现任何侧弯进展和脊柱序列变化的证据，且在冠状位矫正幅度或躯干高度等方面也没有差异。然而值得注意的是，生长棒治疗后选择接受观察随访而不进行融合的患者，脊柱序列及躯干高度均已矫正至可接受的范围，并且患者已经达到骨骼成熟年龄，在末次撑开后躯干高度增加最小。这项研究表明，在连续撑开操作后，脊柱出现进行性僵直侧弯患者，最终可以放弃手术融合。

Cheung 等[74] 对 10 例接受 MCGR 治疗的 EOS 患者进行了分析，其中他们回顾性评估了植入物术后随访至少 4 年的预后情况。治疗制定了标准化的撑开方案，即每月延长 2 mm。患者初次确诊时的平均年龄为 6.3 岁，初次生长棒植入的平均年龄是 10.1 岁，4 年随访时的平均年龄是 14.2 岁。平均术前冠状位主弯和矢状位主弯分别为 58.2° 和 34.9°。术后 4 年，冠/矢状位主弯曲度分别矫正到 30.5° 和 28.0°。在首次矫形后侧弯矫正最为显著，后续延长过程中，获得的矫正效果呈现指数式渐降趋势。然而在首次植入术后平均 2.3 年时，更换生长棒会导致脊柱延长率恢复到初始水平。这证实了 Rushton 等[86] 最近描述的 MCGR 的机械限制，评估了所有可用于生长棒植入的适应证。研

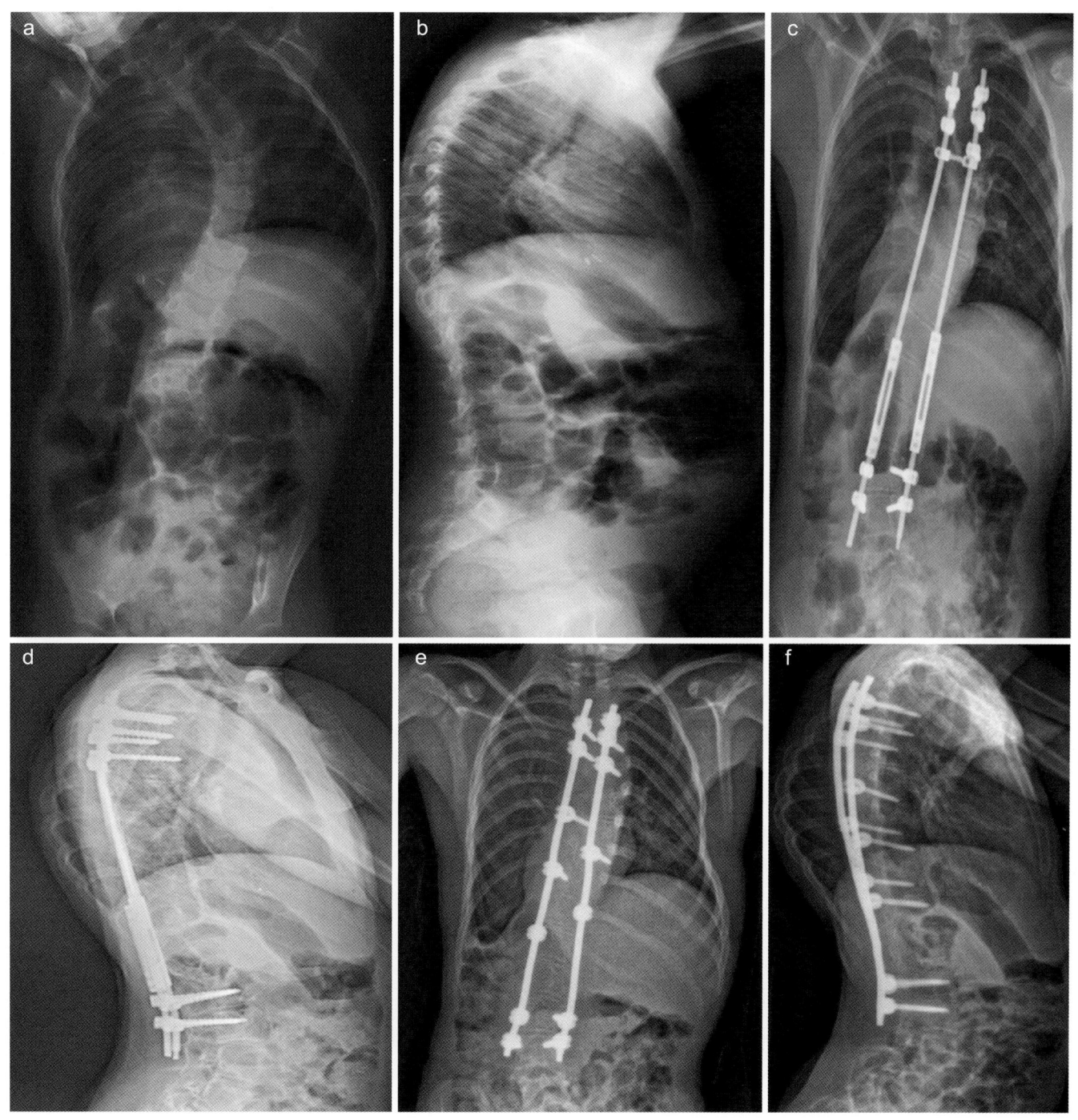

图 11.2 （a~f）经 TGR 治疗的轻度发育迟缓的 6 岁男孩的 X 线片。术前后前位和侧位 X 线平片如 a、b 所示，显示从 T2 到 T11 的右胸弯为 68°，从 T11 到 L4 的腰弯为 35°。患者接受了传统生长棒（TGR）的初始治疗，胸椎的初始曲度矫正率为 45%（c，d）。患者每 6~9 个月进行一次肌下生长棒延长，持续 6 年，然后在 13 岁时进行最终脊柱融合。整个治疗期间未发现并发症，进行了一次翻修以获得更长的器械长度。（e，f）为最终融合后 1 年的随访 X 线平片，患者保持了可接受的脊柱序列和躯干平衡。在最终融合时，在整个内固定区域都发生了明显的自发融合

究发现，在植入后平均 35 个月时，73% 的生长棒会失去功能。Cheung 等 [74] 报道的并发症包括撑开失败（3 例）、近端交界性后凸（2 例）、近端固定椎植入物松动（1 例）和感染（1 例）。60% 的患者出现了上述并发症。撑开失败后续采用了钉棒植入、后路脊柱融合治疗；近端交界性后凸（proximal junctional kyphosis，PJK）后续采取了近端邻近节段延伸固定；植入物松动后续采用了近端固定椎翻修融合及更换更粗的螺钉；感染者使用外固定棒支撑，随后对症进行抗生素治疗，并在植入物移除 5 个月后重新植入。10 名患者中有 5

名达到骨骼成熟并移除生长棒,从 MCGR 治疗中"毕业"。在 5 名"毕业生"中,4 名患者在生长棒首次植入后的平均 6.5 年时进行了最终融合。未进行最终融合的"毕业生"是由于术中发现脊柱出现自发性融合。值得注意的是,在接受最终融合的患者中,术中发现了较为僵硬的内固定节段,但保留了节段性活动,即说明此僵硬阶段并没有发生真正的融合。研究发现,最终融合术前及术后的侧弯曲度或躯干高度无统计学差异。

近端交界性后凸(PJK)是一种公认的与生长棒手术相关的并发症,与近端椎体基础结构的退变密切相关。Watanabe 等[87]对 88 例接受双生长棒手术的 EOS 患者进行了多中心回顾性研究,旨在确定 PJK 的危险因素。他们发现,23 名患者(26%)发生 PJK,并将以下因素列为独立的危险因素:近胸弯>40°(OR,2.95),胸后凸>60°(OR,5.08),下端固定椎位于 L3 或以上(OR,3.22)。如 Akbarnia 等所讨论[70],棒的头侧应与胸后凸的弧度吻合,同时应保持棘间韧带完整,近端椎体固定应延伸至 T2(有时可以更高),并将串联连接器放置于胸腰段。

特别值得一提的是 Hosseini 等在 2020 年发表的一篇系统综述[88]评估了同行评审的文献如何报道 TGR 和 MCGR 的安全性。他们注意到,主弯角度是用于报道治疗效果的唯一标准,文章所报道的并发症报道不完整或不一致,将妨碍彻底评估两种治疗措施的安全性。根据他们的发现,有必要建立一套标准化的安全性和有效的参数用于比较治疗模式,同时整体改善以撑开为基础的生长棒技术。

11.5.5 生长引导技术

生长导向或引导技术是指依赖于脊柱的被动生长来改善脊柱畸形的技术。目前最常使用的生长引导技术是 McCarthy 等[89]描述的 SHILLA 技术。该技术包括有限的内固定和矫正融合的顶椎区,顶椎区的结构螺钉具有多轴滑动末端结,允许棒在该系统(固定顶椎滑动端)内滑动。此概念是通过引导脊柱沿着新路径(放置的引导棒)自然定向生长及控制侧弯顶点来改善脊柱畸形。

McCarthy 等[89]报道了 10 例患者应用 SHILLA 术后 2 年的随访结果,其中包括 3 名 IIS 或 JIS 患者。最初的主弯 Cobb 角由术前 70.5°(40°~86°)矫正至术后 6 周的 27°(5°~52°),2 年随访时为 34°(18°~57°)。2 名患者分期进行了前侧顶椎松解术。所有患者在初次手术后因并发症共计接受了 5 次非计划性手术,包括 2 例切口感染,1 例因生长超出棒端而进行了翻修,1 例因棒过长而更换为短棒,1 例断棒。据预测,在以撑开为基础的技术(生长棒)中,同样一组患者需要额外进行 49 次手术。有关此技术的更多详细信息请参阅第 41 章。

11.5.6 加压为基础的技术

以加压为基础的技术依赖于 Heuter-Volkmann 定律,即通过在顶椎凸侧不对称施加压力,导致其生长受到抑制。由于压力减少,凹面将过度生长。这一原理在儿童关节成角畸形治疗中的实用性已得到证实,因此引起了人们对其在脊柱侧凸治疗中的应用的兴趣。在 20 世纪 90 年代中期,人们对椎体半骺阻滞术的可行性进行了多项研究,但结果并不乐观,导致人们放弃进一步进行一切有意义的研究。直到进入 21 世纪,Newton 等[90, 91]开始对动物模型进行研究。与传统的使用钉棒或半骨骺消融固定术不同,他们将一系列螺钉放置在病椎椎体凸侧的前外侧,并用半柔性缆连接螺钉。他们证明了这一系列装置能够诱导显著的多节段的脊柱畸形,同时不会对椎间盘产生不良影响,也不会造成融合。这引起早期脊柱侧凸论坛界的极大兴趣。他们的主要目标是非融合、保留生长和安全干预。

Newton 等[90, 91]开始在动物模型中重新检验以加压为基础的技术,并取得了具有前景的结果。在未成熟的小牛中进行的前外侧椎体拴系(anterolateral vertebral body tethering,AVBT)可诱导 37.6° 的冠状位脊柱畸形及 18° 的矢状位畸形,同时出现椎间盘楔入诱导不足,在拴系移除后脊柱能够恢复正常运动范围,且对椎间盘无明显的负面影响。

Crawford 和 Lenke 于 2010 年发表了一份病例报道,详细介绍了作为生长调节手段的椎体前部拴系技术非融合性矫正脊柱侧凸的首次临床应用。患者是一名 5 岁男性,侧弯范围为 T6~T12,右胸弯 Cobb 角为 25°,尽管尝试支具治疗,但曲度仍进展到 40°。在 8 岁时,他从 T6~T12 接受了椎体前部拴系治疗并取得良好效果。在 4 年的时间里,其冠状位矫正约 34°,矢状位矫正约 8°,站立高度增长约 36 cm[92]。

2014 年,Samdani 等[93]发表了一项为期 2 年的回顾性研究,研究对象是 11 名骨骼发育未成熟的患者,均在研究机构接受了椎体前部拴系。该队列由 8 名女性和 3 名男性组成,平均年龄 12.3 岁,平均 Sanders 评分 3.4,平均胸弯 Cobb 角 44.2°,平均拴系 7.8 个节段。术后 2 年,平均主弯 Cobb 角为 13.5°,侧弯矫正率约为 70%。他们报道,治疗期间无严重并发症发生,并着重说明了 2 名患者需要在术后 2 年进行二次手术，以防止矫正过度。过度矫正可能导致畸形的逐渐加重，可能需要再次手术（图 11.3）。Newton 等在 2020 年发表的结果[94]描述了 23 例 AVBT 患者中 52% 的拴系失败率和 39% 的翻修或计划翻修率。此外，与后路脊柱融合相比，没有临床数据记录胸椎侧弯活动度保留方

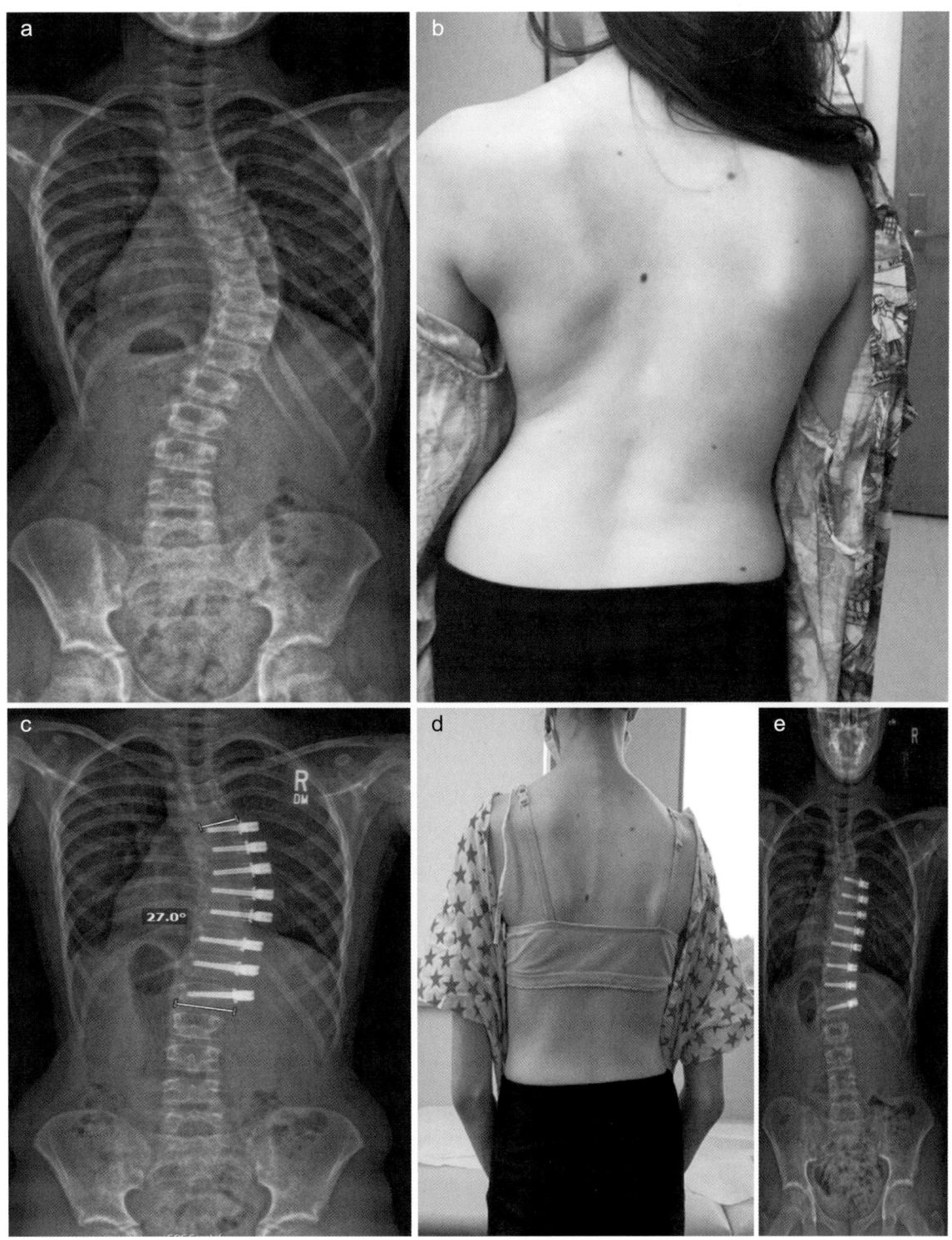

图 11.3 （a，b）一名患有特发性 EOS 的 10 岁女孩的术前后前位 X 线片和临床外观照片，支具治疗 3 年。患者最近 T5~L1 的侧凸进展到 58°。术前 MRI 显示无异常。患者接受了凸侧椎体拴系治疗。术后 1 年的 X 线平片（c）显示主弯 27°，矫正良好。术后 3 年显示远端过度矫正，左胸腰椎侧弯 Cobb 角为 18°（d）。从术前到术后的临床检查显示，胸椎畸形矫正良好，但腰围不对称（e）。如果胸腰段曲度发生进一步进展，则可能需要松解椎体拴系

面的明显改善。这项技术仍处于实验阶段,目前正在全球各中心进行积极的研究。

11.6 展望与结论

在过去 10 年中,我们在理解和治疗 IEOS 方面取得了重大进展。然而,这种特殊的疾病仍有许多领域未被发现,包括遗传病因、畸形进展精确的科学预测、个体的理想治疗以及保守治疗和手术技术的改进。

进展性 IEOS 的理想手术应当尽可能微创,采用耐用且良好组织相容性的植入物,极少需要或不需二次手术,保持脊柱正常活动功能,并在保持或改善脊柱排列的同时最大限度地促进脊柱生长。Takaso 等[95]在 1998 年报道了一种含有可连接无线电控制接收器直流电机的内固定棒的研发。他们成功地矫正了比格犬实验性脊柱侧凸。但该装置目前主要的问题是尺寸(16 mm)和接收器在腹腔中放置的位置。

Ward 等[37]目前正在研究这一特殊的患者群体,以确定畸形进展的遗传标记和特发性 EOS 的遗传基础。所有医生都热切希望在这一领域的发现将像在青少年特发性脊柱侧凸中识别出标志物一样,对 EOS 的诊治提供帮助。

总之,IEOS 是一种疾病实体,如果不加以治疗,可能发生毁灭性、危及生命的并发症。早期识别和及时治疗对管理和获得良好预后至关重要。新技术及手术方式的改进令人鼓舞,这将降低并发症的发生率,使患者尽可能规避自然病程,并最终改善预后[13,96]。

(Laurel C. Blakemore, Austin Wallace, Gregory M. Mundis Jr., Behrooz A. Akbarnia 著　张楚阅　吴　兵译　曹　隽　艾克帕尔·吾不利 校)

参考文献

扫描书末二维码获取

第四篇 儿童先天性脊柱畸形

第12章 神经肌肉性脊柱侧凸概述

本章内容

12.1 引言 115	12.3 先天性多发性关节挛缩 119
12.2 杜氏肌营养不良 116	12.3.1 脊柱畸形 120
12.2.1 脊柱畸形 116	12.4 Rett 综合征 120
12.2.2 临床评估 116	12.4.1 脊柱畸形 121
12.2.3 脊柱侧凸的非手术治疗 117	12.5 先天性肌病 121
12.2.4 脊柱侧凸的手术治疗 117	12.5.1 脊柱畸形 121
12.2.5 远期疗效 119	12.6 总结 121
12.2.6 小结 119	

要点

- 进行性神经和肌肉疾病可导致进行性严重脊柱侧凸。
- 这些疾病通常影响心肺系统，在治疗脊柱侧凸时需要考虑这些影响。
- 建议对杜氏肌营养不良进行早期干预，以改善患者的心肺功能。
- 骨盆倾斜通常与脊柱侧凸有关，通常建议骨盆固定。
- 神经肌肉性脊柱侧凸患者常见骨量减少，此时建议节段固定。
- 目前正在评估治疗早发型神经肌肉性脊柱侧凸的不同方法，包括生长棒 [传统生长棒（TGR）和磁控生长棒 MCGR]、垂直可扩张假体钛肋骨（VEPTR）和 Shilla 技术，但其真实效果仍待研究。

表 12.1 与神经肌肉性脊柱侧凸相关的常见诊断

脑瘫 a
脊髓性肌萎缩 a
脊髓脊膜膨出 a
杜氏肌营养不良
先天性多发性关节挛缩
中央轴空病
杆状体肌病
Friedrich 共济失调
脊髓损伤
肌小管肌病
Rett 综合征

a 将在后续章节中详细讨论

12.1 引言

脊柱侧凸是神经或肌肉疾病患者的常见症状（表 12.1）。这类疾病的脊柱畸形通常是进行性的，并且非手术治疗效果不佳。进行性畸形会使这些患者的处理更加困难，包括坐姿平衡难以保持或心肺功能下降。手术治疗通常需要多学科术前评估。该疾病的手术风险通常高于特发性脊柱侧凸。但是在骨盆位置良好的基础上恰当地规划和实现脊柱平衡，可以使大多数患者的预后良好。

神经肌肉性脊柱侧凸的一些常见原因将在其他章节中讨论。然而，其他常见的引起神经肌肉性脊柱侧凸的病因，如杜氏肌营养不良（Duchenne muscular dystrophy，DMD）、关节挛缩、Rett 综合征和先天性肌病，无论在手术还是非手术处理方面，都有许多细微差别。在治疗特定神经肌肉性疾病的患者时，需要重视所有证据。

12.2 杜氏肌营养不良

杜氏肌营养不良（DMD）是一种X染色体隐性遗传病，其肌营养不良蛋白基因分离，导致肌营养不良蛋白缺失[1]。DMD通常在5岁时首次诊断。父母最初担心的问题包括行走迟缓、笨拙或扁平足。有人建议对18个月时仍不能行走的所有男童进行DMD筛查[2]。通常在4岁或5岁时，父母会担心孩子跟不上同龄人或爬楼梯的困难增加。检查中发现的其他临床症状包括小腿假性肥大、近端肌肉无力、跟腱和髂胫束挛缩以及Gowers征阳性。

在DMD评估中，初始的实验室检测先评估血清肌酸磷酸激酶（creatine phosphokinase，CPK）水平，然后通过基因检测确诊。其余1/3的患者需要进行肌肉活检，以明确肌营养不良蛋白的数量和质量。

12.2.1 脊柱畸形

脊柱畸形是DMD患者最关键的骨科问题。脊柱侧凸的发生率约为95%。在未经药物治疗的患者中，脊柱畸形通常与患者10~14岁之间丧失行走能力同时发生。早发型脊柱侧凸（EOS）在DMD患者中极为罕见。脊柱侧凸进展的风险也很高。Smith等回顾了51例DMD和脊柱侧凸患者的自然病史，这些患者没有接受手术治疗，一直随访到患者死亡[3]。其中17名患者的侧弯＞90°（33%）。平均进展速度为每月2.1°。通常侧弯会持续进展，直到胸腔与髂骨接触。

与DMD相关的脊柱畸形不同于青少年特发性脊柱侧凸（AIS）的畸形，因为其进展速度更快[4,5]。与AIS患者典型的轻度后凸或前凸不同，DMD患者大多数进行性脊柱侧凸是矢状面上的后凸。Wilkins和Gibson认为DMD患者有2种脊柱畸形[6]。不稳定的畸形以进行性后凸为特征，而较稳定的畸形后凸不严重[6,7]。Oda等还利用矢状面力线将DMD的畸形分为3类，并建议对后凸畸形进行手术治疗[8]。

考虑到脊柱侧凸通常是在患者开始坐轮椅时发生的，因此在患者还能走动时不需要进行筛查。然而，一旦患者无法行走，则应每6个月进行1次放射学检查。

12.2.2 临床评估

除了骨科临床表现外，DMD还有很多并发症。其中，脊柱外科医生最关心的问题是肺功能的持续恶化。肌肉无力、挛缩和脊柱畸形导致一种限制性的疾病模式。这种持续性下降通常发生在生命的第二个十年，且随着年龄的增长而恶化，最终导致患者死亡[9-11]。

Kurz等证明年龄和侧弯的严重程度对肺功能有负面影响[4]。用力肺活量（forced vital capacity，FVC）的峰值出现在患者无法站立的同时。此后FVC每年都会下降4%。如果患者出现脊柱侧凸，则胸椎侧凸每增加10°，FVC会额外再下降4%。Yamashita等的研究也证实了脊柱侧凸与肺功能下降的关系[12]。

由于年龄和胸椎侧凸是肺功能下降的最佳预测因素，Kurz等建议对DMD患者进行早期手术干预[4]。其他人也提出了类似的建议。Galasko等证实患者术后的前36个月FVC的维持率及患者存活率略有改善[13]。Rideau等在5名接受手术治疗的DMD患者中发现术后2年肺活量不变[14]。Velasco等支持脊柱固定，证实与手术前相比，术后呼吸功能下降率显著降低[15]。

一些专家反驳了手术对肺功能有积极影响的观点。他们的研究发现手术组和非手术组在呼吸功能下降方面没有显著差异[16-18]。Kennedy等证实无论是手术患者还是非手术患者，FVC每年均下降3%~5%[19]。对这项研究的批评者认为，手术患者的脊柱侧凸很严重，导致肺功能太差而无法从手术中获益[20]。Farber等在2020年进行的一项研究表明，7名DMD患者术后较术前的平均FVC下降了0.36 L[21]。Saito等提出，更直接的呼吸肌力量检测，如最大吸气压、最大呼气压或鼻吸气压，在证明DMD患者脊柱侧凸手术对呼吸功能的益处方面可能更灵敏[22]。Chua等评估了29名随访10年以上的患者，发现脊柱侧凸的顶椎对肺功能没有显著影响，脊柱侧凸手术也没有降低胸部感染的发生率[23]。由于没有进行随机对照临床试验，Cheuk等的Cochrane系统评价无法就手术对肺功能的影响给出循证医学建议[24]。

在任何脊柱手术之前，都应进行术前肺功能检查。常见的术后问题包括插管时间过长和需要永久性气管切开。最近的研究表明，通过积极的术后肺部管理，低FVC患者可以成功地进行脊柱融合手术[25,26]。在前瞻性收集的45名患者中，Harper等发现FVC＞30%的患者与＜30%的患者之间的预后没有差异；术后使用BIPAP，即使在FVC不低的患者中，也可能减少通气支持的时间，而不会增加再插管率。如果考虑脊柱融合，应在肺功能进一步下降之前进行早期干预。短时间的通气辅助，加上早期拔管和积极的肺部管理，可将肺不张和肺炎的风险降至最低。

DMD患者还应接受包括超声心动图在内的术前心脏评估。其心脏方面的临床表现包括心肌病和传导异常[16, 27, 28]。对于那些严重心功能减退且药物无法控制的患者，则不建议手术。

与其他肌病类似，DMD患者恶性高热的风险增加[29, 30]。在极端情况下，患者会在术中死于心搏骤停。通常麻醉师会避免使用能引发该类患者恶性高热的麻醉药。应充分预估风险，让整个团队为这些病情复杂的患者做好最大程度的准备。此外，Duckworth等证实与其他神经肌肉疾病患者相比，DMD患者术后并发症的总体发生率会增加，包括深部伤口感染和肝毒性，这可能是DMD患者特有的[31]。

12.2.3 脊柱侧凸的非手术治疗

DMD的脊柱畸形很少发生在能行走的患者中。因此，当患者开始全时使用轮椅时，应对这些患者进行密切筛查。极少数能行走的患者会出现脊柱侧凸，这种情况下，不应使用支具。有证据表明，在这种情况下支撑不但是无效的，而且可能会降低患者的行走能力[20]。对于不能行走的脊柱侧凸患者，也不鼓励支具治疗。既往研究表明，支具矫形虽然能降低进展速度，但不能阻止严重脊柱侧凸的进展[2, 32]。

自从Drachman等证明使用类固醇治疗DMD有积极的效果以来，人们一直在努力研究类固醇对脊柱侧凸的影响[33]。目前已发现皮质类固醇能在一段时间内稳定DMD患者的肌肉力量[34]。Shapiro等研究了88名在长期使用轮椅时未接受类固醇治疗的患者，指出88名患者中有85名（97%）发现脊柱侧凸，75%的患者脊柱侧凸大于30°。60名患者中有37名（62%）出现矢状面畸形[35]。一项最近的Cochrane系统评价发现有证据支持使用类固醇在短期（6~24个月）内能改善肌肉力量和功能[36]。然而，目前尚不清楚这是否会影响脊柱侧凸的进展。一些研究表明，类固醇可以延缓或限制脊柱侧凸的进展，这与支具治疗类似[37, 38-42]。先前的一项前瞻性研究比较了30名接受地夫可特治疗的DMD患者和24名匹配的对照患者，虽然他们认为类固醇可以减缓脊柱侧凸的进展，但他们无法证实其能够避免脊柱畸形进展到需要手术的程度[38]。最近，Lebel等比较了接受地夫可特与不接受糖皮质激素的可行走的DMD患者的长期随访结果[43]。在长期随访中，他们发现地夫可特组有20%的患者发生脊柱侧凸，而非治疗组有92%的患者发生脊柱侧凸。Koeks等发表了一项来自全球数据库的5345名DMD患者的研究，称接受皮质类固醇治疗的患者需要脊柱侧凸手术的可能性更小，此结果具有统计学意义[44]。McDonald等最近的一项多中心临床试验对比了接受地夫可特或泼尼松治疗48周以上的可行走的DMD患者，结果发现地夫可特组的患者功能下降的比例更低[45]。然而，类固醇的使用必须与潜在的并发症相权衡，包括体重增加、行为问题、骨折、葡萄糖不耐受、胃肠道症状、皮肤变化和白内障[34, 36, 46]（图12.1）。DMD治疗未来的方向之一是旨在恢复肌营养不良蛋白表达的基因治疗[47]。

12.2.4 脊柱侧凸的手术治疗

鉴于早期EOS在DMD中很少见，后路脊柱融合（posterior spinal fusion，PSF）和节段脊柱内固定（segmental spinal instrumentation，SSI）是DMD脊柱侧凸的标准手术治疗方法。对于一个可以耐受手术的进行性脊柱侧凸患者，手术固定的必要性几乎没有争议。其目的是保持坐姿平衡和患者的活动性，并尽量减少脊柱侧凸对肺功能的影响。由于发生脊柱侧凸的可能性很大，一些专家建议在患者失去行走能力时进行手术[3]。Choi等最近也证实，即使在失去行走能力后，脊柱仍有一段时间会保持灵活性，侧弯仍有可能完全恢复，但随着时间的推移，侧弯确实会变得僵硬[48]。大多数专家建议在有放射学证据显示脊柱侧凸主弯在20°~30°的情况下进行手术[20, 49-51]。

随着Luqué的节段脊柱内固定术（segmental spinal instrumentation，SSI）的发展，DMD脊柱畸形的手术稳定性有了重大改善[52-54]。SSI改善了骨量减少的骨骼的固定，并将长节段固定的必要性降至最低。

融合应该从何处开始几乎没有争议，通常是在上胸椎的T2[11, 20, 50]。由于躯干和颈部肌肉进行性无力，如果不达到这一点，可能会导致侧弯在头部进展，从而使患者无法控制头部。然而，尾侧理想的融合范围仍有争论。骨盆固定在技术上要求更高，其增加了手术时间和并发症的潜在风险[55, 56]。一些研究表明，在早期治疗且骨盆倾角很小的患者中，脊柱固定至L5足够[50, 51]。其他研究建议在手术干预的初期即融合到骨盆[57-63]。患者在第一次手术时健康状况最好。对于骨盆进行性倾斜的患者，由于他们的健康状况恶化，任何试图在后期融合到骨盆的尝试都会带来更大的风险。Alman和Kim报道了48例接受脊柱融合的DMD患者[57]。38例骨盆倾斜度<10°且侧弯<40°的患者融合并固定至L5，其中32例骨盆倾斜度进展。他们发现顶椎低于L1的侧弯进展风险最大。因此，Alman和Kim建议所有顶椎低于L1的侧弯都应融合至骨盆。既往胸椎和腰椎的脊柱融合是使用椎板下钢丝实现的。随着器械的进步，一些人选择使用钩或椎弓根螺钉来稳定畸形。最近有关椎弓根螺钉固定的研究表明，

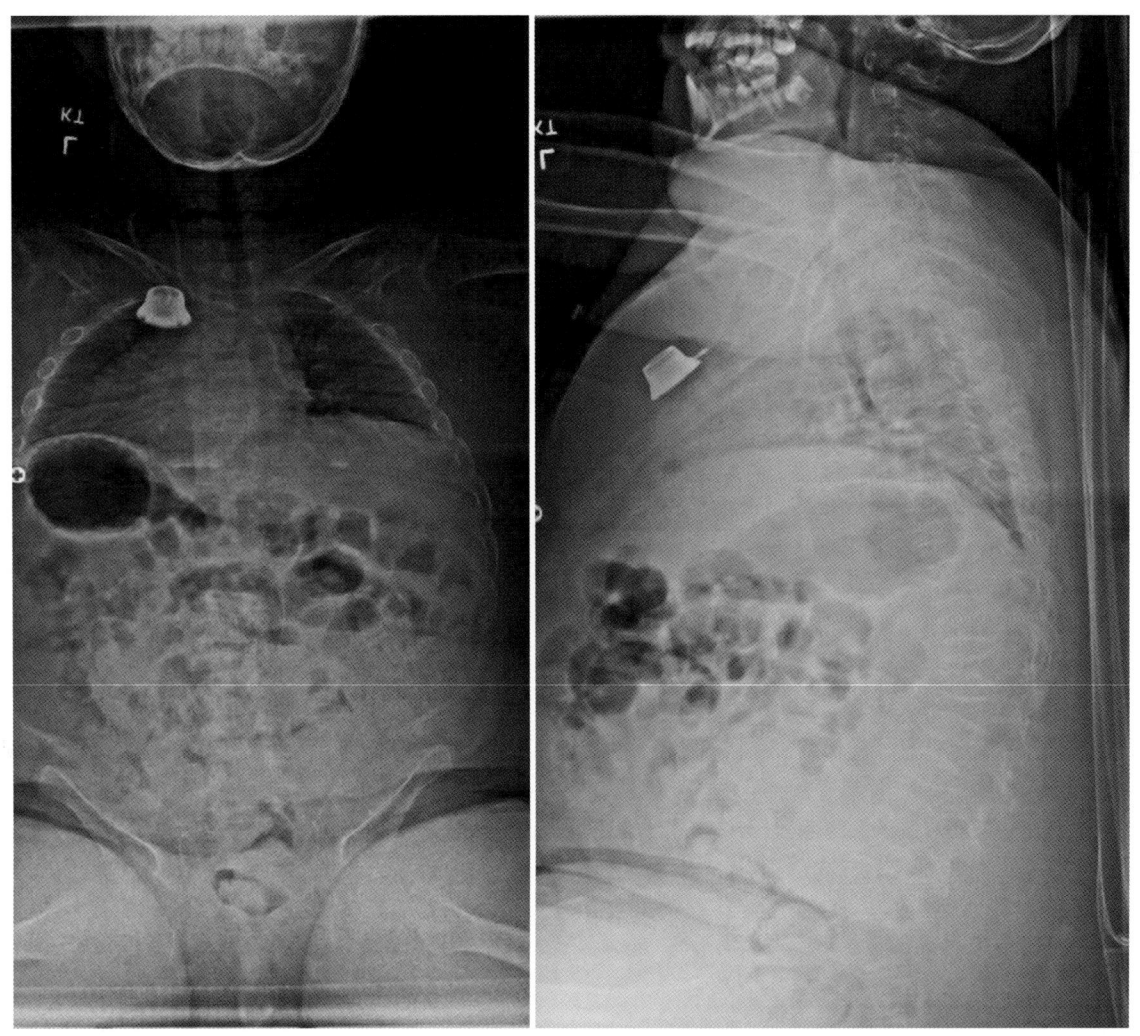

图 12.1　1 例 14 岁男性 DMD 患者，可见继发于长期使用类固醇的多节段慢性压缩性骨折

DMD 患者的主弯矫正得到改善，骨盆倾斜得到改善并得以保持 [64-68]。另一项研究报道了椎弓根螺钉植入术改善了患者的功能、坐姿平衡和生活质量 [69]。

植入物的选择与外科医生的偏好、成本、畸形以及解剖结构有关，此部分不在本章的讨论范围内。目前，我们推荐在整个固定结构中使用椎弓根螺钉。植入物的数量由骨密度、畸形程度和脊柱僵硬程度决定（图 12.2）。

骨盆的固定也有类似的选择，包括使用 Luqué 或整体棒的 Galveston 技术，使用 S 形棒、骶骨螺钉和髂骨螺钉固定的 Dunn-McCarthy 技术 [56, 58, 70-72]。每种方法都有优点和缺点。Galveston 技术会出现棒的松动和移位 [11]。此外，Galveston 技术有时需要修整复杂的三维形状来顺应变化的骨盆结构。同时，髂骨螺钉单独放置在每个髂骨翼上，然后通过连接器连接到棒上。Peelle 等最近的一项研究表明，Galveston 技术和髂骨螺钉固定术在控制骨盆倾斜方面效果相同 [72]。我们目前的首选方法是在 DMD 患者固定至骨盆时，采用 Sponseller 等所述的骶髂螺钉固定术 [73]。

在脊柱侧凸手术的术前规划中，另一个需要考虑的重要因素是严重失血的风险。在所有儿科脊柱手术中，杜氏肌营养不良的平均失血量最高 [74, 75]。需要重点考虑该人群心脏储备不足的问题。患者需要从上胸椎到下腰椎或骨盆的大范围显露。正确的体位对于避免腹部压迫至关重要，因为腹部压迫会加剧失血 [76]。椎旁肌很难在骨膜下剥离。血管平滑肌功能障碍以及血小板黏附力降低会使失血量增加 [74, 77, 78]。除了在术中积极止血外，使用抗纤溶药物可能有助于减少失血。Shapiro 等回顾性评估了 20 例 DMD 患者使用氨甲环酸（TXA）的情况，并将其与 36 例对照患者进行了比较 [79]，发现氨甲环酸可减少术中失血和同种输血的需要。对于青少年特发性脊柱侧凸（非 DMD）的另一

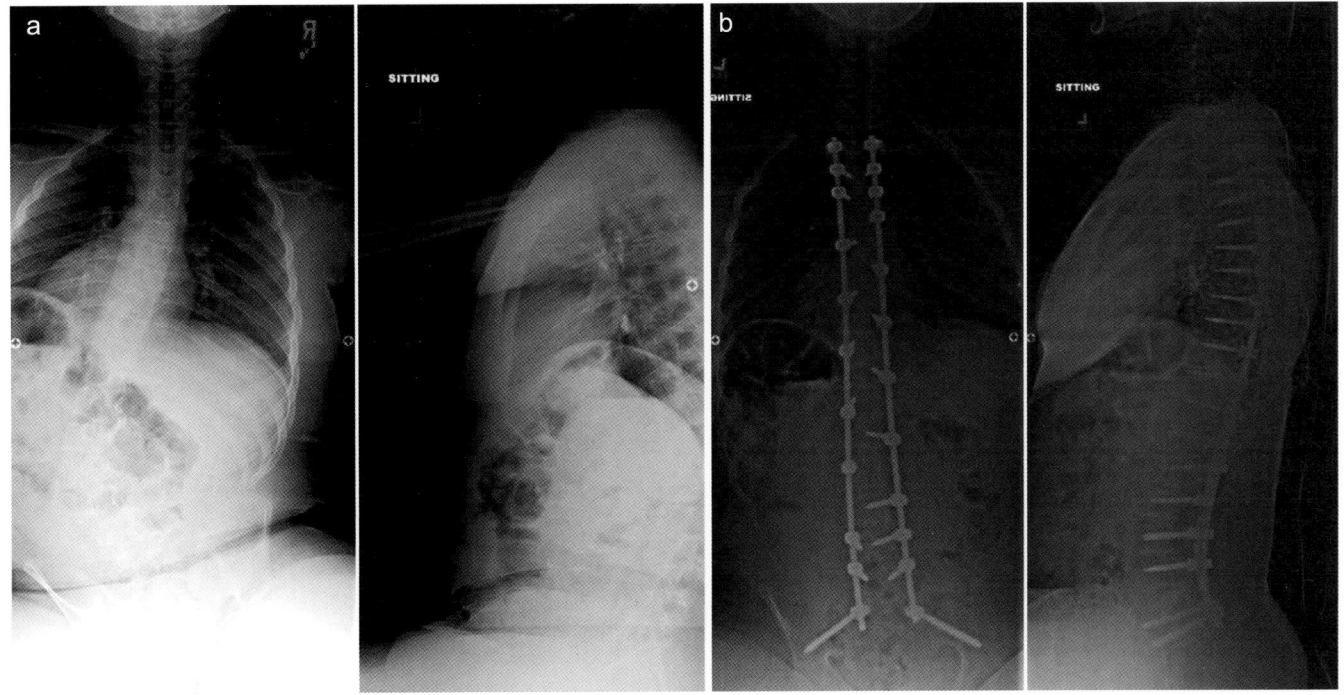

图 12.2 （a）1 例 16 岁男性 DMD 合并胸腰段脊柱侧凸患者的术前正位和侧位 X 线片。（b）术后 2 年的 X 线片显示脊柱侧凸稳定，手术方式为后路脊柱融合术及使用间断椎弓根螺钉和 SAI 骨盆螺钉的节段脊柱内固定

种选择是使用氨基己酸[80-82]。Vitale 等研究术前使用促红细胞生成素对神经肌肉性患者红细胞比容和输血率的影响[83]。他们发现治疗组没有临床疗效。我们目前的做法是在术前进行麻醉，以确保在手术期间使用 TXA，并利用血液回收系统最大限度地进行自体血回输，以尽量减少同种血液制品的使用。对于那些术前有血小板功能障碍的患者，我们会在手术开始前给患者输注血小板，术后密切监测血红蛋白水平，以确保心功能不会超负荷。

12.2.5 远期疗效

如前所述，脊柱侧凸手术能否改善 DMD 患者的肺功能存在争议。Cheuk 等最近的 Cochrane 系统评价无法对 DMD 患者的脊柱侧凸手术给出循证医学建议[24]。他们的理由是缺乏随机临床试验。在涉及脊柱侧凸手术结果的 49 项相关研究中，没有一项符合纳入标准。

研究表明脊柱融合对患者的益处不仅在于肺功能[84-87]。Bridwell 等向 33 名 DMD 患者发送问卷，评估功能、自我形象、美观、疼痛、生活质量和满意度[84]。患者表示在所有类别中都有受益，其中在美观、生活质量和满意度方面得分最高。Granata 等和 Takaso 等发现，脊柱融合后坐姿、外观和生活质量都有所改善[69, 85]。超过 90% 的患者 / 父母会再次同意手术。

12.2.6 小结

DMD 患者常表现为脊柱侧凸。由于进行性肌肉无力和肺功能逐渐恶化，致使这种畸形的治疗很复杂。目前的文献表明，畸形的外科治疗可以维持笔直的坐姿，提高生活质量，并对短期肺功能产生积极影响。但遗憾的是，缺乏随机对照试验使我们没有证据等级为 1 级的建议。然而，如果考虑手术，则应在患者处于最佳健康状态时尽早进行。此外，如果骨盆倾斜程度为轻度以上，则应考虑固定融合至骨盆。

12.3 先天性多发性关节挛缩

关节挛缩或"先天性多发性关节挛缩"（arthrogryposis multiplex congenita，AMC）是一组具有相似表型的先天性多发性关节挛缩的异质性疾病[88, 89]。目前，普遍认为有超过 150 种亚型是由于在子宫中的胎动不良造成的。这种运动缺乏的病因可能是肌源性、神经源性的或结缔组织异常[90]。肌发育不良在骨科是一个用于描述更典型疾病的术语。这些患者的前角细胞发育不良，导致肌肉被脂肪和纤维组织替代[91]。

先天性多发性关节挛缩（AMC）患者有明显的继发于挛缩的骨骼肌肉畸形。大多数患者的四肢均受累（84%）[88]。常表现为严重的马蹄内翻足（畸形足)、髋关节脱位(单侧或双侧)和脊柱侧凸。非骨科异常包括腹股沟疝、腹壁缺损、腹裂、肠闭锁、唇褶发育不良及隐睾[88]。根据对来自15个不同国家的177名AMC患者的长期功能结局的研究,Nouraei等报道75%的受访者能不依赖于家庭成员独立生活,但身体功能得分低于普通人群,SF-36的其他生活领域的质量得分相似或更高[92]。2021年,Verhofste等比较了35例AMC的EOS患者和112例从儿童脊柱研究组(Pediatric Spine Study Group)中挑选匹配的特发性EOS患者[93]。所有患者均植入生长友好型植入物不低于2年,比较脊柱畸形的变化和早发型脊柱侧凸评估量表(EOS-24)结果。在最后一次随访时,主弯矫正和T1~S1生长有可比性。AMC患者的EOSQ-24评分更差。不能行走的患者的并发症随着随访时间的延长而增加。

与其他神经肌肉性疾病患者一样,AMC患者围手术期应密切监测肺功能。Li等描述了AMC患者肺功能障碍的危险因素,包括脊柱侧凸和BMI这2个独立危险因素[94]。

12.3.1 脊柱畸形

据报道,AMC患者脊柱侧凸的发生率为30%~67%[95, 96](图12.3)。这种畸形与其他神经肌肉性疾病相似,以腰椎和胸腰椎侧弯为主[97, 98]。侧弯通常很僵硬。畸形进展迅速,每年可达6.5°[98]。脊柱侧凸的出现越早,侧弯可能越严重,与骨盆倾斜相关的可能性也越大。脊柱前凸增加也经常出现。

脊柱侧凸的矫形治疗通常难度较大[97, 98]。AMC患者在早期经常会出现脊柱侧凸。很少有文献对这些患者的EOS治疗进行评价。最近,Astur等和胸壁脊柱畸形研究组(Chest Wall Spinal Deformity Study Group)评估了10名接受垂直可扩张假体钛肋骨(VEPTR)治疗的AMC儿童,发现这种方法治疗此类患者有效[99]。通过使用这种基于肋骨的撑开装置,他们获得了37%的脊柱侧凸矫正和29%的脊柱后凸矫正。他们还发现胸腔容积有所改善。在总共62次手术中,4名患者共发生了6起并发症。近端交界性后凸可能仍然是一个问题;然而据报道,在这个队列中AMC患者4年的再手术率高达28.6%[100]。除了本系列研究,很少有研究评估AMC患者的脊柱生长技术。

在年龄大一些的儿童和青少年中,PSF和SSI仍然是标准手术方式,且可能在防止脊柱侧凸的进展方面是有效的。然而,侧弯的矫正可能不大,约为35%[97]。Yingsakmongkol和Kumar报道前路和后路联合融合后矫正程度略有增加(44%)[95]。然而,这些系列研究都是过时的,并没有评估当前节段固定的手术疗效。并且在某些情况下,不使用内固定。如果有骨盆倾斜,则应尝试融合至骨盆。如果最终的脊柱骨盆位置影响独坐能力,则应在术前评估髋关节挛缩情况[101]。摆放患者体位时也应小心。僵硬的关节和骨量的减少增加了发生病理性骨折的风险。

12.4 Rett 综合征

1966年首次描述的Rett综合征是一种进行性的神经系统疾病,每2万名女性中有1人患病[102, 103]。患者最初在出生时表现正常,但随后经历四个恶化阶段。第一阶段通常在6~18个月发病,发育停滞。第二阶段(1~3岁)以语言功能丧失和自闭症行为为特征。第三阶段(2~10岁),患者可能会出现癫痫,表现出一些智

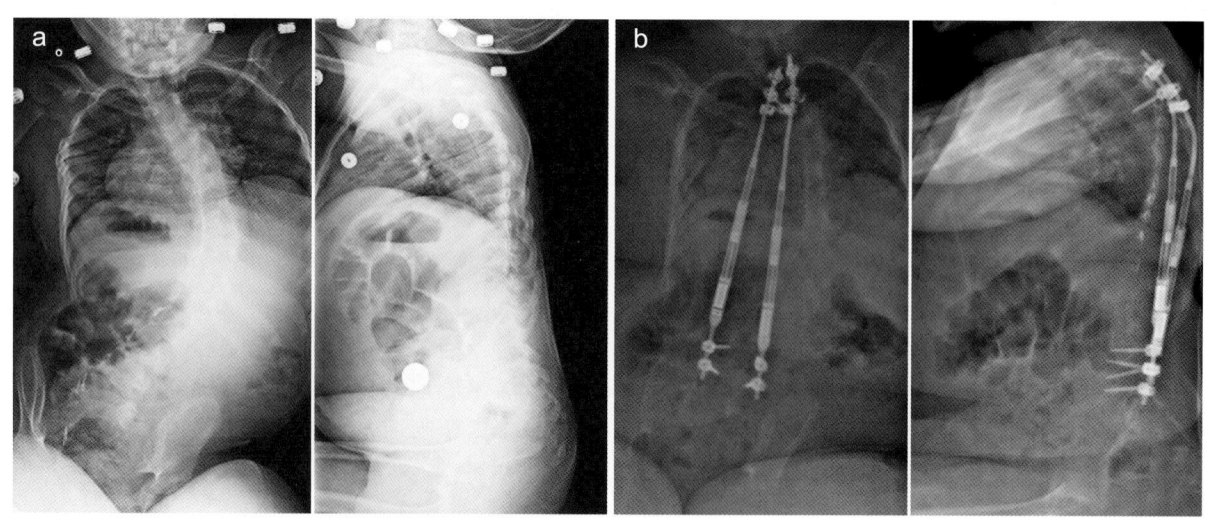

图12.3 (a)5岁男孩,患有继发于AMC的进行性脊柱侧后凸。(b)患者接受了磁控生长棒(MCGR)治疗

力障碍，并有重复的手部运动。第四阶段，患者会出现痉挛和肌肉萎缩。脊柱侧凸最有可能出现在这一阶段。

12.4.1 脊柱畸形

Rett 综合征的骨骼肌肉表现包括下肢挛缩、髋外翻和脊柱侧凸[103, 104]。脊柱畸形与其他神经肌肉性疾病相似，最常见的是长 C 形侧弯[105, 106]。然而，患者也可能出现单胸弯或双主弯。大的侧弯通常与骨盆倾斜有关。随着患者年龄的增长，脊柱侧凸的患病率也随之增加，尤其是丧失行走能力的时候[107, 108]。目前认为侧弯的进展比特发性脊柱侧凸或其他神经肌肉性脊柱侧凸更快。Lidstrom 等证实 Rett 综合征最终阶段侧弯的进展每年＞15°[109]。因此，建议患者在 5 岁后每 6 个月进行一次评估[110]。

现已发现支具在预防脊柱侧凸进展方面基本上是不成功的[105, 106, 110]。然而，它可以延迟手术干预的时间，以允许躯干更好地生长。后路脊柱融合和节段脊柱内固定是进行性脊柱侧凸的首选治疗方法。对于不能行走的患者，建议从上胸椎融合到骨盆，以防止延迟性失代偿或骨盆倾斜。Rett 综合征患者可以行走，手术也会对行走产生积极影响。Harrison 等证实术前能行走的所有 5 名患者在术后均未丧失行走能力，部分患者的行走情况还有所改善[106]。总的来说，PSF 和 SSI 在阻止侧弯进展、改善独坐和行走患者的脊柱平衡方面是成功的。Rett 综合征患者脊柱融合后日常生活活动有所改善，Downs 等的数据甚至表明脊柱融合后预期寿命增加[111, 112]。然而在某些病例中，围手术期的并发症可能很高，尤其是肺部并发症（63%）和胃肠道并发症（37%）[113, 114]。最近的数据表明，与其他神经肌肉性疾病相比，Rett 综合征患者的围手术期肺部并发症可能更高[115, 116]。

12.5 先天性肌病

先天性肌病是一组异质性疾病，其特征是出生即肌肉力量弱且肌张力减退[117]。这些疾病具有相似的临床特征，通常根据组织学和显微特征来分类。中央轴空病、杆状体肌病和肌管肌病只是众多描述脊柱侧凸的先天性肌病的一小部分[118-122]。这些疾病均是遗传性的，可以有不同的外显率。

12.5.1 脊柱畸形

与这些疾病相关的骨骼肌肉异常包括先天性髋关节不稳、足部畸形、其他关节挛缩以及脊柱侧凸[121]。这些侧弯与其他神经肌肉性疾病的侧弯相似，均具有较长的胸腰弯。后凸也可能与畸形有关。随着脊柱侧凸的进展，常会变得僵硬。Dubowitz 所描述的脊柱僵硬综合征通常与这些疾病和其他先天性肌营养不良有关[123, 124]。

如果患者早期表现出侧弯且侧弯柔软，脊柱侧凸可以用矫形器治疗。那些支具治疗失败或大而僵硬的侧弯，则应进行脊柱融合。与其他神经肌肉性脊柱侧凸一样，必须考虑患者的健康状况和年龄。肺功能差与先天性肌病有关[122]。患者至少应接受术前肺功能检查。这些患者出现恶性高热的风险也在增加[118]。麻醉师应在术前意识到这一点，以便做好充分的准备。

根据疾病的严重程度，患者可能会出现 EOS。那些使用矫形器后仍然进展的患者可能需要接受生长友好型手术来进行手术治疗。然而，目前只有一项研究充分评估了"生长棒"在这些患者中的短期疗效[93]。那些发病年龄较晚的患者在后路脊柱内固定和融合方面表现良好。如果患者能够耐受显露，可以对大的僵硬性侧弯进行前路松解。对于骨盆倾斜的无法行走的患者，融合应延伸至骨盆。

在治疗先天性肌病患者时，应遵循与其他神经肌肉性疾病相似的原则。后路融合是首选治疗方法。是否需要牵引或融合至骨盆应根据患者具体情况确定。根据骨骼质量，术后可使用支具对内固定起到辅助作用。同时必须特别注意恶性高热风险的增加。

12.6 总结

神经肌肉性脊柱侧凸表现为继发于各种神经或肌肉疾病的脊柱畸形，每种疾病的治疗都有其特有的困难之处。进行性畸形可导致多系统继发病变，这在脊柱侧凸的治疗过程中应予以重视。非手术治疗在预防进展方面不如特发性侧凸有效。手术治疗通常是需要固定至骨盆的长节段融合；虽然目前微创、生长友好型策略正在应用，但需要进一步研究来明确长期疗效。

（Burt Yaszay, Kelsie M. Coe, Brian P. Scannell 著
迟鹏飞 译　曹 隽 校）

参考文献

扫描书末二维码获取

第 13 章 脑性瘫痪

本章内容

13.1 引言...122	13.7.5 术后住院时间.........................132
13.2 脑性瘫痪脊柱侧凸的流行病学.........124	13.7.6 术后疼痛管理.........................133
13.3 病理生理学.................................124	13.8 技术问题...................................133
13.4 脊柱侧凸的监测..........................125	13.8.1 术前、术中的体位和牵引.........133
13.5 临床与放射学评估.......................126	13.8.2 术中神经监测.........................134
13.6 脑性瘫痪早发型脊柱侧凸的治疗方案......127	13.8.3 固定节段.............................134
13.6.1 支具与坐位支撑.....................127	13.8.4 矢状面畸形.............................134
13.6.2 最终融合.............................128	13.8.5 脊柱植入物选择.....................135
13.6.3 生长友好型与生长导向型技术......129	13.8.6 前路手术与截骨术的作用.........135
13.7 围手术期评估.............................131	13.8.7 骨盆固定选择.........................135
13.7.1 术前评估.............................131	13.8.8 神经肌肉性髋关节发育不良和脊柱侧凸...135
13.7.2 术中管理.............................132	13.9 健康相关生活质量.......................136
13.7.3 鞘内巴氯芬泵.........................132	13.10 总结......................................137
13.7.4 术区感染的预防.....................132	

要点

- 脑性瘫痪（CP）的早发型脊柱侧凸（EOS）应与其他神经肌肉病因的 EOS 区别，因为它的自然病史和治疗与其他神经肌肉性疾病相比是独有的。
- 与 CP 中的髋关节监测类似，应启动脊柱侧凸监测项目，以便在侧弯僵硬及严重之前进行干预，否则会加大手术的复杂程度。
- 发展为 EOS 的 CP 患者的疾病严重程度更高；通常比那些迟发性脊柱侧凸的患者病情更复杂。术前准备至关重要，重点是营养和肺功能锻炼。
- 在 8~10 岁的过渡年龄阶段，选择最终融合还是生长友好型技术仍存在争议。
- 在进行性侧弯的年轻患者中，生长友好型技术的使用越来越多，但这种方法对改善或维持肺功能的效果尚不确定。
- 生长友好型技术包括 VEPTR、TGR、MCGR 和生长引导系统。
- 与其他技术相比，VEPTR 系统可能有防止脊柱自发融合的作用，但因固定物移位和近端交界性后凸而变得难以处理。
- 最近有证据表明，尽管 CP 患者的脊柱手术给家庭带来了巨大的风险和负担，但对健康相关生活质量有明显好处，同时也说明了手术的合理性。

13.1 引言

脑性瘫痪（cerebral palsy，CP）是一个概括性术语，表示儿童一系列严重程度不一的疾病，包括从轻度功能损害和近乎正常行走（如痉挛性偏瘫）到全身受累伴有头或躯干控制不良以及依靠轮椅活动（例如痉挛性四肢瘫）[1]。粗大运动功能分级系统（Gross Motor Functional Classification System，GMFCS）能可靠地评价这一系列疾病。此系统分为 5 个级别（Ⅰ~Ⅴ），根据年龄描述了 CP 患儿的身体功能（图 13.1）[2, 3]。脊柱侧凸在 CP 中很常见，尤其是对于疾病严重程度高而无法行走的儿童（即 GMFCS Ⅳ、Ⅴ级）[4, 5]，其典型特征是快速进展的巨大侧弯，甚至发生在骨骼成熟后[6]。随着时间的推移，这些侧弯变得更加僵硬，导致功能限制，包括坐姿不平衡、褥疮、护理需求增加、社交能力下降和肺损伤[7]。从上胸椎到骨盆的后路脊柱融合和节段脊柱内固定对患有 CP 的大龄儿童有

6~12 周岁 GMFCS E&R 的描述和插图

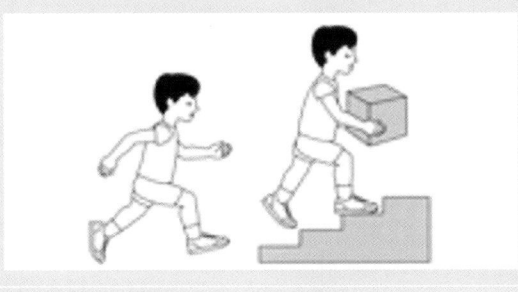

GMFCS Ⅰ级
儿童可在家、学校、户外和社区步行。可以在爬楼梯时不使用扶手。可以进行粗大运动,如跑步和跳跃,但在速度、平衡和协调性方面受到一定程度的限制。

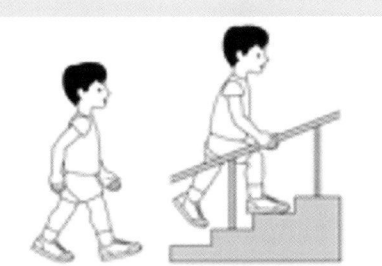

GMFCS Ⅱ级
儿童在大多数环境中可以步行,爬楼梯时需要借助扶手。可能会在长距离步行时,或在不平坦的地面、有斜坡的地方、狭窄拥挤场所需要保持平衡时感到困难。可能需要借助辅助工具,例如手持式或轮式移动设备来进行长距离行走。做跑步和跳跃等粗大动作的能力很小。

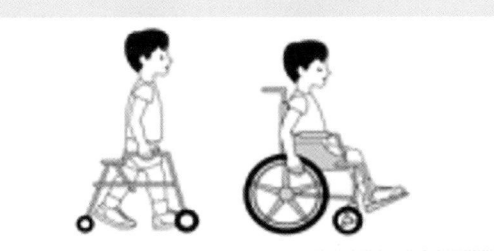

GMFCS Ⅲ级
儿童在大多数室内环境中使用手持式移动设备行走,可以在看护或协助下爬楼梯;在长途旅行时使用轮式移动设备,在较短的距离内也可以自行移动。

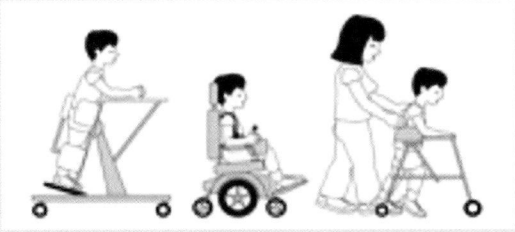

GMFCS Ⅳ级
儿童在大多数情况下需要机械辅助或使用电动移动设备来实现移动。安置后,可以在家中借助机械辅助或使用电动设备或身体支撑助行器进行短距离步行。在学校、户外和社区,可以使用手动轮椅或电动移动设备进行转运。

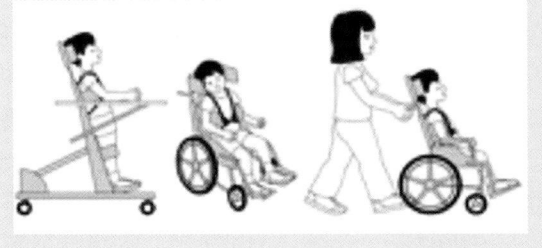

GMFCS Ⅴ级
儿童在所有环境下都使用手动轮椅来转运,保持头部对抗重力、躯干姿势以及控制腿部和手臂运动的能力有限。

图 13.1 粗大运动功能分级系统(GMFCS)。根据粗大运动功能能力描述疾病严重程度逐级增加的 5 级系统是可靠和稳定的。已成为 CP 患儿分类的标准,并在制定髋关节和脊柱的 X 线片监测计划方面发挥了作用。大多数发展为脊柱侧凸的 CP 儿童处于较严重的等级,即 GMFCS Ⅳ、Ⅴ级(*Copyright Kerr Graham, Bill Reid, Kate Willoughby, and Adrienne Harvey, The Royal Children's Hospital Melbourne*. Used with permission from Kerr Graham and Bill Reid, The Royal Children's Hospital Melbourne)

益,能可靠地改善生活质量、减少疼痛、提高护理人员的满意度[8,9]。然而,支持 CP 患者早发型脊柱侧凸(EOS)外科治疗的数据才刚刚出现[10]。

在早发型脊柱侧凸分类(Classification of Early Onset Scoliosis, C-EOS)中,CP 患者的神经肌肉病因学名称简写为"M"(表 13.1)[11]。EOS 在自

表 13.1 早发型脊柱侧凸的分类（C-EOS）

年龄	病因	主弯角度	脊柱后凸角度	年进展率（APR）修正
连续前缀	先天性/结构性（C）	1：<20°	(-)：<20°	P⁰：每年<10°
	神经肌肉性（M）	2：20°~50°	N：20°~50°	P¹：每年10°~20°
	综合征性（S）	3：51°~90°	(±)：>50°	P²：每年>20°
	特发性（I）	4：≥90°		

基于参考文献 [11] 的数据

此分类从诊断时的年龄开始，然后是病因、主弯角度、后凸程度以及基于进展程度的修正。

然病史和治疗选择方面种类繁多，即使在神经肌肉性病因组中，也表现出多种多样的病症。CP 是由静态脑病引起的，而非神经变性疾病，如杜氏肌营养不良（DMD），考虑到与伴发的痉挛状态/肌张力障碍影响有关的独特之处以及与寿命有关的更乐观的预期，脑瘫应当特殊对待。例如，系列的 Risser 和 Mehta 去旋转石膏[12] 是许多病因 EOS 的有效工具[13, 14]，但由于皮肤问题和肺功能的限制，在痉挛性疾病中的耐受性可能较差[15]。此外，支具是另一种常见的治疗其他病因 EOS 的方法，目前尚不能改变 CP 患者脊柱侧凸的自然病史[16]。

由于 CP 中存在多种合并症[17]，包括营养不良、癫痫、泌尿和呼吸道感染、进食障碍和相对免疫缺陷，因此脊柱侧凸手术后并发症的风险很高，其中深部切口感染和肺炎是最常见的两种[18, 19]。使用"生长友好型"系统治疗 CP 患者的 EOS 可能会放大这种风险，最近的一项研究表明深部切口感染的风险为 30%[20]。新的证据表明手术对 CP 患者的 EOS 影响很小，但目前可用的数据太有限，无法对 CP 患者 EOS 手术的益处是否大于风险做出任何确切的结论[10, 20]。目前，手术在改善或维持 CP 患者肺功能中的作用还不清楚。虽然目前的文献状况如此，但本章旨在针对 CP 儿童 EOS 的治疗提供一个最新的全面综述。

13.2 脑性瘫痪脊柱侧凸的流行病学

CP 的发病率约为每 1000 例活婴中有 2 例，是儿童身体残疾的最常见原因，与疾病严重程度相关的肌肉挛缩和骨骼畸形的患病率也在增加[21]。虽然 CP 患者最常见的骨骼肌肉表现为马蹄足和髋关节移位，但脊柱侧凸也很常见；特别是无法行走的儿童[22]。在墨尔本的一项基于人群的研究中，髋关节移位（即半脱位、脱位）的发生率与根据 GMFCS 分级确定的疾病严重程度的增加呈线性相关[23]。对于 CP 患者的脊柱来说，瑞典的一项基于人群的研究认为其有类似的关系[5]。在这项对 962 名患者的研究中，15% 的患者在 20~25 岁时出现脊柱侧凸。到 10 岁时，对于 GMFCS Ⅰ/Ⅱ、Ⅲ、Ⅳ 和 Ⅴ 级，脊柱侧凸主弯达到 40° 或以上的患病率分别为 0%、2%、5% 和 20%。到 20 岁时，这些比率分别增加至 0%、8%、35% 和 75%，其中大部分需要手术矫正。GMFCS Ⅰ 或 Ⅱ 级的儿童没有出现大于 40° 的侧弯，作者认为他们的风险可能与特发性脊柱侧凸的风险相同。由于 CP 患者手术传统的放射学指征为侧弯在 40°~50° 以上，因此对于 GMFCS Ⅳ 级和 Ⅴ 级的患者来说，出现需要手术干预程度的脊柱侧凸的风险最为显著。这些儿童出现合并症的比例也最高，因此围手术期的风险很大[8]。

对于大多数 CP 患者来说，脊柱侧凸一般在 8 岁后才被察觉[4]，在生长发育高峰期脊柱侧凸的进展最为显著[24]。因此，在 CP 患者中使用生长友好型器械治疗 EOS 的适应证相对少见，而最终融合是在更典型年龄出现的脊柱侧凸治疗的金标准[25]。少数需要手术治疗的进行性 EOS 的 CP 患者是疾病谱中最严重的一种，同时也难以处理[10]。

13.3 病理生理学

CP 患者脊柱侧凸发生的原因是肌肉无力、协调性缺乏和躯干受力异常，与肌张力过高或张力过低相关[26]。缺乏有效的代偿机制可能会加重这些因素。最常见的侧弯类型是与"塌陷"后凸相关的长弧 C 形侧弯[27]。骨盆倾斜定义为骨盆的冠状面旋转导致髂嵴不等高，通常与 CP 患者的胸腰弯相关[28]。坐骨结节压力的相关不对称性，再加上髋关节屈曲能力的降低和高位骨盆髋关节内旋转的增加，会对坐轮椅和生活质量产生重大影响[5]。骨盆倾斜可由骨盆上（即胸腰椎侧凸）或骨盆下（即"风吹样"髋关节畸形）的因素引起[29]。风吹样髋关节畸形（定义为与内收的高侧髋关节和外展的低侧髋关节相关的骨盆倾斜）可能需要在脊柱侧凸矫形前或矫形后进行手术重建，以完全实现坐姿平衡（图 13.2a~d）[30]。骨盆倾斜也可能与肋-骨盆撞击有关，这是神经肌肉性脊柱侧凸和骨盆倾斜

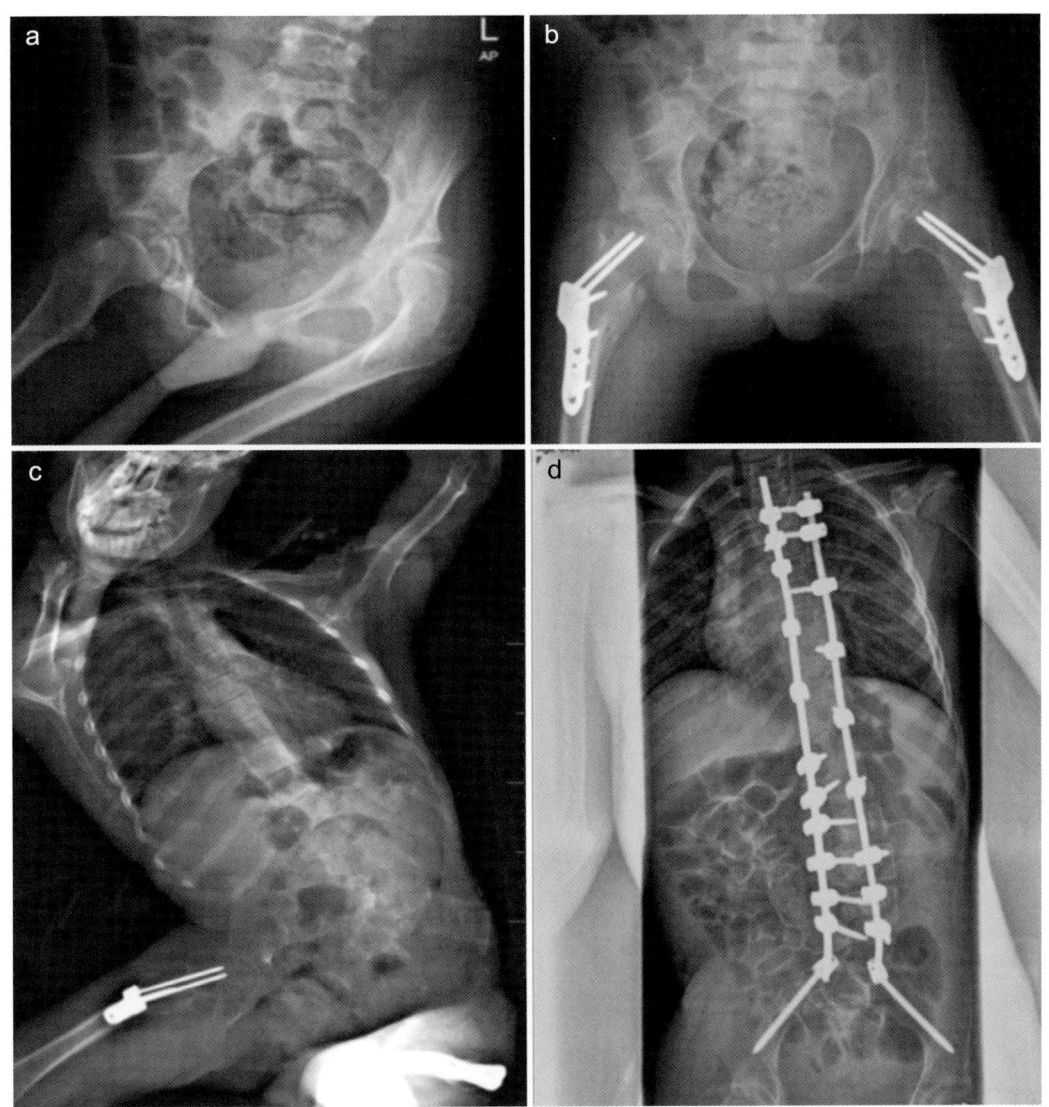

图 13.2　12 岁女孩患有痉挛性四肢瘫痪（GMFCS V级）和风吹样髋关节畸形（a）。她接受了长收肌股薄肌和髂腰肌松解术、双侧股近端内翻去旋转截骨术，并接受了左侧 San Diego 髋臼成形术，以解决"骨盆下"倾斜（b）问题。髋关节手术后有持续的骨盆倾斜，影响坐姿，并伴有症状性的右侧肋 - 骨盆撞击（c）。"骨盆上"倾斜是通过后路脊柱融合和从 T3 到骨盆的节段脊柱内固定来解决的，使用节段性椎弓根螺钉和经骶 2 骶骨翼骶髂螺钉固定（d）。脊柱侧凸矫正后，通过在水平骨盆上合理实现脊柱平衡，该儿童获得了舒适的轮椅坐姿 [Reprinted from Howard et al. [7]. With permission from Pediatric Orthopaedic Society of North America (POSNA)]

儿童常见的疼痛来源[31]。随着患者年龄的增长，骨盆倾斜和主弯都会变得更僵硬，对坐姿、护理以及手术风险的影响越来越大[32,33]。

脊柱侧凸对 CP 患者肺功能的影响难以评估，目前未达成一致[7]。神经肌肉性脊柱侧凸及其相关的胸廓畸形的进展通常会导致限制性的肺功能障碍。大多数患者存在智力障碍，因此几乎不可能进行肺功能检查。对于 GMFCS 等级较高的儿童，肺炎的风险很大，但尚不清楚这种高患病率是由于胸部畸形还是反复误吸所致。因此，诊断 CP 患者继发于脊柱侧凸的胸廓功能不全综合征比较困难，并且其很可能仅代表导致肺功能障碍进展的多因素病因之一[34]。

13.4 脊柱侧凸的监测

CP 患者的髋关节监测是一项成熟的做法，在几个国家的州或国家层面的注册机构中都有实施[35]。例如瑞典南部、澳大利亚（维多利亚）和加拿大（不列颠哥伦比亚）的注册中心。在这些项目中，护理团队的所有成员，包括物理治疗师、初级保健医生和骨科医生，会定期进行临床和放射学检查，以在早期发现髋关节移位（即半脱位或脱位）。检查频率和类型由 GMFCS 等级决定。当髋关节监测得到有效实施时，临床效果显著。例如，瑞典髋关节监测项目实施后，脱位晚期的保髋手术基本上消失了[36]。

CPUP 是瑞典南部建立的髋和脊柱监测项目[5]。在这个项目中，任何疑似 CP 的儿童都被纳入，4 岁后由儿科神经学医生进行 CP 诊断。儿童在 6 岁之前每年接受两次物理治疗师的检查，成年后每年一次。部分检查包括标准的站立位、坐位和脊柱前屈检查。根据临床检查，脊柱倾斜分为轻度、中度或重度。8 岁或以下儿童出现僵硬性侧弯或 8 岁以上儿童通过临床检查发现中度或重度脊柱侧凸，可拍摄直立前后位（AP）和侧位的脊柱侧凸 X 线片。进一步的放射学随访取决于年龄和 GMFCS 等级。在这一监测系统中，作者发现 GMFCS Ⅴ级患者成年后脊柱侧凸主弯≥40°的患病率为 75%。监测项目的好处是早期发现和定期随访。脊柱侧凸监测的目的是防止出现明显的僵硬性侧弯，并在手术治疗技术要求较低时，在侧弯进展的早期进行干预。瑞典项目中的脊柱侧凸筛查模式有一定合理性，其他人也提出了类似的项目[7]。

13.5 临床与放射学评估

初次评估应包括体格检查在内的临床监测。在体检过程中，患者采取坐姿，检查评估患者的侧弯和骨盆倾斜。当发现侧弯时，检查的关键是通过连续的身高和体重测量以及放射标记来评估侧弯的柔韧性和剩余的生长潜力。

侧弯柔韧性可通过两种不同的方式进行临床评估。对于一个体型较小的患者，可以在检查者的膝关节上进行临床支点弯曲测试，即 Miller 柔韧性测试[37]。骨盆倾斜的评估方法是让患者俯卧，臀部和膝关节自由悬垂在桌子外。骨盆倾斜的骨盆下原因，如髋关节半脱位/脱位或内收肌挛缩，可得到适当评估和处理（见图 13.2）。骨盆倾斜的骨盆上原因源于脊柱侧凸，临床上评估其柔韧性和可还原性。

第二种评估主弯和骨盆倾斜柔韧性的方法是"三点弯曲法"（图 13.3a，b）。在本方法中，护理人员通过腋窝施加向上的轴向牵引力。同时，临床医生在向下拉动高侧骨盆的同时，在侧弯顶点施加一个向中间的力。这样临床医生就对侧弯的柔韧性有了了解。这一检查很重要，因为年轻患者柔软的侧弯通常可以通过座椅辅助装置（例如轮椅侧垫、蝶形胶布）和（或）软胸腰骶矫形器（thoracolumbosacral orthosis，TLSO）来暂时缓解。此外，还可以通过侧屈/牵引 X 线片判断是否需要辅助外科手术（如前路椎间盘切除术）。

髋关节屈曲挛缩应通过托马斯试验进行评估[38]。

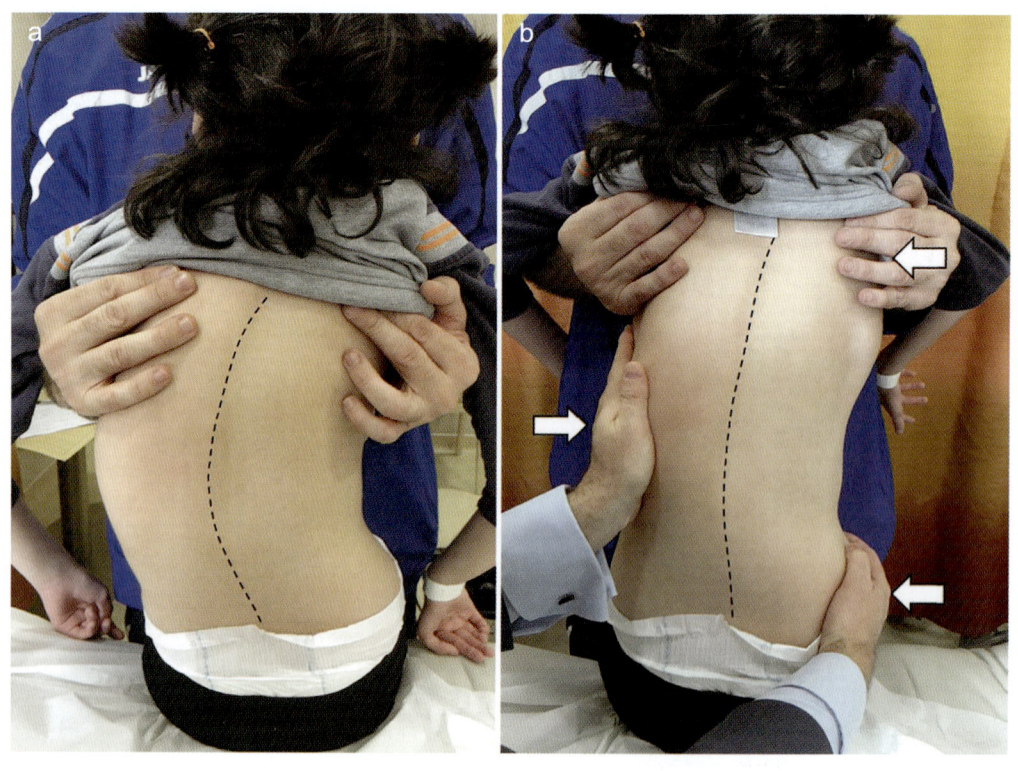

图 13.3 使用"三点弯曲法"评估脊柱的柔韧性。(a)家长站在患儿面前，将患儿从其腋下抱起，施加向上的轴向牵引力以拉直脊柱。(b)临床医生站在患儿身后，在侧弯顶点施加压力，同时下拉骨盆以评估侧弯的柔韧性和骨盆倾斜 [Reprinted from Howard et al. [7]. With permission from Pediatric Orthopaedic Society of North America (POSNA)]

髋关节屈曲挛缩患者可能有明显的腰椎前凸，可能需要膝关节悬带或下拉固定装置以适应髋关节的屈曲。这种姿势还可以减少手术中的腰椎前凸，从而使手术显露和植入物置入更容易。

当发现明显的侧弯时，应拍摄（如有条件的话）36 英寸（91.4 cm）的脊柱站立位后前（PA）位和侧位 X 线片。如果患者无法站立，可以在坐姿下拍摄 X 线片；对于躯干控制不良的严重受累儿童，可能需要帮助其支撑头部和躯干。在我们中心拍摄时，为了在坐姿时使用的外部支撑最小，我们使用标准化的有侧方支持带的坐姿支架。坐姿支架也可用于低辐射 EOS 成像系统，这在我们中心已实现且已成为检查患儿的标准配置。

在放射片上，可以记录侧弯的特征（侧弯类型、大小和进展）、脊柱平衡（矢状面和冠状面）、骨盆平衡（骨盆冠状面、矢状面倾斜）以及剩余生长指标（Y 形软骨和 Risser 征的形态）（图 13.4a，b）。椎体旋转伴肋骨畸形和楔形变提示畸形是结构性的而不是位置性的。在各种骨盆倾斜测量的技术中，水平位骨盆倾斜和 Maloney 法的观察者内和观察者间变异性最小[39, 40]。Maloney 法是利用连接 T1 和 S1 的线[41]。这条线和垂直于连接髂嵴顶部的线之间的角度为骨盆倾斜角。对于 90° 或更大的侧弯，仰卧侧屈位片或牵引位片允许对柔韧性进行定量评估，有助于术前规划。由于 CP 而确诊为脊柱侧凸的患者需要至少每年进行 1 次随访检查，以评估侧弯进展情况，但对于严重侧弯或处于快速生长期的患者，最好每年进行 2 次检查。

尽管脊髓拴系的发生率在 CP 中很小[42]，但如果怀疑椎管内病变，如幼年时侧弯进展很快、腰椎过度前凸或神经系统状态改变，则应进行磁共振成像扫描；所有这些都可能是脊髓拴系的先兆。

13.6 脑性瘫痪早发型脊柱侧凸的治疗方案

CP 患者的 EOS 治疗决策具有挑战性，因为患者往往身体条件脆弱，增加了围手术期风险。如上所述，与其他病因的 EOS 相比，非手术治疗方案，包括支具和系列石膏，发挥的作用可能更加有限。

13.6.1 支具与坐位支撑

神经肌肉性脊柱畸形患者的非手术治疗应旨在最大限度地提高坐立能力和姿势控制，以方便患者与周围环境互动。标准化的颌眉角度允许运动反应对视觉和认知产生刺激。

侧弯 ≤ 20° 时进行初步密切观察是合理的；如果发

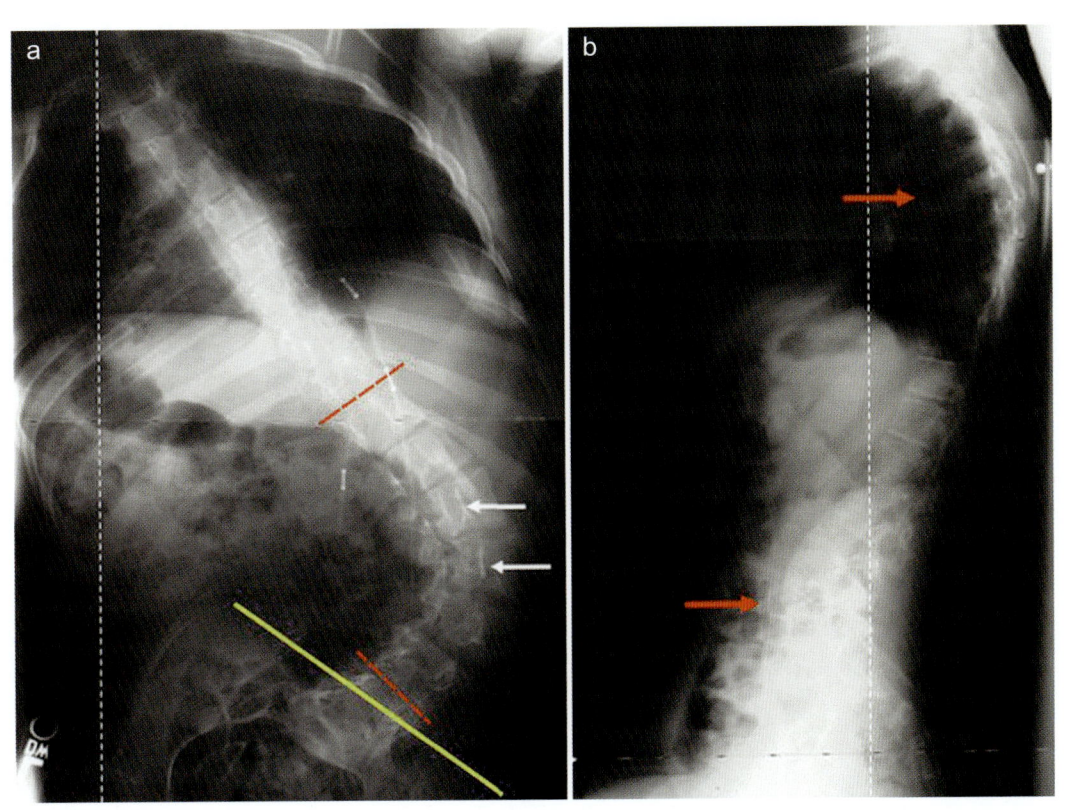

图 13.4　（a）重要的放射学参数包括主弯测量（虚线）、骨盆倾斜（白线）和椎体旋转（箭头）。（b）在侧位片上，应评估胸后凸和腰前凸

生进展，可以选择支具进行初步干预。支具在 CP 患者脊柱侧凸中的作用取决于侧弯的严重程度和神经系统受累程度。对于痉挛性四肢瘫痪的 CP 患者，普遍认为支具作为一种最终治疗的方法是无效的，但可能会减缓进展速度。Miller 等发现在平均 67 个月的时间里，每天支具治疗 23 小时的痉挛性四肢瘫痪患者与未进行支具治疗并进行脊柱融合的类似患者相比，刚性 TLSO 对脊柱侧凸的侧弯、形状或进展率没有影响[16]。Terjesen 等回顾性研究了 86 名痉挛性四肢瘫痪的 CP 患者，发现使用定制成型聚丙烯 TLSO 的平均年进展率为 4.2°[43]。有趣的是，25% 的患者每年没有进展或进展小于 1°。矫形器的侧弯矫正程度可能与侧弯的非进展情况相关。值得注意的是，Terjesen 等研究的平均初始主弯角度为 68.4°。

尽管它可能不会改变最终结局，但柔软的（聚丙烯泡沫）TLSO 可以提供坐位支撑并增强功能，可用于柔韧性好的 EOS 患者。应使用软支具以避免皮肤受损。改善患儿的坐姿可能与课堂注意力、易于护理、自我形象改善和褥疮发病率降低有关。此外，应在支架上开一个腹部开口，以便于置入胃造口管并允许腹式呼吸。

侧弯柔韧性好的患者需要坐位支撑的另一个选择是调整轮椅上的侧方补偿胸部支撑和模块化座椅系统。这种冠状面畸形的三点控制将支撑儿童并解决坐位平衡问题。轮椅应该是主要的坐位设备。对于一名可行走患者（GMFCS Ⅰ～Ⅱ级），与青少年特发性脊柱侧凸（adolescent idiopathic scoliosis，AIS）患者类似，硬支具可能会减缓侧弯的进展。支具适用于侧弯超过 25° 且仍有明显生长潜力的发育不成熟患者。支具每天至少应佩戴 12 小时。最佳佩戴支具时间为每天 16～18 小时。进行治疗性拉伸、电刺激或肉毒毒素注射缺乏科学有效性，不应出现在畸形治疗中。

CP 患者中 Mehta 去旋转石膏的证据基础有限，并且可能由于存在合并症而变得难以处理。一项研究调查了 20 例不同病因的 EOS 患者的去旋转石膏治疗，其中只有 1 例为 CP 患者，但未对该患者人群中使用 Mehta 去旋转石膏提出任何具体建议[14]。考虑到生长友好型器械较高的并发症率，系列石膏固定的目标之一是防止侧弯进展，从而推迟手术，直到患者至少 6 岁或主弯 ≥60°。由于许多 CP 患儿出现 EOS 后，需要胃造口管，呼吸功能也会变差，所以系列石膏固定可能不可行。

13.6.2 最终融合

不同专家在 EOS 手术治疗的适应证和技术方面差异很大[44]。与 CP 相关的 EOS 治疗证据更为有限。

脊柱最终融合是与 CP 相关的 EOS 患者的一种治疗选择。CP 患者脊柱侧凸的外科治疗主要包括后路脊柱融合、节段脊柱内固定以及从上胸椎（通常为 T2 或 T3）到骨盆的融合，目的是在水平骨盆的基础上实现脊柱平衡（图 13.5a~d）[26]。在一项对 33 例 10 岁

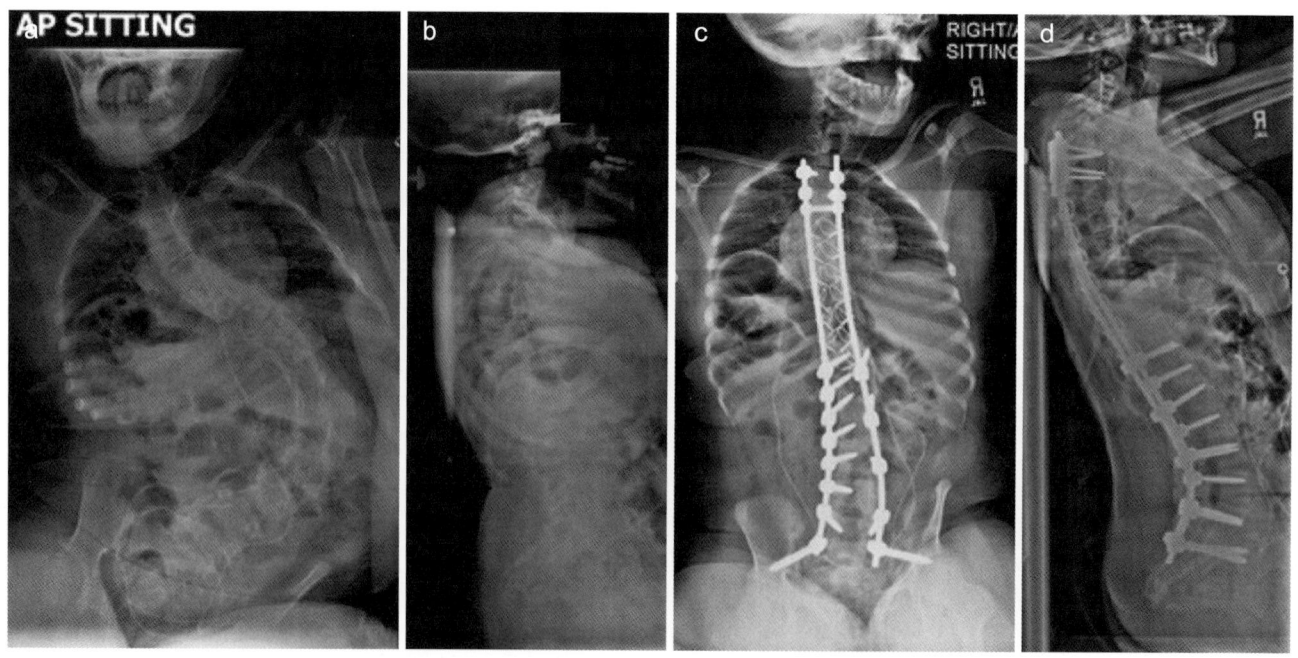

图 13.5　神经肌肉性脊柱侧凸伴明显骨盆倾斜患者的术前坐位 AP（a）和侧位（b）X 线片。术后坐位 AP（c）和侧位（d）X 线片显示，从 T2 到骨盆的后路融合和内固定使用了混合固定，包括椎板下钢丝、节段椎弓根螺钉和骶髂螺钉骨盆固定

以下接受脊柱最终融合的 CP 患者的回顾性研究中，Sitoula 等报道了平均随访 9.8 年（5.5~15.8 年）的短期和长期患病率[25]。本研究中患者的平均年龄为 8.3 岁，范围为 4.4 岁 ~9.9 岁，大多数患者为 GMFCS Ⅴ级（31/33 例）。合并症很常见，94% 的患者有癫痫发作，88% 有饲管，27% 有气管造口。作者报道 10 年随访时的死亡率 28%，15 年时的预测死亡率为 50%。然而，作者并没有将死亡率归结于脊柱融合，而是疾病严重程度和相关合并症的结果。

在一项关于 CP 和 EOS 患者（n=14）的最终融合的多中心研究中，Yaszay 等发现，主弯的矫正率为 71%，骨盆倾斜矫正率为 84%，且在残疾人照顾者优先和儿童生活健康指数（Caregiver Priorities & Child Health Index of Life with Disabilities，CPCHILD™）得分方面有显著改善[45]。CPCHILD™ 是一种已验证的疾病特异性结果测量指标，专门适用于 CP 患者，已发现其对脊柱侧凸手术后的变化敏感[46, 47]。患者的平均年龄为 9.7 岁（8.3~10.8 岁），患者至少随访 2 年（2~3 年）。与真正的 EOS 相比，该年龄段的神经肌肉性脊柱侧凸可以视为过渡性的。1 例患者深部感染，还有 1 例患者棒断裂，但无需治疗。作者得出结论，对于侧弯≥90° 的患者，最终融合改善了放射学和健康相关生活质量（Health-related quality of life，HRQoL）结果。

13.6.3 生长友好型与生长导向型技术

"生长友好型"器械是与 CP 相关的 EOS 手术治疗的另一种选择。这些器械包括 TGR、MCGR 和 VEPTR 系统。这些器械的目的是允许脊柱生长并防止继发性胸廓发育不良综合征[48]。这些器械是以促进胸腔的生长为前提，从而促进肺泡发育，其中大多数发育是在出生后的最初几年[49]。生长导向型技术——如 Shilla™ 以及改良的 Luqué Trolley——为这些患者提供了额外的选择，允许在不重复延长棒的情况下控制畸形并允许脊柱生长[50]。

支持 CP 患者中生长友好型器械有效性的证据有限。目前已经提出了几种不同的器械。VEPTR 最初开发时的主要适应证是先天性脊柱侧凸伴肋骨融合，现在其应用范围已扩大到神经肌肉性早发型脊柱侧凸，治疗结果各异[51]。在一项平均随访 1.3 年的回顾性研究中，20 例患者采用了双侧肋骨至骨盆的 VEPTR 系统（"埃菲尔铁塔"结构，图 13.6a~c），影像学矫正显著；包括胸腰弯、腰弯、脊柱高度、肺可用空间和骨

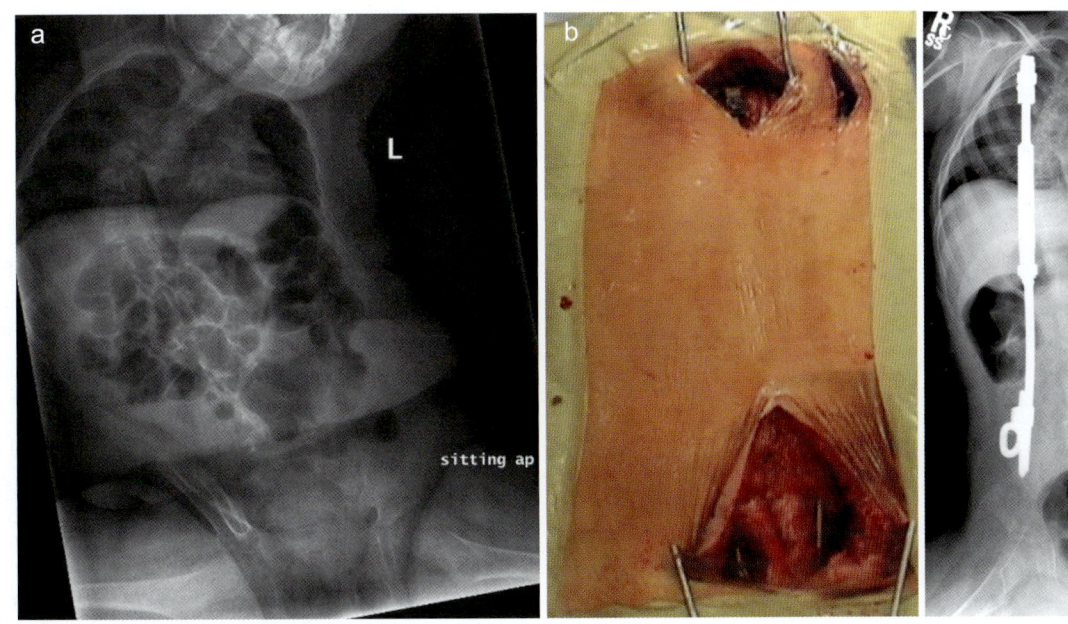

图 13.6 （a）患有"CP 样"综合征（GMFCS Ⅴ级）和进行性脊柱侧凸影响坐位的 7 岁男孩。注意其明显的躯干移位。最初尝试用软 TLSO 控制侧弯没有成功。随后应用双侧肋骨至骨盆 VEPTR™（"埃菲尔铁塔"结构），使脊柱达到了良好的平衡且提高了坐姿的耐受性。（b）术中图像显示了近端左侧肋骨支架和远端单个中线切口的双侧 S 形钩插入。更现代化的 VEPTR™ 器械采用双肋支架（有 / 无外撑支架）来固定更多肋骨，以实现更强的近端固定。（c）术后 AP 位 X 线片显示双侧第 4 肋骨处的肋骨支架位置和每个髂嵴顶点处的 S 形钩位置。在髂骨隆起和骨骼的交界处做一个小切口，以通过每个 S 形钩的齿，并用 Ethibond #5 不可吸收性缝合线固定。在现代基于肋骨的器械中，S 形钩已被髂骨螺钉固定术所取代。GMFCS（Gross Motor Functional Classification System）：粗大运动功能分级系统，TLSO（thoracolumbosacral orthosis）：胸腰骶矫形器，VEPTR（vertically expandable prosthetic titanium rib）：垂直可扩张假体钛肋骨

盆倾斜[52]。然而，即使随访时间非常短，他们也报道了一些植入物相关并发症，包括 5 例患者近端支架移位，5 例患者植入物断裂以及 2 例患者髂骨钩脱位。在另一项短期研究中，El-Hawary 等报道，在没有融合肋的患者（63 例患者中有 36 例患者有神经肌肉的病因）中使用 VEPTR 器械可改善 Cobb 矫正（86% 的患者），并增加脊柱高度（94% 的患者）[53]。他们发现，使用 VEPTR 后 T1~T12 高度和 T1~S1 脊柱高度分别增加了 40% 和 31%。然而，49% 的患者至少有 1 种并发症。作者得出结论，VEPTR 系统有助于脊柱侧凸治疗后的生长。

在另一项研究中，Park 等发现与特发性病因患者相比，神经肌肉性病因的 EOS 患者 VEPTR 近端固定失效时间缩短[54]。根据 C-EOS，快速失败组完全由神经肌肉性病因患者组成，包括 M3N、M4N 和 M4+ 患者。慢速失败的患者则有先天性病因，分类为 C3-。

用于神经肌肉性 EOS 的 VEPTR 植入物的失败率可能与肌张力过高有关。在另一项关于肋骨至骨盆 VEPTR 植入物并发症的研究中，Ramirez 等发现高张力患者比低张力患者的并发症更多（分别为 73.1% 和 53.7%）[55]。此外，作者发现 21% 的高张力神经肌肉性疾病患者需要永久移除 VEPTR 植入物，而低张力患者却不需要。作者得出结论，对于高张力神经肌肉性疾病患者，应考虑采用不同的手术方法。

传统生长棒（traditional growing rods，TGR）也用于 CP 儿童。在一项接受 TGR 治疗的 CP 和 EOS 患者的多中心研究中，生长脊柱研究组（Growing Spine Study Group）报道了主弯、肺可用空间（space available for lung，SAL）率、骨盆倾斜角和 T1~S1 长度的改善[20]。据报道，SAL 率的改善反映了肺野对称性的改善，作者推测这可能有助于减少相关的限制性肺部疾病。遗憾的是，在肺功能和呼吸相关事件（如肺炎、住院）的频率方面均没有报道。然而，并发症很常见；最常见的是深部感染，占 30%。尽管风险增加，但作者仍认为传统的生长棒对治疗 CP 患者的脊柱侧凸是有效的。但还需要更多的研究来更充分地了解在 CP 患者中使用生长棒的风险-收益平衡。

MCGR 提供了一种生长友好型的解决方案，其允许使用外部遥控器在门诊环境中延长棒（图 13.7a~d）。MCGR 植入与 TGR 类似，磁驱动器放置在胸腰椎区域，近端用椎弓根螺钉固定，远端用椎弓根螺钉与骨盆固定（图 13.8a~c）。尽管在临床上对棒进行延长很方便，但最近的证据表明，MCGR 可能会因钉断裂和金属碎屑的产生而变得棘手，从而需要翻修[56]。即使对于那些因失败而不需要翻修的植入物，MCGR 也很少达到其最大长度，这可能是由延长机制相关问题引起的[57]。

尽管存在这些担忧，但据报道，使用经济模型对比后，MCGR 比 TGR 更具成本效益，这主要是因为它减少了计划内手术延长[58]。也就是说，MCGR 作为

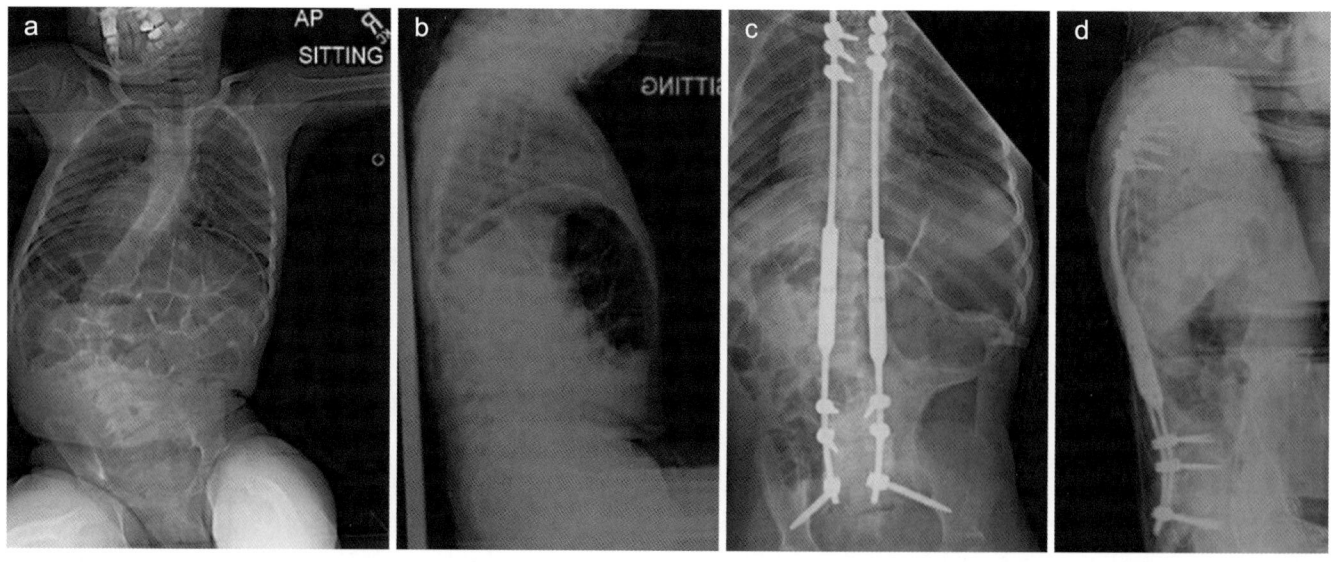

图 13.7　1 例患有 "CP 样" 综合征（GMFCS V 级）和进行性胸腰椎侧凸的 6 岁儿童的坐位 AP（a）和侧位（b）X 线片。其骨盆倾斜，右侧骨盆偏高，有肋骨骨盆撞击疼痛。术后 PA（c）和侧位（d）X 线片显示，双侧标准的 MCGR，近端使用 T3~T5 椎弓根螺钉固定，远端使用 L4~L5 椎弓根螺钉加 SAI 骨盆固定。MCGR（magnetically controlled growing rods）：磁控生长棒，SAI（sacral alar iliac）：骶骨翼髂骨

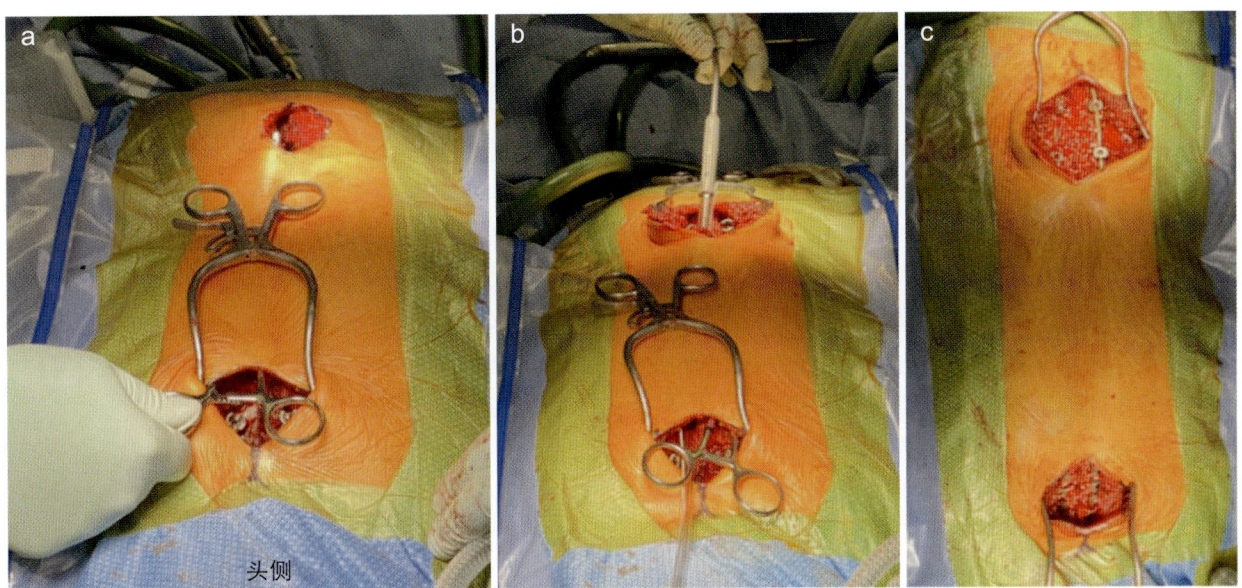

图 13.8 图 13.7 中患者 MCGR 植入技术的术中图像。在置入棒之前，在近端固定点（T3~5）和远端固定点（L4~骨盆）位置置入椎弓根螺钉。(a) 使用一个长而弯的 Kelly 夹钳，从近端切口进入，从远端切口退出，形成筋膜下通道。(b) 然后使用胸腔引流管将棒从远端切口"穿梭"到近端切口，以避免棒错位造成损害。(c) 对每个固定节段的后方结构进行去皮质，在将棒固定到椎弓根螺钉之前，放置骨移植物。MCGR：磁控生长棒，GMFCS：粗大运动功能分级系统。

TGR 的替代品是否真的降低了后续手术干预的发生率尚不清楚。当然，考虑到 CP 和 EOS 儿童的合并症发生率和围手术期风险的增加，MCGR 植入术后预期的计划内手术延长的需求减少是其潜在优势。尽管如此，据报道，TGR 和 MCGR 之间的计划外手术率相似[59]。其他人报道称，尽管 MCGR 的使用与手术翻修率降低相关，但与 TGR 相比，总体并发症率或 HRQoL 没有显著差异[60]。对于大多数 MCGR 的研究来说，诊断是混合的，包括非神经肌肉性和神经肌肉性的病因。最近的一项研究表明，生长友好型器械的使用，特别是对于 CP 儿童，MCGR 比 TGR 的脊柱侧凸矫形效果有所改善，但在非计划再手术（unplanned return to the operating room，UPROR）方面没有差异[61]。

鉴于与生长棒系统相关的高并发症发生率，特别是在痉挛性疾病中，生长导向系统重新引起了人们的兴趣，这从理论上降低了使用传统生长棒需要人进入手术室的频率。McCarthy 和 McCullough 描述了他们在早发型脊柱侧凸中使用 Shilla™ 生长导向型技术的经历，该技术结合了顶椎融合和放置在器械两端的滑动螺钉[62]。在他们的 40 例患者中，40% 的患者患有混合诊断的神经肌肉性脊柱侧凸。在 4~7 年随访中，他们报道侧弯平均矫正了 31°（术前 69°），但并发症发生率为 73%；包括植入物相关问题（24 例）、力线问题（8 例）和感染（6 例）。

基于 Eduardo Luqué[63] 最初提出的概念，"Luqué Trolley"生长导向型技术也得到了越来越多的关注。传统的方法需要显露多个椎体以放置椎板下钢丝，这增加了医源性融合的风险。Ouellet 提出了一种"现代 Luqué Trolley"，该技术的剥离不损伤肌肉，使用可滑动脊柱固定装置植入骨膜外；引导高度光滑的轨道与两端固定的棒重叠[64]。尽管这一系统可能会为 CP 儿童带来希望——这些儿童由于合并症的存在，其手术风险增加——但目前没有长期随访，也没有专门针对 CP 人群的研究[65]。

13.7 围手术期评估

CP 患者伴脊柱侧凸在医学上很复杂，可能会带来巨大的术前风险。手术的风险和并发症与神经损伤的严重程度直接相关。Lipton 等报道称，迄今为止，不能经口进食、智力严重残疾、不会说话、有癫痫、不能独坐的儿童并发症发生率最高[66]。

13.7.1 术前评估

癫痫、呼吸问题、营养不足、胃食管反流和运动问题的治疗应在手术前解决。此外，这些儿童中的一些人可能正在进行生酮饮食来控制癫痫。麻醉师需要意识到这一点，因为这些儿童在术中更容易发生低血糖，需要进行医学和营养管理来严格控制代谢。

应进行标准的术前实验室检查，包括血液学、代谢分析、尿液分析和凝血全套以及营养评估，但我们发现实验室检测值并不总是评估儿童术前状态的可靠指标。失血量可能很大，所以手术开始前应提供患者血容量 1~1.5 倍的符合血型和交叉配血的备血[67]。使用抗癫痫药物，如丙戊酸，也会损害凝血，已经报道会增加围手术期失血的风险[68]。

如果出现大量出血，替换凝血因子和维持核心体温也很重要。尽管凝血酶原时间（PT）和部分凝血活酶时间（PTT）正常，但在脊柱后路手术期间，由于凝血功能缺陷，该人群的失血往往更早、更多[69, 70]。使用细胞回收和抗纤溶药物对于减少异体输血需求和术中失血来说是很重要的辅助手段。可以使用抗纤溶药，如氨甲环酸（TXA）和 ε-氨基己酸（Amicar）。由于担心心脏手术中的死亡率较高，抑肽酶已被停用[71]。TXA 比 Amicar 更有效，负荷剂量为 100 mg/kg，持续 30 分钟，然后输注 10 mg/kg，直到切口开始闭合。输注时间应限制在最长 8h[72]。作者已使用该方案数年，安全性良好。

许多家长和护理人员注意到，他们没有为患者术后情况的复杂性做好准备[18]。家属和护理人员的术前咨询应强调重症监护室（ICU）住院时间延长的可能性以及术后并发症的显著风险，以上原因可能会延长住院时间。

13.7.2 术中管理

手术中，外科医生必须与麻醉人员保持持续沟通。术中体温过低是麻醉时最常见的问题（55%），可能导致凝血障碍。带监测的可加热暖毯对于预防这些体温调节受损患者的体温过低来说至关重要[73]。在麻醉诱导期间以及在皮肤准备和铺单之前的静脉通路建立期间，患者处于最危险的状态。

15% 的病例术中会出现血压过低，通常继发于由慢性缺水、对麻醉剂敏感性增加和失血量增加导致的容量补充不足[73]。矫正后凸畸形也会阻碍静脉回流至心脏，从而导致血压过低，这可以通过在矫形开始前增加预载容量来缓解[67]。如果侧弯矫形期间出现血压过低，应尝试降低脊柱的压力，并增加静脉输液和（或）血液置换的速率；血压稳定 5~10 分钟后，可以安全地进行逐步矫正，让软组织有时间伸展。如果出现突发性低血压伴或不伴心动过缓，应考虑过敏反应，可能是由于未知的乳胶过敏或对胶体或血液制品替代物的反应。

13.7.3 鞘内巴氯芬泵

一些需要 EOS 矫正的 CP 患者使用鞘内巴氯芬（intrathecal baclofen，ITB）泵进行张力管理。考虑到 ITB 导管意外移位的风险，在 EOS 治疗的手术显露和植入物置入期间必须谨慎。可先移除导管以便于显露和植入物置入，然后放回导管。或者医生可以选择在导管周围操作。尽管存在这些担忧，但一项涉及接受脊柱融合术的 CP 儿童的大型多中心研究表明，与未使用 ITB 泵的患者相比，使用 ITB 泵的患者在手术时间、失血量、侧弯矫形和伤口并发症方面没有差异[74]。

13.7.4 术区感染的预防

神经肌肉性脊柱侧凸儿童手术部位感染的风险显著升高[19, 75, 76]。同样，由于存在基础疾病以及需要频繁多次手术，EOS 儿童手术部位感染的风险很高[77, 78]。2013 年，通过专家共识引入了预防高危儿童脊柱外科手术部位感染的最佳实践指南[79]（表 13.2）。这些指南包括术前优化营养状况、围手术期服用头孢唑林和一种针对革兰氏阴性杆菌的抗生素以及在移植骨中添加万古霉素粉末。

2019 年采用了类似的共识来制定 EOS 手术部位感染预防的最佳实践指南[80]。作者发现，既往的 14 条高危儿童脊柱手术最佳实践指南中的 12 条适用于 EOS 的植入手术，而 14 条指南中的 11 条适用于 EOS 的延长手术。EOS 植入手术最佳实践指南中的一个值得注意的差异是建议对脊髓发育不良患者（并非所有患者）进行术前尿培养。对于撑开手术，使用万古霉素粉末和术前尿培养未能达成共识。

这些指南为行脊柱手术的 CP 儿童预防手术部位感染的方案提供了基础。在我们机构，我们在 CP 患者脊柱侧凸手术方面采用了一系列标准化的手术部位感染预防措施。除了上述指南提及的，还包括在伤口闭合前使用稀释的聚维酮碘冲洗[60]，并在术后使用切口负压敷料。作者发现使用切口负压敷料是有利的，因为它可以立即清除伤口的引流液，促进伤口愈合，并在敷料不再防水而增加粪便污染风险时提醒供者。

13.7.5 术后住院时间

对于正在进行最终融合的患者来说，他们通常在术后 1~2 天住在儿科重症监护室（pediatric intensive care unit，PICU），然后再转入常规护理区 4~5 天。接受生长友好型手术的 CP 患者预计住院时间较短，但迄今为止这方面的文献很少。McEloy 等报道称接受生长

表 13.2　预防手术部位感染的最佳实践指南

高风险和早发型脊柱侧凸
1. 术前一晚在家使用氯己定清洗皮肤
2. 术前进行尿液培养，阳性时进行治疗 [a]
3. 术前向患者提供患者教育表
4. 术前营养评估
5. 如果要去除毛发，剪除好于刮除
6. 围手术期静脉注射头孢唑林
7. 围手术期静脉注射预防革兰氏阴性杆菌抗生素 [b]
8. 监测围手术期抗菌方案的依从性
9. 限制手术室进入
10. 手术室不需要紫外线
11. 术中伤口冲洗
12. 用于移植骨和（或）手术部位的万古霉素粉
13. 术后防水敷料
14. 出院前尽量减少术后换药

早发型脊柱侧凸
早发型脊柱侧凸手术预防手术部位感染的最佳实践指南
1. 如有呼吸问题病史，应进行肺部检查
2. 手术准备范围应足够宽，以便将胸引管置入手术区域内
3. 术前准备区域应足够显露所有先前植入物
4. 与其他备皮方法相比，以氯己定为基础的围手术期备皮更适合植入和延长手术
5. 软组织处理和切口规划对于植入和延长手术很重要
6. 筋膜/肌肉切口不应直接在计划植入物的正上方
7. 不论诊断如何，抗生素不应持续超过 24 小时

数据来源于参考文献 [79, 80]
[a] 早发型脊柱侧凸指南指出本指南仅适用于脊髓发育不良患者
[b] 早发型脊柱侧凸指南指出本指南仅适用于神经肌肉性疾病患者

棒内固定治疗的 CP 患者的平均住院时间为 6.6 天，而接受最终融合治疗的患者的平均住院时间为 13.4 天 [20]。然而，这一队列是在 1996 年至 2011 年期间确定的，当时住院时间通常更久。现在随着加速出院方案越来越普遍，这些患者的住院时间越来越短。

13.7.6 术后疼痛管理

在一项根据诊断比较脊柱侧凸矫形后疼痛药物使用情况的研究中，Shrader 等报道称，青少年特发性脊柱侧凸（AIS）患者使用的麻醉药物是神经肌肉性脊柱侧凸患者的 2 倍多 [81]。作者得出结论，神经肌肉性脊柱侧凸患者在脊柱侧凸手术后可能对疼痛应用的药物不足。其中一个原因是这些儿童多患严重的智力残疾和（或）不能说话，因此难以表达他们的不适。对于这些情况，疼痛可以由家长代理和（或）通过已验证的结局测量方法进行衡量，如 FLACC（Face，Legs，Activity，Cry，Consolability）（面部、腿部、活动、哭泣、可安慰性）评分 [82]。

多模式疼痛管理，包括使用酮咯酸、对乙酰氨基酚和抗痉挛药物（如地西泮）以及麻醉剂，是有效的术后疼痛管理方法。由于较少的组织显露，生长友好型技术可能比最终融合需要更少的镇痛，但缺乏对 CP 患者的比较研究。在我们中心，由儿科麻醉师组成的专门疼痛管理服务来协调和管理这些儿童脊柱侧凸矫形的术后疼痛管理。

13.8 技术问题

儿童脊柱外科医生在对 CP 患者进行 EOS 手术前必须考虑几个技术问题，包括关节挛缩的适应、术前或术中牵引的必要性、术中神经监测的使用、内固定节段的选择、矢状面畸形、前路或后路的必要性、截骨术的必要性、骨盆固定的选择和植入策略以及并发神经肌肉性髋关节发育不良的处理。

13.8.1 术前、术中的体位和牵引

患者经常出现明显的下肢和上肢挛缩，需要调整患者的标准姿势。髋关节屈曲挛缩常见，应在术前予以辨别。Jackson 支架上的下拉吊带可用于安全地容纳髋关节屈曲挛缩患儿的下肢。上肢挛缩也可能给血管通路带来挑战，上肢可能需要在靠近躯干的地方放置足够的衬垫。

术中牵引已用于辅助脊柱畸形矫形而替代前路椎间盘切除术 [83]。CP 中最常见的类型是术中应用的颅骨-股骨牵引，近端使用颅骨弓或头环固定，远端使用股骨远端 Steinmann 钉固定。对于僵硬性侧弯，与单独的后路融合相比，术中颅骨-股骨牵引的使用已经证明可以改善侧弯矫形效果并减少辅助前路松解的必要（图 13.9a，b） [84]。也有术者使用皮肤牵引及临时内植物撑开 [85]。皮肤绷带足以实现牵引，且侵入性较小，尤其是在柔韧性较好的早发型侧弯进行生长友好型手术时。一些"CP 样"综合征可以表现为更僵硬的 EOS，需要以上辅助技术。术中牵引可能对接受生长导向型技术的患者特别有用，这些技术需要更直的脊柱来放置植入物及后续延长。

对于骨盆严重倾斜的儿童，可以对骨盆高侧的下肢施加牵引力，以帮助矫正主弯并使骨盆水平。

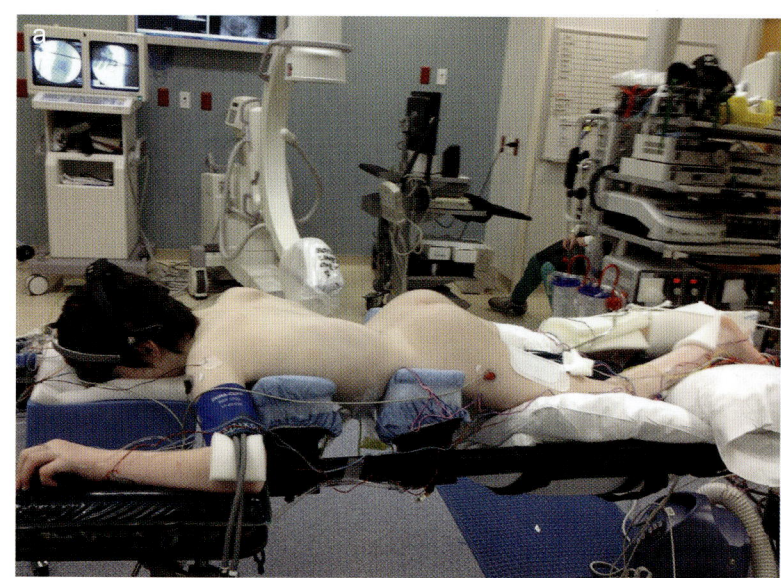
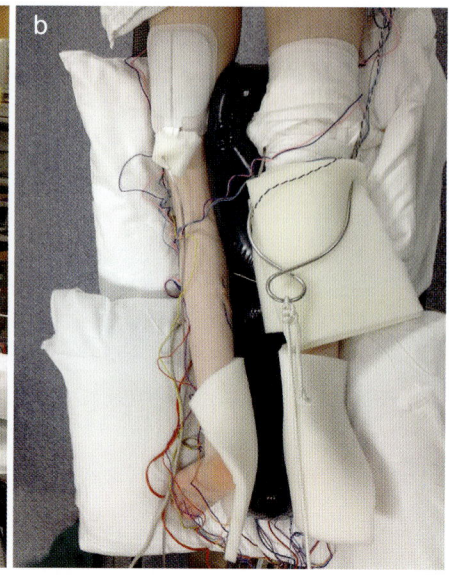

图 13.9　患者 12 岁，患有痉挛性四肢瘫痪脑瘫（GMFCS Ⅳ级）。（a）术中照片显示采用颅骨 - 股骨牵引矫正骨盆倾斜（右半侧骨盆高）。（b）右股骨远端的骨牵引钉有助于骨盆倾斜的矫正

13.8.2 术中神经监测

使用术中经颅运动诱发电位和体感诱发电位进行脊髓监测在该人群中存在争议，因为难以进行有意义的监测[86]。高达 30% 的严重 CP 患者在基线时可能只有微弱信号甚至信号缺失，尤其是较严重受累儿童的经颅运动诱发电位[87,88]。在我们中心，在融合术及首次生长友好型手术中，我们尝试对所有患者进行术中神经监测。该患者群体中的大多数我们都能够成功监测。术中神经监测不用于传统生长棒或 VEPTR 的后续延长手术。

术中神经监测的变化处理起来较为困难。Stagnara 唤醒测试通常不可行。在对术中生理参数优化和手术矫形做出反应的亚组中，可能出现神经源性膀胱（需要导尿管），即使在神经系统受累最严重的患者中，也能维持保护性感觉。在虽然优化但仍丢失信号的亚组中，是分期手术还是原位矫形是有争议的。问题是，患者在分期手术期间可能仍没有可靠的信号。家庭参与可能的决策制定有助于确定治疗方案。

13.8.3 固定节段

神经肌肉性脊柱侧凸患者习惯上为长节段融合，通常从 T1/T2 到骶骨，包括骨盆固定。对于生长友好型器械，近端固定通常选择胸椎 3 个节段，远端固定下腰椎的 3 个节段，对于骨盆明显倾斜的患者，固定延伸至骨盆。

如果头侧内固定的节段没有延伸到至少 T2，则近端侧弯进展的发生率会增加，尤其是近端交界性后凸，因为这些儿童中的大多数对头部缺乏足够的控制力[89]。对于病理性胸椎后凸患者，可能需要将内固定延伸至 C7，以充分控制胸椎后凸。

既往关于何时将脊柱后路融合延伸至骨盆一直存在争议。在神经肌肉性脊柱侧凸中，如果骨盆未融合，则骨盆倾斜会进展[90-92]。许多专家建议无法行走的患者融合至骨盆。在可行走患者中避免融合至骨盆的原则是基于对脊髓发育不良患者的研究，这些患者依赖于"摇摆式"步态，而骨盆固定会阻碍这种步态。然而，在一组因脊柱侧凸接受后路内固定和融合治疗的可行走儿童中，通过三维（three-dimensional，3D）步态分析仪分析确定，融合至骨盆不会对步态参数产生不利影响[93]。

13.8.4 矢状面畸形

无论有无脊柱侧凸，神经肌肉性疾病患者都可能出现矢状面畸形，如过度后凸或过度前凸。大腿后部肌群紧绷的年轻患者如果出现柔韧性好的姿势性畸形，可通过延长大腿后侧肌肉组织并处理相关的骨盆后倾和骨盆后旋，或通过适当调整轮椅或肩带来解决。然而，对于年龄较大的儿童来说，这些措施并不奏效。

脊柱随着腰椎过度前凸的矫正而变长，随着胸椎过度后凸矫正而缩短。在开始手术矫正腰椎过度前凸之前，排除脊髓拴系很重要。曾因痉挛而接受背根切断术的患者可能特别容易患上病理性脊柱过度前凸和相关的滑脱。这种相关性在后路手术显露中有意义。本章作者们在脊柱过度前凸矫形术后脊神经根炎和腰椎相对延长导致的神经根张力增加的处理方面经验较多。

腰椎过度前凸及其相关的骨盆前倾和倾斜显著改变了骨盆固定的钉道,并可能是骨盆固定相关并发症的一个危险因素[94]。先前已经描述过髂骨内侧破裂造成肠穿孔[95]。考虑到其允许定制并足够畸形矫正,建议使用基于模块化螺钉的系统来减少骨盆螺钉置入的并发症[96]。

13.8.5 脊柱植入物选择

既往已有许多脊柱固定的选择,包括椎板下钢丝或固定带、椎弓根螺钉和涉及一种以上植入物类型的混合器械。尽管大多数植入物的选择都可以实现在水平骨盆上获得脊柱平衡的手术目标,但我们在大多数情况下更倾向于使用节段椎弓根螺钉固定,而在解剖结构不能使用椎弓根螺钉固定的情况下保留使用椎板下钢丝和(或)钩固定。研究表明,节段椎弓根螺钉固定与椎板下钢丝固定相比,可改善侧弯矫形、减少失血以及降低假关节率[97, 98]。也有人建议使用节段性椎弓根螺钉来减少与痉挛性疾病相关僵硬侧弯前路松解的必要性[99]。

13.8.6 前路手术与截骨术的作用

对于正在接受最终融合的儿童,后路椎弓根螺钉为主的内固定器械使用的增加,减少了前路松解的必要;前路松解通常适用于侧弯范围巨大且非常僵硬的脊椎[99]。如上所述,术中牵引的使用进一步减少了对前路松解的需求;而对后路截骨术(例如 Ponte 截骨术)无影响。前路手术与肺功能恢复延迟有关,原因是膈肌下降、需要胸腔导管、失血量和手术时间增加[100]。如果需要前路手术,前路和后路手术可在同一天进行。

后路截骨术,如 Ponte 截骨术,是实现畸形矫正的另一种方法[17]。截骨术还与出血和手术时间增加有关,这对身体状况不佳的患者来说需要慎重考虑。然而,截骨术可能对僵硬性侧弯有帮助,否则就需要进行前路松解。此外,后路截骨术通常与 Shilla™ 技术同时使用,其前提是顶椎矫正。

对于僵硬的脊柱畸形,包括角状侧凸或严重的侧后凸,可能需要进行全脊椎切除术(vertebral column resection,VCR),但代价是严重并发症发生率高,包括脊髓损伤、失血过多和深部伤口感染[33]。

当考虑对 CP 儿童进行脊柱截骨术时,必须平衡增加的风险和预期的收益:要认识到 CP 儿童的主要手术目标是在水平骨盆上实现脊柱平衡,其次是 Cobb 角矫正。

13.8.7 骨盆固定选择

由于骨盆倾斜的出现以及实现骨盆水平的目标,临床上经常进行骨盆固定;最终融合和生长友好型技术均可。骨盆固定的常用选择包括 Galveston 装置、带交叉连接器的髂骨螺钉(图 13.10a~c)和骶髂(SAI 或 S2 翼)螺钉。

髂骨螺钉因以下几个原因正在被弃用。髂骨螺钉的植入需要显露髂后上棘(posterior superior iliac spine,PSIS);需要大量软组织剥离。此外,由于位置靠近 PSIS,螺钉可能非常突出。在 SAI 螺钉与传统髂骨螺钉的比较中,Sponseller 等发现,SAI 螺钉改善了骨盆倾斜矫正,但螺钉突出较低,感染率呈下降趋势[101]。最后,因为髂骨螺钉的位置在棒的外侧,所以需要额外的棒和连接器。这些额外的固定点容易发生内固定的机械性失败。在一项对比神经肌肉性脊柱侧凸中使用髂骨螺钉与 SAI 螺钉的回顾性综述中,Shabtai 等发现髂骨螺钉组的植入物失败率(24%)高于 SAI 组(7%)[102]。此外,与 SAI 组相比,髂骨螺钉组因植入物突出需要更多的翻修手术(11% 对比 2%)。

在一项至少 5 年随访的研究中,Abousamra 等将多中心 Harms 研究组的神经肌肉性脊柱侧弯患者的单纯棒骨盆固定、髂骨螺钉与 SAI 螺钉进行了比较[103]。作者发现,与 SAI 螺钉和单纯棒相比,髂骨螺钉的骨盆倾斜矫正少、主弯矫正丢失增加以及植入相关的再手术次数增加。单纯棒和 SAI 螺钉在骨盆倾斜、侧弯稳定和再次手术方面无差异。

透视下引导可以方便地置入 SAI 螺钉(图 13.11)。最近还引入了基于术前计算机断层扫描(CT)数据的定制 3D 打印钻孔导航,以帮助减少 SAI 螺钉置入过程中的辐射暴露(图 13.12)。

13.8.8 神经肌肉性髋关节发育不良和脊柱侧凸

髋关节发育不良和脊柱侧凸是 CP 中非常常见的骨科表现,常见于伴有严重神经损伤的患者(GMFCS Ⅳ级和 Ⅴ 级)[23]。脊柱侧凸和神经肌肉性髋关节发育不良之间的病因学关系仍有争议,但根据 GMFCS 划分的疾病严重程度可能是两种畸形的主要决定因素,而不是骨盆内或骨盆上原因导致的获得性骨盆倾斜[104]。对于骨盆倾斜时脊柱侧凸和髋关节移位并存的病例,手术治疗顺序因医生而异。一般来说,如果髋关节畸形是固定的和(或)有症状的,则首先重建髋关节来使骨盆水平近乎合理(见图 13.2)。在早期发病年龄组中,髋关节移位的发生通常先于脊柱侧凸的发生,所

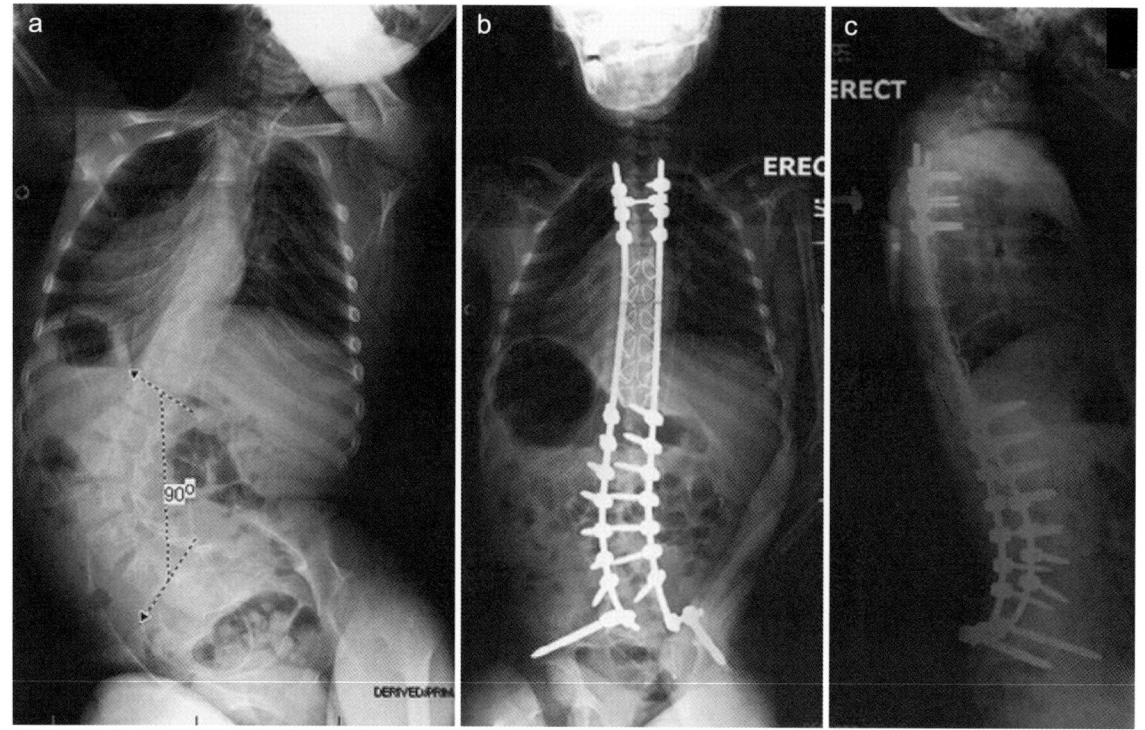

图 13.10 （a）一例四肢瘫痪的 CP 患者的坐位后前位（PA）X 线片示患者伴严重脊柱侧凸及 35° 骨盆倾斜且独坐困难。用椎弓根螺钉、椎板下钢丝和髂骨螺钉进行矫正的术后 PA（b）和侧位（c）X 线片。注意髂骨螺钉需要额外的模块化交叉连接器和棒，这会降低器械的生物力学稳定性。相比之下，骶髂螺钉直接连接到棒上，结构更坚固

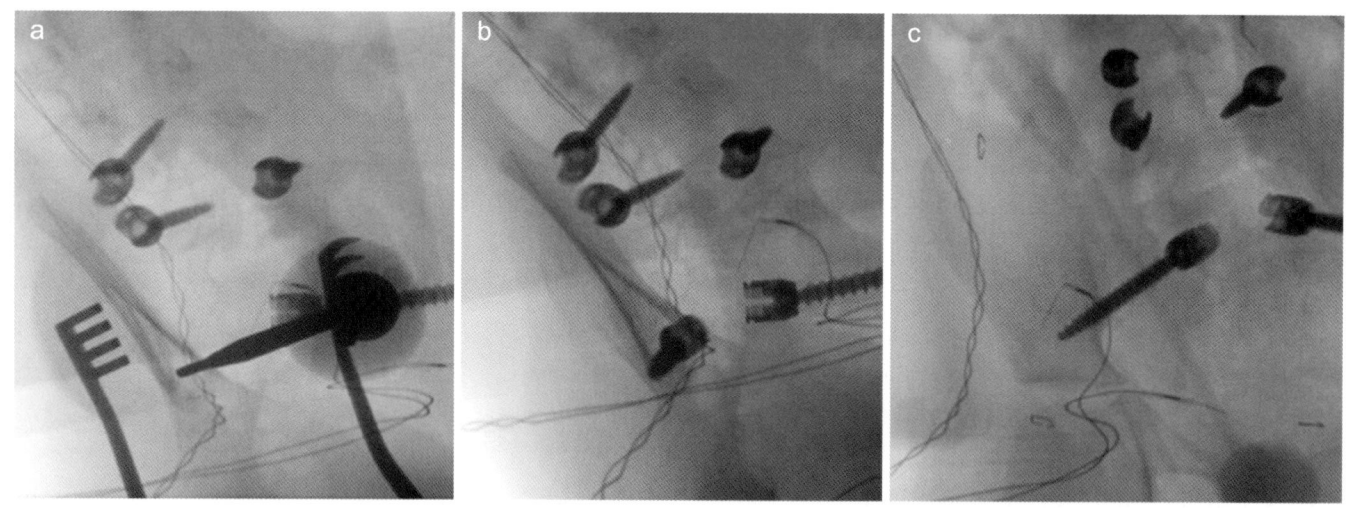

图 13.11　透视图像显示 SAI 螺钉置入。（a）"泪滴"视图，C 臂指向尾侧与垂直面夹角 20°~30° 和侧方与垂直面夹角 40°~50°。注意椎弓根探针尖端位于坐骨支柱的中心，刚好位于坐骨切迹上方。（b）随后在"泪滴"内置入髂骨螺钉。（c）前后视图显示骶骨翼髂骨（SAI）螺钉位置适当，刚好在坐骨切迹上方，但未穿透

以在脊柱畸形矫形前，有必要对内侧髋内收肌/屈肌进行松解（伴/不伴对股骨近端和髋臼进行矫正性截骨术）[7]。

13.9　健康相关生活质量

这些身体状态差的患者手术风险很大，因此需要对手术的收益进行务实的评估。直到最近，几乎没有研究关注接受脊柱侧凸手术的 CP 儿童的患者相关疗效，如术后 HRQoL 的改善。有两个工具与测量 CP 和 EOS 患者的 HRQoL 特别相关：残疾人照顾者优先和儿童生活健康指数（Caregiver Priorities and Child Health Index of Life with Disabilities，CPCHILD）和早发型

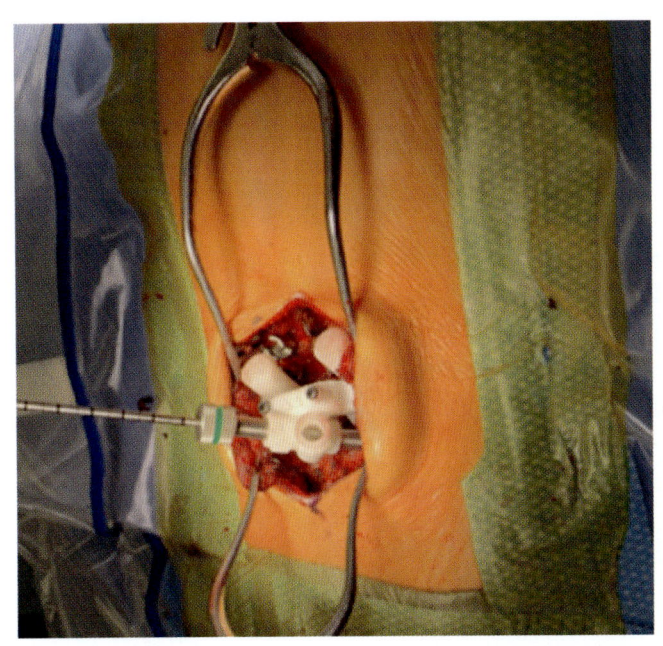

图 13.12　EOS 患者中骨盆固定的 SAI 螺钉置入会很困难，因为骨骼通常较软，解剖标志不如年龄较大的儿童明显。对于图 13.8 中的患者，显示了使用定制 3D 打印钻孔导航的 SAI 置入术中图像。导航器"坐"在从 CT 数据中获得的解剖标志上。从钻孔方向记录 SAI 螺钉轨迹；通常冠状面为尾倾 30°，水平面为前倾 10°，进针点紧贴 S1 孔正下方和外侧。使用透视引导下的"非人工" SAI 螺钉置入是一种更常见的方法，但可能有更多的辐射暴露。同时可见术中导航。SAI：骶骨翼髂骨

脊柱侧凸评估量表 -24（Early Onset Scoliosis Questionnaire-24，EOSQ-24）。

CPCHILD 为 CP 和严重神经功能损害（GMFCS Ⅳ 级和 Ⅴ 级）的患者提供了 HRQoL 的测量方式[46]。CPCHILD 是由护理人员代理完成的疾病专用工具。问卷由 6 个领域的 36 个项目组成：总体生活质量；健康；舒适、情绪和行为；沟通和社会互动；体位、转移和活动性；个人护理。CPCHILD 评分范围从 0（最差）到 100（最佳）。

EOSQ-24 是一种患者反馈疗效的工具，用于评估 EOS 患者的 HRQoL，并已证明对神经肌肉性患者的生长友好型手术变化敏感[105]。EOSQ-24 由 24 个与患者的 HRQoL、满意度和家庭负担相关的项目组成。每个项目的得分为 1~5 分（从差到优），原始分数要转换为量表分数。量表评分范围是从 0 到 100。

关于 CP 儿童脊柱侧凸术后 HRQoL 的证据即将出现。尽管存在风险，接受脊柱侧凸手术的 CP 患者的预期寿命可能相对较长[106]，总体而言，手术可能改善 HRQoL。Harms 研究小组的一项调查中，作者持续了 5 年的随访后发现术后 CPCHILD 的个人护理、体位和舒适方面有改善[8]。该队列中的患者年龄从 8 岁到 19 岁不等，不一定能反映 EOS 人群；所有患者均接受脊柱最终融合治疗。

在对各种病因的 EOS 患者的 HRQoL 进行的一项分析中，Hell 等发现，根据 EOSQ-Q24[107] 的测量，无法行走的神经肌肉性患者与 HRQoL 呈负相关。该研究的特点是包含大量脊髓性肌萎缩患者且大量患者使用 VEPTR 器械治疗，以上特点可能对研究结果有影响。

其他证据表明，生长友好型手术对 CP 和 EOS 儿童有益。在一项针对 24 名接受 TGR（$n=9$）或 MCGR（$n=15$）手术的患者的研究中，儿科脊柱研究组报道称，EOSQ-24 测量的 HRQoL 在至少 2 年的随访中均有所改善[107]。令人惊讶的是，TGR 组和 MCGR 组之间的 HRQoL 没有差异。此外，最近的证据表明，尽管与 TGR 相比，MCGR 与侧弯矫形改善相关，但术后 2 年计划外 UPROR 两者没有差异，分别为 21% 和 14%[61]。需要进一步研究来确定特定植入技术在 CP 患者 EOS 手术中对 HRQoL 结果的益处。

13.10　总结

CP 患者中的 EOS 对儿童脊柱外科医生提出了重大挑战。与其他病因相比，CP 和 EOS 患者的功能受损更严重，治疗上更棘手。手术目标包括侧弯和骨盆倾斜的矫正，以实现在水平骨盆上的脊柱平衡，同时实现舒适和稳定的轮椅坐姿是这一类无法行走人群的首要目标。支具治疗作为座椅附件可用于柔韧性好的侧弯，但不应期望能防止侧弯进展。EOS 患者超过 50° 的进行性侧弯可考虑手术干预。然而，如果侧弯柔韧性好，则可以在轮椅座椅系统（有 / 无支具）能容纳侧弯时进行观察。当然，如果侧弯接近 90°，或不能接受保守治疗，应考虑对 CP 和 EOS 儿童进行生长友好型手术。在过渡年龄（即 8~10 岁或更早）进行最终融合还是生长友好型手术存在争议。目前的生长友好型技术与显著的并发症相关，但可能也与 HRQoL 的改善相关。为 CP 和 EOS 患者的外科治疗提供更坚实的指导还需要进一步的研究。

（Nickolas J. Nahm, Jason J. Howard, Suken A. Shah 著
迟鹏飞 译　姚子明 校）

参考文献

扫描书末二维码获取

第14章 脊髓性肌萎缩

本章内容

14.1 引言..........138	14.6.1 不能独坐者..........139
14.2 诊断..........138	14.6.2 能独坐者..........139
14.3 分型..........138	14.7 手术干预..........139
14.4 药物治疗..........139	14.7.1 术前准备..........140
14.5 新生儿筛查..........139	14.7.2 生长友好型手术技术..........141
14.6 骨科脊柱畸形管理..........139	14.8 脊柱融合手术..........141

要点

- 脊髓性肌萎缩（SMA）是最常见的单基因神经退行性疾病之一，估计新生儿发病率为 1:(6000~10 000)。
- 脊柱侧凸在 SMA 患者人群中非常普遍，SMA 1 型和 2 型儿童的发病率为 60%~90%。在最近的一项研究中，SMA 1 型和 2 型儿童接受脊柱手术的概率为 80%。
- 对于年龄小于 8~10 岁的骨骼发育不成熟患者，"生长友好型"脊柱内固定器械可稳定和改善脊柱畸形，但同时也允许脊柱持续生长和肺部发育，是首选治疗方法。
- 年龄大于 10 岁的患者通常可以接受最终后路脊柱融合和节段内固定治疗，根据骨盆倾斜的严重程度和行走能力，决定是否延伸至骨盆。

14.1 引言

脊髓性肌萎缩症（spinal muscular atrophy，SMA）是最常见的单基因神经退行性疾病之一，估计新生儿发病率为 1:(6000~10 000)。大约 95% 的病例是由 5 号染色体长臂上的 SMN1 基因缺失引起的。SMN1 的突变抑制了功能性 SMN 蛋白的产生。SMA 患者可通过邻近的 SMN2 基因产生功能完整的 SMN 蛋白。更高数量的 SMN2 拷贝与更轻的表型相关。SMA 患者总是携带至少 1 个 SMN2 拷贝[1]。功能性 SMN 蛋白的缺失导致脊髓前角细胞变性，进而导致进行性近端肌肉无力[2]。

14.2 诊断

SMA 的诊断基于分子遗传学检测。该遗传学检测是对 SMN1 和 SMN2 的定量分析。2 个完整的 SMN1 拷贝缺失可诊断 SMA。需常规评估 SMN2 的拷贝数，因为它影响表型分类。确定 SMN2 拷贝数的另一个原因是，其目前用作患者纳入临床药物试验的标准[1]。自从本书上一版出版以来，针对 SMA 的基因靶向药物疗法已经获得了美国 FDA 的批准。这些药物治疗改变了疾病进程的既往临床路径以及疾病分类的方式。

14.3 分型

既往根据临床症状发作时的年龄和病程，可将 SMA 分为三种传统亚型。SMA1 型患者在出生后的前 6 个月出现症状。他们通常被称为"松软婴儿"，自发性运动减少，呼吸模式自相矛盾。大多数 SMA 1 型患者有 2 个 SMN2 拷贝[1]。如果没有使用新型药物治疗和呼吸机支持，SMA 1 型是预期寿命低于 2 年的患者死亡的主要遗传病因[2]。SMA 2 型在 6~18 个月时出现症状。这些患者能够独坐，但不能行走。这些患者通常有 3 个 SMN2 拷贝。SMA 3 型患者从婴儿期一直到青春期才出现症状。他们至少能暂时独立行走，通常有 3~4 个 SMN2 拷贝。

神经科医生现在认为，将症状发作时的年龄、SMN2 拷贝数和药物治疗开始时的年龄结合起来分类比传统亚型分类更合适[2]。2018 年发布了国际制定的 SMA 诊断和治疗临床指南[1,3]。

14.4 药物治疗

FDA 批准（2016 年 12 月）用于 SMA 治疗的第一种药物是诺西那生钠（Spinraza）。这种药物增加了 SMN2 mRNA 的比例，从而产生更完整的功能性 SMN2 蛋白[1]。这种药物需要鞘内给药。研究期间，121 名 7 月龄以下的 SMA 1 型婴儿接受了多次鞘内注射诺西那生钠，并与未给药的假干预对比[4]。与对照组相比，接受诺西那生钠治疗的患者死亡或需要永久通气的时间推后。此外，73 例患者中有 37 例（51%）实现了运动里程碑的进步，而对照组中 37 例患者（0%）均无进步。然而，诺西那生钠组 73 例患者中只有 8 例（11%）实现了独坐。因此，随后的一项研究，在 25 例年龄小于 6 周、SMN2 拷贝数为 2 或 3 的婴儿中，研究了在婴儿出现症状前诺西那生钠治疗的效果[5]。所有 25 例患者都能独坐，22 例患者（88%）获得独立行走能力。2020 年 8 月，FDA 批准了一种增加功能性 SMN2 蛋白数量的口服药物（利司扑兰，Evrysdi）。

另一种药物 Zolgensma 于 2019 年 5 月被 FDA 批准用于 2 岁以下的 SMA 患者。这种药物直接针对功能障碍的 SMN1 基因，而不是试图增加 SMN2 蛋白的产量。Zolgensma 使用腺病毒载体递送 SMN1 的完整拷贝[2]。第一次临床试验包括 15 例 SMA 1 型且 2 个 SMN2 拷贝的婴儿（<8 个月）。所有患者均接受单次静脉注射（低剂量与高剂量）。与自然病史队列相比，所有患者的存活率和运动里程碑都有所提高。在高剂量组中，12 例患者中有 9 例（75%）实现了独坐。低剂量组的 3 例患者中有 1 例在 29 月龄时需要永久性通气[4]。目前正在对所有 SMA 亚型的年龄小于 6 周的患者进行 Zolgensma 研究，并且正在对小于 6 岁的 SMA 2 型患者进行鞘内应用研究[2]。

14.5 新生儿筛查

在诺西那生钠和 Zolgensma 的试验中，证明了治疗开始时年龄越小，临床效果越好。最令人印象深刻的结果是在症状出现前开始治疗的患者（年龄<6 周）。因此，SMA 于 2018 年 7 月加入了推荐统一筛查目录（Recommended Uniform Screening Panel, RUSP）。新生儿筛查（Newborn Screening, NBS）已在美国的几个州实施，美国其他州和其他国家正在进行试点筛查研究[2]。在 CureSMA 的支持下，SMA NBS 多学科工作组提出了一种通过 NBS 诊断为 SMA 患儿的治疗决策方法。一致认为对于无症状的 1 个 SMN2 拷贝的婴儿，以及有或无症状的 2 个或 3 个 SMN2 拷贝的婴儿，应立即开始治疗。有 4 个或更多 SMN2 拷贝的婴儿应密切监测，只有在出现症状时才治疗[2]。

14.6 骨科脊柱畸形管理

多学科方法是 SMA 患者治疗的关键要素。他们的评估和临床就诊应由儿童神经科医生协调，当体检中发现脊柱侧凸或后凸时，患者应转诊至儿童脊柱外科医生。

脊柱侧凸在 SMA 患者人群中非常普遍，SMA 1 型和 2 型儿童的发病率为 60%~90%[1]。在最近的一项研究中，SMA 1 型和 2 型患者接受脊柱手术的终生概率为 80%[5]。SMA 3 型患者接受脊柱手术的终生概率要低得多（40%），这与丧失行走能力时的年龄密切相关[5]。

最新的治疗指南将脊柱畸形治疗分为两个治疗组：①不能独坐者和②能独坐者。不能独坐者缺乏独坐的核心力量，通常需要躯干和头部支撑才能保持直立姿势[1]。

14.6.1 不能独坐者

既往，脊柱畸形治疗很少讨论不能独坐的患者，除非他们有稳定的呼吸和营养功能。随着药物治疗的进步，这些患者的生存率和整体功能得到改善，现在维持稳定坐姿的支具越来越常用。由于使用这些支具的前提是不应损害肺功能，所以系列石膏固定不常用。

14.6.2 能独坐者

任何提示脊柱侧凸或后凸的临床体征都应进行直立（坐或能站则站）、全长后前位（PA）和脊柱侧位 X 线片检查。<20° 的脊柱侧凸应每 6 个月监测 1 次，直到骨骼成熟，此后每年监测 1 次。侧弯>20° 的患者应使用脊柱矫形器治疗，来帮助支撑低张力的躯干[6,7]。对于是否应使用硬性或软性胸腰椎脊柱矫形器（TLSO），目前尚无共识[1]。支具治疗并不能阻止 SMA 患者脊柱畸形的进展[6]，因此应就此向家属说明。TSRH（Texas Scottish Rite Hospital）用于 SMA 患者典型的 TLSO 有 1 个用于容纳胃管（G 管）的前开口，1 个塑料外壳，并增加了内部衬垫，以避免皮肤刺激/损坏（图 14.1）。由于重复麻醉、外部压迫可能导致肺功能受累以及移除困难，所以不建议在该患者群体中使用系列 Mehta 或 Risser 石膏。

14.7 手术干预

SMA 患者手术干预的适应证是侧弯大于 50°，这表明保守治疗难以取得进展。手术还应考虑其他因素，

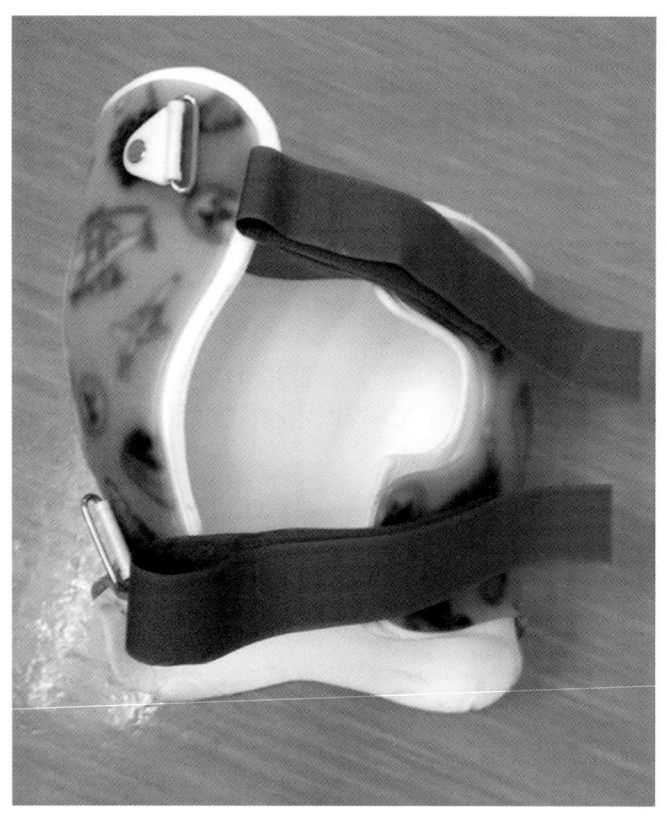

图 14.1 带前开口和衬垫 TLSO 支具，可容纳 SMA 患者的 G 管

如呼吸功能持续恶化、太阳伞肋骨畸形、过度后凸、躯干不平衡以及骨盆倾斜伴肋骨撞击[1]。

太阳伞肋骨畸形源于肋间肌肉无力，无法对抗相对较强的膈肌。这种不匹配会导致胸腔向内塌陷、胸廓狭窄和肺发育不全。然后，这些因素会导致胸廓功能不全综合征的出现（胸腔无法支持正常呼吸或肺生长）[8]（图 14.2）。Livingston 等开发了一套与辅助通气等级（AVR）相关的 Parasol 评分。Parasol 评分是根据后前位（PA）脊柱 X 线片的测量结果计算得出的。Parasol 评分较低的患者需要更高水平的通气辅助[8]。

14.7.1 术前准备

手术干预前 SMA 患者的准备需要多学科协作。患者需要肺功能检查（如能配合）、胸片和睡眠研究来评估呼吸暂停/缺氧。还应考虑进行无创通气（noninvasive ventilation，NIV）和辅助咳嗽的术前训练。找到合适的面罩可能比较困难。心脏病学方面检查不强制要求，然而，许多 SMA 患者也有心律失常。因此，建议进行基线肌电图（EMG）检查。

通过基线营养实验室检测［全血细胞计数差异、凝血酶原时间（PT）、部分凝血活酶时间（PTT）、血小

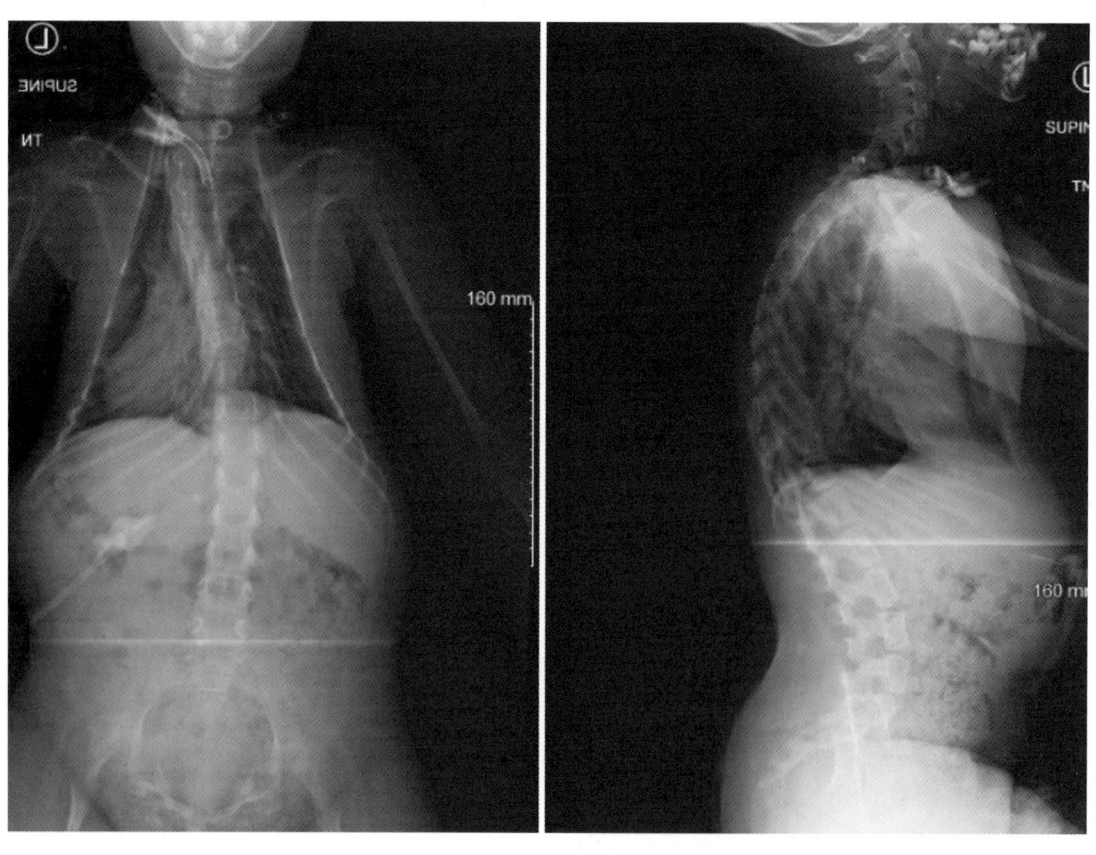

图 14.2 SMA 患者的太阳伞肋骨畸形

板功能检测、电解质全套、葡萄糖、钙、镁、总蛋白、白蛋白、前白蛋白、肝功能测试（LFTs）、铁、总铁结合力、铁蛋白、维生素 B_{12}、维生素 D 和 25-羟基维生素 D] 来进行营养评估。许多患者需要放置 G 管（伴/不伴 Nissen 胃底折叠术），以保证足够的热量摄入，同时避免反流、预防吸入性肺炎。有执照的注册营养师对所有 SMA 患者进行评估。干预措施包括热量计算、喂养建议、添加配方、补充品以及 G 管营养。视频吞咽研究适用于经口进食的患者。如果担心误吸，则应在手术前至少 8 周禁止所有经口摄入，以避免吸入性肺炎。

麻醉师也应对这些患者进行评估。许多患者下颌挛缩，颈部活动受限。应评估他们建立和维持血管通路的能力。SMA 患者恶性高热的风险没有增加；但应避免使用琥珀酰胆碱，因为在下位运动神经元失神经支配超敏反应的情况下，可能存在诱发横纹肌溶解和高钾血症的风险。非去极化肌松剂可表现为异常的突触传递和神经肌肉阻滞持续时间延长，即使使用短效肌松剂，如瑞库溴铵和罗库溴铵，也是如此。考虑到该患者人群中骨量减少的高发病率，在摆体位过程中必须小心避免骨折。

14.7.2 生长友好型手术技术

对于 8~10 岁及以下的骨骼发育不成熟患者，生长友好型脊柱内固定是首选的治疗方法，其可以稳定和改善脊柱畸形，但同时也允许脊柱持续生长和肺部发育[1]。2014 年，美国食品和药物管理局批准了磁控生长棒（magnetically controlled growing rods，MCGRs）。这些器械的优点是避免了重复的全身麻醉和手术延长，允许持续鞘内注射诺西那生钠，并避免脊柱最终融合，这使得脊柱和胸壁能够持续生长，直到青春期开始。2017 年，Lorenz 等报道了 21 例 SMA 2 型患者，他们接受了 MCGR 植入术，并且进行了肋骨至骨盆固定，平均年龄为 7.8 岁。在 2.2 年的随访中，冠状面主弯从 70° 降至 30°，并保持了 31° 的矫正。器械植入后，脊柱长度立即增加 50 mm，在治疗过程中每年增加 13.5 mm[9]。

Livingston 等研究了生长友好型脊柱内固定器械是否能够控制"太阳伞肋骨畸形"。研究中的 45 例患者有 20 例（45%）患有 SMA。将基于肋骨的生长友好型内固定器械与基于脊柱的内固定器械进行比较。所有内固定器械都是传统生长棒（traditional growing rods，TGRs）或垂直可扩张假体钛肋骨（VEPTR）。该研究不包括 MCGRs。基于脊柱的内固定器械可以更好地控制脊柱畸形，但不能改善太阳伞肋骨畸形。不幸的是，基于肋骨的内固定器械使太阳伞肋骨畸形恶化。作者认为，基于肋骨的生长友好型脊柱内固定器械可能会使胸壁变僵硬，并可能加重呼吸功能障碍的限制性部分。此外，基于肋骨组有更多的植入物失败和由此导致的肋骨骨折，这导致了更多的手术、胸壁损伤和肋间肌肉的进一步无力。同时也可能导致太阳伞肋骨畸形的进展[8]。

根据这一信息，应告知父母基于肋骨和脊柱的生长友好型内固定器械能够控制脊柱畸形，但它不是一种治疗太阳伞肋骨畸形和胸壁畸形的可靠方法。

14.8 脊柱融合手术

10 岁及以上的患者通常可以接受最终后路脊柱融合术和节段内固定治疗，根据骨盆倾斜的严重程度和行走能力，可选择是否延伸至骨盆[10]。2017 年，Chou 等发现，SMA 2 型患者脊柱侧凸的手术矫形可在长期随访（平均 12.3 年）中维持肺功能，其他优势包括：体重增加、更好的坐姿耐受性和减少呼吸道感染的发生率[11]。在接受脊柱融合手术的患者中，如何容纳鞘内通路存在争议。Strauss 等发布了一种新型皮下鞘内导管系统，用于诺西那生钠的门诊反复给药。10 例既往脊柱融合术的 SMA 患者接受了皮下鞘内导管（subcutaneous intrathecal catheter，SIC）装置的手术植入，手术时间不到 2 小时。在门诊通过 SIC 成功给患者注射了诺西那生钠，首次尝试时间在 20 分钟内，无须局部或全身镇痛、认知分心、超声引导、呼吸系统预防或镇静。从 SIC 中提取的脑脊液的葡萄糖和蛋白质水平正常[12]。

其他专家建议，手术应不暴露 1 个或 2 个中段腰椎的中线处，以容纳鞘内通路，这是使用诺西那生钠所必需的[1]。

在我们中心，神经病学医生确定了用于容纳诺西那生钠鞘内通路的方法，因此使用了上述两种技术（图 14.3）。对于体重小于 40 kg 的患者，使用小体型植入物系统以避免器械突出。术后肺部管理应包括拔管和过渡到无创通气（NIV），以双水平压力的形式进行，并积极保持肺部卫生。在营养管理方面，患者有慢传输型便秘的基础，使用阿片类药物会加重便秘。尽早开始肠道准备。一些患者还可能出现胃食管反流和排空延迟。如果不能耐受喂食，患者可能需要肠外营养。基于阿片类药物的镇痛应视为常规术后管理的一部分，以提供适当的 NIV 和咳嗽辅助。非甾体类抗炎药（NSAIDs）和对乙酰氨基酚应按计划日常使用。

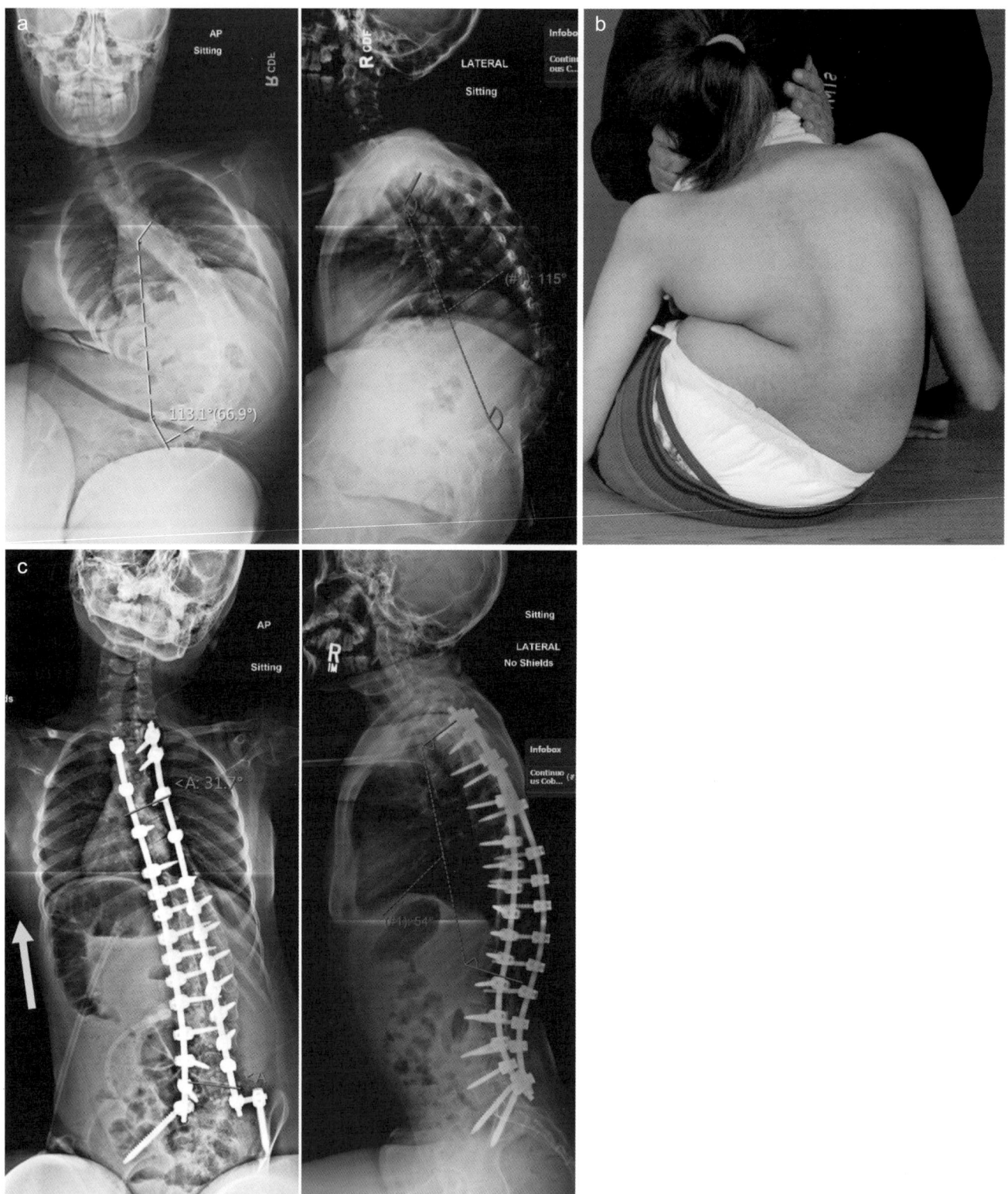

图 14.3 （a）SMA 2 型的 10 岁女性患者。坐位前后位（AP）和侧位 X 线片显示脊柱侧凸 113°，后凸 115°。（b）同一患者的临床照片。（c）术后 1 年的坐位 AP 和侧位 X 线片显示脊柱侧凸 31°，后凸 54°（SIC 在手术期间置入，以便于诺西那生钠术后给药：箭头）

（Amy L. McIntosh 著 迟鹏飞 译 姚子明 校）

参考文献

扫描书末二维码获取

第15章 脊髓脊膜膨出

本章内容

15.1 引言..........143	15.3 矫形治疗..........147
15.2 分型和病因..........144	15.4 手术适应证与计划..........149
15.2.1 先天性脊柱侧凸..........144	15.4.1 术前评估和围手术期注意事项..........150
15.2.2 发育性脊柱侧凸..........144	15.5 手术技术..........151
15.2.3 瘫痪..........144	15.5.1 最终内固定和融合..........152
15.2.4 脑积水和脊髓空洞症..........146	15.5.2 生长友好型手术..........157
15.2.5 脊髓拴系..........146	15.6 总结..........160

要点

- 脊髓脊膜膨出是一种以多种先天性异常和发育性异常为特征的多系统疾病,其发生率和严重程度不一。脊髓脊膜膨出包括典型的脊柱病变及相关的脑和脊髓病变。
- 早发型脊柱侧凸(EOS)在脊髓脊膜膨出的患儿中非常普遍,有多种可能的病因;进展性畸形如可预防,应及时对病因进行诊断和治疗。
- 脊髓拴系松解术应用于符合适应证标准的患者,可阻止或减缓脊柱侧凸的进展。
- 在治疗 EOS 时,可考虑在密切监测下使用定制的脊柱矫形器。
- 由于合并症众多,手术治疗需要进行综合的术前评估。根据患者特定的功能需求和高度变异的解剖结构选择适宜的手术技术。
- 脊柱节段性内固定是重要的技术进步。它可以稳定固定脊柱发育不良的部分;定制的低切迹器械是必不可少的。
- 生长友好型手术技术为 EOS 患儿的治疗提供了一种选择,但需要仔细筛选病例。

15.1 引言

脊髓脊膜膨出(myelomeningocele)是脊柱裂最严重的病变形式之一,此类出生缺陷疾病的共同点是椎骨后方融合失败。与皮肤覆盖的变异不同,它代表了神经胚形成障碍:神经皱襞没有闭合形成神经管;外胚层和间充质不向内侧迁移;神经基板暴露[1](图15.1)。暴露的神经组织所对应的节段出现麻痹性瘫痪,进而导致神经源性肠道、神经源性膀胱以及多种发育性骨骼畸形。由于脊柱缺损的节段不同,这些畸形的发病率、类型和严重程度也有所不同。但出生时的神经缺陷并不是导致畸形的唯一原因。在神经肌肉疾病中,脊髓脊膜膨出的独特之处在于合并多种其他畸形(发生率和严重程度不同):先天性畸形,如垂直距骨、马蹄内翻足和先天性脊柱侧凸;先天性异常,如髋关节脱位;以及一些脑部和脊髓异常。神经系统病变尤其相关,也是导致神经功能恶化和发育性骨骼畸形的原因[2](表15.1)。

表 15.1 脊髓脊膜膨出中神经功能恶化的原因

脑积水 +/- 分流功能障碍
脊髓拴系 +/- 肿瘤(脂肪瘤、皮样囊肿、神经肠源性囊肿、纤维瘤)
Chiari Ⅱ 型畸形
脊髓积水 / 脊髓空洞症
脊髓纵裂

Adapted from Reigel [2]. With permission from Elsevier

鉴于存在许多诱发因素,大多数脊髓脊膜膨出患儿会出现某种形式的早发型脊柱畸形也就不足为奇了。在本章中,我们将讨论解决脊柱侧凸的问题。严重的脊柱侧凸会对坐姿平衡、肺功能和活动能力产生不利影响,从而增加整体残疾程度。在患有脊髓脊膜膨出

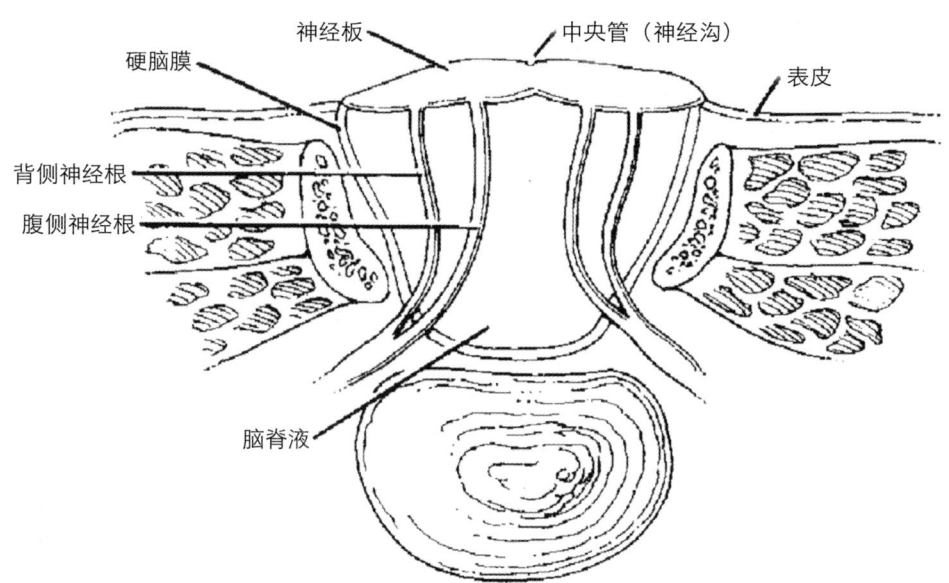

图 15.1 脊髓脊膜膨出的基本病变是在胚胎神经斑状态时脊髓节段暴露。由于神经皱襞未能融合成管状,表层外胚层和间充质不会迁移到中线;由这些结构发育而来的皮肤、骨骼、软骨和肌肉保持在它们的横向位置,无法保护神经组织。神经基板上覆盖着一层薄薄的蛛网膜,它会在出生后不久分解——如果未闭合,则会导致感染和脑膜炎(Reprinted from Lindseth [1]. With permission from Lippincott Williams & Wilkins)

的儿童中,这种畸形的治疗尤其具有挑战性。导致畸形的原因有很多种,并且患儿的功能、解剖异常和医学合并症方面各不相同。手术治疗,无论是采用生长友好型技术还是最终融合技术,都可以治疗严重畸形和进行性畸形,但众所周知,手术治疗的难度很大,并且是脊柱畸形手术中并发症发生率最高的一种。

治疗脊髓脊膜膨出患儿脊柱畸形的医生应该制订个体化的治疗方案。对于可预防的进行性脊柱畸形,例如先天性脊柱侧凸和脊髓拴系,必须及时诊断和治疗。脊柱矫形器是改善坐姿平衡并可能减缓畸形进展的治疗方法,以避免或最大限度地减少最终手术的复杂性。当需要手术治疗时,必须根据患儿的独特需求和解剖特征进行个性化治疗。

15.2 分型和病因

50%~80%的脊髓脊膜膨出患儿可伴发≥10°的脊柱侧凸,通常在10岁时出现[3-5]。侧凸可能是先天性的或发育性的;两者也可能共存[5]。

15.2.1 先天性脊柱侧凸

7%~21%的脊髓脊膜膨出患儿因先天性脊柱畸形发生脊柱侧凸[3,5,6]。对于缺乏特定自然史资料的脊髓脊膜膨出人群,根据已有指南进行治疗或是合理的——稳定已记录的或预期的侧凸进展(图15.2)。由于在脊柱发育不良节段单独进行后路融合理论上更容易失败,因此应考虑增加前路融合[7]。

15.2.2 发育性脊柱侧凸

在脊柱曲度发育过程中,脊柱序列在出生时往往是正常的。既往认为这些畸形继发于瘫痪[5],但现在认为原因不局限于此,许多神经系统异常可能是导致畸形的原因。发育性脊柱侧凸是潜在神经系统异常的表现;治疗前必须首先确定诊断。在某些情况下,治疗原发病可以稳定甚至消除畸形并防止神经功能恶化,如泌尿功能障碍或肌无力。

15.2.3 瘫痪

瘫痪是许多此类患儿脊柱侧凸的主要原因,畸形的患病率与瘫痪程度相关就证明了这一点。Trivedi等将这一人群的脊柱侧凸定义为曲度>20°的侧弯,并指出了3个最能预测脊柱侧凸发展的因素:运动损伤水平、行走状态和最远端完整的椎弓结构(last intact laminar arch,LILA)。运动损伤水平在胸椎、上腰椎、下腰椎和骶骨的患者中,脊柱侧凸患病率分别为93%、72%、43%和7%;LILA节段与运动损伤水平对应的脊柱侧凸患病率分别为89%、44%、12%和0%[8]。生长期间的进展速度与年龄和畸形严重程度有关。20°~39°的侧弯每年进展3.8°,≥40°的侧弯每年进展12.5°。11~15岁年龄组的侧弯进展最快(表15.2)[9]。

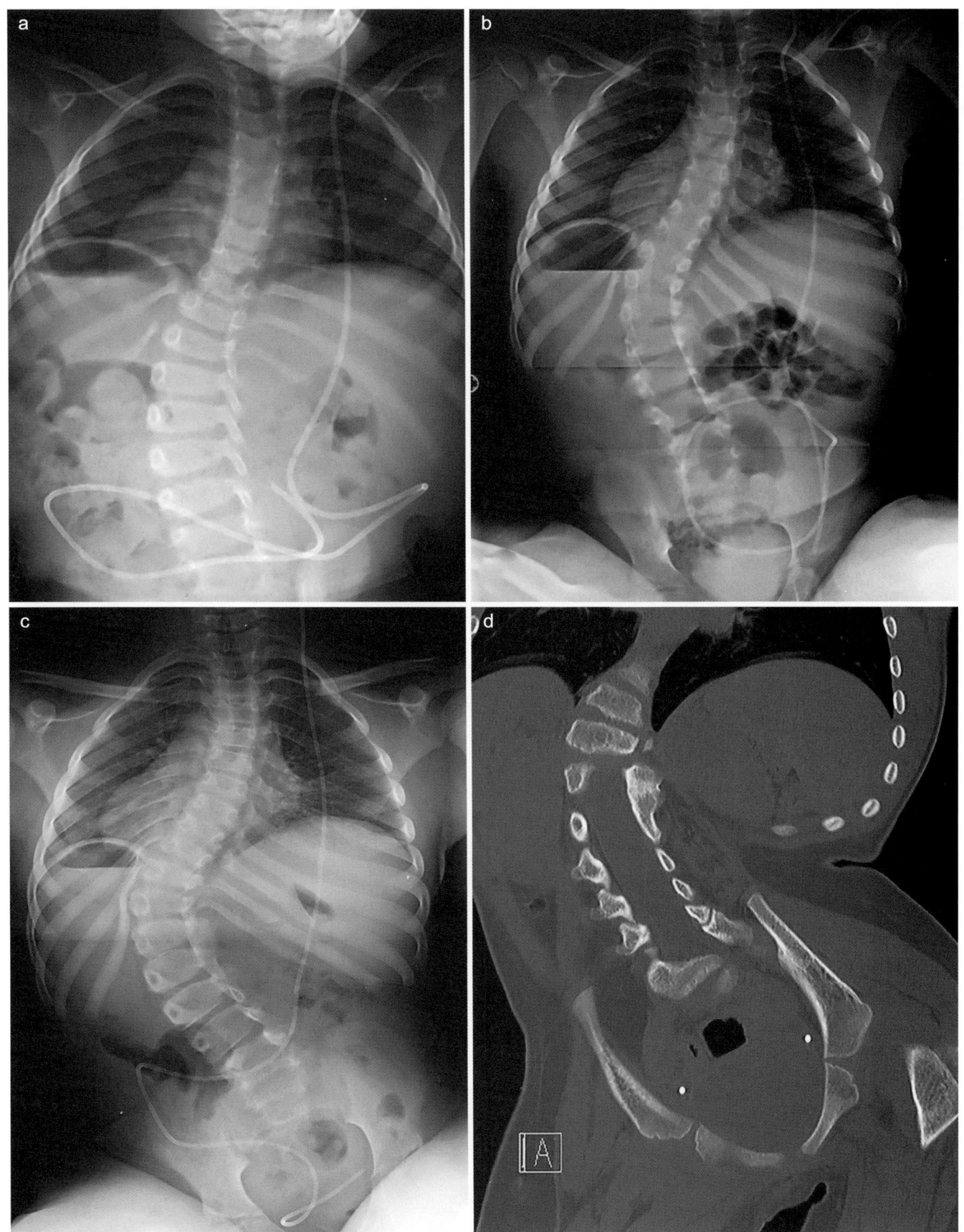

图 15.2　早期发现先天性脊柱侧凸可能避免严重的畸形。患儿 3 岁（a）和 6.5 岁（b）时很难发现脊柱单侧分节障碍。到 8 岁时，L1～L2 单侧骨性连接明显（c，d）

表 15.2 脊髓脊膜膨出儿童脊柱侧弯预测进展

基于年龄大小

年龄	进展（/年）	P 值	进展≥5%/年
5～10 岁	4.3°	<0.001	34%
11～15 岁	7.1°	<0.001	41%
16～20 岁	0.8°	n/a	14%
≥20 岁	0.5°	n/a	0%

基于侧弯大小

脊柱侧弯（主弯）	进展（/年）	P 值	进展≥5%/年
-19°	1.2°	0.02	15%
20°～39°	3.8°	<0.001	38%
≥40°	12.5°	<0.001	54%

Adapted from Müller and Nordwall [9]. With permission from Wolters Kluwer Health

15.2.4 脑积水和脊髓空洞症

脊髓脊膜膨出患儿神经功能恶化最常见的原因是分流功能障碍和脑积水治疗不当[10]。脊柱侧凸与交通性脊髓空洞症相关，交通性脊髓空洞症是静止性脑积水的一种表现[11-14]。手术干预是否可以逆转畸形尚不清楚（图 15.3）。

15.2.5 脊髓拴系

基本上所有接受过手术闭合中线缺损的脊髓脊膜膨出儿童都有异常的低位脊髓，脊髓被神经基板、修复后的硬脊膜和周围组织之间的粘连拴系。许多人还会出现包涵囊肿和皮样瘤等病变，这些病变会对脊髓造成拴系或压迫[15, 16]。高达 30% 的脊髓脊膜膨出患者的这些解剖异常是有症状的——会造成神经功能恶化，一种称为脊髓拴系综合征（tethered cord syndrome，TCS）的临床病症。脊髓拴系是导致临床功能减退的第二大常见原因[17, 18]。在大多数情况下，及时的脊髓拴系松解术（tethered spinal cord release，TCR）将改善或稳定恶化的运动或泌尿系统功能[16, 17, 19-22]。

TCR 用于治疗脊柱侧凸的决策过程需更加谨慎。因为脊柱侧凸可能与瘫痪有关，在某种程度上，瘫痪因素基本存在于所有发展为畸形的患者中，因此很难将拴系作为明确的原因。关于脊柱侧凸脊髓拴系松解术的适应证尚未达成明确共识（表 15.3）。

McLone 等首次报道了脊髓脊膜膨出儿童脊髓拴

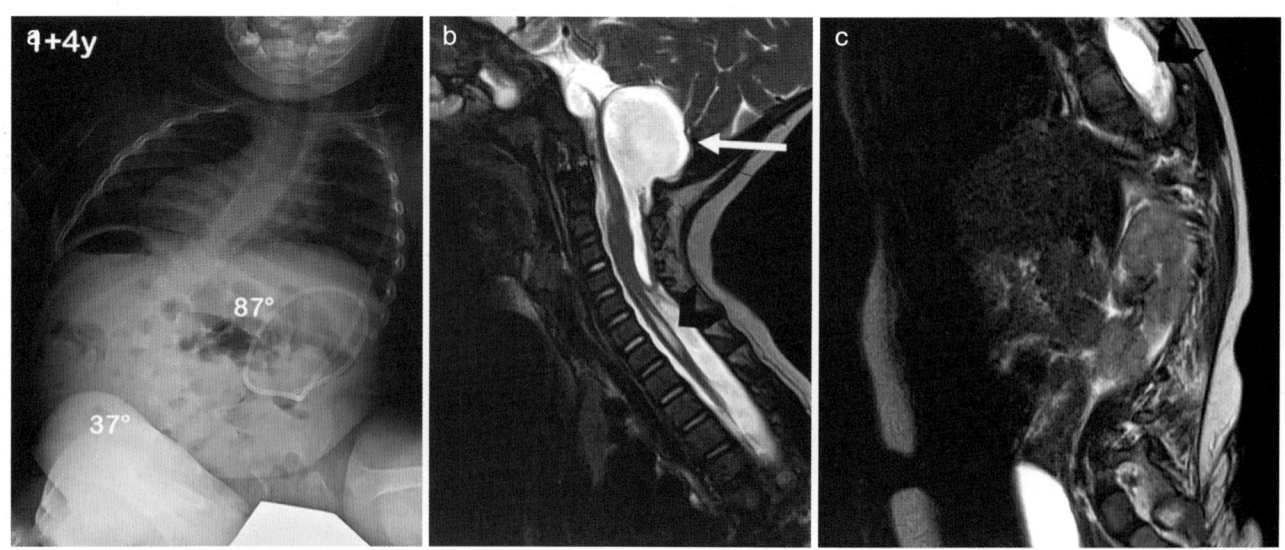

图 15.3 对于早期出现的严重畸形，应考虑瘫痪以外的神经系统原因。（a）16 个月大的男孩，继发于脑室底造瘘术效果不佳的严重脑积水和相关的脊髓积水是导致畸形的原因。MRI 显示病变：（b）Chiari Ⅱ 型畸形，第四脑室扭曲和扩张，颈段脊髓积水，（c）严重的胸段脊髓积水。减压手术成功后畸形继续进展

表 15.3　脊髓脊膜膨出儿童脊髓松解术：对脊柱侧凸的影响

第一作者	# 患者	年龄（岁）平均值	随访时间（年）	较小侧弯		较大侧弯		混合弯	
				缓解或稳定	进展	缓解或稳定	进展	缓解或稳定	进展
Mclone[24]	30	6.4	2~7	15	9	1	5		
Sarwark[25]	17	7.9	3~10	9	5	1	2		
Altiok[27]	20	6.2	3.8	5	9	3	3		
Pierz[28]	21	8.4	5	8	7	1	5		
Bowman[26]	36	-	12					12	24（13-融合）
总计：124				缓解/稳定 = 55		进展 = 69			

系和脊柱侧凸之间的关系，并提出松解术可以改善或稳定进展性畸形[23]。在一组 91 例接受脊髓拴系松解术的脊髓脊膜膨出患者中，30 例被诊断为脊柱侧凸，并且除了拴系之外没有明显的神经系统原因。该研究和大多数后续研究将畸形分为改善（畸形减少 10°）、进展（畸形增加 10° 以上）以及稳定。侧弯 >50° 的患者有 6 例；其中 5 例进展并需要脊柱融合。侧弯 <50° 的患者有 24 例，除 1 例外，其他患者均在 1 年时改善或稳定；在 2~7 年的随访中，5 例（21%）改善，10 例（42%）稳定，9 例（37%）进展。

轻度畸形的儿童的早期效果是令人鼓舞的，这促使研究人员对此类患者采取积极的治疗方案。为了对拴系导致的畸形而不是瘫痪平面引起的畸形进行分析，他们评估了局限于运动平面为 L3 或更低的脊髓脊膜膨出患儿，并获得了与最初系列研究相似的结果[24]。在最近的一项研究中——经过长时间的随访——他们思考并总结认为在大多数儿童中，拴系松解并不能阻止最终的脊柱融合术[25]。尽管数据似乎支持 TCR 作为一种减缓脊柱侧凸进展以延迟矫正手术的方法，但他们认为该建议在被证实之前仍需进一步评估。

Altiok 等发现 TCR 将最终手术平均延迟了 3.2 年，并确定了年龄和侧弯大小的预后意义[26]。在侧弯 ≤45° 做松解手术的患者中，10 岁及以下患者的疾病进展率为 80%，11 岁及以上患者的疾病进展率为 25%。尽管大多数儿童无论侧弯大小如何都有进展，但只有 43% 的侧弯 ≤45° 的儿童和 83% 的侧弯较大（≥46°）的儿童接受了脊柱融合术。

Pierz 等研究了 TCR 治疗进展性脊柱侧凸的效果，共纳入 21 例脊柱闭合不全和脊柱侧凸患者，其中 18 例合并脊髓脊膜膨出[27]。只有侧弯较小的大龄儿童未通过手术稳定脊柱侧凸，这类儿童的自然史无法预测其显著进展。6 例脊柱侧凸患儿中 5 例侧弯 >40°，侧凸进展需行脊柱融合术，受累神经节段位于胸椎的患儿 100% 进展，需行脊柱融合术。9 例脊柱侧凸在 20°~40° 范围内的患者中：3 例接受最终融合的患者在松解时平均年龄为 6.7 岁，平均主弯为 37°。6 例侧凸保持稳定的患者平均年龄为 9.6 岁，平均主弯为 25°。6 例患者出现 8 种松解手术并发症，其中 1 例出现 2 个运动节段永久丧失。作者的结论是，不是所有程度的侧弯都适合松解。

总而言之，由于该人群的病理解剖和不同研究包括方法学上存在差异，所以很难确定 TCS 和脊柱侧凸的关系。由于纳入了部分无需干预的轻度侧凸和继发于瘫痪的畸形，因此部分结论受到挑战。此外，经 TCR 与未经治疗的侧凸自然史的对比研究表明，稳定或进展缓慢的畸形可能与未经治疗的轻度或早期发病的畸形的结局没有差异。然而，在所有的研究中，一些患者确实从 TCR 中获益。排除脊髓拴系以外的致畸原因后，选择性地使用 TCR 治疗最符合 TCS 特征的畸形是合理的：例如较小年龄时出现的巨大畸形，进展速度远超自然史预测的侧弯，或与神经功能恶化的其他形式相关的畸形（图 15.4）。

15.3 矫形治疗

脊柱矫形器治疗被广泛推荐于患有进行性脊柱侧凸的年龄较小的脊髓脊膜膨出儿童[28, 29]。对于这一人群来说，这可能是一项困难的干预措施，因为患有脊髓脊膜膨出相关脊柱侧凸的儿童会出现躯干控制不佳、髋关节屈曲挛缩和瘢痕性无感觉的皮肤——这些因素会导致支具不耐受。此外，支具是家庭的又一负担，他们必须经常处理下肢矫形器、按时导尿、物理治疗和许多其他耗时的治疗。患者的获益不同并且这些受益模棱两可。

最为广泛接受的支具适应证是减缓侧凸进展，从而允许患者在接受最终脊柱融合术之前保持脊柱生长。Bunch 报道了 14 例柔韧性好的麻痹性脊柱侧凸患

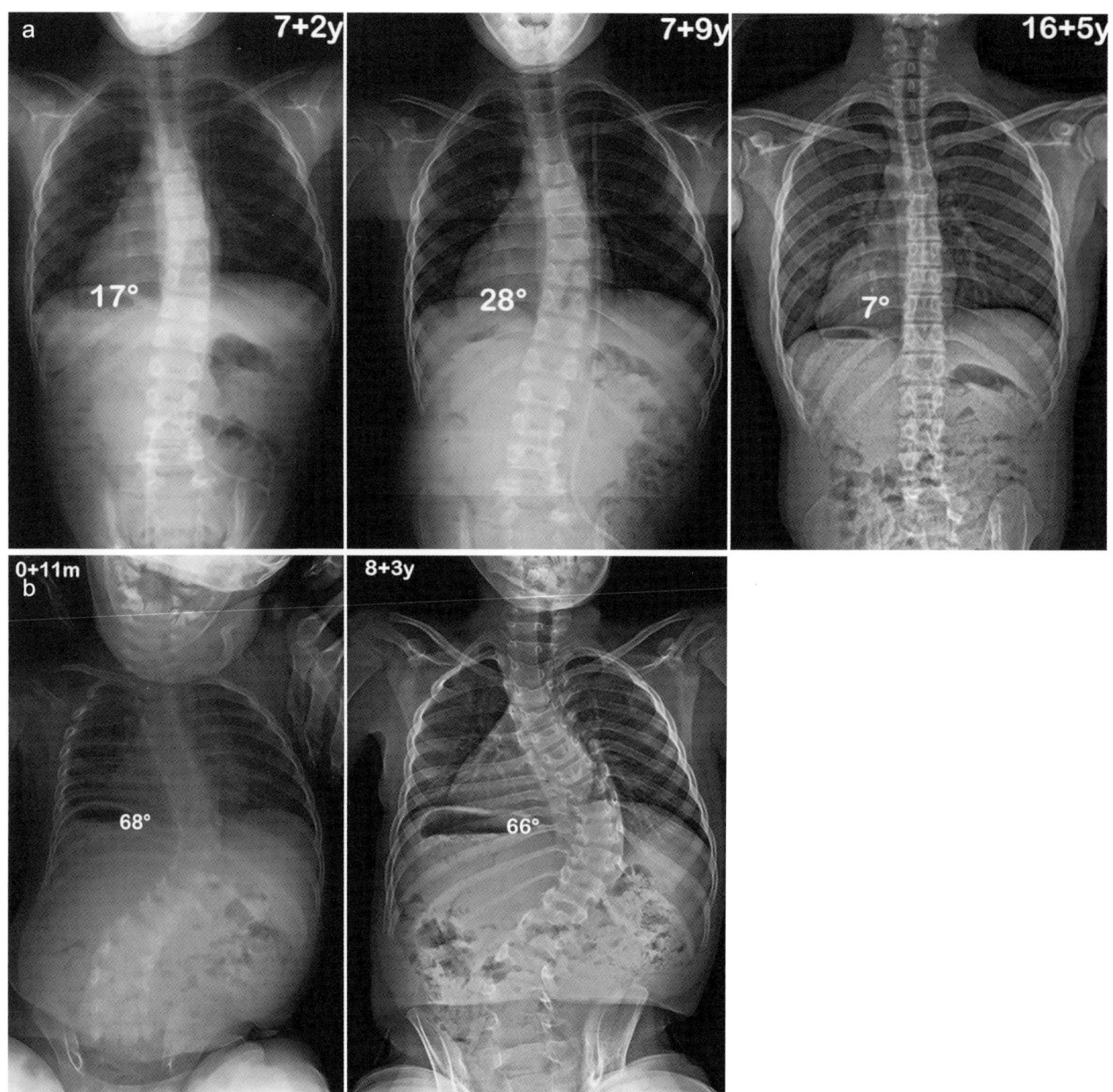

图 15.4 （a）在选择适当的患者中，对有症状的脊髓拴系的治疗可能会改变脊柱侧凸的自然病史。7 岁男童，脊柱侧凸 7 个月内进展 11°。肌电图（EMG）显示尿道外括约肌纤颤——这是脊髓拴系的一种特征表现。松解后畸形逐渐缓解。（b）这名 11 个月大的男童合并严重的脊柱侧凸以及尿动力学检查符合脊髓拴系。松解手术后畸形维持稳定 7 年

者[30]。他通过测量皮肤压力来调整 Milwaukee 支具并将皮肤溃疡的风险降至最低，并强调逐渐停用支具。他同时规定了日间使用时间表。对于仍在接受矫形器治疗的 11 名患者（其中 6 名患有脊髓脊膜膨出），主弯中位数为 35°，支具使用时间中位数为 2.5 年，矫正率中位数为 46%。这些患者尚未进行手术，但没有关于支具对侧凸进展影响的信息。

Johnston 等研究了脊柱矫形器对继发于脊髓损伤的麻痹性脊柱畸形患者延迟手术的疗效——14 例患者患有脊髓脊膜膨出[31]。改良的 Milwaukee 支具和全接触式定制型塑形器腋下护套用于畸形柔韧性好的 10 岁及以下儿童的全日项目中。5 例完成治疗并在骨骼成熟时进行手术的患者中，有 4 例患者治疗失败。比较那些被认为治疗成功的患者与未经治疗的患者的进展率，发现一些患者从治疗中受益（1 例 5.5 岁的儿童在开始使用矫形器时侧弯为 95°，在 12 岁时进行了手术治疗，此时侧弯 60°），而另一些患者则没有受益（1 例 8 岁儿童，脊柱侧弯 36°，在 16 岁手术治疗之前，每年进展 3.5°）。其他研究报道的矫正不良和支具不耐受的说服力较低。Sirium 等报道了较大侧弯的显著进展[32]。

Olaffson 等使用预制 Boston 型支具，发现 20 例脊髓脊膜膨出患者中有 10 人停止治疗[33]。

一项研究评估了矫形器治疗作为避免——而不是延迟——脊柱融合术的一种手段。Müller 和 Nordwall 评估了 21 名患有脊髓脊膜膨出和神经肌肉性脊柱侧凸的儿童，这些儿童使用 Boston 型聚乙烯定制成型矫形器治疗[34]。在停用支具过程中，这些儿童住院观察 10 天。矫形器每天使用 23 小时，在骨骼成熟时停用。11 例已记录每年进展 5°且侧弯≤45°的患者完成了平均 2.5 年的治疗和 2 年以上的随访。支具治疗开始时的平均冠状面主弯为 35.7°，支具停用时为 29.6°，最后随访时为 28.4°，差异有统计学意义。7 例患者首次就诊时侧弯＞45°，其中 5 例行手术治疗，2 例末次随访时矫正率为 27%。基于轻度侧弯的良好治疗结果，作者推荐该组患者进行矫形器治疗。值得注意的是，在许多病例中，治疗是在身高生长速度达到峰值后开始的，此时预计侧凸进展较慢。

无论能否阻止侧凸进展，矫形器都能通过为坐位提供支撑来改善功能。Letts 等报道了使用"软 Boston 矫形器"治疗神经肌肉性脊柱侧凸[35]。这个支具是由一种类似于泡沫塑料的材料"Aliplast"制成的，并用聚乙烯加固。虽然脊柱侧凸的改善仅为 15°，但体位或坐姿的稳定性提高了 90%。

脊柱矫形器的使用最好根据患者的需求进行个体化定制。无论适应证是什么，只有定制的矫形器且谨慎应用，患者才更有可能耐受。当改善功能时，比如允许独坐，支具的益处就会明显得到认可，矫形器也更容易被接受。由于支持矫形器停止或减缓侧凸进展的数据有限，因此使用时应谨慎。只要不影响功能，并为儿童及其家庭所接受，较大畸形的幼儿或畸形进展速度快于预期的儿童应该使用矫形器。必须对畸形进行监测以确定治疗方案的疗效。正如一项独立研究报道的那样，于轻度侧凸来说，全天使用矫形器阻止畸形进展并避免手术是值得考虑的，但目前似乎未被广泛应用。

15.4 手术适应证与计划

通常建议对冠状面主弯≥50°的侧凸进行手术[28, 36-38]，但仅将侧凸严重程度作为手术指征，就是假定这种程度的畸形即将或进展为有症状的侧凸。在患有脊髓脊膜膨出的儿童中，严重的侧凸通常不会影响健康或功能[39]，并且成人畸形的自然病程也不确定。循证方法证实，手术适用于那些已证明能明确获益的临床问题。与脊柱侧凸相关的最常见的功能问题是坐姿不平衡，而这个问题手术治疗是有效的[40, 41]。手术治疗还可以提高自尊心[42]、自理能力[41, 43]和肺功能[44, 45]。另一个手术适应证是继发于骨盆倾斜的皮肤溃疡，尽管溃疡存有多方面的原因，矫正冠状面畸形和骨盆倾斜并不能保证解决溃疡问题[46]。此外，如果骨盆倾斜减轻但僵硬持续存在[47, 48]或脊柱前凸减少[41]，则溃疡可能会加剧。尽管生长友好型技术似乎可以稳定畸形并获得适度的矫正和生长，但此技术的经验较少。

很少有关于成人脊柱侧凸的研究，这些研究没有提供足够的随访来分析畸形的长期进展或功能和健康相关问题。Sibinski 等评估了 19 名脊柱侧凸成人的生活质量和功能的各种指标，患者平均年龄为 21.4 岁，平均主弯为 77.5°[49]。健康相关生活质量（health-related quality of life，HRQoL）评分仅在重度畸形中受影响。Khoshbin 等对部分骨骼发育成熟时脊柱侧凸仍至少 50°的患者进行了研究[50]。他们将 34 名接受手术治疗的患者与 11 名非手术治疗的患者进行比较。手术组的平均随访年龄和平均随访时间分别为 27 岁和 14.9 年，非手术组为 25.6 岁和 11.6 年。作者认为，手术可以纠正冠状面畸形并阻止进展，但不会明显影响 HRQoL。值得注意的是，非手术组的主弯的平均值从 65.7°增加到 85.4°——每年进展 1.7°。综合信息表明，50°或更大的侧弯将会在短期内进展，一些人可能会经历有害但不危及生命的健康问题。

治疗决策的权衡需要考虑干预带来的不利后果。尽管在现代节段性内固定时代，手术效果有所提高，但据报道，脊柱畸形手术感染、假关节、内固定失败和神经功能恶化等仍是发生率最高的手术并发症[41, 51-54]。功能丧失是手术干预的另一个后果。Mazur 等、Schoenmaker 等和 Muller 等的独立系列报道指出，至少 50% 的患者在手术后失去了行走能力[41, 55, 56]。这种基于神经系统状态变化的恶化很少发生。值得注意的是，这些患者术后制动时间较长，可导致身体部位发生挛缩，并且可能处于失能状态。许多儿童的活动范围多局限于社区，随着这些孩子的成熟，行走功能的丧失可能属于自然病程。手术风险-收益分析必须考虑多种人群的极端变异，并在个体化的基础上进行分析。矛盾很明显：轻度畸形的患者进行手术可能会给一些人造成危害，而这些患者的畸形可能不会继续进展；等到症状出现才进行干预会导致更大更复杂的畸形，这将增加手术风险，并对结果产生不利影响。医生如果认为需要进行手术，就必须考虑到循证研究的缺乏以及并发症和功能丧失的真实风险，从而调整其建议。

15.4.1 术前评估和围手术期注意事项

脊髓脊膜膨出是一种多系统疾病，需要进行综合广泛的术前评估（表15.4）。实验室评估必须包括尿培养和营养评估。Hatlen等已经证明，营养缺乏和术前尿培养阳性与脊髓脊膜膨出患者脊柱手术后感染风险增加有关[57]。66%的深部伤口感染的病原菌为术前尿培养的病原菌。

表15.4 脊髓脊膜膨出儿童脊柱侧弯手术的术前计划和围手术期注意事项

	术前	围手术期
一般情况	营养评估 （总蛋白、白蛋白）	乳胶过敏 预防性广谱抗生素
神经外科	分流功能 症状性拴系松解	神经监测 无预防性拴系松解
泌尿外科	尿液C&S 导尿时间表 尿动力学检查	导尿管/造口护理
整形外科	切口规划 组织撑开器？	切口闭合辅助 敷料护理
胸外科	肺功能 睡眠呼吸暂停？（CPAP？）	支持治疗
骨科	活动状态 髋关节屈曲挛缩？ 坐位计划 平片 　直立 　柔韧度（弯曲、牵引） 骨龄 MRI CT+/-3D/模型	位置：保护皮肤 辅助矫正 牵引+/- 失稳 （截骨术/VCR/前路松解+融合） 器械 稳定 低切迹

评估分流功能是为了避免急性脑积水这种灾难性并发症，该并发症可能伴发于涉及脊髓的操作或大量液体转移[58, 59]。有症状的脊髓拴系必须诊断和处理，但对于无TSC症状的患者，不建议术中为避免神经损伤而进行预防性拴系松解。Samdani等在未松解拴系组中没有发现明显的神经系统问题[60]。Goldstein等注意到，无症状患者预防性拴系松解时，可导致并发症增加且无神经系统获益。接受松解术的患者住院时间、手术部位感染、返回手术室以及输血需求均增加[61]。

整形外科评估适用于通过有缺损、瘢痕性软组织的切口规划。尤其有助于生长友好型技术，在这种手术中，必须考虑初始内固定的位置（通常位于侧方）和最终手术的内固定的位置（通常位于中线）。术前使用组织撑开器可能有助于更好地实现软组织覆盖，但已有的报道经验有限[62]。

评估步态和主动移动的方法，以确定广泛融合后腰骶部运动丧失造成的后果。当腰骶椎融合时，髋关节挛缩的问题可能更大：融合后脊柱前凸增加将使原本髋关节屈曲度降低的患者坐起来更加困难；脊柱前凸减少会使髋关节屈曲挛缩患者的站立和行走更加困难。

需要完整的影像学分析来制定合理的畸形矫正策略。畸形的柔韧度决定了术前或术中牵引和去稳定技术的必要性，例如前路松解术或后路截骨术。由于许多患有脊髓脊膜膨出的儿童存在性早熟[63, 64]，因此一般使用骨龄而不是实际年龄来确定骨骼成熟度，并决定生长友好型或最终手术是否恰当。计算机断层扫描（CT）和CT生成的3D模型有助于了解变异和发育异常的解剖结构；有助于根据患者独特的解剖特点进行稳定、低切迹的固定（图15.5和图15.6）。3D模型也可用作术中参考[65, 66]。神经系统的异常通过全脊柱MRI检查进行评估。

所有患者都置于无乳胶环境中[67-69]。与这一人群

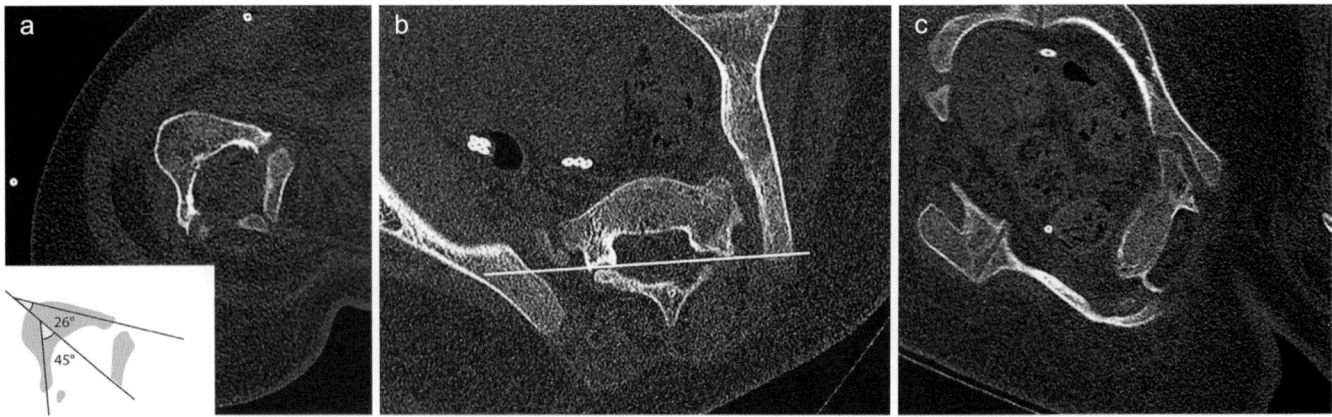

图15.5 椎骨、骶骨和髂骨的解剖结构变化很大。请注意以下方面的不对称性：（a）腰椎椎弓根宽度和角度，（b）髂骨和骶骨的关系，（c）在骶骨翼-髂骨固定的钉道水平处，骶骨和髂骨的骨量。骨盆固定需要仔细、个性化的术前计划

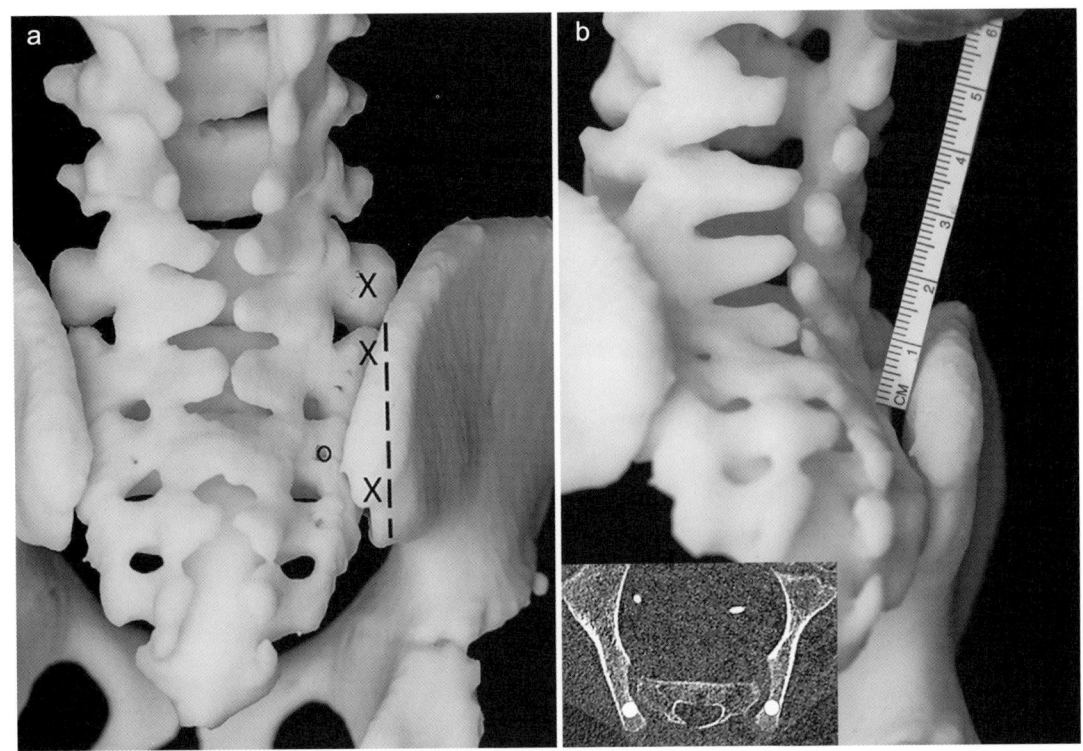

图 15.6 3D 模型将脊柱节段解剖和节段间关系可视化。此图确定了理想的骨盆固定方法。锚定方向和进钉位置的设计旨在使节段内稳定性最大化、顺应节段间序列以易于放棒以及低切迹。下腰椎和骶骨节段的椎弓根角度需要一个外侧椎弓根螺钉进入点，因此需要一个髂骨锚钉而非骶骨锚钉（a）。髂后骨棘确保了内固定的低切迹：髂骨螺钉与骶骨平齐，截去部分邻近髂骨内壁并使用髂骨螺钉解剖学钉道（b）

特别相关的是一项关于儿童脊柱手术后手术部位感染风险因素的研究：合并症，特别是脑瘫或脊髓发育不良；尿失禁或大便失禁；对抗生素预防方案的依从性差；内植物突出增加[70]。设计低切迹内固定器械很重要。由于造成感染的微生物种类很多，预防性使用抗生素的覆盖范围应该是广谱的[71, 72]。神经监测是最终固定手术过程中的标准监护。在生长友好型手术中使用垂直可扩张假体钛肋（VEPTR）和生长棒技术，不论是初次手术还是延长手术，神经监测都能检测出四肢损伤[73-75]。摆体位必须谨慎，因为有挛缩和敏感瘢痕皮肤的儿童容易受到压力性损伤。四柱手术床可辅助矫正畸形；臀垫的位置可能会导致或多或少的脊柱前凸。不能过分强调细致严密地闭合切口以及敷料的必要性。当大小便失禁患者的切口延伸到尿布水平以下时，会有切口感染的风险（图 15.7）。

15.5 手术技术

由于脊柱侧凸的儿童通常会在≤10 岁时发病，许多畸形会在患者很小的时候就达到需要手术的严重程度；此时必须决定是使用生长友好型技术还是最终固定手术[3-5]。早期融合手术的后果是缩短躯干长度、减少

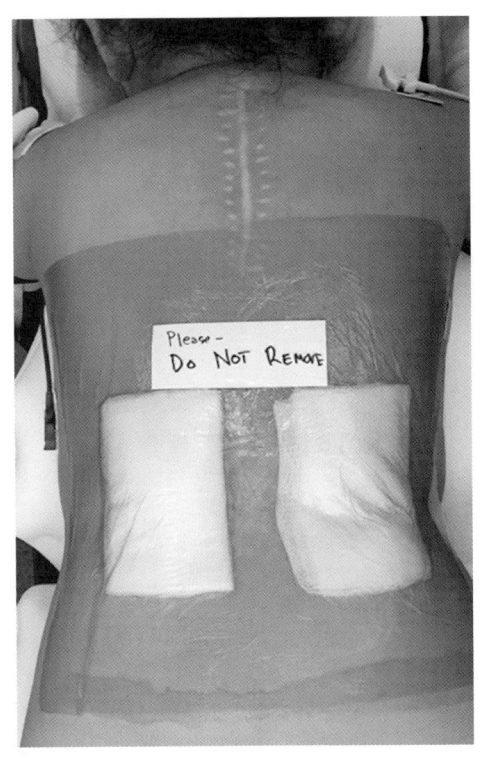

图 15.7 下背部的切口特别容易受到污染——瘢痕、软组织缺损会影响皮肤贴合，并且该区域位于尿布下方。需要多层防水敷料来保护伤口免受局部环境和善意的医护人员的影响

肺的生长和体积。在未成熟儿童中进行后路脊柱融合时的另一个问题是可能出现曲轴现象[76-78]。这种并发症在脊髓脊膜膨出人群中尚未有记录，有证据表明，在神经肌肉病变患者中，后路固定至骨盆可以防止这种并发症[79,80]。生长友好型手术所带来的额外躯干生长的好处必须与众所周知的反复手术并发症的风险相权衡。

15.5.1 最终内固定和融合

理想情况下，手术可以推迟到患儿足够成熟以达到最终固定手术的条件。不能简单地将其划分到一个特定的实际年龄组，而是要考虑到许多变量：功能需求、肺容量、骨骼成熟度以及延迟手术时间对最终手术复杂性的影响。现在存在多种选择；目前比较普遍的建议，例如将骨盆纳入固定范围或前后联合入路，未能充分考虑个体对功能需求的巨大差异和畸形解剖的独特性[28, 29, 37]。

15.5.1.1 前后联合固定和融合

在脊髓脊膜膨出人群中，前后路联合手术一直是推荐的标准治疗方法[81]。许多研究将各种技术进行了对比，结果发现多技术联合可获得更好的畸形矫正和融合率；对于在前路融合方法中使用内固定的好处，人们意见不一[41, 51, 54, 82-85]。这些研究是基于第一代和第二代内固定器械手术、是否固定骨盆和不同的植骨技术的研究。此外，研究没有将畸形的僵硬程度、侧弯类型和椎体发育不良对手术结果的影响考虑在内。在椎弓根固定和先进的三柱截骨技术时代，应该应用更加个性化的手术技术[38, 86]。当外科医生认为侧弯的僵硬程度、类型以及骨骼发育不良的程度会导致单纯后路去稳定技术以及内固定技术不足以获得满意的矫正和融合时，就需要使用联合技术（图 15.8）。

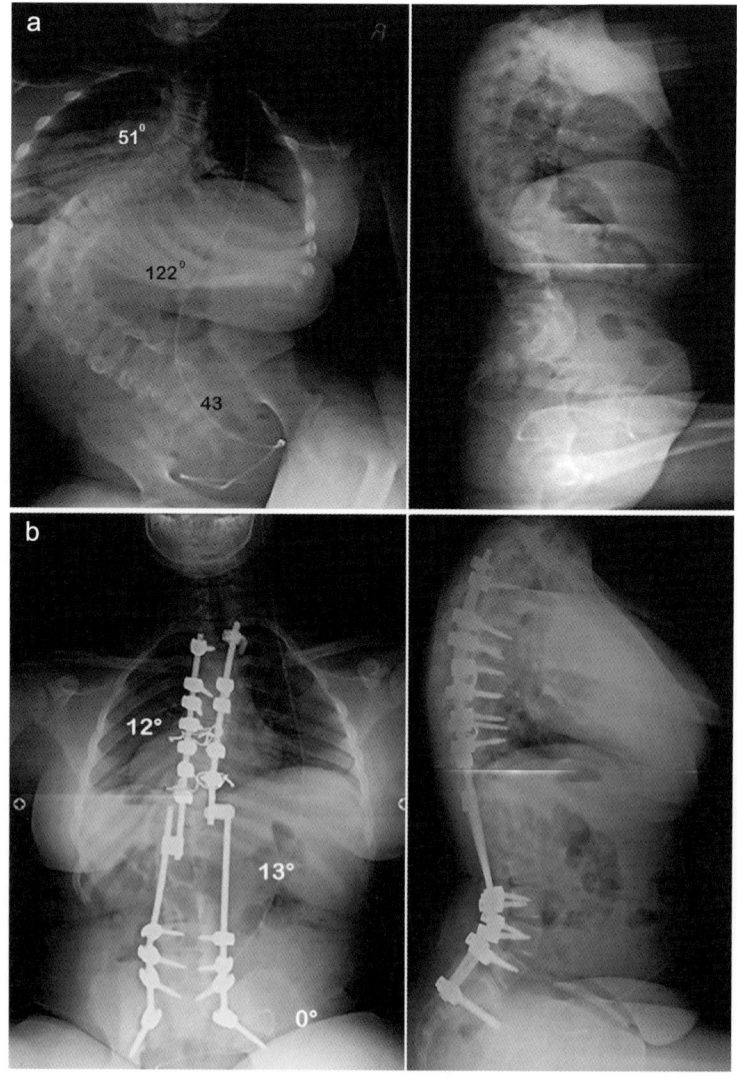

图 15.8 这个女孩与图 15.2 中的为同一患者。显示了前后路联合手术指征：畸形严重且僵硬，部分原因是脊柱分节障碍

15.5.1.2 后路融合和内固定

较新的节段性固定系统提高了固定技术，使人们对单独后路手术及其相关并发症的减少重新产生了兴趣。Banti 等报道了 50 例脊髓脊膜膨出伴脊柱侧凸的患者接受单纯后路固定融合术；大多数都采用早期形式的节段内固定[87]。随访时平均脊柱侧凸矫正率为 47%，骨盆倾斜矫正率为 31%，假关节率为 16%。虽然结果不如联合手术报道的最佳疗效，但正如作者总结的那样，这可能足以证明该术式避免了前路手术的并发症。Yazici 等报道应用椎弓根螺钉治疗神经肌肉性脊柱畸形的疗效满意[88]。在脊髓脊膜膨出患者组成的一个小亚组中，单纯后路手术脊柱侧凸的矫正率为 69%（图 15.9 和图 15.10）。

15.5.1.3 前路融合和内固定

单纯前路内固定似乎很适合前方椎体正常、后方中线皮肤受损和脊柱后方结构缺陷的患者，但既往这种技术一直存在问题，因为它易导致后凸且会增加末端固定椎的上下节段的附加作用。更新、更坚固的系统和技术已经解决了部分问题，改善了畸形矫正，降低了感染率，但适应证仍在讨论之中。Basobas 等报道了对 21 例神经肌肉性脊柱侧凸患者进行单纯前路内固定融合术的结果，其中 12 例为脊髓脊膜膨出患儿[52]。末次随访时主弯由术前平均 60.4° 降至 24.6°，骨盆倾斜角由术前平均 15.1° 降至 5.4°。融合椎以下平均保留 3.2 个节段。无腰椎前凸丢失。感染 1 例，假关节形成 1 例。21 例患者中，4 例需要进一步延长融合。Stark 等报道在 6 例前路手术治疗的脊髓脊膜膨出患者中，有 5 例使用了该技

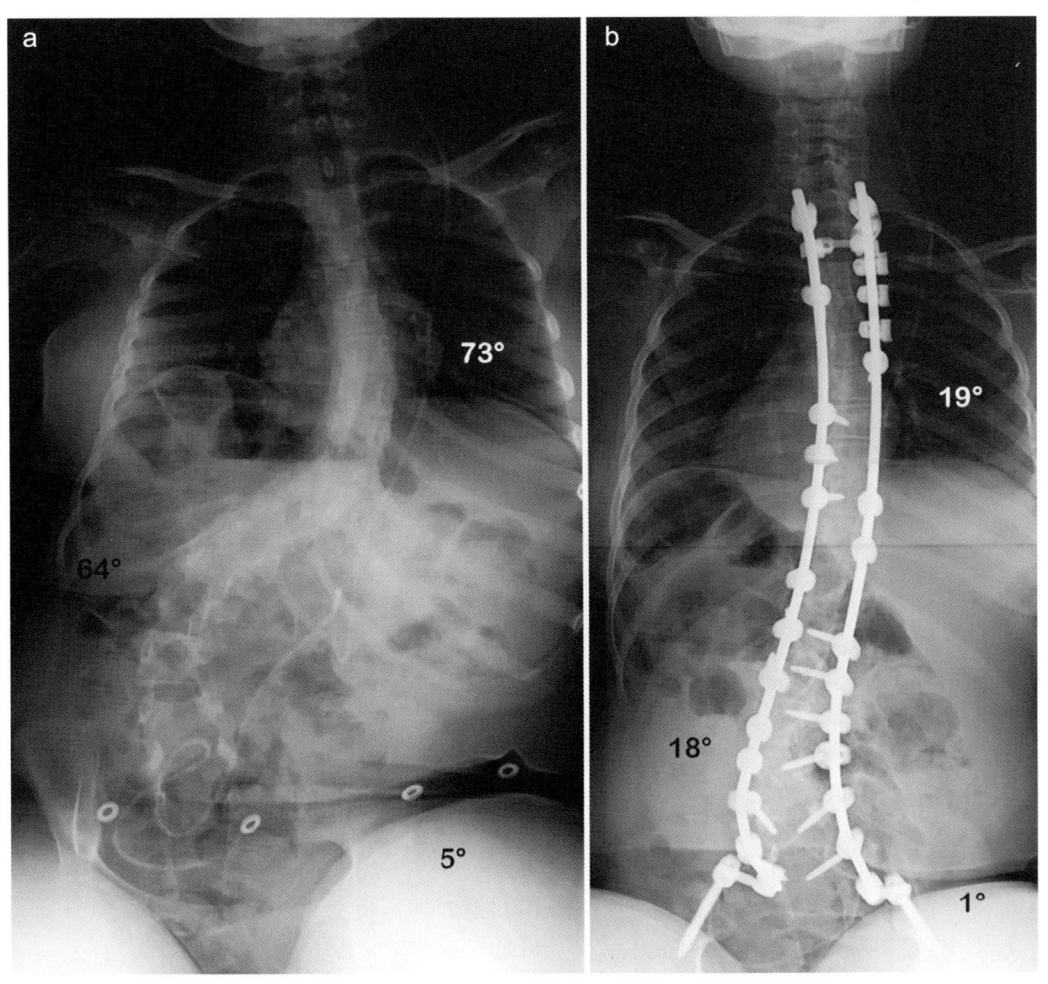

图 15.9 采用单纯后路手术。畸形不严重，骨骼解剖结构足以稳定固定（a）。内固定固定到骨盆，这样可以固定到畸形的下缘，来纠正躯干的失代偿（b）

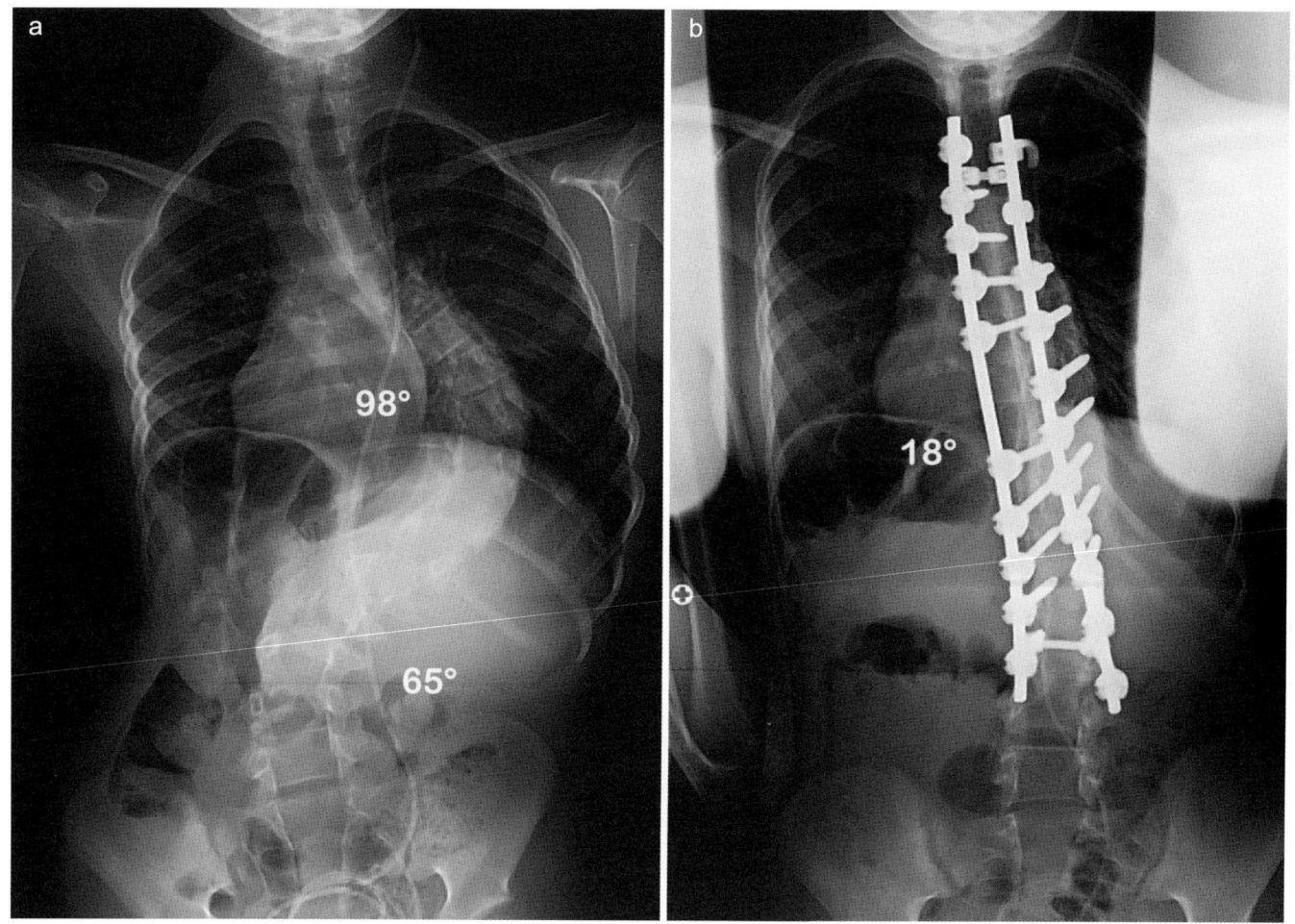

图 15.10 此例青春期女孩仅能在社区步行。治疗目标是在保留腰椎活动节段的同时调整脊柱序列。通过后路松解、截骨和稳定固定后获得了满意的矫正。3 个椎间盘被保留；骨盆倾斜继发于下肢不等长，可通过增高鞋垫进行矫正

术，他们认为，该技术在这一人群中是存在缺陷的[89]。Sponseller 等回顾了 14 例单纯行前路固定融合术的脊髓脊膜膨出患者，发现 2 例神经功能恶化，2 例近端失代偿，1 例螺钉拔出[90]。所有不良结果都发生在有脊髓空洞症或侧凸≥75° 的患者中（图 15.11）。

15.5.1.4 骨盆固定

当脊柱侧凸下端涵盖骨盆或侧凸类型导致后方结构发育不良，畸形尾侧常无足够内固定稳定锚定点，因此远端必须固定至骨盆。根据每名患者特有的解剖形态提供稳定的内固定（尤其是降低固定平面）是尤为重要的，医师可依照已有治疗方式进行选择或改进：

1. 相较骶骨固定而言，髂骨固定可以更好地矫正冠状面畸形和骨盆倾斜[90,91]。
2. 第二枚髂骨螺钉可提高稳定性并减少并发症[92]。
3. 骶骨翼 - 髂骨（sacral-alar-iliac，SAI）螺钉突出更小，并发症更少，并且骨盆倾斜的矫正通常比髂骨螺钉更好[91, 93-95]。
4. 解剖路径技术为 SAI 提供了一种很好的替代方法，其切迹低且对骶骨解剖的依赖性较小[96]。
5. 骶骨翼钩需用于骨量充足的稳定骨块上[97]。
6. 髂骨 S 钩可以从远离中线处进入[98, 99]。

任何形式的骨盆固定都会对可行走患者的步态产生不利影响[100]，此类患者应尽可能避免骨盆固定。通过椎弓根固定可提高内固定的稳定性，因此部分患者无须固定骨盆。Wild 研究了一系列行前路固定或后路椎弓根节段固定进行骨盆短节段融合的患者[101]。术前平均侧凸为 81.8°，术后平均随访 4.9 年，末次随访平均侧凸为 34.7°。骨盆倾斜角从 32° 矫正到 4.8°。尽管有一名患者进行了轻微矫正，但术后所有患者均未出现皮肤溃疡，这可能是由于腰骶部活动度更大，从而调整了坐姿。Rodgers 等的结论显示，经椎弓根固定提供了足够的固定力，半数脊柱侧凸患者可避免延长固定至骨盆[39]（图 15.12）。

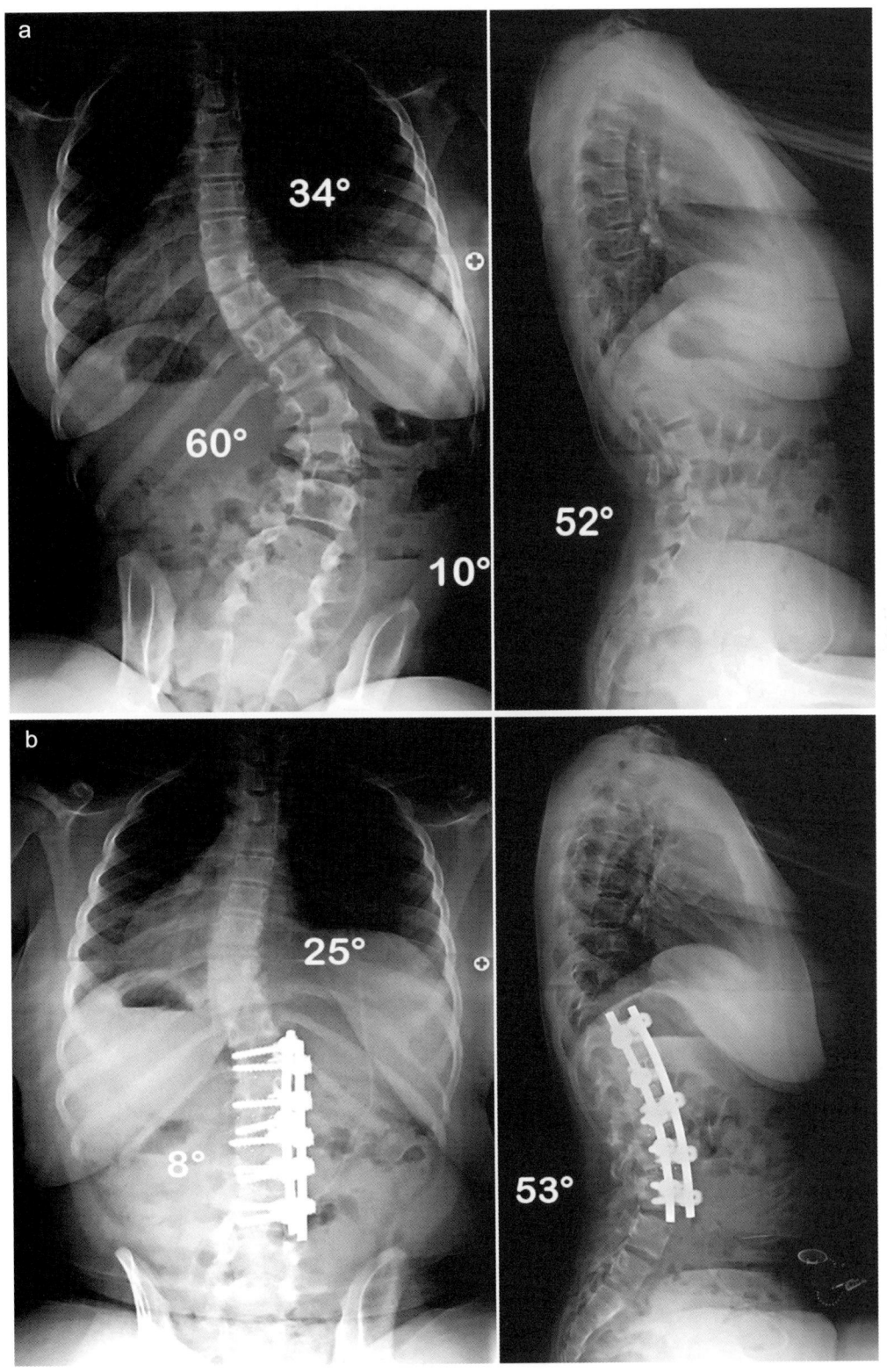

图 15.11 前路手术避免了脊髓脊膜膨出儿童脊柱手术的主要障碍：后方软组织和脊柱结构缺失。本病例畸形得到纠正，活动节段得以保留。矢状位序列由结构性植骨和双重内固定来维持

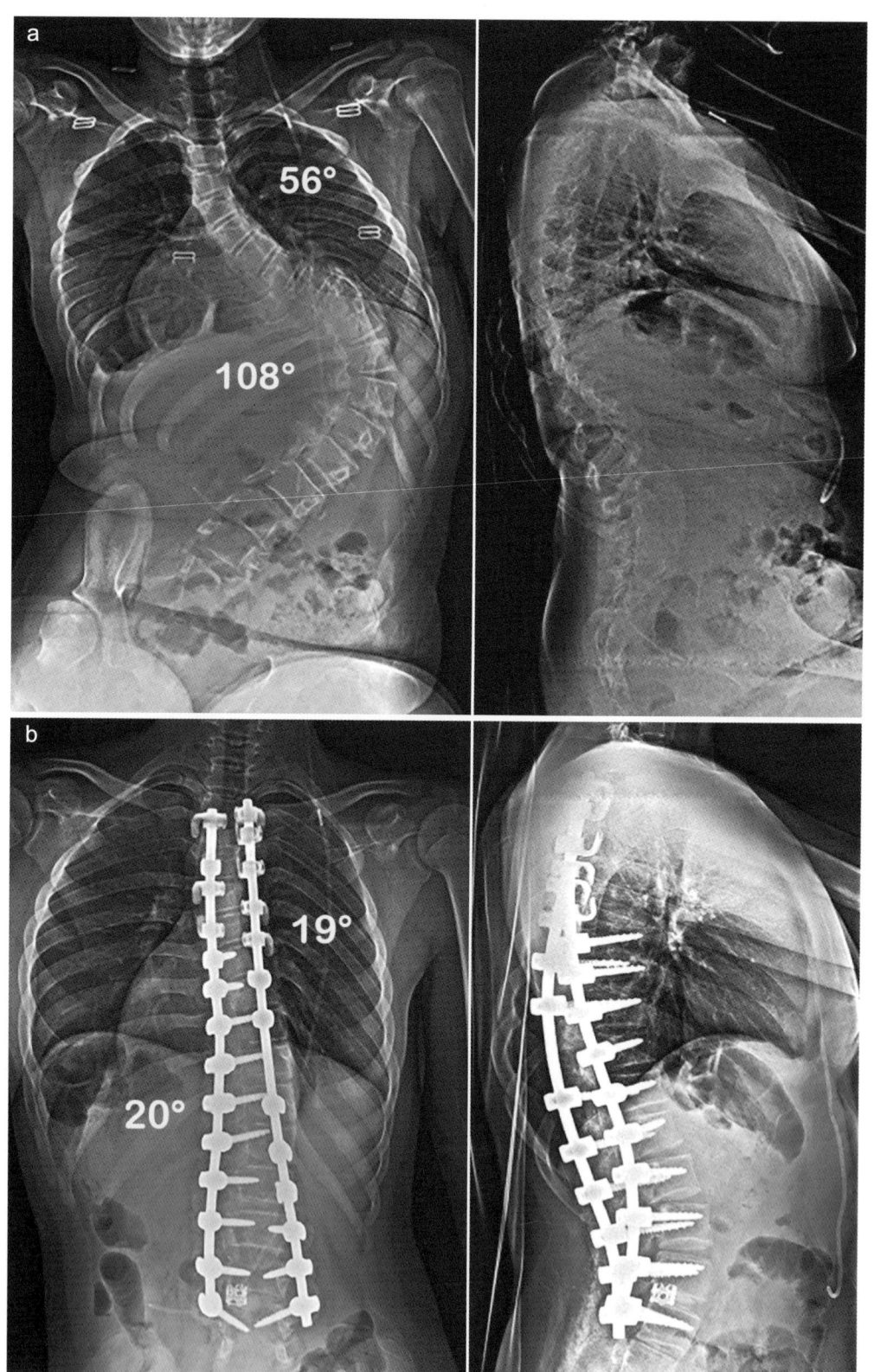

图 15.12 现代技术——后路脊柱截骨术、椎间植骨和稳定的节段内固定可获得满意的矫正,并通过使用单纯后路技术保留运动节段

表 15.5 脊髓脊膜膨出患儿脊柱侧凸行生长友好型撑开手术的结果

第一作者	内固定	# 患者	年龄（岁）	随访（年）	术前主弯（°）	术后主弯（°）	T1- 每年生长（mm）[a]	并发症
Ahmad[102]	Hybrid TGR 肋骨/骨盆	3	6	2.4	67	38	6	髂骨螺钉侵蚀：2
Flynn[79]	VEPTR 肋骨/骨盆	16	4	5	47	47	5 T1-T12	植入物并发症：12 伤口感染[b]：5（s），2（d） 移位：5
Ramirez Lluch[105]	Hybrid TGR 肋骨/骨盆	37	5.5	4.6	68	60.5	10	总计：71 计划外手术：17 器械相关：76% 感染：14%
Smith[104]	Hybrid TGR 肋骨/骨盆和脊柱	34	6.6	4.4	61	44	15	总计：66 感染：24 移位/肋骨骨折：15 伤口裂开：8 内固定失败：10
Campbell[103]	VEPTR 肋骨/骨盆	10	-	5.8	73	46	-	移位： S 钩：3 肋支架：2 伤口感染：4

[a] 以上研究方法不同：一些研究报道 T1-S1 长度增加，但并未区分首次手术获得的长度（延伸）和后续延长获得的长度（生长）
[b]（s）表浅；（d）深

15.5.2 生长友好型手术

15.5.2.1 撑开技术

撑开技术是最广泛使用的生长友好型技术，但在脊髓脊膜膨出患者中治疗经验有限（表 15.5）。垂直可扩张假体钛肋骨（VEPTR）（DePuy Synthes Spine Company，Raynham，MA）和传统生长棒（traditional growing rods，TGR）均已广泛应用于临床[79, 102-105]。正如在中轴骨和软组织缺乏的儿童中所预期的那样，内固定常置于侧面。通过设置多个肋骨[102]或脊柱[106]内固定的锚定点可预防内固定失效或移位。

最常见的远端固定方法是由髂骨 S 钩进行骨盆固定；其优点是通过切口侧方放置，从而避开了中线较薄的皮肤，并且不太可能对最终手术所需的中线切口造成损害。Schur 等比较了髂骨 S 钩固定与 SAI 和髂骨螺钉在基于撑开技术的生长友好型内固定植入术中的疗效[98]。153 例患者中多数为神经肌肉性畸形。除内固定移位外，各组需行手术翻修的内固定并发症发生率相似；S 钩组 111 例患者中 13 例发生移位，螺钉组 42 例患者中 1 例发生移位。该研究得出结论，螺钉组的骨盆倾斜矫正效果更好，但比较结果受到近端锚钉结器械类型差异的影响。注意手术技术的优化可减少 S 钩移位，例如中央放置[95]，不一定需要翻修；优先考虑侧向置钩时，此方法仍然是最可行的选择（图 15.13 和图 15.14）。

一般来说，生长友好型手术技术可在延迟最终手术的情况下控制脊柱畸形，但畸形矫正和脊柱生长并不明显。此技术平均矫正率约为 25%，远低于特发性侧凸患者获得的最佳矫正率。虽然有不同的报道，但其生长也低于最佳实践分析中得出的"每年生长 1.8 cm"[107]。目前尚不清楚治疗期间是否有功能改善。在 Campbell 等的研究中，胸廓发育不良综合征患儿平均额外生长时间为 5.8 年[103]。Flynn 等使用辅助通气等级评分评价肺脏对治疗的反应；16 例患者中有 11 例病情改善或稳定[79]。由于并发症发生率显著[79, 102-105]，因此获得这些收益的成本很大。Ramirea-Lluhl 等报道了 37 例患者中 29 例发生 71 项并发症，平均每例患者出现 2.4 项并发症[105]。17 例患者需要额外的非计划手术。最常见的并发症为内固定器械相关并发症（76%）、感染（14.1%）、疼痛（5.6%）、气胸（1.4%）和疾病相关死亡（2.8%）。目前还没有足够的数据明确磁控生长棒（magnetically controlled growing rods，MCGR）技术能否改善治疗结果。

对儿童脊髓脊膜膨出患儿的生长友好型技术的最终评估，需要观察患者至完全发育成熟，才能够与接

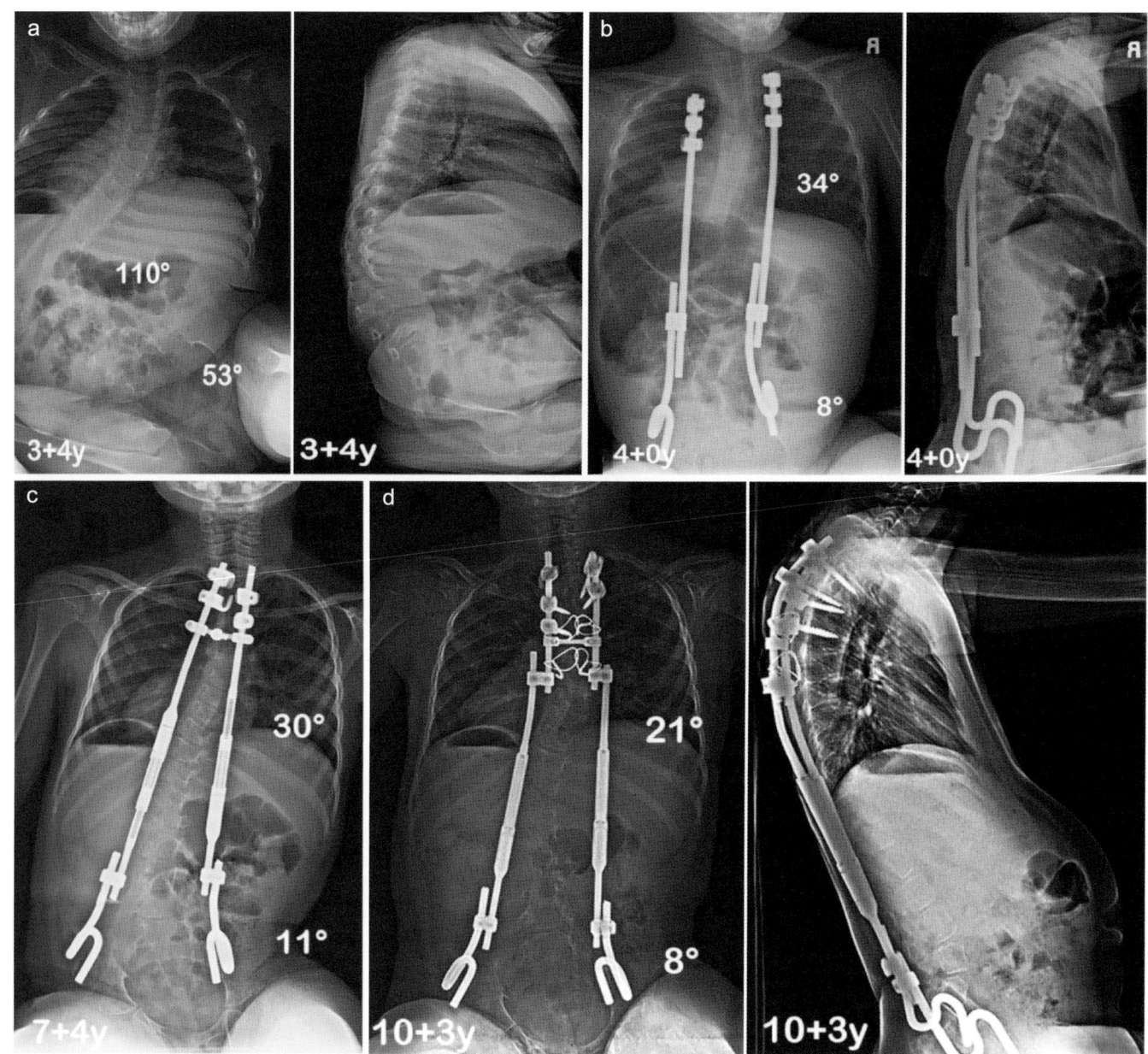

图 15.13 图 15.3 所示的患儿脊柱畸形进展。到 4 岁时，他在没有支撑的情况下不能坐起（a）。患者不能耐受脊柱矫形器。系列生长棒固定矫形治疗效果满意（b~d）：坐姿平衡恢复，畸形得以矫正并维持。术后即刻脊柱延长 8.5 cm，每年生长 1.3 cm。在计划或非计划手术中，需要进行翻修的手术"挑战"很常见

受最终融合的患者进行对比。目前还不能确定畸形矫正是否可于青春期生长发育高峰维持稳定，因为术后随时间推移脊柱僵硬、肋骨植入胸壁瘢痕和随生长而情况改善的肺脏都可能成为矫形丢失的不利因素。目前，有必要将生长友好型技术认为是一种可以允许脊柱有限生长并防止进行性畸形的干预措施；对于年龄很小、畸形较大且进行性加重的患儿应谨慎使用。

15.5.2.2 生长引导

Shilla 手术是一种生长引导技术，是生长友好型手术的替代技术。若初次手术范围较广且风险较大，甚至超过了生长友好型撑开所需的多次延长和矫正所带来的益处时，就可以使用该术式。该技术用于儿童脊髓脊膜膨出的治疗经验有限；对采用该技术治疗脊柱

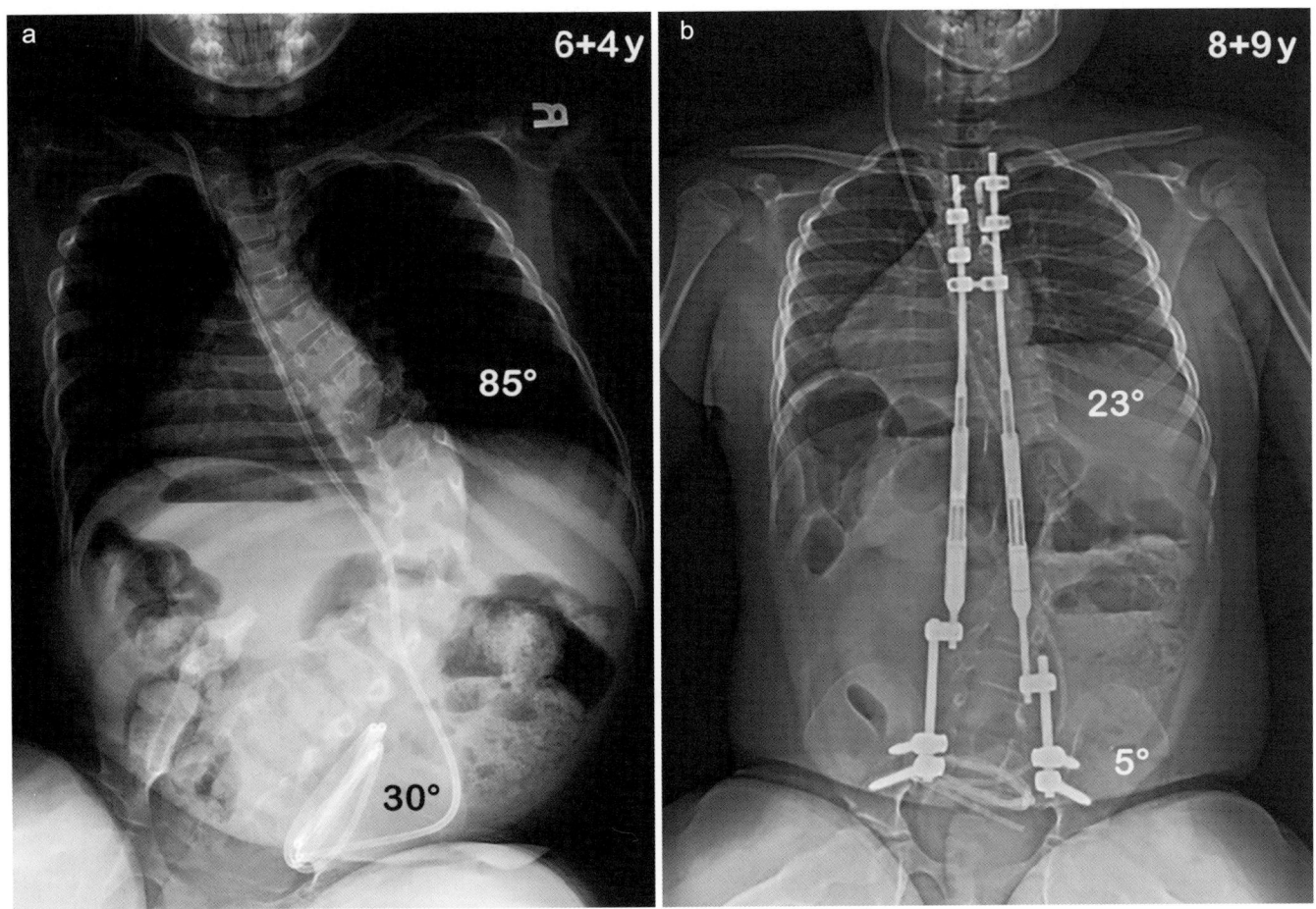

图 15.14　髂骨螺钉比髂骨钩更少发生骨盆锚定点移位。本病例骨盆骨质和腰椎软组织允许通过双侧椎旁切口行髂骨固定。从骨盆到脊柱的稳定内固定系统可延长 4.5 cm，并可支持每年生长 2.4 cm

侧凸的前 40 例患者的综述中仅包括 4 例脊髓脊膜膨出患儿[108]。对于整个队列，术前和最近的冠状面主弯分别为 69° 和 38°，在 7 年随访期间 T1-S1 的平均生长为 4 cm。首次手术的平均住院时间为 6 天，40 例患者中有 28 例需要输血，6 例患者手术分两个阶段进行。手术并发症（定义为需要返回手术室的事件）的发生率为 73%：24 例内固定相关并发症、8 例脊柱序列并发症和 24 例感染。与 Shilla 手术相比，GR 在末次随访时获得了更好的矫正效果（36° *vs.* 23°），T1-S1 长度增长更多（8.8 cm *vs.* 6.4 cm）[109]。GR 组手术次数较多，Shilla 组非计划手术次数较多。在 MCGR 时代，Shilla 手术的适应证尚未确定。重要的是，脊髓脊膜膨出人群的解剖特点对 Shilla 手术在该人群中的应用提出了挑战：该技术涉及脊柱锚钉，但由于中线软组织缺乏，且发育不良的椎体节段不能充分支撑，因此患者通常难以耐受。由于该内固定比最新的 GR 技术器械体积更小巧，并且可以应用于更有限的脊柱区域，因此对于具有行走能力的幼儿可能会有一定的作用，因为其有利于保留可活动的脊柱节段（图 15.15）。

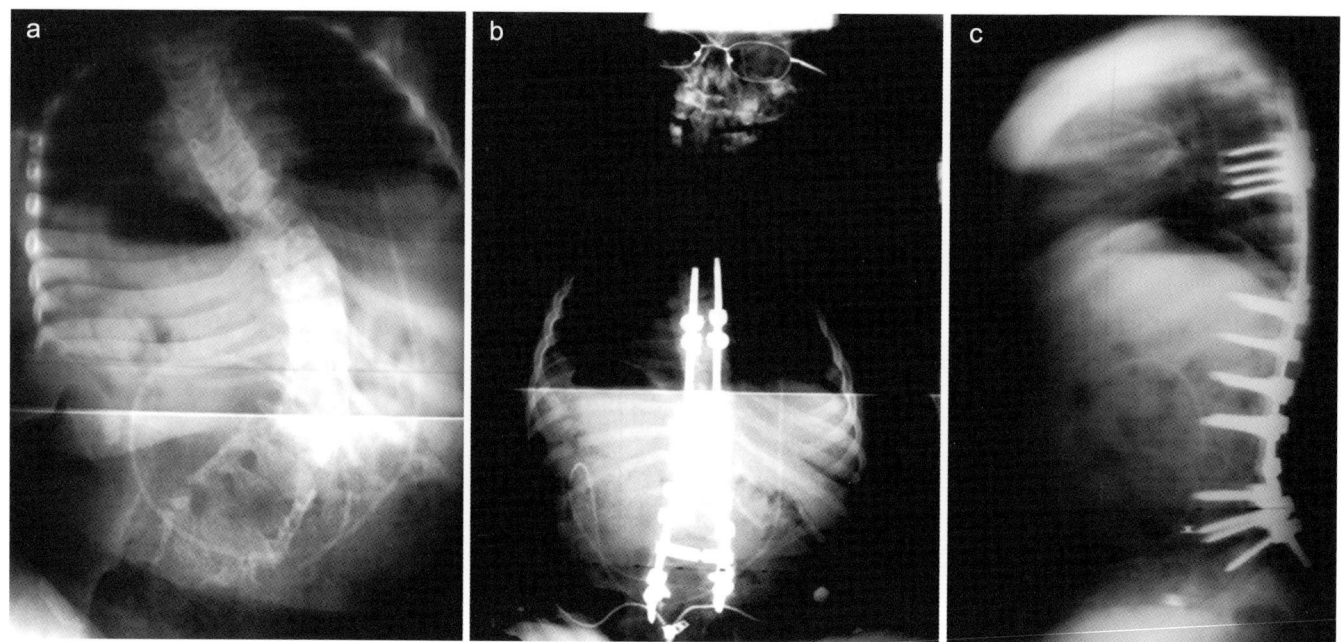

图 15.15 Shilla 手术在保持脊柱生长的同时改善了脊柱序列。理论上可以避免多次手术；与撑开 TGR 技术相比，该技术的初次手术明显更复杂

15.6 总结

进行性 EOS 在脊髓脊膜膨出患儿中很常见。严重畸形会对儿童的健康和功能产生不利影响。在制订预防和纠正措施时，必须考虑脊髓脊膜膨出独特的和高度可变的临床特征。应确定畸形的原因，并在可能的情况下采取适当的措施，如脊髓拴系松解。在选定的儿童中，矫形器治疗在仔细观察下会发挥作用。手术适用于导致或预计将导致重大功能或医疗损害的畸形；它需要详尽的术前规划和个体化的技术，以适应高度可变的解剖特点。由于脊髓脊膜膨出人群的手术尤其具有挑战性，因此单次最终融合手术优于需多次干预的生长友好型技术。应从多个选项中选择最适合个体功能和解剖特点的术式。随着医学合并症得到更好的认识和现代外科技术尤其是节段性内固定的应用，我们可以期待更好的结局。对于有广泛或畸形进展迅速的幼儿，可以考虑生长友好型手术方案。目前，生长友好型手术并发症发生率较高。尽管随着经验的进一步增加，预期结局会有所改善，但目前仍建议谨慎和有选择地使用。

（Lawrence I. Karlin 著　李　博 译　刘昊楠 校）

参考文献

扫描书末二维码获取

和 # 第五篇　儿童先天性脊柱畸形

第 16 章　早发型先天性脊柱侧凸

本章内容

16.1 引言 161	16.5.3 相关其他系统畸形 166
16.2 病因学 162	16.6 治疗方案 168
16.3 分类 162	16.6.1 随诊观察 168
16.3.1 椎体形成障碍 162	16.6.2 支具与石膏 168
16.3.2 椎体分节障碍 162	16.6.3 手术治疗 169
16.3.3 混合型障碍 162	16.6.4 畸形生长抑制 169
16.4 自然史 163	16.6.5 畸形生长调节 169
16.5 患者评估 163	16.6.6 脊柱发育的维持/促进 169
16.5.1 体格检查 164	16.6.7 脊柱序列重建 172
16.5.2 影像学检查 164	

要点

- 先天性脊柱畸形发生在妊娠早期，伴有椎体的形成障碍、分节障碍和混合型障碍，有时还伴有其他综合征或遗传异常。
- 常见的还有脊椎、椎管内和内脏畸形。
- 对先天性脊柱侧凸（CS）患者的病情评估应包括肾脏、心脏和椎管内异常的筛查。
- 先天性脊椎畸形（CVM）的生长潜力可能是不平衡的，不匹配的半椎体相对于单侧骨桥而言会更加危险。
- 先天性脊柱侧凸（CS）的自然病史是多变的，风险进展最快的时期是出生后最初几年的快速增长期和青春期早期的快速生长期。
- 评估进展最好通过测量早期的系列 X 线片，使用相同的骨性标志来测量主弯。
- 脊柱正常节段的进行性畸形可能是由于脊髓拴系所致。
- 手术干预必须根据畸形、进展、生长阶段和可用的资源进行个体化设计。
- 手术干预措施包括凸侧原位融合、半椎体或楔形椎切除、可延伸的生长棒技术和固定器械，以及伴或者不伴有截骨的融合术。
- 先天性脊柱侧凸（CS）的手术干预具有较高的围手术期神经系统并发症风险。

16.1 引言

先天性脊柱侧凸（congenital scoliosis，CS）是一种脊柱侧弯。胎儿在子宫内的椎体畸形会干扰脊柱的纵向生长发育，进而导致先天性脊柱侧凸。先天性脊椎畸形（congenital vertebral malformation，CVM）总是在出生时出现，但 CS 通常在临床上直到脊柱纵向生长时才会发展出现。CS 是由脊柱的形成和（或）分节的早期胚胎发育失败引起的[1,2]。畸形既可以相对"沉默"，只有很小甚至没有侧弯曲线的发育，也可以形成较大的曲线，影响脊柱平衡和神经功能[1,3]。目前认为 CS 的患病率大约每 1000 名活产儿中就有 1 名患者，但具体的发病率尚不清楚，并且这个数字很可能是被低估的[4,5]。报道中以 2.5∶1 的比例更多发生在女性中[6]。

16.2 病因学

目前普遍认为，CVM 和 CS 的病因本质上是多因素的。通常遗传因素和致畸因素都起作用。CVM 可以单独出现，也可以同时伴随多系统缺陷。患儿可能有潜在的染色体异常和（或）缺陷，并表现为 Alagille 综合征、Jarcho-Levin 综合征、Klippel-Feil 综合征、Goldenhar 综合征、18 三体综合征和 VACTERL 综合征（脊柱、心脏、肾脏、肢体异常及肛门闭锁、气管食管瘘）相关的异常[7-9]。Furdock 等回顾性分析了 305 名 CS 患者，发现其中 84% 的患者会伴随至少一个器官的缺陷[10]。

CVM 还与胎儿在宫内的一氧化碳暴露、孕妇服用抗癫痫药物、怀孕期间饮酒、孕妇患有胰岛素依赖型糖尿病和妊娠期糖尿病有关[11, 12]。有报道指出，在脊柱肋骨发育不良中存在分节障碍合并肋骨异常；该病为一种常染色体隐性遗传疾病，具有身材矮小、躯干缩短和腹部隆起的表型特征[13]。

一氧化碳（CO）和缺氧被认为是导致 CVM 的两个最常见的致畸因素。CO 是一种无色无味的公认的致畸物质，其对血红蛋白的亲和力是氧的 200~300 倍[14]。CO 与氧竞争肺内血红蛋白的结合部位，导致组织氧合受到干扰。而 CO 在外周组织中不解离，进而导致局部组织的低氧合[15]。目前尚不清楚是否单纯因为 CO 穿过胎盘后发生局部组织缺氧而导致脊柱的异常，抑或 CO 会对发育中的胚胎造成额外的损伤。不同的研究指出了 CO 暴露与 CVM 之间的关系。关于母体与一氧化碳暴露的报道显示，实验小鼠和兔子的后代出现了脊椎和肋骨畸形。Loder 等的研究发现在第 9 天暴露于 600 ppm 的 CO 中，70% 妊娠小鼠的子代出现了脊柱畸形[16]。CO 暴露的剂量和时间似乎至关重要。在暴露于 600 ppm CO 的条件下，影响最大的时间为妊娠的第 9 天，这相当于人类胚胎胎儿生命的第 4 周[15]。在实验动物模型中，缺氧被证明为一个致病因素。这些报道显示了缺氧时间和剂量与脊椎和肋骨畸形之间的关系。这些畸形为分节和形成的缺陷，与人类的畸形相似[17, 18]。

通过对小鼠的研究，目前已经确定了一系列导致脊椎畸形的候选基因[19, 20]。与小鼠模型中的脊椎畸形有关的基因有 Wnt3a、PAX1、DLL3 和 Sim2。这些基因的突变可能会破坏体节的早期发育，导致肋骨融合、脊椎前部发育缺陷以及背侧神经弓的形成障碍[8, 13, 20-23]。

关于先天性脊柱侧凸（CS）在人体中标志物的研究正在进行中。DLL1 和 TBX6 与 CVM 的形成有关[24, 25]。研究全基因组 circRNAs 的新技术表明，在 CS 患者队列中 hsa_circ_0006719 的表达增加；这项发现在未来可能会引导人们对 CS 人群中生物标志物有更加深入的认知和理解。

16.3 分类

CS 可能会随着患者的生长而发展，但也可能不会。因此，预测 CS 何时会有快速进展的风险是非常有帮助的。理想情况下，分类系统可以准确估计疾病可能进展的风险。CS 大致分为三大类：椎体形成障碍、椎体分节障碍和混合型障碍。MacEwen 描述了 CVM 的分类系统，该系统于 1968 年由 Winter 等[26]修改，后来被脊柱侧凸研究学会所接收。

16.3.1 椎体形成障碍

椎体形成障碍是椎体结构缺失导致的。椎体环的前、前外侧、后、后外侧和外侧区域可能受到影响[27]。椎体形成障碍可以是完全的，也可是不完全的。

楔形椎是一种不完全的形成障碍。畸形脊椎有两个椎弓根，但一侧发育不良。蝶形椎是另一种不完全形成障碍。这种脊椎有两个椎弓根，脊椎中心发育不全或分裂。前后位 X 线片下，这些骨骼外形呈蝴蝶状。蝶椎有两种类型：对称型和不对称型。

半椎体（hemivertebra，HV）是一种完全的形成障碍。异常脊椎只有一个椎弓根，且只有一半椎体。HV 有三种类型：完全分节、部分分节和未分节。完全分节的半椎体在头侧和尾侧都有生长板。在这种情况下，完全分节的半椎体继续在头侧和尾侧纵向生长，这对脊柱平衡有很大影响。抑或是未分节半椎体不与头侧和尾侧分开；由此它的生长潜力较低，对脊柱平衡的影响较小。部分分节的半椎体只有一侧有功能性椎间盘，另一侧则是融合的。在半椎体偏移中，一个半椎体被脊柱另一侧的半椎体所平衡。它们被至少一个正常脊椎所隔开，最常见于胸椎区[28]。

16.3.2 椎体分节障碍

椎体分节障碍表现为脊椎之间的异常连接或单侧骨桥。单侧骨桥会使受影响一侧的生长受到抑制，并产生拴系效应。双侧骨桥（阻滞椎）对脊柱平衡[1]和脊柱畸形进展的影响要小得多，并且可能合并先天性肋骨融合，融合的肋骨可能会促进脊柱畸形和胸壁畸形的进展[29, 30]。如果骨桥是双侧的（阻滞椎），那么对脊柱平衡的影响要小得多[1]。

16.3.3 混合型障碍

混合型障碍包括同一节脊椎的分节障碍和形成障

碍。这类患者也有侧弯快速进展的可变风险。该类别同时包括了单侧未分节骨桥与对侧半椎体，这是先天性脊柱侧凸进展中最严重的风险[31]。

X线片能更好地显示椎体的解剖结构，尤其是在一些椎骨未骨化的婴儿期。先天性脊柱侧凸的分类系统，如Winter分型，往往忽略了椎体后方的解剖结构[26]。了解椎体后方解剖结构对预测病情进展和制订手术计划非常有帮助。Nakajima和Kawakami等[32]分析了先天性椎体畸形形成失败的三维结构，并发现两个解剖特征。第一种是后方结构相对于正常结构的变异；后方结构可能是完全正常的、半椎板、椎板融合或脊柱裂合并神经组织膨出。第二种是椎体前、后结构不协调。研究指出，不协调的脊柱畸形可能会导致选择错误的手术等级，并强调了对一组先天性脊柱侧凸的患者进行三维分析的重要性。

Kawakami等[33]指出，Winter分型中的椎体形成障碍包括了未分节半椎体等分节障碍，但其又可并入椎体分节障碍或混合型障碍的类型中。基于三维结构表现，报道中将先天性脊柱畸形分为单发单纯型、多发单纯型、多发复合型和单纯分节缺陷型。这种新的分类基于一种概念，即分节障碍的异常椎体不具有任何椎体形成障碍异常椎体所具有的特征（图16.1）。虽然这一分类比较复杂，但它证实了术前进行三维结构分析以确定治疗先天性脊柱畸形最佳手术策略的必要性。

16.4 自然史

脊柱的纵向生长来自上下椎体终板。侧弯的进展则是由于脊柱一侧与另一侧的生长不平衡所造成的。形态良好和外观正常的椎间盘提示生长板健康，如果椎间盘只存在于脊柱的一侧，则可能出现不对称生长。另外，骨性或软骨骨桥或融合肋骨的存在是一侧生长受限的标志，并可能导致进行性畸形[1]。因此，CS的进展取决于异常的类型、生长趋势不对称的程度以及可能存在的拴系结构。脊椎畸形的位置和患者的生长速度是预测脊柱侧弯进展潜力的另外两个最重要的因素。

Winter等于1968年和Mcmaster、Ohtsuka于1982年发表了两项最重要的CS自然史研究。Winter等对234名CS患者进行了随访调查，发现胸弯和胸腰弯比颈胸弯和腰弯的进展更快[26]。数值较小的颈胸弯可能会因为头部倾斜、颈部突出和一侧肩下垂而导致严重的畸形。报道中指出，畸形进展的速度与侧弯的大小无关，并指出一些轻微的侧弯进展速度反而比较严重的侧弯进展速度更快。当胸椎有多个单侧畸形时，侧弯最有可能发生进展。据报道，青春期前和婴儿期的侧弯发展最严重，因为此时的生长发育速度最快（图16.2和16.3）。McMaster和Ohtsuka[31]对216名患者进行了平均5.1年的随访调查，报道显示，侧弯进展的速度取决于畸形的程度和类型。各类型畸形曲度进展速度相比，上胸段较轻，中胸段较重，胸腰区最严重。阻滞椎和双侧椎体分节障碍是最良性的类型，进展速度小于每年2°。楔形椎、半椎体和单侧骨桥均可以造成较严重的畸形。单侧骨桥和对侧半椎体是最严重的畸形，进展速度为每年5°～10°。Winter等[34]后来在对1250名先天性脊柱畸形患者的回顾性研究中，报道了7名半椎体患者脊柱侧弯的自发性改善。因此，预测侧弯进程仍然存在困难。这可能不仅是由于椎体形态的多样性，也可能是由于椎体后部结构的多样性。使用计算机断层扫描（CT）和磁共振成像（MRI）以及更先进的分类系统（如Kawakami分类）进一步分析脊椎的三维结构，可能会更准确地确定每种类型脊椎异常的自然史。

16.5 患者评估

对CS患者的评估包括详细的脊柱和神经系统检查，以及寻找相关的椎管内、肌肉骨骼和其他器官系统的异常。

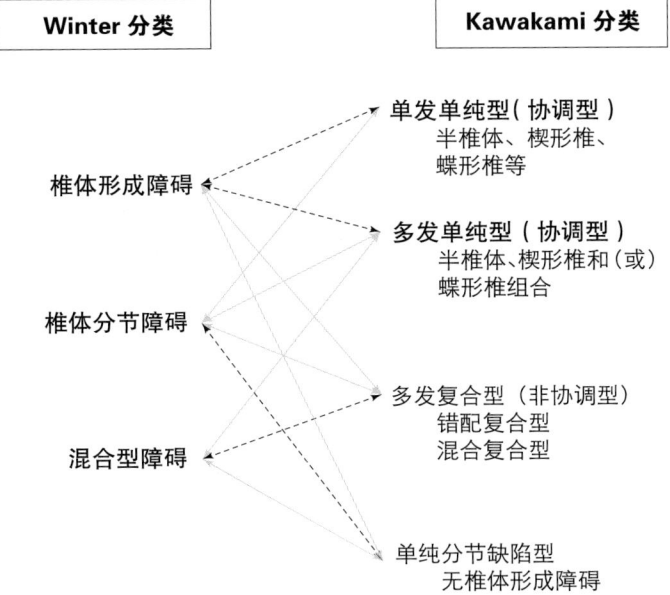

图16.1 Kawakami等[29]和Winter等[26]对先天性脊柱畸形的分类。Winter分类是基于在普通X线片上可以看到的椎体。Kawakami分类是基于CT扫描的三维解剖结构，其包含了许多在Winter分类中不适合的变体，并解释了椎体解剖与后部结构不匹配的"非一致性"

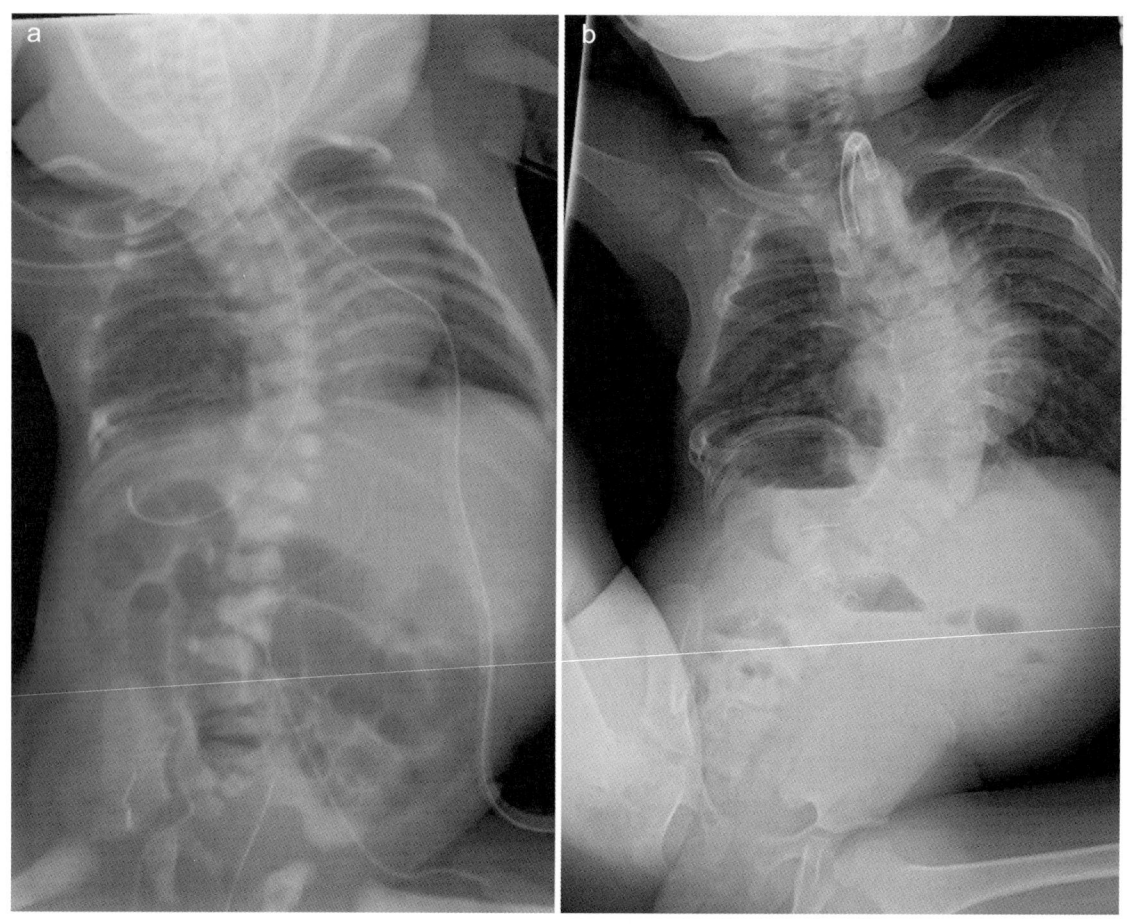

图 16.2 先天性脊柱侧弯的进展。患者女性，伴有 VACTERL 综合征，完全分节半椎体，肋骨融合和骨桥形成。出生时畸形情况（a）和 18 个月大时畸形情况（b）。CS 的进展通常是在快速生长阶段，如婴儿期和青春期早期

16.5.1 体格检查

由于脊柱发育和长度是 CS 的主要问题，体格检查应该从记录坐高、站高和体重开始。多项研究表明，生长发育和侧弯进展之间有密切的关系，因此应该监测儿童的生长发育[26,31]。

CS 可在患者出现症状或侧弯进展时引起脊柱的不平衡。临床上应观察和记录矢状位和冠状位的不平衡。并且应该注意到每个患者的骨盆平衡、腰部不对称、肩部平衡和头部倾斜。在临床检查中还应评估侧弯的柔韧性。

脊椎畸形可伴随肋骨畸形，因此应注意到肋骨的任何异常。如果可行的话，可通过肺功能检查来评估肺的吸气量和呼气量，评估是否有限制性肺部疾病。

查体应记录详细的神经学检查，包括肌肉力量、皮肤感觉、腹部和深部肌腱反射，以排除任何脊柱闭合不全。还应仔细检查患者的背部是否有毛发斑块、脂肪瘤、凹陷和异常色素沉着，这些都可以作为椎管内病变的标志。一些查体发现，如小腿不对称、高弓足、马蹄内翻足和垂直距骨也可能是脊柱神经管闭合不全的表现，因此必须进行详细的下肢查体。

16.5.2 影像学检查

在对患者进行评估时，应使用适当的影像学技术，以明确病理解剖、畸形分类，并制订治疗方案。

常规的 X 线片是评估畸形的关键。婴儿的 X 线片可以仰卧拍摄。当小儿长大并能够独立站立时，应采取站立的后前位（PA）和侧位的方法[1]。在 CS 患者中，由于终板变形和椎弓根畸形，测量主弯和其他弯往往会更加困难。然而，如果有高质量的 X 线片，或许就能够确定畸形的类型、侧弯的大小和椎体畸形的生长潜力。它也是随访观察曲度进展的可靠方法[35]。在比较主弯时，如果在 CS 中特别重要，则应使用相同的测量端点。

在一项研究中，Loder 等[27] 研究了 CS 主弯测量中的观察者内和观察者间的变异度，发现变异度分别为 ±9.6° 和 ±11.8°。作者认为，为了保证 95% 的置信度，在排除测量误差的情况下，侧弯的增加至少需

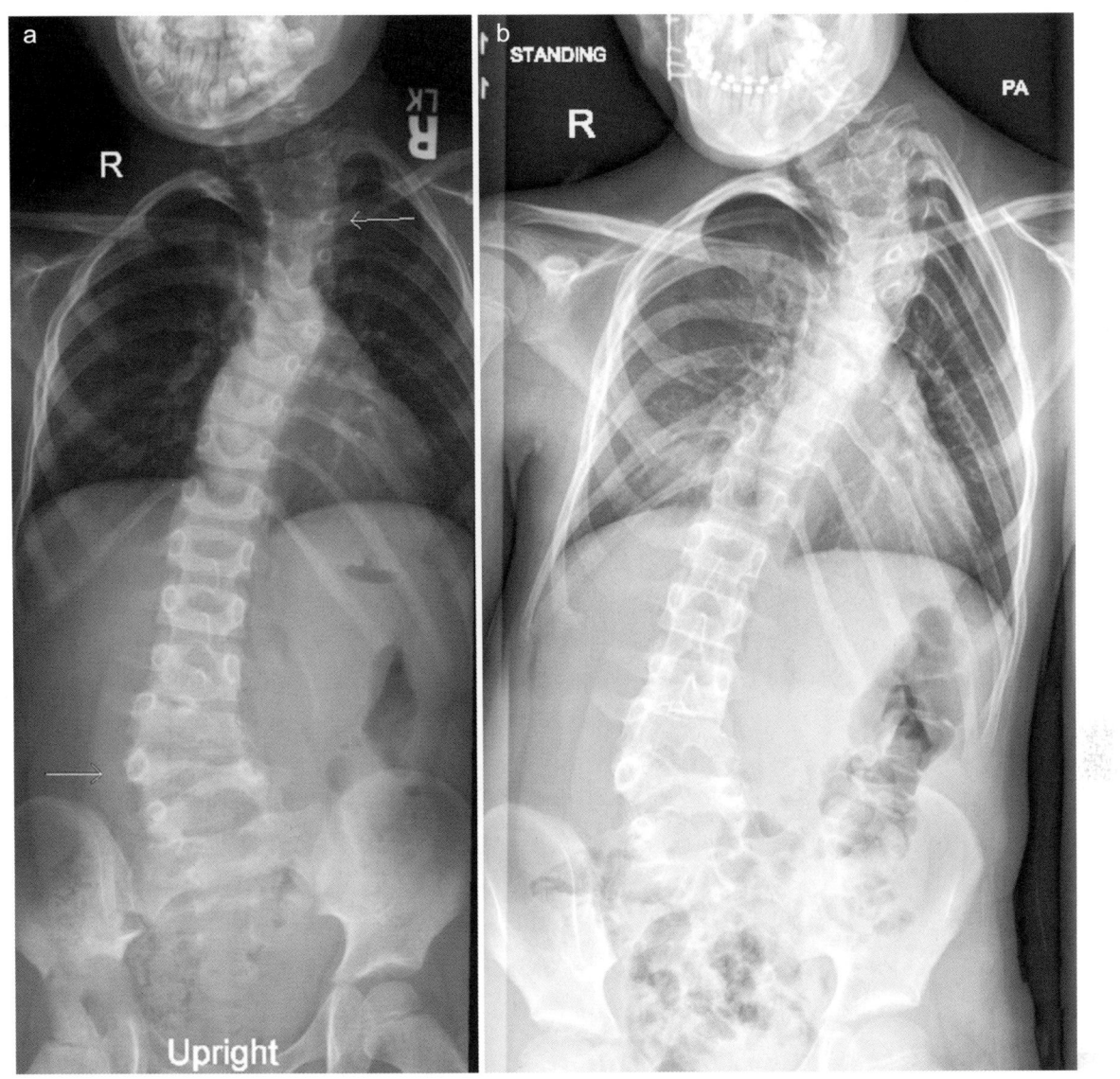

图 16.3 先天性脊柱侧凸的进展情况。患者男性，伴有 VACTERL 综合征，多发性脊椎畸形。青春期发育初期畸形快速发展。在 12 岁（a）到 14 岁（b）之间，患者的身高快速增长，伴随着畸形的快速进展。CS 的进展通常在快速生长期间最严重，例如发生在青春期早期

要 23° 的变化。Filho 等[35]指出，Loder 等的研究的变异度非常高，并进行了另一项研究，以评估主弯测量的变异度。他们发现观察者内的平均方差为 2.8°，观察者间的平均方差为 3.35°。在对 X 线片和三维计算机断层摄影（3D-CT）图像测量主弯的比较中，Tauchi 等[36]发现两种方法之间的可靠性相似。

在 X 线片上，可以从椎间隙及其相对大小来估计畸形椎体的生长潜力（图 16.4）。如果它们范围狭窄且模糊不清，那它们就没有太大的生长潜力。另外，可分辨的、较宽的、看起来正常的椎间盘往往具有较高的生长和侧弯进展的潜力。尽管传统评估 CS 的方法是直接拍摄 X 线片，但对于体积较小、有结构遮盖畸形和复杂畸形的患者，这些图像可能很难表现清楚。对于准备接受手术的患者，我们需要更详细的影像。

CT 和 MRI 技术的进步使得这两种方法都变得不可或缺，特别是在准备接受脊柱固定手术和复杂畸形的患者中。

3D-CT 是确定骨性异常及其关系的最佳方式[37]。它主要用于复杂畸形，但不适用于常规观察或连续随访。Hedequist 等[38]将 CS 患者的 X 线片和 3D-CT 的检查结果与手术结果进行了比较，所有患者的前后位解剖均与 CT 表现一致。显然，对异常椎体的三维结构分析可以显示其前后结构之间的关系。为确保患者接受合适等级的手术，这些发现对于评估一个半椎体来说是绝对必要的，无论它是否为非协调型[33]（图 16.5）。同时需要牢记的是，连续的 X 线片和频繁的

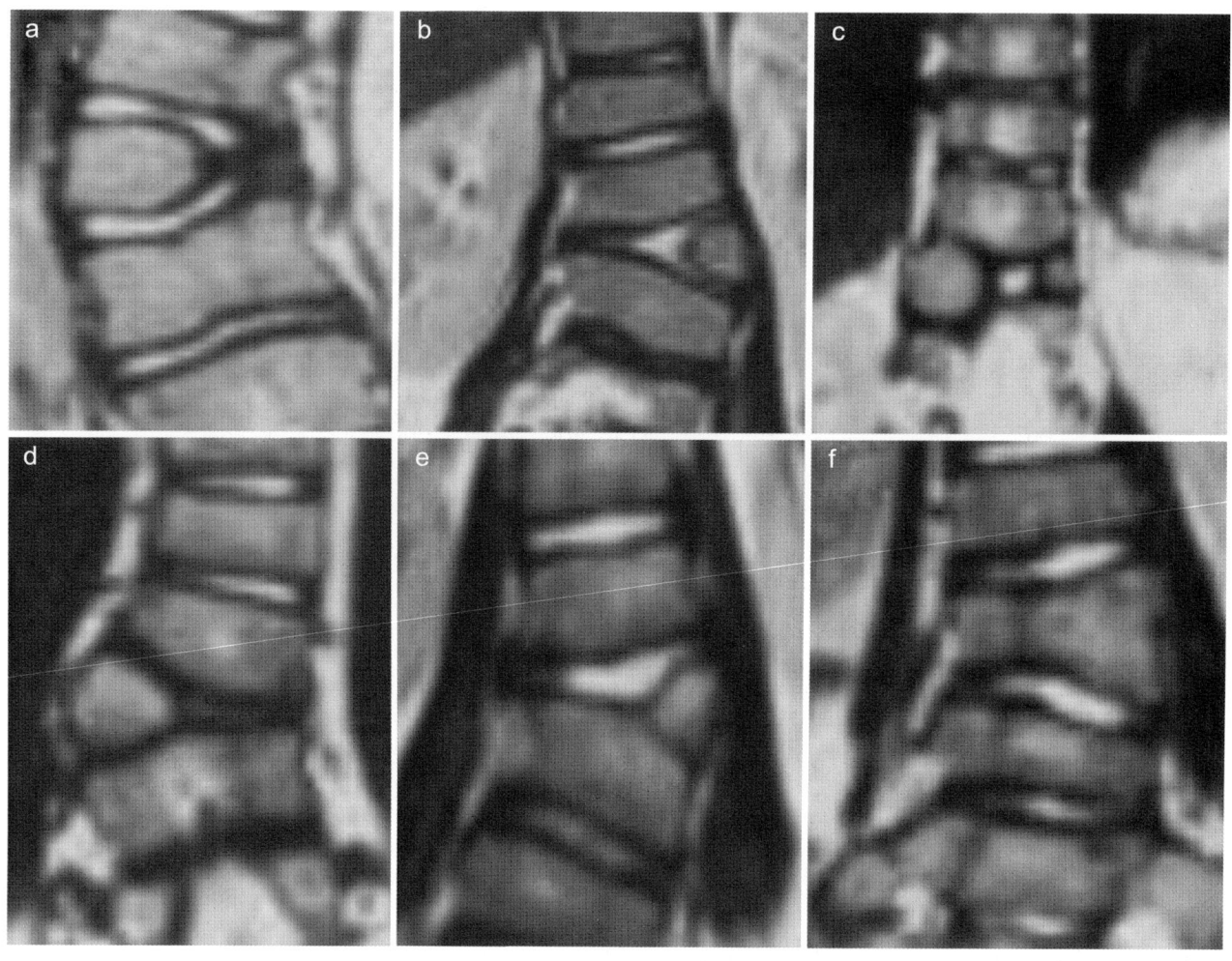

图 16.4 先天性脊柱侧凸的椎体和椎间盘的 MRI 检查。(a~f) 不同类型半椎体及畸形节段周围椎间盘的磁共振成像

CT 检查会显著增加 CS 患者接受的放射量,应该尽可能减少不必要的放射性检查。

EOS 成像(EOS Imaging,Paris,France)是一种低放射剂量双平面数字放射成像系统,可以在两个垂直平面上以站立姿势扫描患者。虽然该系统已被证明可以可靠地用于青少年特发性脊柱侧凸和肢体长度的测量,但其在 CS 中的可靠性仍受到质疑,因为每个患者都表现出不同的侧弯和畸形模式[39, 40]。EOS 成像的主要优势是它将辐射暴露量减少了高达 85%。

MRI 是评估椎管内病变的标准诊断工具[41](图 16.6)。MRI 检查的具体适应证包括神经系统症状,如虚弱、感觉丧失、肠道或膀胱功能障碍、脊柱皮肤异常如酒窝、毛片状或痣、腿部或背部疼痛、腰椎后凸、椎弓根间距增宽。MRI 对于任何接受脊柱矫正和固定的患者来说也是非常重要的。此外,MRI 可能成为评估先天性脊椎异常自然病史的关键方法,特别是半椎体,因为它还可以显示出各种类型的先天性椎间盘和组织异常[42](见图 16.4)。婴儿和儿童的 MRI 通常需要全身麻醉或显著的镇静效果。6~8 周龄前的脊髓超声检查不需要麻醉,其可以显示主要的幼年脊髓异常,如脂肪瘤或低位圆锥。

对于伴有脊柱闭合不全、脊柱曲度进展、神经学检查异常的 CS 患者,全脊柱 MRI 检查可以清楚地显示出 Chiari 畸形、脊髓空洞、脊髓拴系或其他异常。但对于其他正常的患者来说,全脊柱 MRI 可以推延到不需要全身麻醉的年龄再做。

CS 患者中,18%~40% 有泌尿生殖系统异常,所以建议对所有患者进行肾脏超声检查进行筛查[43-45]。Basu 等的一项研究发现,CVM 患者中先天性心脏病的发生率为 26%,这揭示了详细的心脏检查和超声心动图对彻底评估的重要性。Basu 等[46] 的一项研究发现,CVM 患者中先天性心脏病的发生率为 26%,这表明完善心脏检查和超声心动图对评估患者病情非常重要。

16.5.3 相关其他系统畸形

脊柱的发育与脊髓的发育密切相关,因此,神经

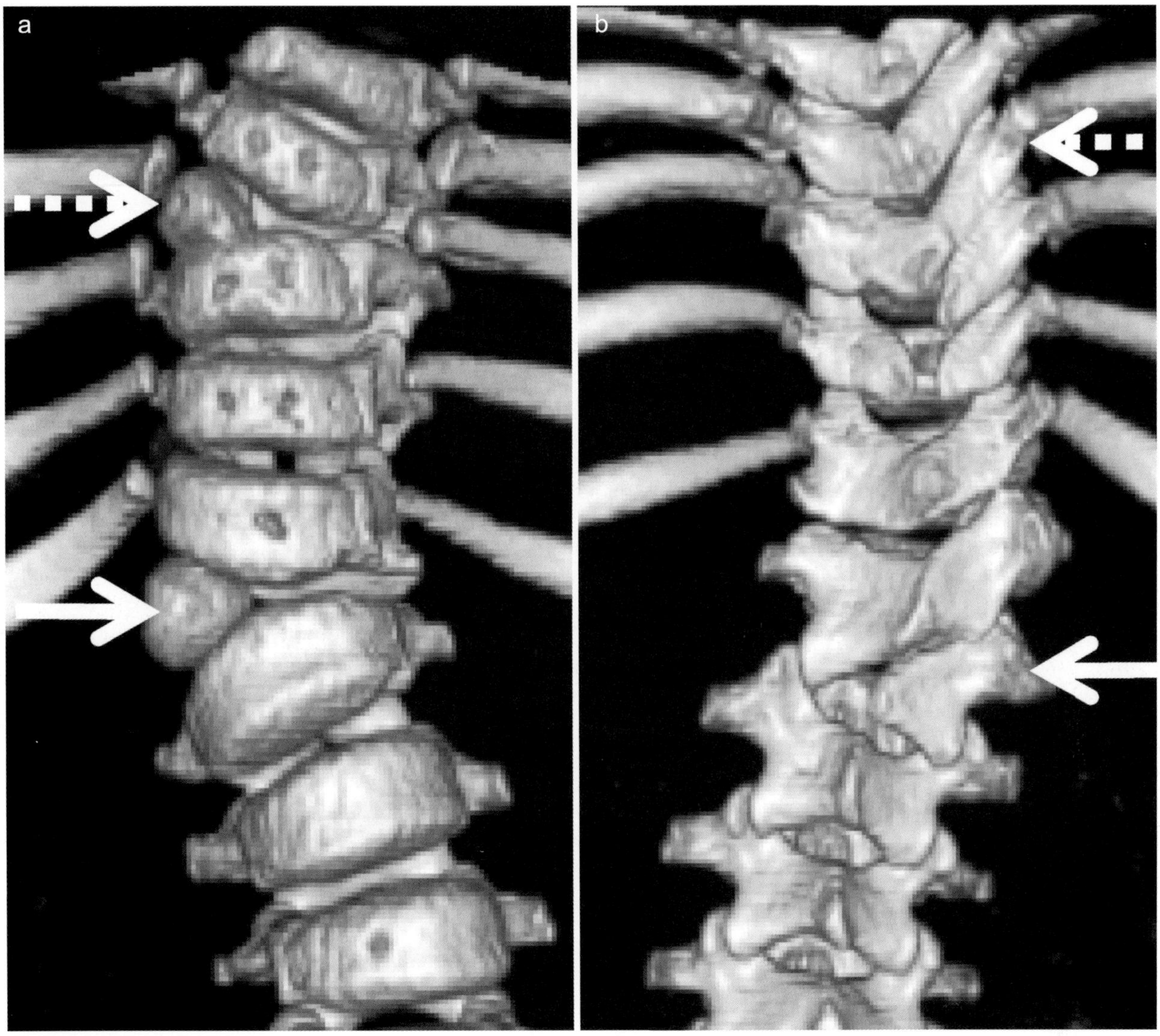

图 16.5 先天性脊柱侧凸的不协调解剖。先天性椎体畸形的三维结构在手术方案和节段确定中具有重要意义。CS 的前（a）、后（b）观。虚线箭头表示前半椎体与后半椎板一致，实心箭头表示前半椎体与后半椎板不一致

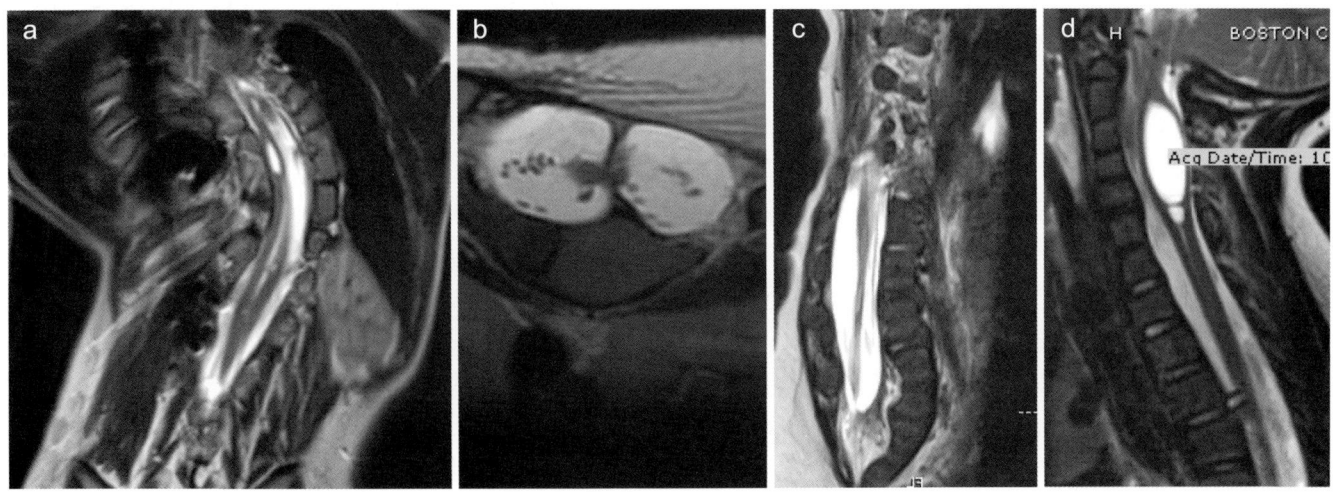

图 16.6 MRI 显示的神经轴相关异常。多发性脊椎畸形和肋骨融合患者的脊髓纵裂和小的空洞（a）。先天性脊柱后凸患者的脊髓纵裂（b）。1 例腰椎先天性脊柱侧凸（c）患者出现终丝增厚和脊髓拴系；1 例 Klippel-Feil 综合征患者出现轻度 Chiari Ⅰ型畸形和颈部脊髓空洞症（d）

畸形和脊椎畸形常常并存（见图16.6）。这些畸形可能会导致神经系统的症状。然而，没有任何神经系统症状并不能直接排除椎管内病变[1]。中胚层畸形是脊椎畸形的原因，也是泌尿生殖系统、肺系统和心脏系统畸形的原因。这些系统的畸形也可能伴随着先天性脊椎畸形[47]。因此，采用适当的影像技术对患者进行系统的评估是有必要的。

在一项使用X线片和脊髓造影术的研究中，McMaster等[48]在251名CS患者中发现了18.3%的椎管内病变。当用MRI作为CS的诊断工具时，神经轴异常比例增加到了28%~38%[41,49,50]。

Bollini等研究了半椎体（HV）节段水平与椎管内病变发生率的关系。研究结果显示，位于腰骶部的HV患者的椎管内病变发生率高于脊柱的其他部位（腰骶部33%，腰部13%，胸部10%）。但该研究无法揭示椎管内或其他内脏病变与患者的HV类型（分节、半分节）、数量（单个、多个）、病变侧（右侧、左侧）或患者性别之间的任何关系[51]。

脊髓纵裂（脊髓分裂）是一种潜在的脊髓畸形，其定义为脊髓或马尾部分或完全分裂，并伴有骨性或纤维性骨刺[48,52]。在一项过去的研究中显示，约有20%的先天性脊柱侧凸患者存在脊髓纵裂[53]。脊髓纵裂患者的脊髓正常运动会受到限制。当脊柱纵向生长时，正常的脊髓会延伸。对脊柱的任何矫正操作都可能导致脊髓进一步延伸拉长，这可能会导致神经恶化。因此在任何矫正手术之前，对整个脊柱进行评估非常重要。其他与CVM相关的先天性椎管内异常包括表皮样囊肿、皮样囊肿、神经肠囊肿、脊髓拴系、脂肪瘤、畸胎瘤、脊髓空洞症和Chiari I型畸形合并脊髓空洞症[48]。

多项回顾性研究表明，CS患者的肺功能会有所下降。由于脊柱、胸骨和肋骨之间复杂的相互联系，脊柱侧弯时椎体的移位和旋转对胸廓的形状有较大的影响（见第5章）。在一项回顾研究中，382名患者中有192名（50.3%）伴有肋骨异常。肋骨缺失是最常见的异常病变。畸形多位于凹侧，且多与胸椎和胸腰段CVM有关[54]。

有CS和胸壁畸形的患者可能有胸廓畸形，其限制了肺的生长，改变了呼吸力学，导致肺功能不全。由于肋骨的运动受限，胸腔的扩张也受到了限制，胸壁的顺应性降低，尽管没有任何肺部疾病，也会导致呼吸变得困难。脊柱侧凸患者的发育和形态改变可导致肺功能出现符合限制性肺缺陷的变化。

18%~40%的CVM患者可能会发现肾脏异常[10]。异常可影响肾脏、输尿管、膀胱和尿路。先天性脊柱侧凸最常见的肾脏异常为单侧肾发育不全、重复肾和输尿管梗阻[43,44]。Furdock等指出，单侧肾发育不全合并孤立肾是最常见的肾系统异常[10]。

据报道，有10%~54%的CS患者患有先天性心脏病。房间隔缺损和室间隔缺损是最常见的心脏畸形。法洛四联症和大血管转位等更复杂的心脏畸形也可见于CS患者[10,46,55]。在Furdock等的一项回顾性研究中，先天性心脏病的发病率为54%，是过去研究的2倍多[10]。

这些患者也可能出现肌肉骨骼异常，如马蹄内翻足、高肩胛症（Sprengel's deformity）、先天性颈椎融合综合征（Klippel-Feil syndrome）和髋关节发育不良[1]。CS合并下肢异常或髋关节不稳时，应考虑椎管内病变的可能。下肢异常或髋关节不稳伴CS常提示可能有椎管内病变。

16.6 治疗方案

一旦确诊为CS，记录患者的年龄和脊柱平衡并对其进行分类就变得非常重要。如果患者有较高恶化进展的可能性，如单侧半椎体和对侧未分节，无论患者年龄大小，都应考虑治疗。恶化进展可能较小的畸形患者应仔细随访观察一系列X线片，并在每次就诊时测量主弯，分辨畸形有无进展。当生长发育最快时，即发育的最初几年间，及青春期早期的生长突发期，侧弯的进展风险最大（见图16.2和图16.3）。应常规进行整体平衡和椎体旋转的体格检查并予以记录。

CS的治疗方法有很多种。在选择最合适的治疗方案时，应考虑患者的年龄、畸形类型、外科医生的局限性以及内科合并症。

16.6.1 随诊观察

对于不太容易恶化的平衡脊柱和脊椎畸形患者，如半椎体偏移或阻滞椎，可以持续每隔4~6个月或更长时间进行一次X线片检查。重要的是要评估患者的脊柱平衡和测量主弯。最新的X线片应该与患者最早的X线片进行比较，以便比较侧弯有无进展并为测量主弯确定相同的端点。

16.6.2 支具与石膏

支具治疗对于短而僵硬的侧弯而言很少会有治疗效果。而对于长而柔韧度尚可的侧弯和位于异常节段近端或远端的代偿性弯，可以考虑使用支具。然而，在CS患者中，脊柱正常节段部分的进展可能继发于邻近CS的进展或由于脊髓拴系。石膏是特发性EOS（早发性脊柱侧凸，early onset scoliosis）的一种有效的治疗方式，也可以用于非常年轻的 CS 患者，直到其能够接受手术治疗的年龄。Demirkiran 等近期发现，在 11 例 CS 患者中，石膏可以有效地控制主弯和代偿性侧弯的进展，同时保证脊柱的纵向生长[56]。石膏作为一种"争取时间"的策略也得到了 Cao 等[57]数据的支持。Wang 等对石膏进行了研究，发现石膏也可以成为推迟 CS 患者最初手术干预的有效策略[58]。

16.6.3 手术治疗

具体的外科技术在 CS 中的应用在本教科书的其他章节中进行了讨论，因此这里将仅提及关于手术替代方案的简要总结。建议读者参考特定章节以了解技术细节。

16.6.4 畸形生长抑制

经后方入路的脊柱原位融合术是历史上用于治疗 CS 的最早的外科技术（见第 40 章）。由于原位融合技术无法做到矫正且假关节发生率高，治疗效果不理想[59]。在已有的后路融合术的基础上增加前路融合术，这样的原位融合术减少了假关节和曲轴现象的发生率。遗憾的是，在原有畸形相对不变的情况下，严重畸形和（或）躯干移位的患者会失去平衡。

长期以来，CS 一直被认为是一种脊柱畸形，由于畸形、僵硬和伴随的椎管内病变的复杂性，应该避免使用内固定器械。在现代外科中，通过改进的可视化技术、更好的围手术期护理、术中神经监测和不断发展的植入技术的相互结合，显著的矫正效果和内固定植入也逐渐变成了可能[59,60]。

16.6.5 畸形生长调节

另一种治疗选择是通过不使用器械的原位融合（使侧弯的凸侧生长停滞）、椎弓根螺钉或 U 形钉来抑制畸形凸侧的生长，特别是对于凹侧仍具有正常生长潜力的畸形（见第 41、42、43 和 46 章）[61,62]。Winter 等最初认为，CS 为曲度≤70°且无任何前凸或后凸的 5 岁或以下患者是生长调节性手术治疗的理想对象[34]，但 Rizkallah 等最近表明，为了达到理想的结果，应对 3 岁或以下且曲度为≤35°的患者进行这项手术[62]。在没有骨骼提前成熟迹象的 CS 患者中，凸侧生长阻滞似乎是一种有效的方法来阻止侧弯的进展，并有望随着时间的推移使侧弯得到纠正（图 16.7）。总体来说，主要问题似乎还是结果的不可预测性[63]。Alanay 等和 Demirkiran 等在使用内固定融合凸侧的基础上增加了一个用于凹侧撑开的棒，并提出了一个新的凸侧生长抑制的改进方法。这两项研究都显示，随着时间的推移，与之前对凸侧进行的手术相比，矫正度有所增加[64,65]（图 16.8）。

16.6.6 脊柱发育的维持 / 促进

16.6.6.1 传统生长棒技术（TGR）、垂直可扩张假体钛肋骨植入（VEPTR）和磁控生长棒技术（MCGR）

传统生长棒技术（TGR）定义上适用于脊椎解剖正常的特发性或特发性样畸形，其基础是通过牵张的方式控制畸形（见第 34、38、39、43、44 和 45 章）（图 16.9）。然而该方法已成功应用于 CS 患者[66,67]。在一项多中心研究中，19 名先天性脊柱侧凸患者接受

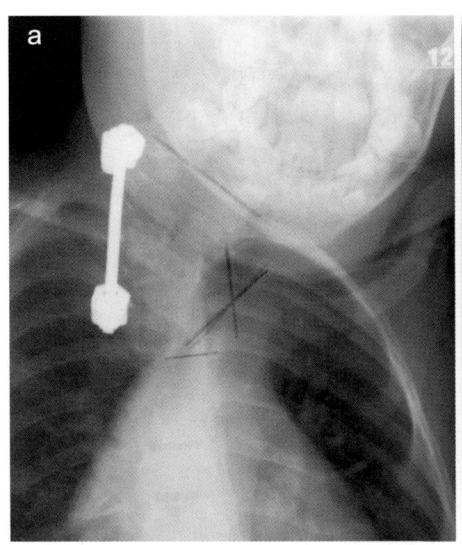 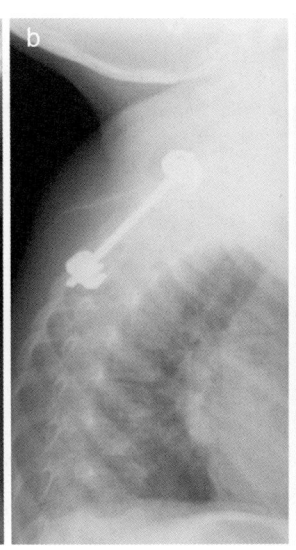 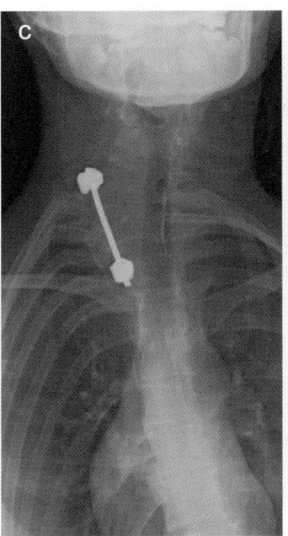 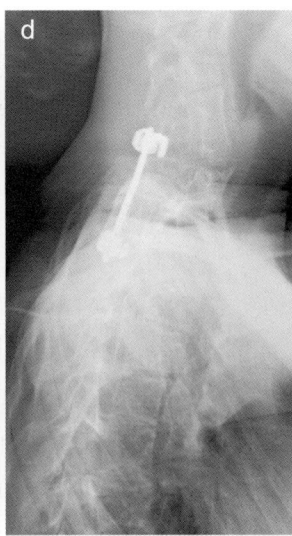

图 16.7 先天性脊柱侧凸（半侧骨骺固定术）后凸生长阻滞。患者女性，先天性脊椎畸形，肋骨融合，Klippel-Feil 综合征和高肩胛症（Sprengel's deformity）。3 岁时接受了凸侧后路融合和内固定术（a，b）。17 岁时侧弯有所改善（c，d）

了 TGR 治疗，并进行了至少 2 年的随访，报道称主弯矫正了 31%，T1-S1 节段每年延伸 12 mm[4]。肺部可用空间比例由术前的 0.81 增加到了术后的 0.94。研究组中没有任何一例患者出现神经损伤。在另一项对 30 例 CS 患者进行的研究中，应用双生长棒的情况下，脊柱每年纵向生长 1.49 cm 且主弯有明显的矫正[68]。

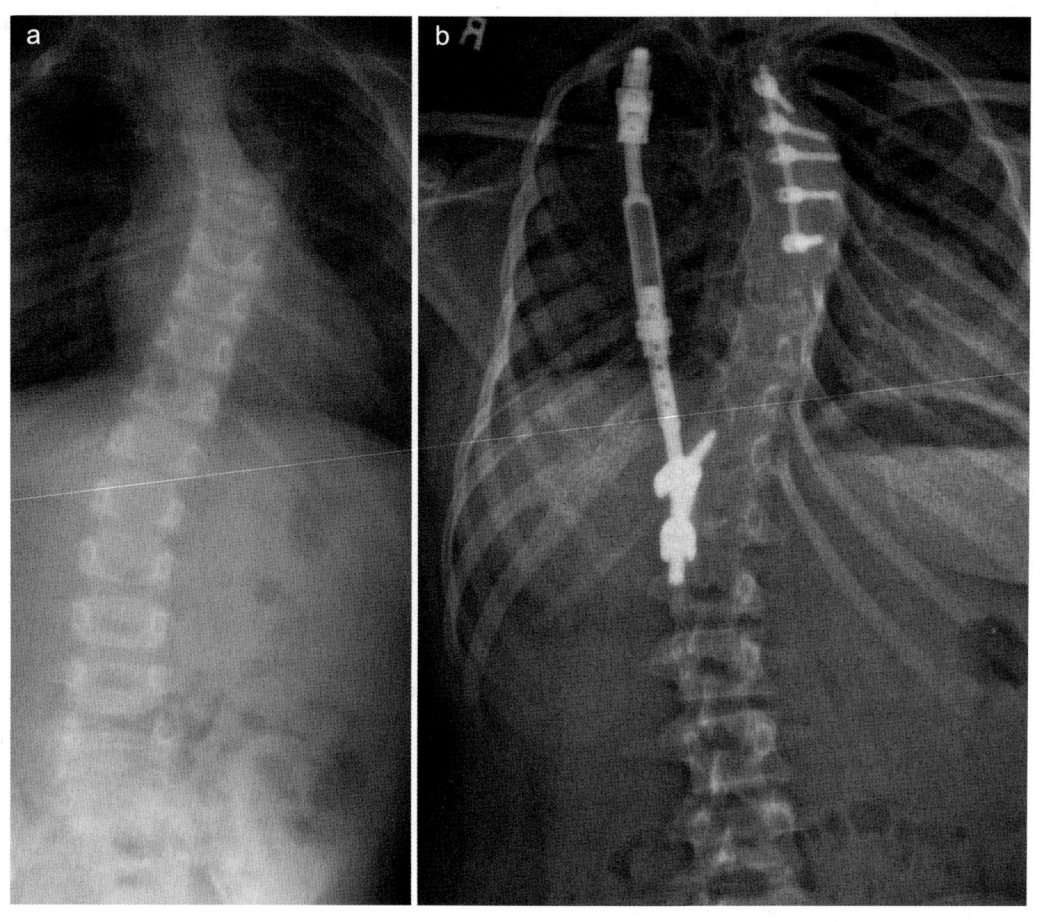

图 16.8　先天性脊柱侧凸的凸侧生长干扰和阻滞。女性，先天性脊椎畸形，肋骨融合，Klippel-Feil 综合征。（a）3 岁时的畸形程度。在 3 岁时行扩大胸腔造口术和 VEPTR 手术及 7 岁行凸侧骨骺固定术之后，15 岁时畸形的程度（b）

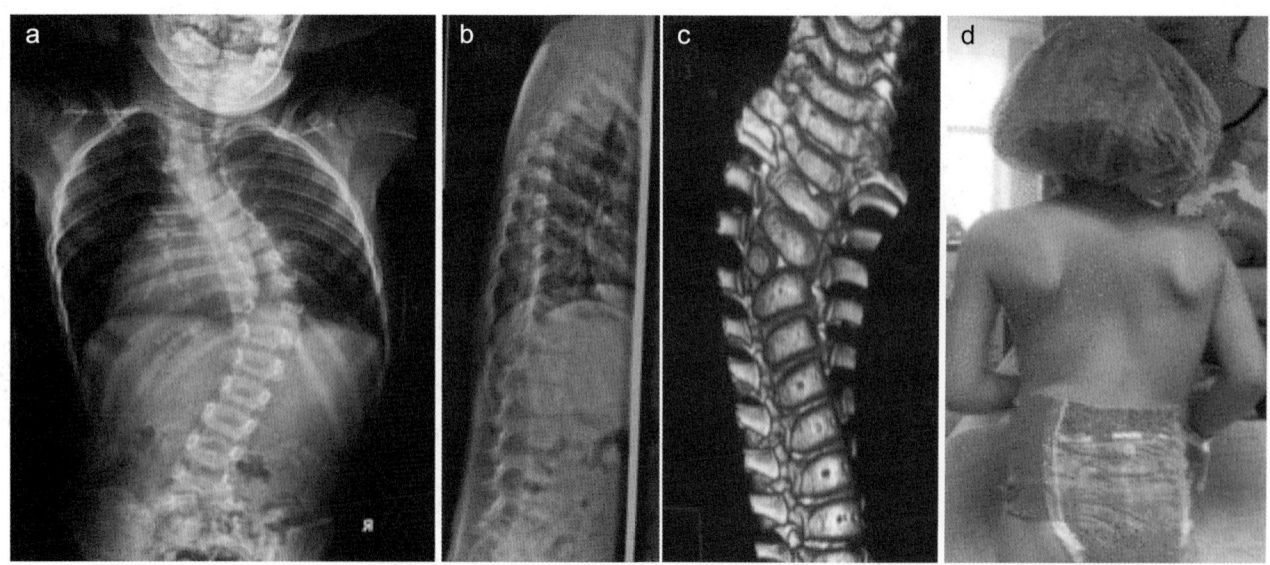

图 16.9　生长棒撑开作用。1 例 4 岁女孩上胸先天畸形伴代偿性胸腰曲（a~d）

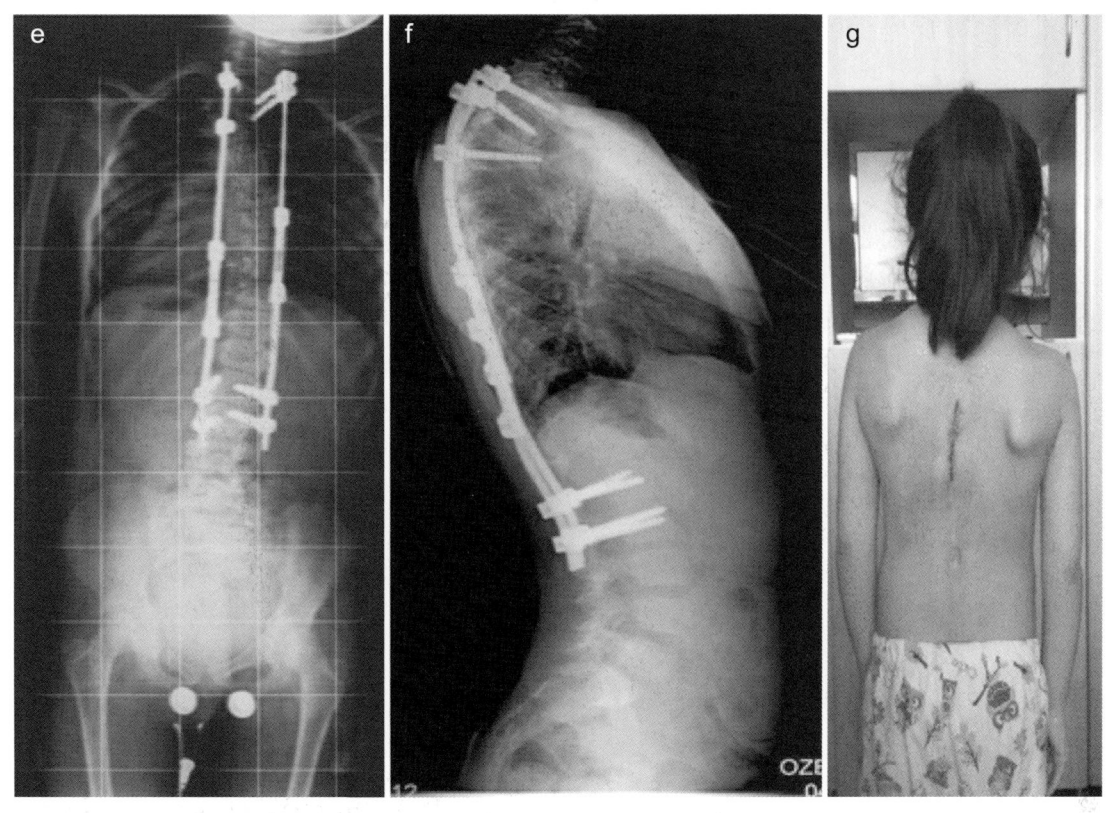

图 16.9 （续）她接受了半椎体切除和生长棒内固定。第四次延长术后的临床结果和影像学图像（e~g）

Clement 等对患有多节段先天性差异并植入了可维持生长器械的"毕业生"们进行了 5 年的随访[69]，研究发现，冠状面畸形得到最大矫正是在最初植入时，胸廓高度在整个治疗过程中都在逐渐增加。重要的是，他们还指出畸形矫正和胸廓高度增长低于之前报道的非先天性 EOS。TGR 技术是一种安全可靠的方法，在以下情况时适用于儿童，如患儿畸形节段表现出一定的柔韧性，或者当先天性畸形涉及到一个比较长而不能切除的脊柱节段，或者先天性结构弯伴随着代偿弯（图 16.10）。

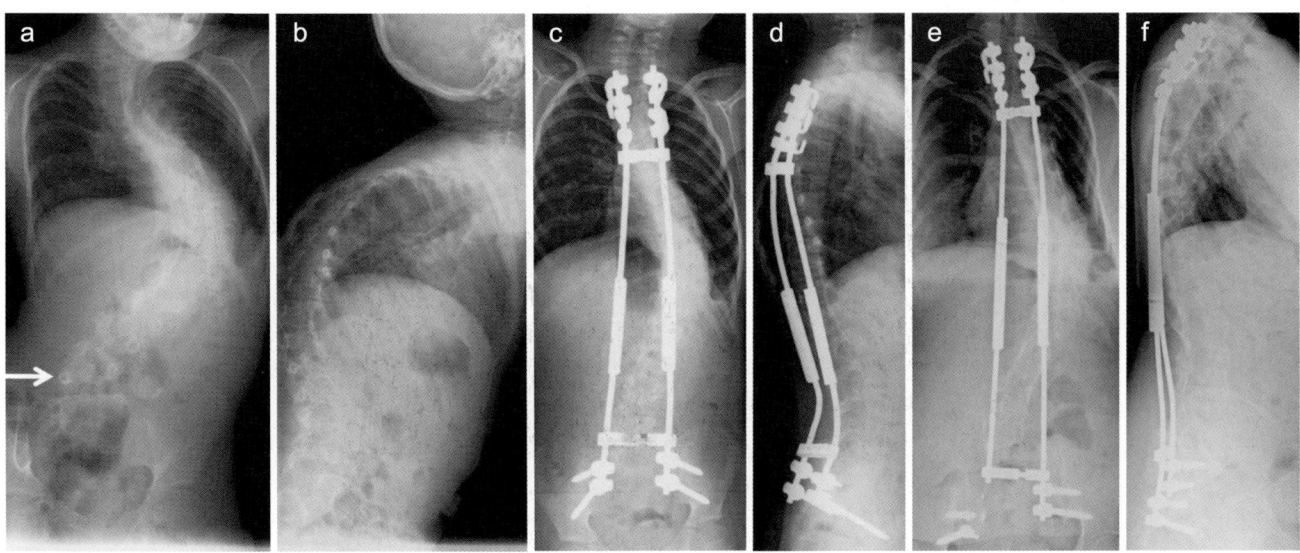

图 16.10 先天性脊柱侧凸合并局部和整体畸形。一名 5 岁女孩，患有先天性腰骶半椎体（a 中箭头处）、气管食管瘘、先天性心脏病、发育迟缓和骨量减少。5 岁时，她既有腰椎交界处的局部先天性畸形，也有剩余正常节段脊柱的整体后凸和脊柱侧凸（a，b）。她接受了传统的生长棒技术治疗（c，d）。17 岁时，在多次延长后，出现坚固的自发融合和一根无症状的断棒（e，f）

Murphy 等报道了 25 例未行肋骨融合术的 CS 患者，他们接受了 VEPTR（Synthes，Paoli，PA.）器械的治疗（见第 39 章）。发现预期胸廓高度增加了 79%，而并发症的发生率相近于之前的治疗方法[70]。Berger-Groch 等在对 13 例 CS 患者的 VEPTR 治疗结果进行回顾性研究后，也有了类似的发现[71]。

迄今为止，尚未对磁控生长棒（MCGR）用于先天性脊柱侧凸进行全面评估。这主要受影响于外科医生的偏好和放置 MCGR 后会影响到 MRI 检查（见第 44 章）。在 Dragsted 等最近的一项研究中，在不同的可延长技术下使用 MCGR 装置对 27 个 EOS 病例进行 2 年随访。该队列中，有 7 名 CS 患者成功延长了 MCGR 装置，但该研究未对先天性患者进行亚组分析[72]。Akensen 等的另一项研究描述了在包括 4 名 CS 患者的 EOS 队列中使用 MCGR 技术。虽然同样未进行亚组分析，但值得一提的是，在他们的研究中，不同组之间在矫正效果方面没有显著差异[73]。简而言之，MCGR 技术在 CS 中的应用是一种有前途的技术，但在被广泛接受之前还有待进一步的努力研发。

16.6.6.2 胸廓扩大成形术

带有脊柱锚定点的生长棒可以解决脊柱中的 EOS 畸形，因此其应用于主要问题在脊柱的患者。如果患者因先天性或获得性肋骨融合而有明显的胸腔狭窄，或有胸源性的脊柱侧凸，则利用 VEPTR 或其他器械的胸廓扩大成形联合肋骨到肋骨和（或）肋骨到脊柱的撑开术，可能是最佳的生长友好型选择（见第 38、39、44 章）[74,75]（图 16.11）。胸廓扩大成形术联合 CS 时，胸腔造口应贯穿肋骨头部，并与脊柱中先天性开放的椎间盘空间最佳对应，以最大程度地矫正胸部和脊柱畸形。如前所述，也有相关报道中在有和没有肋骨融合的 CS 患者中使用 VEPTR 装置[70,71]。VEPTR 装置还可以与其他技术相结合使用（见图 16.8）。

16.6.7 脊柱序列重建

16.6.7.1 半椎体切除术

半椎体切除术已被证明是治疗 CS 的一种有效且安全的治疗方法（见第 31 章）[76-80]。由半椎体（HV）引起的脊柱侧凸继发于侧弯凸侧不对称的生长潜力。当希望通过一次内固定融合的手术就完成矫正时，半椎体切除是一种理想的手术方法。HV 切除可以经后入路[78,80]也可经前后联合入路实现[76,81]。单纯性 HV 常见于胸椎中段，但位于胸腰段和腰段的 HV 常导致冠状和矢状面序列不稳，需要手术干预（图 16.12）。胸腰段及腰椎 HV 切除可有效矫正局部畸形，但由于相邻肋骨的固定作用，发生在胸椎中段的 HV 手术矫正效果较差。颈胸交界处的半椎体切除在技术上是最困难的。

16.6.7.2 椎体切除术

相较于单纯的 HV，更加复杂的 CVM 中可能会存在多平面的畸形，而半椎体切除术并不能充分解决这一问题。CVM 伴有多节段性改变、未分节性骨桥和大范围的多平面失衡，通常需要后路全椎体截骨矫形（VCR）来矫正畸形和恢复临床上的平衡（见第 32、33、34 章）（图 16.13 和图 16.14）。与半椎体切除和后

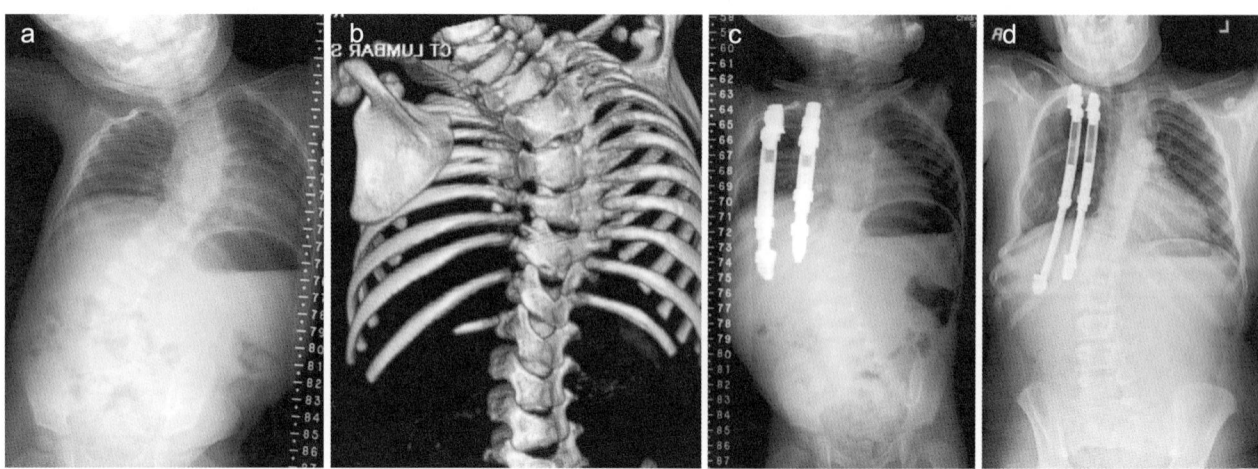

图 16.11 胸廓扩大成形术和 VEPTR 技术治疗先天性脊柱侧凸合并肋骨融合。女性婴儿在出生时发现有多根肋骨融合和 CVM。到 16 个月大时，她的胸弯有所增加（a）。除半椎体和骨桥外，还注意到多处凹形肋骨融合（b）。在 18 个月大时，接受了两次胸廓扩大成形术和两次肋骨间 VEPTR 装置的植入（c）。16 岁时，经过多次延长和设备更换以确保生长发育（d）。肺功能（FVC）为正常的 75%

第 16 章 早发型先天性脊柱侧凸 173

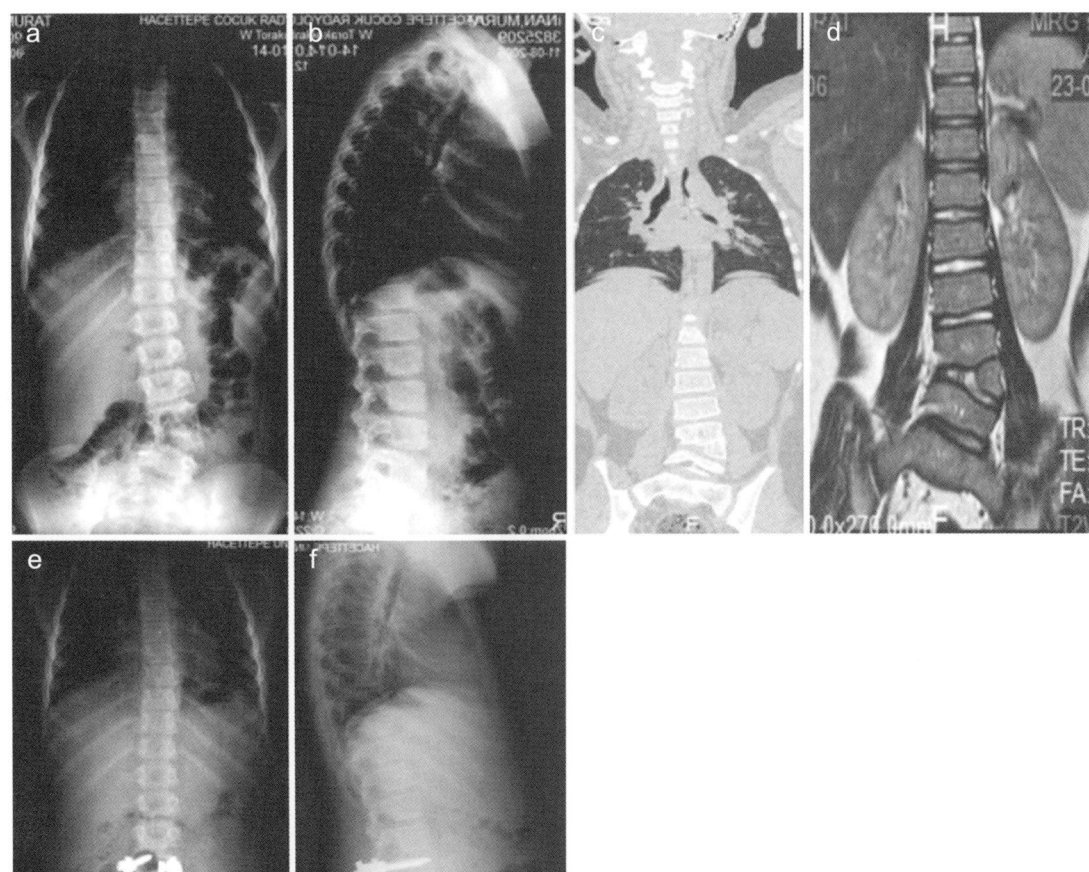

图 16.12 半椎体切除。一位 14 岁男性患者（a~d），完全节段性半椎体，导致严重的平衡失调和严重的腰部不对称。完全从后路通过前方植入融合器和后方三棒固定重建脊柱的矢状面和冠状面序列

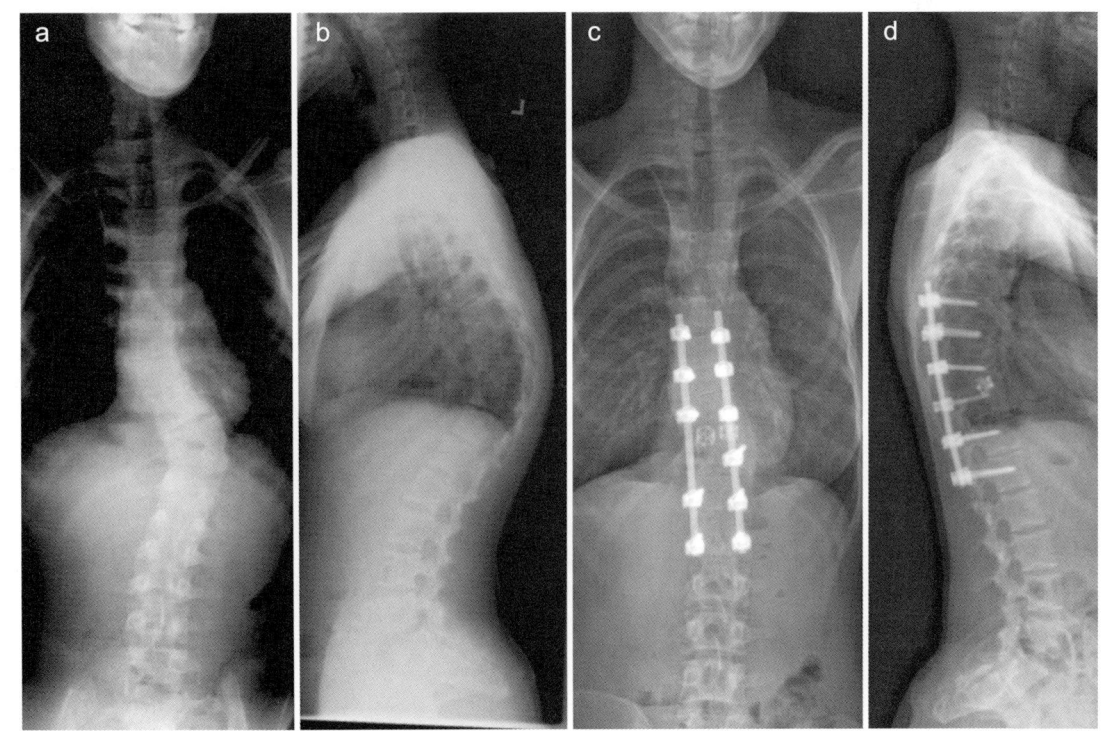

图 16.13 单纯性椎体切除术治疗先天性脊柱侧凸。1 例 15 岁女性，患有先天性脊柱后凸、先天性脊柱侧凸、气管食管瘘。脊柱侧凸和脊柱后凸畸形并存（a，b）。在矫形和固定相对较短的一段脊柱的情况下，可行椎体切除（c，d）

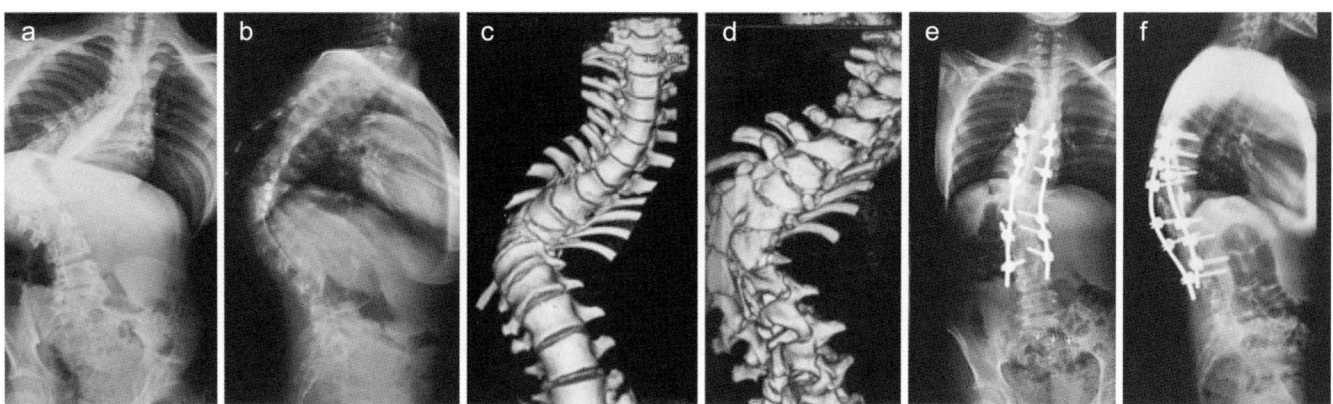

图 16.14　复杂性椎体切除治疗先天性脊柱侧凸。一例 15 岁女性患者，患有先天性矢状面和冠状面的脊柱畸形（a~d）。椎体切除和后路内固定后重新建立了正常的矢状面和冠状面的平衡（e，f）

路全椎体切除术相比，VCR 的术中失血量较多，且神经并发症的风险也更高，是一个在技术上极具挑战性的术式[82-85]。Chang 等的一项研究中发现，在术后 10 年的随访中，10 岁之前进行 VCR 手术比在 11~18 岁之间进行的手术畸形矫正效果更好[86]。在 CS 患者中使用 VCR 技术时，如果患儿年龄较小或缺乏足够多可用的锚定点，那么就需要将 VCR 与其他技术相结合（见第 34 章）（图 16.15 和图 16.16）。手术干预的时机还有待研究，我们正试图寻找新的方法，一个可以在不增加手术复杂性和风险的情况下实现矫正的方法。

随着围手术期护理、外科技术和器械的发展，越来越多的专科中心有了开展这项手术的能力。但这项强大而复杂的手术还是建议在一个术前规划和处理术后并发症方面经验丰富的外科团队指导下完成。

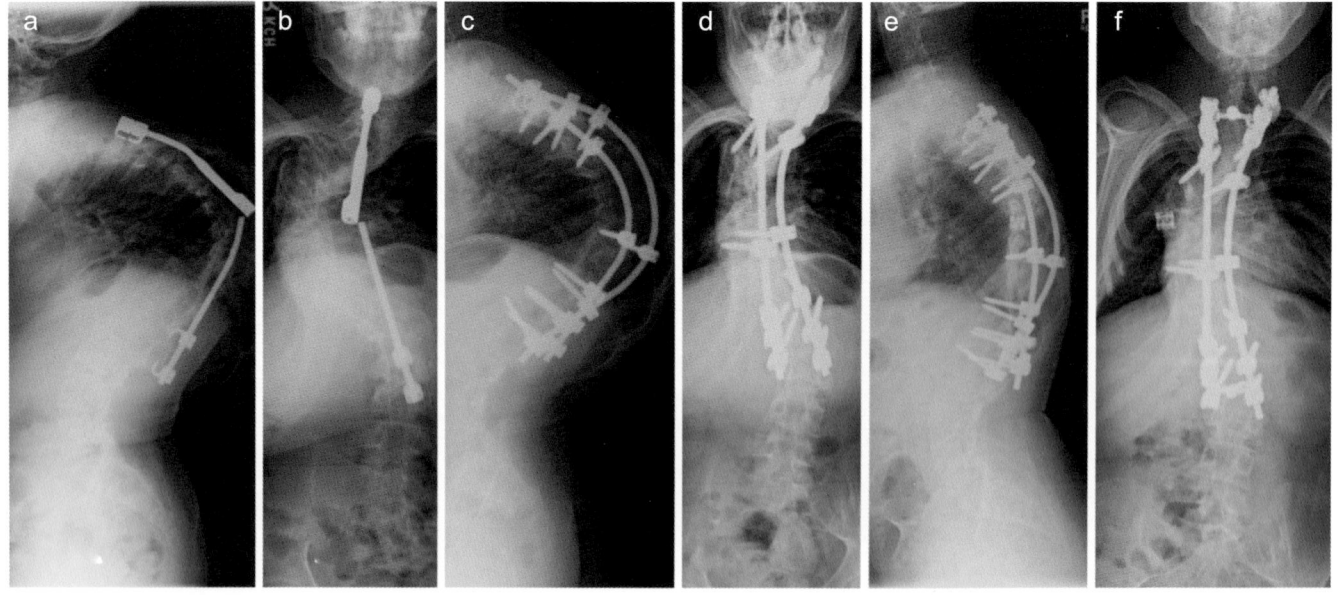

图 16.15　先天性脊柱后凸的分期椎体切除术。1 例 15 岁男性，患有严重的先天性心脏病，脊髓拴系，5 岁时因先天性脊柱侧凸而行前路生长阻滞，植入单根生长棒 10 年后，出现了严重曲轴现象和塌陷畸形伴植入棒断裂（a，b）。在 15 岁时，在最小矫正的情况下进行后路融合加内固定（c，d）。畸形的顶点及其周围的骨质减少和椎弓根的缺失妨碍了椎体安全切除后的充分固定。在 16 岁时，通过利用 1 年前建立的锚定点安全地完成了椎体切除术（e，f）

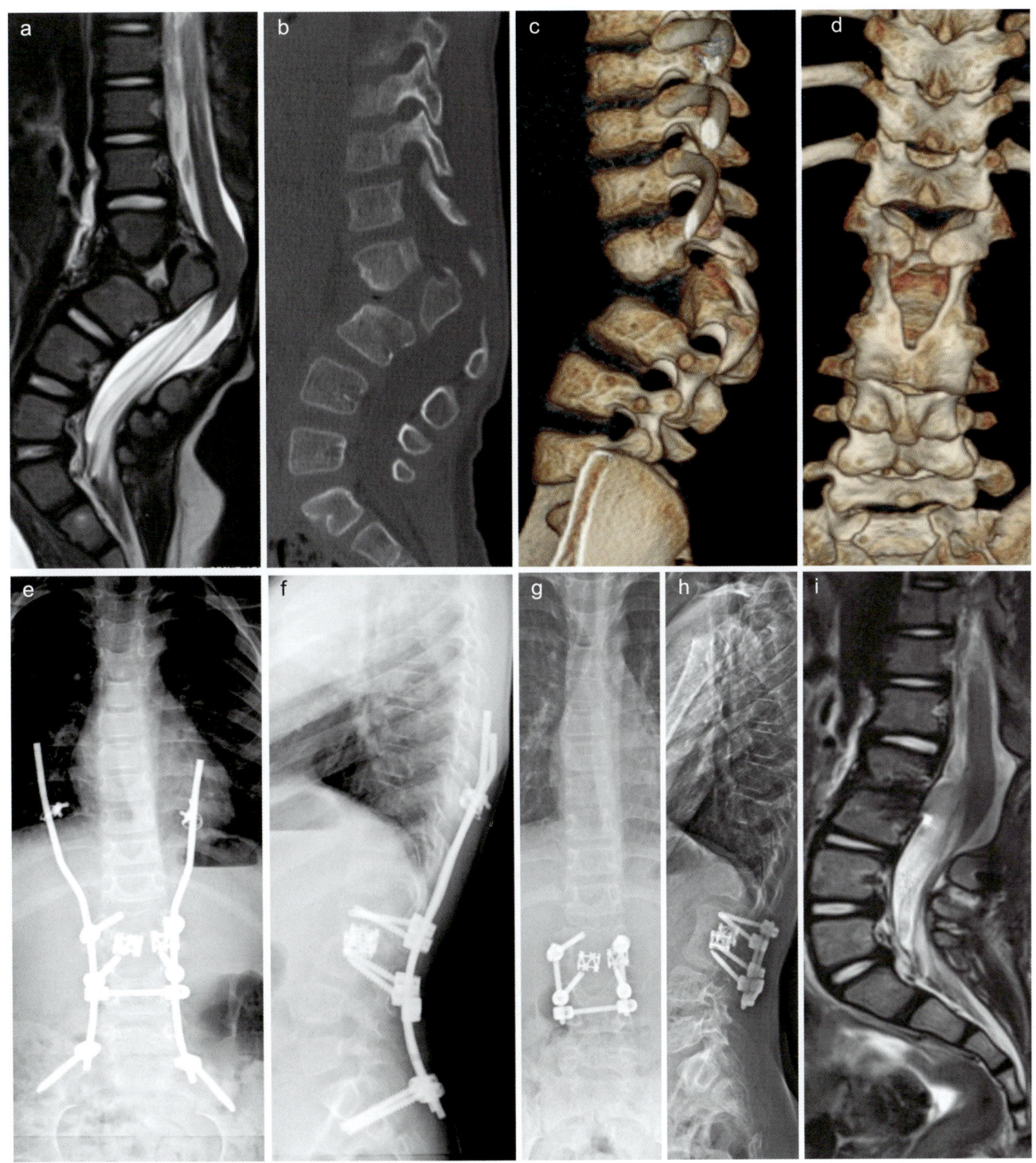

图 16.16 先天性脊柱脱位行椎体切除，临时长节段固定治疗。一例 3 岁男孩，产前发现先天性异常。神经完好无损。（a~d）。3 岁半时行后路全椎体切除术，利用钛棒临时长节段固定骨盆和肋骨（e，f）。显露范围局限于 VCR 节段的上下水平。在不显露整个脊柱的情况下放置长棒固定，以防止意外融合的发生。术后 6 个月取出长棒。（g~i）示 9 岁时，术后晚期脊柱的排序、生长发育和椎管减压效果

（Grant D. Hogue, John B. Emans 著
薛 原译 高荣轩校）

参考文献

扫描书末二维码获取

第 17 章 椎管内病变

本章内容

17.1 引言 176	17.3.1 发病机制..180
17.2 开放性脊柱闭合不全（脊髓脊膜膨出）...176	17.3.2 脊髓裂畸形......................................180
17.2.1 发病机制..176	17.3.3 脊柱脂肪瘤（脂肪脊髓脊膜膨出）..........181
17.2.2 病因学和流行病学..............................177	17.3.4 流行病学..182
17.2.3 临床症状..178	17.3.5 临床症状..182
17.2.4 手术治疗..178	17.3.6 治疗..183
17.3 闭合性（隐匿性）脊柱闭合不全..............180	

要点

- "脊柱闭合不全"包含两种类型的脊柱先天性畸形，传统分为"开放性"和"闭合性"两种形式。
- 开放性脊柱闭合不全或脊髓脊膜膨出主要是一种神经管闭合缺陷，其治疗旨在维持新生儿的神经和临床状态。
- Chiari 减压术可改善多达 90% 患者的脊髓空洞症，从而提高畸形手术的安全性。
- 畸形范围内的 1 型脊髓纵裂畸形应在畸形手术前切除，而 2 型脊髓纵裂畸形可被观察到。

17.1 引言

影响神经功能的先天性脊柱疾病是由于神经组织本身或覆盖和支持脊髓的组织发育不完善所引起的。在当前术语中，"脊柱裂"和"脊柱闭合不全"可互换使用，以涵盖源自神经外胚层和中胚层的所有脊柱畸形。那些被认为是神经外胚层发育不良所形成的"开放性脊柱闭合不全"亚组："开放 = Appert"意味可见的、暴露的神经组织病变。这类畸形与无脑畸形一起被称为神经管畸形，是由于颅神经管不能融合而引起的。中胚层组织来源的胚胎学异常直接或间接地妨碍正常的神经功能，假设发育不良发生在正常的神经外胚层分化期间，则形成"闭合性脊柱闭合不全"亚组："闭合 =occult"表述一种与开放病变不同的、被完整皮肤覆盖的隐匿病变（图 17.1）。虽然这种根据胚胎起源的简化分类方案有助于理解和规范诊断和治疗措施，但多样化的临床表现、自然病程和治疗方案不一定提供标准化方案。此外，脊髓及其周围组织的正常发育远比神经外胚层和中胚层的连续分化复杂和混乱。特定分化点的损伤可能导致神经和邻近组织的发育不良，导致同一患者出现开放性和闭合性脊柱闭合不全。

本章的目的是讨论这一异质群体的当代治疗方案，并强调由于积累了有关其胚胎发生、自然过程和治疗替代方案的数据而改变的观念。

17.2 开放性脊柱闭合不全（脊髓脊膜膨出）

经典胚胎学认为脊髓由初级神经胚形成，其中双层胚胎的外胚层经历了一系列复杂的分化，通过尚未完全了解的机制形成神经管。这一过程需要神经外胚层细胞和邻近的外胚层衍生物之间的分子、生化和机械相互作用[1-4]。虽然初级神经胚形成本身代表了神经组织的形成，但它密切依赖于负责周围非神经元组织分化的持续的中胚层活动。虽然脊索诱导对于初级神经胚形成至关重要，但完整的神经胚形成对于周围组织的适当分化是必需的（另见第 15 章脊髓脊膜膨出）。

17.2.1 发病机制

神经管形成开始于妊娠第 17 天，在此期间脊索诱导上覆外胚层分化为神经外胚层，在胚胎背侧中线形成神经沟。沟两侧的神经皱襞上升并汇合，细胞在背侧融合，形成一个中空的圆柱体原始脊髓。这个过程

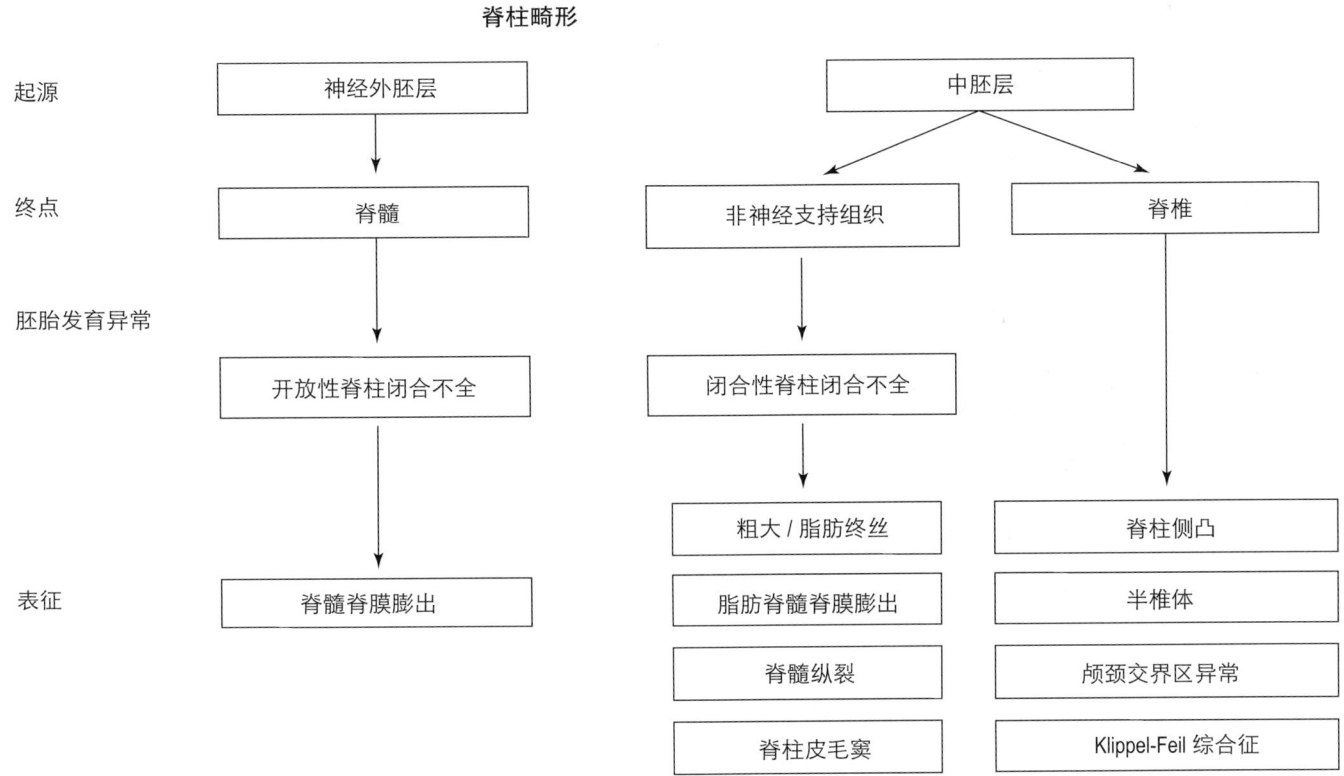

图 17.1 先天性脊柱畸形。神经外胚层形成神经管过程中胚胎发生紊乱导致脊髓脊膜膨出，而中胚层排列紊乱可能出现不同形式的隐匿性脊柱闭合不全

在妊娠第 27~28 天完成。中断背侧特定节段神经管形成会阻止该水平正常神经组织的分化。虽然这种脊髓结构的发育不良会导致受累平面以下或多或少的完全神经功能损害，但由于神经管对周围组织的诱导改变，还会出现其他异常[2,5]。其结果是可见的脊髓节段，即基板，代表未闭合的原始神经管残余，在背侧没有脑膜、骨性结构或皮肤包膜。脊柱裂这一术语，虽然仅指未闭合的神经组织上缺失的后方骨性结构，但用于描述整个畸形时还是容易造成混淆。同样，脊髓纵裂、囊性脊柱裂和脊髓脊膜膨出是由于同一病变的不同形态表现而产生的术语，除了易造成混淆之外，在决策、手术技术或结果方面没有实际意义。术语"脊髓脊膜膨出"目前倾向于代表由一种共同的发育不良机制引起的几乎所有类型的开放性脊柱闭合不全[1,6,7]。

脊髓脊膜膨出中节段神经管形成的胚胎发育障碍是由于神经管最初闭合失败或在适当的神经管形成后继发开放。不闭合理论可能适用于大多数人类脊髓脊膜膨出；然而，过度膨胀可能产生一些实验性神经管缺陷模型[2,6]。无论病因机制如何，未闭合的神经管都会触发一系列与指定覆盖脊髓背侧的非神经组织相关的事件。皮肤外胚层仍然附着在开放的神经管段上，不能在病变上方形成以后的皮肤。此外，皮肤外胚层从神经管的背侧脱落，使旁中胚层在其中移动，产生骨骼和软组织的正常机制也发生了异常。最终病理解剖为出生时暴露的病灶，表现为脊髓背侧中线内表面被膜性组织覆盖，被膜性组织为表皮残留物或渗出物，并有一条与未受累节段中央管相连的沟。未成熟的椎板残余和椎旁肌占据了增宽的椎管的外侧边界，可以在皮肤缺损的边界下触摸到（图 17.2）。

17.2.2 病因学和流行病学

目前的假设表明，外在因素和内在因素之间的复杂相互作用是导致脊髓脊膜膨出的原因。人类的临床和流行病学数据表明，孕产妇疾病、药物、环境毒素和饮食因素（如缺乏叶酸）在脊髓脊膜膨出的发展中起致病作用或至少起促进作用。另外，在某些家族中表现出的发病率增加，将神经管缺陷定位为复杂的遗传疾病，其中基因和环境通过未知的关系相互作用[2-4]。

无论种族和地域差异如何，脊髓脊膜膨出活产儿的发病率通常约为 1/1000。尽管几项研究表明，世界不同地区的差异取决于地理区域、受孕季节、受影响婴儿的性别、种族和父母的社会经济地位等因素，但

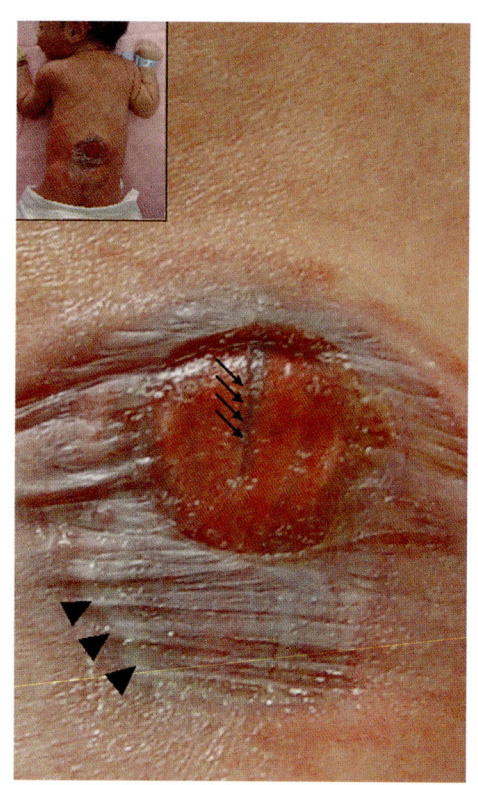

图17.2 患有脊髓脊膜膨出的新生儿（左上）。未闭合的原始神经管残端（基板）暴露在外，除了表皮残膜或渗出物外，没有任何背侧覆盖物。凹槽（箭号）代表中央管。健康皮肤边界（箭头）表示增宽的椎管节段的外侧边缘

产妇年龄和产次以及基于人群的监测研究未能证实其与发病率有明确相关性[8]。最近有报道称，一些地区的脊髓脊膜膨出发病率有所下降，而其他地区的发病率则保持稳定[9]。尽管这种下降归因于产前诊断的增加、选择性终止妊娠、遗传咨询和怀孕期间多数补充叶酸，但没有确凿的数据表明这种下降是由单一因素造成的[10, 11]。

17.2.3 临床症状

脊髓脊膜膨出是伴其终身的最具破坏性的先天性畸形之一。这是因为脊髓脊膜膨出患者的神经功能障碍是不可避免的，其严重程度与脊髓受累水平成正比。高达80%的暴露发生在胸腰椎，结果就是截瘫。随着病变平面向尾侧移动，神经功能缺损水平下降；病变平面在骶骨至多避免了主要的运动障碍，但确实会导致神经源性膀胱[7, 12, 13]。

脊髓脊膜膨出中的神经功能缺损被认为不仅是由于神经管的不完全分化，而且还由于未覆盖的神经组织暴露于羊水所导致的。此外，在胎儿尸检系列报道中，63%的相关畸形导致了脊髓脊膜膨出病例的残疾[3]。对于产前诊断患有脊髓脊膜膨出的婴儿，我们担心的一个问题是阴道分娩是否会导致进一步的神经损伤。来自各种非随机和随机研究的数据显示出相互矛盾的结果，目前仍不清楚剖宫产在新生儿并发症和死亡率方面是否优于阴道分娩[14]。然而，大多数产科医生和神经外科医生更喜欢选择性剖宫产，尤其是当病变位于腰椎或以下，没有脑积水和其他主要异常时。除了相邻椎体的形态异常外，几乎所有脊髓脊膜膨出患者都伴有Chiari Ⅱ后脑畸形（Chiari Ⅱ hindbrain malformation，CM Ⅱ）。Chiari Ⅱ畸形最简单的表现是小脑扁桃体和蚓部通过枕骨大孔疝入到颈椎管。此外，延髓扭曲、低平的小脑幕、顶盖喙状突起、脑干核团改变、多小脑回和灰质异位可能与Chiari畸形有关。小脑扁桃体突出在脊髓脊膜膨出中的临床表现主要体现在脑积水，几乎90%的患者在分娩期间或在手术治疗后出现脑积水[1, 12]。脑积水是导致脊髓脊膜膨出病例的发病率和总体预后不良的主要并存因素之一。颅凹是一种中胚层自限性颅骨畸形，在新生儿中也很常见。

从实际的角度来看，脊髓脊膜膨出患者出生时在病变水平有功能性脊髓横断的迹象和神经源性膀胱，并且脑积水的可能性很大。开放性病变有很大的感染风险；脑脊液通过不完整的硬脑膜屏障暴露于外部环境可引发脑膜炎和脑室炎。脑膜炎不仅使脑积水的治疗复杂化，而且增加了癫痫发作和进一步神经功能障碍的潜在风险。

17.2.4 手术治疗

脊髓脊膜膨出手术治疗的目的是稳定新生儿的临床和神经状态，防止潜在的恶化风险。这最好通过在出生后尽快重建开放的神经管及其覆盖物来实现。初始管理旨在稳定婴儿，避免病变污染和排除相关畸形。此时首要问题是治疗决定。这在医学、伦理和法律方面上都需要在父母和医生之间进行讨论。在产前诊断的情况下，父母需要了解先天性异常的后果和治疗方案。否则，脊髓脊膜膨出的预期问题以及手术修复在最终结局的有限作用，可能导致父母拒绝手术治疗。从医生的角度来看，具有多节段大病变并伴有相关椎体异常和脑积水的严重形式可能会使医生对治疗产生犹豫。除非存在危及生命的并存畸形，否则目前的伦理法律意见是对所有病例进行手术治疗[6, 7, 12]。一旦确定了治疗方案，第二个问题是手术的时机。应权衡新生儿立即修复的风险与延迟修复时的污染风险。在出生48~72小时内进行手术修复是普遍接受的，与极早期治疗（24小时内）相比，不一定会

增加污染风险[14]。此外，该时间间隔为婴儿提供了充分的产后评估和稳定。对手术技术最简单的描述是模仿正常的胚胎发育模式。这是为了隔离未融合的部分，为基板建立原始管状形状，并重建和闭合硬脑膜包膜，然后聚拢和闭合病灶上方的皮肤（图17.3a~d）。即使是非常大的缺陷也可以通过沿轴的松弛切口来闭合，避免曾经提倡但被证明具有重大后果的复杂肌瓣和皮瓣。几乎10%的病例在出生时出现脑积水，需要同时进行分流术和修复脊柱缺损。手术死亡率几乎为零，但主要并发症包括进行性脑积水、伤口感染、破裂和脑脊液漏。

脊髓脊膜膨出修复后，其他疾病的治疗可能从简单的观察到广泛的外科手术。绝大多数患者在出院前需要进行脑积水分流术；未来可能需要治疗相关的后凸畸形、Chiari畸形、足部畸形以及CM-Ⅱ的继发性脊髓拴系、脊髓空洞症和（或）脊髓拴系综合征。虽然脊髓脊膜膨出可能是一种静态和非进展性缺陷，但相关问题会引起临床恶化。由于近80%脊髓脊膜膨出的病例病变位于胸腰段，儿童终身面临截瘫和神经源性膀胱的并发症。因此，最初的闭合只是一个开始，其结果和长期预后在很大程度上取决于相关病变的管理[7,12]。预计至少75%的患有开放性脊柱闭合不全的儿童可活到成年早期。幸存者易罹患压疮、肥胖症、严重肾病、高血压、抑郁症和视力障碍等疾病。病死率主要与分流功能障碍和感染、神经源性膀胱的泌尿系统并发症或呼吸道感染有关[13]。

胎儿脊髓脊膜膨出修复

胎儿手术在多种疾病时可常规进行，脊髓脊膜膨出也适合在子宫内修复，因为这种疾病在产后的发病率很高，疾病伴随一生，但是它可以在妊娠20周之前检测到，所以适合在胎儿期行手术治疗。此外，有足够的实验证据表明，基板的某些功能最初被保留，但在妊娠期或出生时可能会恶化。胎儿期闭合开放的神经管可以防止继发性损伤并保留神经功能，而胎儿期存在的伤口愈合和轴突再生潜能可能在一定程度上逆转既有损伤。自1994年以来，在世界各地的某些中心，通过子宫切开术，在孕19~25周期间进行了超过330例标准的多层重建宫内修复术。初步结果提示，宫内脊髓脊膜膨出修复术可以减轻Chiari畸形程度，降低分流依赖性脑积水的发生率[15]。因此，美国启动了一项多中心随机对照试验，比较宫内和常规产后护理，以确定与手术相关的获益和风险。脊髓脊膜膨出管理研究（Management of Myelomeningocele Study, MOMS）于2010年因产前手术的效果而提前终止。研究者发现，宫内修复术与分流术风险降低52%相关，30个月时，产前组患者的运动功能较好，并且在不使用矫形装置的情况下行走的可能性较高[16]。这些发现尤其重要，因为产前组的解剖病变发生率明显较高。然而，产前修复脊髓脊膜膨出的益处必须与较高的早产率和孕产妇发病率进行权衡[17]。

Chiari畸形修复

1型Chiari畸形是婴儿和少儿特发性脊柱侧凸

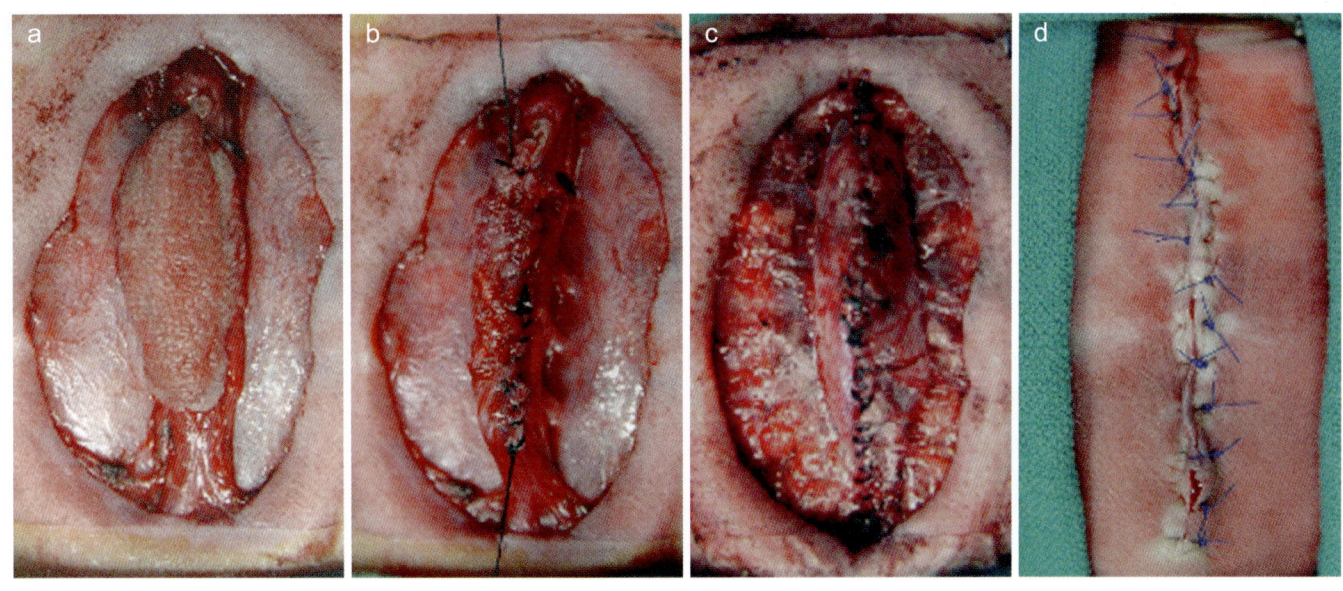

图17.3 脊髓脊膜膨出闭合的基本步骤。（a）去除膜和碎屑并暴露基板，（b）用细缝线将扁平基板重新缝合还原为管状，（c）将硬脑膜层与椎旁筋膜分离，并在暴露的神经上方进行防水闭合，（d）皮肤缺损的一期闭合

中最常见的神经轴异常[18]。此外，这些患者中的50%~75%将同时患有脊髓空洞症，而40%~80%的患者将患有脊柱侧凸。对于20岁以上的患者，脊髓空洞症相关脊柱侧凸的发生率降至20%以下[19]。与青少年特发性脊柱侧凸相比，该患者群体往往具有更多非典型侧凸类型，侧凸顶点更高，但右侧胸弯仍然是主弯[19, 20]。然而，尚未证明脊柱畸形的严重程度与脊髓空洞症空腔的长度相关。

首先进行Chiari减压术（无论是否进行硬膜成形术）仍然是谨慎的做法，因为这与减少空洞大小和可能改善或稳定脊柱侧凸有关。枕下减压优于分流术，因为单独进行空洞分流术时未观察到对脊柱侧凸进展的益处[21]。同样，神经外科干预可能带来的好处也不适用于先天性脊柱侧凸合并脊髓空洞症患者。

在几项针对10岁以下儿童的研究中，超过90%的儿童在Chiari减压术后脊柱侧凸得到了改善或稳定[18, 19]。尽管其他人报道减压后的结局比较一般，平均约为50%，但文献中似乎一致认为，进展的患者往往年龄更大，双弯更大[19, 21-23]。需要注意的是，据报道，更广泛的颈椎减压、C1以下的椎板切除术和广泛的肌肉剥离会使脊柱畸形恶化，尤其是在矢状面上[20]。最后，减压的效果可能是暂时的；因此，建议至少进行5年的随访[21]。Park-Reeves脊髓空洞症研究联盟（Park-Reeves Syringomyelia Research Consortium）的早期报道表明，年龄和颅后窝减压联合硬膜成形术与脊髓空洞改善单独相关[24]。然而，一项评估脊髓空洞症的随机临床试验正在进行，以比较颅后窝减压术与颅后窝减压联合硬脑膜成形术的治疗效果。

17.3 闭合性（隐匿性）脊柱闭合不全

隐匿性脊柱闭合不全是先天性脊柱疾病中的一种广泛畸形，唯一的共同特征是中胚层发育缺陷被正常皮肤覆盖[25]。与指定发育启动脊髓的神经外胚层不同，胚胎中胚层会产生多种结构。该多能层分化过程中的任何紊乱都会引发与解剖学、临床表现和治疗方案有关的多种疾病。虽然开放性脊柱闭合不全中的神经损伤与神经组织的不完全分化直接相关，但闭合性脊柱闭合不全的神经系统后果的机制要复杂得多且有争议。这种复杂性反过来又在建立通用治疗方案中产生了持续的争议。

17.3.1 发病机制

神经胚形成负责脊髓的形成，一直到未来由神经管尾侧的神经外胚层细胞团（尾侧隆起）发育而来；次级神经胚形成，发育成第二骶段和脊髓最远端段。尾侧隆起是由退化的原条衍生的多能细胞形成的。间充质神经纤维形成上皮纤维，通过管化和退变过程获得管腔，附着于初级神经管，形成包括终丝在内的其余骶尾部脊髓节段[1, 3, 26]。次级神经胚形成过程中的错误发育，除了一些异常外，还导致形成脂肪和短/粗终丝，这是隐匿性脊柱闭合不全的典型代表。其他主要的隐匿性闭合不全包括脊髓纵裂畸形（也称为脊髓纵裂）、脂肪脊髓脊膜膨出和皮毛窦，它们代表着在次级神经胚形成开始之前，初级神经胚形成期间，不同阶段的中胚层的不正常分化[27]。中胚层发育不良的起始时间和当时神经胚形成的阶段对于神经系统结局至关重要。初级神经胚形成受到的干扰越多，胎儿出生时神经系统受损的可能性就越高。这就是为什么在不同形式的隐匿性脊柱闭合不全中，由此产生的神经状态从正常到严重损伤不等的主要原因之一，有时与脊髓脊膜膨出症状相符。神经胚发育的节段性、不对称受累会导致下肢改变，包括腿或臀部的不对称、髋关节和膝关节问题，以及足部畸形，足部畸形随着患儿的成长通常由于肌肉失衡、负重和重力而恶化[6]。

17.3.2 脊髓裂畸形

脊髓纵裂畸形（split cord malformations，SCMs）是胚胎形成的最早阶段的中胚层异常。脊髓纵裂畸形和双脊髓畸形是指一段由骨性软骨隔隔开的、在单独的硬脑膜套内的两个分开的半脊髓（SCM Ⅰ型）或在同一个硬脑膜囊内由纤维性隔隔开的半脊髓（SCM Ⅱ型）。Pang等[28]提出了这个新的命名和这些畸形形成的新理论。外胚层和内胚层之间的黏附形成了分裂脊髓的内间质束。在妊娠的前几周，原始神经肠管暂时连接了起源于内胚层的卵黄囊和起源于外胚层的羊膜。原始神经肠管退变后，出现第二次内胚层-外胚层沟通，即副神经肠管。副神经肠管前端的持续存在可导致神经肠管重复畸形、干扰管旋转纤维带的形成或神经肠囊肿的发生，而副神经肠管后端的持续存在可导致皮肤异常，如血管瘤、脐带病变和多毛症。由于中间部分在该水平面持续存在，脊索被迫发育成两个独立的部分。分离的脊索上方的神经外胚层被迫反过来形成两个单独的神经管。脊索的复制进一步导致异常的椎体形成，如半椎体、裂椎、肥大或增生的椎体，相邻椎体的融合，包括相关的先天性脊柱畸形。在这一背景下，典型的SCM的标志是毛状斑块，主要在胸腰椎区域标记畸形水平，脊柱侧凸偶尔伴有下肢变化。

17.3.3 脊柱脂肪瘤（脂肪脊髓脊膜膨出）

脂肪脊髓脊膜膨出是指皮下脂肪团通过缺损的背腰筋膜和椎板延伸到类似于脊髓脊膜膨出的开放神经基板的畸形，通常用作所有腰骶部脂肪瘤的总称。在这种最常见的隐匿性脊柱闭合不全中，脂肪瘤经常不对称地拴系脊髓，导致脊髓旋转和神经根发育不平衡。在各种推测性理论中，目前解释外科解剖学的理论是 McLone 和 La Marca[29] 以及 Naidich 等的理论[30]。有人提出，神经管与周围外胚层的分离过早发生，使神经基板向后开放，允许间充质细胞进入该裂隙，在那里它们被原始室管膜诱导形成脂肪组织，而剩余的神经管前半部分诱导正常脑膜和血管结构的发育。由此产生的解剖结构是一个皮肤覆盖的腰骶部肿块，通过缺损的骨骼和肌肉组织连续，黏附于部分开放的脊髓节段（图 17.4a~c）。随后出生时的神经学表现从正常到不对称的下肢受累伴神经源性膀胱不等，类似于在 SCM 中看到的。

粗大 / 脂肪终丝

粗大 / 脂肪终丝代表了一个真正有缺陷的次级神经胚形成过程，正常情况下，在神经管形成后（初级神经胚形成），尾侧细胞团经历了一个管化和退化分化过程，形成包括终丝在内的腰膨大下方的脊髓。粗大 / 脂肪终丝的发育是一个知之甚少的过程。目前关于终丝发育不良伴脂肪瘤样病变的理论主要集中在退化性

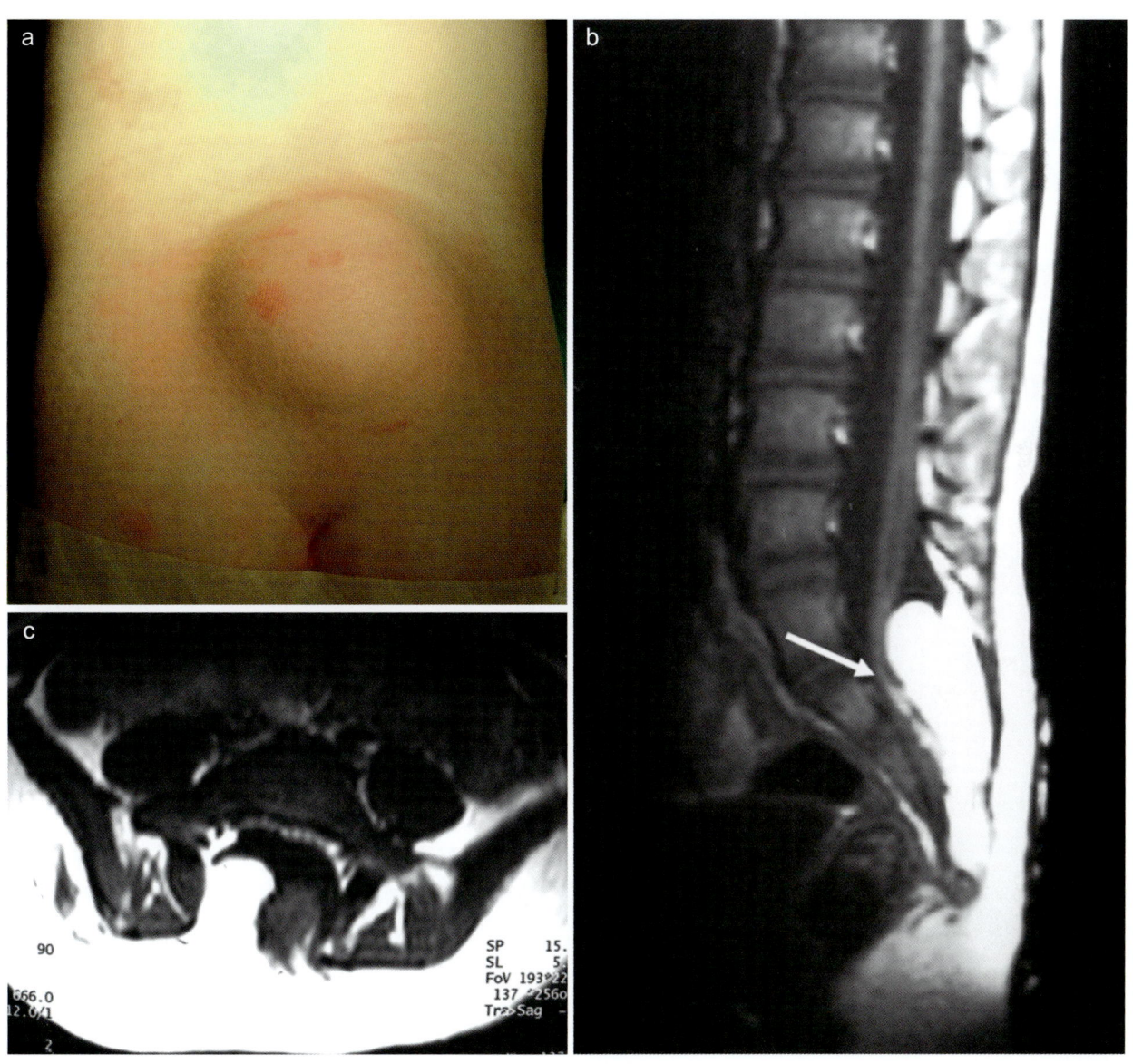

图 17.4 （a）1 例患有脂肪脊髓脊膜膨出的 2 岁女孩。（b）矢状 T1 加权图像显示附着在圆锥上的脂肪团，圆锥（箭头）几乎位于 S1 水平而不是 L1-L2。（c）横断面图像显示紧密的脂肪 - 圆锥交界，由于脂肪瘤导致圆锥和根部明显扭转

分化缺陷，即尾侧多能细胞团分化为脂肪细胞。这一理论与以下观察结果一致：这些病变较少与皮肤斑点相关，因为次级神经胚形成发生在上覆外胚层闭合之后，并且它们经常与尾侧细胞团的其他畸形（如骶骨发育不全和 VATER 综合征）一起发生。一致的结果是圆锥位置较低，远低于 L1 - L2 节段的水平，与一个增粗、短且脂肪化的终丝相连（图 17.5）。这也反映在几乎所有病例的临床表现中，在儿童期后期表现为明显的圆锥受累的神经系统体征和症状，而没有任何骨科或椎体畸形[25, 31, 32]。脂肪终丝又称终丝脂肪瘤，与脂肪脊髓脊膜膨出一起作为脊髓脂肪瘤的一个亚组，认为其具有共同的胚胎起源。

脊柱皮毛窦

脊柱皮毛窦是由于神经管背侧闭合后，皮肤外胚层与下方的神经外胚层不完全分离所致。分离过程涉及皮肤外胚层从神经管分离，使旁轴中胚层组织在两者之间滑动，产生骨和软组织，形成未来椎管的背侧面。如果外胚层不能在指定的位置（最常见的是腰椎区域）分离，就会形成皮肤来源的畸形，通过骨性开口和筋膜缺损连接皮肤表面和硬脊膜[26]。

除了前面提到的常见的隐匿性脊柱闭合不全外，脑膜膨出、神经管原肠囊肿、末端空洞和尾侧退化综合征也是中胚层分化不同阶段胚胎发育紊乱时发生的其他形式病变。虽然这些病变在神经损伤方面偶尔可能有类似的表现，但它们通常需要不同的治疗方法，这里不进行讨论。

17.3.4 流行病学

隐匿性脊柱闭合不全的真实发病率很难评估。与开放性脊柱闭合不全不同，隐匿性可能终生无症状，只在出现症状时被诊断出来，或在检查无关问题时偶然发现。与报道的脊髓脊膜膨出发病率下降不同的是，由于临床意识的提高和磁共振成像（MRI）提供的偶然检测结果，闭合性脊柱闭合不全的发病率一直在增加[33]。

17.3.5 临床症状

尽管隐匿性脊柱闭合不全的畸形由于所涉及的胚胎发育步骤不同而表现出不同的病理和临床特性，但由于症状产生的病理生理学机制相似，普遍倾向于将所有这些畸形统一起来。几乎所有描述的畸形都有较高的相关系统异常发生率，这些异常会在出生时引发一系列事件，如脊柱侧凸、下肢畸形和泌尿生殖系统畸形，但有相当数量的病例出生时除了一些皮肤病变外，根本没有任何体征。现有的神经系统症状或可能出现的神经系统症状在很大程度上归因于脊髓拴系，这一术语可与隐匿性脊柱闭合不全互换使用。

脊髓拴系理论是基于腰骶段脊髓的病理性固定和机械牵拉。在胚胎发育过程中，脊柱的伸长和生长比神经组织快得多。虽然神经和相应的椎体水平直到妊娠 3 个月结束都位于同一平面，但不同的生长速率导致脊髓圆锥在足月时上升并移动到几乎 L2 椎体水平。在次级神经胚形成过程中，脊髓组织与同节段的脊椎相邻，如果中胚层排列紊乱，就会阻止圆锥上升，那么圆锥仍保持其原来的低位。在这种情况下，我们假设任何阻止头侧活动的非弹性结构，如锚定在脊髓尾端的粗大而脂肪化的终丝、骨性间隔或脂肪瘤，都会导致慢性和进行性缺血性脊髓损伤。由此导致的临床结果包括下肢运动和感觉障碍、大小便失禁以及不同程度及混合的肌肉骨骼畸形[2, 34, 35]。尽管脊髓拴系的概念及其病理生理学已被普遍接受，但在某些方面仍存在重大争议，尤其是关于该综合征的治疗方案[36-38]。

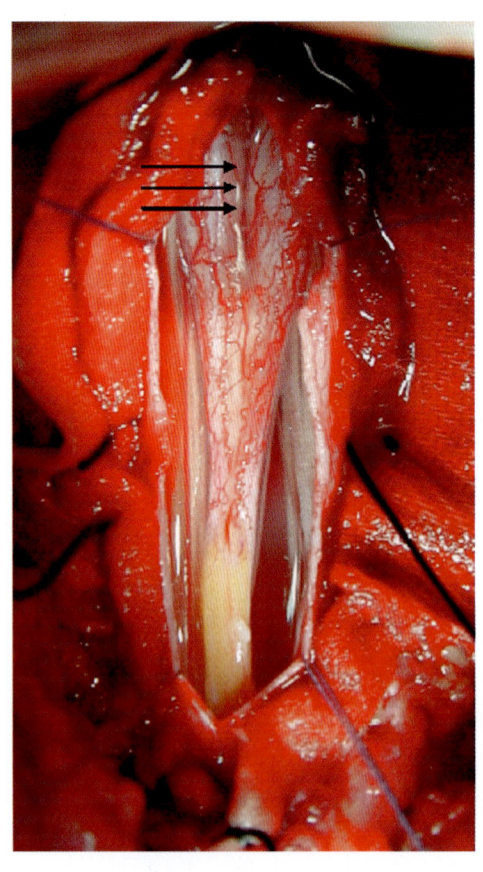

图 17.5 粗大/脂肪终丝伴有额外的 II 型脊髓纵裂畸形，其中两个半脊髓被位于单个硬脑膜内的纤维带分开（箭头）

17.3.6 治疗

特定类型的隐匿性脊柱闭合不全有不同的临床表现。对于开放性脊柱闭合不全，其潜在的胚胎学紊乱、病理解剖和临床后果在所有病例中几乎完全相同，手术治疗的方案是简单直接的。与开放性不同，隐匿性脊柱闭合不全的临床表现范围广泛，从无症状到严重的神经功能障碍。真实的发病率和自然过程尚不清楚，这使得治疗决策更加复杂。

隐匿性脊柱闭合不全的手术干预或多或少是针对脊髓拴系的手术，其最终目的是通过松解拴系来改善或稳定有症状患者的功能缺损，并预防无症状患者未来的功能缺损。在这种情况下，对于有显著闭合不全和临床症状明显恶化的患者，治疗方案是直截了当的。预计手术的潜在获益超过风险。对于那些神经系统检查结果正常或稳定的缺陷，以及那些偶然发现异常的人，决策过程变得不那么清晰，也更有争议[36, 39]。虽然人们普遍认为无症状病例的病情恶化是不可避免的，因此应进行预防性手术，但这方面的数据有矛盾。某些类型的疾病，如粗大/脂肪终丝，可以有把握地进行预防性治疗，尤其是复杂的畸形，如脂肪脊髓脊膜膨出，它具有显著的神经系统疾病发病率（图 17.6a-d）。在已有缺陷的患者中，并发症可能更容易忍受，而在神经系统正常的患者中，并发症会让外科医生和患者都感到特别痛苦[36, 40-42]。常见的情况是儿童合并不同类型的发育不良的畸形。SCMs、脊椎分节异常伴脊柱侧凸、尾部退化综合征中的泌尿生殖系统畸形需要不同专业同时协作。关于不同手术团队的分期或手

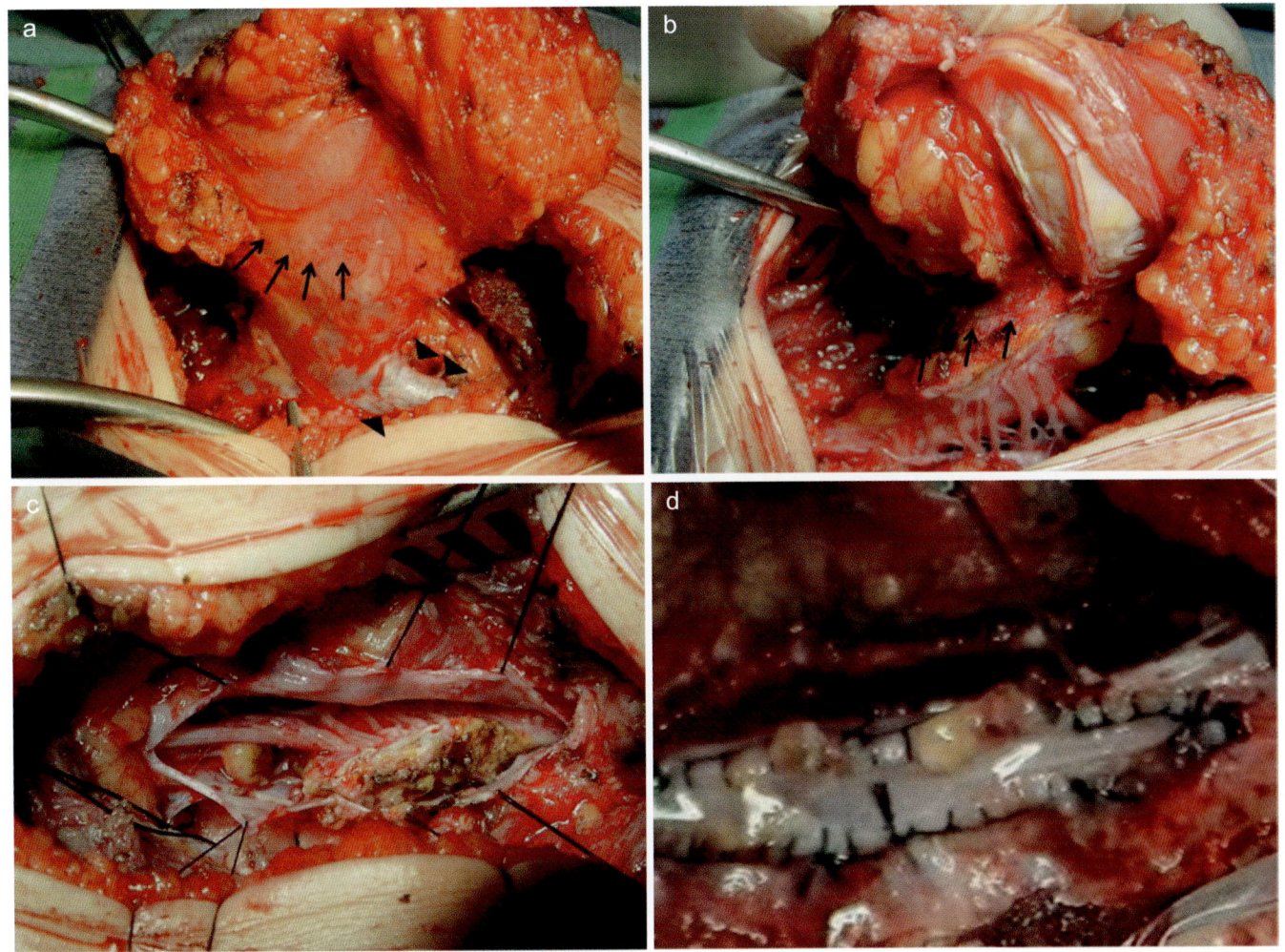

图 17.6 脂肪脊髓脊膜膨出，切除和解除拴系的基本步骤。(a) 皮下部分与周围软组织和皮下脂肪分离，通过扩大的多节段脊柱裂（箭号）和硬脑膜缺损（箭头）进入椎管内室。(b) 从脊髓组织取出硬膜内成分，在脊髓-脂肪瘤界面处留下一层脂肪（箭头）。(c) 切除后的最终外观。注意神经根的横向排列不同于马尾的正常纵向排列，这是由于在胚胎发生期间圆锥的上升所致。(d) 关闭硬脊膜时应使用宽大的硬脊膜补片，以防止脑脊液漏和再拴系

术优先次序，目前尚无循证治疗方案。虽然在相应节段脊柱侧凸矫正之前，1 型 SCM 在去除骨刺和硬膜重建方面没有冲突，但如果仅仅是为了保证脊柱侧凸矫正时的安全而切除那些远端和神经完整的 SCM（1 型或 2 型）或其他形式的在放射学上诊断的闭合不全，那么这种方式所获得的益处是值得怀疑的。

SCM 长期以来被认为与脊柱畸形相关。Hood 等在一系列脊髓纵裂患者中发现，60% 的病例伴有脊柱侧凸[43]。患者以脊柱侧凸或神经损伤为主诉，脊髓纵裂骨性间隔最常位于第 1 或第 3 腰椎。McMaster 报道了 20% 的先天性脊柱侧凸患者存在隐匿性椎管内畸形，其中脊髓纵裂占这些畸形的 90% 以上。65% 的患者有神经系统异常，75% 的患者有皮肤异常。近年来，在中国先天性脊柱侧凸患者中，发现脊髓纵裂是最常见的椎管内畸形，超过 40% 的患者发生脊髓纵裂。较高的异常检出率可能是由于使用 MRI，这是一种更敏感的方法来检测和评估发育性脊柱畸形。在这个系列中，40% 的病例发现骨性间隔，其余为纤维间隔。重要的是，这些患者中有 40% 发生脊柱外畸形，其中心脏畸形最常见，因此，有必要进行全面的临床检查，尤其是对适合手术的患者。

在此之前，对脊髓纵裂畸形患者进行任何脊柱畸形的矫正都被认为是不安全的，直到第一次对椎管内畸形进行手术治疗[43,46]。切除骨性间隔可使约 50% 的患者获得神经功能轻度改善，且对脊柱侧凸进展无影响。Winter 等提倡首先切除骨性间隔，并在 3~6 个月后回到手术室矫正任何相关的脊柱畸形[47]。然而，这种入路需要进行两次手术，在此期间可能发生脊髓再拴系。Hamzaoglu 等报道了同时治疗脊髓纵裂骨性间隔和伴随的脊柱畸形[48]。本组共治疗 13 例脊髓纵裂畸形患者，采用后路手术，首先切除骨性间隔，然后进行内固定和畸形矫正。术后无一例患者出现神经功能恶化。Ayvaz 等质疑在畸形矫正之前是否需要处理脊髓纵裂畸形[49]。在他们的 32 例先天性脊柱畸形患者中，2 型脊髓纵裂畸形患者接受了畸形矫正，但未对椎管内畸形进行手术干预，而 1 型脊髓纵裂畸形患者接受了骨性间隔切除，随后进行内固定和矫正。2 型脊髓纵裂畸形患者单纯行脊柱矫形手术后未出现神经功能恶化。类似地，其他人主张不切除无神经功能缺损患者的脊髓纵裂畸形[50]。有些人甚至建议，在进行脊柱缩短手术时，不需要在畸形手术前切除 1 型骨性间隔[51,52]。

因此，SCM 的外科治疗仍是一个有争议的话题。然而总的来说，有一些共识认为，当患者的畸形只有脊柱侧凸和 SCM 时，应该接受手术治疗。对于合并发育异常的 1 型脊髓纵裂患者，应同时进行神经外科干预和矫形手术，而对于 2 型脊髓纵裂患者，单纯矫形手术可能是安全的。

复发性脊髓拴系综合征是一种特别难以治疗的疾病。手术干预后，高达 50% 的脊髓拴系完全松解患者和高达 80% 的脊髓拴系部分松解患者的拴系可能会复发[53,54]。虽然椎板切除术和松解术是初始松解的主要方法，但这种方法用于复发性拴系患者时，会出现大量并发症，通常会导致进行性神经功能衰退和再拴系。Grande 等在一项尸体研究中证实，脊柱缩短可导致神经根的张力显著降低[54]。为了达到这一目的，在 T11/T12 水平进行了脊柱切除和复位，导致约 20~25 mm 的脊柱短缩。Hsieh 等报道了该技术在治疗 2 例复发性脊髓拴系综合征患者中的应用[53]。在胸腰段采用分期手术行后路脊柱切除截骨术，导致脊柱短缩 20 mm。1 例患者术后 1 年神经系统检查结果稳定，尿动力学功能略有改善，另 1 例患者术后 1 个月运动、感觉和膀胱功能均明显改善。因此，在脊柱畸形手术中，全脊椎切除术是一种众所周知的技术，代表了治疗复发性脊髓拴系综合征的一种可行的替代方法。

对于隐匿性脊柱闭合不全和脊髓拴系，目前尚无基于基础研究和前瞻性临床试验的明确诊断或治疗策略。在获得这类研究的结果之前，治疗的适应证仍然局限于个人经验、专业知识和病变的复杂性，现在仍存在治疗过度或治疗不足的重大风险。

（Nejat Akalan, Luke Macyszyn, Steven W. Hwang, Amer F. Samdani 著　李　博译　高荣轩校）

参考文献

扫描书末二维码获取

第六篇 儿童综合征性脊柱畸形

第18章 神经纤维瘤病

本章内容

18.1 引言 185	18.5 脊柱畸形的治疗 197
18.2 分类 186	18.5.1 营养不良性脊柱侧凸 197
18.2.1 1 型神经纤维瘤病（NF-1）..................186	18.5.2 非营养不良性脊柱侧凸 200
18.2.2 2 型神经纤维瘤病（NF-2）..................186	18.6 脊柱其他异常 200
18.2.3 神经鞘瘤病 186	18.6.1 颈椎异常 200
18.3 NF-1 脊柱畸形 187	18.6.2 硬膜囊扩张 201
18.3.1 营养不良性脊柱侧凸 187	18.6.3 后凸与侧后凸 201
18.3.2 非营养不良性脊柱侧凸 193	18.6.4 侧前凸 203
18.4 脊柱畸形自然史 197	18.7 总结 203

要点

- NF-1 患者的早发型脊柱侧凸更有可能为营养不良性。
- 未识别的椎管内和（或）椎管外病变可能导致非营养不良性侧凸转化为营养不良性侧凸的"调节现象"。推荐对于脊柱畸形患者行 MRI 检查进行系列评估。
- 传统生长棒是目前手术治疗 NF-1 和早发型脊柱侧凸患者的标准选择。营养不良性侧凸患者的生长棒撑开或延长不需要太频繁。
- 生长棒固定最常见的并发症是近端交界性后凸和近端锚定失败。采用椎板固定带增强椎弓根螺钉的多固定点，以及避免营养不良的椎体作为锚定点可减少此类并发症。
- 对于接近或已经骨骼发育成熟的患者，多节段椎弓根螺钉内固定后路脊柱融合术足矣。这些患者的后柱解剖结构畸形，可能需要使用钩和椎板固定来建立锚定点。
- 硬膜囊扩张会导致脊柱不稳，需要进行连续监测。对于进行性硬膜囊扩张的病例，建议行预防性固定融合。

18.1 引言

神经纤维瘤病（neurofibromatosis，NF）是一类常染色体显性遗传的多系统疾病，被定义为累及神经外胚层、中胚层和内胚层的一系列多形式疾病。1 型神经纤维瘤病（NF-1）是该疾病最常见的形式，德国病理学家 Virchow 在 1847 年报道了该疾病在几个家庭成员中的临床特征[1]，35 年后他的学生 Von Recklinghausen 描述了该综合征的组织学特征[2]，因此，通常以后者的名字命名该疾病。

基因表达变异性极大是 NF-1 的特征。这种变异的可能机制包括胚系修饰基因、环境因子、NF-1 或其他基因的二次体细胞突变事件、表观遗传修饰及合子后突变[3]。常见的临床表现包括牛奶咖啡斑、神经纤维瘤及神经鞘瘤。骨骼系统并发症通常发生较早，可能是由 NF-1 导致的骨骼生长、重塑及修复异常，或继发于 NF-1 导致的附近软组织异常。

骨骼系统并发症可分为全身或局部表现[4]。全身骨骼异常包括骨质疏松/骨量减少、骨软化症、身材矮小及巨颅。这些特征在 NF-1 患者中是常见的，同时，在两性患者中伴骨密度降低者可达 50%，但通常为中度骨密度降低[5-8]。

相比于全身骨骼异常，局部骨骼异常较少，但可导致严重并发症。局部异常包括脊柱畸形、胫骨或其他长骨发育不良、蝶骨翼发育不良、胸壁畸形（漏斗胸）、牙齿异常、根尖周牙骨质结构不良及囊性骨病变。全身异常对于局部骨骼表现的发生及进展的影响仍不明确。

NF-1 脊柱畸形的发生率为 2%~36%，其中脊柱侧凸是 NF-1 最常见的肌肉骨骼系统表现[9, 10]。NF-1 脊柱病变是本章重点。

18.2 分类

神经纤维瘤病有三种主要类型：NF-1、NF-2 和神经鞘瘤病。

18.2.1 1 型神经纤维瘤病（NF-1）

NF-1 或外周神经纤维瘤病是一种常见的常染色体显性单基因遗传病，发病率约为 1:3000[11]。NF-1 是神经纤维瘤病的最常见形式，也是骨科医生最常遇到的。据预测，它影响全球所有种族和民族群体的 200 百多万人。

NF-1 基因是一种肿瘤抑制基因，编码蛋白质神经纤维蛋白，位于染色体 17q11.2[11-13]。神经纤维蛋白通过负调控哺乳动物雷帕霉素靶蛋白（mammalian target of rapamycin, mTOR）通路活性来控制细胞生长。在 NF-1 中，神经纤维蛋白表达的合成减少或完全缺失，导致 p21-Ras 癌基因的非对位激活，进而导致异常的生长促进信号和 NF-1 相关肿瘤的发生[14, 15]。NF-1 基因功能缺失突变的患者是杂合的。大约 50% 的患者从父母身上遗传了该基因，50% 由于自发突变而偶发[15-18]。NF-1 基因新生突变与父亲高龄相关[17]。

1987 年美国国立卫生研究院共识会议制定的 NF-1 诊断标准中（表 18.1）[19]，出现至少两种特征时，其诊断可以成立。直接测序致病突变的分子诊断在 95% 的 NF-1 患者是可行的，也是现在的金标准[20]。值得一提的是，这些诊断标准可能很快会被修订。阳性基因检测结果被非正式地认为是第 8 诊断标准。一些已制定标准的阐述（如骨病变和腋窝雀斑）也有望进行修订。到 8 岁时，97% 的患者已确诊[21]。NF-1 与许多涉及 Ras 通路突变的其他遗传综合征密切相关，如努南综合征、心脏-面部-皮肤综合征和多发性雀斑努南综合征（Noonan syndrome with multiple lentigines，NSML）。

在 NF-1 的各种诊断标准中，丛状神经纤维瘤值得脊柱外科医生特别重视。丛状神经纤维瘤是一种起源于大的神经根的神经纤维瘤，并与正常组织相互交错，有一种黏稠的"蠕虫袋"感觉。丛状神经纤维瘤发生在 20%~50% 的 1 型神经纤维瘤患者中，可引起包括疼痛、功能障碍和毁容在内的大量并发症。深层的丛状神经纤维瘤常被色素沉着的皮肤和（或）毛发所覆盖。它们会导致偏身肥大、肢体过度生长和骨质破坏，而且有恶变的可能。多数丛状神经纤维瘤在儿童早期被诊断出来，且在此期间生长最快。手术完全切除这些肿瘤通常是不可行的，并且不完全切除后肿瘤会再生[22-24]。

骨科医生可能会遇到丛状神经纤维瘤患者正在接受司美替尼治疗，这是一种口服 MAPK 激酶（MEK）选择性抑制剂。71% 的儿童有一定的治疗效果（肿瘤体积从基线下降≥20%）[25-27]。当患者接受这种治疗时，与肿瘤科医生讨论以确定手术时机是必要的。

18.2.2 2 型神经纤维瘤病（NF-2）

NF-2 或中枢神经纤维瘤病的发病率约为 1/25000，与双侧前庭神经鞘瘤和多发性脊髓神经鞘瘤相关[28, 29]。NF-2 位点位于 22 号染色体长臂。50% 的病例涉及新突变。NF-2 与原发骨骼疾病无关；然而，多发性椎旁和椎管内肿瘤（神经鞘瘤和室管膜瘤）在这种疾病中很常见。NF-1 和 NF-2 尽管名称相似，但却是有不同基因位点的截然不同的遗传疾病。

18.2.3 神经鞘瘤病

神经鞘瘤病是神经纤维瘤病的一种独特形式，通常涉及全身多处神经鞘瘤，但不包括典型 NF-2 的前庭神经鞘瘤。最初家族性神经鞘瘤病被认为是一种 NF-2 的嵌合体形式，现在已经证明是由于与 22 号染色体上的 NF-2 连锁的 INI1 基因突变引起的。这是一种成年

表 18.1 1987 年美国国立卫生研究院共识会议制定的 NF-1 诊断标准

1	≥6 个牛奶咖啡斑，儿童直径>5 mm，成人直径>15 mm
2	≥2 个任何类型神经纤维瘤或 1 个丛状神经纤维瘤
3	腋窝或腹股沟雀斑
4	≥2 个 Lisch 结节（虹膜错构瘤）
5	视神经胶质瘤
6	显著的骨病变，如蝶骨发育不良或长骨皮质变薄，伴或不伴假关节
7	一级亲属（父母、兄弟姐妹或子女）中有以上表现的 NF-1 患者

数据来源于参考文献[19]

期疾病，由多发的引起深痛觉的周围神经鞘肿瘤组成，可呈广泛性或节段性分布。

18.3 NF-1 脊柱畸形

脊柱畸形是 NF-1 最常见的骨骼受累表现，文献报道占 2%~36%[9,10]。在我们机构的 NF 门诊，这一比例为 16%[30]。在 NF-1 患者中，由肢体过度生长或长骨发育不良导致的功能性脊柱侧凸必须被排除。未明确的胸膜外胸腔肿瘤在极少数的情况下也可表现为局部脊柱侧凸。这些病变通常为丛状神经纤维瘤，在 X 线片上不可见[31]。脊柱畸形往往在生命早期进展[15]；因此，所有患 NF-1 的青春期前儿童都应该进行脊柱侧凸筛查或 Adam 前屈试验来评估，以除外脊柱畸形。

需要强调的是，NF-1 脊柱畸形并没有标准模式。多平面的、任何脊柱部位的、各种类型的脊柱畸形均可出现[32,33]。特征性畸形往往是短节段、锐角畸形的侧弯，通常涉及胸椎上 1/3 的 4~6 个椎体[34]。根据 X 线片可将脊柱畸形分为营养不良性和非营养不良性。

18.3.1 营养不良性脊柱侧凸

这种神经纤维瘤病脊柱畸形虽少见，但有恶性倾向。该病的特点是发病早、进展快、难治疗[30,35-37]。典型的营养不良侧弯是一种短节段的锐角畸形，通常少于 6 个脊柱节段。有 9 个放射学标准最常用于鉴别营养不良性畸形（表 18.2）。我们最近分析了一组 131 例伴有脊柱侧凸的 NF-1 患者，研究结论是 X 线片和 MRI 都应该用于确诊营养不良性脊柱畸形[30]。我们建议将硬脊膜扩张和 MRI 存在椎旁肿瘤添加到营养不良性侧凸的诊断标准中，因为它们在需要手术的患者中广泛出现[30]。出现 3 种以上的营养不良性特征可考虑诊断为营养不良性脊柱侧凸。营养不良性侧凸在胸椎最常见[38]（图 18.1~图 18.8）。营养不良性侧凸可合并脊柱后凸，并有较高的神经损伤的发生率[35,37]。

表 18.2 脊柱营养不良的诊断标准

1	肋骨铅笔样变 [a]
2	椎体后缘扇贝样变
3	椎体楔形变
4	横突梭形变
5	椎体前缘扇贝样变
6	椎弓根间距增宽
7	椎间孔扩大
8	椎体外侧扇贝样变
9	椎体旋转
10	椎旁肿瘤
11	硬膜囊扩张

[a] 铅笔样变是指肋骨直径小于第 2 肋骨的肋颈

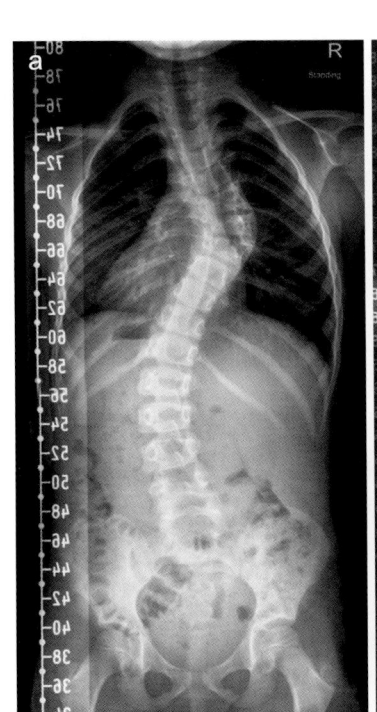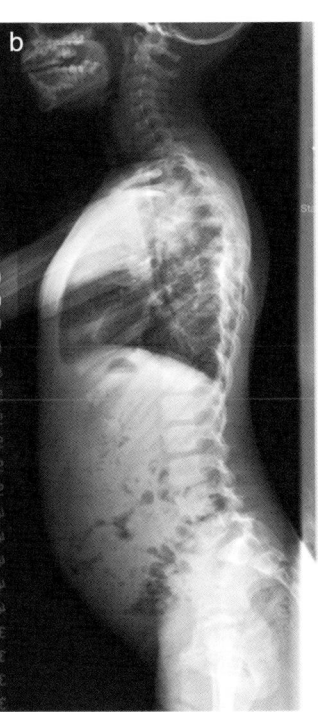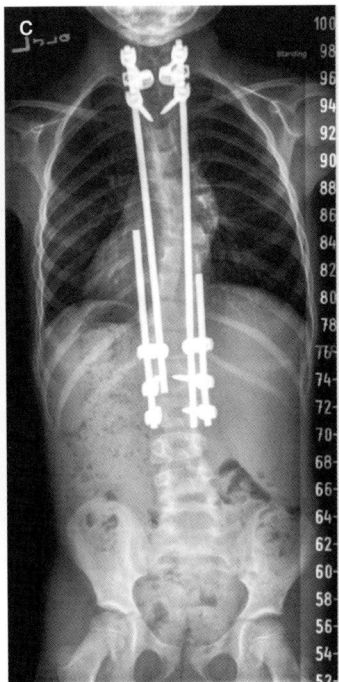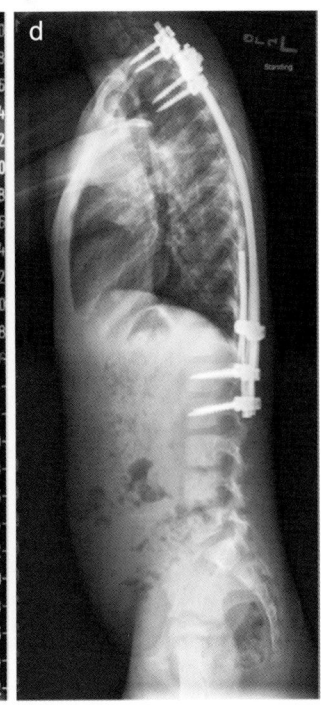

图 18.1 （a,b）5.5 岁女孩，营养不良性脊柱侧凸，行 TGR 固定（c,d）。椎弓根螺钉作为近端锚定点，并使用椎板固定带预防螺钉拔出，总共 6 个近端锚定点以减少失败

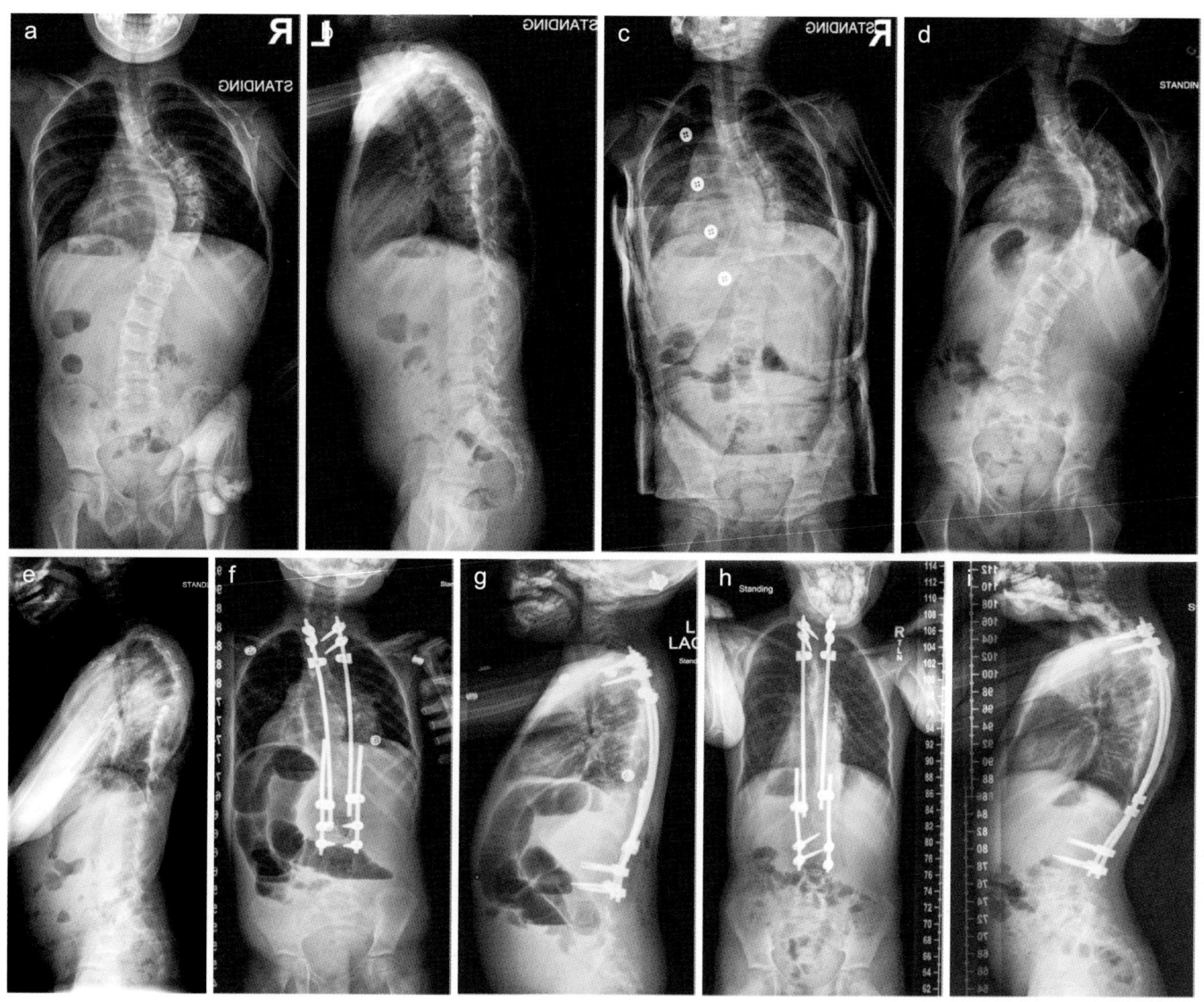

图 18.2（a，b）4.3 岁女孩，严重营养不良性脊柱侧凸，侧位可见胸椎前凸。(c) 患儿应用 Mehta 石膏以推迟手术。(d，e) 5.5 岁术前 X 线片提示畸形明显加重。(f，g) 患儿行 TGR 固定术，近端和远端均采用椎弓根螺钉固定，同时近端使用椎板固定带。(h，i) 8 岁随访时，侧弯矫正良好，胸椎前凸有轻度改善，同时有近端交界性后凸倾向。但椎弓根螺钉固定仍然稳定

椎体营养不良性改变会随时间变化。对于 NF-1 患者，尤其年龄较小患者，应仔细观察脊柱 X 线片。在对 116 例患者的多中心数据分析中，Larsen 等发现营养不良性畸形最可能出现的是肋骨铅笔样变、椎体旋转、椎体楔形变和非典型侧弯位置[39]。他们分析了表 18.2 中提到的营养不良特征的评价者间和评价者内一致性。椎体楔形变、短锐角畸形和椎体旋转有最好的评价者间一致性，而椎体扇贝征、非典型侧弯位置和椎弓根间距增宽有较差的评价者间一致性。研究参与者总体上低估了营养不良侧弯的数量。

18.3.1.1 畸形病因

脊柱畸形病因仍不明确。包括代谢性骨缺乏、骨软化症、内分泌紊乱和中胚层发育不良在内的一些理论被提出，但这些理论并没有被证实[40-44]。营养不良性改变可能由内在因素造成，也可能与继发于硬脊膜异常的椎管畸形有关。

扇贝征最初被认为是由于邻近的神经纤维瘤对椎体的侵蚀压力或直接浸润的结果[45-48]。神经纤维瘤来源的局部活性生化物质或激素，引起邻近椎体的营养不良特征的理论也被提出。也有理论认为这是 NF-1 脊椎骨对椎旁肿瘤的反应性改变。一些研究者也提出了遗传性病变骨和神经外胚层衍生物（如相邻神经纤维瘤或异常脑膜鞘）之间的相互作用的病理生理机制[48]。硬膜囊扩张（本章后面会进行讨论）是某种情况下特有疾病，是硬脊膜的膨胀或扩张。长期以来，硬膜囊

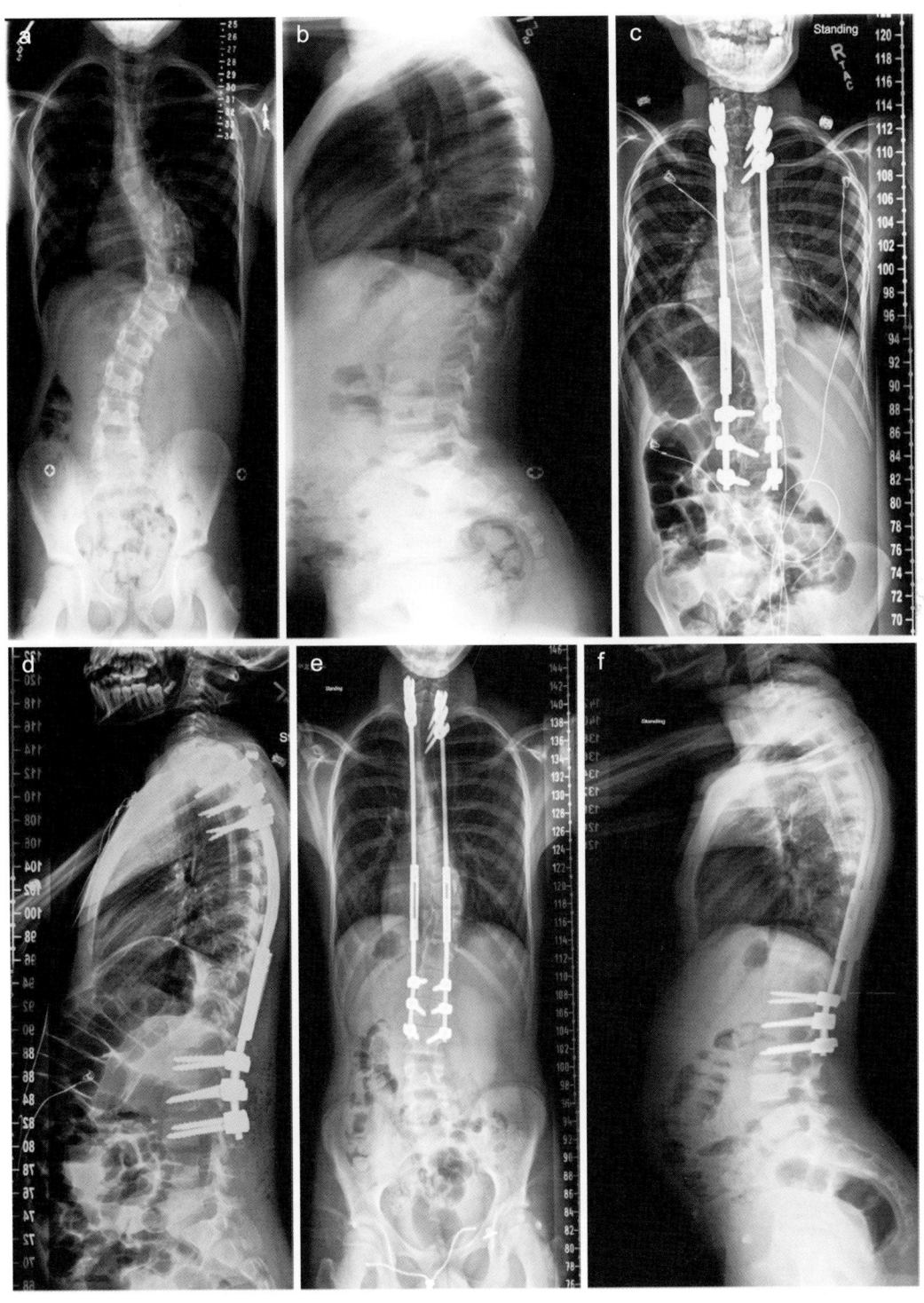

图 18.3 （a，b）9 岁男孩出现进行性营养不良性胸椎侧凸。（c，d）他接受了 TGR 固定手术。由于近端固定为非营养不良脊椎，且患者相对较高，我们能够使用 5.5 mm 内固定系统实现良好的固定。随后多次行撑开术，撑开间隔为 6~9 个月。（e）Risser 4 级时，他的家人选择保留生长棒，不进行最终融合。（f）遗憾的是，1 年后随诊时断棒，然后进行了末次融合手术，使用 6.0 mm 直径棒和椎弓根螺钉进行多节段固定

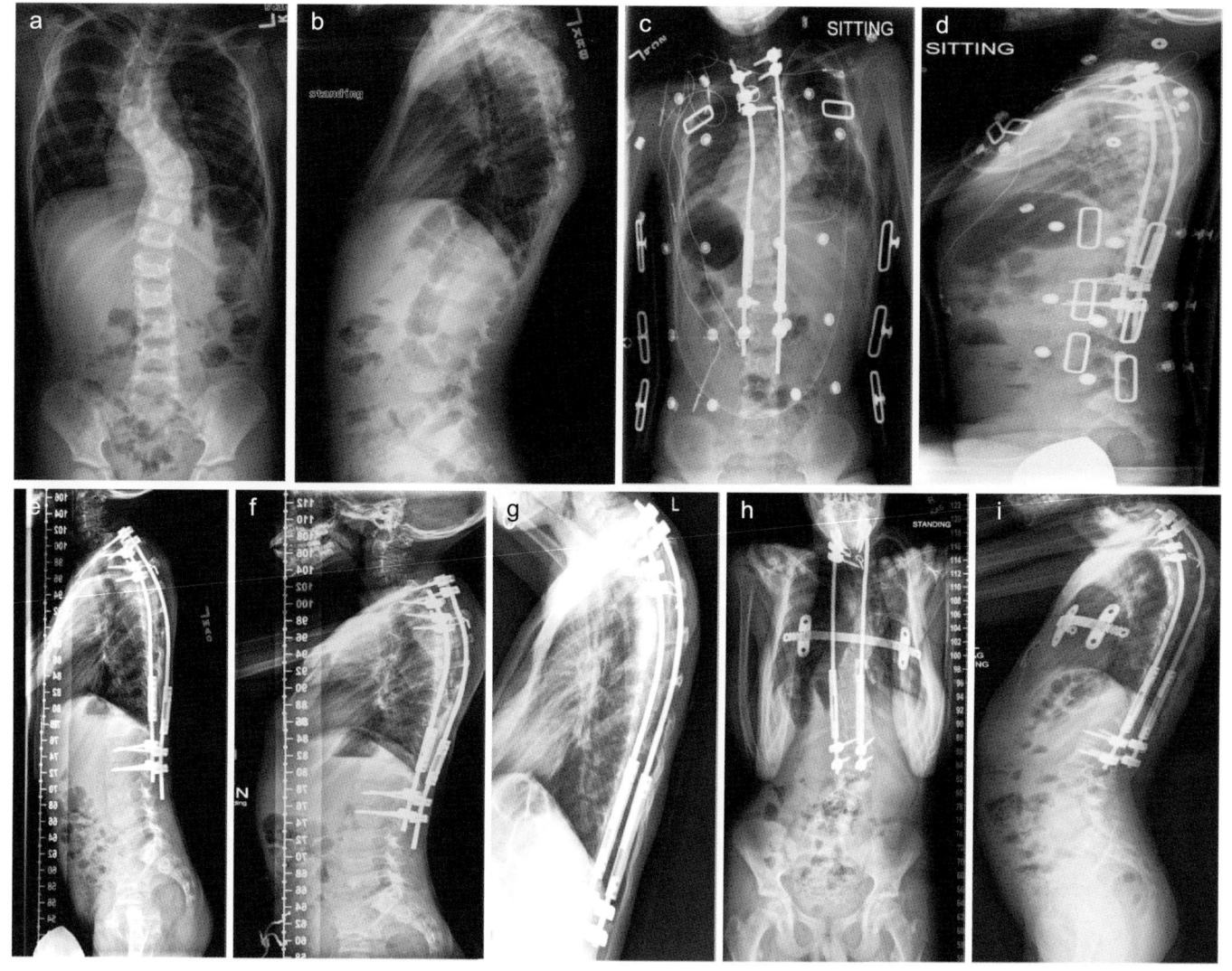

图18.4 （a, b）6岁男孩出现营养不良双胸弯，同时有漏斗胸。（c, d）患者行TGR固定术，使用椎弓根螺钉固定。由于椎弓根发育不良，无法植入椎弓根螺钉，因此近端右侧使用椎板钢丝，左侧用椎板钢丝加强近端固定。（e, f）随着后续撑开，右侧椎弓根螺钉拔出并进行了翻修（g）。（h, i）末次X线片显示畸形控制良好，有近端交界性后凸畸形。目前14岁，计划行最终融合手术

扩张的压力侵蚀效应一直被认为是引起或加重扇贝征的原因。

存在扇贝样改变却无邻近病灶使椎体扇贝样改变主要是发育缺陷的病因学理论得到了支持[49]。在一项针对NF-1患者的MRI研究中，椎体后缘扇贝样变与硬膜囊扩张高度相关，50%的病例中外侧扇贝样变与硬膜囊扩张或神经纤维瘤相关，而前侧扇贝样变与硬膜囊扩张或肿瘤无关[50]。在1/3以上的MRI显示椎体扇贝样变的患者中，作者无法确定其与硬膜囊扩张或椎旁肿瘤有任何关联。不过，在10%的硬膜囊扩张的患者中并无相关椎体扇贝样改变。

最近的一项研究显示，在10个NF-1的同卵双胞胎中，脊柱侧凸的出现具有混合一致性和不一致性[3]。发病双胞胎的营养不良的表现、侧弯的程度和手术必要性并不一致。这一发现表明遗传和非遗传因素都参与了NF-1患者脊柱畸形的发病机制。营养不良侧弯最可能由非遗传因素，如相邻肿瘤或硬膜囊扩张，或局部骨细胞的二次打击导致潜在的发育不良。如果营养不良性脊柱畸形的发生和发展受邻近神经纤维瘤的影响，那么以减少或稳定椎旁肿瘤为目标的治疗可为预防NF-1患者脊柱畸形提供一种有前景的方法。

除了通过Ras信号抑制肿瘤外，神经纤维蛋白的作用可能与其他骨生化路径，如骨形态发生蛋白（bone morphogenetic protein，BMP）信号转导进行汇合[51]。这一理论表明，由于功能性NF-1等位基因的丢失和后续的Ras失调导致的内在骨病变可能是导致

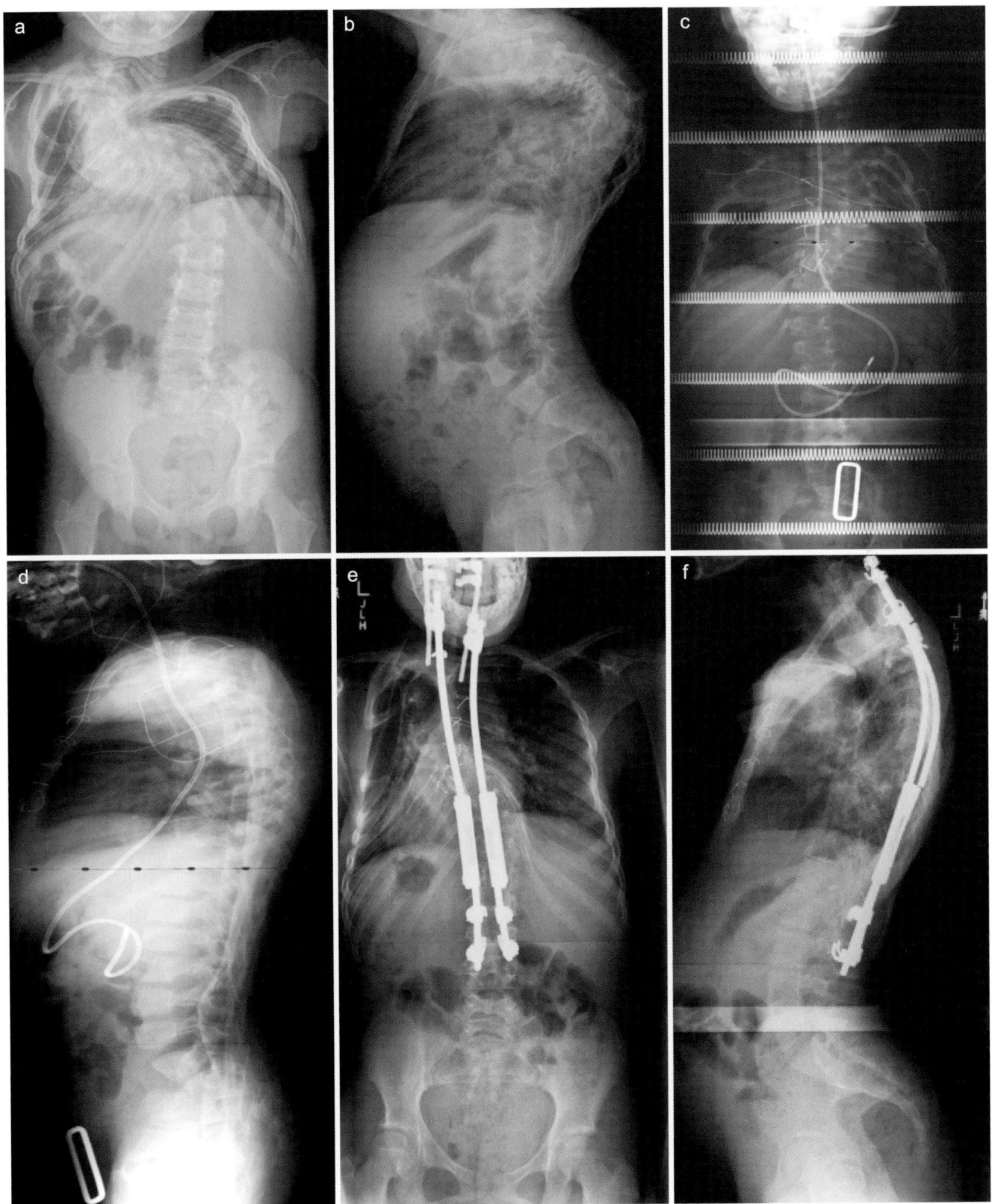

图 18.5 （a，b）6 岁女孩，严重的营养不良性胸椎侧后凸畸形。畸形累及中、上胸椎。侧凸、后凸均大于 100°。（c，d）通过前路开胸手术对其上、中胸椎侧弯进行了前路松解术（纤维环切除术），随后进行了 3 周的头环重力牵引，畸形显著改善。（e，f）牵引后，患者接受 TGR 内固定手术，近端固定至下颈椎。5 年随访时，尽管有单侧断棒，但侧弯矫正得到了较好的维持，X 线片测量证实脊柱高度有所增加

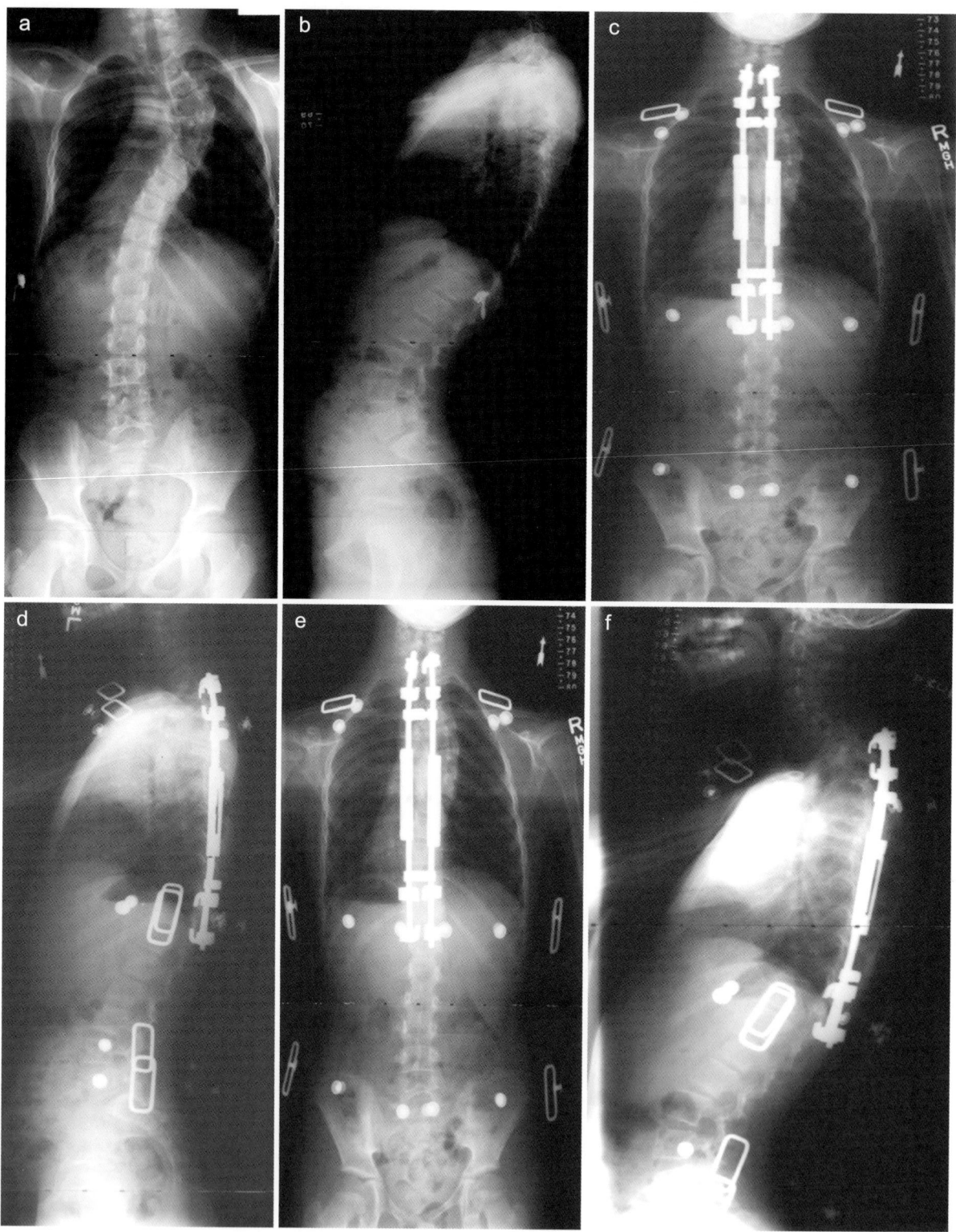

图 18.6 （a，b）7 岁女孩，胸椎营养不良性脊柱侧凸。支具控制上胸弯通常无效。（c，d）患者行 TGR 内固定术，术后支具保护。初次手术后侧弯矫正满意。近端钩固定于 T1。（e，f）术后 1 年，两次撑开，矫形效果维持良好。在侧位片上，内固定近端和远端均可见逐渐出现交界性后凸。患者无症状（下页续）

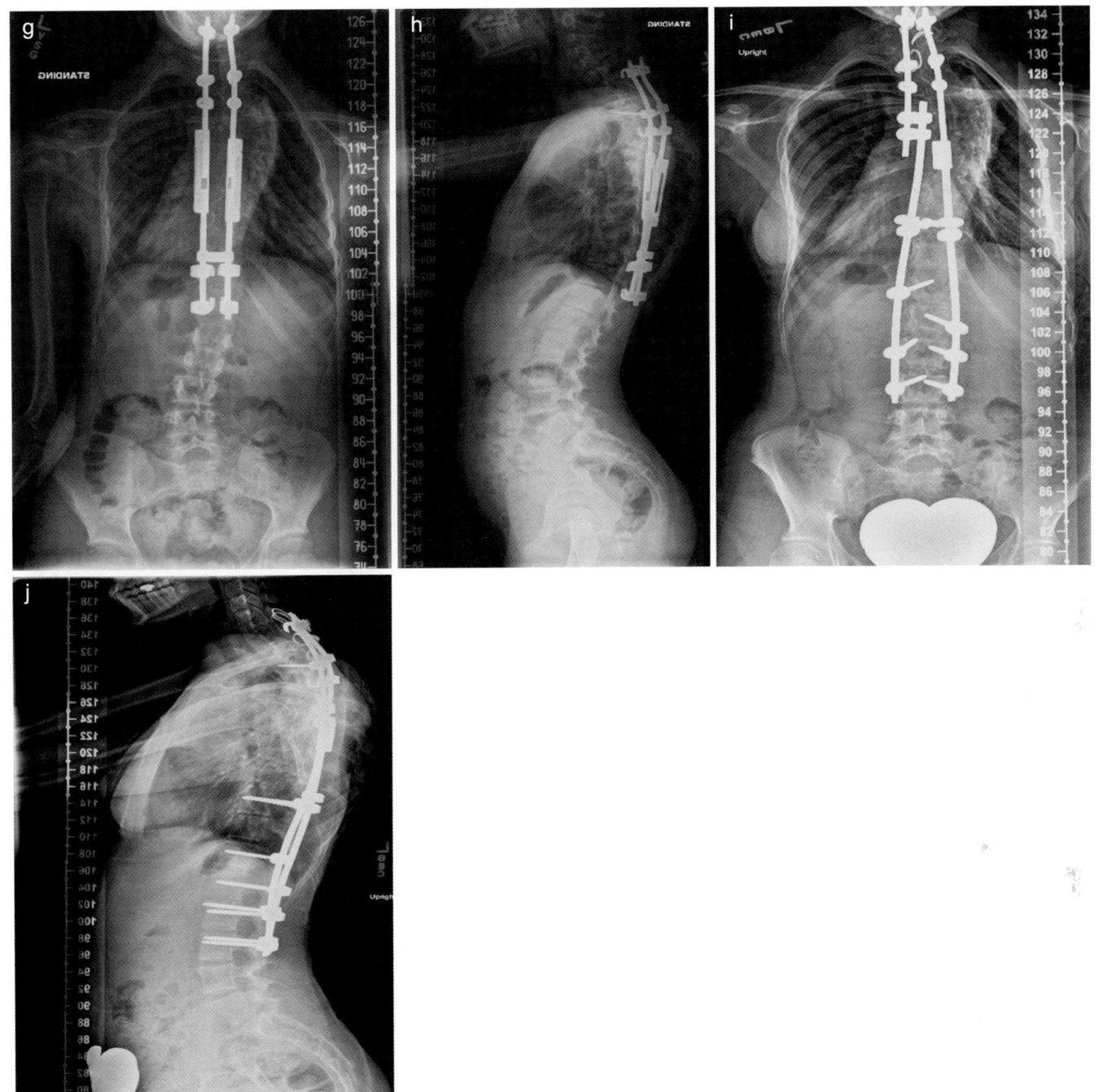

图 18.6 （续）（g，h）近端使用椎板上钩延长固定至 C7，2 年后拔出。然后将内固定延长至 C5 并融合。（i，j）初次手术后 5 年进行最终融合

的 NF-1 骨性表现的原因，其机制是通过成骨细胞/骨祖细胞分化的调节、间充质细胞优先分化为成纤维细胞导致的细胞组织过度生长及骨痂形成的受损。在依赖神经纤维蛋白调节 Ras 信号的细胞群中，NF-1 基因的体细胞突变导致 NF-1 双失活被认为是导致胫骨假关节发生或进展的原因[52]。虽然在 NF-1 胫骨的病理组织中已经证实了这种二次打击事件，但尚不清楚 NF-1 脊柱畸形是否需要二次打击事件。

18.3.2 非营养不良性脊柱侧凸

这是 NF-1 脊柱畸形的常见形式。我们在最近一项研究中发现非营养不良性脊柱侧凸发生率为 24%[30]。该类型侧凸与特发性侧凸相似，但有一定的区别[6, 7, 53]，通常累及 8~10 个脊柱节段，而且侧弯通常凸向右侧。与营养不良性侧凸相比，非营养不良性侧凸往往出现在年龄较大的儿童中，畸形的角度和旋转度较小[54]。

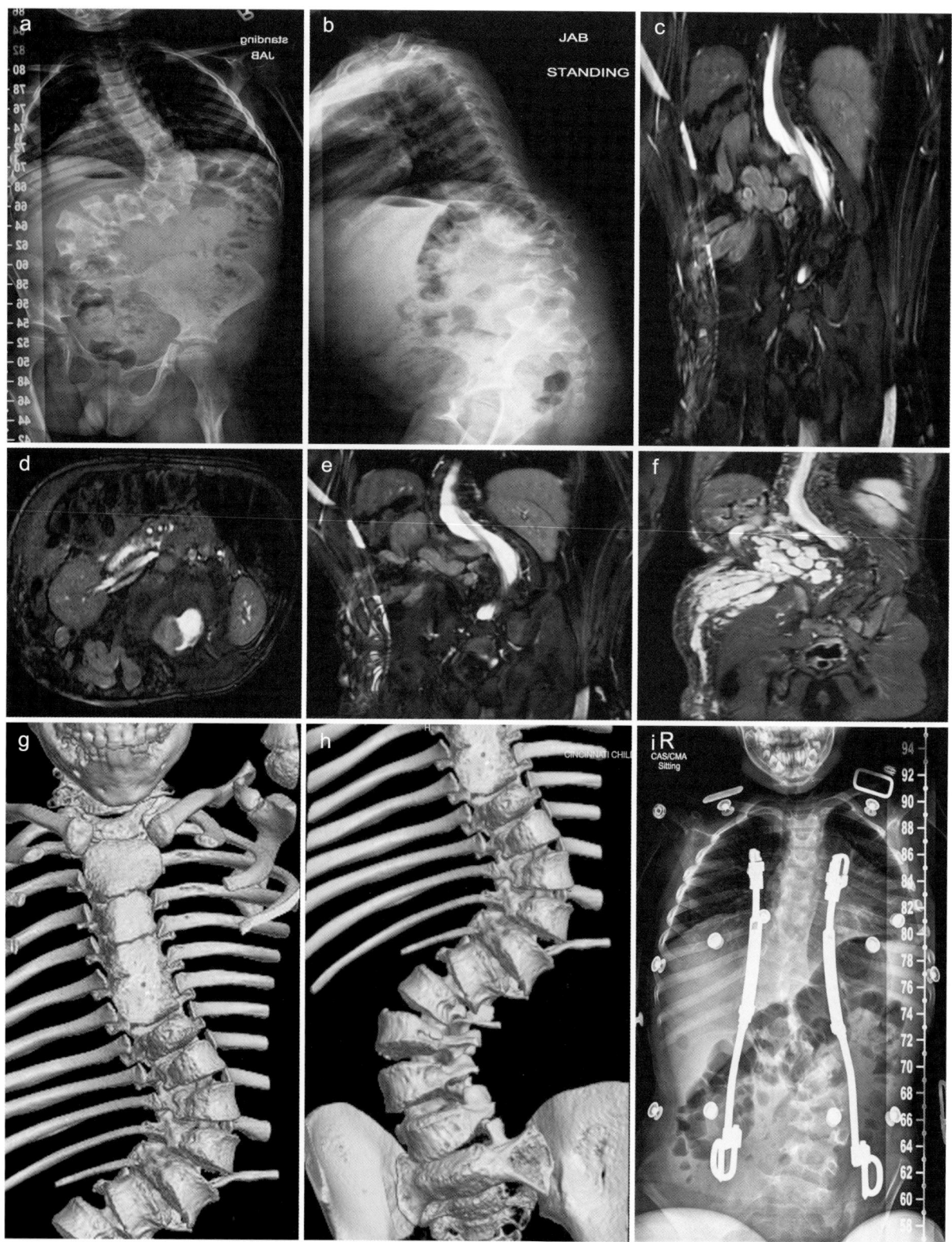

图18.7 （a，b）6岁男孩，胸椎和腰椎严重营养不良性脊柱侧凸。椎体的扇贝样变清晰可见。胸腰交界段出现后凸，矢状面正平衡。（c）MRI 切面显示椎管内神经纤维瘤从椎间孔长出，呈哑铃状。（d~f）轴面和冠状面 MRI 显示硬膜囊扩张，椎管扩张，凹侧出现丛状神经纤维瘤并延伸至骨盆。（g，h）CT 重建显示营养不良性特征。（i，j）由于远端固定点的缺失，肋骨无营养不良改变，进行了肋骨到骨盆 VEPTR 固定（下页续）

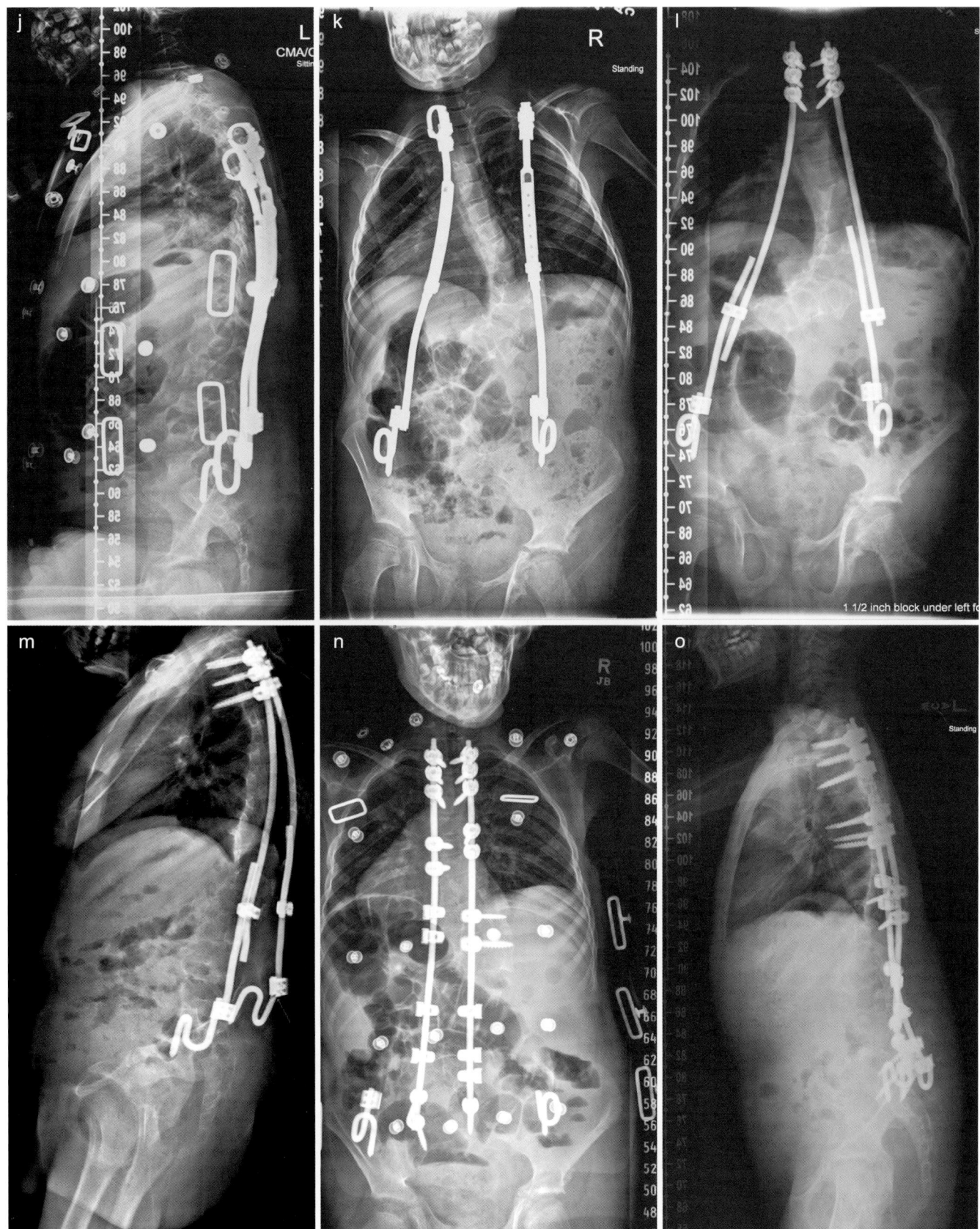

图 18.7 （续）（k，l）多次撑开后，患者出现多处肋骨钩移位，因此改为脊柱-骨盆内固定。（m）随着持续负重，出现了 S 钩移位。侧位片显示明显的骨盆后倾和髋关节前覆盖减少。（n，o）由于持续应力问题，他在 12 岁时行最终融合，并延长融合固定至骶骨。他的 Y 形软骨仍然是开放的

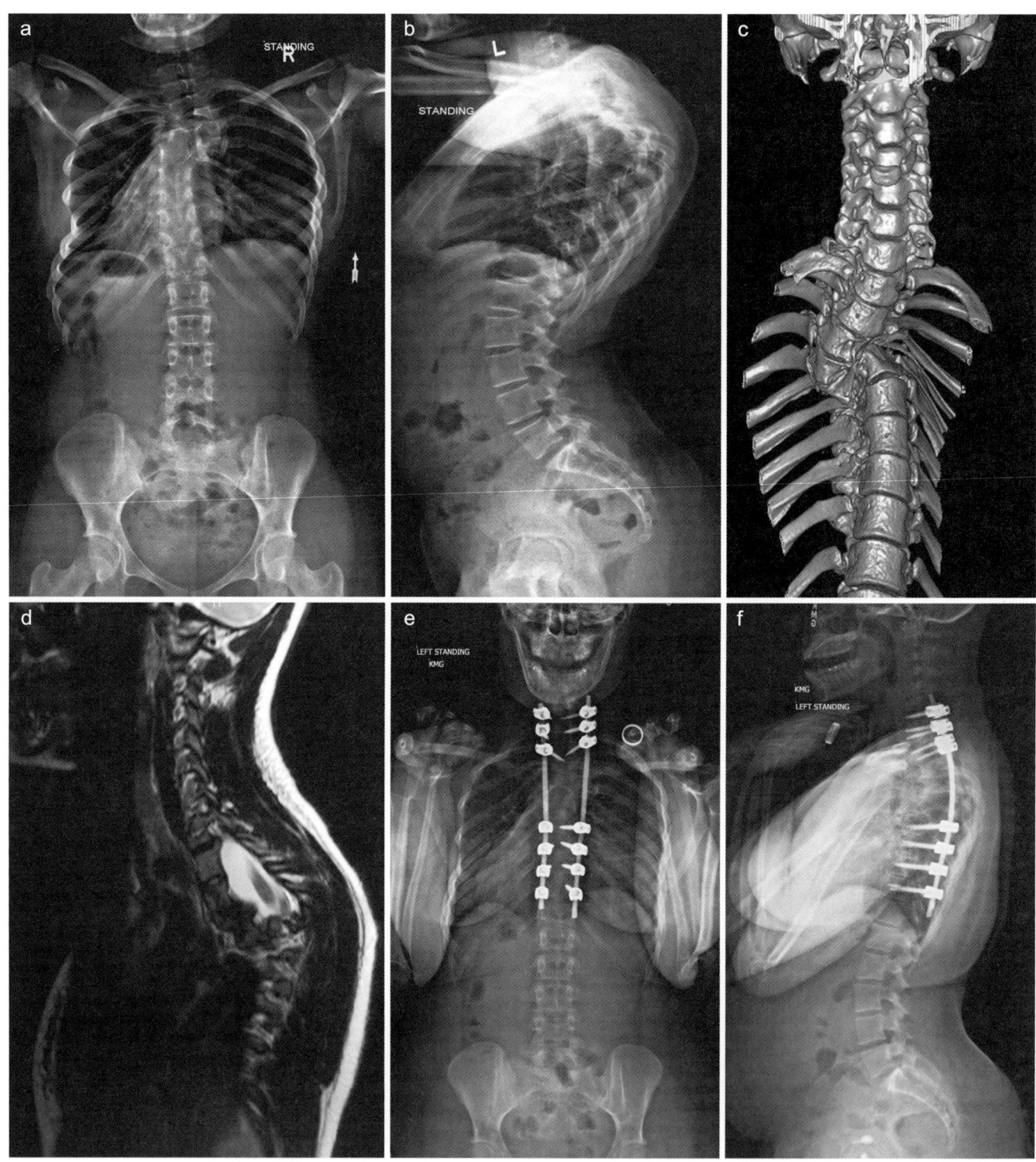

图 18.8 （a，b）11 岁女性，主诉上背部疼痛，神经系统检查正常。X 线片显示上胸椎移位。（c）CT 扫描提示脊椎脱位。（d）MRI 提示硬膜囊扩张。（e，f）患者行后路脊柱融合术，椎弓根螺钉固定跨过脱位区。没有进行脱位的复位。无术中及术后并发症发生

然而，这种侧凸通常比特发性侧凸更早出现，也更容易进展。此外，在这些患者中，融合手术后假关节发生率更高[55]。因此，非营养不良性侧凸并不完全像特发性脊柱侧凸。传统上，这些差异归因于调节过程和潜在的骨病变。应该注意的是，调节过程现在认为是有争议的，非营养不良性和特发性脊柱侧凸之间的差异最有可能的解释还是潜在的骨发育不良。

18.4 脊柱畸形自然史

在 NF-1 患者中，脊柱畸形的发生可能较早。通常早发型脊柱侧凸（EOS）伴有后凸，导致侧后凸畸形。Calvert 等报道了治疗（$n=34$）和未治疗（$n=32$）两组的 NF-1 脊柱侧凸病例系列[38]。未治疗组 75% 的患者有脊柱侧后凸。研究人员报道称，在侧位上椎体前缘有严重扇贝样变的患者，脊柱侧凸和后凸平均每年进展 23°。其他所有患者的脊柱侧凸每年平均进展 7°，后凸每年平均进展 8°。

部分非营养不良侧凸出现"调节现象"。Durrani 等将"调节"定义为非营养不良侧凸出现营养不良侧凸的特征并表现为营养不良侧凸的过程[32]。他们报道大约 65% 的患者发生这种"调节现象"。在 7 岁前出现脊柱侧凸的患者中，81% 发生了"调节"，在 7 岁后确诊的患者中，25% 发生了"调节"。通过"调节"导致的肋骨铅笔样变是影响畸形进展的唯一有统计学意义的因素。"调节"后的脊柱侧凸和后凸的年进展分别为 12° 和 8°，而"非调节"的年进展分别为 5° 和 3°，他们的报道均基于 X 线片结果。最近一些基于脊柱 MRI 的报道显示，在 X 线片上出现脊柱营养不良发现之前，脊柱就已经有营养不良的表现。根据这些报道，可以推测，真正的"调节"可能是罕见的，许多表面上的非营养不良侧凸实际上是营养不良侧凸，这些侧弯随后表现为营养不良侧弯的 X 线片的变化，给人一种"调节"的印象[50,56]。

其他与侧凸进展相关的因素包括：①初始冠状面主弯较大，②发病年龄早，③异常的后凸，④椎体扇贝样变，⑤严重的顶椎旋转，⑥顶椎位于中下胸椎，⑦侧弯凹侧或双侧有一根以上的肋骨铅笔样变，⑧有 4 根或更多的肋骨铅笔样变[42]。

辛辛那提儿童神经纤维瘤病门诊对 694 例 NF-1 患者的回顾性研究发现，131 例患者（19%）出现脊柱侧凸，侧凸角度为 10°~120°[30]。脊柱侧凸确诊的平均年龄为 9.0 岁，其中 18 例（15%）患者在 6 岁前发病。46 例患者（35%）需要手术矫形，通常是前路及后路脊柱融合节段内固定手术。6 例患者成功植入传统生长棒（TGR）。需要手术的患者中有 65% 在脊柱附近发现肿瘤。我们回顾了 56 例影像学资料完整且主弯角度 >15° 的患者，其中 70% 在 X 线片或 MRI 上有 3 种或以上的营养不良特征。研究证实存在至少两种不同类型的脊柱侧凸：第一种是类似特发性脊柱侧凸的弯型，第二种是更可能进展的营养不良性弯型。在 X 线片或 MRI 上出现 3 个或以上的营养不良特征高度预示手术治疗的必要。

讨论脊柱畸形的自然史，是因为其与畸形治疗的长期结果是相关的。众所周知，尽管发生坚固的融合，一些营养不良侧凸仍会进展，这种情况在后凸畸形（>50°）患者中尤为明显。椎体半脱位、椎间盘楔形变、外周骨骼营养不良，包括硬膜囊扩张是融合后畸形进展相关的其他因素[57]。

18.5 脊柱畸形的治疗

18.5.1 营养不良性脊柱侧凸

40° 以下的营养不良性脊柱侧凸可观察。每 6 个月行脊柱 X 线片检查以确定畸形进展情况，并发现脊柱不稳定早期征象。

支具治疗进展型营养不良性侧凸是无效的，其通常需要手术治疗[10,43,58]。我们主要在骨骼发育不成熟的患者中使用支具，以期能减缓进展；特别针对年龄较大的青少年或青春早期患者，可以将最终融合手术推迟到骨骼成熟时。

术前 MRI 和 CT 扫描对手术规划是必要的，尤其使用椎弓根螺钉固定的时候。由于骨发育不良和硬膜囊扩张，这些患者的椎弓根通常是变薄或缺如的。Li 等回顾了 56 例 NF-1 营养不良性和 22 例 NF-1 非营养不良性脊柱侧凸患者的 2652 个椎弓根的 CT 扫描[59]，发现 NF-1 患者椎弓根异常的发生率高达 67%。正如预期，营养不良性脊柱侧凸与非营养不良性脊柱侧凸相比，畸形椎弓根的比例明显更高（70% vs. 59%）。上胸椎是异常椎弓根最集中的区域（87%）。

由于营养不良性脊柱侧凸的解剖结构异常，手术导航的应用越来越多。Jin 等最近在 NF-1 营养不良性脊柱侧凸患者中，对比了使用徒手技术与 CT 辅助导航的椎弓根螺钉固定的准确性[60]。在这项小样本（$n=32$）的病例对照研究中，他们证明手术导航的准确率为 79%，而徒手技术的准确率为 67%。穿破内壁的情况，手术导航技术发生率为 2%，徒手技术则为 15%。然而，与特发性和其他神经肌肉性脊柱侧凸非常高的准确性相比，NF-1 营养不良性脊柱侧凸应用手术导航的准确性仍然是不够高的。

外科医生应准备使用其他固定技术，包括钩和椎板下固定。目前，椎板固定带比椎板钢丝更受青睐，因为前者可更好地将应力分布在已经脆弱的附件上[61,62]（见图 18.1 和图 18.2）。

手术治疗的选择主要取决于患者的骨骼成熟度。对于青少年患者，营养不良性侧凸 >45°~50° 时，建议采用后路脊柱节段性内固定融合术[10,35]。多节段椎弓根螺钉固定是首选的固定方法[63]。青少年晚期和青春期早期的营养不良侧凸，对外科医生来说是一种挑战。在后路脊柱融合术后，这些侧凸有很高的假关节发生率[37,55,64]。传统上建议对这些患者行前后路联合脊柱融合术，以减少假关节和曲轴现象的发生率[65-68]。我们建议使用多节段固定来减少脊柱融合术后侧凸进展的发生率。Deng等回顾性分析31例营养不良性脊柱侧凸患者队列，这些患者仅行多节段后路固定，平均年龄13.5岁，平均随访53个月[63]。他们的术前冠状面主弯平均为69°，术后改善了59%，末次随访时平均矫正丢失2.3%。同样，Li等最近对41例平均年龄为13岁、平均主弯70°的营养不良性脊柱侧凸患者进行了回顾性分析，这些患者进行了一期后路椎弓根螺钉内固定脊柱融合术[69]。他们研究了内植物密度与主弯矫形程度，以及随访中矫形丢失的相关性。他们发现与低内植物密度相比，较高的内植物密度（定义为每节>1.35个内植物）有更好的侧凸矫正，在平均28.4个月的随访中术后矫形丢失也更少。这两项研究都包括了一些青少年患者。这些研究显示，仅行后路手术的并发症发生率较低。营养不良段脊柱的生长潜力非常有限[41]；因此，在这个年龄段，早期脊柱融合不会显著影响最终的脊柱高度，而且与严重进展侧弯采用非融合手术和支具/观察所致并发症的风险相比，其益处更明显。

营养不良侧凸融合后的假关节发生率高于特发性脊柱侧凸，当后凸度超过50°时，发生率更高。融合失败的主要原因是未行前路手术[30]。然而，神经纤维瘤增大、硬膜囊扩张和硬脊膜膨出导致的椎体侵蚀也可能有影响。按照术前计划的联合椎间融合术和后路关节融合术实施后，可获得最佳效果。即使进行了环周融合，也并不是每个患者都能取得良好的融合效果，有些患者仍需要反复手术[30]。

既往常用自体骨进行NF-1患者的脊柱融合，通常将其与同种异体松质骨混合使用可获得满意的效果。虽然我们在少数患者中成功地应用了未经批准的rh-BMP-2生物骨材料（见图18.8），然而由于全身毒性、过度骨生长、手术切口问题、过敏反应和致癌性等报道，不建议常规使用[70,71]。

包括婴幼儿和低龄青少年EOS患者的营养不良性侧凸挑战更大。在这个年龄段，脊柱融合术肯定会对整体身高和胸廓的大小有显著影响。椎体体积较小会造成内固定困难。另外，侧凸本身的进展会明显扭曲胸廓，从而导致心肺功能失代偿。这些问题在本书的其他章节中有详细的讨论。

大多数中心最开始都建议对脊柱畸形进行观察，以确定其是否会进展。如果患儿非常小（5~6岁或更小），可以尝试用矫形石膏或支具，尽管多数情况下该措施没有效果。我们采用的是Mehta推广的去旋转石膏技术（见图18.2）。一般来说，在治疗营养不良侧弯时，石膏比支具更有效。与婴儿特发性脊柱侧凸采用石膏可治愈侧弯不同，营养不良性脊柱侧凸石膏用来阻止或减缓弯曲的进展，以争取时间。

目前，治疗NF-1营养不良脊柱侧凸的EOS患者，生长友好型技术仍是标准方案。

18.5.1.1 传统生长棒

传统生长棒（TGR）是目前治疗NF-1导致EOS的主要内固定方法（见图18.1~图18.6）。

基本原理

脊柱融合手术治疗EOS对脊柱整体高度和胸廓大小有显著影响[72]。幼儿未经治疗的进展性脊柱和胸廓畸形可导致危及生命的心肺并发症[73,74]。肺的发育和成熟在出生时并不完全，出生后持续进行到8岁[75,76]，而肺容积则在青春期继续增加。因此，这些过程会受到EOS相关胸廓畸形的不利影响[77]。同样，因脊柱侧凸而行早期脊柱融合术的患者，其肺功能也较差[72]。脊柱融合术等操作对肺成熟和脊柱生长的不利影响，推动了生长友好型手术技术的发展，以降低心肺问题发病率和早期死亡率。

Tauchi等对11例接受了前后路手术的营养不良性EOS患者进行了术后的长期随访（平均14年）[78]。他们的冠状面侧弯从71.2°矫正到21.4°，末次随访时维持在23.5°。然而，由于早期的融合手术，这些患者往往比一般人更矮。11例患者中8例有较好的FVC百分比（>70%）。由于神经纤维瘤和硬膜囊扩张引起的压力性侵蚀，每个患者平均需要1.5次手术进行额外的植骨以增强融合。

TGR已成功应用于早发型特发性侧凸的治疗。这种内固定装置已被证实可以在保持脊柱纵向生长的同时防止侧凸的进展[79]。双生长棒效果优于以前的肌层单生长棒[80]。生长棒植入后一般使用支具保护并定期撑开。

放射学结果

我们研究了一个多中心数据库关于NF-1的EOS结果及我们自己的数据，共有14例患者接受了传统的生长棒手术[81]，共进行了71次手术，平均随访54个月，平均手术年龄为6.8岁，平均初始和末次侧凸角度分别为74°和36°（51%矫正率）。脊柱平均增长了

39 mm（每年 11.2 mm）。我们总结认为，尽管 TGR 内固定存在缺陷，但它在允许脊柱生长的同时，能很好地控制畸形。

自从我们第一次专门报道 NF-1 型 EOS 以来，世界各地的其他中心都报道了他们的经验。来自法国的 Bouthors 等报道了他们在 18 例 NF-1 营养不良性 EOS 患者中应用 TGR 的经验[82]。生长棒植入时平均年龄为（8±2.1）岁，平均随访时间为（5±2.4）年。术前主弯为 57°，植入 TGR 后，冠状面畸形减少到平均 36°，初始矫正率为 37%。末次随访时，主弯平均为 37°，矫正率为 35%。T1-S1 平均每年增加 13 mm。来自意大利的 Carbone 等报道了 7 例营养不良 EOS 患者的治疗经验[83]。他们报道冠状面侧弯从初始的平均 83° 改善到初次术后 50°，末次随访为 46.6°（改善率 43%），T1-S1 平均每年增加 14 mm。

这些研究显示了相似的矫正率以及相似的脊柱高度增加。Cai 等进行了 TGR 与后路短节段融合治疗 NF-1 型 EOS 患者的病例对照研究，每组 8 例，结果发现 51 个月随访时矫正率相近[84]。然而，与融合组相比，TGR 组在总体随访和每年随访中 T1-S1 增长更多，这与之前 Tauchi 等的长期研究结果相一致[78]。

头环重力牵引与生长棒

头环重力牵引是一种安全、耐受性良好的方法，可以提供显著的矫正力，同时还允许患者活动。重要的是，头环重力牵引可以在很长一段时间内实现逐步矫正，减少后续手术的复杂性，并提高安全性。我们已经成功地将这种方法用于 EOS 患者的重度僵硬营养不良脊柱侧凸（见图 18.5）。我们使用 6~8 根低扭矩的骨针和后开口头环。患者可以在轮椅、助行器和床上牵引，每天至少 12 小时。目标牵引重量通常是体重的 1/3~1/2，每日进行仔细的神经系统查体。通常情况下，我们建议牵引 4 周。

对于严重僵硬侧凸，我们建议前路纤维环切除（用或不用胸腔镜），不进行融合以保留生长潜能（见图 18.5）。纤维环切断术应使用低功率电刀及薄的咬骨钳穿过纤维环进行切除，而不是锐性分离软骨终板。锐性分离可能导致椎体脆弱的松质骨严重出血。注意尽可能地保留节段血管。随后是 2~4 周的头环牵引，然后是 TGR 植入。

并发症

尽管 TGR 治疗特发性侧凸患者的并发症发生率较高[85]，但 TGR 在 NF-1 中并发症发生率更高。Yao 等比较了 NF1 患者的早期融合手术（n=32）和 TGR 手术（n=27）患者[86]，内固定相关并发症的危险因素为 >50° 后凸畸形（OR 8.23，p=0.025）和 TGRs 的使用（OR 8.75，p=0.032）。我们最常遇到的并发症是近端交界性后凸和近端锚定失败[81]。这在上胸弯或颈胸弯患者中尤其常见（见图 18.6）。我们认为这是由于常规撑开过程对近端锚定点施加较大应力造成的。这种异常应力的原因是由于近端棒长度不足，难以将充足的近端后凸施加到连接器以上的棒上。随后的撑开操作对棒施加力的方向是垂直的，而不符合生理性力学机制。近端锚定点在椎板上施加垂直载荷，迫使椎体变为后凸。这也是我们近端使用钩固定系统的经验。根据我们的经验，椎弓根螺钉作为近端固定可以降低失败的风险。为了防止螺钉拔出，我们尽可能用椎板固定带加强近端固定（见图 18.1、图 18.2 和图 18.4）。其他并发症包括感染和断棒（见图 18.3 和图 18.5）。

其他研究者也报道了类似的高并发症发生率。Bouthors 等报道了 13 例（72%）患者的 26 例次并发症[82]。大多数并发症与内植物相关，包括近端钩移位，这些患者术前大多为严重后凸。其他并发症包括近端交界性后凸、远端螺钉拔出和单侧生长棒结构中断棒。他们推荐使用双侧 TGR 和使用非营养不良节段作为生长棒的锚定点。Carbone 等在他们的 7 例（57%）患者中报道了共 12 例次并发症，其中大多数为断棒[83]。

生长棒撑开/延长

一般建议每隔 6 个月进行生长棒撑开。在我们早期的生长棒手术中，我们每隔 6 个月进行一次延长。然而，与特发性、神经肌肉性（特别是脊髓性肌萎缩）或综合征性畸形明显不同，营养不良侧凸一旦固定，其进展是轻度的。相较于其他 EOS，"递减效应"会出现较早[87]。同时，在发育不良的脊柱上持续用力撑开，理论上可诱发交界性后凸（见图 18.4）。因此，我们目前生长棒撑开的间隔是 9~12 个月（见图 18.3）。最近，其他作者也报道了类似的经验。Carbone 等在他们的 NF-1 患者队列中报道的撑开间隔是 1 年[83]。他们认为，降低撑开手术频率会减轻患者的心理负担。另一个原因是，降低撑开频率可减少伤口感染的风险。

18.5.1.2 垂直可扩张假体钛肋

尽管 TGR 是主要的固定方法，垂直可扩张假体钛肋骨（VEPTR）（Synthes Spine，West Chester，PA）在营养不良性 EOS 患者中也是有用的（见图 18.7）。肋骨到脊柱、肋骨到骨盆、脊柱到骨盆的固定方式都是可取的。使用 VEPTR 的主要指征是继发于营养不良变化的骨质不良。它的优点是避免上胸椎的固定，这一区域的脊椎通常有明显营养不良改变、形态异常，且骨质较差。同样，在远端椎体受累的患者中，使用 S 钩具有类似的优势。

Heflin 等发表了他们在 12 例患有 NF-1 的 EOS 患者中使用 VEPTR 的经验[88]。患者平均年龄 6.3 岁。术前平均冠状面侧弯为 66°。作者观察到大多数患者的畸形改善和所有 12 例患者畸形的相对稳定；平均延长 7.75 次后平均冠状面侧弯为 60°。这表明侧弯略有改善。然而，所有患者 T1-S1 高度平均增长速度为每年 1.35 cm，说明脊柱生长潜能被保留。与预期的一样，并发症发生率高，12 例患者发生了 17 例次并发症。多数并发症与内固定移位有关，肋骨钩移位最常见。肋骨钩切割的发生率高于 VEPTR 治疗的非 NF-1 患者的 20%[89]。这并不奇怪，因为这些患者有肋骨的发育不良。VEPTR 固定后需要进行最终融合。

18.5.1.3 磁控生长棒

磁控生长棒（magnetically controlled growing rods，MCGR）已成为 EOS 治疗的流行方法，其优点是不需要外科手术进行后续调整。大多数营养不良性脊柱侧凸患者需要常规的脊柱 MRI。尽管 FDA 已经批准了带有 MCGR 的 MRI 成像，但图像质量并不理想。因此，该技术在营养不良性脊柱侧凸的儿童患者中应用是有限的。此外，最近的研究表明 MCGR 的使用增加了近端锚定失败的风险，这将进一步增加此类患者近端锚定相关并发症的风险[90,91]。

18.5.1.4 生长友好型技术的最终融合

在 EOS 患者中，生长棒内固定后的最终融合可能不是必须的，特别是在脊柱序列满意的情况下。Jain 等分析了 167 例接受 GRs 治疗的 EOS 患者，这些患者已达到骨骼成熟，最近一次手术时间至少为 2 年前[92]。将 30 例未融合但保留生长棒的患者（观察组）与 137 例接受最终融合的患者（最终手术融合组）的放射学结果进行比较。未融合组和融合组在最终侧凸角度（分别为 41° 和 46°，$p=0.182$）和平均躯干高度增加（分别为 30.5% 和 35%，$p=0.142$）方面无统计学差异。Bouthors 等也报道了没有进行最终融合的病例系列[82]。他们认为，假关节发生率不会特别高，特别是由于长时间的生长棒固定和生长棒周围的骨形成造成脊柱融合时。他们注意到营养不良区周围的骨质逐渐改善；然而，这既没有被研究也没有被量化。

我们并不认同这种乐观，也没有看到骨质的改善，事实上我们看到了相反的情况（见图 18.7）。我们看到了在生长棒患者中的迟发性断棒（见图 18.3）。进行性骨发育不良和硬膜囊扩张也会导致椎体骨破坏，本章后面另有描述。如上所述，营养不良性脊柱侧凸的假关节发生率较高。因此，我们强烈建议生长友好型内植物治疗营养不良性脊柱侧凸的患者要进行最终融合。在最终融合过程中，我们建议增加内固定的尺寸和额外的固定点，实现多节段固定（见图 18.6），以增加结构的强度和稳定性。

骨骼成熟后，这些患者应至少每年随访一次。脊柱 MRI 评估现在是所有营养不良脊柱侧凸患者的标准检查。对于丛状神经纤维瘤和中度至重度硬膜囊扩张的患者，每年应行 MRI 检查。值得注意的是，尽管没有侧弯进展、骨骼已经发育成熟，脊柱不稳的迹象仍可能发生。

尽管生长棒内固定有较高的并发症发生率，但对于早发型营养不良脊柱侧凸患者，其益处大于风险。为了降低并发症的风险，我们建议：①使用双 TGR；②固定至非营养不良区域（通常在颈椎区域）；③近端使用椎弓根螺钉联合椎板固定带，远端使用椎弓根螺钉；④适当地预弯棒以适应近端后凸，减少对椎板和内植物的机械应力；⑤减少频繁调整；⑥最后的融合手术，采用更大尺寸的内固定，转为多节段固定。

18.5.2 非营养不良性脊柱侧凸

非营养不良侧凸的治疗与特发性脊柱侧凸非常相似。小于 25° 的侧凸需要观察，25°~40° 之间的侧凸可以用支具成功治疗[43]。应告知患者支具的成功率低于特发性脊柱侧凸。在确诊为 NF-1 的患者中，任何进行性畸形都应通过 MRI 进行评估，因为早期营养不良特征可能无法在 X 线片上观察到。

对于超过 50° 的进展性侧凸，通常采用传统生长棒或磁控生长棒手术。大于 90° 的僵硬侧凸（侧屈位片上侧凸超过 60°）采用前路松解术（仅纤维环切开术）和（或）头环重力牵引，然后采用后路生长友好型内固定。这些将在下一节和本书的其他章节中讨论。

18.6 脊柱其他异常

18.6.1 颈椎异常

NF-1 颈椎异常在文献中没有得到足够的重视[55,93]。通常，颈椎病变是无症状的。当出现症状时，疼痛最常见[94]。儿童可出现斜颈症状。在脊柱较低部位出现侧凸或后凸时，颈椎异常很可能被忽略，因为检查者的注意力往往集中在更明显的畸形上。NF-1 患者颈椎异常的总体发生率可高达 30%[95]；然而，这些患者大多为青少年或青壮年[96]。儿童颈椎最常见的异常是后

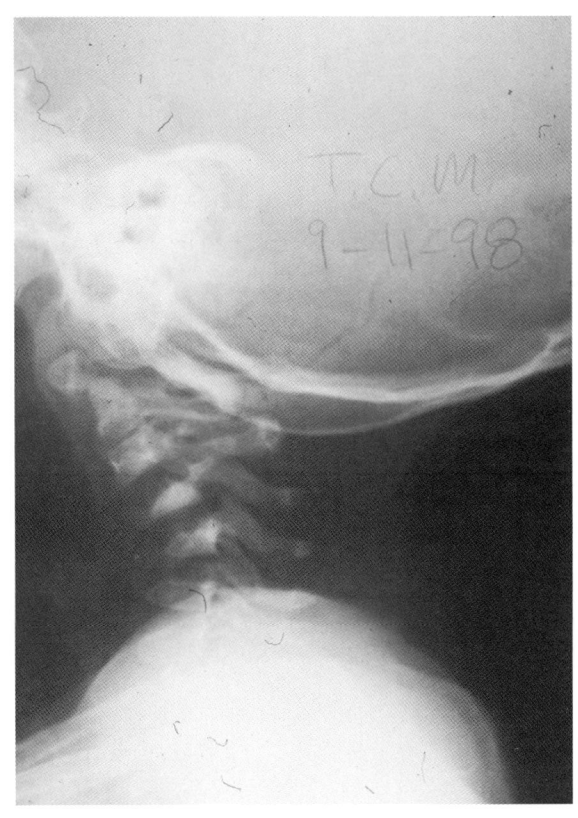

图 18.9 椎板切除术和神经纤维瘤切除术后 6 个月颈椎侧位 X 线片显示整个颈椎明显后凸。可见脊椎营养不良表现

凸畸形（图 18.9），常见于椎板减压切除术切除椎管内病变而未行固定的情况 [34]。

颈椎侧位 X 线片是最初的筛查工具。NF-1 可在 X 线片上表现为营养不良改变或序列不良 [97]。MRI 是评估颈椎存在异常 X 线片的最可靠检查。以下所有 NF-1 患者均应行颈椎正侧位 X 线片检查：①接受头环牵引，②出现颈部肿瘤，③诉颈部疼痛，④出现椎管内或椎管外神经纤维瘤的症状，如斜颈或吞咽困难 [98]。一些 NF-1 患者可能存在颅骨侵蚀缺损。因此，强烈建议在使用头环或 Gardner-Wells 颅骨牵引置钉前进行颅骨 X 线片检查。

颈椎 NF-1 的手术治疗取决于患者的年龄和发育不良的程度。即使是年幼的儿童，通常也需要后路内固定融合。由于继发于发育不良和硬膜囊扩张的骨质破坏，应始终考虑到前路融合。侧块螺钉联合椎板固定带增强固定是下颈椎的首选内固定。必要时应用头环背心以强化固定。

18.6.2 硬膜囊扩张

硬膜囊扩张是充满脑脊液的硬膜囊向四周的扩张。硬膜囊的缓慢扩张导致周围骨结构的侵蚀，造成椎管变宽，椎板变薄，最终导致脊柱不稳定。经神经孔的硬膜囊扩张可引起脊膜膨出，影像学表现为哑铃样。然而，斜位 X 线片上单个神经孔的增大通常是由神经纤维瘤从椎管长出而非硬膜囊扩张引起的（见图 18.7）。在其他结缔组织疾病如马方综合征和 Ehler-Danlos 综合征中，也可见到类似的病变，尽管 NF-1 中这些病变的原因尚不清楚。

由于硬膜囊扩张是缓慢的，且椎管又明显扩宽，脊髓和神经根有足够的容纳空间，所以，可能会出现严重的锐角畸形和椎体旋转脱位而没有神经损害的情况。文献也报道过硬膜囊扩张引起的脊椎脱位 [99]。如果在没有充分减压的情况下使用内固定器械矫正侧弯，椎管内的肋骨头或神经纤维瘤会导致术中神经功能损害 [100, 101]。

如前所述，出现营养不良变化的患者应例行 MRI 检查。硬膜囊扩张在 MRI 上很容易被发现。手术过程中，与骨膜剥离子相比，我们更倾向于使用低功率电刀，以避免直接损伤神经脊髓或硬膜囊。应该准备好处理硬膜囊扩张区域的脑脊液漏。由于椎弓根发育不良，采用椎弓根螺钉固定可能比较困难，可以使用其他后路固定方法包括横突钩或椎板固定带。为了提供足够的远端或近端牢固锚定，可能需要使用基于肋骨的内固定（见图 18.7）。

在某些情况下，对于较大的青少年或青春早期患者，当硬膜囊扩张累及有限的节段时，预防性的内固定融合可能是必要的，以防止后期脊柱不稳（图 18.10）。当腰骶连接处出现硬膜囊扩张时尤其如此，因为在该区域的其他固定方法如 S 钩会导致如图 18.7 所示的问题。

硬膜囊扩张的自然史是缓慢扩张的过程，脊柱稳定和融合并不会改变这一过程。硬膜囊扩张可导致初次融合术失败，也可能最终破坏坚强融合后遗留内固定（图 18.11）。及时采用前路和（或）后路加强融合是必要的。

18.6.3 后凸与侧后凸

脊柱侧后凸定义为脊柱侧凸伴＞50°的后凸。它可通过脊柱侧凸的逐渐旋转和进展发生，也可在疾病早期以突发角状后凸出现 [102]。幼儿单纯的后凸畸形是罕见的，可能与先天性畸形混淆。如前所述，使用生长友好型内固定时，后凸的存在会增加交界性后凸和锚定点失败的风险。因此，在使用生长友好型器械时，近端和远端固定范围应足够长，以固定于中立或前凸的节段。对于较大的青少年或青春早期患者，应考虑固定融合。

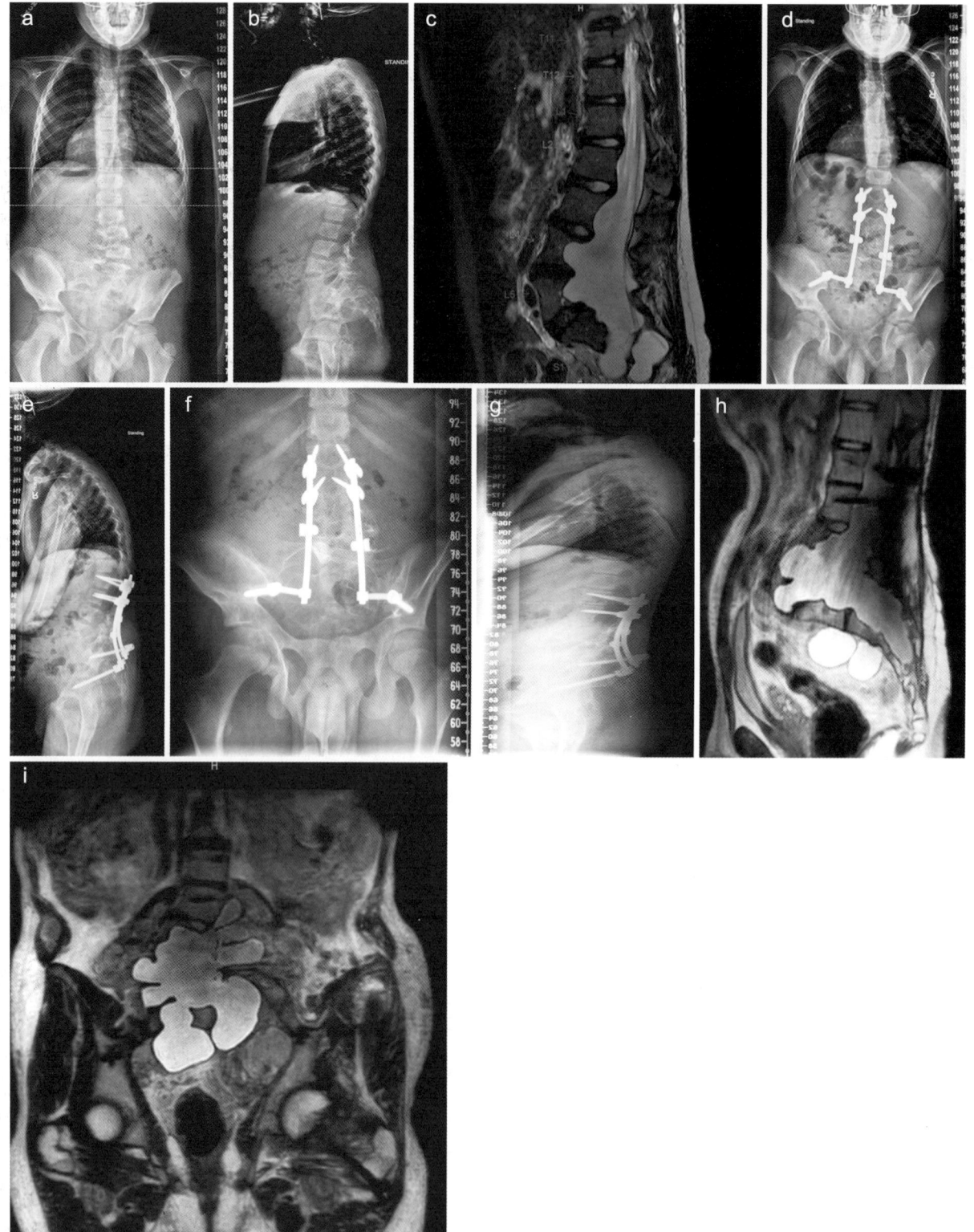

图 18.10 （a，b）9 岁男性患儿出现下腰痛。X 线片显示腰椎椎体扇贝样变和椎弓根拉长。（c）MRI 显示腰骶连接处硬膜囊扩张伴后方侵蚀。（d，e）行后路脊柱融合术，固定 L1 至骨盆。由于椎弓根固定点缺失，采用椎板固定带。自体骨和含有 rhBMP-2 的异体骨用于增强后方融合。术后即刻表现为正矢状面平衡，通过步态训练得到矫正。（f，g）术后 8 年末次随访，无内固定失败的表现，畸形矫正维持良好。（h，i）然而，MRI 显示硬膜囊扩张加重，腰骶连接处椎体几乎完全被侵蚀。以后需要进行增强融合的手术

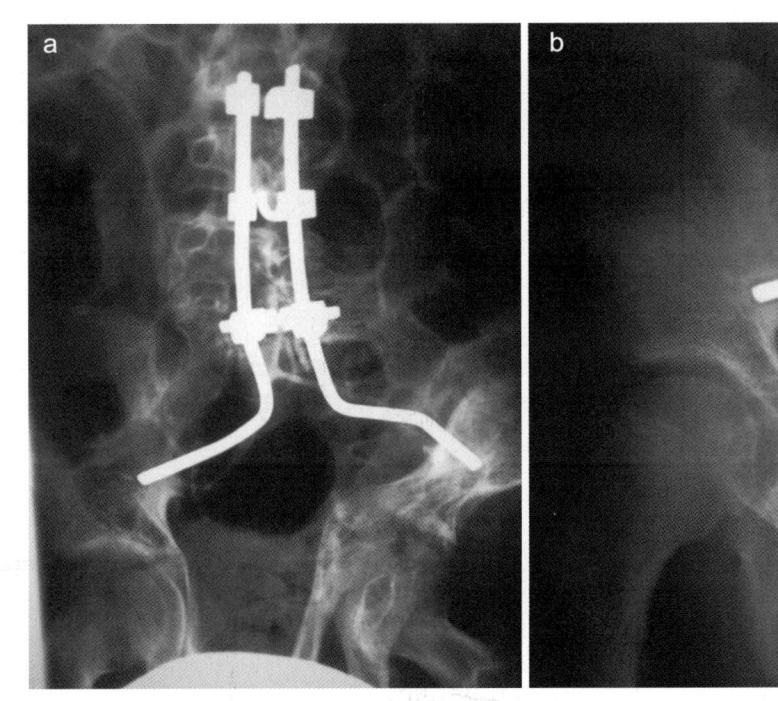 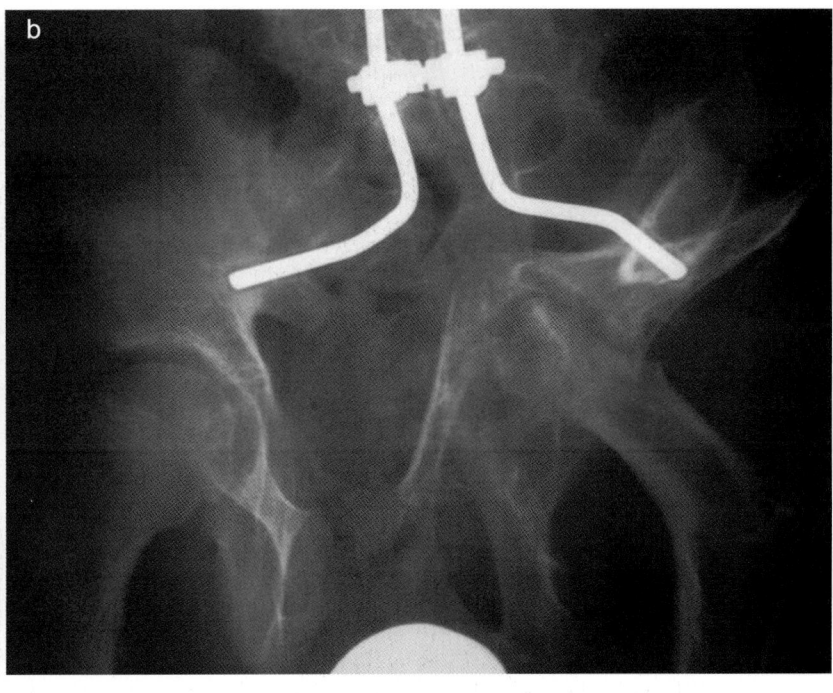

图 18.11 （a）腰骶段神经纤维瘤病。该患者接受了固定至骨盆的融合手术。（b）数年后，融合骨块和椎体被持续增大的硬膜囊扩张完全侵蚀，仅剩内固定。也可看到肿瘤对髋关节的破坏情况

18.6.4 侧前凸

与脊柱后凸相比，在 NF-1 患者中侧前凸并不多见（见图 18.2）。然而，胸椎前凸易导致严重的呼吸损害和二尖瓣脱垂[103, 104]。我们遇到的大多数侧前凸都位于中胸椎。而非融合内固定，无论是 TGR 还是 VEPTR 棒都是致后凸的。缺乏脊柱顶椎的控制使得这些内固定器械很难控制中胸椎侧前凸。因此，在最终融合时，应考虑前路松解后路内固定融合方式，这被认为是矫正型营养不良脊柱侧前凸最可靠的方式[41]。为矫正前凸畸形，应在顶椎区使用椎板固定带将脊柱提拉至棒的位置。

18.7 总结

NF-1 是人类最常见的单基因病。骨骼并发症通常出现较早，可由 NF-1 骨生长、重塑和修复的异常引起，也可继发于与 NF-1 相关的周围软组织异常。脊柱侧凸是 NF-1 最常见的骨性表现。诊断营养不良侧凸，并将其与非营养不良侧凸鉴别诊断是非常重要的。

年幼儿童的 NF-1 脊柱疾病的治疗仍然具有挑战性；然而，生长友好器械的应用解决了畸形控制的问题，同时允许脊柱继续生长。生长友好型器械有较高的内固定相关并发症，但其获益大于风险。

（Viral V. Jain, Alvin H. Crawford 著
姚子明 译　李晨恺 校）

参考文献

扫描书末二维码获取

第19章 马方综合征和 Loeys–Dietz 综合征的脊柱发育

本章内容

19.1 引言 204	19.2.4 术中和术后处理 205
19.2 诊治综合征性脊柱畸形处理的一般原则 204	19.3 具体综合征 205
19.2.1 非手术治疗 205	19.3.1 马方综合征（MFS）..........................205
19.2.2 综合评估 205	19.3.2 Loeys-Dietz 综合征 208
19.2.3 多学科诊疗 205	

要点

- 对于马方综合征中小于 25° 的脊柱侧凸，支具或许是最好的方案。
- 马方综合征和 Loeys-Dietz 综合征患者应在术前 6 个月调整好心脏功能。
- Loeys-Dietz 综合征患者需行周期性的包括颈部的全脊柱检查。

19.1 引言

第 19 章和第 20 章会回顾一系列的先天综合征。这些综合征往往会影响结缔组织结构和神经系统，因此与脊柱侧凸高度相关。综合征性脊柱畸形的治疗有一些普遍性的原则（表 19.1）。这些综合征常具有广泛的全身性表现，如果不能尽早得到诊断，可能会导致严重后果。因为骨骼肌肉的症状往往是最突出的，所以很多综合征患者会首先就诊于骨科，因此，骨科医生有责任对这些综合征充分了解，以做出合适的诊断、转诊及治疗。本章会回顾马方综合征（Marfan syndrome, MFS）和 Loeys-Dietz 综合征（Loeys-Dietz syndrome, LDS），下一章则会回顾 Shprintzen-Goldberg 综合征、Ehlers-Danlos 综合征、Prader-Willi 综合征、Rett 综合征和 Down 综合征。

19.2 综合征性脊柱畸形处理的一般原则

见表 19.1。

表 19.1 综合征性脊柱畸形处理的一般原则

非手术治疗	早期脊柱侧凸弯度即可很大
	尽早使用支具或不用支具
	低收益时避免使用支具
全面的影像学检查	行全脊柱影像学检查
	术前行 MRI 检查
	CT 用于确定骨骼的异常
	牵引下 X 线片比侧屈位片更有效
多学科诊疗	与不同学科的专家充分沟通
	建议行遗传咨询
	参考人类孟德尔遗传网站上的信息
	评估营养状况及心肺功能
术中和术后处理	手术出血量可能较大
	患者骨密度常较低
	应选取合适尺寸的内固定
	内固定失败概率增加
	避免短节段融合
	术后需要 ICU 监护
	术后需行康复治疗

19.2.1 非手术治疗

患有综合征的患者通常在很小的年龄就会出现明显的脊柱侧凸,有些甚至早在婴儿期就会出现。因此,他们需要的不仅仅是简单的支具治疗或是在骨骼接近成熟时的脊柱融合术。目前并没有研究显示支具治疗对综合征性脊柱侧凸有效。D'Astous 和 Sanders 的研究表明,Mehta 石膏对患综合征性脊柱侧凸的婴儿的疗效不如特发性婴儿脊柱侧凸[1]。临床上支具治疗更推荐用于 Cobb 角介于 35°~50° 的综合征性的青少年患者。虽然支具治疗有一定的矫形效果,但目前并没有研究表明其能够改变综合征性脊柱畸形的自然史。对于 Cobb 角 >50° 的青少年患者,医生应该慎重考虑,避免以牺牲生活质量为代价过度使用支具。

19.2.2 综合评估

治疗综合征性侧凸患者的另一准则是要考虑到整个脊柱都有不同程度的发育风险。颈、胸、腰椎均应进行必需的查体及影像学检查,对需要进一步检查的部位应拍摄"Coned"片(以重点关注部位为中心的局部影像)。另外,综合征患者出现神经系统异常的可能性较高,因此,术前推荐行全脊柱磁共振检查。与特发性畸形患者相比,综合征患者行磁共振检查发现硬膜扩张、椎管狭窄、椎间盘病变、峡部裂和脊柱不稳等病变的概率也更高。CT 平扫及三维重建对骨发育不良的确定很有价值。对于年轻的综合征患者来说,评估脊柱柔韧性最好的方式是牵引下 X 线片,而不是侧屈位片。

19.2.3 多学科诊疗

不同患者发育的速率是不尽相同的,综合征患者的骨骼成熟时间可早可晚。综合征患者合并症更常见,因此手术医生应充分结合儿童遗传学、呼吸科、心脏科等各科室专家的意见,对患者进行全面的评估。对综合征患者而言,遗传学家能够将各种截然不同的症状串在一起,无论是术前还是术后的管理都能够提供很大的帮助。人类孟德尔遗传(Online Mendelian Inheritance In Man,OMIM)是一个可以在线获得遗传学信息的网站,可以在网站上通过列举一系列症状来搜索,得到相关的病例,讨论及参考,进而协助诊断。

对于综合征性脊柱畸形的患者,其他方面的专家往往也能够提供合适的建议。因此向患者询问一句"你还看过哪些专家"是很有必要的,这样骨科的治疗计划可以和其他专家的治疗方案充分结合。对有心肺功能障碍的患者,术前检查应包括超声心动图及睡眠监测。特定综合征的具体心血管表现将在后续的章节进一步讨论。最后,部分患者也会出现营养及胃肠道方面的问题,严重的侧凸甚至会挤压腹部,引发胃液反流。关于马方综合征患者术后出现肠系膜上静脉综合征,已有多例报道[2,3]。Ehlers-Danlos 综合征和马方综合征患者因空肠憩室内菌群大量繁殖而继发的消化不良也有报道。大多数综合征性脊柱侧凸患者都存在进食问题或消化不良,如果出现这类问题,笔者建议请消化科专家进行会诊。

19.2.4 术中和术后处理

对于营养不良的低龄患者,如患马方综合征的婴儿,植入物的尺寸会是个问题,因此术中应准备一系列不同尺寸的植入物。骨量减少、失血过多和手术时间延长都会对手术造成影响。内固定失败也是综合征患者常见的一种并发症,因此应谨慎选择合适的内固定数量和类型以将这种风险降到最低。由于平衡和结缔组织的因素,用于特发性脊柱侧凸患者的内固定原则并不适用于综合征患者,试图保留更多活动节段的短节段固定方案在综合征患者身上并不如预期那样有效。综合征患者对术后护理的要求更高,有些甚至需转入重症监护室。相比于特发性脊柱侧凸患者,综合征患者术后并发症的概率较高、身体机能的恢复较慢、住院时间更长、花费更多,但死亡率相近[4]。患者出院后可能仍需偶尔住院进行康复治疗。

19.3 具体综合征

19.3.1 马方综合征(MFS)

马方综合征是最常见的结缔组织疾病之一,此病会影响微纤维的形成,以累及骨骼、眼和心血管三大系统为主要特征。

19.3.1.1 病理学/基因学

MFS 发病与 15 号染色体上的 *FBN1* 基因突变有关,该基因负责编码组成微纤维的原纤维蛋白-1[5]。原纤维蛋白-1 是弹性结缔组织的重要组成部分,同时也在转化生长因子 β(TGF-β)的结合过程中发挥作用。既往观点认为 *FBN1* 基因的突变导致微纤维的结构异常,从而导致了 MFS 的各种表型,但现在普遍接受的观点是,原纤维蛋白-1 对 TGF-β 的错误调节可能是主要机制[6]。

马方综合征是一种遗传性疾病,因此应充分了解患者的家族史,但大概 27% 的病例是由新生突变引起的[6]。

19.3.1.2 临床表现/诊断

对有瘦高、手臂及手指修长、胸部畸形、脊柱侧凸以及其他骨骼表现的患者，均应考虑 MFS 的可能[7]（表 19.2）。2010 年修订版 Ghent 标准是最为广泛接受的诊断准则[8]。修订版 Ghent 分类更加重视心血管系统的表现，如表 19.3 中所示，主动脉根部扩张、晶状体异位被认定为 MFS 的主要临床特征。如果患者没有家族史，主动脉根部扩张合并晶状体异位即可建立阳性诊断。若这些特征均不存在，根据 *FBN1* 突变或一些其他全身性特征表现（表 19.2）也可确定诊断[8]。修订版 Ghent 分类也提供了参考评分的诊断标准（表 19.3）。

值得注意的是，表 19.3 所示的诊断标准也有例外情况。Loeys-Diet 综合征、Shprintzen–Goldberg 综合征和 Ehlers-Danlos 综合征的临床特征均可能与 MFS 显著重叠。因此，在确诊 MFS 前，应进行针对 TGFBR1/2、胶原生化及 COL3A1 的分子检测以排除这些综合征[8]。

如表 19.2 所示，修订版 Ghent 疾病分类给出了针对 MFS 系统特征的评分系统[8]，评分≥7 分即可作为 MFS 的诊断标准。

因为 MFS 与年龄及家族遗传相关，本病患者的

表 19.2　马方综合征系统评分

针对 MFS 系统特征的评分	
特征	评分
腕征和拇指征	3
腕征或拇指征	1
鸡胸	2
漏斗胸或胸部不对称	1
足后段畸形	2
扁平足	1
气胸	2
硬膜扩张	2
髋臼内陷症	2
身体上段/下段的比例减小+臂展/身高的比值增加+无严重脊柱侧凸	1
脊柱侧凸或胸腰段后凸	1
肘关节外展减小	1
面部特征，以下 5 项中至少 3 项：长头畸形、眼球下陷、睑裂下斜、颧骨发育不良、颌后缩	1
皮纹	1
近视大于 3 屈光度	1
二尖瓣脱垂	1

表 19.3　马方综合征诊断标准

无家族史	有家族史（一级或二级亲属）
1. 主动脉根部扩张 Z 评分≥2+晶状体异位	1. 家族史+晶状体异位
2. 主动脉根部扩张 Z 评分≥2+致病性 *FBN1* 突变	2. 家族史+系统评分≥7
3. 主动脉根部扩张 Z 评分≥2+系统评分≥7	3. 家族史+20 岁以上者的 Z 评分≥2，20 岁以下≥3
4. 晶状体异位+主动脉根部扩张+致病性 *FBN1* 突变	

早期评估应包含个人史和家族史。此外还需行眼科检查和超声心动图以确定眼部及心血管情况。基因检测是有意义的，但针对 *FBN1* 突变的检测并不完全可靠，*FBN1* 并不是 MFS 独有的突变，也有 5%~10% 的 MFS 患者不存在目前可识别的 *FBN1* 突变[9-11]。

MFS 的临床表现会随着年龄逐渐进展，因此临床上不能根据 Ghent 分类在低龄患者中排除 MFS，怀疑 MFS 的患者应一直保持复查至 18 岁或确诊[6]。

19.3.1.3 骨骼/脊柱表现

MFS 骨骼的表现包括胸廓畸形、脊柱畸形（脊柱侧凸、腰椎滑脱、脊柱后凸、椎弓根变细和椎板薄弱）、关节活动度增加、肢体细长、蜘蛛指（趾）、高弓颚伴牙齿拥挤，以及面部特征（长头、眼球下陷、睑裂下斜、颧骨发育不全及颌后缩）。

2/3 的 MFS 患者合并有脊柱侧凸，弯型类似于特发性脊柱侧凸，常呈右胸弯和左腰弯，但初发时间更早，有些还伴侧凸部位的疼痛。MFS 脊柱侧凸常无家族史，且男性和女性患者的发病率大致相同。患马方综合征的婴幼儿弯度进展是最快的，每年大约进展 20°，其次是青春期的患者，每年大约进展 6°（类似于特发性脊柱侧凸）。弯度＞20°的更倾向于在生长发育期进展，而弯度＞30°~40°的成年后还有可能进展。总的来说，弯度＞30°的进展会比较缓慢，而＞50°进展会更快。

MFS 患者腰椎滑脱的发生率较正常人并未增加，但滑脱程度更大，大概是非 MFS 患者的 2 倍[7]。MFS 患者也更易发生胸椎后凸畸形。硬膜扩张在普通人群中很罕见，但至少 60% 的马方综合征患者均有此表现，并常伴有背痛。患有硬膜扩张的患者出现骨质侵蚀和脑（脊）膜膨出的概率增高[12]。但一项跨度 10 年的研究显示硬膜扩张的自然发展史与病变大小、背部

疼痛、腰椎滑脱或峡部裂均不相关[13]。MFS 患者椎弓根变细及椎板薄弱可能与硬膜的扩张和椎体扇贝样变有关[14]。此外 MFS 患者骨密度也较低，但骨折的概率并未升高[15, 16]。

19.3.1.4 MFS 与运动

不推荐 MFS 患者进行举重、爬山等高强度运动，这些运动会使血压和血管阻力升高。鼓励 MFS 患者多做一些常规的低对抗性的有氧运动，同时避免进行接触性运动，降低损伤眼与主动脉的风险，也应避免潜水等会增加气胸风险的运动。

19.3.1.5 脊柱畸形的治疗及并发症

MFS 侧凸患者使用支具治疗的成功率只有约 17%[17]，约 1/8 的患者最终侧凸进展至需行手术治疗[17]。婴儿期即表现出脊柱侧凸的 MFS 患者较为特殊（图 19.1），这些患者通常没有家族史（自发突变）且表型更重，对这部分患者来说，肋骨撑开术效果较差，而且容易导致进行性的脊柱后凸。有文献证实了传统生长棒技术的有效性（见图 19.1）。如果可能的话，笔者倾向于将手术时机推迟到患者 7 岁之后，或弯度达到 80°。根据笔者的经验，两种固定方式均可使用，对于有胸腰段后凸或较大腰弯的患者，可将远端固定点置于骨盆上（图 19.2），对无明显矢状位异常的患者，可以在胸腰段使用传统生长棒技术。术中有擅长处理心血管问题的麻醉医生保驾护航是很关键的，另外儿科重症监护和心脏科医生也非常重要。只有一般情况稳定的患者才建议在门诊行撑棒手术。

MFS 患者植入生长棒时，术者应对置入内固定困难做好准备。椎板通常很薄，脱钩风险增加。但不管是用椎板钩还是椎弓根钉，近端均推荐固定 3 个节段[18, 19]。MFS 患者的椎弓根较细，尤其是近端，必要时应使用小直径的椎弓根钉甚至颈椎固定系统。由于 MFS 患者椎弓根较细且发育不良，笔者建议在置钉时使用影像导航。O 臂导航系统可以提高置钉的准确度，尤其是凹侧和腰椎置钉时应格外小心[20]。由于 MFS 患者普遍体型瘦长，内固定突出的问题在他们身上尤其明显，因此生长棒推荐放置于肌肉深层，通常可以通过中线两个小切口完成手术。行最终融合手术时，术者同样会面临内固定困难的处境[21]。

MFS 患者脑脊液漏并发症的发生率较高。由于硬脊膜的膨大，MFS 患者的硬膜通常能扩张充满整个椎管，并且非常纤薄和脆弱，在行椎板下剥离或椎弓根置管时常可以见到。骶椎处硬膜有时薄如纸张甚至缺失，脑脊液漏在此处尤为常见。术中将手术台调至 15°头低脚高位，可将脑脊液漏的风险降到最低，通常使用纤维蛋白胶配合缝线来处理脑脊液漏。有时硬膜太脆无法修复，但术后卧床休息几乎都有效。MFS 患者术中出血也通常较多。

MFS 患者术后通常不使用支具。为了维持患者

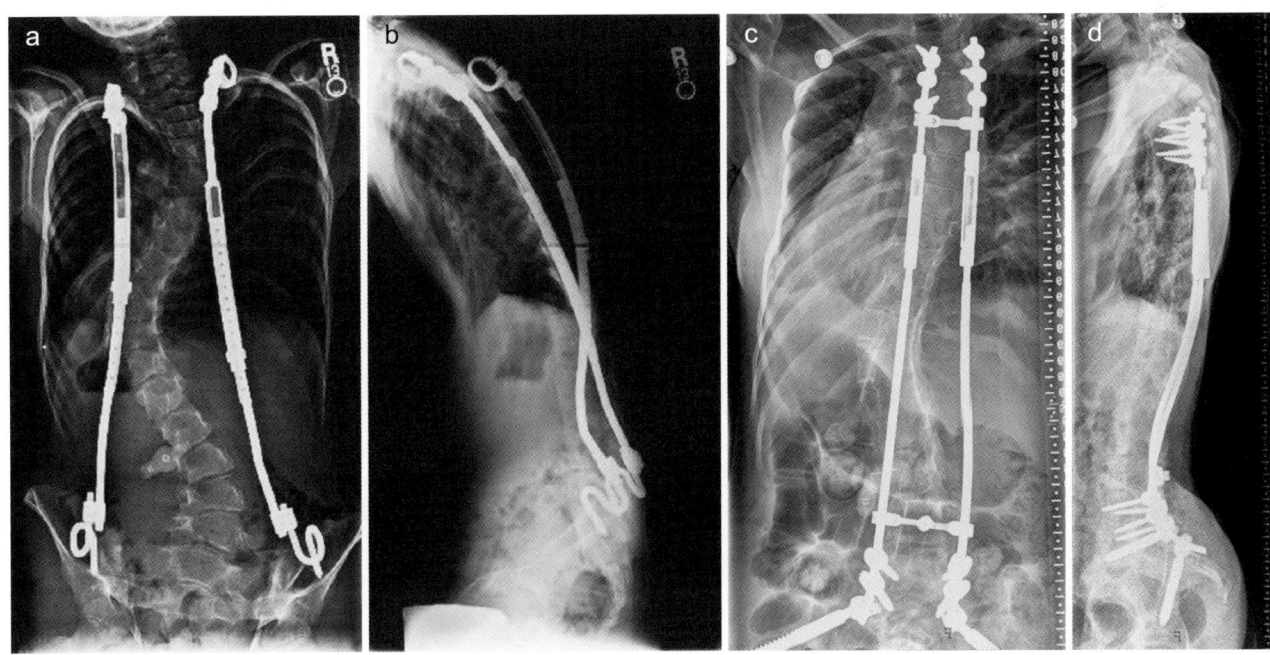

图 19.1　11 岁女性，马方综合征患者，因胸廓发育不良使用肋骨撑开技术治疗；造成后凸进一步加重（a，b），需要进一步治疗。拆除原有 VEPTER，行传统生长棒治疗，椎弓根螺钉固定近端至 T2~T4，远端至骨盆，重建腰椎前凸以维持矢状面平衡

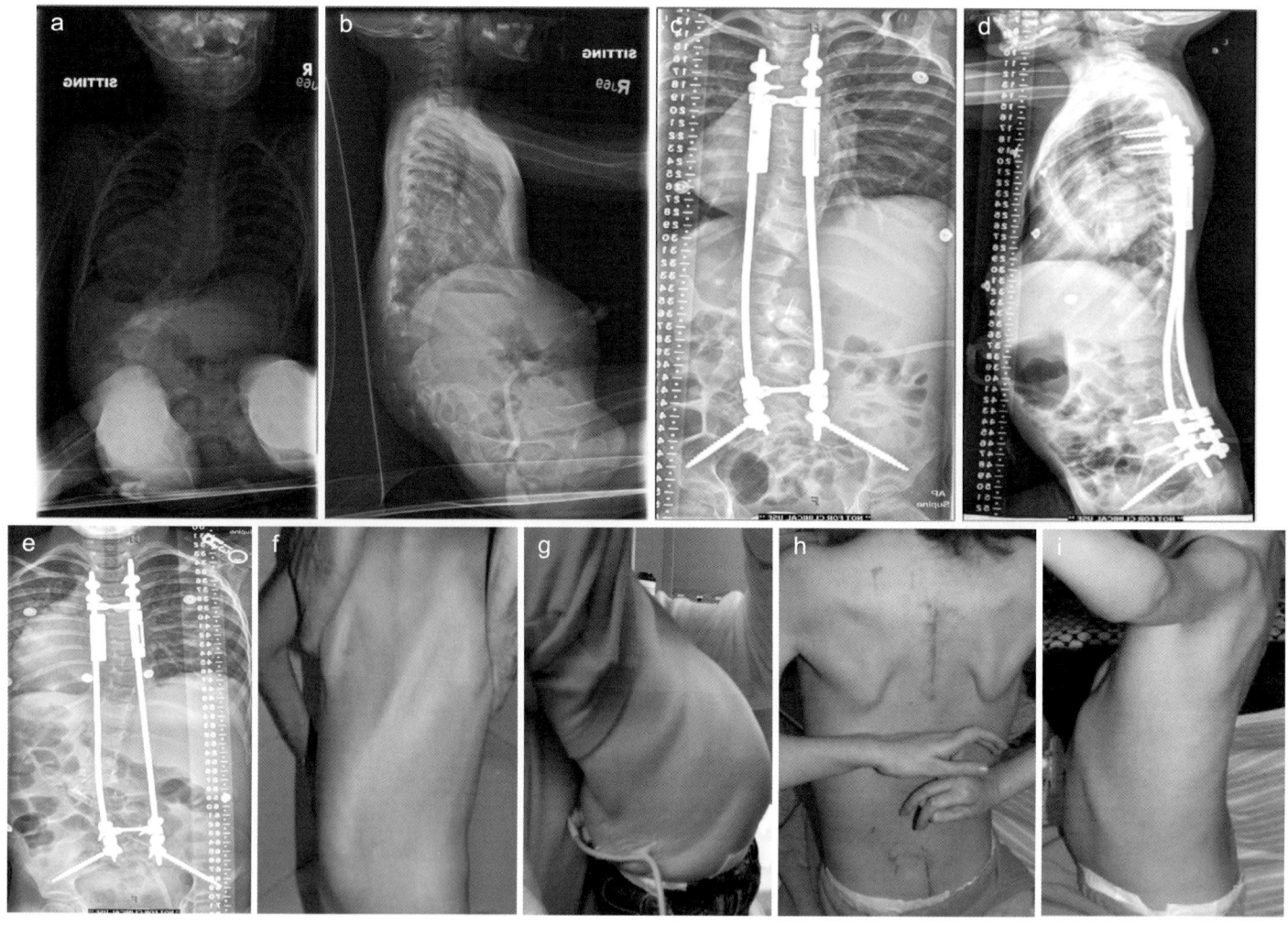

图 19.2 3 岁女孩，马方综合征患者，伴有严重侧后凸畸形（主弯 95°）（a，b）。（c，d）为术后图像，随访的主弯弯度为 34°（e）；椎弓根螺钉近端固定 T3~T4，远端固定至骨盆，S2 螺钉固定至髂骨作为远端锚定点；除了 X 线片（a~e），随访的外观照（f~i）进一步展示了生长棒手术的效果

矢状面平衡，需要定期对生长棒进行腰椎前凸的重塑（见图 19.1）。在接近骨骼成熟时也可能需要行尾侧的截骨术。一般来讲，由于结缔组织的松弛，MFS 患者通常不像其他患者那样遵循"边际收益递减规律"。接受生长棒治疗的 MFS 患者，在发育末期由于关节自发的强直可能不需行融合手术，评判准则如下：2 年内没有出现过断棒、脊柱力线良好、女性初潮后、Risser 征≥2 级。然而，如果近期有断棒史（说明脊柱仍不稳定），或畸形矫正不满意，则仍需行传统的最终融合术。选用合适大小及材质的内固定，同时增加固定节段以确保融合的成功。

MFS 患者行融合术时神经系统损伤的概率有所增加，这可能是硬膜扩张和椎弓根变细所导致的，但这种联系目前并未有文献报道[22, 13]。以笔者的经验，断棒及内植物松动的并发症发生率较低，这可能归功于 MFS 患者常被限制参加高强度的活动以避免对眼及血

管的压力。升主动脉瘤可能引起主动脉反流、夹层或破裂[23]。MFS 患者心血管疾病的管理包括：定期超声心动图以监测主动脉，应用 β 肾上腺素受体阻滞剂以降低动脉压（用于已存在主动脉扩张的患者或预防应用），必要时可行预防性瓣膜或大动脉手术。早期使用氯沙坦（一种拮抗 TGF-β 的降压药），可能会减缓主动脉根部扩张的速度[24]。另外，一项 600 多名 MFS 患者参与的大型随机试验显示，3 年的周期内，氯沙坦和阿替洛尔在预防主动脉根部扩张上的疗效相似，5 年随访结果同前一致[25, 26]。最后，MFS 患者在院内和出院后发生气胸的风险增加，术后应保持高度警惕，对血流动力学及呼吸系统的监测至关重要[6]。

19.3.2 Loeys-Dietz 综合征

Loeys-Dietz 综合征（LDS）最初被归为马方综合征的亚型，新近才被单独分类。尽管与 MFS 有一些骨

骼系统及多系统上的共同点，但 LDS 有自己独特的三联征：①眼距过宽，②悬雍垂裂伴或不伴腭裂，③广泛的动脉迂曲伴血管瘤[27]。

19.3.2.1 病因学/基因学

LDS 是一种常染色体显性遗传疾病，其特征为 *TGFBR1*、*TGFBR2*、*SMAD3* 及 *TGFB2* 基因突变，这些突变构成了 LDS 的 4 种亚型，分别称为 1~4 型。TGFBR1 和 TGFBR2 是是编码 TGF-β 受体的基因，SMAD3 是 TGFB 通路上的细胞内信号传导介质，TGFB2 是 TGF-β 的 2 型配体基因。此信号通路将信号传递到细胞核，调节细胞的增殖、分化和凋亡。重要的是，它也在胞外基质中起作用，并与结缔组织的发育和功能（包括骨和血管的形成和功能）有关。大约 2/3 的 LDS 是新发突变的结果，往往比较严重，而另外 1/3 是家族性的，症状较轻。

19.3.2.2 临床表现/诊断

LDS 与 MFS 有许多相同的临床表现，如主动脉瘤、胸廓畸形、脊柱侧凸和蜘蛛样指。但 LDS 也有自己的特征表现如颅缝早闭、眼距过宽、腭裂或悬雍垂裂、颈椎不稳、马蹄内翻足以及迂曲的动脉瘤[28]。与 MFS 相比，LDS 患者的心血管病变更严重，主动脉夹层的发生年龄更小[23]。表 19.4 列出了 LDS 的临床特征[29]。

目前尚无 Loeys-Dietz 综合征的正式诊断标准，其诊断依赖于基因检测[30]。若怀疑 LDS，应对患者进行详尽的个人和家族史调查，同时进行详细的体格检查以发现骨骼、颅面部及皮肤上可能出现的 LDS 特征性表现（见表 19.4）。也应行超声心动图检查并请心脏科专家会诊，以评估患者心血管情况，并可通过 CTA 或 MRA 三维血管重建，来确定 LDS 所特有的广泛血管迂曲。

根据 LDS 的临床特征伴或不伴家族史，结合针对 *TGFBR1*、*TGFBR2*、*SMAD3* 和 *TGFB2* 突变的基因检测，可以做出 LDS 的诊断。基因检测仍是诊断的金标准。这 4 种基因突变所引起的临床表现相似，所以根据临床特征很难将其区分开，但 *SMAD3* 的突变可能引起早期骨关节炎的表现，而 *TGFB2* 突变的患者则呈现较温和的表型[28,29]。如果患者基因检测为阳性，则建议对患者父母及子女也行基因检测。

可根据以下准则来确定是否对患者行针对 LDS 的基因检测[31]：

1. 有典型的临床三联征表：眼距过宽、悬雍垂裂伴或不伴腭裂、广泛的动脉迂曲伴血管瘤。

表 19.4 LDS 的临床特征

三联征：眼距过宽 悬雍垂裂 动脉迂曲（常见于颈部），动脉瘤（常见于主动脉根部）	心血管 主动脉扩张或夹层：常见于主动脉根部 其他动脉的迂曲与动脉瘤：头颈部血管常见 先天性心脏病：动脉导管未闭（PDA）、房间隔或室间隔缺陷（ASD/VSD）和主动脉瓣二瓣化畸形（BAV） 骨骼系统 胸廓畸形：漏斗胸，鸡胸 脊柱侧凸 关节松弛或挛缩：手指多见 蜘蛛样指 马蹄内翻足 颈椎畸形或不稳 骨关节炎 正常身材 颅面部 颧骨发育不良 斜视 颅缝早闭：所有缝线均可累及，但矢状缝最常见 悬雍垂裂/腭裂 巩膜蓝染 小颌畸形和（或）下颌后缩 皮肤 半透明皮肤 皮肤柔软且菲薄 易擦伤或淤伤 萎缩性瘢痕 疝气 其他 食物或环境过敏 胃肠炎 容易发生内脏破裂（如肠道、子宫和脾）

2. 主动脉/动脉瘤伴其他不同特征组合，包括蜘蛛样指、屈指畸形、马蹄内翻足、颅缝早闭、智力障碍、巩膜蓝染、皮肤菲薄、萎缩性瘢痕、易发生淤斑、关节过度活动、主动脉瓣二瓣化畸形（BAV）、动脉导管未闭（PDA）及房/室间隔缺损（ASD/VSD）。

3. 临床表现与血管型 Ehlers-Danlos 综合征相似，但其Ⅲ型胶原的生化特性未见异常的患者，且伴有关节过度活动和典型的皮肤表现（皮肤菲薄、萎缩性瘢痕、易发生淤斑）。

4. 具有类马方综合征表现的患者，尤其是：（1）无晶状体脱位，但伴主动脉/动脉瘤、颅面部及骨骼系统特征，同时不符合马方综合征 Ghent 标准的颅面部特征和骨骼特征。（2）*FBN1* 突变的基因检测结果为阴性。

5. 常染色体显性遗传胸主动脉瘤的家系，特别是那些表现有主动脉/动脉夹层、主动脉根部以上的病变、主动脉/动脉迂曲以及 ASD/VDS/PDA 的家系。轻度的 MFS 样骨骼系统改变也可出现。

19.3.2.3 骨骼/脊柱表现

有 15%~50% 的 LDS 病例报道有颈椎畸形或不稳定，而且在表现出更明显的颅面部畸形的患者中更严重。上颈椎部是颈椎畸形最常见的部位，尤其是寰椎和齿突的畸形[32]。当支具保守治疗不能控制神经症状及畸形进展时，应及时进行手术干预。

文献报道 25%~70% 的 LDS 患者合并脊柱侧凸，Erkula 等研究发现，LDS 患者胸弯最常见，主弯平均 $29.6°±17.9°$ [33]。67%~73% 的 LDS 患者合并硬膜扩张，与 MFS 患者的比例相似，且其严重性可作为整体结缔组织疾病严重程度的标志[34]。LDS 患者出现脊柱滑脱的概率比普通人高 3 倍，而且重度滑脱的比例更高，有将近 40% 合并滑脱的 LDS 患者滑脱程度达到 Meyerding 分级 3 级及以上[35]。

在 LDS 患者中往往可以看到类马方综合征特征，但其肢体过度生长的程度往往没有那么严重。LDS 患者手指脚趾则更易受累，蜘蛛样指（约 50%）比肢体细长更多，这与 MFS 截然相反，MFS 患者的突出表现是臂展/身高比增加。1/4~1/3 的患者腕征和指征阳性，比普通人群常见，但没有 MFS 患者普遍。约一半的患者表现出关节过度活动，发育性髋关节脱位或半脱位也常见。有些患者会出现关节挛缩的表现如屈指畸形和马蹄足，这种关节挛缩与过度活动同时存在的情况很特殊，在 LDS 患者中常见但普通人群中非常罕见[30,33]。

19.3.2.4 LDS 与运动

Loeys-Dietz 患者应适当锻炼心肺能力，但不应锻炼到筋疲力尽，不应参与竞争性或接触性的运动，不应行静力训练（仰卧起坐、引体向上、俯卧撑、举重等）[36]。

19.3.2.5 脊柱畸形的治疗及并发症

LDS 可合并颈椎不稳，因此建议行颈椎前屈后伸位检查以评估是否存在颈椎畸形或不稳定。颈椎检查正常的处于生长发育期的患者，则推荐其每 3~5 年复查一次，以评估颈椎的变化，是否需进一步干预[36]。

LDS 脊柱侧后凸通常需要进一步的治疗，支具治疗很难阻止 LDS 患者的侧凸进展[37]，由于 LDS 脊柱侧凸进展较快，一般推荐患者在骨骼成熟前每年都要定期复查[36]。以笔者经验看，LDS 的早发型脊柱侧凸可以采用与 MFS 类似的治疗方法，先用支具，然后再用生长棒进行治疗（图 19.3）。

Loeys-Dietz 患者一般可以很好地耐受手术，但术中出血增加和脑脊液漏的风险仍更高[37]。骨延迟愈合和假关节形成也有文献报道[33]。由于 LDS 患者组织松弛，近端内固定及以上节段处常出现局部的后凸畸形（图 19.4）。如果需要，腰椎滑脱的融合可以和胸腰段

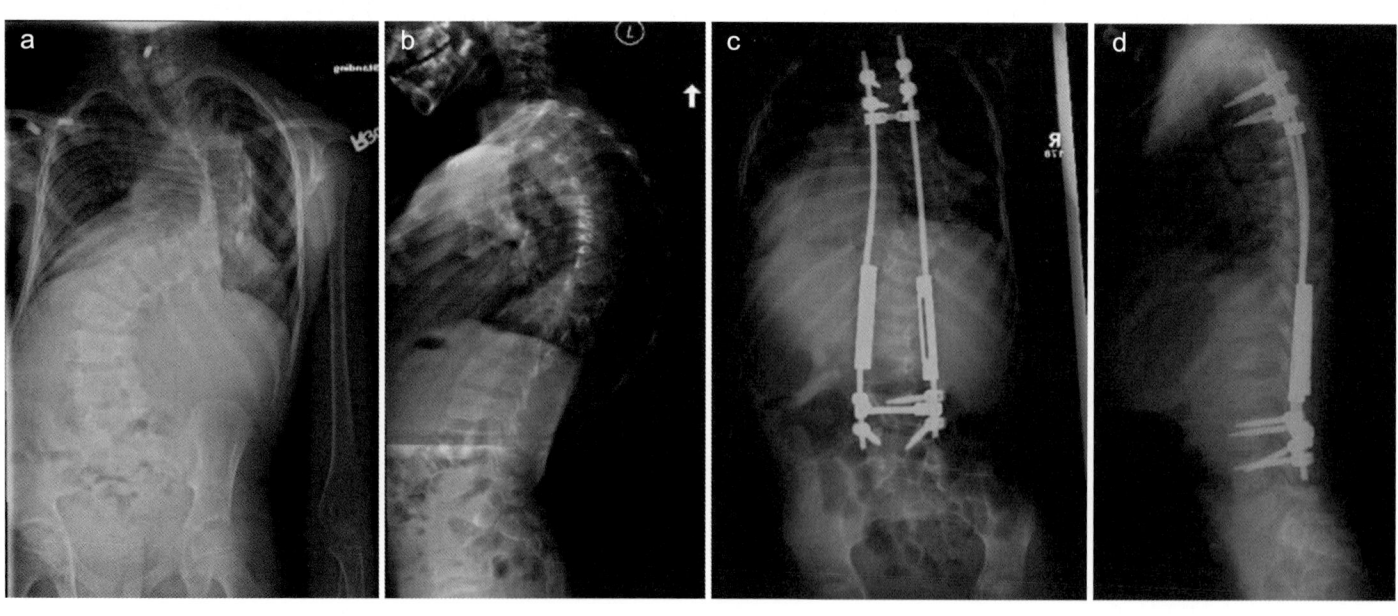

图 19.3 6 岁女性 LDS 患者（术前：a，b）使用传统生长棒治疗，近端固定 T3~T4，远端固定 L3~L4，均使用椎弓根螺钉，肌肉深层放置生长棒，自体骨移植，为了内固定稳定，近端和远端均使用了横联。由于硬膜扩张，发生了少量的脑脊液渗漏。该患者主弯从 101° 显著矫正至 40°，术后出现浅层伤口感染，抗生素治疗后好转（随访：c，d）

后凸的矫正一同治疗（见图 19.4）。由于 LDS 常伴颈椎异常，有些患者最终可能需要从枕骨到骨盆固定整个脊柱（见图 19.4）。LDS 患者也可合并硬膜扩张，此类患者相应地出现脑脊液漏的风险增加。

与 MFS 相比，骨质疏松和骨质减少在 LDS 患者中报道的更多。LDS 患者骨折的风险较高，有文献报道，

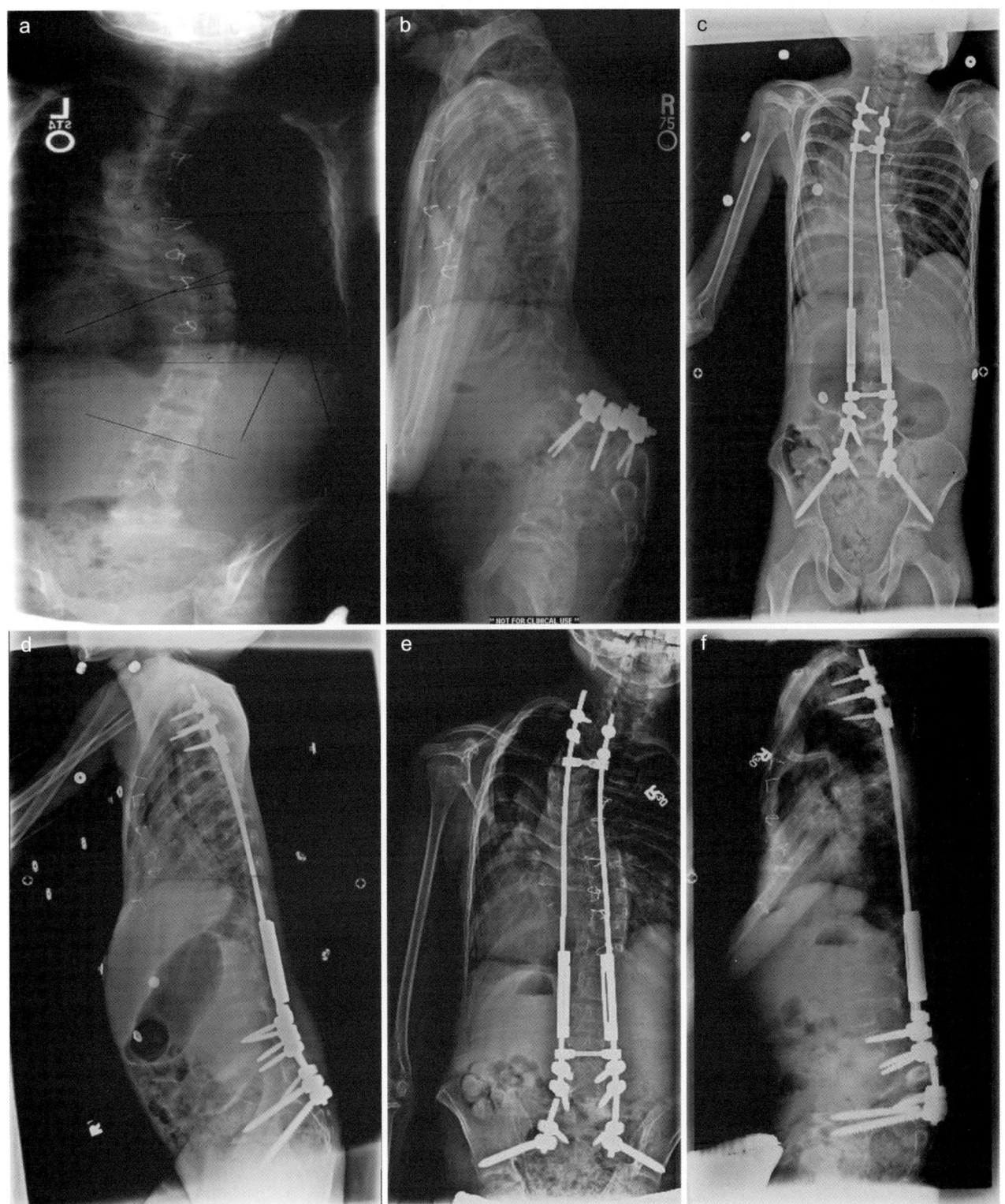

图 19.4 13 岁女性患有 LDS（a）；Ⅳ级腰椎滑脱复位内固定术后，受伤后 L5~S1 再次发生滑脱（b）；传统生长棒治疗，近端在 T2~T3 置钉、远端在 L4~S2 及骶髂置钉（c，d），以更好地矫正矢状位失衡；（e~h）两次内固定失败；患者颈椎不稳加重（i），近端固定至颈椎；最终行从枕部到骶骨的全脊柱融合（j，k）（最近复查弯度为 57°）

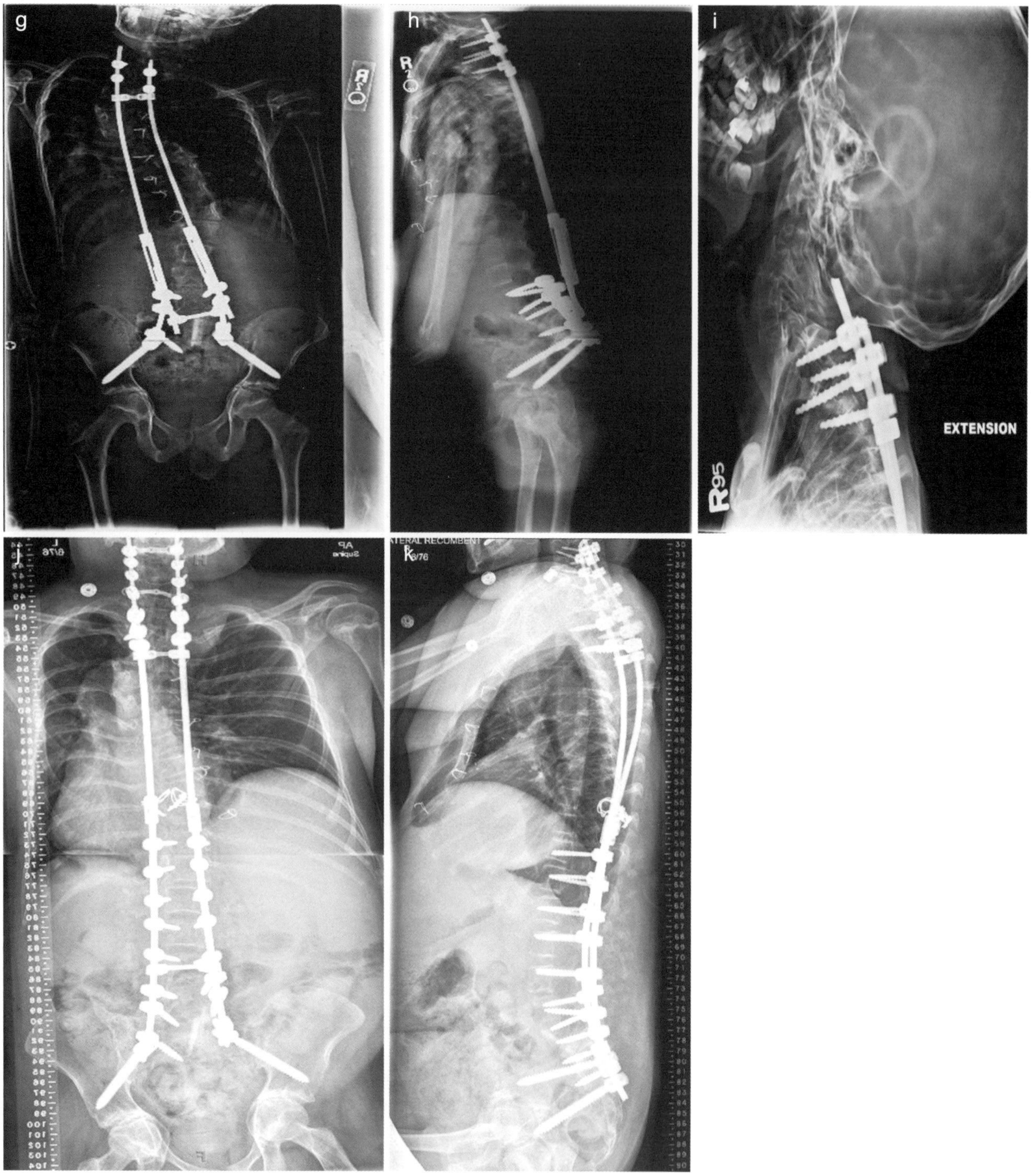

图 19.4（续）

约 50% 的患者在 14 岁之前会发生骨折[38]。值得注意的是，LDS 患者早期发病时可能会出现椎间盘变性[36]。

LDS 患者早期发生主动脉夹层或破裂的风险较高。通常 LDS 患者的心血管受累比 MFS 患者更严重。因此与 MFS 类似，应建议 LDS 患者严格控制血压，应避免使用对心血管系统有负面影响的药物，如兴奋剂类药物和血管收缩剂[36]。

（Jarred A. Bressner, Gregory R. Toci, PaulD. Sponseller 著　冯　磊译　李国壮校）

参考文献

扫描书末二维码获取

第 20 章 儿童脊柱其他综合征疾病

本章内容

20.1 引言 213	20.4.2 自然史/骨骼表现 216
20.2 Shprintzen-Goldberg 综合征 213	20.4.3 脊柱畸形的治疗和并发症 217
20.2.1 病因学/遗传学 213	20.5 Rett 综合征 218
20.2.2 临床表现 213	20.5.1 病因学/遗传学 218
20.2.3 骨骼/脊柱表现 213	20.5.2 临床表现 218
20.2.4 畸形的手术治疗及并发症 214	20.5.3 脊柱畸形的治疗及并发症 218
20.3 Ehlers-Danlos 综合征 215	20.6 唐氏综合征 219
20.3.1 病因学/遗传学 215	20.6.1 病因学/遗传学 219
20.3.2 骨骼/脊柱表现 215	20.6.2 骨骼/脊柱表现 219
20.3.3 畸形的手术治疗及并发症 215	20.6.3 脊柱畸形的治疗及并发症 219
20.4 Prader-Willi 综合征 216	20.7 总结 219
20.4.1 病因学/遗传学 216	

要点

- 每种综合征都有关键的医学要点，需要引起专家注意。
- 与特发性脊柱侧凸相比，在综合征性脊柱侧凸患者中，支具在控制弯度方面的成功率较低，尽管在唐氏综合征患者中已报道获得了成功。

20.1 引言

与第 19 章相似，本章将继续回顾与脊柱侧凸密切相关的独特的先天性综合征。具体而言，本章包括 Shprintzen-Goldberg 综合征、Ehlers-Danlos 综合征、Prader-Willi 综合征、Rett 综合征和唐氏综合征。

20.2 Shprintzen-Goldberg 综合征

Shprintzen-Goldberg 综合征（SGS）是一种极其罕见的胶原蛋白病，其特征是颅缝早闭、马方体型、智力障碍以及骨骼、心血管和结缔组织异常[1]。

20.2.1 病因学/遗传学

FBN1 和 *TGFRB2* 基因的遗传突变与 SGS 相关[2,3]。最近，在大多数 SGS 患者中发现了 *SKI* 基因的从头错义突变（SKI 蛋白是 TGFβ 信号传导的已知阻遏物）[4]。没有 SGS 的病理学征象。因此，诊断取决于对检查模式和分子异常的识别。颅骨骨折和认知延迟是其显著特征[5]。与 Loeys-Dietz 综合征（LDS）、Marfan 综合征（MFS）和 Ehlers-Danlos 综合征（EDS）重叠的表型特征可能使诊断具有挑战性。SGS 的遗传方式通常是散发性的，伴有一些罕见的常染色体显性遗传病例[6]。

20.2.2 临床表现

面部特征包括眼距过宽、眼睑下裂、高弓腭、小下颌和低位耳。其他已经报道的特征还包括新生儿肌张力减退、腹壁疝和皮下脂肪减少[5]。虽然在马方综合征中眼睛以眼球内陷为特征，但 SGS 患者表现为突眼[7]。与 MFS 或 LDS 不同，认知延迟在 SGS 患者中几乎是普遍存在的。

20.2.3 骨骼/脊柱表现

在骨骼系统中，SGS 与蜘蛛样指、胸廓畸形、指屈曲畸形和关节活动过度有关[5]。然而，这些特征都不是特异性的。脊柱畸形包括脊柱侧凸、C1-C2 异常、I 型 Chiari 畸形、13 对肋骨、方形椎体以及骨质疏松症。

20.2.4 畸形的手术治疗及并发症

发育性脊柱侧凸在 SGS 中很常见，治疗方法与 MFS 相似。可能出现明显的冠状面和矢状面失衡（图 20.1）。由于患者椎体骨质较差和体型瘦小，应主要关注内固定失败和矫正丢失的风险。

在 Watanabe 等的一项临床研究中，通过同时使用生长棒和后路脊柱融合的手术方式治疗患者的脊柱侧凸。弯型为双主弯或三主弯，弯度平均为 $102.8° ± 16.9°$，所有患者的胸腰部都存在后凸畸形，平均角度为 $49° ± 16°$[8]。作者指出，4 名患者中有 3 名患有硬脑膜扩张症。他们报道了较高的并发症发生率，

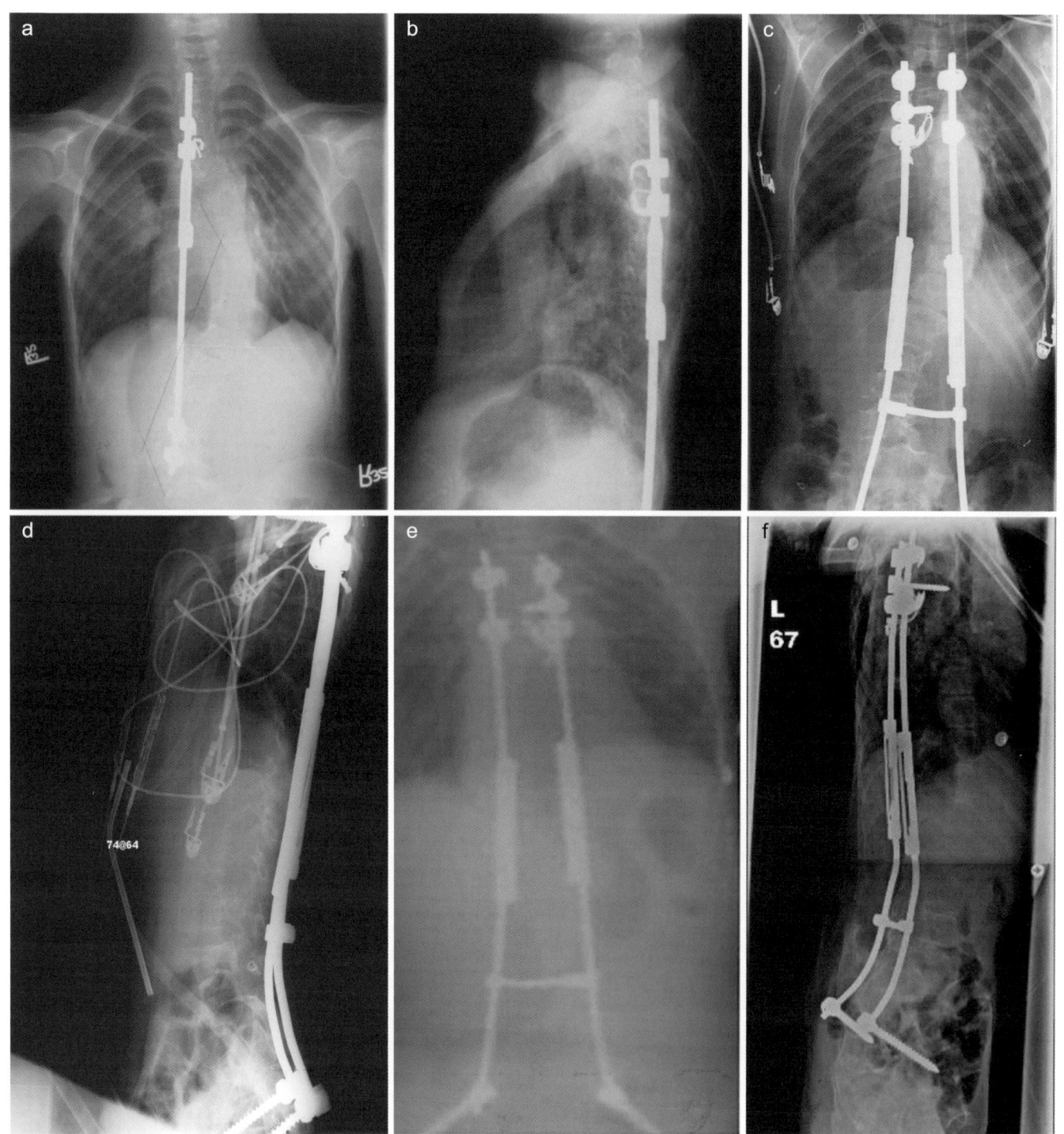

图 20.1　这是一位患有 SGS 的 9 岁女性患者。她曾使用生长棒器械治疗早发型脊柱侧凸和骨盆倾斜（a，b）。然而，出现了脊柱前凸和明显的失代偿伴躯干右移。（c，d）图像显示了初始的生长棒手术。在术后随访中，她在 3 年内经历了三次生长棒撑开手术，T1~S1 长度共增加了 4 cm（e，f）。首次手术以后出现的并发症包括远端螺钉断裂和生长棒折断，均需要成功翻修

包括内固定物移位（3/4 例患者）、术后感染（2/4 例患者）、假关节形成和后凸矫正丢失。作者建议使用多点固定（包括螺钉、椎板下钢丝、椎板钩），以增加弯度矫正并防止内固定物失败。仔细的软组织剥离和对内固定物进行适当的软组织覆盖对瘦小体型的 SGS 患者减少压疮的发生和随后的感染至关重要。

20.3 Ehlers-Danlos 综合征

Ehlers–Danlos 综合征（EDS）是一类由胶原合成或加工缺陷引起的结缔组织疾病。它的特点是皮肤肿胀变薄，容易皮下淤血，关节过度伸展，特有的面部特征和严重的动脉并发症。眼睛、胃肠道、呼吸和心血管系统也会受到影响。

20.3.1 病因学 / 遗传学

EDS 不是一种同质性疾病，可以被认为是一组复杂的、性质相似但程度不同的身体异常的疾病。因此，该疾病存在不同亚型并有不同的临床表现和遗传突变[9]。1998 年采用的 Villefranche 分类法已被 2017 年的国际分类法所取代，以适应新亚型的发现。根据 Villefranche 分类法，脊柱侧后凸型 EDS 被归类为 Ⅵ 型，其特征是先天性肌肉张力低下、脊柱侧后凸和全身关节过度活动。它以常染色体隐性方式遗传伴有 *PLOD* 基因突变（编码赖氨酰羟化酶并在胶原交联中起重要作用）[10]。2017 年 EDS 国际分类包含了脊柱侧后凸型 EDS 的另一个病因，该疾病还与先天性听力障碍、毛囊过度角化、肌肉萎缩和（或）膀胱憩室有关。

它是以常染色体隐性方式遗传并有 *FKBP14* 基因突变（编码一种位于内质网的蛋白质，对原胶原蛋白的折叠有重要作用）[11,12]（表 20.1）。

20.3.2 骨骼 / 脊柱表现

骨骼表现包括发育性髋关节发育不良、马蹄足、扁平足、关节活动度过大和脱位、全身韧带松弛和脊柱侧凸[10]。骨骼变脆也经常可见。脊柱侧凸是 Ⅵ 型 EDS 的标志性特征；然而，脊柱侧凸也常出现在其他类型 EDS 患者的早期，尤其是 Ⅰ 型、Ⅱ 型和 Ⅲ 型[13]（图 20.2）。此外，EDS 患者患有 Ⅰ 型 Chiari 畸形的发生率增加，可能并发颅颈不稳定或颅底凹陷以及寰枕关节和寰枢关节不稳。随着年龄的增长，EDS 患者可能会患有早期椎间盘源性和退行性脊椎疾病并可导致脊柱节段不稳定以及引起相关的机械性疼痛和脊髓病[14]。

20.3.3 畸形的手术治疗及并发症

对于脊柱侧凸手术而言重要的是要记住血管脆性是这种疾病的固有特征。EDS 患者应尽可能避免施行脊柱前路的手术，因为此类手术可能会对大动脉和静脉造成灾难性影响。Akpinar 等对 5 例接受脊柱侧凸手术治疗的 Ⅵ 型 EDS 患者进行了研究，发现在前路手术中有 2 例患者出现了血管并发症，1 例涉及源自下主动脉的节段动脉和髂总静脉的撕裂，需要 Gor-Tex 移植修复，另一例涉及臀上动脉损伤需要结扎[13]。Vogel 等同样报道了在 4 例实施前路手术的患者中有 1 例由于

表 20.1　EDS 的 Villefranche 分类

EDS 类型	临床表现	缺陷	遗传方式
经典（Ⅰ/Ⅱ型）	皮肤过度延展性 增宽的萎缩性瘢痕 关节过度活动	COL5A1，COL5A2	常染色体显性
活动过度（Ⅲ型）	过度延展性和（或）光滑、天鹅绒般的肌肤 广泛的关节活动度过大	未知	常染色体显性
血管（Ⅳ型）	薄而半透明的皮肤 动脉、肠道或子宫易脆性 / 破裂 大面积淤青	COL3A1	常染色体显性
脊柱侧后凸（Ⅵ型）	广泛的关节松弛 肌张力减退 脊柱侧后凸	赖氨酰羟化酶	常染色体隐性
关节松弛症（Ⅶ A/B 型）	严重的全身关节过度活动（伴有复发性半脱位） 先天性双侧髋关节脱位	COL1A1，COL1A2	常染色体显性
皮肤脆裂症（Ⅶ C 型）	严重的皮肤易脆性 松弛、冗余的皮肤	前胶原 N-肽酶	常染色体隐性

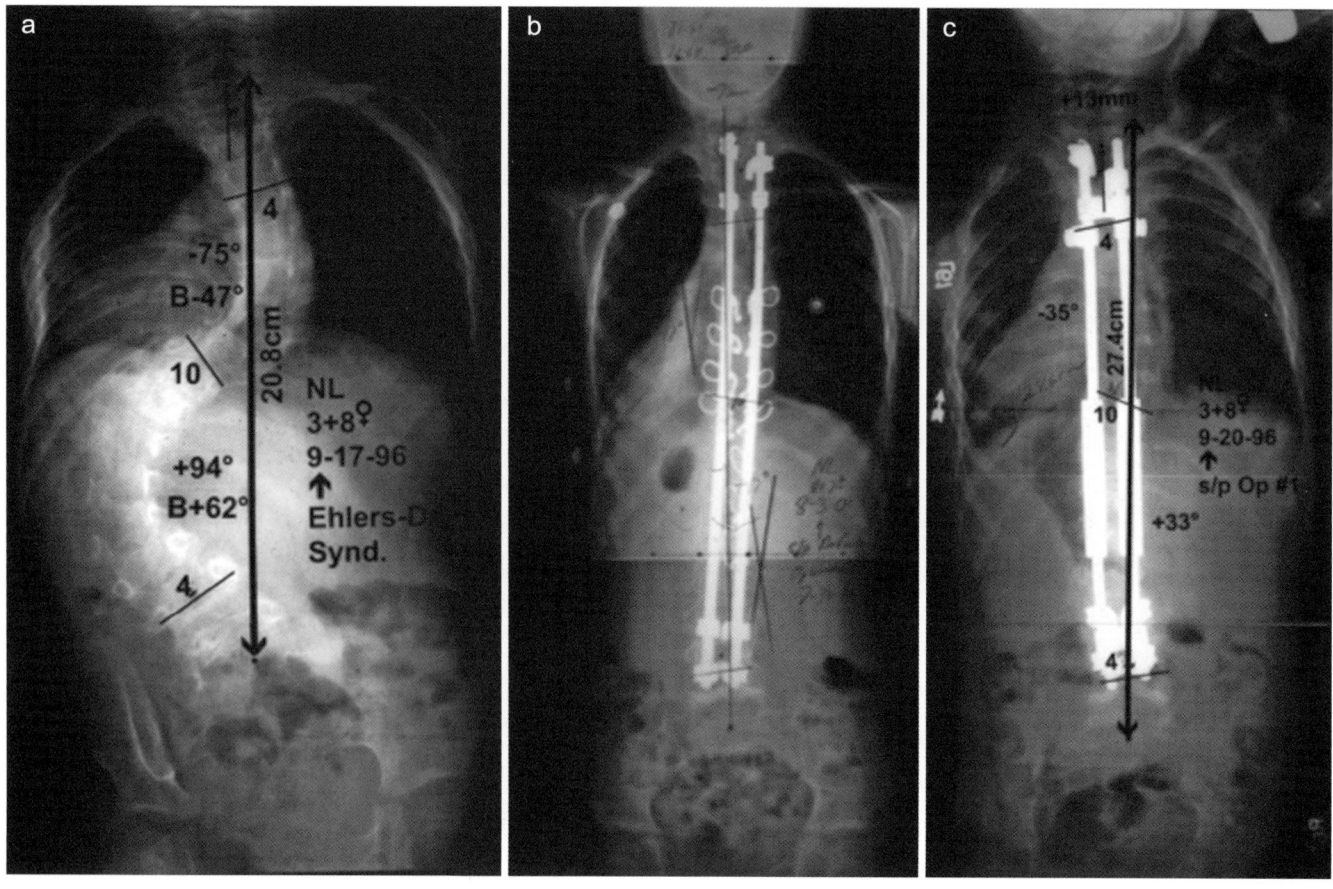

图 20.2 一名患有 EDS 的 3 岁女孩，术前侧凸弯度超过 90°（a），接受了生长棒手术治疗（b）。患者随后在 8 岁（c）时成功行后路融合手术，末次随访弯度为 25°（病例由 Marc A.Asher 医生提供）

EDS 患者固有的血管脆性而出现了严重的血管并发症。他们还报道出现了主要的神经并发症，其中包括 2 名患者出现了永久性截瘫[15]。然而，总体而言，该人群的风险似乎没有明显增加，可以安全地进行手术治疗。在一项国家儿童手术质量改善计划数据库的研究中将 279 例 EDS 患者与非 EDS 患者进行了比较，共纳入了 369 176 例患者，发现非计划再手术率、伤口感染、失血、输血需求、住院时间和总手术时间与对照组无显著差异[16]。然而，应谨慎治疗这些患者。

EDS 患者的生长调控手术如果开始得足够早，可能仅行后路手术，就不需要经历前路或者复杂的后路截骨手术了。建议术中采取低血压麻醉和仔细解剖节段动脉等措施[13]。近期也发表了一篇关于使用Ⅶ a 因子帮助控制Ⅳ型 EDS 患者自发性大血管破裂后大出血的报道[17]。

20.4 Prader-Willi 综合征

Prader-Willi 综合征（PWS）的特征是早期肌张力减退、发育和运动迟缓、手足短小以及后期因过度吞食而导致的重度肥胖。最常见的是肥胖综合征并可导致发展为 2 型糖尿病。行为问题和学习困难在 PWS 患者中并非少见。

20.4.1 病因学 / 遗传学

PWS 是由 15 号染色体的一个区域缺乏父系表达引起的。这可能是由于染色体片段的缺失或来自单亲二体，导致母体 15 号染色体出现了 2 个拷贝。垂体功能障碍导致出现许多全身性表现（如前所列）和骨骼表现[18]。

20.4.2 自然史 / 骨骼表现

骨骼表现包括生长迟缓、髋关节发育不良和脊柱侧凸。根据 Odent 等的长期研究，66% 的 PWS 患者在骨骼成熟时出现脊柱侧凸[19]，通常在婴幼儿或青少年期发病，平均发病年龄为 10.2 ± 6.2 岁[19]。体重指数（BMI）增加是发生相关脊柱后凸畸形的危险因素，这导致手术治疗的可能性更高。因此建议每年对脊柱侧凸的患儿进行系统的临床检查。

20.4.3 脊柱畸形的治疗和并发症

如果可以耐受，矫正器对畸形也有作用。人生长激素（HGH）的使用已被证明有助于治疗这种疾病[18]。最初有人担心人生长激素的使用可能会增加脊柱侧凸的患病率和严重程度[18]，然而有文献指出并不会增加脊柱侧凸的患病率和严重程度[19]。事实上，韩国的一项研究称，在他们的临床病例中，于手术固定前使用生长激素进行术前治疗可以减少术后并发症[20]。自从生长激素治疗问世以来 PWS 就很少出现过度肥胖了。

由于患有 PWS 的儿童可能会出现脊柱畸形，其发病率高达 70%，并且相对于侧凸的程度脊柱旋转往往要小得多，因此建议患儿从可以独坐到 4 岁左右（此时发生脊柱畸形的风险相对较低）每年进行一次脊柱畸形的 X 线检查，直至接近青春期，这段时间应由脊柱畸形专科医生随访[21]。

脊柱侧凸的治疗应遵循常用的临床指南。如果在幼年早期侧弯角度超过了正常范围可以通过石膏或者支具来控制，如果侧弯角度超过 50° 最终需要进行生长引导手术（图 20.3）。Oore 等报道了采用系列石膏矫正和非融合手术对治疗伴有早发型脊柱侧凸的 PWS 患者是有效的。尽管与特发性脊柱侧凸患者相比通过系列石膏矫正的 PWS 患者效果略差，但与其他综合征患者相比是更为有效的[22]。然而在严重肥胖的患儿中系列石膏矫正的效果会受到限制。

PWS 患儿较易出现近端和远端交界性后凸的脊柱侧后凸畸形，再加上较低的骨密度，则容易导致内植入物拔出或生长棒断裂[21]。伤口并发症的发生率也较高，术后使用负压切口敷料可能会有助于伤口愈合。此外，PWS 患者胃肠道异常和术后肠梗阻的发生率也较高，循序渐进的饮食和胃肠动力药物可有助于预防胃肠道并发症的发生[21]。此外，在手术过程中监测睡眠呼吸暂停很重要，高达 80% 的患者都会出现睡眠呼吸暂停。其他重要的围手术期注意事项包括这些患者易发生骨量减少、抑郁和疼痛敏感性降低[23]。

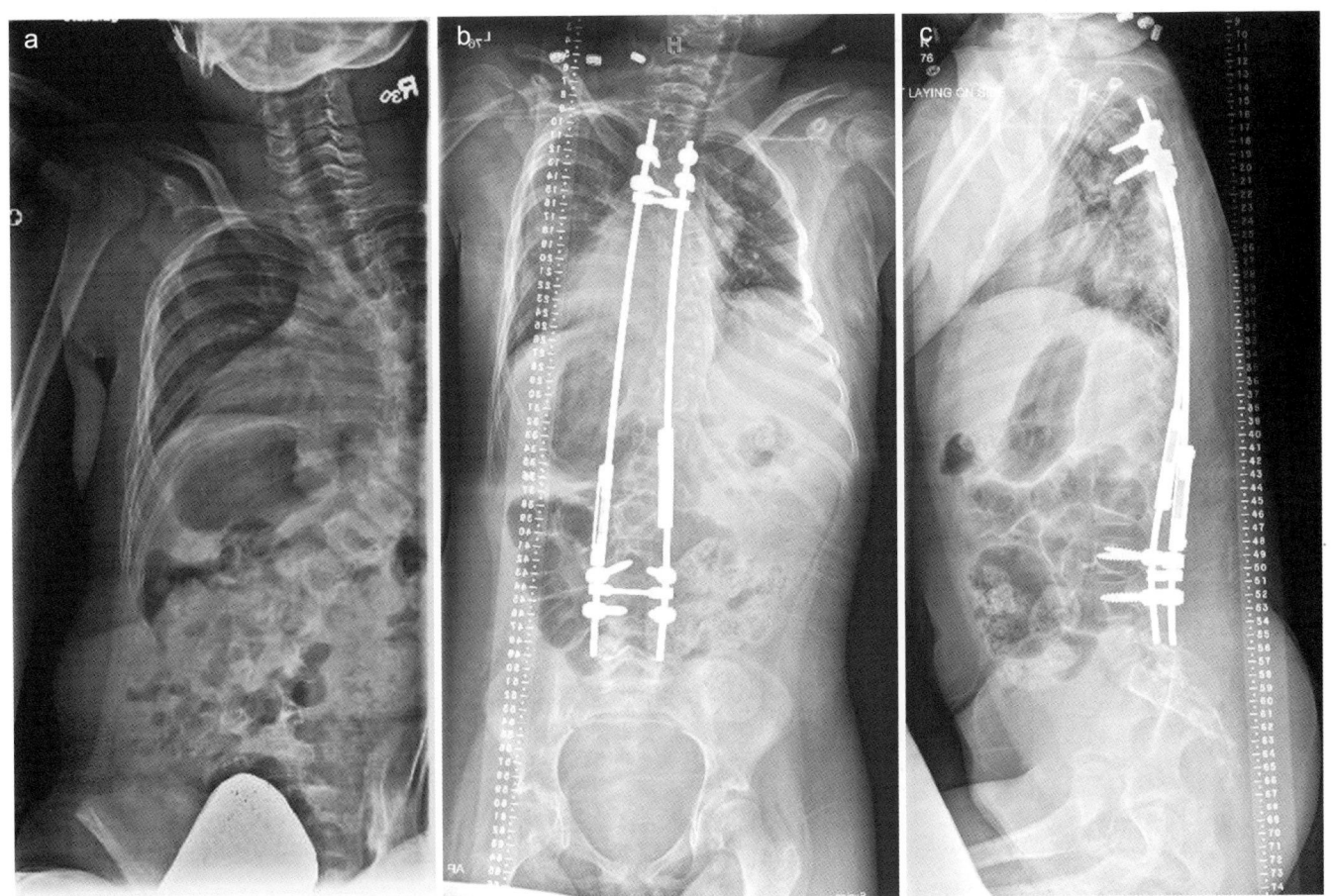

图 20.3　一名患有 PWS 的 9 岁男孩存在 90° 的脊柱侧凸畸形，尽管尝试了支具矫正但仍有进展（a）。(b) 采用生长棒固定，(c) 第二次生长棒手术后，主弯角度减小至 36°

20.5 Rett 综合征

Rett 综合征（RS）是一种罕见的进行性神经肌肉疾病，最初由奥地利医生 Andreas Rett 首次描述。本病最初常与脑瘫相混淆。

20.5.1 病因学/遗传学

其病因最近被定义为染色体 Xq28 上转录抑制因子 *MCEP2* 基因的缺陷[24]。*MCEP2* 基因的两个突变（R294X 和 R306c）可提示 RS 的严重程度以及脊柱侧凸的加重程度较轻[25]。最初认为男性中的 *MECP2* 缺陷在出生后 1 年内是致命的，但随着各种男性 *MECP2* 缺陷临床表现的报道不断增加证明这种说法是不正确的[26]。

20.5.2 临床表现

几乎所有患者都是女性，在新生儿可以正常发育，发育延迟往往发生在 6~18 个月之间，可表现出刻板的手部运动，几乎没有表达性语言，癫痫发作、神经性肌张力失常和痉挛以及后天技能的衰退。

50%~90% 的患者在幼年的生长过程中发展为脊柱侧凸，在青春期迅速恶化并持续进展至成年[25]。如果没有经过治疗，将会导致严重的损害，包括坐立困难、疼痛和呼吸困难。在控制突变严重程度时，导致脊柱侧凸发展的独立危险因素包括青春期开始、屏气不足和不能独立行走[27]。以早发型退变、预示脊柱侧凸的快速发展伴长节段的一直延伸到骨盆的单一侧弯为特征，提示疾病的严重程度增加[28]。

20.5.3 脊柱畸形的治疗及并发症

无论是物理治疗还是支具都没有被证明会影响侧弯的进展。非融合技术是控制脊柱侧凸的一种选择（图 20.4）。由于有严重的神经系统疾病，应控制骨盆倾斜，因此强烈考虑给予骨盆固定。骨质疏松症很常见（见图 20.4）。即使在简单的撑开手术后，也需要有经验的肺脏准备或支持。如果患者在青少年期出现需

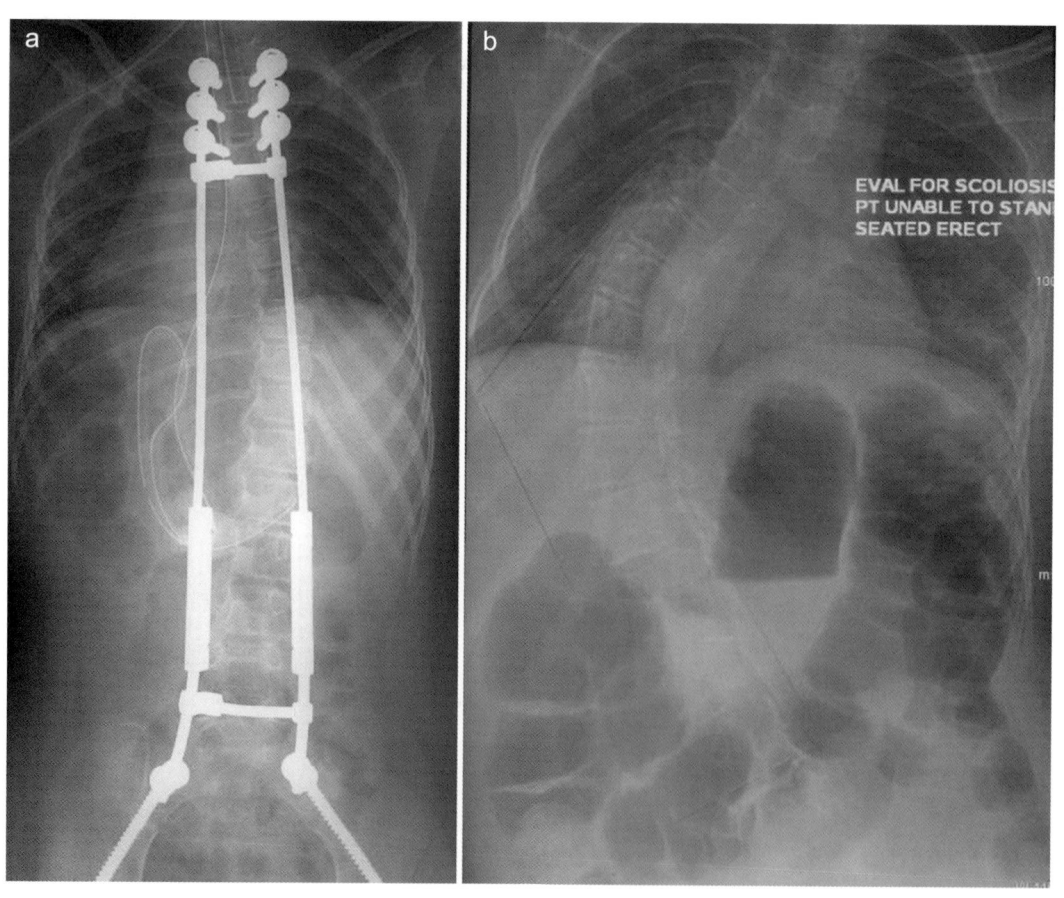

图 20.4　这是一名女性 Rett 综合征患者，右胸弯通过牵引由 70° 矫正至 30°。在 9 岁时行生长棒治疗（a）。在经过 5 次撑开后，由于无法控制的深部手术部位感染（阴沟肠杆菌），需要手术清创并取出生长棒。虽然后方结构看起来已经融合，但畸形再次进展；幸运的是，没有进行进一步的手术（b）。

行手术治疗的脊柱侧凸，作者倾向于推迟手术时间，直到身高发育速度的峰值（大约10岁）且不超过90°。到那时就可以行单一融合手术。与其他疾病相比，本病行非融合脊柱内固定出现的并发症更多，我们更希望避免这些并发症的发生。

20.6 唐氏综合征

20.6.1 病因学 / 遗传学

唐氏综合征是儿童最常见的染色体疾病。大多数病例存在完全21号染色体的三体异常，但少数病例为易位，表现不太明显。*COL6A1*和*COL6A2*是在21号染色体上编码Ⅵ型胶原的基因，被认为在因关节松弛导致这些患者出现的许多骨骼表现中起作用[29]。

20.6.2 骨骼 / 脊柱表现

肌肉骨骼表现在唐氏综合征中很常见。颈椎不稳定是最典型的表现，可能发生在寰枢关节（C1-C2）和枕骨-C1交界处。其发病率为10%~30%；然而大多数颈椎不稳定的患者都是无症状的[30]。由于韧带松弛会出现颈椎过度活动和不稳定[29]。唐氏综合征患者脊柱侧凸的发生率也较高，据文献统计约10%的唐氏综合征患者脊柱侧凸超过20°[31, 32]。

20.6.3 脊柱畸形的治疗及并发症

确定颈椎不稳定至关重要。如前所述，大多数患者没有症状，然而由于脊髓受压，有些患者会出现症状逐渐加重和脊髓不可逆损伤的风险。建议通过行中立、前屈和后伸侧位X线片进行筛查以诊断颈椎不稳定。对于寰齿前间隙＞5 mm的唐氏综合征患儿应定期行检查。如果患儿患有脊髓病、寰齿前间隙＞8 mm、脊髓可用空间＜13 mm或可能发生头部撞击，则需行手术融合治疗。当未发现颈椎不稳定时，建议患者家属应警惕神经损害的症状出现。对于存在寰枢椎不稳定的无症状患者，建议行症状监测、神经系统检查和额外的影像学评估[29]。手术固定适用于存在如颈部疼痛、活动受限、发育迟缓及脑干或脊髓受到压迫并出现相关神经症状的患者[30]。必须要注意的是施行关节融合术在这些患者中具有挑战性，并发症的发生率非常高。值得关注的并发症包括感染、伤口延迟愈合、骨不连、复位丢失、骨移植物吸收、交界区不稳定和神经功能恶化[29]。一项关于颈椎不稳定行后路关节融合术的综述分析显示，骨骼相关并发症的发生率高达39%且再手术率为35%[33]。值得注意的是，首次出现神经功能症状的患者在手术后出现神经并发症的发生率要比那些没有出现神经功能症状的患者高出4倍，而再次手术的发生率要高出5.5倍[33]。目前尚没有采用非融合方法治疗该类人群的疗效报道。此外，在手术过程中应控制颈部不稳定使颈部保持在中立位置。

唐氏综合征患者脊柱侧凸的发生率也有所增加，为11%~21%[34]，与以前行心脏手术的开胸手术有关[29]。儿科医生或骨科医生应在定期随访时对脊柱侧凸进行筛查。Abousamra等报道了对侧弯角度在25°~40°的患儿行支具治疗的成功经验，并建议支具也可应用于唐氏综合征患儿。然而，更重要的是在实行支具固定时应考虑患儿认知限制的严重性及其对依从性的影响。此外，有文献报道脊柱侧凸＞40°的患儿获得了成功的脊柱固定融合[31]，尽管和颈椎固定手术相同，脊柱侧凸的手术固定存在较多的并发症，包括伤口感染、延迟愈合、假关节、植入物失败和交界处不稳定[30]。

20.7 总结

总之，治疗患有综合征的儿童是具有挑战性的，也是有意义的。有许多患儿在很小的时候就存在明显的脊柱畸形以及其他相关的症状。通过建立良好的医疗团队和技术模式，儿童脊柱外科医生可以成功地治疗脊柱畸形从而避免严重的并发症及死亡发生。

（Jarred A. Bressner, Gregory R. Toci, Paul D. Sponseller 著　刘　虎 译　张浩然 校）

参考文献

扫描书末二维码获取

第 21 章　代谢性疾病脊柱畸形

本章内容

21.1 引言 220	21.4.1 Bruck 综合征 228
21.1.1 软骨病与脊柱畸形 220	21.5 贮积症 231
21.2 佝偻病与佝偻病样综合征 221	21.6 骨纤维结构不良 231
21.2.1 佝偻病 221	21.7 Hajdu-Cheney 综合征 233
21.2.2 低磷酸酯酶症 223	21.8 石骨症 233
21.3 Lowe's 综合征 223	21.9 青少年骨质疏松症 234
21.4 成骨不全 224	21.10 神经性厌食症 234

要点

- 脊柱侧凸是儿童软骨病主要的骨骼系统畸形。
- 支具治疗此类疾病作用非常有限，因为它可导致明显的胸壁畸形。
- 内科治疗此类疾病有两个重要作用，一是预防脊柱畸形，二是当手术不可避免时，可以有较好的锚定点。

21.1 引言

患有代谢性骨病的儿童往往会发生脊柱畸形。代谢性骨疾病的严重程度和行走能力对脊柱侧凸的发生和进展速度有显著影响。此外，长期随访很重要，因为脊柱畸形部分原因是代谢性疾病导致的，即使骨骼发育成熟，侧凸仍可能进展。

21.1.1 软骨病与脊柱畸形

软骨病或骨质减少有多种形式，可引起脊柱畸形，或与脊柱畸形并存。骨质较差可能导致骨折、微骨折或塑形不良，这些都会导致骨性畸形。支具通常是无效的，支具的压力可能会造成继发性胸壁畸形。手术的困难在于骨质出血较多、矫形不佳及骨质不良导致的锚定失败风险增加。有一些策略可减少此类问题的发生，但限于目前的知识和技术手段，有些问题很难避免。本章概述了关于代谢性骨病的一些概括性知识，并对具体疾病展开详细讨论。

21.1.1.1 脊柱侧凸

与成人软骨病导致楔形椎，引起脊柱后凸不同，儿童软骨病更易导致双凹椎，引起脊柱侧凸和脊柱后凸[1]。其治疗策略不同于特发性脊柱侧凸。

虽然较早的研究推荐支具治疗，但对于这类患者，支具治疗有效的证据很少，甚至对一些患者是有害的。支具对肋骨施加压力，可导致胸廓变形，限制肺容积。如果尝试支具治疗，必须非常谨慎地进行，并仔细评估其效果。

头环牵引常用于软骨病脊柱畸形的术前矫正。但应使用更多扭矩较小的骨钉，以减少穿透颅骨的风险。对于那些骨密度不均匀的患者，如纤维结构不良，应术前行头颅计算机断层扫描（CT），以评估骨钉植入的位置[2]。当由于骨质较差而无法进行直接矫正时，头环重力牵引可使韧带整复，从而促进间接矫正。应注意的是，其中一些疾病会影响韧带，因此韧带松弛的患者出现牵引中颈椎分离或术后颈椎后凸的风险可能会增加[3]。

脊柱侧凸的矫正是困难的，大多数作者建议密切监测侧弯进展，一旦侧弯达到手术标准，就立即对其进行手术。早期报道的畸形矫正效果较差，但随着现代技术发展，这一点有改善，尽管矫形效果仍低于骨质较好的患者。

21.1.1.2 脊柱后凸

虽然后凸畸形比侧凸更为罕见，但也可发生在患有软骨病的儿童中。当骨折引起的后凸发生在短节段内，可导致脊髓受压，需要进行减压手术。儿童软骨病后凸成形术的报道仅限于个案报道[4,5]。年轻患者的后凸矫正可能需要前路融合，并提供结构支撑。但这非常困难，因为椎体骨质往往比附件差得多[6]。

21.1.1.3 腰椎峡部裂及腰椎滑脱

与其他儿童患者相比，患有软骨病的患者可能合并更多的峡部裂或腰椎滑脱。成骨不全患者发生腰椎滑脱的概率是健康儿童的2倍[7]。在石骨症患者中，峡部裂和椎弓根骨折也更易发生[8-10]。在此类人群中，峡部裂和轻度滑脱只需观察。

21.1.1.4 颅底凹陷

较重的颅骨压于上颈椎时会发生颅底凹陷。齿突挤入枕骨大孔，压迫脑干，造成脑脊液流动异常。继发性颅底内陷是由于骨质较差、枕颈交界处畸形造成的，可导致颈椎受压。继发性颅底内陷可与Chiari畸形并存，这两者都与成骨不全、骨软化症、纤维结构不良和代谢性骨病有关[11-13]。虽然患者通常是无症状的[14]，但他们也可表现为头痛、后组颅神经问题、反射亢进、四肢瘫、共济失调和眼球震颤。

21.1.1.5 骨质把持力差

在软骨病中进行固定是相当困难的。基本原则是尽可能增大把持面积，且把持强度最大的骨质。这可以通过多根钢丝、固定带、螺钉及钩来实现。椎体松质骨通常很薄，不能提供很好的把持力。可以通过增加螺钉直径以靠近椎弓根骨皮质，及贴近比椎体更坚硬的终板来实现螺钉把持力的最大化。聚甲基丙烯酸甲酯（polymethylmethacrylate，PMMA）可用于改善钩和螺钉的把持力[15]。如果使用，应小心确保PMMA不会在椎体或预定区域外渗出。术前增强骨密度可能有助于延缓畸形进展及增强内固定把持力[16]。

21.2 佝偻病与佝偻病样综合征

21.2.1 佝偻病

典型的代谢性骨病是佝偻病。佝偻病范围非常广泛，包括数个导致生长发育中的儿童骨骼矿化异常的疾病。佝偻病导致骨骺或生长板的新形成的类骨矿化失败或延迟，应与骨软化症区别，骨软化症是骨重塑过程中一部分新形成的类骨的矿化延迟。儿童可患以上两种疾病，骨骼发育成熟者则只会患骨软化症。

维生素D在软骨病和骨软化症中起着至关重要的作用。维生素D可以从饮食中摄入，也可以通过阳光的UV-B照射在皮肤中形成。维生素D被运送到肝脏，在那里它被羟化成25(OH)维生素D，然后到达肾脏，在那里它再次被1-α-羟化酶羟化成1,25(OH)$_2$维生素D。这种活性形式的维生素D增加了肠道和肾脏对钙和磷的吸收，以维持血清中钙磷产物的过饱和状态，从而导致新形成的类骨被动矿化[17]。1,25(OH)$_2$维生素D也直接影响成骨细胞活性，增加数种骨蛋白的表达。钙、磷和甲状旁腺激素（parathyroid hormone，PTH）的水平密切调节1-α-羟化酶，使之在体内达到平衡。佝偻病有几种不同的形式，包括维生素D缺乏性、维生素D依赖性和抗维生素D性佝偻病，以及遗传性低磷血症，如表21.1所示。

21.2.1.1 维生素D缺乏性佝偻病

佝偻病最常见的形式是维生素D缺乏性佝偻病，由维生素D摄入、吸收或产生不足造成。缺乏维生素D的饮食（特别是纯母乳喂养的婴儿或严格的素食者）、深色皮肤色素沉着、较少日晒或经常严格使用防晒霜都是危险因素，吸收不良综合征、抗惊厥药物和类固醇也是危险因素。儿童可能出现发育不良、身材矮小、发育迟缓、肌张力减退或低钙性痉挛发作。手腕和脚踝的干骺端增宽，胸壁畸形，长骨弯曲是常见的骨骼表现。影像学表现包括干骺端增宽，呈杯口状及毛糙状，骨质减少和皮质变薄。在疾病晚期，钙和磷水平都较低，AP和PTH水平升高，25(OH)维生素D水平较低。1,25(OH)$_2$水平通常是正常甚至是升高的，因此无助于诊断。治疗药物包括维生素D和钙。血清25(OH)维生素D水平是营养性维生素D状态的最佳临床指标，应维持在＞32 ng/ml（75～80 nM）水平[26,27]。本文一位作者治疗了一名患有营养不良性佝偻病和进展性婴儿脊柱侧凸的非裔美国儿童，连续石膏和维生素D补充治疗效果良好。

佝偻病过去被认为是脊柱侧凸的常见原因[19]。这一结论得到了实验证据的支持。实验结果显示，双足大鼠的佝偻病饮食产生了脊柱侧凸，而四足大鼠或双足无佝偻病大鼠则没有产生侧凸[18]。Pehrsson等发现，佝偻病伴脊柱侧凸的死亡率增加，重度脊柱侧凸的发病率增加[28]，但由于未区分佝偻病与其他侏儒疾病，该研究结论有局限性。佝偻病已被证明可增加姿势不对称的发生率[29]；然而，尽管有姿势不对称，佝偻病很少导致脊柱侧凸[19]。有学者曾治疗过一些家族性低磷血症性佝偻病的患者，但没有发现任何一个家庭成员患有脊柱侧凸，这可能是因为他们没有明显的生长高峰期。

表 21.1 患佝偻病及相关疾病的儿童中与脊柱畸形相关的遗传代谢和结缔组织疾病

疾病与 OMIM 条目：佝偻病样疾病	病理生理学与遗传	典型特征	治疗	脊柱畸形相关性
维生素 D 缺乏性佝偻病	饮食差导致的维生素 D 缺乏，常为母乳喂养，患儿皮肤黑	骨骺变宽，嗜睡，肢体畸形	生理剂量的维生素 D 和钙	致佝偻病饮食的双足鼠可发生脊柱畸形[18]。引起脊柱侧凸的其他原因。维生素 D 缺乏性佝偻病引起的人类脊柱侧凸很少见[19]。
维生素 D 依赖性佝偻病 #264700（ⅠA，ⅠB 型）#277440（ⅡA，ⅡB 型）%600785（Ⅱ型维生素 D 受体正常）#193100（常染色体显性）	ⅠA，ⅠB 型：AR，12q13；1-α-羟化酶基因缺失 ⅡA，ⅡB 型：骨化三醇受体异常；终末器官抵抗	Ⅰ型：1,25(OH)₂维生素 D 水平低 Ⅱ型：1,25(OH)₂维生素 D 水平升高；严重的低钙血症	Ⅰ型：骨化三醇 Ⅱ型：骨化三醇、钙剂	脊柱畸形很少见，可能与生长速度慢有关
X-连锁低磷酸盐血症性佝偻病 #307800 常染色体显性 #193100 常染色体隐性 Ⅰ型 #241520 常染色体隐性 Ⅱ型 #613312	X 连锁显性遗传，PHEX 基因，编码蛋白酶的 Xp22 AD，FGF23 基因，12p13 Ⅰ型 AR，DMP1 失活突变导致 FGF23 增加 Ⅱ型 AR，ENPP1 突变	低磷血症，1,25(OH)₂维生素 D 水平降低；钙正常	骨化三醇；磷酸盐	脊柱畸形很少见，可能与生长速度慢有关
低磷酸酯酶症 #241500（婴儿型）#241510（儿童型）#146300（成人型及牙齿低碱性磷酸酯酶症）	ALPL 基因突变导致组织非特异性碱性磷酸酶产生低或缺失 临床表现差异大	可在围产期、婴儿、儿童、成人确诊，包括牙齿型低碱性磷酸酯酶症。围产期低磷酸酯酶症是致命的。婴儿型在出生后 6 个月内出现症状，死亡率约为 50%。婴儿和儿童型身材矮小，长头畸形，颅缝早闭及骨折。成人型和牙齿过早脱落是成人型低碱性磷酸酯酶症的特点。所有形式低磷酸酯酶症都增加了骨骼畸形和骨折的风险	酶替代治疗	婴儿脊柱侧凸的个案报道[20,21]被认为是基因连锁而非共同病因[22]
Lowe's 综合征 #309000	X 连锁隐性，OCRL1 基因突变；Xp26；磷脂酰肌醇 4,5-双磷酸盐 5-磷酸酯酶缺乏	高磷酸盐尿，低磷酸盐血症佝偻病；氨基酸尿；肾脏产氢降低——酸中毒；肉碱损耗；白内障；精神发育迟滞	替代治疗：磷酸盐、肉碱、碱、支持照护	脊柱后凸、侧凸及颈椎后凸发生率增加[23-25]

21.2.1.2 维生素 D 依赖性佝偻病

这种形式的佝偻病是由于肾脏 1-α- 羟化酶缺乏或功能异常导致 1,25(OH)$_2$ 维生素 D 水平低。1A 型和 1B 型维生素 D 抵抗性佝偻病是由维生素 D 受体缺失引起的，该缺失阻止了 1,25(OH)$_2$ 维生素 D 的结合，从而导致维生素 D 缺乏。导致 2A 和 2B 型的基因突变造成了维生素 D 抵抗性[27, 30, 31]。所有类型的佝偻病都有相似的临床表现，包括低钙血症、继发性甲状旁腺功能亢进、低磷血症、肌痉挛、癫痫，以及与维生素 D 缺乏性佝偻病相似的典型骨骼表现。治疗包括药物剂量的维生素 D 或 1,25(OH)$_2$ 维生素 D（骨化三醇），以及钙剂[27, 30]。

21.2.1.3 遗传性低磷酸血症性佝偻病（既往称之为维生素 D 抵抗性佝偻病）

在这种疾病中，肾脏磷酸盐重吸收异常，导致磷酸盐"浪费"。这是一种典型的 X 连锁隐性遗传的 *PHEX* 基因失活突变，但也偶尔出现常染色体显性或隐性遗传。常染色体显性遗传形式导致 FGF23 活性增加，控制磷酸盐水平变化。常染色体隐性遗传的低磷血症性佝偻病有两种形式：1 型是由于 *DMP1* 基因的失活突变[31]；2 型与婴儿期全身性动脉钙化有关，是由 *ENPP1* 基因突变所致[32]。

患者有低磷血症、高磷酸盐尿症和血清碱性磷酸酶升高，但钙、甲状旁腺激素和 25(OH) 维生素 D 水平正常，1,25(OH)$_2$ 维生素 D 水平降低。在常染色体显性低磷血症性佝偻病中，低磷血症可由缺铁引起，缺铁刺激 FGF23，导致磷酸盐流失[31, 33]。在常染色体隐性低磷血症佝偻病中，*DMP1* 突变也会导致 FGF23 活性增加，但与其他形式的低磷血症佝偻病不同，它可能导致颅底骨硬化，或单倍体不足导致局灶性骨软化症[34, 35]。

骨骼系统表现与其他形式的佝偻病相似；但不会出现与低钙血症相关的症状（癫痫、手足搐搦）。有趣的是，没有证据表明破骨细胞活性增加，在接受治疗的患者中，骨量也可以正常[36]。治疗方法是大剂量口服磷酸盐。

21.2.2 低磷酸酯酶症

低磷酸酯酶症源于常染色体隐性或显性的 *ALPL* 基因突变，该突变造成组织非特异性碱性磷酸酶 (tissue nonspecific alkaline phosphatase, TNSALP) 活性降低或缺失，从而导致佝偻病和（或）骨软化症。临床表现差异很大，从非常轻微症状到致死均可出现[37]。不同类型的低磷酸酯酶症有不同的突变和遗传模式。

这种疾病可根据骨骼症状发生的年龄进行分类：围产期型、婴儿型、儿童型和成年型。还有其他两种形式，牙齿型低碱性磷酸酯酶症和假性低磷酸酯酶症。围产期型是致命的，那些死胎可能会有四肢骨刺和典型的影像学表现——骨骼的异常骨化，椎体呈圆扁形。那些存活下来的婴儿也会发生呼吸衰竭。在出生后的前 6 个月，婴儿型可能表现为发育迟滞、喂养不良和肌张力低。颅缝早闭、长头畸形、身材矮小和骨折也可发生。这种类型的死亡率为 50%，多由佝偻病样肋骨变导致的呼吸损害造成。

儿童型可表现为运动发育迟缓和乳牙早期脱落。许多患者遭受严重的骨痛，及包括椎体骨折在内的多次骨折。他们可能在 X 线片上有干骺端肿大或透亮带，或 MRI 上有骨髓水肿。

成人型症状出现在 40~50 岁，由应力性骨折或关节疼痛引起。乳牙过早脱落也会发生。他们可能出现关节周围钙化或软骨钙化症，也会出现反复发生的微小骨折[38]。

牙齿型低碱性磷酸酯酶症的特征是牙齿过早脱落，而无骨骼疾病的表现。除了正常的碱性磷酸酶活性外，假性低磷酸酯酶症在临床上与围产期型难以区分。一般认为，尽管 TNSALP 在体外功能正常，但在体内活性异常。

低磷酸酯酶症是一种非常罕见的疾病，患该病儿童发生脊柱侧凸和椎体骨折的情况均为个案报道[20, 22, 38]。脊柱侧凸是由疾病引起还是与疾病共存尚不清楚，尽管 Arun 等人认为这是一种基因连锁，而非共同的病因[22]。酶替代治疗显示在儿童患者的骨矿化、运动功能和疼痛水平均有改善。

肝胆系统疾病导致的佝偻病中也罕见脊柱侧凸的报道[40]。

21.3 Lowe's 综合征

Lowe's 眼脑肾综合征是 X 连锁隐性遗传病，患者可有硬核白内障、肌张力减退（可能随着年龄的增长而改善）、肌腱深反射缺失和肾小管功能障碍（可造成磷酸盐尿和肾性佝偻病）。骨科表现包括脊柱侧凸或后凸，发生在 50% 的患者中，但更常见的是上颈椎畸形，类似于稍后讨论的贮积症患者[23, 24]。患者平均寿命为 40 岁，最常见的死亡原因是肾衰竭或呼吸衰竭。此外，患者可能出现病理性骨折、关节松弛和凝血功能障碍，后者可导致出血时间延长或迟发性出血[25, 41]。

表 21.1 列出了上述的佝偻病类型、在线人类孟德

尔遗传（Online Mendelian Inheritance in Man，OMIM）条目，以及目前已知的它们与脊柱畸形的联系。

21.4 成骨不全

成骨不全（osteogenesis imperfecta，OI）是一种先天性脆骨病；迄今为止，在线人类孟德尔遗传（OMIM）数据库中列出了超过19种不同的类型，并定期更新。大约90%的病例都与I型胶原蛋白异常有关。脊柱侧凸的发展取决于OI的严重程度，在39%~80%的患者中存在侧凸，并可能持续进展到成年[42, 43]。最常见的OI是由I型胶原蛋白问题引起的。胶原蛋白是一个三重螺旋结构，当一个异常的胶原单体破坏了整个三重螺旋结构时，就会导致更严重的OI。编码I型胶原蛋白的COL1A1和COL1A2基因的突变会破坏蛋白质的"质"和"量"。

成骨不全的类型根据其表现的严重程度和遗传性来区分。I型胶原蛋白正常但量不足是典型的I型OI，也是OI中最不严重的，常在婴儿期发生骨折。患者巩膜呈蓝色，偶尔牙列异常。与其他类型相比，该型的长骨畸形并不常见，也不严重。II型在围产期往往是致命的。往往存在宫内骨折，肺发育不良和中枢神经系统畸形是常见的死亡原因。III型是一种严重的OI类型，骨折发生率高，包括宫内骨折。有典型的长骨畸形、肌无力和非常严重的骨痛。脊柱侧后凸可能严重损害呼吸功能，脊柱畸形继发的呼吸功能不全是死亡的主要原因，颅底凹陷也可能是致命的[44, 45]。巩膜通常不是蓝色。IV型与I型表型相似，骨质受累更严重，缺乏巩膜蓝染。V~XIX型没有I型胶原缺陷，是常染色体隐性遗传，但XV型可能是隐性或显性遗传，XVIII型是X连锁隐性遗传。

肺衰竭是成人OI的主要死亡原因[44, 46]。多项研究发现，OI患者肺功能与脊柱侧凸呈高度负相关[47-49]。Widmann等发现，在胸部侧弯60°或以上时，肺活量减少到50%以下[49]。必须考虑到OI患者的肺功能不全是多因素的，可能是由于胸壁畸形、固有肺部疾病及脊柱侧凸综合导致的。Sanchis-Gimeno等开发了OI患者胸廓的3D模型，发现肋骨形状与FEV_1、FVC和FVC%之间存在显著相关性，发现胸廓深度增加，肋骨更加水平排列时，FVC和FEV_1越低[50]。Bronheim等在对30例患者的研究中发现，脊柱侧凸与肺功能之间没有相关性；相反，他们发现患者表现出限制性通气障碍，而不是阻塞性，表明肺本身可能存在病理改变[51]。Lo Mauro等也发现存在限制性通气障碍，但与Bronheim相反，他们发现其与胸骨畸形的严重程度相关。此外，他们发现患者存在胸壁反常呼吸运动，因此他们认为胸廓畸形导致通气不足[52]。

尽管体重也是骨密度的一个影响因素[1]，OI患者的脊柱畸形与骨受累的严重程度直接相关[16, 53, 54]。Anissipour等评估了大样本的不同类型OI患者脊柱侧凸进展情况，发现III型患者进展最快[53]。韧带松弛也可能发生在I型胶原蛋白基因突变中，它对脊柱畸形的影响尚不清楚，有人认为它会加重脊柱畸形，也有人认为韧带松弛的OI患者发生脊柱侧凸较少[54]。总的来说，因为椎体本身畸形增加和骨密度的Z值降低相关，所以脊柱侧凸严重程度与骨质受累严重程度可能相关[1, 16]。相反，那些骨密度改善并维持早期运动功能的患者，尤其可以坐起的患者，脊柱侧凸的出现较晚[54]。OI患者的椎体形态从正常轮廓到扁平、楔形和双凹均可出现，双凹椎体更可能发展为严重的脊柱侧凸[1, 55, 56]。青春期前6个或更多的双凹椎体可更有可能发展为大于50°的脊柱侧凸[1]（图21.1）。脊柱也可能发生后凸，特别是在受累更严重的患者中[57, 58]。Daivajna等报道了改良的经前外侧入路减压治疗一例9岁OI患者严重颈后凸导致的脊髓病[59]。

既往有医生使用支具对OI脊柱畸形进行矫正。然而，通过病变肋骨施加的矫正力只会导致肋骨进一步畸形，并可能导致肺功能恶化[60-63]。因此，支具治疗只应在轻症患者中考虑。也有作者使用支具和双膦酸盐成功治疗了I型成骨不全患者。仔细监测以确保没有与支具相关的肋骨变形（图21.2）。无法手术治疗的患者可以定制座椅，以提高舒适性和功能[43, 64]。一般来说，尽管有报道称矫形器可以减缓颅底凹陷的进展，支具仅用于OI患者术后临时保护[14]。

椎体骨折在OI中很常见，通常与疾病的严重程度相关。它们可能是发病的主要原因，在某些情况下还会导致死亡。颈椎骨折包括脊椎按摩所致的自发性截瘫、胸椎骨折合并脊髓损伤、胸腰椎多发性应力终板骨折均有报道[65-68]。

成骨不全患者中，椎弓峡部裂的发生率是健康儿童的2倍，且在这些人群中，椎弓峡部裂和腰椎滑脱通常是无症状的[7]。峡部裂或滑脱可单独发生，也可发生在长节段融合后[69-71]（图21.3）。当它单独发生时，可能与椎弓根拉长有关[72]。注意与单纯椎弓根拉长而不伴峡部骨折相区别，后者在OI患者中可高达40%[55, 69, 72]。对于单纯峡部裂或低度滑脱，推荐采用非手术治疗。必要时，可进行OI的外科治疗。前路椎间融合术已被用于治疗腰椎滑脱[69]。

由于胸壁畸形、肋骨和肢体脆弱及常见的挛缩，

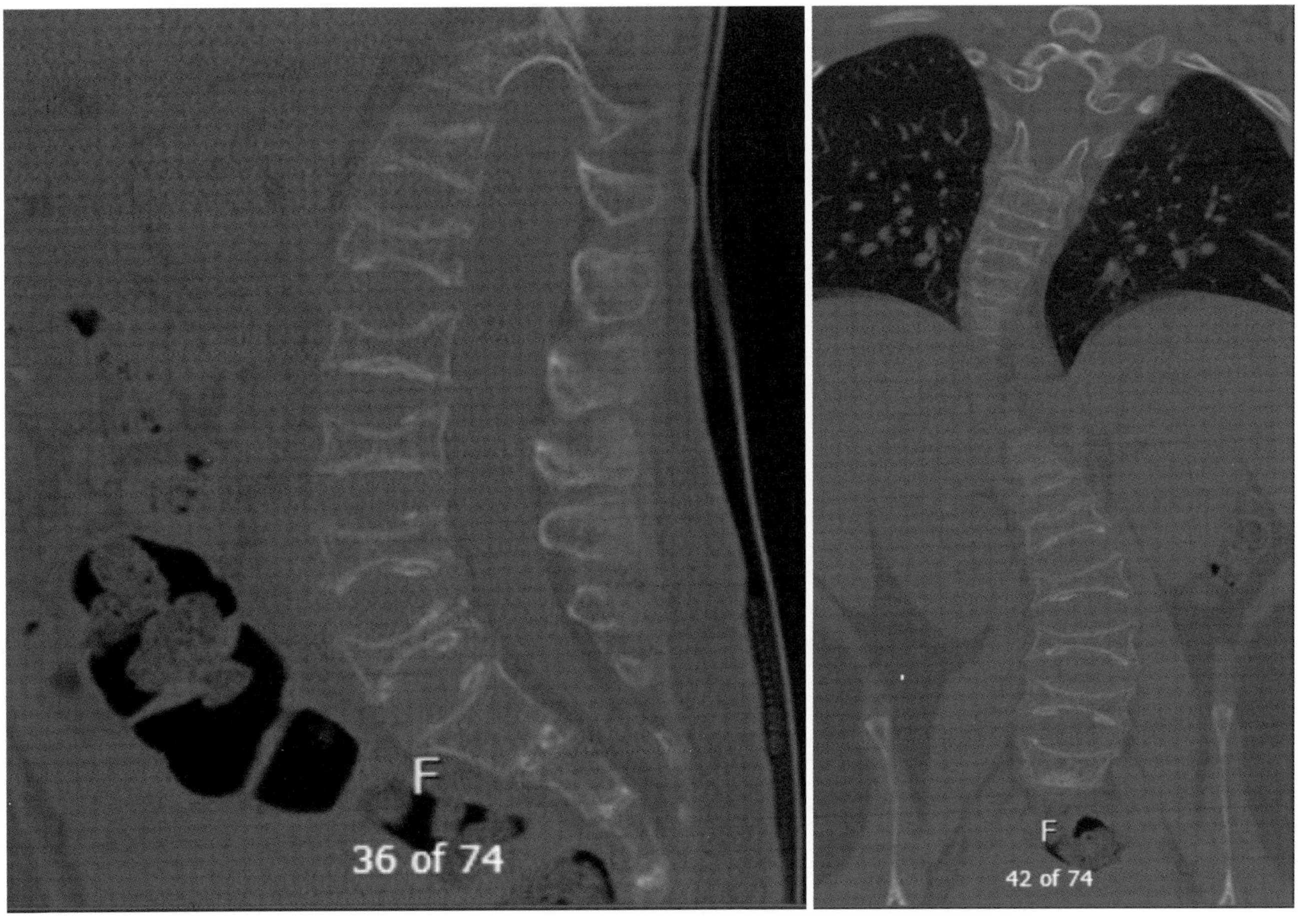

第 21 章 代谢性疾病脊柱畸形

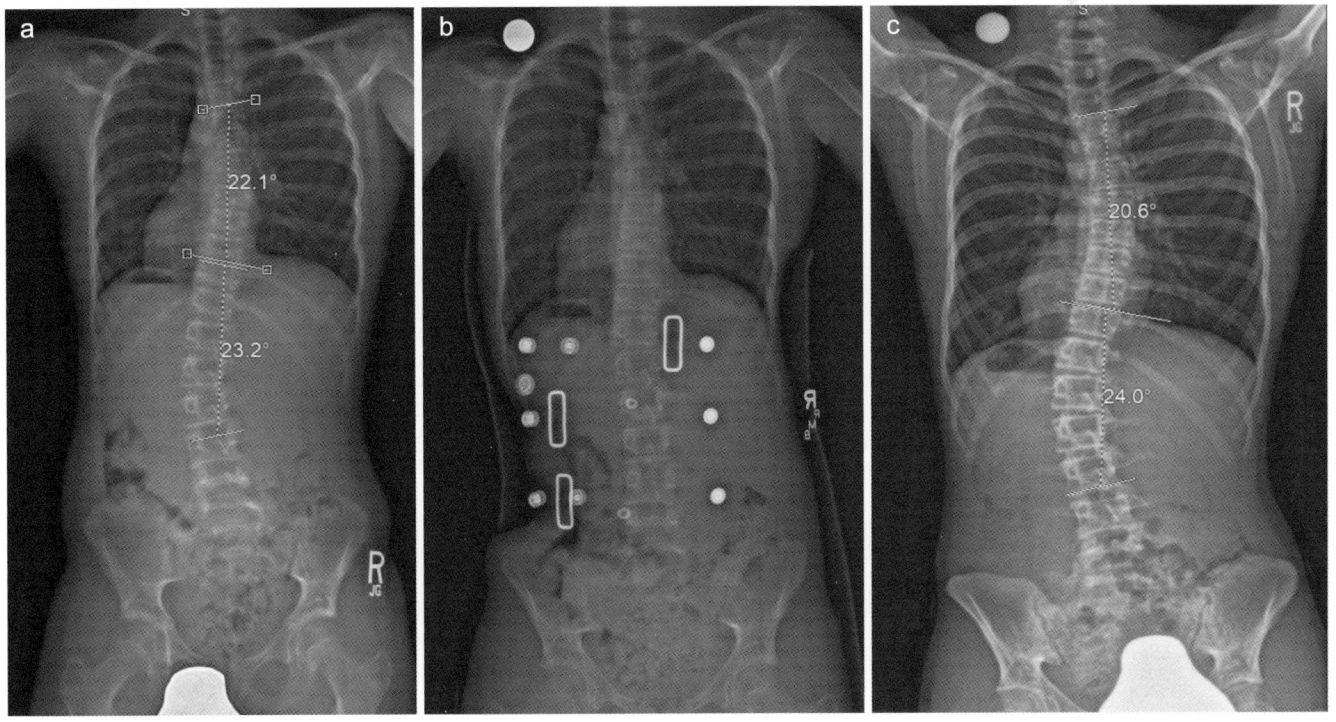

图 21.1　Ⅲ型骨不全患者 CT 扫描显示多发双凹椎体，伴有明显的椎体楔形变

图 21.2　Ⅰ型成骨不全患者应用支具和双膦酸盐药物治疗。(a) 11 岁时；(b) 支具治疗中 X 线片；(c) 16 岁时

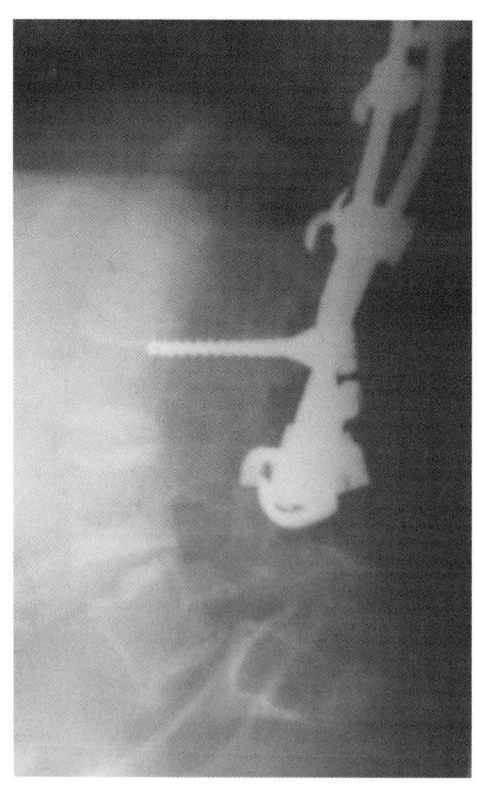

图 21.3 成骨不全患者长节段融合后,远端出现腰椎滑脱。内固定融合年龄 8 岁 11 个月。现在是术后 5 年

患者手术体位摆放可能非常困难,必须小心谨慎。没有加防护垫的血压袖带也会导致骨折。这些患者的手术应该在有护理经验的机构进行[73]。手术中肋骨骨折造成死亡也有报道[74]。在骨质较差的条件下矫正侧弯是困难的,因此,大多数作者建议脊柱稳定而不是矫正畸形[62]。内固定的稳定性既取决于骨骼的强度,也取决于内植物的把持力。聚甲基丙烯酸甲酯已用于增强内固定把持力[61, 75, 76]。过去,每一种新的内固定都曾被尝试过。正如预见,把持力越大,内固定节段越长,每一个节段分担的应力就越小,实现的矫形就越大[77](图 21.4、图 21.5 和图 21.6)。椎弓根形态异常或骨盆畸形可能阻碍置入椎弓根螺钉和骨盆固定[63, 78]。术前头环重力牵引或术中使用多针头环牵引可能是有用的,尽管在 OI 患者中已有第 6 和第 4 脑神经麻痹的报道[79-81]。术后,尽管患者报道疼痛、疲劳和呼吸困难有改善,但与术前的行走和活动能力相比,变化不大[43, 62, 82],手术中获得的改善通常可保持到成年[79, 83]。

成骨不全的颅底凹陷从颅底扁平到更严重的可导致瘫痪的形式均可出现,发生率为 13%[84]。总体而言,它主要发生在那些症状更重、脊柱后凸更严重的患者,

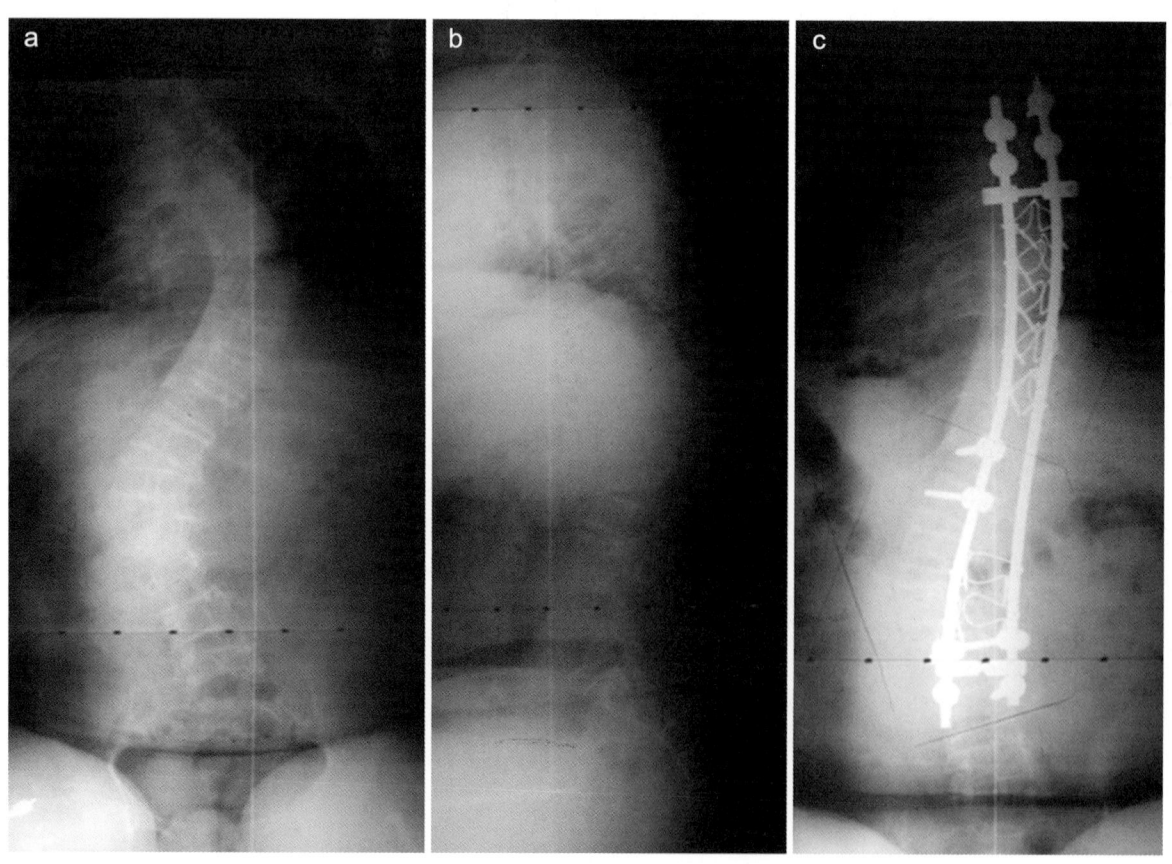

图 21.4 (a,b)Ⅲ型成骨不全合并脊柱侧凸患者的前后位及侧位 X 线片。(c)同一个患者进行多种固定形式以增强把持力。术前患者接受了双膦酸盐治疗。手术年龄 11 岁 9 个月

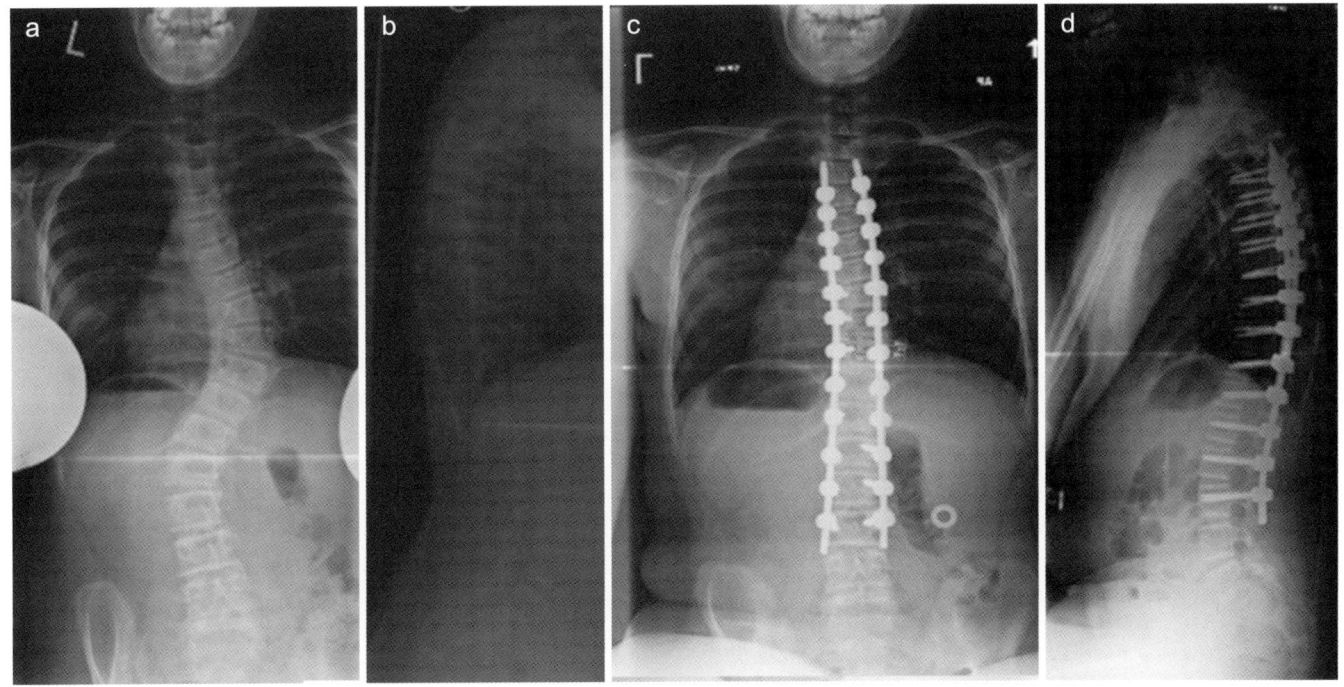

图 21.5 （a~d）12 岁 8 个月女性，重度 I 型成骨不全合并脊柱侧凸，双膦酸盐治疗后进行多节段椎弓根螺钉固定手术

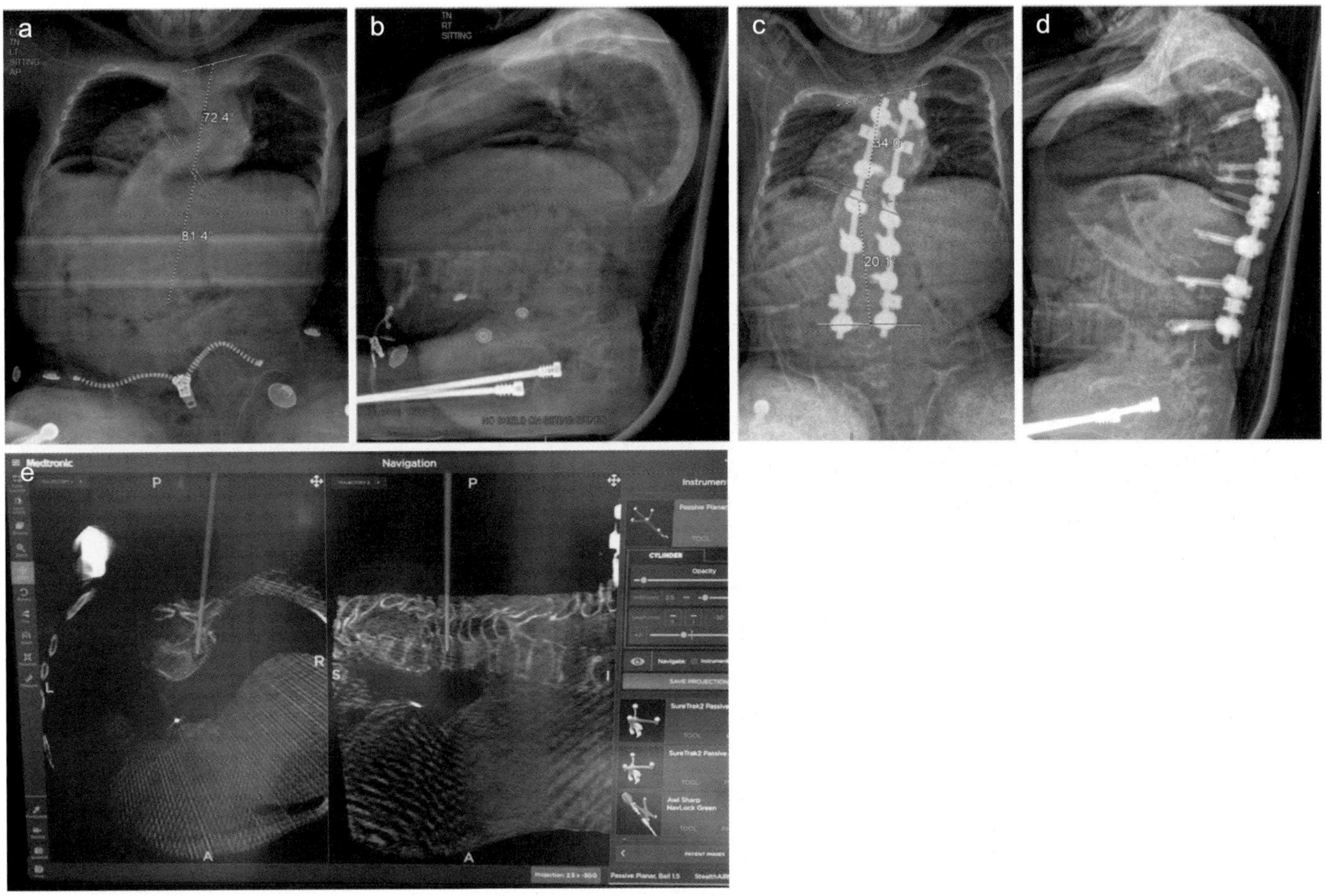

图 21.6 一例 9 岁患者，Ⅲ 型成骨不全伴进行性脊柱侧凸，并有明显骨量减少。（a，b）术前后前位和侧位 X 线片。（c，d）术中牵引并使用骨水泥螺钉和椎板固定带的混合内固定后的后前位和侧位 X 线片。（e，f）术中 O 臂轴位和矢状面视图显示椎体明显楔形变

特别是Ⅲ型OI[57]。尽管很多患者无症状，症状通常出现在青春期早期，包括头痛、后组脑神经问题、腱反射亢进、共济失调及眼球震颤[14]。在成骨不全患者中，颅底凹陷与进行性脊柱畸形和神经功能障碍有关，并可能导致死亡。

在成骨不全患者中，颅底凹陷的诊断尤其困难，因为骨质较差使得难以直观地显示齿突与Chamberlain线的关系，而且这些患者通常有短颈和宽胸，进一步阻碍了观察。如果怀疑，MRI有助于明确诊断[85]（图21.7）。如果有颅底凹陷，则随访应根据个体情况进行。

颅底凹陷的治疗非常困难，如果有脑积水，可能需要分流术[76]。一般来说，可复位的畸形的患者可以用内固定器械治疗，将头部的重量传导到颈椎或胸椎[86, 87]。当复位不可行时，经口入路和扩大上颌骨切开入路可用于前路减压[86, 88]。最近，有报道成功使用内窥镜减压术[89]。单纯减压后，患者症状会出现恶化，因此，这些患者往往需要枕颈融合术。遗憾的是，尽管已经融合，许多患者的颅底凹陷仍将进展[14, 86, 90-94]。长期固定，特别是在青春期，使用定制的Minerva固定支具可能有助于改善症状和减缓进展[14]。我们目前的策略是使用双膦酸盐治疗症状较轻的患者，尽管没有发表关于其有效性的证据。

根据我们的经验，双膦酸盐治疗似乎改善了患者的骨质，有利于内固定，当然可能也减轻了患者的骨痛，提高了整体生活质量[21, 95]。帕米磷酸二钠可能有助于逆转畸形骨骼的一些病理变化，并可能预防一些较小儿童的脊柱侧凸[96-98]。总体而言，在帕米磷酸二钠停用后长达2年的时间里，骨密度继续改善，但效果不如继续治疗的患者[99]。双膦酸盐应一直使用到骨骼成熟。也有作者提出术后使用双膦酸盐，因为术后颅底凹陷可出现进展[83, 99]，然而对于手术前后使用双膦酸盐的时间窗还没有建立共识。参与多学科OI门诊的一位作者与该诊所的内分泌学家合作，制定了一项方案，即患者在脊柱手术前3个月接受术前最后一次用药，术后3个月再接受术后第一次用药。

21.4.1 Bruck综合征

Bruck综合征是一种罕见的常染色体隐性成骨不全类型，与出生时出现多发非进行性关节挛缩有关，是由于FKBP10或PLOD2的突变所致。除了多发性关节挛缩和骨折外，这些患者还可能出现脊柱侧凸、脊柱侧后凸、颈椎后凸或腰椎滑脱[100]。椎体骨折经常发生。骨质较差和解剖异常造成手术困难。本章作者之一治疗了一例6岁的Bruck综合征进行性脊柱后凸患者，应用术前头环重力牵引和MCGR，使用的是更接近骨弹性模量的4.5 mm MCGR（图21.8）。作者建议在治疗OI患者时考虑使用较小直径的棒，以避免灾难性的失败（表21.2）。

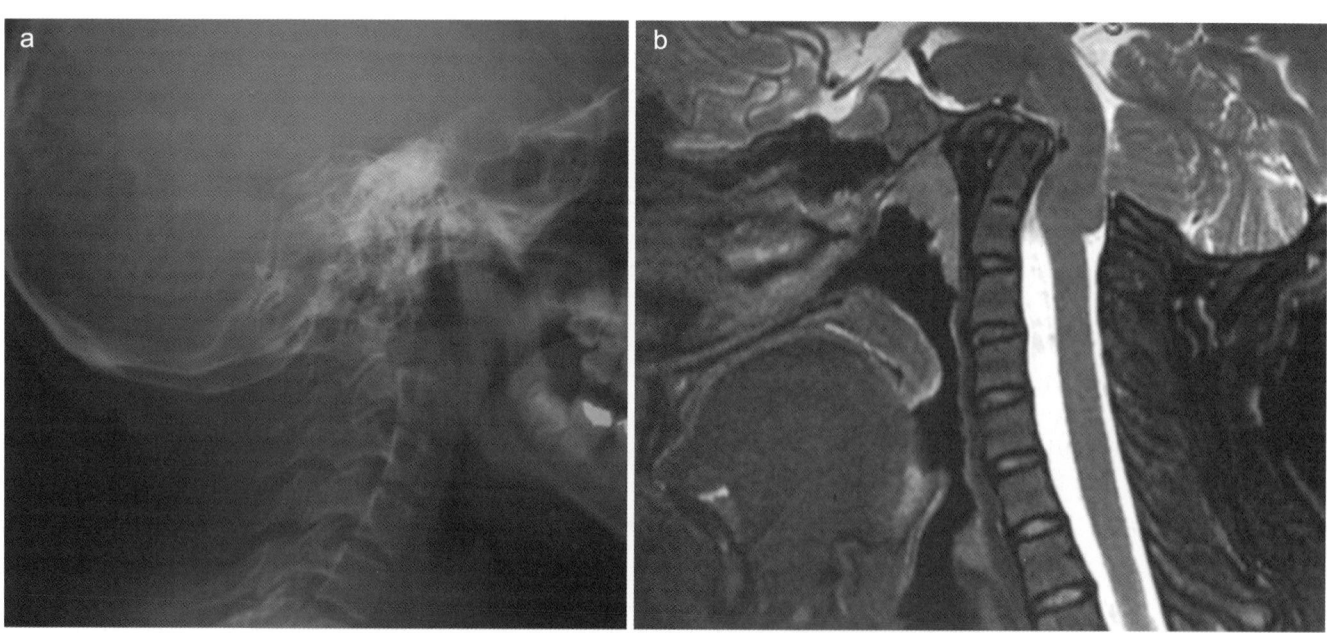

图21.7 一例Ⅳ型成骨不全伴颅底凹陷患者的X线片（a）和MRI（b）显示，由于颅底软化导致齿突向上移位，造成脑干受压。患者无症状

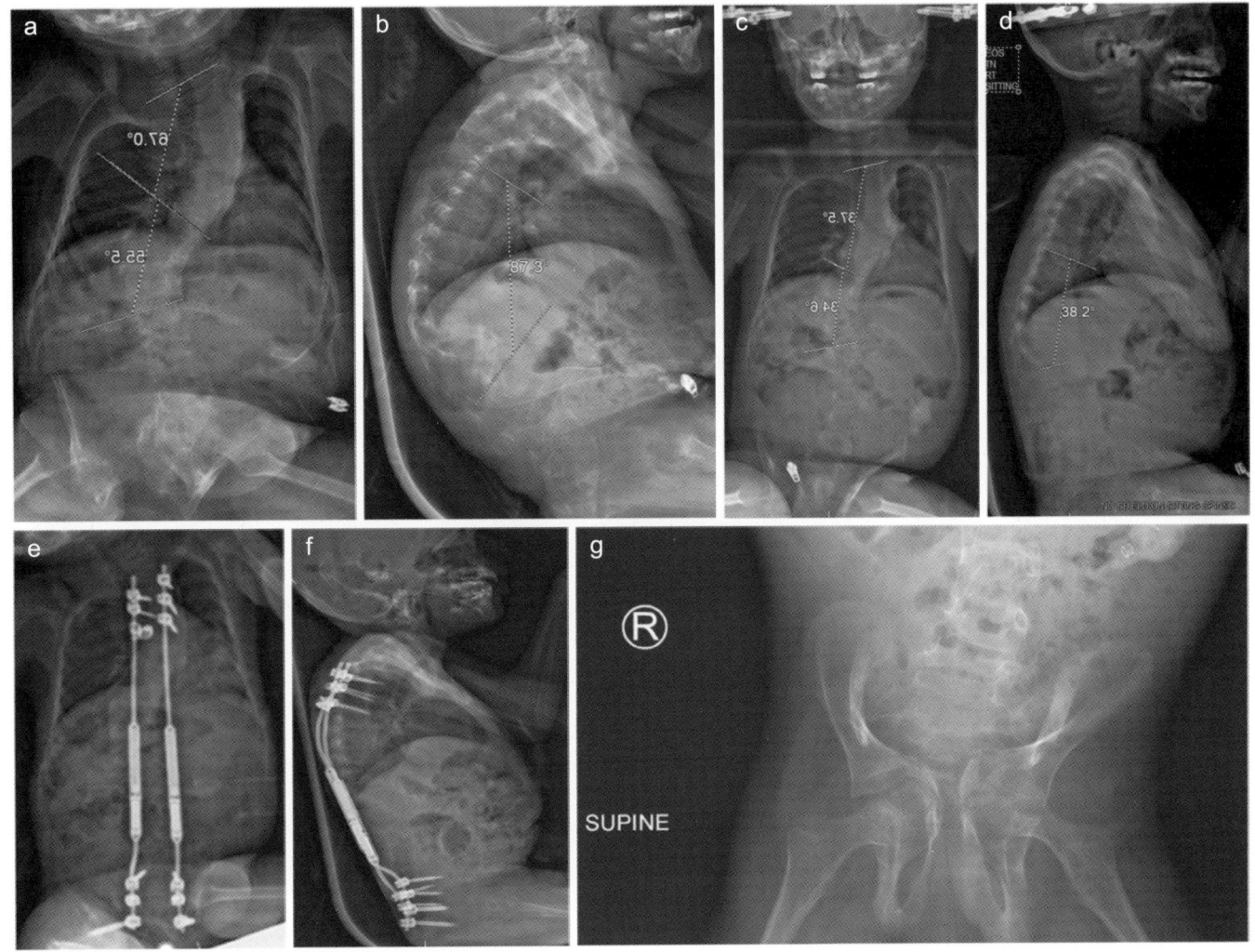

图21.8 （a，b）一名6岁男性Bruck综合征患者。（a，b）术前后前位和侧位X线片。（c，d）术前牵引后的后前位和侧位X线片。（e，f）术后后前位和侧位影像。（g）术前骨盆前后位X线片提示明显的畸形

表21.2 儿童成骨不全患者中，与脊柱畸形相关的遗传代谢和结缔组织疾病

疾病与OMIM条目：成骨不全	病理生理和遗传	典型特征	治疗	脊柱畸形相关性
成骨不全	超过100种不同的突变导致OI	发病率1∶（10~20 000）		
Ⅰ型OI 166240（ⅠA） #166200（ⅠB）	AD。COL1A1（17号染色体）或COL1A2（7号染色体）功能性无效等位基因导致正常胶原蛋白减少	OI症状最轻，且是最常见的形式。巩膜蓝染，传导性耳聋，伴或不伴牙本质发生不全	目前用帕米膦酸盐或阿仑膦酸盐等双膦酸盐治疗较严重病例	脊柱侧凸发生与严重骨受累相关
Ⅱ型OI 166210	通常是COL1A1基因或COL1A2基因的新突变	致命的围产期宫内骨折，颅内出血		
Ⅲ型OI #259420	AD或AR。在大多数情况下，突变发生在Ⅰ型胶原蛋白COL1A1或COL1A2基因	约为Ⅰ型OI的1/8。受累严重伴进行性畸形、胸壁畸形、牙本质发生不全、耳聋、易挫伤、三角形脸	双膦酸盐治疗，目前使用帕米膦酸盐或阿仑膦酸盐	脊柱侧凸很常见。脊柱后凸和滑脱也可发生，但不常见

(续)

疾病与 OMIM 条目：成骨不全	病理生理和遗传	典型特征	治疗	脊柱畸形相关性
IV 型 OI #166220	AD。COL1A1 或 COL1A2	类似于 I 型，无蓝色巩膜，骨质受累更严重	双膦酸盐治疗，目前使用帕米膦酸盐或阿仑膦酸盐	与 III 型相似
V 型 OI #610967	AD，罕见。IFITM5 基因杂合突变	类似于 V 型，但在骨折部位形成增生性骨痂。桡骨和尺骨之间的骨间膜钙化，生长板附近有不透明的干骺端带 [22, 101]	双膦酸盐治疗，目前使用帕米膦酸盐或阿仑膦酸盐	脊柱侧凸发生率为 57%，椎体压缩骨折发生率为 90% [102]
VI 型 OI #610968	AR 罕见。SERPINF1 突变	与 IV 型相似，但更为严重，肢体畸形增加，骨活检可见鱼鳞样骨板 [103]	双膦酸盐治疗，目前使用帕米膦酸盐或阿仑膦酸盐	与 III 型相似
VII 型 OI #610682	AR，CRTAP 基因突变（也导致 IIB 型）	严重或致命，骨骼脆弱，骨量低，肢体近端相对较短，髋内翻，双折射层状骨 [104]	不明确	多发椎体骨折，脊柱侧凸
VIII 型 OI #610915	AR。编码皮屑蛋白的 P3H1 基因突变（LEPRE1）	严重或致命，短桶状胸，圆脸，球状干骺端	不明确	椎体压缩骨折
IX 型 OI #250440	AR，PPIB 基因异常	严重，头型大小不一，巩膜灰色，长骨短而弯曲 [106]	不明确	不明确
X 型 OI #613848	AR，鸡丝氨酸蛋白酶抑制剂（SERPINH1）	严重或致命，肾结石，慢性肺病 [107]	不明确	脊柱侧凸，椎体压缩骨折
XI 型 OI #610968	AR，FKBP10 基因杂合突变	严重的 OI，无牙本质发生不全，可有大疱性表皮松解。活检骨板扭曲 [108]	不明确	报道患者中 5/8 有脊柱侧凸
XII 型 OI #613849	AR，SP7 基因突变	轻度畸形，无牙本质发生不全。白巩膜	不明确	有脊柱侧凸报道
XIII 型 OI #614856	AR，BMP1 基因杂合突变	表现各异	不明确	脊柱侧后凸，有椎体压缩骨折报道
XIV 型 OI #615066	AR，TMEM38B 基因杂合突变	表现各异	不明确	不明确
XV 型 OI #615220	AR，WNT1 基因纯合突变或复合杂合突变	较严重，蓝巩膜，可有小脑发育不良 [109]	不明确	有脊柱侧凸和严重的椎体压缩骨折的报道
XVI 型 OI #616229	AR，CREB3L1 基因突变	表现各异，杂合子可受累较轻	不明确	不明确
XVII 型 OI #616507	AR，SPARC 基因突变	表现各异，肌张力低		有椎体压缩骨折，扁平椎、侧后凸及侧凸的报道
XVIII 型 OI #617952	AR，FAM46A 基因突变	表现各异	不明确	有椎体骨折报道 [111]
XIX 型 OI #301014	MBTPS2 基因 X 连锁隐性突变	严重，宫内骨折，蓝巩膜，胸骨畸形，长骨畸形，脊柱侧后凸 [112]	不明确	有脊柱侧后凸及脊柱侧凸的报道
XX 型 OI #618644	AR，MESD 基因突变	中重度，呼吸衰竭常致死亡	不明确，双膦酸盐无效 [113]	不明确
Bruck 综合征 #259450	AR，FKBP10 或 PLOD2 基因突变	与 I 型 OI 相似，多发关节挛缩，翼状胬肉，严重脊柱侧凸 [101, 114, 115]	不明确	与 III 型 OI 相似的严重脊柱侧凸

21.5 贮积症

黏多糖贮积症（mucopolysaccharidoses，MPS）是一系列贮积症疾病，其脊柱异常与脊柱骨骺发育不良相似。黏多糖贮积症包含特异性溶酶体酶缺乏时发生的一组疾病。溶酶体酶负责降解糖胺聚糖（glycosaminoglycans，GAGs），GAG 是一种长链碳水化合物，是组成结缔组织的主要成分。在这些疾病中，酶的异常阻止了糖胺聚糖的正常分解，随后在溶酶体中积累。

不同类型的 MPS 在严重程度和临床表现上有所不同。许多 MPS 共有的一些特征包括特殊面容、骨骼受累（多发性骨骼发育不良和身材矮小）、脏器肿大、角膜混浊和不同程度的智力低下。表 21.3 列出了不同类型的 MPS，以及它们的病理生理、临床表现和治疗。造血干细胞移植和酶替代疗法可以改善许多与 MPS 相关的症状，但骨畸形和脊柱畸形可能会因为酶对骨的渗透不良而持续存在，需要治疗[117-120]。

出生时，儿童可能看起来正常，但随着糖胺聚糖代谢产物的积累，他们的脊柱异常会随着时间的推移而进展。糖胺聚糖的积聚会导致软组织肿胀，从而直接压迫脊髓，特别是在颅颈交界处和齿突周围[121-131]。糖胺多聚糖的积聚也可导致颈椎或腰椎狭窄，这种情况除 MPS Ⅲ 外，所有类型均可出现[120, 132, 133]。齿突发育不全[127, 133, 134]和寰枢椎不稳[129, 134, 135]也可发展为颈髓受压。寰枢椎不稳在 MPS Ⅳ 中很常见，但在 MPS Ⅵ 和 MPS Ⅰ 中也可出现[120, 132, 133, 136]。

颈胸椎后凸可发生在 Ⅰ 和 Ⅳ 型 MPS 中，也可与胸腰椎后凸合并出现[128, 137, 138]。胸腰椎后凸也可单独发生，常见于 Ⅰ 型 MPS，也可出现于 Ⅱ、Ⅳ、Ⅵ 型 MPS。胸腰椎后凸通常出现在早期，其特征是典型的子弹状椎体（图 21.9）。多项研究表明，胸腰椎后凸>45° 有更高的进展风险[139, 140]。当胸椎或胸腰椎后凸进展时，可能导致脊髓受压，需要进行减压和融合[128, 141, 142]。可通过前后路联合手术或单纯后路手术来治疗；术后患者有邻近节段病变风险，因此应该进行密切监测[139, 143, 144]。之前的研究提示应对患者进行期望管理，颈椎手术的总体目标是稳定神经功能，胸椎/胸腰椎手术后症状可能会有所改善[138, 145]。然而，Piantoni 最近的一项研究表明，早期减压包括颈椎减压，可能会改善神经症状[144]。他们使用脊髓软化症作为手术的严格指标。术前 21 例患者有神经系统症状，所有患者均有神经监测异常。术后，6 名患者的神经功能得到改善，9 名患者无变化，6 名患者继续恶化，所

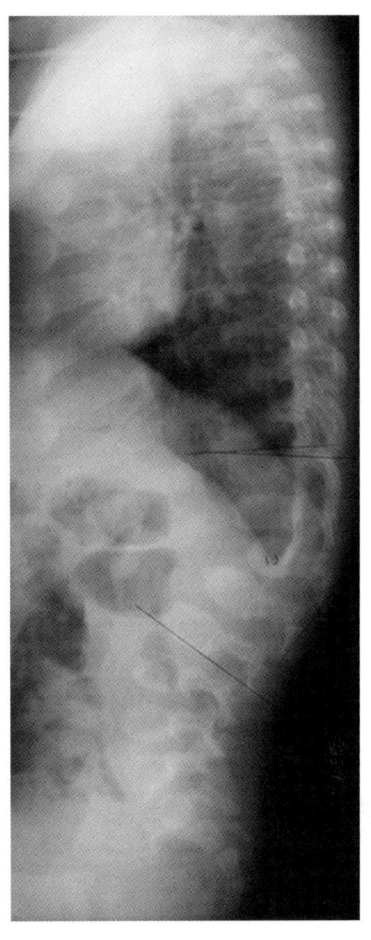

图 21.9 Morquio's 黏多糖贮积症患者的楔形胸腰椎

有功能恶化均与假关节或 PJK 有关[144]。

在进行任何手术时都应注意，这些儿童的咽部软组织肿大，构成了巨大的麻醉风险[121, 145-148]。

21.6 骨纤维结构不良

纤维发育不良是由于 GNAS 的体细胞激活突变引起的，这种突变可能是单独发生的，也可能是 McCune-Albright 综合征的一部分[149, 150]。该突变有不同的外显率，可以是单发性或多发性临床表现，症状从轻度到重度均可出现。多发性骨发育不良患者中有 40%~52% 合并脊柱侧凸，其发生与疾病的严重程度有关，且在双下肢不等长的患者中多见[151, 152]。此外，脊柱侧凸进展风险增加与疾病本身严重程度有关。虽然文献中没有记载，但有作者称，一位患者的脊柱侧弯迅速恶化与脊柱多发性病变相关（图 21.10）。因此，为合理选择融合节段，减少"附加现象"，进行 MRI 或 CT 扫描以评估脊柱病变是必要的。脊柱受累在单发性病变中很少见。

小脑扁桃体下疝畸形和颅底凹陷在颅面骨纤维结

表 21.3　患有黏多糖贮积症儿童中，与脊柱畸形相关的遗传代谢和结缔组织病

疾病与 OMIM 条目：黏多糖贮积症	病理生理和遗传	典型特征	治疗	脊柱畸形相关性
Ⅰ型（Huler 综合征）#607014	编码 α-1 艾杜糖苷酸酶	起病早。囟门饱满，神经压迫，角膜浑浊，上呼吸道阻塞，术后肺水肿；身材矮小；腕管综合征	酶治疗可改善症状，减少对骨骼的影响，24 月龄前的造血干细胞移植可改善神经功能[116]	胸腰椎后凸畸形。上颈椎不稳，齿突发育不良，可发生不稳或硬膜及韧带肥大导致的压迫
Ⅱ型（Hunter 综合征）+309900	X 连锁的艾杜糖酸 2-磺酸酶活性缺失；定位于 Xq27-28 诊断：培养的成纤维细胞 / 白细胞中的酶测定 尿肝素和硫酸皮肤素增加	有两种类型（A 型 - 重度；B 型 - 轻度） A 型 - 临床特征与 IH 型相同；发病年龄 1~2 岁；青春期至 30 岁死亡 B 型 - 成年后确诊 面部特征：耳聋；智力低下（A 型）；无角膜混浊；上呼吸道阻塞；术后肺水肿；HSM；多发性骨质疏松症；身材矮小；HCP；腕管综合征；象牙皮损；蒙古斑；多毛症	造血干细胞移植和酶疗法可能会改变疾病进展；不能治愈，也不能保留认知功能[116]	与其他的黏多糖贮积症类似
Ⅲ型（Sanfilippo 综合征）#252900 #252920 #252930 #252940	A 型 - 缺乏肝素 N- 硫酸酯酶（17q25.3） B 型 - 缺乏 α-N- 乙酰氨基葡萄糖苷酶（17q21） C 型 - 缺乏乙酰辅酶 A:α- 氨基葡萄糖乙酰转移酶[14] D 型 - 缺乏 N- 乙酰氨基葡萄糖 -6- 硫酸酯酶（12q14） 诊断：尿硫酸乙酰肝素升高	A 型 - 最严重，进展快 2 岁时出现行为问题，6 岁时出现神经系统症状 10~20 岁死亡 角膜混浊不常见；注意力 / 行为异常；多动症；癫痫发作；腹泻；上呼吸道感染	支持治疗 骨髓抑制无效	与其他的黏多糖贮积症类似
Ⅳ型（Morquio 综合征）多种类型	A 型 - 缺乏氨基半乳糖胺 -6-硫酸酯酶（GALNS 基因，16q24.3） B 型 -β- 半乳糖苷酶（GLB1 基因，3p21.33） 尿硫酸角蛋白（软骨 / 角膜）的排泄轻度增加或不排泄 培养成纤维细胞 / 白细胞的 ELISA 酶测定 遗传学检测 GALNS，GLB1 突变	临床上，这两种形式可相似；两组都有严重程度差异性大。 寰枢椎不稳、脊髓病和肺损害可导致死亡； 严重者，10~30 岁死亡； 无面部特征；智力正常；脊柱骨骺发育不良；韧带松弛；齿突发育不良；躯干缩短侏儒症；膝外翻；脊柱受累的发生率较高；大小便失禁；OSA；肺部感染 - 胸壁畸形；心脏瓣膜增厚 / 缺陷；角膜混浊；牙釉质 少见：耳聋，疝气	支持治疗	与其他的黏多糖贮积症类似。这些患者存活的时间足够长时，可能需要骨科治疗，特别是颈椎不稳的治疗
Ⅵ型（Maroteaux-Lamysynd）#253200	AR N- 乙酰半乳糖胺 4- 硫酸酯酶缺乏 硫酸皮肤素的积累	第 1 年生长加速；随后出现减慢和身材矮小；粗糙面容，HSM、角膜混浊；智力正常 其他：耳聋、呼吸道感染、瓣膜疾病	有造血干细胞移植成功的报道 酶治疗效果参差不齐[116]	与其他的黏多糖贮积症类似
Ⅶ型（Sly 病）#253220	硫酸皮肤素、硫酸肝素和硫酸软骨素降解所需的 β-葡萄糖醛酸苷酶的缺乏 7 号染色体上基因突变	表型不同；严重者（亚型 1）出生时即有黄疸、贫血、积水；表现轻者出现较晚，在 2 岁之前（亚型 2）或 4 岁之后（亚型 3）；粗糙面容；HSM；疝气；MR；多发性骨发育不良	有骨髓移植成功改善了日常功能的报道，但没有改善智力障碍	与其他的黏多糖贮积症类似

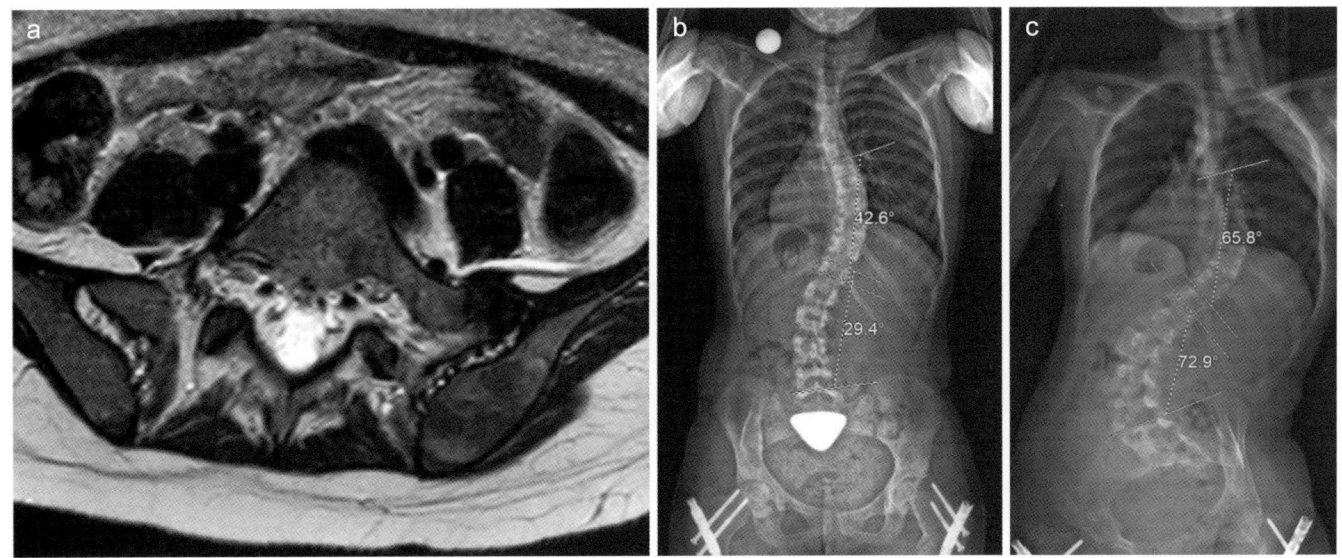

图 21.10 一例 10 岁 McCune-Albright 综合征患者。(a) MRI 显示全骨盆弥漫性病变。(b) 10 岁时。(c) 1 年后 11 岁时，快速进展

构性不良人群中发病率为 6%~7%[13]。然而，这在纤维性结构不良/McCune-Albright 患者中非常罕见。当它发生时，常与枕骨大孔扩张或颅底异常有关[153,154]。几乎所有的纤维性结构不良患者都合并齿突相对于 Chamberlain 线的位置变化，尽管他们可能没有明显的颅底凹陷[11,155,156]。据报道，McCune-Albright 综合征患者的失血量增加；这可能是因为一些患者发育不良骨的血管增加和血小板功能障碍，并可能因输注血小板而逆转[157,158]。

21.7 Hajdu-Cheney 综合征

Hajdu-Cheney 综合征（遗传性骨发育不良并肢端溶骨症）是一种罕见的常染色体显性遗传病，是由 NOTCH2 突变导致的，该基因参与骨形成和骨吸收，突变导致骨转换增加[159,160]，引起指骨的局限性骨溶解、长骨及脊柱的骨质疏松及严重的硬膜囊扩张[161,162]。在儿童早期该病表现为多囊肾、心脏病和骨折，包括椎体骨折[163,164]。颅底扁平症和颅底凹陷是发病和过早死亡的主要原因。对双膦酸盐治疗有不同的反应，较年轻的患者可能有更好的效果[162]。

21.8 石骨症

石骨症是一种常染色体隐性、常染色体显性或 X 连锁的破骨细胞功能异常的疾病。表型有三种主要形式：幼儿恶性型、中间型和良性型。在儿童中，为幼儿恶性型或中间型骨质疏松症，由常染色体隐性突变所致。这些疾病的严重程度各不相同，但可出现在婴儿早期，伴有严重的贫血，或因骨髓衰竭而增加感染，以及因髓外造血导致的肝脾肿大。患者可能会因骨质侵犯神经孔而导致脑神经瘫痪。在重症患者中，如果早期进行造血干细胞移植治疗，疾病可以得到改善，存活率从 40% 到 96% 不等；如果不进行治疗，重症患者在 10 岁前死亡。

从基因上看，至少有 9 种原因导致石骨症，其中包括 TCIRG1 突变，这是儿童最常见的形式，导致婴儿时期出现严重症状。TCIRG1 突变导致破骨细胞质子泵缺失[167]。婴儿恶性石骨症的其他原因包括 CLCN7 的突变，这是第二常见的儿童形式；它也出现在婴儿期，是由氯离子通道基因突变引起的；CLCN7 也会导致成人更轻微症状的常染色体显性形式[168,169]。或者突变包含 OSTM1 基因突变，OSTM1 蛋白与 CLCN7 形成复合体[170]。这种形式与颅缝早闭相关[171]。

中间型可能是由 CA II 突变引起的，可导致较轻微的常染色体隐性形式，并导致碳酸酐酶 II 缺乏。这种形式与身材矮小、牙齿畸形和肾酸中毒有关[172]。TNFSF11 的突变导致一种较轻的疾病形式，其独特之处在于患者缺乏破骨细胞[173]。

放射学上，患者在 X 线片上显示典型的骨中骨（或骨岛）或凹凸不平的针织样脊柱[174]。包括脊柱骨折在内的骨折是常见的，植入物松动常常使手术治疗困难。在儿童人群中有许多关于峡部裂的报道，可发生于颈椎或腰椎。多数患者保守治疗有效。保守治疗无效可考虑融合手术，但假关节风险较高[8,175]。

21.9 青少年骨质疏松症

青少年骨质疏松症是一种非常罕见的疾病，可能是特发性的，也可能是由于常染色体显性遗传[176]。总体来讲，该病诊断是排除性诊断，应进行仔细检查以除外其他恶性疾病。特发性骨质疏松是一种典型的自限性疾病，自发发生的或轻微创伤后发生的椎体骨折，可能会引起病理性后凸畸形。因此，建议这些患者避免高冲击性活动，以最大限度地减少骨折的风险[177]。虽然骨密度可能自发改善，或者治疗后有改善，但是永久性畸形可能持续存在。治疗的目的是保护脊柱直到症状缓解，同时患者应该到内分泌科就诊[178]。包括双膦酸盐、骨化三醇、氟化物、维生素 D 和降钙素在内的药物治疗的结果尚不明确[178-183]。常染色体显性形式的骨质疏松不是自限性的，并与多发性脆性骨折、继发于颅骨骨质增生的脑神经麻痹有关。

21.10 神经性厌食症

神经性厌食症可导致骨密度降低，最常见于青春期女性，对于 BMI 低和骨量减少的患者应考虑该病。多发压缩性骨折可导致病理性后凸（表 21.4）[184-187]。

表 21.4 与儿童脊柱畸形相关的其他遗传代谢和结缔组织病

疾病与 OMIM 条目：其他代谢骨病	病理生理	典型特征	治疗	脊柱畸形相关性
多发性骨纤维结构不良 #174800	*GNAS1* 基因体细胞突变	外显率有差异；疾病严重程度与骨受累相关[149,150]	不明确	40%~52% 患者合并脊柱侧凸、Chiari 畸形和颅底凹陷[151,152]
Hajdu-Cheney 综合征 #102500	AD，*NOTCH2* 突变	中重度，进展性局灶骨破坏	对双膦酸盐治疗反应不同	颅底扁平，椎体骨折，颅底凹陷
石骨症（婴儿恶性） #259700 #611490 #259720	AR，*TCIRG1* 突变；AR，*CLCN7* 突变；AR，*OSTM1* 突变	严重	造血干细胞移植	压缩骨折，可出现部分颈椎、腰椎峡部裂
石骨症（中间型） #259730 #259710	AR，*CA II* 突变；AR，TNFSF11	中度，CA II 与肾小管酸中毒相关	造血干细胞移植	多发骨折
石骨症 - 假神经胶质瘤综合征 #259770	编码低密度脂蛋白受体相关蛋白 -5 的家族基因	失明，骨质脆弱	不明确	有脊柱侧凸的报道
特发性幼儿型石骨症 #259750	病因不明	特发性石骨症，青春期缓解	不明确，脊柱保护	可发展成脊柱压缩骨折

（Michelle Cameron Welborn，James O. Sanders 著

姚子明 译　林莞锋 校）

参考文献

扫描书末二维码获取

第22章 骨骼发育不良的脊柱表现

本章内容

22.1 引言..................................235	22.5.2 椎体异常..................................243
22.2 命名和分类..................................235	22.5.3 胸腰椎后凸..................................243
22.3 骨骼发育不良的脊柱问题..................................236	22.5.4 胸椎、胸腰椎和腰椎管狭窄..................................245
22.3.1 颅底异常..................................236	22.5.5 胸椎、胸腰椎和腰椎脊柱侧凸..................................246
23.3.2 寰枢-枕骨复合体异常..................................236	22.6 腰骶椎异常..................................248
23.3.3 下颈椎异常..................................240	22.7 临床表现..................................250
22.4 颈胸椎异常..................................242	22.8 治疗..................................250
22.5 胸椎、胸腰椎和腰椎异常..................................243	22.8 总结..................................250
22.5.1 发育解剖学..................................243	

要点

- 如果诊断明确,疾病进展可导致典型的脊柱畸形,应在早期进行干预治疗。
- 所有骨骼发育不良的患儿均可存在上颈椎不稳、椎管狭窄或二者兼有。每个患儿均应进行颈椎情况评估。
- 各型骨骼发育不良患儿可合并限制性肺疾病,这类患儿需保留其胸廓生长发育潜力。
- 椎管狭窄很常见,在计划进行手术内固定尤其内固定可能进入椎管时,必须对椎管情况进行评估。
- 在对脊柱矢状面、冠状面和旋转畸形评估时,必须考虑骨盆和下肢的挛缩情况。

22.1 引言

骨骼发育不良是由于骨、软骨生长发育异常导致的一系列多发畸形。脊柱受累很常见且有多种表现形式。通常,骨骼发育不良患者的成年身高小于正常同年龄组3个标准差。各种发病情况都相对罕见。据估算统计,骨骼发育不良发病率在(2.3~7.6):10000,与囊性纤维病、神经管畸形和唐氏综合征发病率相当。骨骼发育不良最常见的类型是软骨发育不全,已被广泛认知,骨科医师很容易进行相应诊断。其他类型可能更为罕见复杂,在一些线上资源库如 Orphanet 或 Online Mendelian Inheritance in Man(OMIM)中提供了最新的疾病临床信息。本章旨在对骨骼发育不良疾病中最常见的软骨发育不全类型所导致的脊柱问题提供评估和治疗方面的框架,而不是详尽描述每种类型的骨骼发育不良。相关脊柱表现和治疗在文中均有阐述。

22.2 命名和分类

骨骼发育不良的表型和基因型较多,可分为33个组,其中又细分出400多种病症[1]。软骨发育不全属于 FGFR3(成纤维细胞生长因子受体)组,其他5种情况包括致死性发育不良、SADDAN(severe achondroplasia, developmental delay, acanthosis nigricans,严重软骨发育不全、发育迟缓、黑棘皮病)和软骨发育不良。OMIM 使用六位数数字对各型进行编码。例如,软骨发育不全编码为[100800]。[100000]到[200000]范围表示常染色体显性表型。系统的分类可以让临床医生和研究人员之间更好地沟通交流。

在骨骼方面,疾病的严重程度对患者造成的影响可不成比例。在后一组中,可能会主要影响中轴骨骼(例如短脊柱畸形)或四肢骨骼。在四肢骨骼中,手、前臂和上臂的骨性缩短分别被命名为肢端短缩、肢中部短缩和肢根短缩。肢体短小命名为肢端纤细。相关亚组疾病总结参见表22.1。

表22.2展示了骨骼发育不良的各种临床表型。组间可有表型重叠。对疾病准确的诊断需要咨询经验丰富的遗传学家。

表 22.1 不成比例的短小（侏儒）

短躯干
　短躯干型脊柱发育不良

短四肢
　肢端（短手）
　　肢端发育不良
　肢中部（短前臂）
　　软骨骨生长障碍（Leri Weill）
　肢根（短上臂）
　　软骨发育不全和相关疾病
　　软骨发育不全
　　软骨发育不良
　肢端纤细
　　软骨成长不全

短躯干和四肢
　脊柱骨骺发育不良
　Kniest 发育不良

表 22.2 相对常见的骨骼发育不良疾病表型对应的基因突变类型

FGFR3 突变
　软骨发育不良，软骨发育不全，SADDAN 发育不良，致死性骨发育不良

间向性骨发育不良型和 SMED（TRPV-4 突变）

硫酸盐转运蛋白功能障碍
　骨畸形性发育不良，1B 和 2 型软骨成长不全，短脊柱畸形

2 型胶原病
　先天性 SED，SEMD，Kniest 发育不良，1 型 Stickler 综合征

9 型胶原病
　2 型 Stickler 综合征，耳脊椎骨骺发育不良

FLNB（细丝蛋白 B）
　Larsen 综合征，1 型和 3 型骨发育不全症

骨骺发育不良（COMP 突变）
　多发性骨骺发育不良，假性软骨发育不全

干骺端发育不良
　软骨毛发发育不全（McKusick），Schmidt 型，Jansen 型

点状软骨发育不良

脂肪软骨发育不良型（酶突变）
　黏多糖贮积症（MPS）

肢中部发育不良（SHOX 突变）
　Leri-Weil 软骨骨生成障碍

以膜骨受累为主的发育不良（RUNX-2 突变）
　锁骨颅骨发育不全

弯曲骨发育不良型（SOX9 突变）
　弯肢体发育异常

22.3 骨骼发育不良的脊柱问题

骨骼发育不良的脊柱问题包括椎体不稳、矢状面和冠状面畸形及椎管狭窄。部分畸形是暂时的，例如软骨发育不全导致的胸腰椎后凸畸形通常在患儿开始行走后得以自发性改善，骨畸形性发育不良导致的颈椎后凸畸形亦是如此。黏多糖贮积症导致的颈椎不稳和椎管狭窄会进行性加重，需要在早期识别和干预，以预防或逆转可能导致的神经功能障碍。

22.3.1 颅底异常

软骨发育不全表现为肢体近端不成比例的短小，伴随额凸和中面部发育不全。在早期有罹患脑积水的风险。主要症状包括烦躁、嗜睡和呕吐。头围应参照特定状态下的规范量表进行测量。测量数值超过正常百分比范围时需要进一步完善脑部磁共振成像（MRI）进一步明确病情。对于 FGFR-3 突变引起的软骨发育不全患者，其软骨内骨化缺陷和软骨结合处早闭会导致枕骨大孔和颈静脉孔狭窄。颈静脉孔狭窄导致颈静脉回流减少进而导致脑积水[2]。随着患儿年龄增长，罹患脑积水风险随之显著降低。这类患者的治疗一般选用脑室腹腔分流术。

Platybasia 的字面意思是颅底扁平，在 Kniest 发育不良和锁骨颅骨发育不良患者中有见报道[4]。颅底的颅前窝和颅后窝之间的矢状位角度（通过测量颅底角，正常范围<143°）病理性增大。这将间接导致颅后窝与上颈椎连接处发生改变，通过斜坡椎管角（也称为颅椎角，正常范围150°~180°）测量明确。随着齿突撞击颈髓交界处的腹侧，颅底可能会发生内陷。在锁骨颅骨发育不全患者中，颅底角比正常人群更大，这可能与斜坡曲度异常有关，同锁骨、耻骨畸形一样称为中线结构异常[5]。

23.3.2 寰枢－枕骨复合体异常

23.3.2.1 发育解剖学

上颈椎在胚胎学上的形成发生不同于下颈椎，而与枕骨密切相关[6]。C1 寰椎具有 3 个初级骨化中心（寰椎前弓、椎弓和两个侧块）。后方软骨连接处闭合发生在 3~5 岁。在神经弓闭合之前可以见到软骨裂隙处的开口[7]。寰椎前弓和两个侧块的软骨连接处闭合在 5~7 岁时完成[8]。C1 的椎管体积在 3 岁前迅速增大，年龄超过 6 岁后椎管体积不再明显增加[9]。

C2 有 5 个初级骨化中心（两个侧块、椎体、由一个垂直方向上对齐的柱状结构形成的齿突）。次级骨化

中心位于齿突的尖端、椎体的顶端和底端以及下方环状骨突。寰椎和枢椎由名为 X、Y 和 Z 的独立的胚胎学实体发育形成，分别发育为终末软骨、齿突和 C2 椎体。在 5~7 岁时若 X、Y 和 Z 之间相互融合失败将导致齿突游离[10]。在 12 岁时若 X、Y 和 Z 融合失败则会形成齿突终末小骨。从出生到 8 岁阶段，在神经弓软骨联合闭合之前，椎管的直径迅速增大，但在 2 岁时会达到显著的椎管体积[11]。

23.3.2.2 枕骨大孔狭窄和颈椎管狭窄

软骨发育不全患者通常伴有枕骨大孔狭窄、上颈椎及下颈椎椎管狭窄。临床症状略有差异，症状和体征包括发育迟缓、中枢性呼吸暂停、神经系统阳性体征（肌张力减退、腱反射亢进、阵挛、偏瘫、四肢瘫痪）或上述症状体征的组合。若未发现上述结构狭窄，猝死的风险很高[12]。与脑积水类似，在生后 2 年内的罹患风险最高，随着椎管体积发育扩张而降低。对于疑诊患者，睡眠研究（中枢性呼吸暂停）和 MRI（图 22.1）有助于进一步明确病情[13]。枕骨大孔减压术适用于有阳性症状且明确有相应结构性狭窄的患者。

点状软骨发育不良的特点是骨骺软骨中存在点状钙化。这类患者表现为多节段颈椎管狭窄伴脊髓压迫，可一直延伸至中段胸椎。这可能与脊髓拴系和颈椎后凸畸形有关。据报道，患有这型疾病的婴儿会出现颈椎椎体骨化延迟[14]。

23.3.2.3 寰椎枕化

C1 异常与枕骨发育情况密切相关。枕骨第 4 生骨节和颈椎第 1 生骨节的分节障碍可导致寰椎枕化和潜在的颅底凹陷。寰椎枕化可见于多型骨骼发育不良，如 Goldenhar 综合征和 Russell-Silver 综合征[15]。

23.3.2.4 上颈椎不稳

上颈椎不稳包括枕颈不稳（O-C1）和（或）寰枢椎不稳（C1-C2）。除软骨发育不全外，所有骨骼发育不良的患者都应明确有无上述情况。颈椎节段不稳可能会导致脊髓型颈椎病。轻者可无任何阳性症状，重者可致四肢瘫痪。在大龄儿童中，早期的表现可以是体能耐力进行性下降。在低龄儿童中，可能表现为运动能力发育迟缓。

寰枕节段（O-C1）的稳定性由相应的韧带强度所决定。该节段之间没有椎间盘，寰椎和枕骨髁的骨关节面浅而宽，关节囊相对松弛，因此具有一定的关节活动度。翼状韧带和齿突尖韧带起自齿状突止于枕骨髁的前内侧，颈椎后纵韧带向颅底延续形成覆膜，这些构成了寰枕关节最重要的韧带结构。寰枕关节不稳较少见，可见于 Kniest 发育不良患者[16]。

寰枢节段（C1-C2）的稳定性取决于骨性和韧带结构。骨骼发育不良可导致骨化延迟，进而出现齿突异常，包括齿突发育不全、齿突发育不良及游离齿突[17]。在 7 岁前，若齿突中心软骨连接处闭合失败，将导致游离齿突。游离齿突的断端线既可位于枢椎（C2）的上关节面的尾侧也可位于头侧。这与外伤所致的齿突中心分离的表现不同，后者的分离线常位于枢椎上关节面尾侧。寰枢椎节段不稳可导致终末软骨和寰椎前弓骨化延迟或失败。在点状软骨发育不良患者中，亦有见齿突中心分离表现的报道[18]。

在影像学上，齿突的形态异常提示可能存在上颈椎不稳。然而，并非所有异常的齿突形态都会导致上颈椎不稳。可导致齿突异常的骨骼发育不良类型包括假性软骨发育不全、黏多糖贮积症（MPS）、软骨毛发发育不良、骨畸形性发育不良、间向性发育不良、Larsen 综合征和 2 型胶原病（SED, Kniest 发育不良）。先天性鼻咽异常（如腭裂）可能也与上颈椎发育异常有关，如 2 型胶原病[16]。

在寰枢椎不稳中，C1 在 C2 上存在后向或前向的半脱位。当寰椎超过枢椎的中心时，会发生 C1/C2 的后向半脱位。由于齿突可以限制寰椎后移，寰椎后向半脱位罕见；但是，如果存在齿突发育不全（不常见）或游离齿突时，则可能导致寰椎后移。寰椎前向脱位常继发于齿突异常、韧带松弛或韧带缺失。由于儿童颅骨相较颈椎比例更大，寰枢椎后向固定半脱位可能

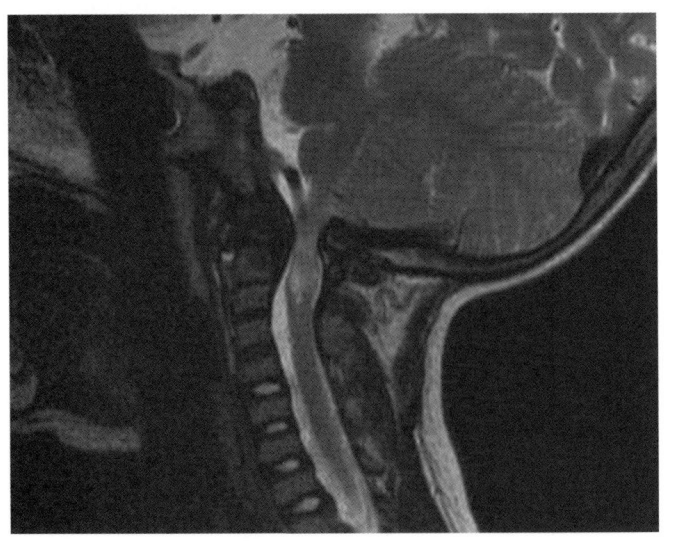

图 22.1　软骨发育不全中的枕骨大孔狭窄。软骨发育不全的患者 MRI 显示明显的枕骨大孔狭窄伴高位脊髓变性改变

比前向半脱位更易耐受。

颈椎不稳所致的脊髓压迫不一定产生阳性症状。颈椎固定融合手术最重要的手术适应证是脊髓受压，若无脊髓受压或椎管容积宽大时，不一定需要接受手术治疗。在 102 名合并游离齿突患儿的队列研究中，当存在寰枢椎移位距离＞5 mm 或椎管径＜13 mm 时，神经系统损伤的风险相应增加了 8 倍[19]。因此，建议进一步完善高级影像学检查对脊髓受压的风险进行评估。

外科医师必须意识到寰枢椎不稳可同时伴随硬膜外撞击（见后续章节）或 C1 水平异常椎管狭窄，可见于先天性脊柱骨骺发育不良[20]或退行性发育不良[21]（图 22.2a~d）。这时可能需行 C1 椎板切除术使脊髓有空间向后退让[20, 21]。在一项针对Ⅳ型 MPS 患者的动态 CT 脊髓造影研究中，脊髓撞击来源于异常增厚的后神经弓整体或局部未骨化的后神经软骨[17]。根据我们的经验，相较于 Morquio 综合征，先天性脊柱骨骺发育不良更早出现脊髓型颈椎病的表现。

23.3.2.5 异常的硬膜外撞击

脊髓硬膜外撞击现象可在 MPS 患者中观察到（图 22.3）。在Ⅳa 型 MPS（Morquio 综合征）患者中常见，在Ⅰ型（Hurler 综合征）和Ⅵ型（Maroteux-Lamy 综合

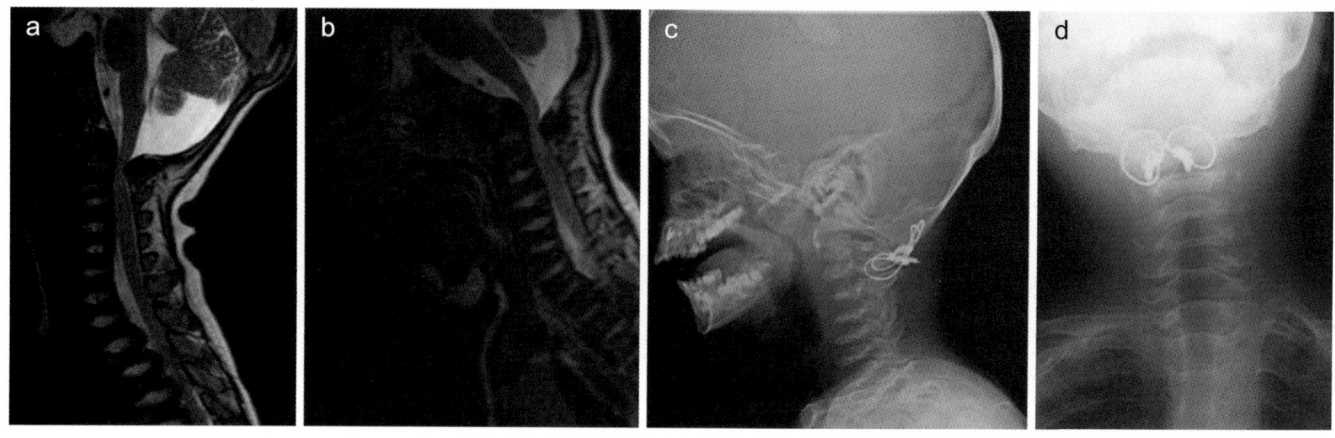

图 22.2 间向性发育不良患者伴 C1 椎管狭窄，不伴颈椎不稳。颈部屈曲位（a）和伸展位（b）MRI。行 C1 椎板切除术，使用自体骨移植和钛缆固定融合枕骨 -C2。术后颈椎侧位（c）和前后位（d）X 线影像。图（c）可见椎体形态严重扁平化

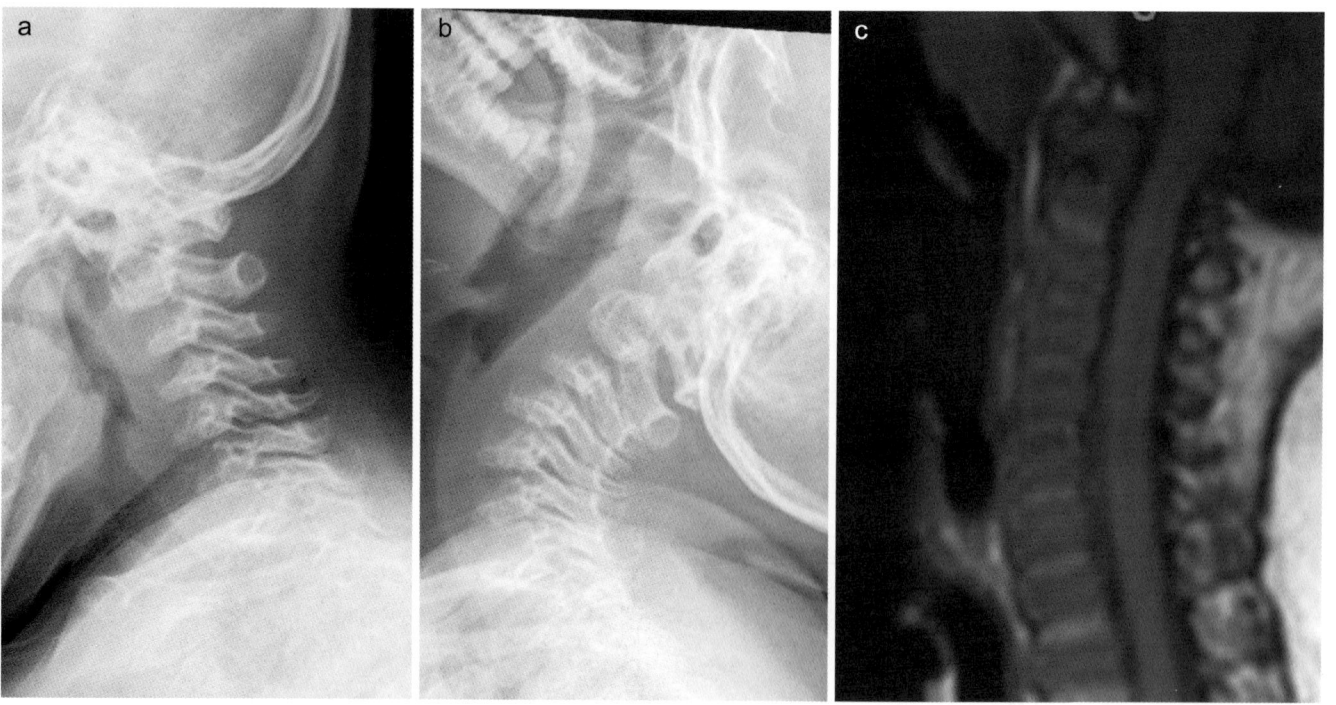

图 22.3 Morquio 综合征患者颈椎侧位 X 线影像显示存在 C1-C2 不稳。从屈曲位（a）和伸展位（b）可见寰椎储备间隙变小。颈椎 T1 MRI 可见在发育不良的齿突头侧存在一硬膜外肿物（c）

征）患者中少见。糖胺聚糖在细胞内的聚集导致软骨和韧带组织的机械功能不全，从而促进反应性组织形成。通过经口组织活检发现，反应性组织在硬膜外积聚，由纤维软骨组织构成，未发现脑膜侵犯[17]。反应性组织可向尾侧延伸至枢椎（C2）中心的背侧，并可进一步进展延伸至C3和C4水平。

23.3.2.6 斜颈：寰枢椎旋转固定/半脱位/脱位

对于间向性发育不良的患者，发生斜颈的部分原因可能是出于保护气道[21]。此类患者表现为伸展性斜颈，可在C1-C2减压未融合或融合失败的术后患者中发生。其他斜颈原因包括继发于单侧侧块发育缺陷，而非因韧带旋转不稳[22]。困难气道的管理策略如胸骨劈开下的气管切开术在这类患者中有见报道[23]。

23.3.2.7 上颈椎不稳的影像学表现

普通X线检查可能无法准确发现潜在的颈椎不稳，尤其在枕颈交界处难以准确辨识结构。在不同年龄发育阶段，骨化中心的延迟出现和齿突形态异常将导致在X线影像上更加难以辨认。如对X线影像存在疑问，应进一步行颈椎动态MRI检查[3]（图22.4）。对于低龄儿童，通常需要在全身麻醉状态下进行。应首先完善颈椎中立位MRI检查，若在颈椎中立位MRI影像中可见脊髓压迫，则无须进一步行动态MRI检查。

O/C1水平不稳的测量包括Power ratio法、BDI值（Basion-Dental interval）或Wiesel-Rothman法。其中后者是最容易测量的。

垂直方向上的不稳所致的颅底凹陷，在影像上主要由Mc Rae线、Chamberlain线、McGregor线或Wachenheim线标注确定。Kaufman法主要用于测量是否存在枕骨髁发育不良。

C1/C2是否存在水平方向上的不稳主要通过间接测量寰枢椎前间隙距离确定，或测量椎管容积宽度（SAC，屈曲时C2椎体和C1椎板间的距离）。

23.3.2.8 手术选择

C1-C2水平的颈椎关节融合技术包括Gallie技术、Brooks-Jenkins技术、改良Gallie技术、经关节Magerl螺钉内固定及改良Goel技术[25]。Gallie法内固定存在C1–C2旋转稳定性差等问题，融合失败率较高。

Brooks-Jenkins技术[26]和改良Gallie技术[27]使用钢丝内固定完成C1–C2关节固定融合。这两项技术适用于水平或垂直方向上寰枢椎不稳，且无须对C1环形弓减压的情况。如果在复位后发现存在颈髓压迫，或压迫继发于难以复位的半脱位，则需行C1环形弓减压。使用Magerl-Harms技术可以理想地实现内固定，但对于低龄儿童，完成内固定很困难，特别是对于先天性脊柱骨骺发育不良、Morquio综合征或间向性发育不良的患者，其内固定范围往往可能需要向上延伸到枕骨。对于大龄儿童或在解剖条件允许的情况下，使用螺钉内固定的Magerl-Harm技术可提高融合率[28]。术前仔细评估椎动脉的血管解剖位置至关重要（图22.5）。

对于儿童患者，枕颈固定技术会导致丧失过多颈椎活动能力。在减压完成后需行枕颈固定，牢固内固定无法实现时，我们使用了一种改良的基于枕骨的技术，使用钛缆在枕骨和枢椎之间嵌入塑形的自体髂骨移植物（见图22.2）。术后辅以halo-vest架进行外固

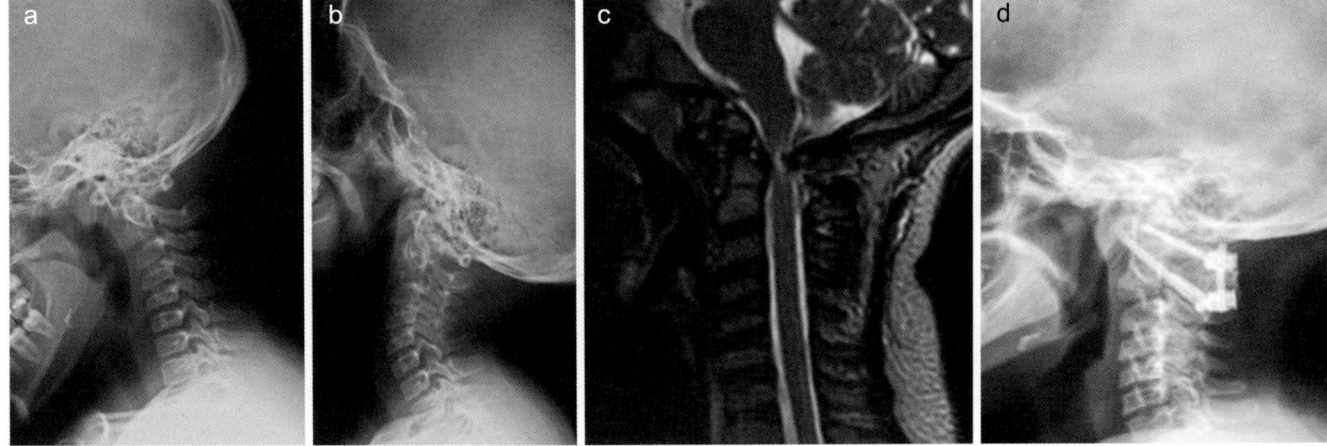

图22.4 SEDc患者的颈椎屈曲侧位（a）和伸展侧位（b）X线影像可见存在C1-C2不稳。颈椎MRI（c）可见存在颈椎管狭窄和颈脊髓变性。（d）颈椎固定融合术后侧位X线影像。通过行大范围C1椎板切除完成椎管减压

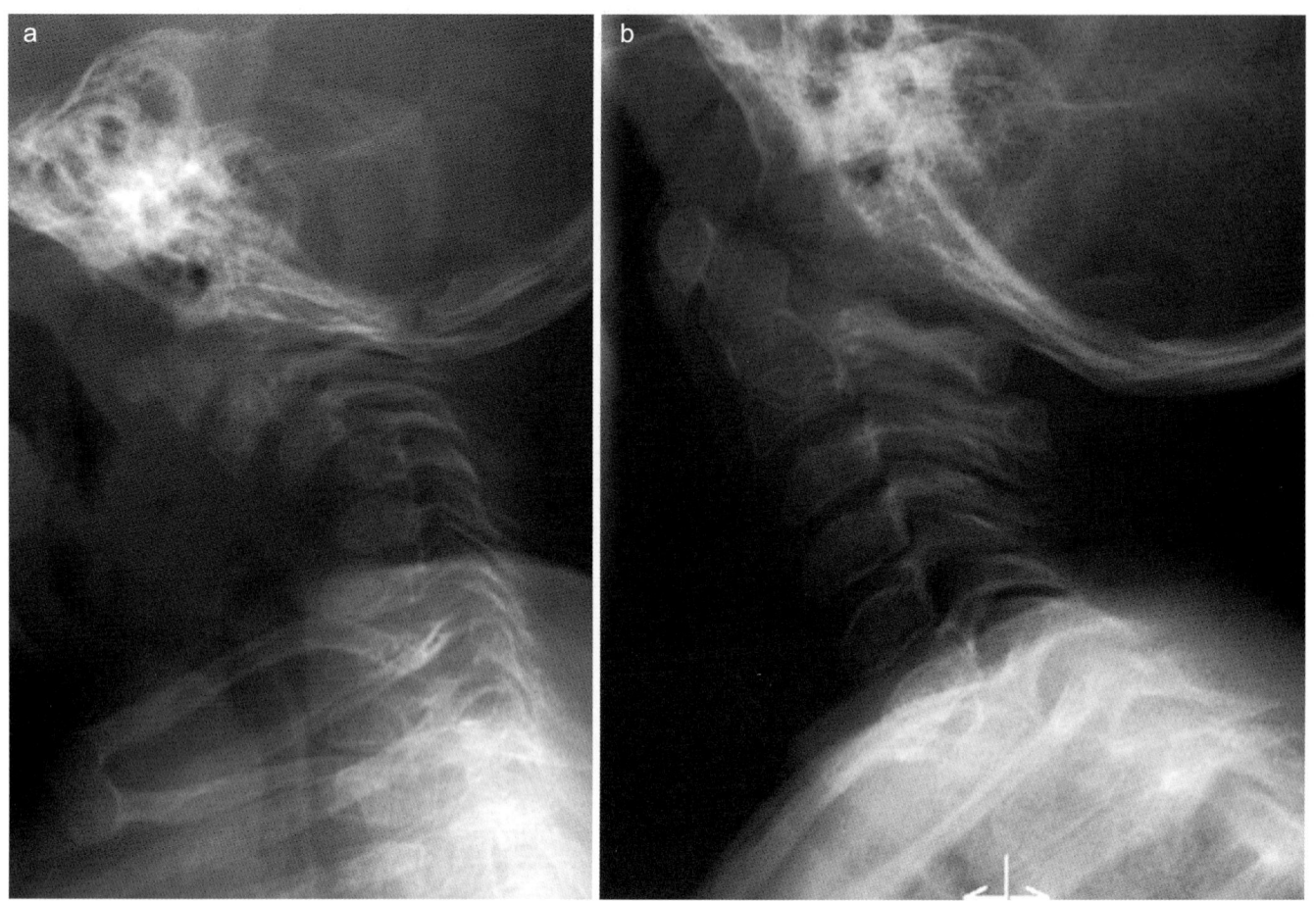

图 22.5 （a）骨畸形性发育不良患儿在 1 岁时颈椎影像表现，颈椎后凸成角 80°，C4 椎体形态存在明显发育不良。（b）4 岁时颈椎影像表现，随年龄增长后凸改善。下颈椎椎体形态重塑回正常形态

定，至今未见融合失败的报道[25]。枕颈融合的其他方法包括使用肋骨移植物和基于钢丝的塑形髂骨移植物。

23.3.3 下颈椎异常

23.3.3.1 发育解剖学

下颈椎发育和上颈椎不同，下颈椎起源于 C3-C8 生骨节。椎体的初级骨化中心首先出现在下颈椎/上胸椎区域，逐渐向头端延伸到 C3 水平。在 3 岁时，椎体与神经弓开始相连。在 8~10 岁之前，下颈椎通常呈楔形并呈后凸排列。骨突环的骨化出现在 10~12 岁阶段，在骨骼成熟时融合。

23.3.3.2 下颈椎后凸和椎管狭窄

对骨畸形性发育不良和 Larsen 综合征的患者应进行颈椎后凸畸形筛查。其他可导致颈椎后凸的骨骼发育不良类型包括 Kniest 发育不良、斑点状软骨发育不良[14] 和驼背发育不良[21, 29]。极少数情况下，Morquio 综合征患者也可出现颈椎后凸畸形[30]。

在轻度颈椎后凸畸形中，颈椎曲度序列发生改变但没有神经功能障碍。随着病情进展，颈椎后凸畸形可能导致椎体不稳，进而引起腹侧脊髓撞击，表现为颈椎屈曲时撞击加重，伸展时缓解。明显的后凸畸形会导致颈椎椎管狭窄，无论在颈椎屈曲还是伸展状态下。畸形的进展取决于患者骨骼发育不良严重程度，包括就诊时畸形的严重程度、前柱支撑的丢失、小关节和关节囊功能障碍、后方附件及张力带发育缺陷。

1/4 的骨畸形性发育不良患者在出生时即发现颈椎后凸畸形。后凸顶点位于 C3 至 C4 区间，较少见于 C5（图 22.6）。由于在颈椎后凸下方仍具有前凸曲度，颈部整体呈"S形"或"鹅颈"外观。顶椎发育不良呈三角形或圆形形态，亦称为"四角缺失"[31]。C3 至上胸椎范围通常合并存在隐性脊柱裂[32]。当颈椎后凸角 < 60° 时，大多数患者在 6 岁时后凸畸形自发改善。迄今为止最大规模的系列研究结果显示[31]，就诊时后凸角 > 60° 的颈椎后凸畸形患者（图 22.7）预后不佳，常伴有后凸畸形加重、严重气管和支气管软化引起的呼

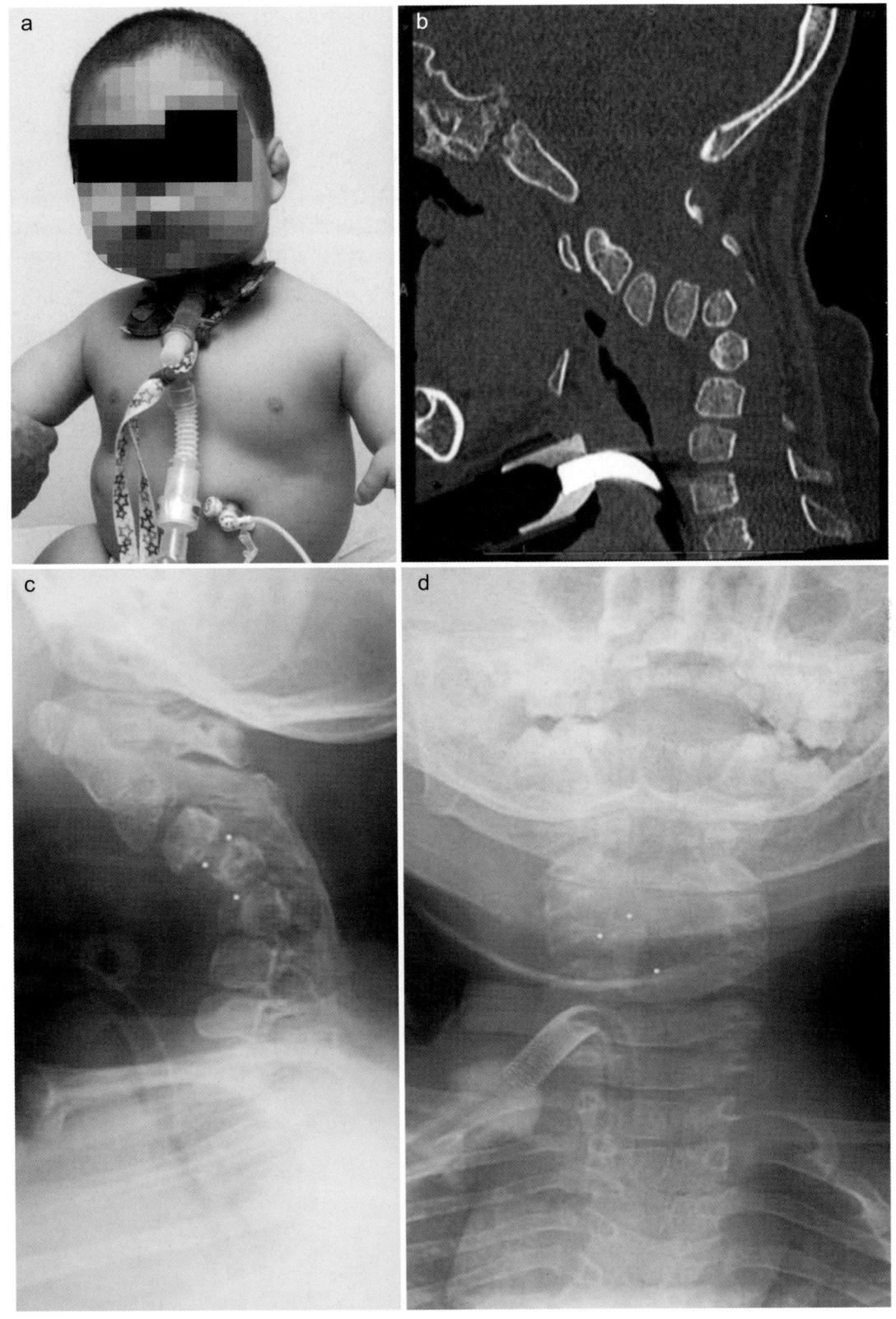

图 22.6 骨畸形性发育不良患者合并进行性颈椎后凸，伴气管软化。（a）临床照片显示 3 岁患儿需行气管切开辅助通气。其他特征包括"菜花样"耳朵和过屈拇指。患儿存在颈椎中段 90° 的后凸畸形，合并 C4 和 C5 椎体形态"四角缺失"（b）。患儿行前路 C4 椎体切除融合和后路融合术。术后颈椎前后位（c）和侧位（d）影像

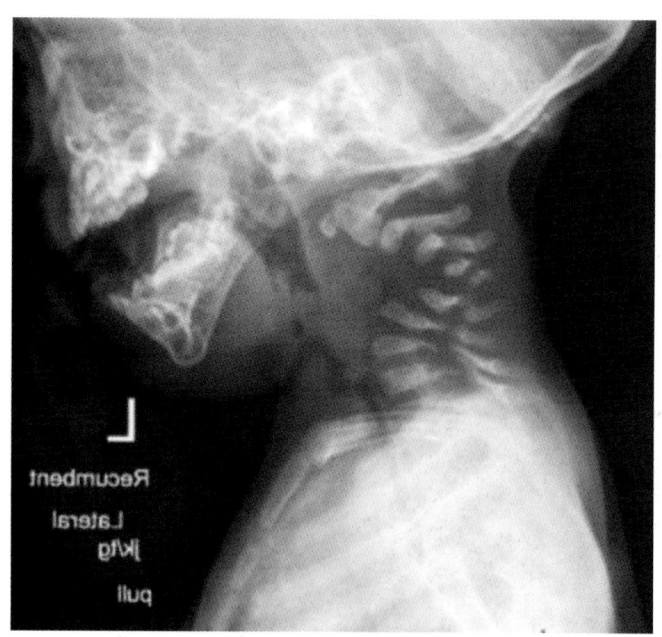

图 22.7 Larsen 综合征患者筛查颈椎侧位 X 线影像可见颈椎中段存在后凸畸形，通常无明显进展过程

吸衰竭。

Larsen 综合征可有多种表现，如同时合并多个大关节脱位（髋关节、膝关节和肘关节）、关节松弛和面部畸形，因此诊断并不困难。跟骨隆起是其特征性的影像学标志。

一般需常规行颈椎 X 线影像筛查（图 22.8）。影像学通常可发现顶椎椎体前柱发育不全、椎体分割不全和隐性脊柱裂。在最严重的情况下，韧带松弛、肌张力减退和后柱发育缺陷会导致脊柱滑脱[33]。颈椎后凸畸形的病程是逐渐进展的。在临床上，若患者出现进行性肌张力减退或行走功能障碍时不应仅将症状原因归因于关节脱位或畸形，还应考虑潜在的脊髓型颈椎病存在的可能。对于没有脊髓压迫的轻型后凸，手术治疗可选择单纯原位关节融合术，无须行颈椎内固定。术后辅以 halo 架外固定是必不可少的[34]。随着未融合的前柱持续发育生长，在后期可恢复颈椎前凸序列。对于严重后凸和脊髓压迫的患者，可先行前路减压融合，再行后路融合及 halo 架外固定[35]。在低龄儿童，后方附件因发育不成熟，不足以用于牢固内固定。

间向性营养性发育不良可表现为下颈椎后凸畸形和椎管狭窄。后凸通常由椎体形态严重变扁直接导致。单纯下颈椎椎管狭窄不合并后凸畸形的病例也有见报道[21]。椎管狭窄可以特别严重，以至于脊髓型颈椎病症状体征在出生时就很明显（见图 22.8）。

22.4 颈胸椎异常

颈胸椎椎管狭窄在 Morquio 综合征和斑点状软骨发育不良患者中有见报道[14,36]。Morquio 综合征患者可在颈胸椎和胸腰椎交界处水平发生椎管狭窄。椎管狭窄通常与交界性后凸相关。据推测，韧带松弛对应力集中的移行节段稳定性影响最大，可能导致小关节方向发生改变。最常受累节段是 C7-T1，但可向下延伸

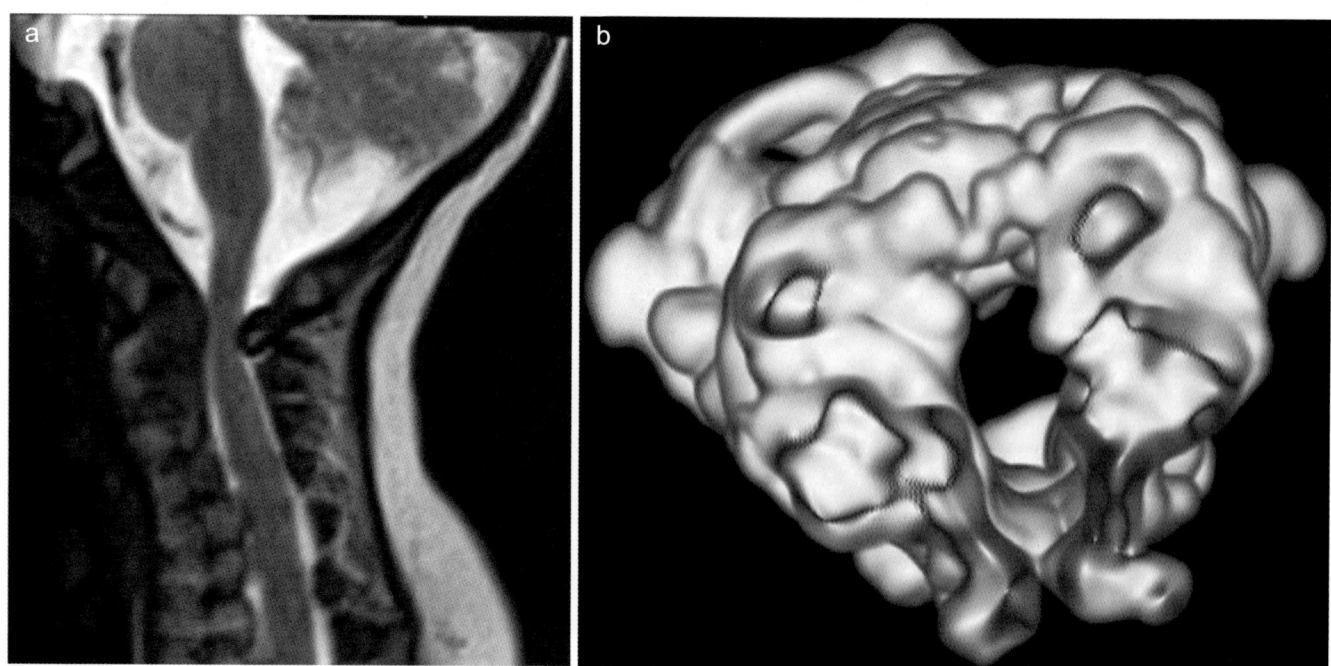

图 22.8 间向性发育不良：(a) 5 月龄患儿表现为寰枢不稳合并严重颈椎管狭窄（T2 MRI）。(b) 三维（3D）CT 影像提示椎管环形狭窄，冠状位上宽度减小

至 T4 [37]。为了准确评估病情，通常需要行全脊柱 MRI 检查。发病年龄可以从 2 岁开始。大多数 Morquio 综合征患者在 2~5 岁确诊[36]。最常见的症状是动作笨拙、步态不稳或行走功能障碍。除此之外，常可发现上运动神经元损伤的阳性体征。

不伴有后凸畸形的单纯颈胸椎椎管狭窄在点状软骨发育不良患者中有见报道[38]。椎管狭窄的原因主要是由发育不良的椎体所致。

22.5 胸椎、胸腰椎和腰椎异常

22.5.1 发育解剖学

胸椎由椎体和神经弓组成。神经弓由两侧软骨连接形成。在 5~6 岁时，椎体和神经弓发生闭合。后方神经弓的软骨在 2~3 月龄时即已相连接。胸椎的椎管体积发育较快，比颈椎更早达到成人水平。腰椎的发育过程同胸椎类似。

通过对 467 例骨骼发育不良患者的脊髓圆锥位置的研究发现，不论患者的骨骼发育不良类型和年龄阶段，其脊髓圆锥皆位于 L1 椎体水平。在点状软骨发育不良和骨畸形性发育不良患者中发现了 2 例脊髓拴系[39]。

22.5.2 椎体异常

椎体形态异常可见于骨骼发育不良患者。在间向性发育不良、假性软骨发育不全、脊柱发育不良、Kniest 发育不良和黏多糖贮积症患者中可见椎体形态扁平。在 Kniest 发育不良患者中可见形态各异的扁平椎体（图 22.9），这可能与异常发育的软骨相关，因此得名 "anisospondyly"。在间向性发育不良患者中，软骨膜外加生长和软骨内骨化的分离导致椎弓根发育短小，在前后位 X 线片上表现为椎体宽度远大于椎弓根横径[40]。胸椎椎弓根发育不良也可见于驼背发育不良患者。

22.5.3 胸腰椎后凸

软骨发育不全的患者，在生后第 1 年内可出现胸腰椎后凸畸形。据报道后凸发生率高达 94%。顶椎通常位于 L1-L2 水平，可能伴随椎体楔形变。婴幼儿头部比例大、腹部呈隆起状态、韧带相对松弛，在坐位时这些共同因素导致在全身肌张力减退的情况下胸腰椎后凸畸形容易加重进展。

当开始独立行走后，80%~90% 患儿的胸腰椎后凸畸形会自发改善，通常发生在 3 岁之前[41]。胸腰椎后凸持续进展无法自发性改善的危险因素包括胸腰椎椎体楔形变比例超过 60%，运动功能发育迟缓，包括 6

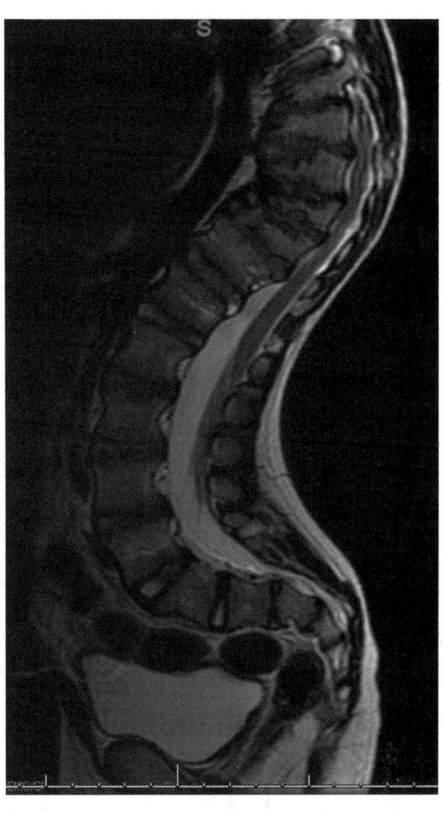

图 22.9 Kniest 发育不良患者的 MRI 显示胸腰段椎体存在不同形态的扁平改变

月龄时无法独立坐下和 18 月龄时无法独立行走[42]。这种情况下可能需要早期佩戴支具治疗，尽管支具在其自然病程中的作用尚不清楚[43]。

当后凸角度过大、后凸自发性改善失败或持续进展、有明显阳性症状（疼痛、椎管狭窄相关症状）时，建议手术治疗。传统手术治疗方式为前路松解融合及后路减压、内固定和融合。

随着新型内固定器械的发展，后路截骨术或后路椎体切除术加前方内固定操作可以安全施行[44]。在手术中应注意脊柱整体矢状位平衡情况（充分矫正后凸和适当恢复腰椎前凸），避免术后出现矢状位失衡的情况。在软骨发育不全患者中，胸椎后凸的上方通常存在代偿性胸椎前凸，在手术时需注意矫正。在骨骼发育不良患者合并严重矢状位失衡时，可能需行扩大经椎弓根椎体截骨术（pedicle subtraction osteotomy，PSO），具体包括切除相邻椎间盘，跳跃双节段 PSO 截骨（图 22.10），甚至需行全脊椎切除术（vertebral column resection，VCR）（图 22.11）。

其他伴有脊柱后凸畸形的骨骼发育不良疾病包括点状软骨发育不良、萎缩性发育不良、黏多糖贮积症、脊柱骨骺发育不良和间向性发育不良。据文献报道，一名 Kozlowski 型脊柱干骺端发育不良患者在经过支

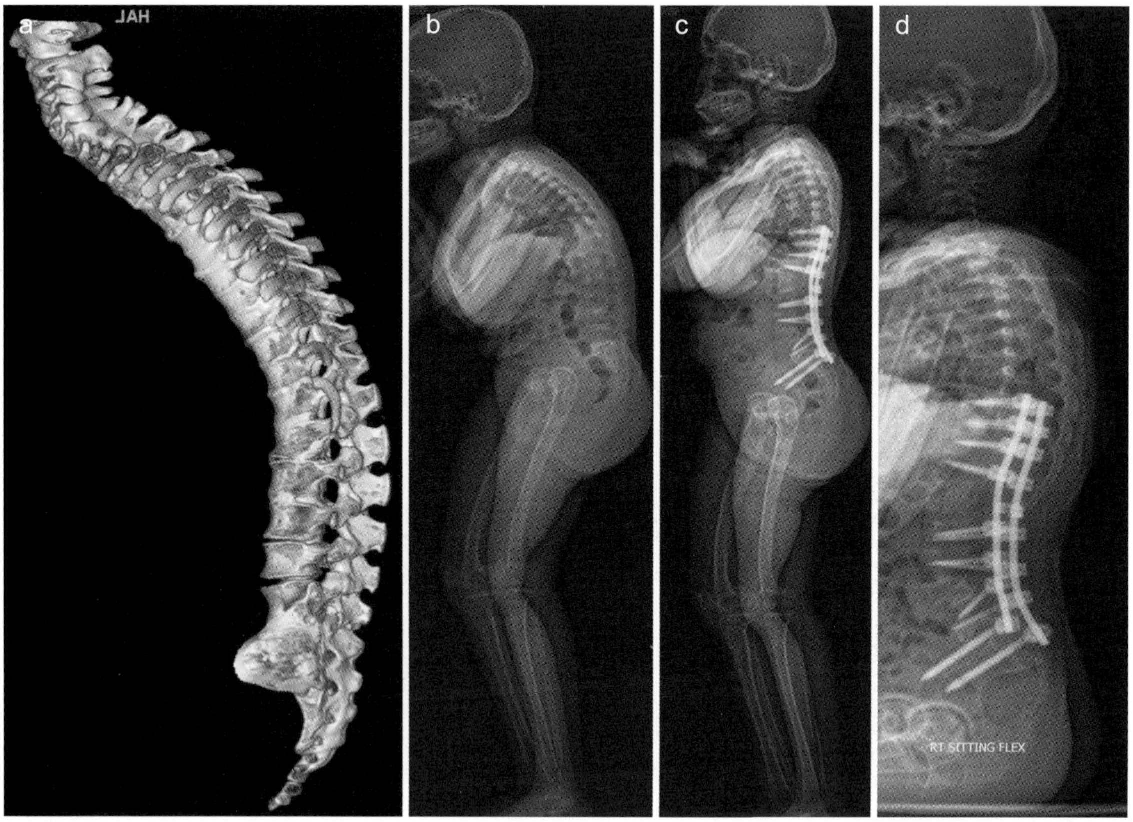

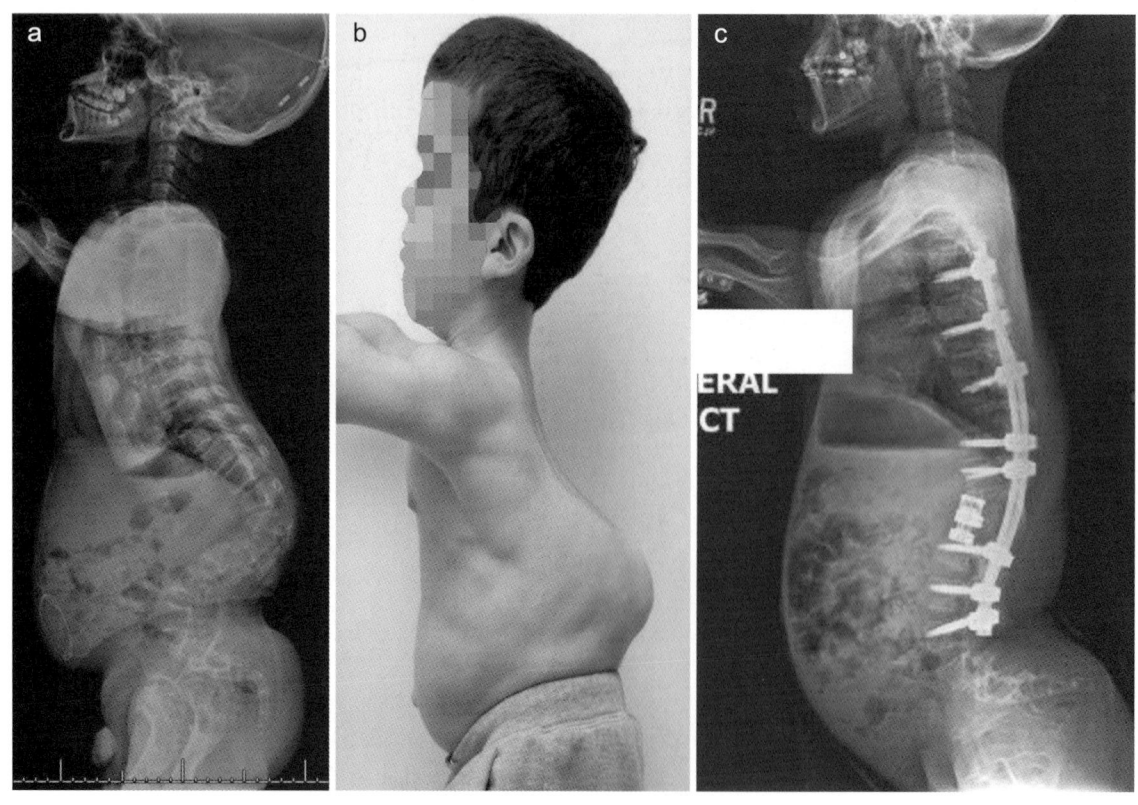

图 22.10 脊柱骨骺发育不良：16 岁患者有腰痛表现，三维重建 CT（a）及侧位 X 线片（b）显示存在明显矢状位失平衡及自发融合。在手术过程中应整体同时考虑下肢对齐情况。患者接受了 L1-L4 跳跃节段经椎弓根截骨（PSO），恢复了矢状位平衡。术后站位（c）和坐位 X 线片（d）均提示矢状位序列改善良好

图 22.11 软骨发育不全伴胸腰椎后凸患者椎板切除术后侧位 X 线片（a）。临床照片（b）可见由于存在胸腰椎后凸，腰椎因代偿表现为过度前凸状态。患者接受了 L1 全脊椎切除和脊柱重建手术，术后侧位 X 线片（c）可见获得了可接受的矢状位改善效果

具保守治疗后胸腰椎后凸畸形获得自发性改善[45]。支具治疗通常仅适用于柔韧性较好的后凸畸形患者。

22.5.4 胸椎、胸腰椎和腰椎管狭窄

软骨发育不全的患者其椎管容积相应减小，尤其在腰椎节段更为明显，据研究报道椎管最窄处位于L4[46]。椎管容积的减少起初是由于神经软骨异常骨化导致，随着年龄增长，小关节囊增厚、小关节骨质增生、黄韧带增厚和椎间盘突出导致椎管狭窄进一步加重。与对照组正常人群相比，其椎弓根间距减少了5 mm，椎弓根长度平均缩短了10 mm。椎管呈三叶形态，硬膜外内容物的空间很小。后方椎体形态呈扇形改变。软骨发育不全的另一特征是从L1到S1节段的椎弓根间距逐渐减小（图22.12）。

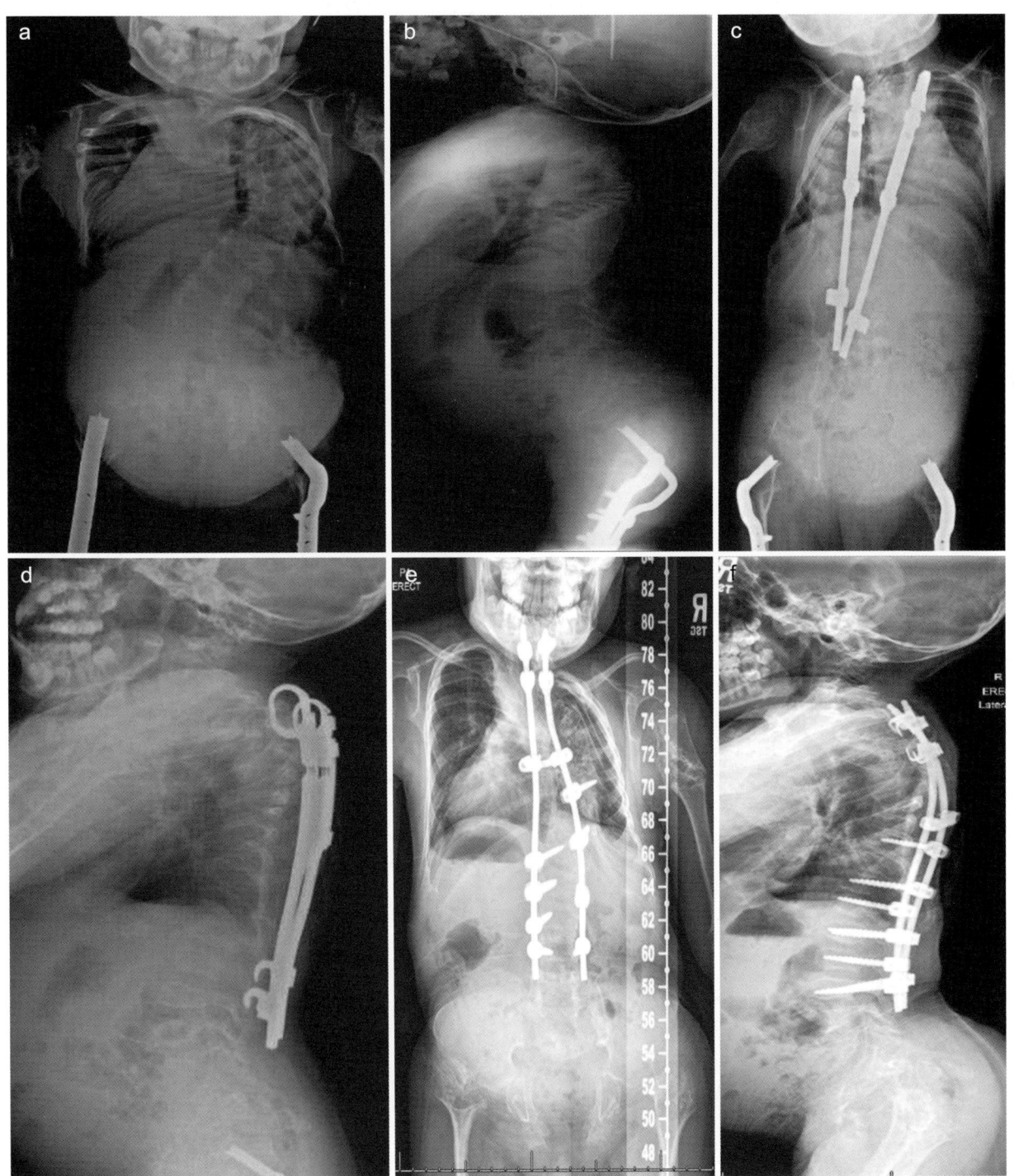

图22.12 （a）脊柱干骺端发育不良患者合并早发性脊柱侧后凸。（b）患者8岁时接受了连接肋骨和脊柱的VEPTR手术。需要注意患者存在近端交界性后凸（c，d）。在13时岁患者接受了终末融合手术（e，f）

椎管狭窄引起的临床症状可能对生活质量有重大影响。阳性临床症状最早可出现在 10 岁前。25% 的患者在 20 岁后出现症状，60 岁后有阳性症状的比例为 80%。最常见的症状是神经源性跛行[47]。患者可能伴有腰痛、感觉障碍、虚弱、尿急和肠功能障碍。马尾综合征和脊髓病可能发生在伴有胸腰椎后凸畸形的患者中[48]。

由于患儿骨骼系统尚未发育成熟，为避免椎板切除术后出现继发性后凸畸形，手术治疗需要行后路充分减压、可靠融合和内固定（见图 22.12）。对 10 名骨骼未发育成熟的椎板切除术后（未行融合术）儿童随访发现，10 名患儿术后均出现了后凸畸形[49]。对于骨骼已发育成熟的患者，若无明显矢状位畸形，且术中未破坏小关节，可单纯行椎管减压手术而无须融合治疗。椎弓根螺钉最适用于脊柱内固定手术[50]。钢丝等内植物若在术中侵入狭窄的椎管可能会导致神经损伤[51]。适用于正常人群椎弓根螺钉置入的入钉点并不适用于软骨发育不全的患者，腰椎置钉路径的内倾角度更小[46]。在术中建议使用 C 臂辅助或三维（3D）导航设备辅助置钉操作。据报道，术中高达 30% 的并发症（例如硬膜撕裂）合并有硬膜变薄且处于紧张牵拉状态[52]。

22.5.5 胸椎、胸腰椎和腰椎脊柱侧凸

脊柱侧凸很常见，通常表现为侧后凸畸形[53]（图 22.13）。骨畸形性发育不良、点状软骨发育不良、先天性脊柱骨骺发育不良、肢端发育不良、假性软骨发育不全、软骨-毛发发育不良、Larsen 综合征和 Kniest 发育不良的患者在脊柱侧凸发生和进展方面具有不同的过程。

在间向性发育不良患者中，脊柱畸形进展可导致严重的侧后凸畸形并伴有明显的躯干短缩[54,55]。脊柱畸形的发病年龄不定，最早可在婴儿期发病。患儿胸廓狭长，通常患有严重的限制性肺病。畸形通常比较僵硬，支具治疗效果欠佳。由于畸形的早发性质、同时存在椎管狭窄、椎体形态扁平（图 22.14），使得手术充满了难度和挑战。手术应尽量选择非融合技术来保留躯干的生长能力[56]。术前头盆环牵引技术和胸腔镜辅助前路松解技术可能对矫形手术有所帮助。

在点状软骨发育不良患者中，脊柱畸形分两种弯型[18]。非发育不良的弯型特点为轻度的后凸畸形，椎体形态通常变化不大，经后路脊柱融合技术即可完成矫形。发育不良的弯型的特点为容易进展，通常难以预测弯型的进展变化。弯型进展可以从婴儿期开始发

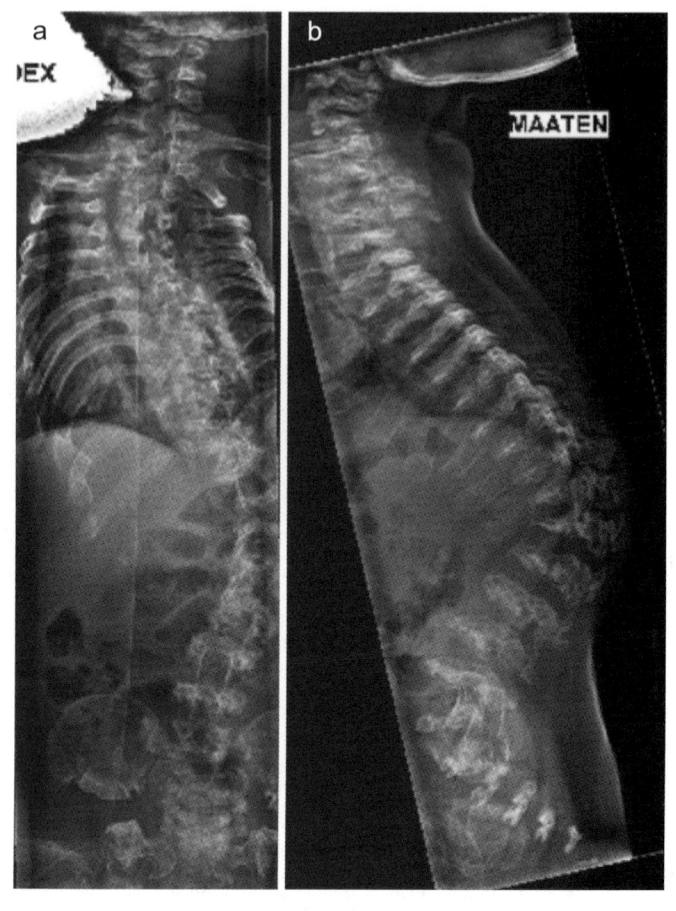

图 22.13　5 月龄间向性发育不良的婴儿合并脊柱侧后凸畸形。（a，b）前后位和侧位 X 线片，可见严重的椎体形态扁平。患儿在 10 月龄时因肺炎离世

生，通常伴有明显的半椎体畸形。

骨畸形性发育不良有 3 种弯型[58]。早期进展的弯型同婴幼儿特发性脊柱侧凸的进展过程类似，在 3 岁时最为明显。如不进行积极干预，侧后凸畸形可能进展超过 100°（图 22.15）。若畸形在 3~10 岁时开始进展，最终畸形角度很少超过 100°。大龄儿童出现的畸形可能是由于骨盆倾斜、椎体形态异常和不对称椎间盘塌陷而继发形成的。不同的畸形类型选择相应的治疗方式进行干预。

早发性和进展型畸形需要早期进行治疗干预，支具治疗通常效果欠佳[59]。早期行胸椎融合术可能导致或加重胸廓发育不良综合征。对于骨骼系统尚未发育成熟的患儿，手术方式应选择生长友好型的技术，如双侧生长棒或生长棒杂交手术。包括磁控生长棒（MCGR）技术在内的生长友好型手术方式可以有效控制弯度进展，同时保留了躯干生长能力（见图 22.15）。同基于肋骨固定技术（如 VEPTR）相比，基于脊柱的生长棒技术可以提供更好的主弯矫形效果。和同龄

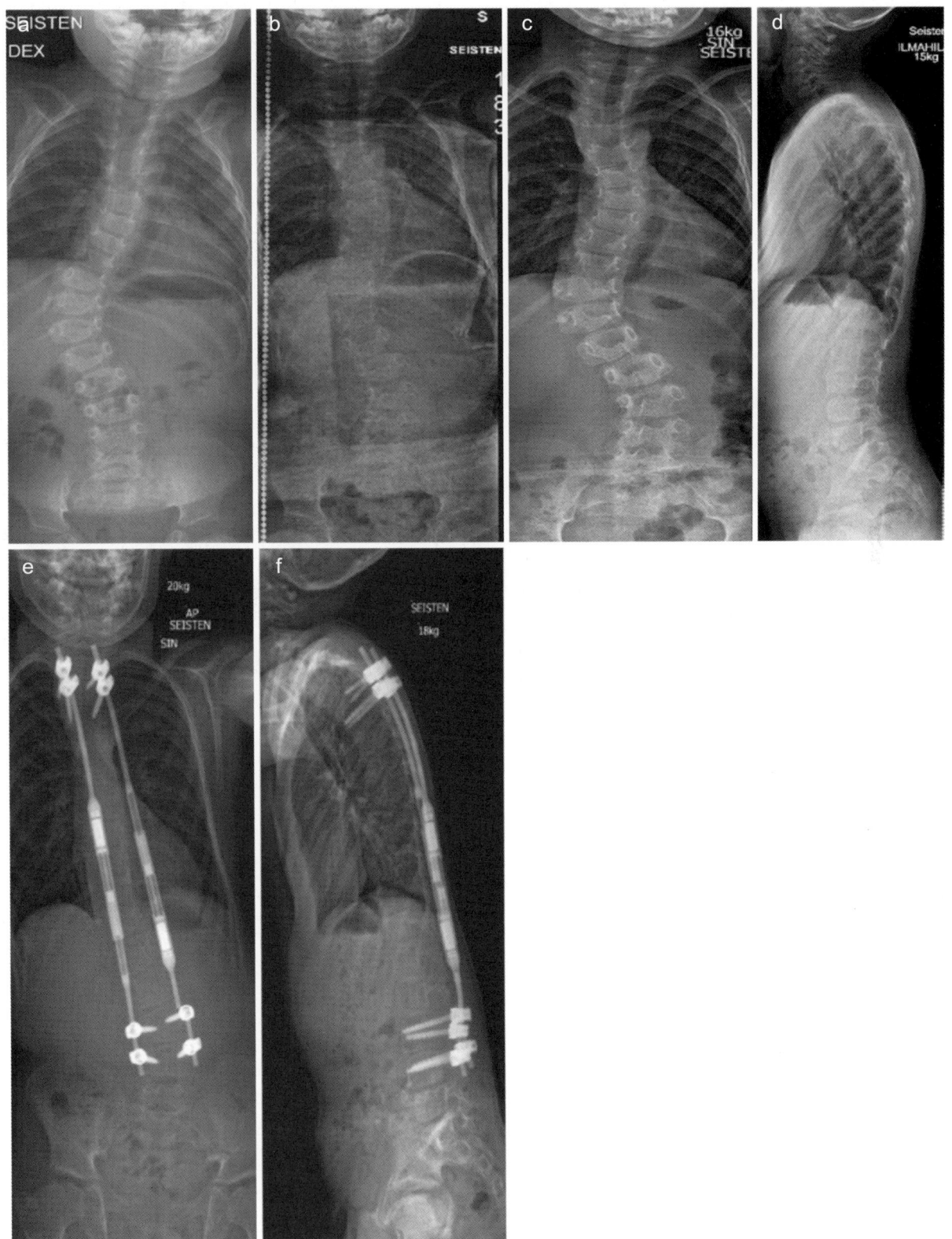

图 22.14 1岁骨畸形性发育不良患者合并早发性脊柱侧凸（a），随即接受支具治疗，在3.5岁时复查影像（b）。5岁时发现侧弯角度进展（c，d）。随即接受了MCGR手术。（e，f）为经过多次撑开手术后3年复查影像。需要注意由于存在髋关节伸展受限，矢状位平衡和腰椎前凸难以维持

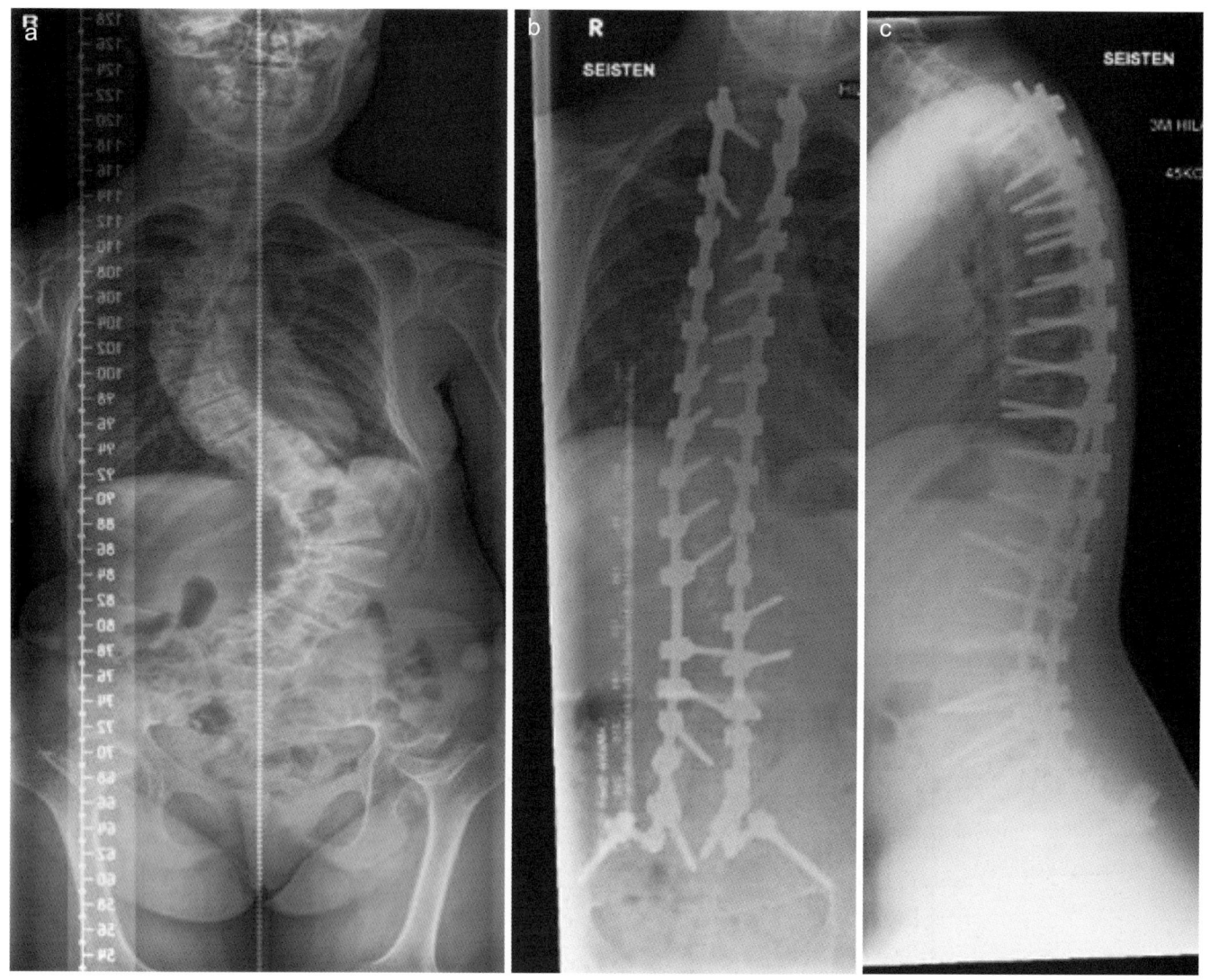

图 22.15 （a）13岁骨畸形性发育不良的女性患者，脊柱侧凸存在双主弯。患者存在严重的髋关节骨关节炎。（b，c）患者接受了脊柱节段性融合和骨盆融合手术

特发性脊柱侧凸患儿相比，脊柱生长能力在手术撑开期间是一定程度受限的，因此应及时根据情况判断调整。骨骼发育不良伴躯干短小类型（脊柱骨骺发育不良、骨畸形性发育不良、脊柱骨干骺端发育不良和黏多糖贮积症）的躯干生长能力，和躯干正常四肢短缩如软骨发育不全相比，其躯干生长潜力更低[60]。神经系统并发症如术中神经监测信号改变更常见。其他并发症如反复撑开手术导致的伤口感染，内植物相关并发症（断棒、钩或螺钉移位），以及术后脊柱序列失平衡（近端交界性后凸畸形），其总体发生率据报道为40%[54]。对于已明确需行脊柱节段融合手术的青少年骨骼发育不良的患者（>7岁），应考虑在允许的情况下推迟脊柱融合手术[61]（图22.16）。对于骨骼系统发育成熟（或接近成熟）的患者，建议行标准脊柱融合手术。

22.6 腰骶椎异常

腰椎过度前凸可见于许多骨骼患者发育不良患者。病理改变可能原发于腰椎前凸病理性加重或继发于髋关节屈曲挛缩，特别是在髋关节内翻畸形的儿童中（见图22.16）。

在软骨发育不全患者中，脊柱骨盆关系不明。骨盆入射角超过正常状态下的52°。腰椎过度前凸相应代偿了胸腰椎后凸，可能导致矢状位失平衡，但这与疼痛评分无较大相关性[41, 62]。腰椎前凸的部分组成包括由髋关节固定屈曲挛缩所致，其最主要的作用是代偿

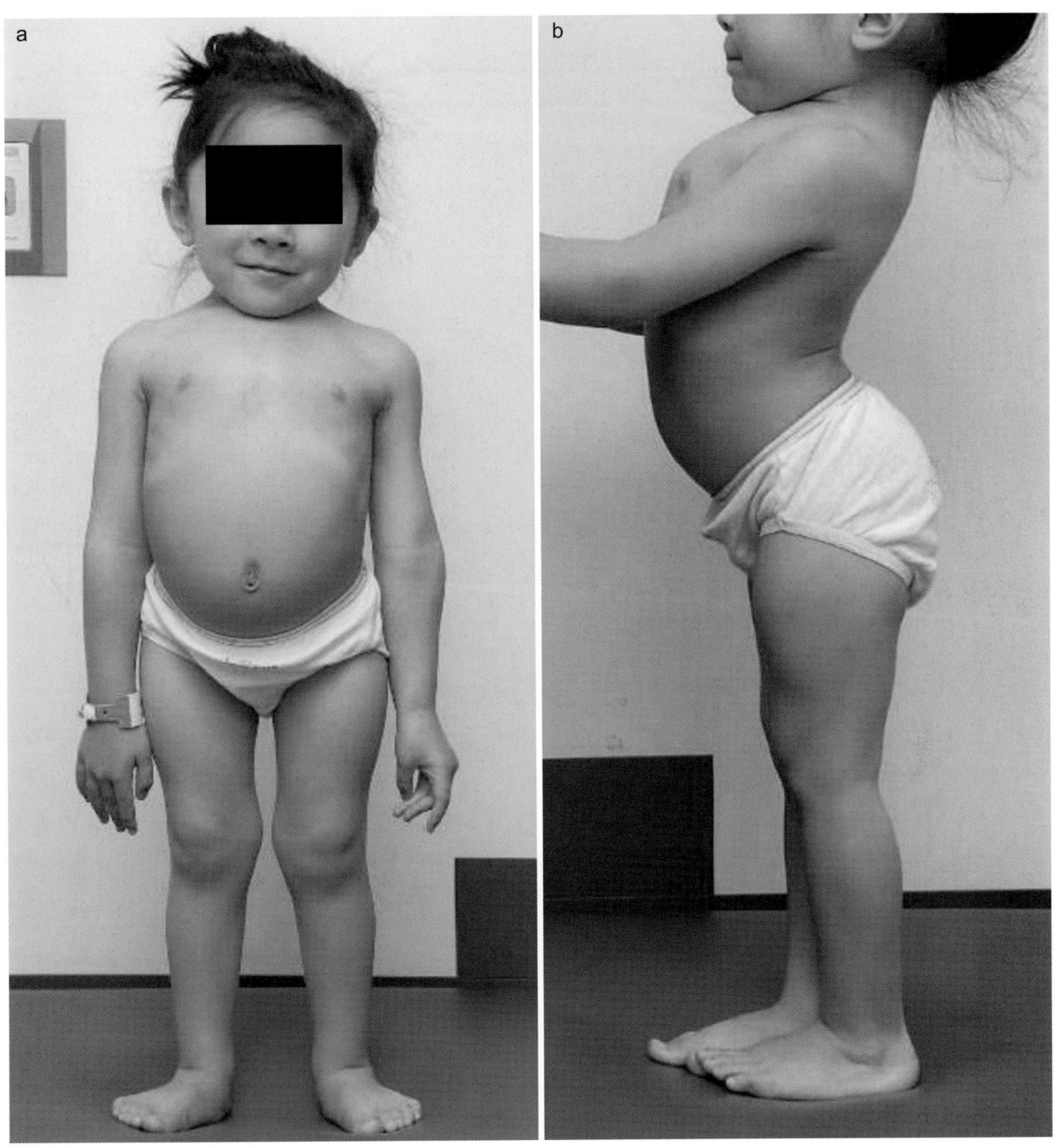

图 22.16 先天性脊柱骨骺发育不良的女性患者,临床外观照片显示躯干和四肢短小(a),以及腹部膨隆(b)。患者由于髋内翻畸形继发腰椎过度前凸。这种情况会对椎体及躯干附近骨的骨骺发育造成影响

胸腰椎后凸[41]。腰椎过度前凸也可见于骨畸形性发育不良和先天性脊柱骨骺发育不良的患者。手术建议仅对腰椎过度前凸进行部分矫正，否则髋关节屈曲挛缩可能会妨碍站立姿势[59]。

22.7 临床表现

骨骼发育不良的患者在不同年龄阶段皆可表现出各种脊柱问题。产前超声筛查可以识别脊柱畸形和结构缺陷。焦虑的父母可以寻求骨科医师咨询，以了解在生长发育过程中可能出现的医疗问题和预期的生活质量。

在出生时，多种类型的骨骼发育不良可以通过特征性的面容和不成比例的身体外观识别（见表22.2）。然而，由于骨骼系统严重受累，肋骨复合体及其相关的胸廓功能不全综合征可导致40%~50%的患儿在1岁前夭折。部分明显的骨骼系统异常表现，诸如Larsen综合征中的多处大关节脱位，或2型胶原病和骨畸形性发育不良中存在的腭裂等，可通过骨骼系统检查进行早期诊断。

骨骼发育不良表现为正常面容、轻度缩短或轻微畸形的患儿在生后的第1年内可能无法识别诊断。这些包括假性软骨发育不全、多发性骨骺发育不良和干骺端发育不良。随着时间的推移，黏多糖贮积症等一类代谢疾病会导致靶器官功能受损，一般在2~3岁时临床症状明显。患儿的临床症状可能首先继发于其他相关疾病，通常表现为呼吸道症状。胸片可能会发现潜在的骨骼异常。通常，发育迟缓、身材矮小或步态异常等表现可能是对疾病准确诊断的首要临床证据。

放射影像学评估是诊断骨骼发育不良疾病的最有效的方式。建议在进行第一次评估时对儿童进行完整的骨骼系统检查。对于新生儿或6个月以下的婴儿，应拍摄整个脊柱、手和下肢的前后位（AP）和侧位图像。包含颅骨的屈曲和伸展位颈椎侧位片也是必不可少的。

22.8 治疗

骨骼发育不良患者的治疗需要由多学科团队参与协作共同完成，包括骨科医师、神经外科医师、耳鼻喉科医师、心脏科医师、肺科医师、牙科医师、康复科医师、营养师和遗传学家。例如，对SEDc和Kniest发育不良的患者，需要进行筛查明确是否有视网膜剥离。心肺问题对患者的护理有直接影响，需要加以解决。遗传学咨询对于未来有生育计划的父母来说很重要。

大多数脊柱问题都可以通过非手术方式解决。干细胞移植是2岁以下1型MPS患者治疗的金标准。其他新兴疗法包括在软骨发育不全患者中使用伏索利肽（vosoritide，C型钠尿肽类似物）以加快骨骼生长速度[63]，以及使用布洛舒单抗（burosumab，一种针对成纤维细胞生长因子23的人单克隆抗体）以改善X染色体相关低磷血症患者体内软骨细胞的生长和迁移率[64]。

手术计划应谨慎制定，术前麻醉评估应放在首位。骨骼发育不良患者可能存在困难气道。合并气管软化和颈椎不稳时需要使用特殊的气管插管技术。Morquio综合征患儿可能存在严重的气管异常，导致气管插管困难或失败[65]。关节挛缩和不成比例大小的躯干使得术中体位摆放困难。在术日前提前使用泡沫或凝胶垫进行体位摆放测试是有用的。术中常规行神经电生理监测，获取电极片置入前后的电生理基线信号。脊髓病患者在术中可能需要不同的电生理刺激方案。术中通过使用自体血液回收装置进行血液储存的策略能有效避免或减少同种异体输血的情况。术后可能需要进入重症监护病房继续治疗。

22.8 总结

骨骼发育不良有多种脊柱表现，可涉及整个脊柱范围。了解骨骼系统的动态发育解剖，根据不同情况进行个体化有效治疗是至关重要的。X线平片是疾病诊断的金标准，上颈椎受累时需进一步行高级影像检查。为确保获得良好的术后效果，围手术期相关问题需妥善解决。多学科团队协作对于疾病的诊治至关重要。

（Leok-Lim Lau, Ilkka J. Helenius, William G. Mackenzie 著　罗焱中 译　张浩然 校）

参考文献

扫描书末二维码获取

第七篇 其他儿童脊柱畸形

第23章 儿童脊柱创伤和运动相关损伤

本章内容

- 23.1 引言 251
- 23.2 颈椎创伤 252
  - 23.2.1 流行病学 252
  - 23.2.2 颈椎的解剖特征 252
  - 23.2.3 临床评估 253
  - 23.2.4 放射影像学评估 255
  - 23.2.5 特殊类型颈椎损伤 256
  - 23.2.6 颈椎损伤预后 262
- 23.3 胸腰椎创伤 262
  - 23.3.1 流行病学 262
  - 23.3.2 胸腰椎解剖 263
- 23.3.3 临床评价 263
- 23.3.4 放射学评估 265
- 23.3.5 治疗 265
- 23.4 特殊胸腰椎损伤模式 266
  - 23.4.1 肌肉劳损 266
  - 23.4.2 应力性骨折（峡部裂/滑脱和椎弓根骨折）...266
  - 23.4.3 未成年运动员的放射性疼痛（椎间盘突出及脊椎骨突环撕脱骨折）..................268
  - 23.4.4 儿童胸腰椎创伤预后 269
  - 23.4.5 总结 270

要点

- 儿童脊柱损伤主要发生在颈椎，其中以上颈椎区域最为常见。
- 未发育成熟的儿童脊柱，具有韧带松弛、小关节面平、椎体楔形变以及椎旁肌发育不完全的特点，导致颈椎损伤的发生率相对较高。
- 临床医生在解读儿童脊柱X线片时应认识到未成熟脊柱的正常解剖变异，如未闭合的骨骺线、假性半脱位以及颈椎生理性前凸消失。
- 齿突骨折是未发育成熟颈椎常见的损伤类型，通常发生在软骨结合处，可以通过固定进行保守治疗。
- 无放射影像异常型脊髓损伤（SCIWORA）是儿童人群中相对常见的损伤。
- 胸腰椎损伤通常由交通事故或运动相关损伤导致，且在青少年人群中更为常见。
- 胸腰段脊柱的稳定损伤可以通过短暂卧床休息、解痉治疗和胸腰骶支具等进行保守治疗。机械性不稳定骨折伴神经功能障碍应通过手术治疗。
- 高达53%的脊髓损伤是由运动相关损伤导致。
- 背痛有很多不同的原因，80%的青少年运动员受其影响。正确的体格检查和恰当的诊断决定相应的治疗方式。
- 在青少年中，脊椎骨突环撕脱骨折可类似于急性椎间盘突出。

23.1 引言

儿童脊柱骨折的发生率相对较低，占所有儿童骨折的1.2%[1]。它们通常由机动车事故（motor vehicular accidents，MVAs）、跌倒、运动损伤和偶发非意外创伤造成。小儿脊柱解剖的独特性导致了特定的损伤模式：与成人脊柱相比，儿童脊柱的韧带、椎间盘和软组织更加松弛。这种松弛也解释了无放射影像异常型脊髓损伤（spinal cord injuries without radiographic abnormalities，SCIWORA）在儿童中发生率增加的原因[2-4]。

另外，幼儿和青少年患者颈椎创伤的损伤模式不同[5,6]。8岁及以下儿童颈椎的柔韧性好，头身比例较大，更容易导致上颈椎损伤的发生。相反，青少年患者的损伤模式与成人相似。儿童人群中常见的颈椎损伤包括寰枕分离、上颈椎骨折、SCIWORA和胸腰椎压缩性骨折。

儿童胸腰椎创伤与成人脊柱创伤的特征不同。这些损伤更易发生在9岁及以上的儿童身上，通常与高冲击性运动或MVAs相关[7]。胸腰椎损伤有多种模式，包括轻微压缩性骨折、脊椎骨突环撕脱骨折、屈曲牵张损伤、爆裂骨折和合并骨折脱位。

儿童和青少年参与娱乐和竞技运动的人数持续增加，导致肌肉骨骼损伤的发生率增加。最令人担忧的是，在儿童和青少年目前遭受的所有危及生命的创伤中，近40%与运动有关[8]。虽然大多数伤害不是致命的，但仍会导致大量的运动时间损失，并带来长期的后遗症。我们回顾了影响年轻运动员的特定损伤，这些损伤在脊柱发育过程中既有特点又很常见，并提供了诊断和治疗方面的最新依据。运动损伤的范围从急性运动创伤到典型的办公室不适。

本章讨论的大多数情况都可以由普通儿骨科医生来处理，但有些患者需要咨询儿童脊柱专科医生；了解如何以及何时转诊对确定最优治疗方案至关重要。

23.2 颈椎创伤

23.2.1 流行病学

儿童创伤患者中，脊柱损伤的总发生率为1%~2%，死亡率为4%~5%[9,10]。其中大多数（60%~80%）发生在颈椎[10,11]。8岁以上和以下的患者颈椎损伤各不相同。Osenbach和Menezes[12]报道，8岁及以下儿童的颈椎损伤发生率为79%，而9岁以上儿童为54%。半脱位与神经损伤在年幼人群中更为常见。然而，即使在年幼的队列中，变异性仍然存在。Knox等发现，婴儿和学步儿童（0~3岁）更容易发生韧带损伤，而年龄较大的儿童（4~9岁）更可能发生压缩性骨折[5]。SCIWORA损伤在年龄较小的儿童中也更常见。Hadley等[13]对122例儿童脊柱损伤的研究结果证实了上述观点。Brown等[14]报道了68%的儿童颈椎损伤为上颈椎损伤。上颈椎损伤、SCIWORA和神经损伤在8岁及以下的患者中更为常见。SCIWORA在受虐儿童的颈椎创伤中也很常见。非意外头外伤的儿童在临床上可能没有明显或不稳定的颈椎损伤。临床医师应考虑对所有小年龄非意外创伤患者的脊柱进行评估，并适当降低进一步检查的门槛[15]。受虐待儿童的脊柱损伤在MRI上表现为硬膜外、硬膜下血肿或颈内侧交界处的脊髓水肿、椎前水肿、小关节水肿以及椎间和（或）肌肉水肿[12-14,16-18]。在一项726例非意外创伤患者的大宗研究中，Knox等[15]发现1.5%的患者存在脊柱损伤，所有患者的年龄均在1岁及以下。大多数损伤位于颈部（全部位于寰枕和寰枢椎区域），54%的患者出现神经损伤。

MVA、运动损伤和跌倒是导致脊柱损伤最常见的原因[14,19]。Brown等[14]的研究结果显示，52%的颈椎创伤由MVC所致，27%由运动相关损伤所致，15%由跌倒所致。一项纳入了540名颈椎外伤儿童的多中心研究结果表明，虽然MVC是≤6岁儿童最常见的致伤原因，但对8~15岁的儿童而言，运动相关损伤与MVC致伤概率相同，均为23%。截至目前，儿童脊柱创伤相关死亡率为7%~28%[10,14,17,19]。

23.2.1.1 运动相关损伤

在美国，截瘫和四肢瘫痪新发病例中约10%继发于高中或大学校园运动损伤[20]。且所有儿童运动相关损伤的4%可能导致脊柱创伤[21]。一项研究发现，美国每年花费近7亿美元治疗与运动相关的脊髓损伤[20]。此类损伤在青春期男童中更常见且颈椎最常受累[14,21,22]。有研究表明，儿童患者运动和娱乐相关性脊柱损伤常为轴下型，SCIWORA更常见，与其他机制导致的颈椎损伤恰恰相反[14]。创伤性脊柱损伤在自行车事故和接触性运动中更常见。虽然上述原因所致颈椎损伤发生率最高，但诸如体操、拉拉队、跳水、曲棍球、撑竿跳、双板和单板滑雪等运动中也存在脊柱损伤风险，所以针对此类活动进行全面的安全教育和安全保障尤为必要[21]。美式橄榄球运动禁止使用抱摔抢断后，严重颈椎损伤发生率急剧下降，这说明教育年轻运动员安全使用合适的技术手段十分重要。

23.2.2 颈椎的解剖特征

寰椎的3个骨化中心分别位于前弓和双侧椎弓。寰椎前弓在出生后至1岁前通常不会发生骨化。前弓和双侧椎弓骨化中心一般于7岁骨化融合。后弓则在3岁时由双侧椎弓于后方融合形成。

枢椎由4个骨化中心组成，分别位于齿突基底、双侧椎弓和齿突内。这些骨化中心出生即存在。齿突基底和齿突内的两个骨化中心在7个月胎龄时形成由软骨连接的齿突，并与主体分离。齿突的2个骨化中心通常在生后仍然存在。位于寰枢关节下方的齿突基底软骨一般在3~6岁时骨化融合。了解齿突骨骺的位置（11岁之前可通过X线片显示）有助于避免齿突骨折的误诊。齿突尖是位于齿突顶端的次级骨化中心，通常于 3~6 岁间出现。双侧椎弓一般于 3~6 岁间与椎体融合，并在 2~3 岁时向后方融合成后弓（图 23.1）。

未发育成熟颈椎的独特解剖结构可解释儿童群体的致伤机制。儿童寰枢关节韧带相对松弛导致该人群中上颈椎半脱位和颈椎损伤的发生率较高。此外，侧块表面相对较平，且随年龄增长凹陷逐渐加深。这种骨与关节不适配的情况增加了低龄儿童患者（尤其是≤5 岁患儿）寰枕不稳定的风险[23]。此外，儿童患者因头身比相对较大，脊柱生理弯曲受力点常位于 C2~C3，而非成人的 C5 和 C6[24]。儿童群体颈椎易发生损伤的其他解剖特征包括延迟骨化的钩突（维持成人脊柱稳定的结构）、未成熟椎体的楔形前缘和发育较差的颈旁肌。这些因素都会导致儿童患者上颈椎不稳/损伤的发生率相对较高[2, 25, 26]。

23.2.3 临床评估

儿童患者的颈椎损伤通常是由严重创伤（例如 MVA、高处跌落和穿透性损伤）引起的。运动性和非意外性创伤也是小儿脊柱创伤的潜在原因。患者在就诊时可能处于昏迷状态。当意识恢复后，可能表现为颈部疼痛或痉挛。患者同样也可能存在头面部创伤以及由安全带引起的淤伤。幼儿可能不存在这些征象，患儿可能表现为枕部头痛。此外，对于患有颈椎损伤综合征或颈椎易损伤的儿童，即使损伤机制较轻也应仔细鉴别。表 23.1 列出了一些需要及时进行影像学检查和制动的情形[27-29]。

除了严格遵守高级创伤生命支持（Advanced Trauma Life Support，ATLS）方案外，还应对所有疑似脊柱损伤的患者进行全面的神经系统检查，并评估其

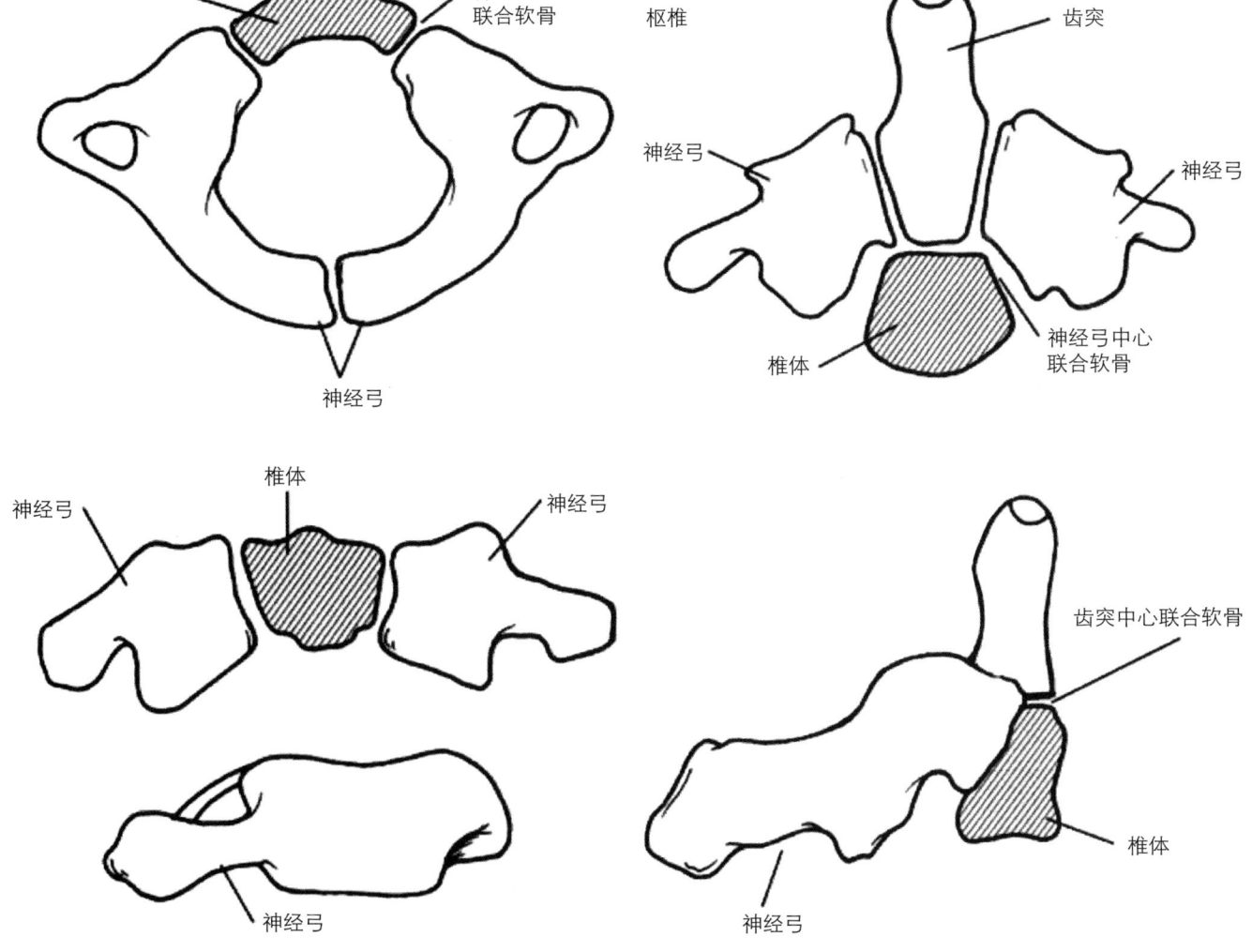

图 23.1　寰椎和枢椎的骨化中心

表 23.1 有以下情况的儿童颈椎损伤患者需要进一步行影像学检查和制动

颈椎手术史	
既往颈椎关节炎	强直性脊柱炎 类风湿关节炎
影响颈椎发育的先天性综合征	唐氏综合征（约 15% 发生寰枢椎不稳） Klippel-Feil 综合征 莫基奥（Morquio）综合征（黏多糖病Ⅳ），与齿突发育不良有关 拉森（Larsen）综合征，可能与颈椎椎体发育不良有关
影响骨和软组织完整性的疾病	成骨不全症 马方综合征 Ehlers-Danlos 综合征 长期使用类固醇

数据来自参考文献 [27–29]

他相关损伤[30]。为了减少患者摘除颈托及暴露于 X 线的时间以降低辐射，颈椎检查的方法或方案至关重要。儿童颈椎研究协会下属儿童颈椎排查工作组（Pediatric Cervical Spine Clearance Working Group，PCSCWG）[31]，发表了他们的多学科共识声明和基于格拉斯哥昏迷评分（Glasgow Coma Scale，GCS）初始评分的儿童颈椎鉴定的策略（图 23.2）。本研究小组和其他研究小组[32]的研究表明，在不影响颈椎损伤的诊断及增加住院时间的情况下，重复"第二天"的临床检查和增加脊柱服务参与可减少辐射暴露。

既往在急诊医疗管理期间限制脊柱运动的过程被称为"脊柱固定"。最近，创伤专家对这一过程采用了"脊柱运动限制"一词，因为真正固定脊柱是不可能的。儿童可疑颈椎损伤应固定于脊柱板。Lee 等提出的脊柱运动限制的适应证见表 23.2[33]。由于 7 岁或以下儿

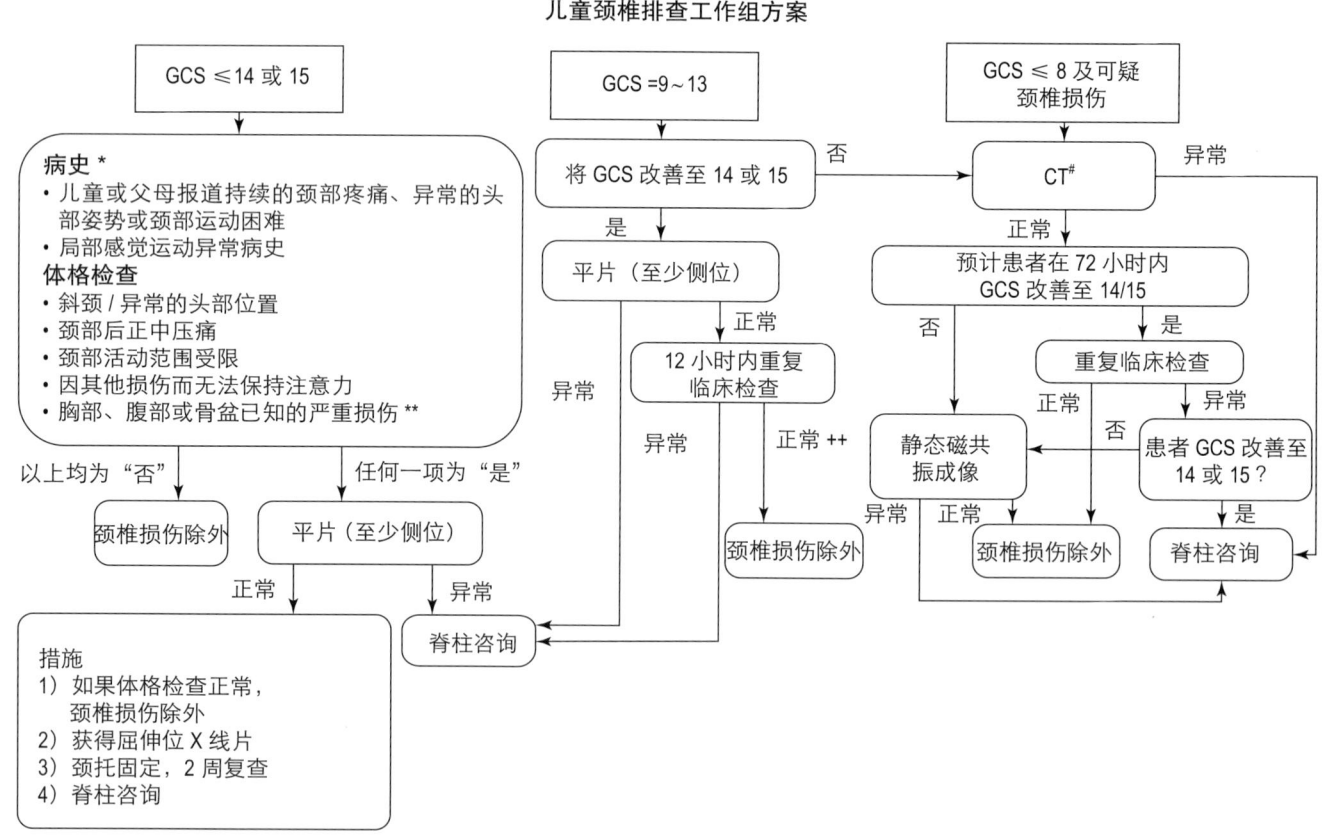

图 23.2 基于儿童颈椎排查工作组的儿童颈椎排查流程（转载自 Herman 等 [31]，经 Wolters Kluwer Health，Inc 允许）

表 23.2　儿童颈椎固定的指征
异常的神经系统查体表现（包括完整四肢的运动、感觉、反射等查体）
由于情绪不稳、意识丧失、服用药物等导致查体结果不准确
颈部疼痛或局部有压痛
与 CSI 相关的损伤机制（高速机动车碰撞、高度大于身长的坠落、自行车或潜水事故、过伸性损伤、累及头部的加速-减速损伤）
一过性神经系统阳性症状提示 SCIWORA（无力、感觉异常或沿着脊柱/四肢与颈部活动相关的触电感/灼烧感）
颈部外伤的体征（淤斑、擦伤、畸形、肿胀或压痛）或头面部严重外伤

数据来源于参考文献[33]。

童的头部相对较大，当这些患者被固定在传统的脊柱板上时，有头部屈曲的倾向。这可以通过使用薄床垫/衬垫或使用儿童专用的枕骨凹陷的刚性长板，将躯干（肩部至腰椎）相对于头部升高来预防头部屈曲[34]。

当儿童仰卧在板上并直视前方时，颈椎处于中立位置，其视线恰好垂直于脊柱板，冠状面上外耳道也与肩部对齐。值得注意的是，为避免不必要的疼痛和压疮，应尽快将孩子从刚性长板上移开，移开时间通常是在进行 ATLS 方案的初步调查时。如果患者在刚性板上保持 30 min 以上，应在枕骨、肩胛骨、骶骨和足跟下方放置衬垫。

若儿童颈椎需长期固定，halo 环和 halo 架也是可行的固定方法。儿童颅骨相对薄弱，还可能存在未闭的颅缝；因此，与成人相比，儿童需要更多的钉子数量和更低的拧钉扭矩。通常需要使用 8~12 个钉子，分别施加低扭矩（1~5 磅/英寸）。在固定前行头颅 CT 扫描可以评估是否存在未闭合的颅缝及颅骨薄弱区域。在拧钉时应避开这些区域。Halo 架固定的优点包括容易操作、允许患者早期活动、颈部和头皮的伤口便于护理，以及下颌活动不受限。使用 halo 架的常见并发症是钉道松动和钉道感染，后者最为常见[35, 36]。

23.2.4 放射影像学评估

怀疑颈椎损伤时，标准摄片应包括颈椎 AP、侧位和开口位，下方摄片范围应到达 T1 水平。对于没有神经功能障碍的意识清晰和大龄患儿，如果怀疑存在椎体不稳，还应进一步拍摄颈椎屈曲和伸展侧位片。若在标准 X 线影像中可见节段性脊柱后凸、前方软组织肿胀（椎前肿胀）和可疑的半脱位，则提示可能存在椎体不稳[2, 37]。在小婴儿中，由于颅骨影重叠，开口位和侧位影像可能难以辨认结构。在这些情况下，侧位颅骨影像可用于评估上颈椎[2]。

用于评估上颈椎稳定性的影像参数包括寰齿间隙（atlanto-dens interval，ADI）、Powers 率和颅底-枢椎距离。ADI 为齿突前缘到寰椎前弓后缘的距离，正常值应<5 mm。Powers 率定义为枕骨大孔前缘与寰椎后结节之间的距离同颅后点到寰椎前结节距离之比。该比值平均为 0.77，若>1 或<0.55 提示寰枕脱位。枕骨大孔前缘-枢椎距离是枕骨大孔前缘中点与从齿点后缘向头侧延伸的垂直线之间的距离。对于 13 岁或以下的儿童，该距离应不超过 12 mm（图 23.3）[26, 30]。

脊柱发育过程中的正常解剖变异应与病理性改变相区别。小儿脊柱最常见的解剖变异是 C2 和 C3 之间的生理性前移，其次是 C3 和 C4；Shaw 等在 22% 的多发伤患儿中观察到 C2 在 C3 上的假性半脱位[39]，Cattell 和 Filtzer[40]通过侧位动力位影像发现在 7 岁或以下的患儿中这一比例为 46%。为了将这种假性半脱位与损伤区分开来，必须评估棘突椎板线（如 Swischuk 线）（图 23.4）。棘突椎板线沿着 C1 到 C3 的后弓绘制，通常在 C2 后弓的前皮质 1 mm 范围内通过。若距离>1.5 mm 应引起关注，>4 mm 被认为是异常改变[40]。

颈椎正常生理前凸消失在成人被认为是病理性异常改变，但对于小于 16 岁的儿童，可能是正常生理性变化。在这些患者中，若棘突间距是相邻棘突间距的 1.5 倍或更小，通常认为椎体是稳定的[40, 41]；此外，正常的颈椎前凸会随着颈部的伸展而恢复。

在儿童颈椎的正常 CT 影像测量参数方面，文献表明测量数值需要同时与定义年龄和性别相对应。Vachhrajani 等[42]发现上颈椎影像参数测量值中一部分与年龄不相关（LMI=侧块间隔，ADI=寰齿间隔），一部分与年龄具有相关性（BDI=颅底齿突距离，CCI=颅颈距离，PADI=后方 ADI）[30]。需要进一步通过大样本、不同地域患者的队列研究来验证这些发现，以便更好地指导患者治疗。

在评估儿童脊柱时，鉴别真正的骨折和未融合的骨骺线至关重要。棘突的次级骨化中心和椎体未融合的环状隆起在 X 线片上疑似骨折。正常的骺板光滑、有规则的放射透光区，下方有软骨下硬化线，发生在可预见的位置上。相反，急性骨折是不规则的、没有硬化线，发生在颈椎的任何位置[30, 41]。

最后，虽然先进的影像检查（CT 和 MRI）可以用于识别查体和 X 线片未发现的轻微损伤，但 CT 不应用于除外存在继发于软组织损伤导致潜在的不稳定的儿童颈椎创伤患者[43]。此外，由于屈伸位 X 线片不适

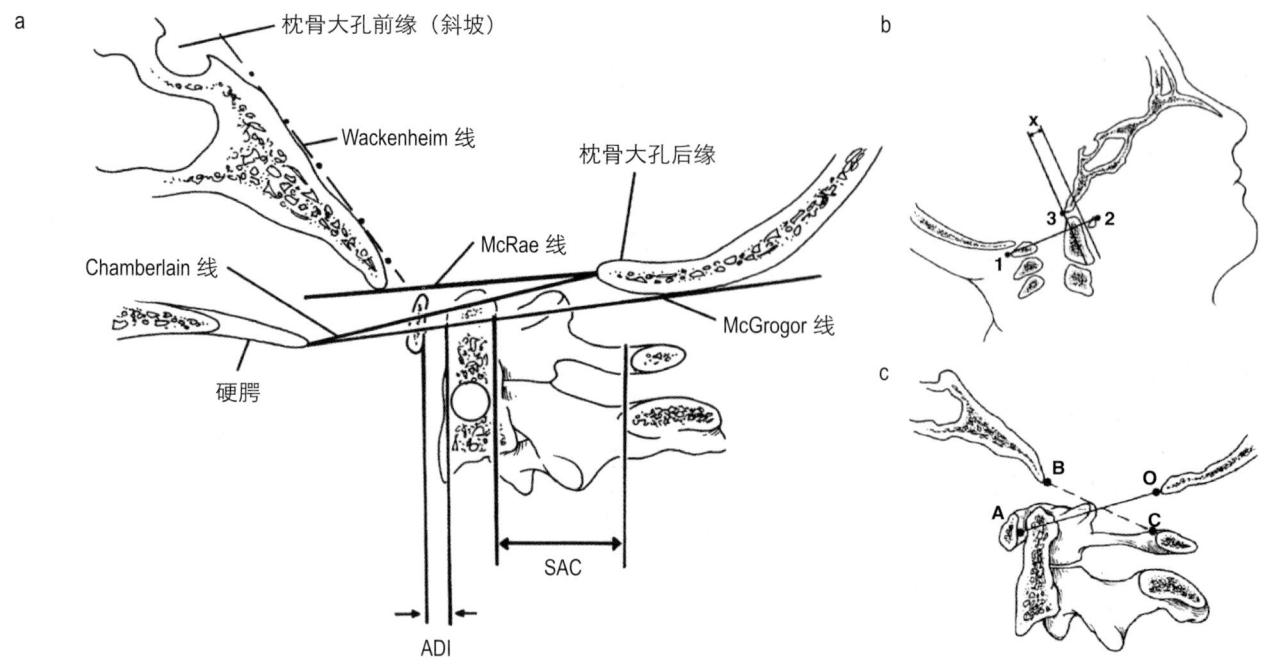

图 23.3 颈椎标志和测量参数。(a) 通常用来确定基底压痕的线和确定寰枢椎不稳定的方法。ADI,寰齿间隙;SAC,脊髓可容纳空间。(b) 根据 Wiesel 和 Rothman 测量寰枢椎不稳定的方法[38]。寰椎线连接点 1 和点 2。在寰椎前弓后缘作一条垂直于寰椎线的直线。从颅底点到垂直线的距离(x)在屈伸位时不应超过 1 mm。(c) Powers 率是通过绘制一条从颅底点(B)到寰椎后弓(C)的连线和一条从枕骨点(O)到寰椎前弓(A)的连线来确定的。BC 线长度除以 OA 线长度,比值为 1.0 或更大时即可诊断为寰枕前脱位 (Reprinted from Copley and Dormans [28])

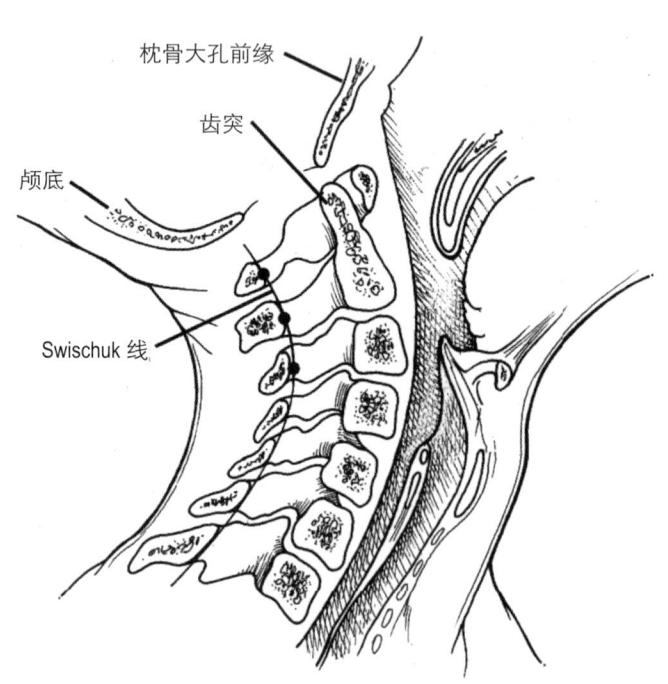

图 23.4 棘突椎板线(Swischuk 线)用于鉴别 C2-C3 假性半脱位与真性颈椎损伤

用于评估插管、迟钝或不配合的患儿,MRI 在识别软组织方面会有所帮助。Flynn 等[44] 报道在 64 名 X 线片无颈椎损伤的儿童中,MRI 能够发现 15 名(24%)存在损伤。最后,CT 血管造影对评估血管损伤有很大帮助(图 23.5)。

23.2.5 特殊类型颈椎损伤

23.2.5.1 颈髓神经功能障碍

颈髓神经功能障碍(cervical spinal cord neuropraxia, CSCN)又称一过性神经性麻痹或一过性四肢瘫痪,是一种短暂但客观存在的脊髓损伤。CSCN 主要由颈椎过伸、过屈或轴向负荷损伤造成。脊柱的骨性结构以钳夹机制作用于脊髓。虽然年龄较大患儿可因颈椎椎管狭窄面临此风险,但目前的证据表明,多数年轻患者损伤是由发育过程中颈椎活动度过大造成的[45]。换言之,儿童并无解剖学上的椎管狭窄,但损伤合并韧带松弛可能导致脊髓神经功能障碍。患者主诉症状不止影响单一肢体,可同时包括如麻木或烧灼感在内的感觉异常和不同程度的肌力下降。症状可能持续数秒至 36 小时,但依照经验都可完全恢复[46]。将 CSCN 与"烧灼感"或"针刺感"进行区分至关重要。CSCN 会引起多种肢体症状。即使是轻微或短暂的双

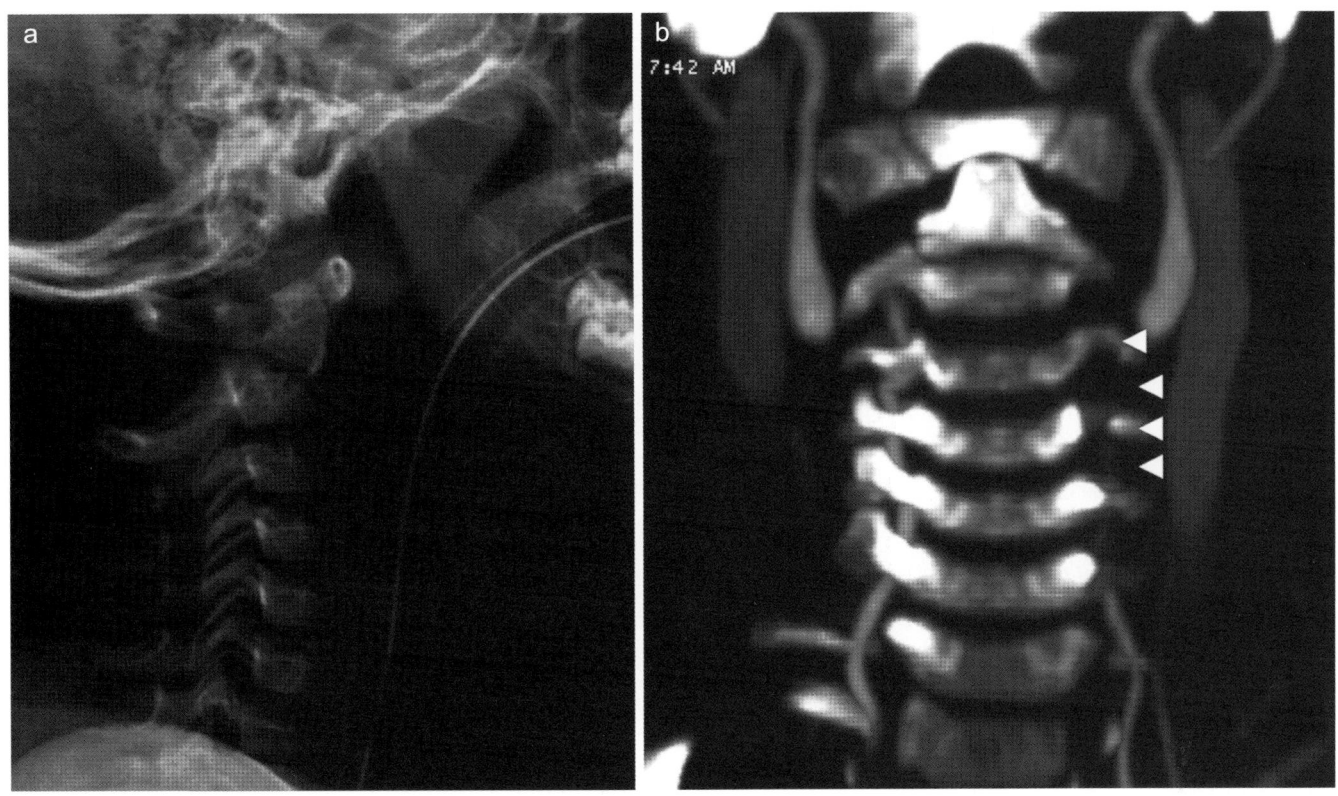

图 23.5 （a）4 岁男性车祸伤患儿，颈椎侧位 X 线提示齿突骨折，C2 后脱位，C1 和 C2 后方附件距离增宽。（b）颈部 CT 血管造影影像提示左侧椎动脉受累，表现为长段管腔不规则改变（箭头处）

侧症状也可能提示患者存在脊髓损伤。相比之下，"烧灼感"或"针刺感"是一种短暂的臂丛神经功能障碍，引起单侧上肢麻木、刺痛和（或）无力。存在烧灼感或针刺感的患者在症状完全缓解后可以重新恢复运动[47]。但存在双侧肢体症状的患者须按脊髓损伤原则进行处理，是否可恢复运动尚未知。损伤现场的初步处理应遵循 ATLS 原则。颈椎必须行外固定。如果在橄榄球运动中受伤，不可摘除头盔。应将患者固定于一块硬板上，颈部保持中立位，同时携带头盔。为了评估气道情况，应单独取下头盔上的面罩[48]。病情稳定后，应将患者送往急诊进行完整的临床和放射影像学评估，包括颈椎 MRI，以全面评估骨骼或韧带损伤以及脊髓椎管空间情况[45, 46, 49]。尽管使用大剂量类固醇激素存在争议，但考虑其潜在的治疗获益、并发症以及特定的协议共识，仍考虑使用大剂量类固醇激素[50]。在没有骨折或韧带断裂的影像学证据的情况下，治疗可选择硬质颈托外固定。当症状完全缓解，即患者在正常力度的活动范围（range of motion，ROM）下疼痛消失，可以摘除外固定。如果疼痛持续存在，则应继续固定制动，并在 2 周后重新评估病情。在神经系统检查正常、颈椎动态和静态影像正常、症状完全缓解的情况下，可以停止颈托固定治疗。部分作者建议在恢复运动前，完成颈椎椎旁肌的理疗[51]。Dailey 等强烈建议对于没有合并颈椎管狭窄的 CSCN 患者在症状缓解后可以安全恢复运动。他们还建议（证据支持等级较弱）存在影像学颈椎管受累的 CSCN 患者不应继续参加体育运动[46]。

23.2.5.2 寰枕脱位

寰枕脱位的损伤是致命的，尽管目前的治疗方案已经降低了死亡率。这些方案包括优化受伤现场的抢救、早期固定制动、提高对可疑损伤的警惕以及改进诊断方式。这些损伤通常由机动车碰撞或机动车与行人碰撞时快速减速造成。头部相对躯干呈过屈状态，进而导致寰枕关节脱位。小龄儿童因颈椎韧带松弛且寰枕关节骨性稳定性较差等导致此类损伤多发。本文介绍了三种类型的寰枕脱位（atlanto-occipital dislocation，AOD）。类型 1：枕骨相对寰椎前移；类型 2：枕骨与寰椎存在纵向移位；类型 3：枕骨相对寰枢椎后移[26]。

AOD 患者常合并多发创伤，常存在颅脑损伤等多种相关损伤。血流动力学不稳定较常见，通常继发于神经源性休克。一旦发生,患者可能需要行气管插管辅助通气和使用升压药维持血压。早期临床表现常可能掩盖AOD的存在,影响全面神经系统检查评估。因此,对于AODs需高度警惕并早期诊断和优化治疗方案。患者常表现为四肢瘫痪或无力。此外,患者还常出现颅神经麻痹,特别是Ⅵ、Ⅸ~Ⅻ颅神经。下位颅神经麻痹可能继发于牵拉损伤,Ⅵ颅神经麻痹可能是颅脑损伤所致。椎动脉也可能受到损伤[52-54]。

X线影像是评估诊断AOD的主要依据。Power率、Wackenheim线和枕髁距离是用于评估寰枕稳定性的影像学参数。在侧位片上,Wackenheim线沿枕骨斜坡向下延长并与齿突的尖端切线相交。这条线相较齿突的前移或后移表示枕骨在枢椎上存在移位。枕髁距离定义了枕骨髁状突平面和C1平面的间距。距离>5 mm标志着寰枢关节异常(见图23.3)[26, 30, 41]。最后,Power率是指从颅底到寰椎后方椎板线的距离与从颅后点到寰椎前环后表面距离之比。比值>1.0提示寰椎相对枕骨向前移位。CT扫描是评估寰枕关节不稳的敏感方法。经冠状面和矢状面重建后的CT影像可以清楚显示寰枕关节错位。MRI也可被用来评估寰枕关节不稳。它可以显示寰枕关节上方的韧带和软组织结构的情况。若MRI提示覆膜韧带完全缺损,则可诊断AOD。此外,MRI也可显示是否存在脊髓损伤[23]。

与所有多发伤患者一样,首要问题是优化通气并维持血流动力学稳定。颈椎应固定于中立位;伴或不伴牵引的halo架固定和Minerva石膏皆是可选的治疗方式。是否应对颈椎进行牵引目前仍有争议,部分学者主张牵引适用于Ⅰ型和Ⅲ型损伤。因结构对位尚可,颈椎牵引并不适用于Ⅱ型损伤[23, 53-55]。

包括早期行后路脊柱(O-C2)融合内固定术等的AOD治疗方式仍存争议,因为最终此类损伤中相关软组织损伤可能导致关节不稳。文献报道的常用手术技术包括轮廓环形固定、寰枢椎经关节螺钉内固定,以及钢丝固定合并植骨。有两种使用钢丝固定和自体髂骨取骨植骨或肋骨取骨植骨的技术已被报道。这两种手术都需用钛缆或钢丝将取得骨块固定于枕部预先钻出的固定孔上。前者将单一形状的移植髂骨块固定在枕骨底部和枢椎棘突的凹槽上。而后者是选取一对具有与脊柱自然解剖曲线类似的自体肋骨条,并用椎板下钢丝置入技术将其固定在枕骨和枢椎上(图23.6)[29, 52, 53]。无论采用何种术式,患者术后都要用halo架固定至少6~10周,然后佩戴颈托至少3个月。停止颈椎外固定的依据是基于影像学证据显示的结构稳定和坚固的植骨融合。需立即对患者行后路脊柱融合手术的指征包括≥3岁以及完全性AOD合并神经功能障碍患者。然而,部分学者建议最初使用支具而非手术治疗的原因在于儿童脊柱具有有较高的自我代偿修复潜能。在不进行内固定手术的情况下有可能自愈。由于在尚未发育成熟的脊柱上植入内固定在技术上存在较大困难,且小龄儿童愈合修复能力较强,因此对此类患儿选择非手术治疗方式也是可行的。非手术治疗也可适用于不完全性损伤的患者[23, 29, 52, 53, 56]。

23.2.5.3 寰椎骨折(C1)

经典Jefferson骨折在儿童群体中较为罕见。通常由坠落物砸到头顶或车祸伤后颈部过伸而产生的轴向压缩负荷所致。外力从枕骨传导至侧块导致寰椎最薄弱处骨折,通常位于前弓或后弓。侧块分离也可引起横韧带撕脱,从而导致寰枢椎不稳。目前的研究显示侧块移位距离达到6.9 mm则可致横韧带断裂,导致寰枢椎不稳定[28, 57, 58]。

寰椎骨折的患儿常表现为颈部疼痛、颈部肌肉痉挛、斜颈和颈椎活动范围受限。神经功能障碍在C1骨折中较为罕见。虽然先前提到的症状和体征是非特异性的,但仍应提高警惕,及时评估是否合并寰椎骨折,特别是由于枕颈椎交界处放射成像不清而常致诊断遗漏[59]。

单发C1骨折通常无法于平片上观察到。此类骨折间接征象包括颈椎侧位影像提示椎前血肿或开口位片见侧块分离。为了准确诊断,通常需要进一步行脊柱CT和MRI检查[57, 58, 60]。

文献中有关儿童单发C1骨折的报道较少见。对此类骨折进行外固定保守治疗是公认的推荐治疗方法。已有文献报道,在不同病情阶段使用软颈托、halo架和硬颈托治疗效果满意。经保守治疗后患儿可完全恢复功能和正常活动[59-63]。

23.2.5.4 齿突骨折

齿突骨折在儿童群体中较为常见。和大多数颈椎损伤机制类似,致伤原因常为MVC导致的在颈部屈曲时的快速减速或高处坠落砸伤。齿突骨折常位于软骨联合处的齿突基底。小龄患儿在软骨结合处组织相对薄弱,且儿童头身比较大,因此易导致此部位受伤。

齿突骨折患者临床表现轻者仅存颈部疼痛,重者可致脊髓损伤(spinal cord injuries,SCIs)。Fasset等[64]发现在齿突骨折患者中,神经功能障碍发生率为33%。SCIs常发生在颈胸交界处水平。有人提出这可能是过度屈曲引起的继发性脊髓牵拉损伤[65]。在Fasset等[64]

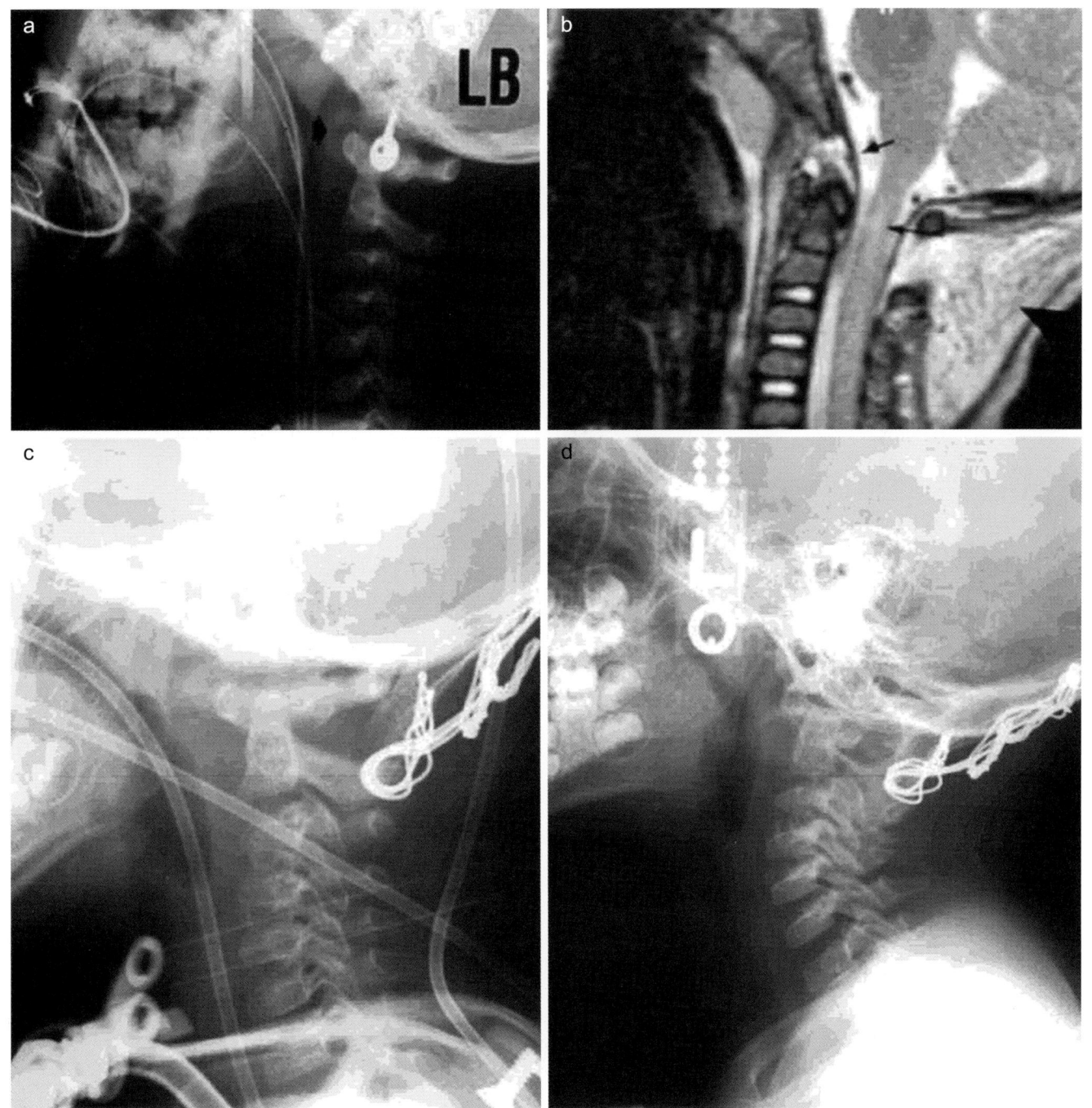

图 23.6 1 岁的男性 AOD 患儿。(a) 颈椎侧位 X 线片显示 AOD 和寰枢关节异常。(b) T2 MRI 提示脊髓挫伤。(c, d) 后路脊柱融合术后 12 周和 55 周的 X 线片显示椎体序列对位正常，植骨牢固融合 (Reprinted from Hosalkar et al. [53]. With permission from Wolters Kluwer Health, Inc.)

的系列研究中，53% 的 SCIs 发生在颈胸段水平。

齿突骨折的放射影像学评估首选脊柱平片。在侧位片上，齿突向前成角或移位通常较为明显。矢状位和三维重建 CT 可进一步确定骨折部位并显示关节软骨分离程度（见图 23.5）。在疑诊时，MRI 可能对诊断有一定帮助。C1 和 C2 水平的软组织异常改变与软骨联合的高信号改变间接提示局部存在骨折 [30, 64, 66]。

齿突骨折可选择非手术治疗。在屈曲和过伸位下可获得满意的闭合复位效果（图 23.7）。骨折断端对位达到 50% 通常即足以骨性愈合。闭合复位后可使用 halo 架继续固定颈椎 2~3 个月。期间需反复摄片随访确保固定效果稳定。Fasset 等 [64] 表明保守治疗的骨折融合率约为 93%。

对于骨折无法通过外固定复位，或在 3~6 个月后

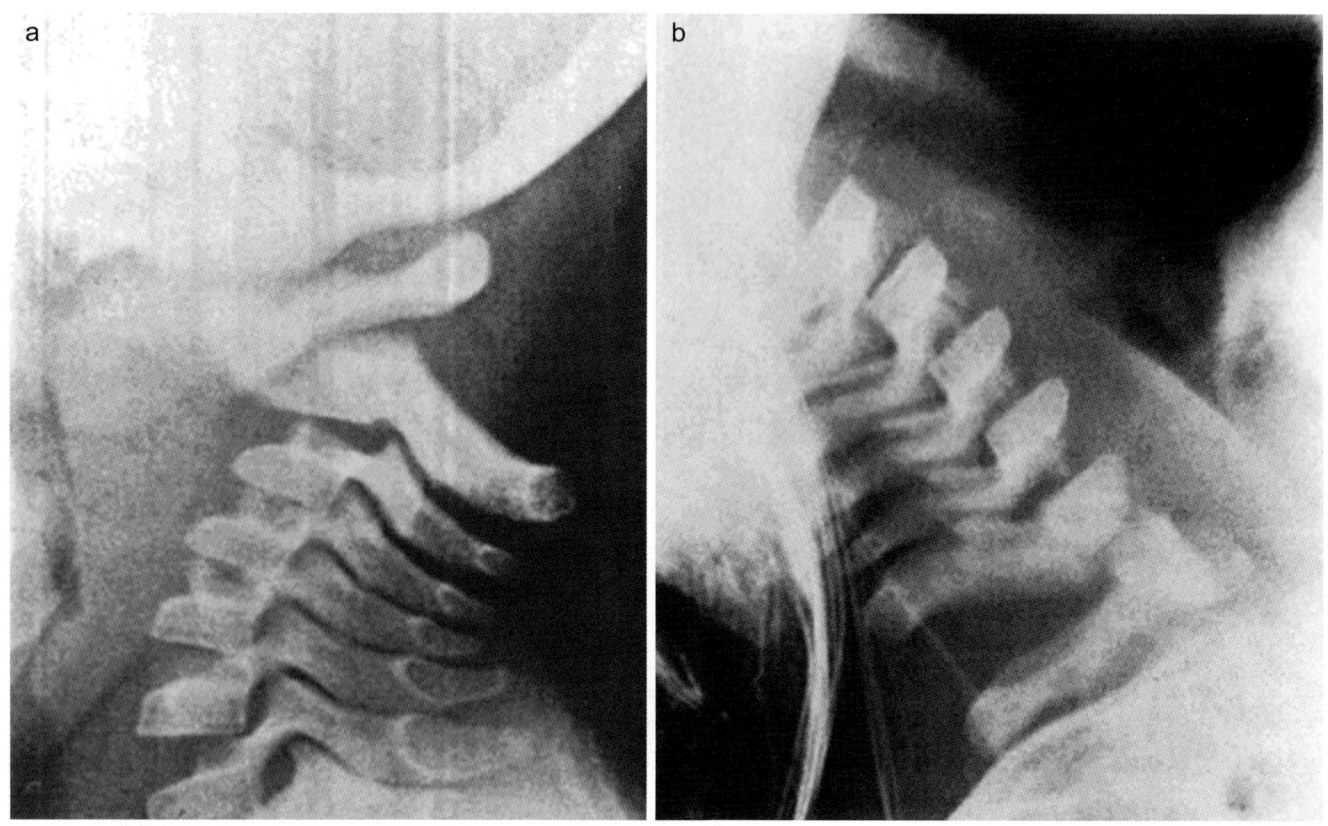

图 23.7 （a）坠落伤患儿，颈椎侧位 X 线片提示伴有严重移位的齿突骨折。（b）在颈部过伸位下骨折闭合复位 (Reprinted from Sherk et al. [146]. With permission from Wolters Kluwer Health, Inc.)

无愈合迹象的骨不连患者应行手术治疗。可选术式包括后路 C1 和 C2 融合，并进行植骨和钢丝固定。与其他颈椎损伤类似，术后应继续 halo 架固定至少 6 周，随后过渡到颈托固定至少 3~4 个月，最终撤除外固定，并通过影像学证实存在骨性愈合。对于大龄儿童，术后可仅用硬质颈托固定 3~4 个月。保留活动度的颈椎手术疗效在儿童患者中尚不明确[64]。

23.2.5.5 Hangman 骨折（C2）

双侧椎弓峡部骨折所致创伤性枢椎前脱位在儿童人群中极为罕见，仅有少数病例报道。它最常发生于 2 岁及以下儿童。多种因素可能导致处于生长发育阶段的脊柱发生此种损伤。如前所述，幼儿相对较大的头身比使颈部屈曲支点位于上颈椎。幼儿相对松弛的韧带和薄弱的颈部肌肉更增大了相应损失风险。也就是说，损伤是由颈椎过伸所致[26, 67]。

如前所述，儿童 Hangman 骨折的影像学诊断因儿童脊柱特点显得更加复杂。Hangman 骨折包括椎弓峡部骨折和 C2 相对 C3 的前向滑脱。儿童 Hangman 骨折的影像学检查首选平片，如需进一步详细评估，需行 CT 和 MRI 检查。在 X 线片上，可观察到椎弓根前方存在一条透亮线。若 C2 棘突尖端位于 C1-C3 棘突连线（Swischuk 线）前方 2 mm 以上，则 C2 可能存在病理性前向移位（见图 23.3）[26, 29]。

创伤性脊柱滑脱的 Levine 分级可适用于儿童群体。Ⅰ 型损伤是指 C2 和 C3 间移位 ≤3 mm 且无成角。在 Ⅱ 型损伤中，C2 和 C3 间移位 >3 mm 且成角 >10°。Ⅲ 型骨折指具有 Ⅱ 型骨折的全部表现且合并双侧小关节脱位，且存在更大成角[68]。

非移位型 Hangman 骨折通常选择保守治疗，用 halo 架行外固定。Levine Ⅲ 型骨折常采用切开复位后路融合手术治疗[26]。

23.2.5.6 寰枢椎旋转半脱位

寰枢关节是相对活动的关节，50% 的颈椎旋转发生在寰枢关节。此外，其径线 1/3 为齿突，1/3 为脊髓，1/3 为蛛网膜下腔，因此，脊髓损伤前颈椎可有较大的活动范围[30, 69]。

寰枢椎旋转半脱位（atlantoaxial rotatory subluxation，AARS）是寰枢椎的旋转畸形，常继发于感染或创伤，导致颈椎一侧屈曲以及对侧旋转。上呼吸道感染和咽后脓肿是导致寰枢椎不稳的常见原因，也称为

Grisel 病。然而，20%~45% 的患者是由创伤造成。

寰枢椎半脱位的儿童可出现斜颈，头偏向患侧，下颌向健侧旋转。此外，患侧胸锁乳突肌痉挛。典型病例表现为头痛和颈部疼痛。固定性寰枢椎半脱位患者 C1 关节突与 C2 卡压，导致寰枢关节旋转受限。畸形手法复位通常使患者十分痛苦。神经功能损害较为少见[2, 54, 69]。

怀疑寰枢椎脱位的患者影像学评估包括标准的颈椎系列 X 线片，并辅以动态旋转 CT 扫描。MRI 有助于排除其他诊断并进一步评估周围软组织情况。侧位 X 线片上缺乏明确的颅颈交界区以及前弓显示不清提示寰枢椎半脱位。在前后位平片上，向前半脱位的侧块显得更宽且更靠近中线，而对侧侧块则更小、更远离中线。但是在 ADI 正常情况下，患者很少发生明显的位移。由于患者头部倾斜，因而平片的提示意义通常有限（图 23.8）[26, 30]。Fielding 和 Hawkins 将寰枢椎旋转半脱位（AARS）分为 4 型[54, 70]。1 型：最常见，C1 无移位且 ADI 正常，单侧关节突半脱位，但横韧带完整。2 型：向前移位超过 3~5 mm，横韧带部分损伤。3 型：双侧关节突向前移超过 5 mm，合并横韧带完全损伤，说明 ADI>5 mm。4 型：C1 向后脱位，较为少见。

寰枢关节旋转固定（atlantoaxial rotatory fixation, AARF）可通过动态旋转 CT 确诊。患者安静时 CT 显示 C1、C2 旋转固定，同时伴有颈部旋转，多由未经治疗的 AARS 发展而来[30]。

寰枢椎旋转半脱位的治疗包括保守治疗，在极少

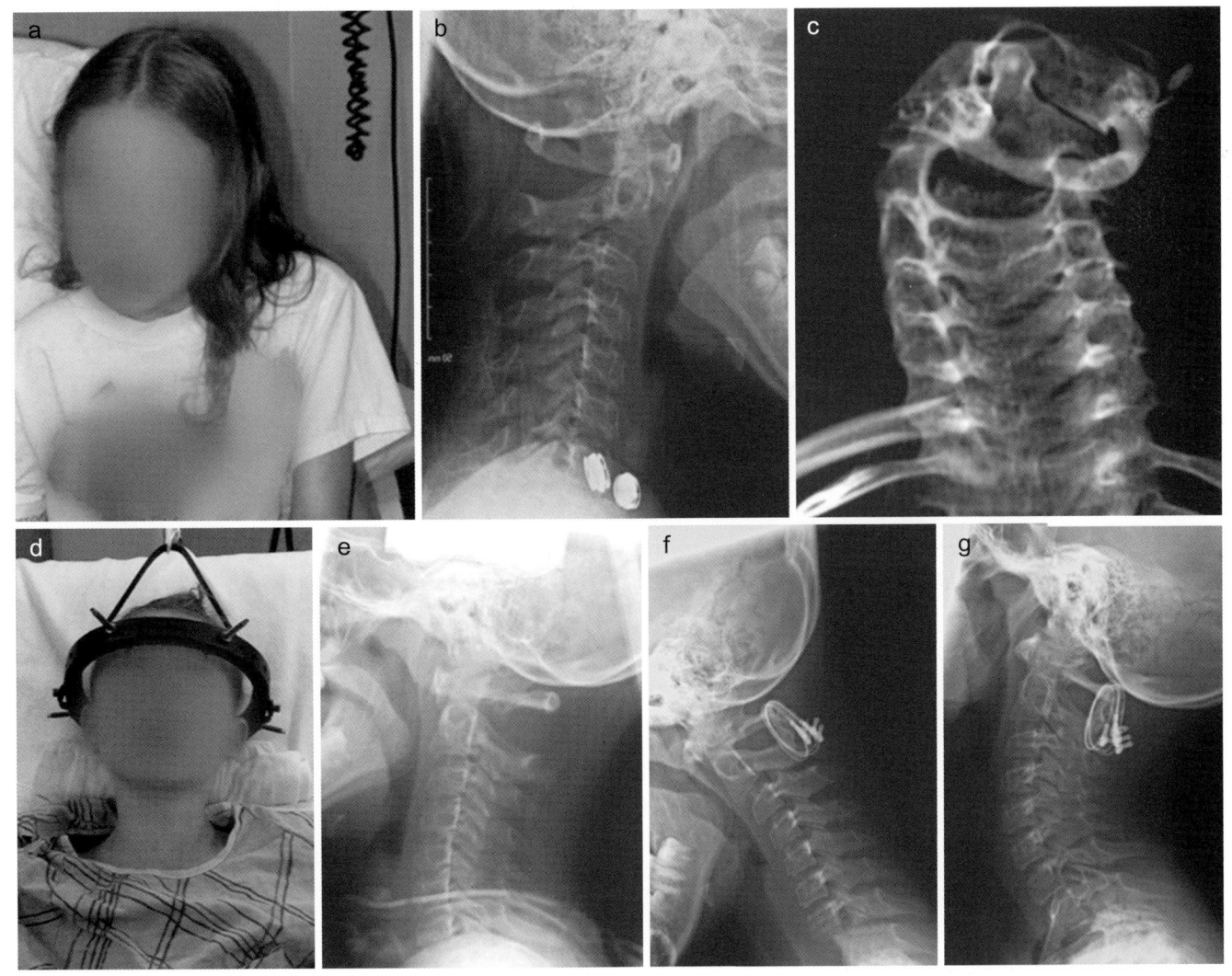

图 23.8 11 岁女孩，机动车事故后被诊断为寰枢椎旋转半脱位。(a) 发生事故 1 个月后患者出现痛性斜颈。(b) 颈椎侧位 X 线片显示 C1 相对于 C2 向前位移，由于头部倾斜导致颅骨重叠，因而难以评估枕骨 -C1 之间的关系。(c) 轴向 CT 显示为 2 型旋转半脱位，C1 相对于 C2 向前位移。(d) 患者行 halo 头环牵引，地西泮用于缓解痉挛。(e) 颈椎的侧位 X 线片显示旋转得以复位，齿突前间距增加。由于 C1、C2 脱位有复发的风险，因此行手术治疗。C1-C2 关节固定术后 3 个月的颈椎屈曲（f）和过伸（g）位 X 线片，融合效果满意、无不稳征象 (Reprinted from Jones et al. [43]. With permission from Wolters Kluwer Health, Inc.)

数情况下采用手术固定。通常，轻度的半脱位可能自行复位，患者无明显症状，不需要常规治疗。症状持续时间<1周的患者可以使用软颈托、NSAIDs和肌肉松弛剂进行治疗。如果症状持续时间>1周，患者可使用头颅牵引进行治疗，辅以肌肉松弛剂和镇痛药。症状超过1个月的患者，保守治疗不太可能成功。在这种情况下，可以在麻醉下尝试使用头环牵引复位或手法复位。如果复位成功，可以使用halo头环-背心固定6周。如果不成功则可能需要进行手术治疗。持续性不稳或神经功能受损的患者也需要手术治疗，可能行双侧关节突复位融合术。寰枢关节也可能融合在半脱位的位置[26,71]。

23.2.5.7 无影像学异常型脊髓损伤（SCIWORA）

无影像学异常型脊髓损伤（spinal cord injury without radiographic abnormalities，SCIWORA）是儿科人群中相对常见的损伤。Pang和Wilberger[72]最初将其定义为由创伤引起的脊髓病变，但X线平片或断层扫描上无骨折或韧带不稳。小儿脊柱创伤中，其发生率为4%~67%[14,72,73]。脊柱的骨性结构和韧带结构比脊髓更为松弛，因此，与脊髓相比这些结构能承受更大形变而不发生损伤。生物力学研究表明，骨性和软组织结构在发生功能损伤前可拉伸约5 cm。然而，脊髓移位超过6 mm就可能断裂。SCIWORA发生的原因是颈椎过伸或过屈导致脊髓瞬间受到牵拉或压迫所致。脊柱过度伸展导致黄韧带压迫脊髓，而屈曲则导致脊髓牵拉损伤[26,30,72,73]。与青少年运动性继发损伤相比，高能量损伤的小年龄儿童常发生更严重的脊髓损伤[14,26]。

X线和CT检查无明显创伤征象的患者应行MRI检查。Grabb和Pang基于MRI检查描述了5种脊髓损伤类型：完全性脊髓断裂、脊髓大量出血、轻微脊髓出血、仅有水肿和无异常。大约30%的SCIWORA患者MRI检查无明显脊髓异常[44,74]。

患儿的预后与损伤后的神经功能有关[72]。完全损伤的患儿很少恢复，不完全损伤的患儿可部分恢复，但无法达到正常水平，轻度或中度损伤的患儿通常可完全恢复。Grabb和Pang[74]发现与神经功能状态相比，MRI是更好的结局预测指标，尤其是MRI仅表现为轻微出血或水肿的患者。

SCIWORA的治疗仍然存在争议。无骨性异常或力学失稳的患者需以刚性外固定制动2~3个月。如有明显不稳定，则可能需进行手术治疗。最后，应在至少6个月内避免高风险运动[75]。

23.2.6 颈椎损伤预后

总体而言，小儿颈椎创伤患者的死亡率为15%~20%[6,12,14]。儿童颈椎损伤合并神经损伤的发生率为35%~66%[11,14,76]。Brown等[14]报道103例颈椎损伤患者的死亡率为18.5%。在此研究中18%的患者需要手术干预，最常见的适应证是颈椎不稳定。闭合性颅脑损伤通常与颈椎损伤有关，是预后不良的重要预测因素。此外，Brown等[14]还报道了闭合性颅脑损伤患儿的死亡率为49%。已确定能够增加颈椎创伤患儿死亡率的其他危险因素包括上颈椎损伤和AOD[6,12,14]。Platzer等[76]对56名颈椎损伤的患儿进行了25年的随访，发现神经损伤的发生率为66%。这些患者中68%的患者神经功能可完全恢复。完全性脊髓损伤患者的死亡率为75%。

在一项纳入了1098例儿童颈椎损伤的大型多中心回顾性研究中，Patel等[17]发现脊髓损伤的发生率35%，这些患者中50%为SCIWORAs，其中有76%为不完全脊髓损伤，只有24%为完全性脊髓损伤。完全性脊髓损伤是死亡率的重要预测指标；53%的完全性脊髓损伤患者最终死亡。相反，无神经功能损伤的患者的死亡率为15%，不完全脊髓损伤的患者死亡率为16%。这项病例研究的总死亡率为17%[17]。

23.3 胸腰椎创伤

23.3.1 流行病学

小儿胸腰椎损伤主要发生在9岁及以上的儿童，最常见于14~16岁，占所有小儿骨折的1%~2%[1,5,9,77]。最常见的损伤位置是T4-T12，其次是T12-L2。在对610例青少年儿童脊柱损伤的回顾性研究中，大多数（63%）损伤发生在男性[78]。其中67%的患者发生骨折，神经损伤的发生率为26%。最常报道的是压缩性骨折，其次是仅棘突骨折，然后是不稳定骨折[79,80]。总体而言，MVCs是小儿胸腰椎骨折最常见的病因，占患者总数的50%[5,77]。

对于儿童运动员来说，胸腰段背部疼痛十分常见，部分研究报道可对高达80%的受试验者产生影响[81]。Kujala等发现青少年运动员的背痛发生率高于非运动员[82]。背痛可能导致多达40%的运动员减少运动时间。体操、摔跤、足球和网球等运动的背痛发生率较高。体操运动员背痛的发生风险最高，一项研究表明，超过80%的体操运动员在从事体操运动的7周内出现腰痛[81,83]。Goldstein等报道MRI检查发现体操运动员腰椎异常的发生率高于游泳运动员[84]。这种差异主要与体操运动员腰椎所受的重复应力有关。既往下腰痛病史已被证实是大学校队运动员反复受伤的危险因素[84]。但是，必须从整体层面考虑这些统计数字：成年人一生中下腰痛的发生率约为85%~90%[85]。

Micheli和Wood认为年轻运动员和成年人主诉均为背痛时，前者的病理性疾病的发生率更高[86]。然而，近期研究表明儿童和青少年背痛的发生率均有所增加，而诊断为病理性疾病的患者比例逐渐降低。事实上，近期一项大型队列研究发现，78%的患者未诊断病理性疾病[87]。儿童背部疼痛类型与成人更加相似的原因尚不明确，可能与运动强度逐渐增加有关。这会增加临床诊断的复杂性，医生必须仔细询问病史并进行细致的体格检查，合理安排检查以发现"危险征象"，避免遗漏严重的疾病。儿童运动员背部疼痛的常见原因包括肌肉劳损和应力性骨折，如峡部裂和椎弓根裂。少见的原因包括腰椎滑脱和腰椎Scheuermann病。重要的是，医生必须排除伴有背部疼痛的肿瘤或全身性疾病。

虐待儿童也是婴儿和幼儿胸腰椎骨折的原因。与殴打和摇晃相关的损伤类型包括棘突骨折、椎弓根骨折或多个椎体压缩性骨折[15,78]。

23.3.2 胸腰椎解剖

儿童未发育完全的胸腰椎与成人脊柱解剖学的差异可导致不同类型的损伤。儿童胸腰椎的小关节相较于成人更为水平，骨化不完全，导致椎间活动度增加。小关节在8岁时开始达到成熟的形态，并在15岁时完全达到成人水平[78]。此外，应牢记新生儿的脊髓终止于L3，并在儿童时期迁移到L1-L2。

发育的椎体包括2个骺板，分别位于上下终板。在8~12岁时软骨终板开始骨化，该骺板在影像学上变得明显。骨骺融合开始于14~15岁，并在15~21岁完全融合，在此之前骺线可能被误认为骨折。12岁之前，小儿脊柱压缩性骨折具有明显的重塑潜力。如果楔形畸形<30°，可以避免骺板损伤，并可完全重建椎体形态。然而，更严重的畸形可能导致青少年生长发育期椎体变形[78]。此外，儿童脊柱未成熟的楔形椎体容易发生压缩性骨折[13]。

胸腰椎损伤的3个主要机制是屈曲、牵拉和剪切，其中最常见的是过度屈曲。过度屈曲会导致前柱损伤而中柱完好。尽管后柱可能保持完整，但由于弯曲程度较大，可能会发生牵拉损伤。过度屈曲导致的骨折最常发生在胸腰椎交界处。暴力进一步增加可能会导致爆裂骨折。由于轴向暴力，爆裂骨折可导致前、中柱损伤。轴向载荷挤压髓核突入椎体，继而引起前、中柱骨折。椎体后壁骨折时骨折块向后可突入椎管（图23.9）。

牵张性损伤，即Chance骨折或"安全带损伤"，通常发生于汽车紧急减速时身体受到约束的患者。在此类受伤模式下，患者安全带以上躯干过度屈曲，中柱和后柱受到牵拉性损伤，可能损伤后方韧带和骨性结构。压缩应力也可导致椎体骨骺骨折，最常发生在L4水平，此外，腹部创伤与屈曲牵张损伤常同时存在，因此有必要予以排除[53,78,88]。

23.3.3 临床评价

这些伤害通常是由于严重创伤（例如机动车事故）造成的，并且常常导致椎管外损伤。需要尽可能全面地询问并记录病史，以确定损伤机制、损伤时间、神经损伤的表现以及相关的椎管外症状。其他重要的病史包括患者参与的运动类型和比赛级别。文献表明某些运动与特定的损伤类型存在联系。下背部及臀部的疼痛可能继发于某些机械性病因，而腿部疼痛可能是神经受到压迫或刺激的结果。此外还应确定疼痛加重和缓解的因素。总体而言，脊柱屈曲疼痛加剧提示椎间盘病变，而脊柱伸展疼痛加剧则提示后方附件损伤。

对于创伤性脊柱损伤，应对患儿进行综合评估，包括儿童ATLS方案。这样可以防止相关损伤的漏诊。在多发性创伤患者中，轻微脊柱创伤通常会被遗漏或延误诊断。此外，Santiago等发现体格检查对发现胸腰段骨折的敏感性和特异性高达87%和75%[89]。对脊柱的评估从细致的神经系统检查开始。四肢感觉的初步评估应包括对轻触摸的感知。应指示患者活动手指和足趾。利用滚动试验进行全脊柱以及椎旁区域的视诊和触诊。此外还应注意脊柱区是否存在挫伤、肿胀、骨擦音或畸形。应触诊整个脊柱是否有压痛和畸形。还应进行直肠检查，特别注意肠鸣音。注意检查球海绵体反射，反射消失提示可能存在脊髓休克。应评估肛周感觉和皮肤对疼痛的感知。检查四肢反射，并对肌力进行分级。值得注意的是，全身检查和其他部位检查对患者至关重要，特别是提示脊柱损伤的其他可疑征象，如腹部安全带擦伤（"安全带征"）[77]。

对于运动相关的脊柱损伤，应评估脊柱弯曲程度，因为青少年运动员的脊柱侧凸或后凸会导致背部疼痛。而后触诊胸腰椎棘突、椎旁肌肉和骶骨明确有无压痛或肿块。通过评估侧向弯曲以量化冠状面脊柱的运动范围，通过评估前屈和后伸量化矢状平面脊柱的运动范围。正常运动范围内出现的疼痛都应予以注意。进

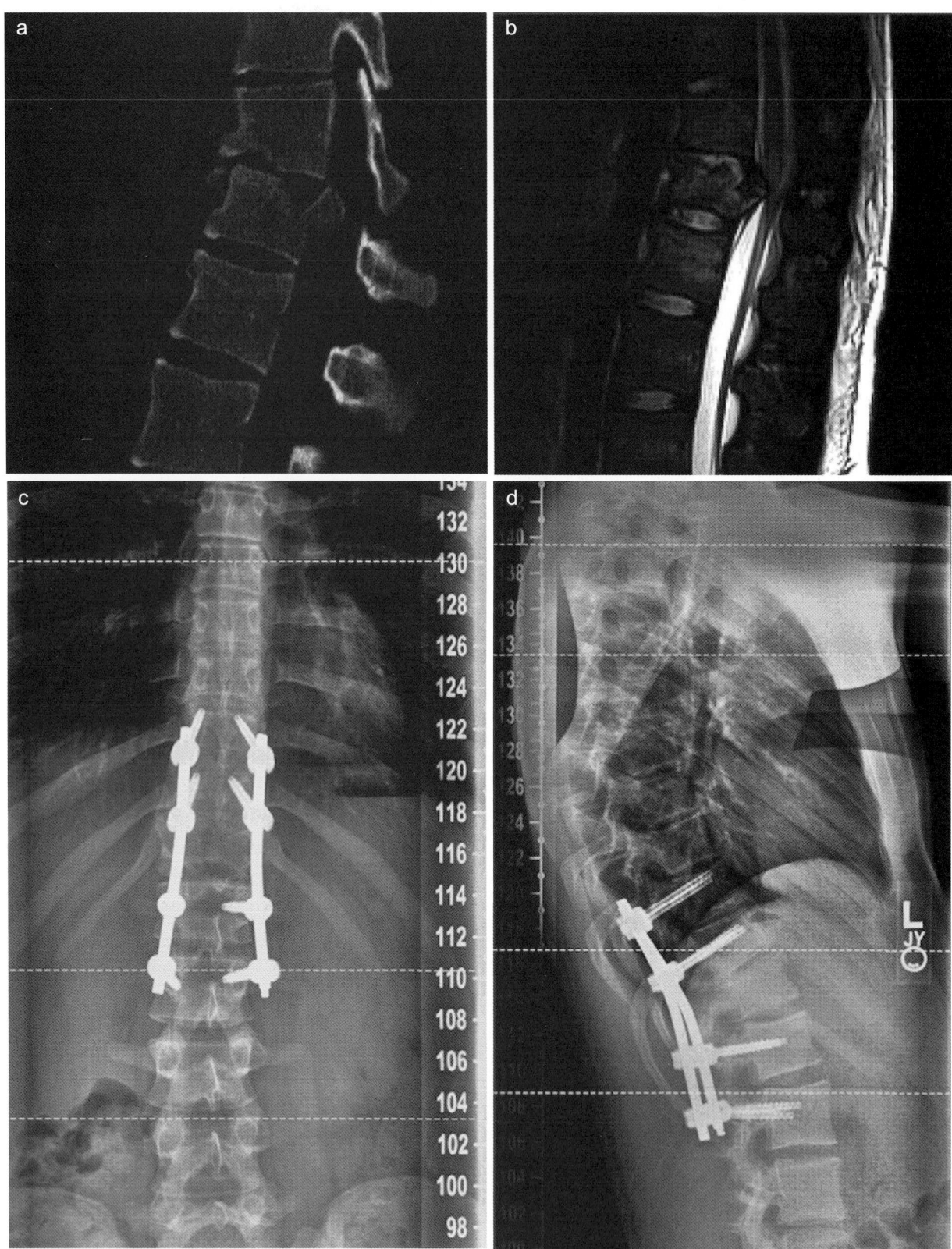

图23.9 矢状位CT扫描（a）T12椎体爆裂骨折，局部后凸畸形，T11-T12水平的椎间盘间隙消失。从T12椎体向后突出1.3 cm×1.0 cm的骨折块进入椎管。矢状位T2加权MRI（b）显示髓内T2信号强度增加，长度约2.2 cm，说明后突的骨折块导致了脊髓挫伤。后路脊柱融合和椎弓根螺钉置入术后5个月，从T10固定至L2，脊柱的前后位（c）和侧位（d）X线片

行激发试验，包括椎间盘突出的直腿抬高试验和腰椎峡部裂的单腿过伸试验。应进行全面的神经系统检查，包括肌力、感觉和反射检查。由于髋关节病变可能表现为背痛，因此应检查髋关节，包括评估关节活动范围和触诊骨性解剖结构。最后，还应对患者步态进行评估，如痛性步态或 Trendelenburg 步态。

23.3.4 放射学评估

大多数脊椎骨折可以在 X 线片上观察到；然而，可能需要 MRI 或 CT 扫描进一步确定这些骨折的特征。初步评估时，有"危险征象"的患者，包括外伤史、休息后疼痛不缓解、夜间疼痛、全身症状如发热、寒战或体重减轻、神经功能障碍、骨压痛或错位、激发试验疼痛或脊柱序列异常，应至少通过平片进行评估，包括脊柱前后位和侧位片。怀疑患有良性、机械性背痛或肌肉拉伸的患者，经过 4~6 周的休息和非麻醉性镇痛药治疗后仍未改善，也需要进行影像学评估。然而，在体格检查和出现"危险征象"之前，对所有出现背痛的患者进行常规的、反复的 X 线片检查，会让许多年轻患者暴露于不必要的电离辐射，而未改善他们的临床治疗[90]。

放射学研究可用于评估受伤的胸腰段脊柱的稳定性。在平片上，两柱或以上断裂表明不稳定。然而，如果胸骨和肋骨完整，从头侧到 T8 超过两柱的骨折可以是稳定的。胸肋关节的完整性有助于稳定胸椎。此外，如果附件完好无损，并且保持正常的腰椎前凸，L4 和 L5 的骨折也是稳定的[24, 78]。其他在 X 线片上显示不稳定性的表现包括椎体压缩（侧位 X 线片）伴椎弓根增宽（"椎弓根间隙增宽"）、椎板或中柱碎片对椎管侵犯超过 33%、任何平面上椎体间移位超过 2.5 mm、双侧小关节脱位及明显的附件分离伴椎体压缩超过 50%。受伤后无神经损伤且能够行走的患者通常提示骨折稳定。然而应该注意的是，即使没有神经损伤，明显的畸形进展也提示骨折可能是不稳定的。这些骨折包括过度屈曲型压缩骨折，导致后方韧带结构被破坏。这在平片上表现为前柱畸形超过 50%，而中柱完整。L1-L2 超过 20° 后凸也表明后方韧带结构的破坏。在爆裂型骨折累及中柱时，如果在骨折愈合前过早地施加轴向载荷，就会发生神经损伤。因此，即使一开始没有神经损伤的表现，这些骨折也被认为是不稳定的[78]。

一项研究评估了诊断峡部裂所用的传统斜位片的必要性，结论是正侧位的双视图与增加双斜位的四视图具有相同的敏感性和特异性。虽然"苏格兰狗征"（指在斜位脊柱 X 线片上正常腰椎的结构形似一只苏格兰狗）的影像表现是经典的教学内容，但它不会带来诊断获益[91]。如果怀疑不稳定，应考虑屈伸位片。

必要时应进行骨扫描、SPECT、CT 扫描和 MRI 检查。对爆裂性骨折后椎管的评估，CT 十分有效（见图 23.9）。Franklin 等证实在患有轻度胸椎或腰椎压缩骨折的儿童患者中，与 MRI 相比，CT 扫描在判断是否存在骨折方面具有较高的敏感性，MRI 检查并没有改变初始治疗方案和结果[92]。不过，在出现神经损伤的情况下，应该进行 MRI 来评估脊髓损伤的程度。在 T2 加权像上，高信号提示脊髓水肿，混合信号提示挫伤，低信号提示急性出血[78]。对于脊柱损伤的儿童患者，应始终评估整个脊柱是否存在多节段、连续或不连续的合并损伤[13, 89]。

成年胸腰椎损伤患者存在不同的分型系统。目前尚无专门针对儿童的胸腰椎骨折分型系统；不过，各种基于成人的分型系统已经在儿童胸腰椎损伤中进行了评估。胸腰椎损伤分型及评分系统（Thoracolumbar Injury Classification and Severity Score，TLICS）于 2005 年提出，旨在提供一个临床相关分型系统，不仅便于描述，而且对于预后有预测性并有助于指导治疗决策[93]。TLICS 在为儿童患者选择合适的胸腰椎骨折治疗方法时，表现出良好的评价者间可靠性和有效性[94-97]。另一个已经在儿童人群中得到验证的基于成人分型系统是 AOSpine 损伤分型系统，该系统分型依据包括骨折形态（损伤机制），后方韧带完整性，患者神经功能，及患者的具体情况[98]。该分型系统被认为有很好的观察者间可靠性和观察者内可重复性，使之成为较好的通用的儿童脊柱骨折分型系统[99]。

23.3.5 治疗

青少年稳定性脊柱损伤可以通过非手术治疗。非手术治疗包括卧床休息，有指导的渐进性活动，充分镇痛，以及缓解肌肉痉挛的解痉药。充分镇痛并联合胸腰骶支具（thoraco-lumbosacral orthosis，TLSO）治疗 6 周。适合这种治疗的骨折包括轻微的棘突骨折、横突骨折、楔形压缩骨折和一些 chance 骨折。单纯骨性屈曲 - 过伸型骨折可以用过伸石膏或 TLSO 固定支具治疗 8 周；然而，尽管采用了固定方法，在患者出院前，必须确保站立位 X 线片的脊柱力线平衡及佩戴石膏或支具后骨折复位良好[77, 78]。与单纯的韧带/椎间盘损伤相比，骨性屈曲 - 过伸骨折有更高的愈合可能性。单纯韧带损伤的年幼儿童石膏固定可获得满意疗效，但是年龄较大的儿童需要进行手术治疗。爆裂骨折在没有神经损伤的情况下也可以进行保守治疗。在实施非手术治疗前，必须确定后方韧带结构尤其是后纵韧带的完整性。治疗包括 8~12 周的 TLSO 支具早期制动。极少数情况下，由于其他合并症使得手术风险较大时，不稳定骨折也可以保守治疗。这包括 6~10 周的卧床休息及之后的 TLSO 支具或 Risser 石膏固定。应常用站立 X 线片评估骨折的位置变化[100]。

出现机械不稳定或神经损伤情况时，需要对儿童胸腰椎创伤进行快速手术。及时手术干预可获得较好的最终结果。建议在伤后 12~48 小时内进行减压和复位。内固定长度应尽可能短，但要足以稳定和矫正畸形。通常在骨折节段之上或之下 1 个或 2 个节段使用椎弓根螺钉、钩和棒内固定。当后纵韧带完整时，通过牵张可以间接复位骨折块。在未成熟的脊柱中，移位的骨折块通常附着在后纵韧带上，可以通过牵张复位。不稳定骨折的手术治疗包括加压固定附件以促进韧带愈合。几种不同的新技术被用于不稳定爆裂骨折的手术治疗，包括微创经皮椎弓根螺钉固定[101]，经前方或外侧椎体切除和植骨支撑后进行前路或后路固定[102]。然而，关于这些技术在儿科患者中的长期随访的大样本研究结果尚未报道。对于超过 40% 椎管受累和超过 15° 的脊柱后凸的严重爆裂性骨折，进行前方融合和（或）骨移植可能是有益的[78, 100, 103]。

既往根据国家急性脊髓损伤研究会推荐，神经损伤患者接受静脉注射甲泼尼龙以减轻脊髓水肿。受伤后 3 小时内患者，第 1 小时内给予 30 mg/kg 的静脉推注，时间不少于 15 分钟，随后的 23 小时内，以 5.4 mg/kg/h 的速度静脉滴注[104]。如果在受伤后 3~8 小时内才开始治疗，治疗应延长 24 小时[105]。然而，最近的研究中对这种早期的治疗效果提出了质疑，Sayer 等[106] 和 Pettiford 等[107] 对文献系统回顾，发现支持使用甲泼尼龙治疗急性脊髓损伤的证据并不充分。最重要的是，在儿科人群中，并没有证据可以指导使用潜在的神经保护方法，如使用类固醇和低温来治疗儿童创伤性脊髓损伤。儿科文献中，最大样本的 33 例病例报道是由 Cage 等完成的。他们的结果显示，接受类固醇治疗组和对照组都出现了最常见的并发症——高血糖，而使用大剂量类固醇的患者的肺部、胃肠道或手术伤口并发症的发生率并不高[108]。

23.4 特殊胸腰椎损伤模式

23.4.1 肌肉劳损

肌肉劳损是儿童和青少年运动员背部疼痛的常见原因。据估计，27% 的青少年运动员会发生下腰痛[81, 109]。肌肉劳损是由肌腹或肌肉肌腱联合处的肌肉断裂引起的。

许多因素，如急性创伤、反复应激、不适当的运动技术、肥胖、肌肉失衡和穿着劣质的鞋子，都可能导致肌肉劳损。脊柱肌肉劳损的患者表现为逐渐加重的下腰痛，并可能发生痉挛。症状在发病 24~48 小时后达到高峰。X 线片、骨扫描和 MRI 等诊断性检查通常都是阴性的，对诊断没有帮助。然而，如果患者出现任何"危险征象"，则有必要进行影像检查以排除其他病因[81]。

许多表现为"机械性背痛"的儿童在锻炼活动中会遭受核心肌肉衰竭。在青春期生长高峰之后，青少年运动员通常会出现一过性的下肢肌肉挛缩，进一步改变腰骶交界处的应力。治疗重点应放在下肢伸展和加强核心肌肉锻炼上。

23.4.2 应力性骨折（峡部裂 / 滑脱和椎弓根骨折）

脊柱应力性骨折是骨骼发育未成熟运动员背部疼痛的常见原因（图 23.10）。这在参加腰椎反复屈伸运动的运动员中尤其常见[110]。应力性骨折是由于反复的低强度载荷及对骨骼的微损伤造成的。有两种理论可以解释应力性骨折的发生。超负荷理论认为，肌肉的反复节律性收缩会在其骨性结构处产生应力，从而降低骨骼的机械阻力。而肌肉疲劳理论则将应力骨折归因于疲劳肌肉在重复应力作用下的减震性能减弱。这会导致骨的异常负荷，从而产生骨折[86, 111]。

由于缺乏完整的骨化，骨骼未成熟的青少年脊柱特别容易发生应力性骨折。椎骨内的不全骨化区是薄弱点，当受到反复的挤压、扭转或牵张力时容易发生骨折[110]。参加体操、举重或跳水等运动的青少年运动员，其脊柱经常承受该类应力，从而增加了应力骨折的风险。值得注意的是，竞技女运动员还有一个额外的风险：罹患女运动员三联征，即饮食失调、闭经和骨质疏松。在这一人群中，骨量减少和过度劳累的倾向都会增加应力性骨折的风险。

23.4.2.1 峡部裂 / 腰椎滑脱

腰椎峡部裂是青少年运动员背部疼痛的常见原因（图 23.11）。许多研究调查了青少年运动员腰椎峡部裂的发生率。值得注意的是，Micheli 和 Wood 报道表现为背痛的青少年运动员腰椎峡部裂的发生率为 47%[86]。然而，Rossi 在回顾青少年运动员的 X 线片时报道的发病率要低得多，只有 15%[112]。此外，Drummond 等调

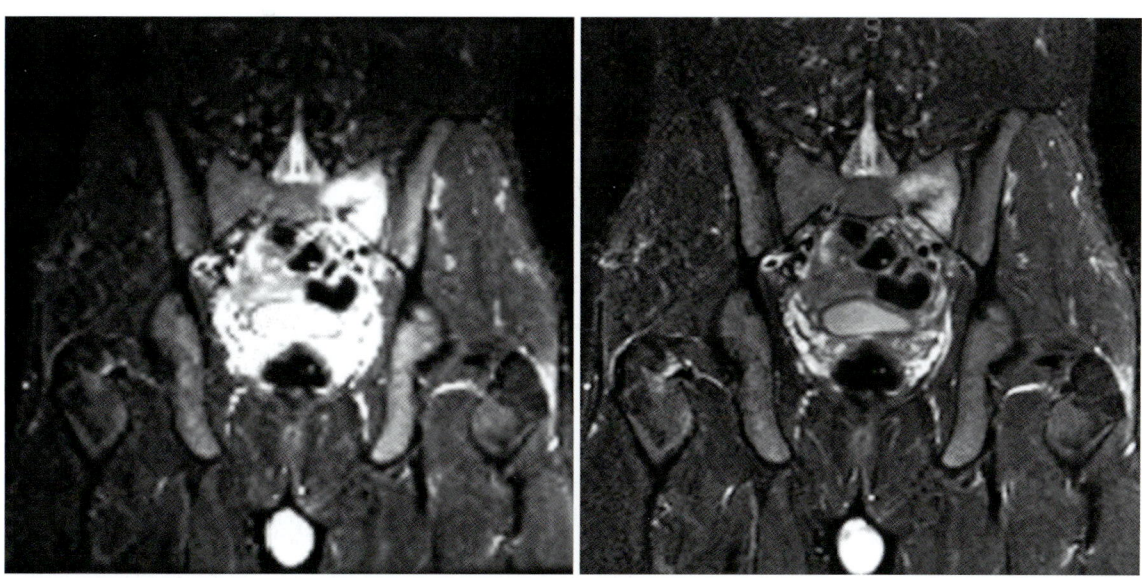

图 23.10 一名 17 岁男孩出现 3 周的左下腰部和骶部疼痛。没有明显外伤,他的症状始于一次 13 英里的越野跑。自觉疼痛严重程度为 6(最疼为 10)。既往无其他疾病、外伤、手术或住院病史。体格检查,触诊疼痛位于左髂后上嵴,X 线片显示无应力性骨折或其他骨质异常。骨盆 MRI 显示左侧骶骨应力性骨折伴软组织水肿

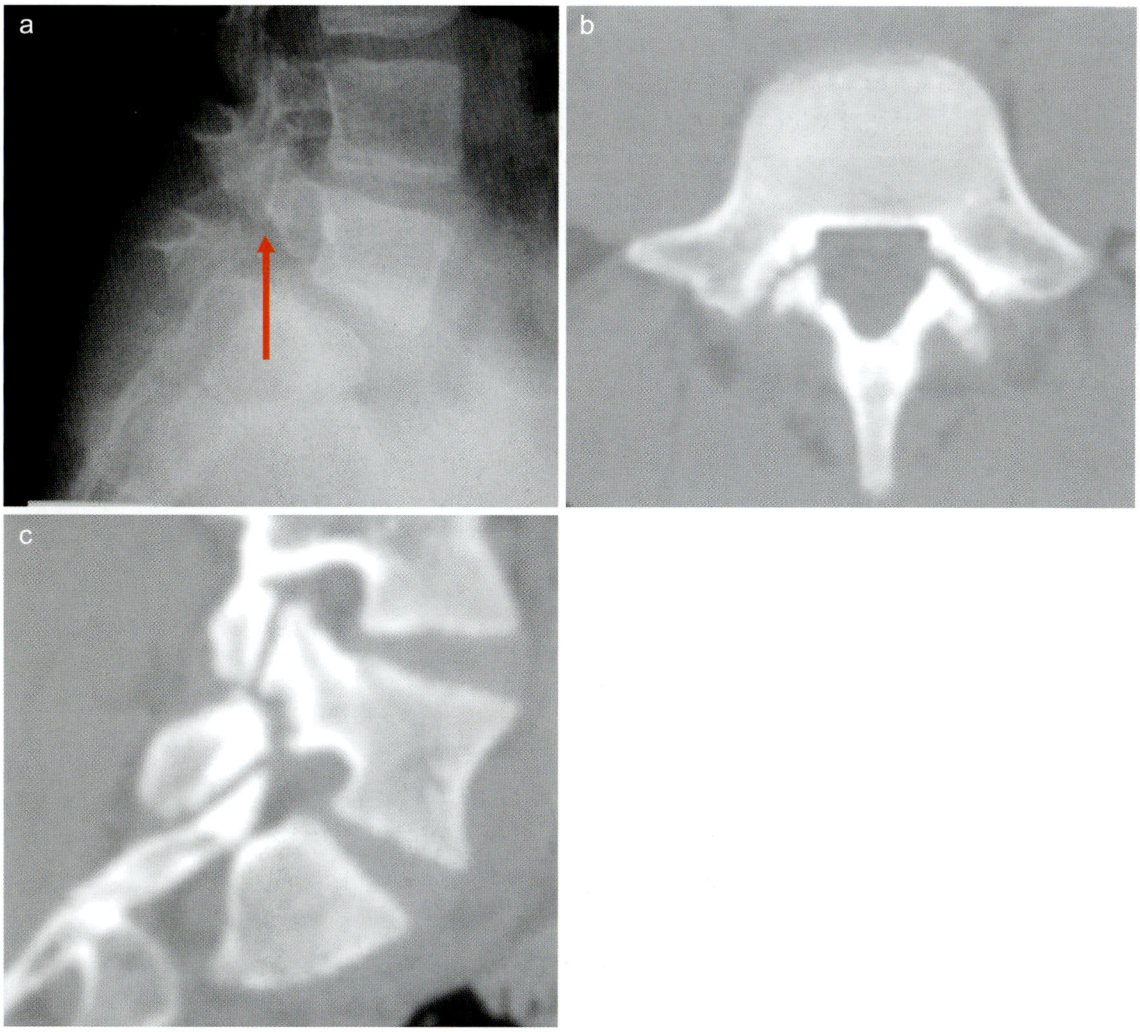

图 23.11 一名 13 岁专业体操运动员,背部疼痛 2 年,诊断 L5-S1 峡部裂。(a)侧位片上箭头所指为峡部裂病变部位。(b,c)CT 图像进一步证明应力骨折。注意轴位上的硬化边缘,这是典型的长期骨折未愈合的表现

查了近3000名表现为下腰痛的青少年患者，仅诊断出7.8%的患者患有腰椎峡部裂[90]。椎弓峡部裂是椎体上下关节突间的一种缺损。最常发生在L5-S1节段，由L5峡部缺损引起，尽管它也可能发生在更靠近头侧的节段。随后头侧椎体相对于尾侧椎体发生平移造成了脊柱滑脱[113]。腰椎峡部裂通常是无症状，是偶然被发现的。出现症状的运动员通常有局部背痛，偶尔疼痛放射至臀部或大腿近端。这种疼痛可能是潜伏性的不明显发作，也可由创伤引起。患者也可出现新发外伤后慢性轻度疼痛的急性加重。疼痛常因重复的腰椎屈伸运动而加剧[114]。腘绳肌紧张也是腰椎峡部裂患者的常见症状，尤其是在严重滑脱的情况下，其表现为步幅缩短，屈髋屈膝。神经根症状在腰椎峡部裂和低度滑脱中很少见，但在高度滑脱中可能出现[113]。单腿站立后仰试验被认为是腰椎峡部裂的特征性表现。在这个动作中，单腿站立腰椎后伸会引起疼痛。如果病变是单侧的，疼痛通常局限于同侧。其他的体征还包括胸腰椎过度前凸的姿势，这种姿势可以代偿腰椎前凸的丢失。除非出现严重腰椎滑脱，否则通常不会出现神经性症状。

23.4.2.2 椎弓根骨折

作为神经弓的组成部分，椎弓根也很容易在循环负荷下，特别是在运动中骨折。然而，椎弓根应力性骨折远不如峡部应力性骨折常见[86]。这在一定程度上是因为椎弓根强度更大，离椎体的力臂也更短。所以，椎弓根可以承受比峡部更大的剪切应力。在一项生物力学研究中，Cyron和Hutton通过重复机械载荷对74个椎体单元的机械强度进行了评估，发现其中5例椎弓根应力性骨折，55个峡部骨折[115]。对侧椎弓根骨折与峡部骨折相关。这是因为峡部骨折后，神经弓不稳定，导致椎弓根负荷的增加和不平衡[116-119]。Ulmer等通过MRI发现对侧椎弓峡部裂患者椎弓根的反应性改变发生率为40%[119]。椎弓根骨折的放射学评估包括X线片和CT扫描。CT扫描对这些患者的评估具有较高的准确性。影像学表现包括受累椎弓根的增生或硬化。椎弓根裂在CT片上清晰可见，表现为受累椎弓根基底的透亮线。此外，伴发的峡部缺损也可被识别[118,120]。在评估椎弓根裂患者时，必须考虑与骨样骨瘤和成骨细胞瘤进行鉴别，它们与椎弓根裂的区别在于后者无瘤体，有对侧峡部缺损或椎弓根应力性骨折的线状缺损。鉴别这些病变很重要，因为椎弓根切除是治疗有症状的肿瘤的方法，而这可能会进一步破坏本已不稳定的神经弓[118,121]。椎弓根应力骨折的早期诊断和积极治疗十分必要，可促进患者快速恢复运动。椎弓根应力性骨折的处理类似于峡部应力骨折。最初可保守治疗，包括休息和应用支具。在保守治疗失败的情况下，手术是必要的，尽管这种情况很少见。文献报道的手术技术包括加压修复缺损，切除增生骨质并外侧融合，峡部及椎弓根缺损的骨移植合并椎弓根螺钉固定[116,118,122]。

23.4.3 未成年运动员的放射性疼痛（椎间盘突出及脊椎骨突环撕脱骨折）

23.4.3.1 脊椎骨突环撕脱骨折

脊椎骨突环撕脱骨折在儿童中较罕见，主要发生在男性青少年运动员中（图23.12）[123]。它最常影响L4和L5。骨突环骨折的发生率可能被低估，因为它经常被误诊为腰椎间盘突出[124]。在发育的腰椎中，椎体骨突环是上下终板的边缘。骨突骨化大约在5岁开始，18岁融合。在青少年快速生长阶段，骨突通过一个骨骺区与椎体分离，这一薄弱区域容易发生撕脱性损伤。腰椎过度伸展或轴向负荷下的快速屈曲可能是致病机制[123]。临床表现包括腰痛和潜在的神经根症状。神经源性跛行、轻度瘫痪和马尾综合征也有报道。最常见的体征是腰椎活动范围受限。尽管很少发生神经损伤，但直腿抬高试验在这些患者中可能是阳性的[124,125]。放射学评估包括X线片和CT扫描。骨缺损可以在侧位片上看到，不过，轴位CT图像敏感性更高[126]。

Takata等报道了大样本的骨突损伤，并根据CT图像将这些损伤分为三类。1型骨折是椎体后缘的分离，椎体无明显损伤。这种类型主要见于11~13岁的患者。2型骨折是椎体后缘的撕脱性骨折，包括覆盖该处的后段纤维环。在老年患者中更为普遍。3型骨折是软

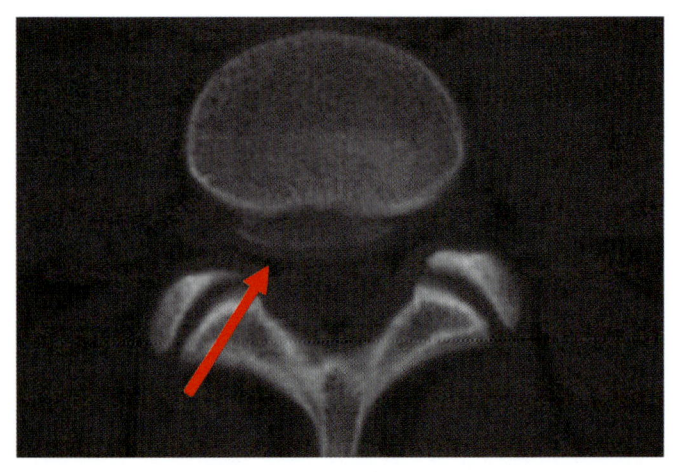

图23.12 椎体骨突环撕脱骨折，箭头所指为骨折片

终板后方不规则的局部小骨折[124]。在没有神经损伤的情况下，首先开始保守治疗，包括使用非甾体抗炎药、腰部支具和活动限制。然而，由于骨性结构损伤，许多患者在保守治疗下不会得到改善。手术适用于保守治疗无效的疼痛和存在神经受损的患者。手术包括椎板切除术和骨折碎片的切除。在没有椎间盘退变证据的青少年患者中，应避免椎间盘切除术[127,128]。

23.4.4 儿童胸腰椎创伤预后

跟成人一样，非手术治疗稳定的儿童胸腰椎骨折有良好的预后[129-131]。Parisini 等最近报道了 44 名儿童和青少年患者接受脊柱创伤治疗的结果[131]。其中，29 例为胸腰椎骨折，58% 的骨折是不稳定的。在 12 例不稳定骨折中，41% 有脊髓损伤。稳定性骨折经过保守治疗可获得较好的结果，无明显畸形发生，而且骨折部位获得长期稳定。Likewise 及 Dogan 等回顾了 89 名儿童患者接受胸、腰、骶椎脊柱损伤治疗的结果[129]。这些患者中的大多数（85.4%）神经系统无损伤。神经损伤在胸段损伤患者中更常见（53.8%）。大多数患者接受了保守治疗，随访中椎体高度平均减少 12.6%。Moller 等对 30 例青少年胸腰椎骨折患者非手术治疗的长期结果也有类似的发现[132]。

与前面研究结果不同，不稳定爆裂性骨折的保守治疗，即使在没有神经损伤的情况下也常有不良结果。在 Parisini 的病例系列中，保守治疗无神经损伤的胸腰椎不稳定骨折，在 4 个月随访时导致了严重畸形[131]。在 4 例保守治疗的不稳定胸腰椎骨折患者中，平均产生了 18°~20° 的脊柱后凸。手术治疗不稳定胸腰椎骨折的结果也并不明确。Erfani 等报道了 20 例患者平均随访 49 个月，有良好的功能和放射学结果[133]，而 Parisini 等报道，无论骨折时神经状态如何，不稳定骨折手术治疗后继发畸形的发生率都很高[131]。手术治疗的 9 例不稳定胸腰椎骨折患者中，有 6 例在随访时有明显的脊柱畸形。然而，Dogan 等报道在他们的系列患者中，手术治疗后进行性畸形的发生率很低（8.6%）[129]。值得注意的是，青春期前有神经损伤的患者中脊柱畸形的发生率很高[131,134]。在 Parisini 的病例系列中，72% 的神经损伤患者不管治疗方法如何，都会发展成明显的脊柱侧凸和（或）后凸。这与文献报道的脊髓损伤后畸形发生率超过 90% 是一致的。这种情况下的畸形可能是肌肉功能受损导致的[131,134,135]。有作者主张对于 <10° 的侧弯进行预防性支具治疗以避免手术。Metha 等表明，在脊髓损伤导致脊柱侧凸的儿童中，支具治疗小于 20°（大于 10°）的侧弯可以延迟手术，而对于超过 20° 的脊柱畸形使用支具，很难控制侧弯和防止手术矫正[136]。Angelliaume 等的一项研究表明，Risser 征 3 级或以上、单椎体骨折和腰椎骨折的患者具有更严重的脊髓损伤后冠状面畸形[137]。一项研究证实美国每年花费近 7 亿美元用于治疗与运动相关的脊髓损伤[20]。

23.4.4.1 脊柱术后恢复体育运动

Dailey 等查阅文献以确定对患有颈椎狭窄的运动员进行单节段颈椎前路减压融合术后重返赛场的最佳条件[46]。他们强烈建议，接受了单节段 ACDF 治疗颈椎神经压迫的患者符合以下条件可以回到全接触式运动中：融合牢固，颈椎活动范围正常，没有残留的神经损害[46]。脊柱畸形研究组发表了青少年特发性脊柱侧凸手术矫正后恢复运动的报道。他们对 23 名脊柱外科专家进行了调查，发现使用椎弓根螺钉内固定可以更早地恢复所有运动项目。大多数外科医生允许 3 个月恢复跑步，6 个月恢复接触性运动，12 个月恢复碰撞运动。然而，有 20% 接受调查的医生从来不允许重返碰撞运动，无论使用的是什么内固定。相反，所有的医生都允许最终回归接触性运动。只有 1 名受访者报道了术后由于运动活动导致的内固定失败（1 名患者在手术后 2 周进行单板滑雪）[138]。

Rubery 和 Bradford 就脊柱术后恢复运动的适当时机调查了众多 SRS 成员。影响脊柱侧凸术后开始运动的因素包括手术时间、内固定类型和运动类型。他们还指出，影像学愈合的证据和手术后的时间是脊椎滑脱手术患者恢复活动的重要决定因素。大多数外科医生建议在 6 个月后开始非接触性运动，并允许在 12 个月后恢复接触性运动[139]。然而，一小部分医生永久禁止恢复接触性运动。大多数医生不鼓励恢复像踢足球这样的碰撞运动。

Li 和 Hresko 研究了接受腰椎手术的运动员恢复运动的标准[140]。他们回顾了接受椎间盘切除术运动员的文献，发现 90% 接受单节段椎间盘切除术的大学生运动员能够回到运动队。

然而，接受多节段手术的运动员，由于持续的疼痛无法重返赛场。他们还注意到，多数运动员在术后 8~12 周可以参与各项运动。他们关于脊椎滑脱的文献回顾指出，恢复接触性运动的标准是有争议的，在调查中，近一半的外科医生禁止恢复碰撞性运动，患者恢复接触性运动的时间多为 6 个月到 1 年[140]。

23.4.5 总结

虽然脊柱创伤在儿童中很少见，但可造成灾难性后果。脊髓损伤导致的神经损害严重影响活动和生活质量以及社会参与度[141]。Hwang 等报道称，在儿童时期发生脊髓损伤的成人中，随着自主神经功能紊乱、痉挛或慢性疾病的发生，就业机会减少，而随时间推移，失业的人群中患抑郁症的机会增加[142,143]。

治疗未成年脊柱创伤的临床医生应该认识到解剖和生物力学特点，这些特点会造成特有的损伤模式。此外，在该人群中，SCIWORA 发生率相对较高，需要全面的病史问询和详细的体格检查。创伤后神经损伤的及时诊断和及时治疗可提高治疗效果。

重点在于预防。如前所述，儿童机动车事故和青少年运动损伤是儿科人群中最常见的伤害机制。因此，预防措施应针对该类伤害机制。鉴于 MVC 是儿童脊柱创伤的主要原因，安全带和儿童安全政策及指南是最重要的。Brown 等发现 MVC 造成颈椎损伤的患者中，81% 的患者要么没有约束，要么约束不适当。表 23.3 列出了美国儿科学会发布的关于正确使用安全带和儿童安全的建议[144,145]。

对于青少年运动员，应该使用适当的运动装备，如头盔，并制定相关的安全规则。此外，应鼓励使用适当的方式，加强椎旁肌群肌力。另外，应倡导正确安全的运动技术，如避免头部滑铲[23]。

表 23.3 儿童汽车安全座椅指南

最佳实践建议	详细内容
仅限婴儿或可转换的反向安全座椅	所有婴幼儿应尽可能坐在反向汽车安全座椅（car safety seats, CSS）中，直到达到制造商允许的最高重量或身高
可转换或组合式正向 CSS	所有已超过反向安全座椅重量或身高限制的儿童应尽可能地使用带安全带的正向 CSS，直到达到制造商允许的最高重量或身高
安全带定位增高座椅	所有体重或身高超过正向限制的儿童都应该使用安全带定位增高座椅，直到可以正确系好腰肩式安全带，通常年龄 8~12 岁，身高达到 150 cm
腰肩式安全带	当年龄足够大，可以单独使用汽车安全带时，应始终使用腰肩式安全带
所有 13 岁以下的儿童应该被约束在车辆的后排座椅上，以获得最佳保护	所有 13 岁以下的儿童应该被束缚在车辆的后排座椅上，以获得最佳保护

基于文献 [144, 145] 推荐

（Emmanouil Grigoriou, R. Justin Mistovich, Keith D. Baldwin, John Paul Dormans 著
郭　东译 吴　南　蔡继昊校）

参考文献

扫描书末二维码获取

第 24 章　早发型脊柱峡部裂和滑脱：诊断、矢状面分析和治疗

本章内容

24.1 引言..........271	24.6 临床表现..........276
24.1.1 生长期儿童脊柱骨盆序列及其对脊柱滑脱的影响..........271	24.6.1 影像学检查..........277
24.2 流行病学..........273	24.7 峡部裂的治疗..........277
24.3 分类..........273	24.7.1 峡部裂的保守治疗..........277
24.4 生物力学..........273	24.7.2 手术治疗..........277
24.4.1 峡部裂..........273	24.8 脊柱滑脱的治疗..........278
24.4.2 脊柱滑脱..........275	24.8.1 保守治疗..........278
24.5 自然史..........275	24.8.2 手术治疗..........278
	24.9 总结..........279

要点

- 儿童峡部裂型腰椎滑脱发生率约为 4.4%，一般来说，这是一种良性的疾病。
- 在生长发育高峰前或期间的儿童需要影像学随访以记录可能的进展。
- 对滑脱达到 50% 且疼痛经保守治疗无效的患儿可行非内固定的后外侧原位融合术治疗。
- 对于严重的滑脱（>50%），前路或前后路联合融合手术是防止腰骶椎后凸进一步恶化的最可靠方法。
- 对重度滑脱的患儿行滑脱复位手术是有争议的，往往会伴有更高的并发症发生风险且没有被证明优于原位融合手术。
- 椎体滑脱症候群有多方面的特点，应根据基本原则对其进行评估和治疗。在这些罕见病例中，必须进行长期随访。

24.1 引言

术语 spondylolysis 和 spondylolisthesis 由希腊语 spondylo = 椎体，lysis = 分离，olisthesis = 滑动、滑移组成。峡部裂指的是单侧或双侧椎体峡部发育缺陷，发生在上、下小关节之间椎体后弓峡部。脊柱滑脱是指一个脊柱节段向前滑移到下一个节段的前方[1]。人类脊柱滑脱的发展与我们的直立姿势有关，在 53 000 年前的新石器时代骨骼中已经可以观察到[2]。1782 年，Herbiniaux 首次在一名产科患者中发现了脊柱滑脱的临床综合征，当时他注意到骶骨上方有骨质突出。1854 年，Killian 称之为"脊柱滑脱"，1881 年，Neugebauer 描述了该综合征的临床和解剖学特征，特别是峡部连续性的中断。他还创造了 spondyloptosis（脊柱前移）一词，optosis= 跌倒，指的是完全向前滑脱的椎体[3]。峡部裂和脊柱滑脱常见于年轻患者，具有众所周知的临床和影像学特征。大多数患者可以保守治疗，手术干预仅适用于顽固性和重症患者。Hibbs 在 1922 年、Mercer 在 1936 年和 Speed 在 1938 年为脊柱滑脱保守治疗失败的患者研发了后路和前路融合术的现代手术融合技术，其直到今天仍在完善。本章主要关注经常出现峡部裂或脊柱滑脱的儿科人群。这一人群的独特之处在于其脊柱滑脱可能会自发地发展为重度滑脱，这与他们的脊柱骨盆参数密切相关。这一小部分患者可出现需要手术干预的严重致残症状，这在技术上可能极具挑战性。

24.1.1 生长期儿童脊柱骨盆序列及其对脊柱滑脱的影响

出生时，脊柱的矢状面呈 C 形，整体呈后凸。一旦婴儿能够保持独立的头部控制，就会出现颈椎前凸，当婴儿能够站立时，就会出现腰椎前凸。颈椎前

凸继续发育以使头部在骨盆中心上方保持平衡，并使头部处于最佳位置便于水平注视。在平衡良好的成人脊柱中，C7铅垂线从C7椎体的中心垂直穿过并与第一骶骨终板的后上角相交[4]。研究发现，年轻儿童的矢状面平衡为正值，在整个儿童期和青少年期逐渐减少（3~6岁 =+2.5±4.3 cm，7~9岁 =+0.7±4.6 cm，10~12岁 =-0.1±4.1 cm，13~15岁 =-0.9±4.4 cm）[5]。

骨盆是脊柱的基础，被认为是形成正常矢状面的关键[6]。了解骨盆形态、矢状面序列和平衡的一个关键概念是骨盆入射角（PI）、骨盆倾斜角（PT）和骶骨倾斜角（SS）之间的变量关系[6]。骨盆入射角是髋部与垂直于骶骨终板的垂线之间的角度值，该角度随着生长而增加，并在骨骼成熟时固定。无论年龄大小，骨盆入射角等于骨盆倾斜角和骶骨倾斜角之和。骨盆倾斜角表示骨盆后倾的角度，其作用是保持骶骨在髋轴后方，以保持下肢重心及站立平衡[7]。骶骨倾斜角是骶骨终板线与水平参考平面的矢状夹角。

儿童的矢状面脊柱骨参数比成人的小，但相关性相似[8]。在会行走之前，骶骨弯曲程度较小，前两个骶椎接近椭圆形且骶骨位置要高于臀部，导致骨盆深度小于成年人。这导致骨盆入射角较低，因此骨盆倾斜角和（骶骨倾斜角）小于成人[9]。据统计167名3~10岁儿童的骨盆参数，骨盆入射角为44°±9°，骨盆倾斜角为6°±8°，骶骨倾斜角为38°±8°[10]；而对10岁以下健康儿童的类似研究显示骨盆入射角为45°±11°，骨盆倾斜角为4°±8°，骶骨倾斜角为40°±9°[11]。骨盆入射角在整个骨骼生长过程中逐渐增加，从新生儿的27°增加到成年后的54.5°，此后保持不变，但此数值存在种族性差异。**这种进展的原因是随着儿童的成长，骨盆经历了显著的形态变化；具体地说，骨盆从前到后变深且骶骨随着生长而向后移动从而导致骨盆入射角逐渐增加**[12,13]。骨盆倾斜角在整个儿童时期也会增加，成年后角度为12°[12]。骨盆倾斜角随年龄的变化可能有助于避免重心的显著移位，并可能是整个儿童期可观察到的椎体矢状轴减少的原因。与年龄相关的椎体矢状轴减少的另一个因素可能是腰椎前凸（LL）的影响。随着直立行走的发育，腰椎前凸从3~9岁儿童期的44°增加到了10岁时的53°[10]。由于腰椎前凸对椎体矢状轴有负面影响，因此在整个儿童期腰椎前凸的增加可能会导致与年龄相关的椎体矢状轴的变化[5]。

胸椎后凸（TK）也随着患儿的生长发育而改变。10岁以下健康儿童（9岁或以下）的胸椎后凸角为38°±10°[11]，有研究发现3~9岁儿童的胸椎后凸角可从42°增加到10岁时的48°[10]。10岁患儿的颈椎前凸为6°，明显大于年龄更大儿童1°的颈椎前凸。这可能是受到颅颈方向和胸部形状的明显影响[14]。在181名根据年龄分组的平均年龄为11.7岁的无症状儿童中，颈椎前凸的增加与胸椎后凸增加有关。对3~7岁患儿的分析显示，与年龄较大的儿童相比其颈椎的前凸减小和后凸的发生率更低，且颈椎前凸与胸椎后凸的情况持续相关[15]。

将小于10岁（9岁或以下）的儿童与年龄较大的儿童进行比较时，矢状面序列主要存在差异的区域是颈胸椎交界区（T1-T2）、胸腰椎交界区（T10-L2）和下腰椎区（L4-S1）[5]。最近大家逐渐认识了所有这些区域内数值的意义及其相关性、整体矢状面平衡及其与相关的健康相关生活质量（HRQoL）的重要性[10]。

为了改进我们测量矢状面参数的方法，近期的测量工作已经完成，可能会进一步阐明矢状面序列的相互关系。这包括脊柱骶骨角、脊柱倾斜角和脊柱骨盆倾斜角的测量工作，它们分别使用第一骶骨终板、第一骶骨终板中点与水平线的夹角和双侧股骨头中心连线的中点作为标志，连接C7椎体中点。3~10岁儿童脊柱骶骨角的标准值为130°±10°，脊柱倾斜角为92°±6°[10]。尽管角度参数用于限制纯线性描述符中固有的潜在测量误差越来越为人接受，但真正的脊柱长度线性测量工具可以提高我们对脊柱序列和脊柱生长之间关系的理解。通过由沿着脊柱的规则的点形成的曲线而不是沿着直线而测量的长度，可以获得脊柱的真实长度[16]。

Roussouly等进一步完善了我们对脊柱矢状面序列及其对脊柱滑脱的影响以及当脊柱滑脱发展时腰骶连接处会发生什么的理解[17]。他通过总结在脊柱滑脱，特别是重度脊柱滑脱中发生的脊柱序列和脊柱适应的变化，提出了"整体性脊柱平衡"的概念。他们确定了4种不同的胸腰段脊柱排列模式并注意到骨盆入射角、骶骨倾斜角和腰椎前凸角较小的1型组与1度"胡桃夹子"脊柱滑脱有很强的相关性。据推测，这种类型的脊柱滑脱是由于反复过度伸展导致峡部受压而导致骨折。这与Ⅳ型的脊柱前凸形成对比，Ⅳ型脊柱前凸存在较大的骨盆入射角、骶骨倾斜角和腰椎前凸角，这会在峡部产生逐渐增加的剪切力从而逐渐进展为重度的峡部滑脱。因此，这些分类对脊柱滑脱的发展、自然史和治疗具有极其重要的影响[17-19]。在Labelle等最新提出的基于解剖学的分类系统中，骨盆指数对腰椎滑脱的自然史的相关影响一直很重要，该系统建议对其中一种特殊类型的重度脊柱滑脱行复位术，可能会提高融合的成功率[20]。

24.2 流行病学

由于诊断方法的改进，峡部裂的患病率近年来有所增加；然而，手术率和治疗方式大致保持不变[21]。Fredrickson 等的经典研究中对 500 名未经选择的一年级儿童及其家庭进行了 2 年的跟踪调查[22]，6 岁时峡部裂的发生率为 4.4%，成年后增至 6%，只有少数需要手术治疗。其他研究已证实一般儿童人群中峡部裂的总发生率为 3%~7%[23-25]。这些损伤在出生时并不存在，往往和家族遗传有关[26]。根据 CT 扫描显示，在 3 岁以下的儿童中峡部裂的发生率约为 1%，在 6 岁以下的孩子中约为 3.7% 而在 8 岁以下的儿童中约为 4.7%[24]。单侧的峡部裂通常具有遗传倾向，可能与隐性脊柱裂等脊柱畸形有关。然而在儿童学会走路后，双侧椎弓峡部裂的发生率会增加，尤其是在骨盆入射角较大的儿童中[26]。

临床上，峡部裂是年轻运动员腰痛最常见的原因之一。据报道，在持续腰痛超过 3 周的儿童运动员中行腰椎 MRI 可见峡部裂的发生率为 15%~47%[27]。峡部缺损主要位于 L5（71%~95%），其次是 L4（5%~23%），但可发生在任何节段或多个节段。上关节突损伤常较轻，与从事足球等运动有关，在这些运动中脊柱受到反复而强力的过伸，这可能导致疲劳性骨折。大量脊柱骨形态学研究发现，L5-S1 胡桃夹峡部裂患者 L4 下关节面和 S1 上关节面之间的距离不足，当脊柱出现前凸和骨折时会导致其撞击[26]。峡部裂的性别分布男性/女性为 2：1，而女性峡部裂发展为脊柱滑脱的风险要比男性高出 4 倍。约 80% 的患儿是双侧峡部裂，20% 的患儿是单侧峡部裂，4% 的患儿可在一个以上的节段发现峡部裂。总体来说，在 30% 的峡部裂的儿童中可发现在同一水平存在隐性脊柱裂[26]。在某些涉及与轴向负荷相关的重复性过伸的运动中，峡部裂的患病率明显更高，例如体操（11%~30%）、橄榄球（20%）、举重（23%~30%）、摔跤（30%~35%）以及篮球、游泳、舞蹈/芭蕾、足球、摔跤和其他运动等。女性体操运动员峡部裂的发病率是一般白人女性的 4 倍[27,28]。

24.3 分类

基于关节间峡部异常的解剖特征、形态学、病因、影像学表现、向前滑移的程度以及峡部裂或脊柱滑脱与骨盆入射角、腰椎前凸角和骶骨倾斜角的关系，峡部裂和脊柱滑脱的分类在过去几十年里不断演变，存在多种分型。大多数分类系统可以有效地用来预测异常可能的自然史，以及在某些情况下的适当治疗和结果。

Sairyo 等根据 CT 扫描显示的峡部裂的愈合潜力，对峡部裂进行了新的分类（Fujii 等改良）[29]。对于不同类型的脊柱滑脱有几种常用的分类系统，其中大多数都侧重于解剖学发现。在 1950 年 McNab[30] 是最早描述了不同类型的脊柱滑脱的其中一人，随后 Neuman 和 Stone（图 24.1）在 1963 年完善并提出了一个非常具有描述性并被广泛使用的分类。Wiltse 等在 1976 年将 II 型脊柱滑脱根据峡部骨折的形态进一步细分为 3 种不同的类型[31, 32]。

从 1997 年开始，Marchetti-Bartolozzi 分类法已经逐渐流行，特别是在北美[33]。该分型把脊柱滑脱分为两个主要的病因组：发育性和获得性。最后，大多数外科医生采用了 1932 年的 Meyerding 分级系统，该分级系统仅是描述性而不是预测性的，以 5 个分级来描述 L5 椎体下缘相对于骶骨上缘（S1）的前移[34]。

最近对于骨盆参数（骨盆入射角、骨盆倾斜角和骶骨倾斜角）与腰椎前凸角及峡部裂和脊柱滑脱的关系有了广泛的研究。Hresko 等将重度脊柱滑脱患者分为骨盆"平衡"或"不平衡"两类。"平衡"的骨盆表现为骶骨倾斜角和骨盆倾斜角与无症状对照组相似，而"不平衡"的骨盆表现为骨盆倾斜角增大和骶骨倾斜角减小，表明骨盆后倾[35]（图 24.2）。

Labelle 等将骨盆参数和骨盆是否平衡与重度脊柱滑脱纳入一个新的分类系统，这个分类系统在脊柱外科医生中越来越受到认可。该分类系统通过开发基于腰椎前凸、骨盆参数和滑移程度的实用分类系统，进一步细化了脊柱-骨盆关系，用来确定是否需要复位严重的脊柱滑脱。其分为 6 种类型，其中 6 型（不平衡后倾型重度脊柱滑脱），建议进行复位以恢复整体的矢状面序列[20]（图 24.3）。

24.4 生物力学

24.4.1 峡部裂

腰骶连接处由于其独特的解剖学和生物力学特性，是最容易发生峡部裂的部位。前向的 L5 椎体下关节突锁定后向的骶骨关节突，与椎间盘同步工作，以防止 L5 椎体在骶骨上的前向移位。峡部是活动的脊柱和 L5 下关节突之间的连接，它受到腰椎重复屈伸和过伸运动所产生的压缩、拉伸、旋转和弯曲力的作用时，可能引起应力性骨折。此外，在儿童和青少年中后弓还没有完全骨化，使得峡部更易出现问题[32]。在骨盆入射角及骶骨倾斜较小的患儿中，峡部大多经历压缩/轴

脊柱滑脱分型

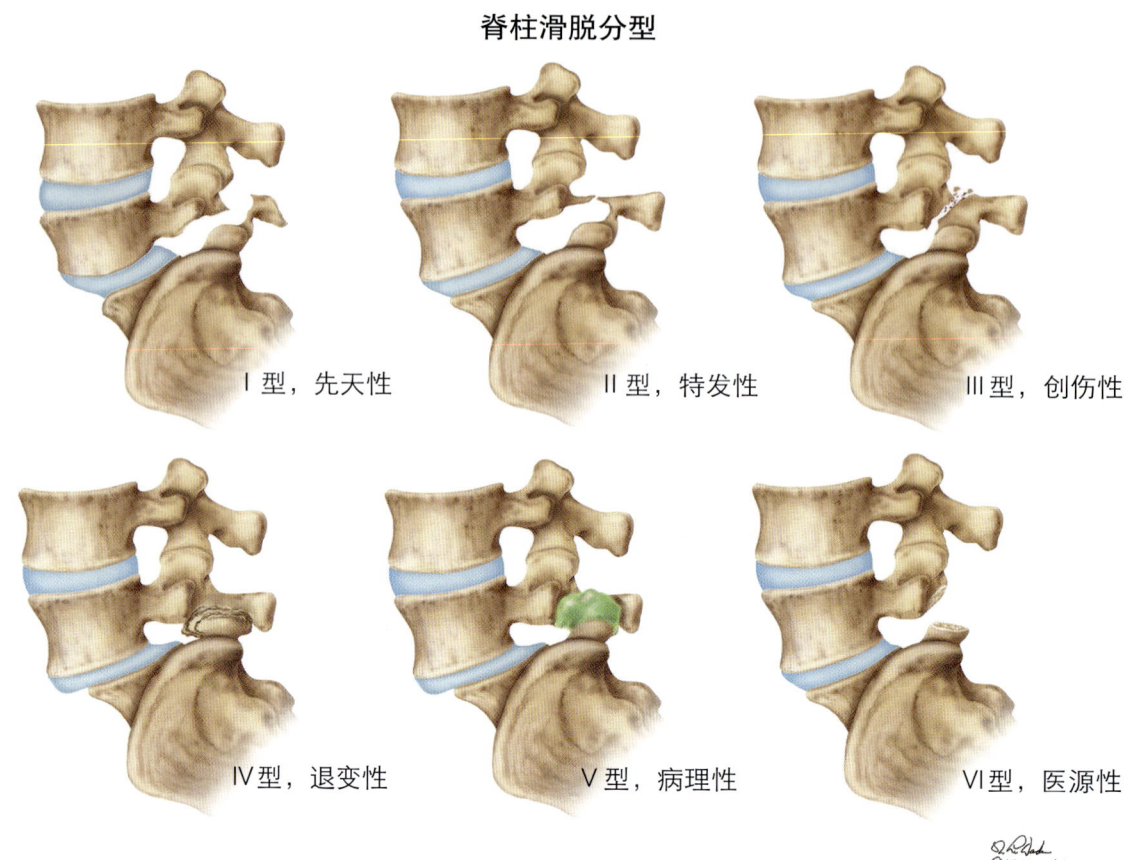

图 24.1　脊柱滑脱的 Neuman 和 Stone 分型：Ⅰ型，先天性；Ⅱ型，特发性；Ⅲ型，创伤性；Ⅳ型，退变性；Ⅴ型，病理性；Ⅵ型，医源性

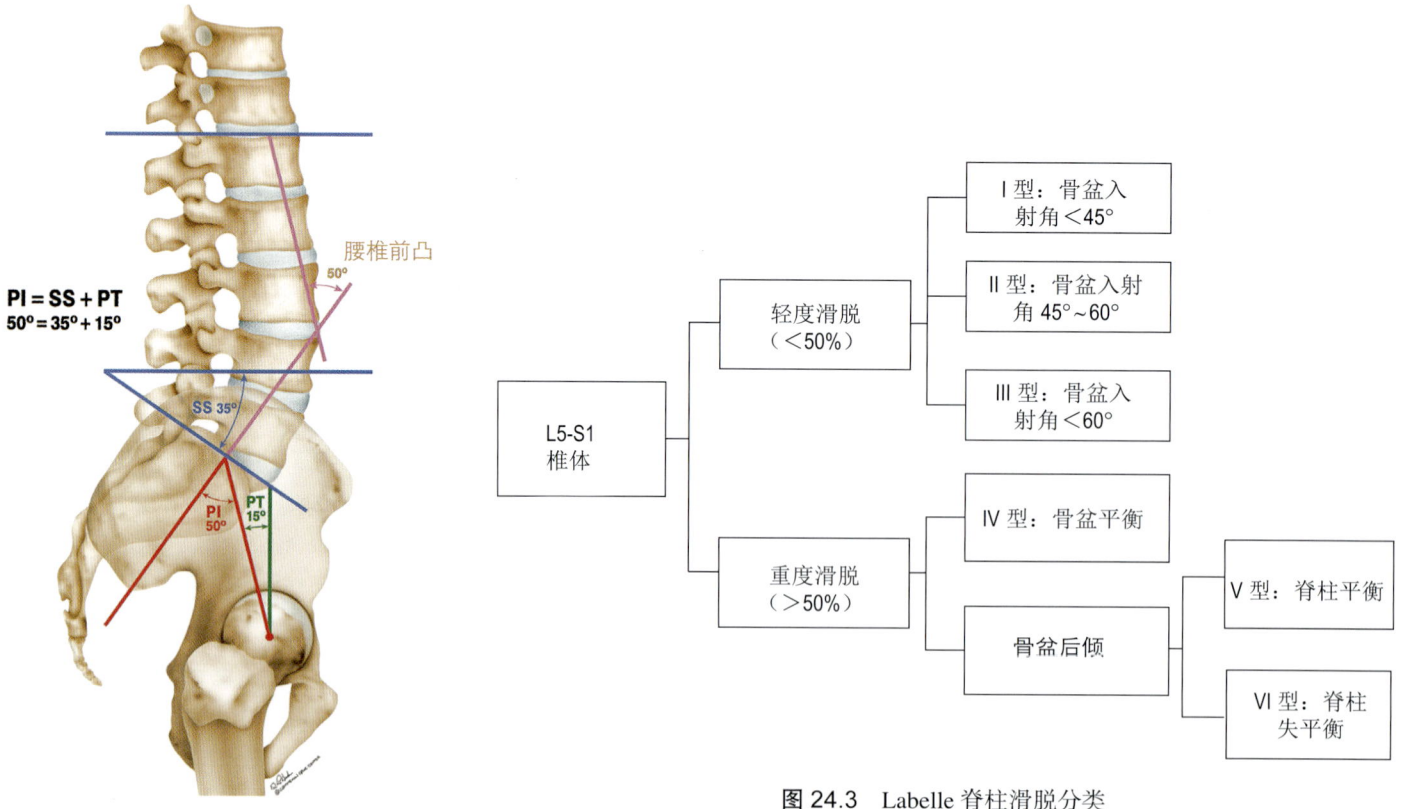

图 24.2　脊柱骨盆矢状面参数

图 24.3　Labelle 脊柱滑脱分类

向力，导致应力性骨折，最终可能导致峡部缺损的形成或被称为"胡桃夹子现象"。相反，在骨盆入射角和骶骨倾斜较大的患儿中被认为具有不同的机制；峡部受到反复的张力和强剪切力的作用，导致应力性骨折以及椎间盘和骨骺异常，引起L5在S1椎体上向前滑移。

24.4.2 脊柱滑脱

根据年龄的不同，双侧峡部骨折或异常可能导致L5在S1椎体上向前滑动，导致独特的解剖扭曲。大多数病例似乎稳定在轻度滑脱范围内，并在随访的几十年内保持稳定（图24.4）。

在10~15岁之前，软骨生长板是未成熟脊柱中最薄弱的环节，在此过程中施加的剪切力会导致骨骺应力骨折和脊柱滑脱。生长板的紊乱和前方骨突环的断裂导致S1的上终板发育不良，并可能形成"骶骨穹隆"样的圆形骶骨终板，L5椎体的重塑可导致梯形变、小关节功能不全/发育不全、椎间盘间隙变窄，以及椎间盘分离时的双向断裂。这些解剖变化加剧了脊柱滑脱。相反，在终板骨化之后，脊柱滑脱主要发生在椎间盘水平，并导致退行性椎间盘疾病。罕见的是，存在发育不良的先天性脊柱滑脱的幼童可能存在椎体、峡部、椎板和S1小关节的先天缺陷，其中小关节锁定机制的缺失易导致椎体滑动，同时有文献指出相连接的后弓可能导致椎管狭窄和马尾受压[36]（图24.5）。

24.5 自然史

患有脊柱滑脱的学龄前儿童出现腰背痛是罕见的。通常在受伤后或在其他疾病的检查中偶然诊断出脊柱裂或滑脱。有些病例是因为姿势异常、脊柱侧弯或步态问题而被发现的。在这个年龄段，滑移进展似乎不是常见的现象。尽管如此，建议应定期进行影像学随访[37]（图24.6）。

脊柱滑脱进展的预测因素有：①女性，②青春期，③L5梯形变，④发育不良的穹顶状垂直骶骨，⑤滑移角（SA）≥10°，⑥重度滑脱（>50%）[38]。当患者出现脊柱峡部裂时，从最初向医疗保健医就诊到转诊到骨科医生，平均延迟15周的时间。在此期间，椎体后弓的应力反应或微骨折可能会发展为完全骨折和（或）椎体滑脱（脊柱滑脱）[39]。当L4脊柱滑脱与L5骶骨化相关时，可能会使L4-5节段更不稳定，患者存在L4峡部裂时进展的风险更高[40]。值得注意的是，许多峡部裂或脊柱滑脱的患者和运动员可能并没有可以识别的临床症状，峡部裂或脊柱滑脱是由于其他原因在常规X线片上发现的。相反这两种情况都可能伴有

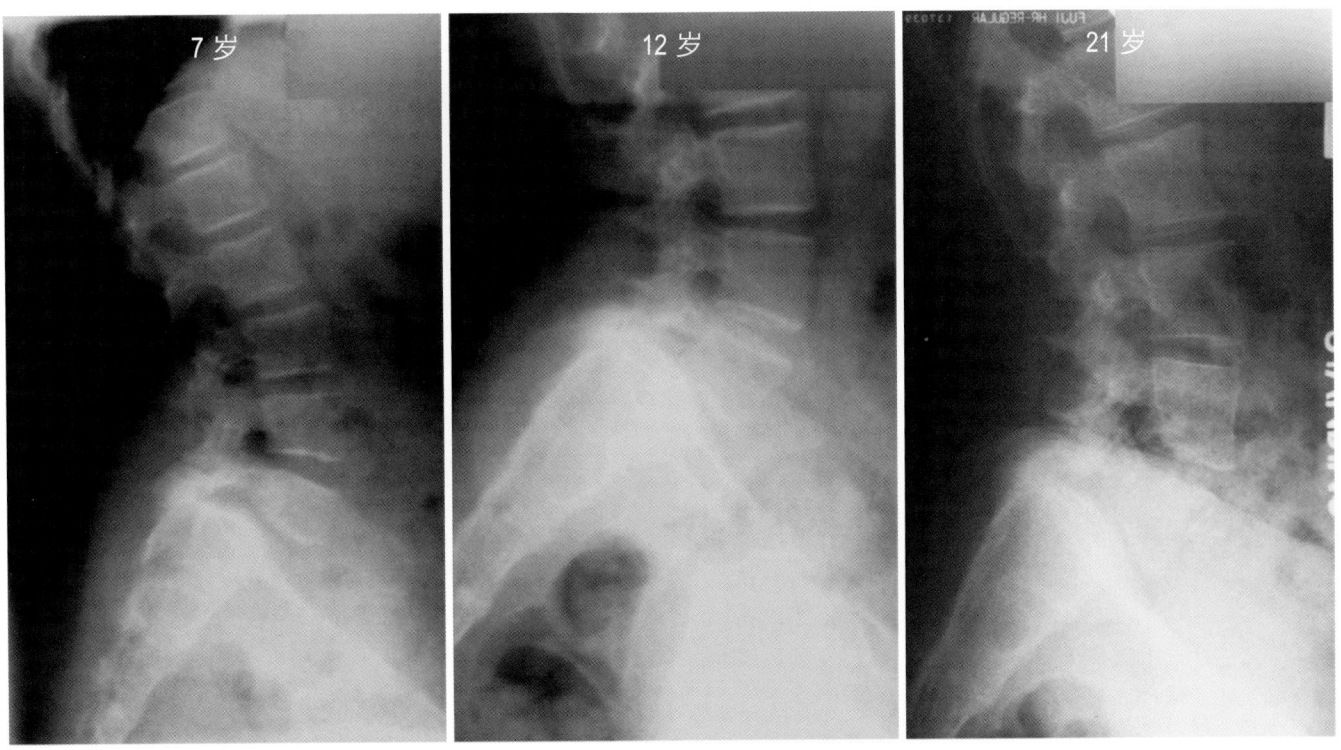

图24.4 经过20年的连续随访，一例Ⅱ度脊柱滑脱的患儿无滑移进展，且骶骨重建明显

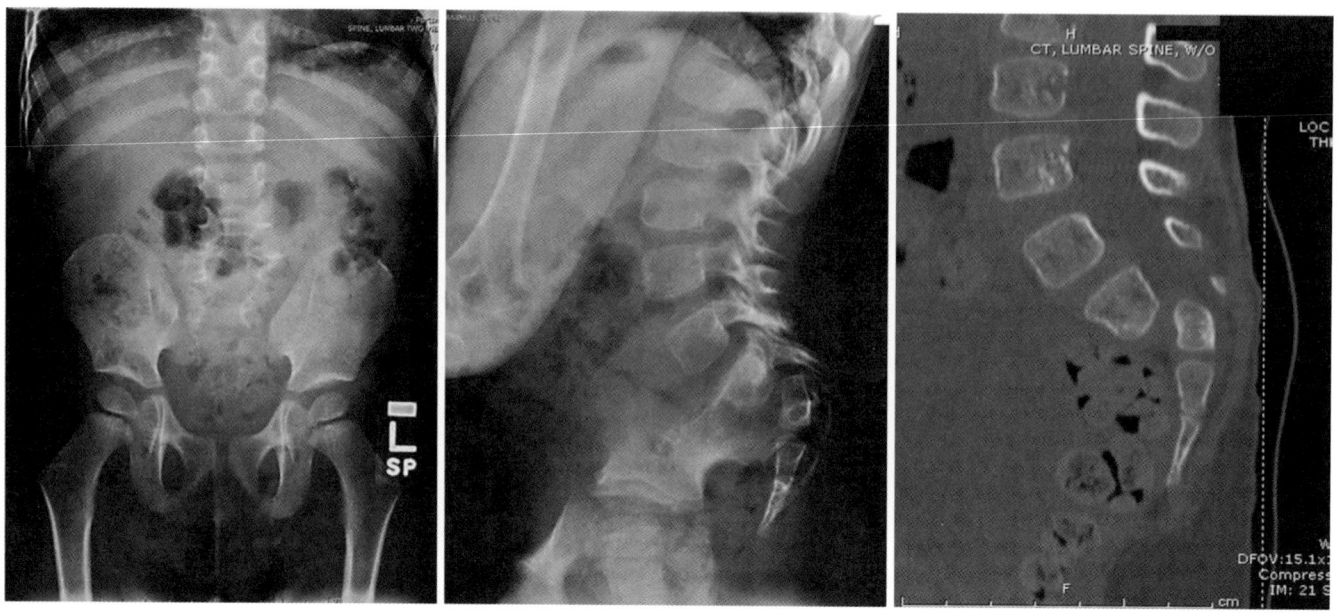

图 24.5　一名 3 岁男孩，在 X 线片上偶然发现先天性重度脊柱滑脱，伴有骶骨和 L5 椎体骨性畸形，神经系统是正常的

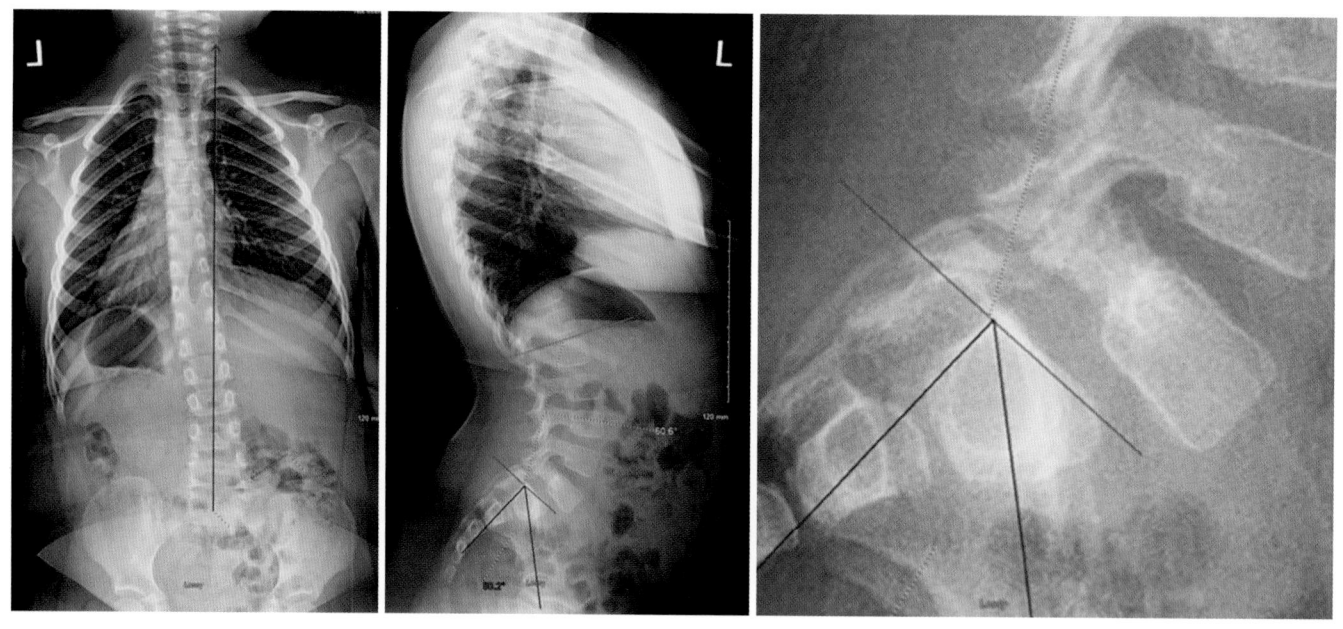

图 24.6　一名 4 岁患儿无背痛，过度前凸。X 线片可见峡部裂，骨盆入射角和腰椎前凸角增大

疼痛，进展性脊柱滑脱可能会继续进展，并可通过随访中得到的影像学图像加以证明。临床和影像学进展仍然没有可靠的相关性[41]。进展的脊柱滑脱与由于解剖约束（包括前/后纵韧带、椎间盘和骶板）牵拉引起的轴向背痛有关。坐骨神经的牵拉也可能导致神经根病。脊柱滑脱的进展趋势似乎在生长速度到最高峰附近时最大。移位节段的自发稳定通常发生在 13~17 岁，成年后直至中年不会因退化而进一步滑脱，在某些特定情况下，脊柱滑脱可能会自发融合[42]。

24.6 临床表现

从 3 岁到青春期，峡部裂和脊柱滑脱可能表现为轻度的背痛，但在年轻运动员中最常见的是没有症状，而且是偶然诊断出来的。最近的一项研究表明，除非另有证据，否则运动员的腰椎疼痛应被视为"应力性骨折"[42]。尽管青少年运动员腰痛的最常见原因是急性肌肉劳损，但有 47% 的运动员腰痛的原因仍然是峡部裂，而在成人运动员中这一比例仅为 5%[43]。与峡部裂或脊柱滑脱相关的背痛通常是隐匿性的，有时会放射到臀部或大腿后部。身体活动，尤其是腰椎过度伸展，会使疼痛加剧。青少年参加密集运动是该疾病的常见诱因，并导致患者寻求医学治疗。重度滑脱可能导致 L5-S1 处形成可触及的台阶感、心形臀部、腘绳肌紧张和步态异常。重度脊柱滑脱通常会引起骨盆后倾，这与腘绳肌的疼痛收缩有关，并导致步态僵硬和步伐短促。神经根症状也很常见，通常表现为 L5 神经根病[38]。在一些患者中，腰椎或胸腰段脊柱侧凸被视为腰椎滑脱的继发现象。"坐骨神经"型脊柱侧凸（主要是在重度滑脱）是由于疼痛和肌肉痉挛引起，通常在矫正手术后消失。由相邻腰椎旋转移位引起的结构性（"滑脱型"）侧凸需要密切关注，如果发生进展，仍需要行腰骶融合术，尽管这很少发生[44]。腰椎滑脱患者合并胸椎侧凸应作为一个单独的实体进行评估，并根据脊柱侧凸管理指南进行治疗。

24.6.1 影像学检查

峡部裂和脊柱滑脱的影像学目标是确定诊断，区分急性和活动性骨折与慢性不愈合，确定预后，指导治疗，并监测治疗后的骨骼愈合情况[45]。首选腰骶椎的站立后前位（PA）和侧位 X 线片，可以计算骨盆参数、腰椎前凸、发现峡部骨折的存在、L5 和骶骨终板的形状、L5 向前方滑脱的程度、Risser 征、滑移角、骨量以及许多其他特征。这些射线照片还可以检查相关的脊柱畸形，如 Scheuermann 脊柱后凸、代谢性脊柱侧凸或相关的青少年特发性脊柱侧凸[45]。腰骶部 10°~15° 头侧角度（Ferguson）的站立后前位（PA）X 线片在诊断"远端综合征"时也有价值，可以显示相关的隐性脊柱裂、L5 横突形态和 Bertolotti 综合征。在脊柱滑脱的早期阶段，行侧位或后前位照相可能无法确定。站立点侧位或仰卧位斜位照相也非常有助于发现关节间峡部裂的病理特征，通常被称为"苏格兰犬征"，另外的屈曲伸展位照相可能会显示症状性脊柱滑脱的节段性不稳定。

平片的假阴性率高达 52%，对于急性、早期或轻微的峡部裂的检测可能并不可靠，在侧斜位照相中仅能看到 20% 的峡部异常[46]。因此，长期以来 CT 扫描一直用于难治性背痛的年轻患者或从事体操、舞蹈、跳水和滑冰等高风险活动的患者，以诊断峡部裂，但这会使患者暴露于高辐射剂量中[47]。MRI 越来越多地被用作儿童的主要成像模式，因为它提供了更准确的成像，并且在检测早期峡部裂方面比 CT 扫描更准确。MRI 可以更好地评估在 CT 检查正常或 SPECT 扫描阴性患者中神经系统症状的原因，还可以鉴别青少年退行性椎间盘疾病、感染或肿瘤。MRI 能够在峡部裂早期显示急性骨髓水肿，而峡部仍处于微骨折（未完全断裂）状态，并且不会使患者暴露于电离辐射中，从而带来额外的益处[45-47]。最后，在某些情况下，骨骼扫描和 SPECT 可能有助于检测早期活动性病变。高成骨细胞活性显示"热"损伤提示存在应力性骨折或亚急性损伤。然而，已确认的峡部缺损在正常骨扫描或 SPECT 中的图像与已愈合的纤维化过程或骨不连相似，并且仍会使患儿暴露于严重的辐射中[38]。在治疗脊柱滑脱，特别是重度滑脱时，必须进行全脊柱平片、屈/伸位片、MRI 和脊髓成像/CT 扫描，用以检查滑脱椎体的活动性、骨性椎管的形态、马尾和神经根。

24.7 峡部裂的治疗

24.7.1 峡部裂的保守治疗

治疗的目的是减轻疼痛，恢复日常工作特别是体育活动。这些目标可以通过许多常用的方式来实现，包括休息、停止运动和物理治疗（躯干稳定性运动和核心肌肉强化），以增强骨骼或纤维连接[48]。支具（软或硬性 LSO）也广泛用于单侧损伤、不完全骨折以及 MR 图像上高信号强度的损伤，这些损伤在支具治疗后的愈合率往往较高[49, 50]。支具是否对预后有任何实际影响或者这些损伤只是变得无症状，目前尚不清楚。

患者应接受至少 3~6 个月的保守治疗。影像学研究，包括 CT、MRI 或 SPECT 扫描，可以评估愈合状态、治疗结果和准备恢复运动的情况。SPECT 检查为阴性必须考虑为慢性非活动性损伤而非骨折[45, 46]。经保守治疗后，峡部裂的运动员在平均 4.6 个月后可表现出极好的运动恢复率（90%），尽管有许多人报道仍存在持续疼痛（42%）和活动受限（67%）。保守治疗仍被强烈推荐，并被认为在许多儿童峡部裂患者出现骨不连之前可有效地达到骨性愈合[51-53]。事实上，尽管临床疗效令人满意，但在这些损伤中仍有许多并未愈合，在非常早期发现的患者中经保守治疗后，峡部裂的总复发率可达 26.1%[54]。有趣的是，在愈合和疼痛或恢复运动的影像学证据之间并没有观察到相关性。

24.7.2 手术治疗

当至少 6 个月的保守治疗未能控制症状，或进展为脊柱滑脱、持续或复发性疼痛，且无法恢复日常生活或体育活动时，应考虑手术干预[55, 56]。在某些情况下，可以采用直接修复技术以保持节段运动。在 X 线片显示椎间盘正常的情况下，通常建议对峡部裂或轻度滑脱进行峡部修复。此外，直接修复和避免融合是可行的，可以为非相邻多节段峡部裂和相关滑脱的患者提供良好的功能结果[57,58]。

目前已经提出了不同的直接修复方法，包括峡部缺损的植骨、峡部螺钉固定和植骨法（Buck 技术）、张力带法（Scott 技术）以及采用棒和钩的椎弓根螺钉固定[59]。建议在直接修复后，术后使用支具固定 3~6 个月。手术后 8~12 周通过 CT 扫描确认骨性愈合后，患者可以慢慢恢复运动[45-47]。手术治疗与 6.8 个月时的高运动恢复率有关[27]。理论上，峡部修复后的复位应比融合更成功。儿童和青少年如果参加了体操、足球、橄榄球或其他接触性运动等需要极度伸展的运动，应建议他们停止参与高度竞争性而应是娱乐性的运动[50,52]。最后，在一些罕见的部分修复失败的情况下，后外侧融合被认为是挽救初始治疗失败的金标准。

24.8 脊柱滑脱的治疗

症状性脊柱滑脱的治疗是存在争议的。一旦出现症状，患有脊柱滑脱的儿童往往会反复出现腰痛和神经根病，其强度、持续时间和频率逐渐恶化，最终需要进行手术减压和融合。患儿可能表现为轻度或更罕见的重度脊柱滑脱，其可导致严重的背痛和明显的脊柱骨盆序列失衡。有趣的是，轻度的脊柱滑脱很少出现症状，直到在 20~30 岁时可经常表现为腰痛和神经根病。大多数医生支持采用器械固定后外侧融合手术（伴或不伴复位）治疗重度脊柱滑脱[60]。然而，是否应关注脊柱骨盆序列效应的贡献以及是否需要复位重度脊柱滑脱，仍存在争议。然而，大多数专家支持使用某种形式的椎体间支撑或髂骨螺钉来改善复位和融合[61]。潜在复位的适应证包括恢复整体矢状面平衡、纠正腰骶后凸和滑移角、改善融合率和神经功能损伤。

24.8.1 保守治疗

在 Ⅰ 度或 Ⅱ 度脊柱滑脱的患儿出现轻微症状且不影响日常生活活动的情况下，可行保守治疗，不需要手术，但应定期观察。这些儿童可通过减少活动和支具进行治疗，一旦患者症状消失，无论 X 线下骨性愈合情况如何，都应逐渐停止治疗[60]。有回顾性研究表明，70%~90% 有症状的脊柱峡部裂和滑脱的运动员取得了良好甚至优异的长期疗效，即使在 X 线下没有达到骨性融合，也可以在没有手术干预的情况下重返赛场[53]。我们建议对 Ⅰ 度脊柱滑脱每年进行一次后前位 X 线检查，Ⅱ~Ⅳ 度脊柱滑脱患儿应每 6 个月进行一系列 X 线检查，直到骨骼成熟。无须限制身体活动，因为在随访期间，70%~90% 的运动员在没有 X 线片骨性融合的情况下获得了良好甚至优秀的结果[47]。进展性滑脱很少发生，但当发生时，因为它可能在儿童群体中快速、无痛地进展因此很难鉴别，并且需要过度的射线照相检查。

大多数专家支持对 Ⅲ 度和 Ⅳ 度脊柱滑脱患者进行手术干预；然而，几乎没有证据表明需要预防性融合无症状的重度脊柱滑脱。在没有明显症状如步态受损或腘绳肌紧绷的情况下，与手术计划相比，非手术治疗在随访时没有表现出更差的满意度得分[60,61]。然而，许多患有重度脊柱滑脱的儿童伴有严重的症状，这些症状持续存在并可致残，根据目前的证据可进行手术。手术应谨慎进行，因为根据脊柱侧弯研究学会（SRS）数据库发布的一项综述显示，脊柱滑脱患者的手术干预存在超过 10.4% 的并发症发生风险，特别是在滑脱复位的患者中增加了神经损伤的风险[62]。手术对生活质量严重受损的患者有最大的益处，而对于那些在最初表现时生活质量相对正常的患者来说，手术可能只会带来轻微的改善。

24.8.2 手术治疗

脊柱滑脱的手术适应证是为了防止滑脱的进展，改善神经功能损伤和持续性下腰痛。在更重度的脊柱滑脱中，脊柱滑脱的复位被认为可以改善融合率和整体矢状面序列。某些作者强调，在手术治疗中减少滑脱和矫正后凸滑移角同样重要。文献支持对这些存在严重症状的重度脊柱滑脱患儿行矫正手术治疗的有效性。一项大型研究表明，重度和轻度脊柱滑脱患者的 HRQoL 在手术后都有显著改善。HRQoL 基线最差和基线滑移率最差的患者受益最多[63]。

24.8.2.1 轻度脊柱滑脱的手术治疗

如前所述，峡部重建或直接峡部修复可用于平移小于 3 mm，且经 6~12 个月保守治疗无效的峡部裂或 Ⅰ 度脊柱滑脱。采用的各种技术已经在前面描述过，通常建议在骨骼成熟之前开展。如果患者骨骼已经成熟、有神经系统症状或 MRI 上有椎间盘退行性病变的证据，则应避免该类手术。

有许多技术可用于儿童 Ⅰ 度或 Ⅱ 度脊柱滑脱的手术治疗，但无论是否使用器械固定都涉及某种形式的融合。几十年来，不使用器械固定的原位融合手术已被广泛使用，Mercer 于 1936 年[64]和 Speed 于 1938 年[65]对其进行了前期描述，Hibbs 和 Albee 随后进行了报道[66]，再之后 Wilse 技术通过双侧正中旁经肌裂入路对其进行了描述。髂后上嵴自体骨移植是首选的移植材料，并放置在去掉骨皮质表面的后外侧[67]。目前最常用的方法是器械固定后外侧融合术，同时减压和复位，伴或不伴碎片切除[68]。某些术者推荐了一种联合融合术，这种融合术已被证明在防止术后腰骶后凸进展方面更有效，实现了真正持久的原位融合，而不会出现后期恶化，并减少了假关节的发生率。椎体间融合器支撑和融合可通过后外侧椎体间融合术（PLIF）、经椎间孔椎体间融合术（TLIF）、前路椎体间融合术（ALIF）和经骶腓骨移植术实现[69]。

24.8.2.2 重度椎体滑脱和椎体前移的手术治疗

没有随机的前瞻性研究表明，与未复位的患者相比，重度脊柱滑脱复位后效果更好，但许多著名的外科医生建议将其与环周融合术结合使用[61, 68, 69]。Crawford等对脊柱侧弯研究学会（SRS）的文献进行了循证审查，并确定了3级证据，表明脊柱滑脱的固定和复位降低了假关节形成的风险，并且环周融合优于仅行前路或后路融合[68]。减少腰椎滑脱的合理解释可能有很多，包括外观塑型、直接对椎管狭窄进行减压、通过增加骨性结合面预防假关节、预防腰椎滑脱的进展、纠正腰骶部后凸／矢状面平衡、减少滑移角等。这些因素中最重要的是通过恢复C7重力线穿过骶骨中心，从而显著增加了L5椎体在骶骨终板上的重叠，使可用于融合和柱状支撑的横截面积最大化，从而减轻了重度椎体滑脱，改善了局部和整体的矢状面序列[70]。尽管如此，由于与手术相关特别是与复位相关的严重并发症，包括严重的血管损伤、出血、输尿管损伤、假关节、伤口感染、L5神经根麻痹、硬脑膜撕裂和急性马尾综合征，因此治疗重度椎体滑脱需要大量的专业技术知识[62]。

有许多手术技术可用于治疗重度椎体滑脱，包括标准后外侧脊柱融合术、前路或联合前路／后路融合术。椎间植入物／钛笼也用于提供支撑。最常见的是，这些技术通常与现代椎弓根螺钉固定、使用髂骨或S2螺钉的髂腰椎固定和（或）使用腓骨钉（前或后向）或钛笼的经椎体固定相结合。Bridwell等明确指出，成功治疗儿童重度椎体滑脱的关键是使用腓骨销钉、髂骨固定和L5椎体复位至骶骨上方的环周融合[54, 71-73]。Jalanko还报道了一项长期研究结果，该研究表明早期手术使用任何可用的方法，包括PLSF、ASF和前路+PLSF+器械复位和减压，可获得良好的长期临床疗效和X线HRQL结果[74]。

重度椎体滑脱的手术治疗技术的亮点通常包括微创、中线后外侧入路进入L4、L5和骶骨翼的横突。透视或术中照相／CT引导可确保在重度腰椎滑脱中出现的扭曲解剖结构面上准确放置螺钉[75]。螺钉和其他器械可用于扩大椎间盘空间，以改善进入通道（图24.7）。在重度滑脱的情况下，一些作者建议通过PLIF或TLIF进行椎体间融合[76, 77]。EMG和SSEP电生理监测、L5神经根的完全减压、椎体间融合器及融合，以及S1终板的切除（穹窿切除术），均有利于复位和融合。神经系统并发症是重度椎体滑脱复位过程中最主要的风险，需要行包括L5神经根的彻底减压，以防止此类并发症的发生[77]（图24.8）。

一些作者建议采用前路（ALIF）入路治疗严重的重度椎体滑脱。ALIF入路在L5-S1椎间盘间隙具有更好的可视化效果、更大的钛笼空间、前凸笼和L5椎体在骶骨上复位等优点，但其解剖结构可能具有相当的挑战性[76, 77]。前入路与各种并发症相关，包括大血管损伤、逆行射精、输尿管损伤、胃肠道并发症和假关节[78, 79]。如果进入椎间盘是可行的，则前路入路特别适合于恢复腰椎前凸（LL）、节段前凸（SL）、增加椎间盘高度（DH）和减小滑移角，这对于恢复整体脊柱平衡和促进融合至关重要。然而，前路入路并不一定具有更高的融合率[80]。椎体前移（L5在S1的前方；完全移位）非常复杂，需要进行复位并使用髂骨螺钉从L4到S1进行后外侧原位融合，可以考虑根据Speed（前路腓骨移植）[65]和Bohlman及Cook（后路腓骨移植）[81]的经验添加前路经骶骨支柱移植，以实现牢固融合。在这些情况下，应始终进行减压。如果椎体前移是强直性的，有必要的话则可能需要在前方切除L5椎体后在骶骨上方复位L4椎体[82-84]。另一个选择是后路椎体切除，将L4椎体复位到骶骨上方，结合使用L3到骶骨的髂骨螺钉行后外侧器械固定、融合[85]。最后，与所有复杂的脊柱手术一样，使用具有处理这些困难畸形经验的两名外科医生组成的团队有益于重度椎体滑脱的治疗[86]。

24.9 总结

峡部异常的进展是一种比较常见的疾病，可能会导致随后的脊柱滑脱。脊柱滑脱也与某些脊柱骨盆和脊柱矢状位序列问题有关。尽管一些患者可能会出现背痛和偶尔的神经根症状，但绝大多数患者没有症状。某些类型的脊柱滑脱倾向于在3岁之前发生，而其他类型的脊柱滑脱则多发生在青少年时期，尤其是在从事重复性运动的儿童中，同时也有一种推测其与遗传有关。在儿童群体中，脊柱峡部裂或滑脱可能在生长高峰之前或期间发生，因此需要进行连续的影像学随访。大多数有症状患者采取保守治疗是有效的，并可以恢复体育活动。手术治疗包括峡部修复术、轻度椎

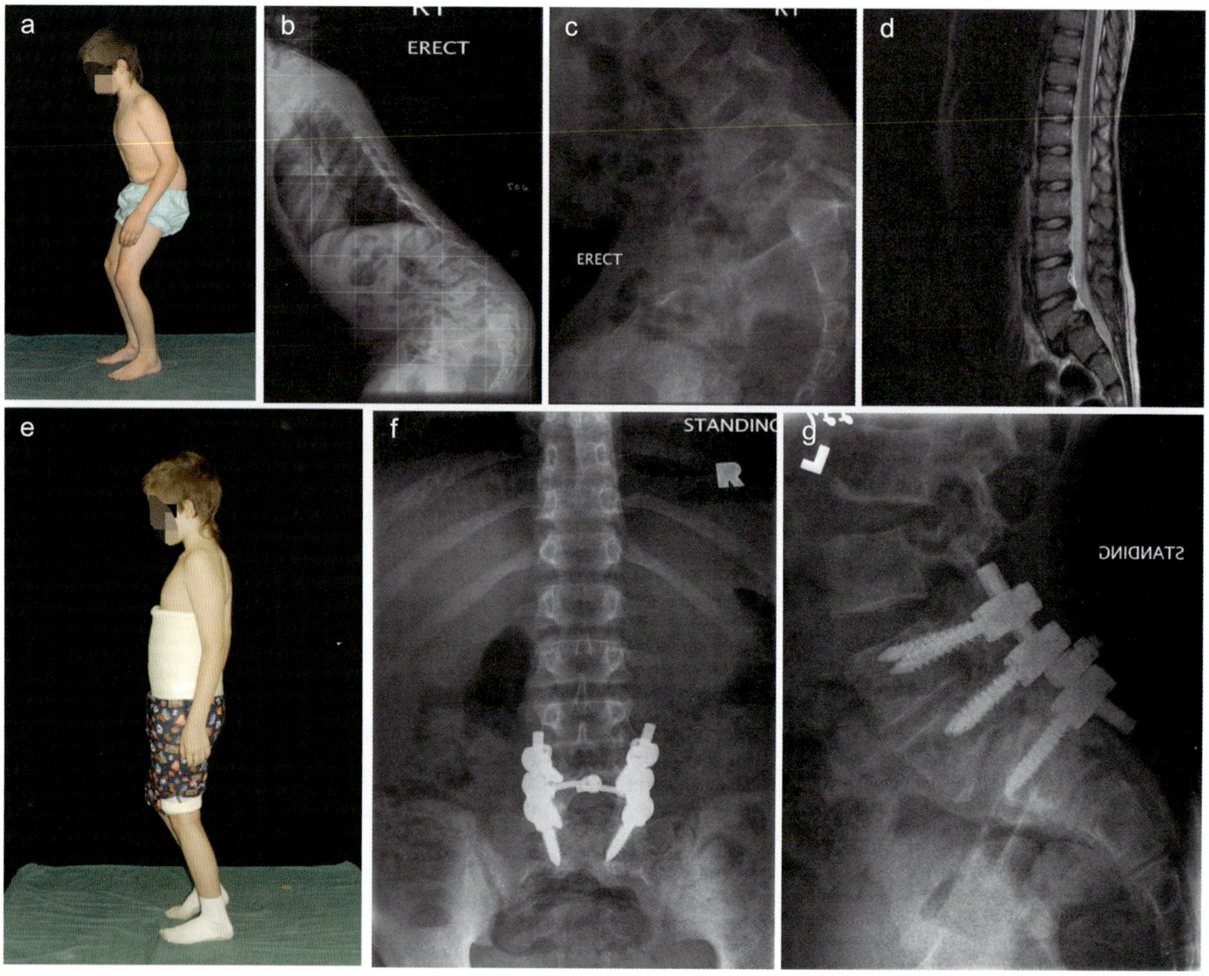

图 24.7 重度：一名 10 岁男孩，7 岁时被诊断为椎体滑脱。(a) 术前临床照片显示 Phalen-Dickson 征。(b) 站立侧位脊柱 X 线片。(c) 站立侧位 L5-S1 X 线片。(d) 术前 MRI 检查。(e) 在 10 岁时，患儿接受了减压、后路脊柱融合、L4-S1 器械固定手术及术后石膏固定（包括单腿石膏裤）。(f) 术后 3 年的前后位和侧位 X 线片。(g) 术后 3 年的侧位 X 线片

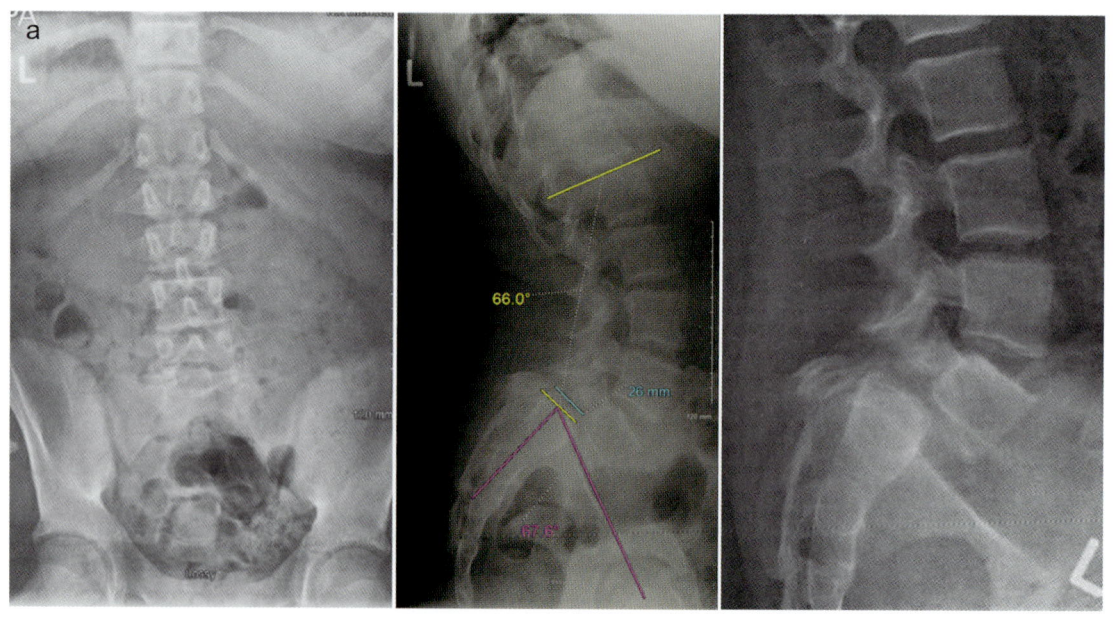

图 24.8 一名 11 岁的月经初潮前女孩出现 6 个月的 LBP 逐渐丧失功能，伴有右腿 L5 神经根病，站立时加重。口服非甾体抗炎药治疗有一定效果。可见患儿走路时右足背屈无力。常规 X 线片显示脊柱滑脱，患者遂转诊接受治疗。(a) 平片显示 L5-S1 的 Ⅳ 度脊柱滑脱。与大多数重度脊柱滑脱一样，骶骨倾斜角和骨盆入射角都在正常值上限（下页续）

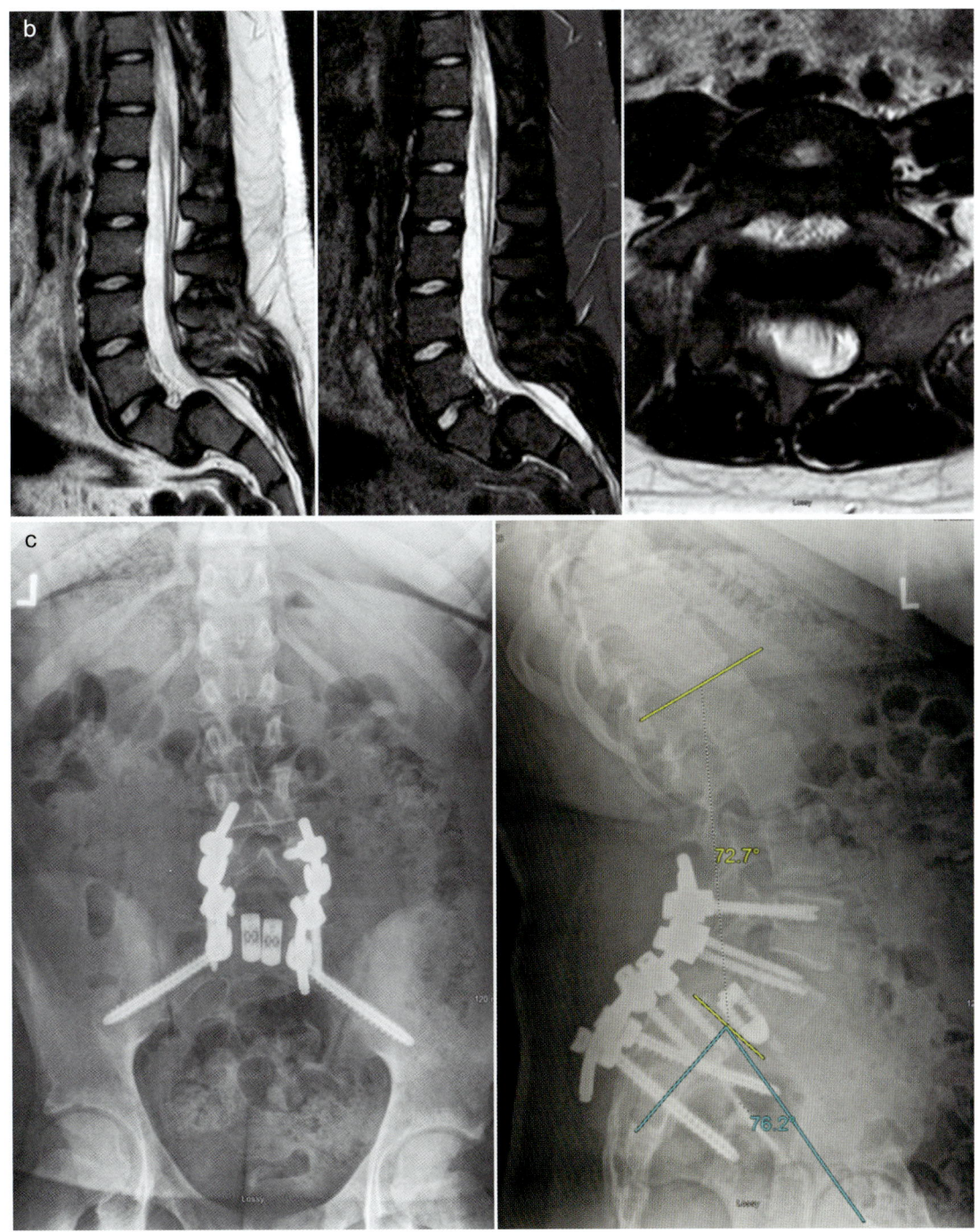

图24.8 （续）（b）MRI显示骶骨穹隆、椎间孔狭窄，轴位像可见双椎征、双蒂样椎间盘退变（实际上是一分为二）。（c）症状严重的脊柱滑脱应行固定手术。患者接受了PLSF、滑脱复位、S2螺钉固定、环周融合及椎体间PLIF融合器固定融合

体滑脱或罕见的重度Ⅲ/Ⅳ度（＞50%）椎体滑脱或椎体前移的原位器械融合术、经前路和仅经后路伴或不伴椎体间融合手术。

对于重度脊柱滑脱的复位仍有争议，因为改善整体矢状位和节段性平衡、提高融合率和HRQoL的潜力可能会被更高的并发症风险所抵消。本章对流行病学、分类、体格检查、影像学检查、自然史以及儿童早发和迟发峡部裂和脊柱滑脱的各种治疗方案进行了全面综述。

（John R. Dimar Ⅱ，Naveed Nabizadeh，Luke Gauthier，Ron El-Hawary 著　刘　虎 译　叶笑寒 校）

参考文献

扫描书末二维码获取

第 25 章 儿童脊柱肿瘤的治疗

本章内容

25.1 引言..........282	25.3.2 手术分期..........284
25.2 临床评估..........283	25.4 活组织检查..........285
25.2.1 临床表现..........283	25.5 脊柱肿瘤的外科治疗..........285
25.2.2 影像学表现..........283	25.5.1 特殊脊柱肿瘤..........286
25.3 分期..........283	25.6 总结..........292
25.3.1 肿瘤分期..........283	

要点

- 儿童脊柱肿瘤相对少见，且多为良性。
- 少数儿童脊柱肿瘤的临床表现缺乏特异性，症状不典型，容易造成漏诊。
- 儿童脊柱肿瘤的治疗原则与成人及其他原发性骨骼肿瘤的治疗原则类似。然而，由于脊柱处于发育期，儿童脊柱肿瘤手术具有较大挑战性。
- 手术是儿童脊柱肿瘤的主要治疗方法，为了提高治疗效果，部分需要采取多学科联合治疗。

25.1 引言

脊柱肿瘤和脊髓肿瘤在儿童中很少见，只占所有儿童肿瘤的1%[1]。儿童脊柱肿瘤对外科医生来说是一个巨大挑战[2]。幸运的是，大多数儿童和青少年的脊柱肿瘤是良性的，只有少数是恶性肿瘤。治疗应综合考虑肿瘤及儿童脊柱发育特点。

根据美国国家癌症数据库对1011例脊柱原发性肿瘤的回顾性研究，尤因肉瘤是儿童脊柱最常见的原发恶性肿瘤，发病率至少是骨肉瘤和脊索瘤的5倍，后者最常见于颅椎交界处[3,4]。良性骨肿瘤如骨样骨瘤、成骨细胞瘤、动脉瘤性骨囊肿、朗格汉斯细胞组织细胞增生症或嗜酸性肉芽肿等较恶性肿瘤多见。其他常见的良性疾病，如血管瘤等则很少出现[2]。脊柱肿瘤也可为转移灶，尤其是肾母细胞瘤和神经母细胞瘤，以及淋巴瘤和白血病可转移并累及脊柱。

颈部和背部疼痛常见于成人退行性脊柱疾病，但在儿童中不多见。因此，儿童或青少年的持续性颈部、背部疼痛，与体力活动无关，并存在夜间疼痛加剧时，应注意排除脊柱肿瘤可能[5]。

站立位X线片可以准确地显示儿童脊柱畸形。特发性脊柱侧凸在诊断时，必须排除与脊柱肿瘤导致的肌肉痉挛相关。虽然平片通常不足以发现微小的病变，但过去的20年，成像技术的进步提高了脊柱肿瘤的早期诊断率。利用骨扫描、正电子发射断层扫描（PET）、计算机断层扫描（CT）和磁共振成像（MRI）有助于诊断。骨扫描有助于发现与背痛有关的病灶。正电子发射断层扫描能够识别与骨骼病变相关的代谢异常，被广泛用于肿瘤的检测和分期。虽然血管造影术作为肿瘤血管供应的诊断工具，已经逐渐被现代磁共振成像技术取代，但选择性动脉栓塞术可作为一种术前辅助手段，如应用于治疗动脉瘤性骨囊肿。CT可以更好地确定骨肿瘤的边界，用于术前规划和术中指导，但由于放射剂量较大，其使用频率正逐步降低。

应根据患者的临床特征和影像学特点进行鉴别诊断，使医生能够选择最佳的治疗决策。治疗决策应同时参考影像学检查和组织学诊断。然而，在某些特殊的病例中，如骨样骨瘤，仅凭影像就可以做出诊断。一般说来，脊柱肿瘤的治疗包括手术和非手术方法。为了提高疗效和降低肿瘤复发率，通常需要手术和非手术方法的结合，并需要组建一个多学科的治疗团队。应根据诊断和肿瘤分期来选择合适的手术方案，以恢复脊柱的正常力线、活动范围和运动功能。

在儿童患者中，制订手术方案时必须考虑脊柱剩余的生长潜力。在出现四肢瘫痪或截瘫等严重神经系统症状的病例中，紧急椎管内减压十分重要[6]。恶性肿瘤的治疗方案通常包括放射治疗和化疗等非手术治疗方法。放射治疗的目的是局部控制病变，但它可能干扰脊柱的正常生长，可能导致脊柱畸形加重或进展，可能损害脊髓功能，导致治疗效果不佳。基于CT或MRI的靶点治疗及加速粒子放射治疗技术正在逐步开发，可更精确地治疗肿瘤，持续减少副损伤[7]。选择性动脉栓塞术、直接注射类固醇或干细胞已被建议用于特殊肿瘤的诊疗，本章后面将详细讨论。

由于儿童脊柱肿瘤需要多学科治疗，故应转诊到专业的治疗中心，避免病情延误[8-10]。

25.2 临床评估

25.2.1 临床表现

脊柱肿瘤最常见的症状是疼痛，46%~83%的患者在发病时就有疼痛[11-13]。背痛在成年人和老年人中是一种常见的主诉。相反，它在儿童中不太常见。持续疼痛，尤其是与体力活动无关，干扰夜间休息的疼痛，应考虑脊柱肿瘤可能，并与峡部裂、椎间盘发育异常等疾病相鉴别。剧烈疼痛可能与肿瘤快速生长引起的病理性骨折相关。触诊也可能引起疼痛。另外，值得注意的是儿童脊柱肿瘤患者中的运动无力或其他神经损害症状的发生率为54%~67%[6]。严重的神经系统受累常与恶性骨肿瘤和肿瘤快速生长有关。神经根症状和脊髓病变可能是由于肿瘤累及椎间孔和椎管而引起的，症状严重程度与受累程度具有相关性[15]。

儿童脊柱肿瘤中27%~63%的病例表现为脊柱畸形，尤其是在脊柱骨样骨瘤和成骨细胞瘤中。与肿瘤相关的脊柱侧弯和斜颈是由于反应性肌肉痉挛造成的。前屈试验中异常可不明显，这有助于将其与特发性脊柱畸形区分开来[16,17]。其他肿瘤，如朗格汉斯细胞组织细胞增生症，也可能由于椎体塌陷而导致脊柱侧弯和后凸畸形。

25.2.2 影像学表现

影像学评估应从高质量的正位和侧位X线片开始。如果发现异常，接下来应该做全脊柱站立位X线检查。根据症状出现的时间不同，X线片检测脊柱肿瘤的灵敏度在55%~98%[11,18]。对于脊柱不典型畸形、占位病变、骨质破坏、椎体塌陷、椎弓根间隙增宽、椎弓根侵蚀或缺失、椎体硬化、神经孔扩大、椎体扇形等病例，必须进行进一步的影像检查。CT和MRI是最常用的进一步影像检查方法。CT无创、快速、耐受性好，对骨质病变及继发性改变，如骨质侵蚀、骨质破坏、硬化灶、骨膜反应、椎管增宽等均有很好的成像效果。同时，CT的缺点是辐射较大，且在显示软组织结构上敏感性较差。MRI敏感性高，应该是首选检查，特别是在存在神经受累的情况下。MRI可显示骨质和软组织肿块结构关系，以及骨质破坏，肿瘤起源及延伸范围，以及椎管和神经侵犯情况。此外，在恶性肿瘤患者中，MRI可能有助于监测化疗和（或）放射治疗的效果。并且，MRI是检测转移性肿瘤最敏感、最特异的方法[19]。MRI的主要缺点是检查时间较长，可能使患儿患上幽闭恐惧症，因此需要对幼儿进行镇静或全身麻醉。

对于症状不典型的患者，肿瘤位置不能确定时，可利用骨扫描进行检查。如果怀疑有存在多灶性肿瘤或肿瘤转移时，可进行PET扫描。此外，定量分析摄取标准化摄取值有助于鉴别肿瘤与感染，以及评估肿瘤对辅助治疗的反应。因为MRI侵袭性较小，适用于评估肿瘤血供情况，因此脊髓血管造影术在诊断方面已经过时，但经常用于术前选择性动脉栓塞术，以减少术中出血和便于手术切除。从功能保护的角度来看，病理性骨折和脊髓受压是两个主要问题，必须纳入治疗决策过程。最近，Fisher等提出了脊柱肿瘤不稳定评分分级系统（Spine Instability Neoplastic Score，SINS），该系统在几项可靠性研究中得到了验证，现在被广泛接受并使用[20]。另外，Bilsky等提出了一种适用于儿童脊柱肿瘤的中枢神经受侵分期系统，用来评估中枢神经侵犯情况，有助于治疗策略制订[21]。

25.3 分期

25.3.1 肿瘤分期

分期用以描述肿瘤的生物学行为。Enneking介绍的外科分期系统（Surgical Staging System，SSS）常用于原发性骨骼肌肉肿瘤的分期[22]。在这个分期系统中，良性肿瘤分为三个阶段（潜伏期、活动期和侵袭期），而原发恶性肿瘤分为两个阶段，包括局限性病变（基于组织学分级）和侵袭性病变（表25.1）。这种分期最初用于描述长骨肿瘤，但研究证明也适用于描述原发性脊柱肿瘤[22-24]。

这些研究还强调，通过临床和放射检查，制定一个简单和合理的肿瘤分期系统具有重要意义。

25.3.1.1 良性肿瘤

按Enneking分级，S1期肿瘤不活跃，通常无症状。肿瘤具有完整包膜，表现为潜伏期。根据肿瘤学原理，潜伏性肿瘤通常不需要治疗，因为它们往往生

表 25.1 原发性肌肉骨骼肿瘤的外科分期系统

良性肿瘤			
S1 潜伏性肿瘤	($G_0 T_0 M_0$)		
S2 活动性肿瘤	($G_0 T_0 M_0$)		
S3 侵袭性肿瘤	($G_{0\sim1} T_{0\sim1} M_{0\sim1}$)		
恶性肿瘤			
Ⅰ期	低级别	T_1	($G_1 T_1 M_0$)
	低级别	T_2	($G_1 T_2 M_0$)
Ⅱ期	高级别	T_1	($G_2 T_1 M_0$)
	高级别	T_2	($G_2 T_2 M_0$)
Ⅲ期	-	-	($G_{1\sim2} T_{1\sim2} M_1$)

注：G 表示肿瘤的级别，G_1 表示低级别，G_2 表示高级别；T 表示肿瘤的范围，T_1 表示局部无侵犯，T_2 表示局部侵犯；M 表示转移，而 M_0 表示无转移，M_1 表示有转移[22]。

长非常缓慢。内生软骨瘤、骨软骨瘤、血管瘤和脂肪瘤（极其罕见）是这一类别的典型代表。

S2 期是"活跃的"，生长速度较慢，但通常会出现症状（例如：动脉瘤样骨囊肿、成骨细胞瘤）。肿瘤具有一层薄薄的包膜，局部可存在炎性反应，这可以在 MRI 上看到。对 S2 期肿瘤的肿瘤治疗包括手术干预、肿瘤血管栓塞术、冷冻治疗、射频消融术或其他方式的经皮消融术等。

S3 期肿瘤具有侵袭性，是一种快速生长的肿瘤，可能侵袭邻近的结构，包膜可不完整。肿瘤通常较大，在平片上可以看到，骨扫描通常是明显阳性的，CT 和 MRI 显示肿瘤具有侵袭性。治疗包括手术切除以及上述一种或多种辅助治疗。

25.3.1.2 恶性肿瘤

恶性肿瘤可分为低级别或高级别。根据肿瘤与其起源，这些肿瘤被进一步细分为 A、B 两类。诊断时仍在该包膜内的肿瘤为 A 类，已侵犯到包膜之外的肿瘤为 B 类。在此基础上，低级别 I A 期肿瘤是残留在椎体内的肿瘤，而相比之下，I B 期肿瘤侵袭椎旁间隙。这些肿瘤通常有一个由反应性组织组成的假包膜，在反应区内有一个小的的肿瘤结节，称为卫星结节，切除的目标是广泛切除。

高级别肿瘤同样分为 ⅡA 期和 ⅡB 期。这些肿瘤生长非常迅速，没有反应组织包膜。此外，其不仅有卫星病变，而且存在明显的远处转移风险。由于对周围骨结构的快速侵袭，高级别肿瘤在平片上是可以识别的。然而，除了显示肿瘤的整个范围，包括累及脊髓和邻近的神经根，以及局部反应情况外，仍然需要磁共振检查。治疗是广泛的完整切除，因为脊柱根治性切除几乎是不可能的。在高度恶性肿瘤的治疗中，化疗和（或）放射治疗是必不可少的，因为单纯完整切除很少能实现肿瘤的完全控制。

25.3.2 手术分期

在明确诊断和肿瘤学分期后，活检前的下一步应该是外科分期。最广泛使用的方案是由 Weinstein 提出的用于治疗原发性脊柱肿瘤的分期，后来由 Boriani 等提出的 WBB（Weinstein, Boriani, Biagini）分期系统[25]。当按顺时针顺序将椎体划分为 12 个区域（1~12）、从椎体外组织到硬膜内 A~E 的同心层（图 25.1），当肿瘤累及多个脊柱阶段时应单独记录。该系统的主要优点是，它描绘了肿瘤和脊髓之间的关系，有助于指导外科手术。

另一种经典的分期系统是由 Tomita 等提出的，但它主要用于脊柱转移性肿瘤[26]。该系统由两部分数字系统组成，增加了对肿瘤位置的描述，为描述脊椎受累的程度提供了一种简化的方案。第一个数字部分描述了受影响的解剖部位，包括 1（椎体）、2（椎弓根）、3（椎板、横突和棘突）、4（椎管）和 5（椎旁区）。第二个数字部分（1~7）描述了肿瘤的侵犯情况。作者认为 1、2 和 3 型为局限型，4、5 和 6 型为侵袭型，7 型肿瘤累及多脊柱节段或为转移型。

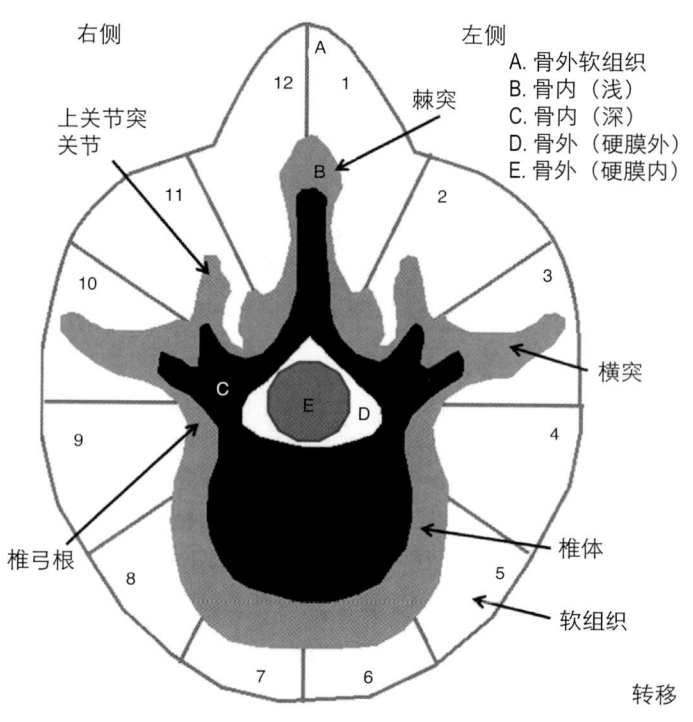

图 25.1 原发脊柱肿瘤的 WBB 分期系统[16]（Adapted and redrawn from Keim and Reina [16]）

25.4 活组织检查

活组织检查是治疗的必要步骤。活检的目的是为病理医生提供足够数量和质量的病变组织以供诊断。体积必须足以进行不同的染色和免疫组织化学检查。组织标本不能取自坏死区、反应区或浸润区，而应取自肿瘤的中心部位。活组织检查可导致肿瘤细胞扩散，并有可能增加局部复发的风险。治疗肌肉骨骼肿瘤重要的外科原则之一是将活检路径设计在外科手术时将使用的切口线内，活检路径组织也需要切除。应注意避免在活检或其他手术中造成肿瘤播散。遵循这些原则，活检可以通过经皮或开放手术进行[27]。切开活检最好由未来进行肿瘤切除手术的外科医生进行[10]。

活组织检查可能导致大量失血和一定的复发率。应特别注意控制出血和避免血肿的形成，避免将肿瘤细胞种植到广泛的区域，增加肿瘤可被完整切除的机会。

经皮活检（最好使用套管针）是一种相对简单的方法，在影像引导下经椎弓根途径是安全和有效的，并且可以在不污染胸或腹腔的情况下从前部取出足够的标本[28]（图 25.2）。活检路径中使用骨水泥可以减少不必要的种植风险。切开活检最好与冰冻切片评估相结合，证实手术区域无肿瘤残留。不正确的活检或没有活检，对预后有负面影响[8-10]。

25.5 脊柱肿瘤的外科治疗

儿童脊柱原发性肿瘤手术的目标是实现最好的局部和全身控制。相反，不能切除或转移性肿瘤的治疗是姑息性的，旨在缓解疼痛，解除神经压迫，恢复脊

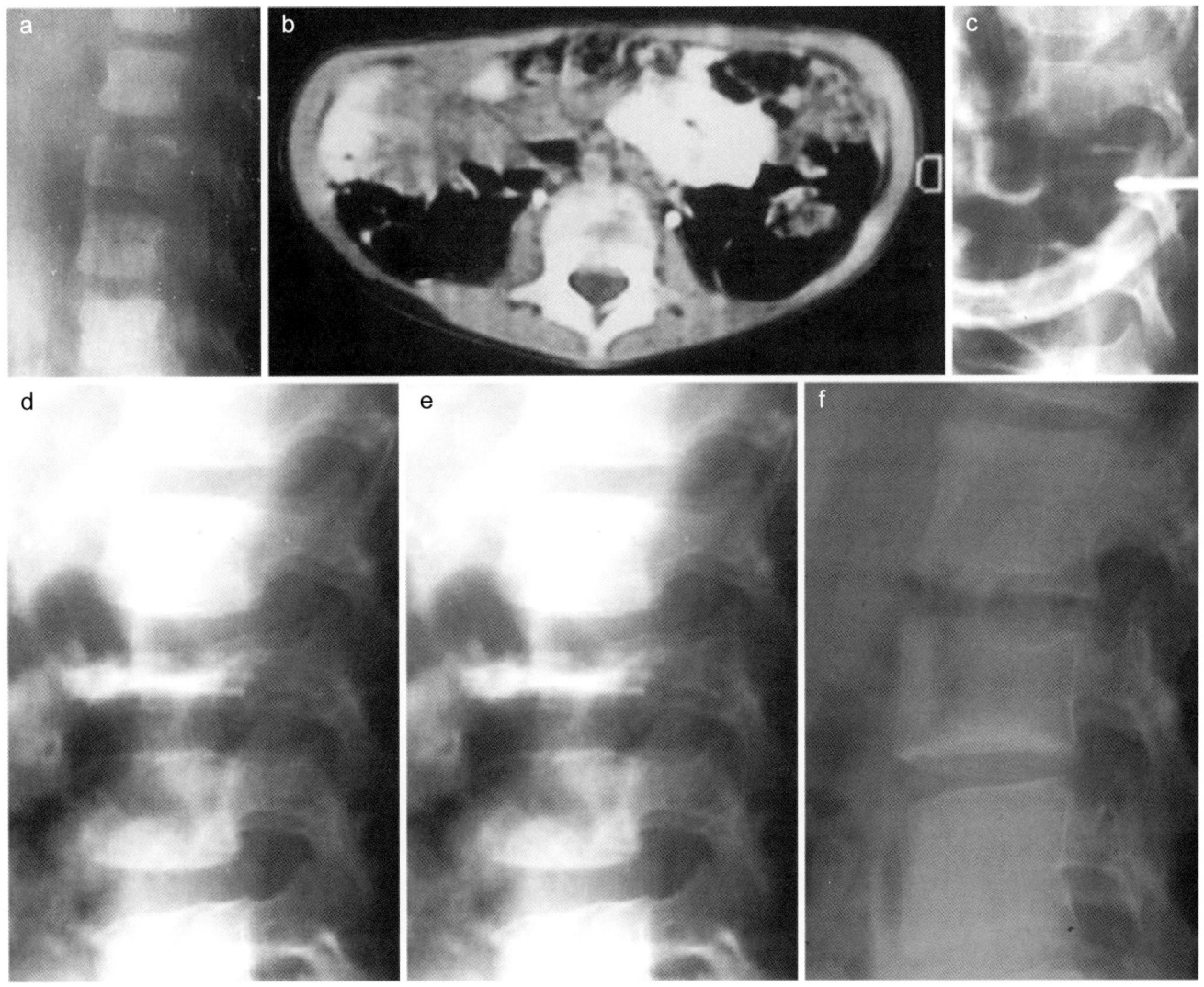

图 25.2 4 岁男童，主诉胸腰背痛和肌肉痉挛（1992 年病例）。（a，b）CT 扫描显示 L2 椎体存在溶解性、破坏性改变。（c）活检采用经椎弓根入路，病理诊断为嗜酸性肉芽肿。（d）使用支具保守治疗，2 个月后的 X 线片提示 LCH 典型的椎体变扁。由于无明显疼痛等症状，停止使用支具。（e）3 年后，椎体高度初步开始恢复。（f）经过 10 年的跟踪，脊柱椎体高度恢复，且脊柱功能良好

柱力线及稳定，并使脊柱活动正常[28]。如果肿瘤类型对化疗和放射治疗的敏感性较低，在转移性肿瘤病例中切除肿瘤可能是合理的。

为了更好地设计手术计划和多学科讨论，需要一个标准化的术语来描述肿瘤范围和分期。儿童脊柱肿瘤往往比其他部位的肿瘤更具挑战性，因为可能会干扰脊柱和周围神经结构的发育。

刮除即病灶内切除，是一个肿瘤内部手术操作过程。完整切除指的是试图将整个肿瘤和周围薄层正常组织一起切除。根治性切除是指完整切除肿瘤和肿瘤起源的整个结构。这个术语用于大腿截肢，用于治疗例如发生在胫骨的肿瘤。然而，脊柱周围结构复杂，存在硬膜外或硬膜下间隙，并且从颅骨延伸到骶骨，根治性切除并不适用[25]。

一些生长缓慢但局部侵袭性的原发骨肿瘤，如果位于脊柱，则通常不能切除，甚至有可能致命。手术入路应仔细计划。虽然病灶内切除可能与许多良性潜伏性肿瘤和良性活动性肿瘤患者的良好预后有关，但对于局部侵袭性良性肿瘤和许多恶性肿瘤，往往需要更积极的手术。在可行的情况下，应广泛切除非转移性恶性肿瘤及其边缘组织。另外，多学科治疗方法如放射治疗技术、化学治疗和消融技术变得越来越重要。

如上所述，治疗应始终基于诊断、自然病史、病变位置和大小，并基于Enneking分期系统进行标准化治疗[22]。良性潜伏性病变（S1）不需要肿瘤治疗，因为它们是潜伏性的，但可能需要对症手术，如减压和（或）松解。良性活动性肿瘤（S2）具有生长潜力，肿瘤内切除通常可以成功，复发率低。良性侵袭性肿瘤（S3）可侵犯邻近区域，并有广泛的假性包膜，且血运丰富，可以通过广泛/完整切除来处理。如果没有侵犯邻近区域，可能需要病灶内切除和额外的局部辅助治疗，如苯酚或酒精辅助治疗，液氮冷冻治疗，或大量使用聚甲基丙烯酸甲酯治疗。根据特殊的敏感性，可以考虑使用放射治疗。对于预期生存期较长的患者，必须考虑放射治疗对骨骼生长的副作用，以及其继发肿瘤的风险。

脊柱恶性肿瘤的治疗更为复杂，总是需要多学科的治疗方法。Enneking分期有助于制订肿瘤分期和手术治疗方案，并为辅助治疗的使用提供指导。化疗和切除重建技术的进步提升了外科治疗的作用。对于最佳的外科治疗，肿瘤分期是必不可少的。肿瘤的分期、分级、有无转移灶，以及肿瘤在脊柱中的位置和范围是重要的因素。儿童脊柱恶性肿瘤的局部控制效果，只有在广泛切除的情况下才能实现。然而，由于肿瘤的位置和范围，在某些情况下，广泛/完整切除手术可能是不能实现的。即使脊髓和神经根是彼此独立的，硬膜外间隙也是一个从颅骨延伸到尾骨的间隔。因此，当Ⅱ期恶性肿瘤侵犯椎管时，广泛切除是不可能的。Roy-Camille及Tomita等介绍并推广了完整切除的外科手术技术。

基于WBB分期系统，目前已经提出了7种不同的手术技术，以适应不同的肿瘤特点，以便获得更佳的切除范围，并规定肿瘤完整切除的可行标准[25, 31]。另外，单纯手术切除是不够的，必须结合非手术治疗。完整切除与成人中13%~74%的并发症发生率和0%~8%的死亡率相关[32]。手术有很高的失血风险，并且儿童和青少年的循环容量比成年人更低[33]。

肿瘤切除后需要进行脊柱重建手术，手术可能导致继发性矢状面平衡受损和短节段融合，尤其是与肌肉相关的融合，此外，肿瘤切除后的韧带破坏可能会造成节段不稳定并伴发交界性后凸或脊柱侧凸[28, 33, 34]。如Dimeglio等所观察到的。从出生到5岁，脊柱高度平均增加16 cm。从5岁到10岁，脊柱每年增长约1.5 cm，然后再增长7~8 cm，直到骨骼成熟[35]。

因此，重建手术及固定范围选择是至关重要的。多节段切除后不能仅进行短节段固定。单节段切除后，也应考虑肌肉和韧带受到破坏，可能导致矢状面或冠状面的不平衡，因此有必要依据脊柱-骨盆参数，进行脊柱重建手术[36]。

25.5.1 特殊脊柱肿瘤

25.5.1.1 良性肿瘤

嗜酸性肉芽肿或朗格汉斯细胞组织细胞增生症

根据世界卫生组织的分类，所谓的嗜酸性肉芽肿（eosinophilic granuloma，EG），更好的命名应为朗格汉斯细胞组织细胞增生症（LCH）[37]。临床表现可为单一的骨质病变，也可表现为多发性侵蚀性病变，还可能有软组织肿块等其他形式的临床表现。EG包括在一个疾病家族中，其他疾病还包括Hand Schuller Christian病和Letterer Siwe病等[38]（表25.2）。

LCH脊柱受累的发生率从7%到25%不等[39, 40]。LCH常见于9岁或以下的儿童，男性更常见。症状有时表现为疼痛，但大多数病例是无症状的。椎体变扁是椎体部分或完全塌陷所致的典型影像学表现。椎体变扁代表LCH侵蚀性活动后椎体塌陷的早期征象（图25.3）。该病最初认为与椎体发育性疾病有关。少数表现为夜间疼痛，早期很难与淋巴瘤或尤因肉瘤区分开来。MRI有助于恶性肿瘤的鉴别诊断，但活检仍是必

表 25.2　儿童脊柱常见良恶性肿瘤

良性肿瘤
嗜酸性肉芽肿（朗格汉斯细胞组织细胞增生症）
动脉瘤性骨囊肿
骨样骨瘤
骨母细胞瘤
骨软骨瘤
巨细胞瘤
纤维异常增殖症
非骨化性纤维瘤
恶性肿瘤
尤因肉瘤
骨肉瘤
白血病
神经母细胞瘤（转移性）
肾母细胞瘤（转移性）
畸胎瘤（转移性）
淋巴瘤（转移性）

要的[41]。值得注意的是，塌陷的椎体位于两个正常椎间盘之间，可与感染性疾病相鉴别。不对称性椎体塌陷可导致脊柱侧弯畸形或严重后凸畸形，但最常见的畸形是轻至中度后凸畸形（图 25.2）。此外，椎体塌陷引起的神经症状较为少见。

应进行骨骼检查或骨扫描，以排除多发性 LCH。这些病变的组织学有 3 个主要成分，包括含脂组织细胞、嗜酸性粒细胞和朗格汉斯巨细胞。

孤立性病变通常是一种自限性疾病，可以随着时间的推移而部分恢复椎体高度（图 25.3）。使用石膏、支具、矫形器或颈托进行脊柱固定一直是标准的治疗方式。保守治疗可以分担脊柱前柱的负荷，并可能增强生长板的活性，从而有可能促进椎体高度恢复（图 25.3）[41,42]。

Raab 等报道称保守治疗的患者可以恢复 18.2%~97% 的椎体高度[43]。在这种情况下，患者的年龄似乎是一个重要因素。如果在骨骼成熟之前至少 4 年时明确诊断，则无论病变位于颈部、胸部或腰部，剩余的

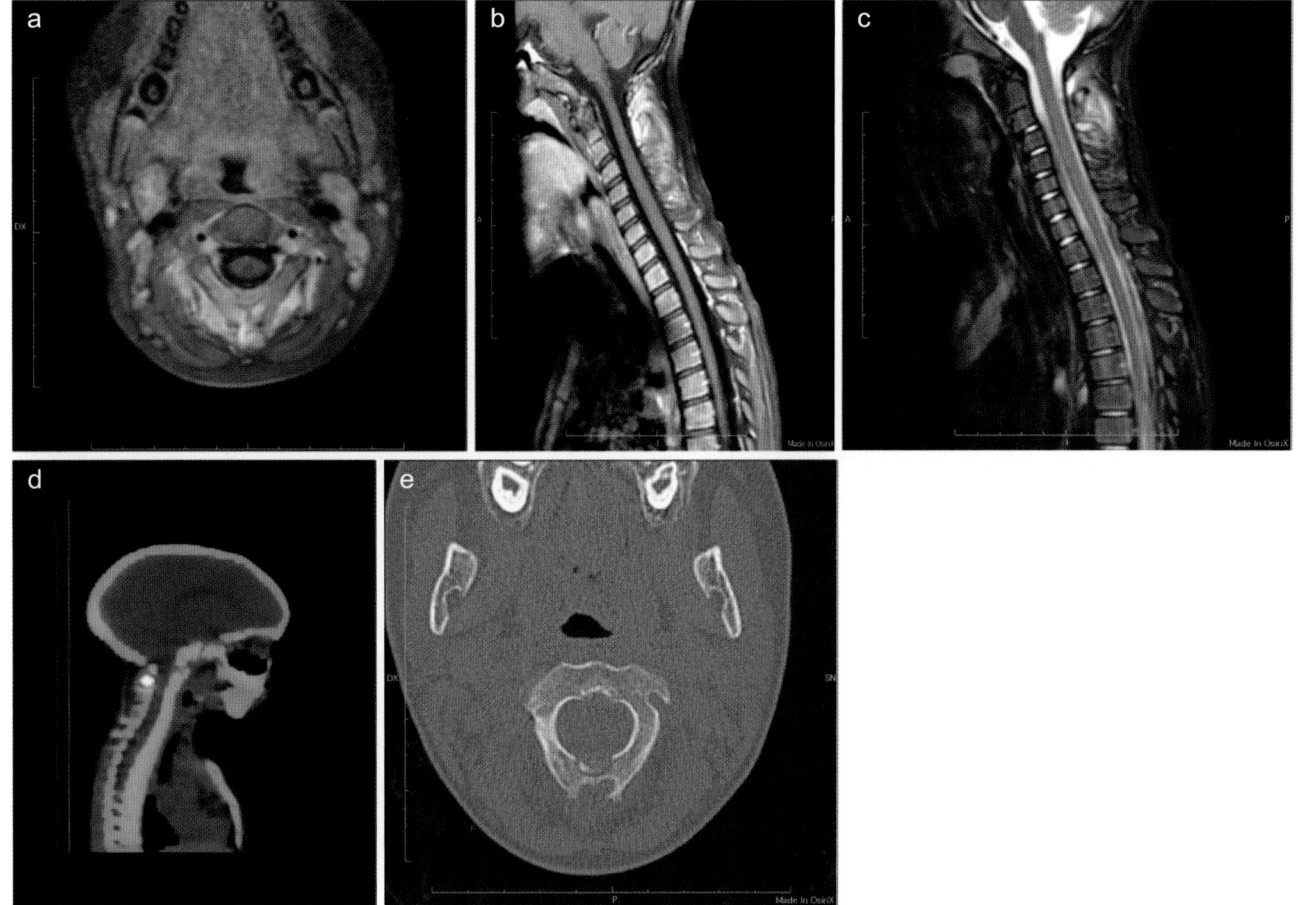

图 25.3　（a）5 岁女孩，颈部疼痛多在夜间出现，3 个月后 X 线平片检查为阴性。MRI T1 像显示有大片高信号影。（b）在矢状面 T1 像上，高信号影从 C1 到 C3 的后部扩散到后部肌层。（c）T2 图像上也有高信号。（d）PET 扫描可以检测到一个小的圆形病灶。（e）CT 扫描显示后弓中央棘突正下方有一个小而圆的溶骨性侵蚀，内含小骨质，边界清楚，与骨样骨瘤的诊断相符

生长能力通常都足以进行充分的重建。化疗和类固醇注射被提倡用于较大局限性或多发性 LCH。放射治疗在过去曾被使用，但由于疗效较差和高并发症率，目前已经不再适用[44]。椎体塌陷造成脊柱不稳定，造成持续性疼痛，或导致神经受累等少数情况时，才需进行手术治疗[45]。

骨样骨瘤和骨母细胞瘤

根据世界卫生组织分类，这些病变属于骨源性肿瘤家族，因此以病理性成骨为特征[37]。

骨样骨瘤（osteoid osteoma, OO）和骨母细胞瘤（osteoblastoma, OBL）常见于20岁前，多发于脊柱后部。它们可见于椎弓根、横突、椎板和棘突。脊柱骨样骨瘤占脊柱所有肿瘤的10%~41%，骨母细胞瘤为30%~50%[46,47]。

疼痛是主要症状，通常在晚上更严重，与活动无关，可以通过使用非类固醇抗炎药来缓解。持续的夜间疼痛和对非类固醇抗炎药的高敏感性，应该引起临床对骨样骨瘤的怀疑。然而，与骨母细胞瘤相关的疼痛对非类固醇抗炎药的反应较低。疼痛强度与骨样骨瘤的大小不成比例。疼痛导致的脊柱侧弯或斜颈是骨样骨瘤的初始症状，但在骨母细胞瘤的发生率则较低（25%~63%）[48]。

特发性脊柱侧凸应该始终是无痛的。因此，儿童或青少年伴发疼痛的脊柱畸形应该排除骨肿瘤，特别是骨样骨瘤或骨母细胞瘤。骨扫描对发现核素摄取增加的区域非常有帮助，CT扫描可在该区域识别病变。进行磁共振检查可以减少辐射暴露。椎体中心（如棘突）病变发生的可能性最小，病变多位于靠近顶椎的凹侧，病变在椎体或椎弓内的不对称分布似乎是导致脊柱侧弯发生的最显著因素。据推测，不对称炎症效应是导致不对称肌肉痉挛和继发性脊柱侧弯的主要原因。多数病变发生在较高的颈椎水平，因此导致斜颈发生的可能性较小。

在CT片上，骨样骨瘤的典型表现为直径小于2 cm的放射状结节，包括岛状病理性骨块，周围可见不同范围的骨硬化反应（图25.4）。病灶内完全切除是治疗的首选方法，局部复发率低，且几乎总是与不完全切除有关。周围的骨硬化区域不需要切除。

由于肿块完全切除后疼痛明显改善，大多数病例的脊柱畸形在15个月内得到改善，除非已经形成结构性畸形。长期药物治疗可能是有效的，但长期使用非甾体抗炎药会带来潜在的副作用。长期使用这些药物可能会引起胃肠道刺激，并可能导致严重出血[49]。

骨母细胞瘤通常比骨样骨瘤大，影像学特点相似（根据 Enneking 分期系统为2期），可表现为浸润性溶骨性病变，包括岛状或云状骨形成，边缘不清，向软组织侵犯，周围骨硬化性反应不明显。这种模式与3期病变相一致，如果可行，需要更积极地进行完整切

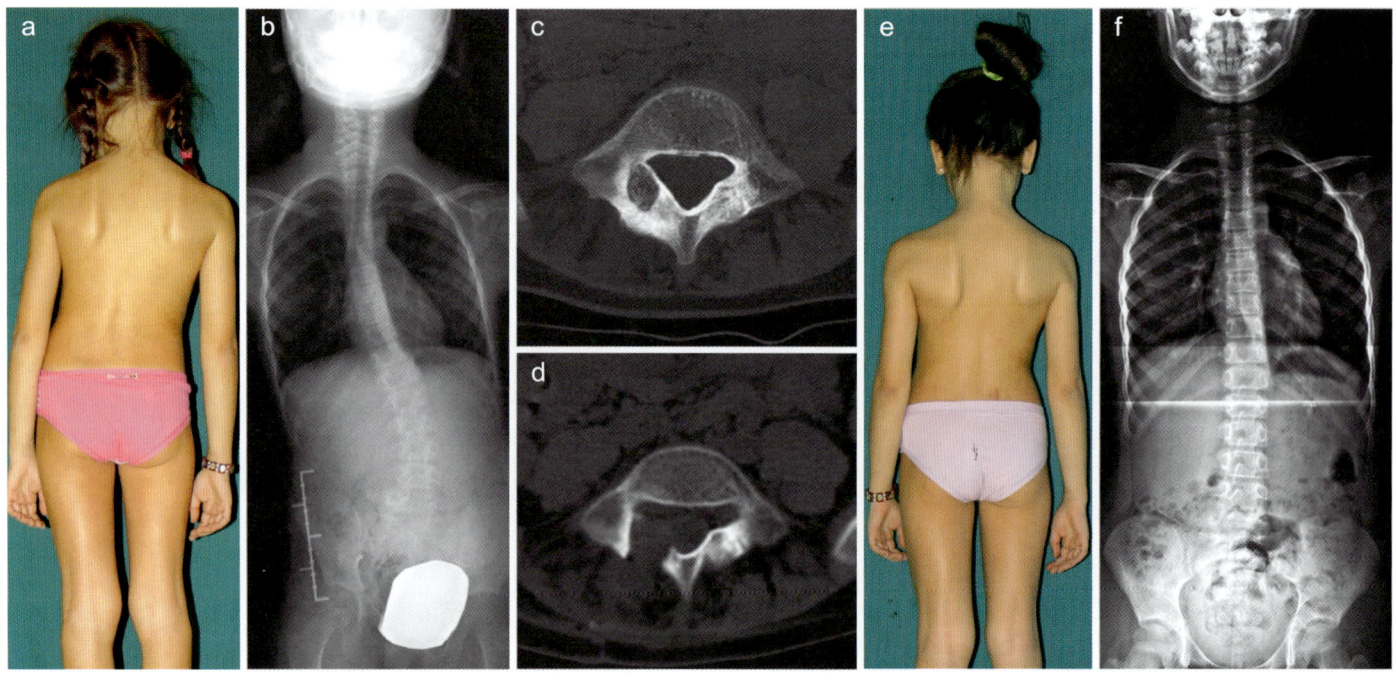

图25.4 6岁女童。(a) 脊柱侧弯伴发疼痛。(b) 站立位X线平片显示左侧腰椎侧弯，伴有明显椎体旋转。(c) CT扫描显示L5右侧椎弓后方可见溶骨区，周围反应性骨质形成。影像诊断与骨样骨瘤诊断一致。(d) 术后CT扫描，可见病灶完全切除。(e) 6个月后，外观有所改善。(f) 立位X线片显示脊柱恢复正常力线

除手术，或者采用完整切除手术和放射治疗的联合治疗，以降低复发率。当 X 线片未见异常，患者对疼痛位置不具体时，利用骨显像检查可有助于诊断[50,51]。

MRI 能更清楚地显示病变周围的结构，骨样骨瘤有时会难以发现，而在更具侵袭性的骨母细胞瘤中，MRI 更有助于显示软组织肿块、硬膜外侵犯、边缘及周围结构情况。由于骨样骨瘤和 2 期骨母细胞瘤的典型影像特征，活检通常在切除时进行，也可在完全切除手术结束之前进行冰冻切片检查。对于 3 期肿瘤，在决定治疗策略之前应该进行活检，因为这些侵袭性肿瘤应该与其他低级别的骨肿瘤进行鉴别，需要多学科治疗。

只有在肿瘤分期充分的情况下，微创技术才能发挥作用。由于不正确的肿瘤治疗方法导致的局部复发是最糟糕的结果[52]。

虽然射频消融术已经成为治疗四肢骨样骨瘤的标准治疗方法，但它在脊柱肿瘤手术中的安全性一直受到质疑。由于手术范围接近椎管及其内容物，射频可能是危险的，或应以较低的强度进行操作，以避免神经损伤的风险，但可能导致更高的局部复发风险。只要诊断和分期明确，射频消融术也可以被认为是脊柱骨样骨瘤的治疗选择[53]。空气或液体注射来创建手术操作安全区是可以保护邻近神经结构的操作技术[54]。最近，微波热消融等技术也已被证明是安全有效的。

动脉瘤性骨囊肿

动脉瘤性骨囊肿（aneurysmal bone cyst，ABC）是一种具有局部侵袭性的良性骨肿瘤，其特征是局部骨破坏和囊性改变，形成多房囊性间隙[37]。关于动脉瘤性骨囊肿的真实本质是增生性血管疾病还是实体肿瘤尚无定论，目前分子研究更认为其是实体肿瘤[56]。

由于具有侵袭性的生长特点，动脉瘤性骨囊肿经常被误认为是恶性肿瘤（图 25.5）。本病另一个特点是在病灶内手术过程中有大量出血的可能性，术中应注意规划手术路径。脊柱，特别是脊柱后部是动脉瘤性骨囊肿常见的受累部位之一，患病率为 3%~20%[57-60]。

对于不同的良、恶性肿瘤（如软骨母细胞瘤、骨肉瘤，多数为骨巨细胞瘤），必须注意鉴别，治疗和预后与肿瘤性质相关。动脉瘤性骨囊肿主要位于颈椎和胸椎，较少发生在腰椎和骶椎[61]。

本病最常见的主诉是脊髓或神经根受压导致的疼痛和神经压迫症状。影像检查显示一个膨胀性、溶解的病变，泡状外观，周围是一层薄薄的骨壳。细小的骨间隔使病变呈现肥皂泡的外观。偶尔，它们可能会累及更多相邻的椎体。CT 和 MRI 是评价病变范围的最佳方法。MRI 多显示为多房性、分隔性、扩张性病变，而在 CT 中显示完整的骨壳多提示良性病变。CT 引导下的套管针活检或切开活检和（或）冰冻切片可明确诊断。组织学研究结合临床和放射学检查对于正确的诊断至关重要[62]。

要从病变的实质部分进行活检，因为这可以提高诊断的准确性。虽然动脉瘤性骨囊肿对放射敏感，因此过去经常使用的放射治疗，但考虑其继发恶变的风险升高而将其淘汰[63]。选择性栓塞术可能会取得很好的效果[64]。

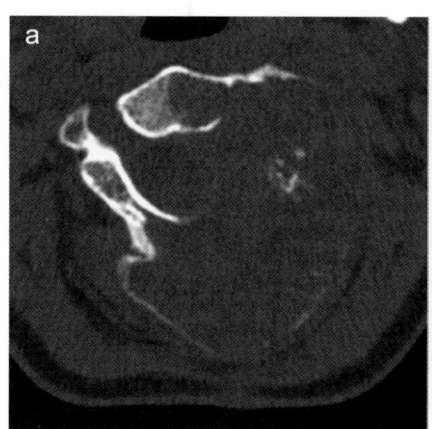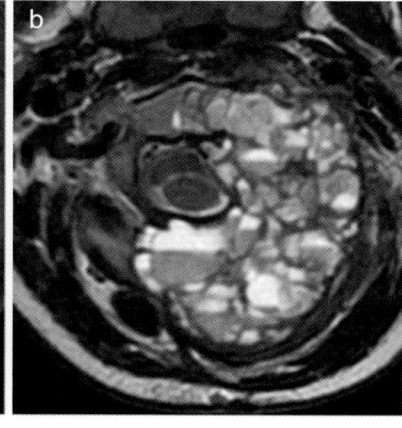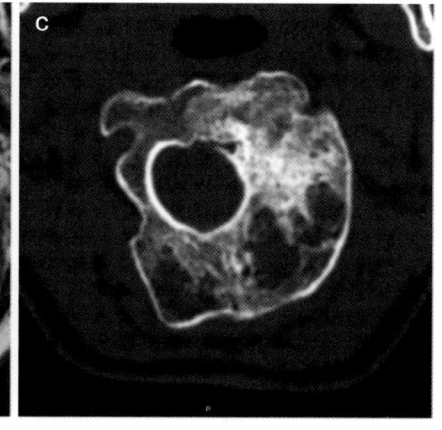

图 25.5 女性，13 岁，颈部疼痛缓慢加重，多为夜间不适，白天伴有肌肉痉挛。颈椎活动范围减小伴有疼痛。（a）CT 扫描显示左侧 C2 椎体变形，软组织肿瘤向椎管和周围间隙扩张，并向左侧椎弓后方和棘突延伸。菲薄的骨化边界限制了大部分软组织肿瘤。松质骨未显影。WBB 分期 4~11 区，A~D 层肿瘤内无成骨。（b）MRI 显示肿瘤在松质骨和软组织边缘（包括椎管）边界清楚。肿瘤呈多泡状，以内部隔膜分隔。每个泡状结构内包含了两部分，即在重力作用下分成了上面的液体成分和下面更致密的部分（膜）。无实体瘤成分。这些影像与动脉瘤性骨囊肿的诊断一致。（c）动脉瘤性骨囊肿的诊断与组织学一致。她接受了选择性动脉栓塞术，但没有任何积极效果。肿瘤有从与脑血管存在交通的对侧椎动脉发出的血供。她在一年内接受了 3 次骨髓注射治疗，症状消失。治疗 3 年后 CT 扫描提示椎体内部结构破坏，病灶周围有完整的骨缘，椎管完全修复。肿瘤内部几乎完全骨化了

此外，由于供血动脉与脊髓血管吻合，有时不能进行选择性动脉栓塞术。选择性动脉栓塞术的部分禁忌证包括病理性骨折（脊柱肿瘤不稳定评分高于13）和脊髓压迫症状[20,21]。

一般建议进行术前栓塞术，以减少术中出血。肿瘤内切除是治疗的首选方法，但伴有10%~50%的复发率[65-67]。对于不会造成术后不稳定性的患儿，或病灶内手术失败的复发病例，应积极扩大切除范围。当病变或手术导致脊柱不稳定时，应进行脊柱融合术。完全切除加脊柱融合术可治愈动脉瘤性骨囊肿，疗效好，复发率低。最近，一些影像引导的、微创的替代方法越来越流行，包括注射离心骨髓来刺激骨反应，或注射多西环素、乙醇、丙烯胶、聚甲基丙烯酸甲酯、降钙素和类固醇等，或使用射频消融和冷冻消融技术等[68-70]。强力霉素表现出抗肿瘤的特性，具有抑制基质金属蛋白酶、破骨功能和诱导破骨细胞凋亡的作用[71]。最近的研究表明，动脉瘤性骨囊肿表达高水平的基质金属蛋白酶，而骨质破坏与基质金属蛋白酶的上调有关。在特定的病例中，地诺单抗可以替代手术和其他非手术治疗，但在骨骼成熟之前使用这种药物仍有争议[71-74]。

血管瘤

血管瘤（hemangioma，HE）是由毛细血管样血管组成的良性肿瘤。临床上大多数是无症状的，常被偶然发现（Enneking分期为1期）。脊柱是骨骼中最常见的受累部位，尤其是胸部，主要位于椎体内。已有文献报道血管瘤可出现软组织浸润、伴发持续疼痛、病理性骨折、神经根或脊髓受压，但在儿童较为罕见[75]。这些病变应与更具侵袭性的上皮样血管瘤等相鉴别，后者是骨骼成熟后出现的3期肿瘤[76]。

CT和MRI是诊断血管瘤的有效方法。CT显示为典型的血管瘤蜂窝状结构，而MRI显示为局部血管血流量增加。大多数患者只要保持无症状状态就不需要治疗。由于病理性骨折的可能性，较大病变可能需要治疗，但关于病变的大小和位置以及即将发生骨折的风险的具体指南尚未建立。可以在手术前使用栓塞术来减少出血，但其效果较动脉瘤性骨囊肿差。椎体成形术或后凸成形术正为主要治疗手段，而脊柱椎体完整的病例有可能避免手术[77,78]。伴有顽固性疼痛、病理性骨折和神经功能损害的患者应进行减压、松解和可能的放射治疗。应在肿瘤栓塞术后进行，可以减少大量出血的风险，并且可以更安全地促进恢复。

骨软骨瘤

骨软骨瘤（osteochondroma，OC）是最常见的良性骨肿瘤，也被称为外生性骨疣[37]。骨软骨瘤可出现在儿童中，偶尔可发生在脊柱。多发性遗传性骨软骨瘤更有可能累及脊柱。在骨骼成熟之前，脊柱骨软骨瘤往往生长得相当缓慢，此后保持潜伏期。颈胸段脊柱后方是最常见的好发部位。单纯的无痛性肿块可能是唯一的症状。来自肋骨头部的骨软骨瘤可以向内生长，没有任何症状，有时也可以在椎管内生长，导致脊髓受压（图25.6）[79]。

在大多数病例中，骨软骨瘤都是偶然诊断出来的。无蒂或带蒂肿块很少在平片上被诊断，但如果皮质骨的走行与肿瘤的走向一致，且骨软骨瘤的松质骨与椎体的松质骨连续，则CT扫描具有诊断意义。MRI可能是评估软骨帽厚度的必要手段。关于软骨帽厚度的重要性一直存在争论，最新的研究表明，软骨帽厚度超过2 cm可能与成人骨软骨瘤的恶变有关，但在骨骼不成熟的儿童患者中则缺乏相关性[37]。

如果手术切除骨软骨瘤，则必须切除整个软骨帽。在完全切除肿瘤的儿童中，复发风险很低[80,81]。而一些人认为多发性遗传性外生骨疣的儿童，椎管内骨软骨瘤的发生率要高得多。Jackson等证明了没有神经压迫症状的患者，不需要常规MRI来筛查脊柱骨软骨瘤[82]。

25.5.1.2 其他良性肿瘤

巨细胞瘤

巨细胞瘤（giant cell tumor，GCT）在骨骼成熟之前很少发生，根据世界卫生组织的分类，它被定义为

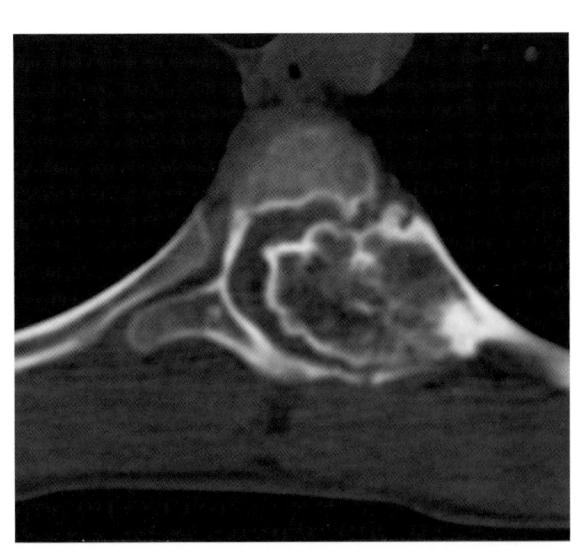

图25.6 男性，12岁，下肢无力伴有痉挛状态，病情进展缓慢，2年多后症状加重。影像学考虑骨软骨瘤，骨软骨瘤从胸椎肋骨头部突入到椎管内。诊断要点是肿瘤肿块上覆盖的皮质骨以及松质骨的连续性。随着年龄的增长，椎管内肿瘤的缓慢增大，最终导致脊髓受压。多年来生长缓慢的另一个证据是，椎体后壁畸形和椎管周长增加，周围存在硬化边缘

一种良性的、局部侵袭性的肿瘤，由片状卵圆形单核细胞夹杂着均匀分布的破骨细胞样巨细胞组成[37]。

巨细胞瘤在儿童发育期脊柱中很少见，几乎总是发生在椎体，最常见的部位是骶骨。疼痛、局部压痛、肿胀和神经症状是常见的临床表现。据报道，肺转移的发生率为2%。因此，胸片或胸部CT应注意排查。儿童骨巨细胞瘤患者应尽可能进行广泛的完整切除。如果不能完整切除，可以进行病灶内切除（栓塞术作为强制必要性的术前步骤，以减少出血），但应告知患者和家属肿瘤有复发的可能性。复发率在成人中很高（约15%），但对于儿童来说，由于肿瘤的罕见，人们对此知之甚少。当病灶内切除是唯一合理的解决方案时，可以使用苯酚、聚甲基丙烯酸甲酯或液氮等辅助手术治疗。对于巨大的骨巨细胞瘤，发生于关键部位的肿瘤，或无法切除的肿瘤（如骶骨），动脉栓塞术已被报道为一种有效的治疗方法，效果良好。由于恶变的可能性增加，放射治疗已被逐渐淘汰。

已经发表了几项研究，报道了单独使用地诺单抗或与手术联合治疗后取得良好治疗结果。地诺单抗是一种人源性抗RANKL的单克隆抗体。要了解它的作用，应参考破骨细胞介导的骨吸收在矿物质稳态过程中的调节过程。RANKL是一种从成骨细胞表达的细胞因子，它可以与破骨细胞前体结合，激活成熟的破骨细胞。

RANK可以被骨保护素阻断，从而抑制破骨细胞的活性，地诺单抗有类似骨保护素的活性。通过与RANKL结合并抑制其对破骨细胞活性的影响。临床试验证实，6个月内在超过85%的患者中产生了良好的临床效果，组织病理学分析观察到多核巨细胞显著减少（>90%）[83,84]。

2016年，AO脊柱肿瘤知识论坛（AOSKFT）建议将地诺单抗作为治疗无法手术的巨细胞瘤的独立药物或作为术前的辅助药物[85]。在儿童患者中应用的安全性以及何时停止治疗仍在评估，因为地诺单抗对生长中的脊柱的影响仍然不清楚，并且在暂停治疗后常有肿瘤出现进展的报道[86]。

25.5.1.3 恶性肿瘤
骨肉瘤

骨肉瘤（osteosarcoma，OGS）是最常见的原发恶性肿瘤。它被世界卫生组织定义为高度恶性间充质肿瘤[37]。这种肿瘤最常发生在生命的第二个10年。骨肉瘤在脊柱中不常见，仅占所有骨肉瘤的3%，主要发生在胸椎和腰椎[87]。

椎体是脊柱中最常见的位置，大多数儿童脊柱骨肉瘤是转移性的。疼痛是最常见，也是最早出现的症状。大约25%的患者会出现夜间疼痛，多达40%的患者会出现神经症状[88-90]。

除了血清碱性磷酸酶水平升高可能有预后价值外，其他实验室检查是非特异性的。骨质疏松症在一些病例中已被报道，帕米膦酸钠已被建议在治疗中使用[91]。

骨肉瘤具有局部和全身侵袭性，表现为溶解的、原始的或伴有骨化基质的混合性病变。MRI是评估病变范围和神经根受累程度的重要手段。骨肉瘤有很高的转移倾向，最常见的是肺部转移，所以胸部CT、骨扫描、PET有助于肿瘤分期。如前所述，恶性病变的活检应该在专门的治疗中心进行。应尽一切努力完整切除肿瘤[92]。

骨肉瘤的治疗需要多学科参与，全身化疗至关重要[88-90,93]。脊柱骨肉瘤面临着复杂的外科挑战，主要是因为病变具有侵袭性，常侵犯周围软组织。据报道，脊柱骨肉瘤的中位生存期为6~10个月，总体生存率为34%，而所有其他部位的生存率为65%，生存率低主要与术中难以完整切除肿瘤有关[33,94]。完整切除肿瘤仍存在23%的肿瘤相关死亡率，这与四肢骨肉瘤的报道相似[33]。放射治疗的作用有限，主要用于治疗复发或无法切除的肿瘤[7]。此外，手术和加速粒子放射治疗联合，可改善部分患儿的预后[95]。

尤因肉瘤

尤因肉瘤（Ewing sarcoma，EWS）是一种具有不同程度神经外胚层分化的小圆细胞肉瘤。组织学上肿瘤由均匀、小圆形、高度未分化的细胞组成。这些肿瘤可能类似于神经母细胞瘤、横纹肌肉瘤和淋巴瘤，后者是一种具有相似小圆形细胞的恶性肿瘤。

尤因肉瘤是儿童脊柱最常见的原发恶性肿瘤。8%~10%的尤因肉瘤发生在脊柱，其中最常见的部位是骶骨。尤因肉瘤多见于20岁以下，5岁以下少见[4]。

疼痛和神经系统疾病是最常见的症状。与巨细胞瘤不同，尤因肉瘤可能会出现发热和体重减轻等全身症状，并可能在早期阶段被误认为系统性感染疾病。全身炎症标志物如红细胞沉降率和C反应蛋白升高很常见。急性截瘫是一种常见的继发症状[96]。

尤因肉瘤影像上具有局部浸润性，即使保留了皮质骨的连续性，也可以观察到快速生长的软组织肿块。在X线片上可以观察到椎体变形，易与LCH混淆。MRI有助于鉴别诊断。由于病变从椎体开始，可进展、侵犯至椎间盘（图25.7）。像骨肉瘤一样，MRI是评估软组织侵犯椎管的必要检查。尤因肉瘤分期策略类似于骨肉瘤，需要胸部CT、骨扫描或PET/全身磁共振检查来检测肺和骨转移,但也包括常规骨髓穿刺,因为大约30%的病例表现出骨髓受累。传统的尤因肉瘤的治疗方法包括新辅助化疗、局部控制、放射治疗和(或)手术(图25.8)。与骨肉瘤不同的是,在骨肉瘤中,放射对局部控制无效,尤因肉瘤可以通过放射治疗,特别是在手术困难或病灶残留的情况下[97]。在一项对1011例脊柱原发骨肿瘤的回顾性研究中,基于美国国家癌症数据库,放射治疗与提高尤因肉瘤的存活率和降低骨肉瘤的5年存活率相关[4]。因此,建议使用无钛重建系统(titanium-free reconstruction systems),因为它们与先进的放射治疗技术具有更好的兼容性。目前新兴药物靶向治疗和肿瘤基因组学的前瞻性研究有望提高患者预后[81]。

白血病

白血病是儿童最常见的血液肿瘤。高发年龄在2~5岁。所有的器官系统都可能受到影响,骨痛是25%的患者的主要症状[98,99]。

其他症状包括嗜睡、贫血和发热。当白血病出现时,实验室检查的变化,如白细胞增加和血小板计数减少,是白血病的特征。红细胞沉降率和C反应蛋白水平也可升高。大约10%的急性白血病患者的外周血细胞计数正常。X线平片是非特异性的,包括弥漫性骨量减少、骨硬化、骨溶解和骨膜反应可见于白血病患者椎体及其周围组织中。病理性骨折可伴有或不伴有椎体塌陷。治疗过程中,出现病理性骨折相关的脊柱不稳定或疼痛时,可能需要手术治疗[20]。

其他恶性和转移性病变

儿童脊柱的其他恶性和转移性病变可能与横纹肌肉瘤、神经母细胞瘤、肾母细胞瘤、淋巴瘤和畸胎瘤有关[100]。疼痛是病理骨折引起的主要症状。也可出现脊髓受压而引起的神经系统症状[101]。部分患儿无任何临床症状,需要进行系统监测、及时诊断[102]。治疗以明确诊断为基础,局部控制取决于临床症状和肿瘤对放射治疗的敏感性。在脊柱不稳定或畸形出现时,可能需要脊柱内固定治疗[20]。

25.6 总结

儿童脊柱肿瘤在诊断和治疗方面有明显的特点。与成人相比,原发病变更常见,良性肿瘤比恶性肿瘤

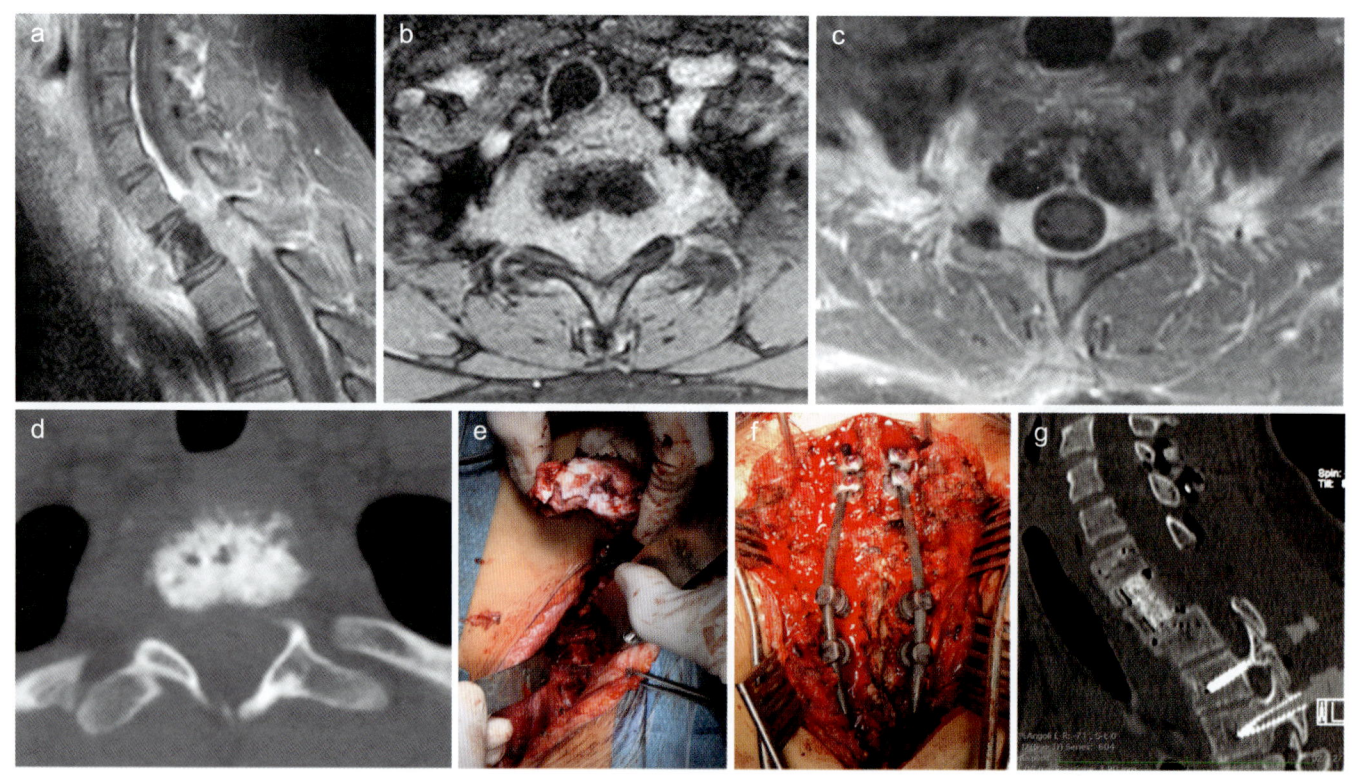

图25.7 男性,16岁,患有脊柱尤因肉瘤,伴有下肢无力,上肢麻木,活动受限。(a,b)最初的MRI显示软组织肿块从T1向外侵犯性生长,压迫脊髓。肿瘤呈渗润性生长,椎体皮质未见广泛破坏。(c)紧急进行了外科减压术,组织学诊断为尤因肉瘤。在常规放疗的基础上进行了几个疗程的化疗。9个月后复查MRI显示肿瘤消失。(d)CT显示周围软组织有成骨改变,未见肿瘤生长。(e)采用双入路整体切除术式。病理报道与诊断相符,显示80%的肿瘤坏死。(f)采用复合PEEK/碳纤维后路系统配合前路PEEK可膨胀笼进行重建。这么做是为了在病理报告中肿瘤边缘污染或局部复发的情况下,使用加速粒子放射治疗进行再照射(减少伪影以便更早发现肿瘤复发)。(g)随访3年,CT扫描未发现局部肿瘤复发,椎体融合良好。另外,头骨有骨转移灶,并完成手术切除

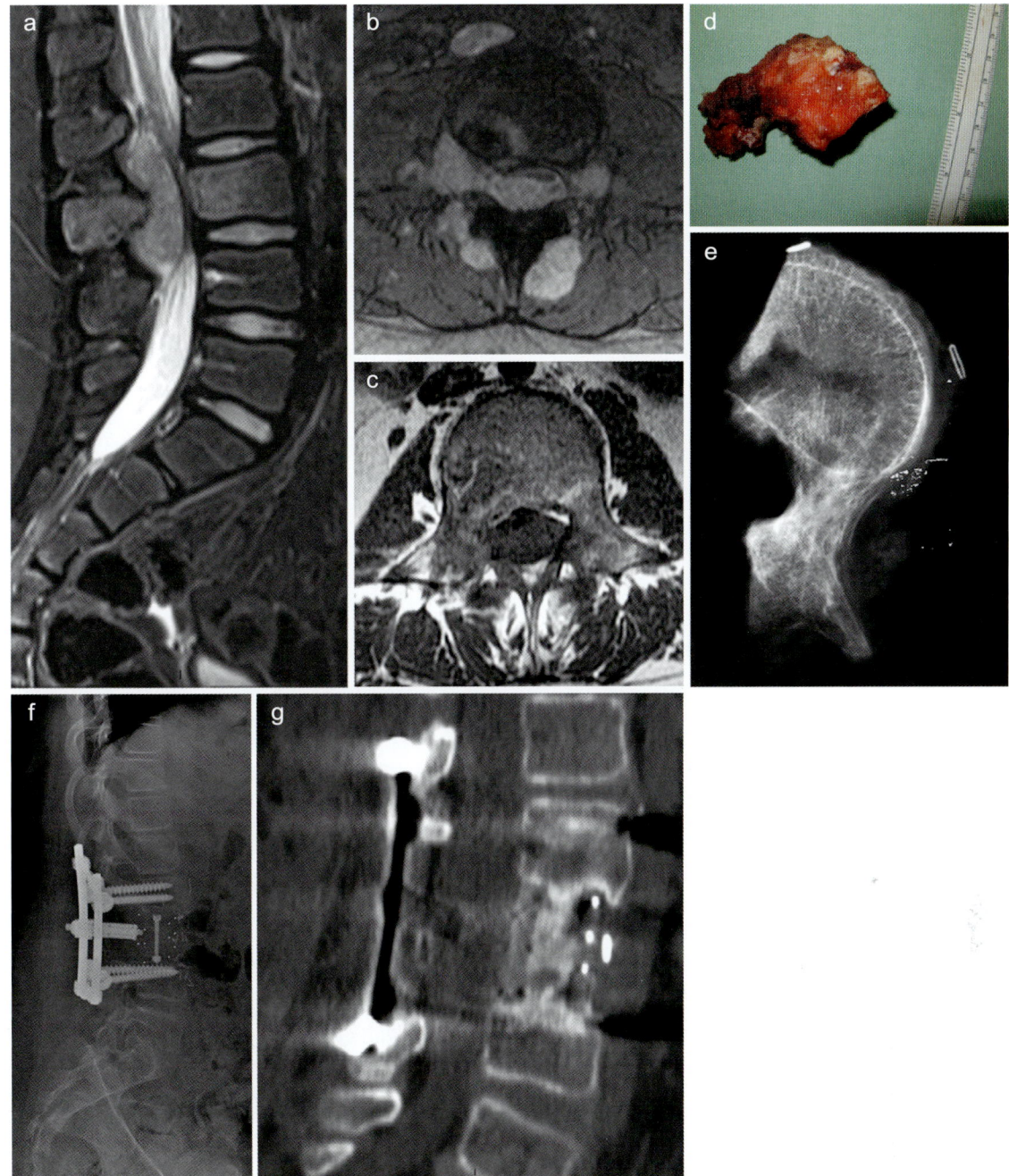

图 25.8 女性，9 岁，主诉疼痛和进行性肢体无力。（a，b）L3 肿瘤侵犯椎管并压迫马尾神经。肿瘤呈骨外扩张，皮质无破坏，提示诊断为小细胞恶性肿瘤。套管针活检符合尤因肉瘤的诊断。（c）经过 3 个疗程的化疗后，软组织成分消失，神经症状消失。（d，e）行治疗整体切除。（f）经过 8 年的随访，没有发现进展。肺转移瘤在化疗后消退，并可下地行走。（g）可见椎体融合良好

更常见。一些起源于其他系统的肿瘤，如白血病，几乎只发生于儿童阶段。脊柱也是肾母细胞瘤和神经母细胞瘤等疾病常见的转移部位。

儿童脊柱肿瘤评估、分期、活检和治疗的一般原则与成人相似。对肌肉骨骼肿瘤手术原理的深刻了解，以及对脊柱肿瘤手术特殊情况的了解必不可少。应考虑到由于儿童脊柱生长潜力和患者的年龄，来制订合理的治疗方案。

（Alexandre Arkader, Stefano Boriani 著
范竟一 译　杜 悠 校）

参考文献

扫描书末二维码获取

第 26 章 儿童脊柱感染（急性）

本章内容

26.1 引言 294	26.4.1 发病机制 297
26.2 病理生理学 294	26.4.2 评估 297
26.3 脊柱椎间盘炎 295	26.4.3 治疗 298
26.3.1 发病机制 295	26.4.4 疗效和随访 298
26.3.2 评估 295	26.5 骶髂关节感染 298
26.3.3 治疗 296	26.6 与脊柱椎间盘炎有关的其他病原体 298
26.3.4 疗效和随访 297	26.7 总结 298
26.4 椎体骨髓炎 297	

要点

- 脊柱椎间盘炎这个总称包括椎体骨髓炎、脊柱炎和椎间盘炎，它们是同一种病理过程的不同表现。
- 该疾病可能出现骨骼外的临床表现。
- 脊柱椎间盘炎的发病率为 (1~2) : 30 000，发病年龄平均为 2.8 岁，主要累及腰椎或腰骶椎。
- 通常，引起椎间盘炎的是低毒力、生长缓慢的非典型微生物；然而，延误诊治可能导致脊柱活动受限，并伴有持续性的椎间盘间隙狭窄和（或）部分或完全融合。
- 椎体骨髓炎的发病率为 1 : 250 000，发病年龄平均为 7.5 岁，可出现在腰椎、胸椎或颈椎。
- 大部分椎体骨髓炎患者对抗菌药物治疗反应良好，功能预后一般可以接受；而放射学结果并非没有影响。

26.1 引言

脊柱感染在儿童中不常见，因此，应在高度怀疑该疾病时开始临床相关检查。脊柱椎间盘炎这一名称，是包括椎体骨髓炎、脊柱炎和椎间盘炎（分别为椎体、关节和间盘间隙的感染）在内的一类疾病的总称，它们是同一病理过程的不同表现[1]。此外，最近的报道表明，基于血管的解剖特点，单纯的椎间盘炎不会发生[2,3]。然而，椎体骨髓炎和脊柱椎间盘炎具有不同的流行病学、临床和影像学特征。椎体骨髓炎很少见于 3 岁以内的儿童，脊柱椎间盘炎在 8 岁及以上的儿童中不常见。3~8 岁年龄段的儿童要仔细评估[4]。虽然感染初期影响椎间盘和邻近的椎体，但它可扩散到椎旁和硬膜外间隙、脑膜和脊髓[5-7]。骨骼外表现如软组织脓肿也是有可能的[8]。

对于脊柱椎间盘炎和椎体骨髓炎，最常见的感染是血源性感染；然而，创伤和手术后直接种植和邻近扩散也是有可能的[4]。医源性原因包括侵入性操作，如腰椎穿刺术或手术[1,9]。虽然脊柱任何节段都可能受累，但在 75% 的病例中，主要感染累及腰椎或腰骶椎[3,10]。

从病因学角度看，脊柱感染能分为化脓性、肉芽肿性和寄生虫性感染。由于本章涵盖了急性儿童脊柱感染，因此对化脓性脊柱椎间盘炎和椎体骨髓炎的发病机制、评估、治疗和预后进行了总结。在本章中，首先强调了血管解剖相关的病理生理学。然后，分别对脊柱椎间盘炎和椎体骨髓炎的发病机制、评估、治疗和预后进行详细探讨。最后，对骶髂关节感染和非化脓性感染进行了简要介绍。

26.2 病理生理学

脊柱椎间盘炎主要是血源性传播的，从身体其他部位的感染病灶传播而来。早期的感染可能是中耳炎、泌尿系感染、肺部感染或其他感染灶[11]。组织学检查显示，滋养动脉是血源性传播的感染途径，而不是脊柱旁的静脉系统，后者是成人椎间盘炎的主要传播途径。因此，动脉系统中的脓毒性菌栓被认为与儿童长骨干骺端骨髓炎有关[12]。感染的起因可能很少是直接种植或邻近感染灶播散所致。

儿童脊柱椎间盘炎的病理生理学与成人不同，因为与成人相比，儿童的椎间盘血管丰富。从解剖学上讲，椎间盘是无血管的；然而，位于椎间盘两侧的透明软骨终板有多条管道包含血管供给，这些血管在妊娠16周之前就出现了，并一直持续到第三个10年，此时环状突融合[13,14]。这种丰富的血运通过管道系统供给椎间盘，是儿童终板的特征。

在年幼的儿童中，椎体的干骺端有丰富的血管，形成了一个血管环并与相邻椎体的干骺端血管环吻合[15]。因此，相同的节段动脉供应上椎体的下部和相邻下椎体的上部[16]。这种吻合是由穿过软骨终板的血管构成的。因此，感染很可能首先到达干骺端区域，细菌必须先穿过软骨椎板，通过吻合支穿过椎间盘表面，然后感染相邻的椎体干骺端，最后到达两个受累椎体之间的椎间盘间隙[2,17]。

细菌容易附着在与椎体终板相邻的椎间盘的上方和下方[14]。血液传播的细菌通过这些吻合支到达椎间盘，随后扩散并通过血源性病原体感染无血管的椎间盘[18]。因此，在脓毒性菌栓后，椎体由于其丰富的血供和透明的软骨帽终板常常受累。然而，在无血管的椎间盘中，细菌可能相对不受宿主免疫机制的制约而引发感染。这种解剖结构解释了最常见的表现，即相邻的两个椎体和椎间盘受累，形成单一病灶。

穿过终板的血管在8岁之前一直存在，之后闭合。然而，由于丰富的血管网仍保留在椎间盘的后外侧区域，所以椎间盘的表面仍然有血管[17]。这就解释了为什么微生物容易扩散到椎体和椎间盘间隙。同时也进一步解释了儿童由于椎体和椎间盘的血运而对抗菌药物治疗有较好的反应[3]。

由于细菌酶改变了椎间盘和纤维环的生物学特性，在放射学图像上可以观察到典型的椎间盘间隙变窄。如果感染持续，终板发生侵蚀，在X线片可以见到终板呈锯齿样变。因此，椎体多余的血供会暴露在同一水平的感染下。宿主抵抗细菌的能力，决定了感染的预后。感染可好转或进展为典型的椎体骨髓炎，伴或不伴软组织脓肿。

巴特森（Batson）血管丛连接盆腔深静脉和胸腔静脉[19]。这个血管丛的存在是腰椎成为细菌播种的相对多发位置，因为这个区域血流虽缓慢但流量大[20]。这就解释了为什么腰椎是最常见的受累区域。

26.3 脊柱椎间盘炎

脊柱椎间盘炎是一种罕见病，发病率为(1~2):30 000[21]。儿童发病年龄平均2.8岁[10]，大多数在5岁以内[4]。合并有白血病、慢性肾病、镰状细胞病、糖尿病等免疫功能不全的患儿并不少见[22]。最近的一项多中心回顾性研究显示男性的发病率为女性的1.9倍[3]。

脊柱椎间盘炎呈双峰年龄段分布，新生儿和婴儿（出生几周到几个月）发病率最高，幼儿（出生6个月到学龄前）发病率次之[10,23,24]。在新生儿和年龄较小的婴儿中，临床表现通常更为严重，常与败血症和多发感染灶相关[3,25]。幸运的是，新生儿发病远没有幼儿常见[3]。

由于初次就诊常常会误诊，正确诊断之前往往存在延误，因此在初诊时对疑似患儿尽早行磁共振检查（MRI）是十分重要的，以避免延误治疗[26-28]。

26.3.1 发病机制

几十年来，对儿童椎间盘炎的病因和治疗一直存在分歧[29-39]。由于患儿大多无法沟通交流，症状多种多样，不局限于脊柱，并且实验室检查没有帮助，脊柱椎间盘炎被认为是一种炎症状态或者继发于创伤[23,29,38]。文献报道中，无发热和（或）自限性椎间盘炎病例占据了大多数，且这些患儿没有出现明显症状，同时血液和椎间盘培养结果为阴性，这些进一步支持了这一观点[10,36,38,40]。然而，在近期的一项报道中，作者对培养结果阴性的患儿血样进行了特异性的实时聚合酶链反应（PCR）检测，发现金氏杆菌（Kingella kingae）是致病菌[41]。金氏杆菌是一种生长缓慢、低毒力的革兰阴性球杆菌。过去报道的无发热、培养阴性的患儿可能是由于低毒力和非典型微生物感染所致，如金氏杆菌，它们不会在常用的培养基中生长。尤其是年龄较小的婴儿很可能被毒力较低的常驻菌群感染[42,43]。因此，今天，儿童脊柱椎间盘炎的病因被认为是累及椎间盘间隙和邻近椎体终板的细菌感染[4,17]。

26.3.2 评估

26.3.2.1 病史

儿童脊柱椎间盘炎的临床表现多种多样，通常出现较晚，缺少特异性体征。家长可能提供既往或者伴发的疾病情况。儿童的沟通能力决定了表达的症状。3岁或更小的儿童经常出现急性跛行或拒绝负重[34]。最终，症状可能会继续加重，表现为除了仰卧位其他所有的姿势都会不适。3~8岁的儿童可能会出现不确切的腹部或背部疼痛，身体活动减少或者姿势异常。年龄更大的儿童可能会更好地定位疼痛部位，或主诉臀部和腿部疼痛，这通常是神经刺激引起的[4]。

26.3.2.2 体格检查

体格检查可能会出现低热；然而，大部分的儿童是无发热的。可以观察到拒绝行走和髋关节活动不适，但不会达到化脓性关节炎的程度。通常可以看到脊柱局部压痛和椎旁肌痉挛，伴有脊柱活动度减少和腿部肌腱紧张。此外，直腿抬高试验可能会有阳性结果。患儿伸直双腿时，由于腰大肌的拉伸，可能会出现髋部和腹股沟区疼痛[44]。虽然罕见，但也可出现下运动神经元受累的肢体无力、肌张力降低和反射缺失，这主要是由于神经根周围的炎性组织刺激引起的[23]。对于那些可以行走的儿童，可能会观察到背部僵硬。此外，儿童通常会表现出从地面上提起物体困难和屈膝下蹲时需保持背部挺直[4]。

26.3.2.3 实验室检查

实验室检查应该包括全血细胞计数、白细胞分类、血培养、红细胞沉降率（ESR）和C反应蛋白（CRP）。通常情况下，白细胞计数在正常范围内偏高，并表现为核左移伴轻度白细胞增多[39]。ESR和CRP可能较高，提示了非特异性炎症的信息。这些标记物在监测治疗效果方面更有作用[8, 17, 24]。通常认为CRP每周降低50%，预示着明显好转[1, 2]。血培养应扩大到真菌和分枝杆菌，并应在怀疑亚急性感染时进行纯蛋白衍生物（purified protein derivative，PPD）皮试[21, 23]。更新的数据表明，低毒力和非典型微生物的PCR也该对不在经典培养基中生长的病原体进行检测[41]。

由于阳性率低、潜在并发症高以及需要镇静和（或）麻醉，因此不常规进行椎间盘间隙抽吸或活检。在学步期的儿童中更不鼓励使用，因为它对选择抗菌药物方案影响很小，而且该操作的长期影响不明确[23]。甲氧西林（Methicillin）敏感的金黄色葡萄球菌（Staphylococcus aureus）是血培养和组织活检中最常见的病原体[2, 32, 46]。其他常见的病原体是凝固酶阴性的葡萄球菌（Staphylococcus）、大肠埃希菌（E. coli）、肺炎链球菌（Streptococcus pneumoniae）和沙门氏菌（Salmonella）[3, 25, 47-49]。对于最初经验性静脉注射抗菌药物治疗无效的儿童，可以使用CT引导下的穿刺活检或开放性手术活检，以排除肿瘤、真菌感染、结核病、布鲁菌病和非葡萄球菌化脓性感染[4]。

26.3.2.4 放射学检查

X线片通常会有异常表现，包括椎间隙高度丢失和终板不规则，特别是当症状持续2~3周后[4, 10, 23, 24]。Crawford等[36]描述了脊柱椎间盘炎的4个X线片阶段：①潜伏期：X线片是正常的；②急性期：症状出现后的2~4周，以椎间隙狭窄和侵蚀为特征；③愈合期：X线片发生变化后的2~3个月，以椎体周围硬化为特征；④晚期：受累的椎间隙狭窄，并可能伴有小关节融合。

锝-99^{m}标记的骨扫描对脊柱椎间盘炎高度敏感，尽管它不能与其他可能引起背部疼痛的病因区分开。虽然核素扫描可能早于X线片出现变化，并有助于早期诊断[21, 50]，而且用镓标记的白细胞扫描增加了特异性，但MRI的应用已经使核素扫描被淘汰[44]。当体格检查无法将症状定位到脊柱时，对于学步期的儿童，骨扫描可能有帮助[51]。

CT扫描很容易完成，可能会显示椎体终板侵蚀，但对治疗决策不会有太大帮助[2, 4]。因此，可能不太值得如此高剂量射线暴露，CT可能仅适用于辅助经皮穿刺活检。

MRI扫描是最有用的影像检查，特别是早期阶段，并常被推荐用于确定诊断[24]。在全身麻醉下早期应用全脊柱MRI对于避免延误诊断至关重要[40, 52]。MRI的应用减少了组织活检的需求。MRI还可以提供周围组织解剖结构的额外信息，如硬膜外积液、椎旁脓肿和神经根卡压的情况[10, 23, 24]。

26.3.2.5 鉴别诊断

儿童背疼的鉴别诊断因年龄不同而不同，可能涉及感染性和非感染性疾病。转移性肿瘤和白血病患儿常出现椎体受累，而非终板侵蚀，而且大多是多节段受累。由于髋关节或骶髂关节化脓性关节炎可能与脊柱椎间盘感染相似，因此其他感染的病因也必须考虑。

26.3.3 治疗

疑似脊柱椎间盘炎的患儿初始治疗是经验性的。治疗的目标是根治感染、减轻疼痛和降低并发症。尽管历史上关于抗菌药物治疗的作用存在着争议，Ring等发现注射抗菌药物治疗可以更快地恢复[39]。推迟抗菌药物治疗可能导致住院时间延长、病情进展和感染复发[4]。因此，近期抗菌药物被更广泛地推荐[2, 8, 17, 23]。治疗应以静脉给药开始，直至观察到良好的临床反应后可改为口服给药。然而，没有具体的指南来指导抗菌药物治疗时间。不同的作者推荐了不同的方案，其中注射抗菌药物持续1~8周，如果恢复良好，则改为口服几周抗菌药物，最长达3~6个月[10, 23, 53]。

相对卧床休息[29, 38]，脊柱支具或石膏[2, 10, 23]，或二者的联合使用，已经被普遍推荐，以改善症状、进行康复和缓解疼痛，并预防畸形和脊柱不稳定。然而，近期有报道认为，任何形式的固定都不是必需的，因为他们发现不限制活动也可获得相同的预后[24]。

鉴于抗菌药物的临床效果，MRI 发现的椎旁积液无须手术清创[4]；然而，可能需要更长时间的抗菌药物治疗[23]。只有少数患者需考虑手术清创，如脊髓或者神经根受压导致神经功能损伤，或全身性疾病伴有脓肿形成，或保守治疗无效。其他可能需要手术的指征包括脊柱不稳定和进行性的脊柱畸形[9]。前入路可能有利于直接进入感染病灶并保留完整的脊柱后方结构[22]。

26.3.4 疗效和随访

该疾病死亡率低于 5%，大多数患儿可完全康复[17]。一旦症状缓解，患儿需随访 1~2 年。尽管如此，在长期随访过程中，出现脊柱畸形和背部疼痛的病例并不少见[25, 49]。定期 X 线片检查会提示残留椎间隙狭窄和持续的终板硬化。不推荐常规行 MRI 检查进行随访[4, 23]。完全恢复后，在 T2 加权像上可观察到椎体信号正常和椎间盘信号较低[46, 54]。

椎间盘高度的部分重塑可能会逐渐出现；然而，很少完全恢复[4]。早期的退行性改变可能表现为椎间隙持续的狭窄、硬化伴部分或者完全融合[52]。可根据治疗后 2 年椎间隙的丢失量预测预后[23]。椎间隙高度丢失超过 50% 更易发生关节僵硬或融合。总体融合率从 14% 到 44% 不等[23, 30, 34]。长期随访研究显示，20% 的患者出现脊柱活动受限[8]。

26.4 椎体骨髓炎

儿童椎体骨髓炎相较脊柱椎间盘炎少见，总的发病率约为 1:250 000[55, 56]。患者通常是患有全身性疾病的青少年，伴有发热、疼痛以及腰部、胸部或颈部肌肉疼痛[10]。患儿平均年龄为 7.5 岁[10]。然而，也有文献报道婴儿期暴发性椎体骨髓炎[57, 58]。与脊柱椎间盘炎相比，诊断性检查和治疗更倾向于侵入性操作[45]。

26.4.1 发病机制

目前认为，当微生物附着相邻的软骨终板下区域时，由于该区域血液流速低、处于血液循环的终末区域，会出现椎体骨髓炎。主要有三种感染途径：①血源性传播，最常见；②直接种植；③接触感染[59]。尽管没有明确的报道，但耳部、咽喉、泌尿系感染或既往创伤如轻微割伤和擦伤引起的一过性轻微败血症，均可能与椎体骨髓炎有关[10, 39, 60]。椎体骨髓炎通常会影响椎体。虽然罕见，但感染也会累及脊柱后方结构[59, 61]。

26.4.2 评估

26.4.2.1 病史

相比于脊柱椎间盘炎，椎体骨髓炎的儿童更有可能在发病时出现发热和不适。儿童椎体骨髓炎的症状持续时间可能更长，持续发热可能是临床主诉[10]。背痛是主要的主诉，根据脊柱受累的节段，儿童可能会出现颈部、肩部或肋骨疼痛[10]。背痛可能会扩展到腹部、髋部、腿部、阴囊或会阴，并且因脊柱运动而加重[17]。

26.4.2.2 体格检查

临床症状多种多样，通常缺乏特异性。最常见的是行走困难和烦躁。脊柱触诊可能会有疼痛，可能会出现躯干前倾。脊柱活动度受限，可能会出现椎旁肌或腰大肌痉挛[17]。也报道过胸椎椎体受累合并脓肿、脊髓压迫并出现弛缓性截瘫[2]。如果颈部受累，会出现吞咽困难和颈部僵硬[1]。脊神经或脊髓的代偿和脑膜炎的发生率约为 12%[9]。胸导管侵蚀引起的化脓性胸腔积液和乳糜胸也有报道[58, 62]。

26.4.2.3 实验室检查

与儿童脊柱椎间盘炎相似，白细胞计数、ESR 和 CRP 为椎体骨髓炎提供了非特异性炎症信息。在大多数情况下，血培养和抽吸或活检都应该强烈考虑；然而，就像脊柱椎间盘炎一样，不是总能获得阳性结果[45]。被分检出的最常见的是金黄色葡萄球菌（*S. aureus*）[10]。表皮葡萄球菌（*S. epidermidis*）、沙门氏菌群（*Salmonella* group）、汉赛巴尔通体（*B. henselae*）、链球菌（*Streptococcus*）、梭状芽孢杆菌（*Clostridium*）和痤疮丙酸杆菌（*Propionibacterium acnes*）的病例也有报道[2, 10]。耐甲氧西林金黄色葡萄球菌（*Methicillin-resistant Staphylococcus aureus*）的发病率逐渐增加[63, 64]。猫抓病也报道会引起椎体骨髓炎和硬膜外脓肿[65-67]；因此，在接触猫的儿童中，应该行血清学检测。

26.4.2.4 放射学检查

虽然在初期的 X 线片上可能出现异常结果低至 46%[10]，但所有疑似脊柱感染的儿童都应该拍摄脊柱 X 线片。在症状出现约 3 周后，X 线片显示局部椎体骨质疏松，随后出现骨质破坏和骨桥连接。核素骨扫描提供非特异性信息。CT 检查可用于确定骨质破坏的程度。

MRI 诊断椎体骨髓炎的灵敏性为 96%、特异性为 93%，比核素扫描或常规 X 线片更敏感、特异性更高[68]。MRI 是一种快速、准确、无创的检查方法，可鉴别脊柱椎间盘炎和化脓性骨破坏，并能提供有关脓肿的存在、范围和位置信息。MRI 可以提供足够的细节来指导开放性探查手术[10, 69]。根据 Post 等[70] 的报道，评价脊柱感染的最佳 MRI 技术是表面线圈成像中的矢状面和轴向 T1 加权像及矢状位 T2 加权像。骨髓或者椎间隙水肿和脓液在 T1 加权像上表现为低信号，在 T2 加权像上表现为高信号。增强 MRI 可以提供更详细的信息[51, 68, 70]。

26.4.2.5 鉴别诊断

鉴别诊断应包括休门氏病脊柱后凸（Scheuermann's kyphosis）以及脊柱转移性肿瘤和白血病。休门氏病脊柱后凸是一种非传染性疾病，主要表现为背部疼痛，多见于青少年。X 线片显示终板不规则，椎体楔形变，在受累的腰椎可以见到许莫氏结节（Schmorl's nodule）。此外，嗜酸性肉芽肿在 X 线片上表现为扁平椎。骨样骨瘤和成骨细胞瘤常累及椎体后部，鉴别椎弓根骨髓炎时应予以考虑。

26.4.3 治疗

病原体的分离对于制订椎体骨髓炎的治疗策略至关重要。因此，当血培养无法确定时，可能需要经皮或者切开活检。治疗应该包括针对病原体的抗菌药物、休息和（或）固定[8, 10]。抗菌药物治疗最初应该是静脉注射，后改为口服。椎弓根骨髓炎的非手术治疗可能更不容易完全恢复，因为后柱的血运较少[59, 61]。脓肿形成看起来可能很严重，但不是清创手术的绝对指征，除非患者合并神经症状[2]。尽管使用抗菌药物治疗，但当疾病临床和放射学进展时可能需要进行手术干预。清创后，要评估潜在的脊柱不稳定。如果有的话，建议内固定和融合以提供稳定性。感染后畸形是手术矫正和固定的另一个指征。

26.4.4 疗效和随访

大部分的椎体骨髓炎患者对抗菌药物治疗反应良好，功能疗效一般可以接受[2]。然而，放射学结果并不是没有改变。婴儿椎体骨髓炎更容易发生骨破坏。既往报道预后有椎体融合、椎体生长阻滞、后方楔形残留类似半椎体、前方融合类似于分节不良[2, 58]。

在既往感染过程中，由于自身塑形能力有限[58]，严重的后凸畸形和不稳定应该通过手术矫正、内固定和融合手术来解决。

26.5 骶髂关节感染

儿童骶髂关节间隙感染的临床表现和实验室检查与脊柱椎间盘炎和椎体骨髓炎相似。直接触诊和（或）骨盆挤压疼痛应该引起怀疑。骨扫描显示骶髂关节摄取增加就可以明确诊断了，MRI 能提供足够的诊断信息。治疗包括抗菌药物和休息。如果没有及时得到反应，就要考虑行关节抽吸。做鉴别诊断时，也必须考虑强直性脊柱炎[45]。

26.6 与脊柱椎间盘炎有关的其他病原体

据报道结核分枝杆菌（*Mycobacterium tuberculosis*），真菌例如曲霉菌（*Aspergillus*）、隐球菌（*Cryptococcus*）、念珠菌（*Candida*），引起包虫病的寄生虫，以及布鲁氏菌（*Brucella*）和放线菌（*Actinomyces*），甚至病毒，都会引起儿童脊柱感染[4, 8, 42, 43, 71-73]；但它们也会引起亚急性和慢性感染，本章不予讨论。

26.7 总结

随着 MRI 常规应用的增加，以前被统称为的"脊柱椎间盘炎"，如今被认为是同一病理过程的两种不同表现，具有不同的流行病学、临床和影像学特征。这两种情况在儿童中都不常见，实验室检查通常没有帮助；因此，临床检查初始高度怀疑时应避免延误诊断。经皮穿刺或开放性活检并不总是决定性的和（或）必要的。治疗应包括静脉注射、口服抗生素，休息和（或）固定可用于改善舒适度，特别是在初始阶段。可通过 ESR 和 CRP 水平监测治疗的疗效和持续时间。无论影像学检查改变如何，通常不会发生功能缺陷。

（Ahmet Alanay, Caglar Yilgor 著
高荣轩 译　杜　悠 校）

参考文献

扫描书末二维码获取

第 27 章 儿童脊柱感染（慢性）

本章内容

27.1 引言 299	27.2.8 结核病恢复后的脊柱后凸 311
27.2 脊柱结核 299	27.2.9 总结 313
27.2.1 背景 299	27.3 脊柱真菌感染 313
27.2.2 流行病学 299	27.3.1 曲霉菌病 314
27.2.3 微生物学和病理生理学 300	27.3.2 球孢子菌病 314
27.2.4 临床表现 301	27.3.3 芽生菌病 314
27.2.5 诊断检查 305	27.3.4 隐球菌病 314
27.2.6 鉴别诊断 307	27.3.5 念珠菌病 314
27.2.7 治疗原则 309	

要点

- 脊柱结核分枝杆菌感染在发展中国家很常见，由于癌症化疗、免疫抑制治疗和多种疾病如 HIV 感染和慢性肉芽肿疾病，在发达国家也越来越多地被发现。
- 继肺部之后，脊柱是结核感染第二个常见的部位。
- 疼痛、后凸畸形和神经功能缺损是脊柱结核的三大主要表现。在儿童中，由于椎体的软骨性质，可导致椎体迅速破坏，大量脓肿形成也很常见。
- 疾病早期和无并发症时，短疗程抗结核化疗是主要的治疗方法。联合用药对于预防耐药性和疾病复发至关重要。
- 儿童脊柱结核的自然史是不同的，因为即使在疾病治愈后，脊柱后凸也会在生长发育过程中恶化。"危险的脊柱"放射学征象将有助于早期识别畸形有进行性倾向的患儿。对于这类患儿稳定手术是有利的。
- 对于严重神经功能缺陷、椎体广泛破坏和畸形的患儿需要手术清创、减压和稳定。
- 脊柱真菌感染是非常罕见的，通常见于免疫缺陷患儿（例如，癌症化疗、长期摄入类固醇和慢性肉芽肿疾病患者）。

27.1 引言

脊柱感染是导致儿童背痛的一个少见但严重的原因。它可以是急性化脓性的，也可以是慢性肉芽肿性的（结核性或真菌性）。结核病是小儿脊柱最常见的慢性肉芽肿性感染，主要出现在发展中国家[1]。脊柱的真菌感染很罕见，在因白血病、淋巴瘤、药物引起的骨髓抑制、放疗或 HIV 感染而导致免疫力下降的儿童中可以观察到。

27.2 脊柱结核

27.2.1 背景

儿童脊柱结核在严重程度和临床表现上都与成人感染不同，这一点必须得到重视。儿童的椎体在急性期非常容易受到快速和完全的破坏，经常出现前柱的严重损害。儿童的脊柱也更灵活，在疾病的活动期比成人更容易发生畸形和不稳定。成人的畸形在愈合和实变后不会发生改变，但儿童继续表现出畸形的进展，或好或坏，直到生长结束（图 27.1）。因此，儿童在治疗期间和化疗结束后需要仔细随访，直到生长发育完成。

27.2.2 流行病学

全球结核病的负担仍然巨大。世界卫生组织的全球结核病报告（2019）显示，估计有 1000 万个结核病新发病例，120 万人死于此病[2]。在发展中国家，许多儿童晚期出现明显的畸形和神经系统功能障碍。而在发达国家，这种诊断可能被遗漏，因为它在临床医生心目中不是一种常见的诊断。

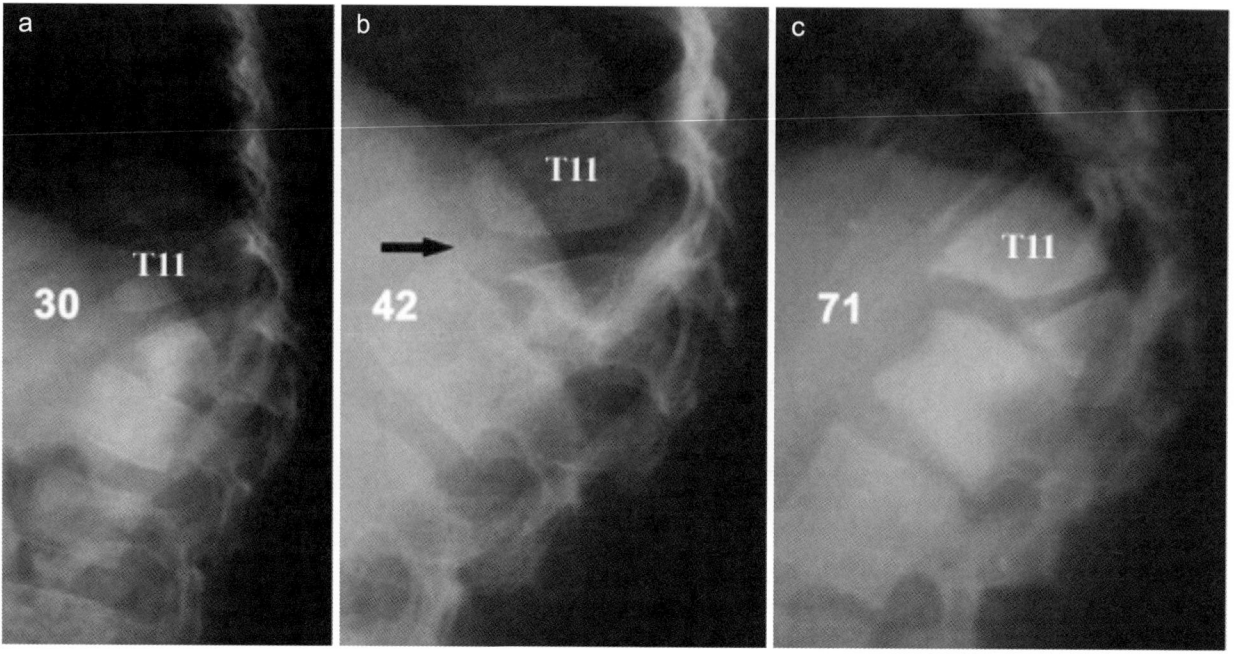

图 27.1 胸腰椎侧位 X 线片显示了一名 8 岁儿童的脊柱后凸进展。(a) 化疗结束后，测量后凸畸形仅有 30°。在 15 年的随访期间，畸形逐渐加重，分别从 13 岁的 42°(b) 进展到 18 岁的 71°(c)。而在图 c 中，注意 T11 椎体，该椎体在疾病中没有受到感染，但由于生长过程中的生物力学影响，表现出进展性的破坏

在世界上肺结核负担较重的发展中国家，脊柱感染的预计发病率将成比例升高，2012 年印度和中国分别占全球该病负担的 26% 和 12%[2]。在全球监测报告（2017）中，世界卫生组织估计 2017 年全世界患结核病的儿童人口（<14 岁）约为 1 000 050 人[3]。患有肺外结核的儿科人口比例通常为 20%~25%，高于成人肺外结核的总发病率（16%）[4]。尽管儿童脊柱结核的确切发病率和患病率尚不清楚，但据报道，在韩国，小儿脊柱结核的发病率占所有脊柱结核患者的 58%，在印度，占所有脊柱结核治疗患者的 30%。

27.2.3 微生物学和病理生理学

结核病是由结核分枝杆菌复合体引起的，其中结核分枝杆菌也是造成大多数人类感染的最常见病原体。椎体的感染是由主要病灶（通常是肺和肾）经血源性播散引起的。微生物也可以通过淋巴管从内脏扩散到邻近的脊柱节段（例如，肺结核可扩散至胸椎）。

脊椎骨髓感染后，其炎症反应的特征是巨噬细胞和单核细胞的慢性积累。结核分枝杆菌被吞噬，其脂质分散在整个巨噬细胞的细胞质中，将巨噬细胞转化为上皮细胞，这是结核反应的特征。结核分枝性病变的另一个特征是存在朗汉斯巨细胞，它由许多上皮细胞合并形成。结核的典型组织病理学病变称为结核结节，由巨噬细胞、上皮细胞、朗汉斯巨细胞、淋巴细胞和炎性渗出物聚集而成。随着进行性的破坏，干酪样坏死会发生在结节中心。相邻的结核结节聚集在一起，形成一个较大的脓肿。这是一种慢性感染，没有发热和发红等急性感染的特征（冷脓肿）。

27.2.3.1 临床病理学

成人脊柱结核感染最常见的形式是"椎间盘旁"型，由于椎间盘是无血管的，所以结核分枝杆菌会停留在椎间盘两端的软骨下骨髓里。而在儿童，椎间盘在 8~9 岁之前一直保持着血液供应，因此结核分枝杆菌会同时感染并破坏椎体和椎间盘。这种现象被描述为"中心型"或"完全型"的结核病（图 27.2）。由于儿童的免疫反应较弱和椎体的软骨性质，广泛的椎体破坏和大量的脓肿形成在儿童中会更为常见[8]。前方型（前纵韧带下的脓肿形成）是第二种常见的类型，感染沿着韧带在多个椎体的前部蔓延[9]。其他类型的典型脊柱结核，包括后方型（孤立地累及后方结构）和非骨质型（广泛的脓肿形成但骨质破坏很少）在儿童中并不常见。脊柱多灶性受累在儿童中也很常见。

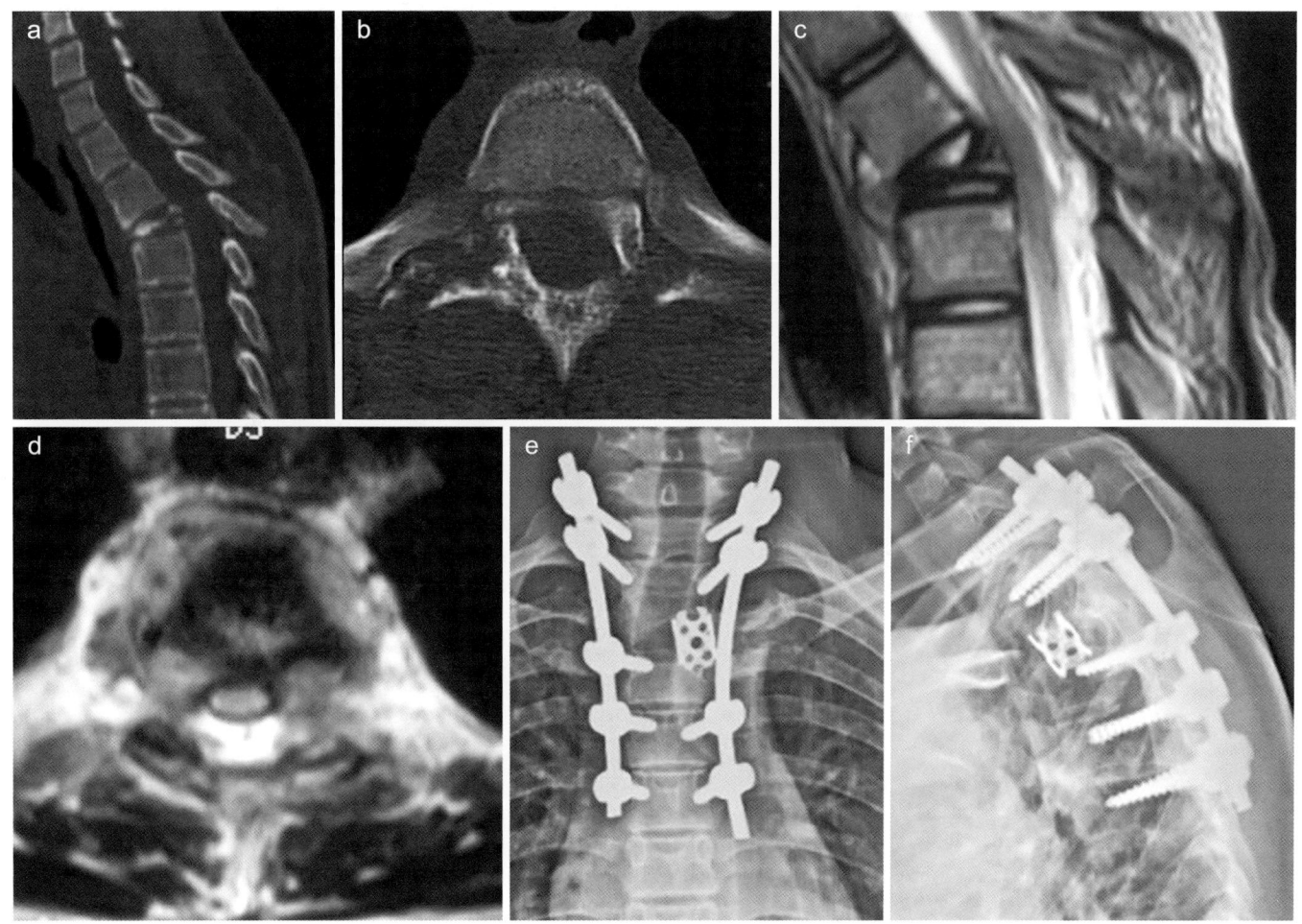

图 27.2 10岁儿童的中心（完全型）型肺结核。矢状面 CT（a）和冠状面 CT（b）图像显示 T3 椎体完全塌陷，并累及右侧的椎弓根和椎板。矢状和轴向 MRI（c，d）显示 T3 椎体完全塌陷，椎体前方脓肿形成。与典型的成人椎旁型脊柱结核不同，中心型的特点是椎体破坏，而相邻的椎间盘空间完整。手术治疗后 6 个月复查胸椎正侧位 X 线片，该病例接受了后路稳定、椎体次全切除和前柱钛笼支撑重建手术（e，f）

27.2.4 临床表现

与化脓性脊柱炎不同，结核性病变的发病更为隐匿，临床症状常在 1~2 个月的时间内逐渐发展。背部疼痛会出现在受累节段，并随着脊柱运动而加重，是一种常见的特征性表现。在最初阶段，疼痛是由于脓肿的膨胀和对邻近结构的压迫造成的。而后随着脊柱不稳定性的逐渐增加，疼痛会变得愈发严重。患儿可能需要在坐着的时候将双手放在诊台上以支撑躯干（三脚架征），在颈椎受累时则会用双手托住颈部（图 27.3）。多达 60% 的患者还会出现全身不适、食欲不振和体重不增、夜间体温升高和盗汗等全身症状[10]。

胸腰段是儿童结核感染最常见的部位。然而，与成年人相比，颈椎也是一个该病多发的部位，尤其是在青少年年龄组中。Moon 等在对小儿脊柱结核的回顾性研究中观察到，40% 儿童（39.6%）的病变在颈椎和颈背交界处，30% 儿童（29.7%）的病变在背部，31% 儿童（30.7%）的病变在腰部和腰骶部。约 26% 的儿童（25.7%）年龄在 5 岁以下，43% 的儿童（42.5%）年龄在 6~10 岁，32% 的儿童（31.6%）年龄在 10 岁以上。18% 的儿童（17.8%）部分瘫痪；根据 Frankel 脊髓损伤分级法，Frankel B 级占 3%，Frankel C 级占 12%，Frankel D 级占 5%[11]。

椎旁冷脓肿是脊柱结核的另一个诊断特征。它在临床检查中容易被发现，可能出现在脊柱旁区域，脓肿也可能沿着脊膜周围、血管周围、肌肉间隙、胸膜下、腹膜下和蜂窝组织间隙向远端扩展，形成远离椎体的病变。常见的表现部位包括颈部病变引起的咽后脓肿，胸椎旁脓肿可沿胸壁的肋间神经血管束形成病灶，以及腰部病变引起的骶前和盆腔腹膜后脓肿。腰部脓肿常见于脊柱膈肌附着部下方的胸腰椎病灶。腰部脓肿是脊柱结核的病理特征，可以出现在双侧。脓

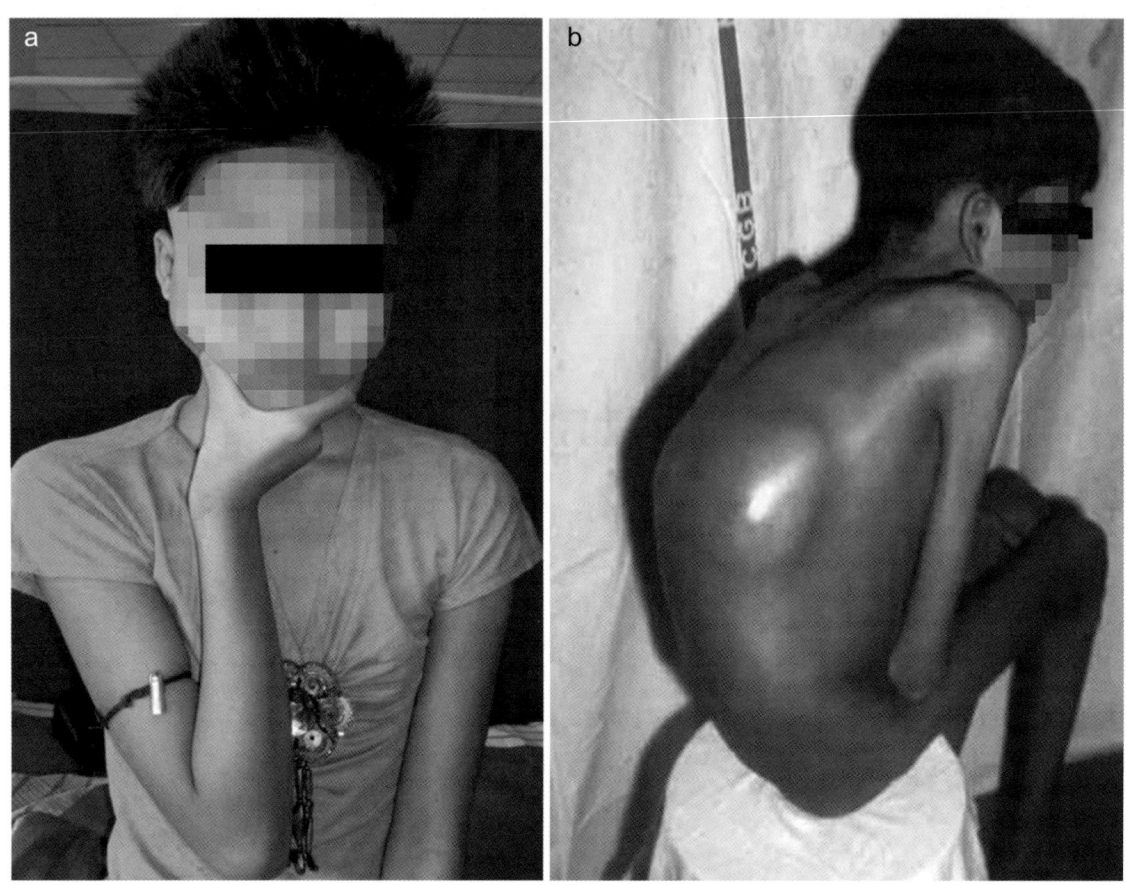

图 27.3 （a）13 岁女孩，上颈椎结核和颈椎不稳，因严重不稳和疼痛而支撑头部。（b）一名 9 岁男童，严重的胸腰椎后凸畸形合并腰部脓肿形成。注意他是用肘部支撑他的躯干和全身性肌肉萎缩（印度 V. T. Ingalhalikar 教授提供）

肿可以出现在腹股沟区、Petit 三角（图 27.3b）、肛门直肠窝或一侧臀部臀大肌的下方（图 27.4）。

较深的脓肿在临床检查中难以触及，但可以引起压迫症状。颈椎结核引起的咽后脓肿可以产生吞咽困难和发音困难。在高位胸椎受累并伴有脊柱旁脓肿形成的患儿中，椎体前方的脓肿可能引起明显的支气管压迫。这些症状可能与支气管哮喘十分相似，因为患儿在夜间躺下时呼吸困难的症状会加重。

虽然大多数脓肿可在化疗后逐渐消退，但也可能因忽视而进展至破裂，导致窦道的形成。在坏死物质全部排出后，窦道可能会通过药物治疗自愈，如果仍有任何残余感染或继发性化脓性感染，则可能持续存在。

27.2.4.1 神经系统受累

高达 30%~75% 的脊柱结核患者会出现神经系统损害[10-12]。虽然儿童有更严重的破坏，但是他们的神经系统受累的发生率却较低，这可能是由于儿童的椎管直径相对较大，脊柱柔韧性更好。神经结构的适应性使得在即使有 2/3~3/4 的椎管侵犯的情况下也能保持正常神经功能[13, 14]。然而，在存在相关的椎体不稳定和血管闭塞的情况下，神经系统功能障碍可能会更早发生[15]。颈椎结核病变表现为四肢瘫痪，但由于胸椎和胸腰椎受累更常被累及，下肢无力并伴有膀胱和肠道受累会更为常见。最初的症状是行走时不协调和笨拙，慢慢发展为截瘫和丧失括约肌控制能力。

Tuli 将结核病脊柱的神经功能障碍分为 5 个阶段，并由 Jain 和 Kumar 进行了修订[15]。

第一阶段：患者不知道有神经功能障碍，临床医生根据跖反射和（或）踝阵挛发现脊髓受压。

第二阶段：患者有痉挛性运动障碍，但能够行走。四肢瘫痪的预期运动评分（MRC）在 60~100 之间。在截瘫中，MRC 在 80~100 之间。感觉功能损害影响到侧柱。

第三阶段：患者有严重的痉挛并且卧床不起。四肢瘫痪者的 MRC 是 0~30 分，截瘫者则是 50~80 分。感觉评分与第二阶段相同。

第四阶段：患者有严重的感觉功能丧失，四肢瘫痪的 MRC 为 0，截瘫者为 50。侧柱和后柱的感觉功能

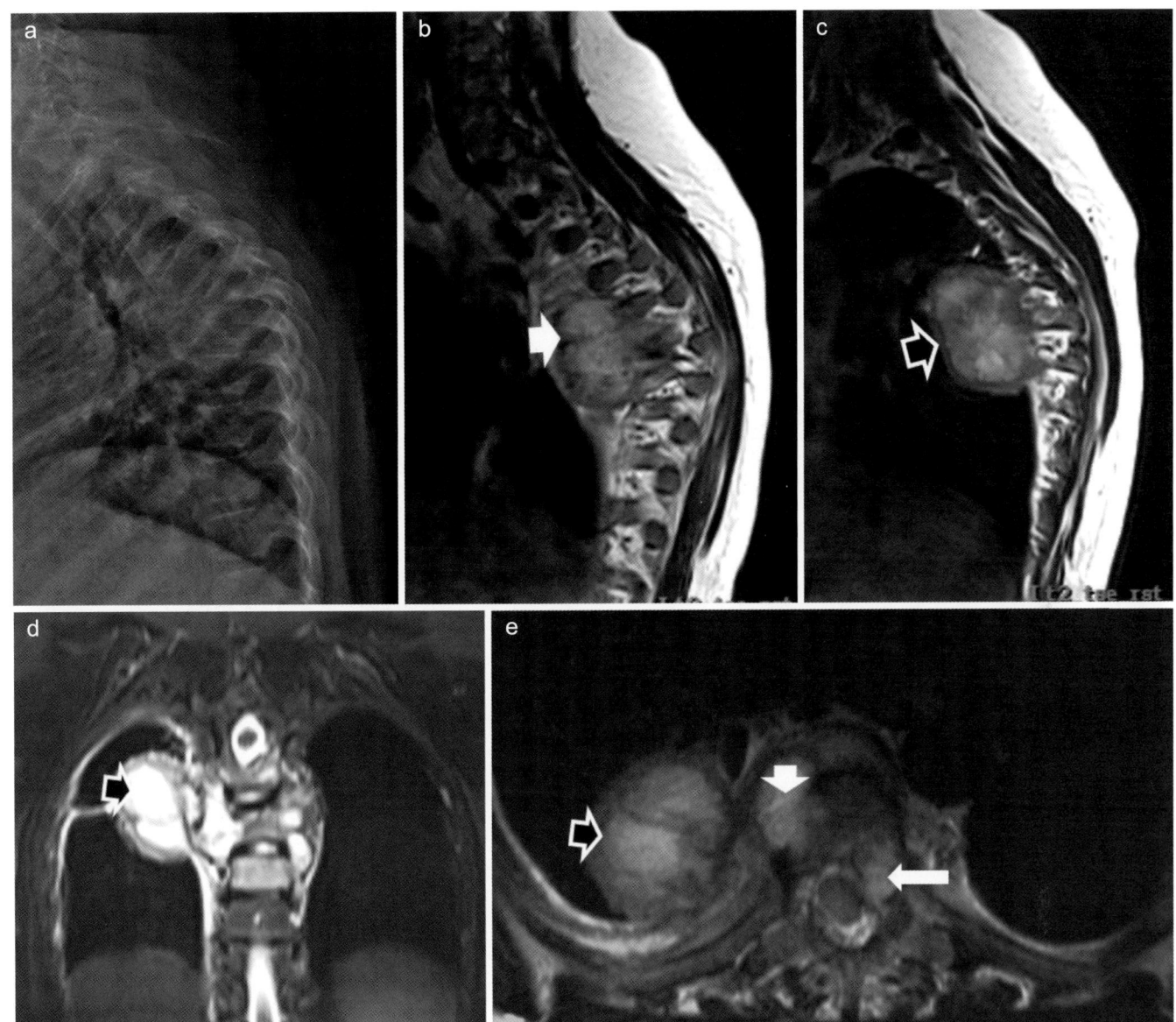

图 27.4 结核性冷脓肿可以出现在多个部位，这取决于其扩散的途径。这个 7 岁的患儿出现了背部疼痛和偏瘫，且有广泛的冷脓肿形成。侧位片（a）显示胸椎存在多发的椎体压缩。相邻的矢状面断层（b）和远侧的矢状面断层（c）显示了椎前区（白色宽箭头）和椎旁区（黑色箭头）的广泛脓肿形成。冠状位（d）和轴位（e）断层显示了椎旁脓肿沿肺部扩散到胸膜外后方。白色细箭头指示的是硬膜外脓肿的扩散

都存在障碍。

第五阶段：与第四阶段相同，膀胱和肠道受累，和（或）屈肌痉挛/弛缓性四肢瘫痪/偏瘫。

儿童在疾病的活动期和恢复期均可出现神经系统受累。这是在活动性病变中，脓肿、炎性肉芽组织、移位死骨或脊柱不稳定直接压迫脊髓造成的。在已经治愈的病例中，神经系统受累可在多年后发生，通常是由于脊髓在畸形顶点的骨桥被拉伸所致（表 27.1）。

27.2.4.2 后凸畸形

在疾病的活动期和恢复期，脊柱后凸的病因和进

表 27.1 脊柱结核引起神经系统功能障碍的原因

直接压迫神经（柔性）	椎体和椎间盘的肉芽肿、脓肿、死骨
直接压迫神经（硬性）	病理性的脊椎半脱位/脱位，骨质疏松畸形
血管受损	脊柱动脉血栓形成，血管直接受压
直接侵袭神经实质	髓内结核球
迟发性的神经功能障碍	脊柱后凸，驼背，胶质增生，结核感染再发

展是不同的。结核可感染并破坏 90% 以上的患者的椎体前部结构。椎体的塌陷明显地表现为局部的脊柱畸

形。相邻的2个或3个椎体受累，表现为尖锐的、有角度的脊柱后凸，即所谓驼背。化疗可治疗结核感染，但椎体的压缩会持续进展，直到脊柱后凸范围内健康椎体在前方相连并固化。疾病活动期脊椎压缩的严重程度主要受椎体破坏的严重程度、病变的程度和患者的年龄影响[16]。

疾病活动期的脊柱后凸在活动期，畸形与疾病的严重程度呈正比，在胸椎和胸腰椎，每个椎体的病变可以导致25°~35°的后凸。腰部病变的后凸性塌陷较少，这是由于腰椎存在前凸，椎间盘较大，以及关节突关节矢状位朝向，可形成垂直下沉。在胸椎和胸腰椎，由于椎体骨质相对疏松，易形成冠状位上的半脱位和后凸，畸形往往更为严重。据观察，9岁或以下儿童的畸形比10岁及以上的更严重，这是因为椎体柔软，后方稳定结构性较弱，以及青春期生长高峰期导致的畸形再次加重[17, 18]。

在对63名儿童15年的长期随访中，Rajasekaran报道了3种类型的前柱压缩和愈合，对脊柱生长期的畸形进展有不同的影响[19, 20]（图27.5）。A型愈合见于小的病变和椎间盘的受累，即小关节完好无损，椎体前部有较大面积的接触。这些患者在活动期表现出轻度的畸形，在生长期经常有所改善。当椎体缺失程度相当于一个完整椎体的缺失时，可出现B型愈合。在脊椎塌陷的过程中，破坏层面的椎间关节半脱位或完全脱位。上位椎体在下降过程中出现旋转，使其前下缘与下位正常椎体的上表面发生点接触。这导致了接触点的生长受阻，并且在生长期间，畸形可能会进一步发展，可达30°。当椎体损失增加到超过2个时，就会发生C型愈合。大范围的前柱缺损使得2个或更多的椎间关节脱位，然后才会出现前柱的再稳定。上位正常椎体可旋转90°，使上位椎体的前表面与下位椎体的上表面接触。这常见于7岁以下胸腰椎感染的儿童。

在患有多发性椎体破坏的儿童中，出现了一种特殊的塌陷模式，被称为"弯曲性塌陷"[20, 21]。椎间关节脱位在多个水平上相继发生，导致脊柱后凸超过120°，整个脊柱转化为两个大的代偿性弯曲。多个椎体节段扭转为水平方向，其生长板被应力遮挡。椎体纵向过度生长，导致脊柱后凸顶部的脊髓拉伸，可能继发晚期截瘫。"屈曲性塌陷"的危险因素包括患病时年龄小于7岁、胸腰段受累、2个以上的椎体破坏和"存在风险的脊柱放射学征象"（图27.6）。

与成人不同的是，成人的畸形在疾病治愈后是静态的，而儿童结核病后脊柱后凸是一种动态的畸形，在生长过程中会有不同程度的进展。根据愈合形式的不同，可以观察到三种不同的进展形式[20]。Ⅰ型进展，即在生长过程中发生畸形恶化，见于39%的患儿。这种增长可以在疾病控制后几年的滞后期发生。因此，如果不仔细随访直至生长发育结束，畸形可能会被忽视而进展到更严重的程度。44%的患儿有Ⅱ型进展，即在活动期畸形增加后，畸形表现为渐进且自发矫正。这主要是在A型愈合和7岁以下儿童中观察到

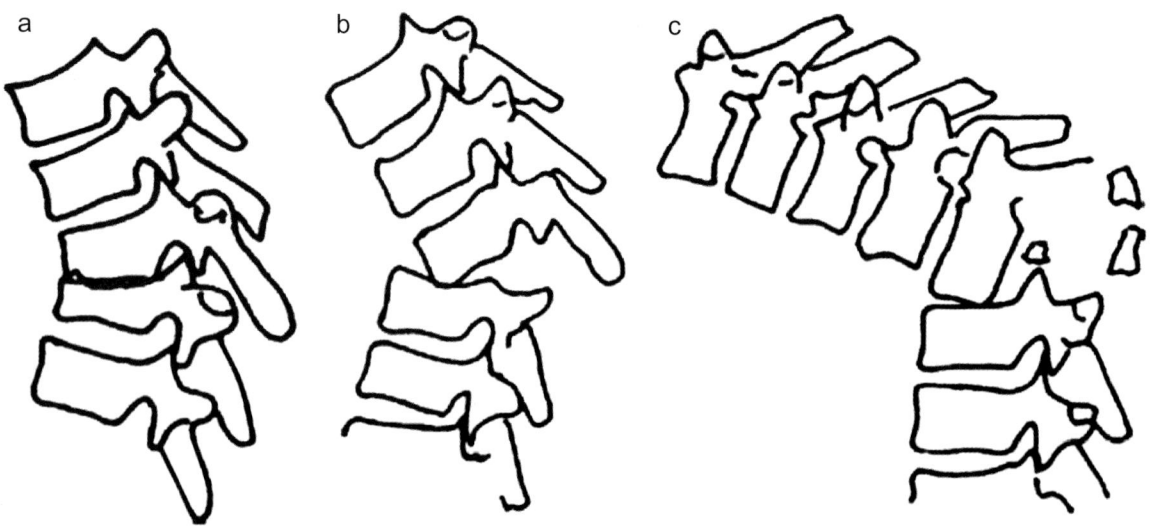

图27.5 前柱破坏后，再稳定和愈合的三种形式。（a）对于椎体破坏程度小、小关节完整的患者，可在椎体接触面积大的情况下形成再稳定。（b）单个椎间关节脱位，通过点接触来恢复稳定。（c）在失去2个乃至3个椎体的患者中，椎体多级脱位，上端旋转90°，使其前表面可以靠在下端椎体的上表面上

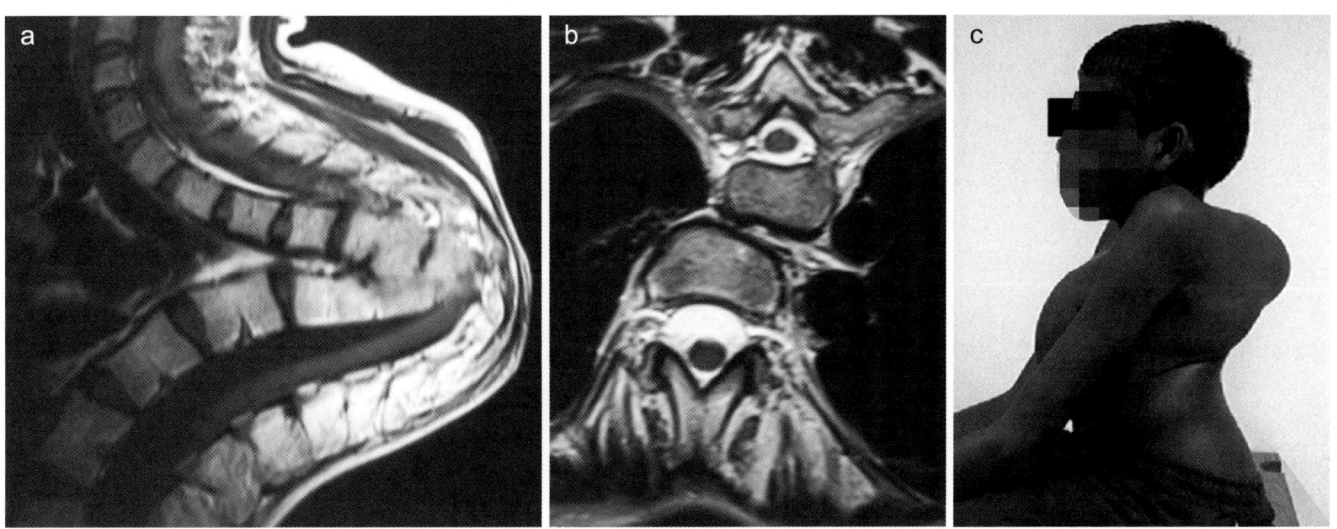

图 27.6 由于忽视了儿童的结核性后凸畸形而导致屈曲性塌陷。脊柱的 MRI 显示塌陷的脊柱，两段较长的脊椎压在一起（a），脊髓在脊柱后凸的顶点被拉伸和压迫。MRI 轴位图像显示同一水平的 2 个椎体节段因屈曲而相互交叠（b），外观照显示因屈曲性塌陷出现的严重的后凸和躯干缩短（c）

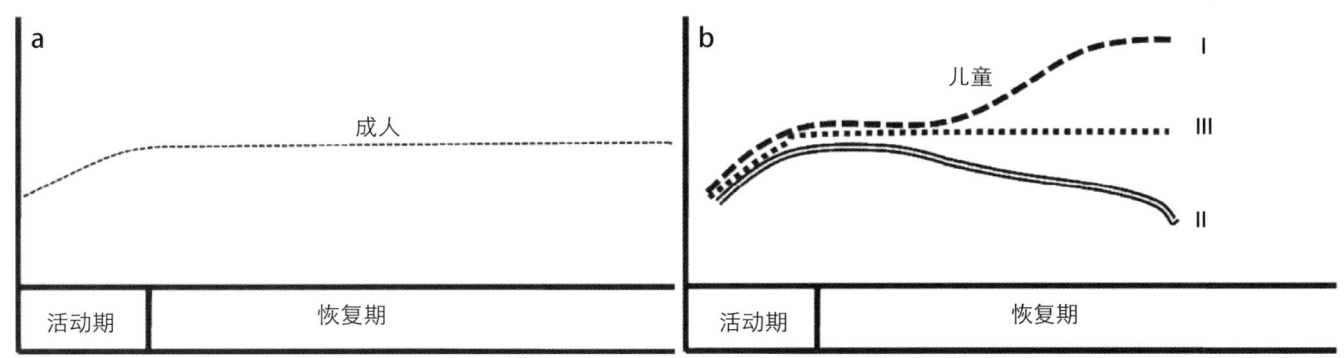

图 27.7 成人和儿童的结核病治愈后的畸形进展。（a）在成人中，畸形在愈合后保持不变。（b）在儿童中，畸形在愈合期可以恶化（Ⅰ型），保持静止（Ⅲ型），或改善（Ⅱ型）

的。Ⅲ型进展，即在生长过程中没有大的变化，见于其余 17% 的患儿，他们病变范围较小，或者位于下腰段（图 27.7）。

Moon 等研究了 101 名患有不同阶段结核病的儿童，年龄在 2~15 岁，在 1971 年至 2010 年期间接受保守治疗[11]。所有儿童的随访时间最短为 36 个月，最长为 20 年。到最后随访时，该作者指出，20% 的患儿（19.8%）可以保持最初的后凸角度，14% 的患儿（13.7%）的后凸角度减小，而 67% 的患儿（66.3%）的后凸角度增加。作者认为，在晚期小儿脊柱结核中，由于生长板的损害，脊柱后凸的进展是治疗期间和治疗后不可避免的并发症。

Rajasekaran 已经确定了 4 种表明脊柱不稳定的放射学征象，以预测儿童脊柱结核导致的畸形逐渐进展的风险[21, 22]。这些征象表明存在关节突关节脱位和脊椎后弓的破坏。这些征象在 X 线片中容易被识别，且在病程早期出现，有助于识别有畸形进展风险的患儿，以供临床医生及时提出手术治疗的建议。这 4 个"危险的脊柱"放射学征象包括：①侧位片中一个或多个椎间关节脱位，②病椎后移，③在正位片中出现椎体的侧向移位，④"倒塌征"（图 27.8）。

27.2.5 诊断检查

儿童的诊断可能很困难，特别是在疾病的早期阶段。结核病的全身症状包括乏力、容易疲劳、体重和食欲下降，有时还有低热。症状明显的败血症是不常见的。

27.2.5.1 实验室检查

贫血和红细胞沉降率（ESR）升高是血液检查中

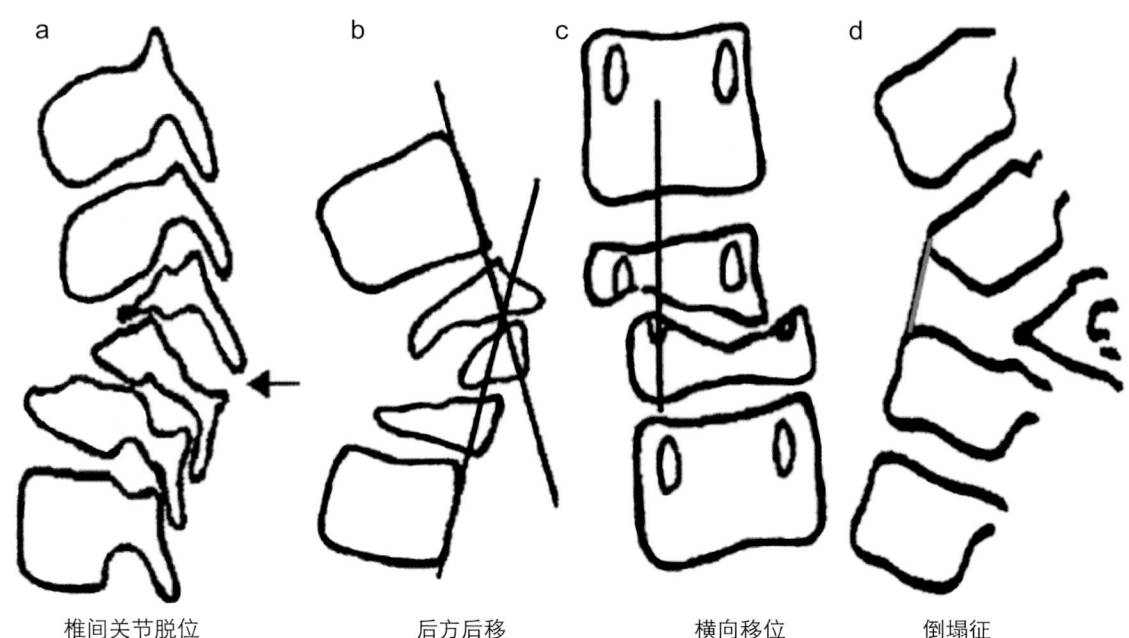

图 27.8　Rajasekaran 的"危险的脊柱"放射学征象[21, 22]。(a) 椎间关节脱位。椎间关节在后凸的顶点脱位,形成不稳定和失去对位。在严重的情况下,分离可能发生在 2 个节段。(b) 后方后移。这一点可以通过沿第一块正常的上、下椎体的后表面画两条线来确定。可发现病变节段在线的交叉点之后。(c) 横向移位。当画过第一个下方的正常椎体的椎弓根中间的垂直线不接触第一个上方的正常椎体的椎弓根时,就可以确认这一点。(d) 倒塌征。在塌陷的初始阶段,沿着第一个正常下椎体的前表面画的线可与第一个正常上椎体的下表面相交。当该线与高于第一个正常上椎体前表面的中间位置相交时,即出现"倾斜"或"倒塌"

经常出现的异常。ESR 可能明显升高(>70 mm/h),连续测量 ESR 有助于评估对治疗的反应。然而,ESR 和低血红蛋白水平缺乏特异性[23]。Mantoux(皮肤结核菌素)试验的阳性仅仅表明由于以前的结核病感染引起的细胞介导的免疫反应,在该病流行的地区,即使是没有活动性结核病的患者,该试验也可能是阳性。它的诊断价值仅限于结核病罕见的地区。受感染组织的聚合酶链反应(PCR)分析被认为对诊断脊柱结核具有较高的敏感性和特异性[24]。

27.2.5.2 细菌培养

感染组织的细菌培养对于确诊和获得抗生素敏感性以指导治疗很有用。由于脊柱结核感染是贫血性的(感染组织中的杆菌较少),所以必须从深层结构如骨和脓肿壁上培养材料。培养基如 BACTEC ™ (Becton-Dickinson and Co., USA)现在是标准培养基[25]。其重要的优势是允许药物敏感性评估。这有助于识别耐药菌株,并尽早开始交替使用二线药物。

27.2.5.3 组织病理学和微生物学

结核感染的确定是通过鉴定组织中的杆菌,或通过组织学检查确认受感染组织中的典型结核结节。典型的组织病理学结果是大面积的干酪样坏死性肉芽肿病变,存在上皮细胞和多核巨细胞,并有淋巴细胞浸润[26]。

27.2.5.4 影像学检查

最早可在 X 线平片上观察到的特征是椎体骨质疏松,椎间盘空间变窄,椎体旁边缘不清晰。随着疾病的进展,脊椎的破坏与椎体塌陷、脊柱后凸、矢状面或冠状面不稳定有关。在颈椎病中,由于咽后区脓肿的膨胀,椎前软组织阴影可以扩大(鸟巢样改变)(图 27.9)。在儿童中,应注意"危险的脊柱"放射学征象,因为它表明畸形可能会进展。

长时间存在的脓肿可能在椎体前表面周围产生凹陷性的糜烂,称为动脉瘤现象(图 27.9)。在疾病恢复的过程中,椎体有时会有自发的融合,类似于半椎体。自融合表现为单个椎体上有两个在下方的椎弓根("椎体中的椎体"现象)(见图 27.9)。在严重畸形的儿童中,由于除压作用(椎体的水平化),脊柱后凸上方的椎体高度的增加多于宽度的增加(见图 27.9)。

CT 和 MRI 可以在早期阶段发现病变。CT 有助于准确评估骨质破坏的程度,早期发现受累的后方结构,以及某些特殊部位的结核,如颅骨和颈椎交界处、骶

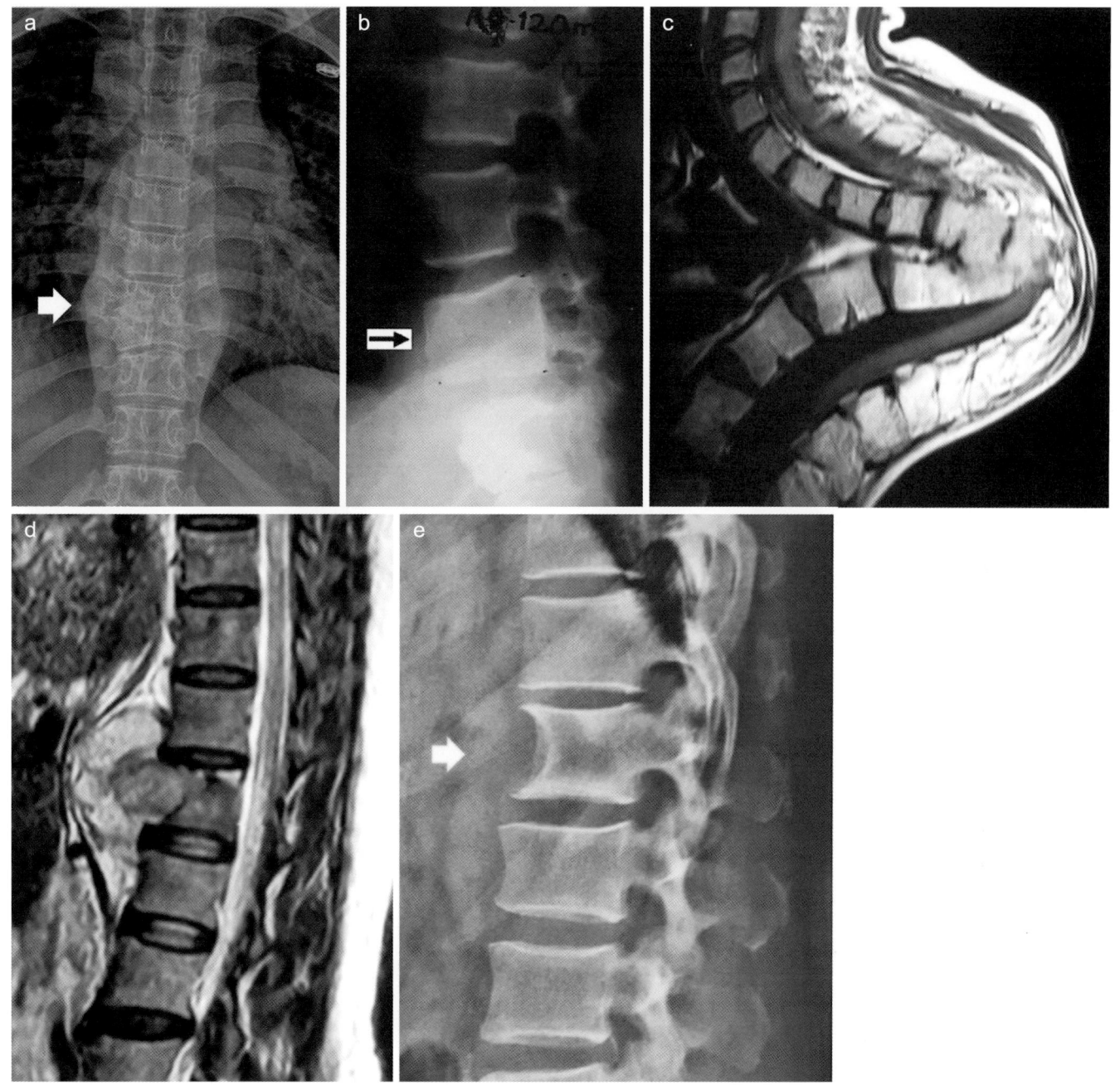

图 27.9 脊柱结核的影像学表现。(a) 鸟巢样改变:在脊柱的正位 X 线片中,椎旁脓肿呈现为一个纺锤形的放射状阴影。(b)"椎体中的椎体"现象——椎间盘型结核的愈合导致两个相邻椎体的融合,呈现为一个单一的椎体,它有两个紧邻的椎弓根。(c) 屈曲性塌陷范围内的椎体出现水平化(与图 26.6a 相同)——慢性的屈曲性塌陷会导致椎体的上下高度增加。(d,e) 动脉瘤现象——矢状位 MRI 显示前纵韧带下的椎体前缘脓肿形成。这种长期存在的脓肿可引起椎体前表面的侵蚀(e),影像表现类似于主动脉瘤

髂关节和骶骨,这些部位的病变在 X 线片中不易确认(图 27.10)。MRI 是目前显示疾病向软组织扩展、结核性脓肿的扩散、多节段非连续受累和评价神经压迫的主要检查手段(图 27.11)。结核病是一种全身性疾病,可以同时影响多个椎体。患者往往表现出与某一脊柱节段病变有关的症状,但全脊柱的 MRI 可显示脊柱上有多个无症状的病变,称为跳跃性病变。应用全脊柱 MRI 检查发现的多灶性非连续性脊柱结核的发生率为 71.4%。尽管它在 MRI 中引人注目,但处理原则和治疗结果是一样的。增强 MRI 也有助于区分椎体化脓性病变和其他非感染性原因。

27.2.6 鉴别诊断

脊柱结核由于其隐匿的临床症状和多样的放射学

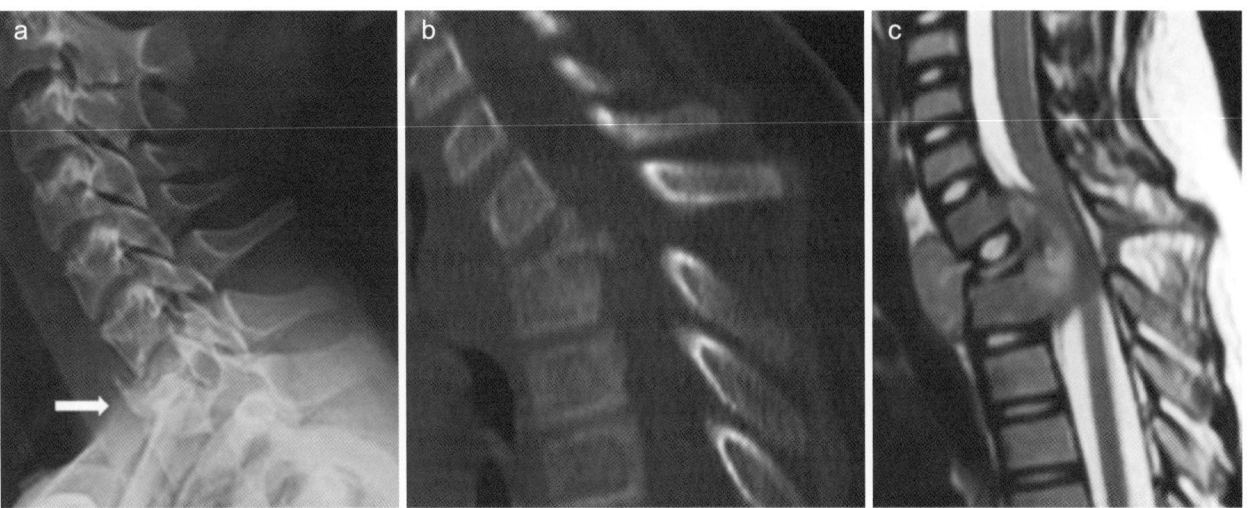

图 27.10 CT 和 MRI 有助于评估在平片中不易发现的交界区病变。侧位片中仅看到 C7 椎体的塌陷（a）。然而，CT 和 MRI 的矢状位图像显示了明显的椎体破坏、后凸、脓肿形成和脊髓压迫（b，c）

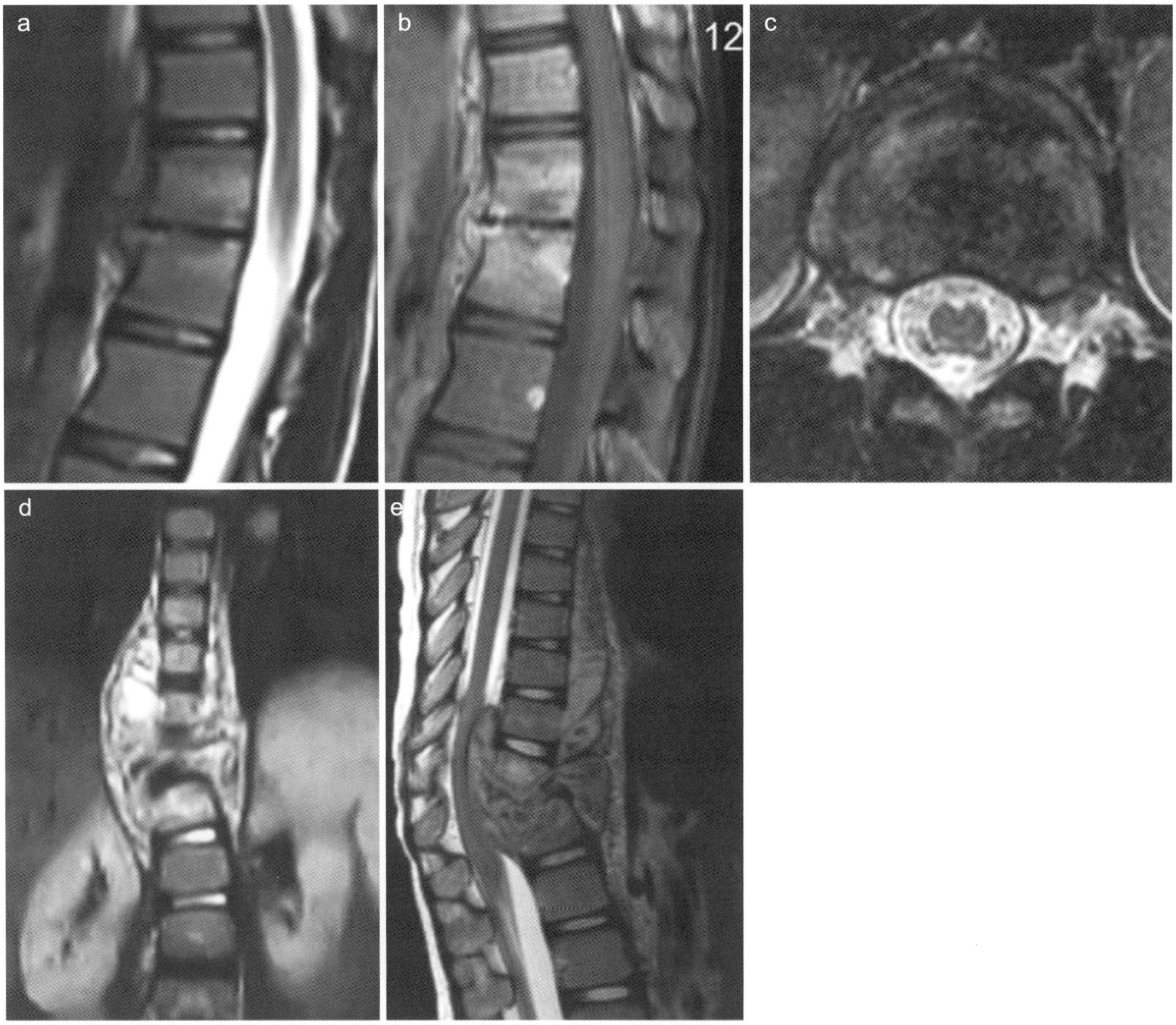

图 27.11 脊柱结核的 MRI 特征包括受累椎体的 T2 加权图像上的高信号（a）和 T1 加权图像上的低信号（b），终板破坏（b，c），出现椎前、椎旁或骨内脓肿，并沿韧带下延伸，硬膜外脓肿的形成导致脊髓受压（d，e）

表现，需要仔细鉴别。在结核病流行的国家的幼儿中，如存在慢性背痛和发育不良，应该考虑与结核感染相鉴别。在西方国家，如果移民儿童出现低热和慢性脊柱疼痛，那么脊柱结核也应成为鉴别诊断的一部分。从放射学上看，典型的脊柱结核会出现椎体破坏和后凸，这也可以在其他疾病中观察到，如化脓性脊柱炎、布鲁氏菌脊柱炎，脊柱椎体肿瘤如组织细胞增生症、动脉瘤性骨囊肿和淋巴瘤。详细的病史、彻底的临床检查和组织病理学检查对于确诊是必要的（表 27.2）。

评估疑似脊柱结核患儿的标准方案如下：患儿出现慢性轴性疼痛，并有不同程度的脊柱后凸和神经功能障碍。患儿应接受 X 线检查、患部和整个脊柱的 MRI 检查以及基本的血液检查。可取活检以进行组织病理学检查，GenXpert 和结核菌培养是下一步的评估，以确认诊断并评估药物敏感性。

在资源有限的国家，脊柱结核很常见，诊断通常是基于临床评估和 MRI 中出现的典型征象。根据临床 - 放射学评估而决定开始抗结核治疗，被称为经验疗法，并已得到世界卫生组织认可。在治疗 4~6 周后，对儿童的症状进行重新评估。如果症状得到改善，就按标准方案继续治疗，而如果症状恶化，就必须进行活检。然而，在非流行区并且通过临床检查认为可能存在结核感染的情况下，最好在开始抗结核治疗前用组织病理学检查来确诊。

27.2.7 治疗原则

足量和足疗程的联合用药抗结核化疗是治疗脊柱结核的基础。注意增强营养、脊柱支具保护，预防神经系统损伤和畸形进展也是治疗的重要方面。

27.2.7.1 化疗

一线药物（异烟肼、利福平、乙胺丁醇、吡嗪酰胺和链霉素）是对结核病最有效的一组制剂（表 27.3）。短程化疗有许多固有的优势，如提高患者的依从性、降低失败率、降低费用、降低耐药性的发生率[27-29]。其重点是确定有足够的药物敏感性，且患者按照明确的剂量和时间规定服药。世界卫生组织为抗结核化疗的类型和持续时间提供了指南，并认为脊柱结核属于严重的肺外结核（第1类）。建议治疗 6 个月，在复发或治疗失败的情况下，规定治疗 9 个

表 27.2 脊柱结核鉴别诊断

特点	结核病	化脓性椎间盘炎	布鲁氏菌脊柱炎	脊柱肿瘤（组织细胞病、ABC、淋巴瘤）
发病时间	慢性（数周至数月）	急性（数日）	亚急性（数周）	急性至亚急性
表现	轴性疼痛、脊柱侧弯、截瘫	严重轴性疼痛，疼痛难忍	亚急性轴性疼痛	严重夜间及休息时疼痛
全身症状如发热、乏力	起病较晚	早期和快速、显著的	亚急性和中等程度严重性	无，但可出现在晚期病例中
椎间盘受累	晚期	早期	晚期	无，不累及椎间盘
脓肿	大范围	中度，较厚	最小的	无
椎体塌陷	首要表现 / 首次发现疾病即可观察到	早期较轻微	非常轻微；硬化更常见	典型的组织细胞增生症和淋巴瘤；而其他肿瘤是扩张性的

表 27.3 结核病化疗：一线药物

药物	作用机制	主要副作用
异烟肼 5 mg/kg/day	能穿透细胞壁并抑制霉菌酸的合成。对快速分裂的杆菌和静止的杆菌均有杀菌作用	长期摄入该药可导致周围神经病变。可通过同时服用吡哆醇（维生素 B_6）来预防
利福平 10 mg/kg/day	进入杆菌后阻断依赖 DNA 的 RNA 聚合酶，从而影响蛋白质的合成。对缓慢繁殖的细菌有很强的杀菌作用	汗液和尿液等分泌物呈橙色、肝毒性、皮疹、腹痛、流感样症状
吡嗪酰胺 20~30 mg/kg/day	破坏了膜电位从而抑制杆菌的膜运输功能。非常有效；具有杀菌作用，甚至可穿透吞噬了霉菌的巨噬细胞	该药可导致血清尿酸水平升高，表现为关节痛
乙胺丁醇 15~20 mg/kg/day	中断细胞壁形成，对快速繁殖的细菌具有杀菌作用	可导致视神经炎，表现为视力下降、中央黑点、不能分辨颜色。早期发现可能是可逆的。因儿童可能无法主诉视觉障碍，故不在儿童中使用
链霉素 15~20 mg/kg/day	影响蛋白质的合成，从而破坏核糖体的功能和细胞壁的形成。对快速分裂的细胞外细菌具有杀菌作用	肾功能改变和前庭 - 耳蜗功能的障碍

月（第2类）。然而，化疗的确切时间是有争议的，通常从6个月到24个月不等。化疗成功的关键因素是药物足量和患者对治疗的依从性。应根据患者体重给药，因为剂量不足可能导致疗效不佳，而较高的剂量可能导致中毒。目前推荐的一线药物治疗方案是四联药物治疗。这包括异烟肼每天5 mg/kg，利福平每天10 mg/kg，吡嗪酰胺每天20~25 mg/kg，乙胺丁醇每天15 mg/kg，持续2个月（强化阶段），然后是异烟肼和利福平4个月（第一类）至7个月（如果是第二类）（持续阶段）。在儿童中，乙胺丁醇不被推荐，因为它可能引起视神经炎。对化疗的反应必须在临床和放射学上进行仔细评估。如果治疗没有产生足够的反应，就需要考虑检查耐药性，或患者的依从性可能较差。

二线药物的疗效较差，毒性更大，价格也更贵。二线药物包括环丙沙星、左氧氟沙星、卡那霉素、卡普霉素、环丝氨酸等（表27.4）。二线药物的使用需要由经验丰富的医生指导，而这些经验包括耐药结核病治疗和二线药物毒副作用的处理。

27.2.7.2 手术治疗

虽然化疗是治疗的主要手段，但手术对于脊柱结核的患儿中具有更大的作用，可以防治畸形、神经功能障碍和慢性疼痛。儿童手术的主要适应证是：
- 病变造成了明显椎体缺损
- 枕颈部、颈胸部和胸腰部交界处的病变
- 出现了"危险的脊柱"放射学征象
- 即将发生或已有神经功能障碍
- 进展性的畸形

初期，建议的标准手术方式是"根治性前路椎体切除手术"[29]。虽然根治性手术可以完整清除病灶，但入路并发症、血管并发症、手术时间过长、神经功能障碍以及骨缺损和植骨而导致的并发症也愈发被意识到。随后，人们描述了"折中疗法"，即以化疗为主要治疗手段，并建议进行有限的手术，以清扫感染组织、排空脓液和稳定脊柱[30]。这一方法已被大部分医生接纳。

术式的选择包括：
1. 前路病灶清除、重建和前路内固定
2. 前路病灶清除、重建和后路内固定
3. 单纯后路病灶清除、重建和内固定

目前，脊柱结核的手术治疗是为了实现较大冷脓肿的清创引流、脊髓减压、预防脊柱不稳定，以及防治畸形。传统的前路手术现在已经让位于后路手术，因为有了新的手术入路，如经椎弓根或经椎间关节的减压操作和前柱重建。即使存在感染，椎弓根螺钉和前方钛笼也可以安全地用于稳定和重建脊柱[15, 31-34]。

前路手术技术

前路手术可以最大限度地显露病灶，以便充分清除感染组织和重建椎体缺损。单独进行病灶清除而不重建前柱的做法很少，因为它可能导致畸形进展或加重。前柱的重建可以用自体植骨、异体植骨或钛笼来完成，亦可不选用前柱支撑器械（图27.12）。

目前，前路手术是颈椎病变的标准治疗方式。通过Smith-Robinson入路进行清创和脊柱减压后，通常取髂骨行自体植骨来实现椎间融合。钛笼与骨移植辅以锁定板，可以提供安全、准确和可靠的畸形矫正[15, 31-34]。在胸椎和胸腰椎部分，前柱支撑器械配合钢板或棒可提供额外的稳定性，防止植骨的塌陷和移位。对于儿童，单棒-单钉系统足以形成支撑。如果椎体太小，不能容纳螺钉，可以使用后路椎弓根螺钉或Hartshill脊柱

表27.4 结核病化疗：二线药物

药物	剂量	作用机制	副作用
对氨基水杨酸	10~12 g/d	抑菌药	胃肠道紊乱、药物过敏、肝毒性、低钠血症
乙硫异烟胺	15~20 mg/kg/d	抑菌药	胃肠道紊乱、药物过敏、肝毒性、金属味道
环孢素	0.5~1 g/d	可穿透血脑屏障，广泛分布于CSF中	精神病、抽搐、抑郁症、头痛、皮疹和药物相互作用
卡那霉素	12~18 mg/kg/d	氨基糖苷类（需肠外给药），具有杀菌作用	听毒性、前庭毒性、肾毒性
阿米卡星	12~18 mg/kg/d	氨基糖苷类药物（需肠外给药），具有杀菌作用	听毒性、前庭毒性、肾毒性、电解质失衡、眩晕
辣椒素	12~18 mg/kg/d	氨基糖苷类药物（需肠外给药），杀菌剂	听毒性、前庭毒性、肾毒性
环丙沙星	1~1.5 g/d	杀菌剂。通过抑制DNA回旋酶阻止DNA的合成	胃肠道紊乱、药物过敏、头晕、头痛
氧氟沙星	5~10 mg/kg/d	杀菌剂	与环丙沙星相同

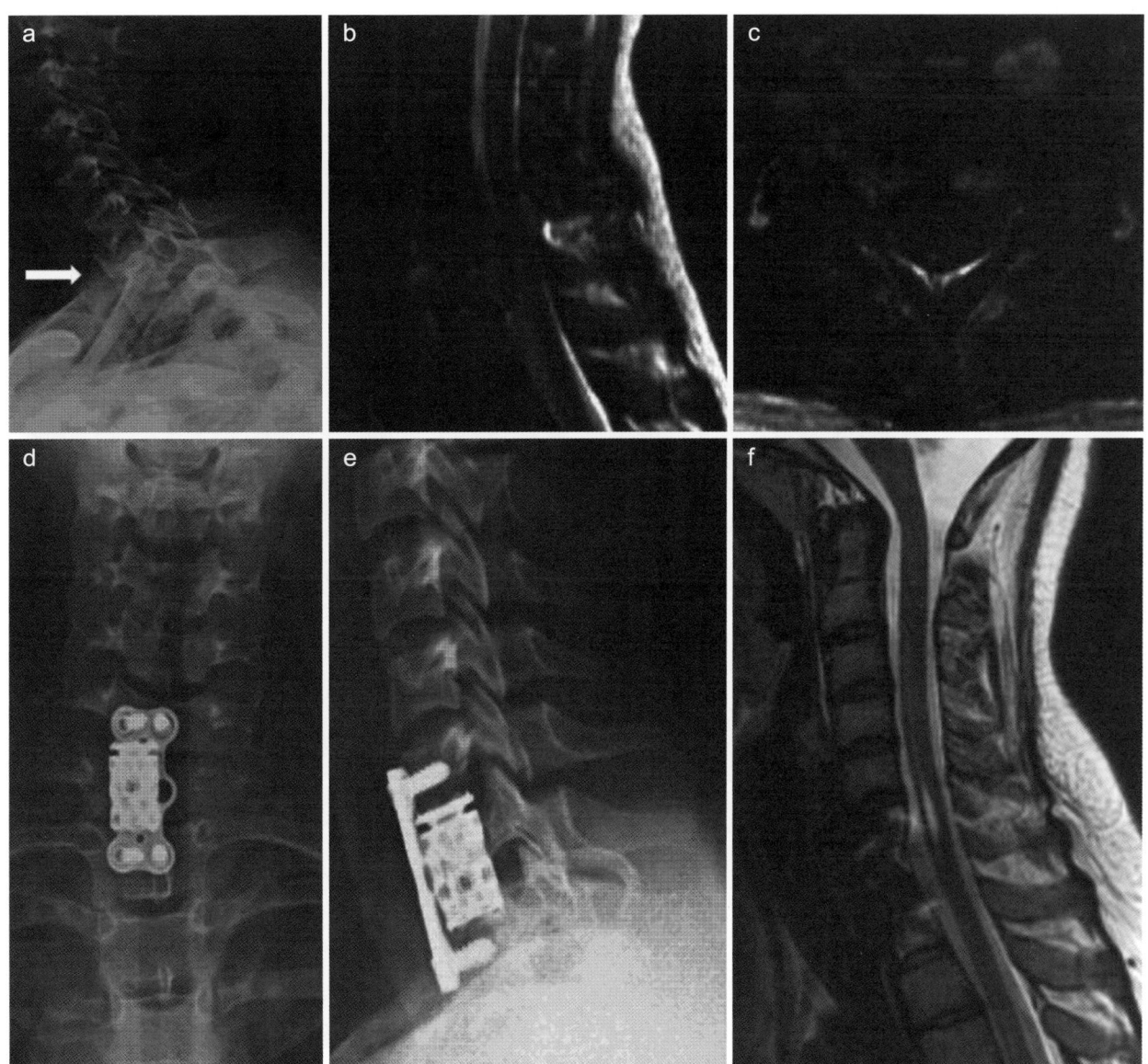

图 27.12　一个 10 岁的儿童因 C7 结核和四肢瘫痪就诊。（a）侧位片显示 C7 椎体塌陷，椎体前影增宽。（b，c）MRI 的矢状位和轴位图像显示椎体破坏，椎体周围脓肿形成导致脊髓受压。（d，e）患者接受了前路椎体次全切除术、脓肿减压术和钛笼及钢板的稳定支撑手术治疗。在进行抗结核化疗的同时，钛笼和钢板可以安全地用于活动期的脊柱结核。（f）1 年后进行的 MRI 矢状位影像显示感染性病变完全愈合，但仍有残留的脊髓高信号改变

内固定系统的联合手术加以稳定。前路重建后联合后路内固定治疗，以保护前柱植骨，防止长节段疾病中与植骨有关的并发症，并纠正脊柱后凸（图 27.13）。前后路联合手术可一期完成，也可分期完成。

后路手术技术

在过去的 10 年中，后路手术技术逐渐发展和完善，使得充分的减压、清创、重建和稳定可以通过后路手术实现。其主要优点包括：入路相对常用，发病率降低的原因包括避免打开体腔，为脊髓环周减压提供了良好的暴露，可以较容易地在多个节段置入内固定器械，更好地控制畸形矫正，以及安全地同时进行前路重建。对于畸形并不严重的早期患者，仅通过后方经椎体减压术加稳定就能立即缓解疼痛，并防止畸形和神经系统后遗症的出现。对于疾病晚期的患者，也可采用经垂直/外侧垂直入路置入椎间钛笼或植骨，以实现畸形矫正和椎体前部重建。

27.2.8 结核病恢复后的脊柱后凸

儿童脊柱结核形成超过 60° 的脊柱后凸畸形是较常见的，往往需要矫正。严重的脊柱后凸是导致成长中的儿童出现外观和心理障碍的主要原因。继发于脊柱后凸的髋关节撞击、呼吸障碍和迟发的截瘫也会带

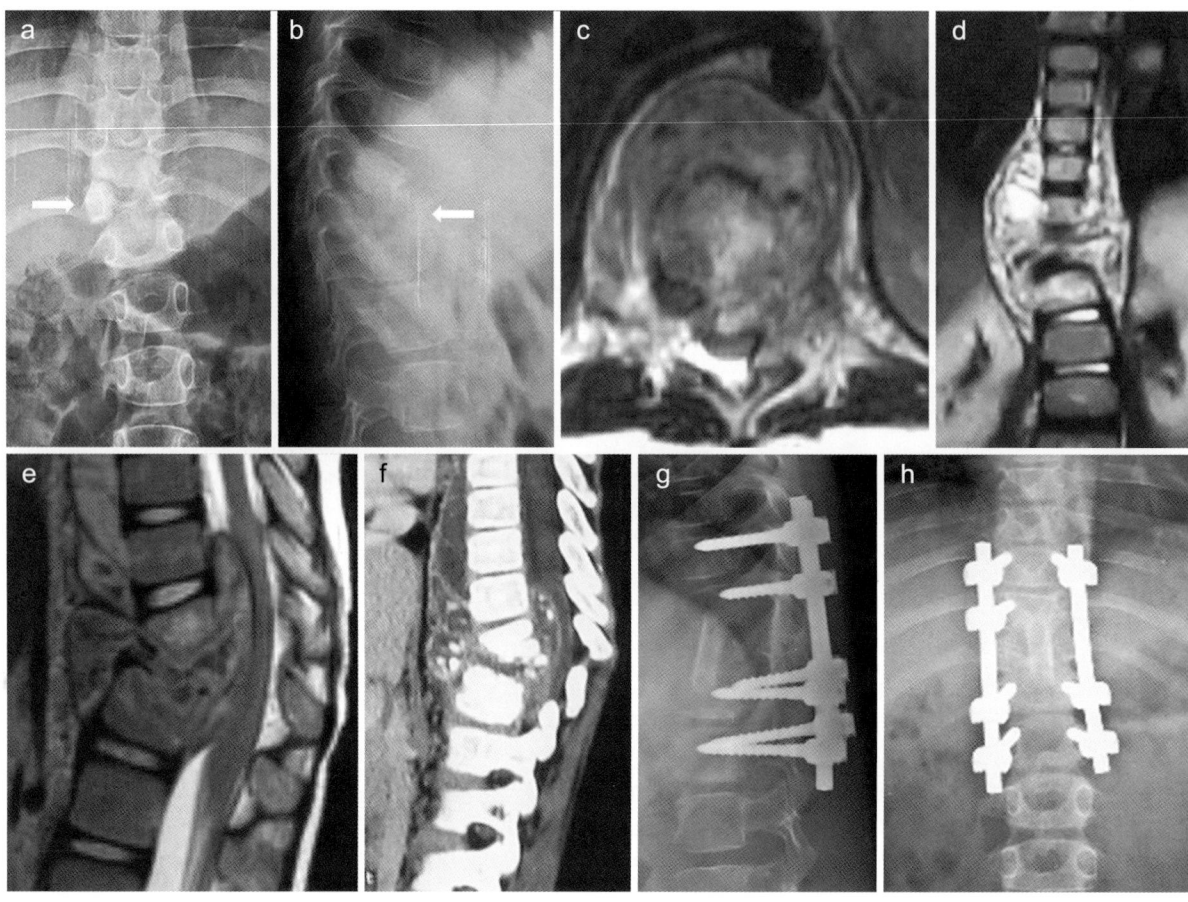

图 27.13 这名 9 岁的儿童患有 T12-L1 结核和截瘫，在 X 线片上看到椎体塌陷和局部后凸（a，b）。MR 图像（c~e）显示脊椎周间隙有广泛的脓肿形成，硬膜外脓肿，脊髓受压，以及多个椎体破坏。矢状位 CT 显示骨质破坏的程度（f）。如术后的正侧位 X 线片所示，该患者接受了前部的病灶清除和自体腓骨的移植重建，并辅以后路内固定稳定（g，h）

来巨大的痛苦。对已确诊的儿童严重后凸畸形进行手术矫正，在许多方面都具有挑战性。椎弓根螺钉的置入风险很高，因为椎体解剖结构严重改变。椎体体积小，而且骨质疏松，给内固定带来更多挑战。在手术过程中，可见到硬膜拴系和粘连，在减压操作中可能出现硬膜撕裂或脊髓损伤。显然，该手术应由经验丰富的外科医生进行操作。

多种不同的手术技术都可用于矫正严重的脊柱畸形。在有严重后凸的情况下进行前路减压，不仅困难，而且顶椎融合区域周围的纤维化和粘连也会增加操作的风险。在严重的病例中，经常出现 2 个或 3 个椎体破坏，造成前柱的严重缩短，但后柱却保留了下来。单纯通过打开前柱进行矫正，可能会造成脊髓的严重拉伸，进而导致神经功能障碍。前后路联合手术既可以实现前路减压和矫正，也可以通过后路稳定脊柱。然而，由于更高的便利性和安全性，单纯后路手术已获得更多的青睐。在结核病中，前柱的破坏可能是很广泛的，单纯的后路楔形闭合截骨术可能导致脊髓的扭结，有可能造成神经系统的损害。因此，最好采用

"开闭式截骨术"，通过闭合后柱，同时适当延长前柱来实现矫正（图 27.14）。

Kawahara 等最初描述了开闭式楔形截骨术[35]，Rajasekaran 等[36]报道了其在结核性后凸畸形治疗中的应用，从术前 69.2°±25.1°改善到术后 32.4°±19.5°。后凸矫正率为（56.8±14.6）%（范围为 32%~83%）。作者推荐该手术作为单纯后路一期手术，允许最大程度的脊柱后凸矫正和最低的并发症发生率。

27.2.8.1 手术技术

患者俯卧在有体位垫的手术台上，以避免腹部受压，所有骨质凸起和浅层神经都应得到保护。该手术是在脊髓监测下进行的。通过标准的后正中线入路显露脊柱，至少需要显露楔形截骨区域上方和下方的 3~4 个椎体。手术的显露范围应足够开阔，直到横突的末端，以便从两侧进行截骨操作，并小心地置入椎弓根螺钉。进行扩大的椎体切除术，包括截骨节段上下至少各一个节段。放置临时棒，以保持操作过程中脊柱的稳定性。然后小心切除肋骨头和横突，严格保

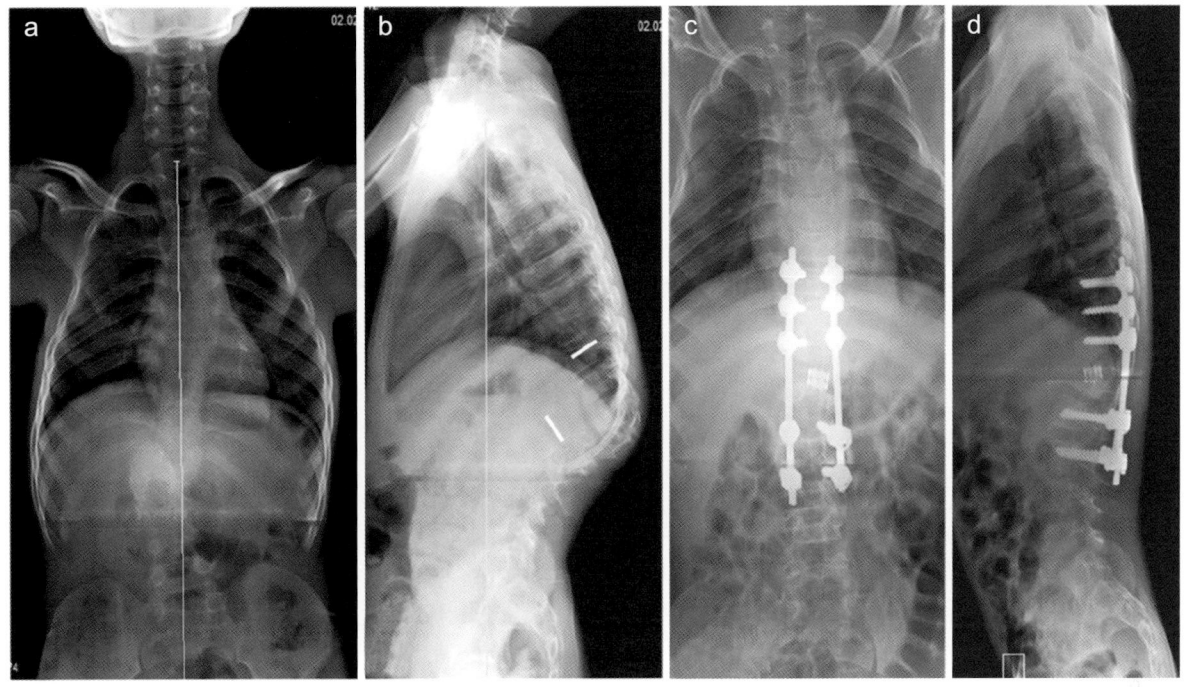

图 27.14 闭合开放楔形截骨术矫正结核后凸畸形。（a，b）术前正侧位片，患者侧位片显示 T9 和 L3 椎体之间胸腰椎连接处有 118°的后凸畸形（两个白色标记线）。（c，d）术后正侧位片，侧位 X 线片显示，椎弓根螺钉固定放置在顶椎近端和远端至少 3 个水平处，畸形得到了很好的矫正。"打开"的楔形截骨前方用钛笼重建

持胸膜外操作，避免胸膜破损。钝性分离顶椎周围胸膜与脊椎。剥离显露后凸节段的神经根，并轻轻牵拉以留出空间进行椎体边缘的解剖。如果手术是在胸椎水平，可以对顶椎的 1 个或 2 个神经根进行双重结扎，切断并固定。通过胸膜和椎体之间的平面在两侧进行钝性剥离，并通过牵开器保持椎体与该平面的位置相对不变。

使用骨刀、刮勺、咬骨钳和高速磨钻小心地进行顶椎楔形切除，直到最后保持菲薄的椎体后部骨皮质完整，以避免硬膜外静脉出血。这层骨还起到了保护硬膜的天然牵制作用。一侧操作完成后，就将临时棒转移到另一侧并进行类似的操作步骤。在从两侧切除了楔形截骨的顶点后，用骨刀切除椎体后部骨皮质。畸形矫正是通过使用预弯的棒来实现的。要注意避免脊髓扭结或过度短缩，以免造成神经系统的损害。

27.2.9 总结

在有了抗结核药物后，脊柱结核的治疗效果有了很大的改善。儿童感染可导致明显的椎体破坏，并有畸形发展和加重的风险。无并发症的脊柱结核是一种内科疾病，只有在预防和治疗畸形进展或神经功能障碍的并发症时才需要手术。广泛的椎体病变、有畸形风险或已有严重畸形、严重或逐渐恶化的神经功能障碍、化疗后缺乏改善或仍有病情加重，都是手术的适应证。

27.2.9.1 布鲁氏菌脊柱炎

布鲁氏菌可以感染脊柱，其临床表现和影像学表现可能很接近结核性脊柱炎。腰部是最常见的受累区域，但也可能发生多部位感染。患者表现为慢性发热、体重减轻、多发性关节痛和明显的背痛等明显的症状。特别是在该病原体流行的地区，需要高度怀疑，诊断的依据是 X 线片、血清学和细菌培养。椎体边缘的侵蚀、椎体硬化、椎间盘塌陷和椎体间的桥状骨质增生引起的脊柱强直等表现，是脊柱布鲁氏病的典型影像学特征。诊断通常通过血清布鲁氏菌抗体滴度为 1∶80 或更高来证实。大多数患者可以通过药物来治疗，用四环素、利福平或链霉素治疗 3 个月。手术治疗适用于那些有神经系统损伤或存在持续背痛的患者。

27.3 脊柱真菌感染

脊柱的真菌感染并不常见。钉螺菌、皮炎杆菌、隐球菌、念珠菌和曲霉菌是脊柱感染的常见真菌类病原体。感染发生在免疫力较弱的人身上，例如癌症化疗、HIV 感染、长期类固醇滥用和糖尿病患者。微生物可通过血源性途径沿静脉输液管、植入物和假体传播，或在手术期间传播，抑或从原发性肺部感染传播。

感染通常发生在椎体，导致椎体压缩性骨折和脊柱后凸畸形。早期识别该疾病需要高度怀疑、详细的体格检查和影像学评估，并通过真菌菌丝和孢子的典型组织学发现加以证实。治疗有赖于及时进行适当的抗真菌化疗，而手术则适用于对药物治疗有抵抗力、脊柱不稳定和神经系统功能障碍的情况。

27.3.1 曲霉菌病

曲霉菌是一种罕见的脊柱感染的原因，发生在有免疫缺陷的儿童，如慢性肉芽肿病（CGD）。椎体受累概率增加可能是由于特定的免疫缺陷，因为 CGD 患者只对某些生物体敏感[37]。曲霉菌病也是癌症患者中第二常见的侵袭性真菌感染，占真菌感染的 30%[38]。骨髓移植受者在接受免疫抑制治疗后可发生侵袭性曲霉菌病。肺部感染是曲霉菌病最常见的形式，而椎骨与肋骨受累则是由于感染持续蔓延而发生。

在儿童中，孤立的脊柱受累常不伴有畸形，在最初阶段可能难以诊断。在初期，脊柱和肋骨有疼痛和压痛，此后出现脊柱活动受限，随后步态发生改变。感染可能涉及单个或多个椎体。

CT 和增强 MRI 分别对显示骨组织和软组织病变有所帮助。胸部 X 线片可显示单个或多个圆形低透过度影，或一个真菌球，特别是在免疫力低下的宿主身上。免疫扩散（ID）试验对于免疫系统完整的患者诊断曲霉菌病是有效且有特异性的。患有侵袭性曲霉菌病的患者，在因免疫功能低下而导致血清抗体呈阴性时，应进行反免疫电泳（CIE）和放射免疫测定（RIA）。分离出的病原体以及活检和培养中的组织病理学，显示的菌丝与曲霉菌病的诊断一致。

早期手术引流脓液和脊柱减压对控制 CGD 患儿的感染至关重要。对于广泛的肺部病变，可能需要进行多次清创，以及部分或全部肺叶切除。对于有广泛骨质破坏和不稳定的患者，建议进行脊柱稳定手术治疗。两性霉素 B 和 5-氟尿嘧啶因其协同作用而被用作联合治疗。两性霉素 B 的推荐剂量为 0.1~0.2 mg/kg 体重，通过缓慢输液静脉注射。5-氟尿嘧啶是口服给药，每天的剂量可在 100~200 mg/kg 体重之间浮动。关于抗真菌治疗的总剂量或持续时间，目前还没有共识。持续时间取决于毒副作用、临床反应和放射学结果。

其他真菌的感染不太常见，处理原则与脊柱曲霉菌病相似。

27.3.2 球孢子菌病

球孢子菌病是由球孢子菌引起的。该病原体通过呼吸道进入人体，引起局部感染。它可以血源性播散，导致全身性感染。球孢子菌全身播散形式的感染是进行性的，且有可能是致命的。大约 20% 的播散性感染患者有骨质病变。通过血清补体固定试验和球虫皮试阳性可以确诊。在 X 线片中，大多数的骨病变是溶骨性的，涉及椎体和脊柱的后方结构。建议使用两性霉素 B 或氟康唑治疗。手术清创和稳定治疗适用于因脊髓压迫和脊柱不稳定而出现神经功能障碍的患者。

27.3.3 芽生菌病

芽生菌病是由皮炎芽生菌引起的。这种真菌通常引起慢性呼吸道感染，但也能够进行全身性播散。全身性播散会导致发热、盗汗、厌食和体重下降的全身症状。骨骼感染在播散性芽生菌病中较为常见，其中脊柱也经常受累。在脊柱芽生菌病中，椎间盘通常早期受累，并出现累及肋骨的大的椎旁肿块。芽生菌病的治疗方法是口服酮康唑或伊曲康唑，严重的情况下可能需要使用两性霉素 B。手术的适应证与球孢子菌病的手术适应证相似。

27.3.4 隐球菌病

隐球菌病是由新隐球菌引起的。与其他真菌感染类似，它是一种慢性真菌疾病，主要集中在呼吸道。尽管它可能感染各年龄段的人群，但它在 50~60 岁的人群中最为流行。它也通常见于患有白血病、霍奇金病或结节病的儿童。骨质受累发生在 10% 的播散性感染患者中。除了感染的全身症状外，局部特征还包括疼痛、肿胀和脊柱运动受限。与所有真菌疾病类似，隐球菌病可选用两性霉素 B 或氟康唑治疗。该病手术指征与其他真菌感染的指征相似。

27.3.5 念珠菌病

念珠菌是一种常见的共生微生物，但在免疫力低下的儿童或长期使用抗生素的患者中可以产生感染。治疗念珠菌病可选用两性霉素 B 或氟康唑。该病手术指征与其他真菌感染的指征相似。

（S. Rajasekaran, Rishi Mugesh Kanna, T. Ajoy Prasad Shetty 著　高景淳 译　赵钇伟 校）

参考文献

扫描书末二维码获取

第八篇　生长期儿童脊柱畸形的非手术治疗

第 28 章　石膏治疗早发型脊柱侧凸

本章内容

28.1 引言 315	28.4.3 系列石膏 316
28.2 临床评估 315	28.5 年龄与病因的影响 317
28.3 放射学评估 316	28.6 石膏矫正技术 317
28.4 治疗 316	28.6.1 阻碍石膏矫正成功的因素 320
28.4.1 支具治疗 316	28.7 总结 320
28.4.2 "生长友好型"及其他非融合技术 316	

要点

- 不断进展的婴幼儿特发性 EOS 不治疗可能是致命的。
- 在全部 EOS 类型中，早期对特发性 EOS 进行石膏治疗能够矫正畸形，减缓侧凸进展甚至治愈。
- 即便对于年龄较大儿童和其他病因（神经肌肉性、综合征性、先天性）的脊柱侧凸，系列石膏仍对于延迟生长友好型手术或最终融合手术有重要作用。
- 恰当的去旋转石膏矫正并不会加重肋骨和胸廓畸形。

28.1 引言

早发型脊柱侧凸（early onset scoliosis，EOS）定义为 10 岁以前（9 岁或更小）出现的脊柱畸形，有人认为其中这一分类中应该将婴幼儿特发性脊柱侧凸（发病早于 4 岁）这种 5 岁前发病的患者与更大年龄发病的患者区分开，因为前者更容易造成肺发育不良而后者不会。基于 EOS 病因的分类系统（C-EOS）被开发及验证，以方便交流、研究和更好地理解这些亚分类的自然进展史及相应治疗（见第 7 章）[1]。少数 EOS 在未治疗的情况下能自发矫正，其他则可能不断加重，进展的因素包括侧凸在 1 岁后出现，肋-脊角差（rib vertebral angle difference，RVAD）>20°，肋-脊关系为 Ⅱ 度肋骨相，侧凸进展 >10°，以及侧凸冠状面主弯 >20°[2, 4-8]。未经治疗的侧凸会不断进展造成胸廓畸形和限制性肺部疾病，最终引起胸廓发育不良综合征（thoracic insufficiency syndrome，TIS）[9, 10]。其主要标志为肺发育不足及肺功能下降，肺功能检查表现为用力肺活量和肺总量下降。TIS 抑制了肺泡发育，会导致呼吸衰竭、肺高压、肺心病以及过早死亡[7, 11-14]。进行性侧弯加重为每年进展超过 5°，或在 10 岁时达到或超过 70°[3, 15]。胸弯 >70° 的青少年患者其肺功能则主要表现为第 1 秒用力呼气量（forced expiratory volume in 1 second，FEV_1）和用力肺活量（forced vital capacity，FVC）下降。

28.2 临床评估

EOS 诊断存在很大的异质性，其临床表现涵盖了健康的、充满活力的正常儿童到需要呼吸支持、恶病质的儿童。呼吸功能评估包括呼吸频率、父母或监护人注意到的异常喘息、活动水平和睡眠质量等。92% 的 TIS 患儿存在睡眠呼吸暂停[16]。对于不适合进行听诊检查的患儿可以通过评估呼吸辅助肌的情况来判断。患儿呼吸时颈部和腹部肌肉参与辅助，或出现所谓的木偶手势，即呼吸时胸部和头部同步活动以协助横膈收缩对抗身体的重量[17]。排除发育延迟，年龄在 5 岁以上的儿童可以进行睡眠监测和肺功能检查，这些检查结果在侧凸进展的病例中可用于评估肺部情况，并制订治疗基线和量化病变严重程度。评估营养状况后转诊至儿外科营养支持治疗在进展病例的早期处理中非常必要，这样能够确保优化并满足婴儿期 EOS 患者增高的代谢需求。

28.3 放射学评估

1972 年 Mehta 医生提出的 RVAD 是影像学测量的标志性特征。测量 RVAD 前需要画出胸椎侧凸顶椎对应凸侧与凹侧肋骨中线，两条中线与侧凸顶椎椎体下终板的垂线组成的角度之差即为 RVAD。83% 侧凸减轻的患者 RVAD＜20°，而 83% 侧凸进展的患者 RVAD＞20°。另一个影像学指标为肋骨相，其根据肋骨头是否与顶椎椎体重叠来评估脊柱旋转程度（Ⅰ度 - 没有重叠，Ⅱ度 - 重叠）。Ⅱ度肋骨相的侧凸都会进展，可以作为进展标志。双弯侧凸在判断是否会进展时比较特殊，因为其 RVAD 可能很小，但如果凸侧第 11 或 12 肋出现倾斜并伴随腰椎旋转，则是预后不良的征象。通常来说，RVAD 与肋骨相是可靠的，但一些情况下会因为测量困难而造成误差[18]，此时应该密切观察测量，推荐 3 个月后复查 X 线片[5, 7]。

28.4 治疗

通过矫形治疗脊柱侧凸可以追溯到古代，20 世纪 50 年代末 Harrington 开发了近代第一个被广泛接受的脊柱内固定器械[19]。早期的手术并不进行脊柱融合，内固定失败率很高，这导致他不得不在器械固定同时进行脊柱融合，随后催生了现代脊柱畸形的治疗。差不多是在同一时间，James 提出了 EOS 治疗规程，主张在 10 岁前采用所有医生手头能用的方法控制侧凸进展（他采用石膏和 Milwaukee 支具）以保持脊柱生长，10 岁后再考虑脊柱最终融合[20]。目前大多数中心对正在生长发育期的儿童脊柱畸形治疗时都会综合以上两种观念，通过支具、石膏或非融合手术器械固定等方式保持脊柱继续生长，以在 10 岁前最大限度地减少早期融合相关的肺部问题。在此之后，如果侧凸不断进展或侧凸角度过大，再进行脊柱内固定并最终融合[21-23]。目前的外科治疗的目标也都致力于保持脊柱前 10 年的足量生长，并尽可能推迟最终融合时间[24]。由于 10 岁前进行脊柱融合会导致各种问题，因此评估新技术并发症时，若将其作为对照组可能并不准确。

28.4.1 支具治疗

支具是治疗 EOS 最常见的非手术方式，已有较多成功案例报道[25, 26]。支具治疗也作为一种重要的辅助治疗以推迟手术。一些前瞻性研究正在评估其治疗效果与石膏矫正的差异。支具在幼年患者治疗中更具挑战性，这是因为幼儿肋骨较青少年更柔韧，容易被基于 3 点加压原理的作用力在顶椎把肋骨挤压向脊柱，从而造成胸廓畸形。此外由于儿童体型小，体型未发育成熟且依从性差，患者家长也很难常规选用支具治疗。这就需要用足够贴附以及柔韧的材料制作支具以便于使用。小范围病例显示一些新技术可以根据患者个体化特点制作包含去旋转矫正力的支具以矫正三维畸形。

28.4.2 "生长友好型"及其他非融合技术

目前针对生长期脊柱畸形治疗的生长友好型手术方式有三大类：基于撑开的手术技术、生长引导技术以及基于加压的手术技术。基于撑开的手术技术应用最为广泛，研究也更加深入，其包括传统生长棒（traditional growing rods，TGR）、垂直可扩张假体钛肋骨（vertically expandable prosthetic titanium ribs，VEPTR）、磁控生长棒（magnetically controlled growing rods，MCGR）以及棘轮延长棒。生长引导手术包括 Shilla 技术和 Luqué trolley 技术，而基于加压的器械包括椎体骑缝钉和椎体拴系器械。这些技术的细节在本书其他章节会有详述。前瞻性研究发现，如果随访时间足够长，上述手术的并发症频发得让人沮丧[28]。长期随访中还发现上述手术技术都存在脊柱自发融合[29-31]。递减效应[32]在 TGR 中不容忽视，但 MCGR 现阶段的研究中尚未发现[33]。治疗过程中经常进行内固定器械更换，内固定也在迭代改进，因此中远期疗效难以精确评估[34]。由于控制侧凸进展的生物学和力学挑战，同时还需要维持正常胸廓功能和生长，最佳治疗时机和最优化的治疗方式（无论是非融合技术、融合技术或是其他外科技术）尚没有精确严格的阐明。但如果患者能够通过非手术治疗安全地达到 6 岁或 7 岁以上，通常会有更好的预后。

28.4.3 系列石膏

石膏是治疗进展性 EOS 的另一种选择，在有效的脊柱内固定发展之前十分常见。石膏会造成压伤，肋骨畸形，胸廓和腹部限制受压导致呼吸困难、恶心和呕吐。历史上曾有"石膏综合征"的说法，其实际是肠系膜上动脉综合征[35]。但造成以上问题的原因其实是采用了不恰当的石膏技术，或是不加区分地用单一石膏技术治疗全部类型的脊柱侧凸，以及治疗前缺乏对脊柱畸形特别是胸廓畸形的认识。脊柱石膏矫正有多种方式，在美国应用最为广泛的是 Risser 石膏[2]，其基于三点加压原理进行矫正。此技术能够较好地矫正冠状面侧凸，但并没有足够考虑旋转畸形的矫正，并且由于幼儿骨骼柔韧，此方法很容易造成肋骨畸形和胸廓受限。Mehta 报道了其 136 例婴幼儿特发性脊柱侧凸患者中采用去旋转石膏矫正的疗效[5]，其石膏矫正方法基于 Cotrel 和 Morel 两位医生的治疗理念[36]，即认为如果在石膏的引导下，幼儿快速的生长发育会让弯曲的脊柱变直。我们也有在特定患者中采用系列石膏矫正的经验，在更小年龄、更轻侧凸的患者中能够成功矫正畸形，而在大年龄儿童中也能延迟手术[37]。很多医学中心会在系列石膏矫正过程中暂停一段时间，称之为"石膏假期"，尤其在炎热的夏季这样做能让患者更为舒适。但最新的研究表明在首次治疗的 18 个月内采用石膏假期的患者，对比一直坚持石膏矫正的患者，其侧凸很难矫正至 <15°[38]。

28.5 年龄与病因的影响

治疗起始年龄与病因是治疗是否成功至关重要的因素。Mehta 发现石膏矫正时，年龄 24 个月以内的特发性脊柱侧凸患者更容易成功。我们的研究发现平均起始年龄在 1.1 岁的患者几乎都能完全矫正，而起始年龄推迟至 18 个月则很少能完全矫正，这与 Mehta 的报道也是一致的。石膏矫正的疗程一般需要一年或更久。Mehta 将患者分为四型："健壮型"有良好的肌肉量和肌肉张力；"纤细型"则更加纤弱，韧带松弛，且容易进展；还有合并已知综合征性和合并未知综合征性。在她的患者中，四种类型如果尽早矫正且初始侧凸不严重，通常都有较好效果。如果患者年龄较大且侧凸严重，则治疗效果健壮型最佳，其次为纤细型，再次为已知综合征和未知综合征性。由于此分类方法中对于健壮型和纤细型的界定并不明确，不同医生分类难以保持一致性，因此现在采用 C-EOS 分类方法以更细致地标明病因。大年龄的非特发性脊柱侧凸患者通常石膏矫正率低，针对此类患者，治疗目标应为延迟手术时间，这样患者能够获得足够的脊柱生长和肺功能发育，成年后影响最小。很多研究都验证了以上结果[39,40]，即石膏矫正有助于治愈轻度侧凸，或是让非特发且脊柱侧凸严重的患者延迟手术时间。很多这些研究显示，石膏矫正能显著地延迟、甚至是避免基于撑开的非融合手术。一项匹配队列对照研究显示，采用石膏矫正的患者与采用生长棒手术治疗的患者脊柱生长速度类似，但石膏矫正患者并发症较少。早期石膏矫正后患儿进入青春期，此时其侧凸的自然进程史尚不明确，我们推测大多数患者在此时仍需要手术治疗。其他研究表明了石膏矫正在其他病因患者（包括神经肌肉性和综合征性[42]，先天性[43]和较大侧凸[44]）中延迟侧凸进展的能力。

28.6 石膏矫正技术

如果侧凸主弯不断进展或者就诊时 RVAD 超过 20° 可以诊断进展性脊柱侧凸，此时推荐采用石膏矫正。石膏矫正前需要进行脊柱 MRI 检查，但也有一些中心将石膏矫正置于 MRI 检查前。Mehta 医生的石膏矫正程序是幼年患者麻醉下进行，每 8~16 周进行更换，侧凸基本矫正后改为腋下支具，直至患者侧凸矫正维持一段时间后去除。我们更倾向于根据幼儿生长速度决定石膏更换间隔，2 岁或更小的患儿每 2 个月更换，3 岁患儿每 3 个月更换，4 岁或更大的患儿每 4 个月更换。治疗目标是去除支具仰卧位侧凸小于 10°，此时可以改为类似佩戴支具，支具取模时要在类似石膏矫正操作的麻醉下进行。偶尔可以在夏季改为佩戴支具，在秋季恢复石膏矫正。或者在夏季较轻的侧凸患者采用防水石膏，包括防水透气的内衬和防水衬垫，这样患儿可以游泳和洗澡。

采用合适的石膏床有助于更好地进行操作，我们使用包括 Risser 和 Cotrel 石膏床，这些石膏床对幼儿太大。很多生产商制作的石膏床，包括 Noel EDF 石膏床都类似 Mehta 石膏床的设计理念（AMIL 曾生产销售），即头部、手臂和腿均支撑固定，躯干则空置方便石膏操作。很多医疗中心自制了类似功能的石膏床，也能在牵引患儿的同时保持躯干空置。患儿都需要插管以避免石膏塑形压迫胸廓导致呼吸短暂受限。麻醉时患儿口内应放置牙垫避免口腔组织损伤风险。一些大年龄儿童可以在非麻醉状态下进行石膏矫正。多中心的小范围患者研究还发现是否进行麻醉对于石膏矫正没有区别，这也对于是否需要进行麻醉提出了疑问[45]。如果不需要做 MRI 检查，可以采用浸银衬衣作为石膏矫正的内衬，并固定头部和骨盆且进行牵引，这能够稳定并拉长躯干（图 28.1）。尽管牵引能够矫正侧凸，但去除牵引后躯干回缩侧凸会再出现，除非石膏固定范围扩大固定到枕部和下颌。石膏床下方可以放置倾斜的镜子以观察肋骨突出部位及躯干后方石膏。用非无菌石膏衬垫固定石膏上方边沿及下方髂嵴部分以避免磨伤皮肤。如果有腰段侧弯，则需要轻度屈髋以减小腰椎前凸，潜在地帮助矫正腰段侧凸。

石膏缠绕 2~3 卷（取决于患者体型和活动频繁程度）后，再缠绕一层玻璃纤维石膏以更贴附。骨盆部分是整个石膏的基础部分，必须特别注意，需要由助手协助在骨盆上进行合适的塑形以对抗术者在顶椎区

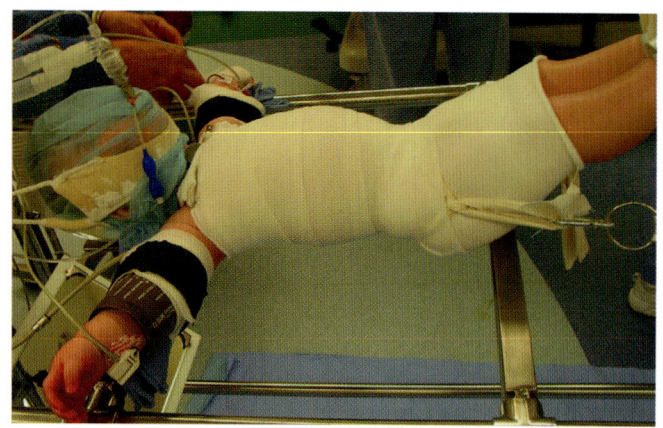

图 28.1 患者置于石膏床并施加牵引，未进行去旋转矫正

域的去旋转矫正力。石膏矫正时切忌将肋骨压向脊柱，这样会减小肺的可容性空间。要通过从骨盆基底部石膏向上旋转的去旋转力将后方旋转的肋骨转向前方，从而将畸形的胸廓导向正常形态（图 28.2）。Cotrel/Morel 石膏技术和 Mehta 石膏技术都采用肩上石膏固定，但由于大多数婴幼儿侧凸顶椎都比较低，Mehta 也提到幼儿侧凸顶椎大多为 T10 到 T11，因此石膏固定至腋下也能取得良好疗效。近期关于优化石膏矫正的研究也揭示在 EDF 石膏矫正中固定到肩上没有优势，反而会花费额外操作时间并潜在增加佩戴过程中对患者的刺激[46]。前方 8 字开窗以释放胸廓和腹部，但下段肋骨要固定在石膏内以避免旋转（图 28.3）。后方在凹侧开窗，让受压的凹侧肋骨和脊柱可以向后方移动。在实践过程中，这种"扩充区域"需要尽可能大，但也要与整体石膏结构平衡以维持坚固稳定。"扩充区域"的作用是创造一个能让软组织转移和生长并促进呼吸的空间，这个理念借鉴了 Rigo Cheneau 型支具（图 28.4）。一个适当的石膏可矫正侧凸和旋转且不使肋骨挤压脊柱变形（图 28.5）。

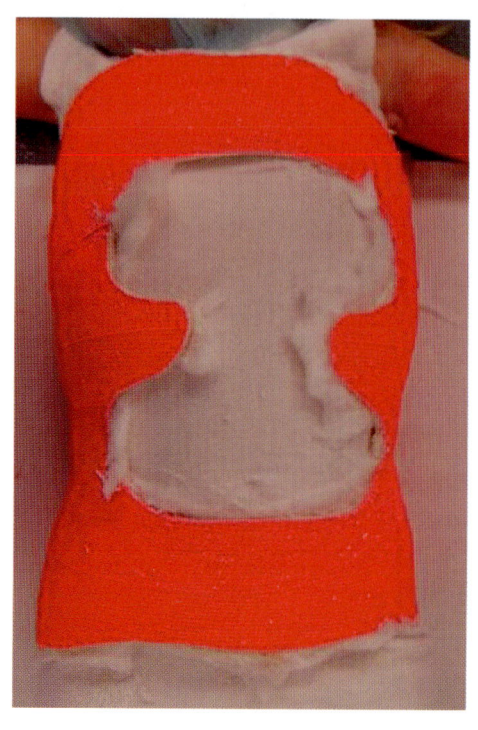

图 28.3 石膏前方开窗，给腹部留出扩张空间

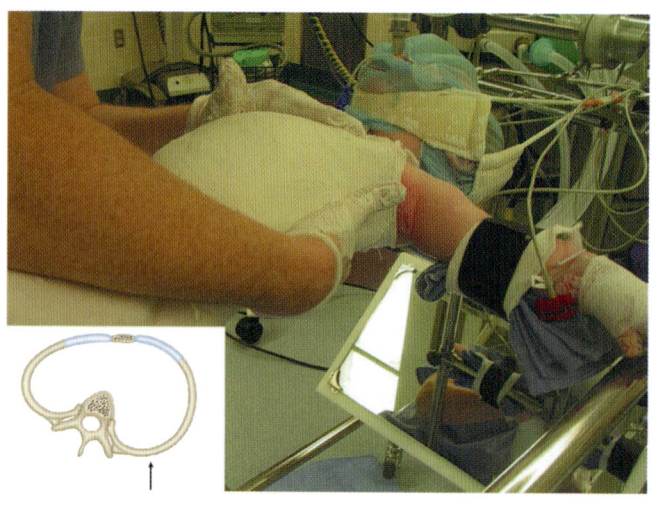

图 28.2 对胸廓进行去旋转矫正并石膏塑形

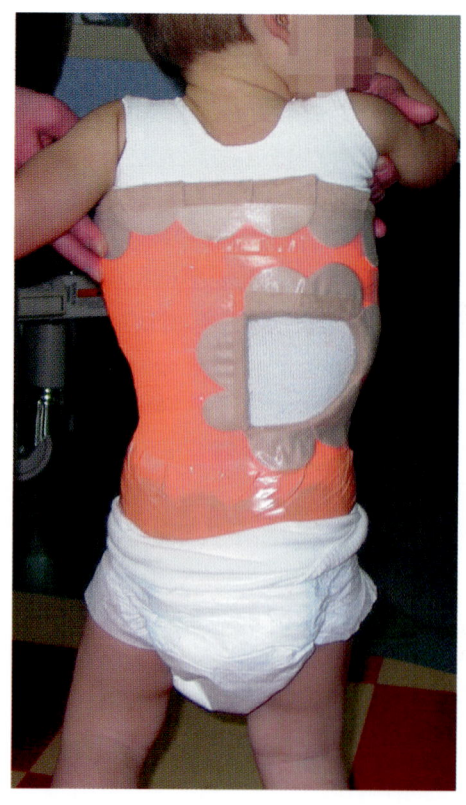

图 28.4 石膏后方凹侧开窗，使得脊柱能够旋向开窗处

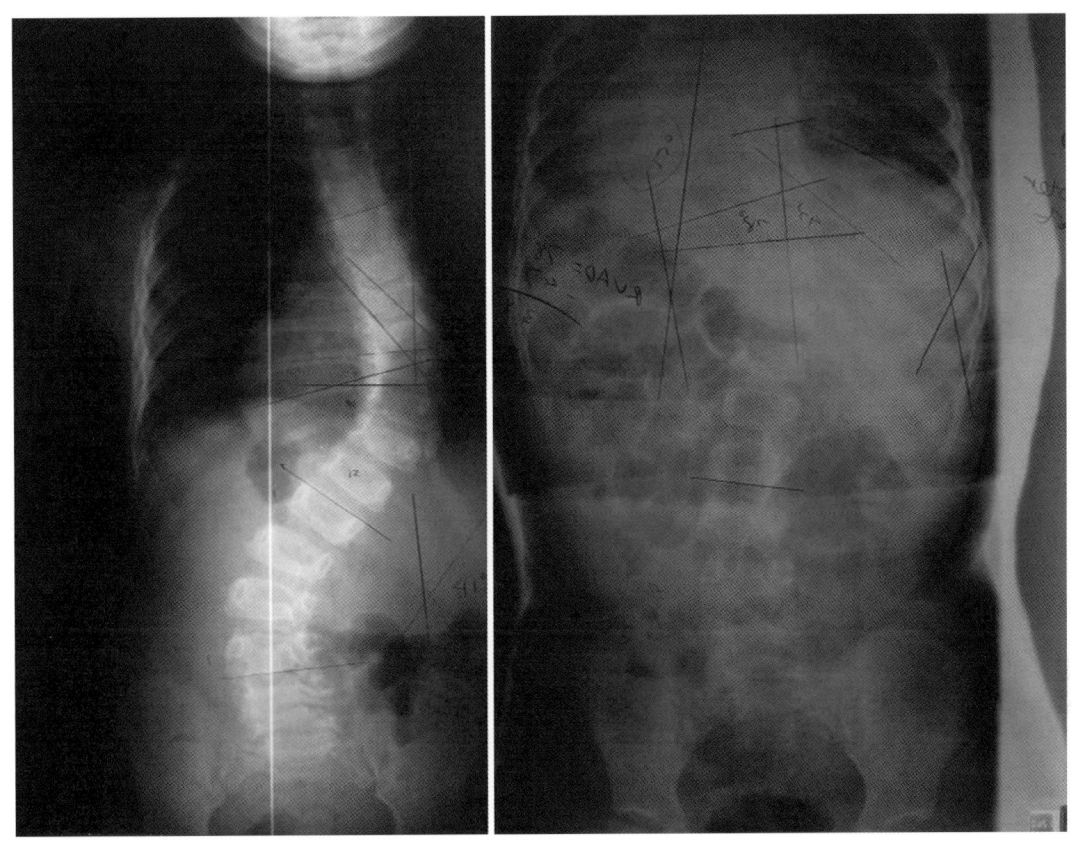

图 28.5　石膏矫正前与矫正后佩戴石膏状态的 X 线片，注意合适的石膏并不会将肋骨挤向脊柱

首次石膏矫正时，如果患者年龄更小，侧凸度数中等（<50°），且诊断为特发性脊柱侧凸则比年龄较大、侧凸>50°且诊断为非特发性侧凸的患者预后好（图 28.6）。石膏矫正要避免减小肺的可容性空间（space available for the lung，SAL），也不能造成肋骨畸形。EDF 石膏在年龄较小的进展型侧凸有很好的治疗作用，对于年龄较大和非特发性侧凸也能起到控制侧凸程度并推迟手术的作用[42,44]。

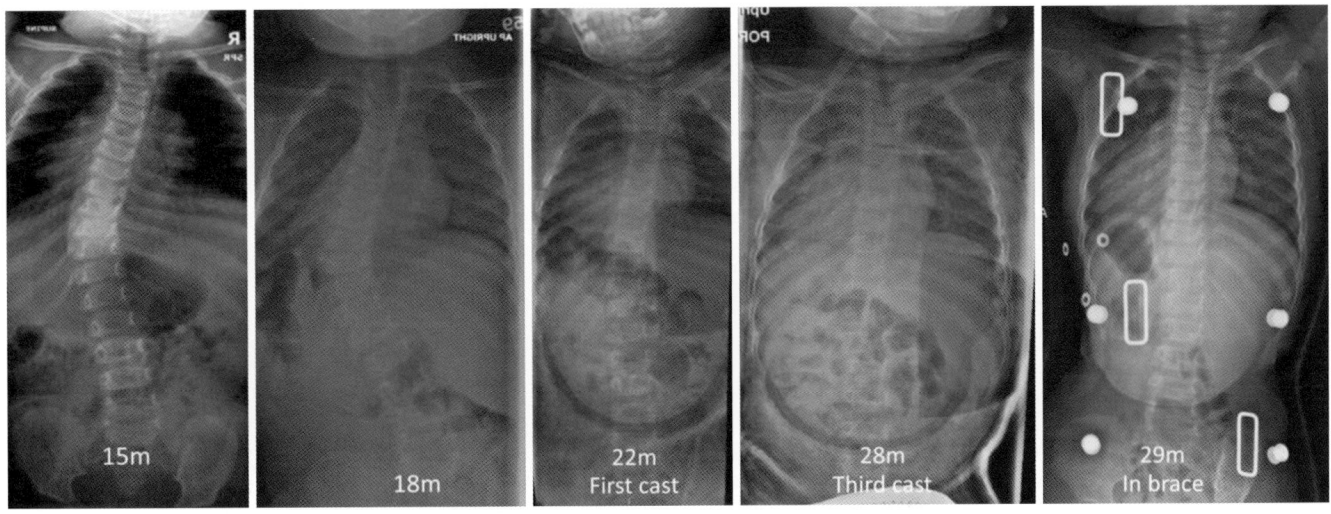

图 28.6　经过系列石膏/支具矫正，冠状面主弯、RVAD、肋骨相均不断改善，最终侧凸<10°，RVAD<15°

28.6.1 阻碍石膏矫正成功的因素

尽管儿童能够很好地耐受石膏矫正，但有时候患儿家长反而很难被说服同意治疗。石膏矫正并不难，但需要培训家长并设立合理的治疗预期。我们发现本地患者父母和坐飞机专程来治病的患者父母差异巨大，后者为了孩子治病更加投入，哪怕只有一线希望也要全力以赴，而前者却参与冷淡，甚至对孩子的治疗漠不关心。患者父母当得知孩子脊柱侧凸经过石膏矫正并没有治愈，而仅仅是稳定住或者侧凸减小时很可能会感到失望。这需要在治疗前就与患者进行充分沟通，并让其了解与 EOS 相关的问题并设立合理预期。另外在大多数医学中心，石膏矫正不可避免地需要间隔数月的多次麻醉，尚不确定这是否会对于认知发育有影响。因为目前一些小样本研究显示多次麻醉会导致研究对象攻击性增加，对行为发育造成负面影响[47]。但另一方面，系列石膏也被证明可以推迟手术且对脊柱生长和未来手术均没有影响。

28.7 总结

早发型特发性脊柱侧凸是 EOS 病因中最为常见的，通过石膏矫正可能完全治愈。而针对 EOS 其他病因中的神经肌肉性、综合征性以及先天性/结构性侧凸，石膏矫正这一治疗手段也不可忽视。采用合适的石膏技术至关重要，治疗目标是推迟手术或治愈侧凸，以及减少并发症。

（Joseph D. Stone, James O. Sanders 著
曹　隽 译　赵钇伟 校）

参考文献

扫描书末二维码获取

第29章 早发型特发性脊柱侧凸的矫形治疗

本章内容

29.1 引言 321	29.4.1 支具类型 329
29.2 支具治疗早发型特发性脊柱侧凸疗效的证据....325	29.4.2 矫正原则 330
29.3 早发型特发性脊柱侧凸矫形治疗的决策............327	29.4.3 物理治疗 330
29.3.1 明确目标 327	29.4.4 评估 330
29.3.2 支具治疗适应证 327	29.4.5 佩戴支具矫正 330
29.3.3 禁忌证 328	29.4.6 全时支具对比部分时间支具 331
29.3.4 什么时候应该从支具治疗转向外科治疗...329	29.4.7 团队方法 332
29.4 支具治疗技术 329	29.5 当前和未来发展 332

要点

- 矫形器治疗是 EOS 石膏固定治疗的有效辅助手段。
- 矫正治疗在特发性 EOS 中最为成功，尤其是在胸椎或胸腰椎的单个弯曲中。
- 成功的 EOS 支具治疗需要有效的支具、敬业的多学科团队和积极参与的家庭。
- 如果压力施加不当或持续时间过长（尽管胸部畸形恶化），支撑可能对生长中的胸部造成不可挽回的伤害。

29.1 引言

本章的目的是讨论特发性早发型脊柱侧凸（early onset scoliosis，EOS）矫形治疗的当代作用[1,2]。鉴于潜在的结构异常，矫形治疗对先天性脊柱侧凸的疗效有限。麻痹性畸形的矫形治疗虽然在使用过程中有助于改善坐姿平衡，但因病因诊断、畸形类型和治疗目标不同，治疗也有很大差异。支具的后面这些用途不在本章范围之内。

尽管缺乏相关的研究，支具在治疗特发性 EOS 中一直占据着重要地位。在过去的 30 年中，由于缺乏支持矫形治疗有效性的前瞻性、随机证据，矫形治疗作为一种治疗青少年特发性脊柱侧凸（adolescent idiopathic scoliosis，AIS）的有效方法受到了质疑[3-6]，尽管非随机序列研究表明疗效占优势[7]。然而，BRAIST 前瞻性研究已经证明了支具的有效性，更好的证据使其应用重新受到重视[8]。通过热监测仪获得的客观依从性测量结果以及对这些信息进行分析会导致依从性增加的发现，加强了青少年人群中使用支具的论点[9]。

特发性 EOS 中支具的有效性缺乏确凿证据。最近 BRAIST 的前瞻性研究包括 10 岁及以上的特发性脊柱侧凸患者，因此尚不清楚其在 EOS 人群中的应用。系列回顾、经验和专家意见强烈表明，支具在 EOS 中是有效的，尤其是在年龄较大的儿童中。特发性 EOS 的支具治疗在欧洲大陆受到热烈欢迎，但在美国大部分地区受到质疑。

随着越来越多的证据表明，在使用利于生长的植入物时，可能存在收益递减规律[10]，以及有过患者在成功延长的初始阶段后自发性融合的个人经验，非手术措施（至少延迟手术治疗）颇具吸引力。我们对受试者的印象是，非手术治疗（石膏或支具）是较好的治疗方法，可以有效治疗轻度特发性 EOS 畸形（图29.1 和图 29.2）。

支具的成功或失败部分取决于确定的定义以及选择的治疗目标。在特发性 EOS 的矫形治疗早期设定现实、具体和透明的目标有助于医师和家属的合理预期。成功的定义是完全矫正，防止畸形恶化，还是减缓畸形进展（承认最终需要手术）？如 Mehta[11] 所示，在早期选定的特发性 EOS 中，使用系列石膏进行完全、持久的矫正是一个合理的目标，偶尔也会在大龄患儿中

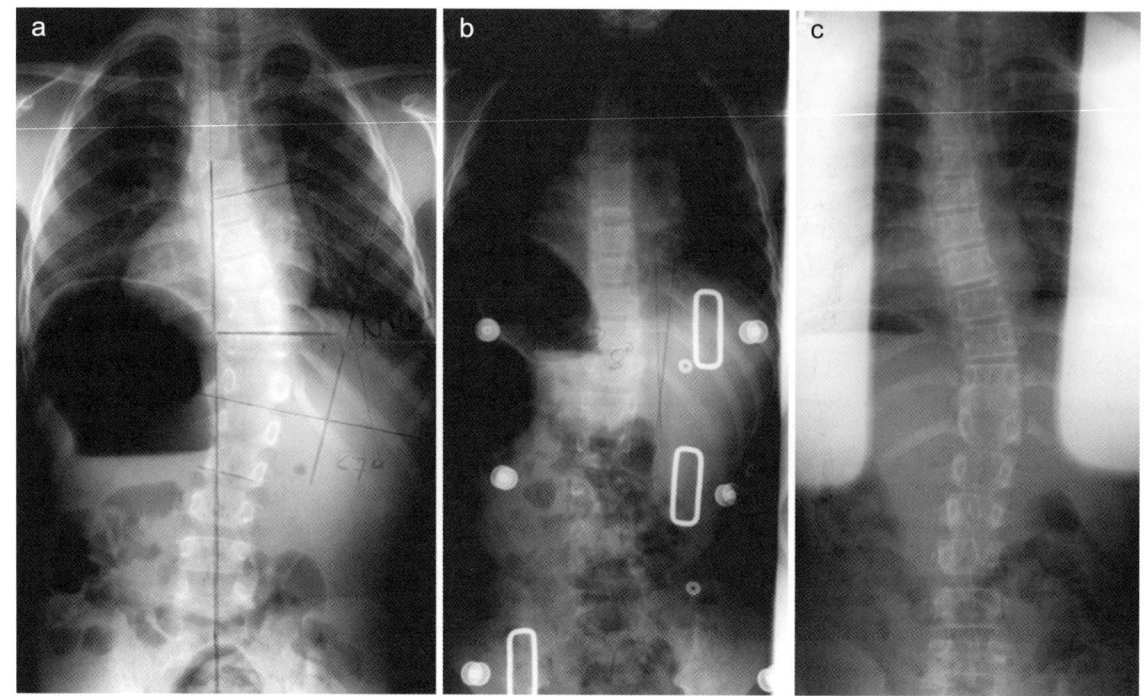

图 29.1　6 岁时诊断为特发性 EOS，7 岁时发展为 30°（a）。波士顿式 TLSO 全时治疗从 7 岁开始（b），持续到 13 岁，然后应患者要求进行部分时间治疗。在 18 岁和去除支具 1 年的随访中，有稳定的 25° 弯曲（c）

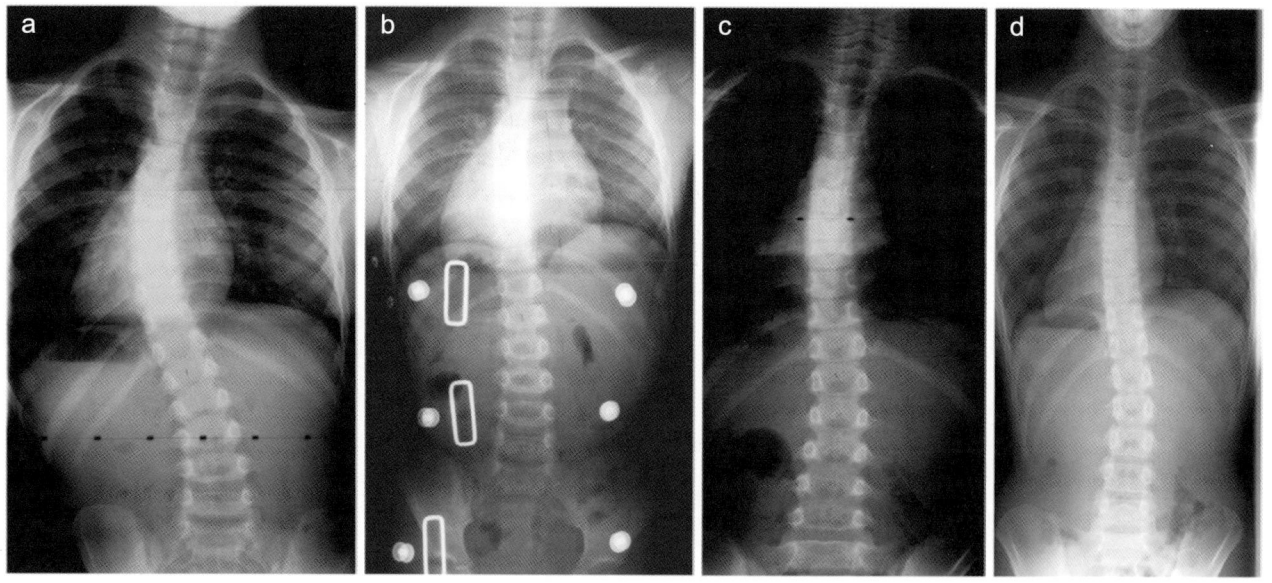

图 29.2　特发性 EOS 在 3.5 岁时被发现（a），并使用波士顿式 TLSO 进行全时支撑，进行良好的支具矫正（b）。6 岁时，维持矫正效果（c）。在青春期保持部分时间支撑和矫正（d）

通过单独支具治疗的中度 EOS 中实现（见图 29.2）。对于年龄较小的进行性特发性 EOS 患儿，仅通过矫形治疗很少能完全矫正，系列石膏可能是更好的选择。更新的证据可能表明，BMI 较高的儿童可能对石膏的反应更好[12]。与相对张力减退相比，BMI 可能是肌肉体积的替代测量指标。将完全矫正作为一个目标，有助于激励家属和患者，前提是有一定的机会实现这一目标。即使获得了完全矫正，支具通常也与石膏结合使用，并且在石膏停止后使用支具来保持这种矫正。在不太可能完全矫正的更严重的特发性 EOS 中，非手术治疗有时被视为一种临时措施，可以稳定畸形数年，在开始手术治疗前允许更多的生长，并让患儿不需要重复手术干预来延长生长棒[13]（图 29.3）。允许更多生长的非手术治疗与预期的最终手术在实现更长脊柱和

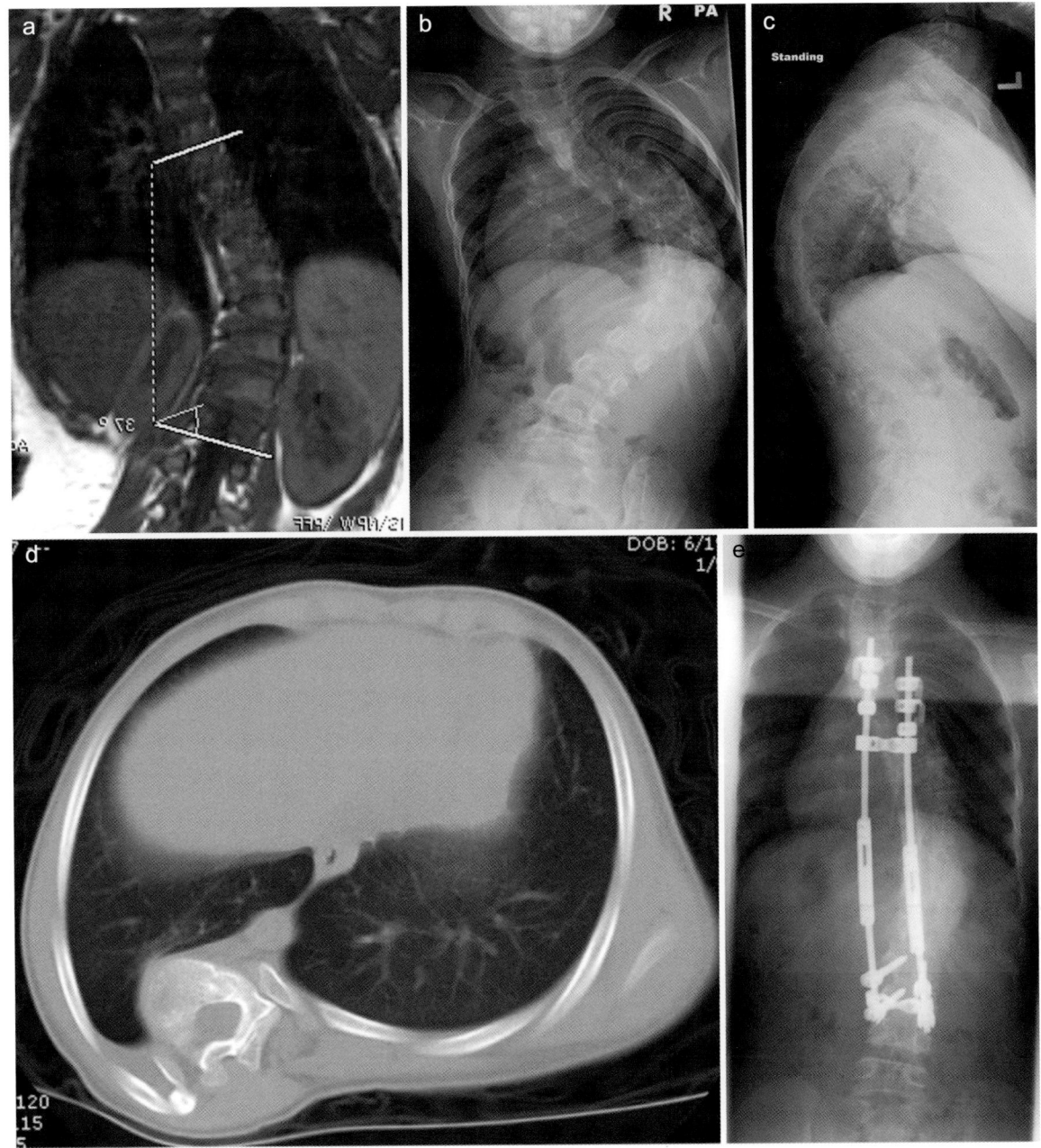

图 29.3 特发性 EOS 患儿,在 18 个月大时开始使用全时支具系统进行治疗(a)。7 岁时,肋骨突出和胸部畸形恶化,建议生长棒治疗(b~d)。从 7 岁到 11 岁,双侧 TGR 已经很好地控制了脊柱和胸部畸形(e)。2 岁时建议进行 TGR,但家属拒绝了。早期的手术干预可以使最初的手术过程更容易,但孩子在 18 个月至 7 岁之间通过支具治疗免于了 5 年的手术干预和 10 次延长手术

更少手术的双重目标方面可能是成功的,但也可能导致不适当的延迟和恶化的、不可逆转的胸部畸形(图 29.4 和图 29.5)。脊柱畸形的现代生长友好型外科治疗的应用,例如传统生长棒(traditional growing rods,TGR)或垂直可扩张假体钛肋骨(vertically expandable titanium ribs,VEPTR)应在脊柱或胸部畸形变得太严重之前降低停止支具和开始手术的阈值。遗憾的是,目前还没有确定停止支具治疗的适当时间,但通常通过监测连续 X 线片和体检中胸部形状和脊柱畸形的变化来确定。

特发性 EOS 的有效支具治疗需要合适的适应证、实际期望、有效的支具和有责任心的护理人员。在医生(以及医疗团队的其他成员)、矫形师和家人层面上进行支持是成功的关键。团队中任何一个人缺乏奉献精神都会破坏其他人的努力。制作一个有效的脊柱侧凸矫形器需要一个在治疗 EOS 患者方面有经验的矫形器师。尽管有许多类型的支具系统,但如果没有一定水平的经验,很难在 EOS 中取得成功。并非所有适用

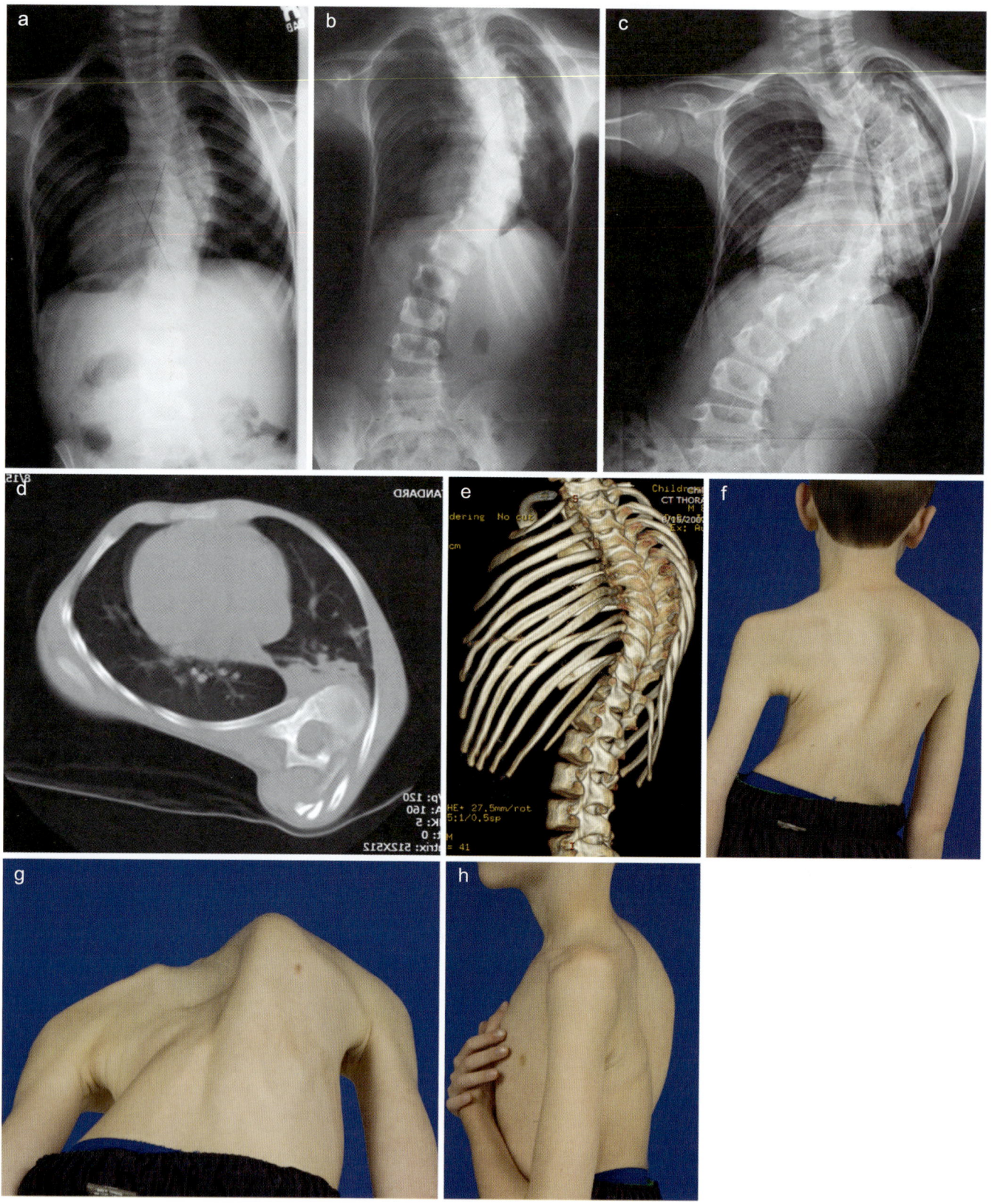

图 29.4 从 2 岁开始采用系列石膏和支具治疗的特发性 EOS。3 岁时的初始胸部畸形（a）为轻度，5 岁时严重（b），8 岁时更严重（c），肺功能测试约为预测和早期限制性肺病的 50%。凸形胸部塌陷，肋骨呈垂直方向或 Campbell 等所述的"阳伞塌陷畸形"。胸部畸形在 CT 片（d，e）上得到证实。通常由肺占据的后凸胸腔区域被阻塞。胸部畸形临床表现明显（f~h）。脊柱畸形在这个阶段可以通过手术控制，但胸部畸形不能通过手术完全改善。早期使用生长导向技术（如 TGR 或 VEPTR）进行干预可能会控制脊柱和胸部畸形，并取得更好的效果

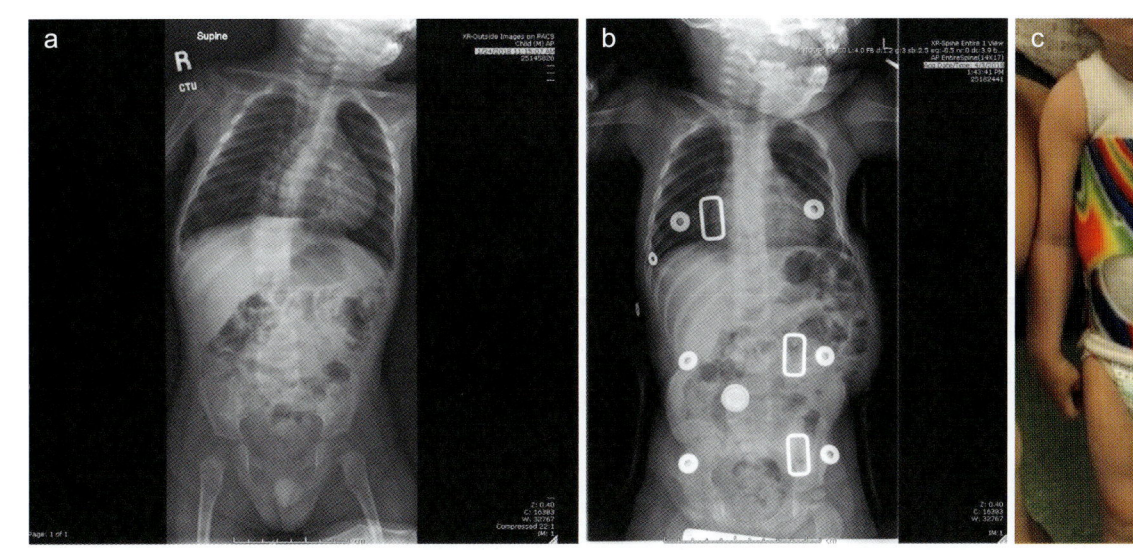

图 29.5 特发性 EOS 显示支具开始前的 X 线片（a）。佩戴支具的 X 线片显示矫正效果良好，但也注意到支具对幼儿胸壁延展性的影响（b）。临床照片显示了支具腋下延伸对胸壁施加的压力的影响（c）。持续佩戴支具可导致支具治疗后的永久性胸部畸形。为了减少医源性畸形，需要进行观察和频繁的支具调整

于青少年的技术都适用于 EOS 年龄组。幸运的是，特定矫形器的适用性及其潜在的有效性可以通过佩戴支具的情况下拍摄的 X 线片轻松评估。支具有效性的 X 线检查应补充胸壁畸形的临床检查。患者遵守所要求的支具使用是青少年成功的主要障碍，但如果家庭承诺佩戴支具，那么对于患有早期畸形的幼儿来说，问题要小得多。Karol 等[9] 已经证实，使用热监测可以增加支具顺应性，从而有利于持续佩戴支具（图 29.6）。

29.2 支具治疗早发型特发性脊柱侧凸疗效的证据

作为一种控制脊柱畸形的方法，石膏的概念可以追溯到 18 世纪，巴黎石膏广泛使用后不久。Risser 使用了一个特定的台子进行石膏矫形，强调了牵伸和去旋转作为纠正措施[14]。Cotrel 和 Morel 后来改进了他的技术，形成了牵伸、去旋转、弯曲（elongation，derotation，flexion，EDF）的石膏技术[15]。Mehta 报道了大部分经验；然而，石膏应用的具体方法在实践中有所不同。Mehta[11] 治疗特发性 EOS 的经验现在已被充分记录，并显示了许多早期开始治疗的患者得到显著、持久的纠正，甚至在许多转诊较晚的患者中有一些长期改善。这一经验清楚地表明，畸形生长的脊柱不仅可以通过畸形稳定，而且可以通过畸形的实际长期改善来引导其生长，如果利用婴儿早期生长率进行弯曲矫正，则完全矫正是可能的。石膏的明显优势包括全时使用，无须遵守支具方案。Mehta[11] 的系列研究包括 48 个月大的患者，她的经验与早期发病弯曲的支撑有关，因为它令人信服地表明，随着生长和适当施加外部压力，畸形生长的脊柱可以变得更好。Mehta[16] 也主张在大龄特发性 EOS 患者中使用连续石膏塑形，但这方面的文献记载较少。对低龄特发性脊柱侧凸患者单独使用支具治疗的经验报道很少[16-21]。McMaster 和 Macnicole[22] 记录了密尔沃基（Milwaukee）支具治疗 27 名儿童特发性 EOS，其中只有 5 名儿童在青春期不需要手术。然而，研究中 70% 的儿童佩戴了至少 5 年的支具，这表明支具延迟了手术干预的需要。

大龄特发性 EOS 患者采用支具治疗的经验令人鼓舞。除了明显的例外[16, 23-28]，这一经验与青少年特发性脊柱侧凸的成功或失败报道相符。Robinson 和 McMaster[28] 在分析特发性 EOS 的弯曲模式时，报道了 109 例患者中使用支具治疗的 88 例。84 个胸弯中有 67 个需要进行关节融合，但 20 个胸腰弯或腰弯中只有 3 个需要关节融合。然而，与胸腰弯和腰弯[26, 31] 相比，治疗开始时，胸弯[29, 30] 的平均主要冠状曲线更大。支具的弯曲矫正在 6 岁以下和支具早期最好。Noonan 等[32] 对特发性脊柱侧凸患者进行支具治疗的报道令人沮丧，包括年龄较小如 8 岁的患者，但 EOS 患者与其他患者没有区别，尽管作者注意到 12 岁以下患者的失败率较高。我们中心 295 名患者[33] 使用 Boston 支具系统的经验中包括 34 名 ≤ 10 岁的患者。在该研究中，与青少年相比，开始支具治疗时不到 10 岁的患者手术率更高；与不需要手术的患者相比，支具治疗结束时的平均矫正率更高。很少有患者在生长结束时弯曲保持不变，这可能反映了治疗期间较多的

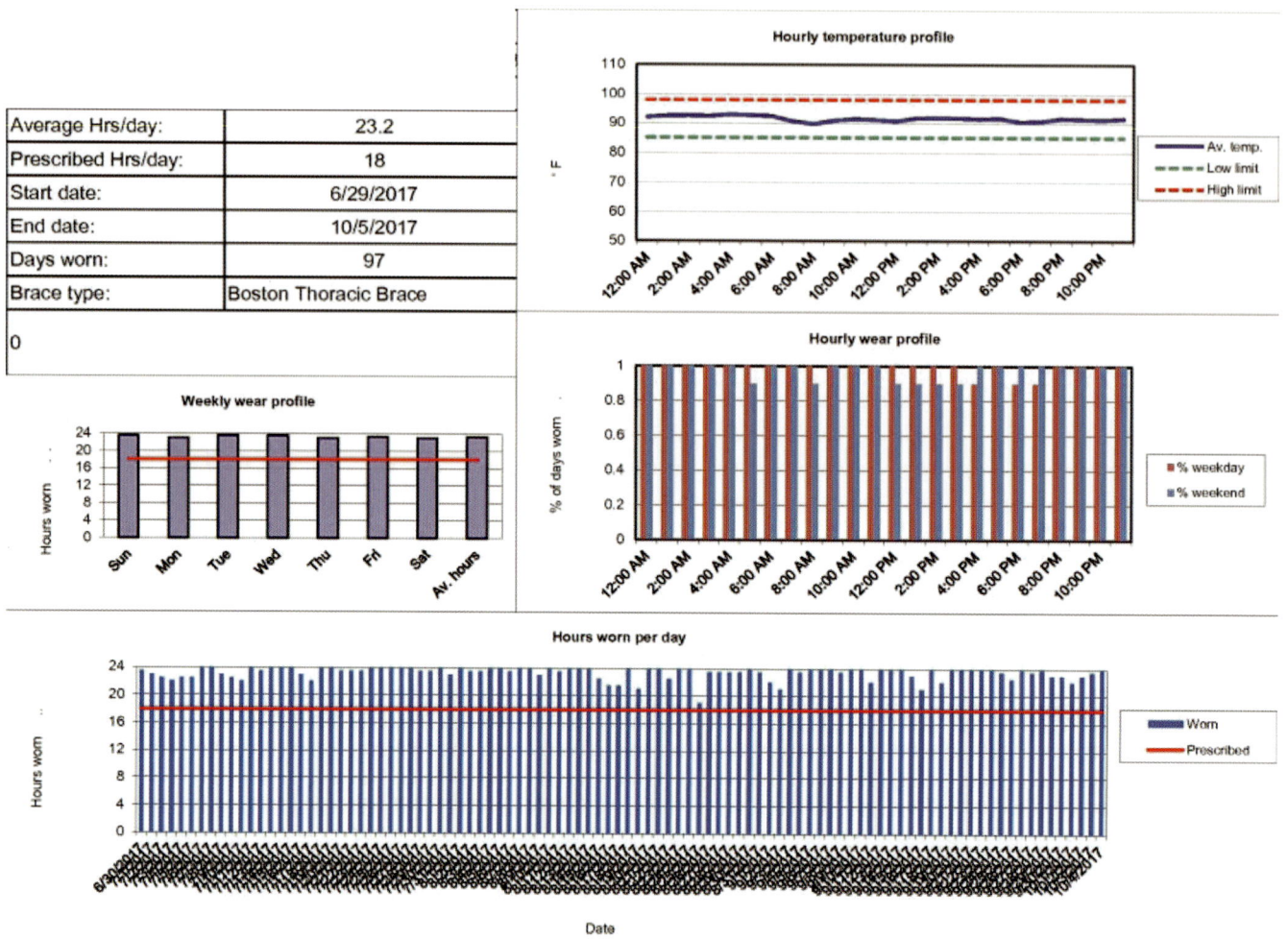

图 29.6 在接受支具治疗并且依从性好的特发性脊柱侧凸患者,通过热传感器监测获得的数据

生长和任何方向变化的机会。我们觉得整个团队的支具治疗是成功的。成功使用支具的患者在支具治疗结束时的平均弯曲矫正率为 25%。在开始使用支具治疗时年龄在 4 岁至 10 岁之间的所有患者中,34 人中只有 5 人接受了手术。在那些不到 10 岁的弯度介于 30°~49° 就开始行支具治疗的患者中,只有 11 人中的 2 人接受了手术。Tolo 和 Gillespie[34] 报道了 44 名 EOS 患者的情况,其中 16 人接受了手术,并认为部分时间使用支具可能有效。Jarvis 等[24] 报道了 23 名患者,并认为部分时间支具治疗是有效的。Kahanovitz 等[31] 报道了 15 名 EOS 患者使用非全时支具的治疗,并注意到非全时支具开始时弯度小于 35° 且肋骨-脊椎角度差小于 20° 的患者取得了成功。

所有这些研究都是回顾性选择性述评,既没有队列对照也没有前瞻性对照。除了 Noonan 等的研究外,所有研究都观察到了患者使用支具治疗的令人鼓舞的结果。Nachemson 和 Peterson[35] 主持的脊柱侧凸研究会对特发性脊柱侧凸患者进行支具治疗的前瞻性研究证明了支具治疗 AIS 的有效性,但不包括 10 岁以下的患者。在 Weinstein 等最近的一项研究中,支具治疗的成功率为 72%,而在一项针对 10~15 岁患者的前瞻性研究中,这一比例为 48%。这项研究还显示了与支具佩戴时间有关的一些影响,但这些发现是否适用于特发性 EOS 人群尚不清楚[8]。此外,Risser 0 的低龄患者通过观察或支具治疗的成功率更差。在 Risser 0 患者中,根据初始主弯大小计算的失败概率为 32%~91%,而 Risser 1+ 患者的失败概率为 7%~53%。支具将这些概率分别降低至 13%~76% 和 2%~28%[36]。Dolan 等最近开发并验证了使用简化骨骼成熟度系统对患者进行风险分层的预测模型[37]。

青少年特发性脊柱侧凸支具治疗后的长期研究表明[38, 39],疼痛和功能方面的长期结果良好。所有这些数据都表明,一组患者在青春期开始支具治疗时,功能良好,没有重大心理障碍和骨密度受损的报道。EOS 作为一个群体的功能结果不太乐观,这一点已得到充分证明。Goldberg 等[40, 41]、Pehrsson 等[42] 和

Masso 等[27] 报道，与仅观察的患者相比，特发性 EOS 支具治疗患者的儿童健康问卷结果没有差异。未发现其他关于早发畸形患者支具治疗后长期功能结局的报道。我们可能有把握地得出结论，年龄接近 10 岁的大龄 EOS 患者在生长末期出现轻度弯曲，其长期结果与青少年患者相似，而那些需要早期手术的严重弯曲患者更可能表现出与脊柱短节段融合相关的呼吸功能不全和功能缺陷。

29.3 早发型特发性脊柱侧凸矫形治疗的决策

29.3.1 明确目标

目标导向思维有助于评估早期脊柱畸形患者。早期畸形患者的广义目标包括：

1. 实现最大的脊柱生长和长度。
2. 最大的脊柱灵活性。
3. 最佳的肺生长和呼吸功能。
4. 住院和手术最少次数。

有些目标经常与其他目标不一致，但利用这些目标来评估患者状态通常有助于在观察、支具和手术之间做出更合理的选择。家庭成员应了解这些目标，以及早发畸形的护理，将其作为生长和治疗结束时最终达到功能上可接受的脊柱合理进展。

29.3.2 支具治疗适应证

在 EOS 中，支具的适应证因年龄而异。对于 2 岁以下的儿童，应将石膏视为首选治疗方法，并根据 Mehta 倡导的标准决定是观察还是治疗。正在进行的研究评估了 2 岁以下儿童的支具治疗效果；然而，目前没有公开的高级别证据支持其代替石膏的使用。生长的前 2 年可以被视为最大限度地矫正脊柱畸形的机会。这一组的支具适应证可能仅限于连续石膏治疗后的支具治疗，或不耐受石膏的婴儿，或患有胃食管反流、严重湿疹、严重睡眠呼吸暂停，或根本无法行石膏治疗的婴儿。然而，进行性或持续性脊柱侧凸的全时支具治疗可能是合适的。如果在婴儿期进行支具治疗，应特别注意不要在胸部施加压力，除非是去旋转动作的一部分，并为胸部的扩张留出足够的空间（图 29.7）。支具应遵循 Mehta 概述的石膏原则。最近的一项研究建议使用连续 CAD/CAM 支具，在儿童麻醉并施加牵引时获得指数测量值[43]。该方法试图强调通过石膏塑形实现矫正伸长、侧凸矫正和去旋转。这种方法打破了支具的传统优势，避免了儿童麻醉。美国食品和药物管理局最近更新了他们的警告，在可以避免的情况下，禁止 3 岁以下儿童麻醉[44]。关于连续麻醉药的认知影响，尚无确切数据；然而，目前有一项正在进行的随机对照试验，将全身麻醉和局部麻醉的儿童的神经认知结果进行比较，该试验正在等待完成[45]。支具技术仍在不断发展，因为设计不当的全时支具会很快对婴儿造成新的胸部畸形，其程度超过或等同于不当使用石膏造成的畸形。

大龄特发性 EOS 患者的支具治疗适应证可参考已发表的支具治疗结果、侧凸进展的可能性和生物力学曲线模拟情况。该中心利用超过 20° 的主要冠状侧凸作为特发性 EOS 弯曲矫正治疗的较低阈值。我们

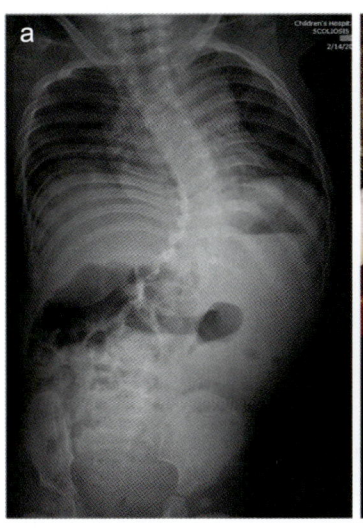 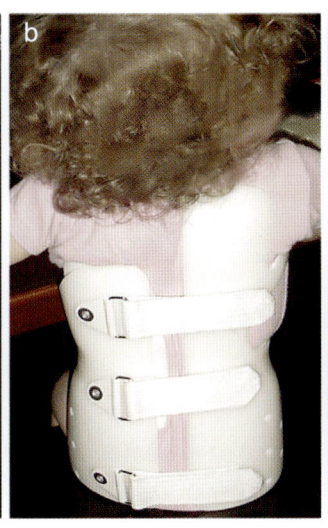 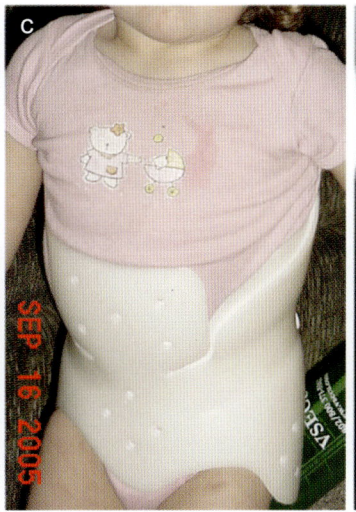 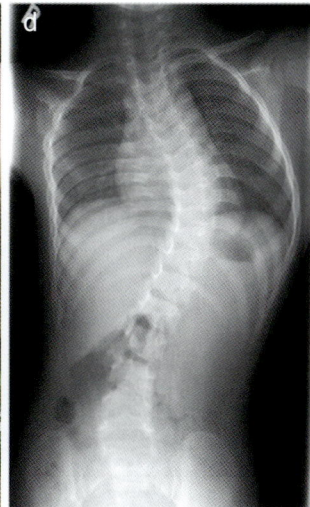

图 29.7 6 个月大时诊断为脊髓拴系的 EOS。2 岁之前未开始治疗，也未进行 MRI 检查。尽管在 2 岁时进行了检测，脊柱侧凸仍有进展，2.5 岁时开始了支具治疗（a）。全时定制成型波士顿支具有良好的耐受性、不对称性，并具有与任何压力区域相对的大面积减压（b、c）。在 6 岁时，继续支具治疗，但主要弯曲和轻微胸部畸形有所进展（d）。如果继续恶化，计划进行双侧 TGR

同意 Winter[46] 的观点，并强烈建议在特发性 EOS 患者中，应考虑超过 20° 的侧凸进行支具治疗，当侧凸是持续性或渐进性的，并且位于脊柱可接触支具的区域。脊柱侧凸的生物力学模型[29,47,48] 表明，在弯曲约 25° 时，使脊柱变形所需的载荷显著减小，相反，如果曲线可以减小到 25° 以下，则椎骨的载荷可能会更对称。Stokes 等证明了大鼠尾椎骨在非对称载荷作用下的不对称生长[30]。适度弯曲（超过 20° 的弯曲）的早期支具治疗的基本原理是这样的假设，即通过将生长中的脊柱置于更直的机械载荷下，脊柱有一定的机会向对称方向重塑，并且在青春期前快速生长期间，进展的可能性较小。Sanders 等[49] 和其他许多研究表明，青少年早期生长阶段是脊柱侧凸进展风险最大的时期，而 Lonstein 和 Carlson[50] 和 Charles 等[51] 量化了生长阶段、弯曲幅度和进展风险之间的关系。中度特发性 EOS 早期支具治疗应该在进入青春期前快速生长阶段进行，此时畸形进展风险最高，也最可能减少畸形。

本章的重点是特发性 EOS；然而，支具在与脊髓空洞症、Chiari 畸形或脊髓拴系相关的 EOS 中获得了青睐。尽管 Chiari 畸形、脊髓空洞症或脊髓拴系的外科治疗通常会改善相关的脊柱畸形，但如果存在既定畸形或持续性神经轴异常，则脊柱畸形可能会继续恶化，在这些情况下可使用支具治疗[52,53]。

29.3.3 禁忌证

支具的禁忌证包括某些位置的弯曲、非常大的弯曲、相关的胸部前凸、晚期胸部畸形以及一些医疗和心理状况。AIS 支具治疗的多个报道指出，上胸椎弯曲、三重弯曲和腰骶交界处弯曲支具效果不佳。尽管密尔沃基支具被认为是顶点高于 T6 的弯曲最合适的支具，但报道的结果[54] 并不令人鼓舞，导致大多数从业者观察而不是用此治疗上胸部弯曲。Jarvis 等[24]、Lenke 和 Dobbs[25] 以及 McMaster 和 Macnicole[22] 在他们的一系列特发性 EOS 中，没有专门研究顶点较高的胸弯，这表明这在该年龄组中是一种不常见的弯曲模式。Jarvis 等[24] 注意到单胸弯和胸腰弯在 EOS 中的成功率高于双主弯，这反映了我们在青少年特发性脊柱侧凸和特发性 EOS 方面的经验。大多数顶点较高的胸弯伴随着次要的、结构较低的、幅度较低的较低弯曲，可以通过支具成功治疗。当上胸弯快速进展时，手术矫正上胸弯，然后支具治疗下胸弯也是一种选择。

胸椎后凸不足或胸椎前凸几乎是特发性胸椎弯曲的普遍伴发情况，通常被认为是支具治疗的禁忌证，然而 Manherz 等[26] 发现，在特发性 EOS 的弯曲中，胸廓后凸不足仅占 20%。尽管经常提到[26,27,33,54,55]，但胸椎前凸和后凸不足的治疗指南尚不明确。我们的经验是用改良的支具治疗相关的胸椎后凸畸形，该支具旨在促进胸椎后突畸形的头部延伸。对于真正的胸椎前凸（胸椎后凸小于 0°），支具可能会适得其反，产生更多的胸椎前凸。然而，与胸椎侧凸相关的胸椎前凸可能是引导生长手术的理想适应证，如前路椎体钉合或系绳固定[56,57]。

在 EOS 中，大的侧弯（超过 60°~90°）很少通过系列石膏或支具永久稳定。尽管在计划的手术干预之前，可以对大的侧弯使用支具以允许更多的生长，但许多大的侧弯最好通过手术干预来处理，例如双侧生长棒。如 Wiley 等[58] 证实青少年中度侧弯可以通过支具成功治疗，Katz 和 Durrani[59] 在一些 EOS 中也得到证实。在我们的波士顿支具治疗病例中[33]，支具开始治疗时弯度为 40°~49° 的 4~10 岁 EOS 患者在支具治疗和随访后均不需要手术治疗。我们目前的做法是尝试在 40° 和 60° 之间的较大 EOS 侧弯中进行支具治疗，前提是胸部畸形可以接受，但如果胸部畸形严重恶化，则会改用双生长棒。Whitaker 针对幼年特发性脊柱侧凸（juvenile idiopathic scoliosis，JIS）患者总结了我们最新的经验，所有患者都能够避免生长棒（growing rod，GR），并在青少年时期推迟至"一次完成"手术治疗。

严重的胸部畸形[40,60] 通常伴随着更严重的 EOS 弯曲，可能是支具的禁忌证。持续的支具治疗可能会使胸部畸形恶化，但似乎会稳定脊柱畸形。胸部畸形越严重，患者在手术治疗结束时越有可能留下功能严重的胸部畸形，成年后呼吸功能不全的风险越高[40,42]。在大多数严重的特发性 EOS 患者中，最终内固定融合通常在治疗结束时成功地实现了平衡、稳定、最小变形的脊柱。然而，当已经出现严重的胸部畸形时，外科治疗很少能成功地恢复正常的胸部形状和正常的胸部顺应性。因此，胸部畸形不应恶化到无法挽回的程度。应尽早进行双生长棒等手术治疗。

一些相关的疾病也是支具治疗的禁忌证。严重的胃食管反流[61] 可能会因支具的腹部压力而加剧，可能是禁忌证。收缩性支具或任何矫形器可能会加重神经性厌食症或发育不良。严重哮喘患者在病情加重期间可能无法忍受支具治疗。体温调节困难的患者也会受到支具的影响，而那些气候非常温暖地区的患者可能无法忍受全时使用矫正器。那些患有严重湿疹或其他皮肤疾病的人通常不能忍受皮肤和支具之间的持续接触，这在 EOS 患者中不太常见，但也是支具治疗的禁忌证。家庭对治疗的矛盾心理或无法支持支具治疗是支具治疗的相对禁忌证。同样，如果医生和团队不致力于支具治疗，或经验有限或技能不足，无法成功制定支具治疗计划，则最好采用观察或手术，而不是使用支具治疗。

29.3.4 什么时候应该从支具治疗转向外科治疗

一个常见且困难的问题是，对于生长中的脊柱畸形，何时从支具治疗转变为手术治疗。我们建议，改用手术治疗的决定应更多地基于有证据表明侧弯进展和对胸部畸形的医疗影响，而不是脊柱侧弯的阈值大小。没有既定的进展标准；然而，Williams等在《早发性脊柱侧凸分类》（C-EOS）中加入了一个可选的进展修饰语，将进展分为三组：每年<10°、每年10°~20°和每年>20°[62]。在预期最终融合的情况下，可以继续通过支具来控制胸椎较大侧弯和最小的胸部畸形（图29.8）。在最后的手术中，脊柱畸形可以得到稳定，胸部畸形和功能可以接受。相比之下，如果中度胸椎侧弯与严重或进行性胸部畸形相关，则应放弃支具治疗，更倾向于生长棒治疗，或者如果年龄足够大，则应进行最终融合手术（见图29.3）。这种观点是基于这样的观察：手术治疗在矫正和稳定脊柱侧弯方面通常是成功的，但在矫正严重的胸部畸形和恢复正常的胸部顺应性和呼吸功能方面却很差。在胸部畸形变得不可逆转或严重之前，应停止支具并开始手术治疗。

如果持续的支具治疗将在后期导致更广泛的脊柱融合，则也应放弃支具，转而采用手术治疗。坚持对一些进行性胸弯进行支具治疗可能会导致腰弯越来越大，最终需要将腰弯纳入最终融合中。改用生长棒或融合术控制胸弯可使腰弯避免最终融合。

一旦胸椎生长充分，也可放弃支具进行最终脊柱融合。三角软骨闭合、Risser 1 和月经初潮均被认为是胸椎生长良好的指标。最近有人提出，在最终融合前，T1~T12 长度至少为 22 cm。

29.4 支具治疗技术

29.4.1 支具类型

可用于特发性EOS矫形治疗的支具类型有很大差异。可用的刚性支具包括传统的CTLSO支具（如密尔沃基支具）、TLSO支具（如Boston支具、Wilmington支具、Cheneau或Rigo-Cheneau支具），以及仅在夜间使用的"矫枉过正"支具（如Charleston和Providence支具）。也可提供非刚性支具，例如Kalabas、SpineCor或动态运动矫形器系统。大多数北美支具系统（密尔沃基、Boston、Charleston、Providence和Charleston）

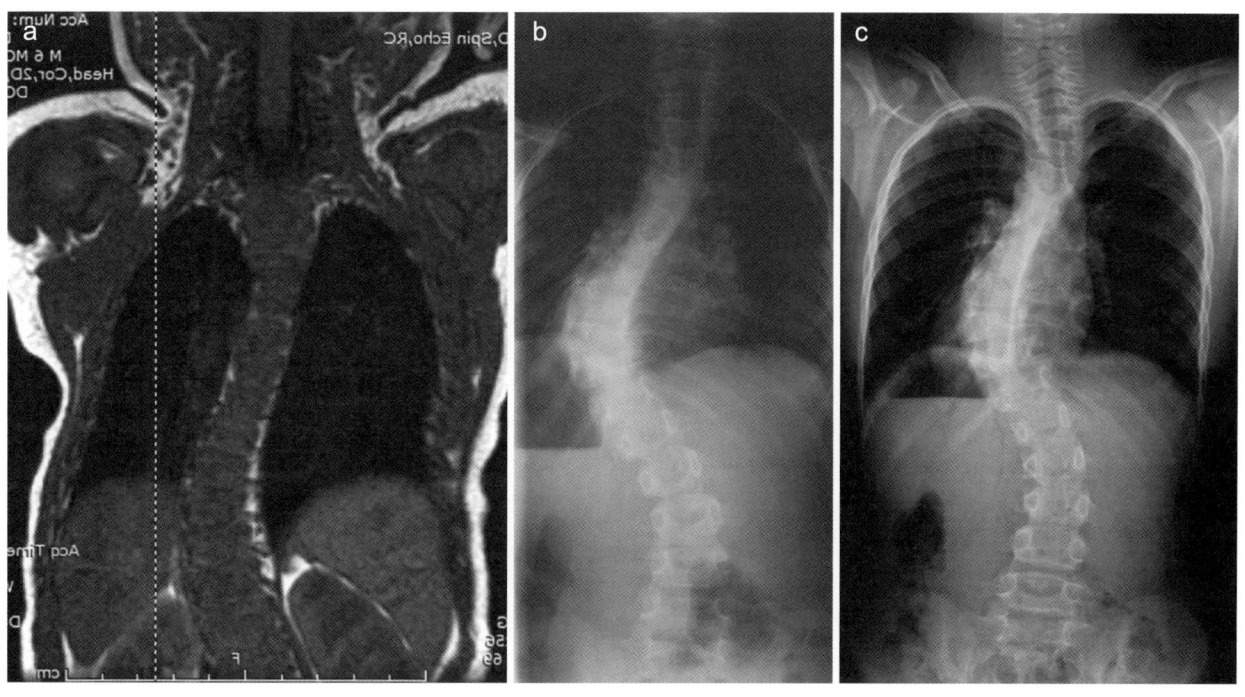

图29.8 特发性EOS，其中支具治疗在20个月大时开始，胸部主弯为60°[18个月大时的MRI（a）]，TLSO进行全时持续治疗[6岁（b）]，支具的特点是允许在压力垫对面进行胸部扩张。到11岁时，侧弯略微加重至70°（c），伴轻微胸部畸形。如果在青春期前的生长阶段，胸部畸形或侧弯开始迅速增加，可以考虑最终融合或生长棒手术。否则，器械矫形融合手术可以等到生长后期

的手册和技术细节可在脊柱侧凸研究协会网站（http://www.srs.org/professionals/bracing_manuals/）上查阅。大多数医生都有使用有限数量支具技术的经验，最好使用团队熟悉的技术，而不是第一次尝试未知的方法。作者倾向于对大多数特发性 EOS 患者使用全时的 Boston 支具。

29.4.2 矫正原则

矫正的原则在不同的支具类型中非常相似，可能永远不会完全相同。支具应根据特定支具系统的原理构建，但应根据患者个体的需要进行应用和修改。矫形师和医生必须就要构建的矫形器进行沟通，矫形师必须能够接触到支具并基于冠状面和矢状面的 X 线片以及患者检查对支具进行定位。所有支具系统的共同原则包括：认识到特发性脊柱侧凸是一种三维畸形，应通过在所有三维空间施加的力在所有三个平面寻求矫正。应规划所有尺寸的支具结构。脊柱的延长可以通过在脊柱尾部侧弯顶点加压来实现。冠状畸形可通过侧向压力矫正，旋转畸形可通过支具前后两侧的旋转压力矫正，矢状位偏移可能改善或不应恶化。每一个支具系统，都以一种或另一种形式，在支具中提供与所施加的力相反的起伏、空隙或窗口区域，以增强力的不对称性，并提供脊柱向矫正位置移动时可移动的区域。只要有可能，去旋转力是耦合力，因此，例如，典型右胸弯的去旋转力将包括右后肋骨突起上的由后至前的压力和左前肋骨突出部上的由前至后的压力。不应出现不必要的压缩，尤其是胸部。对生长中的胸部持续施力可造成不可逆的胸部畸形，其影响大于潜在的脊柱畸形[60]（见图 29.5）。

29.4.3 物理治疗

在北美，物理治疗的处方是可变的，但作者认为，特定的、个性化的物理治疗是对足够大可以合作的儿童进行全时支具治疗的重要辅助。密尔沃基和 Boston 支具系统以及 Rigo-Cheneau 和其他欧洲系统非常重视协调的物理治疗。据称的益处包括减少相关的下肢挛缩，通过积极的支具内锻炼加强支具内矫正，通过全时支具加强以抵消躯干肌肉不可避免的弱化，以及改善胸椎后凸不足或其他矢状位不良。定期与知情且热情的物理治疗师联系，可进一步强化团队对患者个人的责任心。仅夜间支具的物理治疗可能不太重要，但一些 EOS 患者以及青少年可能表现出与骨盆下挛缩相关的骨盆倾斜，包括髂胫束或阔筋膜张肌。在北美，通常认为单独物理治疗在预防脊柱侧凸进展或减少脊柱侧凸方面价值不大。然而，欧洲人对脊柱侧凸专项锻炼的具体、个体化、强化方案（如 Schroth 技术[63]）一直抱有热情，北美人的热情也日益高涨，但仅有一些有限的数据证明其在轻度侧弯中的有效性[64]。

29.4.4 评估

支具治疗期间患者侧弯进展的评估应包括支具治疗开始前的站立后前位（PA）和侧位脊柱 X 线片。此外，支具中的 PA 和侧位片记录了支具结构的特征。应按照与支具计划中的决策制订相对应的时间间隔获取后续 X 线片。然而，在 EOS 中，X 线照相评估可能会持续多年，在潜在的敏感快速生长期可能会进行多次 X 线照相。基于接受脊柱侧凸治疗的大量女性队列研究，Hoffman 等[65]和 Doody 等[66]认为，在儿童期或青春期频繁暴露于低水平诊断辐射可能会增加患乳腺癌的风险。最近关于扩大队列的报道[67]，似乎仅出现了临界显著辐射剂量反应，与首次暴露时的发育阶段无关，但因乳腺癌家族史而显著增加。尽管如此，限制早发患者的终生辐射暴露量仍是可取的。最近的一篇论文表明，因早发性胸壁畸形接受治疗的患者接受的估计平均辐射量是年度预估环境辐射的 4 倍，其中 CT 扫描占了大部分剂量[68]。特发性婴儿脊柱侧凸的数据目前尚不清楚。我们通常要求在支具治疗前提供 PA 和侧位片，并在对支具进行最大程度调整后获得支具的 PA 和侧位片，以评估支具结构、垫板位置和支具内矫正情况。评估佩戴支具时 X 线片及患者穿戴情况，以确定是否达到了最大矫正量，以及是否矫形师和临床医生同意的原始计划已得到遵守，并且是有效的。大多数后续的 X 线片是在穿戴支具后尽可能长时间间隔后拍摄，通常是在治疗决策需要来自后续 X 线片的数据时。

低辐射缝隙扫描技术的问世，在保持图像质量的同时，极大地降低了评估脊柱侧凸的辐射暴露量[69]。直立双平面缝隙扫描已在很大程度上成为脊柱侧凸成像的标准。要求患者在站立时保持静止，无需支撑，这对于一些非常年幼的儿童或有潜在医学合并症的儿童来说可能是一个挑战。

29.4.5 佩戴支具矫正

多项研究报道 X 线片所示佩戴支具矫正效果对预测最终支具矫形成败具有重要参考价值[11, 27, 28, 33, 38, 54, 58, 59, 70]。佩戴支具矫正疗效可能与侧弯本身柔韧性、支具结构和固定带张力都有关[71]。物理治疗可能会影响第一个因素，后两个因素可以通过提高支具构建技能和患者/家庭依从性得到改善。我们将佩戴支具矫正50%作为目标，并期望在单胸腰弯和多数胸弯中达到该目标（见图29.1、图29.2、图29.7、图29.9和图29.10）。当佩戴支具矫正小于预期时，应仔细重新评估支具，并重新制作。矫形器专家组成团队来严格评估是否可以通过修改支具以提高矫正率。当尽最大努力，佩戴支具矫正仍小于50%时，应该与家属进行公开讨论，以重新评估治疗计划。治疗计划可包括继续支具治疗和密切观察、尝试石膏治疗或进行生长友好型手术治疗。

29.4.6 全时支具对比部分时间支具

全时和部分时间支具经常被争论，每种支具都有拥护者。"全时"的定义有很大不同；在我们的计划中，我们的"全时"目标是每天20小时，对于有规律的运动允许有额外的支具超时。鉴于石膏这一全时矫

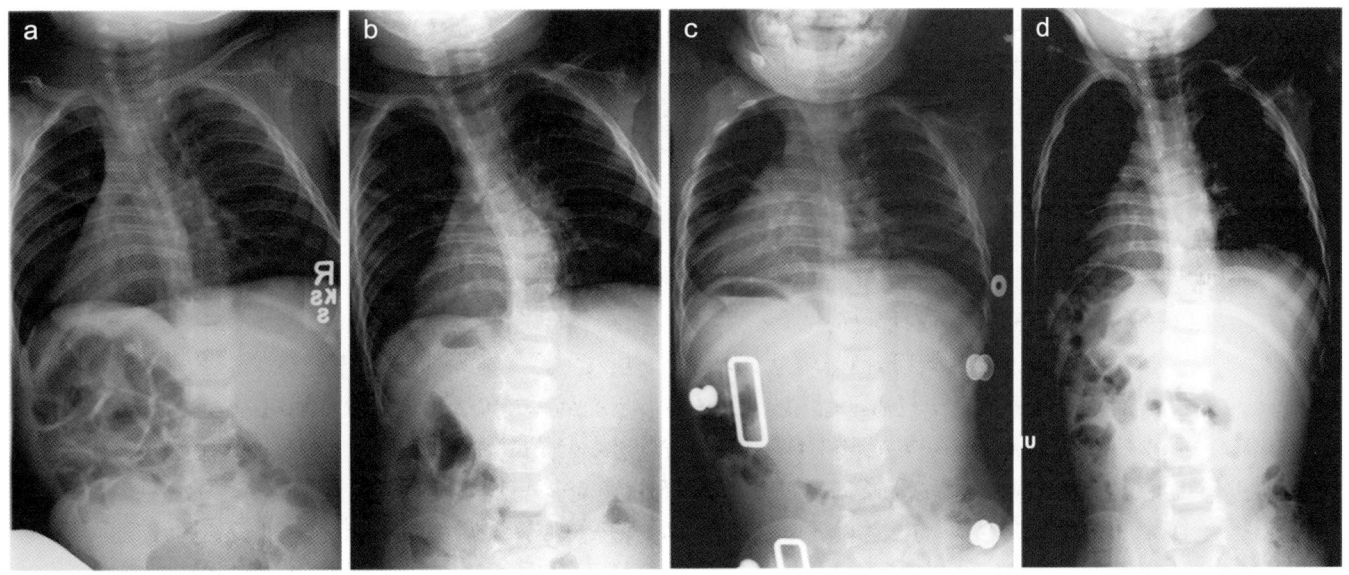

图29.9 一名18个月大的特发性EOS患儿（a），不能耐受尝试性石膏治疗。到24个月大时（b），侧弯进一步加重，开始使用取模的TLSO支具治疗，佩戴支具矫正良好（c）。到4岁时，继续支具治疗，并保持了一定的矫正效果（d）。如果不耐受石膏治疗，特发性EOS可采用全时支具治疗，反之亦然

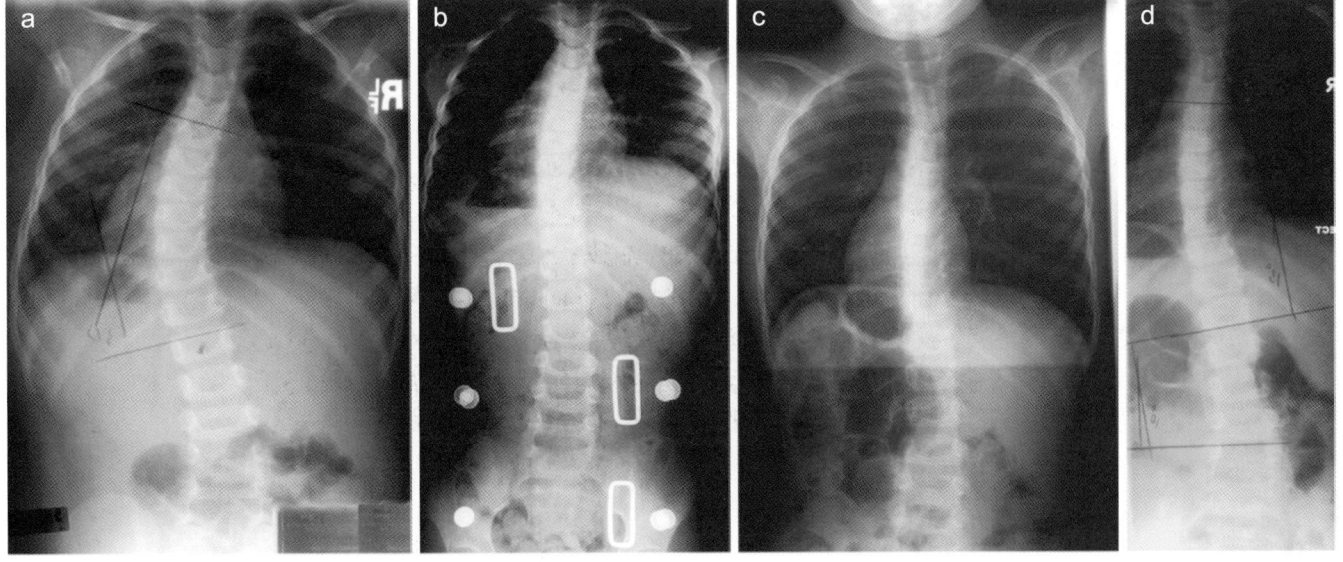

图29.10 一名特发性EOS患儿，发现侧弯6个月（a），3岁时开始全时支具治疗。佩戴支具矫正效果良好（b）。7岁时，摘除支具后侧弯较小（c），因此终止支具治疗。到9岁时，侧弯略复发，开始部分时间支具治疗（d）

形装置的成功，支具应尽可能多时间地佩戴，这是有道理的。虽然传统的支具系统（MWB、Wilmington、Boston）包括"全时"支具，但部分时间支具系统（Charleson、Providence）也取得了成功。对于 AIS，meta 分析[7]表明全时使用比部分时间使用更有效。Weinstein 等前瞻性地证明，支具治疗中时间的增加与更多的成功相关[8]。Katz 等[70]研究表明，尤其是对于较大的侧弯，全时使用 Boston 支具比部分时间使用 Charleston 支具更有效。然而，他们也证明了对于更小的单个胸腰弯或单个腰弯，部分时间 Charleston 支具和全时矫形器一样有效。特发性 EOS 的两个系列支具治疗[24,31]采用了部分时间支具，普遍报道是成功的。Tolo 和 Gillespie[34]从全时支具开始治疗，然后当侧弯得到控制时，将许多患者转为部分时间支具治疗，当肋骨椎体角度差（rib vertebral angle difference，RVAD）降至零时或治疗无效时，注意到部分时间支具的使用是有效的。这与我们的研究相似；我们鼓励全时使用支具，但如果在没有佩戴支具的情况下测得的侧弯大大减小且低于约 15°，则将在密切观察的情况下开始部分时间使用支具，特别是在青春期前的生长阶段。许多患者需要在青春期前的生长阶段恢复全时使用支具。提供规范的客观测量的热传感器已经成为标准，向患者和家属提供测量结果可以提高对支具治疗的依从性[9]（见图 29.6）。

29.4.7 团队方法

大多数儿童畸形矫正中心寻求采用团队的方法管理各年龄段的支具，Milwaukee、Wilmington、Milan 和 Boston 支具的支持者认为这与成功的支具治疗密切相关。通常，团队由医生、矫形师、物理治疗师、护士或其他协调员组成。我们还将家属和患者视为团队的一部分。尽可能公开做出的决定和评估进展情况，如果可行，所有成员在每次访视时都应看望患者，评估患者的进展情况和支具的合适性，我们认为这种做法有助于患者和家属更好地遵守支具佩戴规定。该团队的所有成员都了解支具的构造原理，并鼓励他们评估和评论各个矫形器。这种模式在医疗中心是可行的，但在个人诊所或小的中心较难。尽管如此，也应尽可能促进与矫形师、物理治疗师和协调员的团队沟通，即使他们可能不在一起工作。每个患者都代表着一种独特的畸形，有着各自的身体表现、挛缩和侧弯模式，以及特定的生活方式、活动和情感需求。每个患者都值得团队成员尽最大努力。

29.5 当前和未来发展

成像技术的发展，计算机辅助建模（见第 9 章）、依从性监测和遗传学研究可提高特发性 EOS 支具的功效和特异性。Dubousset 等[72]已描述了快速低剂量采集三维图像方式。一些中心采用表面地形图来监测脊柱侧凸并减少辐射暴露。然而，PA 影像片仍然是评估脊柱侧凸患者的"金标准"。定期获得此类图像应有助于使早发性脊柱畸形的治疗决策合理化，并允许基于三维数据构建支具。从理论上讲，识别风险患者并在早期开始非手术治疗的能力将有助于在侧弯变得过于结构化之前更早、更成功地治疗特发性 EOS。据报道，计算机辅助获取身体轮廓的支具形状[51,67,73,74]可提高患者对刚性 TLSO 支具的接受度和患者的配合度。Aubin 等[75]已经能够将护垫和患者之间的力的实时测量与计算机生成的模型相关联，并证明使用这种设计改进了支具矫正。有效的矫形器治疗需要最大限度的矫形器应用技能和经验。根据计算机生成的指南进行支具设计和构造，为治疗特发性 EOS 提供了更广泛可用的有效矫形器的希望。支具和其他治疗（石膏、手术）对儿童和家庭的心理影响尚不清楚，必须研究。针对该人群的特定仪器（EOSQ）将有助于结合放射影像学测量监测治疗成功情况[76,77]。

（Craig M. Birch, Michael P. Glotzbecker, John B. Emans, M. Timothy Hresko 著

李 浩译 叶笑寒 校）

参考文献

扫描书末二维码获取

第30章 头环重力牵引

本章内容

30.1 引言 333	30.5 并发症 340
30.2 适应证 333	30.6 现状 344
30.3 禁忌证 338	30.7 总结 346
30.4 技术 338	

要点

- 头环重力牵引（HGT）适用于身材矮小、骨质疏松、严重且僵硬的脊柱畸形患者，作为手术前初步矫正的辅助方法。
- 该技术是安全的（神经系统并发症的发生率为1%~1.5%）和有效的（脊柱侧弯、后凸和胸椎高度约30%的改善）非手术畸形矫正方法。
- 由于直立姿势和改善膈肌活动，对于呼吸功能障碍的患者很有价值。
- 它对严重营养不良的患者也很有价值，因为HGT患者的住院期间可以加强营养评估和支持，许多患者报道由于腹部被拉长而增加了进食量。
- 对于颅骨骨量不足、脊髓占位性病变或严重的椎管变形伴狭窄的患者，HGT是禁忌的。

30.1 引言

头环重力牵引（halo-gravity traction，HGT）是一种久经考验的矫形技术，用于矫正脊柱畸形。应用于早发型脊柱畸形，它既可以有效地在手术治疗前获得矫正，也可以作为一种延迟策略，在非手术治疗中获得矫正。过去，牵引是使用各种颈部和头部吊带联合骨盆或腿部挽具或骨牵引来实施的。大部分传统方法要求患者在床上保持仰卧位，通过床架上的配件施加纵向牵引，从而使患者处于非直立和非移动的体位。当然，这种牵引的持续时间会受到卧床患者可能出现的生理的、心理的和医源性的并发症的限制。

由于HGT使用halo环形装置，避免了外在的下颌或枕骨挽具装置带来的不适或不耐受。头部吊带方法因造成下颌和面部不适和疼痛而不受欢迎，因此制约了该方法的效果。因为重力是施加给下半身的力量，所以骨盆和腿部没有限制，鼓励患者活动。大多数年轻患者很快就能从固定头环的疼痛中恢复，似乎没有意识到头环的存在，这个过程通常不超过24小时，并且很少需要使用对乙酰氨基酚和布洛芬止疼。从这点看，HGT并发症发生率很低，以至于它可以持续几个月，在特殊情况下，如有必要可以持续数年（图30.1），以获得有效的畸形矫正和呼吸状况的改善，以期待进一步的手术或非手术治疗。

30.2 适应证

早发型脊柱畸形患者通常会存在合并症和身体特征，这会对任何手术治疗方案构成挑战和威胁。例如，那些具有综合征的或"独特的"诊断的患者存在骨质减少，由于骨-植入物界面薄弱，这可能显著限制严重畸形的矫正。通常情况下，它们的畸形是僵硬的和（或）后凸的，这种情况下，后路撑开类型的矫形方法（生长棒系统、VEPTR）由于需要对撑开装置进行极大的预弯，导致无效的撑开和近端锚定点失败。如果不在围手术期，则是后路"切割"，造成疲劳性"切割骨折"或者由于不良的生物力学应力导致骨折，尤其是在脊柱后凸中（图30.2）。

与早发型脊柱侧凸（early onset scoliosis，EOS）的治疗相关，脊柱后凸是植入物失败的已知的危险因素，而最新的研究，如后路应用、基于撑开的磁控生长棒（magnetically controlled growing rods，MCGR）增加了大部分EOS患者使用其的热情[1]。由于目前的植

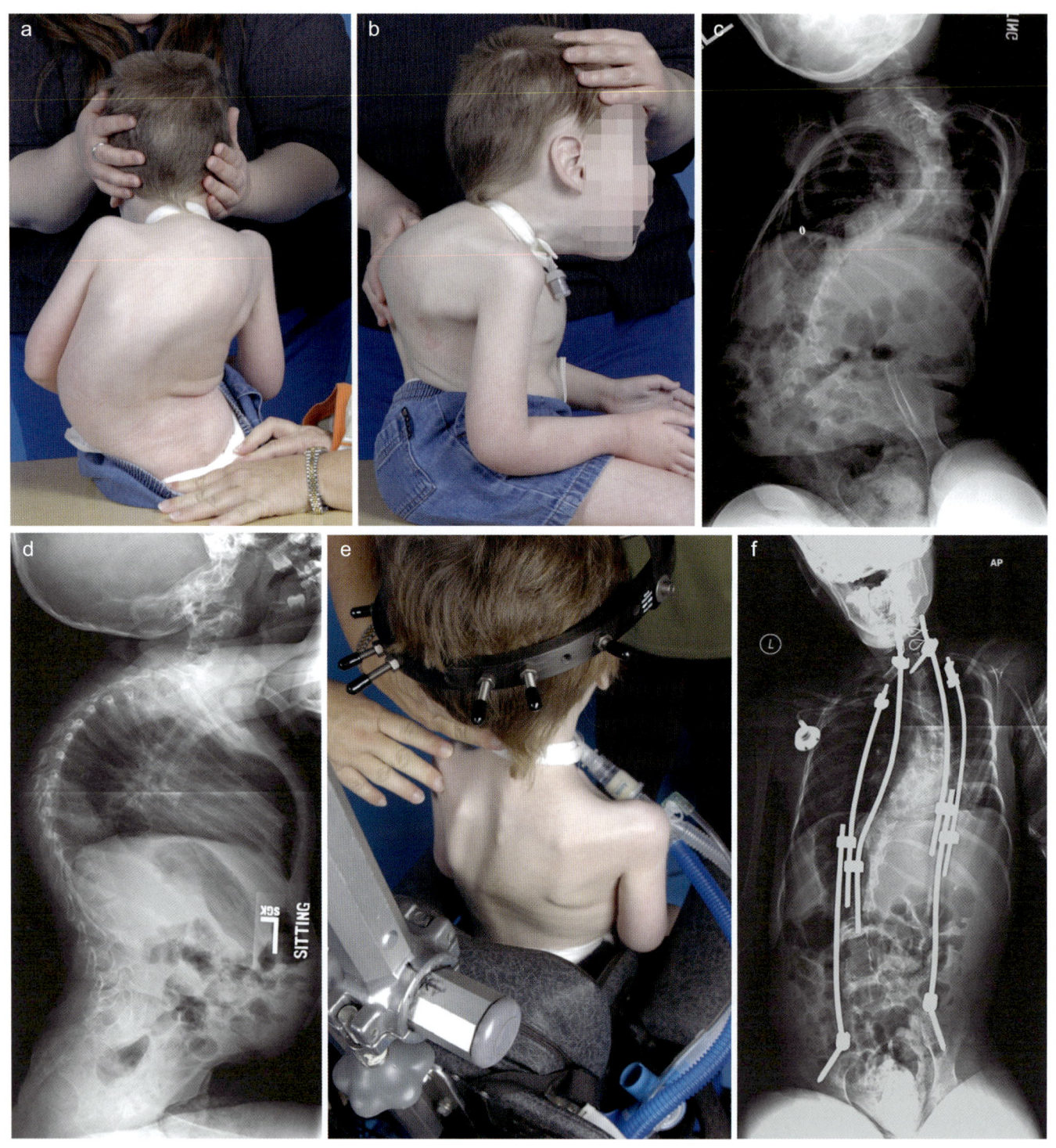

图 30.1 （a, b）4 岁男孩因先天性肌肉病出现塌陷的脊柱侧后凸；（c, d）脊柱侧弯 Cobb 角为 95° 和 90°，脊柱后凸为 85°；（e）HGT 2 个月后的效果；（f, g）HGT 4 个月后置入肋骨 - 骨盆和脊柱 - 骨盆的内固定，并进行了一次撑开

入物设计需要一个直节段的驱动器，特别是脊柱后凸或脊柱侧后凸的儿童可能不适合[2]。术前头环牵引通常能够显著改善脊柱后凸，因此可以在之前未曾考虑使用 MCGR 的患者中进行手术计划。最近的两项研究验证了使用 HGT 的概念，尤其是在 EOS 患者应用生长棒治疗前。Welborn 等证实了在磁控棒置入前使用

HGT，更大、更僵硬的侧弯在置入内固定器械后可以获得与较小侧弯的患者相同的矫正效果[1]。另外，Iyer 等指出在加纳复杂矫形外科医院（FOCOS）的严重畸形中的大部分特发性 EOS 患者使用 HGT，而后可以安全地行生长棒 / 生长引导内固定器械，而不需要前路松解或截骨[2]。他们的结论是：对于那些重度的脊

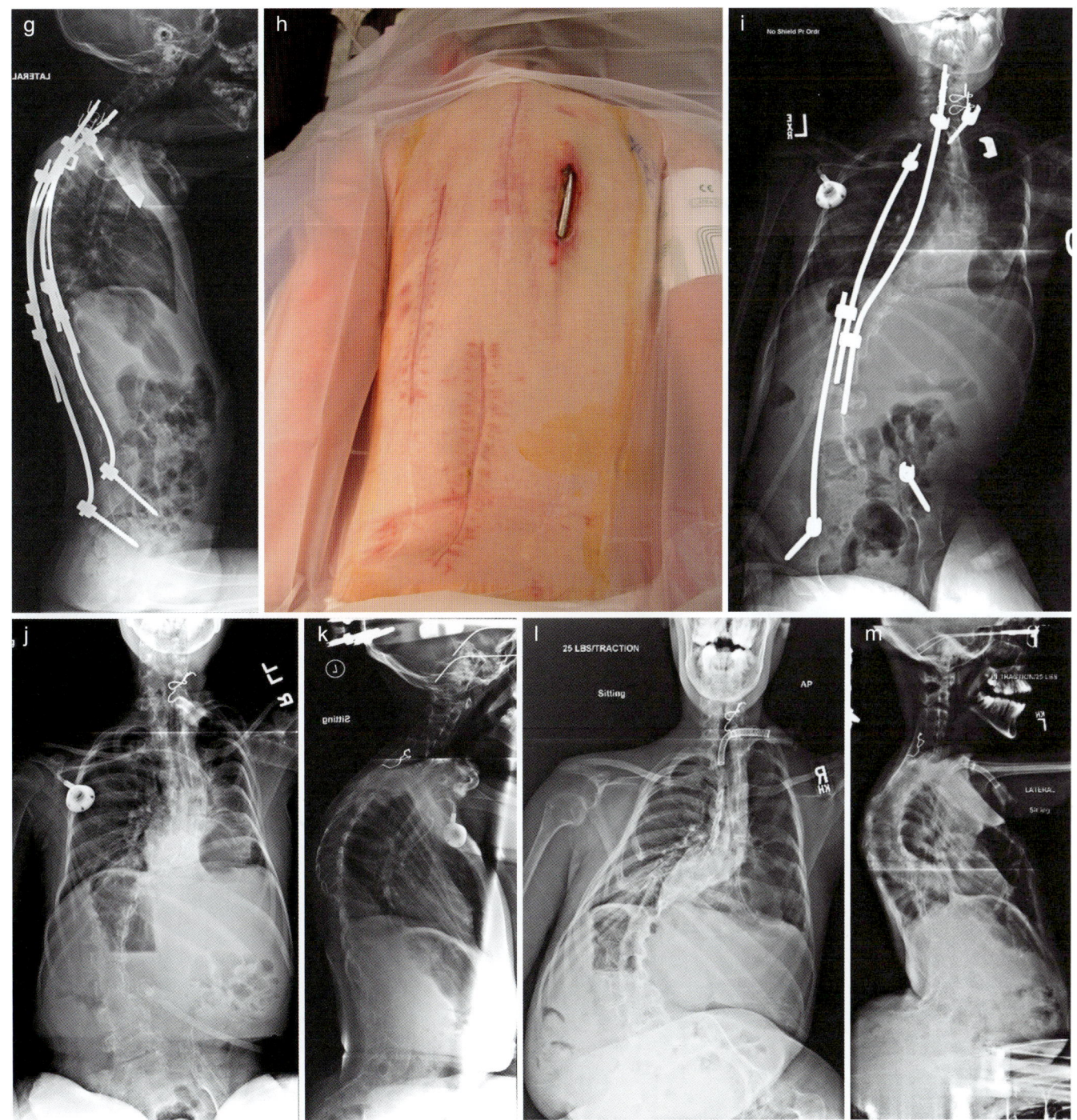

图 30.1 （续）（h）术后 16 个月棒磨破皮肤。创面负压吸引治疗；（i）拆除右侧棒（术后 17 个月）；（j，k）术后 29 个月因伤口败血症未愈合拆除所有内固定，重新开始 HGT；（l，m）术后 9 年，在 13 岁时，患者一直在持续牵引（没有支具、石膏或进一步手术）稳定了他的畸形

柱侧后凸患者，HGT 是安全的并且可以获得有效矫正，否则就不能使用任何形式的生长撑开型内固定器械（图 30.3）。

即刻脊柱畸形矫形引起的神经损伤一直是一个令人担心的问题，特别是严重畸形需要通过椎体截骨或者椎体切除来达到矫正。相对的椎管狭窄是手术矫形中另一个神经损伤的原因，特别是如果之前的手术由于融合过度生长或者融合近端存在过度活动的节段，在交界区易造成脊髓压迫[3,4]。HGT 的一个理论优势是能够缓慢地、逐渐地拉长和矫正脊柱畸形，患者在清醒状态下可以持续监测他们的神经状态，而不是手术中进行的即刻矫正。Sponseller 等的

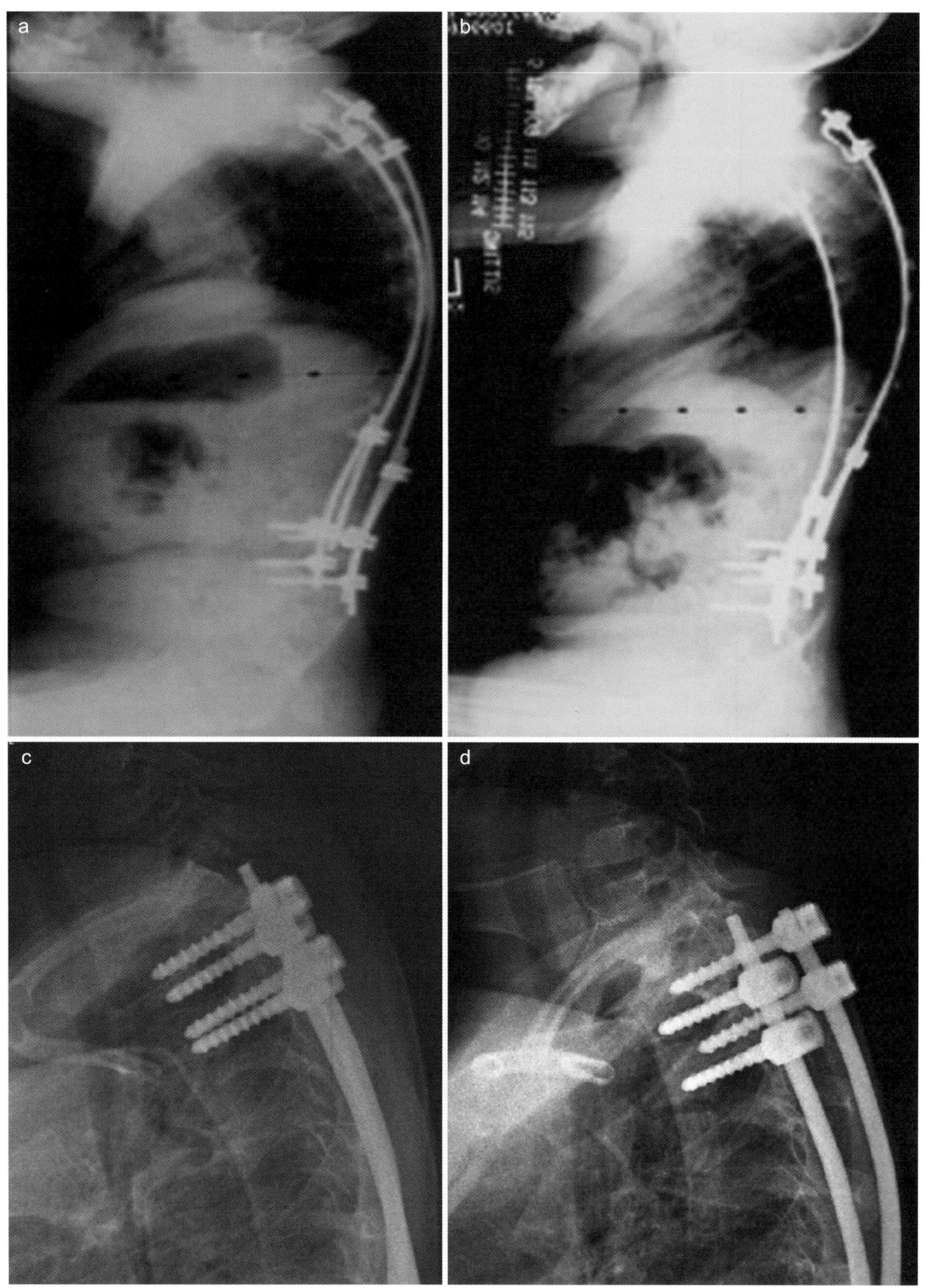

图 30.2 （a，b）近端肋骨钩脱出超过 1 年；置入内固定时，患者是 8.5 岁男孩合并塌陷的脊柱后凸畸形，因 Conradi-Hunerman 综合征导致颈椎后凸畸形伴四肢瘫痪，（c，d）1 例可以行走的患者置入内固定后的第一年内出现胸椎椎弓根螺钉拔出

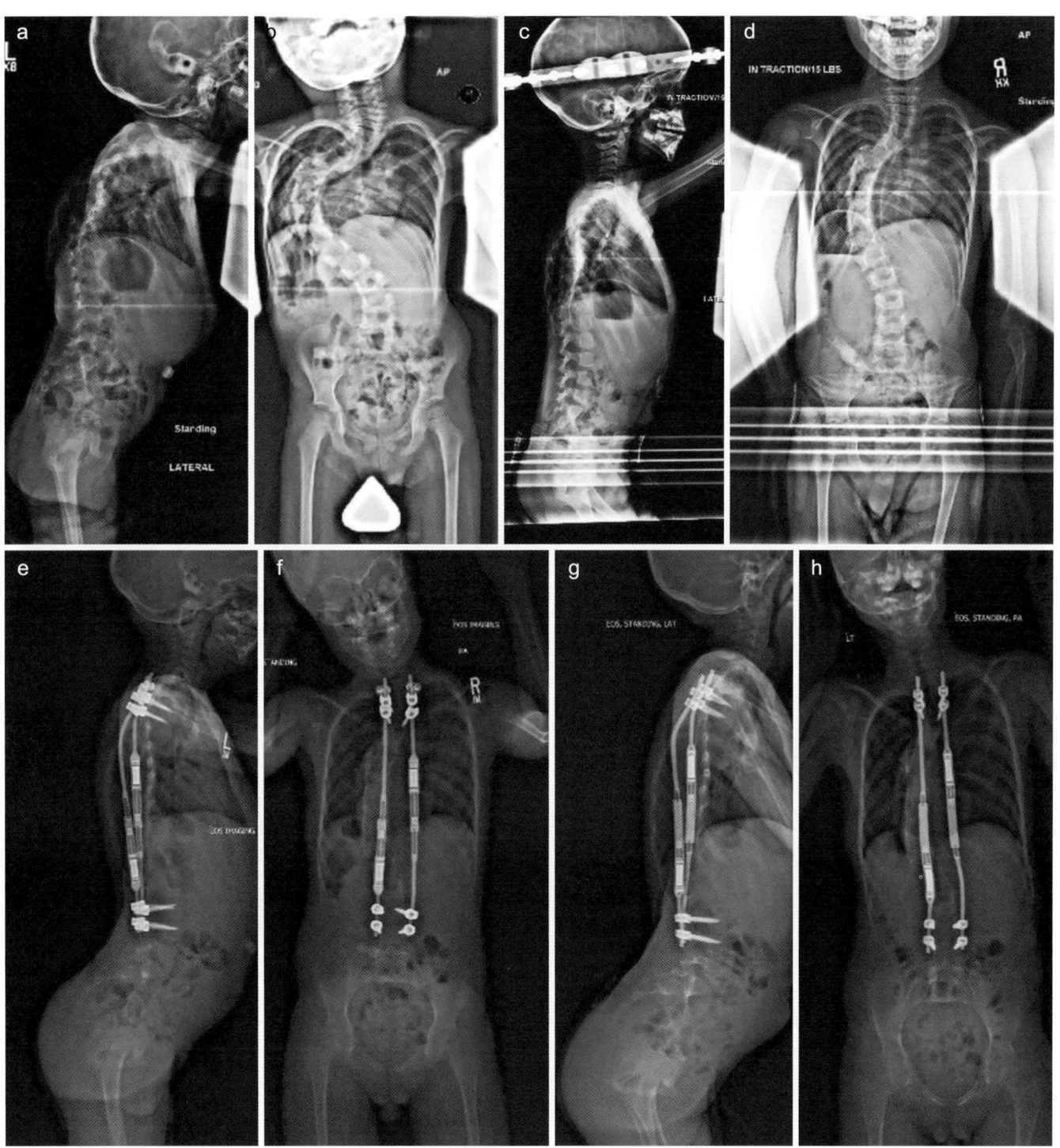

图 30.3 （a, b）一名 3.3 岁、重度 EOS 男孩的 X 线片，疑似未知的结缔组织病。他最初接受了系列石膏治疗，然后进行了一段时间的 HGT，随后再接受系列石膏治疗，将手术干预年龄从 18 个月推迟到 3.7 岁。当时他的牵引前的侧位 X 线片显示不太适合使用 MCGR；但牵引后延长（c, d）MCGR 被选为植入物（e, f），第一次 MCGR 撑开完成后，现在的第二个 MCGR（术后 4 年，8 岁）（g, h）维持了 HGT 最初获得的冠状面矫形和改善了矢状面畸形

一项研究使用具有类似重度畸形的对照组患者，发现术前使用头环重力牵引可以缓慢、逐渐地矫形而不是即刻矫正，大幅度减少了对全脊椎切除术和更具神经风险的截骨手术的需求[5]。这项研究显示类似的侧弯矫正、手术时间和预计出血量（estimated blood loss，EBL），术前行 HGT 组仅有 3% 行了全脊椎切除术（vertebralcolumnresection，VCR），而非 HGT 组为 30%。非 HGT 组的并发症发生率也增加了一倍（52% vs 27%），尽管这并没有显著的统计学差异。

严重胸椎畸形的患者，特别是因为疏于治疗或者治疗效果欠佳而导致后遗症的，可能会出现呼吸功能障碍，在这种情况下，HGT 被认为是改善呼吸力学的准备步骤，使其成为更加耐受手术的患者。这种呼吸障碍，以及肌张力降低和肌肉无力、胸壁缺损、皮肤不耐受或感觉缺失和智力低下的患者可能不会考虑体外控制畸形的方法，例如支具或石膏。

单纯从与侧弯大小相关的生物力学考虑，严重畸形的患者也不适合进行支具或石膏治疗。超过约 53° 的侧弯通过纵向牵拉力量可以更有效地矫正[6]，而不是通过石膏或支具侧方施加横向力量。因此，大而僵硬的侧弯可能不适合使用石膏或支具，由于与无效的横向负载相关的皮肤压力过大，以及肋骨侧向压力引起的肋骨和胸壁变形，因此石膏或支具难以耐受。在这种情况下，HGT 是实现畸形矫正的有效方法，并间接改善呼吸力学[7, 8]。我们注意到，在几名因脊柱拉长或矫正而导致胸壁扩张的患者中，预计肺活量急剧增加 10%（图 30.4）。由于拉长的躯干以及凹侧的肋骨分离、更有效的膈肌运动，改善了畸形的限制性因素，从而提供了更有效的呼气和吸气。这可能是 HGT 治疗期间肺活量急剧增加的生理学解释。

此外，许多 EOS 患者体重过轻和（或）营养不良，使其发生术后并发症风险更高。HGT 提供了一个特殊的机会拉长腹部，住院期间可以加强营养评估和支持，这往往会导致体重大幅增加（有关细节见下文 30.6 部分）。

30.3 禁忌证

目前发现 HGT 几乎都是安全的，即使在发展中国家和地区治疗极重度的畸形[7-13]。使用 HGT 仅有的绝对禁忌证包括：存在颅骨骨质不足以固定维持头环稳定的疾病（图 30.5），如成骨不全或纤维结构不良；髓内或髓外病变（肿瘤、脊髓空洞），伴或不伴存在神经损伤（图 30.6）；严重的椎管变形伴狭窄[3]。否则，任何患者合并重度僵硬畸形伴或不伴脊柱后凸、潜在或实际存在的胸廓发育不良综合征（thoracic insufficiency syndrome，TIS）、骨质疏松以及因急性器械矫形而增加神经损伤风险的患者均可以使用 HGT，为其他手术治疗前的准备步骤，以减少内固定器械或神经系统并发症的发生、改善呼吸功能和提高全麻的适应能力。

30.4 技术

HGT 并不是一种治疗脊柱畸形的新方法，早在 20 世纪 60 年代在 Rancho Los Amigos 医院首次报道 halo 头环装置后很快就发展起来[14]。Stagnara 推广重力牵引法[15]，1984 年 Klaus Zielke 访问在德国 Stagnara 的诊所时展示了该技术，之后我们中心引入了该技术。这些早期学者使用 HGT 的适应证基本上与我们今天的相同——在 Rancho Los Amigos 的经验中，神经肌肉性"塌陷的"畸形，患有呼吸功能不全的老年患者以及综合征性或特殊类型的脊柱畸形的年轻患者，HGT 作为一种辅助治疗。

对于儿童，固定头环需要全麻，尽可能使用最大螺钉数[8, 16]（图 30.7a~d）。经验表明，使用多枚螺钉实际上降低了任何单个螺钉感染和松动的发生率。螺钉的方向也应该尽可能与颅骨垂直[17, 18]。螺钉拧紧的扭力约等于孩子的年龄，最大为 8 英寸 - 磅，例如，使用校准的扭力扳手将 4 岁患者的螺钉拧紧的扭力为 4 英寸 - 磅。由于颅骨厚度和颅缝的差异，建议使用头颅 CT 扫描来控制螺钉的分布[19, 20]，但在实际中，当使用多枚螺钉时，这种颅骨厚度的测量并不改变预计的螺钉位置。通过扭力测定控制拧入，我们不建议常规进行 CT 检查。额骨和枕骨的部位通常是足够安全的、可以牢固地放置螺钉。第二天，通过固定在轮椅或站立支架的牵引包，使用弹簧秤或其他动态牵引装置（见图 30.7b~d），开始站立、在头顶上方牵引，最初的牵引力为 5~10 磅或者体重的 20%。在仔细的神经监测下，时间和重量都增加到了极限。在站立牵引时，所有患者每次都应该进行颅神经检查，同时对上肢和下肢进行运动和感觉的检查，特别是增加牵引力的阶段。最终牵引力可能超过体重的 50%，颈部疼痛通常是其的限制因素。通常在 2 周时间内就可以达到坐位时臀部将要抬离轮椅座椅或在站立时踮起脚尖（见图 30.7d）。夜间牵引的使用，使治疗过程或多或少是连续的，通过为患者的床安装颈椎牵引架来实现，通常是一个折叠床，头部抬高作为对抗牵引[21]。在我们中心，螺钉的护理包括每日的淋浴和螺钉部位清洁，用无菌棉签、50% 过氧化氢和 50% 的无菌盐水

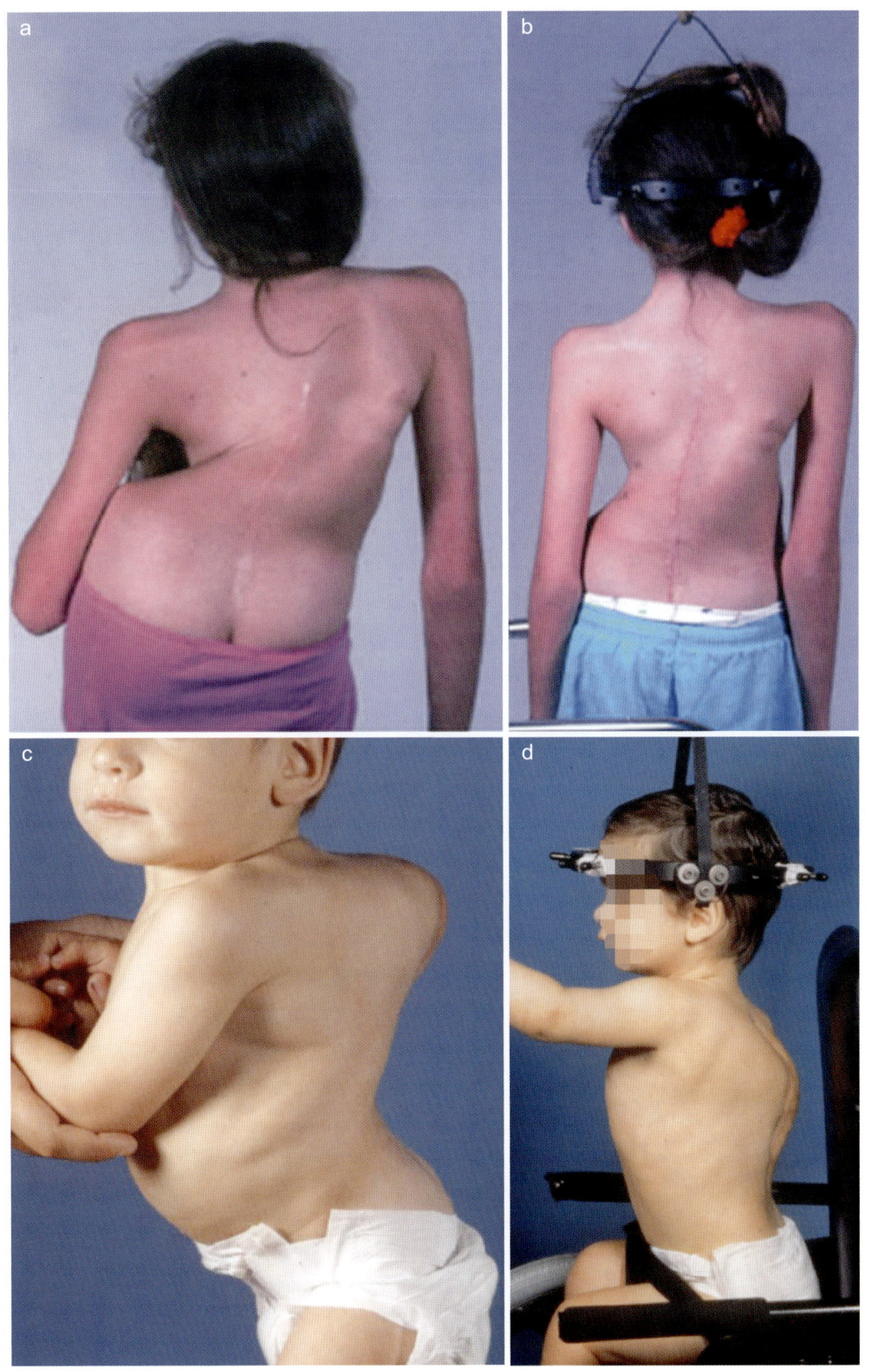

图 30.4（a，b）11 岁儿童特发性脊柱侧凸既往行脊柱后路融合术伴有曲轴现象，之前的截骨后骨性融合，通过 HGT 拉长了胸腔；（c，d）一名 Kniest-like 骨骼发育不良和先天性脊柱侧后凸的 3 岁患者脊柱拉长的同时后凸畸形也矫正了

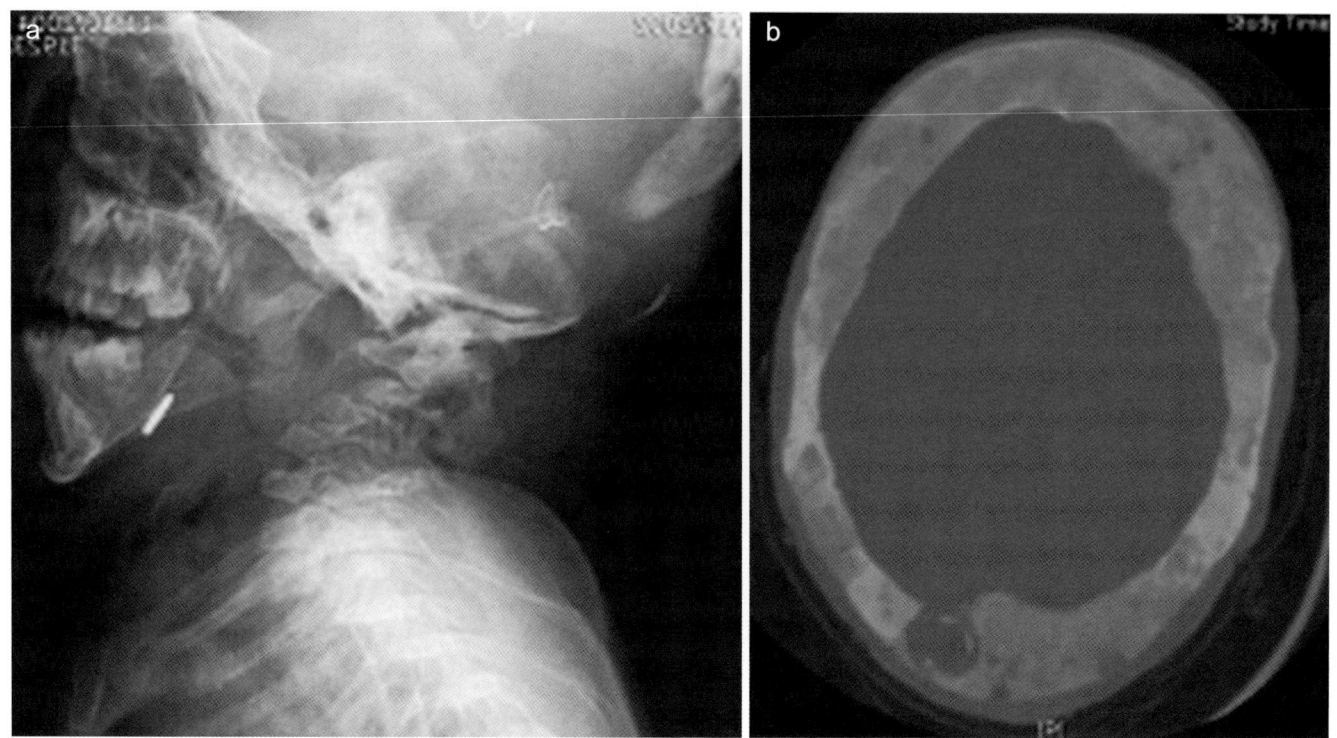

图 30.5（a）一例 Loeys-Dietz 综合征患者合并枕骨缺失。此患者不适合放置头环；（b）颅骨严重受累的纤维结构不良，也不适合放置头环

擦拭螺钉周围的渗出物。如果看护人员接受了适当的培训并保持警惕，则可以尝试门诊（家庭）牵引，经过适当时间的住院牵引后，看护者能够有安全意识。每隔 2~4 周拍摄正侧位 X 线片，一直到矫正的平台期。保持牵引 3~6 个月、无并发症且畸形逐渐改善的情况并不少见。在某些特定的情况下，对于过于虚弱且不适合手术治疗的患者，或手术治疗失败并且放弃的患者，我们通过无限期地延长 HGT 治疗时间，成功地治疗了重度的、不可矫正的畸形（见图 30.1）。

30.5 并发症

牵引的并发症包括针道感染，这是相对常见的（报道的发生率高达 40%）[7, 8, 10, 11, 13, 21-23]，但通常也可以通过短期口服抗生素和加强针道护理来控制。如前所述，在应用头环时放置更多的螺钉通常会使头环-颅骨交界面更稳定来降低个别螺钉感染的发生率。感染的螺钉穿透硬膜引发颅内脓肿以前被强调为一种不常见但严重的头环并发症[11, 21]，即使这种并发症在最近的相关报道中很少见，在我们中心也未发生过。然而，针道感染可以引起皮下蜂窝织炎，对眼眶周围结构产生不良的影响（图 30.8）。

在没有针道感染的情况下发生针道疼痛提示螺钉松动，这是另一种相对常见的情况，可在必要时镇静下，通过拧紧螺钉检查针道扭力。无神经根症状的颈部疼痛（轴向的）也是常见的，其可能是最常见的限制耐受牵引力的因素[21]。在年龄较大的患者中（>10岁），持续牵引引起的疼痛比较常见，虽然它可能会限制最终牵引的重量，但它很少产生否定牵引治疗有效的症状。显然，任何严重或顽固性颈部疼痛，或颅脑、上肢神经功能改变的患者都必须对颈椎病变进行放射学评估（图 30.9），在我们超过 170 例的患者中有 2 例发生过此类情况。对于已知的颈椎异常（先天性融合、既往手术，见图 30.10）或诊断肌张力减退的患者，建议每月监测颈椎侧位 X 线片。我们最近发现一例第 XI 颅神经（副神经）损伤的先天性肌肉病患者，由于无法检查肌肉无力（耸肩）的情况下没有颈部疼痛，因此在牵引过程中没有被诊断，但在诊断后复查 X 线片提示颈椎可能过度牵开。这就导致了术后出现可逆性的斜颈。

真正的神经并发症较为罕见，与快速增加牵引重量有关。已经报道了可逆性的颅神经损伤[21, 22]，减少牵引重量有缓解作用。同样，有报道称伴有眼球震颤的恶心和眩晕在暂停牵引后可以缓解[7]。另外，运动性不全瘫可以在牵引后迅速发生，但与先前存在的脊髓异常或椎管狭窄有关[3]，不一定在立即停止牵引后

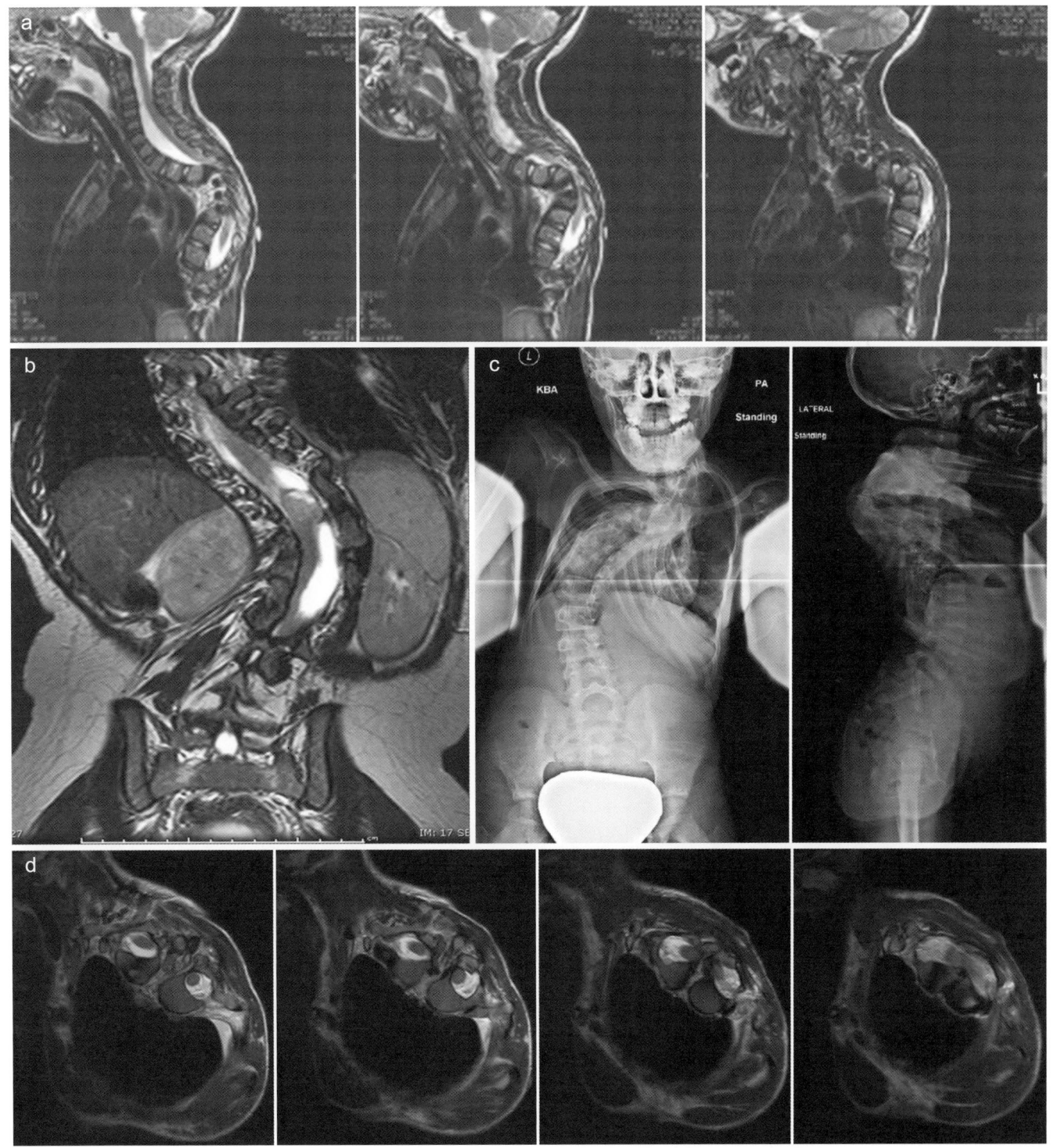

图 30.6 （a）一例 6 岁 Pierre-Robin 综合征患者脊髓压迫出现下肢截瘫，需要手术减压，而不是 HGT；（b）MRI 显示一例 7 岁、神经系统正常的囊性星形细胞瘤男孩。开始 HGT 后，患者快速出现下肢截瘫，而且随着停止牵引也没有缓解；（c）一例 11 岁、重度的神经纤维瘤病相关的脊柱侧后凸女孩，术前未发现椎管狭窄，牵引 4 周后晚上睡觉时出现下肢瘫痪；（d）MRI 切面显示严重的后凸型畸形伴有轻度的脊髓水肿。停止牵引后神经症状没有缓解，但在紧急顶椎椎弓根减压和后路脊柱融合固定后的数周内，她的神经功能完全恢复了。回想起来，严重的角状脊柱侧后凸也应该是 HGT 的禁忌证

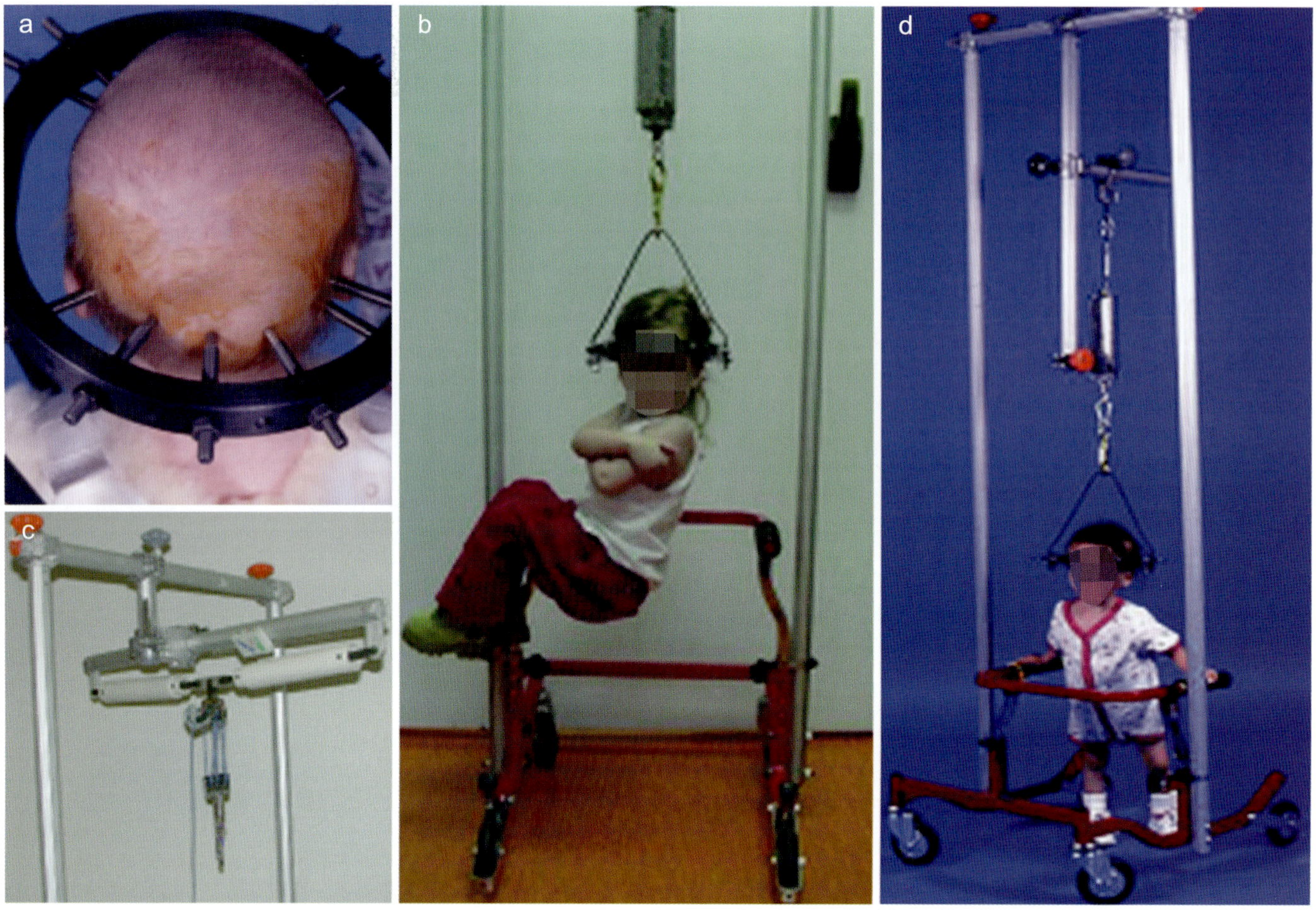

图30.7 （a）一例9月龄、重度婴儿特发性脊柱侧凸的婴儿颅骨上有10枚螺钉。（b）动态牵引使用弹簧装置，不鼓励悬空；（c）目前使用的动态双弹簧加载装置；（d）头顶牵引时需脚尖着地行走。这是一个合适的牵引重量上限

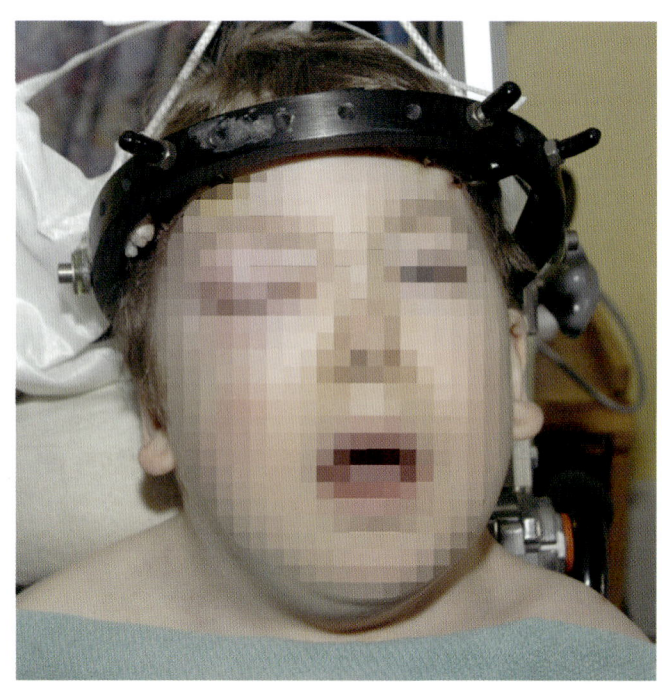

图30.8 额部针道感染合并眼眶周围蜂窝织炎

缓解。因此，任何先前的脊髓（见图30.6b）或椎管异常自然会成为HGT的禁忌证——实际上，任何形式的牵引，特别是如果先前存在的下肢截瘫（见图30.6a），应该进行减压手术而不是牵引。

该方法的安全性取决于患者如果在不舒服和过度"拉伸"的情况下，必要时通过抬高轮椅把手或助行器扶手来自动减轻牵引重量的能力。这种安全性是通过使用弹簧装置牵引来保证的，例如常见的弹簧秤或其他装置，其中弹簧拉紧产生"重量"，缩短弹簧减少重量（见图30.7b、c）。虽然经典的砝码和滑轮是骨科牵引常用的装置，但由于重量是恒定的，就提供了不可逃脱的牵引。因此，患者不能通过向上推轮椅把手（图30.11）或踮起脚尖来自动缓解令自己痛苦的重量。如果需要一系列不同方向的滑轮，会给这个系统增加额外的摩擦力，患者可能不能在牵引中"反弹"，失去了动态的特性，并且也会妨碍自动调节和安全性。因此，建议尽可能采用弹簧式装置（见图30.7b、c）。

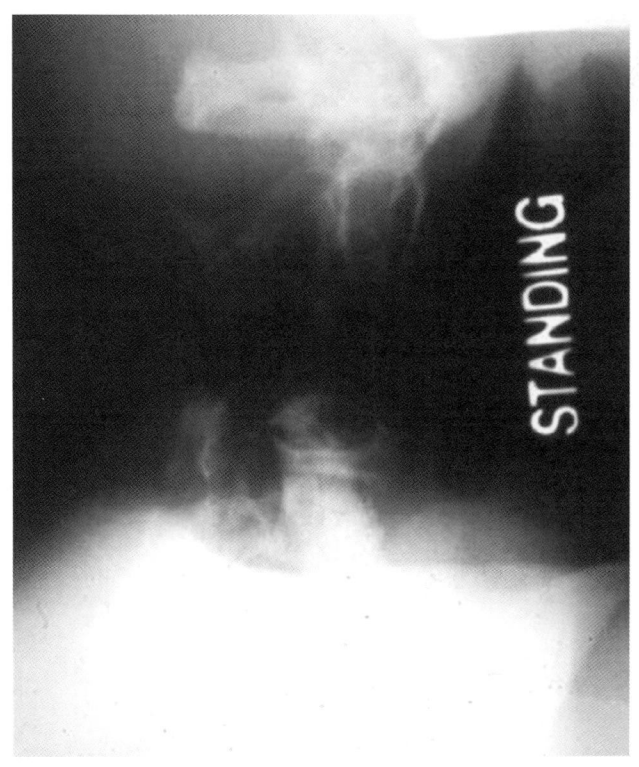

图 30.9 一例 Klippel-Feil 畸形的患者在接受 HGT 治疗时，突然感到颈部疼痛加重，伴面部麻木和外周感觉障碍。C3 至上胸椎存在长节段的先天性融合，融合节段头端未融合的 C2-3 发生了分离。HGT 立即停止，神经症状恢复

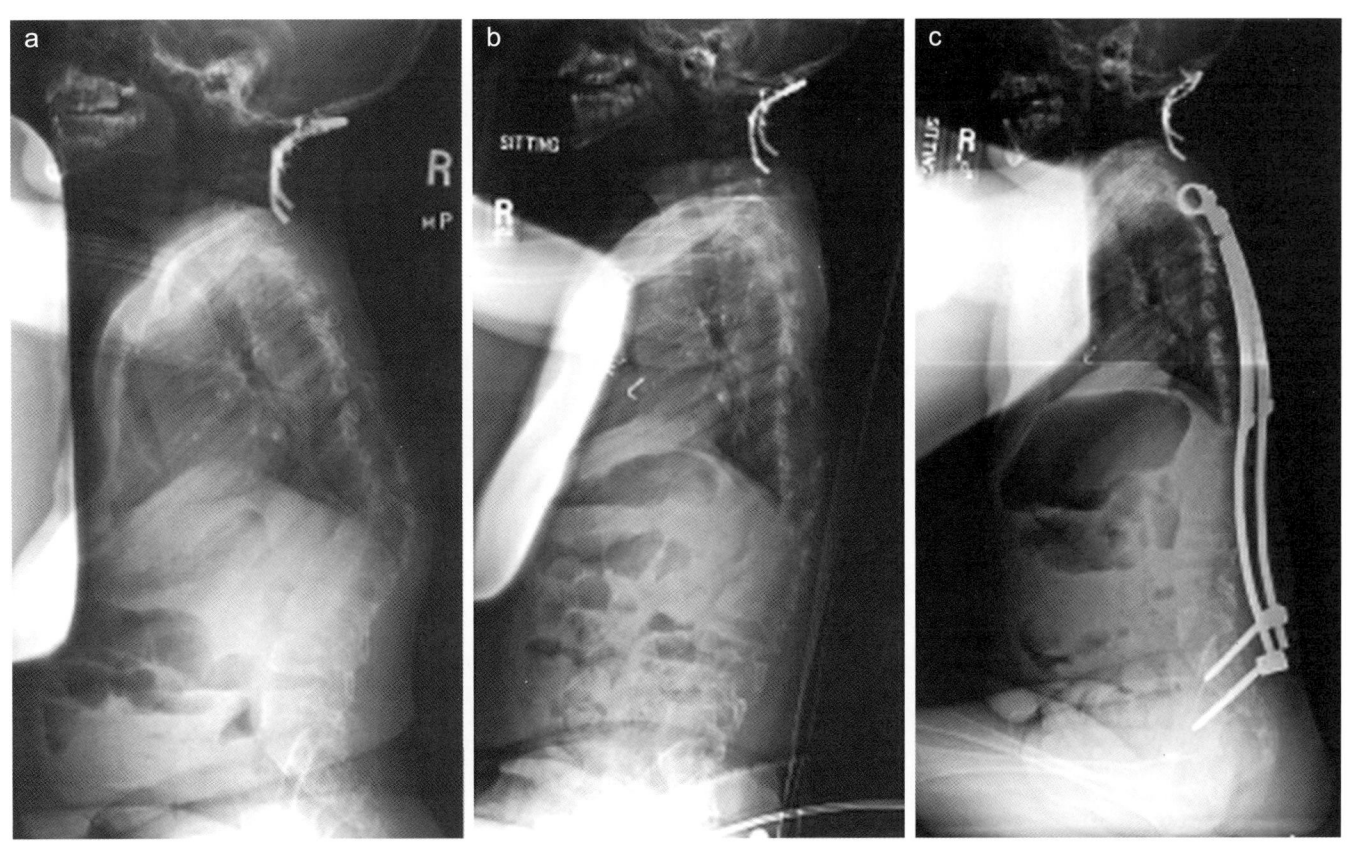

图 30.10 （a）一例 3 岁由于骨骼发育不良伴颅底凹陷导致颈脊髓病的麻痹性脊柱后凸男孩。由于佩戴支具呼吸功能障碍和胃食管反流，体外支具/石膏不能耐受；（b）牵引 3 个月后，脊柱后凸已经改善，足以尝试可撑开型的肋骨-骨盆装置。由于营养改善，患者体重增加了 5 kg；（c）置入肋骨-骨盆装置。不幸的是，由于持续的体重增加和麻痹性畸形，顶部的支架最终需要校订

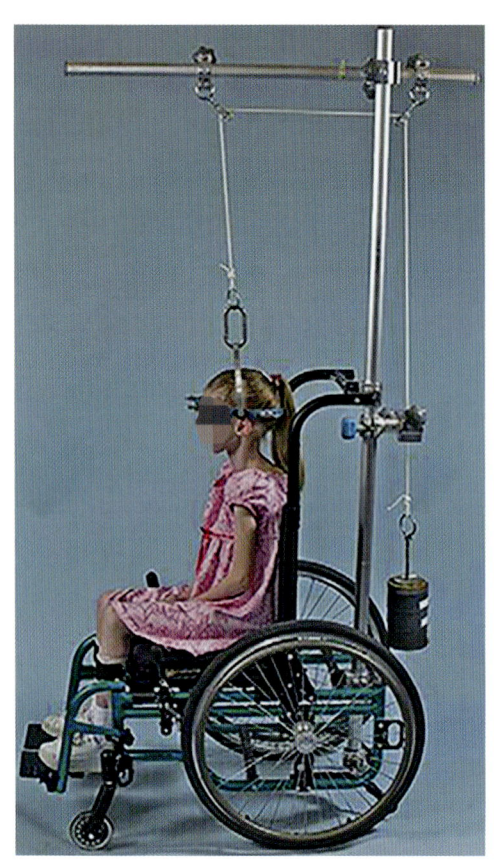

图 30.11 轮椅牵引使用经典的骨科滑轮和砝码。注意轮椅没有扶手（不推荐）。由于重量是恒定的（与弹簧装置相反），患者不能通过在座椅上抬高自己来缓解牵引重量，而且没有轮椅扶手，不能提供有效推力的支撑点

另一个安全问题是在去除牵引力的情况下，患儿有可能摔倒并撞到固定头环的头部。在作者的机构中，这种情况曾经发生过一次，导致颅骨骨折，但没有颅内损伤，因此需要移除头环，3 个月的时间颅骨骨折愈合，然后重新使用头环。这种担忧确实使住院头环牵引的患者需要护理监督，要比门诊患者更要引起注意。作者建议引导儿童和家长佩戴头环时不要奔跑，因为即使时走路稳健的患者也可能会摔倒。作者对挑选家长和非极度活跃的儿童有经验，他们在家进行牵引治疗摔倒的风险较小，让家长把牵引所需的必要装备带回家，然后每周回到医院来检查针道和进行一系列神经系统检查。应该指出的是，目前接受 HGT 治疗的患者中，>90% 的是住院患者，其他的是门诊患者。

30.6 现状

脊柱畸形放射学改善通常在牵引后 1~3 周内可以见到，但如前所述，更长的牵引时间有望产生更多的矫正，直到达到一个似乎没有进一步改善的"平台期"[10]。在现在情况下，达到这个平台期的时间尚不清楚，但一些研究表明，持续改善至 6 周及以上[9, 11, 24]。总体而言，30%~40% 的冠状面和矢状面畸形改善通常发生在 HGT 的 2~21 周，无论是最终矫形和融合[7-12]，还是作为使用 VEPTR 或生长棒的前期治疗[1-4]（图 30.10a、c）。同样重要的是躯干高度（平均 5~6 cm）和躯干偏移的改善[7, 8, 12]（见图 30.4）。文献回顾显示 T1-12 高度增加了 25%。一项对 50 例患者的回顾表明，年龄（8 岁<或>8 岁）或既往治疗不会改变放射学的矫正效果[12]（图 30.12）。

除了放射学改善外，还观察到其他不易量化的阳性变化。有趣的是，我们早就注意到了牵引过程中患者的健康状况和呼吸"储备"有所改善，这意味着是评估的一部分。最近的研究在小群体患者中测量肺功能（pulmonary function tests，PFTs），表明牵引时 PFTs 有 15%~20% 的改善[9, 24, 25]。此外，牵引后的手术固定在技术上也不太困难，因为在尝试内固定矫形时，已经达到了最终畸形矫正的 75%~85%[3]，可以以更小的范围和对锚定点更小的压力置入内固定，特别是在如果存在脊柱后凸，通过牵引已经获得了改善的情况下[25]（图 30.10）。

最后，如果术前有任何营养性或代谢性问题，这可能会影响伤口愈合，可以在牵引的几周内很容易地处理这些问题。特别是，许多早发型脊柱侧凸患者往往体重严重不足。使用基于年龄的体重百分位数（典型的"生长图表"）往往不足以描述营养不良的程度，因为<第一百分位数对应的是低于平均值 2 SD，而这些儿童中的许多人的体重比平均值低 3~5 SD。使用标准测量的 BMI 也可能低估这种严重的营养不良，因为没有用预期身高的替代指标，如臂展或尺骨长度，来代替患者的身高（因躯干畸形而缩短）。与基于身高的 BMI 相比，使用年龄体重量表或依据臂展/尺骨长度修正的 BMI 可以更准确地描述低体重。在我们的 HGT 病例中证实，接受 HGT 的 EOS 患者中 35% 体重 Z-评分≤2SD 的患者低于对应年龄平均值。我们证实住院患者在接受头环重力牵引同时营养咨询，结果体重 Z-评分从平均值 -3.5 SD 增加到平均值 -1.7 SD，表明向正常水平改善了几乎 2 个完整的标准差[35]。

我们已经注意到，通过"traction camp"的同伴支持系统以及在那些有大量 HGT 患者的中心看到其他有类似畸形的患儿和家庭，患儿和其照顾者的心理健康得到了改善[11]。同时在作者的机构，多名 HGT 患者的住院管理已经实现了这种支持性护理。

在极端情况下，我们已经无限期地应用 HGT 治疗

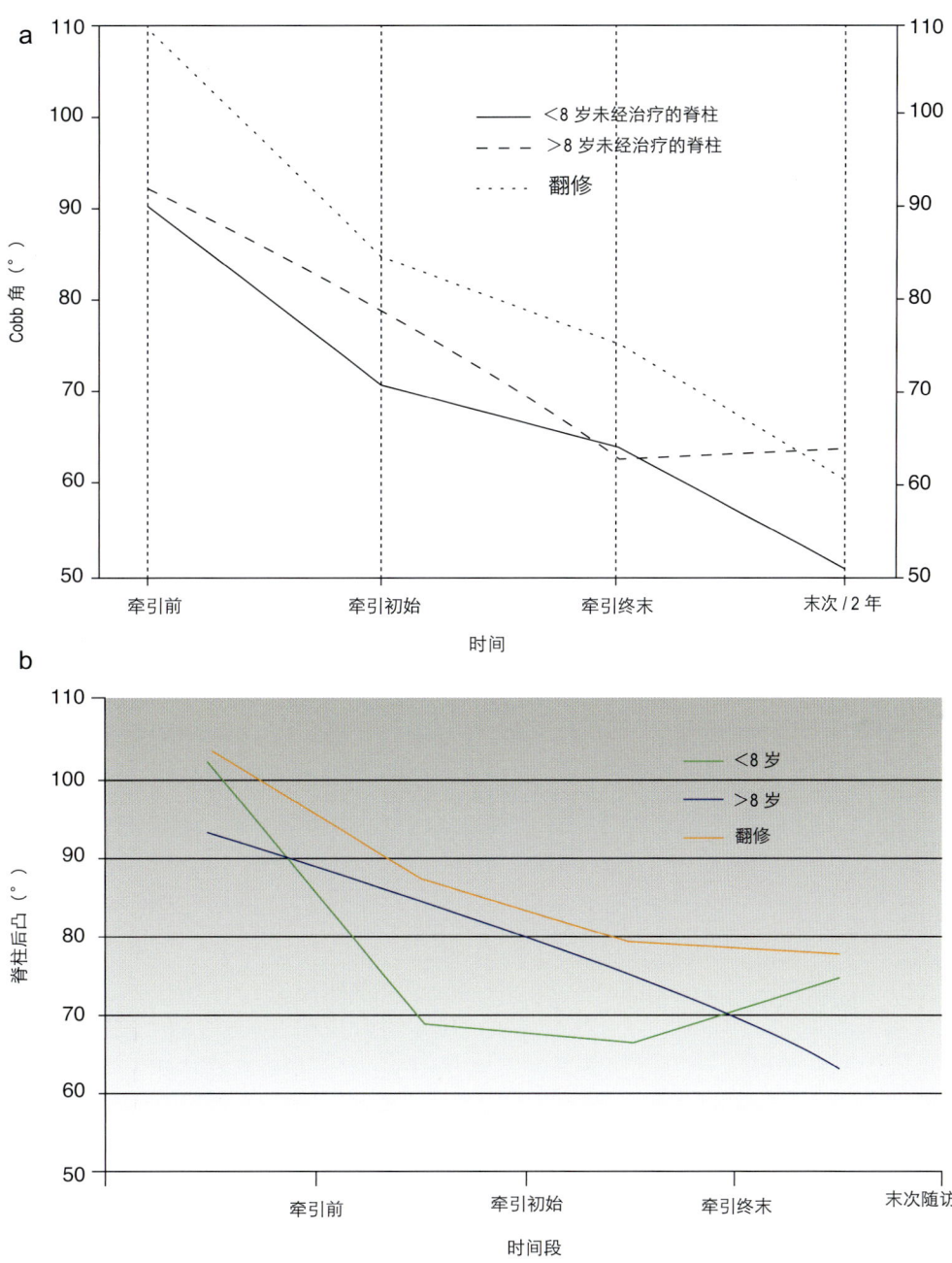

图 30.12 （a）冠状面侧弯角度对 HGT 和随访的反应[8]。患者＜8 岁、＞8 岁或既往治疗后接受 HGT 的患者间的矫正效果没有差异。（b）HGT 对矢状面矫正效果。患者＜8 岁脊柱后凸牵引治疗效果最好

选定的患者（见图 30.1）。目前的一个例子涉及一个肌病患者合并塌陷性畸形，最初的手术指征是试图改善呼吸功能——他曾因反复肺炎和肺脓肿住院。进行了 20 多次手术（置入、切开/引流、移除、再置入等），试图维持肋骨 - 骨盆可扩张装置，但最终因反复伤口裂开和败血症而不得不放弃。在最终移除内固定后，患者已经连续进行了 9 年的 HGT（见图 30.1，m），并且患者没有任何感染，不需要再住院，体重增加 10 kg，比 HGT 前体重增加了 45%。

30.7 总结

头环重力牵引对于任何复杂的脊柱畸形患者都是一种极其有用的治疗选择，在 EOS 人群中，由于它同时治疗脊柱、胸壁和营养的问题，因此变得更加重要。可以预见的是，HGT 在非手术治疗的情况下冠状面和矢状面畸形有 30%~35% 的矫正，同时拉长胸椎和腰椎，通过改善肺容积和膈肌功能来更好地提高肺功能，通过拉长腹腔并在住院期间允许一段时间的高强度的、规范的营养干预来更好地改善营养状况。它可以作为一种矫正畸形的延迟策略，然后通过支具或石膏更好地继续非手术治疗，或者它可以用于产生足够的畸形矫正，特别是脊柱后凸，从而有利于基于撑开的、生长类型的内固定治疗效果。这在磁控生长棒的时代变得更加重要，其特点是需要在脊柱后方安装一个直的驱动器。显然，它也可以用于在最终内固定融合前的畸形矫正，在骨质减少、神经肌肉性或综合征性患者中具有显著优势，因为在这些患者中，更简单、更快的手术置入更值得考虑。

基于 30 多年的使用经验，HGT 被认为非常安全且相对没有并发症，但要了解到某些患者是对 HGT 有明确的禁忌证——交界区的硬膜内占位和狭窄。此外，既往存在下肢截瘫、低张力肌肉病和现存的颈椎畸形，包括先天性和手术源性的，必须极其谨慎和警惕地使用。与螺钉感染和松动这两种相对常见的轻微并发症相比，主要并发症——主要是神经系统的——的发生率不到 5%，而畸形、呼吸功能和营养疾病的改善是显著的，并利于改善 EOS 患者后续治疗的效果。

（Brandon A. Ramo, Charles E. Johnston 著
高荣轩 译　李国壮 校）

参考文献

扫描书末二维码获取

第九篇 儿童脊柱畸形的传统手术治疗

第31章 半椎体切除术在早发型脊柱侧凸中的应用

本章内容

31.1 引言 347	31.3.2 支具/石膏 349
31.2 评估 347	31.3.3 手术 349
31.2.1 临床评估 347	31.4 手术技术：半椎体切除术 350
31.2.2 放射学 348	31.5 术后管理 351
31.3 治疗 348	31.6 并发症 352
31.3.1 观察 348	31.7 半椎体切除术的临床结果 353

要点

- 单发半椎体最常发生在胸腰椎区域。半椎体切除适用于导致脊柱不平衡和在长侧凸（半椎体上下两个节段）出现前的大于 30°～40° 的进展性脊柱侧凸。
- 腰骶交界处半椎体可导致躯干不平衡，这是手术指征。
- 在后路半椎体切除术中，推荐使用椎弓根螺钉，以中央棒串联椎板钩，经加压行一期矫正。
- 半椎体切除术的并发症很常见，专家们提出了降低并发症的最佳策略。
- 由于半椎体切除术后远期有畸形进展的风险，需长期随访直至骨骼成熟。

31.1 引言

半椎体（hemivertebra，HV）是由于脊柱形成不良而导致的，其通常也与脊柱分节不良有关，且可发生在同一患者脊柱的多个节段。美国儿童住院数据库的一项大型回顾性研究报道其发生率为 9/10 万[1]。半椎体切除术可能适用于伴发单发 HV 的进展性早发型脊柱侧凸（early onset scoliosis，EOS）。针对该种疾病已报道了许多技术，然而这些技术的证据水平都很低[2-17]。无论使用哪种技术，并发症依然很常见。

目前 HV 相关的进展性 EOS 的手术治疗主要采用后路半椎体切除术和短节段脊柱融合术。然而，还有许多医生采用凸侧生长阻滞术（见第 40 章）。此外，有些医生仍倾向于采用前后路联合入路施行半椎体切除术。

本章总结了 HV 患者的临床和放射学评估。讨论了非手术和手术治疗方法。最后，我们回顾了后路半椎体切除术的手术方法、术后管理、并发症处理和临床效果。

31.2 评估

31.2.1 临床评估

临床评估 HV 的主要方法是对脊柱进行体格检查。应关注脊柱在冠状面和矢状面的整体平衡，绝大多数儿童能保持良好的临床脊柱平衡。如果儿童出现严重的失平衡，应高度怀疑可能是潜在的神经轴异常导致了脊柱畸形。尽管神经轴肿瘤总体上很少见，但其是幼儿最常见的恶性肿瘤之一。步态评估也很重要；HV 不应累及步态，如果观察到步态异常，也可能提示脊柱轴的潜在疾病。第 8 章详细阐述了 EOS 儿童的临床评估。

31.2.2 放射学

第9章阐明了儿童EOS放射学评估的大体原则。HV患者应有全脊柱的正位（AP）和侧位X线片作为基线评估。如果儿童能配合站立10~15秒可进行双平面缝隙扫描，其辐射暴露较少，是放射成像的首选方法。如儿童能自主站立并配合，立位成像更适合用于监测。那些无法站立的儿童应做坐位或仰卧位成像检查。在HV患者X线片上评估的关键是可识别HV的数量、位置和形态。多发HV并不少见，从颈椎到骶骨的所有脊柱都应仔细检查。HV更多见于冠状面进而导致冠状面畸形，其于侧位像上导致矢状面畸形相对少见。HV可在两侧完全分节或仅在一侧部分分节或完全没有分节。邻近节段可调整其形态环绕HV嵌插，但通常可保持正常形态（图31.1）。术前行柔韧性X线片评估有助于验证HV相关主弯相邻的代偿弯是否为非结构性，这可通过仰卧位或手动牵引手臂和腿来完成，后者推荐全麻下在手术室行手术时进行。侧方弯曲像X线片一般不推荐用于HV评估，因为幼儿的力量、技术和保持侧屈姿势的能力不一。

计算机断层扫描（CT）为HV的特殊形态提供了更清晰的成像，然而，由于高辐射暴露，不建议将其作为初始常规成像检查。CT通常用于术前规划和创建3D模型。建议术前行CT扫描以提高对HV特殊解剖结构，特别是异常前后结构之间关系的了解，以帮助指导治疗。许多时候前、后方的形成不良并不一致，如图31.2，这是一个示意后方半椎板与前方半椎体不在同一水平的病例。从CT图像获取的3D重建有利于规划内固定、切除范围和畸形矫正。本章作者在半椎体切除术前常规行3D重建（图31.3）。

所有HV患者均需行磁共振成像（MRI）检查以筛查相关的神经轴畸形。研究表明，10%~30%的先天性脊柱侧凸患者合并有神经轴畸形[18-21]。最常见的神经轴畸形是脊髓拴系、脊髓纵裂和Chiari畸形。MRI还可提供更多HV相关的骨质特征、生长潜力和间盘的解剖细节。这有利于预测脊柱畸形的进展，并规划特定的半椎体切除术以获得最佳的矫形。对于使用MRI进行手术规划的医生来说，如果距MRI初次筛查时间过长，可能需要在HV手术前再复查MRI。

31.3 治疗

31.3.1 观察

建议将观察作为大多数HV患者的初始治疗。确诊年龄差异很大。在婴儿中，HV可能在产前检查中就被诊断出来，或在其他原因的检查中被意外发现。对于蹒跚学步的孩子，父母、其他照顾者或儿科医生可能会认为这是一种临床畸形。甚至偶尔在儿童后期或青春期时或在儿科医生进行脊柱侧凸筛查时才首次被诊断为临床畸形。

在婴儿期和儿童早期，建议每3~6个月随诊一次进行查体和放射检查以监测潜在的畸形进展。一般来说，在这期间进展缓慢不需要治疗。然而，规律的临床随访对于发展与患者家庭的关系，以及更好地了解侧凸进展过程以更好地指导何时需要治疗仍然很重要。

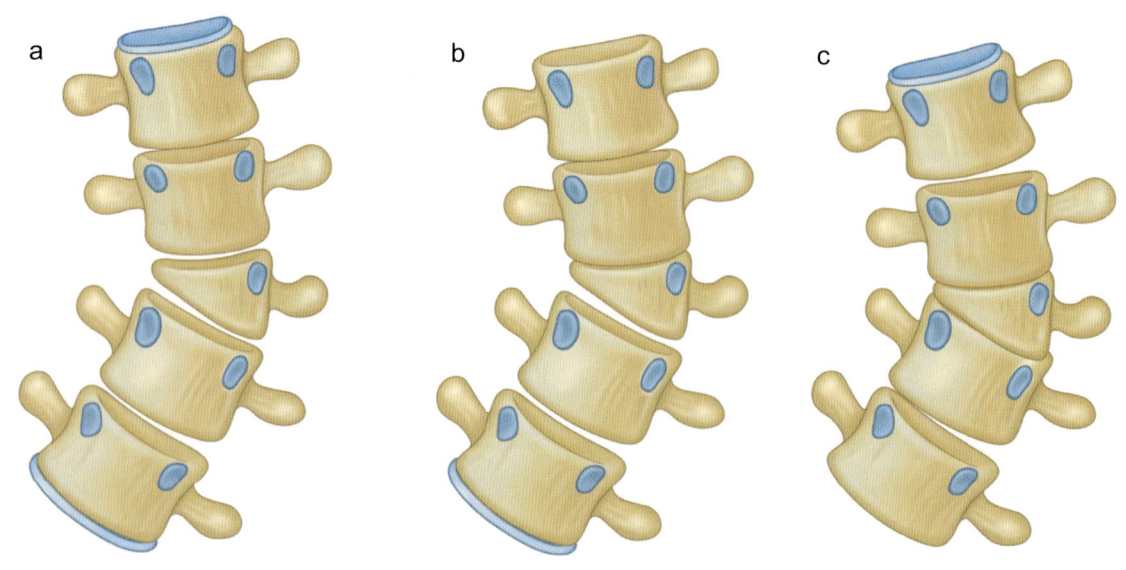

图31.1 （a）完全分节HV的图例。（B）部分分节HV的图例。（C）未分节HV的图例

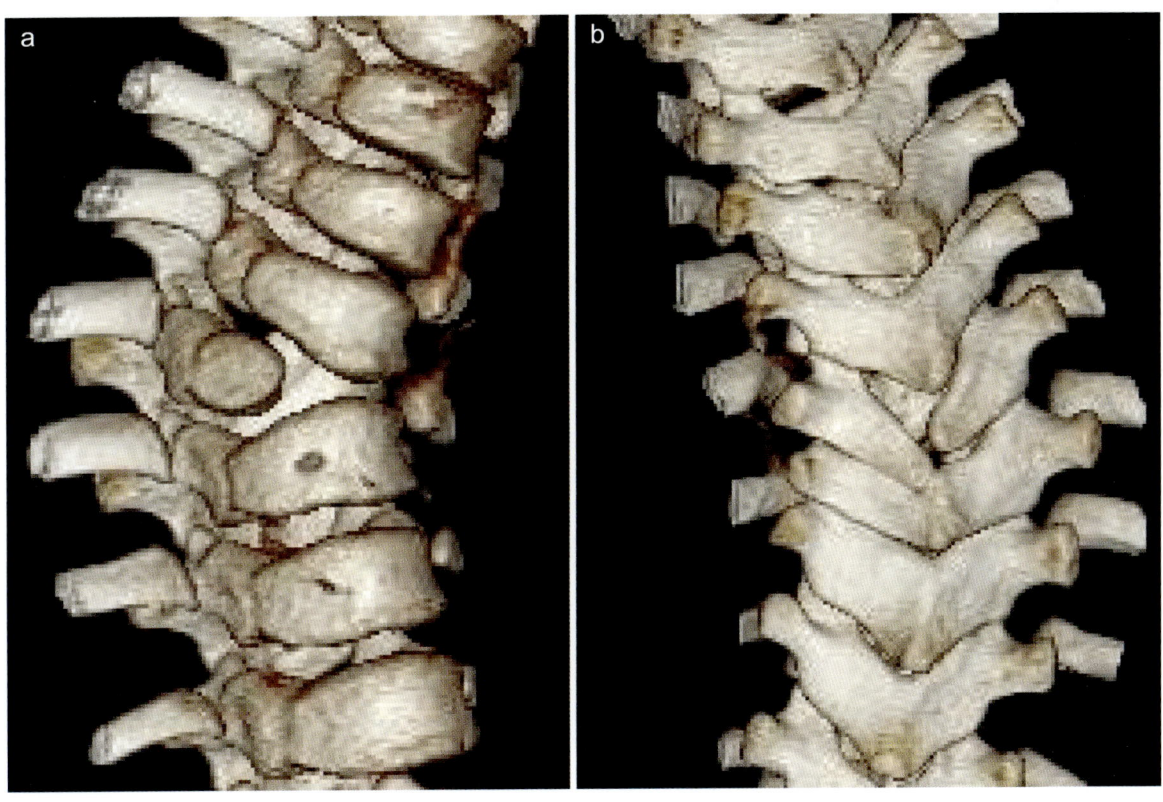

图 31.2 （a）CT 三维重建提示前后解剖结构不一致。前面观显示为 HV。（b）三维 CT 显示后方半椎板比（a）所示的 HV 高一个节段

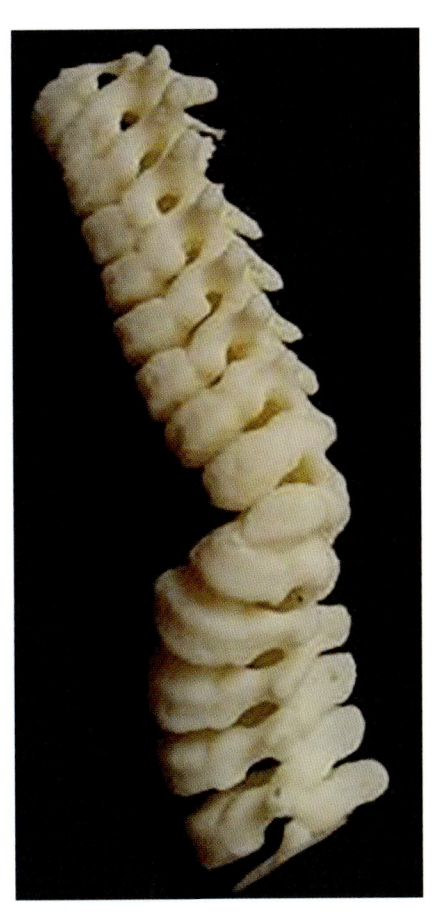

图 31.3 用于术前规划的 3D 打印 HV 脊柱模型

31.3.2 支具 / 石膏

目前对于何时对 HV 行支具或石膏治疗还未有达成共识的指南。因为疗效有限，以前认为先天性脊柱侧凸是支具和石膏的禁忌证。然而，近来这些试图减缓那些因年龄太小而不能安全进行手术治疗儿童病情进展的非手术治疗的应用越来越多。最近一项先天性脊柱侧凸的研究表明，支具治疗可将手术治疗推迟数年[22]。先天性脊柱侧凸的脊柱石膏连续治疗也有类似结果[23, 24]。虽然支具或石膏不能阻止 HV 患者畸形的自然进展，但其可能有助于推迟小龄患者的手术。

31.3.3 手术

HV 的手术适应证因 HV 的位置、合并的其他先天性畸形、脊柱整体和躯干平衡以及神经轴的状况而异。如果可能，手术应在结构代偿弯形成前施行，这样可以通过脊柱的短节段融合来实现矫形和脊柱平衡。

颈椎或颈胸交界处的 HV 通常不需要手术，其通常是部分分节或不分节的，且通常合并许多其他先天性脊柱畸形，表现为"杂乱"的脊柱。在"杂乱"的脊柱中，通常会表现为轻微畸形，并导致颈椎活动范围缩小和受限。手术并不能改善患者的活动范围，而且相对于预期的畸形矫正而言，手术通常会有不可接

受的风险。然而，一些外科医生已经成功地对颈椎半椎体引起的固定性斜颈进行了手术。最近有一些病例研究报道了颈椎半椎体切除术的适应证和成功矫正固定性斜颈的方法[25-27]。

大多数 HV 发生在下胸椎或上腰椎区域。这个区域的单发半椎体每年通常进展 1°~4°；然而，其因个体的生长潜力和结构特点而异。腰骶部 HV 多为部分分节或不分节。腰骶部显著异常的患者可能会出现严重的脊柱不平衡和躯干偏移，这是手术指征之一。手术治疗最常应用于未导致无法接受半椎体切除和短节段融合术的长侧凸（通常指两端相邻的两个以上椎体形成明显侧凸时）的进行性脊柱侧凸（一般大于 30°~40°）儿童。如果已经形成了较长的侧凸，应考虑采用替代技术或与半椎体切除联合应用。这些技术在第 34、38、39、41、43、44、45 和 46 章中进行阐述。

HV 主要位于矢状面（前方分节不良）时可导致角状后凸和脊髓病理性受压，这是另一手术指征。最好在脊髓病或脊髓信号改变出现之前，即对 HV 引起的先天性后凸进行手术，以减少术中医源性脊髓损伤的风险。

所有类型的 HV 都最好在 3 岁后进行手术。在这个年龄段后，儿童通常可更好地耐受合适大小的椎弓根螺钉固定以获得矫形和稳定，且能在植入物上提供足够的软组织覆盖。

31.4 手术技术：半椎体切除术

这一部分我们将重点阐明后路半椎体切除技术。有几个病例队列报道了后路半椎体切除术的技术细节和结果[4-6, 10-17]。本节介绍 SRS 推荐的技术（图 31.4）。

患者俯卧于可透射线的手术床上，并适当支撑骨性突起。建议在胸部和近端大腿放置凝胶卷以抬升身体、使腹部不受压迫。必须对运动和感觉通路进行神经监测（见第 52 章）。

应在切皮前行透视检查以定位手术区域。通过电烧完成标准的脊柱骨膜下剥离。建议使用自撑开牵引器避免牵引力过大，以减少软组织缺血性损伤的风险。建议定期松开牵引器确保软组织灌注，只需对手术视野区域进行适当撑开即可。通过术前的 CT 扫描和（或）3D 重建，术中可直接观察后方结构的外观来验证 HV 的解剖节段以防止手术节段错误。

下一步是植入脊柱内固定。椎弓根螺钉是半椎体切除的首选固定方式，其可安全地固定脊柱三柱结构，从而减少治疗后前柱持续生长导致的远期脊柱平衡失代偿的风险。几项研究报道了椎弓根螺钉固定可安全应用于 1 岁以下的儿童，并且对椎管直径的生长没有临床影响[28-34]。使用导航可能有助于在非常小的儿童中安全植入脊柱内固定[35, 36]。建议尽量增加螺钉的直径和长度以获得最牢固的脊柱固定力量。对于身材矮

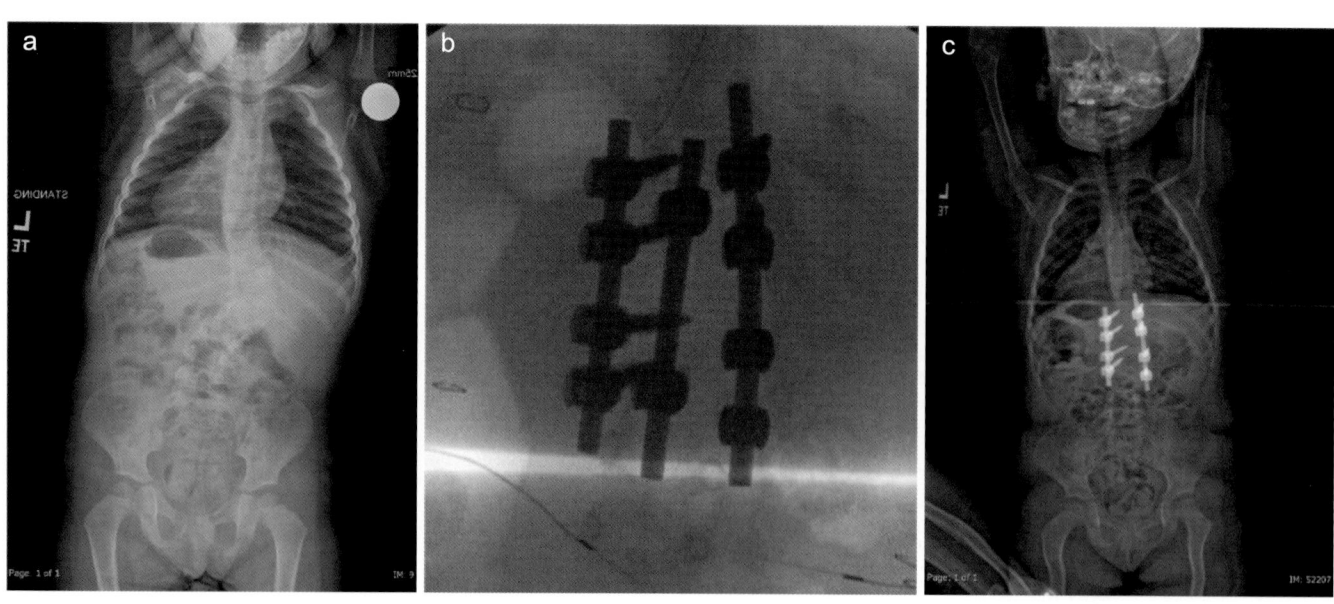

图 31.4 （a）1 例 4 岁胸腰椎交界区 HV 患儿的站立位 X 线片。（b）术中透视提示通过固定在 HV 切除区域上下方的椎板钩的中央棒加压矫形。（c）半椎体切除术后 2 年的站立位 X 线片提示矫形和脊柱平衡维持良好

小患者，建议使用专门设计的内固定器械；如果没有，可以考虑使用为成人颈椎设计的内固定器械以减少内固定物的突出。

如果无法植入椎弓根螺钉，则应考虑使用钩固定，可以使用椎弓根钩、横突钩和（或）椎板钩。因为钩刃位于椎管内，在植入椎弓根和椎板钩时需小心。钩的刚性比椎弓根螺钉小，且由于无法控制脊柱前柱，更有可能发生植入物失败和远期失代偿。正如后续在矫正技术篇章中阐述那样，一些外科医生除了使用椎弓根螺钉外，还会使用椎板钩。这使得与椎板钩相连的中央棒，在不对椎弓根螺钉施加应力的同时，还可用于加压矫形[37]。

对于原发冠状面和矢状面畸形的患者，建议植入单侧临时棒（对于先天性后凸畸形，由于有椎板切除术后脊髓受压的风险，必须植入临时棒）。对于冠状面畸形，在凹侧螺钉植入临时棒以支撑半椎体切除部位的后方结构。使用外科医生擅长的技术完成 HV 水平的椎板切除。本章作者使用超声骨刀进行椎板切除术。当硬脊膜暴露时要小心，如有必要，可用双极处理硬膜外静脉和脂肪。如果在胸段 HV 一侧看到神经根可予以离断，但在腰段则应保留。建议在切断神经根前用血管夹夹住胸段神经根 5~10 分钟以确保神经监测没有改变。神经根离断可使牵引器更易放置在 HV 椎体周围。许多供应商为此设计了"勺状"牵引器。可延伸牵引器也可用于此类 HV 椎体周围的撑开。

椎板切除后，通过切除相邻的小关节和横突来游离 HV 的椎弓根。在这点上，有多种切除 HV 的技术。一些医生倾向用刮刀或高速磨钻穿过椎弓根来切除 HV 椎体；一些医生建议在 HV 外周放置牵引器以保护前方的大血管。放置后就可使用标准截骨器、盒式截骨器、刮刀和超声骨刀等工具来切除 HV。应始终注意保护硬脊膜，但应尽量减少撑开，以减少脊髓牵引性损伤的风险。

SRS 建议切除 HV 邻近的椎间盘组织，以减少畸形活动和促进骨融合。这可使用刮匙来完成，注意保护硬脊膜和先前置入的椎弓根螺钉。在凹侧用牵引器保护前方大血管，再用窄骨刀或小刮刀分离 HV 侧方的椎间盘组织。如果不切除椎间盘组织，间盘中的纤维组织会阻碍畸形完全矫正和（或）融合。间盘中的纤维组织和（或）骨生长也可能导致假关节，以及由于间盘前方的持续生长或骨形成导致畸形进展，均可导致内固定失败。

最后要切除的部分是在 HV 椎体切除过程中为硬脊膜提供保护的椎体后壁。许多截骨装置中都有专业后壁冲击器或反向角度的刮匙来完成此过程。

半椎体切除术中失血最多的过程通常发生在骨切除过程。可吸收明胶海绵、明胶粉末、止血基质、凝血酶和可吸收止血剂等辅助材料与双极电凝可有效地控制硬膜外出血。静脉注射氨甲环酸也可减少术中出血。

推荐通过连接 HV 上下节段椎板钩的中央棒来矫形。在不对椎弓根螺钉施加应力的前提下，可通过中央棒加压来矫形。在小龄患者，椎弓根螺钉更易失去锚定或在施加矫形力时"划出"。施加了足够的加压力量后，可通过目视和透视来评估矫形。评估前方是否仍有间隙，或者有无骨与骨的接触。如果前方仍有明显间隙但矫形效果满意，可考虑置入植骨材料（从切除的 HV）和（或）使用小结构性融合器（成人颈椎融合器可以放在儿童的胸/腰部）。如果同时有前方间隙和矫形不足，需重新评估是否遗漏切除 HV 周围阻碍矫形的骨或椎间盘组织。最后需评估硬脊膜，确保它在矫形后没有受到压迫。完成合适的矫形后，将固定螺母最终锁紧到椎弓根螺钉的杆上，并确定是否移除中央杆或保留用于结构支撑。一般来说，如果椎弓根螺钉固定良好，可移除中央棒，因为它通常比椎弓根螺钉和棒更突出体表。也可通过对凸侧椎弓根螺钉加压来进行矫正；但是，请确保在此操作后螺钉不会丢失固定。如果椎弓根螺钉锚定力过弱，会增加术后内固定失败的风险，进而导致矫形丢失。

计划融合节段暴露的后方结构可以用圆凿或高速磨钻去皮质，然后植入自体移植骨（从 HV 切除）。由医生自行决定是否使用抗生素粉末和额外的同种异体移植骨。本章作者常使用 1 g 万古霉素粉末与原位自体移植骨混合，而不使用同种异体移植骨。仔细闭合切口，以确保筋膜层和皮肤层已紧密缝合。通常无需引流，但这可由医生自行决定。

也有报道通过不同切口的前后路联合入路进行半椎体切除术[2, 3, 7-9]。随着医生在单纯后路手术积累了越来越多的经验，联合入路手术越来越少了。联合入路通常需要术中改变患者体位和入路医生的协助。在进行联合入路半椎体切除术时也应遵循安全器械、暴露和保护硬脊膜及矫形技术的总原则。

31.5 术后管理

SRS 建议术后使用外固定矫形器或石膏固定 3 个月，以保护术后早期的移植骨。如果使用矫形器，最好（在术前）进行塑型以便在术后直接使用。也可以使用石膏，但应该在切口处开个口子以便根据需要进行检查。术后应使用多模式镇痛治疗,制订个体化方案。建议在术后当天或第 1 天早期活动,并辅以物理治疗。可根据患儿耐受情况恢复饮食。

对儿童随访,应行临床检查和 X 线片监测脊柱的生长发育直至骨骼成熟。如果在半椎体切除部位或相邻的侧凸上发生了畸形进展,则可能需要进一步治疗(图 31.5)。

31.6 并发症

遗憾的是,半椎体切除术后并发症很常见。最常见的并发症包括伤口并发症(包括手术部位感染)、植入物相关并发症和畸形进展。通过术中使用保护软组织的精细手术技术,适当的术前抗生素应用,及通过使用适合儿童大小的植入物来减少植入物的突出,可最大限度地减少伤口并发症。第 56 章描述了目前 EOS 手术治疗的最佳临床指南,第 37 章总结了术后感染的处理。

植入物并发症包括脊柱固定失败和断棒。如果植入物位置不理想或在矫形操作过程中对植入物施加了不适当的应力,则容易发生脊柱固定失败(图 31.6)。

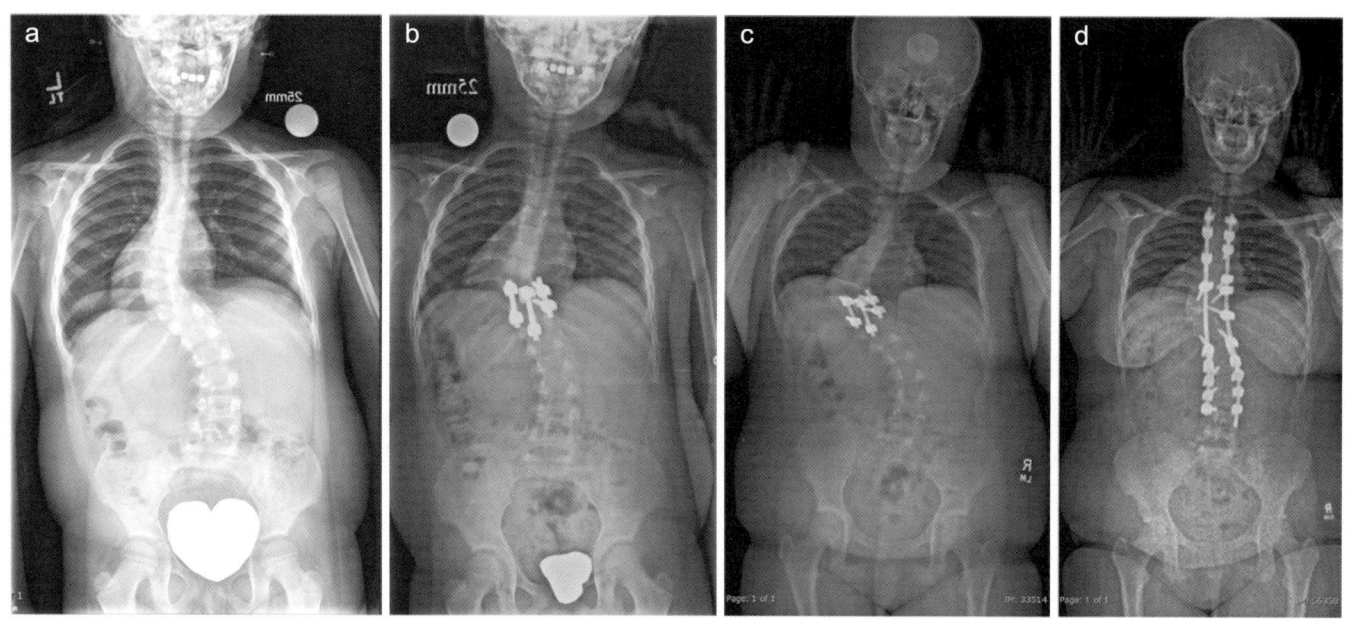

图 31.5 (a)1 例 6 岁下胸椎 HV 患儿的站立位 X 线片。注意侧凸已延伸至 HV 两侧多于两个的节段。回顾反思,这并非半椎体切除术的合适指征。(b)半椎体切除术后即刻 X 线片,保留了中央棒以额外固定。患者肥胖,在这种情况下中央杆并不突出。(c)术后 4 年站立位 X 线片提示侧凸进展。(d)后路脊柱翻修融合术后 1 年的站立位 X 线片(患儿 10 岁时进行),提示脊柱畸形有所改善

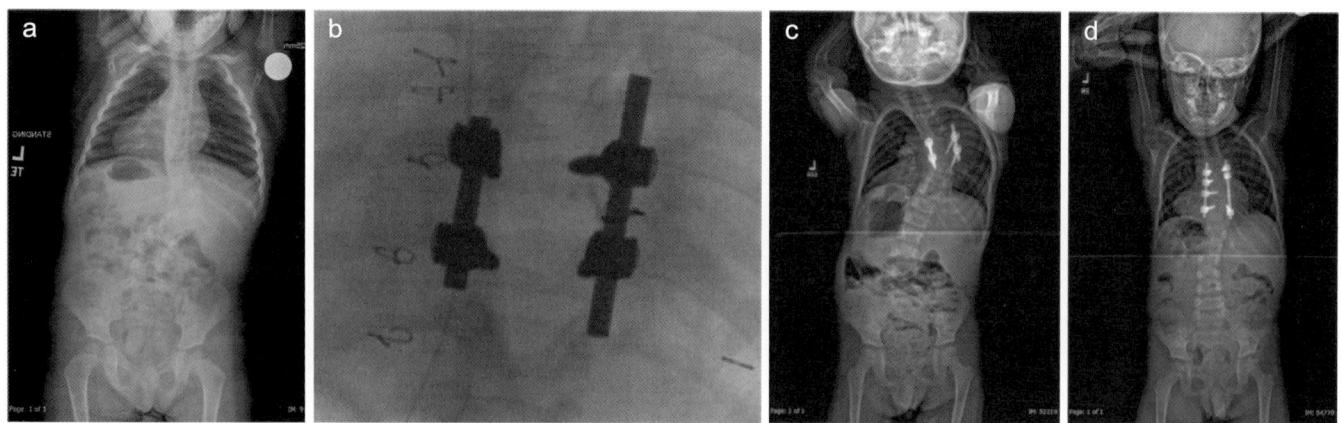

图 31.6 (a)1 例 5 岁胸腰椎交界区 HV 患儿的站立位 X 线片。(b)术中图像提示中央棒加压矫正(在椎弓根螺钉安全固定于棒上后取出)。(c)术后首次随访时的站立位 X 线片提示矫形丢失。彼时的 CT 扫描提示右侧远端螺钉移位。(d)翻修术后的站立位 X 线片:向两侧各延伸一个融合节段

如果植骨融合失败或不满意，也可能发生固定失败和（或）断棒。通过术中完整切除椎间盘，并在前方实现骨与骨的接触或充分的结构性植骨/融合器置入创造理想的融合条件，可最大限度地减少这种情况。植入物并发症通常需要增加融合节段的翻修手术才能恢复矫形。

畸形进展也会在远期出现，特别是最初畸形没有达到完全矫正时。据报道，高达 20% 的患者在半椎体切除术后出现上述情况 [4-6, 10, 15-17, 22]。这在轻度病例中可通过支具来处理；然而，严重病例可能需要翻修手术。在较小的儿童中可采用生长友好型技术，或在年长的儿童中行脊柱融合翻修手术。

最后，术中还可能发生神经损伤；然而，应通过对术中遇到的神经监测变化做出深思熟虑的应对来最大限度地减少这种损伤。神经损伤可能是由于脊柱植入物的错位、硬脊膜过度短缩、脊髓血管损伤和（或）矫形后硬膜囊直接受压造成的。

31.7 半椎体切除术的临床结果

大多数后路半椎体切除术的报道都是病例系列研究（4 级证据）。患者有合适手术指征时，它们表现出了很好的矫形效果。然而，据报道翻修手术率高达 30%。翻修手术的原因很多，包括矫形丢失、植入物失败、伤口并发症和手术部位感染 [4-6, 10-13, 15-17, 22]。据报道，与单纯后路手术一样，前后路联合手术的病例系列并发症和翻修手术率也很高 [2, 3, 7-9]。前后路联合入路脊柱畸形矫正和术后脊柱平衡情况与单纯后路手术相似。神经损伤时有报道，但永久性神经损伤很少见。大多数神经功能损伤无须干预即可缓解，很可能是由于术中血管损伤所致。虽然患者报道相关量表在 EOS 中应用越来越多，但目前尚无高质量研究报道半椎体切除术后功能或健康相关的生活质量结果。

（Sumeet Garg, Gerard Bollini 著
林莞锋　仉建国 译　薛　原 校）

参考文献

扫描书末二维码获取

第32章 全脊椎切除术（VCR）

本章内容

32.1 引言 354	32.5.1 矫形率 359
32.2 指征 354	32.5.2 肺功能 359
32.3 体格检查 355	32.5.3 并发症 359
32.4 手术步骤 355	32.5.4 后续生长 359
32.4.1 术前规划 355	32.5.5 我们的结果 359
32.4.2 手术技术 356	32.6 讨论 359
32.4.3 术后管理 357	32.7 小结 362
32.5 结果 359	32.8 总结 362

要点

- 严重的早发型脊柱侧凸（EOS）很可能会进展，甚至可能危及生命。
- 应尽早和尽可能进行彻底的矫形手术，以防止发生继发性结构改变，确保脊柱生长平衡。
- 全脊椎切除术（vertebral column resection，VCR）包括切除至少一个椎体和两个相邻的间盘，这可使脊柱在一小段畸形（如角状畸形）区域即获得相当大的矫正。
- 对于骨骼未成熟患者，为防止不必要的自发融合，保留远离 VCR 部位的骨膜异常重要。
- 椎弓根螺钉系统可提供足够的矫形力并确保稳定性。除顶椎外，还可搭配（或后期替换为）生长棒系统。

32.1 引言

早发型脊柱侧凸（early-onset scoliosis，EOS）指于 10 岁以前发病（9 岁或以下）的各种畸形[1]。其常伴发复杂的先天性综合征和胸廓畸形[2, 3]。先天性 EOS 合并单侧融合和肋骨畸形的主要问题是畸形进展快、躯干短和胸腔小。年幼儿童的肺发育障碍和肺功能受限可能会危及生命。保守治疗通常无效，手术干预不可避免。

手术的目的是有效地矫正畸形顶端的解剖结构。这需要对僵硬的、多为融合的顶端进行有效松解。充分松解是有效的局部矫形的基础，这使得生长中的脊柱得以接受短节段固定和融合。

松解级别可根据 Schwab 法分级[4]。不稳定程度从 1 级（部分小关节切除）、2 级（小关节完全切除）、3 级（椎弓根和椎体楔形切除）和 4 级（椎弓根、椎间盘和椎体楔形切除）逐渐增加。VCR 为 5 级（切除一个完整的椎体，包括椎间盘）或 6 级（切除多个椎体）截骨术。它是最有力的外科松解技术，指的是至少一个椎体及其所有前后结构的环周切除，因而是完整的三柱截骨术。其适用于无法通过后路松解技术如后柱截骨术（posterior column osteotomy，PCO）或经椎弓根截骨术（pedicle subtraction osteotomy，PSO）进行适当处理的严重、僵硬的畸形。

Bradford 和 Tribs[5] 首先报道了通过前后联合入路 VCR 治疗脊柱畸形。Suk 等[6] 提出了单纯后路 VCR。最初该技术应用于患有严重僵硬性胸椎侧凸的青少年和成人患者[5-14]。然而，基于其强大的矫形力和短节段融合，该手术特别适用于年轻患者，以维持脊柱平衡和生长潜力。

32.2 指征

VCR 是一项要求颇高的手术技术，具有很高的风险和并发症发生率。因此，只有当其他技术不能实现有效矫形，或避免在生长中的脊柱进行不必要的长节段内固定或融合时，如原位融合、生长棒、Shilla 或 VEPTR，VCR 才适用于 EOS。椎体拴系不适用于 EOS。VCR 适用于所有病因导致的严重畸形，包括特

表 32.1　不同术式用于重度早发型脊柱畸形的比较（编者经验）

	原位融合	生长棒	Shilla	VEPTR	VCR
即刻矫形	0	+	+	0~+	+++
远期矫形	+	++	++	+	+++
防止继发结构改变的效力	0~+	++	++	0~+	+++
对胸廓大小的即刻影响	0	++	++	++	+++
胸廓大小 / 远期肺功能	0	++	++	0~+	++
技术要求	+	++	++	+	+++
手术风险 / 并发症发生率	+	+++	+++	+++	+++

0 无效，+ 轻度有效，++ 中度有效，+++ 强烈有效

发性、神经肌肉、综合征和先天性畸形（表 32.1）。它也可用于感染后畸形（如结核病）。

VCR 是治疗以下疾病的理想技术：
- 僵硬的严重畸形，顶端的多个脊柱节段完全融合（前柱和后柱）。
- 短锐侧凸。
- 脊柱畸形合并僵硬的肋骨畸形。

32.3 体格检查

患者就诊的原因通常是脊柱和（或）胸部畸形明显进展及躯干失衡加重。疼痛在儿科患者中很少见。

必须进行全面的体格检查。必须诊疗伴发的所有疾病，因为 EOS 可能是某些极其罕见甚至未知的综合征的一部分[2, 3]。

体格检查应侧重于脊柱畸形的侧凸类型、严重程度和柔韧性，并分别评估冠状面和矢状面平衡失衡情况。然而，在运动技能发展的极早期阶段（坐前和活动前时期），可能很难评估平衡性。对伴发的四肢病变如大关节挛缩或不稳应记录在案。尤其令人感兴趣的是儿童的神经情况，包括坐 / 站和走路的能力。如有异常，可能需要儿童神经科会诊。

必须彻底评估患者的肺部情况，但这对极年幼的儿童而言很困难。如果呼吸功能受损，可请儿童呼吸科医生会诊。在有些情况下，术前行头环牵引可改善肺功能。

放射学评估包括站立后前位（PA）和侧位 X 线片，无法站立的患者则需拍摄坐位前后位（AP）和侧位 X 线片。使用标准 Cobb 法在冠状面和矢状面上测量原发和继发侧凸的角度和躯干平衡。在仰卧位左、右最大侧位屈曲 X 线片上评估曲线的柔韧性。更有价值的是术前或术中在手术间全麻下拍摄的仰卧位轴线人工牵引 PA 和侧位 X 线片，可用于评估矫形潜力[15]。

所有计划行 VCR 的患者都应做 MRI 和 CT 检查进行评估。在伴发脊髓空洞、脊髓纵裂或脊髓拴系等椎管内病变的情况下，矫形前应考虑这些相关疾病的处理。在矫形时，脊髓疾病可能会增加神经损伤的风险。

CT 三维重建有助于了解脊柱的形态和结构变化。畸形脊柱的 3D 打印模型可能有助于更好地理解畸形的解剖结构。

术前外观应以标准化方式拍摄的临床照片记录在案，视频文档可能也有意义。应在所有定期随访时重复记录，可用于分析脊柱畸形和身高的所有变化。这有助于科学研究，并更好地向患者和家长展示手术结果。

32.4 手术步骤

32.4.1 术前规划

手术的目的是阻止畸形进展并最大限度地矫正畸形，以实现生长平衡和改善肺功能。这可通过切除畸形的顶椎、矫形和尽可能短地坚强内固定和脊柱融合节段实现。

顶端切除的位置和范围以及在冠状面和矢状面的矫正程度应根据术前站立位或坐位全脊柱 X 线片进行规划。顶端切除的位置是矫形中心，其对脊柱整体轮廓的影响及侧屈和牵引位 X 线片所示的继发侧弯的预期自发矫正都必须评估。应尽量减少顶端切除的范围如切除椎体的数量，以避免不必要的不稳定。然而，如果需要足够的矫形，医生应规划好逐步扩大切除范围。在某些情况下，可能还需要额外的脊柱截骨术。

内固定须确保早期活动的安全和稳定，但融合长度应尽可能短以保护运动能力和未受影响的脊柱区域生长。在脊柱极其僵硬的严重病例中，可能需要临时的较长的内固定而不进行融合，以避免早期矫形丢失或螺钉拔出。当顶端融合后，内固定可减少或用生长棒系统替代。

严重病例术前可能需行头环牵引。持续数周或数月的头环重力牵引可部分矫正僵硬的畸形和邻近顶端的仍较柔韧的脊柱节段，以便于手术入路和矫形操作。部分复位可使钉道轨迹更明了以便因畸形而操作受阻的螺钉置入。牵引过程中，如大血管、肌肉、韧带和神经结构等异常短缩的软组织被轻度拉伸。此外，胸腔容量增加，肺功能改善；严重呼吸功能不全时，这是改善手术预后的前提。

在接受 VCR 的 EOS 患者的术前、围手术期和术后管理中，与经验丰富的儿科麻醉师和重症监护团队的密切合作是必不可少的。建议在术前几周由麻醉师进行术前评估，因为许多患者都有营养问题和作为综合征部分表现的多器官疾病。肺功能限制需在术中和术后早期即进行仔细的监测和支持。有时可能需行气管切开术和经皮内窥镜胃造口术（percutaneous endoscopic gastrostomy，PEG）。术中失血量通常很大，建议使用自体血回输系统。

侧凸矫形与神经系统并发症高发相关。建议使用多模式术中神经监测（multimodal intraoperative neuromonitoring，MIONM）来降低术中神经损伤的风险[16]。MIONM 无须任何形式的唤醒试验。麻醉师和神经监测医生或技师间的密切合作颇为重要。术中低血压有助于减少术中出血，但会使 MIONM 的解读复杂化。

32.4.2 手术技术

VCR 可通过前后路联合入路或单纯后路入路进行。额外的前路手术与手术时间、住院时间和出血量增加相关，而矫形率相近[17]。在我们看来，对大多数 EOS 患者来说，单纯后路入路具有显著的优势[6]。它避免了开胸手术导致胸部瘢痕，其可能会在将来的生长过程中导致肋骨融合和胸廓畸形，进而导致因胸部瘢痕和胸廓畸形而导致的继发性脊柱侧凸，这可能会损害肺发育。

大多数患者不需要额外的前路手术。横断胸椎一侧或两侧的肋骨，或切除腰椎横突，可提供良好的术野和较大的满意术区。该入路可对椎体周围进行安全的环形解剖，并监控节段性血管。其还有助于神经结构在松解和矫形时始终位于术野内。在某些情况下，为了更好地掌控椎体前方的大血管情况，可能有必要采用前后或后-前-后联合入路[5,18,1]。

图 32.1 所示为单纯后路入路手术。

安置患者于传统可透视骨科手术床上，患者俯卧

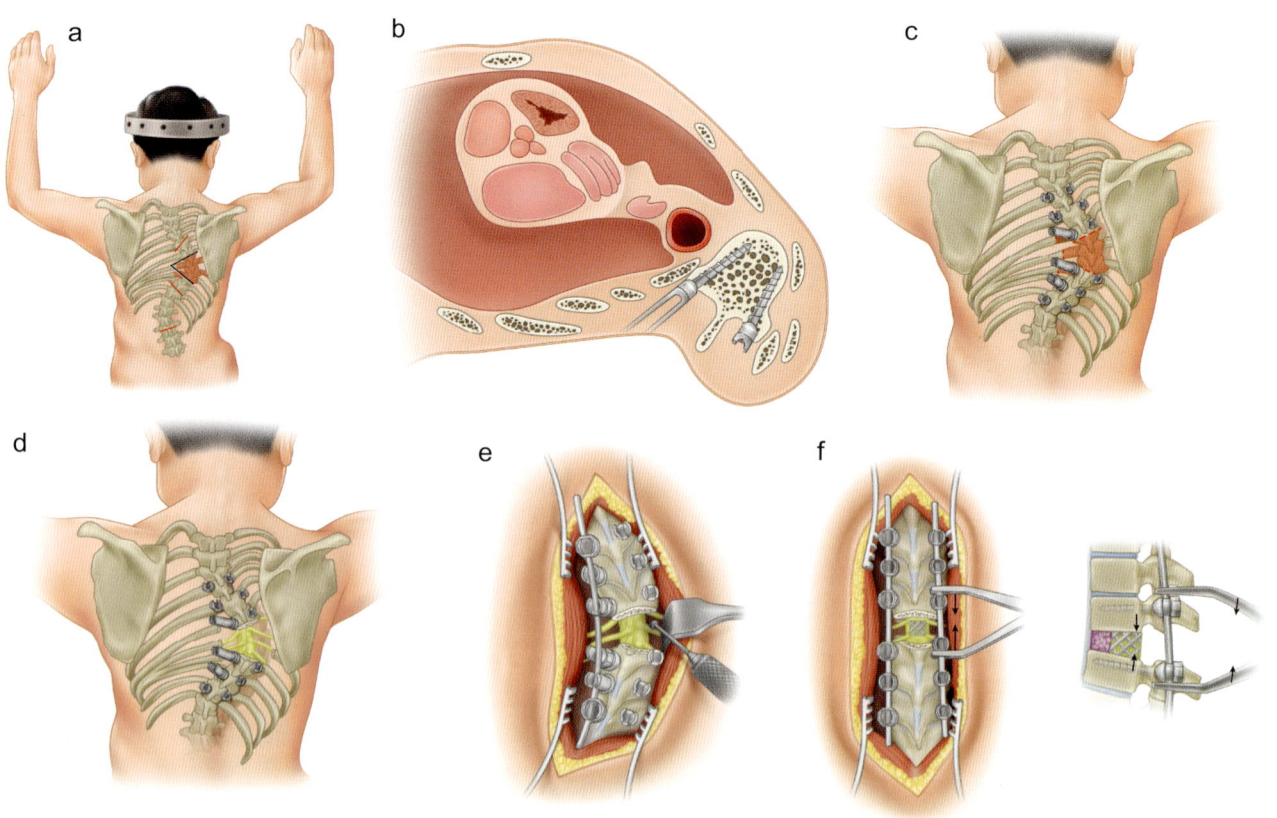

图 32.1 （a）患者体位和截骨规划。（b，c）螺钉置入（请注意顶端周围椎体的旋转）。（d）切除后方结构（椎板、小关节和椎弓根）。（e）切除前方结构（椎体）。（f）前方支撑植入（钛笼），通过后方器械和凸侧加压矫正畸形

于由特制 Maquet 式可调节模块化泡沫枕制作的框架上。儿童行头环重力牵引的牵引重量取决于体重（一般为 1~5 kg）（见图 32.1a）。

采用标准后路正中入路。然而，在年轻患者中，考虑到其将来的生长，我们要尽量保留除切除区域外的骨膜层以避免不必要的自发融合。此外，这保留了后续转换为生长棒系统或移除植入物以恢复活动能力的机会（图 32.2）。

通常用 PA 位透视来验证脊柱节段是否正确。下一步是利用解剖标志定位计划的所有椎弓根螺钉进钉点。3D 打印辅助、导航或机器人技术也有帮助。标准技术先使用椎弓根开路器或探针来辨别和处理椎弓根，然后使用丝攻或自攻螺钉。尤其是对于小椎弓根和解剖标志变异者，在正位、侧位、椎弓根轴位或在 3D 扫描模式下，用椎弓根标记器或针标记进钉点，然后行透视检查验证可能会有所帮助。接着用 1.5 mm 磨钻处理椎弓根。将预弯的克氏针插入孔中并进行透视定位。下一步使用 2.0 mm 或 2.5 mm 磨钻进行最终处理，对钉道进行精细调整。在极具困难的病例中，观察椎弓根内侧壁或外侧壁可能会有所帮助。螺钉直径与椎弓根直径匹配；大多数情况下直径 3.5 mm 的椎弓根螺钉是合适的（见图 32.1b）。

与钩子或钢丝相比，螺钉提供了更好的稳定性，其有实现和维持矫形和初始稳定的卓越能力[20, 21]。即使在非常年幼儿童中，螺钉也是安全的，在未来生长中不会导致显著的临床椎管改变[22, 23]。

在椎体切除前，椎弓根螺钉有计划的合理分布和放置至关重要，因为它们是矫形和稳定的锚定点。它们需传递矫形应力，还需在椎体切除后的不稳定阶段控制和稳定脊柱以保护神经系统。建议在切除椎体的上、下两个椎体节段均用椎弓根螺钉固定。我们建议在切除区域附近置入螺钉，以确保棒的力臂较短并避免平移；螺钉间距较短也可减少愈合阶段的微活动（见图 32.1c）。

接下来切除计划中 VCR 部位的椎板和小关节就可见到硬脊膜和出孔神经根。使用血管圈套标记神经根可能会有帮助。可在 T3 和 T9 间的胸段离断单根神经根。然而，T4 和（或）T5 神经根的功能缺失可能会导致乳房区域的感觉缺失，这可能会给女孩的未来生活带来问题（如母乳喂养）（见图 32.1d）。

离断切除部位的横突和近端肋骨后，行椎体切除术。可置入钝压板保护前方血管。按术前计划切除顶椎，这通常由与厚厚的骨膜相对应的各层组织逐层推进。首先切除椎体上下方的间盘或残存间盘。切除骨质时通常使用磨钻行"蛋壳"样操作；前壁可以用 Kerrison 咬钳切除。后壁用磨钻钻薄再从两侧小心切除；对顶椎作为支点的后凸患者需特别小心。此外，在矫形操作时需完全切除后纵韧带以避免任何突出和撞击。可能会有大量硬膜外出血，可用凝胶泡沫、纤维蛋白胶和凝血酶来处理。在切除过程中，至少固定一根棒以防止不稳定和移位（见图 32.1e）。

当顶端脊椎切除完成时，脊柱非常不稳定，接着进行矫形。矫形操作必须通过棒联合应用杠杆技巧、原位弯棒、转棒和加压/撑开等缓慢而仔细地进行。在后凸畸形患者中，使用后路器械（张力带）控制的牵开器行椎体间的前路撑开以矫正后凸畸形。该过程可通过变换患者胸廓的体位来完成。为了避免神经损伤，脊髓的长度应保持不变；矫形的支点位于脊髓内[24]。这通常需要短缩后方和撑开前方结构。前柱支撑可通过简单的加压（骨与骨的接触）实现，也可通过植入钛笼或少量结构性植骨（肋骨、腓骨或髂骨）来实现（见图 32.1f）。

在矫形过程中，需持续关注硬脊膜/脊髓和神经根；需仔细反复行硬脊膜环周触诊，以评估是否有任何撞击、分离或过度短缩。强烈推荐行连续神经监测[25]。根据术中的矫形结果，可能需行额外的截骨和进一步的椎体切除。

在我们看来，通常无须切除凸侧肋骨（胸廓成形术）和凹侧截骨，因为这些结构在年轻患者中通常柔韧性好。对于胸廓僵硬阻碍矫形的大龄儿童，则行肋骨截骨或切除手术。

术中俯卧位 X 线片可能无法提示脊柱参照垂直线是否正确平衡。术后站立位或坐位 X 线片中可更可靠地评估脊柱平衡。如果残留严重的不平衡，应尽快行翻修手术以重新平衡脊柱。

32.4.3 术后管理

椎弓根螺钉器械的坚强内固定提供了足够的稳定性，使患者不需石膏或支具即可活动。通常无须鼓励儿童起床活动；他们通常在伤口疼痛缓解后即自行活动起来。理疗重点是改善肺功能。术后 8 周、6 个月和 1 年行随访评估，包括放射学检查和临床查体。监测肺功能检查也很重要。根据脊柱的生长情况，通常计划在间隔 6 个月到 1 年时行后续随访。

如果在后续生长过程中出现明显的残留畸形或发展出新的畸形，应考虑改用生长棒系统或生长引导系统。

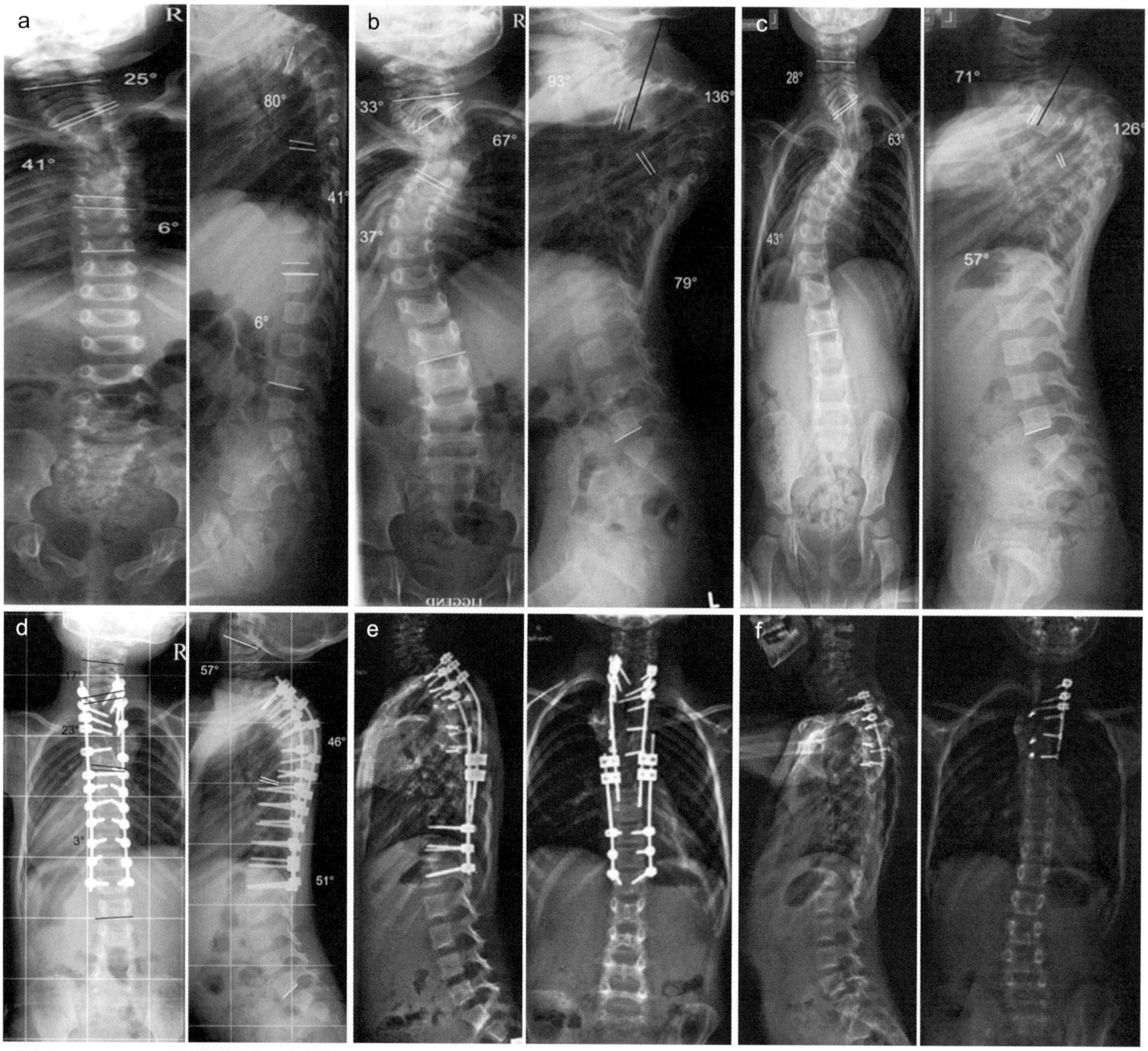

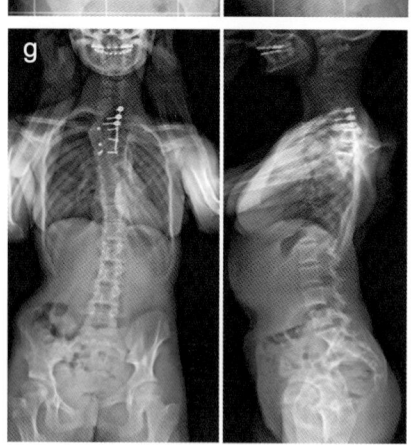

图 32.2 （a）一例 9 月龄的女童，患有不明综合征的 EOS。坐位侧位和后前位 X 线片显示上胸椎侧后凸：颈椎左侧凸 25°（C4~T1）；胸椎右侧凸 41°（T2~T6）；胸椎左侧凸 6°（T7~T10）；胸椎后凸 80°（T2~T6）；胸椎前凸 16°（T7~T12）；腰椎后凸 10°（L1~L4）。（b）15 个月后随访 X 线片提示进展迅速：胸椎后凸 136°（T2~T7），胸椎右侧凸 67°（T2~T6）。脊柱塌陷使胸腔减小，导致肺功能恶化：患者在休息时即出现呼吸困难，必须倚靠外物支撑起上半身以扩大胸腔才能呼吸。侧位片上的黑线代表上胸段椎弓根螺钉的钉道，在严重畸形中，椎弓根螺钉（置入）受头骨所限。（c）头环牵引 2 个月后，脊柱序列和胸廓形态有明显矫正。患儿肺功能和活动功能明显改善。颈椎前凸由 93° 降至 71°，而上胸椎畸形仍然僵硬。黑线再次指出 T2 椎弓根螺钉的计划钉道，如今置钉有可行性了。（d）术后 X 线片：从脊柱后路显露而不剥离骨膜以避免自发融合。在双侧 T1 至 L1 间置入直径 3.5 mm 的多轴椎弓根螺钉，双侧用 3 mm 的棒连接。切除 T5 椎体：横断 T5 和 T6 右侧肋骨，从左侧切除 T5 椎体。仅在 T4 至 T6 间行骨对骨融合；切除 T5 椎体所得的自体骨材料用于促进融合。将固定延伸至 L1，以矫正胸段继发性前凸。胸椎后凸减小至 46°，T2~T6 间的胸椎右侧凸减小至 23°。注意脊柱矢状面和冠状面的改善，术后胸廓也有了明显改变。局部畸形的矫正使非内固定区域变得接近生理序列，从而使得该区域不受干扰地生长。（e）3.6 年后，节段性内固定被双生长棒系统替代，随后行多次撑开术。侧凸随持续生长而改善。（f）8 岁时移除了部分（如缩短）非融合内固定。该区域无融合计划，因而这些释放节段仍是可活动的。（g）15 岁时的最新放射学和临床随访：脊柱平衡，躯干比例良好，胸腔宽敞

32.5 结果

32.5.1 矫形率

VCR 是一种强大的冠状面和矢状面矫正技术。在冠状面可实现 50%~70% 的主弯矫形[26-31]。手术入路（后路与前后路相比）无显著差异[17]，单节段与多节段 VCR 间也无显著差异[27]。然而，与青少年和成人相比，儿童患者的矫形率更高[28, 30]。矢状面上大多数患者罹患严重的脊柱后凸。VCR 对脊柱后凸的矫形率为 50%~70%[26, 31]。

矫正主弯后，两个平面（脊柱侧凸和代偿性腰前凸）的继发侧凸均能自发改善。

32.5.2 肺功能

大多数接受 VCR 的患者都患有与肺功能限制相关的胸廓畸形。通过重新平衡躯干和矫正胸椎后凸畸形通常对胸廓形态和胸腔容量有积极的影响。矫正局部畸形可改善胸腔和肺的发育，这在非常年幼的儿童中更为重要。

一些研究表明，脊柱短缩可能会降低肺功能[32]。然而，脊柱的实际长度不应受到 VCR 的影响。即使像半椎体切除术这样的闭合楔形矫形技术也能维持胸腔容量[33]。在某些情况下，VCR 还可显著改善肺功能[34]。

32.5.3 并发症

VCR 是一项技术要求很高的手术，并发症发生率很高。并发症的总发生率为 30%~50%[28, 30, 31]。

据文献报道，VCR 中神经监测变化的发生率高达 30%。大多数时候，这些变化随矫形操作和血压升高而改善[26, 27, 29]。据报道，神经损伤的发生率为 4%~16%[27, 28, 30, 35]。其中大多数是一过性损伤；永久性损伤的风险不到 3%。在儿童患者中，一过性神经损伤的发生率似乎显著低于老年患者组（5% 比 12%）[30]。

近端交界性后凸是 VCR 术后的常见问题。然而，与成人相比，这在儿童患者中较少发生[28]。

32.5.4 后续生长

应避免在 VCR 部位上下方行长节段内固定融合，让这些脊柱节段后续能继续生长。脊柱延伸部分的生长停止将导致永久性的肺功能受损和不可接受的躯干短小；此外，还可能发生曲轴现象。

如果 VCR 矫形后，出于稳定性考虑需行更长节段内固定，应行其余节段的临时内固定而不融合。这些节段的固定后续可能会移除以重获活动、保留后续生长。或者，在截骨区融合后，原器械可增加或替换成生长棒系统以控制剩余的继发侧凸。

32.5.5 我们的结果

我们最近的一项研究分析了一组平均手术年龄为 3.7 岁、接受 VCR 的患者的临床和放射学结果。VCR 术后后凸角度由原来的 126°（87°~151°）减小至 61°（47°~75°），平均手术时间 500 min（463~541 min），平均出血量 762 ml（600~1050 ml），无神经系统并发症。然而，发生了内固定失败、矫形丢失、头环穿刺点感染/脱出和皮肤损伤[36]。

图 32.2 和图 32.3 展示了患者接受几种术式的经典过程，包括头环牵引、VCR、更换生长棒内固定和植入物部分取出。

32.6 讨论

早发型脊柱侧凸在发育过程中通常进展迅速。如果不进行治疗，患者会出现短躯干、小胸廓的严重畸形。心肺疾病多见。在极端严重的情况下，儿童可能在休息时即出现呼吸困难，在其呼吸代偿机制极限下生活。

因为糟糕的自然史和缺乏保守治疗的选择，患者通常需手术治疗。一些医生主张部分矫形以降低手术风险[1]。然而，从长远来看，可通过局部畸形的完全矫正和短节段融合来获得最好的结果。

完全矫正冠状面和矢状面畸形：
- 对胸腔容量和肺功能有巨大影响（较大改善）。
- 减少继发侧凸。
- 短（节段）融合使相邻脊柱节段可正常生长。

在侧凸僵硬的严重进展性 EOS 中，现存的传统治疗方案，如生长调节术、半骺板固定术、传统生长棒（traditional growing rod，TGR）手术、VEPTR 和 Shilla 术尚有争议（见表 32.1）。生长调节起效甚慢，且融合区域的生长潜力可能难以达到预期。生长棒对僵硬侧凸的顶点仅有有限的影响。此外，生长棒器械通常须跨越较长的脊柱节段，包括许多毗邻主弯未受影响的节段；还需要多次手术操作，且在生长结束时需要更长的融合节段。一些作者推荐使用 VEPTR[37]；然而，如果胸廓畸形是继发于脊柱畸形，我们认为没有任何理由处理继发性胸廓畸形。此外，其并发症发生率高，胸廓僵硬多发。

为了有效处理僵硬的主弯，需充分松解才能在此区域获得足够矫形。后路截骨术（按 Schwab 分级为 1、2 级[4]）对僵硬侧凸无效。经椎弓根截骨术（3 级）

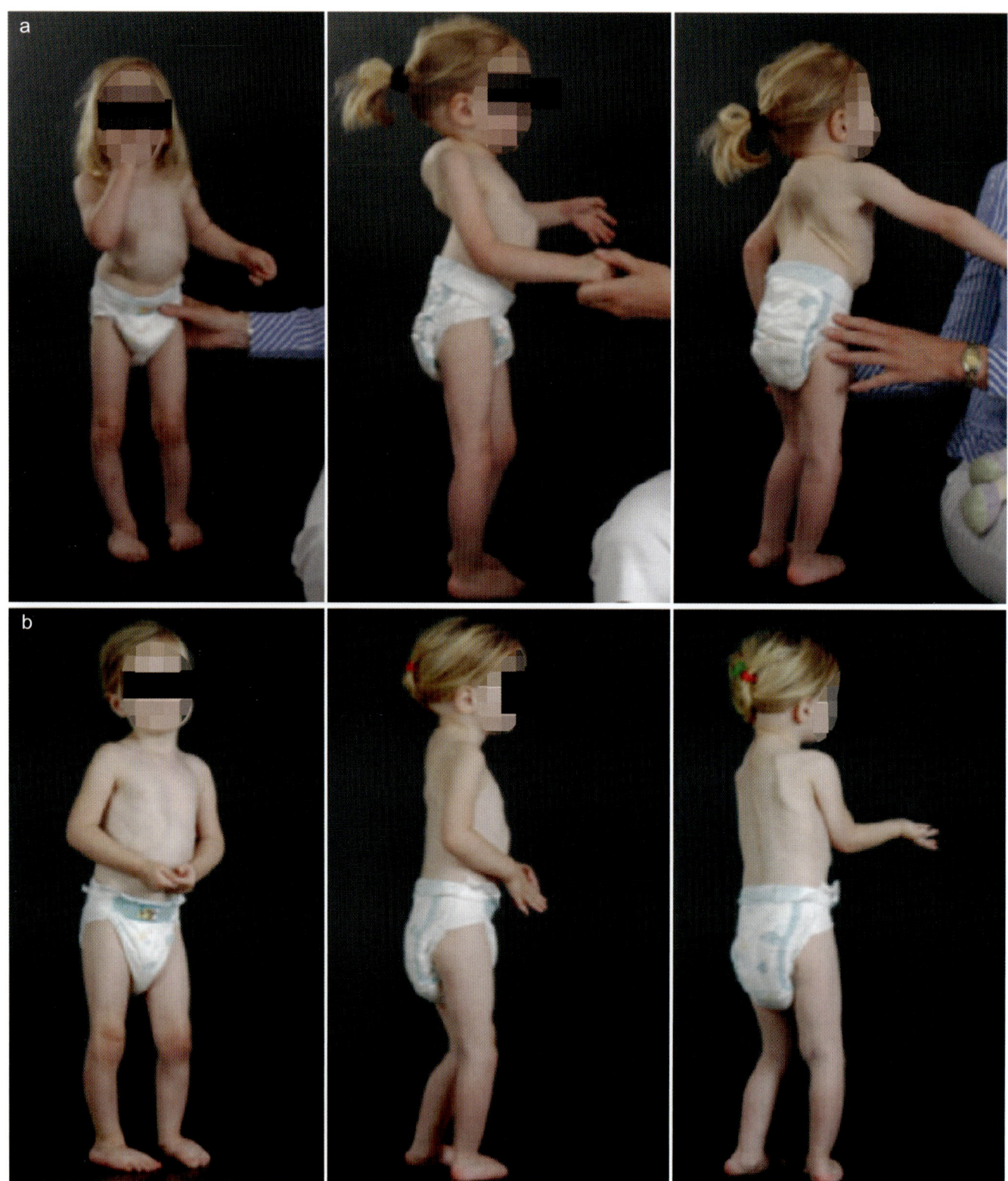

图 32.3 同一患者（图 32.2）的大体照片：术前 2 岁时（a）、术后（b）、7 岁时（c）、15 岁时（d）。注意脊柱在 VCR 彻底矫形术后即刻的全身体态和躯干对称性的变化。由于脊柱平衡的改善，术后患儿能独自站立了。这凸显了时间因素的重要性：越早矫形，继发损伤和异常发育就越少

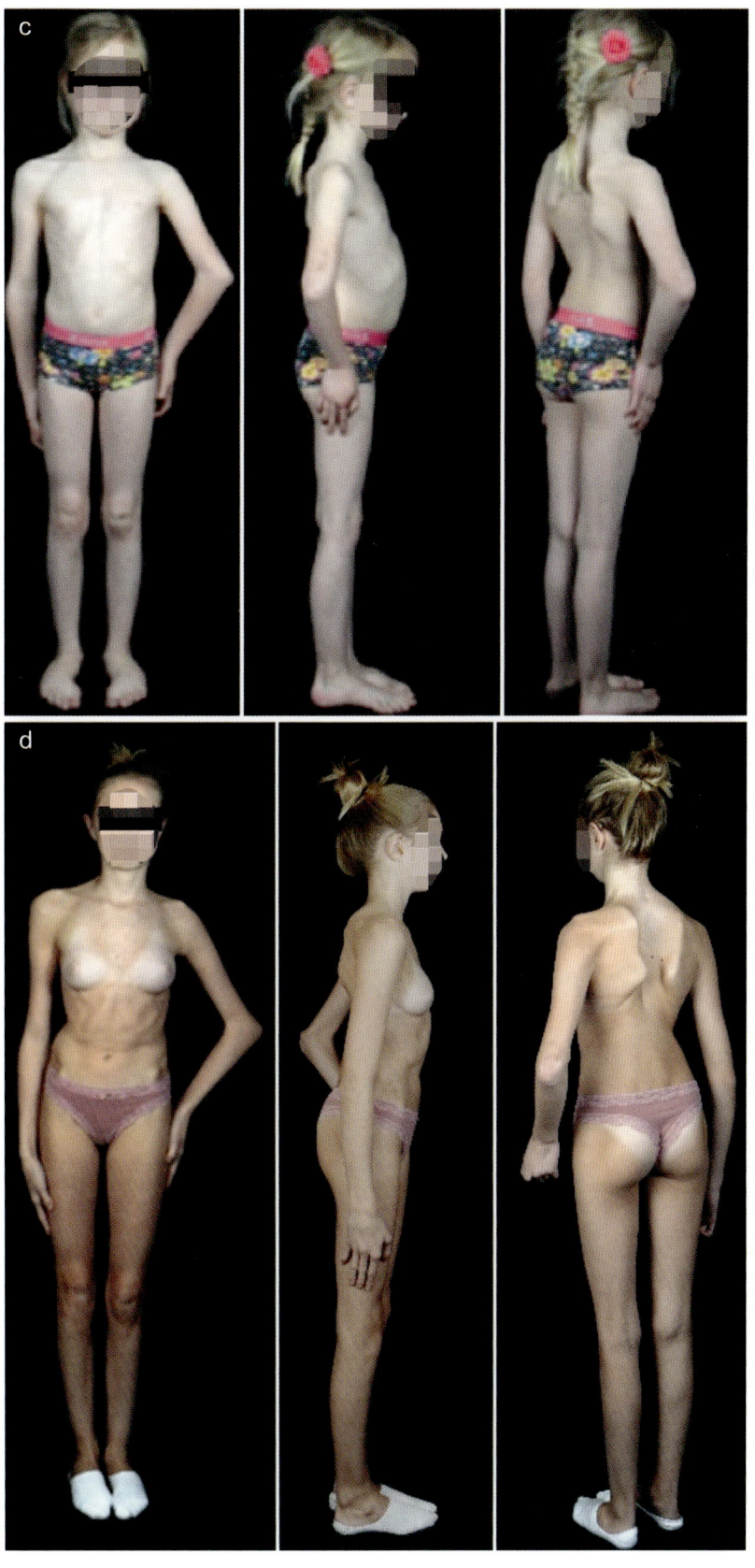

图 32.3（续）

可在矢状面矫形，但无法在冠状面矫形。VCR（5+6级）是唯一能使融合椎体的僵硬侧凸顶端获得满意活动度的技术。

环形切除等同于完全切断了脊柱，这使得真正的三维矫形成为可能。矫形只受到胸廓和周围软组织的限制；然而，在本组年轻患者中，这些结构的阻力比成人要小。当然，矫形须考虑对脊髓的影响。在矫形过程中，矫正支点位于脊髓。应谨慎避免任何平移、分离或明显短缩以减少神经损伤的风险。

VCR 是一项公认的治疗严重僵硬短锐脊柱畸形的手术技术。这是一项要求很高的手术，适用于 PCO 和 PSO 等创伤较小的手术技术不足以获得最佳矫形和重塑平衡者。然而，其主要用于青少年和成人，其在幼儿中的应用情况尚未很好阐明，因此尚无治疗标准。最近的几项研究纳入了较年轻的患者，但这些研究主要聚焦于 5 岁以上患者[9, 11, 17, 26-30]。

在将 VCR 技术应用于幼儿时，应考虑到一些不同之处：

- 最重要的是保留除 VCR 部位外的骨膜以防止自发融合，这会阻碍脊柱的后续生长。
- 尽早手术，在主要畸形部位尽可能矫形，以防止脊柱主要生理节段出现代偿性侧凸。
- 脊柱和胸廓更灵活：较少的矫形力量便可充分矫正脊柱畸形。
- 通常无须胸廓成形术。但矫正潜在脊柱畸形的同时需矫正胸廓，使其健康发育。
- 器械须提供安全的固定以便患儿早期活动。应尽可能短，以最大限度地允许后续增长。
- 如果需要更长的内固定以获得足够的初始稳定，非融合技术中会涉及更多的节段；后续可能会移除这些节段的内固定，以恢复活动能力和生长。
- 对于残留的继发侧凸，可考虑改用生长棒系统。

在我们看来，VCR 在幼儿比在青少年和成人中更有效。它不仅有效地矫正了畸形，而且有可能通过减小代偿侧凸来引导脊柱的后续生长。当过大的胸后凸矫正后，过大的腰前凸随着减小，这在矢状面上尤为重要。

用于评估成人躯干姿势和平衡的参数对非常年幼的儿童意义有限。在许多情况下，这些年幼患者还没有形成可靠的站立姿势，因此脊柱平衡不是治疗的最重要因素。对决策而言，更关键的是畸形的严重程度和进展速度。然而，如果年幼患者已能轻松行走但出现了失衡，这可能是手术的有力指征。

在青少年和成人畸形中，有明确的参数如脊柱侧凸 / 后凸的程度和年龄作为其手术指征。这些策略不能不加批判地应用于早发型脊柱侧凸。相反，必须对这些患者进行个体化评估，考虑预期进展、后续生长和潜在的神经损伤。必须认识到严重幼儿畸形矫形是对脊柱未累及区域的预防性干预。

目前在 EOS 中行 VCR 的经验仍然有限，但结果较好。这似乎是一种治疗极年幼儿童严重脊柱短节段畸形的有效手术方法。应考虑到骨骼未成熟脊柱的特点。在后续生长的过程中，可能需要额外的外科手术。然而，肺功能的改善和脊柱平衡的优化促进了日常活动能力的增强和生活质量的改善，使其成为一种有意义的治疗严重早发型脊柱畸形的方法（见图 32.3）。

32.7 小结

严重的 EOS 通常是快速进展或矫形治疗介入过晚的后果。最重要的是尽早、尽可能彻底地矫正畸形。畸形僵硬且只累及相对短的一段脊柱（角状畸形），是全脊椎切除术的指征。通过在顶端切除至少一个椎体，可获得最大的松解和矫形能力；几个节段的强大矫形力确保了短节段融合

VCR 是一项大手术，目前只有其他治疗方式无效时才使用它。然而，随着经验增加，适应证范围可能会扩大。相比于青少年和成人，儿童患者 VCR 的矫形率更高，并发症发生率更低。EOS 治疗取得满意结果的关键因素仍然是及时开始治疗。

32.8 总结

需要强力的技术才能使僵硬短锐畸形的 EOS 获得足够的矫正。VCR 包括至少一个顶椎的完整切除，这意味着脊柱需彻底松解。这使得顶端的短节段融合就可实现彻底矫形，进而使继发侧凸能自发矫正。局部畸形的彻底矫正和短节段融合是获得良好效果和减少后续生长损伤的关键。

（Dezső Jeszenszky，Tamás Fülöp Fekete，Michael Ruf 著　林莞锋　仉建国 译　薛　原 校）

参考文献

扫描书末二维码获取

第33章 脊柱张开楔形截骨术

本章内容

33.1 引言 363	33.4 手术技术 366
33.2 后路张开楔形截骨术的注意事项和适应证........363	33.5 术后管理 367
33.2.1 注意事项..363	33.6 讨论 367
33.2.2 适应证..364	33.7 总结 367
33.3 诊断检查和术前计划..365	

要点

- 建议尽快并且彻底地纠正儿童时期的先天性脊柱畸形，以防止代偿性结构性侧弯的进展，并确保脊柱生长的平衡状态。
- 早发型先天性畸形的顶点是僵硬的。因此，需要使用截骨术以尽可能短的固定节段实现足够的矫正。
- 如果是先天性畸形导致脊柱短缩，则需要在顶椎的凹侧进行截骨术，再加上后路的仔细松解，可以弥补躯体平衡上的损失，并使脊柱的发育更加均衡。
- 在矫正畸形的过程中，为了最大程度地减少发生神经系统后遗症的风险，矫形的旋转中心必须在连续术中神经监测下保持在脊髓内或至少非常靠近脊髓。
- 可以通过椎弓根螺钉系统来实现和维持矫形效果。

33.1 引言

脊柱矫形手术的目的是纠正畸形并防止未来的疾病进展。如果不及时治疗，在早期出现的先天性脊柱侧凸将导致严重的进行性畸形。它们通常与胸廓异常或其他器官的先天性异常（心脏或肾脏异常）有关。

伴有椎体楔形变、凹侧骨桥形成和肋骨发育异常的先天性脊柱侧凸通常会迅速进展，并导致躯干短缩和肺部呼吸受限。因此，及时的手术干预至关重要。绝大多数的侧弯是僵硬的，在仅使用手术内固定不太可能充分解决畸形的情况下，应考虑进行脊柱截骨术。

有许多关于成人和青少年截骨术的研究。截骨术被认为是矫形的有力工具；然而，它们也与并发症风险增加有关。这些风险主要包括神经损伤、大量失血和更长手术时间[1-4]。只有少数研究描述了使用截骨术治疗儿科患者的脊柱畸形，甚至很少关注骨骼未成熟的患者[5-7]。与青少年或成人脊柱相比，在处理生长中的脊柱时，了解适用于不同手术原则的情况是很重要的。目前涉及先天性脊柱侧凸截骨术的治疗选择有闭合楔形截骨术、半椎体切除术和全脊椎切除术。所有这些截骨术都通过截骨部位的压缩来缩短脊柱。另一种选择是结合或不结合截骨术的生长友好型器械[4]。同样，这种有利于生长的器械不能直接解决主弯的僵硬性顶椎。相反，它在顶椎相邻的可移动部分以及代偿弯处施加牵引力。这会导致不必要的长时间固定（合并长期融合）或使受影响最大的脊柱区域变短。由于畸形本身会导致脊柱的整体缩短，因此应用三柱截骨术和牵引术等技术（直接解决畸形的僵硬性顶椎）是有利的。在本章中，我们描述了凹侧的脊柱张开楔形截骨术（spinal opening wedge osteotomy，SOWOT）。我们将把讨论的重点放在胸椎和腰椎的后路操作，包括颈胸椎和胸腰椎交界处。

33.2 后路张开楔形截骨术的注意事项和适应证

33.2.1 注意事项

一般来说，如果侧弯比较僵硬且角度较大，或者预计或已经记录到侧弯快速进展，建议进行截骨术。作为治疗生长中脊柱的一般原则，必须在尽可能短的区域内应用侵入性最小但最有效的矫形技术。必须对主弯进行分段分析，然后进行分段截骨和矫形（尽可能）。

随着在儿科患者群体中使用强大的椎弓根螺钉结构[8,9]，后路截骨术变得越来越流行。上述技术问题以及对先天性畸形病理解剖特征的认识都指向后侧入路的方法。由于脊柱在顶椎区的旋转，前部结构（椎体和相邻的椎间盘）会向后移动。此外，凹侧椎体常常发育不全。这些特征有助于后路的手术操作。仅在极少数情况下，非常复杂的畸形病例才需要前路松解术或前后路联合入路。

后路截骨术，例如 Smith-Petersen 截骨术或经椎弓根椎体截骨术，经常用于青少年和成人脊柱畸形。然而，由于生长中脊柱的解剖学差异，这些类型的截骨术在治疗早发型脊柱侧凸（EOS）时效果较差且不常见[10]。相反，如果需要对畸形的主弯进行截骨，则需要进行半椎体切除术或 VCR[11-13]。

分节不良（单侧骨桥形成）会导致同侧生长受到抑制。再加上对侧正常生长，单侧停止的纵向生长会导致畸形的进展。在先天性脊柱侧凸的病例中，骨桥中生长受阻会导致脊柱侧凸在儿童生长期间进展（图33.1）。促进骨桥区域的生长是合乎逻辑的一步。凹侧上的骨桥可以进行截骨和松解以补偿凹侧相对（与另一侧相比）的短缩（图 33.2）。这种松解操作并非没有神经损伤风险，因此需要使用由经验丰富的神经外科医生（或技术人员）实施多模式术中神经监测（MIOM）。通过仔细的术前计划、经过良好调整和逐步进行的术中矫形操作，可以将神经损伤的风险降至最低。

33.2.2 适应证

SOWOT 的理想适应证是较短、成角和僵硬性的侧弯。这些侧弯主要是由先天性畸形引起的。在极少数情况下，这种侧弯可能会与综合征相关。治疗早发型先天性脊柱侧凸没有手术标记，因为这些患者在就诊时冠状面上的主弯测量价值很有限。当权衡潜在并发症的风险与脊柱生长发育的长期利益时，脊柱的剩余生长潜力与病情进展的概率会显著影响临床决策。

必须考虑三柱截骨术例如 SOWOT 带来的并发症风险增加的情况，包括永久性神经损伤、出血风险增加和感染的可能性[14]。必须与麻醉师、儿科医生、神经科医生、心脏病学专家等进行详细的术前计划，并在术前与父母讨论该手术的风险和益处。

脊柱张开楔形截骨术（SOWOT）的病理解剖观察和手术技术由第一作者（D. Jeszenszky）开发。关于该技术的第一份报道以及后来证明它是一种成功方法的一系列临床结果已经在之前发表过[15, 16]。

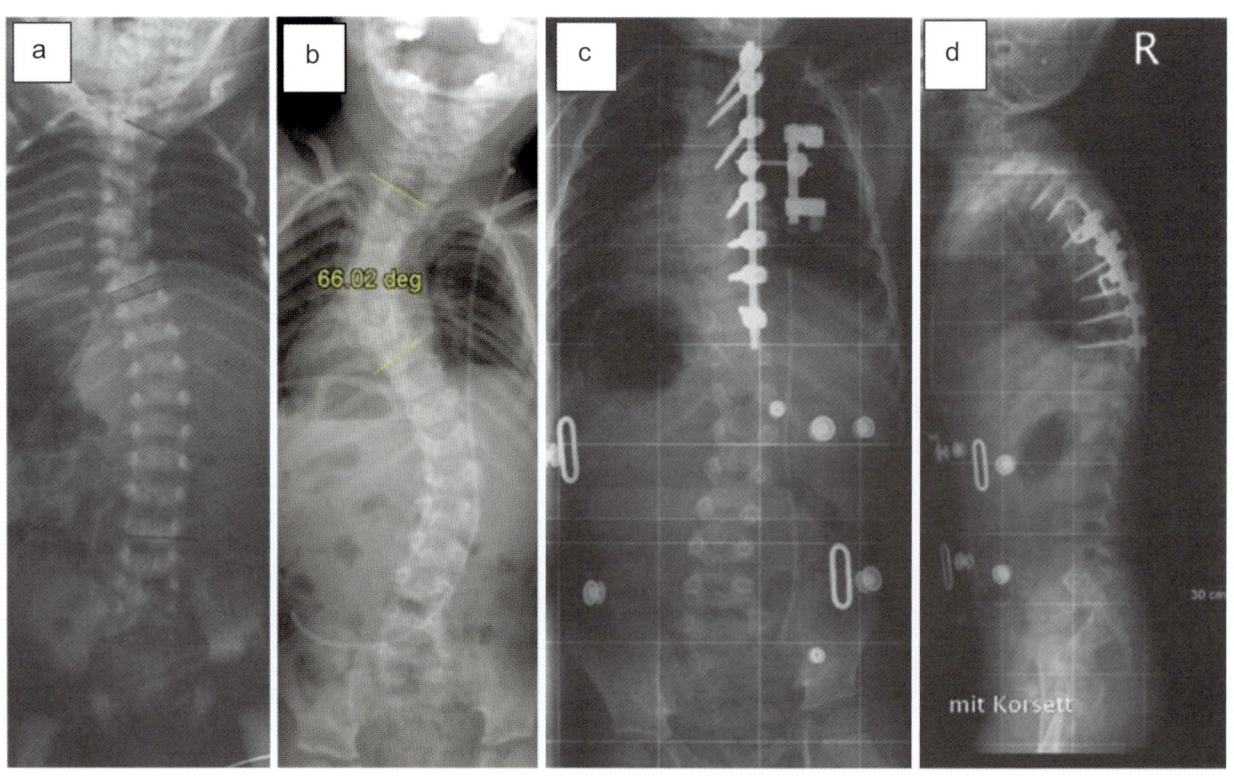

图 33.1 左侧凸先天性脊柱侧凸，T3 和 T9 之间的发生分节不良和形成障碍。右侧 5~8 肋骨融合。（a）出生时的前后位片。注意腰椎的生理序列。（b）5 岁时有明显进展。（c，d）行凹侧张开楔形截骨术和包括肋骨钩在内的内固定术后前后位片和侧位片。腰曲在术前发展过程中发生了继发性结构变化，必须进行支撑。注意手术前（b）和术后（c）肋骨的扩张，这是在手术后即刻实现的。这种扩张是肺泡和肺生理发育的基础

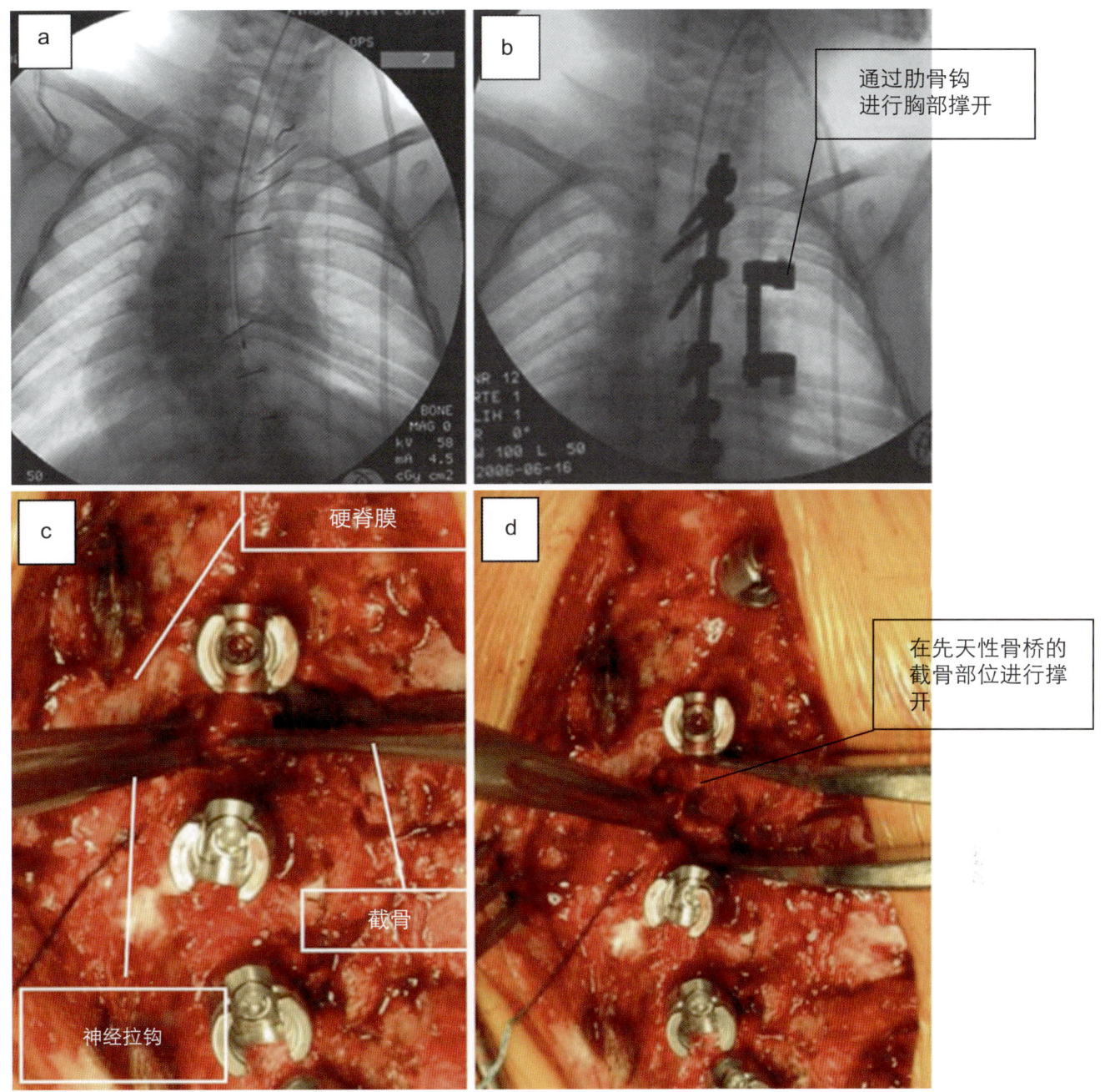

图 33.2 通过后路进行的张开楔形截骨术。(a, b) 前后位视野下的术中 C 臂影像;(c, d) 相应的术中照片。(a) 放置克氏针。(b) 置入椎弓根螺钉,在 T5 和 T6 椎弓根螺钉之间的右侧张开截骨部位。由于肋骨融合,还进行了肋骨截骨手术。肋骨钩和椎弓根螺钉-棒结构提供了足够的稳定性

33.3 诊断检查和术前计划

详细的病史询问和体格检查,包括检查和评估关节的柔韧性和畸形,是必不可少的,就像任何其他早发型畸形一样。仔细的术前手术计划凭借的是站立和俯卧/仰卧位的全脊柱 X 线片、MRI 和 CT 三维重建。使用这些成像方式,可以评估矫形期间的旋转中心。理想情况下,矫形的旋转中心必须位于脊髓内,以防止松解脊髓和凹侧的硬膜囊。这对于最大限度地减少脊髓损伤的风险至关重要,并且在整个术前计划和执行过程中必须牢记。

分节不良经常涉及神经根和神经根血管。必须进行计划截骨术一侧和周边的神经根的术前成像。由于凹侧没有这些结构,这有利于截骨部位的准备和矫形操作;脊髓没有被神经根锚定在凹侧,脊髓的节段性血液供应不会受到影响。一个特征是分节不良与某些

形成不良是相关联的。这会导致前柱的发育不全。椎体或多个椎体在凹面会较小，并且由于与畸形相关的旋转，它们在发育/生长过程中向后移动。这使得截骨术在技术上要求不高，并允许仅从后侧入路。

手术计划的主要挑战之一是预测畸形的未来进展情况。截骨术的实施总是存在随后在截骨部位或截骨部位附近发生自发融合的风险，这反过来又会影响继发弯的未来进展。虽然截骨部位的融合不是不利的，但融合区域必须保持在最低限度，以允许未来的脊柱生长并能够自由调整内固定器械的长度。如果增加了生长友好型工具以增强SOWOT的效果，那么选择矫形的具体节段是很重要的。

33.4 手术技术

患者俯卧在可透视的手术台上。理想情况下，应该使用泡沫状的半弹性框架，使得腹部自由活动，这可以借助重力的帮助保持腰椎前凸，并使胸椎保持后凸。沿中线切开皮肤后，仔细解剖脊柱的后方结构，注意保留骨膜层，以避免自发融合并允许未来的持续生长。如果凸侧已经形成并且分节是正常的（小关节和椎间盘），则在手术过程中不应损伤骨膜和关节。这种凸侧将指示生长的"生理"量，并将有助于预测对侧在未来的生长。因此，应考虑采用单边（凹侧）的方法。暴露后，可以按照常规方式并根据医生的喜好插入椎弓根螺钉。为了实现并保持矫形的效果，椎弓根螺钉优于椎板钩或钢丝，因为它们具有良好的生物力学性能[17,18]。在截骨之前，将椎弓根螺钉放置在具有重要意义的部位至关重要，因为它可以控制脊柱的校准并在截骨和矫形后保持对神经结构的保护。在生长的脊柱中使用椎弓根螺钉似乎与长期的负面影响无关[8,9]。

必须完全暴露截骨部位；但是，脊柱的相邻区域不必完全暴露。可以进行椎弓根螺钉的跨肌肉或经皮置入。这为未来的手术计划提供了选择，不论是生长发育期间还是结束时。

建议尝试仅暴露和固定受病理影响的凹侧，并保持较低的植入物密度。对于非常年轻和幼小的患者，由于植入物的软组织覆盖范围有限，因此这种技术具有优势。

在极少数情况下，可以在手术中使用生长棒。然而，为了在第一次手术中实现对主弯的安全并且显著的矫形，最好考虑到患者的安全，而不是在第一次手术时以最大限度地矫正整个畸形为目标。以后仍然可以转换为生长友好型的系统。

如果有多余的肋骨连接或"Y"形肋骨，也可以进行截骨，并且可以在松解方向靠近脊柱放置一个钩-棒结构。这有助于增强矫形力的传递。它提供了更多的稳定性，同时可以对胸廓的生长产生有益的影响。在后期（生长指导growth-guidance），平行牵引（parallel distraction）可以直接应用于脊柱和胸壁。在矫形结束时，椎弓根螺钉结构和肋骨钩用横连连接。

在截骨术中，首先应进行半椎板切除术以暴露硬脊膜。如上所述，节段性血管和神经根通常在凹侧是缺失的。在凹侧暴露椎体的后壁和侧壁并使用骨刀、磨钻或超声骨刀进行截骨。在进行足够量的截骨后，可以小心地打开凹侧，同时注意适当控制对（凸）侧的张力。在对脊髓功能进行密切神经监测的情况下，通过在截骨部位的松解来进行矫形操作。此外，应通过仔细触诊反复检查硬脊膜的张力。可以在硬脊膜上感觉到因松解而增加的张力。理想情况下，在实施张开楔形截骨时，截骨水平的旋转支点应位于先天性骨桥的对侧，但接近矫形操作后脊髓的预期位置。使用这种技术，脊髓本身的松解可以忽略不计。脊髓甚至可以通过从凹侧移开而间接减压，因此它不会被挤压在凹侧的椎管壁上。然而，这代表了矫形中最关键的一步。因此，矫形动作（松解）必须在几分钟内缓慢和（或）以逐步的方式进行，以便及时识别神经监测中的任何负面变化，并在必要时逆转矫形。如果凸侧似乎不够稳定，则使用临时棒可能会有所帮助。

使用透视可以再次检查正确的矫形量，一旦确认，就应该锁紧椎弓根螺钉（和肋骨钩，如果有的话）。如有必要，可以通过在张开的截骨部位插入结构性骨移植物或椎间融合器来进行前部支撑。然而，前部结构通常在凹侧是发育不全，这使得截骨术本身变得更容易。这也意味着对前部支撑的需求是有限的。为了避免截骨部位的自发融合，可以在截骨表面插入gore-tex贴片或类似材料。避免截骨部位的融合可以使术者在后期的同一部位进行进一步的矫形。一般来说，当需要融合时，我们建议仅在截骨部位融合，并且进行尽可能短的融合。

可以在初次矫形的同时或之后实施生长棒结构的添加或转换。在多年的生长指导中，被认为以生理速度生长的凸侧是所需撑开量的参考指标。

在大多数情况下，截骨部位可以保持原位，而无需在缝隙中放置任何东西。

使用这种技术的儿童通常不超过10~15 kg。椎弓根螺钉-棒结构本身可提供足够的稳定性。

33.5 术后管理

椎弓根螺钉-棒结构以及在截骨水平的凹侧可选的肋骨钩结构提供了足够的稳定性，使患者无需石膏或矫形器即可活动。通常不需要鼓励患儿起床和移动。伤口疼痛减轻后，他们会立即活动起来。物理治疗的重点是改善肺功能。第一次随访评估在术后 6~8 周进行。后续随访取决于脊柱的生长和残余畸形的进展。如果已经使用或计划使用生长棒，则必须采取更密切的后续措施。但是，仅在必要时才应重复放射线成像，以避免患者在生长过程中辐射剂量的过度累积。如有必要，临床检查可以更频繁地重复。肺功能检查也可能很重要。

33.6 讨论

截骨术虽然与高风险相关，但在实现矫形方面非常有效。在我们看来，凹侧的三柱截骨术与温和且定向良好的松解相结合，对生长中的脊柱非常有效。它提供了对畸形的快速矫形，同时它允许脊柱更平衡地生长，从而防止或减缓继发/代偿弯的演变。因此，由于畸形顶点的快速而广泛的矫形，生理发育和剩余脊柱生长的优势可能会抵消与手术相关的风险。本章的第一作者在 2001 年至 2020 年已经使用后路张开楔形截骨术治疗了 28 患者。其中 25 例患者患有先天性脊柱侧凸，3 例患者患有综合征性（VACTERL、Goldenhar 综合征、酒精中毒）脊柱侧凸。患者手术时的年龄为 2~13 岁（未发表的数据）。在每个病例中，均使用多模式术中神经监测。有 2 个病例由于在索引手术（index surgery）中发生严重的术中神经监测警报，因此必须将矫形手术延迟 1 周。然而，在这 2 个病例中，最终都可以实现有针对性的矫形。接受 SOWOT 的患者没有发生永久性神经系统并发症。术中神经监测警报强调了通过三柱截骨术的松解矫形畸形固有的脊髓损伤风险。由于这个原因，这种方法尚未被广泛接受（或根本没有）作为脊柱外科医生的矫形技术。随着术中固定器械和矫形技术的不断发展以及术中神经监测的进一步完善，越来越多的脊柱畸形外科医生可以将这种非常有效的技术添加到他们的矫形操作中。

33.7 总结

治疗早发型脊柱畸形的最重要目的是尽快彻底纠正畸形。这确保了脊柱健康区域的正常生长。它还阻止了继发结构性变化的进展。理想情况下，治疗重点不应超出原发性畸形的部位。手术矫形节段应尽可能短。这可以通过仔细计划截骨术来实现。如果是由于凹侧生长受到单方面阻碍而导致的畸形，例如凹侧骨桥形成和对侧半椎体或楔形椎的情况，则建议采用三柱截骨术与凹侧控制良好的松解相结合的方法。这就是所谓的后路脊柱张开楔形截骨术（SOWOT）。这种类型的截骨术是治疗复杂早发型先天性脊柱侧凸的创新选择。该技术解决了病理性凹侧的畸形，使健康的凸侧一半的胸廓保持不变。它可以充分矫正畸形、增加脊柱长度、增加胸腔体积和短节段的融合。可以考虑将额外的手术器械用于增长指导。然而，手术时间的增加、失血和脊柱的短暂不稳定与神经损伤的风险增加相关。因此，必须使用多模式术中神经监测。

（Dezső Jeszenszky, Michael Ruf, Markus Loibl, Tamás Fülöp Fekete 著　王升儒　张浩然 译　薛　原 校）

参考文献

扫描书末二维码获取

第 34 章 混合技术：顶椎 VCR 联合生长棒治疗严重侧凸

本章内容

34.1 引言 368	34.3.4 撑开操作 375
34.2 指征 369	34.3.5 最终融合操作 375
34.3 技术 369	34.3.6 神经监测 375
34.3.1 截骨节段 369	34.4 讨论 375
34.3.2 顶椎 VCR 和短节段融合操作 369	34.5 总结 377
34.3.3 闭合间隙和置入双棒 373	

要点

- 严重的、僵硬的早发性脊柱侧凸被定义为侧弯大于 70° 且柔韧性小于 25%。
- 传统生长棒技术（traditional growing rod，TGR）对于重度 EOS 侧凸在控制顶椎及矫正轴位畸形方面的效果有限。顶椎控制技术，例如顶椎截骨，对于控制轴位畸形和改善凸侧胸廓容积十分重要。
- 顶椎全脊椎切除术（vertebral column resection，VCR）联合 TGRs 可以提高冠状位、矢状位及轴位矫形，并减少由于 TGR 术后残留的较大主弯而引起的内固定相关并发症。
- 顶椎 VCR 可以消除巨大的非对称生长潜力，短节段融合减少脊柱生长的负面作用。

34.1 引言

早发型脊柱侧凸（Early onset scoliosis，EOS）是脊柱外科治疗中最具挑战性的畸形之一，生长是一个独立的影响因素，这使得很难预测患者矫形效果和临床疗效。EOS 与青少年和成人脊柱畸形不同点在于完全不同的脊柱生长潜力。年龄小于 10 岁（9 岁或更年轻）是脊柱、胸廓及肺部发育的最重要的时期。不单是脊柱畸形，外科医生应当将脊柱、胸廓和肺部发育纳入治疗 EOS 的考量范畴（见第 4、第 5 章）。短节段融合对于短的侧弯是可以接受的，例如单个完全分节的半椎体引起的侧后凸畸形[1-3]。然而，对于 EOS 患者而言，长节段的融合应当避免，因为将限制脊柱生长发育，尤其是在胸椎、胸廓及肺部[4-6]。作为结果，生长友好型技术，包括传统生长棒技术（TGR）、垂直可扩张假体钛肋骨（vertically expandable prosthetic titanium ribs，VEPTR）、磁控生长棒技术（magnetically controlled growing rods，MCGR）、Shilla 技术，以及前路椎体拴系技术和骑缝钉技术被引入治疗 EOS，通过控制和矫正侧弯的同时允许脊柱及胸廓的发育[7]。

非融合技术首次被 Harrington 介绍治疗小于 10 岁的脊柱畸形患儿[8]。Moe 等改良了该技术，在凹侧使用皮下撑开棒来控制畸形，同时在后续撑开过程中允许脊柱的生长[9]。由于这些技术的较高并发症率，一些其他技术，例如 Luqué Trolley 技术[10,11]被开发来解决相应问题。现代生长棒技术包括由 Thompson 等[12]介绍的单棒技术和 Akbarnia 等[13]介绍的双棒技术。与单棒技术对比时，双生长棒可以获得更好的矫形，允许更多的脊柱生长和维持较低的并发症发生率[14]。

双生长棒技术仍然面临着许多挑战，尤其是对于严重和僵硬的畸形[15,16]。报道显示 TGR 治严重、僵硬的 EOS 患者有着较大的残留畸形和高的并发症发生率，因为在顶椎区域严重的冠状位和矢状位非对称生长潜力会导致侧弯的进展和并发症的发生[13,15,17,18]。基于对双生长棒技术的经验，Zhang 等[18]在 2014 年介绍了一种顶椎全脊椎切除（VCR）联合双生长棒治疗重度僵硬 EOS 患者的方式（混合技术）以提高矫形率的同时减少并发症。在他们的结果中，他们发现混合技术治疗严重、僵硬的先天性侧后凸可以获得较好的矫形、较低的并发症发生率，同时对脊柱生长的负面影响较小[19,20]。

34.2 指征

顶椎VCR和双生长棒技术适用于严重、僵硬的EOS患者，例如长弧形侧弯且顶椎区域不对称生长潜力巨大[1]，为该技术的最佳适应证（图34.1）；严重的成角畸形伴头侧或者尾侧的长的结构性代偿畸形[2]，例如颈胸段半椎体伴严重的胸弯或多发腰椎畸形伴有头侧侧弯（图34.2~34.5）以及双主弯[3]。

34.3 技术

34.3.1 截骨节段

截骨节段的选择原则一般为：长弧形弯的顶点[1]；对于原发畸形伴头侧或尾侧结构性代偿畸形的，截骨节段应选择在原发畸形的顶点[2]；侧弯合并严重角状后凸时，选择后凸的顶点[3]。

34.3.2 顶椎VCR和短节段融合操作

患者全身麻醉，术前30分钟预防性使用抗生素。患者取俯卧位置于体位垫上，对于体型较小的儿童采

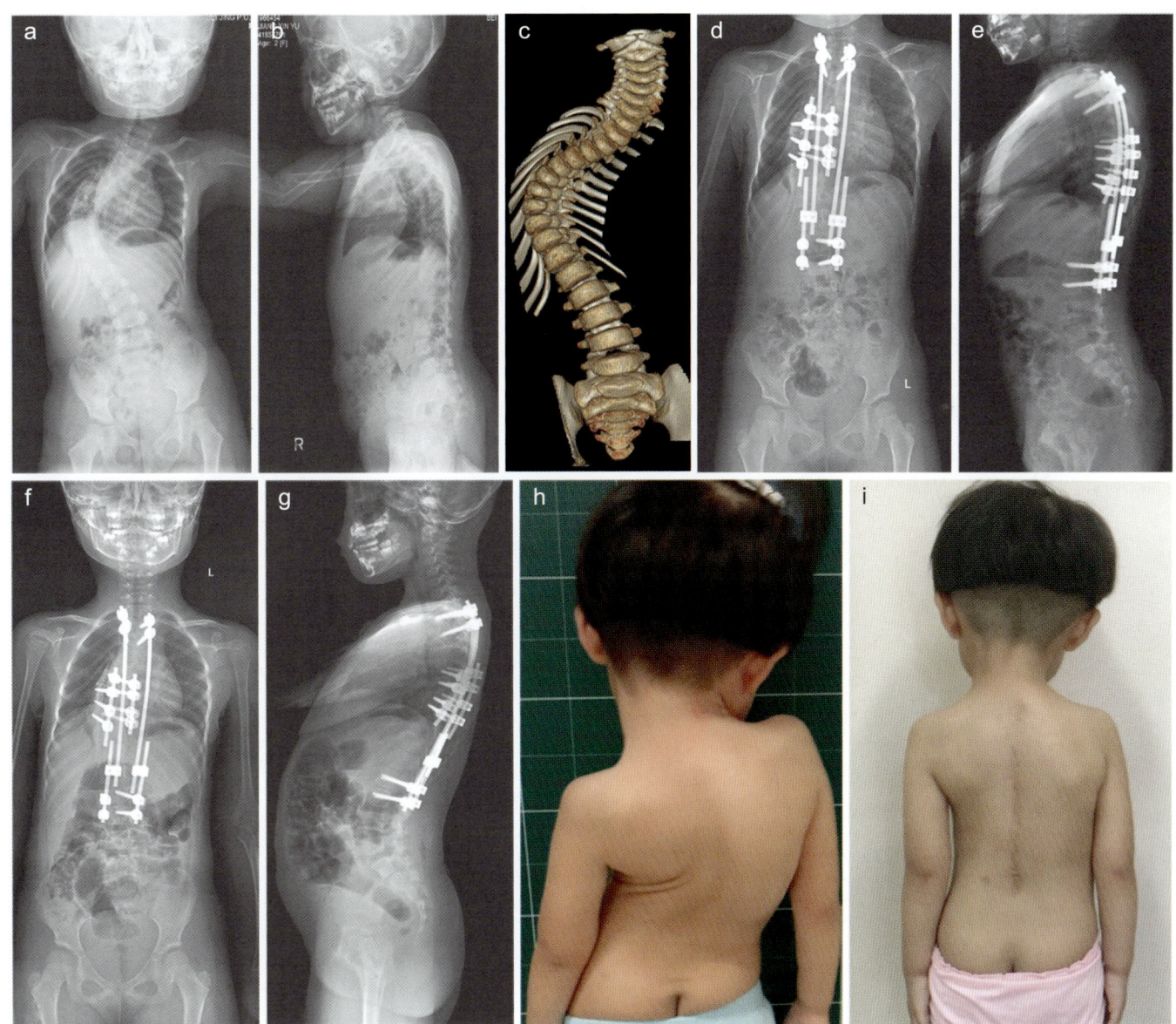

图34.1 3岁女孩，由于多发椎体形成障碍导致严重僵硬的EOS（a~c，h），她在侧凸的顶点进行了T8后路VCR和短节段融合。由于术后残留侧弯相对较大，顶椎椎体偏移较大，我们采用了6棒技术。完成截骨后，2根短棒连接双侧T6~T10椎弓根螺钉。节段矫形通过闭合间隙完成。随后双生长棒置入来改善整个侧弯。矫形满意和肺部有效容积显著提升(d,e)。在随访中见矫形维持较好，且脊柱和胸廓可继续发育（f，g，i）

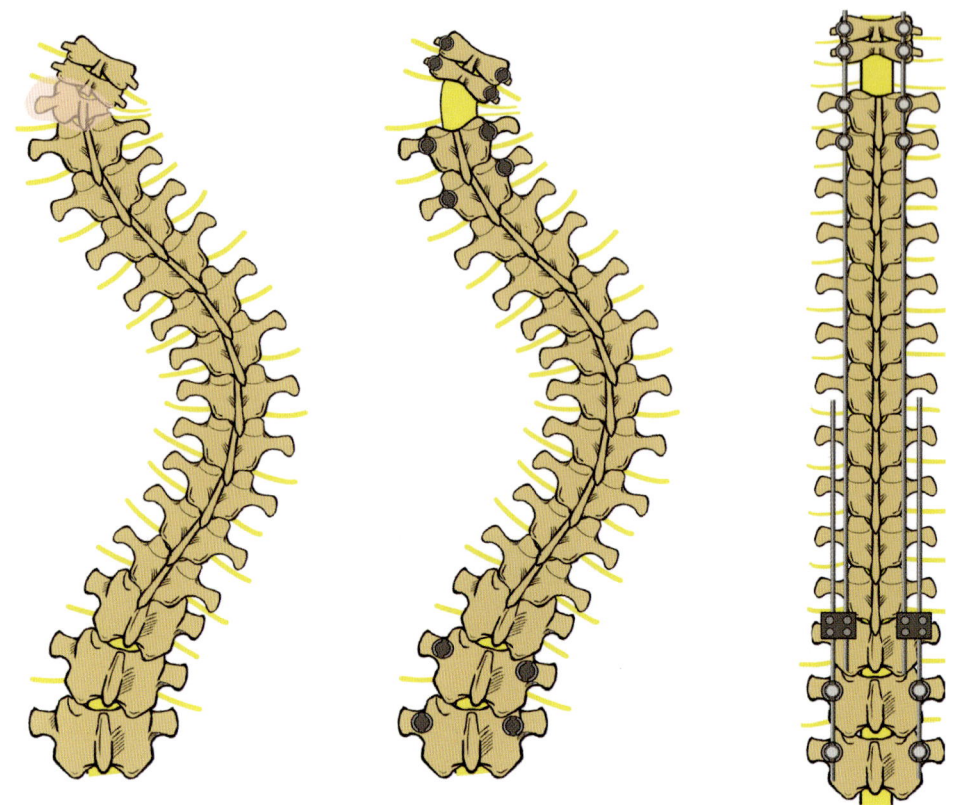

图 34.2　如截骨区域位于脊柱上段，截骨区域闭合与内固定区域可以作为生长棒的近端锚定点

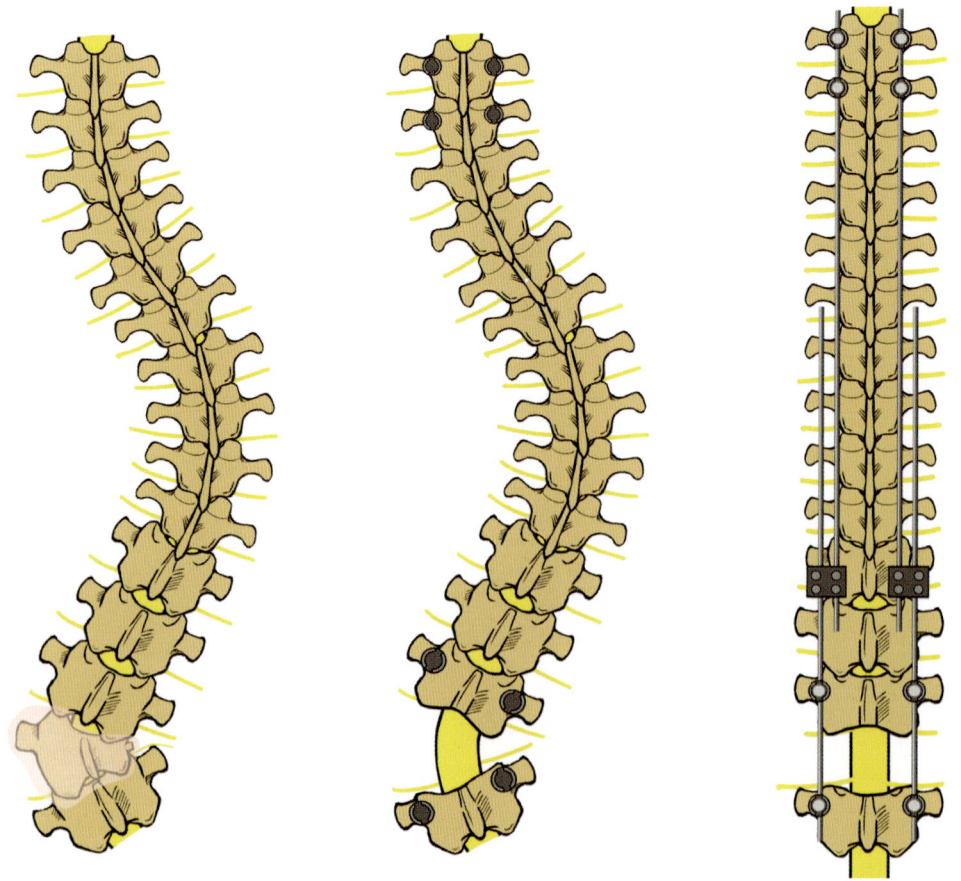

图 34.3　如截骨区域位于脊柱下段，截骨区域闭合与内固定区域可以作为生长棒的远端锚定点

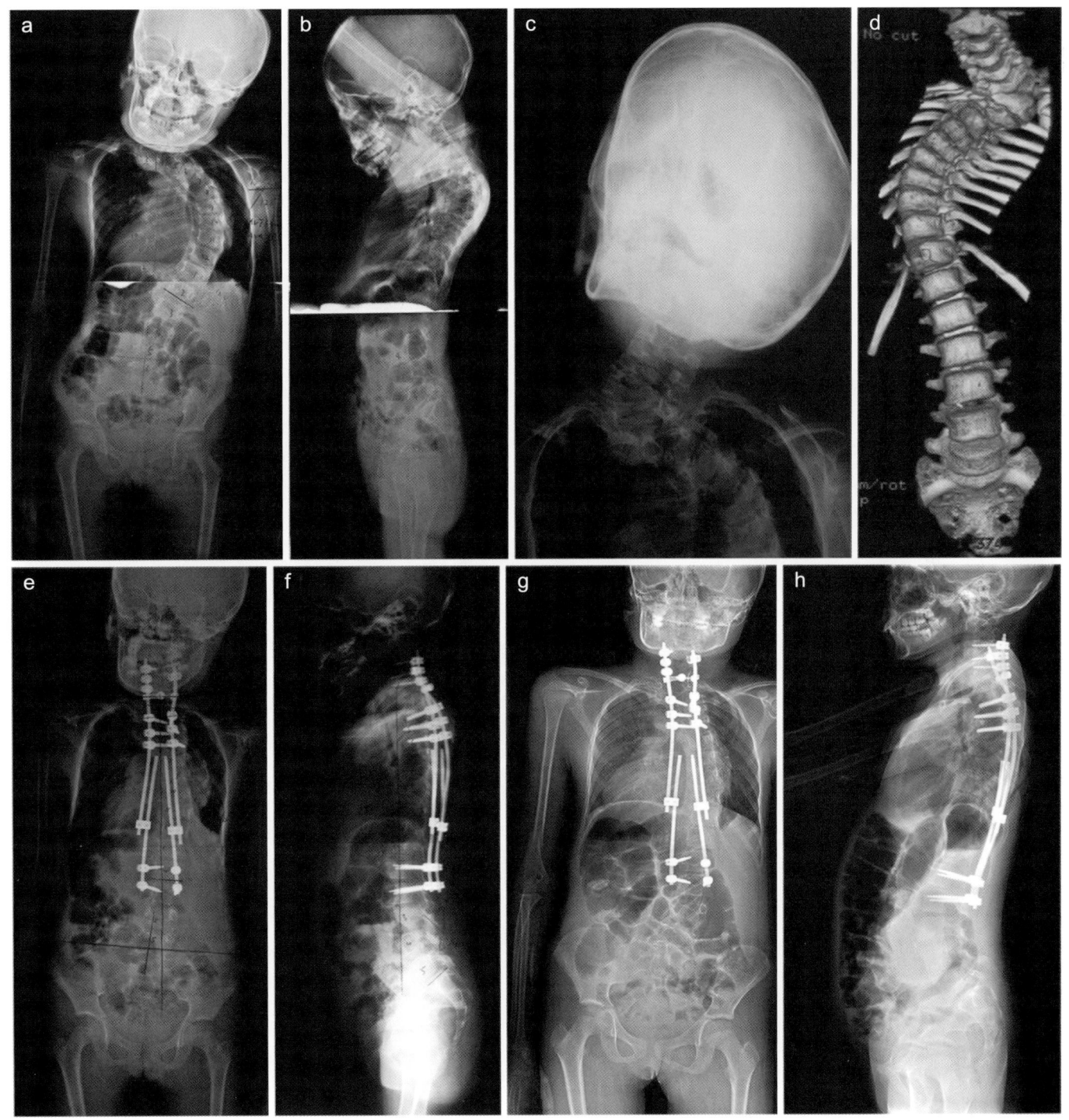

图 34.4 7岁女孩,患有复杂的颈胸交界区先天性脊柱畸形,她同样也有着一个长胸弯(a~d)。我们行 C7、T2、T3 VCR 并从 C3 融合至 T7。双侧 TGR 用于控制长胸弯。PVCR 区域的内固定作为生长棒技术的近端锚定点(e,f)。撑开操作在接下来 3 年内开展(g,h)

用 Wilson 支架,对于较大的患儿采用 Jackson 板。整个背部区域采用无菌方式准备和覆盖。

根据截骨节段、连接器位置及上下端锚定点位置,通过透视确定切口。通常需要做 2 个或者 3 个分开的中线切口。若计划的分段切口距离太近,或者患者躯干较短,可以采用 1 个皮肤切口。理想的情况下,非必要的脊柱显露应当被尽可能减少,最少到只保留完成手术必要的显露。

在皮肤切口完成后,仅在需要内固定(截骨上下 1 个或 2 个节段)和上下锚钉点处进行骨膜下剥离。如果在长弧形弯的顶椎进行截骨,截骨区域上下 1 个或 2 个节段需要被显露。如果在近端或者远端主弯进行截

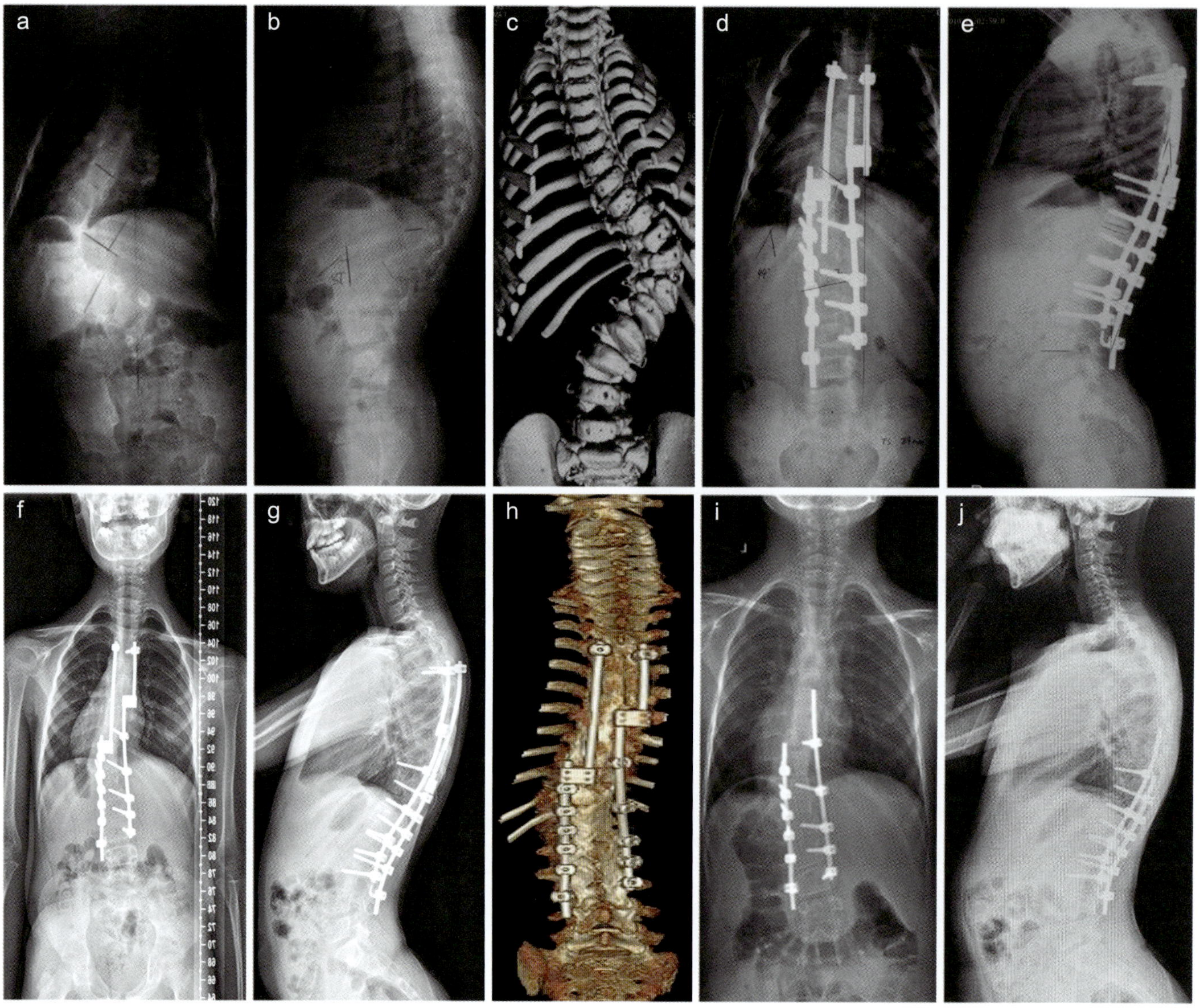

图 34.5 2岁男孩，患有严重的胸腰段先天性脊柱侧后凸畸形（a~c）。侧后凸的顶点、T12、T13 行 VCR，融合范围从 T10 到 L3。双侧生长棒被用于控制剩下部分侧弯。VCR 区域的内固定作为生长棒技术的远端锚定点（d，e）。撑开操作在接下来 8 年内进行。矫形维持且脊柱及胸廓明显增长。8 年时候近端螺钉拔出（f，g）。CT 可以显示胸椎自发融合（h）。其近端螺钉及连接棒被移除，但没有进行最终融合（i，j）。后续也将密切随访该患者

骨，通常该主弯需要整个被暴露，在截骨后融合节段的内固定可以作为生长棒的一个锚定点。

显露完成后，对内固定置入进行准备。作者推荐在可行的情况下，尽可能采用椎弓根螺钉。然而，对于发育不良或解剖变异无法应用椎弓根固定者（尤其是上胸段和颈胸交界处），可能需要应用椎板钩或者横突钩。由于儿童椎弓根直径细小，20 mm 定位针可以在置入椎弓根螺钉前置入椎弓根，在透视下确定正确的轨迹（图 34.6）。

在所有椎体内固定完成置入后，开始进行截骨操作。为了稳定截骨区域，在凸侧放置预弯的连接棒并锁紧。后方截骨部位包括椎板、上下关节突关节，横突也被去除以暴露双侧椎弓根及上下神经根。如果截骨位于胸椎，截骨水平的肋骨头和近端肋骨需要被显露和切除以暴露椎体外壁。注意小心保护胸膜。然后钝性分离以暴露椎体外侧皮质。随后，硬膜被小心地保护在中间及后方。使用双极电凝对硬膜外静脉丛进行小心的止血，为操作区域提供视野。由于脊髓移位至凹侧，椎体的切除通常从凹侧开始，其目的是减压脊髓。随后，对于凸侧椎体部分的切除会更加安全和快速。骨刀、高速磨钻或超声骨刀可以被用来去除椎体及椎弓根。作者更青睐于使用骨刀，因为它允许同时收获自体松质骨，大大提高了骨移植的存活率。上下椎间盘需要被完整地切除，直到相邻节段椎体骨面

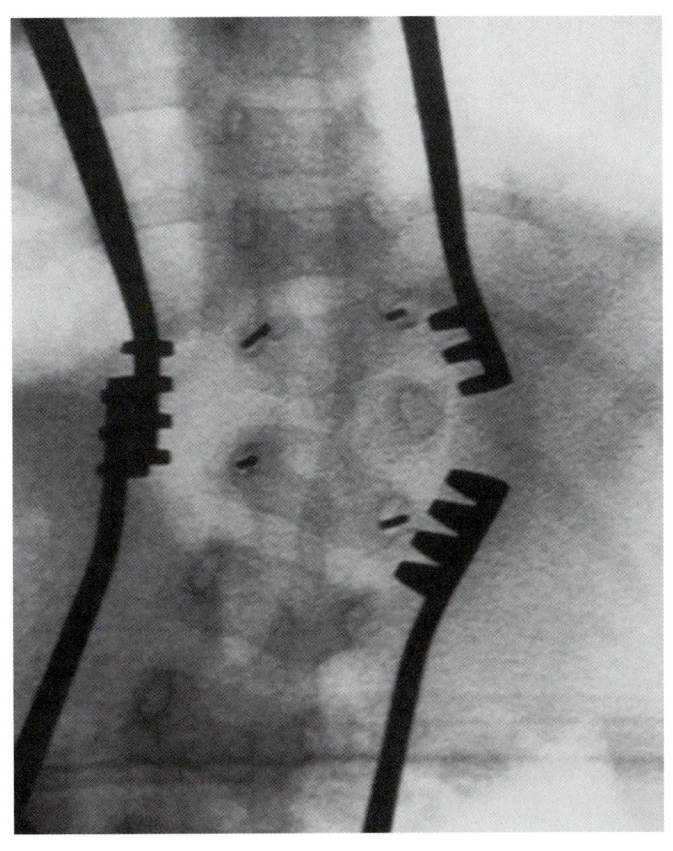

图 34.6　20 mm 定位针可以在置入椎弓根螺钉前置入椎弓根，在透视下确定正确的轨迹

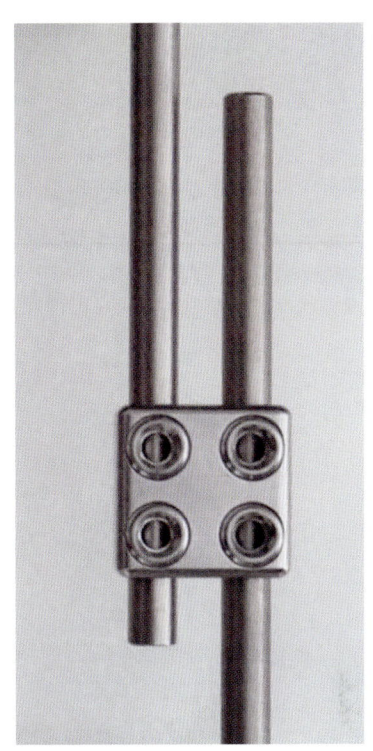

图 34.7　多米诺连接器用于生长棒并联

渗血。在去除凹侧椎体和椎间盘后，放置一根临时棒固定，并将凸侧临时棒去除。重复对侧处理椎体和椎间盘的操作。在切除顶椎区域的半椎体时，对侧间盘和后方结构需要被完整地去除以达到环形减压，截骨间隙形状类似于"Y"形到"V"形，以便于更好地完成矫形和闭合。

34.3.3　闭合间隙和置入双棒

采用低切迹的、直径适合的小儿内固定系统，包括 4.5 mm 直径的不锈钢棒、钴铬木棒或钛棒。作者在双生长棒技术中更青睐于并联连接（图 34.7）。4 棒技术或者 6 棒技术根据截骨部位选择。所有的连接棒及连接器均置入在深筋膜之下（图 34.8）。

对于患者截骨区域位于头侧或尾侧，截骨融合节段可以作为头端或者尾端的锚定点连接于双生长棒上，又被称为"4 棒技术"（见图 34.2～图 34.5）。预弯的连接棒在深筋膜下置入，与锚定点连接，2 个多米诺连接器被用于连接双侧近端及远端的连接棒（图 34.8）。

如果顶椎截骨位置距离远端锚定点近，那么推荐 4 棒技术（图 34.9）。对于长弧形侧弯需要在顶椎区截骨的，更适合应用 6 棒技术（见图 34.1 和图 34.10）

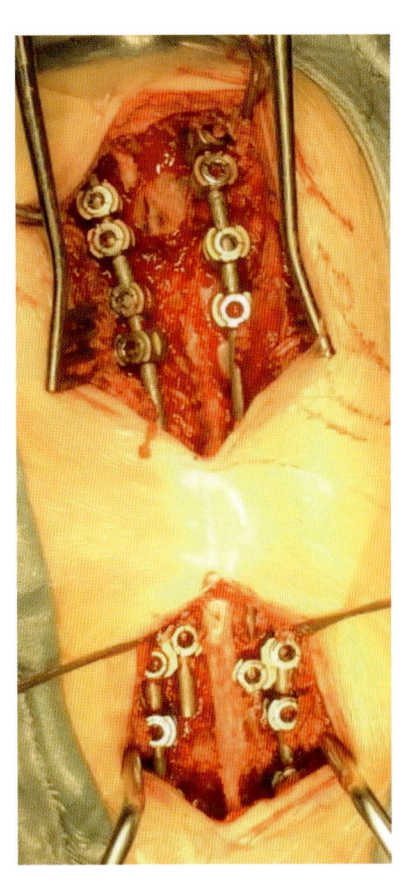

图 34.8　该患者在脊柱上端行截骨术。将预弯的连接棒在深筋膜下穿过并连接锚定点，闭合间隙，2 个多米诺连接器用于并联连接近端及远端的生长棒

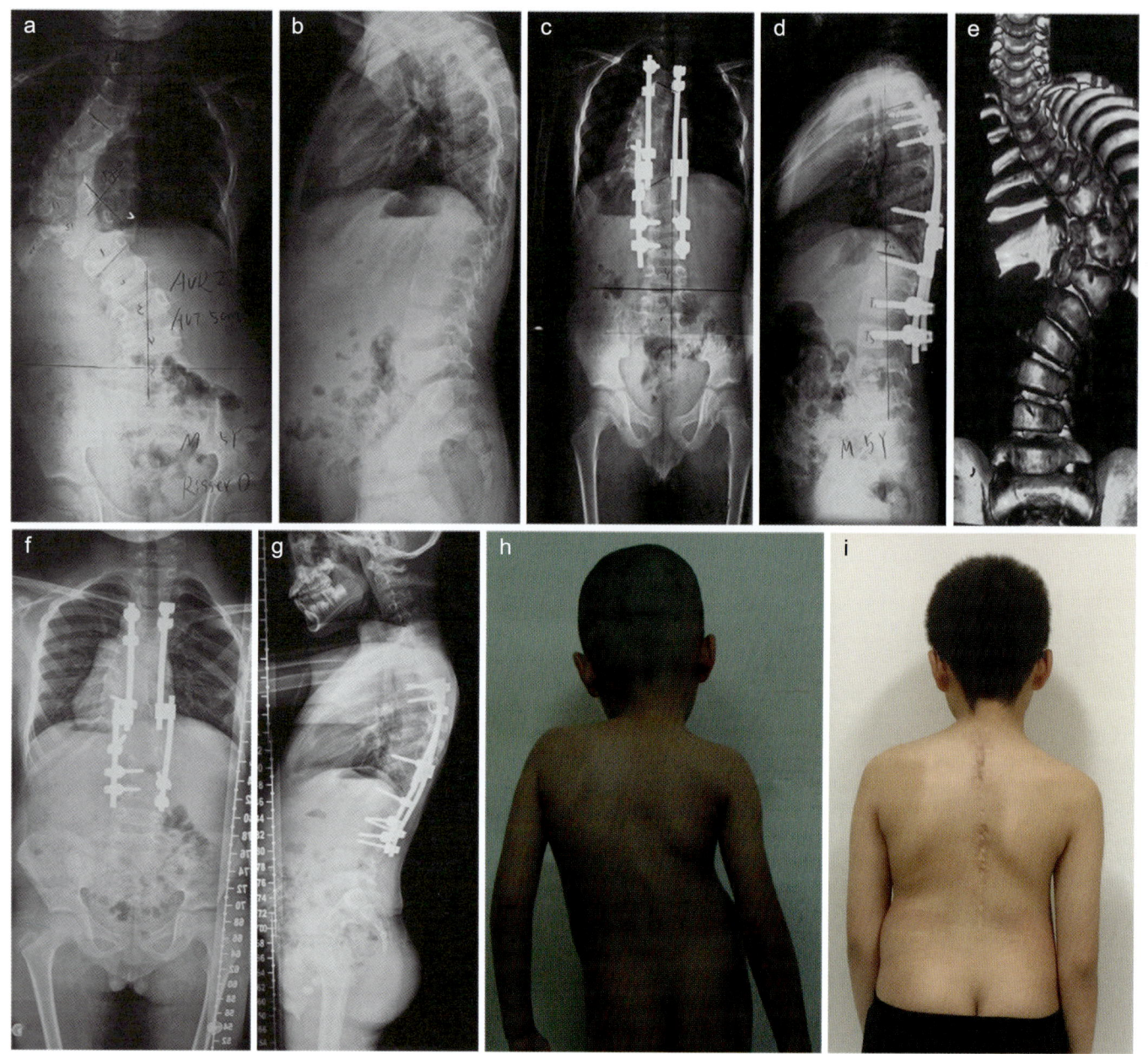

图 34.9 6 岁男孩，严重僵硬 EOS 患者，下胸段复杂先天性畸形（a，b，e，h）。侧凸顶点行 T11、T12 VCR 及短节段融合术。双生长棒随后放置。我们选择了 4 棒技术。VCR 后矫形效果好，残留顶椎椎体偏距小，有效肺部容积显著提高（c，d）。矫形维持好，脊柱及胸廓可继续生长（e，f，i）

前方结构重建并不是强制的，对于年龄较小的儿童胸椎体积小且截骨间隙可以通过骨对骨的方式闭合而不引起硬膜褶皱。然而，对于多节段截骨且截骨间隙较大或腰椎 VCR 的患者，前方结构重建是必要的。需要非常注意在闭合截骨间隙时对脊髓及神经根的侵扰，术中神经监测包括 SSEP 和 MEP 均是强制的。

如果需要对整个侧弯撑开，必须在截骨间隙闭合后，在神经监测下进行。撑开后需要进行透视确认整个序列及截骨区域的矫形效果。切口需要用生理盐水彻底冲洗。在截骨区域及内固定区域进行后方结构的去皮质操作，然后行后外侧融合术。在截骨区域深筋膜下放置引流后关闭切口。

如果预设截骨操作困难，可能手术时间较长、术中出血较多或患者合并多种并存疾病时，整个手术操作可以分期进行。分期手术中，初次手术包括短节段截骨、融合固定术。择期行第二次手术完成置入双生长棒操作。

患者术后第一天需要卧床，术后 6 个月内需要佩戴支具保护。

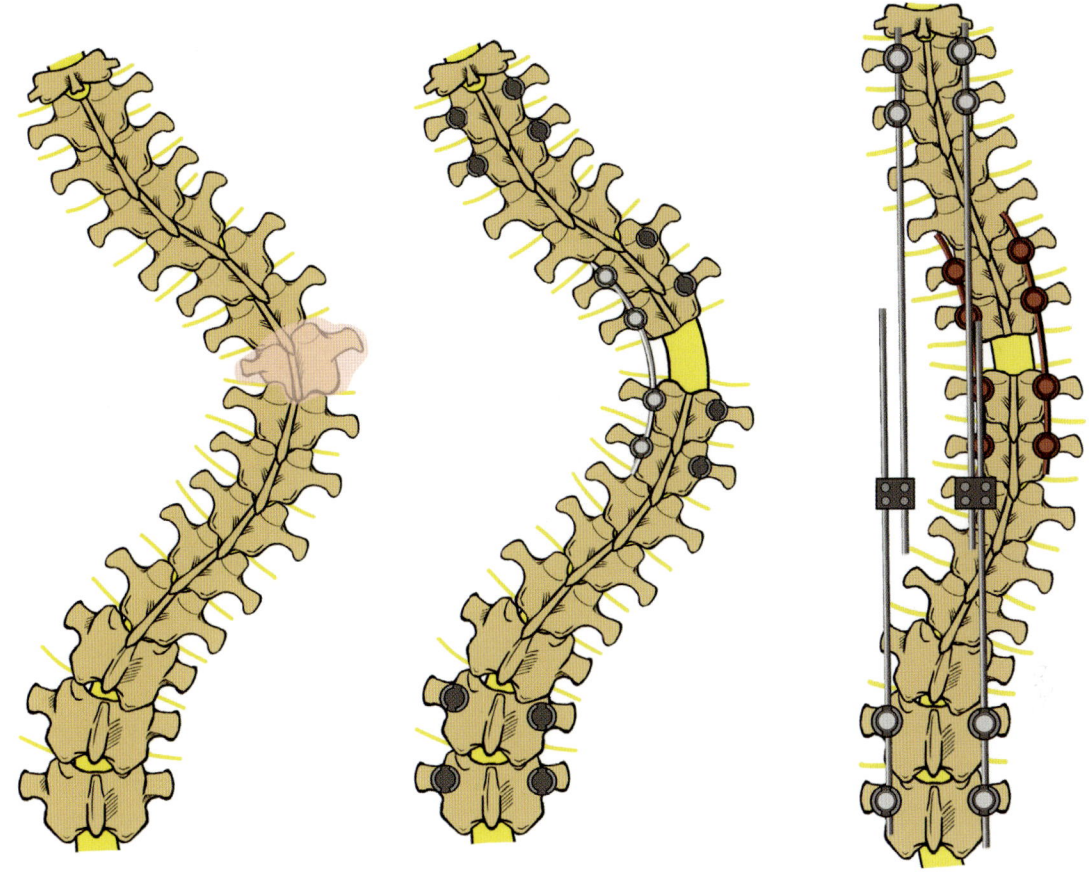

图 34.10 对于截骨区域位于较长的、严重胸弯顶点的患者，5 棒或者 6 棒技术需要应用在较大残留侧弯及顶椎椎体偏移的患者上。这比 4 棒技术的连接更困难

34.3.4 撑开操作

撑开操作与双 TGRs 方式相同。第一次生长棒撑开在初次手术后 6 个月。需要避免过多的撑开。撑开操作每 6~9 个月实施一次。随着撑开次数的增加和生长潜力降低，每次撑开的间隔相对增加。所有的撑开操作需要在全麻和脊髓监测下完成。此外，静脉抗生素也需要在每次撑开手术时应用。

理论上，MCGR 可以替代 TGR 应用。然而，目前我们没有在混合技术中使用 MCGR 的经验，需要在将来开展后续研究来评估 MCGR 在混合技术中的应用。

34.3.5 最终融合操作

顶椎 VCR 在初次手术中提高冠状位、矢状位畸形的矫形效果是有效的。如果在后续生长棒撑开治疗中畸形控制较好，那么可能避免最终融合手术，尤其是对于 CT 显示自发融合的患者。CT 扫描在撑开操作无法增加长度时对于评估患者矢状位序列和脊柱后外侧是否融合很有帮助。如果患者在发育成熟时仍然有着较大的残留畸形，和（或）冠状位或矢状位失平衡，则有最终融合手术的指征。更多关于最终融合手术细节可参见第 49 章。

34.3.6 神经监测

顶椎 VCR 是一项技术要求较高的、有着神经损伤高风险的操作。初次手术及每次撑开损伤均需要在脊髓监测下进行。需要应用脊髓的多模式神经生理学监测，包括运动诱发电位（motor-evoked potentials，MEP）和躯体感觉诱发电位（somatosensory-evoked potentials，SSEP）。

34.4 讨论

未经治疗的进展性 EOS 对患者的心肺功能有长期不良影响，并增加患者的病死率。患有多节段复杂畸形的年幼患者应当避免长节段融合，因为这可能导致心肺功能障碍[4, 5, 21-23]。既往已经有较多研究报道生长棒的临床疗效[12-16, 24-27]。近日，Johnston 等报道了 12 例 TGR 和 1 例 VEPTR 的生长友好型技术"毕业"患者的临床结果。"毕业"患者和对照组在步数-活动监测中的活动时间和总步数方面没有差异性，在活动耐量测试中，"毕业"患者在相同行走速率下心率更快且氧消耗（每行走一段距离消耗的氧气）更大。生长友好型手术通过治疗脊柱畸形而减少了呼吸系统的压力负担。

包含胸廓和脊柱的三维畸形是造成肺功能损害的主要因素，轴位畸形进展导致凸侧半侧胸廓的狭窄和僵硬。轴位畸形，有时也指"吹风样"胸廓畸形，仅部分能够被TGR技术控制，这是由于内固定局限地位于上下锚定区，而限制了顶椎区域的控制。因此，文献报道TGR有造成"曲轴现象"的可能性[28]。

为了更好对EOS进行顶椎控制，一些生长引导型技术被引入，包括TGR伴有或不伴有顶椎截骨的顶椎融合术；Shilla技术、现代Luqué Trolley技术（见第41和第46章）。在Shilla技术中，顶椎区域是融合的，生长主要位于融合节段之外，随着脊柱生长而延长[29]。在现代Luqué Trolley技术中，顶椎区域是"引导"而非融合，生长在两侧融合的端椎锚定点之间的非融合节段发生[30]。一系列的撑开操作在这两种技术中可以避免。

其他策略例如生长棒结合"顶椎融合"或"顶椎控制"来更好地矫正轴位畸形和顶椎偏距也有报道[31-35]。2011年，Alanay等报道了"凸侧内固定骨骺阻滞联合凹侧撑开"的初步临床结果[31]。研究纳入5名先天性脊柱侧凸患者，所有患者均开展了凸侧内固定骨骺阻滞联合凹侧撑开术。术前凸侧内固定节段平均侧凸度数为48°。术后矫正至36°（25%），末次随访时进而提高到27°（44%）。对于撑开节段，术前平均侧弯为35°，术后矫正为16°，末次随访时为8°，平均矫形率为77%。该操作对矢状位序列影响较小。内固定失败在5名患者中出现了4名。Bekmez等在猪的实验研究中发现，通过应用后路椎弓根钉棒系统可以控制椎体前方的生长。因此对于凸侧骨骺阻滞术，可以无须前路手术干预[35]。伴随这些研究的初步结果，Bekmez等[34]和Demirkiran等[36]报道了凸侧生长阻滞、凹侧利用TGR或MCGR撑开治疗长弧型的先天性侧弯。Thompson等[14]发现相比于顶椎区域没有短节段融合的患者，顶椎短节段融合联合生长棒对脊柱发育造成不良影响。Farooq等[17]发现在初次手术中短节段融合并不会带来显著额外的侧弯矫形，但在随访中有更多的并发症。在顶椎凸侧应用椎弓根螺钉作为"顶椎控制"允许凹侧继续生长，伴或不伴顶椎节段融合，可以完成直接去旋转和将顶椎推至凹侧胸廓。Johnston等[35]报道了这项顶椎控制技术，这项技术可以对轴位起到较好的矫形效果，显著提高肺容量（50%或更多）。然而，这项技术可能只适合于顶椎区域柔韧的侧弯。如果由于先天性形成或分节不良造成顶椎区域僵硬，那么这些顶椎椎弓根螺钉联合"顶椎控制"或"顶椎融合"技术在矫正轴位畸形和顶椎椎体偏距上将是无效的。因此，顶椎截骨，包括顶椎VCR提供了活动性，可以对顶椎进行直接去旋转和去偏距，帮助提高了轴位畸形矫正效果和凹侧胸廓容积。

我们的混合技术——顶椎后路VCR联合非融合技术在2014年首次报道[18]。最初的系列包括了7名进行此项技术的患者，初次手术的平均年龄是5.9岁（范围：2~10岁），所有患者初次手术后随访超过2年。每名患者的平均撑开次数为5.3次。初次手术后侧弯由81°改善至40°，末次随访时为41°。T1-S1平均每年增加1.23 cm。有效肺容积比例由0.86提高至0.96。其他学者延展了本概念的应用。Bas等[19]报道顶椎切除联合生长友好型内固定治疗脊髓脊膜膨出伴后凸畸形患者的临床结果。所有患者接受了顶椎全脊椎切除或多个蛋壳技术截骨术。根据生长友好型内固定的选择，他们的患者分为TGR组（组1）和Luqué Trolley组（组2）。显著的后凸矫形和脊柱生长在两组中均可以观察到。Ⅰ组和Ⅱ组分别进行了14例和4例非计划手术，Ⅰ组在计划的延长手术中另外进行了4例内固定翻修手术。他们发现生长棒较Luqué Trolley技术在生长上可以获得显著的优势，然而由于病例数量较少，他们并没有开展统计学分析。2019年，Sun等[20]报道了13例先天性脊柱侧凸儿童开展混合生长棒技术的结果。然而，他们并没有详细描述截骨的类别，且同时应用了单、双TGRs。8名患者进行了单生长棒技术，5名患者行双生长棒技术，平均撑开次数为4.1次。在初次手术后，主弯矫形由87°改善至37°。脊柱后凸由67°术后显著下降至33°。初次手术后，T1-S1高度平均获得4.4 cm，在随访过程中生长速率为每年1.31 cm。

在非融合技术中，TGR治疗更容易引起并发症，既往研究报道并发症的发生率高于50%[13, 15, 16, 24]。重要的是，要意识到内固定失败是最常见的并发症。内固定的风险包括较早的初次手术、额外的翻修手术、矢状位畸形、延迟的撑开手术。近期，Helenius等[16]报道重度及中度早发型脊柱侧凸生长棒治疗毕业患者的手术和健康相关生存质量结果的对比。他们定义严重的侧弯为度数≥90°，结果发现重度侧弯相比于中度侧弯在应用生长棒治疗后与更大的残留畸形和更多的并发症相关。该研究提示较大的僵硬的侧弯或者较长的侧弯伴有顶椎区域僵硬或角状后凸畸形时，单纯 TGR 会残留较大侧弯及巨大的非对称生长潜力，这将对有限的内固定及连接棒产生很大的应力，因此可能带来更多的内固定相关并发症。相比于 TGR，顶椎截骨会同时提高冠状位和矢状位平面的矫形，减少生长棒内固定的应力，可能对于避免 TGR 并发症的出现有帮助。我们的初步临床研究发现并没有并发症出现，Sun 等研究中发现了 2 例并发症，包括 1 例连接棒断裂和 1 例近端交界性后凸[20]。考虑到以往文献中这些少数患者大部分仍处于治疗期，未来仍有可能发生并发症，将来需要更多患者进行评估。

我们的技术有一些缺点。第一，患者仍然需要重复的撑开操作。第二，在未成熟的脊柱上开展融合手术可能因为缩短了胸椎而导致肺功能下降[21, 23, 26]。然而，Demirkiran 等[34] 发现在他们开展了凸侧生长阻滞、凹侧撑开的患者中 T1-T12 生长率仅比 Dimeglio 报道的正常数据轻度降低[21]。对于截骨和短节段融合改善侧凸对与脊柱和胸廓的影响尚不清楚。尽管截骨术可以术后即刻带来更多的矫形和胸廓高度，但截骨和短节段融合术可能对脊柱和胸廓的发育有负面影响。该技术对于脊柱的生长、肺功能的影响有待进一步研究。

34.5 总结

理论上说，顶椎 VCR 和其他截骨术和短节段融合在治疗严重、僵硬 EOS 患者时可以在冠状位、矢状位和轴位上提高矫形率，可能消除顶椎区域非对称生长潜力，减少 TGR 带来的并发症发生率。我们的初步结果显示这项技术可维持满意的矫形率和更低的并发症发生率。然而，随着纳入患者数量的增加及更长期的随访，并发症的发生率可能会增加。由于这项技术联合了截骨和生长棒操作，截骨相关的神经并发症需要被密切监测和随访。这项技术对于脊柱发育和肺功能的影响需要进一步研究。

（Terry Jianguo Zhang, Shengru Wang, Qianyu Zhuang 著　王升儒　赵钇伟 译　李　博 校）

参考文献

扫描书末二维码获取

第 35 章 脊髓脊膜膨出伴后凸畸形的外科治疗

本章内容

35.1 背景..........378	35.5.2 经椎体（去松质骨）后凸切除术..........383
35.2 神经问题概述..........378	35.5.3 新生儿后凸切除术..........383
35.3 手术适应证和技术..........379	35.6 结局和效果..........383
35.4 围手术期注意事项..........379	35.7 问题、并发症和经验教训..........385
35.5 手术技术..........380	35.8 总结..........386
35.5.1 全脊椎后凸切除术..........380	

要点

- 大而僵硬的先天性胸腰椎或腰椎后凸畸形可能是脊髓脊膜膨出患者的难题。
- 手术干预可能有利于姿势恢复和预防压疮。
- 有几种手术技术和植入物的选择。矫形技术包括对年龄较大儿童进行的异常节段切除和通过脊柱后路内固定实施的最终融合（definitive fusion）以及对年龄较小儿童进行的生长友好型后路固定。
- 外科医生必须意识到这些手术与高并发症发生率和潜在死亡率有关，并且在进行操作之前必须使患者家属意识到这一点。
- 脊髓脊膜膨出患者的治疗应采用多学科方法，以便为患者提供获得良好效果的最佳机会。

35.1 背景

先天性腰椎后凸畸形是一种与脊髓脊膜膨出相关的独特畸形[1,2]。尽管由于更好的产前筛查和改进的神经外科护理，实际发病率可能正在下降，但先前的研究报道称，后凸畸形发生在 8%~20% 的脊髓脊膜膨出患者中，并且通常与下胸椎缺陷和上腰椎严重后凸畸形相关[1,3-8]。儿童的后凸畸形进展每年可能高达 12°，并且患者在出生时可能已经存在明显的畸形[1,5,6,8]。这种后凸的渐进性性质被认为与异常解剖结构有关，导致不利的力学环境以及由于缺乏适当的运动功能而导致的肌肉不稳定[1,9]。脊柱肌肉在脊柱轴线上发生前方移位，并且在腰大肌的拉力和横膈肌肌腱固定作用下，在脊柱上产生强大的屈肌力。人体重力进一步增加了这种拉力，随后出现了渐进式畸形。最终，随着椎体变形为楔形，畸形变成结构性和僵硬性[4,5]。在严重后凸畸形患者中，恢复矢状位平衡的干预已成为公认的治疗选择，以改善姿势稳定性、坐姿平衡以及预防畸形顶点的压疮等相关问题[8-11]。

35.2 神经问题概述

在现代早期神经外科干预之前，脊髓脊膜膨出患者的死亡率高达 90%~100%[2]。通过早期干预（包括硬膜囊闭合和脑室腹腔分流术），患者生存率得到了显著提高。胎儿手术是最近的进展之一，已被证明可以改善功能结局[12]。由于神经外科治疗的进步以及产前筛查的增加，发达国家严重后凸畸形的发生率有所下降。

在患有脊髓脊膜膨出的儿童中，需要分流的相关脑积水发生率很高。由于神经管头部部分异常发育，因此有充分的文献记载与 Arnold-Chiari Ⅱ 畸形相关的内容[5]。

另一种常见的神经外科疾病是脊髓拴系综合征[13]。有症状的脊髓拴系可能发生在 25%~30% 的脊髓脊膜膨出患者中。鉴于大多数患者会进行硬膜囊闭合，硬脊膜的瘢痕是不可避免的，并且几乎总是可以在磁共振成像中观察到。因此，脊髓拴系综合征是影像学证实的临床诊断。体征和症状包括背部和腿部疼痛、活动范围和力量减退、尿动力学变化、脊柱侧凸或后凸的快速进展以及痉挛/挛缩。这种情况可以通过松解脊髓拴系、松解紧张的神经根和终丝来解决。患者可能无法恢复到其基线运动或感觉功能。如果存在潜在的脊髓拴系，则可能需要在任何骨科手术之前得到解决。然而，该手术的确切适应证和矫形效果在神经外科文献中似乎有些争议[14]。

这些患者的相关医疗问题包括泌尿外科和胃肠道问题。根据脊髓病变的水平，患者可能患有神经源性膀胱功能障碍。这最终可能导致尿失禁和膀胱排空障碍。日常管理可能需要预防感染和监测肾功能。患者的肛门括约肌张力和肛门直肠感觉也可能异常，从而导致排便失禁和便秘。

与后凸畸形相关的最麻烦的问题是畸形顶点的慢性溃疡以及最终的深部感染和复发性脑膜炎[10]。医疗管理和姿势/矫形干预通常由于严重和僵硬的后凸畸形或驼背的持续存在而失败（图 35.1）。

35.3 手术适应证和技术

先天性后凸畸形的手术矫形是针对后凸畸形的临床表现进行的，而不是绝对的 X 线片测量结果。手术干预的适应证包括在新生儿期需要对脊柱发育不良的缺损和突出的骨质进行皮肤闭合；后凸顶点上的复发性褥疮和皮肤溃疡；在不使用上肢支撑的情况下无法保持直立的坐姿或站立姿势；直立姿势时腹部内容物受压继发的呼吸损害，从而在横膈上产生向上的压力；前腹壁可用表面积的减少，从而阻碍必要的胃肠病学或泌尿科手术和矫形器的安装[4, 5, 15-17]。肋缘撞击骨盆也可能引起疼痛和不适[18]。手术干预的主要禁忌证是相关的医疗条件禁止这种规模的手术[2, 13]。

关于脊髓脊膜膨出伴严重后凸畸形的手术治疗，两种常见的手术选择是幼儿的脱位式（松解）手术和大龄儿童的多节段椎体切除术[6, 19]。选择其中的任何一种都需要使用针对于较大年龄患者的最终后路融合，或者生长棒结构，以使年幼的患儿进一步生长[16]。第三种手术是在新生儿期神经囊闭合时切除后凸畸形，这种手术的应用频率可能会增加[9, 20, 21]。

35.4 围手术期注意事项

患者需要广泛的术前评估，包括多学科方法。神经外科应积极介入，并尝试脑室腹腔分流术[13]。另外，确定腹主动脉的解剖可能是值得的；然而，已经表明腹主动脉在脊柱后凸切除术矫形期间处于最小的风险，因为它不遵循脊柱后凸的路径，而是跨越它[22]（图 35.2）。此外，考虑到慢性伤口问题的可能性，明智的做法是在术前咨询整形外科医生以帮助闭合伤口[23]。术后，物理和专业治疗可能有助于患者的康复。

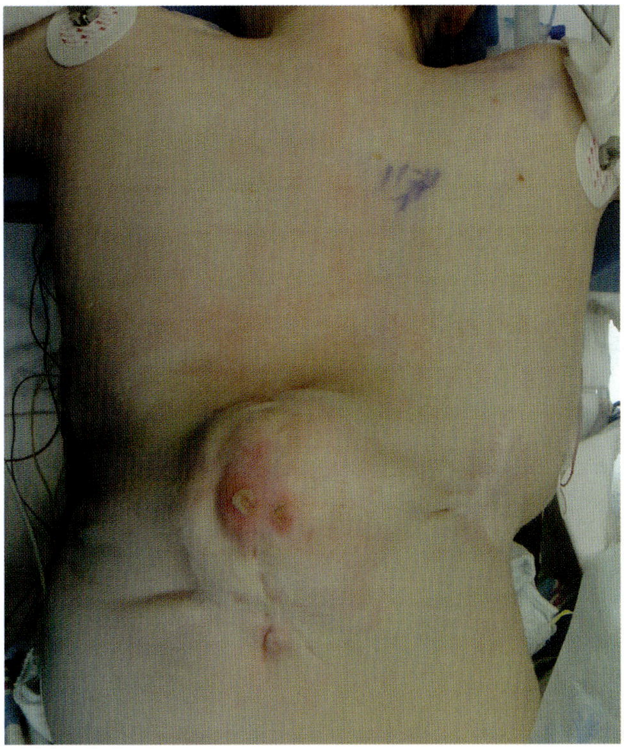

图 35.1 如这名 13 岁儿童的腰椎所示，复发性溃疡和受损的皮肤可能出现在畸形的顶端

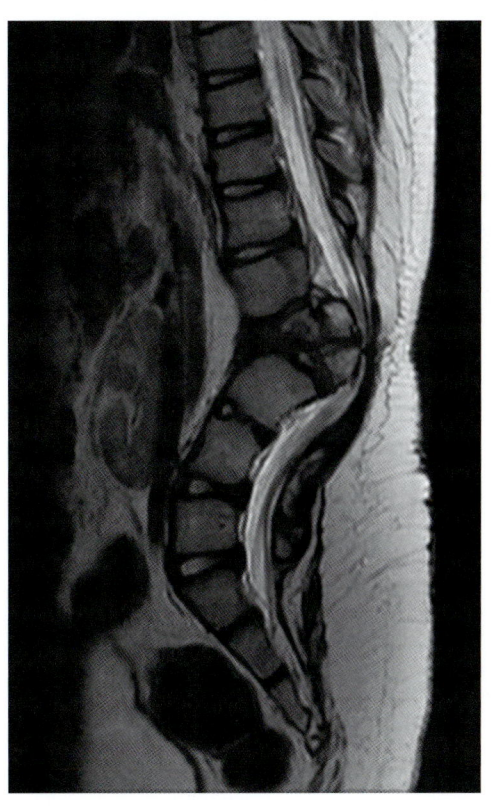

图 35.2 大血管会跨越畸形，而不是拴系在脊柱前缘

35.5 手术技术

35.5.1 全脊椎后凸切除术

该手术是在全身麻醉下进行的，患者俯卧在可透视的手术台上，并有框架或滚轮（a frame or rolls）。由于这些患者的广泛畸形和躯干尺寸，硅胶垫或滚轮可能比脊柱框架更容易定位（摆体位）（图 35.3 和图 35.4）。使用后正中线纵向切口，并通过先前的闭合区域进行延伸。胸椎椎旁肌脊柱后部的骨膜下被解剖分离。通常在暴露的这个阶段，神经外科医生会解剖硬膜囊，并缝合近端残端。术前必须确定分流的证据。值得注意的是，在这部分过程中脑脊液的可视化排除了神经斑块的闭合，因为担心引发急性脑积水[24]。然后，硬膜囊缩回至截骨部位附近。神经外科团队可以选择保留硬膜囊和脊髓，而不是结扎和横切。

在脊柱后凸周围进行横向和向前的解剖，以进入脊柱后凸的凹陷处。需要完成后凸节段的周围暴露。必须格外小心，以免对前部结构造成任何伤害。大血管通常横跨后凸区域，一般没有问题。一旦暴露和解剖完成，我们更喜欢将锚定点放在近端和远端。锚可以是胸椎的椎板下钢丝或椎弓根螺钉。如果选择使用椎弓根螺钉结构，我们建议使用包含近端延长片的复位型椎弓根螺钉，以帮助棒的固定。如果完全椎弓根螺钉固定是可行的，则可以使用远端螺钉固定到骶骨和骨盆。如果不是这种情况，则根据 Dunn-McCarthy 或 Warner-Fackler 的说法，在后凸切除后可以使用预弯的棒[11, 25]。然后，如 Lindseth 和 Stelzer 所述，通过顶椎区的近端椎体切除和后凸顶点头侧的 1~2 个椎体进

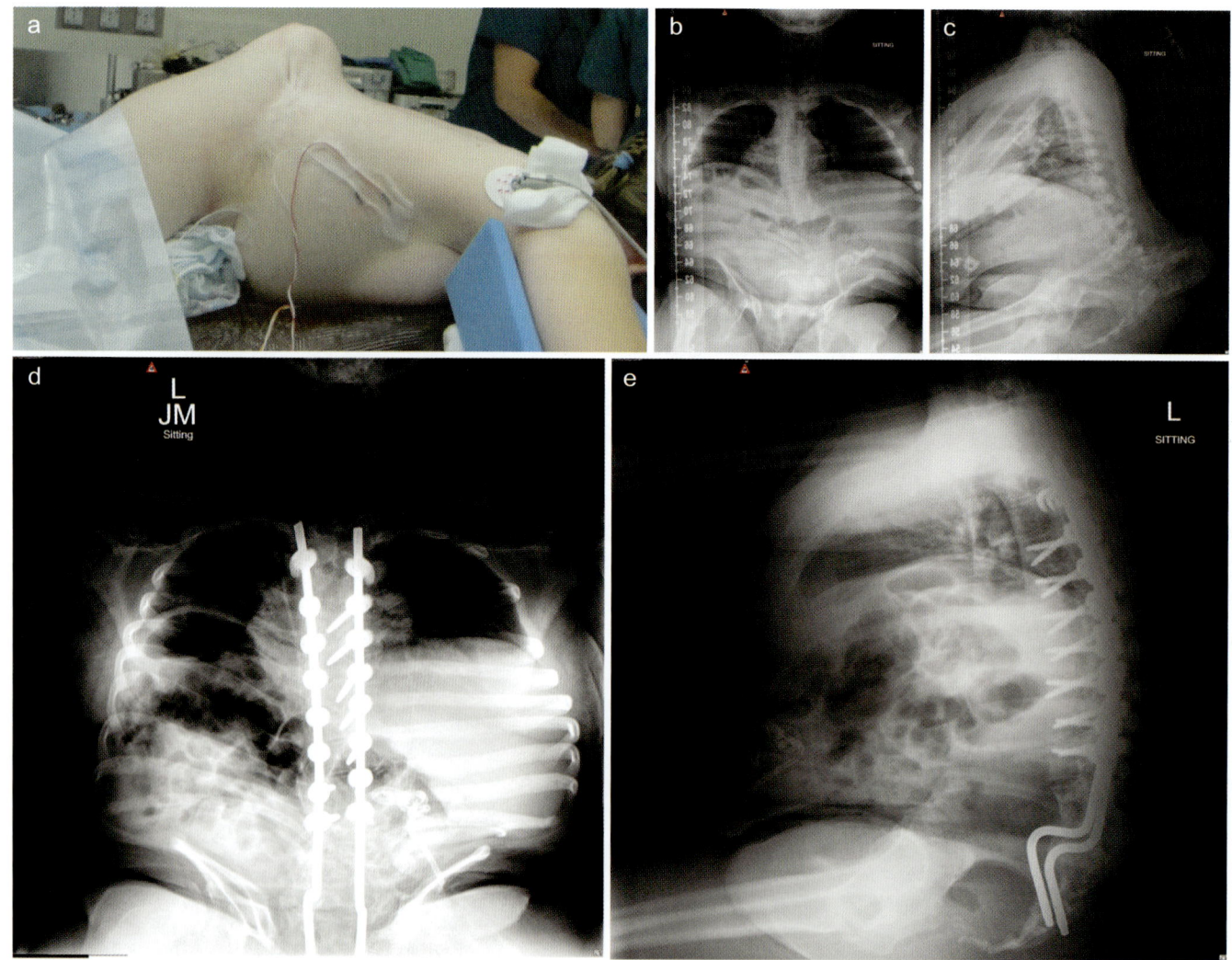

图 35.3 （a）一位 13 岁女性脊柱裂患者腰椎后凸畸形的临床照片。（b，c）前后位和侧位 X 线片显示大的腰椎后凸。（d，e）在后凸畸形完成切除后，在切除区近端行 Warner-Fackler 棒和椎弓根螺钉内固定。神经外科行脊髓切开术。按照骶骨前表面弯曲棒并插入到 S1 孔

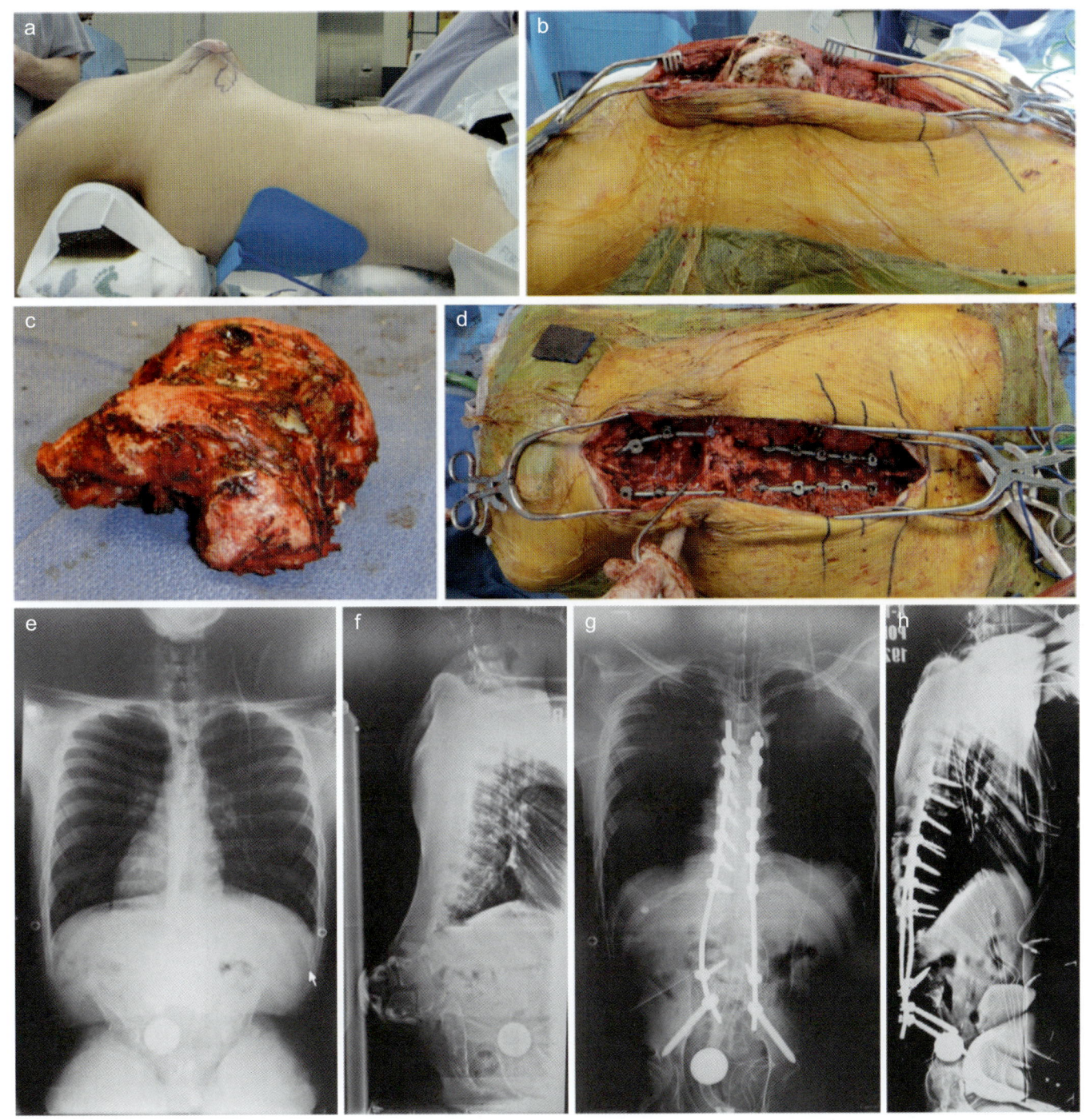

图 35.4 （a）一个大的腰椎后凸畸形的临床照片。（b）在骨膜下对骨性畸形进行 360° 暴露。为了保证前侧无软组织粘连，应暴露至后凸的凹陷处，器械或纱布应能容易地通向对侧。暴露完成后，神经外科行脊髓切开术。（c）切除融合和畸形的椎体，不包括后部成分。这个患儿接受了后凸节段的整体切除。神经外科行脊髓切开术。（d）在截骨前放置椎弓根螺钉，然后置棒完成固定。使用复位螺钉是有帮助的。（e，f）术前前后位和侧位片显示大的僵硬性后凸。（g，h）后路内固定采用全椎弓根螺钉结构，S1 和 S2 AI 螺钉用于远端固定（由医学博士 Peter Gabos 提供）

行后凸切除术[6]。在手术的这一步骤，医生将需要计划截骨边缘，以允许骨表面的接合从而实现最佳愈合。在保留硬膜囊的情况下，可能需要骨移植物或椎间融合器来保持脊柱长度并防止硬膜囊皱缩（图 35.5）。与继发于其他病理状态的椎体切除手术相反，患者不会遇到太多的不稳定性，因此通常不需要预先的稳定。如果保留了硬膜囊，则使用螺钉固定而不是 Dunn-McCarthy 或 Warner-Fackler 预弯棒（rod contouring）可能更容易，因为椎弓根螺钉固定提供了临时稳定和调整截骨部位的选项（见图 35.3）。

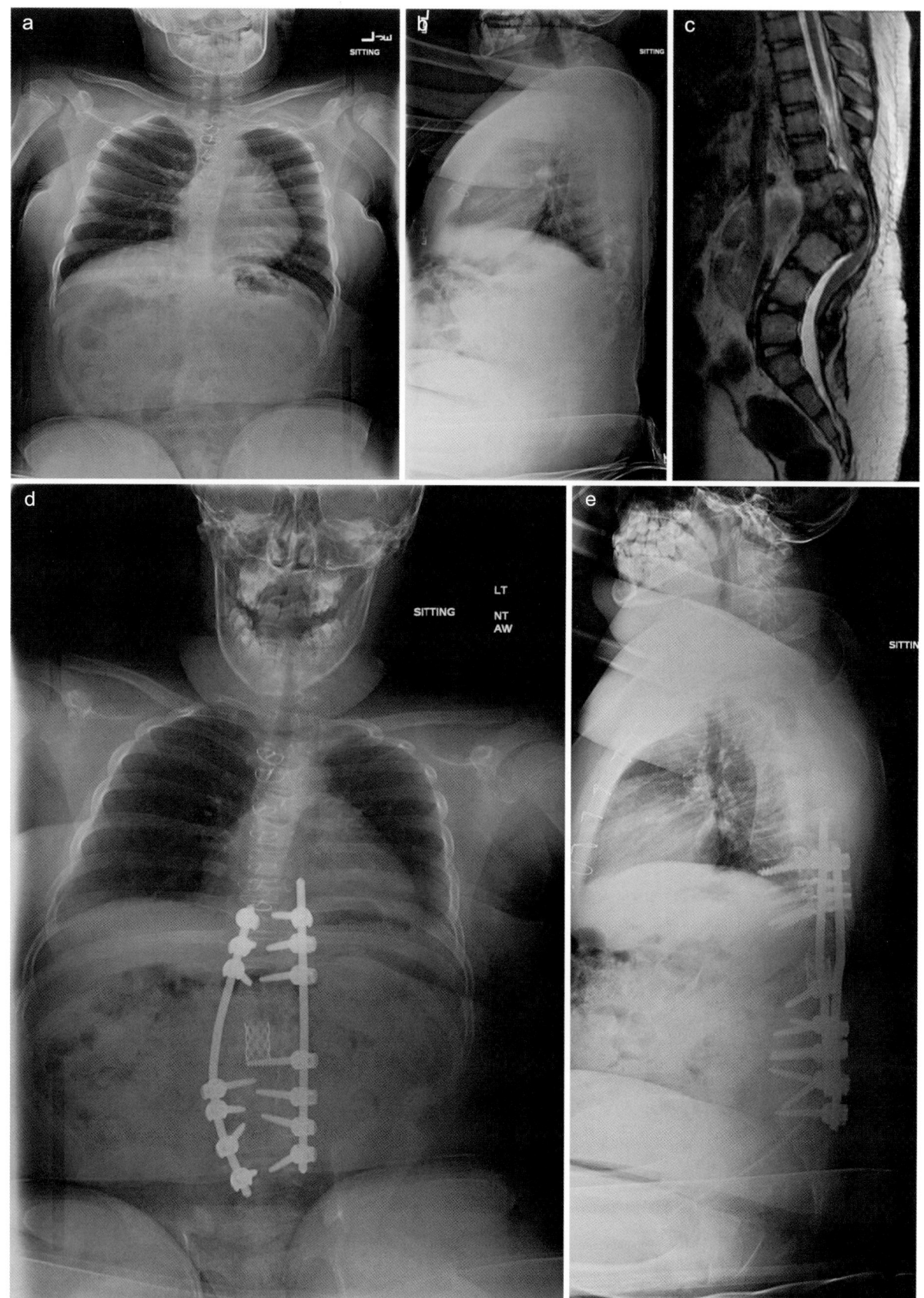

图35.5 （a，b）一位10岁男性脊柱裂的前后位和侧位X线片。这名儿童伴有神经症状恶化，由神经外科转诊到骨科进行手术。（c）在后凸畸形的部位有硬膜囊压迫进展的风险。（d，e）全部切除畸形椎体，使用椎间融合器和椎弓根螺钉进行重建直至S1。神经外科医生在手术暴露节段积极参与，以保留硬膜囊

在稳定阶段，有两个主要选择。使用 Luqué 技术的改良节段固定可用于矫形和稳定后凸切除术[24]。预弯（contoured）的 Luqué 棒从双侧穿过 S1 骶孔，远端位于骶骨的前部。Luqué 棒的远端根据患者的骶骨倾角进行弯曲，大约 20°~40°。横连放置在骶孔附近的远端，以防止棒的移动和旋转。将棒放置在截骨部位水平的外侧肿块内侧，然后从 T4 开始依次连接到较高水平的胸椎椎板，逐渐减少截骨部位并形成更坚固的内固定。椎体切除术产生的骨质用来加强截骨部位，以进行局部关节融合术。或者，如果有令人满意的椎弓根螺钉固定标志，则可以通过包括 S1 和髂骨螺钉在内的节段椎弓根螺钉完成固定[26, 27]。与传统的 PSIS 起始点（图 35.4）相比，髂骨螺钉可以以 S2 为起始点（S2 AI 螺钉）放置，以便更容易地排列植入物。但是，由于脊柱的远端以及骨盆可能发生变形，因此可能需要修改起始点。不论是使用椎弓根螺钉固定、Luque 杆还是固定到骨盆的棒结构，都需要根据患儿的年龄和预期的生长情况，选择最终融合或生长棒。Comstock 等报道了他们的新技术，在 22 例脊髓脊膜膨出儿童中进行了后凸切除和远端固定以及 Luqué 生长棒的植入[16]。远端固定包括将两根棒插入延伸至骶骨的椎体中。此方法限制了后凸远端的暴露，并且可以避免先前的瘢痕，因为切口不需要向下延伸到骶骨。Alshaalan 等报道了使用这种椎骨内远端固定技术对一名 3 岁儿童进行后凸切除术[28]。切除后凸后，他们将棒插入到 L3、L4 和 L5 的椎体，在近端和远端使用椎弓根螺钉固定椎体。使用连接器在近端和远端内固定之间构建生长棒系统。除了常规的撑棒程序外，患儿不需要额外的翻修。6 岁时，将传统的生长棒换成磁控生长棒。他们报道了令人满意的最初矫形效果以及 3 年以上随访时的矫形情况[28]。

35.5.2 经椎体（去松质骨）后凸切除术

该手术已被证明对年龄较小的儿童以及较轻的、僵硬性较低、成角较小的畸形有效。从概念上讲，椎体后凸切除术是一种在多个腰椎水平上的椎体内顶部截骨术（apical osteotomy）。通常不需要切开术，因此可以避免脑脊液流动的相关疾病，例如脑膜炎和急性脑积水[8]。向前弯曲的后凸切除术（lordosing kyphectomy）受到前纵韧带的束缚，从而避免了神经血管结构的紧张。与全脊椎切除术相比，该手术的优势包括保留硬膜囊、减少分流并发症、减少失血量和手术时间[19]。Sarwark 建议干预的首选年龄为 2~5 岁，此时前后径最小达到 25 mm[8]。

手术是在全身麻醉下进行的，并使用可透视的手术台和框架或滚轮进行俯卧定位。该手术通过后正中线切口进行。在骨膜下从外侧和内侧暴露椎板。切除覆盖在每个相应神经孔上的背侧椎板，以分离需要切除的每个椎弓根。硬膜囊和神经根在骨膜下平面被移向内侧。利用刮匙从一侧椎弓根进入，从椎体中逐渐刮除松质骨一直到中线。随后，切除物被打包，并在对侧重复该过程，从而形成椎体的皮质壳。用细刮匙在椎体前侧皮质上从椎弓根到椎弓根刻出一条线。截骨术将在这条线上进行闭合或铰链。然后，在尾侧到头侧的连续水平节段重复这个分离过程，通常从 L4 开始，一直到 L1。随着腰椎前凸、胸椎后凸和矢状位平衡的恢复，在每个椎体水平可矫正 45°[8]。

需要固定器械来稳定多节段截骨和矫形，防止复发，并允许患者的坐位和长期稳定。同样，远端的骨盆或骶骨必须纳入固定节段，以防止腰骶矢状面畸形。此外，固定节段必须包括胸椎 T4~T6 水平来纠正僵硬的发育性胸椎前凸。内固定技术包括按照中立位或矢状面预弯的双棒；节段性胸椎螺钉、钩或椎板下钢丝；腰骶部椎弓根螺钉内固定加骶骨远端置棒（Roger Jackson 技术）或全椎弓根螺钉内固定；在腰骶部/骨盆固定点进行有限的关节融合[19]。此外，可以通过椎板外露、有限的腰骶关节融合术、在去除松质骨水平保留软骨终板、利用节段性胸椎钩、椎弓根螺钉、椎弓根下钢丝和传统的生长棒技术来尝试构建生长结构[8]。另一项值得注意的技术是 Smith 报道的在较小畸形的幼儿中应用 VEPTR 而不进行松解[29]；然而，这些儿童可能仍然需要使用作为最终程序的后凸（gibus）切除和后路固定融合（图 35.6）。

35.5.3 新生儿后凸切除术

有一些关于新生儿后凸畸形矫形的报道，包括 Sharrard 的早先报道[9, 20, 21]。手术技术类似于大龄儿童的后凸切除术；然而，这里的目标是保留硬膜囊和神经根。通常需要切除 1.5 个椎体，以提供前凸并使软组织和皮肤得以闭合。一旦骨的表面完成重叠排列，则使用不可吸收缝线来稳定修复。新生儿骨融合的速度非常快，不需要正式的内固定器械。该手术可以而且可能应该在硬膜囊闭合时进行。

35.6 结局和效果

后凸切除术的放射学和临床结果因内固定器械形式不同而不同。随着时间的推移，脊柱内固定发生了演变，报道的结果也反映了这一点。目前的理解是，

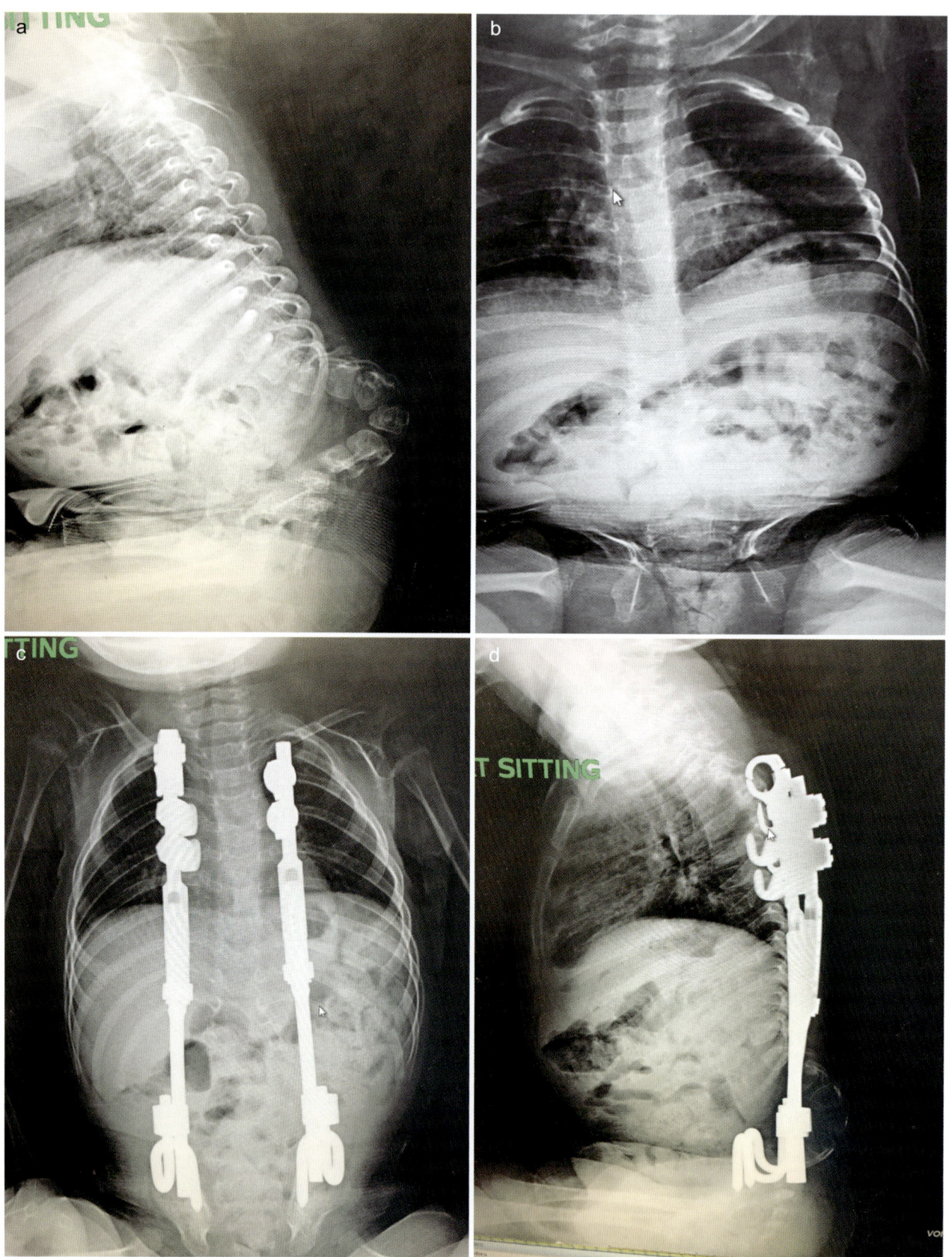

图 35.6 （a,b）一例脊髓脊膜膨出伴后凸畸形患儿的术前侧位和前后位平片。（c,d）在应用和连续延长肋骨至骨盆锚定后的平片上，可见到矢状面的对齐和后凸的改善（由医学博士 John Smith 提供）

包括骶骨-骨盆固定在内的节段脊柱固定对于获得和保持足够的矫形和稳定是必要的。

Sharrard 通常被认为是第一个报道儿童脊髓脊膜膨出后凸切除术的人[9, 10]。他对新生儿进行数周牵引治疗，并在较大的儿童中使用了稳定截骨部位的螺钉/U形钉和石膏固定。Lindseth 描述了使用椎体切除术治疗后凸畸形，通过 mersilene 胶带或金属丝保持稳定，并进行 6 个月的石膏固定[6]。Hall 等使用了 Harrington 器械[30]。Heydemann 和 Gillespie 报道使用椎板下钢丝（sublaminar wiring）并将 Luqué 棒放置在骶骨远端的前部，不再需要术后进行外部固定，从而改善了结果[31]。他们在术后得到了从 124°到 33°的后凸畸形矫形效果，并在最后的随访中保持不变。McCarthy 等在 1989 年得出结论：使用 Luqué 棒进行长节段后路脊柱融合取得了最佳结果[25]。Warner 和 Fackler 通过进入第一个骶骨孔进一步修改了骶骨锚定点，并实现了矫形和稳定性的改善[11]。这种技术的主要优点是第一骶孔为前方的棒提供了一个安全的通道。在这个水平的前方，血管是在外侧的，左侧的棒将位于直肠后方。他们建议不要切割棒的远端以避免产生任何锋利的边缘。棒的远端向上弯曲以允许通过骶骨孔，然后再次向下弯曲以顺应骶骨的前表面（见图 35.3e）。此后，他们的技术成为世界各地流行的治疗方法。总体而言，术后平均矫形率为 60%~90%，并且在长达 5 年的随访中保持良好的矫形效果[24, 31, 32]。

最近的几项研究证实了这些发现，并证明了椎体切除治疗后凸畸形的出色效果[15-17, 33-35]。对脊髓脊膜膨出后凸切除术的文献综述表明，手术矫形的幅度有所提高，这很可能是由于脊柱内固定以及麻醉和医疗保健方面的进步。Altiok 等回顾了 33 例使用 Warner-Fackler 技术和远端骨盆固定术进行后凸切除术的患者，结果显示从术前 124°矫形到最后一次随访时的 22°，平均矫形率为 81%[15]。同样，Samagh 等使用相同的技术，从术前 115°矫形到术后 13°，平均矫形率为 88.7%[34]。

在过去的 10 年中，关于全椎弓根螺钉结构的报道越来越多。Hwang 等在 2011 年报道的 2 例病例显示，仅使用椎弓根螺钉结构而不结扎脊髓，就可以进行充分的矫形[36]。作者能够将后凸畸形从术前的 130°和 142°分别矫形到 52°和 50°，平均矫形率为 63%。从那时起，多份其他报道证明全椎弓根螺钉结构都能获得充分的矫形[26, 27, 29]。无论内固定种类和技术如何，神经外科医生都应该参与其中，并且需要协助做出脊髓切开术和分流术的决定。如果未进行脊髓切开术，则可能需要使用椎间融合器以防止硬脊膜的过度缩短和扭曲（见图 35.5）。

新生儿和儿童的脊柱后凸矫形可能有较少的并发症和相关问题；然而，在随访期间通常会出现矫形的丢失[19, 20]。在合适的手术候选者中，Nolden 所展示的椎体后凸切除术证明了矢状面的显著改善[19]。他们的结果显示平均术后即刻矫形为 91°，平均最终矫形为 66°。与后凸切除术相比，去松质骨后凸切除术可降低总体发病率，包括显著减少术中失血、减少急性 VP 分流障碍和降低死亡率。然而，如上所述，矫形丢失是常见的情况。

很少有包含健康相关生活质量的结果报道。最近发表的一项研究表明，尽管放射学矫形良好，但与健康相关的生活质量评分并未提高到最小临床重要差异[37]。

35.7 问题、并发症和经验教训

大多数的后凸切除术文献涉及到后路椎体切除和使用改良 Luqué 固定（后凸切除术）。正如 Lindseth 在 1979 年提出的，除了切除后凸畸形的顶椎外，切除顶椎头侧 1.5~2.5 个椎体似乎是矫形腰椎后凸和僵硬性代偿性胸椎前凸的最佳策略[6]。切除的范围必须延伸到前凸节段。该手术的一个经常被提及的局限性包括潜在的无法完全保留硬膜囊和随后可能发生的危及生命的术后并发症，如硬膜外出血的增加，特别是急性脑积水[19, 32]。Winston 等报道了一个因颅内压升高而猝死的病例，可能是由于硬膜囊结扎后脑脊液流量发生变化[38]。该过程会导致椎体缩短和脊髓张力的间接降低[8]，如果硬膜外间隙功能正常，则可以保留硬膜囊[36]。此过程必须始终由神经外科医生完成，以避免与脑脊液流量中断和颅内压升高有关的并发症。

无论是切除后凸切除术还是去松质骨后凸切除术，都需要使用内固定器械来稳定截骨和完成矢状面矫形，防止复发，并允许坐位的稳定。在大多数情况下，骨盆或骶骨应包括在远端，以防止腰骶部矢状面畸形。此外，内固定必须包括胸椎 T4~T6 水平来纠正发育的胸椎前凸。已经有许多关于使用不同的内固定技术进行后凸切除术的长期报道，包括使用拉力螺钉、Harrington 杆、板固定、钢缆组合（combinations of cables）、钩和钢丝，以及不同的预弯棒（rod contouring techniques）技术，例如 Galveston 技术，Dunn-McCarthy 技术，或 Warner-Fackler（见图 35.3）技术[11, 15, 23, 24, 31, 39-43]。目前的共识是，包含骶骨和骨盆的节段性后路脊柱内固定器械对于获得和维持矢状面矫形是必要的，这同样可以通过多种不同的技术来实现。随着椎弓根螺钉的普及，这种技术的使用也在脊柱裂儿童中更为常见[26, 27, 29, 36]。本章的一位作者专门使用椎弓根螺钉固定联合 S2 AI 螺钉用于脊柱裂儿童的骨盆固定，以治疗脊柱畸形（见图 35.4）。

无论使用哪种方法，在脊髓脊膜膨出患者进行后凸切除术和任何形式的脊柱融合发生并发症都很常见[44]。主要的脊柱切除手术的并发症发生率高达 90%[7, 11, 15-17, 19, 24, 31-33, 37, 39, 40]。可能需要再次手术的主要并发症包括深部伤口感染、骨髓炎、皮肤溃烂导致复发性畸形和植入物突出、脑脊液流动功能障碍甚至死亡。轻微的并发症包括伤口愈合延迟、浅表感染、尿路感染、术后下肢骨折和无症状假关节形成。最常见的并发症似乎是伤口愈合问题和植入物相关感染。一项研究表明，由多学科团队进行的手术可以降低风险，增加关节融合的概率，并减少伤口裂开的风险[33]。

35.8 总结

与脊髓脊膜膨出相关的严重而僵硬的后凸畸形可能会导致保持姿势和个人卫生发生困难，以及发生畸形顶点的皮肤伤口和感染性并发症。手术干预已被证明可有效纠正畸形。椎体后凸切除术和部分椎体（松质骨切除）后凸切除术均已被描述并使用，并取得了成功的结果。切除脊柱后凸和固定到骨盆的后路融合会带来多种问题和并发症；然而，在精心选择的患者中，改善矢状面的矫形，更好的坐姿平衡，改善的肺部、胃肠道和泌尿系统功能，改善的皮肤完整性以及整体功能的益处可能会超过风险。从历史上看，矫形后凸畸形的外科技术与高并发症发生率甚至死亡率有关。建议谨慎的外科医生在学习阶段寻求帮助以执行任何一种手术操作。高并发症发生率和最近的数据让我们质疑这种大型手术对 HRQoL 的益处，这可能使得外科医生在做出手术决定之前临时暂停。我们认为这种手术对某些患者可能非常有益。但是，适应证应该严格把握，手术技术也应该无可挑剔。

（Peter F. Sturm, Ozgur Dede 著

王升儒　张浩然 译　李　博 校）

参考文献

扫描书末二维码获取

第36章 儿童脊柱翻修手术

本章内容

36.1 引言 387	36.4.3 经椎弓根截骨（PSO）......391
36.2 临床表现、评估和诊断 388	36.4.4 全脊椎切除术（VCR）......391
36.2.1 临床表现 388	36.5 特殊治疗 392
36.2.2 评估和诊断 388	36.5.1 手术部位感染（SSI）......392
36.3 治疗目标和手术注意事项 389	36.5.2 假关节 392
36.4 翻修手术技术 390	36.5.3 交界性畸形或"附加"现象 392
36.4.1 Halo 重力牵引 390	36.5.4 交界性后凸 392
36.4.2 Smith Petersen 截骨（SPO）/	36.5.5 曲轴 392
Ponte 截骨（PO）：后柱截骨 390	36.6 总结 392

要点

- 儿童脊柱畸形手术并不常见[（1~10）/10 万]，因此，脊柱畸形翻修手术更加少见。常见翻修手术指征包括：感染，融合愈合失败，植入物相关问题（凸起、断裂和疼痛），其他畸形（"附加"现象，曲轴和交界性问题）等。
- 儿童脊柱畸形翻修医生必须通过影像以及其他必要的方法对患者进行全面的临床评估，以明确手术为什么失败，然后制订能够解决这一问题及任何其他可能问题的翻修方案。
- 翻修手术的手术时间延长，失血量增加和神经损伤的可能性更高。因此，建议只有当医生对这类手术十分熟悉，且对术中突发情况做好充分预案（感染、未确诊的假关节和骨量不足）时才可尝试这些复杂病例。
- 翻修手术通常需要截骨，通过截骨可获得更加强有力的矫形，但随之而来的是出血和神经损伤的风险。
- 应用合理的手术原则，患者可获得良好的疗效。

36.1 引言

生长发育期儿童特点是骨骼发育尚未成熟，这是脊柱外科医生治疗此类患者所面临的一项挑战。初次手术治疗应该对筛选的患者进行审慎地思考和规划，以保证大幅降低发生需要翻修手术并发症的风险[1]。尽管有完备的检查和细致的手术操作，在术后的早期、中期或者远期仍有可能发生需要翻修的并发症，发生率为 2.7%~33%，这取决于患者、诊断和翻修手术的适应证[2,3]。

许多研究已经报道儿童脊柱手术翻修的原因包括植入物移位、植入物位置异常、感染、神经损伤、假关节、植入物失败、残留和进展性畸形（附加）等[4-15]。De la Garza Ramos 等报道植入物相关因素是儿童脊柱翻修手术最常见的原因，最常见的是机械性失败，发生率为 55.9%[2]。对于接受过脊柱手术，仍然在生长发育的儿童，短期内行翻修手术并不常见，短期再入院率也尚不明确[4]。神经肌肉性或先天性脊柱病变的患者更有可能接受脊柱翻修手术，发生率约为 7%[4]。

儿童脊柱翻修手术特有的并发症包括植入物相关并发症，如近端交界性后凸（2%~4%）、螺钉移位（在特发性侧凸中为 1.7%）和感染（0.7%~8.5%）[16-19]。

Kim 等一项研究表明，超过 2 年的随访中有 5.7%~12.9% 的青少年特发性脊柱侧凸（adolescent idiopathic scoliosis, AIS）患者由于感染、假关节和植入物相关症状接受翻修手术[3]。在另一项关于单纯前路、单纯后路或环形（前后路联合）手术治疗的 AIS 患者，超过 2 年的随访研究中，发现就手术入路而言在翻修手术率方面无明显统计学差异[20,21]。研究报道单纯前路、单纯后路和前后路联合手术翻修率分别为

3.7%、4.3%和4.1%。儿童脊柱翻修手术的复杂程度和困难程度各不相同，从相对简单的手术如保留植入物的血肿引流和冲洗，到更复杂的手术如三柱截骨[22]。

接受儿童脊柱翻修手术的患者发生术后并发症的可能性是初次接受脊柱手术患者的2倍（16.7%），可能的风险因素包括男性和接受8个或更多节段融合的患者[2]。报道的并发症包括深层手术部位感染（surgical site infection，SSI）（4%）、植入物相关并发症（3%）、硬膜误切（0.9%）和新发神经损伤（1.9%）[2, 15, 23]。

36.2 临床表现、评估和诊断

36.2.1 临床表现

既往有脊柱手术史的生长发育中的儿童可能呈现给临床医生特定的主诉或可能有一些偶然的发现，这些偶然的发现可能表明存在需要手术处理的潜在并发症。患者可能主诉疼痛、畸形进展、手术部位渗液、植入物凸起、植入物向外穿破皮肤或新发的神经症状[9, 15, 24-26]。这些并发症可在术后早期出现，尤其是螺钉移位导致的即刻或早期需要急诊翻修的神经损害。疼痛是植入物相关并发症（断棒、螺钉拔出和植入物移位）、近端交界性后凸（proximal junctional kyphosis，PJK）、假关节或感染的常见症状。发生在可能有植入物断裂的患者中的畸形进展会导致冠状面或矢状面或两个平面的畸形进展。一些患者也可能发生近端或远端残留弯的附加现象，导致冠状面或矢状面的失平衡。仅接受单纯后方几个节段融合的儿童由于前方的持续生长也可能出现畸形的加重（曲轴现象）[27]。感染的患者可能出现手术部位渗液，表明浅层或深层感染[22, 28]。由于新发或神经功能的恶化导致的功能丧失可能像长时间步行后轻度感觉异常一样轻微，或像肠道和膀胱功能丧失一样明显。这种情况可能发生于与椎管狭窄相关的畸形突然失代偿。伴有胸段脊柱进展性畸形的患者可能有一定程度的心肺功能不全，可能发生呼吸功能进行性恶化。

36.2.2 评估和诊断

患者临床评估的重点是完整的病史和体格检查，应着重关注起病的时间、特点、关联情况和严重程度，最重要的是手术时的年龄。

评估的基本目标应该是从病史和所有可获得的记录中检索尽可能多的信息来辅助诊断，确定可能导致翻修的危险因素，并制订方案减少任何并发症。

一些儿童患者能够大致描述他们的症状和症状的情况。对于不能描述他们的症状的儿童患者，外科医生必须非常善于观察，因为从儿童患者在诊室的行为中可以获取大量信息，如肢体运动的不对称性、步态或平衡问题，以及可以确定问题部位的行为（揉搓导致疼痛的植入物之上的皮肤）。

病史还必须明确初次手术前的症状：诊断和初次手术前所采用的所有干预治疗，如石膏和halo重力牵引。

对初次手术前所有可获取的医疗记录和影像学资料进行全面的回顾是有价值的。对初次手术的手术记录详细地进行评估是必要的，可获取有关手术操作、手术时间、植入物和使用的器械、神经系统改变，以及术中事件如椎弓根破坏和内壁断裂的信息。术后并发症如早期SSI需要冲洗和清创，软组织覆盖问题需要皮瓣移植，并应该注意其他伤口愈合问题。

疼痛症状的特征应该包括位置、放射范围、加重或缓解因素或活动程度，以及强度。在出现假关节的断棒患者中，在假关节部位可能存在压痛，有时在低体重指数（body mass index，BMI）的患者中会出现假体皮下凸起。伴有失代偿和进展性侧凸的患者会主诉冠状面或矢状面或双平面失平衡的加重。这也是伴有近端或远端侧凸"附加"现象患者的特点。女性骨骼成熟度和月经初潮状态的调查对于明确生长阶段至关重要[29]。

采用标准脊柱畸形的体格检查用于明确畸形的程度、肩平衡、肋骨隆起，冠状面和矢状面平衡，以及躯干偏移。全面的神经系统检查和记录是必要的。

拟采取的检查方式以可能的诊断为基础，包括对炎性标志物评估的全面的实验室检查、X线片、CT和在植入物允许情况下的MRI检查。

异常的全血细胞计数（CBC）可用于识别可能感染的患者。

高于正常的红细胞沉降率（ESR）是相当敏感的感染标志物，但其特异性较低。C反应蛋白（CRP）被认为是对感染具有高敏感性和特异性的标志物，其也是监测治疗成功与否最可靠的标志物。伴有渗液的患者可从伤口渗液培养中获益，敏感性调查旨在分离任何与感染有关的微生物。

标准的X线片应与先前所有的影像学资料进行比较，包括术前、术中和术后的脊柱X线片。少数患者可能需要其他特殊的投照角度，如斜位，其可能帮助解决单纯正侧位无法明确的问题。

在其他检查中，外科医生应对发现的征象进行评估，如螺钉周围的透亮线提示松动，植入物断裂（螺钉、棒或连接器），植入物的移位或拔出，近端或远端交界性后凸，侧凸进展，近端或远端侧凸"附加"（和先前其他所有 X 线片相比），骨质，假关节，近端或远端锚定点终板骨折，近端和远端退变和影像学冠状面和矢状面对线异常及失平衡。

对于骨骼尚未成熟的患者应当进行骨骼成熟度的影像学评估，如 Sander's 评分、Risser 征和三角软骨状态。Sander's 评分低于 4、Risser 征为 0 或 1、开放的 Y 形软骨、女性月经初潮前状态表明骨骼发育未成熟，这可以指导脊柱翻修手术的选择。

融合的评估对任何脊柱翻修手术都是关键性的，CT 扫描可以辅助此类评估。用 CT 扫描可以更好地诊断植入物松动、棒的细微断裂和假关节。尽管出现植入物断裂，但一些患者也可能已经达到了骨融合，因此，对于此类患者可能仅需要移除植入物而不需要进行替换。CT 扫描也成为对患者围手术期植入物状态评估的必要工具，以排除神经系统损害可能的原因。

对于可能需要更大范围、更复杂翻修手术来解决对线问题的患者，其可能需要多种类型的截骨，此类患者最好通过 CT 扫描和三维重建进行规划[4, 11, 20, 30]。在具有神经系统症状和损害的患者中，MRI 可对神经成分进行评估。尽管十分罕见，但 MRI 是诊断马尾综合征的最佳检查方法。

其他检查的应用，如生长发育中儿童进行肺功能检查在脊柱翻修手术中是极为重要的，尤其是既往肺功能欠佳的患者。此类患者在围手术期发生肺部并发症的风险极高，需要特别关注，并应被视为高风险患者。

当患者伴有低 BMI 时，营养状况评估与优化应该被重视，营养储备不足有进一步发生并发症的风险。此类患者围手术期可能发生病情波动、延长 ICU 住院时间、伤口并发症、植入物凸起和不能对手术的代谢需求作出所需的生理反应。

对于生长发育中的儿童分期手术在脊柱翻修手术中被认为是十分有效的，因为这可能有助于那些无法承受长时间、复杂的一期手术的患者的康复。在分期手术之间，营养支持和 halo 重力牵引是一些可以用来为患者下一阶段做准备的干预措施。

多学科的方法应当用于治疗此类患者，包括儿科学、肺病学、心脏病学、营养学、理疗学、胃肠病学、药理学和临床心理学，所有学科都是此类患者处理的组成部分。

脊柱外科翻修医生应该考虑可能的鉴别诊断，以保证对临床中尚未明确的情况做好充分准备，像假关节和感染，以制订合适的方案来限制手术时间的延长

和相关失血量。翻修手术通常需要血液回收干预。

对于一些复杂翻修手术有更高的神经系统损伤风险，如全脊椎切除术（vertebral column osteotomy, VCR），此类手术必须由经验丰富的外科医生操作，并在术中应用神经监测。

36.3 治疗目标和手术注意事项

儿童患者翻修手术的目的是缓解症状，重建脊柱的稳定性，并将翻修手术的风险降到最低。翻修手术与初次手术相比通常更困难，并且和更高的并发症风险相关[11, 31]。

在对全国住院患者样本（Nationwide Inpatient Sample, NIS）数据库从 2002 年到 2011 年的回顾性研究中，de la Garza Ramos 等发现在儿童脊柱翻修手术中，总体并发症、再插管率、出血/血肿、伤口并发症、血管/神经损伤、植入物相关并发症和硬膜误切明显高于初次手术病例[2]。

儿童需要脊柱翻修手术的原因各不相同。其包括假关节、SSI、植入物失败/凸起、侧凸进展、交界性后凸和新发神经系统损害[11, 20, 21]。

患者目前的问题——疼痛、残余畸形、神经系统损害、伤口渗液和植入物并发症——应当记录。对患者问题的有效诊断十分关键。应该就手术和可能的并发症向患者和家人提供咨询。应讨论患者和家人的期望。

如前所述，在进行脊柱翻修手术前，合理的术前规划和回顾患者先前的病历以及影像资料是必要的。应注意术中任何的挑战，如麻醉、椎弓根螺钉植入和术中神经监测异常等。应当知晓先前的固定装置。应有关于如何移除或修复先前的固定装置的方案。可与其他同道讨论病例以获得其他的意见[15]。

翻修手术可能在先前融合区域内或邻近该区域。位于融合区域的脊柱可能柔韧性差，外科医生可能不得不考虑截骨矫形。骨性标志可能不明确。广泛的侧方剥离是有效的。影像辅助装置（导航）也是有效的。

安装有生长友好型装置的患者行翻修手术是一项艰难的挑战。他们往往具有多个自发融合的节段以及明显的近端交界性后凸。先前的固定装置可能发生松动，并且由于缺少骨性标志物，再次植入固定装置可能有一定困难。可能必须考虑使用椎弓根螺钉的替代方案，如使用钩、线缆和捆扎带。考虑截骨来获得脊柱的柔韧性可能是必要的。由于既往多次手术，这些患者感染的风险更高[32]。如果一位患者已经进入青春期，并正考虑最终融合，手术通常更简单，在这种

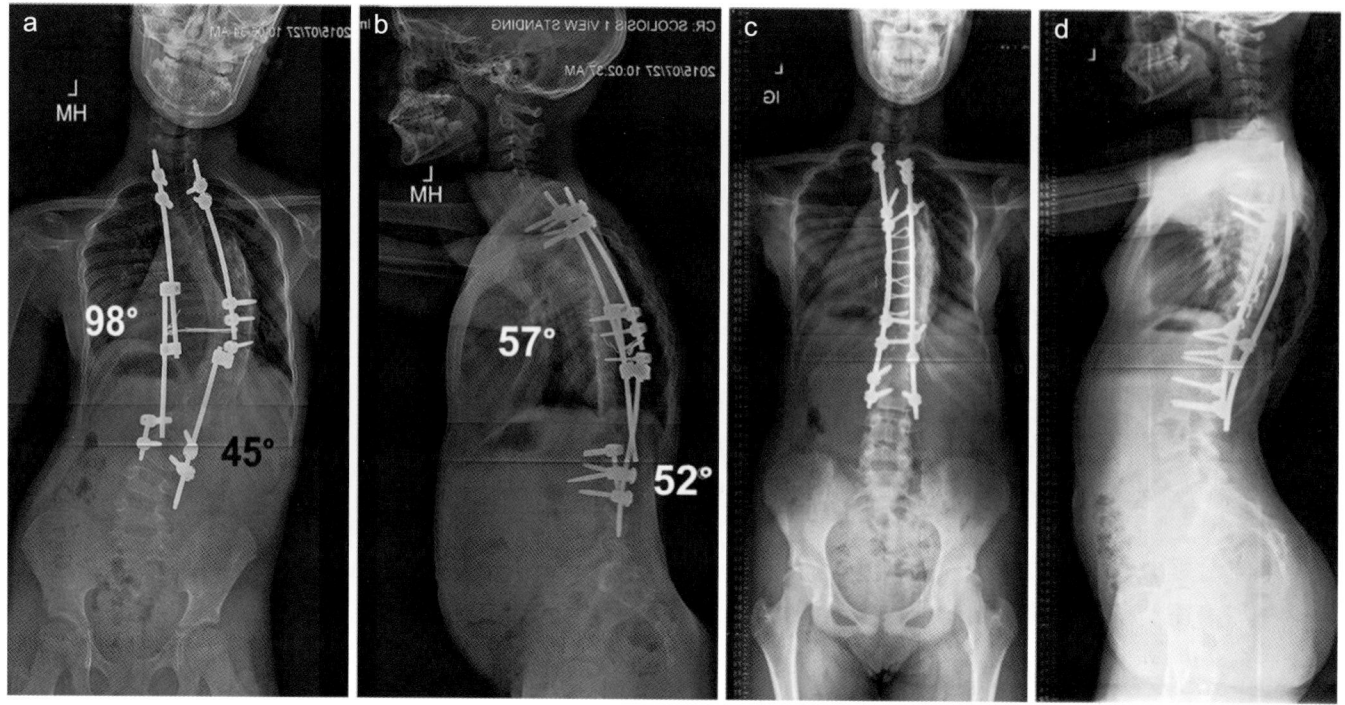

图 36.1 一位 12 岁女孩在生长棒术后双侧断棒和矫形丢失术前前后位（a）和侧位（b）X 线片。她的初次诊断为特发性脊柱侧凸。她接受了后柱截骨和椎弓根螺钉和线缆节段性固定。术后 1 年患者最终固定后前后位（c）和侧位（d）X 线片。患者预后良好

况下融合区域全长可以用全节段脊柱固定装置进行融合（图 36.1）。当患者仍然在生长并需要生长友好型植入物时，挑战便随之而来，在这种情况下植入物需要替换成新植入物。

翻修手术通常需要截骨。后柱截骨（Ponte 或 Smith Peterson 截骨）每节段截骨通常可获得 5°~10° 的矫正，而经椎弓根截骨（pedicle subtraction osteotomy，PSO）可获得 30°~40° 的矫正。VCR 可在冠状面、矢状面和轴状面获得更大程度的矫正。但其对技术要求更高，并伴随更大的风险，尤其是新发的神经系统损伤。

36.4 翻修手术技术

对于儿童脊柱翻修手术有几种技术是可行的。这包括 halo 重力牵引、后柱截骨，如 Smith Peterson 和 Ponte 截骨、PSO 以及 VCR。

36.4.1 Halo 重力牵引

Halo 重力牵引（halo gravity traction，HGT）可作为辅助技术来逐步矫正严重和僵硬的畸形[33, 34]。其可在翻修手术术前或术中同时应用。术前，其可用于发生严重 PJK 的患者，以及断棒伴有侧凸进展但仍具有一定柔韧性的患者。其还允许患者在最终手术前进行营养恢复。这尤其适用于偏远地区营养不良的儿童。术中，在最终矫形操作实施之前，HGT 可用于达到部分或逐步矫形。术中其也可持续术前的牵引。在 HGT 前，患者可能也要接受一期前柱或后柱松解以增加脊柱的柔韧性。

36.4.2 Smith Petersen 截骨（SPO）/Ponte 截骨（PO）：后柱截骨

这些是基于后方的截骨术涉及上下关节突合并黄韧带、部分椎板和棘突的切除。Smith Petersen 截骨（Smith Petersen osteotomy，SPO）/Ponte 截骨（Ponte osteotomy，PO）经常交互提及，但前者适用于先前融合的脊柱，后者适用于非融合的脊柱。此外，SPO 可导致前柱的延长或伸展，但 PO 不会，并且其仅是后方闭合截骨，且需要后方更大范围的后柱切除。每个截骨节段一个简单的 SPO 可获得 5°~10° 的畸形矫正。这取决于移除椎板的量和前方椎间盘的活动度[3]。SPO 和 PO 可在多个节段重复操作。但是，如果先前有前方的融合或强直，SPO 将没有效果。

在旋转严重的脊柱凹侧截骨时需要注意预防脊髓损伤。在伴随严重躯干旋转非融合的脊柱中，仅在凸侧截骨可满足预防脊髓损伤的需要。一旦截骨已经获得脊柱柔韧性，可通过联合平移、去旋转、加压和撑

开相关的椎体来获得畸形的矫正[3]。这在长节段畸形患者中尤为有效。

36.4.3 经椎弓根截骨（PSO）

经椎弓根截骨（pedicle subtraction osteotomy，PSO）是一种基于后方保留上下椎间盘的楔形椎体切除术。传统上，椎体的前缘被完整保留，起到铰链作用。在截骨后闭合椎体可获得 30°~40° 的畸形矫正，这取决于后方截骨的高度。可在多个平面非对称地进行 PSO 来提供矫形（图 36.2）。其在腰椎区域对于增加腰椎前凸尤为有效。需要进行适当的减压以防止紧邻脊髓的硬膜出现褶皱，并为神经根提供空间。

36.4.4 全脊椎切除术（VCR）

全脊椎切除术（VCR）是一种三柱截骨术，涉及一个或多个完整椎体及其后方成分的切除（见 32 章）。其可获得冠状面、矢状面或轴状面畸形的矫正。其涉及骨性脊柱的完全离断。由于手术期间产生的不稳定性，在手术期间需要使用暂时的稳定棒。在胸段脊柱该方法是通过椎体两侧的肋横突切除术进行。围绕椎体前缘进行骨膜下剥离。识别、结扎并切除靠近脊髓的出行神经血管束。联合应用多种截骨术，咬骨钳和刮匙和（或）高速磨钻完成椎体切除。近来，超声骨刀被证明可减少骨质出血和缩短手术时间[35,36]。

连通椎体两侧。用刮匙或 Kerrison 咬钳破坏椎体前缘。当进行对侧，即无保护侧截骨时，临时棒应从一侧移到另一侧。一旦大部分的椎体被切除且已放置临时棒，可进行椎板切除。在复杂脊柱畸形的患者中，由于平移导致很难预测 VCR 区域的脊髓位置，在开始切除椎体前最好先做椎板切除来确定脊髓的走行。这将有助于预防意外的脊髓损伤。

应分离并捆扎在将要切除椎弓根上方和下方的神经根。然后切除需要切除的椎体椎弓根。硬膜外脂肪和（或）瘢痕组织应与脊髓分离，以避免在闭合截骨间隙时发生软组织撞击及硬膜和脊髓褶皱。在严重旋转的脊柱中，脊髓移向凹侧，在凹侧截骨时必须注意不要损伤脊髓。用刮匙、高速磨钻或超声骨刀磨削椎体后壁。

用神经剥离子小心地将脊髓从椎体后壁剥离。从一侧使用后壁切割工具，并在其近端和远端边缘切割。然后用小刮匙同时从脊柱两侧将游离的后壁骨骨片推向前方。脊髓前缘的骨和软组织应当清除。

畸形的最终矫正目前可以通过几种方法实施。一种选择是在棒有序变直和交换时，进行有序的换棒并逐步矫形。通过逐步的后方闭合和前柱延长实现矫形。将带有松质骨的前方结构性融合器（骨或钛笼）放置在前方，并在最终矫形后进行加压。我们倾向的选择是应用重建来完成矫形操作，使用一根中间棒连接近端和远端基础棒。通过中间棒进行加压，原位弯棒和前柱延长操作。当目标矫形已经达到，用最终棒替换

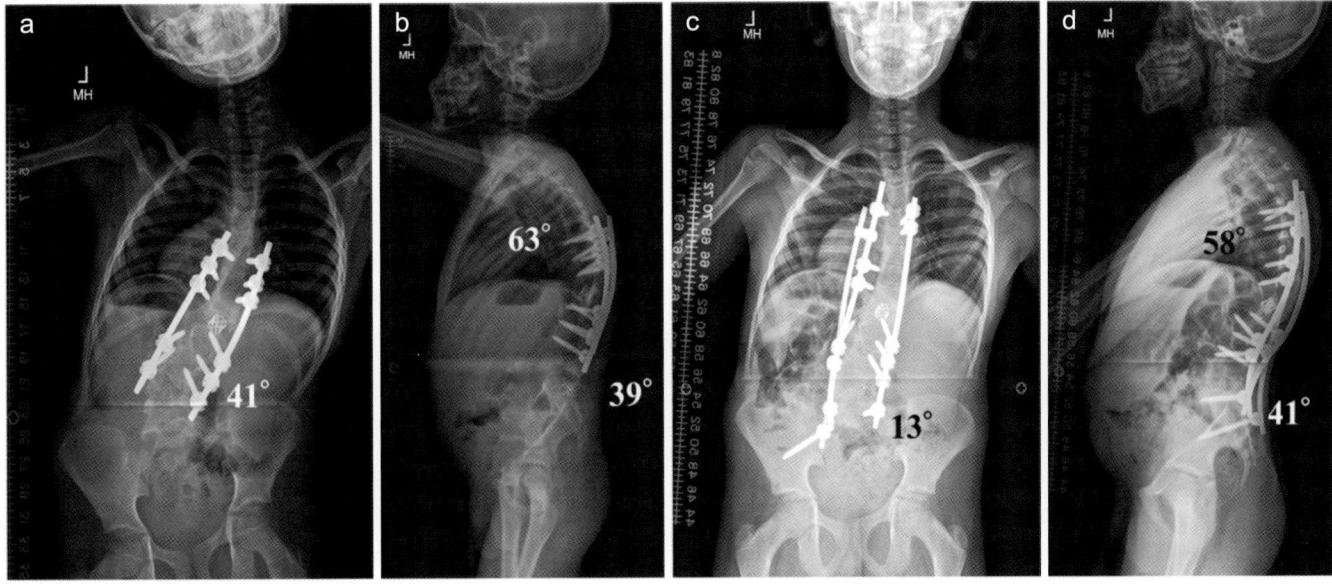

图 36.2 11 岁女性因先天性胸腰段侧后凸行 VCR 和 PSF T9-L4 18 个月后前后位（a）和侧位（b）X 线片。她有明显的冠状位失平衡，残留的左侧腰弯为 41°。患者接受了 L5 非对称的 PSO，并延长融合至骨盆。术后 2 年前后位（c）和侧位（d）X 线片显示冠状位失平衡和残留腰弯得到矫正。2 年随访时，患者神经系统检查良好

临时棒。对于 VCR，我们推荐 3 根或 4 根棒进行最终重建。VCR 相关的问题是失血量更多，需要方法技巧以及神经系统损伤风险增加[37]。

36.5 特殊治疗

36.5.1 手术部位感染（SSI）

手术部位感染（surgical site Infections，SSI）的治疗需采用多学科方法，包括外科医生、儿科医生、传染病顾问和营养学家。出现在术后 90 天内的早期或急性感染应通过多次冲洗、清创和抗生素治疗[3]。

若感染难以控制，可能必须移除固定装置和患者的支具，否则感染可能持续存在。一旦移除固定装置的患者感染得到有效治疗，他们可以行再次固定[38]。我们更倾向在再次固定前静脉应用抗生素 6 周。建议口服抗生素进行 3~6 个月的抗感染治疗，直至融合。

晚期感染（发生在 90 天后）的治疗与急性感染相似。如果植入物松动则移除固定装置。在手术中，外科医生应当评估假关节。如果可能，患者在清创后佩戴支具，一旦感染痊愈，行后期再固定以及植骨融合。

36.5.2 假关节

基于病因治疗。治疗涉及通过后方入路或前后联合入路进行清创、再固定以及对融合失败部位进行植骨[39]。矫形有时可通过假关节部位截骨和通过加压闭合缺损来实现。

36.5.3 交界性畸形或"附加"现象

通过翻修手术治疗，延长固定和包括附加节段的融合。对柔韧的 PJK 和 DJK 畸形可行简单的延长，对僵硬的畸形行截骨术。

36.5.4 交界性后凸

处理是对相关节段进行延长。当出现明显平移或后凸时，前方的融合强化可能是必要的。

36.5.5 曲轴

曲轴畸形通过前方椎体节段融合和后方再固定及融合进行治疗[3]。对于僵硬的畸形，可能需要截骨辅助。

36.6 总结

处在生长发育中的儿童的脊柱翻修手术对外科医生提出了许多挑战。外科医生必须充分思考初次手术失败的原因，并保留患者的生长潜力。合理的术前规划、准备和患者的最优化至关重要。外科医生必须熟悉在此类患者翻修中常用的矫形技术。

（Oheneba Boachie-Adjei，Kwadwo Poku Yankey，Arthur Odotei Sackeyfo 著
李晨恺　王升儒 译　李　博 校）

参考文献

扫描书末二维码获取

第 37 章　早发型脊柱侧凸术后感染

本章内容

37.1 引言……………………………………393	37.3 临床诊断…………………………………395
37.2 病理生理学……………………………394	37.4 治疗………………………………………395
37.2.1 患病率…………………………394	37.4.1 预防策略………………………395
37.2.2 风险因素………………………394	37.4.2 治疗建议………………………397
37.2.3 病原学…………………………394	37.5 总结………………………………………398
37.2.4 植入物材料……………………394	

要点

- 青少年中生长友好型技术相关的术后深层手术部位感染（SSI）患病率要高于标准脊柱融合手术。
- 据报道，在以撑开导向型系统治疗的患者中术后感染率为 5%~30%。
- 已经报道过许多术后深层感染的风险因素。最重要的是反复手术、神经肌肉性疾病的诊断、不合理的抗生素应用和固定至骨盆。植入物金属（不锈钢）和万古霉素粉末的作用存在争议。
- 已制定最实用的指南旨在预防高风险患者感染。
- 深层 SSI 需要广泛清创、冲洗和特异性的静脉抗生素。
- 即使传统理念建议移除植入物来清除感染，新的研究数据证实许多发生深层 SSI 并且植入物原位保留的患者也可完成生长友好型治疗并可维持延长计划。

37.1 引言

10 岁以下儿童（9 岁或以下）的脊柱手术主要是用于治疗畸形，如通常需要早期短节段融合伴或不伴半椎体切除的先天性脊柱侧凸[1]。更常见的是治疗影响脊柱大部分的畸形，以及由于对脊柱长度、胸廓形态以及可供肺和肺生长发育的空间有严重影响的风险而无法早期融合的畸形。生长撑开型系统如垂直可扩张假体钛肋骨（VEPTR）、传统生长棒（TGR）或磁控生长棒（MCGR）和生长引导系统（Shilla）可减少并控制畸形的程度，同时允许脊柱、胸廓和肺的生长发育[2-6]。由于许多早发型脊柱侧凸（EOS）患者患有相关的内科合并症，并且这些治疗方式可能需要周期性的撑开手术，不能忽视并发症发生的风险。这类人群的手术部位感染（surgical site infection，SSI）可导致显著的并发症发生率和植入物失败，通常需要再次住院，再次手术并增加花费[7]。SSI 是锚定失败后导致 EOS 非计划再手术（unplanned return to the operating room，UPROR）第二常见的原因[8]。

然而，许多研究术后感染发病率、风险因素、流行病学和处置方法的报道是在成人手术患者中完成的。有一些关于青少年的信息被延伸到早发型患者，因为他们都被混杂在一起，贴上了"儿童脊柱侧凸"的标签。然而，事实是有关早发型患者的高质量研究相对较少；我们的发现基于Ⅲ级和Ⅳ级研究，掺杂了不同的病因（特发性、神经肌肉性、综合征性和先天性脊柱侧凸），并基于所收集到的回顾性数据分析了一系列患者。关于 9 岁或以下的儿童接受短节段关节固定术后 SSI 的发生率信息是有限的，但发生率似乎很低，其取决于使用的植入物，植入物的大小不同可能会损伤儿童的皮肤以及影响手术伤口的愈合过程[9]。关于这种情况的文献仅限于影像学和健康相关的生活质量结果，而不是并发症[1,9,10]。

有关生长友好型系统术后感染的信息更加丰富，但主要是关于其发生率和风险因素[11,12]。关于其处置方法和中、长期结果缺乏强有力的证据。处置方法具有多样性，并且许多用于辅助决策制定的文献并不是针对 EOS 人群，而是来自成人或青少年相关文献。然而，一些研究已经提供了关于生长友好型技术术后深层感染最终如何影响治疗结果全新的有价值的信息，并且已经制定了有关其处置的 Delphi 指南[13,14]。

37.2 病理生理学

37.2.1 患病率

儿童脊柱手术后 SSI 发生率为 1%~9%[15, 16]。在大多数病例中，非特发性患者比特发性患者表现出更高的发生率[17]。据报道，在生长友好型系统治疗的患者中，SSI 的患病率为 5%~30%[15, 18-22]，大多数研究报道，根据使用的系统（TGR、VEPTR 和生长引导系统），感染率为 10%~15%，一些作者报道延长手术感染率比初次植入手术更高[20, 23, 24]。大多数早期 SSIs（包括浅层或深层感染，以及伤口裂开）在术后 2~3 周出现[16, 20]。已证明渗液，尤其是在神经肌肉性患者术后第 2 周出现的渗液，主要是深层脊柱伤口感染[25]，早期应该积极治疗。

37.2.2 风险因素

SSI 最重要风险因素是重复手术和非特发性 EOS，尤其是神经肌肉性诊断，如脊髓发育不良（软组织条件差）、脑瘫和不能活动状态。低于年龄预期的体重、先天性胸廓肌肉组织缺失和假体凸起也与 SSI 有关[11, 26-28]。神经肌肉性患者通常伴随术前营养不良状态、大小便失禁和尿布的使用，可导致潜在的伤口污染[7, 15, 21, 29]。

对于接受脊柱侧凸手术的儿童，其他报道过的 SSI 的风险因素有固定节段的数量、术后残留侧凸、骨盆融合和不合理的抗生素应用。肥胖、美国麻醉医师协会（ASA）分型、围手术期血液丢失和手术时间也是与术后感染有关的因素[7, 15, 17, 29]。已证明感染与 4 岁或以下患者使用 VEPTR 装置、男性、多处皮肤切口、髂骨锚定、营养和尿布使用有关[21]。

尽管住院时间延长与 SSI 发生有关[7]，但仍然存在疑问，这究竟是一个因素，还是额外治疗需求的结果。一些患者相关的风险因素是可以改变的。相关的营养不良和肥胖在术前应得到改善以使患者最优化，在伴有尿失禁的神经肌肉性患者中，膀胱定植菌群可通过术前制订个体化的预防方案来改善[30, 31]。其他因素如 ASA 评分、侧凸病因、年龄或性别是明显不可改变的。

一些因素与手术有关，并很难改变。固定节段的数量和固定至骨盆是由畸形决定的。但是，如果我们意识到围手术期血液丢失和手术时间是重要的，我们可以设法来改善它们。相同的情况见于不合理的抗生素应用，其定义为未使用合适的抗生素、使用剂量不正确、第一次或后续给药时间不正确、术后应用抗生素超过 24 小时[7]。应该注意严格遵循已发布的指南。

37.2.3 病原学

被认定为 SSI 最常见的致病微生物是革兰氏阳性球菌，特别是葡萄球菌，占所有植入物感染的近 80%。金黄色葡萄球菌和表皮葡萄球菌（凝固酶阴性）是正常皮肤的一部分，被称为共生生物。然而，作为机会性致病微生物，当皮肤屏障被破坏，如在手术中，这些细菌可能感染手术区域。金黄色葡萄球菌是骨科术后感染的常见原因，其可在植入材料上形成生物膜并破坏组织[32]。一些作者强调，革兰氏阴性菌如假单胞菌、奇异变形杆菌和肠杆菌科的出现频率可导致神经肌肉性患者感染[17, 33, 34]。近年来，多重微生物感染的数量正在增加[20]。

Crews 等在 2018 年报道了他们 VEPTR 装置的经验，表示大多数感染发生在术后 90 天内[22]。金黄色葡萄球菌是感染最常见的原因（73%），主要为甲氧西林敏感型，其次是表皮葡萄球菌、化脓链球菌和铜绿假单胞菌[22]。Garg 等在 2018 年也报道了类似的发现[35]。

Minkara 等对生长友好型技术治疗非特发性 EOS 儿童深层 SSI 的流行病学进行了研究[20]。他们发现革兰氏阳性球菌是导致大部分 SSI（90%）的原因。甲氧西林敏感的金黄色葡萄球菌（MSSA）（48% 的 SSIs）、耐甲氧西林的金黄色葡萄球菌（MRSA）（23%）和表皮葡萄球菌（凝固酶阴性）（9%）是最常见的革兰氏阳性球菌。大肠杆菌（6% 的 SSIs）、阴沟肠杆菌（4%）和铜绿假单胞菌（4%）是最常见革兰氏阴性病原体[20]。

所有这些微生物都能够或多或少地形成生物膜。生物膜是由附着在植入材料上的密集细菌群分泌的细胞外多糖基质。它们不仅仅是细菌黏液层，而是真正的生物系统，在这一系统中细菌将自己构成一个协调的功能群落，在其中细菌能够分享营养，并远离环境中的有害因素（如抗生素或患者的免疫系统）。生物膜消耗其表面附近的营养物质，迫使细菌进入缓慢生长的稳态，这使得通过治疗根除细菌变得十分困难。在常用材料上表皮葡萄球菌细菌覆盖最为致密[32]。

后面我们将讨论治疗细节，但氟喹诺酮和利福平是罕见的对生物膜具有杀菌活性的抗生素。两种抗生素在骨组织中都有很好的穿透力，并具有较好的消化吸收性[17]。

37.2.4 植入物材料

Garcia 等进行了一项导致细菌在常用脊柱植入物上黏附的因素的微观研究[32]。发现不完整的表面和粗糙的微观形貌是细菌定植最多的地方。不锈钢（stainless steel，SS）的表面是最光滑的，其次是钛（titanium，Ti），最粗糙的是钴-铬（cobalt–chromium，Co-Cr）。然而，MSSA 的密度和黏附力在 Ti 植入物上要强于 SS，但凝固酶阴性表皮葡萄球菌似乎在 SS 上黏附率更高。

尽管测试的植入物材料都没有显示出明显的优势[32]，并且一些作者未能在感染风险和金属植入物类型方面发现不同[15]，但这一话题仍然是有争议的。有证据表明在生长棒和儿童后路脊柱融合术中 SS 固定装置增加了晚期深层手术部位感染的风险[13, 36]。一项系统回顾用证据表明，在儿童脊柱侧凸患者中，与钛相比，SS 植入物与感染率增加有关[37]。

37.3 临床诊断

美国疾病控制和预防中心（CDC）定义了浅层 SSI，Horan 等修改为发生在术后 30 天内、不需要手术干预、可以内科处理的感染[38]。如果无植入物遗留在原位，则术后 SSI 是指发生在术后 30~90 天内的感染；如果植入物留在原位，则术后深层 SSI 是指发生在术后 1 年内的感染。患者需要至少具备以下一项：流脓、渗液、切口裂开或脓肿。深层感染必须外科处理。

感染的临床症状有局限性疼痛或压痛、发红和伤口周围肿胀，最终出现手术伤口渗出伴发热（>38℃）[24]。抽血化验通常会有白细胞计数、红细胞沉降率（ESR）和（或）C 反应蛋白（CRP）的升高。近年来，降钙素原也被用作术后即刻监测 SSI 的高敏感性和特异性的标志物[39]。通常，影像在术后严重的脊柱感染中诊断价值较小。深层感染清除已被定义为 ESR 和 CRP 水平回归正常水平，清洁和完整的伤口，没有渗出和发热[13]。

病原微生物应该通过培养和多处深层样本敏感性的微生物检测来确定，遵循用于关节假体感染的原则：①理想情况下，采集不同区域的 5 份样本；②有宏观感染征象的区域优先考虑；③常规培养延长到 7 天以确定生长缓慢的微生物，包括凝固酶阴性的葡萄球菌和痤疮丙酸杆菌[17]。

37.4 治疗

37.4.1 预防策略

通常，在儿童脊柱手术文献中缺乏良好的证据来辅助指导感染的预防和治疗策略，并且报道的处理方法也具有多样性。然而，最重要的是要记住所有诱发感染的风险因素并尝试控制它们。过去已经制定了最实用的指南旨在预防高风险儿童脊柱手术感染[40, 41]。

近来，一组专家应用 Delphi 法确定了几个"最实用方法"，包含 22 项声明（表 37.1、表 37.2 和表 37.3）用以在生长友好型手术治疗的 EOS 患者中预防 SSI[14]。这些指南为植入和延长手术所制定，涵盖了所有生长友好型装置，尽管一些声明可能不适用于 MCGRs。

在文献中有关术前低营养实验室指标和 SSI 发生风险增加之间可能的关系是有争议的[37]。Furdock 等报道，不能证明术前营养检验异常的低指标，如 Hgb/Hct 和 WBC 计数与神经肌肉性患者术后 SSIs 有关，并质疑术前实验室检查在高风险人群中的效用[42]。

尽管对术前采用鼻拭子筛查 MRSA 的作用仍然存在争议[14]，在发现总体 22.1%（主要为 MSSA 阳性）筛查阳性率后，Luhmann 等建议其使用，使得 7% 接受儿童脊柱手术的患者调整了术前抗生素方案[43]。MRSA 阳性的患者应用鼻内注射莫匹罗星进行治疗，一天两次持续 5 天。

对高风险患者（尿管留置、神经源性膀胱、尿失禁病史或反复的尿道感染）可进行尿培养用于直接个体化抗生素预防[30, 31, 44]。

通过多学科会诊讨论复杂儿童脊柱畸形患者的护理，可显著减少 SSIs 发生，如果可行，推荐进行多学科会诊[30, 44]。

在手术室中，备皮是重要的。可以通过 4% 的氯己定皂擦洗切口部位，使用 2% 的氯己定醇消毒 2 次，并在铺单前进行 3 分钟空气干燥[30, 44]。

围手术期的抗生素预防应该在切皮前 0~60 分钟使用，应用一代头孢菌素（头孢唑林 50 mg/kg，极量 2 g），或在 120 分钟内应用万古霉素（对头孢菌素过敏的病例），如果手术在术后 4 小时重复一次[17, 22, 37]。由于革兰氏阴性菌对头孢唑林的敏感性有限，在非特发性脊柱侧凸儿童（主要是神经肌肉性患者）扩大预防以包含氨基糖苷类抗生素应该谨慎，此类患者的病原体可能来源于皮肤排泄孔的定植菌群或感染的尿液[20, 44]。预防应该持续到术后 24 小时[37]。

植入物的皮下或肌肉下（筋膜下）位置也会对感染的发生率产生显著影响，皮下棒为 26%，肌肉下棒为 10%[12]。由于这些信息被知晓，皮下棒的使用急剧下降。

在关闭切口前局部万古霉素粉末可放置在筋膜深层或浅层，依据切口的长度剂量范围为 500~2000 mg。如果直接应用在植入物和骨移植物上，我们必须明确大剂量万古霉素在体外对成骨细胞迁移和活化具有不良影响[45]。然而，局部应用万古霉素粉末的作用仍然存在争议。一些作者表示万古霉素降低了 SSI 的风险，包括那些 EOS TGR 和 VEPTR 术后的患者，随着

表 37.1 达成共识的声明：第 1 轮后达成共识的声明为白色背景；第 2 轮后达成共识的声明为阴影背景

	声明	赞成（%）	强烈同意（%）	同意（%）
术前	植入手术前患者应收到术前患者教育表	100	57	43
术前	如果患者有呼吸系统问题（如肺炎、哮喘、气管造口术等）的病史，应进行肺部检查/评估	100	50	50
术前	植入手术前神经肌肉性患者应该进行术前营养评估	86	36	50
术前	植入手术前晚上，患者在家中应用氯己定清洗皮肤	96	57	39
术前	在延长手术前，患者在家中应用氯己定清洗皮肤	90	70	20
术前	脊髓发育不良患者应在植入手术前获得尿液培养物，如果阳性，应进行治疗	100	65	35
术中	只要可行，脊柱侧凸手术期间应限制手术室的人员进出	93	36	57
术中	手术准备范围应足够，以便在手术区域内放置胸管	100	71	29
术中	手术准备范围应满足可触及所有先前的植入物	100	73	27
术中	应监测围手术期抗菌方案的执行（即药剂、时间、剂量、重复剂量、停止时间）	100	29	71
术中	在植入或延长手术前，所有患者都应接受围手术期静脉注射头孢唑林（或对青霉素过敏者适当覆盖）	100	43	57
术中	对于植入手术，神经肌肉性疾病（包括脊髓发育不良）应接受围手术期静脉注射预防革兰氏阴性杆菌感染	92	21	71
术中	如果在植入或延长手术前去除头发，剪发比剃发更可取	93	36	57
术中	与其他皮肤准备相比，基于氯己定的围手术期皮肤准备是植入手术的首选方案	93	36	57
术中	与其他皮肤准备相比，基于氯己定的围手术期皮肤准备是延长手术的首选方案	86	29	57
术中	对于植入和延长手术，软组织处理和切口准备在预防术后感染中是重要的	100	36	64
术中	筋膜/肌肉切口不应直接在计划植入物上方进行	86	36	50
术中	患者应该进行术中伤口冲洗	100	57	43
术中	对于植入手术，万古霉素粉末应用于骨移植和（或）手术部位	100	79	21
术后	对于延长和植入手术，出院前在可能的范围内术后换药次数应最少化	86	72	14
术后	对于植入和延长手术，术后首选防水敷料	92	64	28
术后	无论何种诊断，抗生素不应持续超过 24h	80	42	38

转载自 Glotzbecker 等[14]。经 Wolters Kluwer Health，Inc. 许可。

表 37.2 接近达成共识的利益声明

	声明	赞成	强烈同意	同意
术前	在植入手术前，所有患者应进行营养评估	63	27	36
术前	患者应在术前进行肺部检查/评估	66	33	33
术中	钛/钴-铬植入物应优先使用	69	38	31

转载自 Glotzbecker 等[14]。经 Wolters Kluwer Health，Inc. 许可。

时间的推移，没有副作用或万古霉素耐药菌增加的报道[20,23,46]。其他一些作者未能证明这一点[35,37]。

在关闭伤口前关于冲洗（包括聚维酮碘）的作用也有明确的数据[37,44]。在神经肌肉性脊柱侧凸儿童脊柱融合后应用混有庆大霉素的骨移植物来减少感染也存在争议[47]。

组织处理极为重要。皮肤牵拉应该最小化，应该在低张力下进行缝合，并且有时需要皮瓣全厚覆盖。记住植入物凸起在非常瘦小的儿童可能难以避免[11]。为了尽量减少延长伤口的问题，建议使用分开的表皮和深层伤口切口，以至于如果任意一层受损，装置仍能被覆盖[11]。

对于后路脊柱融合的非特发性 EOS 患者，矫形外科医生的多层闭合技术与术后伤口并发症发生率的显著降低相关[48]。这分三层进行：深层椎旁肌肉组织可被移动，并向中线推进，放置深层引流；然后是筋膜

表 37.3　有分歧或接近分歧的利益声明

	声明	同意（%）
术前	延长手术前，患者应进行术前鼻拭子 MRSA 检查	21
术前	延长手术前，患者应进行术前 trach/gtube 拭子（如适用）检测 MRSA	30
术前	所有患者均应在植入手术前获得术前尿液培养物，如果阳性，应进行治疗	25
术中	对于植入手术，围手术期所有患者应该接受静脉用万古霉素	0
术中	对于延长手术，围手术期所有患者应该接受静脉用万古霉素	0
术中	对于植入手术，神经肌肉性患者应该接受围手术期静脉用万古霉素	29
术中	对于延长手术，神经肌肉性患者应该接受围手术期静脉用万古霉素	21
术中	对于植入手术，所有患者应该接受围手术期静脉用药预防革兰氏阴性杆菌	26
术中	对于延长手术，所有患者应该接受围手术期静脉用药预防革兰氏阴性杆菌	14
术中	脉冲技术应该用于植入或延长手术的伤口冲洗	21
术中	杆菌肽溶液应该用于植入和延长手术的伤口冲洗	13
术中	对于植入手术，应在骨移植和（或）手术部位应用庆大霉素	9
术中	对于神经肌肉性患者的植入手术，应在骨移植和（或）手术部位应用庆大霉素	13
术中	对于延长手术，庆大霉素应在伤口应用	7
术中	对于神经肌肉性患者的延长手术，庆大霉素应在伤口应用	21

转载自 Glotzbecker 等[14]。经 Wolters Kluwer Health，Inc. 许可。

到筋膜，在其上放置第二个引流；最后是无张力下维持软组织闭合。在使用髂骨固定的病例中，臀肌皮瓣可被移动为尾端植入物提供覆盖[48,49]。

在成人患者中，维持术后术区外科敷料完整 5 天以在住院期间起到医院病原体屏障作用，减少 SSI 风险[50]。当敷料被污染或完全浸透，则应在 1 周内更换敷料。该措施已被纳入到一些儿童脊柱手术和 EOS 指南[14,30]。

术后抗生素应用不应持续到手术 24 小时之后，留置或拔除引流不能改变感染风险[37]。在术后第二天前移除留置在膀胱中的尿管可降低 UTI 风险[27]。

应用所有这些措施能否在生长友好型系统治疗的早发型脊柱侧凸患者中降低感染率尚不明确。

37.4.2 治疗建议

接受最终融合的儿童术后 SSI 的治疗应遵循为青少年制定的相同指南[51]。深层感染需要外科干预来进行广泛清创和伤口引流，同时固定和植骨，所有这些应该联合特异的静脉抗生素治疗。最终的目标是尝试维持固定直到获得坚强的关节融合。据报道，在儿童后路脊柱融合中使用这种急性治疗的成功率（无复发感染）为 76%[36]。尽管早期植入物移除有望减轻细菌负担并移除生物膜，但这一方法在早期术后感染中是不现实的，因为其威胁了脊柱稳定性并导致矫形丧失[17]。因此，我们可以预期感染复发，尤其是在使用不锈钢假体的老年患者中；清除慢性感染的失败在很大程度上与围绕细菌、并导致细菌黏附在金属植入物上的糖萼有关[36]。在用 SS 固定的患者中另一个方法是植入物更换（暂时移除棒来清除其下方的组织并更换钛植入物）[36]。关于融合患者的急性植入物更换的证据有限，而对于生长友好型装置甚至更低。在保留植入物早期治疗的患者，在我们中心，对于融合患者我们通常放置封闭的引流冲洗系统冲洗伤口 3~5 天；其他中心通过真空辅助关闭装置关闭伤口[52]。一旦获得坚强融合，晚期移除不能保证其能维持矫形，尤其是在残留后凸的病例中[18]。

由于治疗的成功取决于固定的维持，而无须终止计划的治疗过程并进行过早的脊柱融合，在需要反复手术的撑开系统治疗的儿童中术后 SSI 的治疗往往更具有争议（图 37.1）[11]。因此，在深层感染中移除内植物必须是最后选择。

对于浅层感染，快速的清创干预和直接皮肤闭合可减少其发展为深层感染的风险[53]。对于深层感染，唯一的选择是早期冲洗（3~6 L 含 0.05% 氯己定的生理盐水）和清创，并联合特异性抗生素治疗[11,12,17,34]。初始经验抗生素治疗必须包括两种协同和杀菌的分子，只要获得培养结果便替代为靶向治疗。最常使用的经验抗生素是万古霉素、氟喹诺酮类和利福平；近来，一种四代

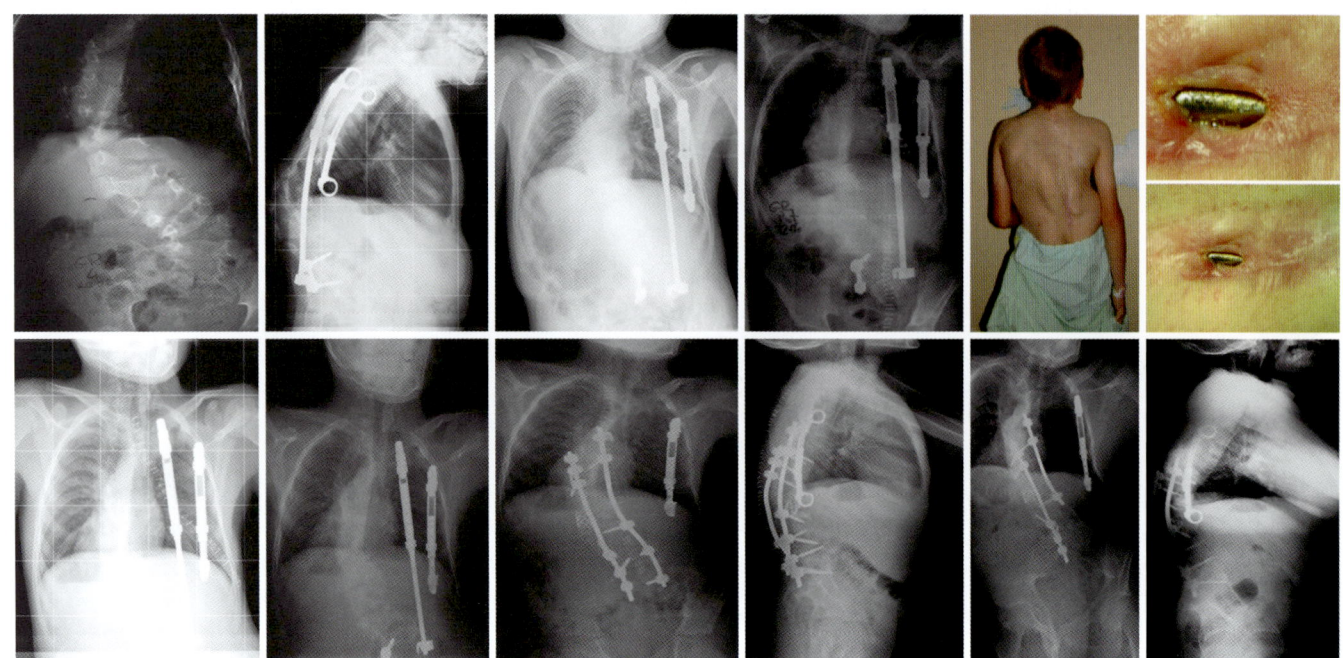

图 37.1 一个 4 岁男孩伴有多发先天发育异常。第一次手术为 L5 半椎体切除和短节段融合及在凹侧胸腰长弯放置 2 个 VEPTR 装置。在一系列 VEPTR 延长后，他发生了手术部位感染（SSI），需要清创，植入物更换，肌肉成形覆盖和长期抗生素应用。SSI 没有阻止延长计划进行。最终影像展示的是患者 18 岁时，在几次手术解决脊柱畸形后"毕业"，包括椎体切除和部分植入物移除

的头孢菌素或达托霉素被用于抗菌治疗。然而，这是持续变化的，并应该被感染专家管理和监控。在撑开系统治疗的早发型脊柱侧凸中，没有关于深层感染抗生素治疗时间的数据，但其可能取决于临床病程和儿童感染疾病专家的参与。因此，大多数专家建议延长抗生素治疗，静脉和口服联合至少 3~6 个月。

在复发的病例中，建议对伤口反复清创和冲洗，可能联合重建矫形手术，但最终看来如果不移除固定装置，就无法永久控制深层感染[18, 34, 54]。但是，在生长友好型手术中关于为解决深层伤口感染需要移除植入物是有争议的。

Smith 等回顾了 97 例患者在 678 次 VEPTR 手术后感染的患病率，以确定是否可以在不移除植入物的情况下控制感染[53]。在 16 例患者中发生 19 次感染。13 次感染被分类为浅层感染，6 次为深层感染。所有的患者用初始清创、冲洗和静脉抗生素治疗 58 天，随后通过口服抑制治疗 34 天。3 例患者需要不止一次清创来控制感染。没有患者需要移除 VEPTR 来处理感染。

Kabirian 等[13] 在多中心国际数据库中回顾性地分析了深层术后感染的患病率。有 379 例患者用 TGR 手术治疗，最短随访为 2 年。42 例患者中有 22 例（52%）发生了深层感染，并移除了植入物来控制感染。22 例中有 9 例仅部分移除，并且常规延长可以继续。在最近随访中，42 例患者中有 31 例（74%）深层感染患者完成了生长棒治疗或仍然在延长。

37.5 总结

总之，关于生长友好型系统或早期融合中 SSI 的信息是缺乏的。重要的是要记住所有的诱发风险因素，并尝试去控制它们。植入物金属（不锈钢）和万古霉素粉末局部应用的作用仍然存在争议。已经制定最实用的指南旨在预防高风险患者感染。这些强调了坚持围手术期抗菌方案，合理的皮肤准备和软组织处理，以及进行术前多学科会诊。深层感染需要广泛冲洗、清创和特异性静脉抗生素。即使传统观念建议移除植入物来清除感染，在许多患者中，植入物可以保留或更换。理想情况下，预防感染是最好的方法，这样，这种生长友好系统和重复手术治疗才能达到最终目的。

（Javier Pizones, Francisco J. Sanchez Pérez-Grueso,
George H. Thompson 著
李晨恺译 李 博校）

参考文献

扫描书末二维码获取

第十篇　儿童脊柱畸形的生长友好型手术治疗

第38章　磁控生长棒技术时代传统生长棒的应用指征

本章内容

38.1 背景..........399	38.2.4 患者对 MCGR 的依从性..........400
38.2 传统生长棒的适应证..........400	38.2.5 频繁的 MRI 检查..........402
38.2.1 肥胖症..........400	38.2.6 失败的 MCGR..........403
38.2.2 矮小..........400	38.3 总结..........403
38.2.3 严重后凸畸形..........400	

要点

- 传统双生长棒技术结果优于单棒技术。
- TGR 的结果与 MCGR 的结果相似。
- TGR 与 MCGR 在非计划再手术率方面相似。
- TGR 可作为 MCGR 撑开术后失败的翻修手术。
- TGR 可能对肥胖患者、后凸患者或对磁致动器来说身材太小的患者是一个更好的选择。
- 由于 MCGR 致动器会引起图像伪影，对于经常行胸部或腹部磁共振成像的患者，可能更适合于 TGR。

38.1 背景

早发型脊柱侧凸（EOS）患者对于任何小儿脊柱外科医生来说都是一个挑战，因为他们通常伴有严重的畸形，身材矮小，而且还有多年的生长过程。从历史上来看，小儿脊柱畸形手术的目标是实现三维畸形的矫正，并达到良好的平衡。若年幼的儿童通过全后路融合手术来实现这一目标，可能会由于脊柱前路持续生长而引起曲轴现象[1, 2]。此外，在年幼时进行脊柱融合，不论是从前路、后路还是前后路联合，均会减少胸廓及脊柱的发育，从而导致肺功能减弱[3]。随着对脊柱及胸廓生长的理解不断深入，植入物的设计和手术技术也在不断发展。

EOS 的手术选择可以分为三类：撑开导向型、压缩导向型及生长诱导型[4]。Paul Harrington[5]被认为首次提出了应用于生长中的脊柱的非融合器械。他在畸形的凸侧放置单侧撑开棒，进行骨膜下剥离后应用椎板钩作为锚定点。Moe[6]对这项技术进行了改良而创造了撑开导向技术，通过对锚定点的有限切开，并在肌层下穿过撑开棒。当主弯矫形丢失超过 10°时进行撑开手术。然而，这两种早期技术的并发症发生率都接近 50%[6]。

在过去的 30 年里，随着对脊柱生长的认识加深，撑开导向技术持续发展。由于早期单棒技术有着较高的内固定相关并发症发生率，因此产生了现代的撑开导向生长棒技术。传统单棒技术（traditional growing rod，TGR）可以被应用于患者较小、皮肤纤薄或者连接棒在侧弯凸侧太突出的情况。然而，在可能的情况下，双生长棒技术是我们的首选技术。Akbarnia 等在 2005 年推广了 TGR 作为现代撑开导向技术[7]。在他们最初的 23 例患者中，显示不同病因的 EOS 患者都能保持侧弯矫正和脊柱生长[7]。然而，这种技术的并发症发生率为 48%~58%[7, 8]。TGR 主要应用于病因为特发性、神经肌肉性、综合征性 EOS 患者。Elsebai 等[9]研究表明，TGR 对先天性脊柱畸形的 EOS 患者也有效。当对比单、双生长棒技术时，双生长棒技术提高了畸形矫形效果，并且灾难性内固定相关性并发症较少[10]。然而，由于内固定密度大、突出，双生长棒技术有着更高的切口相关并发症发生率[8, 10, 11]。

TGR技术广泛应用，直至近日磁控生长棒（magnetically controlled growing rods，MCGR）成功研发[12, 13]。TGR和MCGR的直接比较显示在维持侧凸矫形和脊柱、胸廓发育方面结果相似[14, 15]。两种技术的主要差异为MCGR内植物的高昂费用与TGR技术的手术负担较重。与MCGR相关的初始费用较高，但在4~6年后，由于该手术避免了TGR需要重复返回手术室进行撑开手术，因此变得更具备成本效益[16-19]。但即使是采用MCGR，仍然存在由于内固定相关并发症及内固定延长失败而需要非计划重返手术室的情况[20-23]。第一代磁控生长棒的研究显示金属沉着，并减少了后续撑开的能力[24-26]。随着这些发现，MCGR作为治疗EOS畸形的"灵丹妙药"被叫停。因此，尽管MCGR的应用范围增加，单/双传统生长棒技术仍然作为各类EOS患者（神经肌肉性、先天性、特发性和综合征性）的初次手术或翻修手术的选择。本章的目的是提出单和双生长棒技术的适应证。

38.2 传统生长棒的适应证

无论是使用TGR还是MCGR内植物，对EOS的手术干预适应证是相同的。第44章详细介绍了MCGR的产生背景和手术技术。对于年龄小于10岁（9岁或更小）的EOS患者，如果有明显的脊柱和胸廓生长潜力且符合手术干预的指征，应当考虑使用生长友好型植入物。在我们的实践中，当有证据表明侧弯发展超过50°，侧弯僵硬，具备残留生长潜力者考虑手术治疗。对于那些经过积极的非手术治疗（如支具或石膏）但畸形仍在发展的患者，我们会考虑尽早进行手术治疗。只要不是患者体型太小或畸形只适合应用单棒技术，我们通常都采用TGR技术。我们考虑在肥胖患者、矮小患者、严重后凸畸形患者、难以完成MCGR随访或需要频繁MRI检查患者中将TGR作为首选的手术技术。对于MCGR失败的患者，转换为单或双生长棒技术可以作为一项选择。

38.2.1 肥胖症

儿童肥胖是EOS患者植入失败的风险。患有Prader-Willi综合征的患者尤其有这种风险，该综合征的特点是患者体重过度增长、肌张力低下以及在幼年时出现进行性脊柱侧凸。由于他们的体型特点，治疗这种患者的脊柱畸形可能是一种挑战。石膏及支具治疗对于脂肪组织肥厚的患者可能难以起到提高或维持脊柱序列的效果。对于任何患有EOS和肥胖症的患儿而言，一旦符合手术干预的指征，需要考虑他们的软组织深度的影响。如果外部磁铁无法穿过软组织，肥胖可能会引起MCGR治疗的失败。Prader-Willi综合征患者有着快速体重增加的风险，在较短的时间内从正常的BMI值升高到高BMI水平（图38.1）。在该类的患者中，不管是初次手术或是从由于MCGR撑开失败转TGR，后续的撑开操作均可以继续开展（图38.2）。

38.2.2 矮小

在EOS患者中，由于身材矮小及严重的侧弯常常需要在骨骼发育成熟前进行手术干预。当考虑手术干预时，内固定突出需要被纳入考虑范围。MCGR最短的磁控生长棒长度是70 mm，如果没有放置在有足够软组织覆盖的地方，将会显得很庞大。磁控生长棒不能根据患者的情况进行调整，一些矮小的患者可能由于无法容纳较大的磁控生长棒而导致切口并发症及内固定突出的风险。在这类患者中，采用单或者双生长棒可能是一个更适合的选择，因为其可以预弯连接棒且将连接器放置在合适的位置。一项最近的研究显示在MCGR时代，采用TGR作为初次手术比MCGR作为初次手术时脊柱生长高度平均低8 cm（192 mm与273 mm）[27]。减小内植物及磁控生长棒的大小可以降低内固定突出及伤口并发症。然而，由于矮小患者的解剖特点，采用TGR技术可能也不是合适的选择。在这类患者中，使用近端肋骨固定和远端脊柱或骨盆固定的混合方式可能是撑开技术的更好选择。

38.2.3 严重后凸畸形

与矮小患者类似，严重后凸畸形的患者可能并不适合放置MCGR，因为脊柱缺乏足够长的直的节段来装配70 mm或90 mm长的磁控生长棒。此外，由于缺乏将连接棒弯曲成匹配脊柱后凸的形态，可能会在后续直棒撑开时产生较大的后凸应力引起近端锚定物失败或近端交界性后凸。对于这类患者，TGR可能是一项更好的选择，因为其具备定制内固定来匹配脊柱矢状位畸形的能力，因此可以减少近端锚定物失败或软组织坏死（图38.3）。在最近的一项研究中，25例可以采用MCGR的患者最终有11例采用了TGR，其原因是考虑了患者的矢状位序列[27]。

38.2.4 患者对MCGR的依从性

MCGR的撑开间隔较TGR的相对较短。对于那些

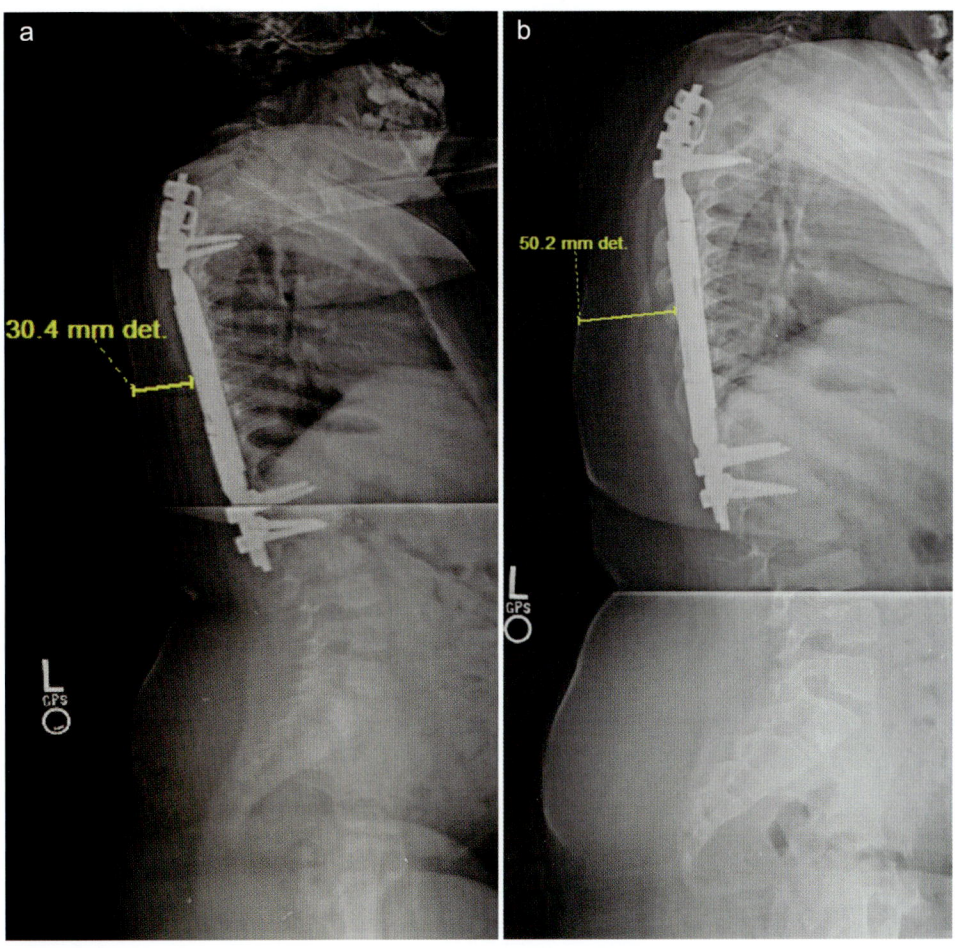

图 38.1 一名 3 岁患 Prader-Willi 综合征的男性儿童，其近胸弯和主胸弯分别由术前的 36° 改善至 32°，53° 改善至 49°，他在去旋转石膏治疗无效后 3 岁时开展了 MCGR 植入术（a）。在 6 岁时，在经过 2 次撑开后，MCGR 撑开失败。其后方软组织深度已由 30 mm 增至 50 mm（b）

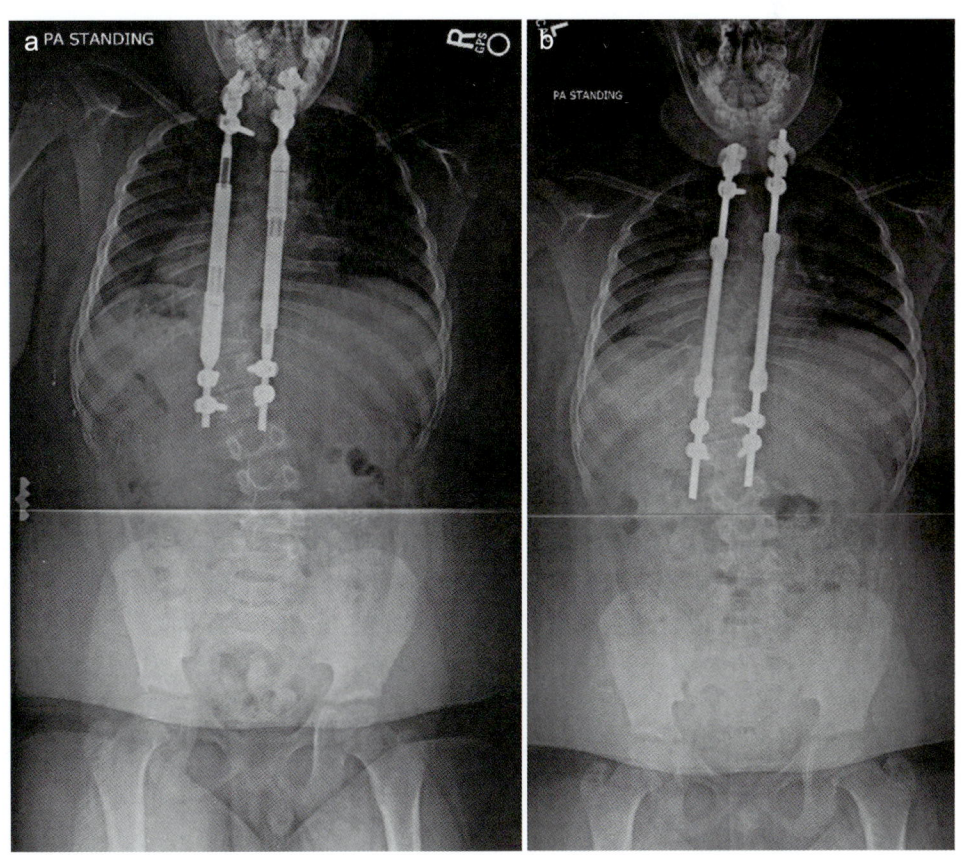

图 38.2 图 38.1 中 6 岁的 Prader-Willi 综合征患儿从 MCGR 转换为 TGR 治疗。在去除 MCGR 时，连接棒似乎又恢复了功能，猜想可能是增厚的软组织导致了 MCGR 的失败。在 TGR 翻修后，主弯度数维持不变

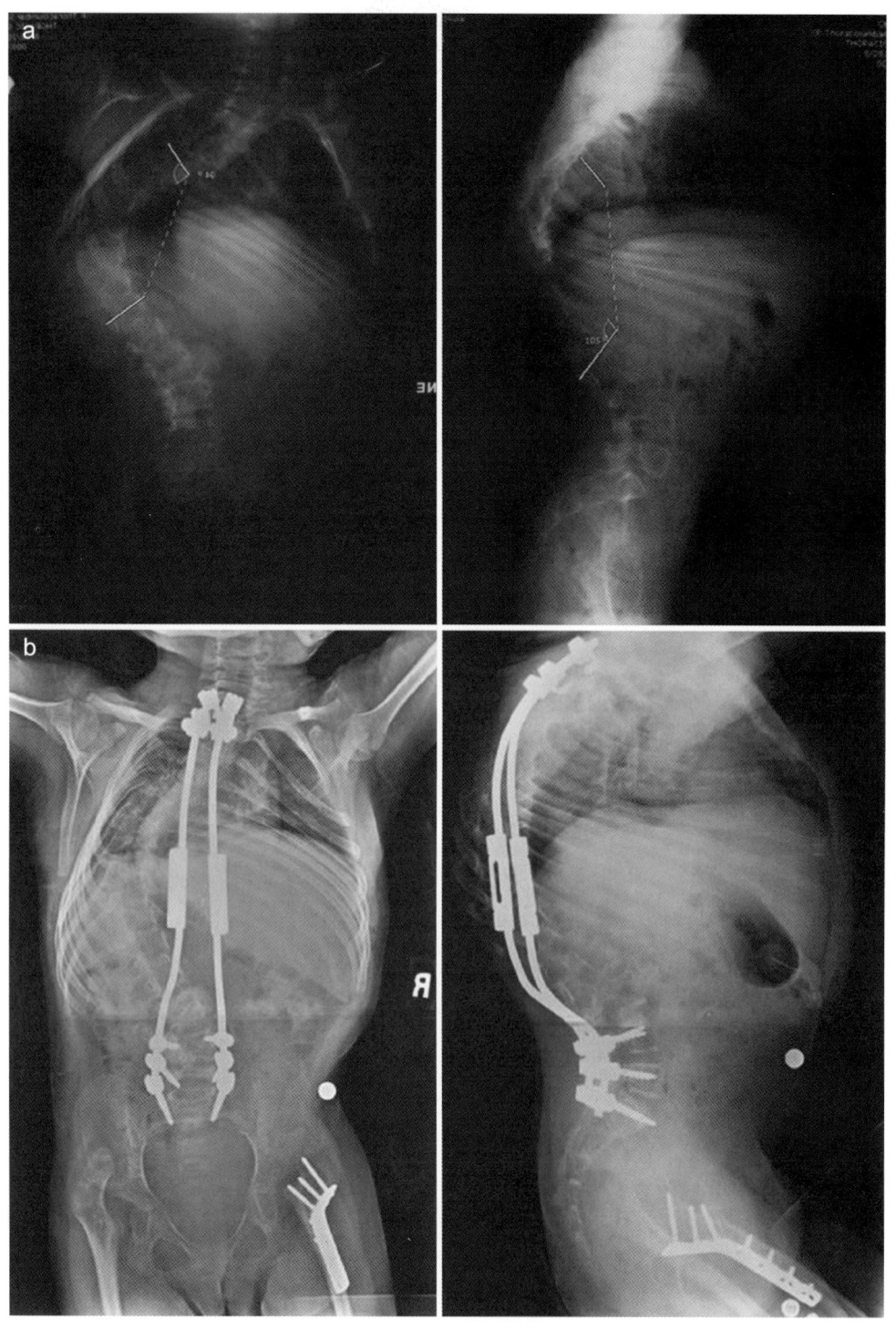

图 38.3 （a，b）重度脊柱后凸患者采用双生长棒

由于路途遥远或经济因素而无法遵守 MCGR 术后撑开手术的家庭，由于治疗成功所需的随访次数减少，其他治疗方案如 TGR 或脊柱生长引导手术可能是更好的选择。

38.2.5 频繁的 MRI 检查

对于需要经常行胸部或腹部核磁共振（MRI）检查的患者可能是 TGR 更好的实施对象。制造商认为 MCGR 是 MRI 条件下的植入物，他们建议用 1.5 特斯拉的磁场强度和 3000 gauss/cm（30 T/m）的最大空间场梯度进行扫描，以限制温度上升超过 37℃ [28]。Woon 等 [29] 发现 MCGR 行 MRI 检查是安全的，没有发生意外的延长或塌陷。尸体及体内研究证实行 MRI 后 MCGR 植入物几乎没有热损伤或不能延长的风险 [29, 30]。然而，这两项研究都发现 MCGR 植入物会产生明显的伪影，使得胸椎及腰椎的成像可辨认性更差 [29, 30]。根据制造者的说法："在 1.5 T MRI 系统中用梯度回波脉冲序列成像时，MAGEC® 系统制造的图像伪影超出了成像视野。然而，在距离 MAGEC® 系统的磁控致动器约 20 cm 的地方成像，可能会对解剖学特征造成干扰[28]。"

使用 TGR 的患者，频繁地进行 MRI 检查同样有可能增加内固定发热、伪影的产生。基于这些原因，钛合金棒应当被考虑在这类患者中使用来减少 MRI 的伪影[31]。

38.2.6 失败的 MCGR

TGR 的使用可以考虑作为 MCGR 失败后的一种翻修手术。MCGR 最常见的并发症是撑开失败、近端锚定钉失败和连接棒断裂[20]。对于还有显著生长潜力的患者，如果 MCGR 撑开失败，可以选择转换为 TGR 作为翻修手术（图 38.4）。如果近端锚定点完整，可以通过在致动器上方切断连接棒后，利用 MCGR 原有的连接棒组成 TGR 结构，以避免破坏脆弱的近端软组织包膜（图 38.4）。

38.3 总结

在过去的 15 年中，随着小儿脊柱外科医生应用 MCGR 作为治疗 EOS 的主要撑开导向手术，单/双 TGR 的使用已经减少。然而，需要了解单/双生长棒的适应证并且该技术对小儿脊柱外科医生来说仍然是一个重要的辅助手段。这项技术已经被证明是治疗 EOS 的一种有效的主要撑开治疗手段。此外，TGR 可以用于其他生长友好型手术治疗失败的翻修手术。与 MCGR 相比，TGR 在侧弯矫正和胸廓高度增加上的结果相似或更优异[14, 15]。

尽管技术及设备进步，由于病例类型所带来的固有挑战，TGR 的并发症发生率较高。随着 MCGR 的长期随访逐渐回示，对这项技术的早期热情受到并发症发生率及非计划返回手术室发生率的影响而逐渐减退[20-22]。相比于 TGR 而言，人们认为 MCGR 有限的手术操作次数可以给 EOS 患者带来减轻生理及心理压力的好处。然而，一些作者表明 MCGR 减少的手术负担并没有转换为患者自评临床疗效的提高或心理压力的减轻[32-34]。

总之，TGR 仍然是治疗 EOS 患者的一个坚定的选择。随着技术及设备的不断发展，仍然有一些患者可以从 TGR 中而非 MCGR 中获益。对于治疗 EOS 的脊柱外科医生而言，了解两种设备及技术的适应证及禁忌证是非常重要的。

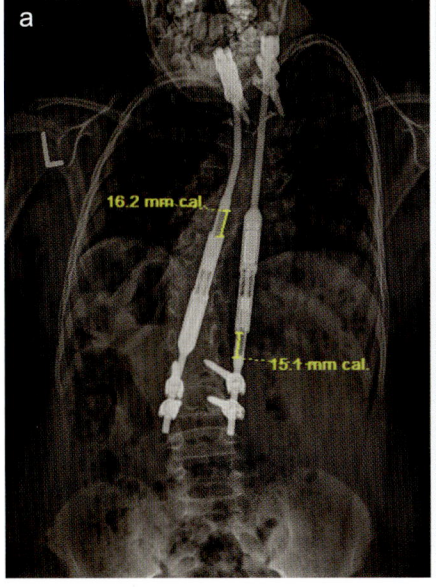
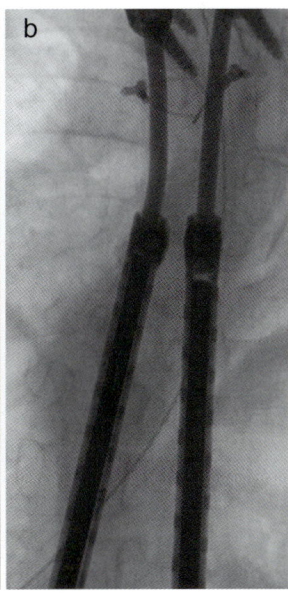
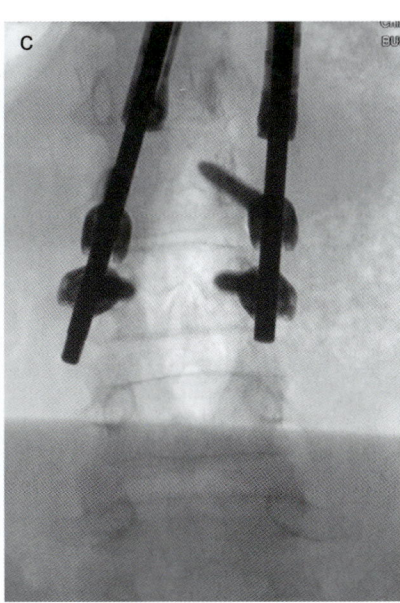

图 38.4　图 38.1 中由于 MCGR 撑开失败转为 TGR 治疗的案例。(a) 经历 2 次撑开后，MCGR 难以继续撑开，连接棒无明显断裂。(b) 在致动器上方切断 MCGR 连接棒。(c) 远端锚定点采用新的连接棒并与连接器相连用于后续撑开操作

（Ryan Koehler, Joshua S. Murphy, Nicholas D. Fletcher, Burt Yaszay 著
王升儒　赵钇伟 译　李　博 校）

参考文献

扫描书末二维码获取

第39章 VEPTR撑开胸廓成形术

本章内容

39.1 引言 404	39.4 按畸形分类的VEPTR手术方法 410
39.1.1 胸廓发育不良综合征：解剖学基础 404	39.4.1 Ⅰ型容量耗竭畸形：肋骨缺失与脊柱侧凸 ... 410
39.1.2 胸廓容量耗竭畸形 405	39.4.2 Ⅱ型容量耗竭畸形：肋骨融合与脊柱侧凸 ... 411
39.2 VEPTR术前评估 405	39.4.3 Ⅱ型容量耗竭畸形：脊髓脊膜膨出 412
39.2.1 临床检查 405	39.4.4 Ⅲa型容量耗竭畸形：Jarcho-Levin
39.2.2 影像学研究 406	综合征 412
39.2.3 心肺研究 407	39.4.5 Ⅲb型容量耗竭畸形：Jeune综合征 413
39.3 VEPTR撑开胸廓成形术治疗策略 407	39.5 VEPTR构架 414
39.3.1 手术技术：置入术 407	39.6 并发症 416
39.3.2 VEPTR撑开操作 409	39.7 总结 417
39.3.3 VEPTR再置入操作（更换） 409	

要点

- VEPTR撑开胸廓成形术治疗引起胸廓发育不良综合征的胸腔容积耗损畸形。
- 胸廓发育不良综合征是指胸廓不能支持正常的呼吸或肺部生长。
- 先天性脊柱侧凸合并肋骨融合，婴儿及幼儿特发性脊柱侧凸，骨髓瘤和其他先天性胸壁异常/缺陷等疾病可以通过VEPTR撑开胸廓成形术来解决，并且不会抑制脊柱生长。

39.1 引言

撑开胸廓成形术及VEPTR置入术的目标是改善TIS儿童的胸腔体积以增强肺的生长发育。本章我们将回顾多种畸形引起的胸廓发育不良综合征，并讨论撑开胸廓成形术联合VEPTR置入的技术和手术指征。

39.1.1 胸廓发育不良综合征：解剖学基础

胸廓发育不良综合征（thoracic insuffciency syndrome, TIS）[1]是指胸廓难以支持正常的呼吸或肺部生长，这是VEPTR（vertical expandable prosthetic titanium rib，垂直可扩张假体钛肋骨）撑开胸廓成形术的主要适应证。对于未经治疗的早期脊柱及胸廓畸形的患者，TIS的自然进展可能是致命的[2]。Campell等在2003年首次报道了胸廓发育不良综合征，从那时起，大量研究试图更好地理解和改变/逆转TIS的严重自然病史[1,3]。

胸腔是一个复杂、动态的呼吸腔，在呼吸的过程中支持并有节律地扩张肺部。从结构上说，胸腔由脊柱、胸廓[4]、胸骨和横膈组成。作为呼吸泵，它必须通过刚性的胸壁为下方的肺提供容积，同时提供改变容积的能力，这也被称为呼吸的两个特点[1]。

胸廓异常，包含胸椎、胸廓及横膈的先天性结构问题，均导致原发性TIS。在继发性TIS中，由于腰椎后凸（脊髓脊膜膨出）或骨盆倾斜（胸腰椎侧凸）导致躯干下方塌陷时，单侧或者双侧膈肌可能受损，均可能造成膈肌位移的相对障碍。在临床上，这些患者会出现Marionette征——患者的头部会随着膈肌的呼吸而同步晃动，实际上是对抵抗身体重量[5]。TIS唯一可以治疗的实际问题是胸廓容积的缩小。VEPTR撑开胸廓成形术可以扩大缩小的胸腔，单、双侧均可，前提是下方的横膈可以利用新的肺容积来填充扩张的胸腔容积。VEPTR技术不能恢复胸壁运动，而且对于增强膈肌功能效果未知。撑开胸廓成形术有可能增加胸壁僵硬，导致呼吸生物力学受损。撑开胸廓成形术和胸壁僵化是一种假设，两者之间复杂的相互作用有待阐明。了解胸廓容量耗竭畸形的类型可以进一步指导医生采取适当的手术治疗策略。

39.1.2 胸廓容量耗竭畸形

三维胸廓畸形是在三个解剖平面上定义的：冠状面、矢状面和横截面。图39.1和表39.1示胸廓容量耗竭畸形。VEPTR撑开胸廓成形术对于每种胸廓容量耗竭畸形的策略是不同的。在混合型的胸廓容积耗竭畸形中，VEPTR手术应当针对每种单独的胸廓畸形，对收缩的胸腔进行适当的纵向或横向撑开。

39.2 VEPTR 术前评估

39.2.1 临床检查

对于患有TIS的患者，获得详细的病史是很重要的：什么时候出现的临床可辨别的畸形？过去有无手术治疗？是否有相关的病症，如肾脏、胃肠道、中枢神经系统和心脏系统的异常？潜在的综合征是什么？因为许多出现TIS的儿童往往有潜在的诊断，可以指

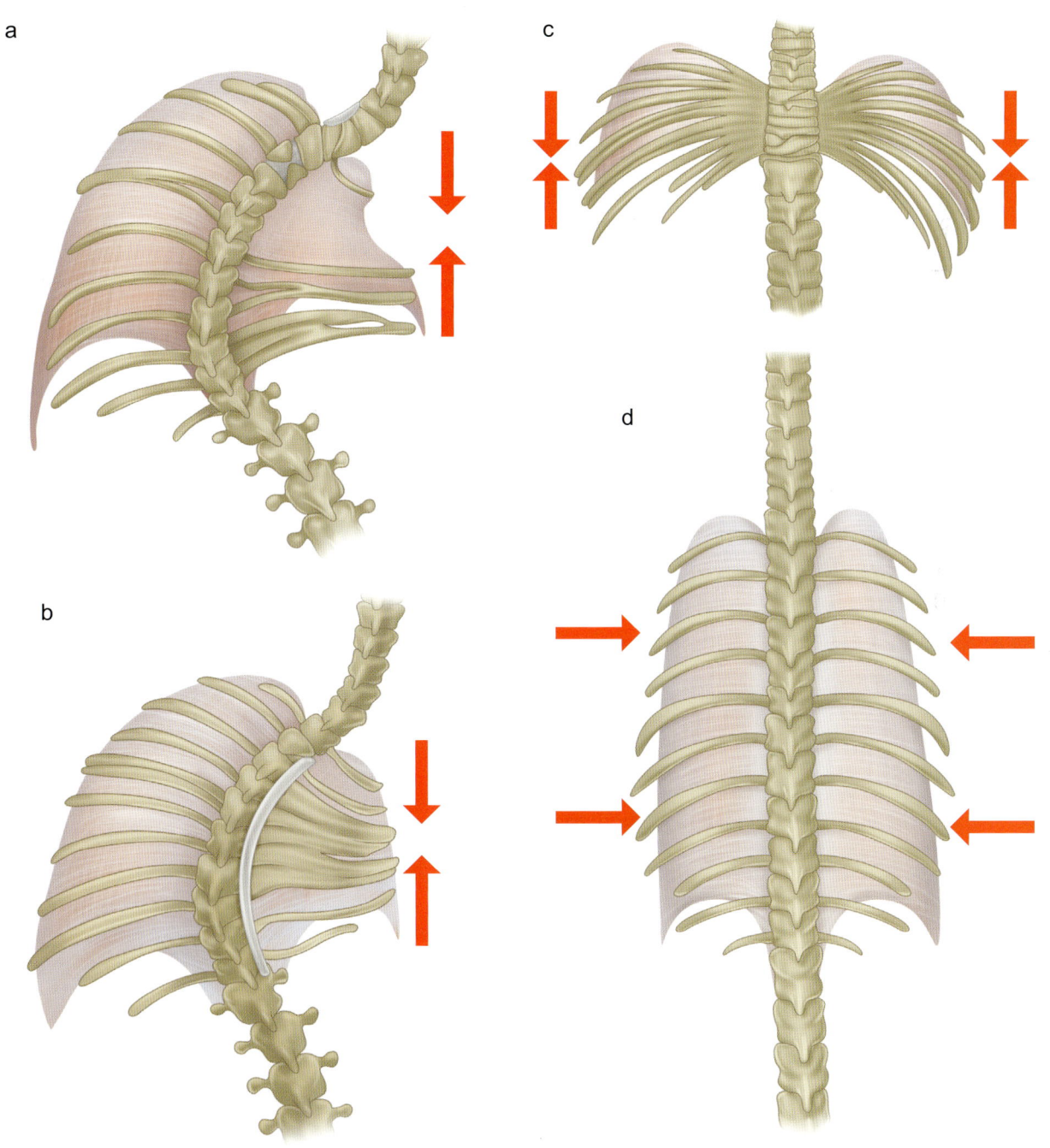

图39.1 （a）Ⅰ型胸廓容量耗竭畸形：肋骨缺失及先天性脊柱侧凸。（b）Ⅱ型胸廓容量耗竭畸形：并肋及先天性脊柱侧凸。（c）Ⅲa型胸廓容量耗竭畸形：脊柱胸廓发育不良（Jarcho-Levin综合征）。（d）Ⅲb型胸廓容量耗竭畸形：Jeunes's窒息性胸廓萎缩症

表 39.1 胸廓容量耗竭畸形

胸廓容量耗竭畸形类型	胸廓缺损	肺容量丢失机制	举例
Ⅰ型 肋骨缺失及先天性脊柱侧凸	单侧胸廓发育不良	肺垂入胸腔伴有容量减小	VATER，肋骨缺如
Ⅱ型 并肋及先天性脊柱侧凸	单侧胸廓发育不良	由于肺部融合胸廓短缩引起肺受限	VATER，并肋，既往开胸手术引起的胸源性脊柱侧凸
Ⅲa型 头侧短缩的胸廓	全胸廓发育不良	胸廓高度降低导致双侧肺纵向受限	Jacho-Levin 综合征
Ⅲb型 横向限制的胸廓	全胸廓发育不良	肋骨畸形导致肺侧方受限	Jeune's 窒息性胸廓萎缩症，脊柱侧凸引起的胸廓吹风样畸形

导下一步的评估和管理，例如对于 Jeune 综合征的患者需要评估 C1 狭窄[3]。应记录好呼呼吸道病史，注意过去的肺炎、支气管炎、哮喘发作或生病时需要呼吸道支持的情况。如果患者需要吸氧或依赖更多的无氧呼吸支持，则应通过辅助呼吸评分（assisted ventilator ratings，AVR）[2,6,7] 进行评估。

AVR 分级
+0 无需辅助，呼吸室内空气
+1 需要氧气支持
+2 夜间通气 /CPAP
+3 非全时段通气 /CPAP
+4 全时段通气

AVR 增加提示进行性呼吸功能下降，这是治疗的强力指征。肺功能测试适用于 5 岁及以上的儿童[8]。因此过去的测试（如果可用）将有助于通过降低正常肺活量百分比来确定肺活量的任何恶化程度。临床病史，如注意儿童在进行对肺功能具有挑战的活动（如游戏或跑步）时的反应能力，同样有所帮助。

体格检查时需要评估呼吸频率。出生时正常的呼吸频率为 40~80 次 / 分，5 岁前为 20~40 次 / 分，6~12 岁时为 15~25 次 / 分，15 岁后的成人值为 15~20 次 / 分[8]。在休息时呼吸频率高于上述值提示隐性呼吸功能不全[1]。评估胸部的临床畸形，在乳头平面测量周长，并与年龄的正常值相比较，以辨别正常的百分位数[9]。

拇指偏移试验[1] 是为了在临床上测量每一侧胸部通过肋骨扩张来促进呼吸的能力。在这项测试中，检查者的手放在胸廓底部，拇指在后方指向上方，与脊柱保持等距离（图 39.2）。呼吸时，随着胸壁的向前运动，拇指也会对称地远离脊柱。在吸气时，正常情况为每个拇指离开脊柱超过 1 cm 被评为 +3。0.5~1 cm 的偏移被评为 +2，不超过 0.5 cm 的运动被评为 +1，完全没有运动被评为 +0，每侧的胸廓需要单独评价。"塌陷性伞状畸形"可以导致继发性胸廓发育不良综合征，由于更靠近骨盆而增大横膈压力，可以通过

Marionette 征来评估[5]。嘴唇和指尖均可被用于检测是否有发绀的迹象，杵状指提示长期的临床缺氧。

39.2.2 影像学研究

影像学研究应当包括在同一张 X 线片上拍摄整个脊柱（包括胸部和骨盆）的站立或坐位双平面像（EOS，Imaging，Paris，France）[10]。对 X 线片分析以确定主弯角度、胸椎的高度（cm）、胸壁的伞状畸形及肺部的可用空间[1]。胸椎的高度由患者的胸椎高度除以该年龄的正常胸椎高度的百分比决定。侧位 X 线片评估脊柱是否有过度后凸或者胸椎前凸，两者均会减少胸部的矢状位尺寸。

整个胸椎和腰椎的非增强 CT 扫描以 5 mm 的间隔进行扫描[12]，扫描量剂量设置为小儿剂量以尽量减少辐射量[13,14]。这可以提供 CT 肺部容积以及胸部和脊柱的解剖细节。如正常肺容量体积被用于监测进行性胸部容量减少，全胸部 CT 扫描需要每年进行（图 39.3）。如果需要的话，通气灌注肺部扫描和 3 mm 扫

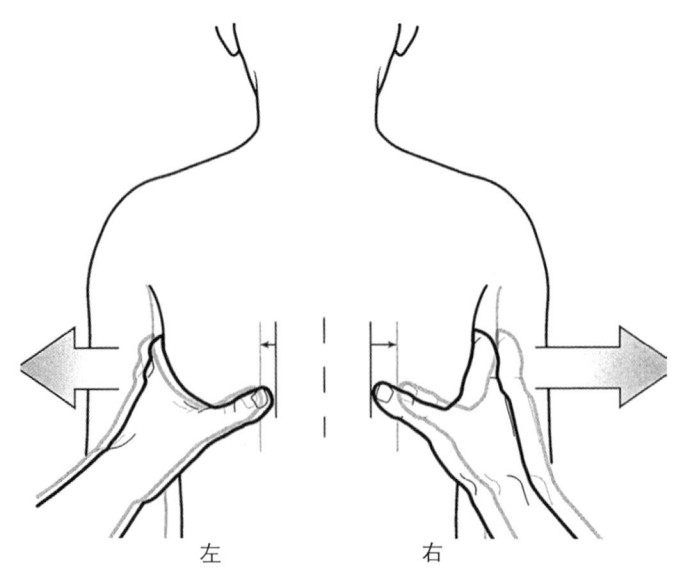

图 39.2 拇指偏移试验

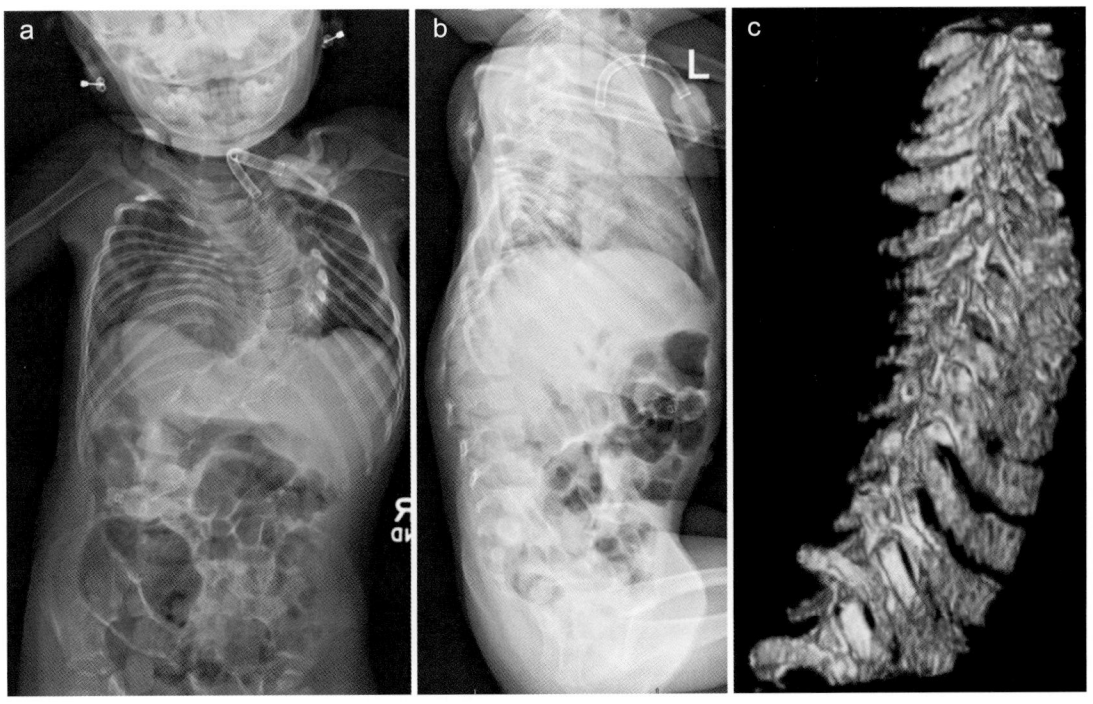

图 39.3 （a）AP 位影像学显示 2 岁患 Beal's 综合征的女性患者 80° 脊柱侧凸。（b）侧位片显示严重的胸椎前凸，在 CT 三维重建上进一步评估（c）

描的气道重建可以确定气道压迫畸形。此外，CT 可以提供更多关于患者骨结构异常的信息，包括并肋畸形、单侧肋骨等。所有患者均需要开展全脊髓 MRI 以排除脊髓异常的情况。膈肌的超声或透视检查可以用来记录膈肌的功能。动态肺部 MRI 可以提供更多关于膈肌和胸壁功能的细节[17]。

39.2.3 心肺研究

在管理胸廓发育不良综合征的患者时，肺功能的研究是至关重要的。5 岁以下的儿童不能配合 / 参与肺功能研究，而这正是脊柱 / 胸壁增长和肺泡发育的关键时期，在这个时期如若无法开展肺功能但又需要相关检查或影像学研究的患者需要动态 MRI[18, 19]。当存在脊柱畸形时，应当使用臂展代替身高来标准化测量肺功能结果[20]。脉搏血氧仪研究对于重度缺氧是有用的。当存在早期肺心病的问题时，建议进行超声心动图检查，并转诊到肺动脉高压专家处进行潜在的心导管检查，以评估潜在的三尖瓣反流和其他形式的心脏功能紊乱。

39.3 VEPTR 撑开胸廓成形术治疗策略

撑开胸廓成形术的目的是扩大半侧胸腔受限的容积，以恢复胸廓容量、稳定性和对称性。VEPTR 技术可在最小 6 个月直到骨骼发育成熟的患者中应用。手术医生必须意识到由于肋骨质量差而导致锚定失败或缺乏近端肋骨而无法链接 VEPTR 的潜在风险。在近端肋骨缺如的情况下，肋骨自体移植（通常来自对侧），以及使用纵向截骨的肋骨作为带血管蒂的移植物，可以为 VEPTR 连接提供骨性"第一肋"。严重的并发症使重复手术变得不切实际，也是本技术的相对禁忌证之一。软组织覆盖是 VEPTR 成功的关键因素，但通常这类儿童伴有呼吸功能障碍，呼吸急促而导致热量缺失，可能会导致体重下降超过 5%。在置入 VEPTR 之前，通常需要补充饮食，甚至 G 管治疗以增加全组织的覆盖率。同时最小的正常体重百分比也需要明确。文献报道 VEPTR 术后患者营养状态提高，在其他的生长型内固定中也有类似结果[21, 22]。

39.3.1 手术技术：置入术

手术技术可参见图 39.4。患者取侧卧位（见图 39.4a），术野应当包括整个胸廓，必要时包含前方的腋中线。通过体感诱发电位和运动诱发电位监测脊髓及同侧上肢。开放一条中心动脉通路。给予并维持 24 小时预防性静脉滴注抗生素。使用改良的曲线开胸切口（见图 39.4b），在第 9 及第 10 肋间延长至前方。髂嵴、肩胛骨内侧下缘、肩胛骨内侧上缘和棘突是手术切口的标志。抬起胸壁皮瓣后，就可以识别位于中斜角肌和后斜角肌间隙的常规入路，并确定它前面的神经血

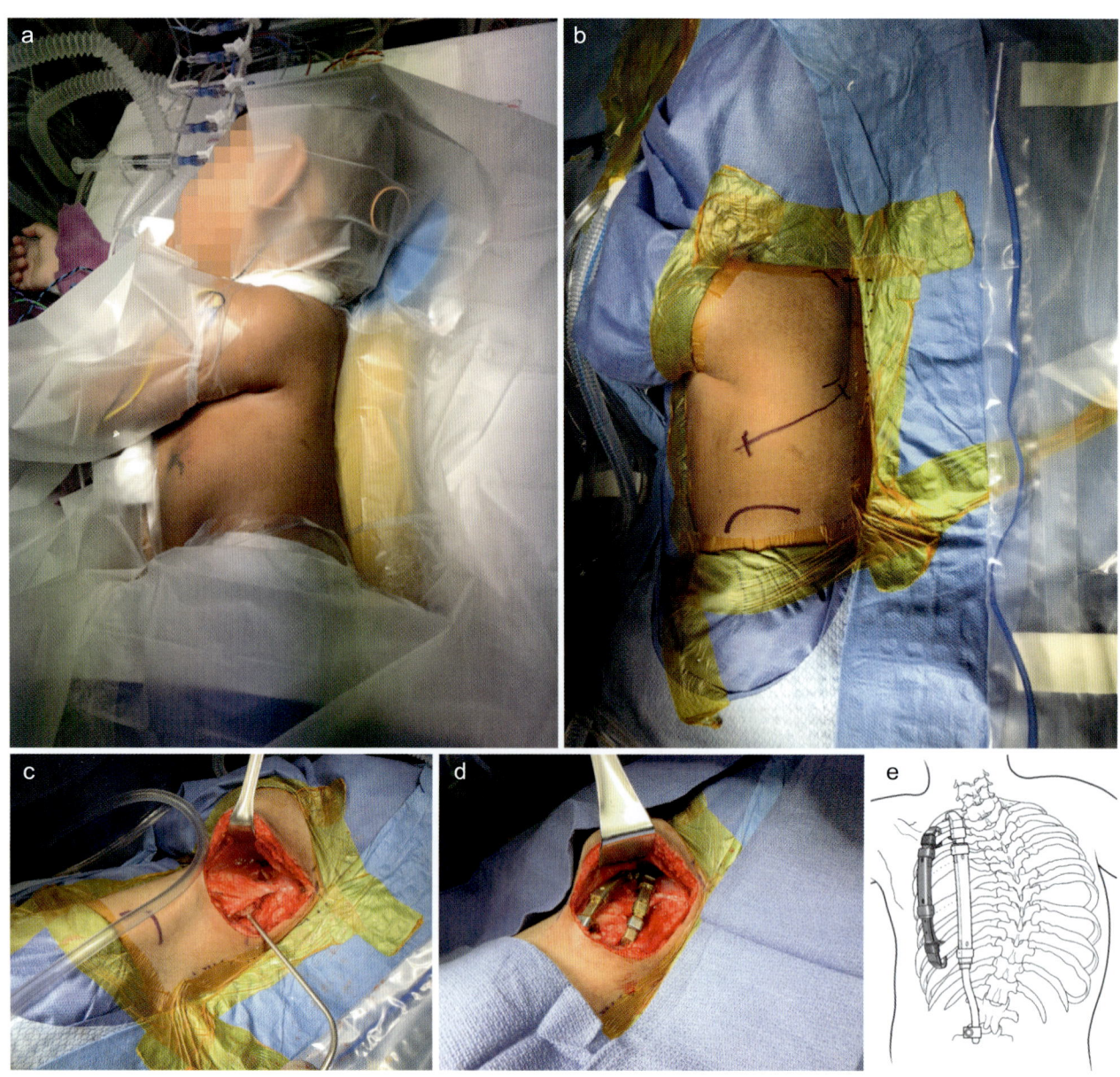

图 39.4 （a）一名 2 岁男性患者的 VEPTR 撑开胸廓成形术体位。（b）皮肤消毒铺巾后的解剖标志和手术切口。（c）完全暴露胸壁，识别近端肋骨锚定点及远端锚定点。（d）VEPTR 内固定在侧方放置及后方重建缺失的胸壁。（e）示意图展示撑开胸廓成形术与混合 VEPTR Ⅱ代内固定置入术同时治疗脊柱侧凸

管束的位置。完全暴露肋骨后，接下来通过电刀将椎旁肌剥离至脊柱横突尖，必须格外小心避免暴露脊柱而引起意外的融合。随后评估下方胸壁畸形的不稳定程度、肋骨融合导致的下方肺受限、插入脊柱的异常肋骨以及安放装置的位置（见图 39.4c）。手术策略取决于要解决的具体类型的容量耗竭畸形：单侧胸廓受限通过撑开胸廓成形术解决，称为开放 - 楔形胸廓切开术。然后延长的半侧胸廓可以通过从近端肋骨到腰椎的混合 VEPTR 装置来稳定，同时控制伴随的脊柱侧弯（见图 39.4d）[23]，其尺寸应尽可能使肋骨套管不会延伸到 T12 的下终板下方。考虑到器械的尺寸选择有限以及放置椎板钩的椎管宽度不足，这种方法很难用于非常小的患儿（<18 个月）。如果空间允许，在侧方腋后线位置添加从肋骨到肋骨的第二个装置，以分担负荷（见图 39.4e）。一旦胸廓重建完成并且 VEPTR 装置就位，将合并的肌肉和皮肤进行牵拉以增加对撑开胸廓的软组织覆盖。胸腔应在所有平面上尽可能平衡，增加凹侧肺的可用空间、X 线片上对称的胸廓宽度、理想对称的胸廓体积及 dMRI 上正常的呼吸机制。

关闭切口时，首先将肩胛骨从远端恢复至接近解剖位，然后检查上臂的脉搏血氧仪读数和体感诱发电位是否有急性胸廓出口综合征的迹象。对于近端肋骨

发育极其异常的患者，在 VEPTR 撑开胸廓成形术后臂丛神经有受到牵拉的风险，其早期征象是尺神经信号减弱和桡动脉搏动减弱。通常通过调整肩胛骨位置使其更靠近端可以解决这个问题。如果遇到脉搏血氧仪和（或）脊髓监测的持续变化，即使切口闭合松弛，也可能需要切除装置侧面的第 1 和第 2 肋骨的前外侧部分，以便为重建胸腔中的臂丛神经提供空间。利用 30 mmHg 的 Valsalva 动作以检查胸膜破裂情况，这在翻修手术中很常见，通常需要在普通外科医师的帮助下放置胸腔引流管。在碘伏和生理盐水冲洗后，万古霉素粉末被洒在 VEPTR 装置以及从深层到浅表的软组织上，因为这已被证明可以降低 TIS 患者的手术部位感染率[24]。

单根 Jackson-Pratt 引流管放置在深层。对于胸膜存在严重缺损（＞4 cm）的患者，使用 Cook Medical 公司的 Surgisis® 修复[25]。切口真空敷料放置 5 天，负压设置为 100 mmHg。如果麻醉情况良好患者可以在手术室拔管，或保留气管插管。在整个手术过程中，麻醉医师注意到呼吸机的峰值压力和潮气量发生变化的情况并不少见。每天检查一次全血细胞计数（CBC），持续 3~5 天，直到血红蛋白稳定，尽管手术熟练后失血量通常平均为 50 ml[5]。在急性围手术期安全撤除呼吸机期间，儿科重症监护病房的液体管理应严格控制，在呼吸科医师的协助下避免急性肺水肿的发生。一旦脱离呼吸机，患者可以被转回到手术病房，当引流在 24 小时内下降到 20 ml 或更少时，可以移除 Jackson-Pratt 引流管。如果需要，在 24 小时内引流量不超过患者 1 ml/kg 体重时拔除胸腔引流管。如果患者在引流管和胸管移除后出现呼吸窘迫，考虑检查急性胸腔积液蓄积并压迫肺部。在术后需要强有力的肺部排空管理，包括震肺（叩击肺部）。患者可较快地恢复活动。由于潜在的限制作用并不需要应用支具。具体术后护理详见相关报道[23, 26, 27]。去除切口真空敷料后，放置消毒纱布并在出院前用美皮康银敷料覆盖切口。

39.3.2 VEPTR 撑开操作

根据 VETPR 置入术的适应证和患者的年龄，在全麻下进行每年 1~3 次的撑开操作以适应患者的生长[23, 28]。脊髓监测用于撑开手术和置换手术。给予预防性静脉注射抗生素并维持 24 小时。每个单独的装置都通过 2~3 cm 的切口进入，通过细致的软组织分离以保留覆盖在装置上的肌肉，尽量减少伤口并发症的风险。如果 VEPTR 突出明显，建议对肌肉皮瓣进行预防性整形外科手术，以减少切口破裂的可能性。如果通过开胸切口暴露出撑开阀，则可以沿装置顶部向近端插入一个更自由的翘式拉钩，用于抬高覆盖的肌肉。在翘式拉钩创造的软组织层面用电刀进行游离，对设备双侧深层肌肉减张，使得肌肉皮瓣可以在切口范围内可不受限地移动。当皮肤切口与装置平行时，用电刀沿着内固定装置侧面切开肌肉，然后游离内固定上的肌肉皮瓣。全层肌瓣在翘式拉钩显露下，松开撑开阀后进行撑开操作（图 39.5）。当有内侧装置时，通常是混合装置从近端肋骨向下延伸到腰椎，首先在撑开至应力显著增加时在新的长度下锁紧撑开阀，然后将相邻的设备撑开大约一半的距离，更换扩张阀并将其锁定在新的长度上。当双侧装置均扩张时，先撑开并锁定凹侧胸廓装置，然后撑开并锁定凸侧的装置。当撑开完成时，确保肌肉瓣在内固定上没有张力的情况下关闭切口。

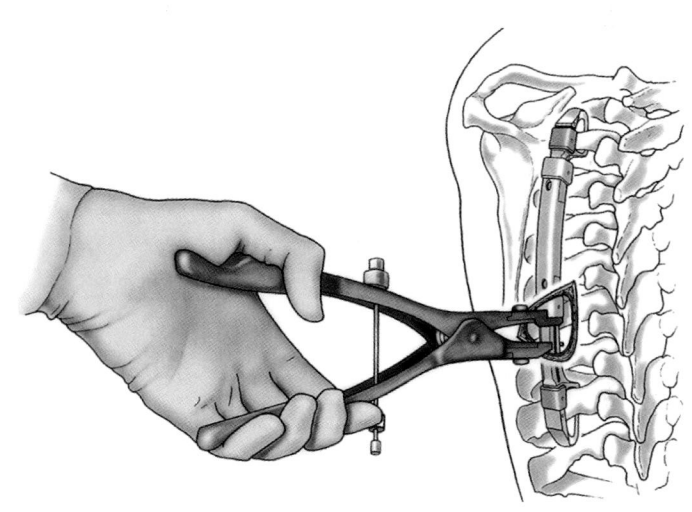

图 39.5 VEPTR 撑开示意图

39.3.3 VEPTR 再置入操作（更换）

最终当 VETPR 撑开能力到达极限时需要更换。中央肋套部分和下支架最容易更换，如果近端和远端锚定器仍然完好，则将其保留在原位。这通常是通过两个小切口的微创方法完成的：①近端锚定点附近的小切口，②远端锚附近的小切口[23]（图 39.6）。该装置从远端和近端锚固点解锁，尾端滑动以向近端脱离，然后从近端切口移除。考虑到 VEPTR 在矢状面的弯度，注意保护皮肤。新的更长的装置在匹配好弯度后从近端到远端穿过皮肤，锁紧并加压，给予预防性静脉注射抗生素并维持 24 小时，患者回归其定期撑开日程。

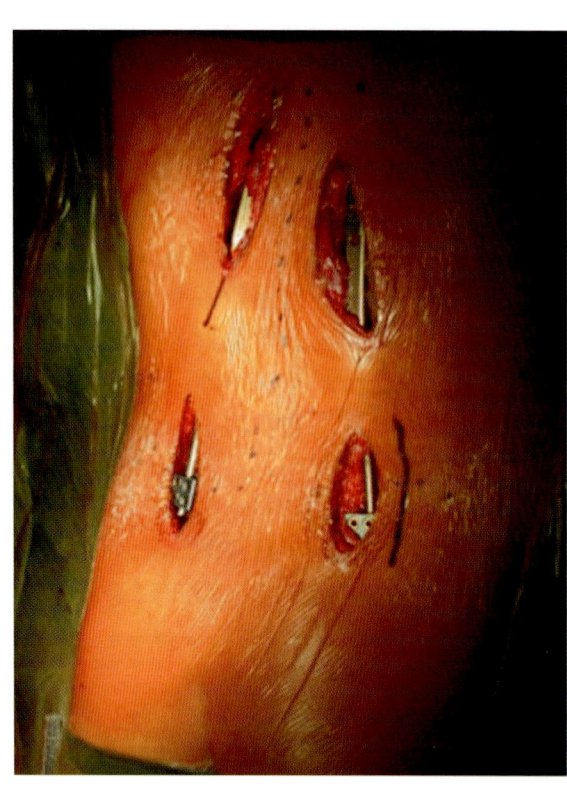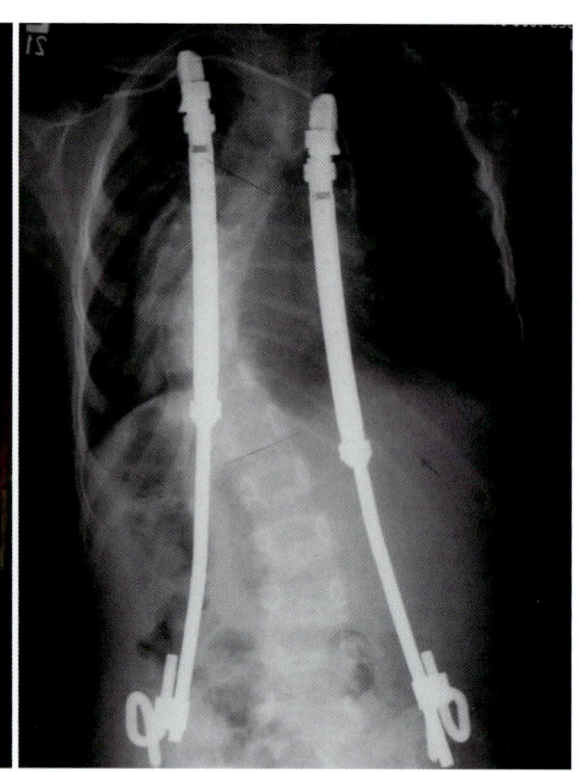

图 39.6　微创 VEPTR 更换术

39.4 按畸形分类的 VEPTR 手术方法

39.4.1　Ⅰ型容量耗竭畸形：肋骨缺失与脊柱侧凸

Ⅰ型容量耗竭的稳定性 VEPTR 撑开胸廓成形术通过标准开胸切口进行，目的是横向和纵向撑开下方塌陷的半侧胸廓并稳定连枷段[6]。皮肤切口越过胸壁缺损时要注意不要损伤肺部，一般胸壁缺损处伴有较大的脊柱缺损，所以暴露时要注意不要侵犯硬脊膜。初始 VEPTR 设备通常放置在脊柱附近。第一步是植入近端锚定物，一个上肋骨支架，它连接到胸壁缺损上方的近端肋骨。在覆盖在肋骨上的骨膜上做一个长 1 cm 的切口作为近端锚定点，使用直的剥离子在肋骨及胸膜间隙头尾游离出一个平面。使用弯的剥离子对近端锚定点进行四周的显露，以帮助肋骨支架的置入。然后将 VEPTR 试模插入准备好的区域，以扩大上下锚定点。如果患儿很小，选择的肋骨太细，则将两根肋骨通过额外的支架尾帽链接，肋骨支架尾帽用镊子围绕肋骨的上端横向插入，以避开大血管和食管，然后转向尾部。接下来，在肋骨下方插入肋骨支架的后半部分，与支架尾帽匹配后锁紧。当附着肋有纤维粘连而不是肋间肌将其连接到上下肋骨时，上方支架置入步骤是相同的。当上方支架需要放置在并肋中时，一侧的锚定点需要通过高速磨钻制造一个 5 mm × 1.5 mm 的槽，在距离入口点 5 mm 位置置入另一侧支架尾帽。如果锚定点放置需要经过融合的骨块，确保锚定部位位于融合骨块腹侧或背侧皮质骨而不是两者的松质骨间是很重要的。

随后在胸部的连枷部分进行开放-楔形胸廓切开术，通常需要松解瘢痕或纤维化的胸膜，然后向上牵拉近端肋骨，使其在方向上变为水平。用肋骨撑开器维持正确的开放-楔形切开位置，然后将正确长度的 VEPTR 肋骨套筒和下支架连接到先前放置的肋骨支架上，并向下延伸到靠近胸腔下缘的稳定肋骨，通常在第 9 或第 10 肋（图 39.7）。

当有明显的脊柱侧弯时，通常需要进行从肋骨到脊柱的混合 VEPTR。将肋骨牵张器留在原位以继续通过胸廓切开术延长收缩的胸壁，然后为远端锚定点做一个单独的远端皮肤切口，该锚定钉可以是向下的椎板钩或两个或多个椎弓根螺钉。解剖结构和患者年龄决定椎体是否足以承受椎弓根螺钉[29]。单侧双节段椎弓根结构在恶病质的儿童中应用并不如椎板钩常见。如果放置下行椎板钩，则采取以下步骤：①使用电刀在正确的间隙纵向切开两个棘突，②使用 Cobb 剥离子将脊柱横向剥离至关节突关节，③切除黄韧带，④用 Woodson 撑开器进行预安放，⑤放置椎板钩。明胶海绵可以放在暴露的硬脊膜上。自体移植的骨块，通常

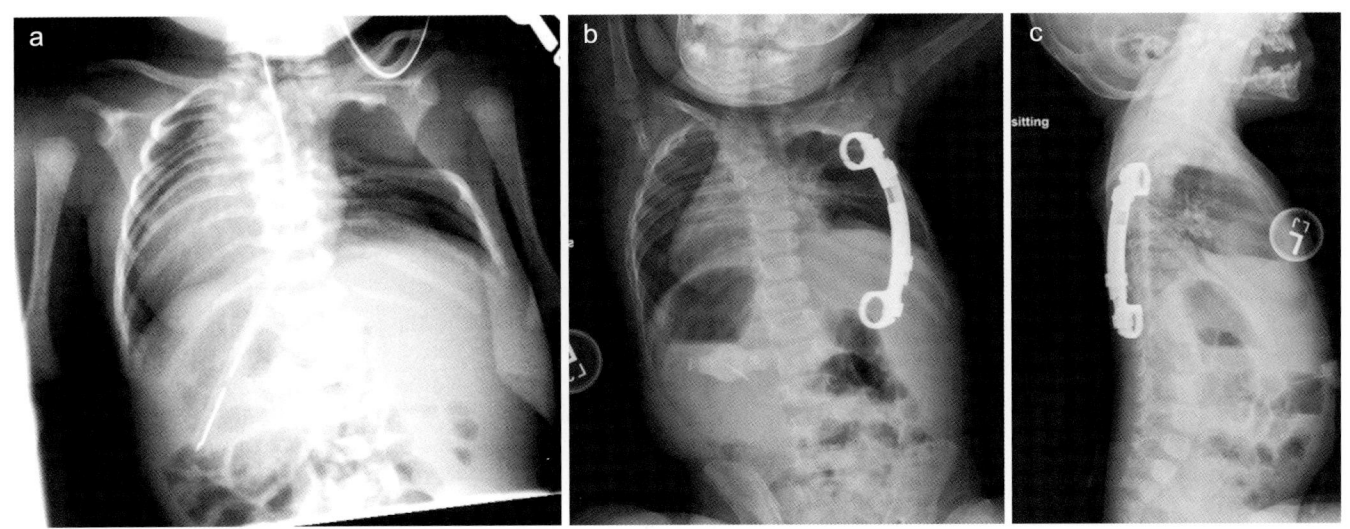

图 39.7 （a）6 个月女婴的前后位片，右侧第 2~6 肋缺失，第 1 肋退化；（b）前后位及侧位片（c）示右侧肋骨到肋骨开放 - 楔形胸廓切开术后 2 年，患者无需无创通气或辅助吸氧

来自肋骨切除术，与同种异体移植物混合后从上位椎板铺到椎板钩上，固定并单节段融合。将坚固的远端锚点固定到位后，所需的混合腰椎延长肋套的尺寸通过测量从上肋骨支架环绕的附着肋骨底部到 T12 终板的测量来确定，这可通过临床触诊得出。将肋骨套筒和混合腰部延长装置上的数字按照厘米为单位的距离相对应。混合装置装配好后应用撑开锁锁紧。测量合适的长度后将设备放入体内，肋骨套管近端链接到植入的上支架中，连接棒在椎板钩下方约 1.5 cm 处用皮肤标记物进行标记。混合装置取出术野后，使用断棒器平滑的断棒，避免应用剪棒钳，因为产生的连接棒锋利边缘可能会切穿覆盖的软组织。通过 French 弯棒器将连接棒的末端弯曲成轻微的前凸，使得连接棒在植入后与脊柱轴线对齐，符合腰椎的前凸。

随后制造出一个筋膜下通道来通过大小合适、裁剪和预弯的腰椎混合延长系统。使用长 Kelley 钳从近端切口穿入远端切口，注意不要侵犯胸壁或心包膜。将 #20 French 胸管连接到钳上并通过通道连接至近端切口。然后将连接棒的末端放入胸管中引导至远端切口，使整个装置位于肌层下方、胸壁上方。移除胸管，连接棒与上方支架远端第一个锚定点结合，撑开锁将上方支架与肋骨套链接。

为了对设备进行初次锁紧，将 DePuy Synthes C 形环连接到椎板钩正上方的连接棒上，在 VEPTR 撑开器辅助下通过 C 形环将连接棒从椎板钩上移开，最后锁紧椎板钩。最后将肋骨牵引器从胸廓切开术切口中取出。如果混合装置牵引力足够，则近端肋骨应保持水平，且维持开放 - 楔形胸廓切开术和肋骨缺损间隔。

如果脊柱侧弯延伸到腰椎，或者骨盆倾斜度很大，则混合结构可以通过 S 形钩连接向下延伸到髂嵴。这被称为"埃菲尔铁塔"结构，因为从髂嵴到近端肋骨的力向量是由下至上、向心方向的。髂嵴中部的 S 形钩固定又被称为"髂嵴基座"固定，这种结构也是解决骨盆倾斜的有力手段。

39.4.2 Ⅱ型容量耗竭畸形：肋骨融合与脊柱侧凸

针对这种容量耗竭畸形的 VEPTR 撑开胸廓成形术是一种开放 - 楔形胸廓切开术 [5, 23, 26]。该方法与缺少肋骨的方法非常相似，但融合肋骨的容量耗竭畸形通常需要在受限胸廓的顶点从脊柱横突到肋骨肋软骨交界处进行横向截骨术。VEPTR 装置的上方支架放在压缩半侧胸廓近端的适当的、稳定的肋骨上，位于横突尖的侧方。由于第 1 肋太靠近臂丛神经，最常见选择的近端固定部位是第 2 肋。通过支架固定连续的肋骨来增强稳定性，继而开展开放 - 楔形胸廓切开术。如果有大片融合肋骨的骨板，可以用 Kerrison 咬骨钳或超声骨刀从外侧到内侧横向切开。当采用 Kerrison 咬骨钳时，4 号 Penfield 剥离子需要在骨切除部分的下方以保护肺，但在超声骨刀应用时不需要。有时在骨板正下方或正上方的肋骨间可发现相邻的纤维化线，这也可作为开放 - 楔形胸廓切开术的起点。如果有实心骨从横突尖端向内延伸，在胸廓后口处向下延伸至脊柱，则在直视下用腰骨钳将其切除，用弧形刮匙小心地将游离的骨块从脊柱上取出，以避免侵犯椎管。AO 骨撑开器置入切开胸廓以撑宽术野，肋骨牵开器随后置入将胸廓固定到矫正的长度。用 Kittner 将胸膜近端和远端从与胸板融合部位小心地分离，通常只有极小的撕裂。当近端融合肋骨朝向水平时，认为矫正是充分的。接下来，对于年轻的患者，肋骨对肋骨的侧方装置作为唯一的内固定，而对于年龄较大的患者，连接到下方腰椎的混合装置同样可以加用，如Ⅰ型容量耗竭畸形（图39.8）[23,26]。

通过 VEPTR 开放-楔形胸廓切开术治疗的 27 例患儿，平均随访 5.7 年，在末次随访时平均矫正了 25°，肺部有效容积空间从 63% 增加到 80%[5]，并有证据表明僵硬的先天性脊柱侧凸患者凹侧的单侧且未分节的长度增长[12]。3 年随访最常见的并发症是混合内固定通过附着肋骨向上方无症状移动，需要重新置入于改良肋骨或更近端或远端肋骨。每次手术的平均感染率为 1.9%，15% 的患者发生皮肤脱落，通过清创和局部皮瓣旋转治疗。在该病例系列的早期，2 例患者出现臂丛神经病变，通过重新放置内固定治疗，1 例患者发生了急性呼吸窘迫综合征。1 例患者死于术后肺炎。那些在 2 岁以前行手术治疗的患者，其肺部发育及肺泡复制最迅速的阶段，在末次随访时平均肺容量为正常值的 58%；那些 2 岁以上开展手术的患者平均为 44%，3 名有早期脊柱融合病史的患者在末次随访时肺活量为预计值的 36%[5]。VEPTR 治疗先天性脊柱侧凸合并并肋畸形的患者同样改善了躯干失平衡、头部移位及颈部倾斜[31]。

39.4.3 Ⅱ型容量耗竭畸形：脊髓脊膜膨出

脊髓脊膜膨出患儿早期表现为早发型脊柱侧凸可以导致原发性胸廓发育不良综合征，而当显著的腰椎后凸使躯干过于靠近骨盆，阻碍功能性膈肌移动时，这些患儿也可能出现继发性胸廓发育不良综合征。由于后方结构的缺失以及脊髓脊膜鞘闭合处的不良皮肤损害了中央的显露部位，导致混合 VEPTR 技术远端锚定的位置有限。腰椎难以锚定的问题可以通过将混合 VEPTR 连接至髂骨上而绕开后方缺如来解决，并向外侧轻微倾斜切口以避开较差的皮肤。脊髓脊膜膨出患者继发性胸廓发育不良综合征可由柔韧的腰椎后凸或僵硬的驼背畸形导致，可以通过从肋骨近端延伸至髂骨的双侧 VEPTR 技术解决，类似"埃菲尔铁塔"结构。在一项研究中，10 例脊髓脊膜膨出患者接受 VEPTR 治疗，平均随访 5.75 年，术前平均脊柱侧弯为 73°，在 VEPTR 治疗后的随访中，平均脊柱侧弯为 46°。其中 6 例患者腰椎后凸柔韧，平均为 43°，Marionette 征阳性，提示继发性胸廓发育不良综合征，经过 VEPTR 治疗后，腰椎后凸下降为 26°，Marionette 征转阴[30]。在随访时，有效肺容积（SAL）由 66% 能提升至 83%，且胸椎高度年增长率为每年 5.8 mm。该方法已推广到其他诊断为神经肌肉性侧凸的患者，并在患者非行走状态下获得成功，而在行走状态下的患者使用骨盆锚定会导致蹲伏步态和增加行走时的能量消耗[33,34]。

39.4.4 Ⅲa 型容量耗竭畸形：Jarcho-Levin 综合征

双侧胸廓受限采用双侧开放-楔形胸廓切开术分期治疗[39]。对于由脊柱肋骨发育不良引起的 Jarcho-Levin 综合征，其治疗技术与由并肋合并先天性脊柱侧凸导致的Ⅱ型容量耗竭畸形非常相似。首先用开放-楔形胸廓切开术治疗凹侧胸廓；3~4 个月后，如果对侧有明显的纵向受限则进行撑开。对于由于脊柱肋骨

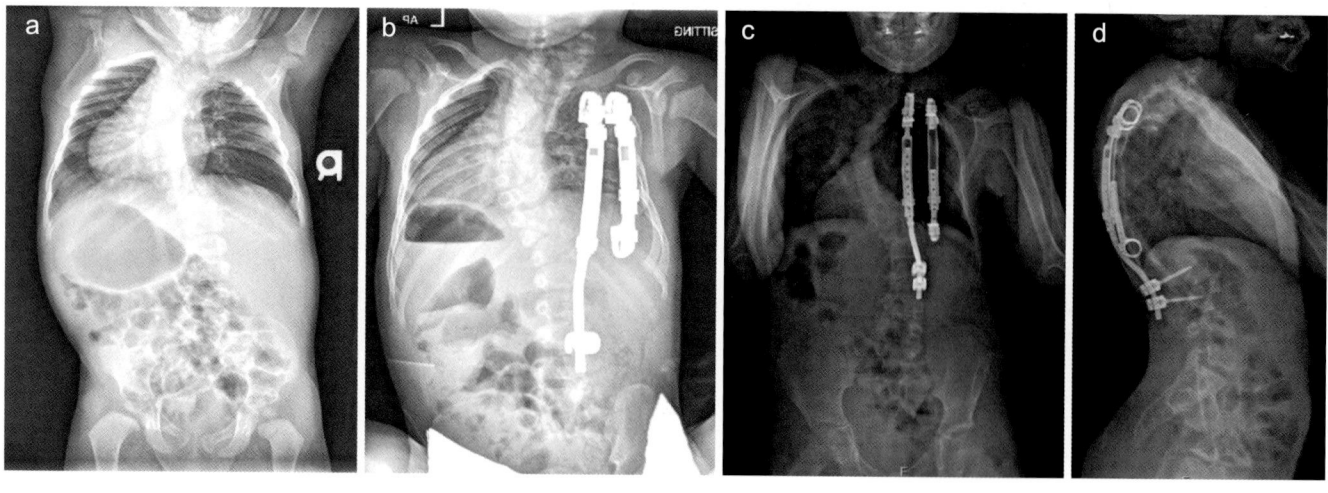

图 39.8 （a）术前前后位片提示 2 岁女孩患有肋骨融合合并脊柱侧凸。（b）开放-楔形胸廓切开术及混合 VEPTR 置入术后影像。（c）10 年随访前后位及侧位（d）片提示在混合 VEPTR 上更换为椎弓根螺钉，对外侧肋骨对肋骨 VEPTR 进行了扩大的翻修手术

发育不良引起的 Jarcho-Levin 综合征，如伴有脊柱侧凸或楔形融合的胸廓，那么分期开放 - 楔形胸廓切开术需要完成。通过对大块融合的胸廓进行 V 形截骨，截骨顶点邻近脊柱中段横突尖部（图 39.9）。VEPTR 放置于脊柱横突外侧 2~3 cm 处，以提供最大程度的胸廓撑开。第一次手术后约 3 个月对侧进行相同的手术。最近的一项研究报道 VEPTR 治疗 10 例脊柱肋骨发育不全（spondylocostal dysostosis，SCD）和 19 例脊柱胸廓发育不良（spondylothoracic dysplasia，STD）患者，平均随访 6~8 年，结果显示提高了胸廓对称性，控制脊柱畸形，改善临床呼吸功能。对于 STD 患者的手术治疗一直存在争议，VEPTR 治疗组的生存率为 100%，胸椎高度增加了 42%，平均 FVC 占预计值的百分比高于既往文献报道的自然史，提示了使用 VEPTR 技术治疗 STD 和 SCD 患者的优势。

39.4.5 Ⅲb 型容量耗竭畸形：Jeune 综合征

Jeune 综合征又称为家族性窒息性胸廓营养不良（asphyxiating thoracic dystrophy，ATD），是一种遗传性疾病，伴随一系列肌肉骨骼后遗症，每 10 万活产婴儿中就有 1 例发生[40]。Jeune 综合征的特点是先天性胸廓狭窄导致肺部严重收缩，引起限制性肺部疾病，肺衰竭的自然死亡率高。尽管在过去，这种疾病似乎大多只是一种缩窄性胸壁疾病，但最近发表的 24 例 Juene 综合征患者的新数据表明[3]，这些患者常伴有脊柱疾病，术前脊柱侧凸发生率为 41%，其余患者在治疗过

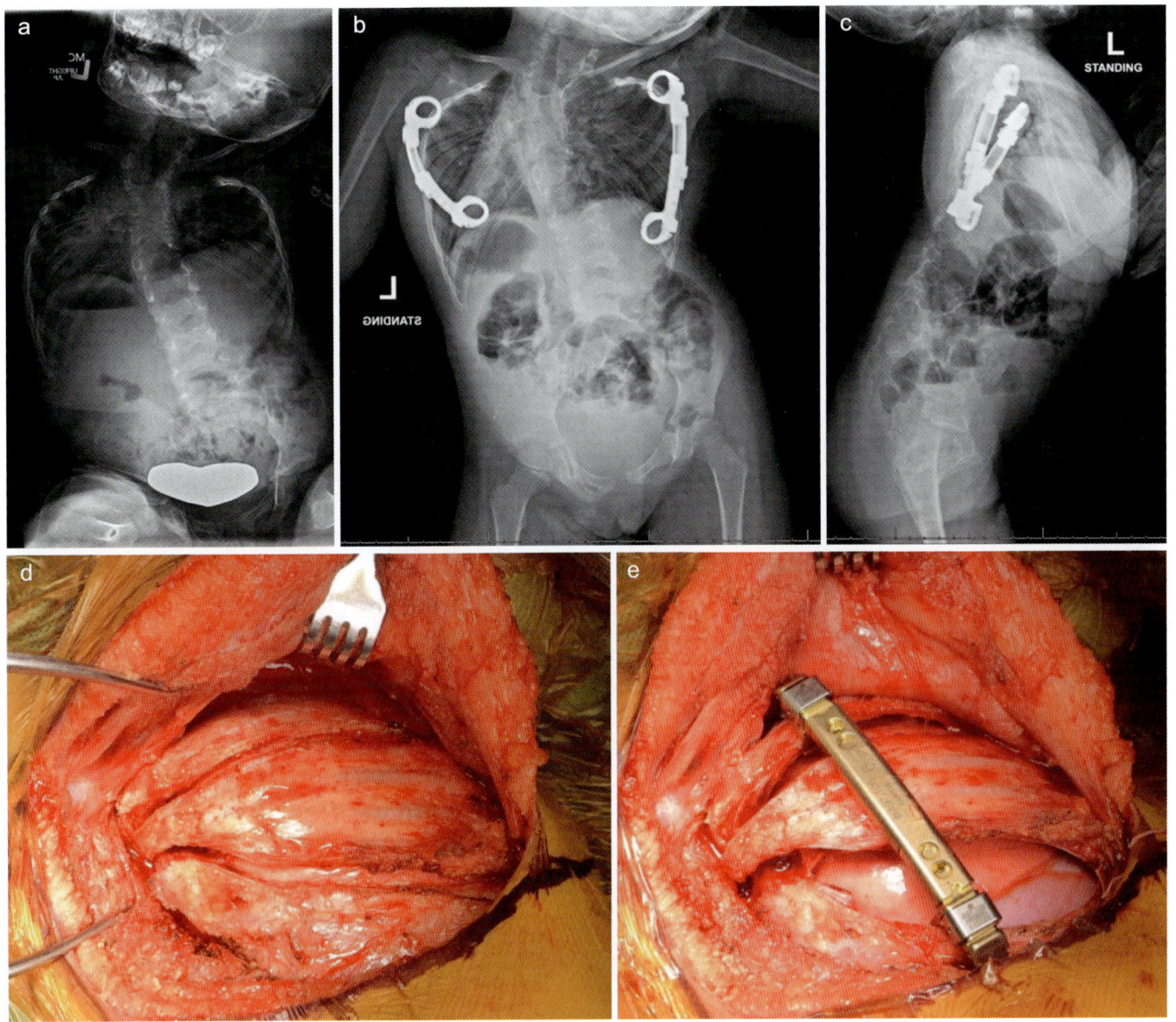

图 39.9 （a）前后位 X 线提示 2 岁女性患有脊柱胸廓发育不良的 Jarcho-Levin 综合征。（b）前后位及侧位 X 线片（c）显示 Jacho-Levin 患者经过分期 VEPTR 开放 - 楔形胸廓切开术和 V 形融合胸壁截骨术的术前（d）和术后（e）影像

程中出现脊柱侧凸，大多需要生长内固定来固定脊柱。此外，12.5%需要手术的患者存在先天性C1狭窄。Jeune综合征的胸部横切面呈"三叶草"状，骨性肋骨向纵隔内卷曲，使肺多局限于胸廓后两叶。通过半径为70 mm的动态VEPTR撑开胸廓成形术治疗[3]，在第3~8肋进行前/后方截骨，将活动的胸段向外牵引，应用钛缆连接到尖锐弯曲的70 mm半径的VEPTR上，然后锚定在第2肋和第9肋。先撑开右侧半胸，3个月后再撑开左侧半胸。详细的操作细节见该文献[3]。在平均8.4年的随访中，这组治疗患者的生存率为68%，比自然病史中70%~80%的死亡率有显著改善，对呼吸机、CPAP和鼻氧等呼吸支持的依赖性降低。每次手术的感染率为4.6%。所有诊断为Jeune综合征的患者都应行颈椎X线片和全脊柱MRI来评估C1狭窄，如果存在显著的脊髓压迫，需考虑减压。此外，患者需要行胸部CT扫描和动态肺MRI，以评估肺容量，并确定胸廓容量耗竭畸形的病理解剖严重程度（图39.10）。

39.5 VEPTR构架

Demiglio的塌陷性伞状畸形（collapsing parasol deformity，CPD）导致脊柱侧凸凸侧胸廓容量耗竭畸形，但更严重的是双侧CPD导致的胸廓容量耗竭，见于脊髓性肌萎缩（spinal muscular atrophy，SMA）等神经肌肉疾病（图39.11）。对于Ⅱ代VEPTR，这种畸形可以通过使用横杆和直角肋骨支架来逆转，这种技术我们称之为"VEPTR构架"结构。双侧VEPTR Ⅱ代混合器按常规方式从肋骨近端植入骨盆，但在肋骨套筒和支架之间至少有6 cm的近端连接棒。为每一侧

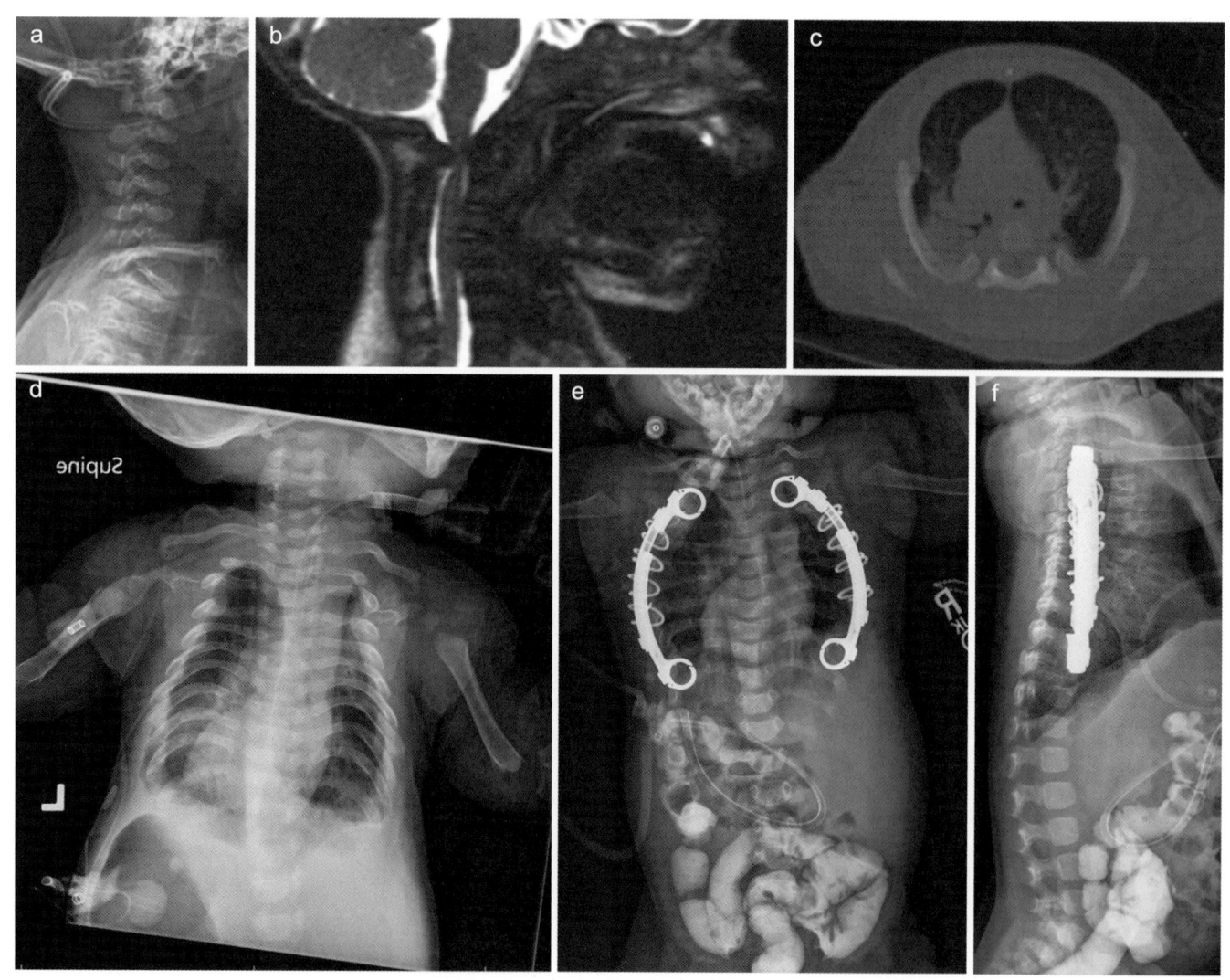

图39.10 （a）侧位片上提示12个月大患有Jeune综合征的男性C1狭窄，MRI可见明显脊髓压迫需要行手术减压（b）。（c）CT提示Jeune综合征的胸廓呈三叶草构型。（d）前后位片显示Jeune综合征患者术前狭窄的，如"炉管"样的胸廓。（e）前后位和侧位片（f）示分期VEPTR撑开胸廓成形术后表现

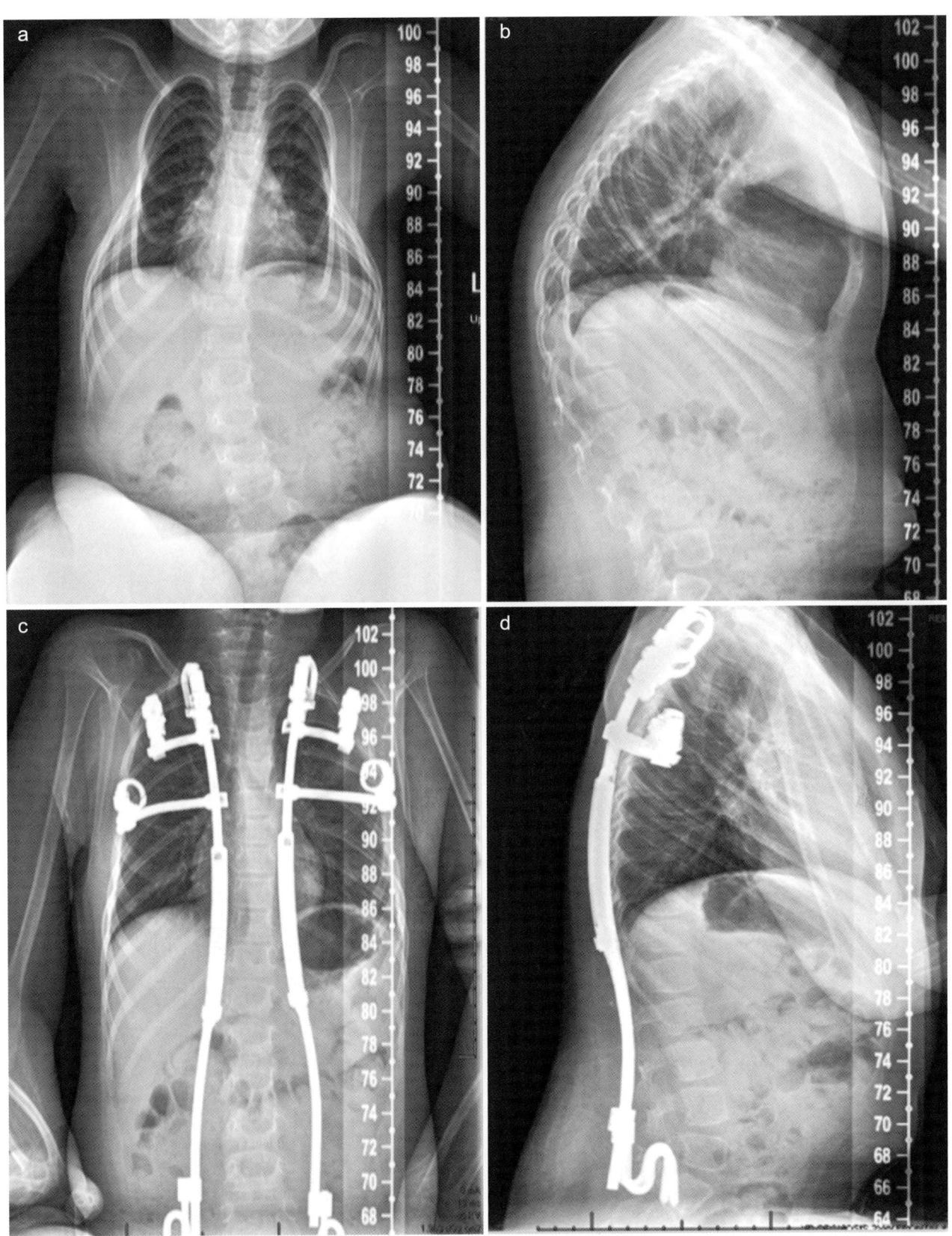

图 39.11 （a）7 岁 Ⅱ 型 SMA 男性患者，胸廓塌陷性伞状畸形。（b）胸腰段后凸尚具备柔韧性。（c）撑开胸廓成形术和双侧 VEPTR 支架结构用于矫正胸廓塌陷性伞状畸形。患者临床上明显改善：呼吸频率降低，体重持续增加。（d）该技术同样提高了胸腰段后凸畸形

都准备好横向棒，使用 French 弯棒器使其符合胸廓周长，然后松散地连接到近端 VEPTR Ⅱ 代连接棒。直角肋骨支架被放置在腋后线第 3 和第 5 肋骨周围，然后支架与横杆相连。个性化的横向棒有时是必要的，可以尽可能地从外侧支撑肋骨。手术的一个关键点在于保护肋间肌肉，其对于整个胸廓尤其是近端第 3~5 肋起到覆盖作用。在近端 VEPTR Ⅱ 代连接棒上放置 C 形环，首先将最近端的横杆向上撑开以抬高胸壁节段，然后将第二横杆向上撑开以辅助抬高整个胸壁节段（见图 39.11）。

随后的 VEPTR 撑开术通过横杆为胸部提供横向支撑。无论是单侧还是双侧 CPD，当存在塌陷性伞状畸形时，这种方法都有可能改善胸廓容积。由于器械体积庞大，因此必须在直角肋骨支架上留有足够的软组织，否则会导致伤口破裂。

39.6 并发症

VEPTR 手术的并发症有着反复手术的固有问题，包括伤口裂开和感染，但也包括随着时间的增长锚定钉和棒失败的问题。研究生长友好型的后路技术，以了解并发症发生情况，并可能改变临床路径和干预方式以减少此类事件发生。Campbell 等报道 VEPTR 技术平均每次手术操作的感染率为 1.9%（图 39.12）[31]。其他研究报道了更高的感染率，每位患者的感染率为 13.8%~32%[41-43]。降低 VEPTR 患者感染负担的一项成功举措是伤口内应用万古霉素粉末，将每次手术

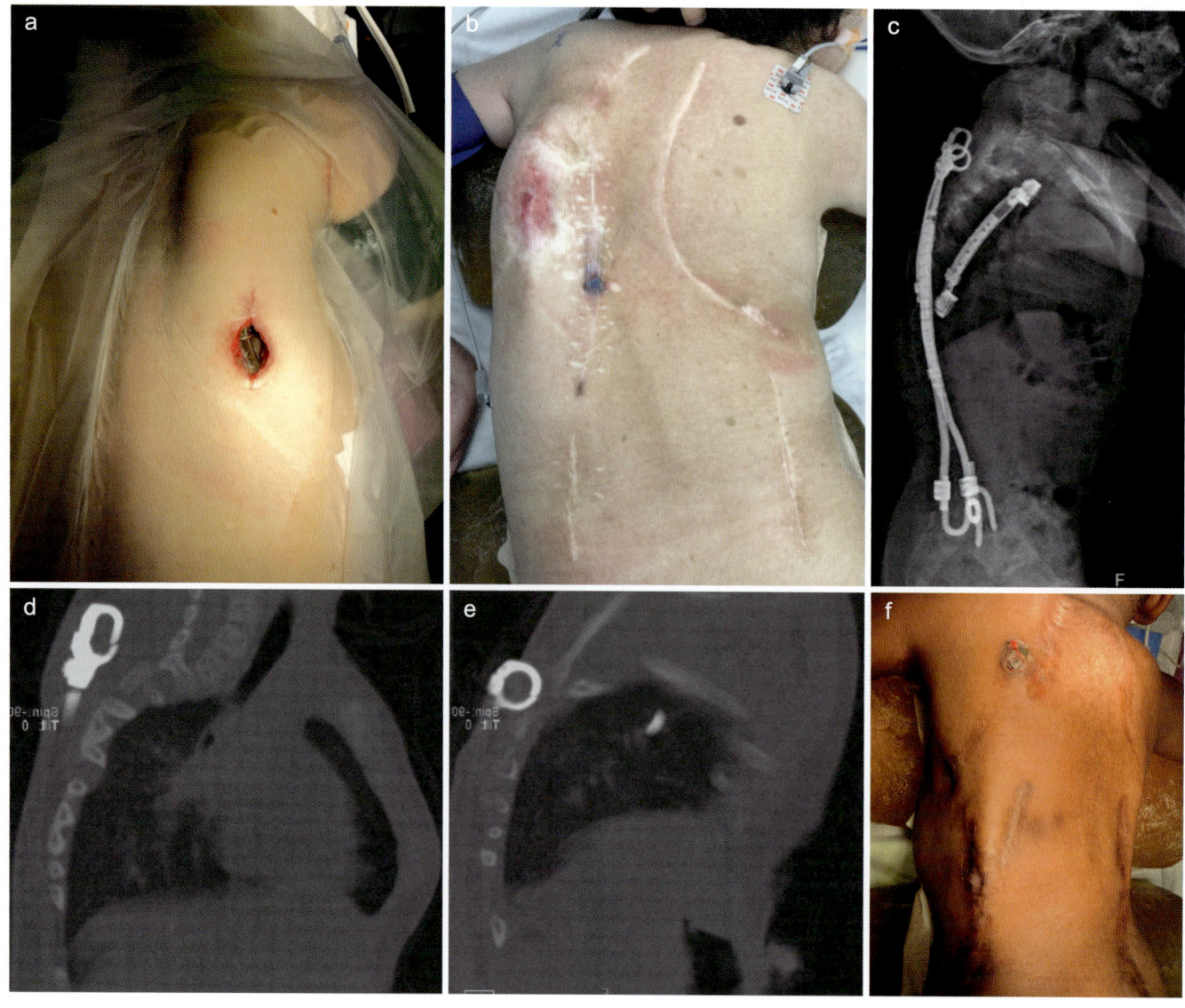

图 39.12 （a）3 岁男性儿童，侧卧位，肋骨到肋骨的 VETPR 装置部位感染，探查清创术前。（b）1 名 14 岁可能为 SMA 综合征的患者肋骨到骨盆 VETPR 装置中撑开锁突出导致切口裂开。（c）侧位片可疑 6 岁的 Ⅱ 型容量耗竭畸形男性患儿近端锚定钉失败，并在 CT 上证实（d）为双侧（e），同时并发切口裂开（f）

的单中心感染率从 5.3% 降低到 1.2%[24]。最近文献表明，在处理 VEPTR 感染时，等待冲洗和清创的时间长、留置 G 管、既往感染史都可以作为预测内固定保留的临床因素[44]。作者倾向于处理 VEPTR 感染包括积极的的低流量冲洗和放置引流，伤口负压真空敷料覆盖。根据细菌培养结果选择抗生素。术前检测炎症因子（红细胞沉降率［ESR］/C - 反应蛋白［CRP］），后每隔一天进行一次。48 小时后，患者返回手术室再次检查是否有其他污染或失活组织。如果实验室验证指标下降，切口关闭且有引流管的情况下，建议与感染科联合开展抗生素治疗。万古霉素粉末在每次手术中都需要应用。如果内固定无法保存，那么需要移除 VEPTR 装置及锚定物，紧接着在完成抗生素治疗疗程后经历 6~9 个月的无感染期，实验室检查炎症指标正常后才考虑重新置入内固定。另一种与皮肤相关的 VEPTR 并发症是由于内固定凸起导致无感染的伤口裂开，报道的发生率高达 13%[45]（见图 39.12）。作者倾向的治疗方法包括手术室内冲洗引流，请整形外科协助，使肌肉皮瓣尽可能覆盖内固定，在内固定最凸出的部位尽量原位弯出前凸。最大限度地增加营养和避免手术切口直接在 VEPTR 上可降低伤口切开率和潜在的感染并发症[46]。器械移位是指随着时间偏移，附着在上方肋骨的上支架无症状地向上移位。通常不伴有症状，因为它常常携带着骨性附件。然而，一旦出现完全移位/分离，需要在计划的 VEPTR 撑开手术中再次链接。这个概念被称为"肋骨钩悬浮"。如果存留太久，其可能会因为凸出而腐蚀皮肤（见图 39.12）。通过开胸切口近端部分的有限切口将改造后的肋骨支架重新置回附着肋骨，或更远端的肋骨。弯曲的刮匙对于将肥厚的肋骨刮到可接受的大小进行再植非常有用。下方肋骨支具移位的处理方法相同。腰椎椎板钩可能会向远端移位，可以在更远的位置重新置入。在最初植入处放置腰椎钩时，重要的是不要侵犯附着椎板的皮质，因为这会削弱其承受牵引力的能力。如果椎间隙太小不能放置椎板钩，则行上位椎板切除术。将混合装置放置在腰椎时，需要低于侧位负重片上任何交界性后凸的区域。VEPTR 钩应放置在交界性后凸畸形下方至少 2 个节段，以防止后凸畸形加重。如果 S 形钩在髂嵴上向下移位大于 4 cm，可通过取下钩并将其重新置于髂骨顶部重建的骨上来解决。Campbell 等在其最初的描述中报道了近端肋骨 26% 的移位率和远端腰椎 11% 的移位率[31]。

VEPTR 手术的优点之一是神经系统事件罕见，这与限制内固定靠近椎管有关。神经监测改变的比例因研究类型和 VEPTR 手术类型而异，术中从 1.3% 到 6.6% 不等，但所有病例术后均无损伤[45, 47-49]。最常见的神经问题主要累及臂丛神经，尸体研究表明 VEPTR 可能导致胸廓出口综合征[50]。与撑开手术相比，VEPTR 置入和更换手术更容易发生神经监测信号变化，其发生率如下：置入 2.8%，更换 1.3%，撑开 0%[48]。通过不将锚定点置入于第 2 肋骨头侧，臂丛神经损伤风险明显降低，因此部分学者提出避免锚定点高于第 3 肋[43]。当 VEPTR 术中神经监测出现问题时，通过调整上肢位置及减少牵拉通常可以解决该问题。外科医生必须意识到 Sprengel 畸形患者的风险最高，在手臂外展时监测，可能会掩盖内收时的问题[47]。

总之，与其他基于撑开的生长系统一样，VEPTR 有许多可治疗的并发症，尽管发生频率很高，但由于其带来的可能的长期肺部益处，这是可以接受的。

39.7 总结

儿童患者的胸廓和脊柱畸形领域研究日新月异，外科医生提倡创新和发展新技术来治疗胸廓发育不良的复杂问题，并提高患者及家庭的生活质量。2014 年 FDA 对 MCGR 的批准为生长友好型器械创造了一个新时代。至少我们认为，在治疗早发性脊柱侧凸和胸廓发育不良综合的征患者时，这将降低并发症和花费[51]。MCGR 的非计划手术率与经典的生长友好型技术（VEPTR/TGR）类似，但其减少了计划的撑开手术操作。2019 年，FDA 批准椎体拴系技术（vertebral body tethering，VBT）治疗小儿脊柱畸形，但目前尚未发现其在胸廓发育不良综合征患儿中的应用。虽然技术进步将试图改进金标准，但 VEPTR 的原则——专注于肺部结果和基于肋骨的固定——在治疗脊柱和胸廓畸形儿童时，将始终发挥作用以促进肺的生长和发育。重要的是要完全了解疾病过程，以便最好地解决其治疗问题。VEPTR 作为一种器械，在许多复杂的脊柱和胸廓疾病的长期随访中取得了积极的影响，但随着对胸廓发育不良综合征认识的加深、新的技术和更有效的手术策略，我们可以为患者和家属提供更美好的未来。

（Patrick J. Cahill, Jason B. Anari 著

王升儒　赵纪伟 译　张楚阅 校）

参考文献

扫描书末二维码获取

第 40 章　先天性脊柱侧凸凸侧生长阻滞技术

本章内容

40.1 背景..............................418	40.5 问题..............................419
40.2 适应证和禁忌证..................418	40.6 建议的解决和改良方法............420
40.3 手术技术........................418	40.7 总结..............................423
40.4 结果............................419	

要点

- 如果凹侧具有剩余的生长潜力，控制凸侧的生长可能会阻止先天性脊柱侧凸的进展并引起进一步的自发矫正。
- 所有后路凸侧生长阻滞手术都是安全的，但侧凸矫正的不可预测性阻碍了该技术的普遍应用。
- 多种形式的凸侧生长阻滞技术已用于非常年轻的先天性脊柱畸形患者，并取得了一些成功。
- 近期的凸侧半骺固定术和凹侧内固定撑开术可能可以改善畸形矫正和维持脊柱生长。

40.1 背景

生长阻滞技术是一种畸形矫正和生长控制技术，它依赖于人体骨骼发育过程中局部的生发中心的存在。骺板（即生长板）是长骨干骺端和骨骺之间的软骨区，是骨纵向生长的主要部分。骺板生长的不平衡会继发各种肢体畸形，比如肢体长度不同和出现成角畸形。调节骨骺单侧或双侧的生长是治疗肢体发育中的畸形的有效方法，这自 20 世纪 30 年代初以来已成功实施[1-4]。

先天性脊柱畸形是由异常的椎体引起的，它使得冠状面和矢状面的椎体排列产生异常，并且可能由于纵向生长的不平衡而进一步进展。在进展的侧凸中，通常存在半椎体或有单侧椎体分节不良，这导致脊柱的不平衡生长，使得同时相对出现了凸侧和凹侧。在侧凸脊柱的凸侧或凹侧调节椎体生长（分别为生长阻滞术或生长引导术）理论上为生长中的脊柱提供了一种安全的治疗选择。凸侧生长阻滞术的早期尝试已经被报道，尤其是 Smith 等[5]的骑缝钉法。1963 年，Roaf 报道了利用单侧生长阻滞术治疗先天性脊柱侧凸的手术技术和相应患者呈现的结果[6]。他的技术为后路去除侧凸凸侧至少 4 根肋骨、横突和肋椎关节，也包括去除纤维环以及刮除椎间盘和骨骺软骨。前路和后路凸侧生长阻滞技术已经被应用于先天性脊柱畸形患者，这使得畸形进展停止，甚至随着后续脊柱生长畸形被逆转[7-15]。从理论上讲，侧凸凸侧的长度相对凹侧来说更长，假如凹侧具有剩余的生长潜力，那么控制凸侧的生长，不仅会阻止畸形进展，而且会引起畸形的自发矫正。与其他手术方案相比，基于这一概念的凸侧生长阻滞技术（convex growth arrest，CGA）因其安全性和简单性而引起了注意[7-17]。

40.2 适应证和禁忌证

凸侧生长阻滞技术并不适用于所有先天性脊柱畸形，文献中已经定义了几个标准。普遍为人接受的适应标准要求患者不超过 5 岁，脊柱侧凸曲线仅由少于 5 个节段的椎体组成，且侧凸小于 70°。矢状面畸形、颈椎受累、椎管内异常、脊柱后弓缺损（如脊髓脊膜膨出）和单侧椎体分节不良被认为是该手术的禁忌证。由单个半椎体引起的脊柱畸形最好经半椎体切除术治疗；然而，有些人主张行凸侧生长阻滞技术和同等节段的椎体融合术，认为这是一个更安全的选择[18]。

40.3 手术技术

Winter[15]、Andrew 和 Piggott[7] 描述的最初的技术包括从前路及后路对脊柱的干预。前路及后路的显露手术需分开进行；这些可以术中一期完成，或者在一周内分别完成。首先从前路部分切除脊柱软骨终板和中间的椎间盘，并对其中的间隙进行植骨。然后从后路去除侧凸曲线凸侧的关节突关节，并行植骨填充，以产生融合的效果。在手术后 4~7 天，如果伤口愈合满意，就应用身体保护性的石膏。4~6 个月后在 X 线片上已经有明显融合时移除石膏。

40.4 结果

Smith 等发表的文章是凸侧生长阻滞技术的早期出版物之一，他们在侧凸凸侧应用前路骑缝钉[5]，报道了其对于侧凸没有任何改善，这被认为是脊柱的解剖及其骨性结构造成的。有人进一步认为这是因为椎体的生长速度远低于长骨的生长速度，同时柔软的松质骨无法充分压缩终板。Roaf[6] 报道了行前路骨骺固定术和后路关节内融合术的 188 名患者的结果。其中没有一例患者的脊柱侧凸达到了完全矫正，只有部分病例获得了有限的改善。Andrew 和 Piggott[7] 认为产生这些结果部分是因为经胸膜外入路仅能有限地提供暴露和切除凸侧几根肋骨的后端。

Marks 等[16] 报道了对 57 名患者使用前路和后路凸侧半骨骺固定术治疗先天性脊柱侧凸的结果，其平均随访时间为 8.8 年。当畸形是由于椎体分解不良引起时，侧凸主弯的程度会降低但是这不会逆转侧凸。对于复杂的畸形，他们报道的最终 Cobb 角从平均的 61° 增加到了 70°。97% 因半椎体引起侧凸的患者的进展率逆转或降低，主弯的平均角度从术前的 41° 改善到术后的 35°。腰段侧凸患者和较年轻的患者侧凸得到了更好的矫正。Uzumcugil 等[19] 报道了他们对 32 名采用前路和后路联合手术的患者的结果。41% 的患者具有真正的骨骺固定效果（畸形改善），47% 的患者具有融合效果（其侧凸的程度没有变化），平均随访 40 个月时，只有 12% 的患者侧凸进展。

手术的经典适应证已经被许多作者共同扩展了。文献中的大家普遍接受的能影响侧凸半骨骺固定术结果的变量存在着相互矛盾的报道。Uzumcugil 等[19] 在一系列共 32 名患者中细致审查了这些标准，并在文献中提供了对这一系列患者的广泛回顾。他们的文献回顾和临床结果表明，无论侧凸曲线的类型、长度、大小和位置如何，对于 5 岁或以下患者存在平衡的和外观可被接受的畸形，都可以进行凸侧半骨骺固定术。相应肋骨融合的存在或矢状面异常的存在似乎不会对结果产生负面影响。由半椎体引起的异常而非椎体分节不良引起的异常一再被报道会产生更有利的结果[7, 9, 10, 12, 15, 20, 21]。这可能源于这样一种看法，即在存在椎体分节不良的情况下，凹侧不可能生长。同时，也有研究表明，将分节不良椎体的上一个节段和下一个节段融合可能会改善畸形[9]。根据自然病史的研究，已知更严重的和进行性的畸形发生在胸腰椎区域[22]或胸椎[23]。Thompson 等[12] 报道了凸侧生长阻滞技术对于腰段的半椎体效果最好，而不是胸段。Rizkallah 等[18] 最近的回顾性案例研究与之相呼应，报道了在单个半椎体病例中更高的成功率。Walhout 等[13] 报道了凸侧生长阻滞技术对胸腰椎和上胸椎区域的复杂畸形比对下胸椎区域的复杂畸形更有利。这些混杂的结果表明，对于上段及下段脊柱使用凸侧生长阻滞技术并没有偏好性。据报道，凸侧生长阻滞技术成功的病例术前侧凸弯曲幅度小于 50°~60°[24]，而其他研究表明对于侧凸小于 70° 的病例也有良好的结果[10, 11, 15]。据报道，侧凸曲线中包含的椎体数量也会对手术结果产生影响。侧凸若影响 5 个或更少的连续椎体时最好的结果[10, 11, 15]。同时，凸侧生长阻滞技术已成功治疗了较长节段的脊柱侧凸[19]。大多数现有文献表明，椎管内异常的存在，无论是否治疗，似乎都不会对先天性侧凸的进展产生负面影响[2, 24-28]。Reige 等[29] 报道了脊髓拴系的松解可以引起腰段脊柱侧凸稳定或得到改善，而它并没有阻止胸段脊柱侧凸的进展。据报道，对凸侧生长阻滞技术的有效患者年龄上限为 5 岁[30]，因为大多数椎体生长发生在这个年龄之前。然而，应该注意的是，另一项研究表明，该手术对 5 岁以上没有骨骼提前成熟迹象的儿童有效[11, 31]。尽管矢状面异常（即脊柱后凸或脊柱前凸）的存在被认为是凸侧生长阻滞技术的禁忌证，但这个问题尚未被详细讨论或评估[9, 30-33]。对文献的综合分析揭示了矢状面异常对凸侧生长阻滞技术结果的两种可能影响：尽管脊柱侧凸稳定良好但矢状面畸形仍在进展，或者在所有 3 个平面中对畸形的控制不佳[9, 27, 30, 31]。Dubousset 等[9] 以及 Kieffer 和 Dubousset[11] 报道，凸侧生长阻滞技术甚至可以用于患有脊柱后凸或脊柱前凸的患者。他们的发现与矢状面畸形的存在对凸侧生长阻滞技术结果产生负面影响的看法相矛盾（图 40.1a~d）。

从上述讨论中可以看出，年龄、侧凸异常类型、存在矢状面畸形或椎管内异常以及侧凸曲线长度等变量均未被发现对手术结果有显著性影响。

40.5 问题

与其他截骨矫正术相比，凸侧生长阻滞技术是一种相对安全的手术，通常不会导致严重的并发症。脊髓缺血是一种罕见的并发症，可能继发于前路手术中结扎过多的节段性血管。最常报道的并发症是轻微感染（伤口或胸部）和与前入路相关的肋间或大腿皮肤

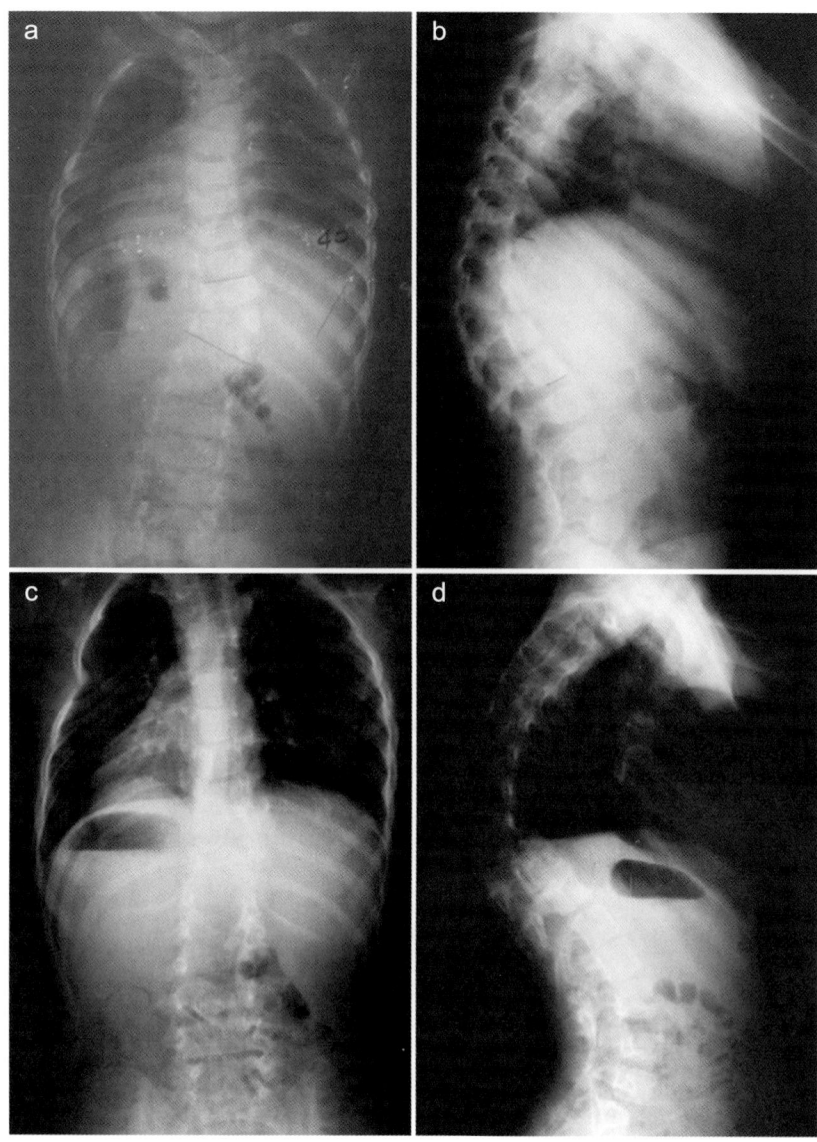

图 40.1 （a）胸腰段脊柱侧凸和（b）同期的矢状位图像显示一位 4 岁男孩行前路非内固定的凸侧生长阻滞技术。4 年随访 X 线片显示（c）冠状位的脊柱畸形几乎完全矫正，（d）矢状位的畸形略有改善

神经的神经麻痹[6-15]。更重要的问题是在前文中提到的术后侧凸曲线发展行为的不可预测性。

40.6 建议的解决和改良方法

对于前面提到的每个不足之处，许多作者都提出了可能的解决方案。Bandi 等[34] 报道了一项针对 2 名患者的改良技术，该技术在前路骨骺固定术中保留了节段性血管，以减少神经系统并发症。有人认为，随着节段性血管结扎数量的增加，脊髓缺血的风险也相应增加，并且有此类脊髓损伤的报道。在他们所提出的技术中，节段性血管在前路骨骺固定术中被移动和抬高。Keller 等[10] 和 King 等[20] 报道了一种替代方法，它避免了从前路行手术，从而避免了与之相关的风险。该方法经后路利用后路经椎弓根刮除术从前方对软骨终板进行刮除。而后路半骨骺固定术与原始的技术相同。经椎弓根入路与标准的两阶段手术相比具有潜在优势，因为它通过避免前路入路减少了神经血管并发症。但一个潜在的缺点是存在前方终板的半骨骺固定不完全的可能性。

Ginsburg 等[33] 报道了经椎弓根入路行短节段后路内固定的结果。包括了一系列共 10 名患者，平均随访时间为 29.7 个月。其中 7 名患者的侧凸曲线没有得到改善或减小。他们的结论是，采用经椎弓根入路的凸侧生长阻滞技术是治疗先天性脊柱侧凸的有效方法，尤其当是在患者月经初潮前和具有开放性三叶形软骨的患者的早期进行此项治疗时。

Cheung 等[35] 在凹侧加了一根生长棒，并报道了使用后路凸侧半骨骺固定术和凹侧撑开的结果。撑开不是定期进行的，而是仅在明显失去撑开的牵引力时才进行。其平均随访达 10 年的脊柱侧弯矫正率为 41%。

凹侧撑开可立即改善冠状面平衡，连续撑开的进一步矫正效果极小。他们认为这种手术推荐在下胸椎严重畸形和失代偿的儿童中进行。

Demirkiran 等提出的另一种改进方案，在凸侧半骨骺固定术中增加了使用椎弓根螺钉的后路内固定术（图 40.2a~f）[31]。具体而言，如动物研究所示，该技术利用了椎弓根螺钉可以控制纵向[5]和横向平面[12, 36]脊柱生长的概念。将经椎弓根螺钉置入所有畸形的脊椎以进行半骨骺固定术，以免除行前路手术的需要。采用压缩旋转操作来矫正畸形。增加的后路内固定术提供了初始的畸形矫正，从而减少了结果的不可预测性；但并非使所有病例都达到了躯干平衡。最近的一项动物研究专门研究了仅采用后路技术的凸侧半骨骺固定术，结果表明前柱的生长可以通过后路椎弓根螺钉控制[37]。

采用凸侧半骨骺固定的技术以达到进一步矫正和生长取决于异常节段凹侧面的生长潜力。然而，这种生长潜力在先天性异常的椎体中可能非常小。为了达到更好的躯干平衡和逐步矫正畸形，Alanay 等在凸侧加压内固定和融合术中增加了一个凹侧撑开（扩展）结构[38]，这类似于 Cheung 等描述的那样[35]。这种改进的初步结果表明，该技术可以提供立即的畸形矫正和躯干平衡，使脊柱持续生长（图 40.3a~f）。最近，对更多应用该技术的患者进行了更长时间的随访[39]。

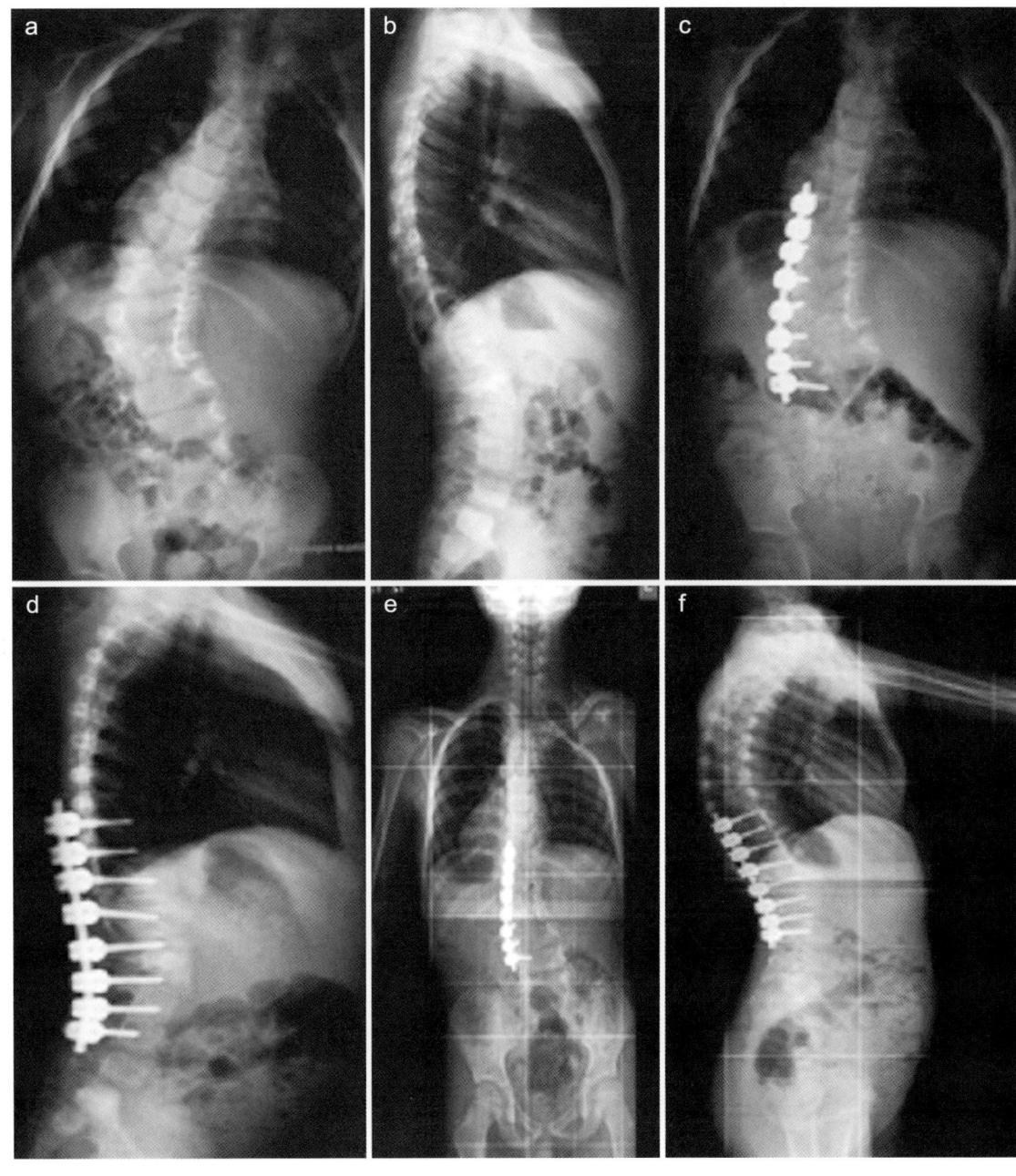

图 40.2 一名 6 岁男孩（a）有胸腰椎冠状位畸形和（b）矢状面排列正常的患者接受了有内固定的凸面生长阻滞治疗。术后患者的冠状位畸形（c）得到改善，在侧位片（d）矢状位上的排列也有改善。5 年随访时，冠状面畸形进一步改善（e），矢状面轮廓似乎已恢复正常（f）

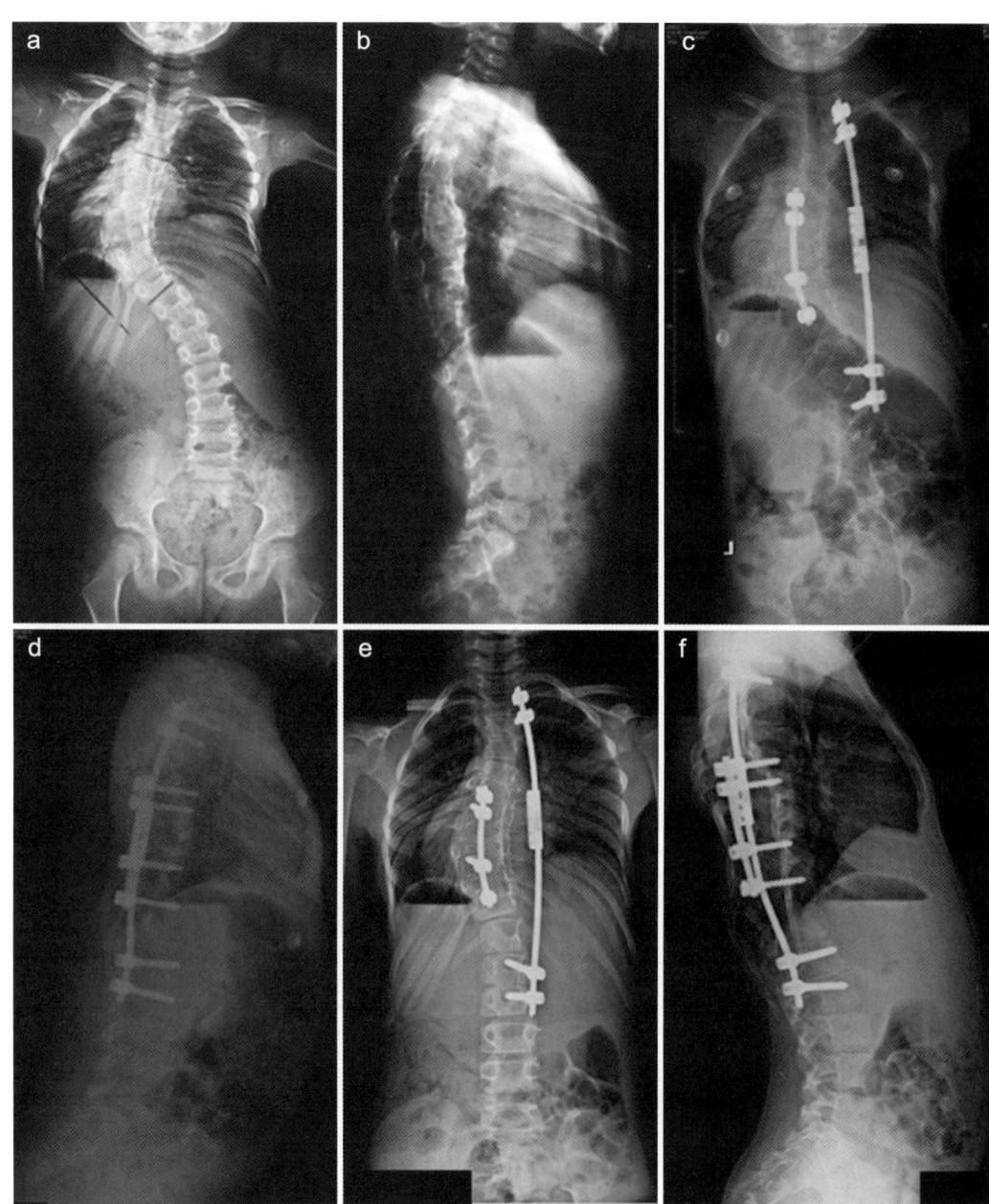

图 40.3 一名 4 岁女孩有（a）60°的胸椎侧凸和冠状面失衡及（b）矢状面后凸的患者接受了用凹侧撑开固定的凸侧生长阻滞术。术后 X 线片显示（c）冠状面平衡通过侧凸矫正（40°）实现，并且（d）似乎存在矢状面的平衡。在 2 年的随访中，患者显示（e）脊柱 T1~S1 节段生长了 2 cm，冠状面畸形进一步矫正至 30°。与术前 X 线片相比，矢状位平衡和排列似乎变化很小（f）

初始的冠状位侧凸畸形为 60.5°，术后被矫正为 40.7°。每 6 个月对凹形生长棒进行一次撑开，平均随访时间达 31 个月，最终平均的侧凸曲线幅度进一步矫正至 35.5°。矢状面受该手术影响较小。所有患者均有 T1~T12 节段的纵向生长，同时畸形平均改善 6.4 mm/yr。尽管所有患者都有多处椎体异常，但 T1~T12 生长仅略低于 Dimeglio 发布的该年龄组正常人群的数据[32]。这可能是由于之前提及的反复撑开生长结构可以刺激生长[27]。

凸侧生长阻滞技术使用内固定及凹侧撑开术似乎比之前报道的其他凸侧半骨骺固定术更有效，因为所有患者的侧凸曲线没有进展且得到了持续的矫正。这种技术的基本原理是椎弓根螺钉控制异常椎体节段在纵向[40]和横向[12]的生长，从而避免了行前路融合。此外，计划的生长棒撑开变长[41]，使得凹侧得以持续生长。与未行内固定的凸侧生长阻滞技术相比，通过凹侧生长棒控制整个脊柱侧凸曲线也有助于立即纠正冠状面平衡的问题。

该技术的主要缺点之一是需要反复前往手术室进行生长棒撑开（延长）。利用新的磁控生长棒（MCGR）（图 40.4a~g）可以避免这一缺点。与传统的生长棒方法相比，尽管磁控生长棒应用的短期结果显示对于患者的临床结果评分没有任何改善，但磁控生长棒显著减少了手术次数，并达到了同等的影像学上表现出的畸形矫正（图 40.5a~h）[42]。该技术的另一个缺点源于对顶椎使用半骨骺固定术（半融合术）。

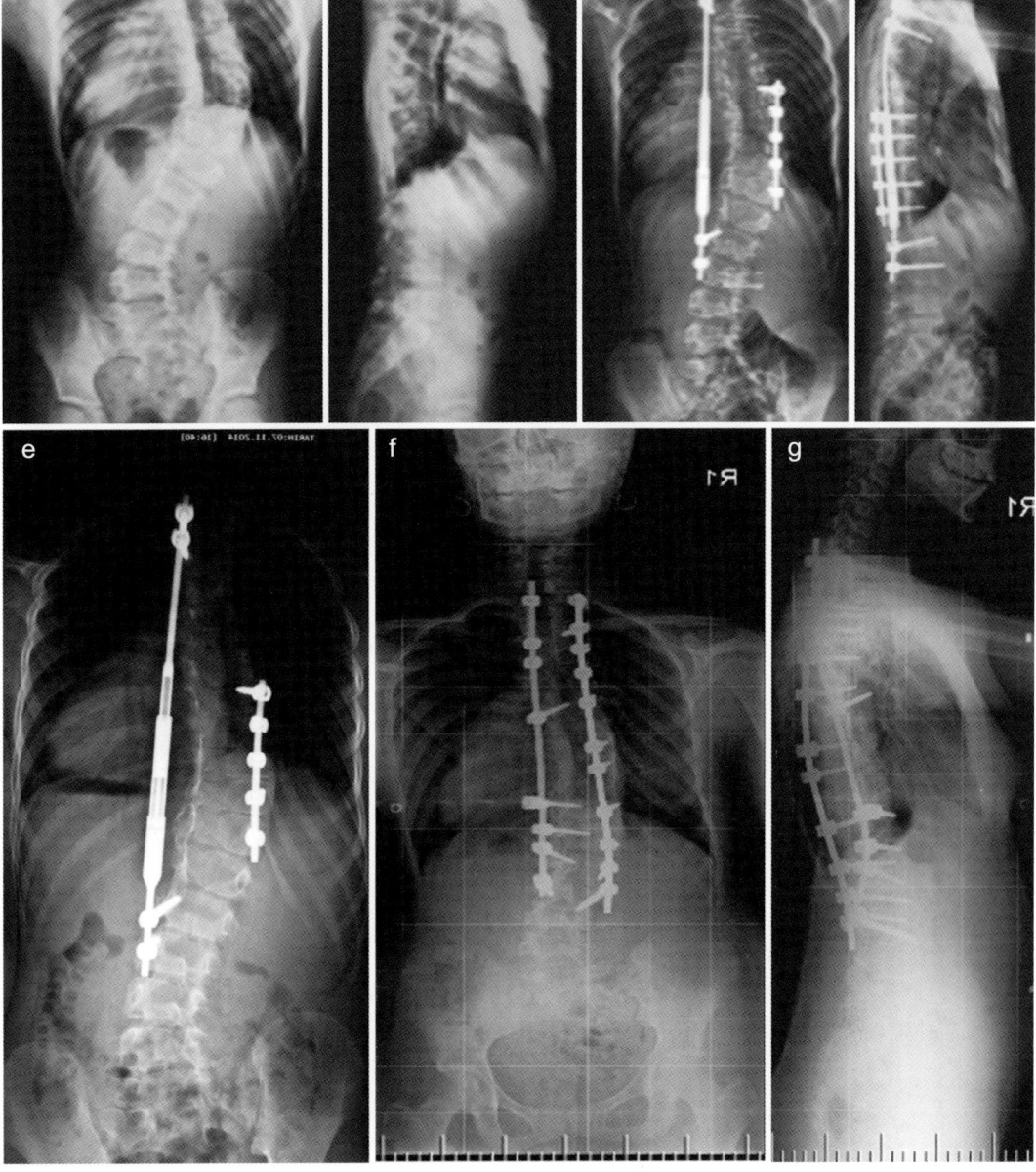

图 40.4 一名 6 岁女孩的前后位（a）和侧位（b）X 线片，患者此前曾行胸椎间脊髓纵裂分隔切除术。她进展性的长节段先天性侧凸曲线通过用凹侧磁控生长棒撑开的凸侧半骨骺固定术来处理。术后在前后位（c）和侧位（d）X 线片上有着令人满意的脊柱排列。在 6 个月随访时，前后位片可见进一步的矫正（e）并且矢状位的脊柱排列稳定（未显示）。在 6 个月的随访期间，患者每 2 个月使用磁控棒遥控器进行一次撑开。之后，在患者脊柱生长过程中行进一步撑开，获得了成功的脊柱侧凸曲线控制，患者接受了最终的脊柱融合术；前后位（f）和侧位（g）X 线片显示胸腰椎融合术后 1 年脊柱平衡

生长棒法是治疗具有长的侧凸曲线以及拥有相对柔韧的顶椎畸形（包括先天畸形的椎体）的小儿的替代方法[41,43]。生长棒无法对涉及 4 个以上异常僵硬的脊椎的先天性畸形进行顶椎控制[41]。对于僵硬的、长节段的先天性侧凸的另一种选择可能是脊柱切除术[44] 以及有限的后路融合术。除了胸段神经损伤风险较高外，脊柱切除技术还会导致胸椎缩短，并且在切除异常节段后需要融合至少 4~6 个额外的胸椎节段进行固定，因此会影响胸椎的生长。

40.7 总结

凸侧生长阻滞技术的主要问题似乎是结果的不可预测性和对侧凸曲线控制的易变性。为了缓解这些问题，几种解决方案已经被提出，并且有凹侧撑开内固定的凸侧生长阻滞技术似乎是一种有效的术式，它可以阻止先天性侧凸的进展，并且随着时间的推移对具有大量脊柱生长潜力的患者有着预期的矫正效果。

在中等程度的先天性侧凸的年幼儿童中，有凹侧撑开内固定的凸侧生长阻滞技术是一种替代治疗方式，不排除以后使用确切内固定融合术的干预措施。有凹侧撑开内固定的凸侧生长阻滞技术可改善冠状面畸形，而不会对矢状面序列产生负面影响，并可以使畸形进一步矫正和脊柱进一步生长。对于复杂的先天性侧凸，该手术是一种侵入性较小的替代方法，否则可能需要行多次截骨术和更长节段的胸椎融合术。

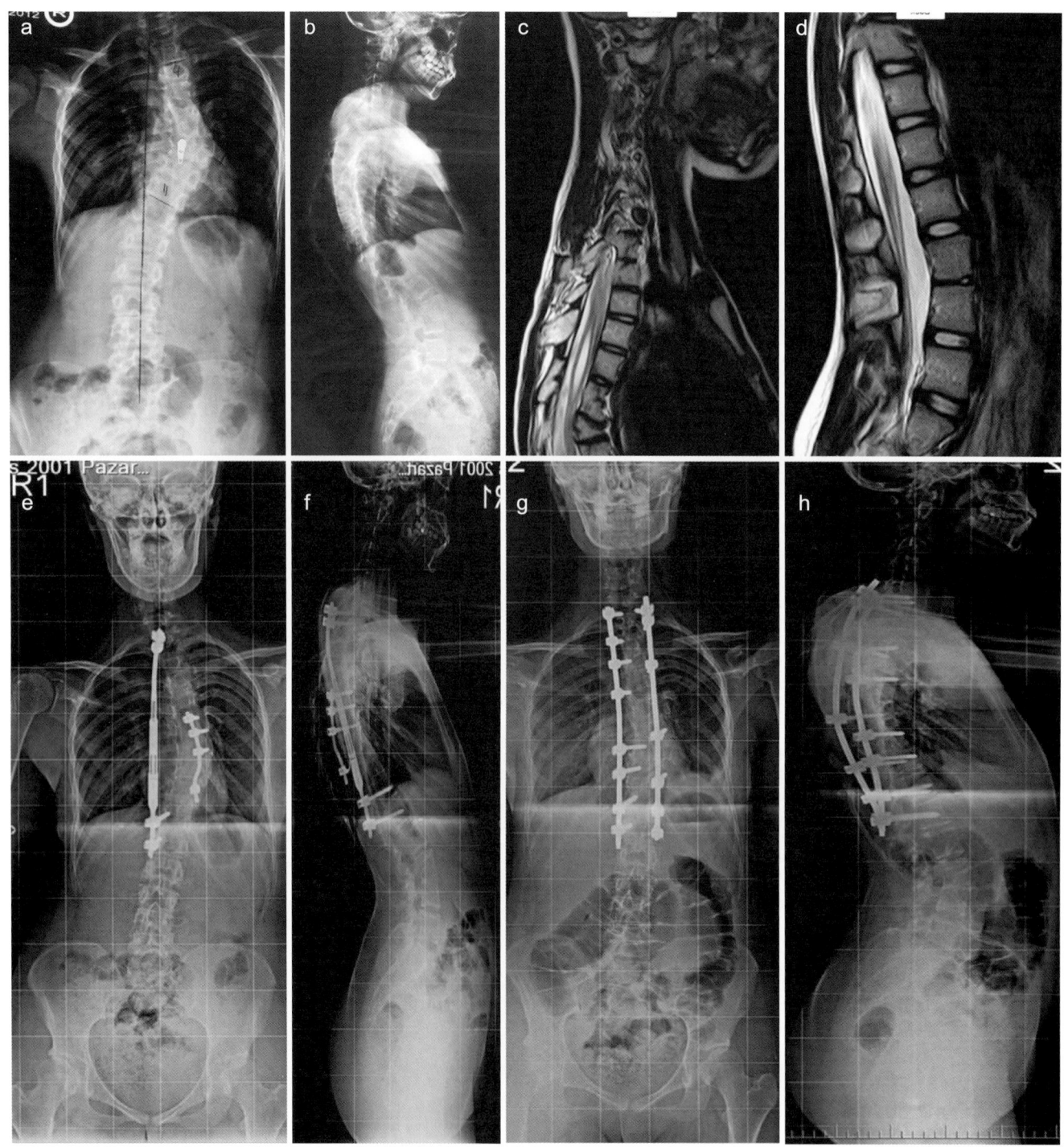

图40.5 一名8岁女孩患有先天性胸椎侧凸（a，b），她也被诊断出患有无症状脊髓空洞症（c）和低位脊髓圆锥（d）。对她的脊髓空洞症和低位脊髓圆锥没有行任何干预；用凸侧半骨骺固定术和凹侧磁控生长棒撑开来控制她的侧凸曲线。多次撑开后的第5年随访的前后位（e）和侧位（f）X线片显示了侧凸曲线控制成功，患者在13岁时接受了脊柱融合术。最终融合2年后，前后位（g）和侧位（h）X线片显示了令人满意的躯干平衡和侧凸曲线控制

（Muharrem Yazici, Mehmet Kaymakoglu, Ozgur Dede 著 叶笑寒 王升儒 译 张楚阅 校）

参考文献

扫描书末二维码获取

第 41 章 生长引导技术——Shilla 技术

本章内容

41.1 引言 425	41.4.3 手术技术 427
41.2 历史传承/观点 425	41.5 临床经验 430
41.3 实验背景 425	41.5.1 已报道的临床结果 430
41.4 方法 426	41.5.2 翻修手术及并发症管理 432
41.4.1 内固定设计 426	41.6 总结 432
41.4.2 术前计划 426	

要点

- Shilla 技术是可用于引导脊柱生长的生长友好型内固定。
- Shilla 技术在脊柱矫形及融合侧凸顶椎的同时，也限制了部分脊柱生长潜能。
- Shilla 生长螺钉可使脊柱侧凸两端椎体持续生长。

41.1 引言

传统生长棒（traditional growing rod，TGR）治疗早发型脊柱侧凸（early onset scoliosis，EOS）的原理是在侧凸端椎之间提供撑开力，需要反复进行撑开手术，其手术频率通常为 6 个月进行一次。TGR 的目标是在幼儿期及青春期早期对侧凸的脊柱持续提供撑开力，直至脊柱完全发育成熟。脊柱发育成熟后，需取出传统生长棒的内固定物，并植入永久内固定系统进行后路脊柱融合手术。TGR 的缺点包括儿童时期需反复多次住院手术治疗，手术相关的直接和间接经济负担重，脊柱自发融合所导致的医源性脊柱活动度下降，进而使得最终脊柱矫形及融合手术更加困难。基于上述缺点，Shilla 理念于 2004 年应运而生并首次应用[1, 2]。

Shilla 生长引导（Shilla growth guidance，SGG）技术可引导脊柱在正常序列上生长，并依赖正常生长潜能使得脊柱生长。SGG 的核心理念包括：

1. 在治疗过程中应最大可能保留椎体的生长中心。

2. 保留越多的非融合节段，脊柱最终所保留的活动度就越大。

3. 侧凸通常在顶椎区域最为严重。顶椎区域侧凸通常需要最强的矫形力量并维持矫形效果。因此，可在顶椎区域"牺牲"生长潜力，进行融合手术。

4. 支具或石膏治疗会导致胸廓压迫，限制肺功能，也会对患儿造成社交障碍，使患儿显得与众不同。

5. 椎弓根螺钉可提供强大且稳定的固定效果，而且还能够在不进行骨膜下显露的情况下植入，以保留脊柱的生长潜力和正常序列。

41.2 历史传承/观点

SGG 理念其实是 Luqué Trolly 脊柱滑动内固定系统的一种传承。所谓"滑动（Trolley）"系统的主要特征是应用椎板下钢丝将非融合椎体的双侧椎板捆绑至光滑且平行的两根固定棒上。尽管为了放置内固定棒，脊柱骨膜已经被剥离，但应用该系统的患者脊柱仍能持续生长[3, 4]。Luqué 的理念领先于时代，即引导脊柱自然生长潜力向正确的方向生长。可问题在于，椎板上的锚定点可导致椎板间强直并最终导致脊柱的自发融合。而对于 Shilla 技术，应用经肌间隙非骨膜下显露的方式植入的椎弓根螺钉可最大程度降低脊柱自发融合，使脊柱可沿着正常的冠状面和矢状面序列生长。

41.3 实验背景

在该理念创立之初，Shilla 内固定被植入 11 头未发育成熟的山羊体内，以验证上述理念[5]。这 11 头未发育成熟的山羊，大约在 2 月龄左右时植入 Shilla 内固定，并在术后 6 个月左右将脊柱从山羊体内取出。该试验可解答如下几个问题：①Shilla 内固定是否能安全地植入儿童细小的椎弓根，而且不影响脊柱正常生长？②在胸椎双侧植入椎弓根螺钉，是否会导致椎管狭窄？③植入 Shilla 内固定是如何影响植入节段小关节的？

6 个月后的标本评估包括标本大体观察、影像学检查、手动测量以及显微 CT 检查[5]。结果显示所有的脊柱都能纵向生长，植入螺钉可以沿着内固定棒滑动。显微 CT 显示在已融合的顶椎区域和 Shilla 螺钉植入椎体区域之间，仍有未融合的小关节。在 Shilla 钉的周围观察到了一些小关节退行性改变，但并未发现关节完全融合强直。内固定植入 6 个月后（直至骨骼发育成熟），没有发现有顶椎区域椎管狭窄的征象。

41.4 方法

41.4.1 内固定设计

Shilla 生长螺钉是万向椎弓根螺钉，在螺钉尾部虽有螺塞与之相连，但螺塞锁紧后螺钉与内固定棒并不锁死。内固定棒虽被限制，但可以在纵向自由滑动。万向钉尾可允许内固定棒在小角度内活动，以降低脊柱在生长过程中螺钉和骨界面的切割力（图 41.1）。生长螺钉被植入于侧凸的两端。

单向椎弓根螺钉通常被双侧植入侧凸顶椎区域，以在不同平面上提供最大的矫形力。在顶椎区域，单向螺钉通过传统螺塞与内固定棒锁死。

41.4.2 术前计划

患者术前计划需要详细评估站位或坐位全脊柱正侧位 X 线片，同时需要通过平卧位侧屈像、支点像和/或手动牵引像来评估侧凸的柔韧性。确定侧凸顶椎的节段是最为重要的事情。顶椎区域的 3、4 个节段侧凸常常无法通过侧屈试验纠正，顶椎区域通常需要进行矫形融合以达到最佳的矫形效果。顶椎区域的矫形目标是在矢状位和冠状位上恢复正常的脊柱力线。如果矫形医生可通过单纯后方截骨（Ponte 截骨或三柱截骨）达到上述目标，即不需要进行前方松解。对于非常僵硬的侧凸，可在矫形前进行前路椎间盘及终板切除。然而根据笔者的经验，随着脊柱单纯后路三柱截骨的应用越来越广泛，进行前路松解的可能性逐渐降低。顶椎区域需应用单向螺钉进行双边固定。这些螺钉可实现顶椎区域的显著去旋转，而且低切迹的螺钉可降低内固定突出的可能。然后，Shilla 生长螺钉将被置入到顶椎区域的头尾两侧端椎，以引导脊柱生长，维持冠状面和矢状面力线。从中线切开皮肤和筋膜层后，这些 Shilla 生长螺钉可经肌间隙入路植入，以最大程度避免对软组织的不良影响。术前制作手术计划图（图 41.2），可在术中对手术团队起到很大帮助。遵循 EOS 的治疗指南，在 SSG 手术之前应对患者进行 MRI 检查；因为当不锈钢制作的 SGG 内固定植入体内后，脊柱 MRI 的成像质量将会显著下降。

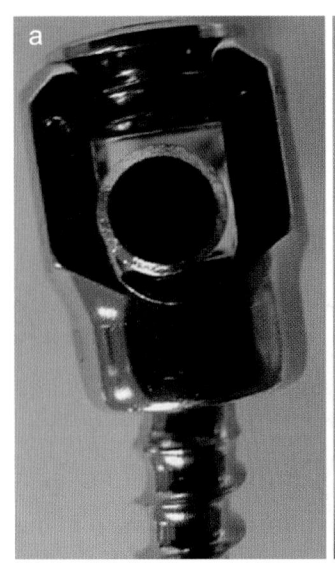
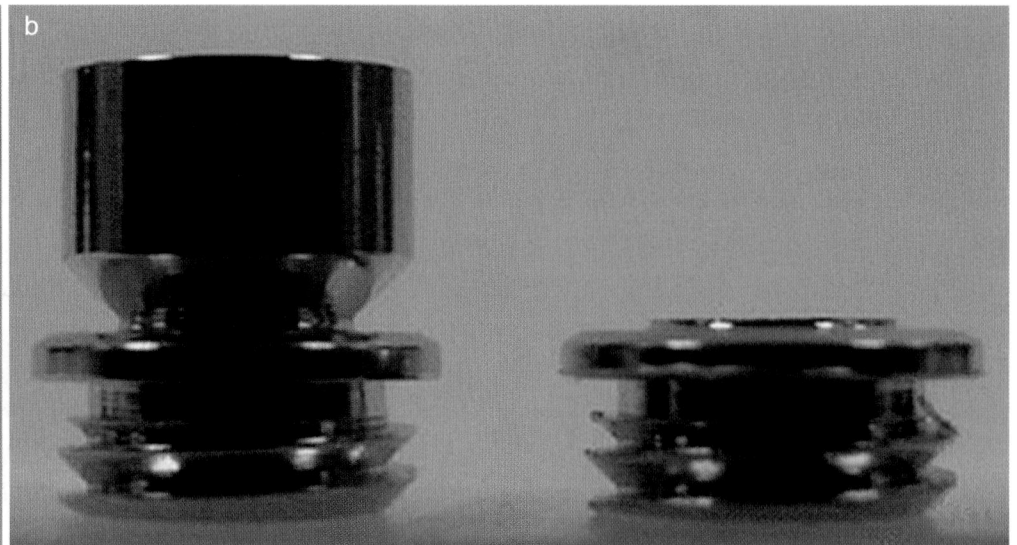

图 41.1　Shilla 生长螺钉：万向椎弓根螺钉（a），螺塞固定于螺钉尾部，螺塞拧断后切迹变低（b），内固定棒可在螺钉内自由滑动

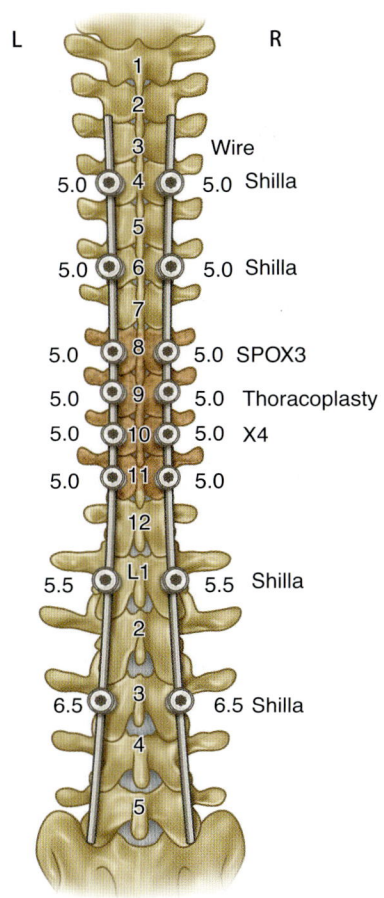

图 41.2 术前手术计划图示例，可摆放在手术间以供手术团队在手术时参考。SPO×3——Smith Peterson 截骨×3；Thoracoplasty×4——胸廓成形×4

41.4.3 手术技术

通常应用背部中线皮肤切口显露，在切开筋膜层之前可应用小针头作为标记放置于棘突上，并进行脊柱后前位 X 线透视，以确定手术节段[1,6]。只有在顶椎区域需要进行骨膜下显露（图 41.3）。在顶椎融合节段远近各一个节段，仅需要显露棘突两旁各 1 cm。在顶椎区域可进行 Ponte 截骨，以增强顶椎区域矫形效果。这几个节段需进行去皮质化，以促进融合。为了更好地矫正剃刀背畸形或需要肋骨取骨，可以进行顶椎区域胸廓成形。胸廓成形可通过后正中切口切除椎旁肌肉来实现，可切除内侧 2 cm 畸形肋骨。

Shilla 螺钉的植入节段取决于侧凸的病因以及侧凸的形态，但是通常远端固定椎会选择腰椎，以充分控制腰前凸和矫正冠状面畸形。不推荐选择胸腰段交界区域进行远端固定。Shilla 螺钉可双侧对称固定或错开固定，固定棒应预留出足够的长度以允许其自由滑动并且降低局部摩擦力。通常，顶椎远近端分别植入 4 颗 Shilla 滑动螺钉。滑动螺钉的置钉密度需要折中考虑。更多的螺钉提供了更强的把持力，可更好地矫正顶椎偏移以及躯干倾斜；但置钉密度越高，意味着螺钉和内固定棒之间的摩擦力越大，可能会限制脊柱生长。对于骨骼发育较小内固定植入困难，上胸段显著后凸，或者骨质较差的患者，需要提高置钉密度。

在顶椎区域，可直视下植入双侧单向椎弓根螺钉[6]。笔者曾应用徒手置钉，或者应用透视或 CT 引导下置入顶椎椎弓根螺钉；具体采用哪种方式置钉取决于术者的喜好以及椎弓根的解剖结构。导航技术进一步降低了 Shilla 螺钉置入的难度，尤其是经肌间隙置钉。笔者的操作流程是，先将导航架放置在顶椎远端。应用术中 CT 扫描近端胸椎以及顶椎区域，这样可同时置入顶椎区域螺钉以及 Shilla 生长螺钉。对于生长螺钉，在导航引导下首先置入 Jamshidi 探针至椎弓根内，并置入螺纹导丝。然后在导丝引导下置入导航丝攻，最后应用导航螺钉扳手拧入螺钉。至关重要的是，选择足以填充椎弓根的生长螺钉，选择最大长度的螺钉以到达椎体前皮质可提高抗拔出力。应用导航技术可轻松选择最佳螺钉尺寸（图 41.4）。如果没有导航技术，可在透视引导下完成置钉（见图 41.3）。

Shilla 椎弓根螺钉的最小直径通常为 5.0 mm（可置入近端固定节段），但大多数情况下最细置入 5.5 mm 直径螺钉，最粗可置入 6.5 mm 螺钉。通常，置入最细螺钉的直径应至少和内固定棒的直径相同。这是因为手术翻修断棒比翻修螺钉拔出更加容易，Shilla 系统也只能通过椎弓根螺钉来实现。

内固定棒的直径选择取决于儿童的身材大小。体重小于 20 kg 的儿童，通常推荐应用 4.5 mm 内固定棒，体重大于 20 kg 的儿童建议应用 5.5 mm 内固定棒。5.5 mm 内固定棒的断棒率和翻修手术的概率显著降低[7]。内固定棒可弯折成正常的脊柱矢状位曲线，通常在棒的远近两端留出一个椎体高度的长度以供脊柱生长，通常距离远近两端固定螺钉 2 cm 左右（图 41.5）。根据既往临床经验，由于断棒率较高，笔者已不再使用 3.5 mm 内固定棒以及 3.5 mm/4.5 mm 移行棒。

为了进行畸形矫正，通常先置入预先弯折好矢状面曲度的凹侧棒（图 41.3）[6]，然后再置入凸侧棒。为了实现顶椎区域悬臂梁式去旋转操作，凸侧棒的胸后凸通常小于凹侧棒。如果顶椎区域畸形严重而且螺钉由于椎弓根细小把持力较差，可采用临时固定棒固定凸侧螺钉，并通过凸侧加压操作矫正侧凸。当双侧棒都置入后，顶椎区域可应用去旋转套筒或其他椎体整体去旋转装置进行去旋转操作，与此同时需要用持棒

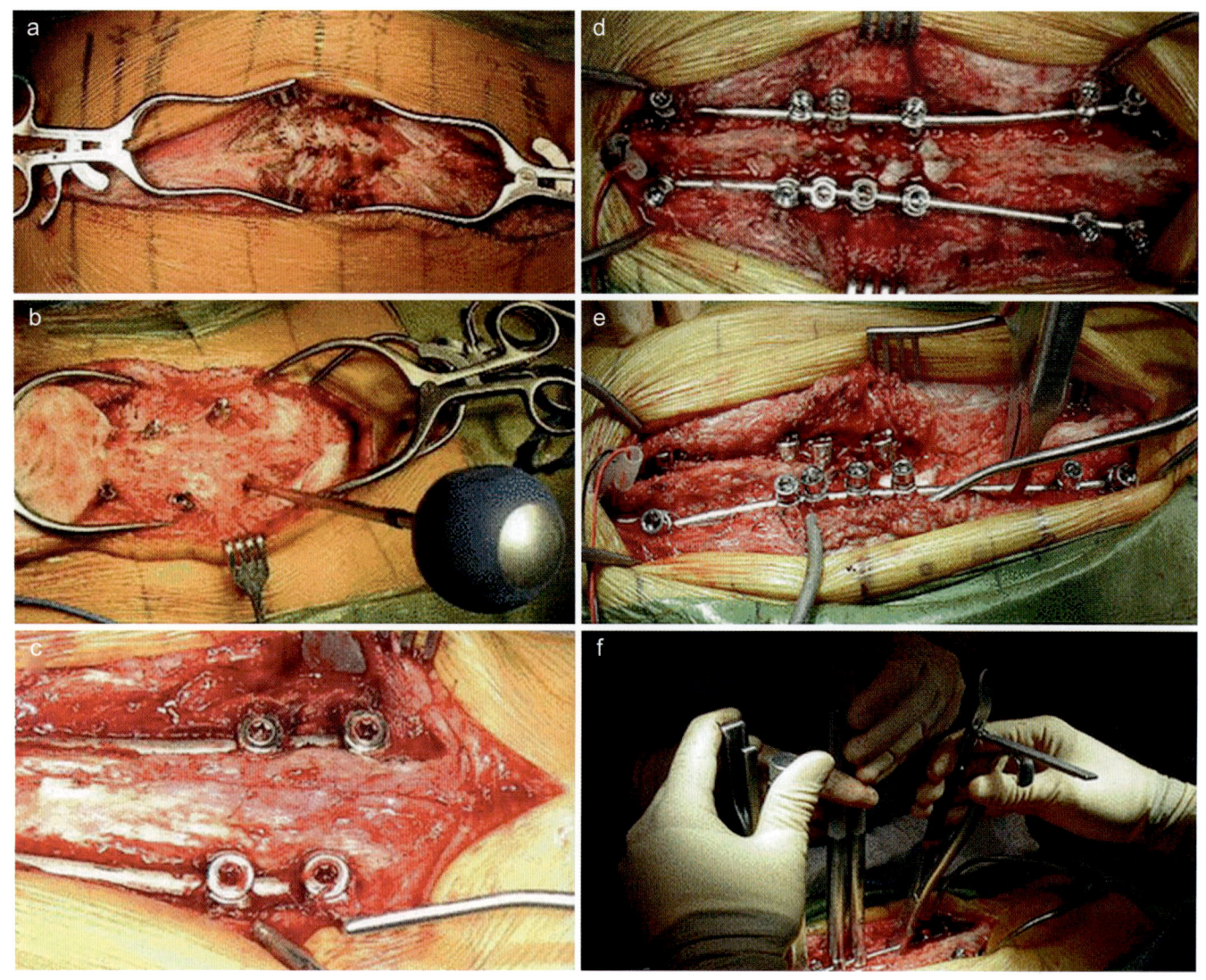

图41.3 （a）单一背部正中切口，顶椎区域进行骨膜下显露（左侧为头侧，右侧为尾侧）。（b）经肌间隙置入Shilla螺钉。（c~e）预先弯折好的脊柱内固定棒置入体内，并进行转棒操作，最后拧入Shilla螺塞。（f）应用去旋转套筒进行顶椎去旋转。

钳锁定近端及远端棒，以防止内固定棒随着椎体去旋转而旋转（图41.3d，f）。顶椎区域单向螺钉通过螺塞与内固定棒锁紧，Shilla螺钉通过Shilla螺塞限制住内固定棒，但不与棒锁紧。在顶椎区域远端放置横联可进一步限制棒的旋转。5岁及5岁以下儿童应避免使用横联，以避免其对脊柱生长的限制。如果不使用横联，可用C型夹（可将横联断成两半，取其中一半）固定于顶椎远端，Shilla螺钉旁。倘若顶椎区域内固定棒断裂，C型夹可避免远端内固定棒戳入臀部肌肉组织中。只有顶椎区域需要进行植骨。通常放置一个小的筋膜下引流。最后逐层关闭切口；对于年龄较小的儿童，如果筋膜层张力较大无法覆盖内固定，可游离筋膜层，并采用减张缝合，必须保证筋膜层关闭完全。然后进行皮下缝合和皮内缝合。如果皮下空间较为充裕，可留置持续布比卡因导管以控制疼痛，并通常于术后2天移除。真皮凝胶可涂抹于切口，最后覆盖干燥的纱布辅料并密封固定。

在所有内固定顶端的Shilla螺钉最容易因为脊柱后凸而出现拔钉。几个技术可降低拔出率，可将棒的后凸弯折成患者本身的角度，这样内固定棒可以轻松置入近端螺钉，螺钉无须承受过大的复位力量。应用Jackson手术床会医源性降低胸后凸，因此弯折棒时需额外弯折出更大的胸后凸。由于Shilla螺钉无法完全限制椎体，如果头侧内固定棒未能弯折出足够的后凸，患者会在站立时上胸段出现明显的突出。应用椎板下纤维带将椎体捆绑至内固定棒上，可为上端固定椎提供额外的把持力。

对于合并柔韧性较好的骨盆倾斜的脊柱侧凸患者，

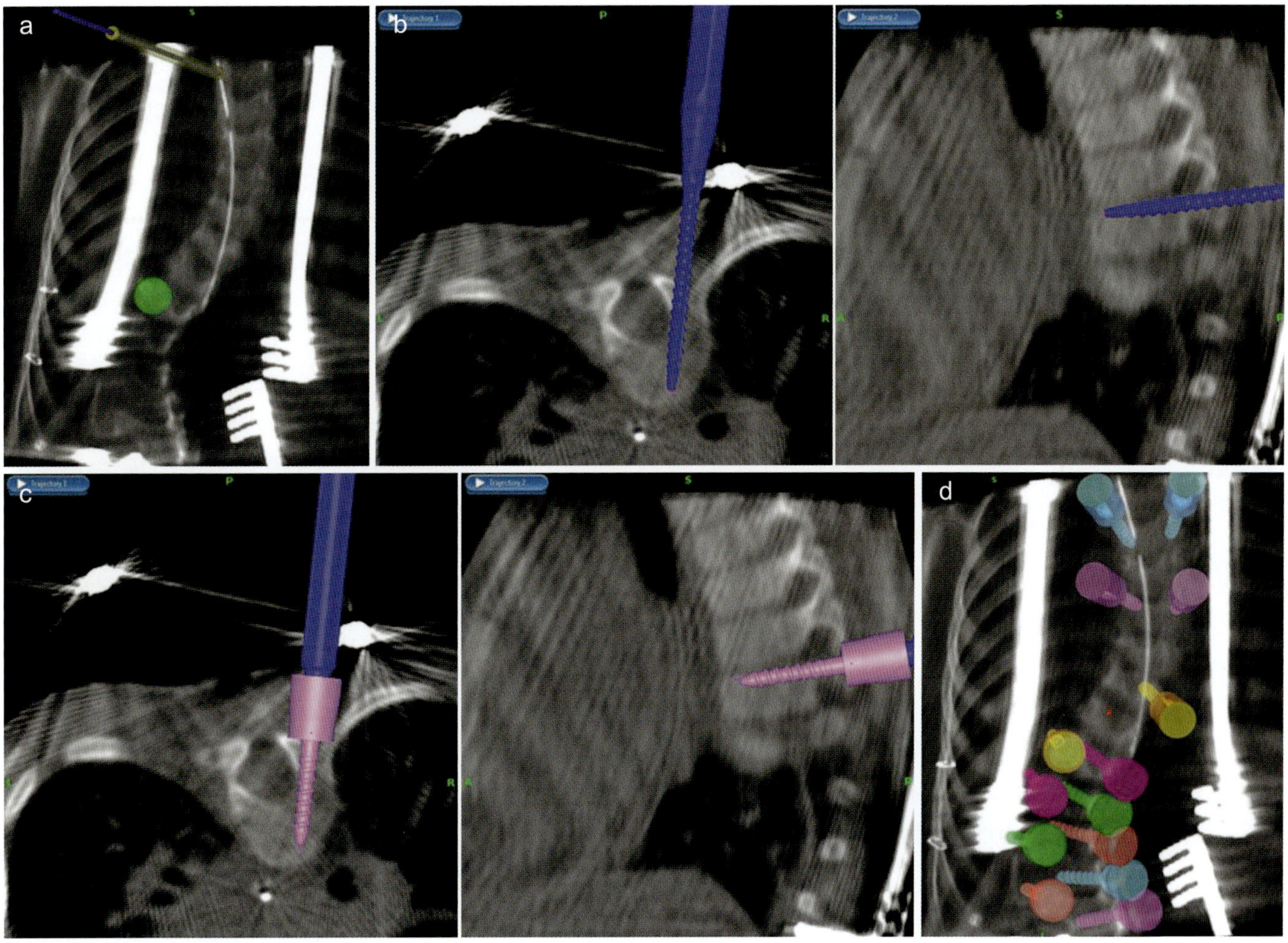

图 41.4 术中导航可辅助经肌间隙置入 Shilla 螺钉。（a）在 3D 渲染视图上，黄色装置的投影可明确手术节段。（b）导航丝攻钻入胸椎椎弓根中。（c）置入椎弓根螺钉。（d）在 3D 渲染视图上的螺钉投影，可见顶椎融合椎弓根螺钉以及远近端 Shilla 生长螺钉

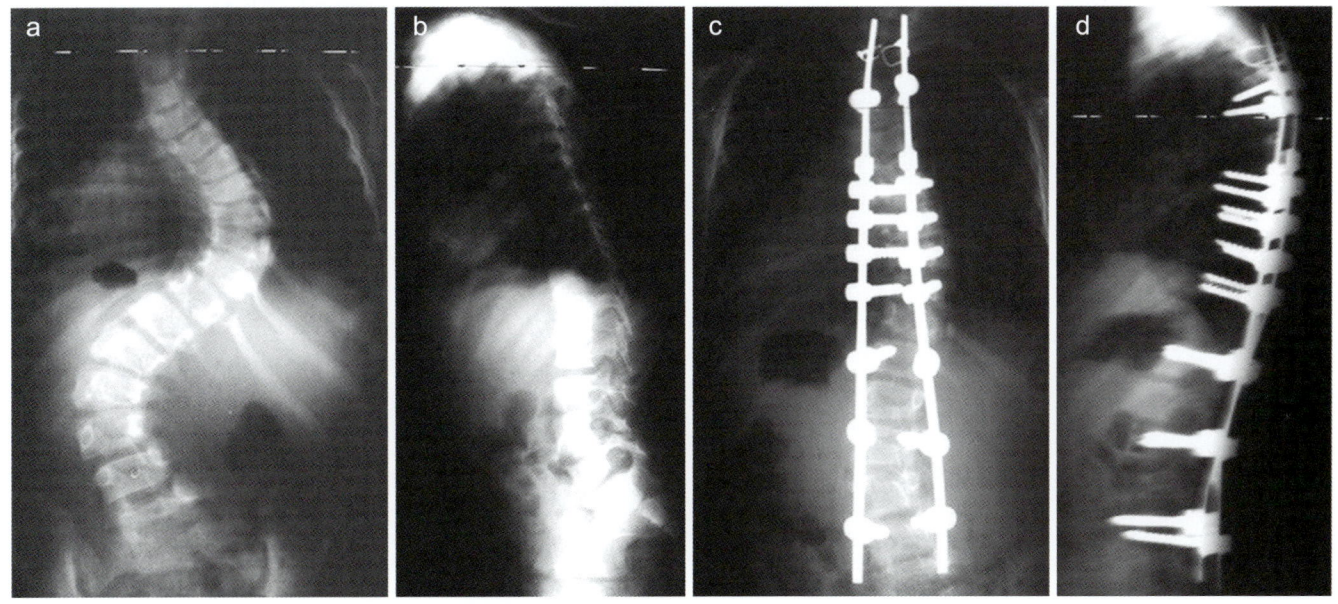

图 41.5 4 岁男孩，马方综合征合并脊柱侧凸，应用 Shilla 技术治疗，术前（a，b）、术后（c，d）站立位全脊柱 X 线。术前胸段侧凸 81°，腰段侧凸 68°，术后分别改善至 40°、30°

最好将远端固定节段选为 L5，并在 L5 双侧置入 Shilla 钉，以平衡骨盆（图 41.6a，b）。如果骨盆倾斜严重而且僵硬，必须通过双侧 S1 螺钉和髂骨钉进行坚强的固定，并连接至头侧的内固定棒上。神经肌肉性脊柱侧凸患者常常合并严重且僵硬的骨盆倾斜，腰骶部的代偿弯应该被看作真正的侧凸顶椎。对于此类患者，因进行 L5-S1 的融合，该融合节段以上可以应用 Shilla 螺钉，允许头侧脊柱生长。这种改良 SSG 技术，远端脊柱不需要滑动生长。

术后 3 个月内，建议日间佩戴两片式脊柱外固定支具，直至顶椎区域完全融合。支具可能会导致纤薄的皮肤造成损伤。因此除了术后早期进行支具保护制动，如果不进行剧烈的活动，则无须穿戴保护性支具。

41.5 临床经验

41.5.1 已报道的临床结果

SGG 已成功应用于 40° 以上（最高 115°，通常为 60°~80°）、术后预期脊柱生长 3 年以上的侧凸患者[2]。胸段或胸腰段单一侧凸是最容易处理的，可应用最典型的 Shilla 内固定，即顶椎区域双侧应用融合螺钉（3~4 个节段）固定融合，远近端固定椎置入 Shilla 螺钉引导脊柱生长。对于双主弯或者单纯腰弯的患者也曾经使用 Shilla 内固定进行治疗，但临床经验相对较少。SSG 理念已经被证明可广泛应用于特发性、先天性、神经肌肉性以及综合征性早发型脊柱畸形的治疗[1-8]。手术的年龄从 23 个月到 11 岁不等，手术时的平均年龄为 7 岁[2]。

33 例接受 SGG 治疗的患者 5 年随访显示侧凸从术前平均 69°（40°~115°）矫正到 38°（16°~74°）[2]。T1 到 T12 的高度平均增长 55 mm，通过比较术后即刻和末次随访的结果，其中 29 mm 是通过滑动生长实现的。T1 到 S1 的高度平均增长 79 mm，其中术后即刻到末次随访时增长 40 mm（图 41.7）。由于有很多患者无法配合完成肺功能检查，双肺的可用容积右肺平均提高 28%，左肺平均提高 31%。

多项比较 SGG 和 TGR 效果的论文已经发表。在一项 18 例 SGG 和 18 例 TGR 的病例匹配对照队列研究中，Luhmann 等比较了两种技术的冠状面矫形效果、T1-T12 增长高度，SGG 和 TGR 患者平均随访时间分别为 6.1 年和 7.4 年[9]。显而易见的是，SGG 患者手术次数下降了 3 倍。Andra 等回顾性病例匹配研究分析了 36 例 SGG 患者和 36 例 TGR 患者，平均随访时间为 4 年[10]。TGR 组患者相较于 SGG 组患者，冠状面侧凸矫形效果更好（36° vs. 23°，$p=0.01$），T1 到 S1 高度增长更多（8.8 cm vs. 6.4 cm，$p=0.02$）。SGG 组患者总手术次数更少，但非计划手术次数多于 TGR 患者。并发

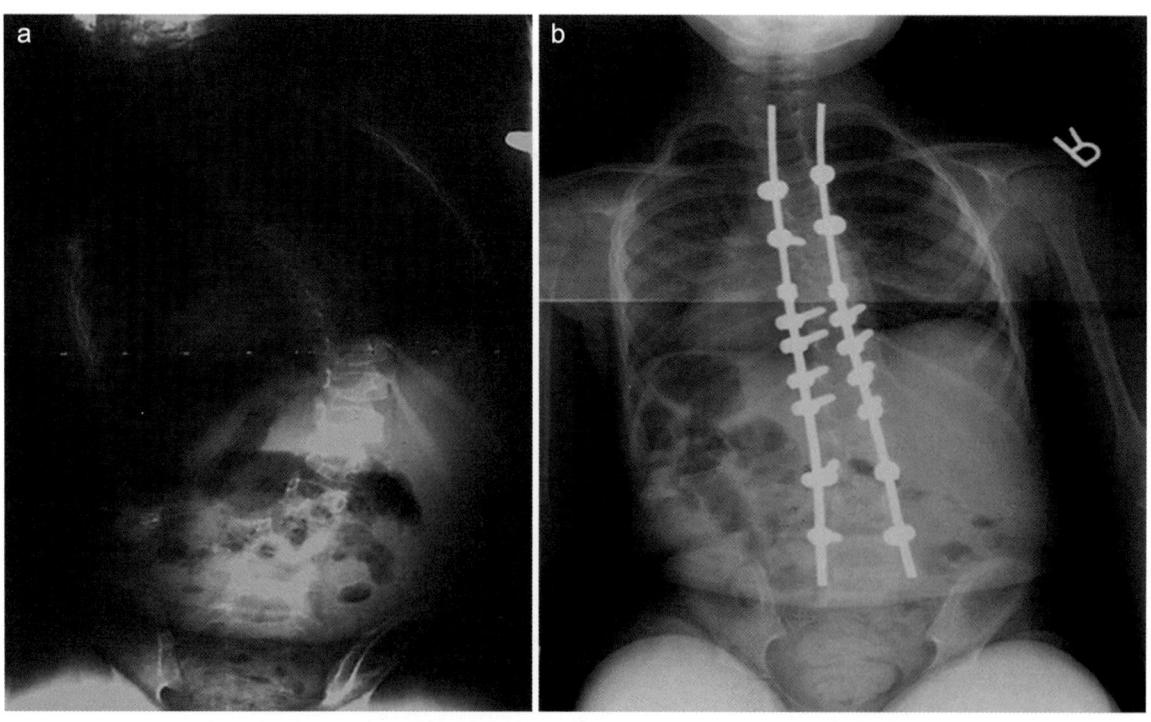

图 41.6 （a）坐位全脊柱 X 线片：4 岁男孩，Dandy-Walker 综合征合并痉挛性神经肌肉性脊柱侧凸，胸腰段侧凸 60°，伴有轻度柔韧的骨盆倾斜。（b）Shilla 术后坐位 X 线片，远端固定至 L5 和骨盆。3.5 mm/4.5 mm 系统串联连接器放置在顶椎融合区域近端。现在笔者已不再应用 3.5 mm 棒，以降低螺钉断裂的风险

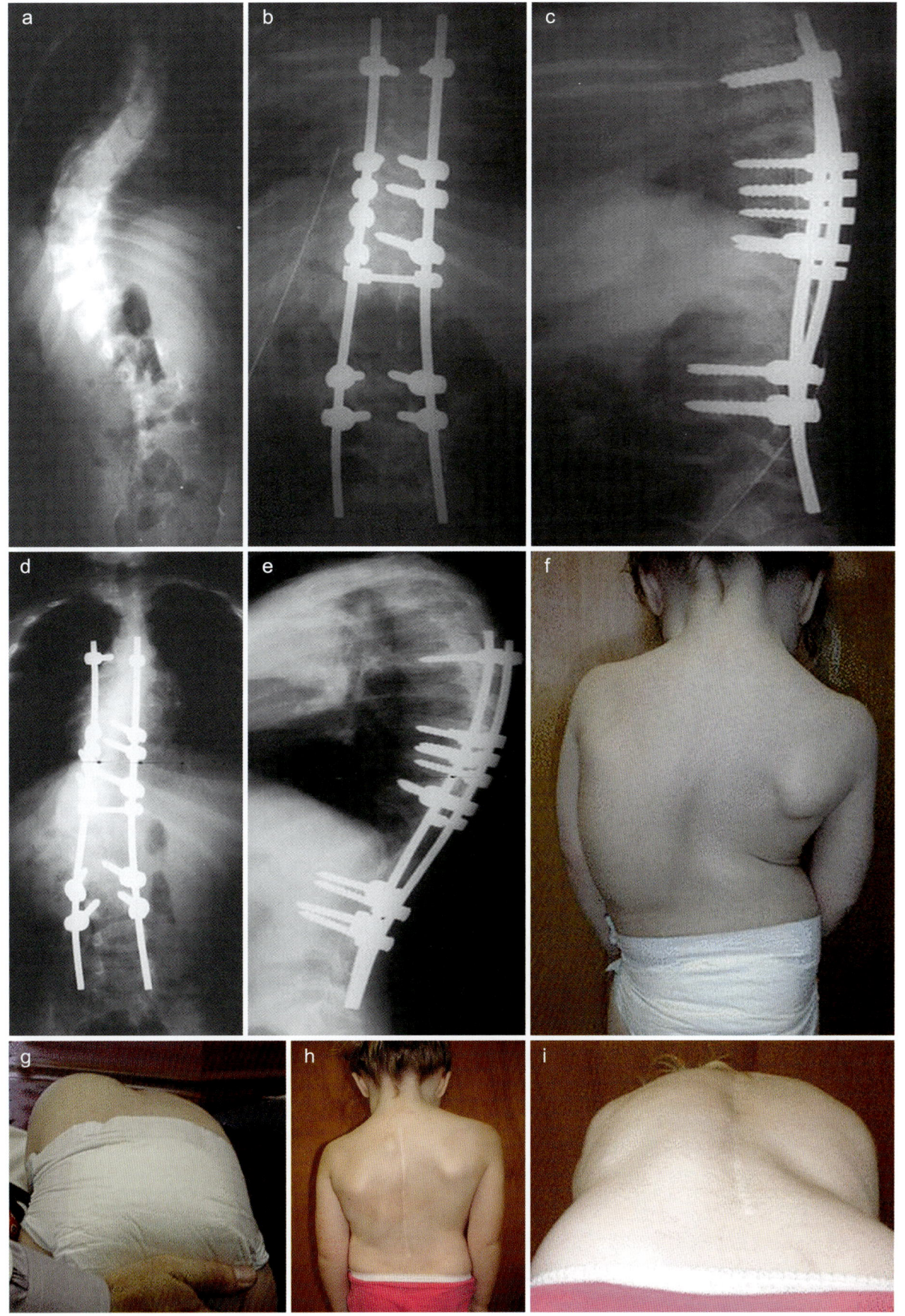

图41.7 2岁女孩，特发性早发型脊柱侧凸。术前（a），术后6周（b，c），术后5年（d，e）X线片。术前（f，g）、术后5年（h，i）临床大体照。胸椎的旋转畸形明显改善，躯干平衡较为对称。X线片可见头侧近端预留棒缩短，提示脊柱可沿着棒正常生长

症发生率基本相似。

文献报道中胸段脊柱（T1-T12）和胸腰段（T1-S1）脊柱生长高度的数据不尽相同。Nazareth等报道了5个临床中心的20例SGG患者的临床结果，这其中没有涵盖SGG发明者的临床中心[11]。该研究的结果显示，这批患者脊柱生长高度仅为根据Dimeglio公式计算的预期脊柱生长高度的1/3，显著低于McCarthy和McCullough的研究[2]。Nazareth等并没有报道他们SSG内固定的螺钉密度，也没有报道各个中心SGG手术例数和他们的学习曲线情况[12]。SGG技术在各个研究中的不同结果告诉我们持续创新和深入探索的重要性。

磁控生长棒（MCGR）的出现为儿童脊柱外科医生提供了治疗早发型脊柱侧凸的另一种选择。Haapala等比较了SGG和MCGR治疗31例神经肌肉性和综合征性早发型脊柱侧凸患者的效果[13]。他们的研究显示冠状面矫形效果基本相同，MCGR组患者平均手术次数显著多于SGG组患者（2.6 vs. 1.4，p=0.03）。在治疗的过程中，MCGR组患者T1-T12（22 mm SGG vs. 34 mm MCGR，p = 0.04）以及T1-S1（26 mm SGG vs. 48 mm MCGR，p = 0.006）平均增长高度均显著高于SGG组，但T1-T12高度大于18 cm的比例在两组之间无显著性差异。近期一项成本效益研究分析比较了SGG、MCGR以及TGR手术，显示SGG的累计成本低于TGR以及MCGR[14]。在长达6年的治疗过程中，与TGR相比，SGG可为每位患者节约超过25 000美元，这主要是由于SGG患者治疗过程中平均手术次数为3.4次，而TGR患者平均手术次数为14.4次。

41.5.2 翻修手术及并发症管理

SGG技术内固定相关并发症包括椎弓根螺钉松动/拔出、内固定凸起以及内固定棒断裂。根据其临床症状，这些并发症有可能需要进行内固定翻修手术，然而，我们必须注意的是，Shilla手术再手术率是远低于TGR手术[8, 9]。文献报道中，SGG技术的并发症发生率为38%~73%[2, 8, 13]。Andras等报道平均每位患者在治疗过程中会出现1.9次并发症[10]。在发明者的临床中心，相比于最初应用该技术的40例患者（42次并发症/再次手术），后期40例患者（19次并发症/再次手术）的并发症发生率和再手术次数显著下降（p=0.02）。最初40例患者再次手术的主要原因是内固定相关并发症，然而后40例患者内固定相关并发症发生率逐渐下降，并基本与感染发生率趋同。

有症状的螺钉松动大多数发生在头尾侧的滑动螺钉。最主要的翻修原因是内固定突出，大多数发生在近端铆钉点。如果仅仅是影像学检查发现螺钉部分拔出，但并没有出现疼痛或明显的突出，则可以进行更密切的随访，因为此时Shilla螺钉仍然可以发挥其控制冠状侧凸、引导纵向生长的作用。如果需要行翻修手术，螺钉的直径应增加0.5~1.0 mm，螺钉的长度应达到最长。如果螺钉松动节段为单边固定，翻修时对侧未固定椎弓根也应该置入椎弓根螺钉。如果瘦弱的儿童发生近端内固定突出，可更换切迹更低的螺钉代替Shilla钉。

内固定棒断裂并不常见，通常发生于初次手术后2年。我们的经验是，3.5 mm直径的棒断棒率为37%，平均发生于术后1.4年。因此，我们不再应用3.5 mm直径的棒[7]。4.5 mm直径的棒断棒率为33%，断棒发生的时间较3.5 mm棒更晚，平均为初次术后3.4年。我们发现5.5 mm棒的断棒率很低（3%），因此我们更倾向于应用5.5 mm棒。如果发生断棒，翻修手术既可考虑只更换部分棒（即应用同心串联连接器从顶椎区域螺钉将棒与新的棒相连），也可更换整根棒。笔者更倾向于出现一侧断棒时，同时更换双侧棒。在一次手术中更换双侧棒，可降低对侧未断裂但是已经金属疲劳的内固定棒断裂风险。

在大多数病例中，接受Shilla技术治疗的患者并未发生断棒并顺利沿着棒生长。对于这些患者来说，以下情况可能需要翻修手术：①患者生长过程中，内固定棒生长长度已经用完，而且还需要继续接受Shilla技术治疗；②患者冠状位失平衡。与我们断棒处理的经验一样，如果需要换棒，也应该更换双侧棒。另一个需要考虑的是，如果原先应用的是4.5 mm系统，患儿长大后可将整套系统更换为5.5 mm系统，此时也需要更换椎弓根螺钉。

41.6 总结

Shilla生长引导系统可治疗早发型脊柱侧凸畸形，而且不需要定期手术撑开。SGG利用脊柱的自然生长力以维持正常的矢状位力线。它具有矫正和维持骨盆倾斜的能力，适用于各种病因导致的脊柱畸形。

（David B. Bumpass, Richard E. McCarthy, Scott J. Luhmann 著　王升儒　杜　悠 译　张楚阅 校）

参考文献

扫描书末二维码获取

第 42 章 前路生长调节技术：椎体拴系和骑缝钉技术

本章内容

42.1 引言 433	42.3.2 手术时机 437
42.1.1 脊柱侧凸畸形发展概述 433	42.3.3 术中注意事项 438
42.1.2 脊柱生长调节理论概述 434	42.3.4 胸腔镜入路：椎体拴系 438
42.2 生长调节在脊柱中的应用 434	42.3.5 术后照护 438
42.2.1 生长调节：前路内固定物 435	42.3.6 远期干预 438
42.2.2 基础研究概述 435	42.4 前路生长调节：已报道的临床结果
42.3 前侧路椎体拴系：临床应用 437	（畸形矫形效果和并发症）.................. 439
42.3.1 手术干预指征 437	42.5 总结 440

要点

- 前侧路椎体拴系（AVBT）可实现脊柱生长调节的效果，并具有矫正儿童及青少年脊柱侧凸的潜力。
- 灵活应用 AVBT 可在引导脊柱正常生长矫正侧凸的同时，保留脊柱生长潜力。
- 在生长调节治疗的过程中，AVBT 可保留椎间盘的活动度；因此，该技术可在很长时间内保留脊柱活动度。

42.1 引言

脊柱植骨融合内固定术仍然是现今儿童严重脊柱畸形的最终治疗方法。尽管现代脊柱内固定系统的中期随访结果已经提示其在畸形矫正与维持、患者满意度方面取得了令人满意的结果，但也必须接受其"牺牲"脊柱活动度，改变相邻未融合间盘应力，以及远期可能会引起脊柱失平衡等后果[1-6]。这些远期的不足促使研究人员探究更加符合脊柱正常生理情况的治疗选择，希望在限制或矫正侧凸的同时，维持脊柱在轴向的生长力以及正常的活动度，并保护椎间盘（IVD）的功能。探究的目标是寻找一种调节脊柱生长的技术，在减少畸形并且促进脊柱正常生长的同时，保留正常活动度。本章将讨论应用前侧路椎体拴系（anterolateral vertebral body tether，AVBT）作为生长调节技术的基本原理，总结该领域过去和当前的研究成果，初步评估该技术的临床效果，并展望非融合生长调节手术治疗儿童脊柱畸形的前景。

42.1.1 脊柱侧凸畸形发展概述

脊柱侧凸畸形进展与脊柱快速生长发育期的关系是探究脊柱发育异常病因的关键。特发性脊柱侧凸中的主胸弯畸形与胸椎前方过度生长，及顶椎区域前凸有关（"RASO"理论）[7,8]。Dickson 等[9]认为胸椎轴向旋转与侧方平移是为了与矢状面不对称生长相平衡。当胸前凸增大，整体的矢状面平衡只能够通过旋转屈曲来实现。此外，多项形态学研究发现在特发性脊柱侧凸患者中存在椎体形态畸形[10-12]。2003 年，Guo 等[13]认为椎体不对称发育的致病机制是因为软骨内成骨和膜内成骨的比例不协调。根据 Hueter-Volkmann 效应，脊柱不对称生长以及生物力学不平衡被看作特发性脊柱侧凸进展的主要原因。因此，特发性脊柱侧凸的治疗策略应在纠正脊柱生长不平衡的同时，保留脊柱活动度及长期活动功能（图 42.1）。

中央神经骺板（neurocentral synchondrosis，NCS）的不对称生长也被视为是青少年特发脊柱侧凸（AIS）三维脊柱畸形的另一个可能病因。理论上，中央神经骺板交界区域的畸形可导致椎弓根长度不对称，从而

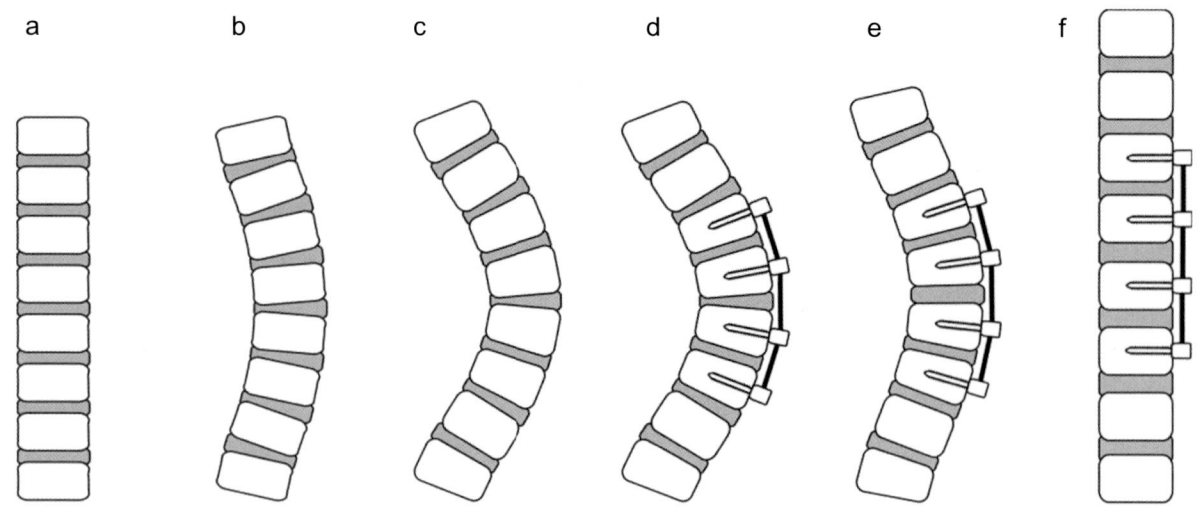

图 42.1 脊柱侧凸演变示意图，从正常脊柱（a），出现椎间盘楔形变（b），最终形成楔形椎体（c）。如果应用椎体拴系技术治疗脊柱侧凸，拴系凸侧以限制生长（d），椎间盘变平（e），最终椎体重新变直（f）。一旦椎体拴系去除或断裂，则脊柱理论上能维持直线。脊柱矢状面也能看到类似的效果。

引起椎体旋转[14]。椎体楔形变被认为是由椎体旋转引起的椎体生长板压力增加所导致的[15]。一旦出现畸形，根据 Hueter-Volkmann 效应，脊柱承受不对称负荷，脊柱侧凸将会进展。理论上，打破这种恶性循环可阻止侧凸进展，并可能矫正畸形。此前针对正常和侧凸椎体的解剖研究发现，椎弓根延长和椎体旋转密切相关[16-18]，然而无法建立因果关系。2007 年一项生物力学模拟研究指出不对称的椎弓根不足以导致明显的脊柱侧凸、椎体旋转或椎体楔形变，同时认为椎弓根生长速率的不对称也不足以导致脊柱侧凸。同时，有研究对处于生长期的猪模型进行了不对称的 NCS 骨骺阻滞术，发现可以产生伴有椎体旋转的脊柱侧凸畸形，而且畸形的严重程度与 NCS 闭合的程度相关[20]。

42.1.2 脊柱生长调节理论概述

脊柱生长调节技术为治疗儿童脊柱畸形提供了一种重要的治疗选择[21]。由于无法获得自然产生的脊柱畸形动物模型，生长引导技术可通过纠正实验动物模型医源性侧凸[1, 22-25]或制造脊柱畸形动物模型来验证[26-33]。脊柱侧凸动物模型可通过后路脊柱或肋骨拴系制造，但并不能很好地模仿人类脊柱侧凸的情况，因为在进行生长调节治疗之前，其椎间盘及生长软骨已经经受了异常应力。应用脊柱生长调节技术将正常未成熟模型动物造成其脊柱侧凸畸形，是研究椎体和椎间盘对生长调节技术反应的另一种手段（图 42.2）。

42.2 生长调节在脊柱中的应用

近年来，基于生长调节理论的保守治疗手段（石膏、支具）重新获得关注。支具可用于治疗侧凸较小的患者，利用其施加在脊柱上的力量可控制脊柱内在的力学分布，从而在患者快速生长时调节脊柱生长[34]。支具治疗的确切获益已经被 Weistein 等发表的多中心随机对照研究证实[35]。然而，支具治疗的疗效与穿戴支具的时间密切相关，由于支具治疗依从性较差，以及其适应证较难把握，支具治疗仍有局限。

不应用内固定的手术治疗，如凸侧胸廓成形术治疗剃刀背畸形，为肋骨不对称而引起特发性脊柱侧凸提供了证据[36]。考虑到脊柱和胸廓的生长潜力，一些实验研究表明脊柱侧凸可通过肋骨长度调节（延长或缩短）来矫正[37-39]。然而这些技术并没有被广泛接受，主要是由于其对脊柱生物力学的效应并不确切，而且其他治疗手段也逐渐出现。单侧脊柱融合术，通常被称作单侧骨骺阻滞术，可调节脊柱生长，用于治疗先天性脊柱侧凸，但其无法治疗其他类型的儿童脊柱侧凸[40]。该技术临床效果不确切，但对于一部分病例来说（年龄小于 5 岁，侧凸度数低于 50°），其矫形效果还是十分明显的。这一技术的缺点在于融合术后脊柱活动度丧失，预期生长丢失，而且其生长调节的功能并不确切。单侧骨骺阻滞可看作是用于调整脊柱生长的骨性拴系。

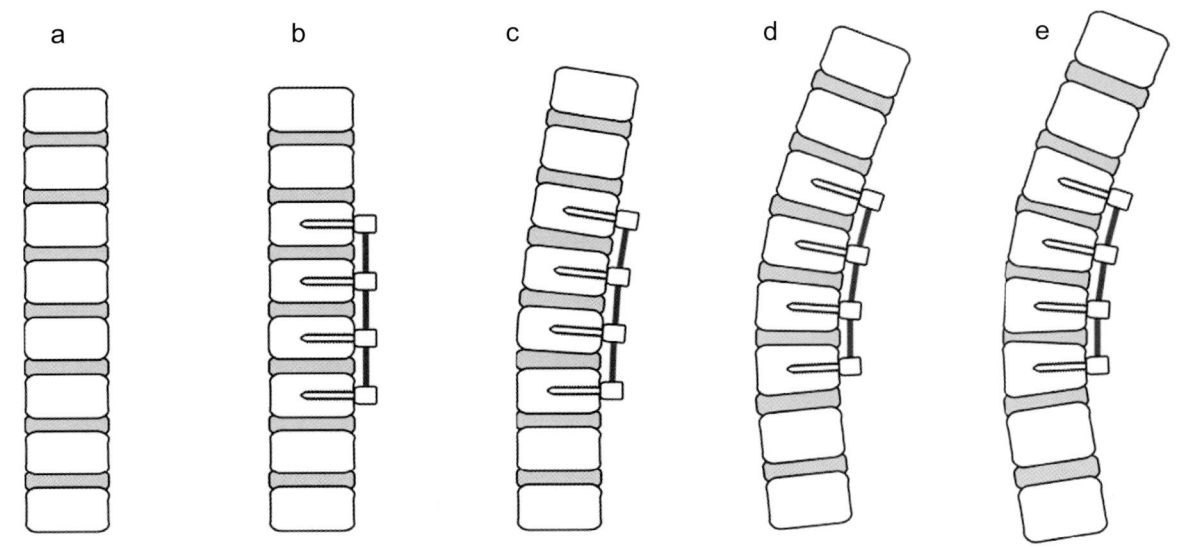

图 42.2 在正常脊柱（a）动物体内实验生长调节技术。单侧植入椎体拴系限制生长（b），最先导致椎间盘畸形（c），之后出现椎体楔形变，但椎间盘变平（d）。最终，由于椎体楔形变导致脊柱畸形，而且椎间盘再次出现楔形变（e）

42.2.1 生长调节：前路内固定物

前侧方内固定物现今被视为在剩余生长期内可限制侧凸进展以及改善畸形的体内支具（对患者来说不存在依从性问题）。该治疗可延缓或避免进行最终融合手术。理论上说，该内植物可在体内断裂或在骨骼发育成熟后取出，但给患者留下了"正常"的脊柱，并保留了全部的活动度及功能。

最初尝试实现体内支具功能的内植物是 VBS，其借鉴了 Nachla 和 Borden 在 1951 年提出的调节长骨生长的理念[41]。然而，和长骨不一样的情况是，椎体骑缝钉技术需要跨关节固定（IVD），从而常常会出现内固定松动。改进椎体骑缝钉的尝试主要是改用温度依赖的记忆合金（镍钛金属），可安全有效地稳定或调节中等程度侧凸的脊柱生长[1, 24, 42-47]。一项用于评估镍钛合金骑缝钉固定效果的生物力学研究发现，该技术可有效限制椎体间活动，尤其是轴向旋转和侧方屈曲[48]。然而其对椎间盘的影响仍不明确，需要长期的临床观察。

其他内固定物的设计允许椎间盘间更大的活动度，并提供选择性应力以调整脊柱生长[49]。单侧骨骺阻滞骑缝钉技术可在模型猪上造成冠状位脊柱畸形[33]。Driscoll 等报道了应用半骑缝钉固定模型猪的椎体生长板，而不进行跨间盘固定[50]。组织切片上的变化可证实该模型成功实现了生长调节，而且还保留了椎间盘功能；然而我们并不知道该如何将该技术应用于临床，因为人类椎体内没有骨骺。

Braun 等[51]的研究提供了更多治疗脊柱侧凸的非融合内固定策略，并应用大鼠尾巴模型进行实验。该研究同时使用了刚性和柔性内固定调节椎体生长。该研究结果表明，椎体动态固定可提供最佳的生长调节能力。Aronsson 等的研究对小牛尾巴的邻近椎体交替施加压缩和撑开力，发现可调节椎体生长，从而表明动态固定是调节椎体生长的首选[52]。

42.2.2 基础研究概述

前路椎体拴系技术可用于调节脊柱生长。和椎体骑缝钉技术类似，根据 Hueter-Volkmann 效应，拴系技术可在椎体前方提供加压力，用于纠正前方椎体不对称的生长力[7-9, 53]。与椎体骑缝钉技术相比，前路椎体拴系技术在椎体运动方向上的固定刚性较小，脊柱侧向屈曲时对内固定的分离作用更小，有利于保护椎间盘和保留脊柱活动度。

AVBT 曾在多种动物模型体内实验。2002 年，Newton 等[27]评估了拴系对单一活动节段椎体柔韧性的影响。应用前路椎体钉固定了 8 只未成熟小牛的胸椎，每只小牛连续固定 4 节胸椎。其中有 2 个螺钉用不锈钢棒进行拴系连接，另 2 个螺钉不连接。经过 12 周的生长，和空白对照椎体相比，拴系节段椎体在冠状面和矢状面上出现了畸形。并观察到了椎体楔形变，说明骨骺生长可通过一侧椎体拴系进行限制。生物力学分析显示，椎体拴系限制了脊柱侧方屈曲的活动度；在去除拴系后脊柱活动度可恢复至对照组水平。进一步的研究通过对牛进行多节段脊柱生长调节技术，发现只要骨性固定足够结实，柔性拴系即可持续对脊柱冠矢状面造成畸形，而且不会影响脊柱活动度[28]。由于小型猪模型更加贴近青少年脊柱尺寸及生长速率，另一项研究在小型猪模型中应用高分子聚乙烯材料（UHMWPE）AVBT进行实验。本研究显示，与未造成畸形的假手术组相比，拴系组在6个月及12个月后平均分别使椎体出现14°和30°楔形变（图42.3）[32]。此外，通过对脊柱侧凸进行前方拴系的实验研究发现，前路椎体拴系可改变脊柱生长，从而改变脊柱的三维结构和椎体形状，降低冠状面侧凸程度，增加胸后凸，减少椎体轴向旋转[54]。

2005年，Braun等[22]比较了记忆合金骑缝钉和固定于骨性结构的韧带拴系纠正24只西班牙Cross-X脊柱侧凸羊模型。韧带拴系组脊柱侧凸平均从73.4°改善至69.9°，而骑缝钉组脊柱侧凸进展，平均从77.3°进展至94.3°。内固定拔出实验发现，骨性固定结构增强了椎体的整体性，而骑缝钉常被发现已经松动。组织学证据发现骑缝钉的钉尖周围出现一圈纤维组织，这可能是骑缝钉松动的原因。

应用前路椎体拴系技术进行生长调节时需要评估椎间盘的情况，因为非融合技术的宗旨是保留椎间盘长期的活动度。脊柱生长调节治疗后，Newton等对椎间盘进行了组织学和生物力学评估[29]。17头牛应用多节段柔性不锈钢缆进行椎体拴系，19头牛作为对照组仅置入螺钉，比较两组椎间盘的情况。由于该模型牛生长发育极快，因此需要应用双螺钉及双线缆进行拴系，以实现足够的骨性固定及拴系作用。两组中，椎间盘含水量以及标本形态学没有显著差别；然而，在拴系组中，椎间盘厚度降低，蛋白多糖分泌增多，并且椎间盘胶原分布也发生了变化。椎间盘三维重建显示，拴系过后的椎间盘明显短于假手术组（左侧下降24%，右侧下降34%）[55]。在临床上及实验动物身上都可以观察到椎间盘变窄及楔形变[56]。在小型猪的拴系实验中，可以观察到椎体的楔形变（凸侧为拴系侧）以及方向相反的椎间盘楔形变（凸侧为非拴系侧）（图42.4）。拴系区域椎体的椎间盘被证实含水量很好，在MR上其信号和假手术组椎间盘信号相似（图42.5）[30, 32]。另一个令人关注的问题是，在拴系方向上施加张力时椎间盘会如何改变，因为手术医生需要知道手术过程中拴系方向上加压是否可以实现部分矫形。曾有研究比较了小型猪模型无张力和有张力经开胸入路AVBTs的效果[31]。结果显示施加250N的张力可使4个节段椎体出现8°侧凸畸形。有张力组在实验初期畸形进展较快，但经过7个月后，有张力组和无张力组畸形程度基本相同。预先施加张力的拴系并不会对椎间盘造成损伤，随着时间的推移，调节脊柱生长的能力也不会下降。脊柱侧凸非融合内固定已经被证实可改变椎间盘细胞分布密度[58]以及胶原含量[29]；然而，临床应用时这些改变的具体情况仍然不明。进一步可通过无创的影像学检查研究椎间盘的情况，发现早期退变，并需要观察长期生长调节治疗后椎间盘的变化。

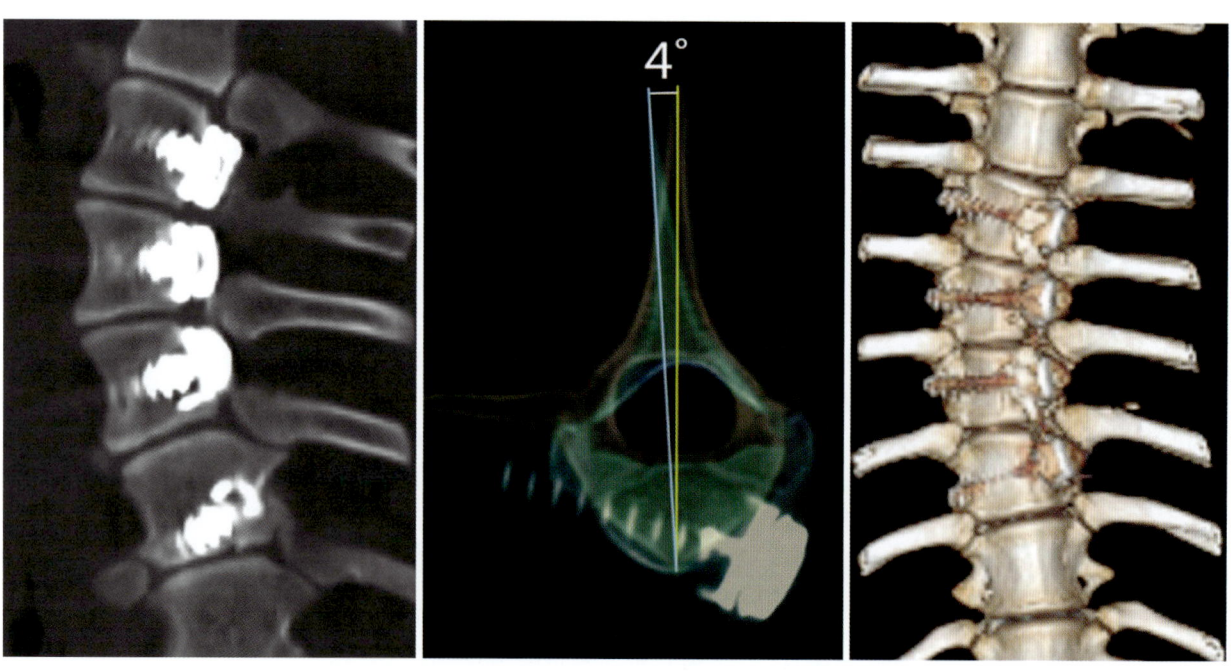

图42.3 小型猪应用椎体拴系进行脊柱生长调节12个月后的CT图像。冠状位重建图像可见椎体楔形变，轴位图像可见椎体旋转畸形，前后位CT三维重建可见脊柱畸形

然在治疗期间保持开放，并且保留了生长潜力。我们需要进一步研究在机械应力环境下生长板的变化，不同物种的生长软骨对机械应力的反应似乎是相似的；因此其研究结果可以适用于人类椎体生长[61]。

42.3 前侧路椎体拴系：临床应用

42.3.1 手术干预指征

儿童脊柱生长调节的适应证和禁忌证正随着临床应用的经验积累而逐步发展。AVBT 的理想患者和适应证仍在进一步的研究之中。目前，骨骼发育未成熟（Risser 征 0~2 级，Sanders 评分小于 4 分或 5 分，月经初潮未来的女性），侧凸为单胸弯、单胸腰弯，或双主弯（Lenke 3 型或 6 型）但主弯度数 40°~65°，可考虑应用 AVBT 治疗。术前侧凸的柔韧性评估也十分重要，近端胸弯是否为结构性弯也是考虑的重点。对于骨骼成熟度或侧凸度数比较极端的情况，应尤为注意，以避免过度矫形、拴系断裂、附加现象或矫形和控制畸形没有效果。对于年龄极小、骨骼发育未成熟（Y 形软骨开放，9 岁以下）的患者，如果侧凸度数较小，则会有过度矫形的风险，如果侧凸度数较大（65°以上），则会出现拴系失败，侧凸进展，需融合手术治疗。冠状面畸形的矫正并不意味着轴向旋转畸形也有较好的矫形效果，对于合并有肋骨畸形的患者需警惕残余畸形的加重。术前肋骨旋转小于 20°的患者似乎更加适合此项技术。最后，虽然胸腰弯或腰弯可选用该技术，但需要充分评估并监测矢状位力线，因为前路固定可能会导致局部后凸。

42.3.2 手术时机

手术时机的选择是拴系技术成功的关键。该治疗需要及时开始以允许脊柱正常生长，从而可调整椎体变直。但如果拴系使用的时间太早，则会有过度矫形

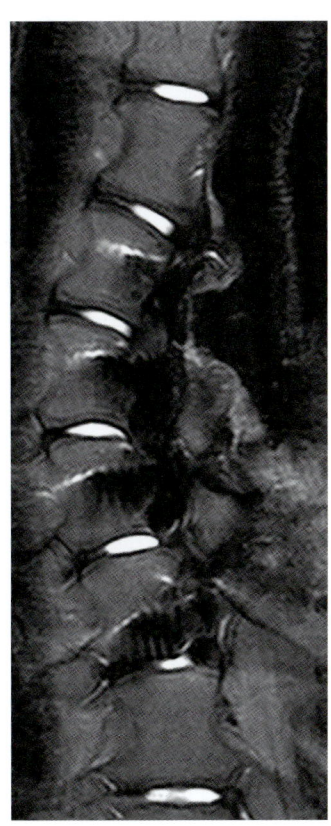

图 42.4 小型猪脊柱应用右侧前方拴系 12 个月后的 MRI T2 像。高亮信号是椎间盘髓核，可见其含水量充足，证明是健康椎间盘，但可见髓核平移至脊柱拴系的一侧（© SD PedsOrtho）

应用椎体拴系进行单侧加压来调节椎体生长和脊柱整体力线的具体机制逐渐被人们了解。对生长板的单侧加压可改变生长板生长。Chay 等发现前路拴系脊柱侧凸模型猪，与非拴系的对侧相比，拴系侧生长区高度降低[59]。其他人的研究也发现，单侧进行椎体加压拴系会降低增生区域高度及细胞数[60]。通过应用三维成像手段观察进行拴系的小牛，Newton 等也发现拴系侧骨骺变薄[55]。在这些研究中，尽管生长板发生了变化，但其仍

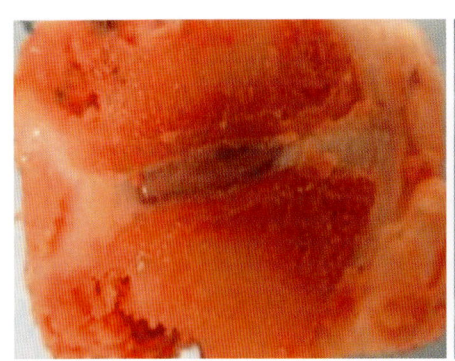 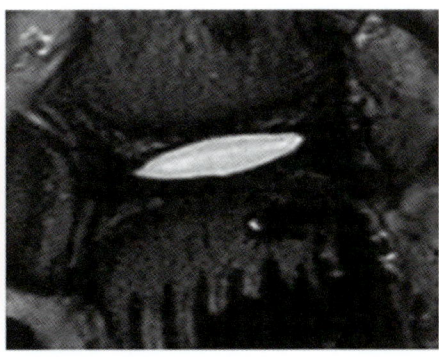 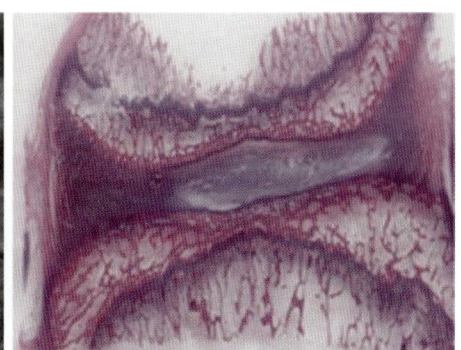

图 42.5 小型猪拴系后脊柱正中冠状位切片。标本可见椎间盘为 Thompson 1 级，MRI T2 像提示髓核形态完整，含水量充足，组织学 HE 染色可见所有结构均完好（© SD PedsOrtho）

的风险。在这一点上，由于下肢不等长的原因[62-63]，没有临床研究告诉我们骨骼发育哪一个阶段是手术的最佳时机，既不会太早也不会太晚。评估患者剩余生长潜能主要是依靠传统的 Greulich 和 Pyle 骨龄法，该方法于 1959 年发表，是应用左手及腕部的 X 线与图谱对比以判断骨龄[64]。在日常临床实践中，常应用髂后上嵴骨化程度的 Risser 征（0~5 级）来判断骨骼成熟度，只有 Risser 征 0 或 1 级的儿童才适合应用生长调节技术并获益。然而当 Risser 征还是 0 级时（髂后上棘尚未开始骨化），可能患者已经过了生长发育速度的高峰。Sanders 等发现开放的 Y 形软骨是脊柱生长发育高峰或高峰前期的信号，与脊柱前柱生长密切相关[65]。Y 形软骨闭合早于 Risser 征的出现，因此是骨骼生长发育开始成熟的预测信号。因此，开放的 Y 形软骨可能是确定脊柱有足够生长潜力的最佳标准，预示着拴系有足够长的时间调节侧凸脊柱生长。Tanner-Whitehouse-Ⅲ尺桡骨短骨（radius-ulna-short，RUS）评分将掌骨及指骨骨龄与侧凸进展相关联，可以体现 Y 形软骨开放时的骨龄；因此可作为生长高峰期更早的预测值[66]。一个评估骨骼生长剩余潜能以及侧凸进展可能性的更实用的方法由 Sanders 等提出，即应用改良 Tanner-Whitehouse-Ⅲ评分[67]。另一个评估 Y 形软骨开放患者骨骼成熟度的方法是 Sauvegrain 法，其将肘关节骨化中心骨化情况与骨骼生长发育高峰相关联[68, 69]。

42.3.3 术中注意事项

20 世纪 90 年代，胸腔镜入路脊柱手术逐渐流行[70]，作为一种安全的前方胸椎间盘切除的方法[71]，可为脊柱畸形矫形提供更好的柔韧度[72-74]。并且可进行前方脊柱融合以避免曲轴现象[75, 76]。前方脊柱内固定技术也可用于矫正主胸弯脊柱侧凸，其术后 5 年随访结果与开放前后路联合手术基本相当[77]。20 年后，随着椎弓根螺钉的广泛应用，其强大的矫形和固定能力大大降低了前方椎间盘切除的必要，因此胸腔镜入路手术的需求也逐渐降低；然而，对于非常严重且僵硬的侧凸或其他适用于前路松解融合手术的患者，仍可应用该技术[78]。随着近年前侧路生长调节技术的出现，胸腔镜入路将重新兴起。

42.3.4 胸腔镜入路：椎体拴系

笔者倾向于应用胸腔镜入路置入椎体拴系（图 42.6）。术者需要基本的胸腔镜操作技术，保证在胸腔内操作的安全性。脊柱外科医生如果有普外科或者胸外科手术操作基础，则会发现在进行该手术时有很大的帮助。胸腔镜脊柱固定操作的具体细节可在其他文献中找到[79, 80]。简而言之，首先需要先进行单肺通气，使凸侧肺部塌陷以建立工作空间。参考传统融合手术的内固定大小，我们在腋后线建立 3 个长度约为 15 mm 的工作通道，可允许侧方螺钉置入。在侧凸顶椎区域腋前线建立一个工作通道，用做胸腔镜观察口（图 42.6a）。纵向切开胸膜，应用超声刀分离凝固肺段静脉。

在每个椎体的中央部分先钻孔，应用测深器测量椎体宽度。椎体钉需要联合应用垫圈以预防螺钉拔出和切割的风险。应用羟基磷灰石表面改性的螺钉，侧方置入脊柱侧凸椎体（从上端椎到下端椎）。螺钉置入的方向平行于上下终板，螺钉尽可能穿过双层皮质以获得更大的把持力。置钉后可应用术中透视确定螺钉方向和长度（图 42.6b）。将高分子拴系绳与螺钉尾端相连，拴系绳与螺钉之间通过锁定结构锁定（图 42.6c）。可在螺钉与螺钉之间的拴系绳上通过外接设备施加张力，以提供矫形所需要的张力，具体力量的大小取决于畸形的严重程度和剩余生长潜力。笔者的经验是将拴系绳与椎体钉相连后，先将拴系绳固定于近端螺钉，然后依次与相邻节段间进行加压并锁定。使椎间盘上下平行（凹侧变薄，凸侧变厚）但并不逆转楔形变，是术中施加合适张力的标准。在整体装置的末端无须施加过大的张力，因为这些节段的畸形已经不严重。然而，现有的手段很难判断实际施加张力的大小。需要注意的是，应避免施加过大的张力，否则会影响椎间盘正常生理状态，并导致过度矫正，尤其是在畸形的远端。

42.3.5 术后照护

术后几日需留置胸管。术后 8~10 周患者可恢复全部正常体育活动。术后 4~6 周需复查脊柱正侧位 X 线片，而后每半年应复查脊柱 X 线片直至骨骼发育成熟。定期随诊是极为重要的，因为该装置调节脊柱生长的能力极强，存在过度矫正的风险。患者及家属需要在手术之前就知道该风险，并且同意进行定期随访。建议医生对此类患者进行系统性追踪随访。

42.3.6 远期干预

如果应用拴系治疗脊柱畸形的过程中出现过度矫形，应立刻停止治疗防止侧凸向反方向发展（图 42.7）。可通过保留内固定剪断拴系绳，松开拴系绳或移除内固定等方式停止治疗。

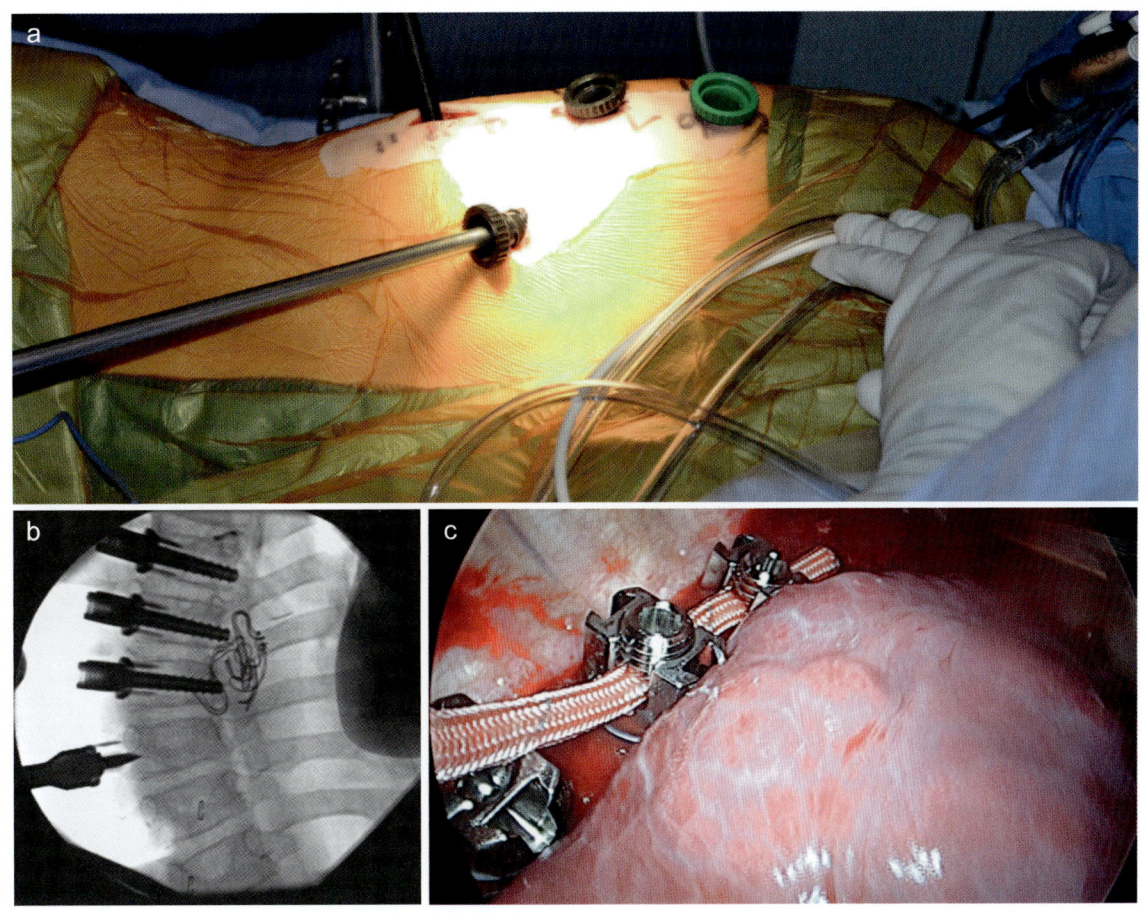

图 42.6 胸腔镜侧方入路。(a) 患者取侧卧位，分别为镜头、肺拉钩以及其他器械建立工作通道。(b) 前侧路置入 3 个椎体螺钉及 1 个椎体骑缝钉，术中透视图像。(c) 通过胸腔镜观察到，将系绳置入螺钉内（画面中右侧为被牵拉的肺）

42.4 前路生长调节：已报道的临床结果（畸形矫形效果和并发症）

在不同的病例报道中，应用 AVBT 调节畸形脊柱的生长，效果并不统一。Newton 等对 17 例骨骼发育尚未成熟的患者进行了平均 2.5 年的随访，发现前两年矫正的矫形效果呈递增趋势，从术前平均 52° 到术后即刻 31°，术后 2 年时降至 24°。最新的随访发现矫形有丢失，平均升至 27°（图 42.8）。他们并没有指出度数的变化是否具有统计学意义[81]。Hoernschemeyer 等报道了 29 例应用 AVBT 治疗的脊柱侧凸患者 2~5 年的随访结果，手术治疗时其骨骼成熟度不尽相同。通过对不同侧凸类型进行亚组分析发现，随着随访时间推移，胸段侧凸可以得到持续的矫正[82]。Samdan 等[83] 报道了 11 例患者的 2 年随访结果，初次手术矫正度数平均从 44° 降至 20°，2 年随访时进一步矫正至 14°；同时报道了 32 例患者 1 年随访的结果，同样提示患者侧凸角度可持续下降[84]。Corbetto 等报道了 20 例患者，术前平均侧凸度数为 59°，术后即刻平均矫正至 27°，2 年随访时平均降至 23°[85]。然而 Newton 等对 23 例骨骼未成熟的患者研究发现，初次术后胸段冠状面侧凸未见明显改善，但病例间差异性较大[86]。Wong 等应用非张力拴系技术进行手术，在他手术的 5 例患者中，治疗效果也并不相同。他所有患者 Risser 征均为 0 级，但只有 2 例 Y 形软骨开放的患者畸形在术后获得了持续矫正[87]。

在文献中报道的并发症和翻修手术越来越多。在 Newton 等报道的 23 例患者中，7 例患者（30%）进行了 9 次翻修手术，其中 3 次为融合手术（图 42.9）。另外有 3 例可能需要进行融合手术的患者还尚未进行手术，因此在该队列中有 26% 的患者可能需要进行融合手术。

翻修手术的情况包括 3 例拴系松动或过度矫正需移除拴系，2 例拴系断裂需更换拴系绳，还有 1 例需要 2 期进行腰椎拴系。总共有 12 例（52%）患者怀疑或被证实出现拴系断裂[86]。在他们病例数更少的队列中，7/17（41%）病例需要在随访过程中进行翻修手术，包括 4 例拴系松动或过度矫正需移除拴系，1 例需要 2 期进行腰椎拴系，1 例拴系断裂需更换拴系绳，以及 1 例需转化为最终融合手术。2 例患者在再次手术中

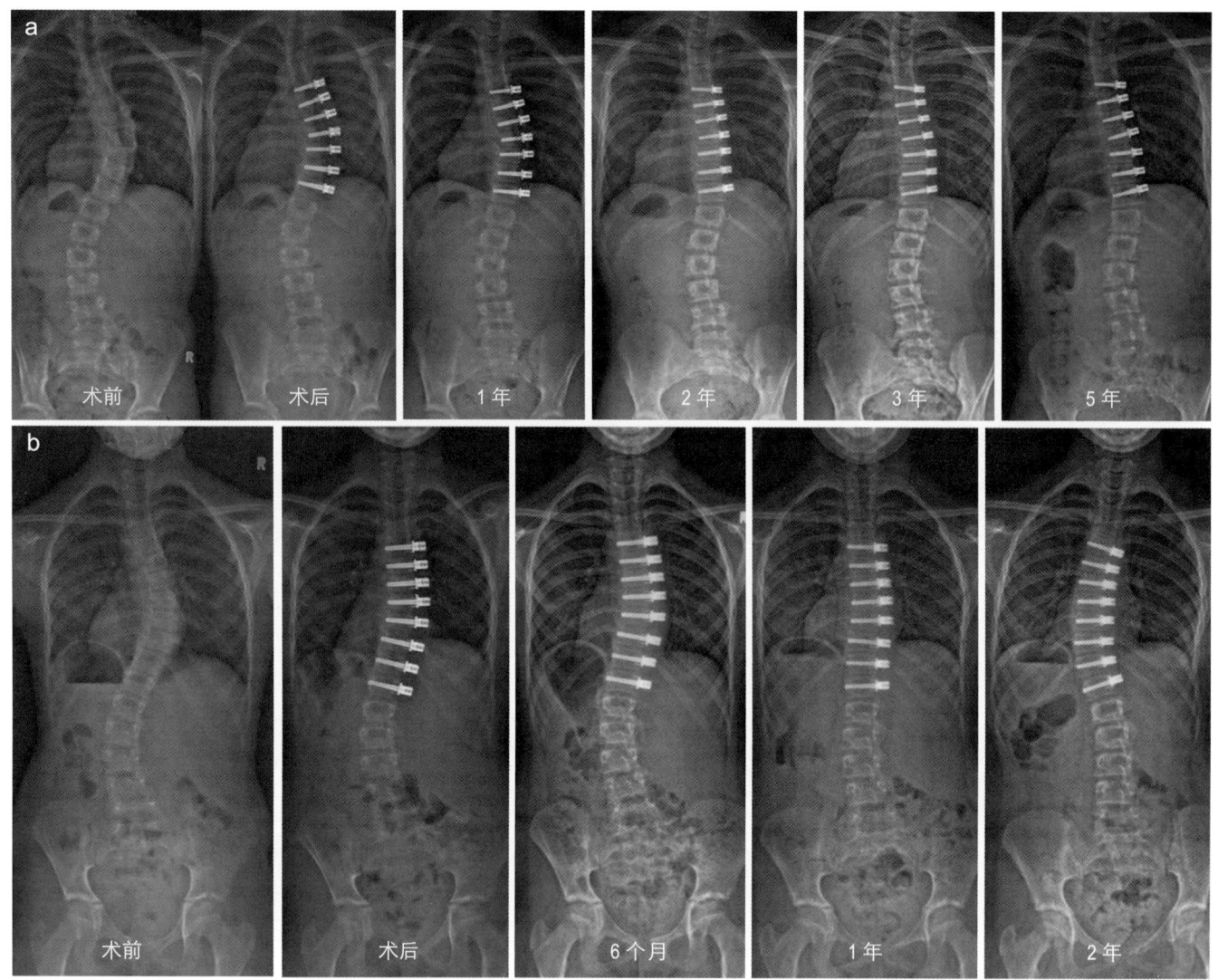

图 42.7 （a）正确应用前外侧拴系治疗 AIS 患者的病例。（b）应用拴系治疗 11 岁 9 个月患者 40° 胸段脊柱侧凸，最终出现过度矫正

确认出现拴系断裂，6 例患者在影像学检查上怀疑出现断裂（47%）[87]。相似的，在 Hoernschemeyer 等 29 例患者的队列中，出现了 14 例（48%）拴系断裂，其中 6 例需要翻修手术（2 例进行融合手术）[82]。不出所料，Samdani 等随访时间较短的研究发现拴系断裂的可能性较低，然而在 2 年随访中仍有 2/11 的病例需要再次手术放松拴系[86]。不同设计的拴系绳是否能降低发生断裂的概率有待进一步观察[87]。

Betz 等[45,46]最初推广并报道了 VBS 技术临床应用的经验。尽管作者们认为 VBS 可被应用于持续进展的脊柱侧凸，但仍有一些作者认为 VBS 控制脊柱侧凸的能力比较有限。Betz 及其同事的研究[88]发现 VBS 在小于 35° 的胸弯有效率为 78%，在小于 35° 的胸腰弯有效率为 87%。其他学者也发现对于小于 35° 侧凸患者中，VBS 具有潜在的矫形能力[89,90]。大多数医生只会选择侧凸小于 35° 的骨骼发育未成熟的患者进行 VBS 治疗，因此对 VBS 的热情十分有限。

42.5 总结

遗憾的是，在治疗年轻患者脊柱畸形的同时，脊柱运动功能和脊柱生长潜力常常会被牺牲。新的治疗方案可以克服现阶段的问题。多个保留脊柱活动和生长潜能的非融合治疗手段正在探究过程中，但对于儿童众多复杂的脊柱畸形来说，一种治疗方案是远远不够的。尽管目前没有长期临床随访数据，但通过柔性拴系进行前路脊柱生长调节，为治疗进展性脊柱侧凸、保留脊柱活动功能，提供了一项令人振奋的治疗选择。通过更好地了解正常和异常脊柱生长，我们希望能创造出更多调节脊柱生长的技术，在不需要脊柱融合的情况下成功矫正儿童及青少年脊柱畸形。

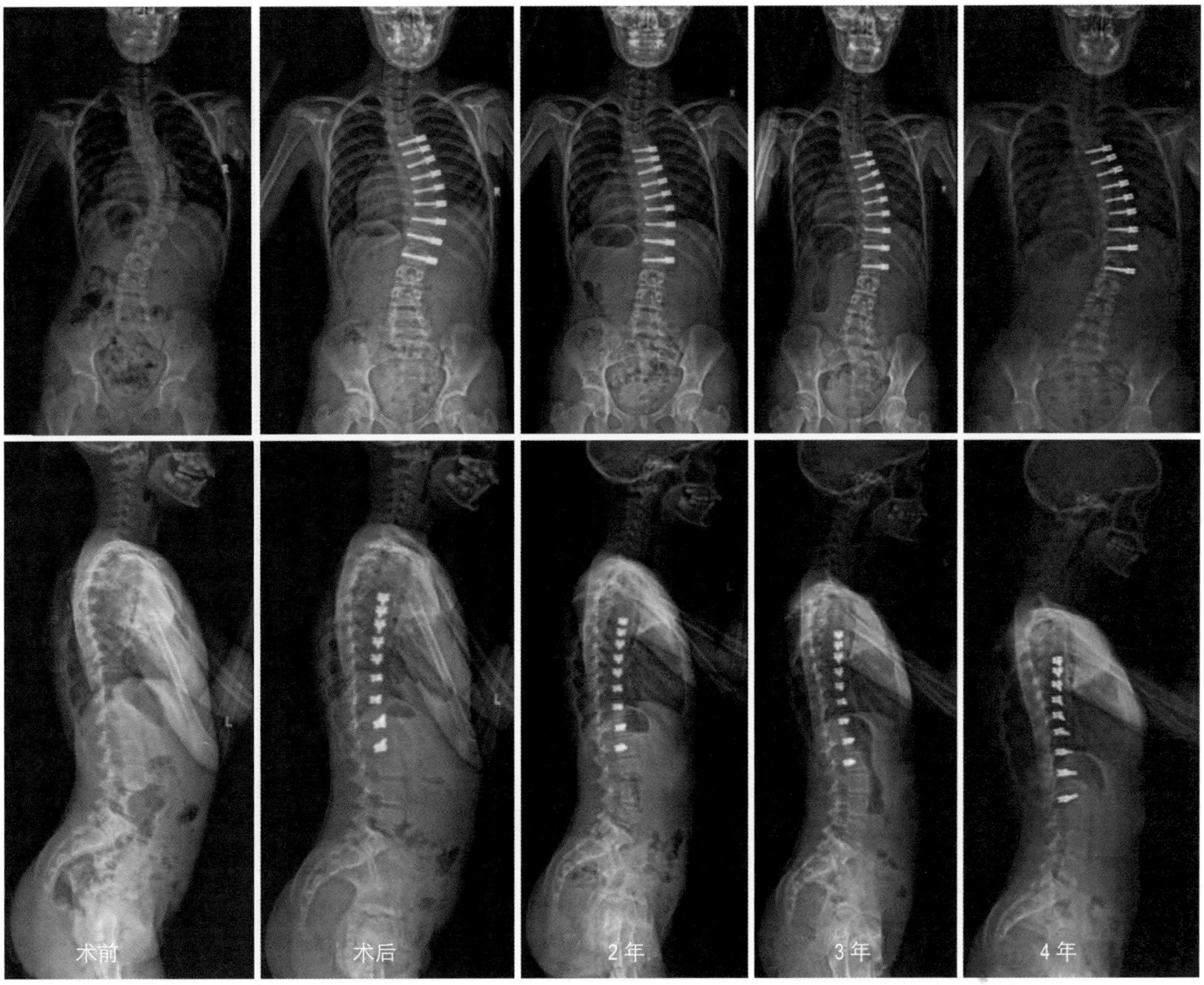

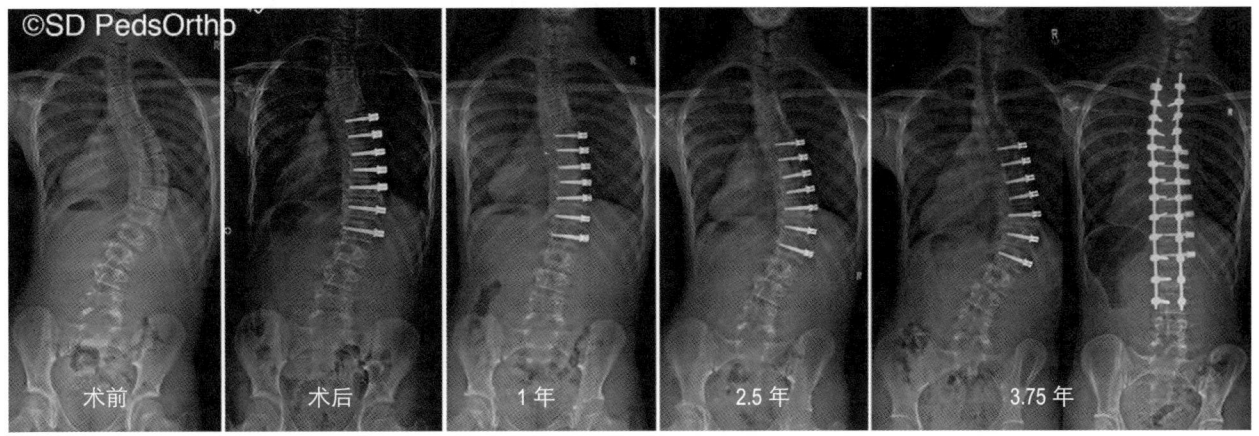

图 42.8　应用 AVBT 治疗 10.5 岁 JIS 女性患者的病例。畸形未进展，但胸段侧凸矫形并不满意

图 42.9　13 岁 AIS 男性患者术后 1 年随访出现轻微过度矫正，而后出现拴系断裂，畸形进展，最终行后路脊柱融合术

（Peter O. Newton, Vidyadhar V. Upasani, Christine L. Farnsworth, Firoz Miyanji 著

王升儒　杜　悠译　迟鹏飞校）

参考文献

扫描书末二维码获取

第43章 顶椎控制技术在严重早发型脊柱侧凸中的应用

本章内容

43.1 引言 442	43.2.4 示例2：MCGR 联合顶椎系带 447
43.2 原理 443	43.2.5 示例3：MCGR 联合顶椎切除/
43.2.1 技术：传统生长棒（TGR）............ 444	横向系带控制 448
43.2.2 技术：磁控生长棒（MCGR）......... 444	43.3 讨论 448
43.2.3 示例1：TGR 444	

要点

- 顶椎节段侵入凸侧胸腔是轴位的主要畸形，可导致外在的胸腔/胸壁功能障碍和胸廓发育不良综合征。
- 基于撑开的内固定装置对于改善轴位畸形的作用有限。
- 凸侧顶椎控制技术允许通过连续的弯棒来纠正脊柱侵入胸腔，而不会影响凹侧的生长。
- 顶椎控制在胸段侧前凸畸形中十分重要，可以改善轴位的畸形和减少肺部后遗症。

43.1 引言

早发型脊柱侧凸（early onset scoliosis，EOS）伴发进展性的胸廓畸形会对心肺功能造成长期的不良影响，包括会增加未经治疗的患者的死亡率[3,6,16]。如果没有神经肌肉系统疾病导致的呼吸肌无力，外在的胸廓及脊柱三维畸形是导致呼吸功能受损的主要因素，这主要是因为轴位畸形的不断进展会导致凸侧胸腔的狭窄、僵硬，同时由于持续生长导致凹侧肋骨不断受压，进而使得凹侧胸腔缺乏扩张能力。轴位畸形，有时候被称为"风吹样"胸廓，由于撑开类型的生长友好型技术是基于端椎的锚定点进行撑开，其生物力学特性决定了此类技术只能部分控制轴位畸形[1,5]，后续的反复撑开过程导致的"曲轴现象"反而可能会进一步加重轴位的畸形[1]（见图43.1 a~e）。如果自发性僵硬[4] 或由于"收益递减法则"[17] 导致的撑开效果受限逐渐明显，治疗轴位畸形唯一可行的方法是截骨矫形、最终融合手术，这适用于缺乏足够胸廓高度的患者或残留畸形较大、可能会导致胸廓功能受限的患者[5,9,11,18]。

既可以控制顶椎畸形，又能同时避免传统生长棒反复撑开的技术已被纳入 EOS 的治疗策略中。生长引导型技术[12,14]（见第41、42、46章）可以通过对顶椎节段施加强大的矫形力量，进而直接控制顶椎畸形。通过未锁定、可滑动的端椎锚定点，允许脊柱生长时沿着内固定棒不断纵向延长。在 Shilla 技术中[12]，脊柱的生长集中在顶椎区域外的未融合节段，随着生长，端椎不断远离顶椎区域，从而实现脊柱的延长（见图43.2 a）。在现代 trolley 技术中[14]，两侧端椎锚定点需进行融合，生长主要发生在未融合、但受引导的顶椎节段（见图43.2 b）。相较于传统生长棒技术，这两种技术具有理论上的优势，即不需要通过定期的反复撑开来维持畸形的矫正，同时允许脊柱的生长/延长。

近期有文献[2,12,13] 报道了 Shilla 技术的局限性，其中包括并发症导致的反复非计划翻修手术，获得的脊柱高度增加、矫形效果均弱于应用 TGR 技术治疗的对照病例。关于现代 trolly 技术的报道十分有限[15]，其翻修率较低，可改善脊柱相关参数，但获得的脊柱长度增加有限，但该技术同样避免了反复撑开操作，获得了预想中对畸形的控制。

通过回顾性研究 TGR 联合顶椎控制的病例，结果

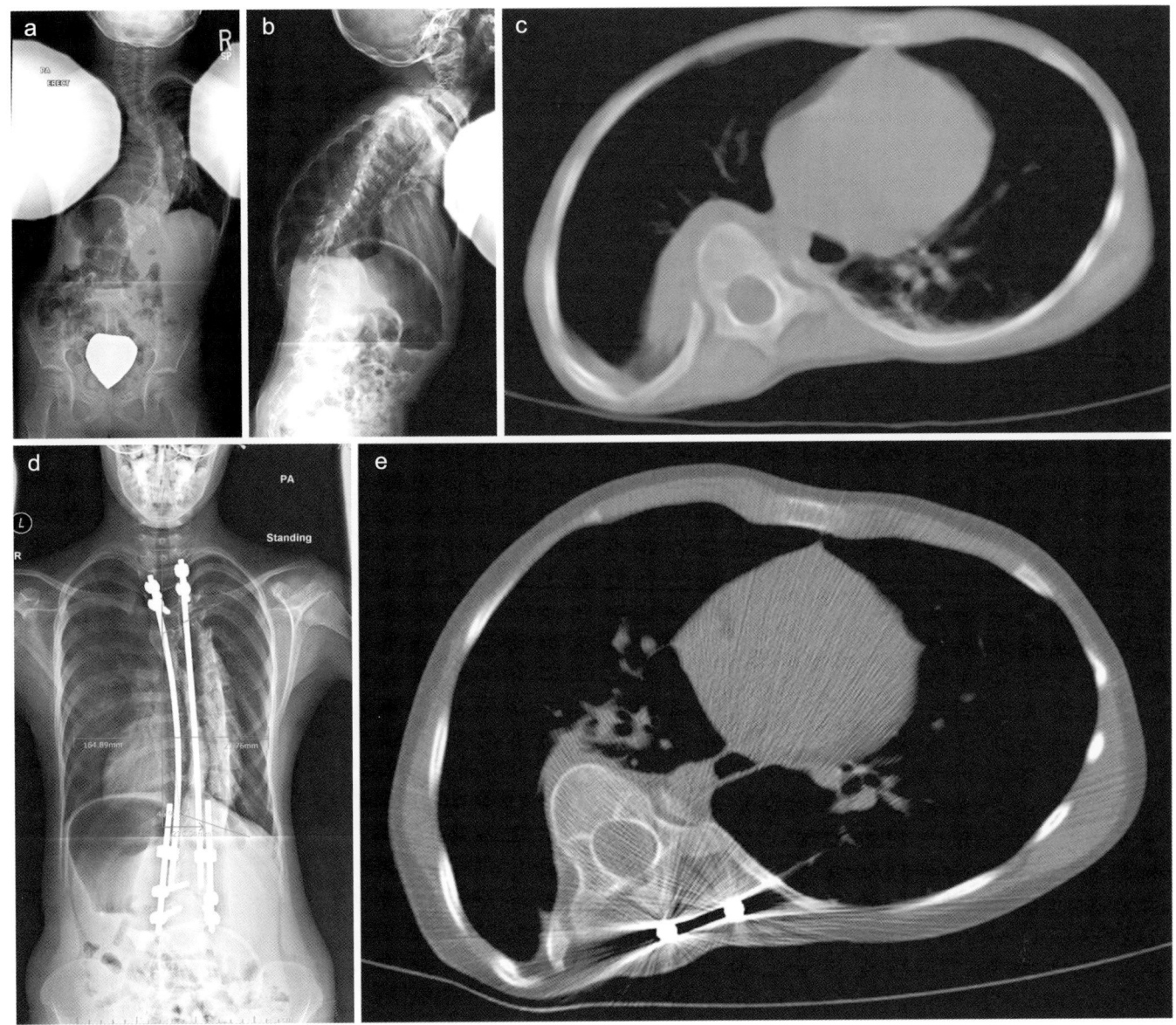

图 43.1 （a）一名 5 岁女性马方综合征患者的正位 X 线片，治疗前侧前凸畸形为 75°，T1-12 长度为 16.5 cm。（b）侧位 X 线片。（c）顶椎节段的胸部 CT，可见明显的脊柱侵入凸侧胸腔，同时由于前凸畸形，导致凹侧胸腔肺脏前 - 后空间变窄。（d）经过 3 年的 TGR 治疗，T1-12 长度显著增加（23.6 cm），侧凸矫正至 46°。（e）经过 3 年撑开治疗后的顶椎节段 CT。尽管获得了显著的脊柱长度增加和侧凸矫形，但脊柱侵入程度、顶椎旋转、腹 - 背侧肺脏空间改善很小

表明这项技术可控制或矫正胸廓畸形，同时获得更多的脊柱长度增加（见图 43.3 a~i）。作为传统生长棒技术的替代品，磁控生长棒技术（MCGR）须针对顶椎区域的治疗进行改进，在利用非手术撑开优势的同时，维持对顶椎畸形的控制（见示例 2 和示例 3）。

43.2 原理

风吹样胸廓的概念最初由 Dubousset 提出[8]，用来描述侧前凸畸形的顶椎侵入凸侧胸腔，将肺组织进一步压缩至脊柱和胸壁之间的最边缘部分，导致原本由于肋骨旋转受损的肺容积再次减少（见图 43.1 c）。在严重畸形的病例中，由于脊柱的移位，将肺脏挤压至凸侧胸壁，使得凸侧肺容积被压缩成狭长的条带样。曾使用"合拢的遮阳伞"或"下垂"来描述低肌张力神经肌肉性患者的肋骨在垂直方向的相对位置，实际上这种描述适用于存在凸侧肋骨畸形的各种类型的 EOS 患者（见图 43.4 a，b）。顶椎区域可同时合并旋转、移位及前凸畸形，导致半侧胸腔的解剖容积减少。如果试图有效改善风吹样畸形，则必须对顶椎区域进行直接控制。例如，在顶椎凸侧应用椎弓根螺钉建

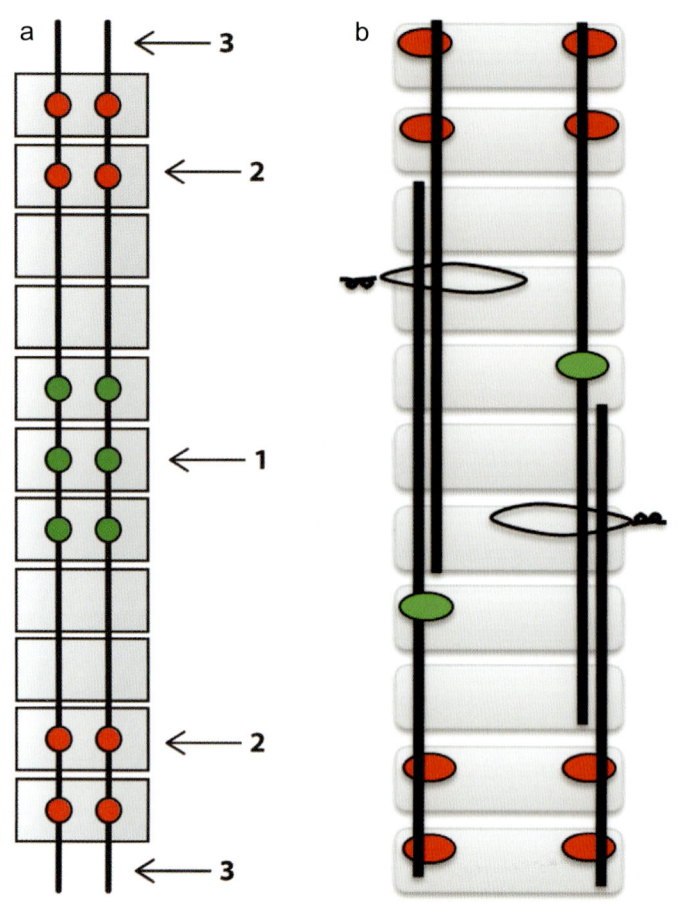

图 43.2 （a）"Shilla"内固定装置。在完成强力的短节段畸形矫形操作后，顶椎锚定点（1）需要与内固定棒锁定。端椎锚定点（2）为"滑动"锚定点，通过螺母进行固定，但未与内固定棒锁定，允许内固定装置范围的未融合节段进行"引导型"生长。必须在端椎以外留出额外长度的内固定棒（3）以允许引导型生长的进行。（b）现代"trolley"内固定装置。端椎（红色）需进行原位融合为内固定棒提供锚定点。通过滑动锚定点（绿色）和椎板下钢丝固定其上方的内固定棒，通过压棒操作矫正顶椎畸形。这类内固定装置允许棒向两侧滑动，从而实现脊柱的纵向生长。（a 由 R.E. McCarthy, MD 供图。b 由 J.A. Ouellet, MD 供图）

立锚定点，理论上不会干扰凹侧的生长，允许进行顶椎的直接去旋转，并将顶椎推向凹侧胸腔（见图 43.5 a，b）。通过只在顶椎节段进行融合，以加强凸侧锚定点的稳定性，然后在后续每次撑开过程中通过原位弯棒技术逐渐纠正顶椎的侧方偏移，这样的话就能实现 EOS 治疗的根本目的：控制畸形（实际上可改善畸形），同时允许或驱动生长。本章节描述的操作将顶椎渐进性矫形同传统生长棒技术最重要的作用——系列撑开延长以及生长引导相关理念进行了结合。

43.2.1 技术：传统生长棒（TGR）

顶椎控制可以通过在凸侧顶椎的 2~3 个节段建立稳定的锚定点来实现，常常选用椎弓根螺钉。在先天性脊柱畸形中，可以通过椎体切除或去松质骨化来实现顶椎的初始矫形，或者通过前路椎间盘切除松解、后路短节段融合来实现。对植入内固定的短节段进行加压，使用标准的内固定棒与头侧或尾侧的端椎锚定点进行连接。之后通过并联连接器（"多米诺"）与另一侧的端椎进行连接（见图 43.3 e）。将顶椎的内固定锁定，以期在初始阶段达到短节段的融合。在进行第一次有计划的撑开时（例如 6 个月后），显露顶椎区域内固定，拧松或去除相应螺母，同时拧松多米诺连接器，通过原位弯棒技术将顶椎进一步向凹侧推移。然后进行生长棒撑开操作，此时连接顶椎的内固定棒可以在顶椎锚定点上滑动。撑开结束后，再次将多米诺连接器锁紧。

43.2.2 技术：磁控生长棒（MCGR）

因其具有通过非手术干预撑开内固定棒的优点，MCGRs 已被广泛应用于生长友好型手术中。但由于其内置磁铁的内固定棒部分直径较大以及撑开机制的原因，顶椎锚定点（螺钉或钩）均无法与这部分内固定棒直接相连。加之该部分内固定棒常常跨越侧凸顶点，即使有坚固的锚定点锁定方式，也可能会损伤其撑开机制，并阻止磁力引导的内固定棒延长。在这种情况下，顶椎区域与 MCGR 增粗部分之间的连接可通过以下方式实现：①使用椎板下系带直接将顶椎与 MCGRs 两根棒中的一根进行连接（通常选择凸侧内固定棒）（见图 43.6 a~c）；②先使用传统短节段内固定棒连接顶椎的螺钉或钩，再使用椎板下系带将顶椎内固定与 MCGRs 进行连接（见图 43.7 a~d）。

43.2.3 示例 1：TGR（见图 43.3 a~i）

一名 6 岁患有矮小综合征的男性患者，曾行支具治疗，侧凸逐渐进展至 78°（见图 43.3a~c）。T1-12 长度为 14.5 cm（显著低于 3 个标准差长度）[7]。轴位的胸部 CT 显示脊柱明显侵入胸腔[10]（见图 43.3 d）。他接受了前路顶椎松解、T8-10 椎间盘切除、后路生长棒置入术，于 T9-10 凸侧置入单向椎弓根螺钉作为顶椎锚定点（见图 43.3d, e），术后即刻侧凸矫正至 41°。在 4 年随访中患者进行了 6 次撑开手术，通过原位弯棒技术逐渐将顶椎向凹侧推移，此过程中一个锚定点进行了翻修。当患者 10 岁时，侧凸矫正至 27°，T1-12 长度

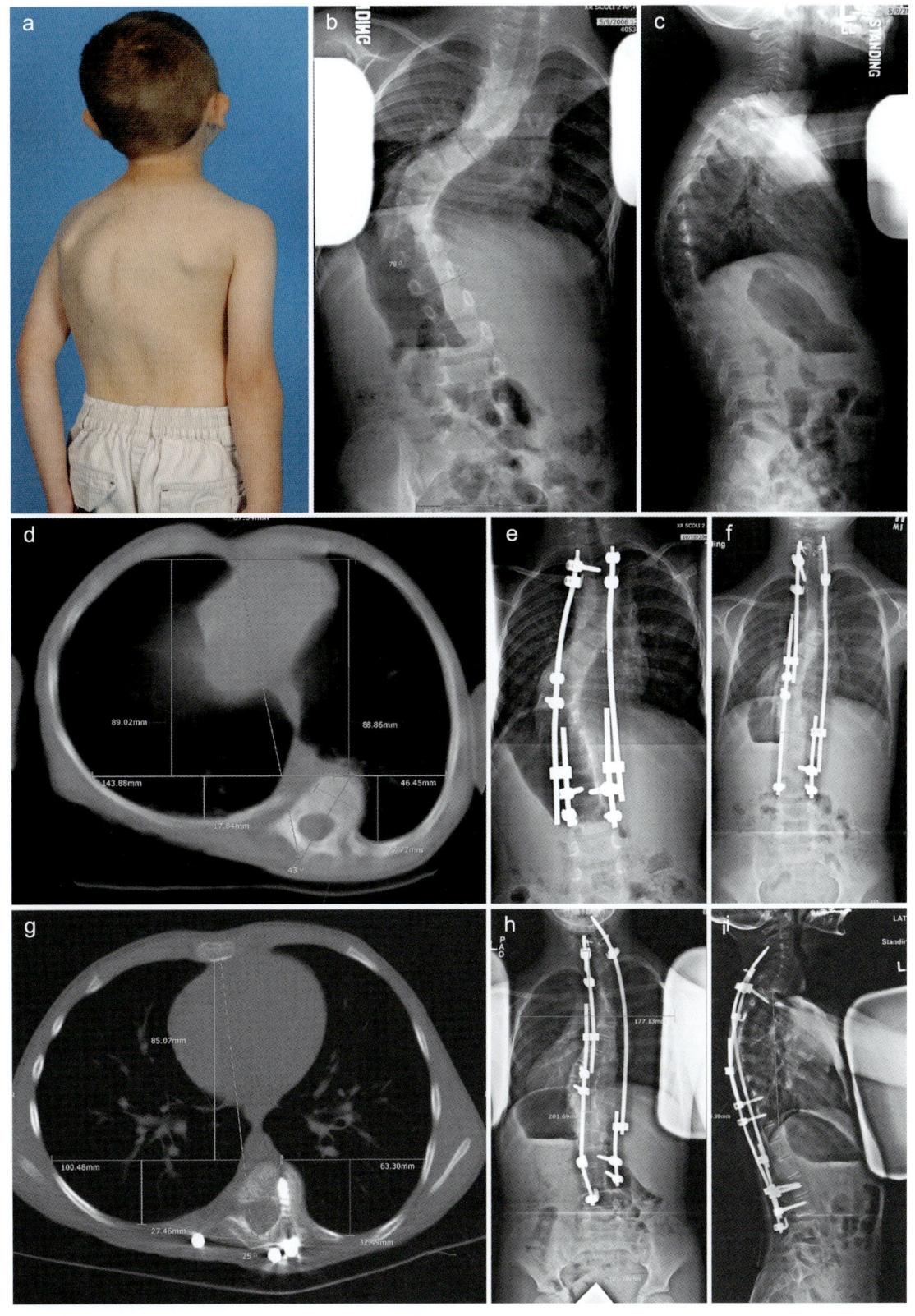

图 43.3 （a）患者 6 岁时的临床外观照片。（b）患者 6 岁时的正位 X 线片，侧凸为 78°，T1-12 长度为 14.5 cm（低于第 3 百分位）。（c）患者 6 岁时的侧位 X 线片。（d）轴位 CT 提示脊柱侵入凸侧胸腔。凸侧 / 凹侧比值为 0.32（46.5/143.9=0.32，正常为 1）。凹侧前 / 后比值为 5（89/17.7=5，正常在 T10 节段为 2.5）。轴位旋转为 43°。（e）TGR 联合顶椎控制术后即刻 X 线片。侧凸矫正至 41°。（f）经过 4 年的系列撑开手术和一次翻修手术，此时患者已经 10 岁，侧凸角度为 27°，T1-12 长度为 17.5 cm（仍低于平均值之下 3 倍标准差）。（g）凸侧胸腔侵入程度得到改善。顶椎侵入程度部分改善至 0.63（63.3/100.5=0.63）。矢状位凹侧侵入程度为 3.1（81.1/27.5=3.1）。轴位旋转改善至 25°。（h）最近随访时患者年龄为 13 岁 6 个月。侧凸畸形维持在 27°，T1-12 长度为 20.1 cm（仍低于平均值之下 3 倍标准差）。（i）重建胸段后凸，矢状面平衡良好

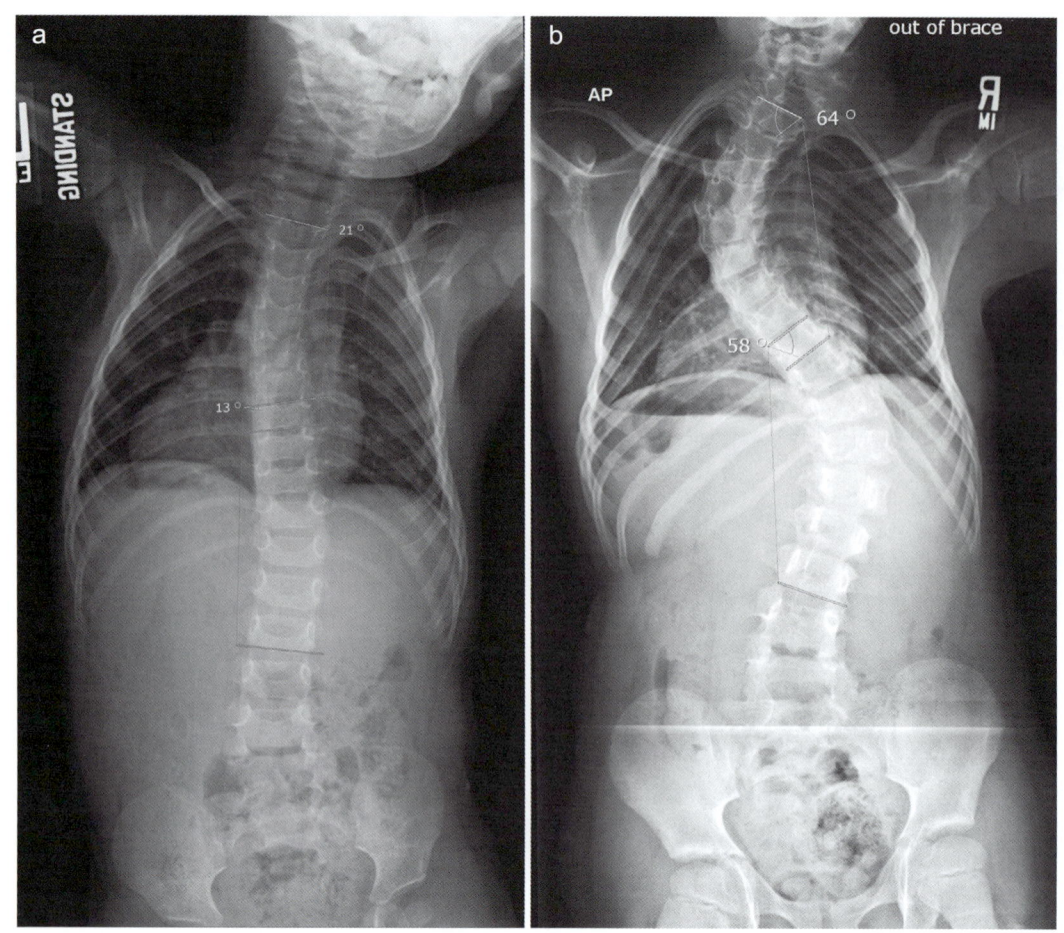

图 43.4 （a）一名 20 月龄大的男性综合征性、伴有肌张力减低的脊柱侧凸患者，其第一次站立位 X 线片。肋骨形态未见明显异常。（b）患者 7 岁时，脊柱畸形不断进展，在左上胸腔、右下胸腔部分可见明显的胸壁变窄，肋骨下垂（类似"合拢的遮阳伞"），这可能是石膏、支具治疗或疾病自然发展的结果

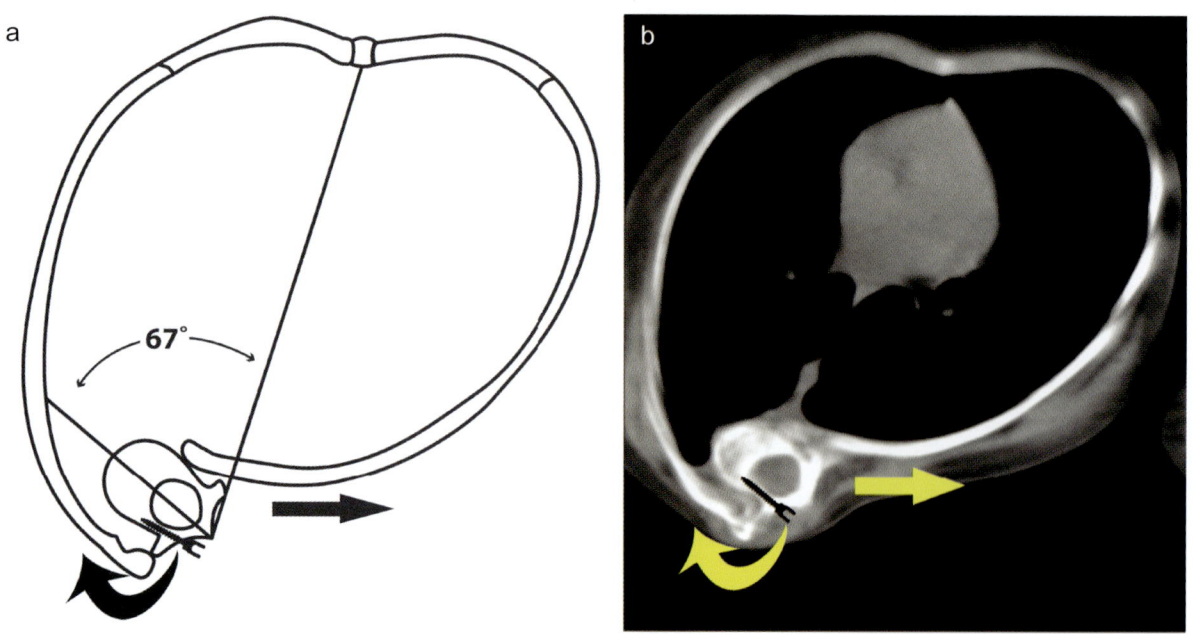

图 43.5 （a，b）通过应用凸侧顶椎椎弓根锚定点可以实现对顶椎的直接去旋转和推移。在后续定期的撑开过程中可以通过原位弯棒技术实施进一步的矫形

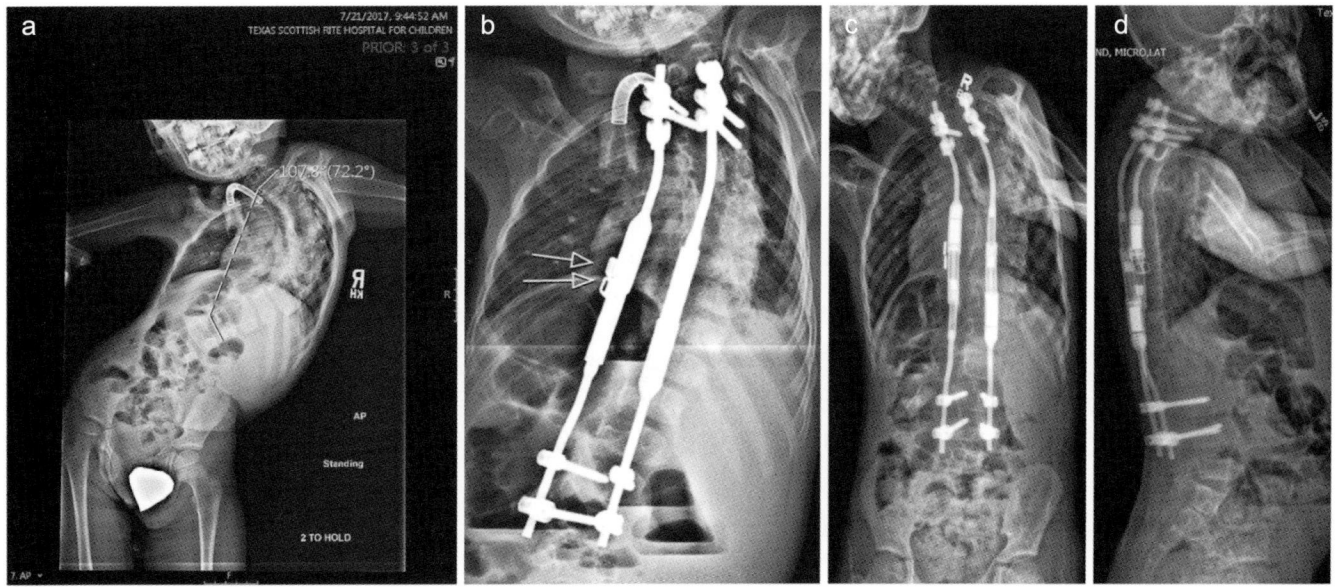

图 43.6 （a）一名 6 岁男孩患有进展性综合征性脊柱侧凸，可见胸段脊柱明显侵入胸腔。（b）患者采用 MCGRs 进行治疗，使用两条椎板下系带（箭头）将顶椎节段与凹侧（左侧）棒相连接，并进行有力地推移。（c，d）经过 2 年的门诊撑开治疗，尽管仍存在头部失代偿，患者的躯干平衡、矢状位平衡得到改善，顶椎区域肺容积较前增加

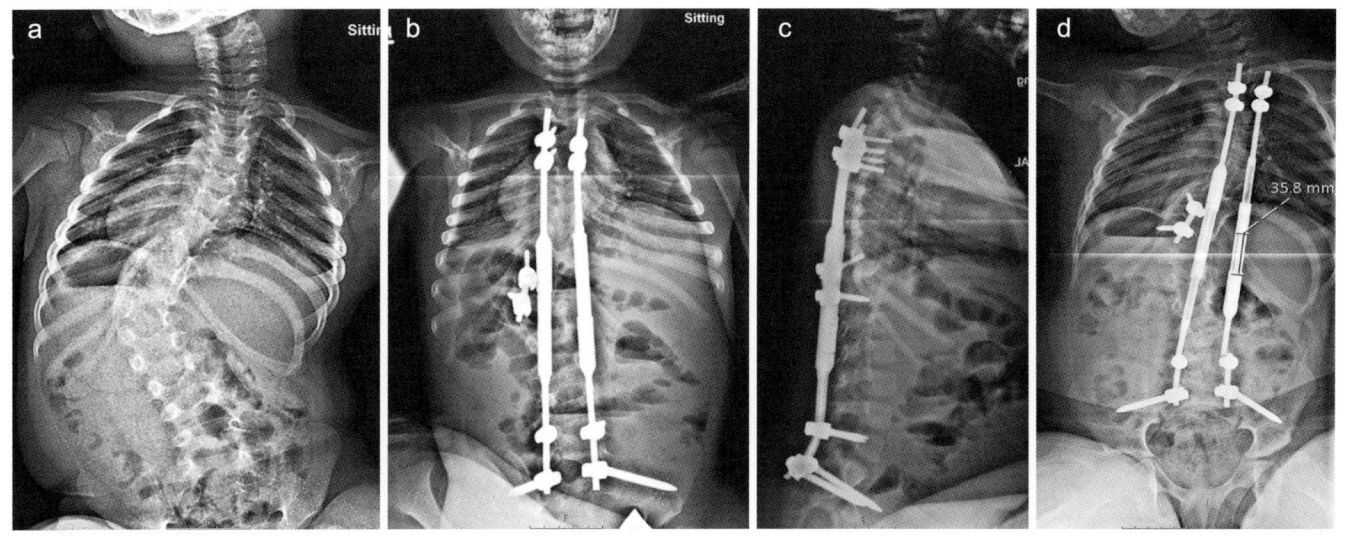

图 43.7 （a）先天性脊柱侧凸患者的初始正位 X 线片（半椎体畸形合并 T9-12 未分节的骨桥）。（b）T10 半椎体切除后，在凸侧使用短棒固定 2 个节段，加压闭合截骨间隙。使用系带将内固定装置与凸侧磁控生长棒相连接并进行推移。（c）完成半椎体切除、并将顶椎内固定装置拴系至凸侧磁控生长棒后的侧位 X 线片。（d）经过 3 年随访，MCGRs 撑开了 35 mm。由于顶椎上方锚定点螺钉移位，需进行翻修手术。顶椎偏移的矫正得到了维持

增加至 17.5 cm（仍低于平均值之下 3 倍标准差，见图 43.3 f）。顶椎区域的脊柱侵入程度、矢状位凸侧胸廓比值、轴位旋转程度[10]均有显著好转（见图 43.3g）。该患者后续又进行了两次撑开，在最近一次随访时（患者 13 岁），患者的矫形效果维持良好，T1-12 长度达到了 20.1 cm，认为可以与其自身的矮小综合征相匹配（见图 43.3 h，i）。目前该患者每年进行随访观察。

43.2.4 示例 2：MCGR 联合顶椎系带（见图 43.6 a~d）

一名 2 岁的诊断不明的男性患者，怀疑关节挛缩症可能，起病时表现为僵硬的胸段侧凸。患者 6 岁时，畸形进展至 108°，由于存在持续的气道梗阻和低氧血症进行了气管切开（见图 43.6 a）。患者在 3 个月的头颅 - 重力牵引后接受了后路磁控双生长棒置入术，术

中进行了广泛的顶椎区域松解，并使用两条椎板下系带将顶椎与凹侧棒相连接（见图 43.6 b），以尽可能纠正顶椎偏移。经过 2 年的撑开治疗（见图 43.6 c，d），患者的躯干平衡和呼吸功能明显改善，尽管近期随访中发现患者存在持续的头部失代偿。

43.2.5 示例 3：MCGR 联合顶椎切除／横向系带控制（见图 43.7a~d）

一名 3 岁男性先天性脊柱侧凸患者，伴有痉挛性四肢瘫痪，接受了后路 T10 半椎体切除，通过 2 个节段的短棒固定融合维持矫形，同时置入了 T3-骨盆的双侧 MCGR（见图 43.7 b，c）。使用两条固定在顶椎螺钉根部的系带，维持中等程度的张力（过大的张力会增加 T9 和 T11 螺钉拔出的风险），将顶椎内固定结构整体与凸侧磁控生长棒相连接。患者之后进行了 3 年的撑开治疗，直到顶椎区域近端锚定点螺钉拔出需进行翻修手术（见图 43.7 d）。

43.3 讨论

在总共 41 名接受传统生长棒手术治疗的 EOS 患者中，有 10 名患者因为风吹样畸形程度严重使用了顶椎控制技术，这些患者或已转为接受 MCGR 治疗或已经结束撑开治疗。该技术的常见适应证包括患者≤5 岁，存在较大的侧凸弧度（平均 86°，范围：57°~109°），T1-12 长度较短（范围：8.5~14.4 cm），伴有严重的轴位畸形（见图 43.3d 和图 43.5）。在随访超过 5 年的 3 名患者中，顶椎风吹样畸形的矫正效果（旋转、凸侧侵入程度）显著，同时重塑了双侧胸腔的对称性（见图 43.3）。2 名患者的顶椎控制效果不佳，一名成骨不全症患者出现顶椎锚定点失败，一名 Larsen 综合征患者出现自发性强直，均在早期放弃该技术（开始后 2 年内）。此外，该技术可有效改善脊柱侵入程度（见图 43.3 d~g）和胸廓相关参数。通过 CT 或 MRI 计算得出的胸廓容积增加≥50%[10]。通过这一组单中心小样本病例，我们可以从影像学研究中发现清晰的证据，在这些严重畸形的病例中，控制或矫正顶椎区域畸形的手段应该作为 EOS 治疗策略中一个有价值的补充。

（Charles E. Johnston 著　杨　阳译　迟鹏飞校）

参考文献

扫描书末二维码获取

第 44 章　磁控生长棒（MCGRs）技术

本章内容

44.1 起源 449	44.6.1 棒的准备及弯棒 453
44.2 设计变迁 450	44.6.2 棒的测试 453
44.3 临床和经济获益 450	44.6.3 棒的方向 453
44.4 并发症 451	44.6.4 棒的植入 453
44.4.1 新器械：旧问题？ 451	44.7 撑开治疗 454
44.4.2 新器械：新问题？ 452	44.7.1 撑开的方法 454
44.5 MCGR 适应证 452	44.7.2 撑开的频率 455
44.5.1 绝对禁忌证 452	44.7.3 撑开失败的原因及操作流程 ... 456
44.5.2 相对禁忌证 452	44.8 总结 456
44.6 手术技术 452	

要点

- 对于需要进行多次手术的 EOS 患者，出现并发症的风险高。
- 磁控生长棒（MCGRs）的适应证和手术技术基本与传统生长棒（TGRs）类似，但需注意不同的细节。
- 需要重点考虑的因素包括：适度弯棒、螺线管的位置和内固定棒的方向。
- MCGRs 技术中计划性手术次数减少，但和 TGR 技术一样，也存在非计划再次手术。
- 最佳的撑开治疗间隔尚不清楚，目前正在研究中。
- 对于某些版本的器械，如果并发症增加，可能必须审查既往的经济可行性。
- 应该把改善肺功能和生活质量作为主要目标。
- 这项新技术似乎有助于改善这些儿童的生活质量，但还需要更多的研究和发展来制定有意义的实践指南。

早发型脊柱侧凸（EOS）手术治疗的历史为磁控生长棒（magnetically controlled growing rods，MCGRs）的出现提供了框架，其彻底改变了 EOS 的手术治疗。尽管该技术工作良好时可产生显著收益，但其仍在全球范围内引起了激烈的争论。一方面，许多人对该装置进行了公开的质疑和挑战。另一方面，它也得到了很多尊重其特性及益处的学者们的坚定支持。MCGRs 既被认为是 EOS 的"灵丹妙药"，也被认为是"苦难根源"，但有一点可以确定的是：它真正改变了游戏的规则。

44.1 起源

2007 年，MCGR 的研发工作在美国启动，2009 年 11 月在中国香港和英国同时首次使用，5 年之后，在 2014 年获得了英国国家卫生与临床优化研究所（NICE）的认证[1]。同年，该产品获得了美国食品药品监督管理局（FDA）的 510（k）批准。在原始批准文件中，MCGR 被描述为脊柱支具和撑开系统植入物，其概念具有创新性。在此后 10 年间该技术快速发展，谷歌学术搜索显示，从 2009 年到 2020 年（至 2020 年 3 月）MCGR 在 EOS 领域有 2640 篇文献发表。目前，英国已植入超过 1000 根磁控生长棒，全球共植入约 10000 根（个人通信，2020 年）。

MCGR 旨在通过尽量减少为控制脊柱畸形而进行的全身麻醉撑开手术次数，同时充分利用生长潜能，以减轻 EOS 患儿反复手术的负担。虽然已在大部分病例中达到了该目的，但也有一些病例的结果低于预期。其失败的原因包括早期设计的缺陷及后续设计变更后患者适应证选择不当等。目前的研究正试图解决这些问题，并寻找尽量减少并发症的方法。同时，学者们也普遍认识到采用该器械治疗的患者病因非常复杂，往往伴有很多合并症，其临床结局复杂多变、难以预测。

44.2 设计变迁

MCGR 系统由 2 个无菌钛棒组成，包括标准设计和偏心距设计 2 个版本。根据医生的偏好，每种棒可用作一根或一对不同或类似的组合。在两种设计中，体重小于 27 kg 的儿童可选择直径为 4.5 mm 的棒，体重小于 36 kg 的儿童可选择直径为 5.0/5.5 mm 的棒，体重较重的儿童可选择直径为 6.0/6.5 mm 的棒。MCGR 植入后，可以通过定位棒在体外确定体内磁体或螺线管的位置，再使用体外遥控器（external remote controller，ERC）作用于内固定棒，从而实现撑开延长。标准设计版的内固定棒是向头侧方向进行撑开，偏心距设计版的内固定棒则是向尾侧方向进行撑开（图 44.1）。

自 2009 年首次使用以来，在 2015 年 3 月之前已经对第一代和第二代 MCGR 进行了 7 次设计改进（1.0、1.1、1.2）。2017 年，第三代 MCGR 以 1.3、2.0 版开始流通，目前最新的版本是 X 代模型。人们已开始关注 MCGR 引发的技术问题，包括机械故障和磨损碎屑（金属沉着）造成的组织染色。目前尚无证据表明这些金属离子存在毒性风险，人们也在持续进行相关研究和讨论[2]。

这导致监管机构多次发布市场安全通告（Field Safety Notices，FSN）。由于焊接导致内固定棒的螺线管部分易发生断裂，监管机构于 2014 年发布了第一份通告。第二份通告是在 2019 年，原因是 5% 的植入 2015 年之前版本内固定棒的患者发生了螺线管锁定针的断裂。最近的一份通告则是在 2020 年，螺线管螺母分离的问题发生在 0.5% 接受 X 代内固定棒植入的患者中[3]。与之相反，来自 Newcastle 的研究团队报道称 2015 年后生产的器械中，锁定针的断裂率为 21%，他们研究的缺陷是缺乏临床数据来解释这些发现[4]。所有这些技术故障均与磨屑的产生和组织变色相关，目前建议进行更严格的上市后监督以早期识别病例。在撰写本章时，MCGR 在英国和爱尔兰共和国的使用要基于每例患者的病情，直至完成对其技术故障的审查。在美国，仅对 X 代产品的问题进行了测试和处理。根据生产厂家的说明，产品于 2021 年再次上市。

44.3 临床和经济获益

大部分 MCGR 的早期报道都支持该器械的临床获益。直到今天，MCGR 仍然是在过去 10 年中唯——个彻底改变了儿童脊柱外科实践的器械。2012 年，Akbarnia 等报道了一种新型磁性脊柱器械的动物实验研究结果以评估其安全性和有效性[5]。结果表明在模型动物猪中，MCGR 可以通过遥控撑开提供 80% 的预

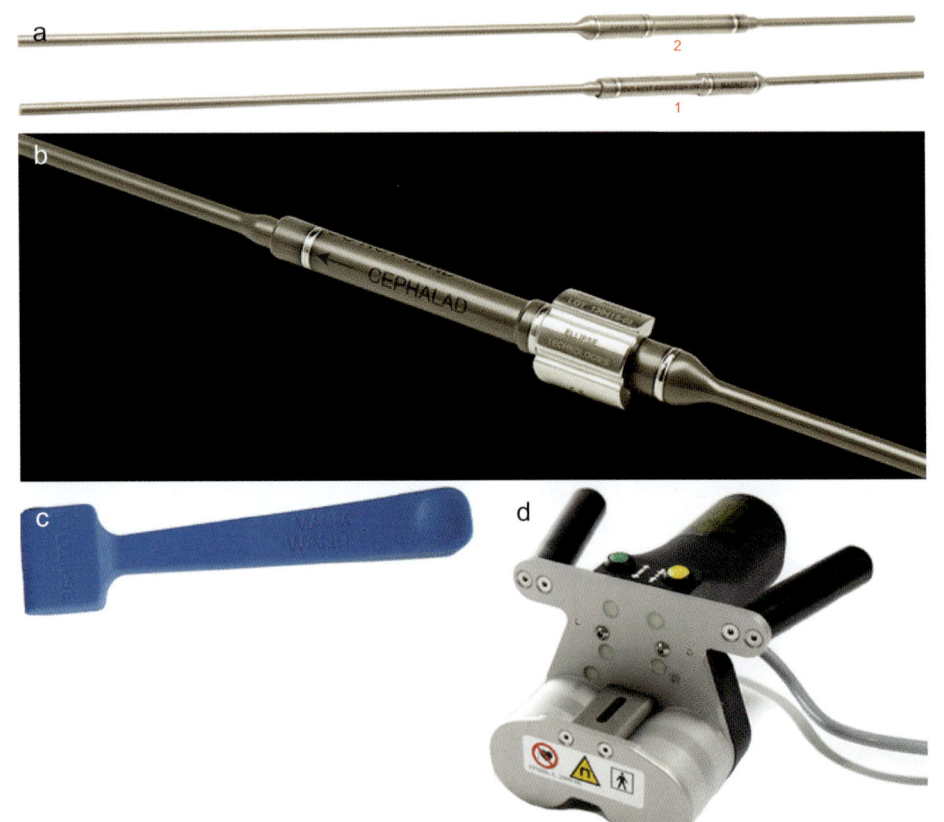

图 44.1　MAGEC 系统：（a）MAGEC 棒（1），标准棒（2）偏心距棒；（b）MAGEC 手动撑开器（MMD）；（c）MAGEC 磁体定位器（MML）；（d）体外遥控器（ERC model 2）(Courtesy of Behrooz A. Akbarnia, MD)

测脊柱高度，未发生 MCGR 相关的并发症。Cheung 等（2012 年）在一项临床研究中报道了 5 例患者的 24 个月随访结果[6]。在评估了 MCGR 的有效性和安全性后，他们认为该手术可安全有效地用于门诊环境，最大限度地减少手术瘢痕和心理压力，改善生活质量，并且比传统生长棒手术更具成本效益。该研究中术前主弯角度为 67°，术后 24 个月时为 29°。作者进一步评估了平均预测值与实际撑开值之间的关系，结果显示存在良好的相关性。研究期间未观察到 MCGR 相关的并发症。上述团队最近报道了该研究 5 名患者中 1 位患者的最长随访结果，这位患者接受了全球首例 MCGR 手术。研究结论提示 MCGR 相关的各种并发症与棒的设计和手术经验不足有关。由于可能会导致螺柱断裂和"棒弯曲征"，在撑开过程中不建议反复停转。转子失速和螺纹磨损（表明棒失效）的问题仍有待解决[7]。在另一项研究中，Akbarnia 等报道了 14 例 MCGR 患者的结果，平均随访 10 个月（范围：6~18 个月）[8]。在最近一次随访时，主弯矫形率平均为 48%，单棒和双棒治疗患者的脊柱高度平均分别增加 9 mm 和 20 mm。并发症包括浅表手术部位感染（SSI）和内固定凸起。全部患者共进行了 68 次非侵入性撑开治疗，其中在 14 次撑开中发现存在部分丢失。2013 年，Danawi 等回顾分析了 2 年内 34 名儿童的治疗效果，平均随访时间为 15 个月[9]。平均术前主弯角度为 69°，术后矫正到 47°。在研究期间，T1 至 S1 的平均距离从 304 mm 改善至 348 mm。并发症包括浅表感染[2]、撑开丢失[2]、钩脱出[1]和棒断裂[2]。作者认为 MCGR 治疗进展性 EOS 安全有效，同时避免了反复的手术撑开。至于其他积极改善的方面，Wai Weng Yoon 等发现 6 例 EOS 患者术后肺功能得到改善[10]。他们同样报道了畸形改善效果显著。Thompson 等观察了 19 名接受 MCGR 治疗的儿童的早期影像学结果[11]。19 例患者中有 8 例患者由传统生长棒（TGRs）转换而来。末次随访时平均侧凸角度由 62° 改善至 42°。T1-S1 距离从术前的平均 288 mm 改善至术后的 331 mm。3 例患者因近端锚定点内固定移位需要进行翻修手术。未见 MCGR 特异性并发症。作者由此认为 MCGR 在初次和翻修病例中均可提供稳定的脊柱畸形矫正。他们还表达了与既往研究相似的观点，即 MCGR 具有减少手术次数的优势。2016 年，Hosseini 等报道了 23 例患者的 2 年随访结果[12]，对初次和转换病例均进行了评价。作者发现在初次手术病例中获得了令人满意的畸形控制和脊柱生长，但在翻修组中发现 2 年后 T1-S1 生长丢失，结果并无统计学意义。

2015 年初，Rolton 等报道了里程碑式的 MCGR 经济学分析。结果显示 MCGR 的初次置入手术成本比 TGR 高 12 913 英镑[13]。但患者后续每撑开一次就可显著节约花费，当患者预期的治疗周期超过 5 年时，平均每名患者可节省花费超过 8000 英镑。作为英国国家卫生与临床优化研究所（NICE）医疗技术评价项目的一部分，另一项研究对 MCGR 的临床和成本证据进行了评估[14]。采用荟萃分析将临床证据结果与一项传统生长棒研究的临床证据结果进行比较，结果显示两种器械的有效性相同。使用成本建模方法分析超过 6 年的治疗花费，结果显示与 TGR 相比，使用 MCGR 的患者每人可节省 12 077 英镑。基于上述证据的支持，使 MCGR 得到了 NICE 的积极推荐[1]。在北美的另一篇标志性论文中，Polly 等在 2016 年分析了综合美国医疗保健系统的观点。在 6 年 1000 例患者的模拟情况下，与 TGR 相比，使用 MCGR 可使深部手术部位感染减少 270 例，翻修手术减少 197 例[15]。他们的结论是，通过避免 TGR 带来的反复撑开手术，可以在 6 年内达到成本平衡。Charroin 等也报道了类似的关于 MCGR 的成本节约[16]。目前的问题是，鉴于该器械特定代次产品的近期并发症发生率，这些分析是否仍然具有相关性？

44.4 并发症

44.4.1 新器械：旧问题？

截至 2016 年，大多数关于 MCGR 的报道均提示前景广阔，这在欧洲直接导致 EOS 的手术治疗发生了显著变化。在北美，MCGR 作为一种可行的治疗方案也越来越受欢迎。涉及该器械的第一个问题始于 2017 年，出现了关于非计划返回手术室（unplanned returns to the operating room，UPROR）的报道。Kwan 等对 2009 年至 2012 年间植入 MCGR 的 30 例随访 2 年以上的患者进行了回顾性分析[17]。他们发现 UPROR 发生率为 46.7%，此外还发现撑开治疗越频繁，再次手术率越高（1 周 ~2 个月 vs. 3~6 个月间隔）。Teoh 等之前发表了一项包括 5 名患者的病例系列研究，对 7 根取出的棒进行了回收、分析[18]，发现 7 根棒中有 6 根棒与组织金属沉着有关，4 根棒出现活塞化，2 根棒发生断裂。该研究的缺点是这些棒在拆卸前均未进行功能试验，且缺乏患者的临床数据。这些最初的迹象表明 MCGR 相关的并发症发生率可能没有以前认为的那么低。我们逐渐看到那些与 TGR 相关的熟悉的问题，之前我们曾认为这些问题已经消除。Inaparthy 等分析了 21 例平均年龄为 5.3 岁的患者[19]，平均随访时间为 32.5 个月。在最终随访时，有 6 例患者（28.6%）出现近端交界性后凸（PJK）。这6例患者均患有综合征性脊柱侧凸，且其中一半由TGR转换为MCGR。尽管近1/3的病例出现PJK，作者仍然认为这些结果优于TGR中报道的比例。Teoh等在其包含8例患者的较小病例系列中，发现1例患者出现了PJK[18]。Ridderbusch等报道了24例病例，平均随访21个月[20]，其中1例患者出现撑开丢失，3例患者出现PJK，1例患者出现螺钉拔出需要进行翻修手术。很明显，熟悉的问题再次出现，同时人们也认识到MCGR的撑开机制可能不如最初设想的那么精确。Rolton等在21例患者中比较了预期撑开值（intended distraction，ID）与实际撑开值（true distraction，TD），这些患者的最长随访时间为37个月[21]。实际撑开与预期撑开的比值（true to intended distraction，TI）显示，ERC上记录的每次撑开实际上只撑开了预期的33%。该研究团队进一步报道了35名平均随访30个月的MCGR患者，就"收益递减法则"对连续撑开的影响进行定量分析[22]。与TGR相比，MCGR的撑开效力呈逐渐线性下降，而不是最初的快速下降。Cheung等还研究了影响22名患者棒滑移和撑开收益减少的危险因素[23]。他们发现，体型偏胖和内部与外部磁体之间的距离增加在棒滑移事件中起主要作用。围绕如何最好地撑开/延长MCGR内固定棒仍存在争议，这也使情况变得复杂。Mardare等报道了基于Dimeglio生长图指导的增量式撑开的尾栅技术（tail-gating technique，TGT）[24]。在35例儿童的病例系列中，将术后临床和影像学结果与年龄和性别相匹配的正常欧洲儿童进行比较。他们发现在接受TGT治疗的儿童中，生理上正常的脊柱高度没有临床显著差异。与之相反，Dahl等比较了19例特发性和非特发性脊柱侧凸患者采用撑开-失速法治疗的结果[25]，两组间无统计学显著性差异。

44.4.2 新器械：新问题？

围绕MCGR是否会导致金属沉着病引起了激烈的讨论，并持续进行[26,27]。这并非没有先例，因为既往研究已经报道了接受特发性脊柱侧凸手术的患者会出现金属沉着病。此外，由于金属离子水平及其毒性，MCGR相关的组织变色仍是一个值得关注的问题。Yilgor等在一项初步研究中比较了TGR和MCGR患者与没有内固定物植入的患者体内金属离子的释放[2]。MCGR组患者的平均血清钛水平较高。研究未报道相关毒性作用。Teoh等使用分析电子显微镜展示了平均直径为3.3μm的钛金属碎片[28]。组织金属沉着病的确已引起关注。应该注意的是，即使没有金属植入物，钛也是作为微量营养素存在于体内，并且也存在于食物和水中，因此应谨慎地解释结果。该领域的研究正在进行中，以确定其长期的全身效应。

另一种获得关注的器械特异性并发症是Jones等首次报道的2例螺线管锁定针断裂[29]。通过影像学资料发现故障。1例患者在MCGR植入后不久出现弹响。Panagiotopoulou等分析了所取出植入物的失效机制，并将这种失效模式归因于累积的腐蚀性碎片[30]。Joyce等通过对取出的内植物分析得出的结论是，失效机制是由于脊柱中的离轴负荷导致棒失效和继发的锁定针断裂[31]。

44.5 MCGR适应证

该器械已在全球大多数国家获得相关监管授权，可用于治疗患有或有胸廓发育不良综合征（TIS）风险的未成熟的进展性EOS患者。

44.5.1 绝对禁忌证

- 患者存在感染或患有可能影响器械固定强度的骨骼疾病（如骨质疏松症、骨量减少）
- 患者对金属过敏且对植入物材料（如钛）敏感
- 患者植入心脏起搏器或其他仍在使用中的电子设备（如植入式心律转复除颤器）
- 患者年龄小于2岁，体重小于25磅（11.4 kg）
- 患者和（或）家属不愿意或无法遵循术后护理指导
- 患者使用不锈钢导丝或其他含有不相容材料的植入物

44.5.2 相对禁忌证

- 患者在器械植入预期时间内需要行MRI检查
- 患者脊柱后凸过大
- 患者存在短躯干畸形
- 患者皮下脂肪较少，植入金属制品后发生皮肤并发症的风险高
- 患者心智不成熟，无法耐受门诊撑开治疗

44.6 手术技术

MCGR的技术原理与TGR相似。完成患者体位摆放和手术部位准备之后，通过1个或2个后正中切口显露选择的锚定点节段，根据患者的需求和医生的偏好，使用椎弓根螺钉、钩、系带或相应的组合建立锚定点。通常采用钩和（或）椎弓根螺钉作为近端锚定点，远端锚定点往往采用椎弓根螺钉。一些医生也倾向于在近端使用基于肋骨的锚定点。

44.6.1 棒的准备及弯棒

可使用模板（如标准的麻醉导丝）来确定内固定棒的长度，应根据术中预期的矫形及后续撑开留出足够的长度。术前柔韧性影像资料有助于设计螺线管的位置（70 mm 或 90 mm）、尺寸和内固定棒的长度。通常先准备凹侧内固定棒。棒的裁剪和预弯是为了与所需的矢状位序列相匹配。一些医生会先使用凸侧临时棒以维持撑开效果，这样可以更准确地估计棒的长度。应注意避免在螺线管上任意位置或两侧 20 mm 以内弯棒。对于需要过度弯棒或身材矮小的儿童，70 mm 的螺线管可作为替代方案，以便提供更多的长度进行弯棒。不得强行用力将棒与锚定点相连接，以降低内固定拔出、矢状面对线不良和可能的 PJK 的风险。

44.6.2 棒的测试

完成弯棒后，在植入前确认内固定棒可以正常地撑开非常重要。MAGEC® 手动撑开器（MAGEC® manual distractor，MMD）可以自动对准标记为"MAGNET"的区域。使用无菌记号笔在棒首次退出螺线管的位置进行标记，以帮助观察棒的移动情况。然后，将 MMD 滑动至标记有"MAGNET"的区域，注意遵守无菌原则。当从内固定的远端查看箭头朝上（头侧）时，逆时针绕螺线管的中心轴手动旋转 MMD，这样可以实现内固定的撑开（延长）（图 44.2）。建议逆时针旋转 4 圈，以确保棒能够正常工作。确认完毕后，应完全顺时针旋转 3 圈，使棒基本恢复至中立位置，并避免卡住。

44.6.3 棒的方向

当使用双棒时，可以选择 2 根标准棒或 1 根标准棒和 1 根偏心距棒的组合。如果医生偏好在同一时间以相同方向撑开棒，则可选择标准棒。如果医生偏好以相反方向单独撑开每根棒，则可以选择标准棒和偏心距棒的组合，因为磁体位于螺线管部分的相反末端。标准棒向头侧延长，偏心距棒则向尾侧延长。无论使用哪种类型的棒，最好都将螺线管放置在同一水平，以获得最佳功能（图 44.3）。从解剖学角度看，胸腰段是放置螺线管的最佳位置，因为该区域在矢状位上较为平坦。由于侧凸形态的原因，有时可能会将棒（螺线管）放置在其他水平。Hosseini 等的研究表明，棒的方向不会影响整体脊柱的延长，这一点应该引起重视[32]。

44.6.4 棒的植入

可使用 1 根标准的 28 号或 32 号胸管在两端锚定点之间辅助完成深筋膜下穿棒（图 44.4），然后将棒与锚定点相连接。根据实际的难易程度决定先连接近端还是远端。对于单弯畸形，可首先置入凹侧棒，然后裁剪第二根棒，弯棒后以相同方式进行穿棒。一些医生倾向于先在凸侧使用 1 根临时棒或临时 Harrington 型撑开装置，然后再在凹侧使用永久性棒，这样可以更准确地测量棒的长度。将两根棒与远近端锚定点连接后，首先要确保它们在矢状位上处于合适的位置。将锚定点初步拧紧，必要时可在两棒之间放置横联以完善锚定点结构。同样的方法完成另一侧的锚定点结构。两根棒均松弛地连接到锚钉上后，可以依次手动或机械地撑开凹侧棒、凸侧棒。有些医生不会在术中对棒进行最大程度的撑开，在首次撑开延长时留出一些空间来测试棒的功能。在完成影像学确认后，冲洗伤口，在锚定点进行植骨、融合，最后缝合关闭伤口。

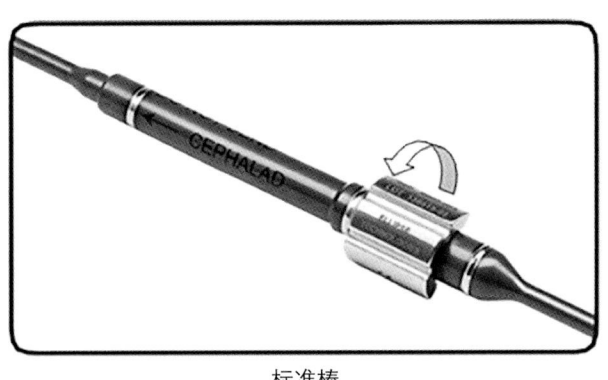
标准棒

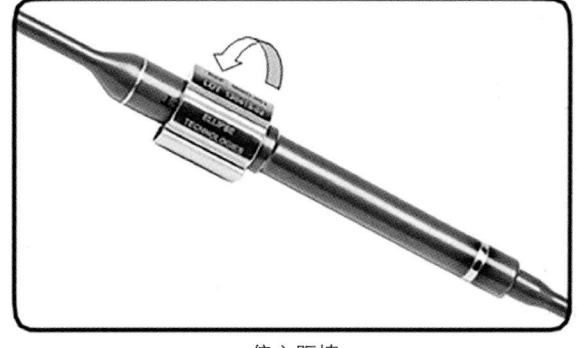
偏心距棒

图 44.2 使用 MMD 进行撑开和测试。注意 MMD 以逆时针方向进行旋转（Courtesy of Behrooz A. Akbarnia, MD）

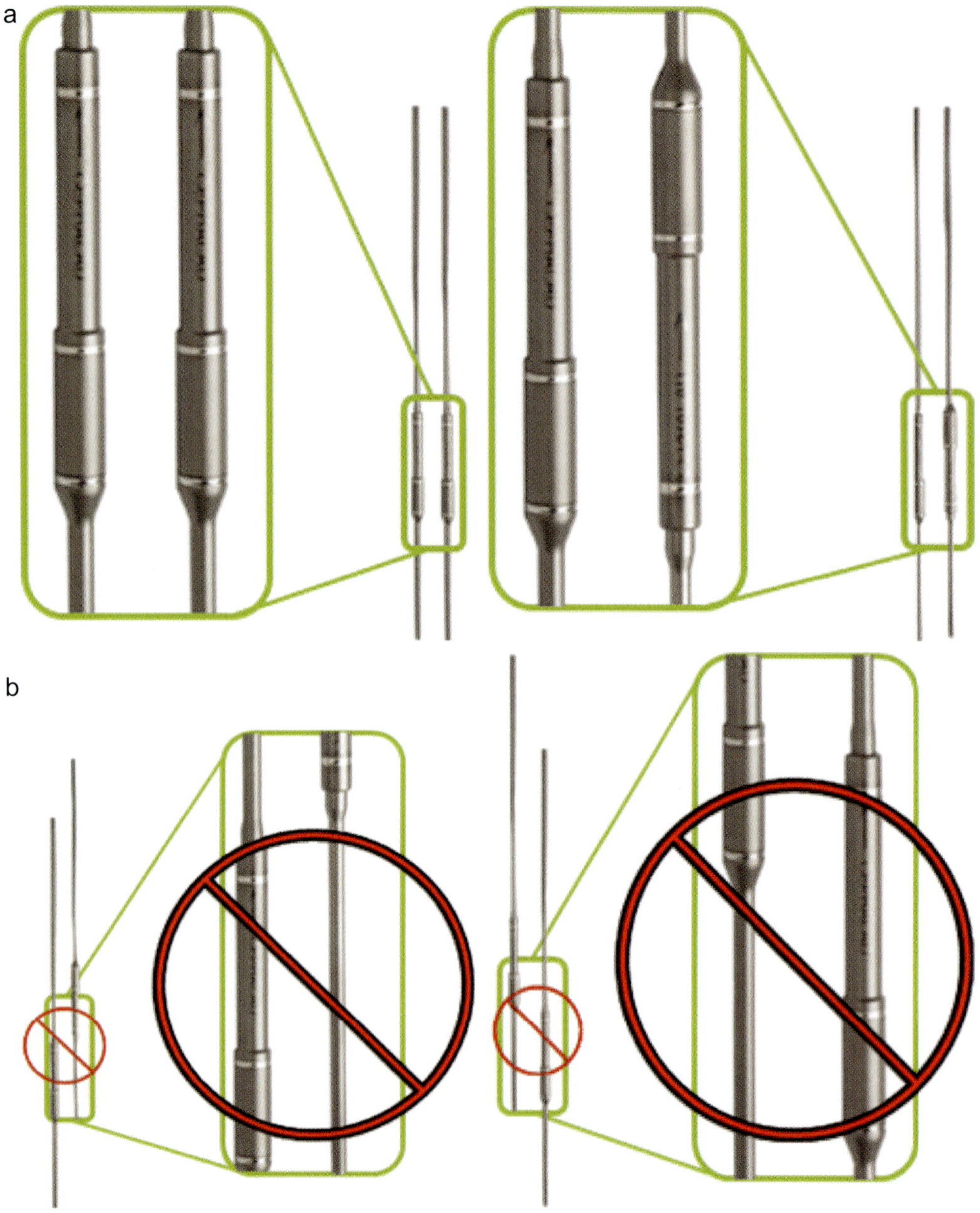

图 44.3 双棒技术中内固定的位置：将螺线管置于同一水平以获得最佳功能。（a）正确位置，（b）错误位置 (Courtesy of Nuvasive Inc.)

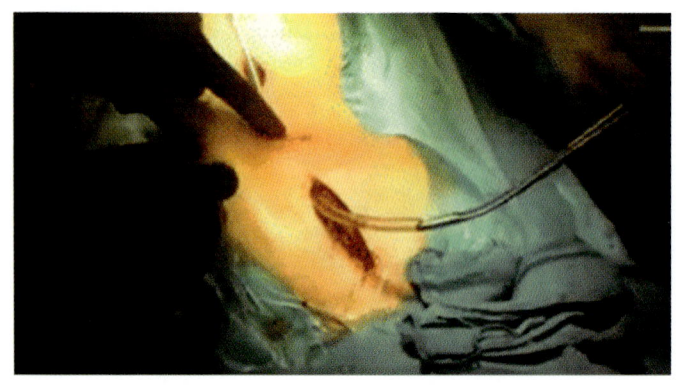

图 44.4 在筋膜下进行穿棒：使用胸腔引流管引导穿棒 (Courtesy of Behrooz A. Akbarnia, MD)

44.7 撑开治疗

44.7.1 撑开的方法

目前有两种撑开的方法：递增模式如尾栅技术（tailgating technique，TGT）和连续模式或撑开-失速模式。当 ERC 启动后，其内部的两个大磁铁开始旋转，并与棒螺纹管部分的磁铁耦合。当 ERC 内的磁体旋转时，通过耦合机制使得体内的磁体旋转，进而导致内固定棒的长度发生变化。如果选择第一种撑开方法，将 ERC 设置为"递增"模式，在控制面板中输入所需的撑开距离。让患者俯卧于检查床上。将 MAGEC 磁体定位器（MML）垂直对准远端螺线管（图 44.5），使之紧贴在内部磁体位置附近的皮肤表面，以便将定位器拉至最强的吸引点。定位器可以自然地被吸引至内部磁体的位置。在皮肤上做好标记，将 ERC 的植入定位窗置于标记的磁体区域。应沿着内固定的轴线放置 ERC，并使其箭头指向患者头部（见图 44.5c）。最后，按下"on"按钮，ERC 启动后，实现内固定棒的延长。由于已提前输入撑开距离，在完成撑开后 ERC 将停止运行。此外，也可以使用连续模式来进行撑开。将 ERC 设置为连续模式，按照之前描述的方式进行撑开，直到器械停止，撑开完成。这表明已达到内固定的最大撑开力。

Cunningham 等近期的研究报道了在 MCGR 撑开过程中使用牛津磁力计数器（Oxford Magnetic Counter App Technique，TOMCAT）[33]，包括使用智能手机应用程序定位内部磁体。研究结果显示与 TOMCAT 相比，其他技术的定位错误增加。

44.7.2 撑开的频率

由于 MCGR 的撑开是非侵入性的，且可以在门诊完成，所以 MCGR 的撑开可以比 TGR 更频繁。目前尚不清楚其理想的撑开间隔，但有限元分析（finite element analysis，FEA）研究表明，更频繁的撑开可能会减少内固定棒承受的应力，并可能减少内固定棒断裂[34]。Akbarnia 目前的做法是每 2~3 个月撑开一次，一年仅进行一次影像学检查，如有临床需要，则可进行多次检查。在每次撑开前后进行超声检查，以确认达到预期的撑开效果（图 44.6）。报道显示超声可以准确评估撑开效果，可减少电离辐射暴露，具有重要价值[35]。Nnadi 倾向于使用影像学透视来评估实际的撑开距离，然后根据每 3 个月拍摄的脊柱 X 线片交替撑开[36]。考虑到放大倍率的问题，可以使用 MCGR 棒的宽度来计算实际撑开距离。

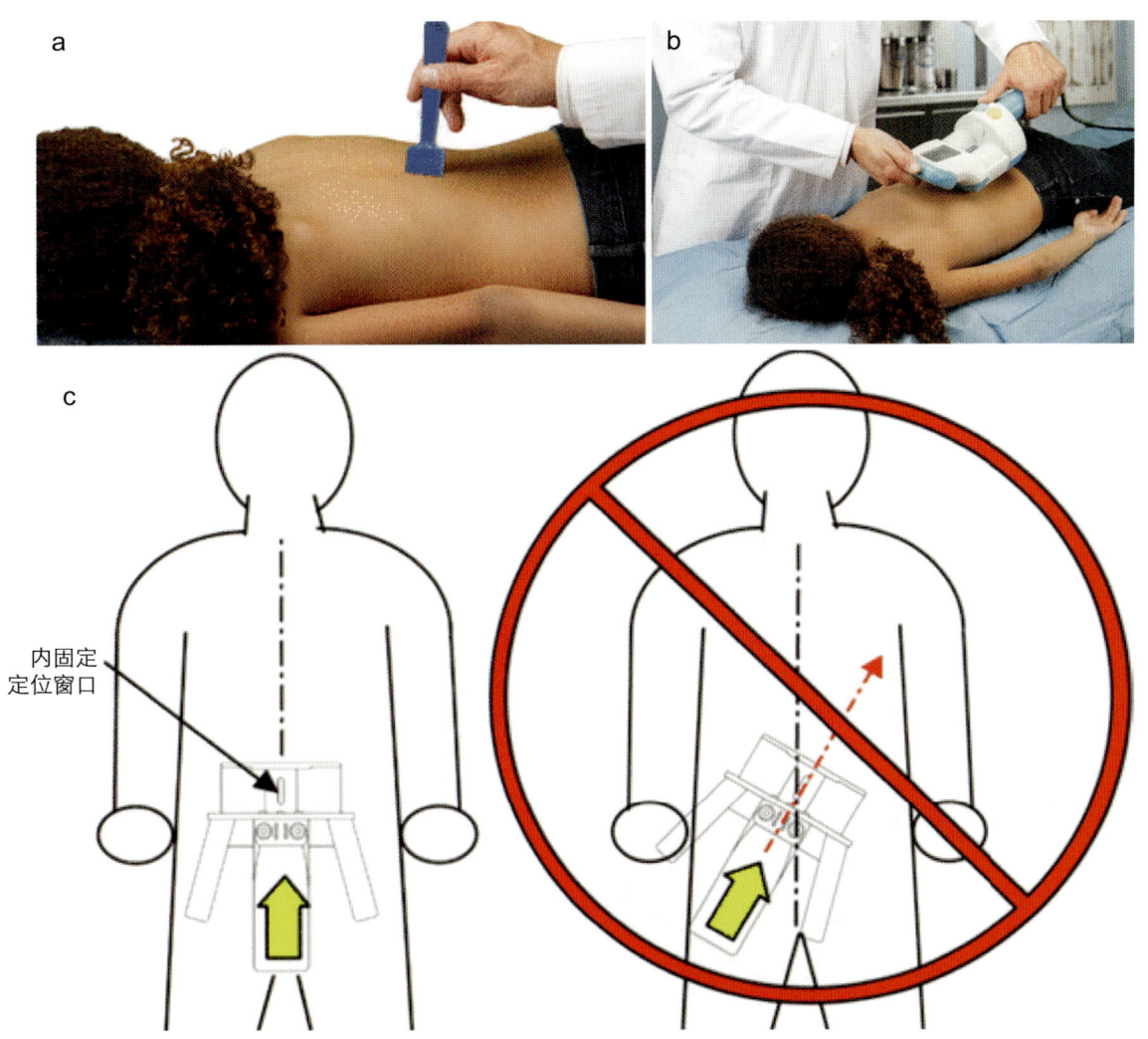

图 44.5　撑开过程：（a）将 MML 放置于磁体所在部位的皮肤上。（b）应用 ERC 2 进行撑开。（c）依据磁体位置正确放置的 ERC（a, b: Courtesy of Behrooz A. Akbarnia, MD. c: Courtesy of Nuvasive Inc.）

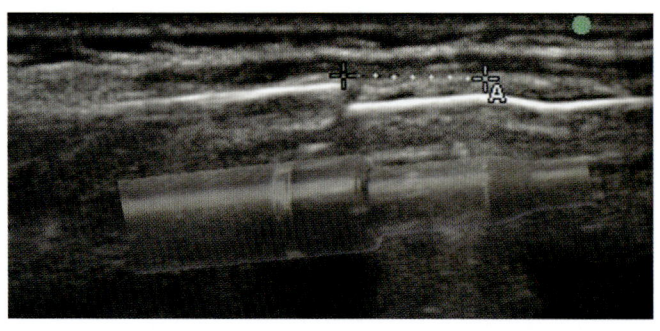

图 44.6 撑开过程中应用超声检查示例：可以通过非侵入性超声的方法获得准确的读数 (Courtesy of Behrooz A. Akbarnia, MD)

44.7.3 撑开失败的原因及操作流程

1. 检查 ERC 的连接（连接机器和连接墙壁插座）。
2. 确保准确定位棒的螺线管部分，将 ERC 的撑开槽精准放置在棒的上方，并且确保头 - 尾方向正确。
3. 确保定位棒和磁体完好无损且正常工作。
4. 高 BMI 的儿童可能需要影像学辅助定位。
5. 让患儿俯卧于床上，胸壁下垫枕头，双臂置于身体两侧。
6. 避免撑开间隔过长，例如大于 4 个月。
7. 如果儿童以坐位进行撑开，可同时在腋下进行轻轻牵引。
8. 儿童取俯卧位时，在手臂和腿部进行轻度牵引有时会便于撑开。

44.8 总结

自从被脊柱学界采用以来，MCGR 一直是一个"游戏规则的改变者"，同时也是这一时代优秀的儿童脊柱内固定装置（图 44.7），并引发了各级专业讨论会的激烈争论。尽管 2010 年发表了一项关于生长棒治疗 EOS 的并发症的里程碑式研究。但显而易见的是，这一患者群体十分脆弱且复杂多变，治疗方案却相当匮乏[37]。尽管最初的状况让人十分乐观，但我们已开始看到并发症发生率的激增。Subramanian 等近期报道了一项对 31 例连续病例长达 6 年的观察性研究[38]。患者平均年龄为 7.7 岁，平均随访 47 个月。内固定植入平均 38 个月后出现并发症。总体并发症发生率为 0.74/每例患者，MCGR 特异性并发症发生率为 0.23/每例患者。在进一步的研究中，Thakar 等在一篇系统性综述中报道了 44.5% 的非医疗并发症发生率和 33% 的非计划手术翻修率[39]。Aslan 等比较了 TGR 和 MCGR 患者的心理健康状况，结果显示 MCGR 无明显优势[40]。从已发表的研究中可以看出，MCGR 显著减少了 TGR 技术要求的计划性撑开手术的次数。但是由于 EOS 的复杂性和内固定相关并发症，计划外手术的发生率仍然很高。这些结果并不意味着放弃 MCGR 作为治疗选择，而是表明迫切需要进一步研究，以确定可改善结局的最佳患者 / 技术和手术因素。Tognini 等在近期发表的一篇综述中评估了 MCGR 的性能，他们指出尽管报道了相关的并发症，但该技术仍是脊柱外科医生治疗严重 EOS 的众多最佳治疗方案之一[41]。他们认为，通过识别导致失败的危险因素可能会降低并发症发生率，解决这些问题将增强 MCGR 的安全性。

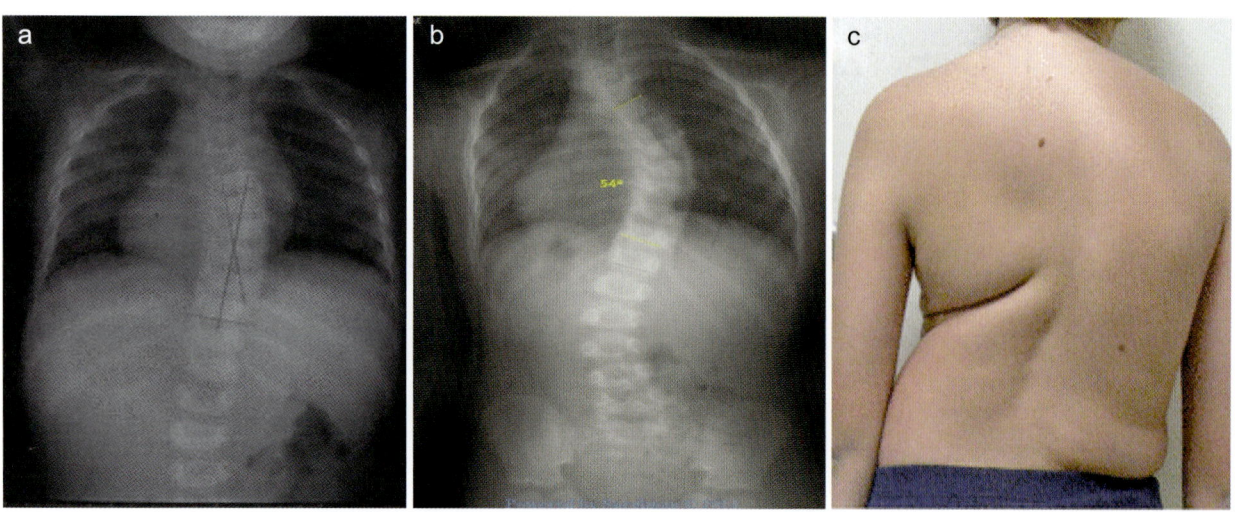

图 44.7 一名 8 岁男性患者，在 9 个月大时诊断为早发型特发性脊柱侧凸，当时侧凸角度为 20°，予以观察治疗，侧凸进展至 54°。患者 3 岁时开始接受支具治疗。（a）患者 9 个月时的正位 X 线片显示脊柱侧凸为 20°。（b）患者 3 岁时的正位 X 线片显示侧凸进展至 54°。（c, d）术前临床外观照片（下页续）

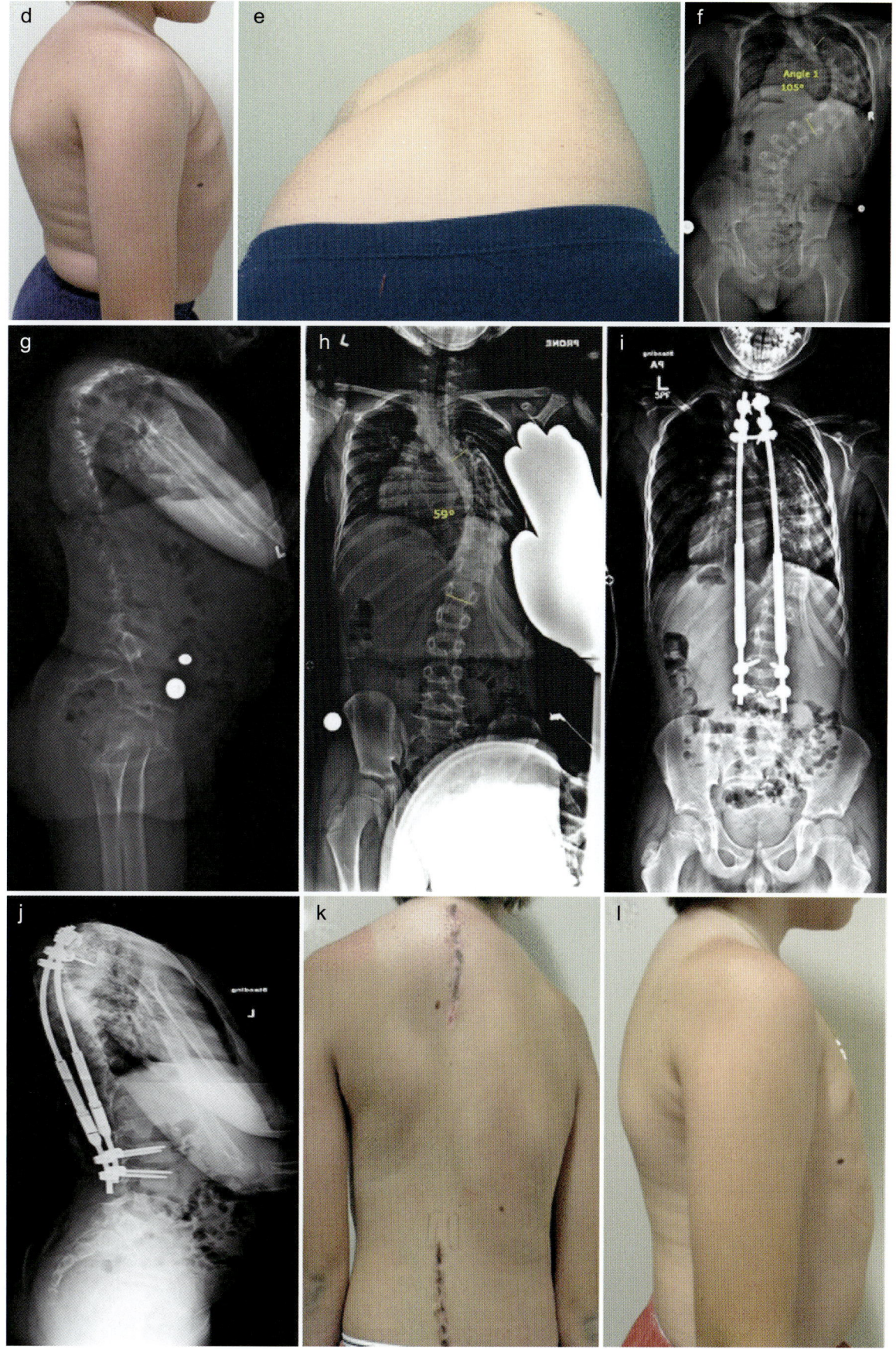

图 44.7 （续）（e）患者存在 30° 的右侧胸段旋转性凸起。（f，g）正位和侧位 X 线片提示患者右胸弯（T5-L1）角度为 105°，最大胸后凸为 77°，腰前凸为 69°。（h）仰卧位推挤柔韧相 X 线片提示侧凸改善约 44%。（i，j）植入 MCGR 之后即刻，主弯改善至 67°，患者获得满意的矢状位序列。（k，l）术后临床外观照片（下页续）

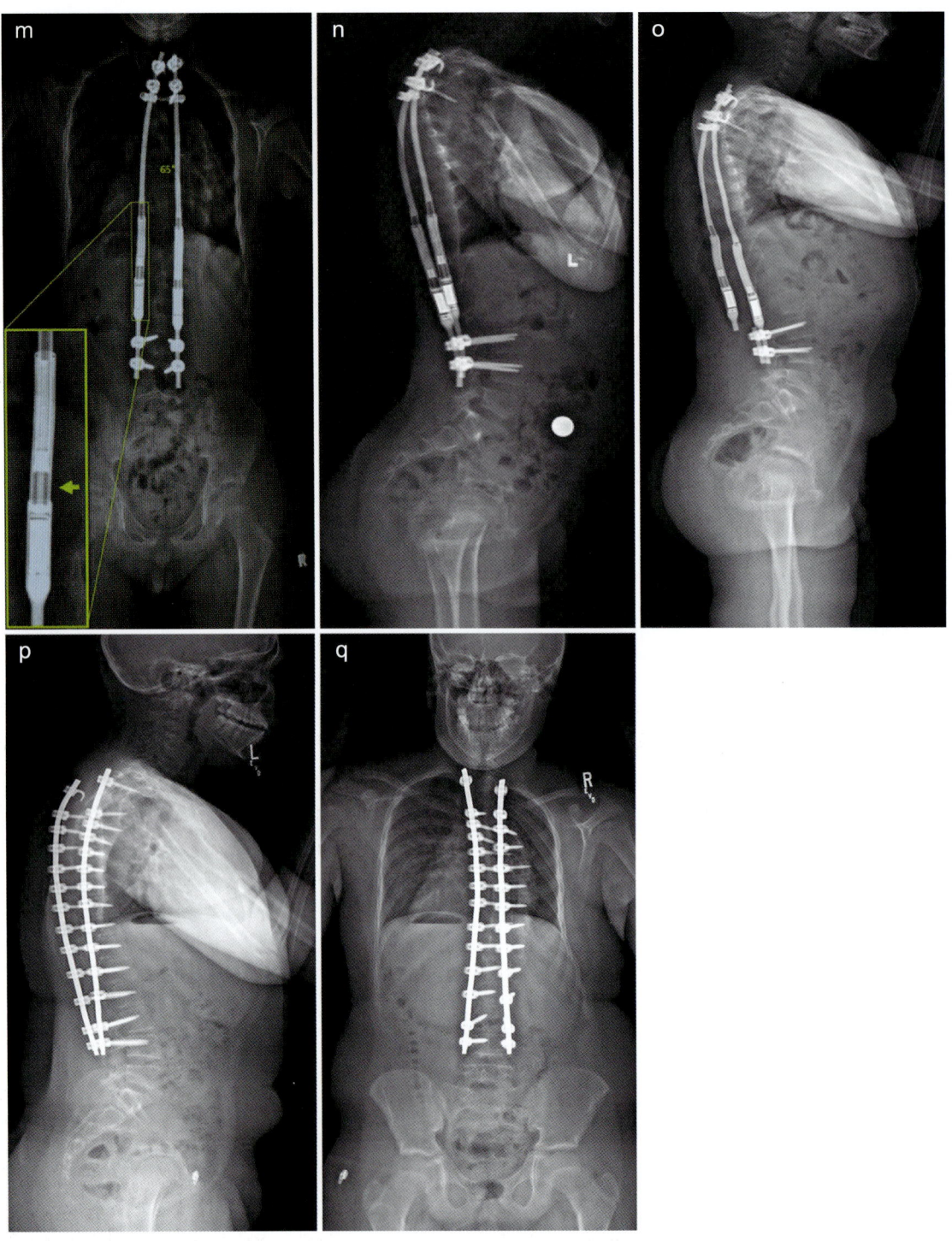

图 44.7 （续）（m）显示获得的撑开距离（箭头）。（m，n）随访期间的正位和侧位 X 线片提示主弯维持在 65°，矢状位序列同样维持良好。（o）患者在 5 个月内发生了两次内固定棒断裂。在第一次断棒时，只更换了一根棒。（p，q）初次术后 5 年暨最终融合术后 2 年随访时的正位和侧位 X 线片 (Courtesy of Behrooz A. Akbarnia, MD)

（Colin Nnadi，Behrooz A. Akbarnia 著
杨　阳译　迟鹏飞校）

参考文献

扫描书末二维码获取

第 45 章 基于撑开的混合生长棒技术

本章内容

45.1 引言 459	45.5 手术技术 462
45.2 适应证 461	45.6 单侧生长棒或双侧生长棒 467
45.3 禁忌证 461	45.7 并发症 467
45.4 总体上并不需要的开胸术 462	45.8 颈胸段先天性脊柱侧凸的特殊病例 468

要点

- 带有近端肋骨锚定的基于撑开的混合生长友好型植入技术可用于治疗胸椎和颈胸椎畸形。
- 使用肋骨锚定可避免刻意融合上胸椎。
- 由于肋骨是可移动的,因此肋骨锚定的一个理论上的好处是保留活动度,这与使用硬性固定标准的生长棒进行长期治疗后经常观察到的自发融合相反。
- 标准脊柱内固定器械系统中的钩可用于此技术。
- 当在肋骨锚定点上行撑开时,上肢的神经监测必不可少,如果特别担心臂丛神经损伤,建议将手臂置于内收位。

45.1 引言

由 Robert Campbell 博士(图 45.1)发明的垂直可扩张假体钛肋骨(vertical expandable prosthetic titanium rib,VEPTR)是第一个在肋骨上利用基于撑开的植入物来治疗胸廓发育不良综合征的器械[1, 2]。从那时起,在治疗早发型脊柱侧凸的过程中,基于近端肋骨锚定的生长棒技术(基于撑开的混合生长棒技术)的使用显著增加。在肋骨上使用传统的脊柱钩被美国 FDA 视为"超适应证的"。这是否有意义仍存在疑问,因为在儿科中超适应证使用脊柱植入物是很常见的。2013 年的一项研究调查了 14 名经验丰富的儿童脊柱外科医生,与基于脊柱的锚定相比,基于肋骨的近端锚定的适应证被认为是治疗早发型脊柱侧凸的最大的不确定领域[3]。从那时起,越来越多的证据支持使用基于肋骨的近端锚定治疗早发型脊柱侧凸[4-19]。

使用肋骨作为锚定点有很多好处(表 45.1),首先是肋骨附件可以保留活动度。肋骨通过肋横突关节(肋骨颈到横突前部)和肋椎关节(肋骨头到椎体)与脊柱相连。肋椎关节构成了一系列滑行或滑动关节,这些关节由肋骨头与相邻脊椎上的关节面连接而成。第 1、10、11 和 12 肋骨与单个椎体相连;其余肋骨连接到两个脊椎上[20](图 45.2)。这些关节使滑动成为可

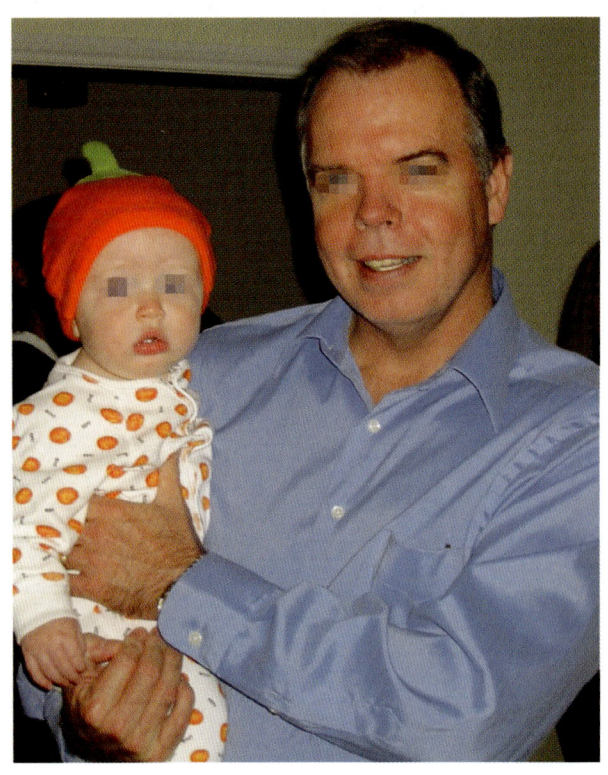

图 45.1　Robert Campbell 博士抱着 Clay Skaggs,2001 年,洛杉矶。(经洛杉矶儿童骨科中心许可转载)

表 45.1 肋骨锚定的优势

肋骨锚定的优势
保留可能的活动度
无须解剖脊柱
软组织覆盖良好
无需特殊设备、培训或机构批准
多个肋骨共同承受负荷
避免上胸椎融合

能。在正常呼吸期间，肋骨相对于脊柱的桶柄运动刚刚超过 10°[21]。

此外，肋骨钩锚定的界面不是硬性固定的，可以进行一些活动。Yamaguchi 等回顾了一系列共 176 名接受传统生长棒（traditional growing rods，TGRs）治疗的患者。在该系列患者中，与近端脊柱锚定相比，近端肋骨锚定可防止生长棒断裂，使其发生率降低 77%[22]。同样，Meza 等评估了近端肋骨锚定加磁控生长棒（magnetically controlled growing rods，MCGRs）的使用，发现与基于脊柱的锚定相比，生长棒断裂风险有降低的趋势（3.4% 对 10.3%）[4]。

肋骨钩在防止锚定失效方面也可能具有优势。Akbarnia 等进行了第一项在猪尸体模型中使用肋骨钩当作生长棒上方锚定点的研究[23]。结果表明能使肋骨钩的失效的负荷量显著高于横突-椎板钩和椎板-椎板钩。肋骨钩的失效载荷高于椎弓根螺钉，虽然这并不显著。

相比之下，锚定在脊柱上的传统生长棒所允许的椎体在生长棒结构内的活动度很小。与任何动关节一样，长时间固定会减少运动并可能导致自发融合。在将传统生长棒转变为最终融合结构时，发现生长棒范围内大部分，甚至全部椎体自发融合是一种常见的现象。Sankar 等证实了这一理论，证明在接受传统双生长棒治疗的患者中，随着时间的推移，T1 到 S1 距离的增加随着后来每次生长棒的撑开而递减[24]。当传统生长棒被应用在年幼儿童身上时，这种"收益递减规律"尤其令人担忧，即如果将双生长棒应用在一个 2 岁的患儿身上，脊柱可能会在 7 岁时达到融合。El-Hawary 等评估了 35 名使用基于撑开的混合生长棒技术的患者，发现他们在 10 岁之前保持了超过预期年龄匹配脊柱生长的 75%，并且撑开手术似乎没有遵循收益递减规律[17]。同样，Johnson 等发现使用基于撑开的混合生长棒技术可以达到预期年龄匹配脊柱生长的 80%[5]。

使用近端肋骨锚定的另一个优点是可以远离脊柱并为将来的手术保留脊柱的原样。虽然传统生长棒的目标是在结构顶部进行融合，但尝试非融合的方法，例如 Luqué-Trolley（不融合的椎板下钢丝棒技术），在一系列患者中被证明可以引起 100% 的融合率[25]。年幼儿童中融合至上胸椎（T1~T3）会对长期肺功能造成损害，因此避免在该区域进行融合可能是该技术（近端肋骨锚定）的一个重要优势[26]。

研究表明，患有胸廓发育不良综合征的儿童有营养不良，其中 79% 的儿童的体重低于第五百分位

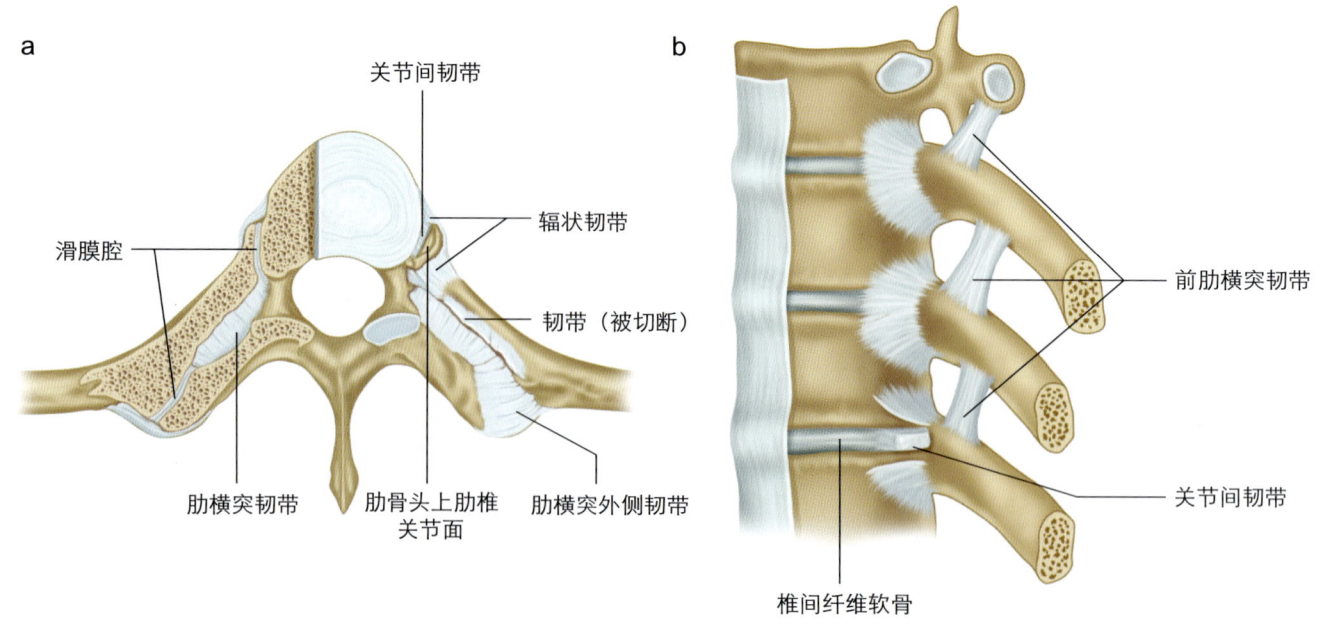

图 45.2 （a，b）肋横突关节和肋椎关节示意图

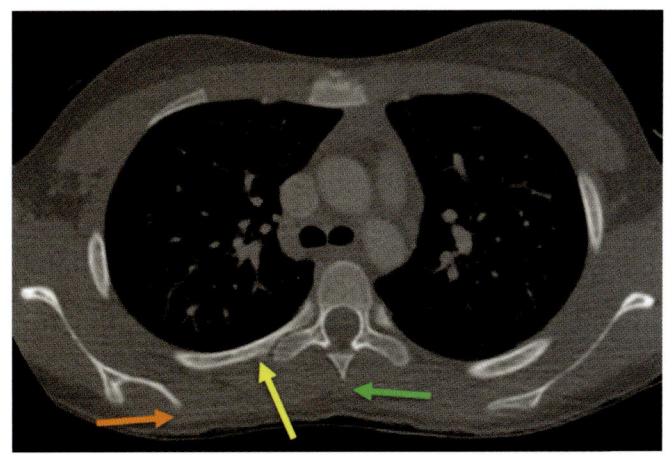

图 45.3 胸部计算机断层扫描（CT）。请注意，肋骨锚定（黄色箭头）的附着点位于棘突（绿色箭头）和肩胛骨（橙色箭头）之间具有良好软组织覆盖的槽中 (Reproduced with permission of Children's Orthopaedic Center, Los Angeles)

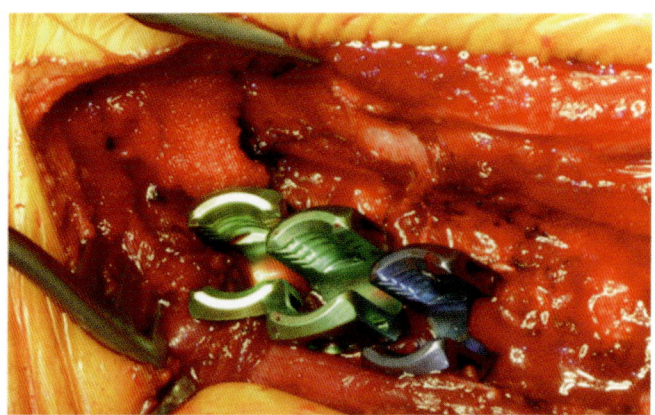

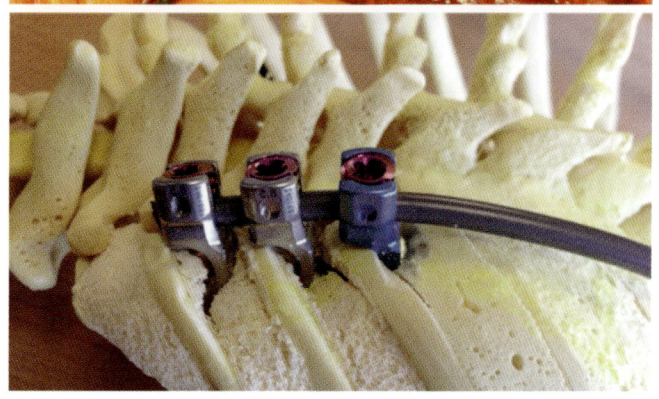

图 45.4 使用标准脊柱植入物中的钩，可以连接多个肋骨以在多个肋骨上分担负荷。请注意，钩紧邻横突 (Reproduced with permission of Children's Orthopaedic Center, Los Angeles)

数[27]。传统脊柱植入物的软组织覆盖在该人群中可能具有挑战性。肋骨锚定的另一个优点是它们往往具有良好的软组织覆盖，因为它们位于菱形肌和斜方肌的深处，位于更突出的脊柱和肩胛骨之间的凹陷中（图45.3）。

在肋骨上使用传统脊柱植入物而非垂直可扩张假体钛肋骨的一个重要而实际的优势是不需要特殊设备。适用于肋骨的钩在所有脊柱内固定器械系统中都很容易得到。因此，外科医生或手术室工作人员不需要特殊设备，也不需要接受特殊培训。此外，由于传统的脊柱内植钩已获得 FDA 批准，因此无须机构或研究批准。与原始的非垂直可扩张假体钛肋骨设计相比的一个特殊优势是，可以实现多个肋骨共同承受负荷（图 45.4）。最近的研究表明，5 个或更多的锚定数与锚定钩拔出率较低相关[6]，较大的近端锚定密度与 2 年随访时更好的主弯矫正相关[4]。

45.2 适应证

在生长棒系统中使用肋骨作为锚定点的适应证不断发展，多项研究发现与基于脊柱近端的锚定相比，其结果相同或有所改善[4, 5, 7, 8, 10-12, 15, 17, 19]。对于 5 岁以下儿童使用肋骨锚定可能是一个适应证，因为预计他们的生长型植入物至少要撑开 5 年，而肋骨锚定可能会降低自发融合的风险，这点如前所述。另一个适应证是当中段胸椎已经存在大量融合（无论是因为先前的手术还是先天性的），并且想要尽量减少上胸椎的进一步融合时。在此前生长型植入物感染的情况下，肋骨提供了一个新的、未感染的组织区域作为锚定的补救方案。使用肋骨锚定还可以避免使用以前的手术部位，例如椎板切除术后。使用肋骨锚定的另一个适应证是在严重的颈胸段脊柱侧凸和头部侧倾的情况下，其上段肋骨已经融合。这将在本章末尾详细讨论。

45.3 禁忌证

在过去，人们对于在脊柱后凸病例中使用肋骨锚定一直存在担忧（图 45.5）。随着时间的推移，脊柱向前倾，同时肋骨向后拉，则可能会出现锚定的拔出和进行性脊柱后凸。然而，在后凸畸形中使用肋骨锚定可以获得良好的效果，特别是在中/下胸椎或胸腰椎的后凸畸形中（图 45.6）。在这样的情况下，应该在每一侧至少使用 3 个肋骨锚定钩，并将生长棒结构中的诸多椎体向脊柱后凸顶点的头侧撑开，将脊柱后凸移到生长棒的顶部。上胸椎的后凸最好用脊柱锚钉（椎弓根螺钉、椎板上钩和下行横突钩）控制，生长棒的顶部弯曲成一点额外的后凸，并将多个椎体向脊柱后凸顶点的头侧撑开。然而，即使使用脊柱锚定，也存在失败和锚定拔出的风险，这可能引起灾难性的神经损害。肋骨钩的一个优点是即使在严重脊柱后凸的情

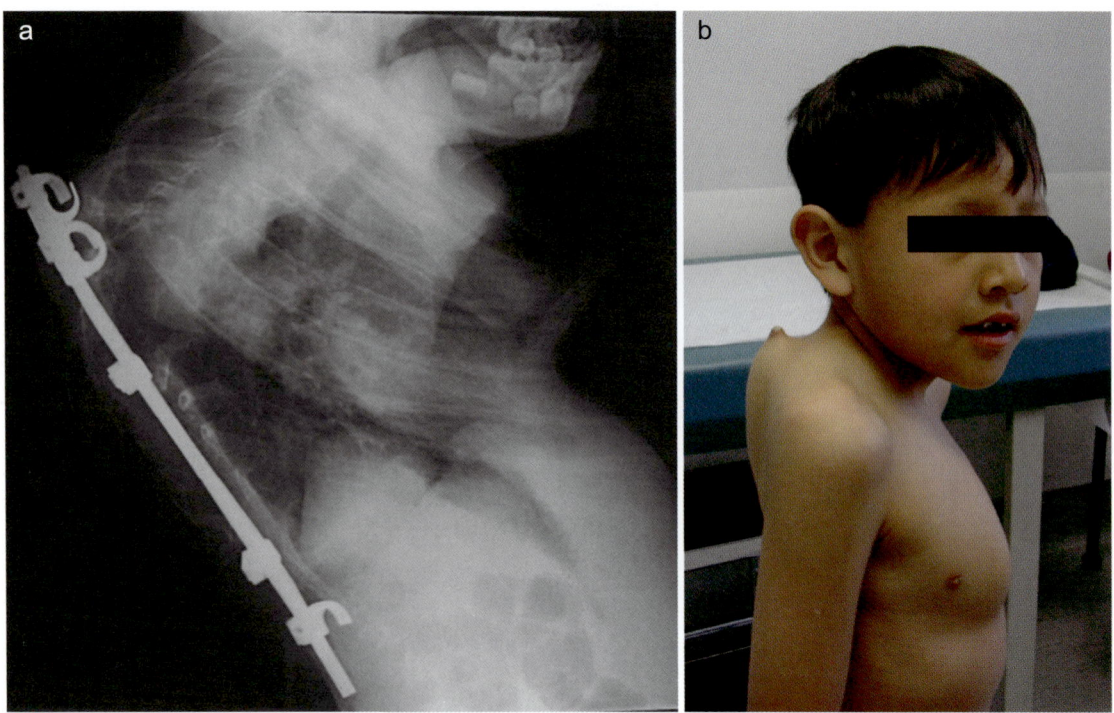

图 45.5 （a）侧位 X 线片显示尽管经肋骨植入植入物，仍存在进行性的脊柱后凸。（b）临床照片显示生长棒穿出患者的皮肤 (Reproduced with permission of Children's Orthopaedic Center, Los Angeles)

况下，锚定钩拔出也不会有神经血管损害的风险，并且可以很容易地更换，在某些情况下可被认为是治疗过程中的预期并发症。

45.4 总体上并不需要的开胸术

使用这种技术需要行正式的开胸手术是非常罕见的。已有研究表明，在治疗脊柱侧凸时开胸会导致肺功能破坏，并且在绝大多数情况下为了改善脊柱和胸部畸形根本不需要开胸[28]。肋骨之间的软组织或骨质松解也很少需要，除非在真正罕见的多肋骨融合限制了胸廓扩张的情况下。肋骨在侧凸曲线的凹侧比在凸侧靠得更近是自然存在的，这并不代表了肋骨之间的组织破坏。当通过植入物撑开改善脊柱侧凸时，肋骨之间的空间也以协调的方式被打开（图 45.7）。相比之下，在正式的开胸术中撑开范围会位于开胸手术部位的两根肋骨之间（图 45.8）。其肋骨之间的任何组织裂解都不可避免地会留下瘢痕组织，与原始肋间肌相比，瘢痕组织的活动性和功能性更差。

45.5 手术技术

神经系统监测应包括上肢和下肢。Joiner 等描述了在这种术式下可能发生的臂丛神经损伤[29]。在这项研究中可以注意到有 2 个病例在肩部内收时出现神经系统症状，但在脊柱手术患者的俯卧位的典型体位下，即肩部外展后症状消失。当一名患儿说当手臂贴在身边时有明显的手臂疼痛，而将手臂放在头顶时疼痛会消失，这在临床上是相当引人注目的。因此，建议在向上推动上肋骨时（在初次手术或撑开术中）让患儿的肩膀内收（手臂在身旁），以最大程度地识别臂丛神经损伤（图 45.9）。

要通过正中皮肤切口暴露脊柱，因为该切口很可能用于将来的最终融合术。根据手术的具体情况，可以在生长棒结构的顶部和底部做一个长的正中切口或单独的切口。如图 45.10 所示，用于连接肋骨的顶部切口长约 4 cm。在横突的侧面切开皮肤。横突在触诊肌肉时作为阻力点通常可被触及。如果这有困难，可以通过插入骨头的针行透视成像以定位。在垂直切口上的肌肉剥离和烧灼可以让我们快速找到肋骨，同时失血较少。

应注意保证切开只紧邻横突。如果侧向分离软组织，钩会有侧方滑动的趋势。此外，当植入物靠近横突时，其对脊柱的控制力最大，这与更偏侧方的植入物相反，它们的肋骨倾向于以桶柄的方式向头侧移动，其与脊柱的矫形无关。

理想情况下，骨膜应保留在肋骨周围，这可以使遭受压力时肋骨逐渐增厚。令人惊讶的是，每根肋骨

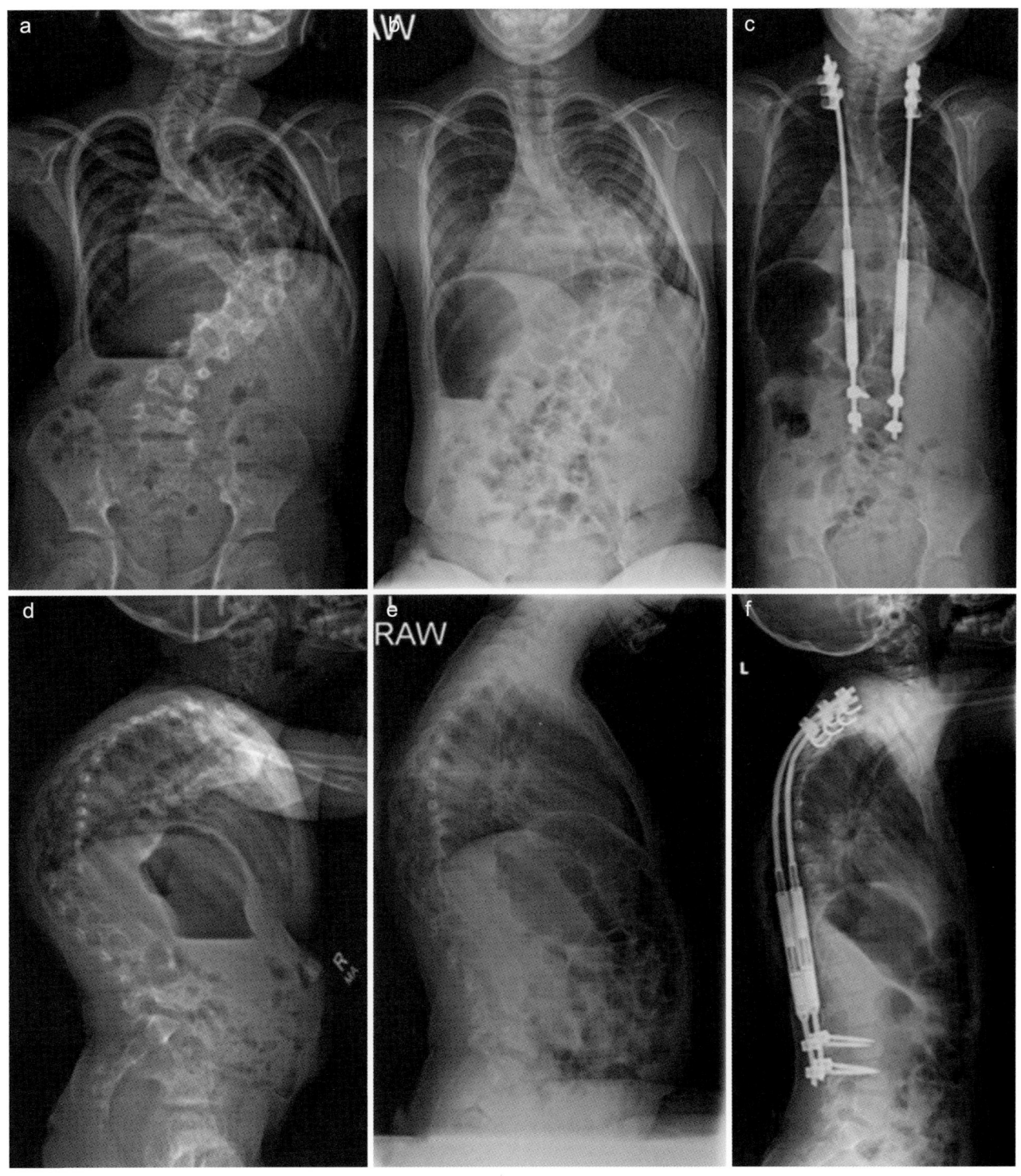

图 45.6 （a，b）前后位和侧位片显示了严重的脊柱后凸。（c，d）患者住院接受 Halo 重力牵引，手术前脊柱后凸明显改善。（e，f）前后位和侧位 X 线片显示在应用基于撑开的混合磁控生长棒术后，后凸畸形改善。请注意，考虑到脊柱后凸的程度，肋骨钩的位置非常靠头侧 (Reproduced with permission of Children's Orthopaedic Center, Los Angeles)

尾部的神经血管束并不重要，在该手术中可以忽略不计。在紧邻横突侧面的神经血管束的远端做一个 5 mm 的横向电烧切口以放置钩。然后使用活动度更大的分离器来解剖肋骨前的软组织，旨在充分暴露骨膜和胸膜之间的平面（图 45.11）。实际上，随着时间的推移，这种技术已经发展到无需任何初步解剖就可以简单地将钩推入到位的程度。最近的研究表明，多个近端肋骨的锚定在减少锚定拔出[6]和改善畸形矫正[4]方面具有优势。我们建议至少使用 4 个近端肋骨的锚定，理想情况下使用 6 个近端肋骨的锚定，每侧 3 个。所有

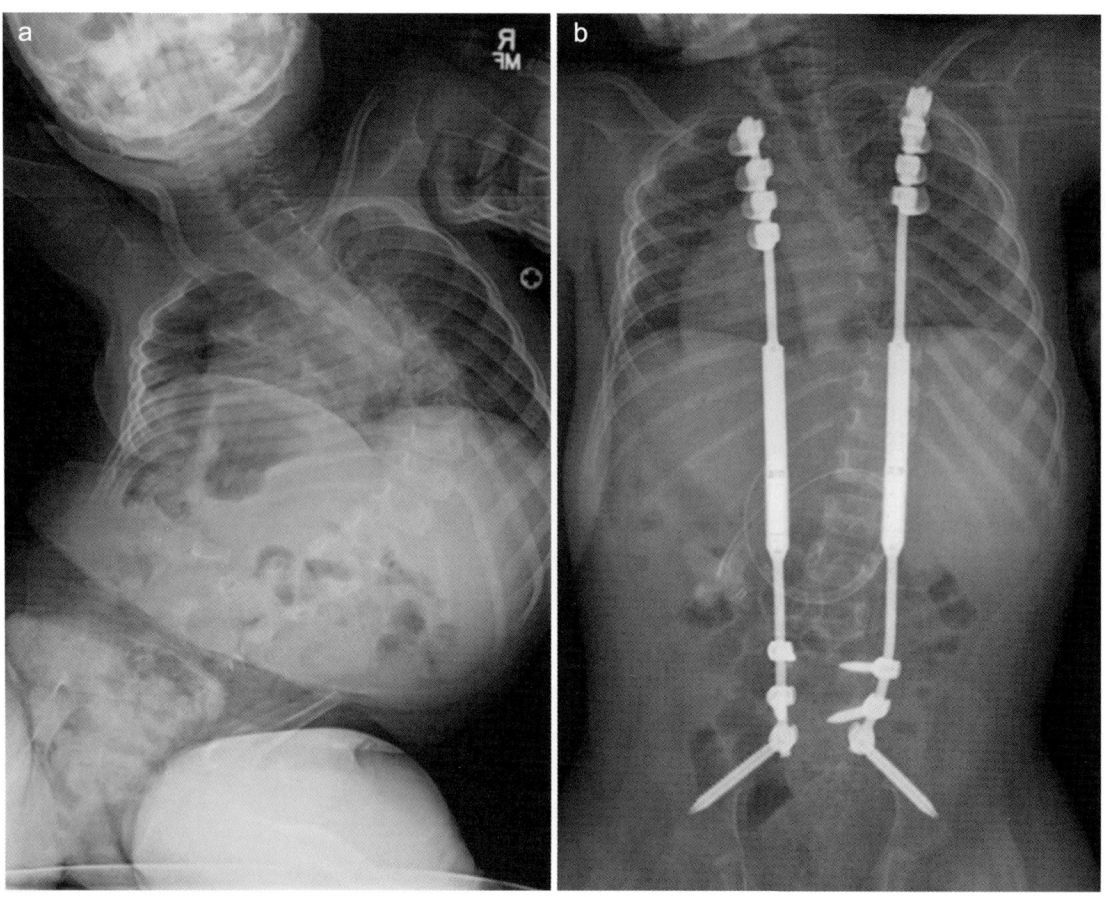

图 45.7 （a）术前前后位 X 线片显示一个 100° 的脊柱侧凸，同时凹侧的肋骨出现收缩。（b）通过内固定撑开后肋骨被顺利撑开，其中未行开胸术，无肩胛骨抬高，不存在任何肋骨间组织裂解 (Reproduced with permission of Children's Orthopaedic Center, Los Angeles)

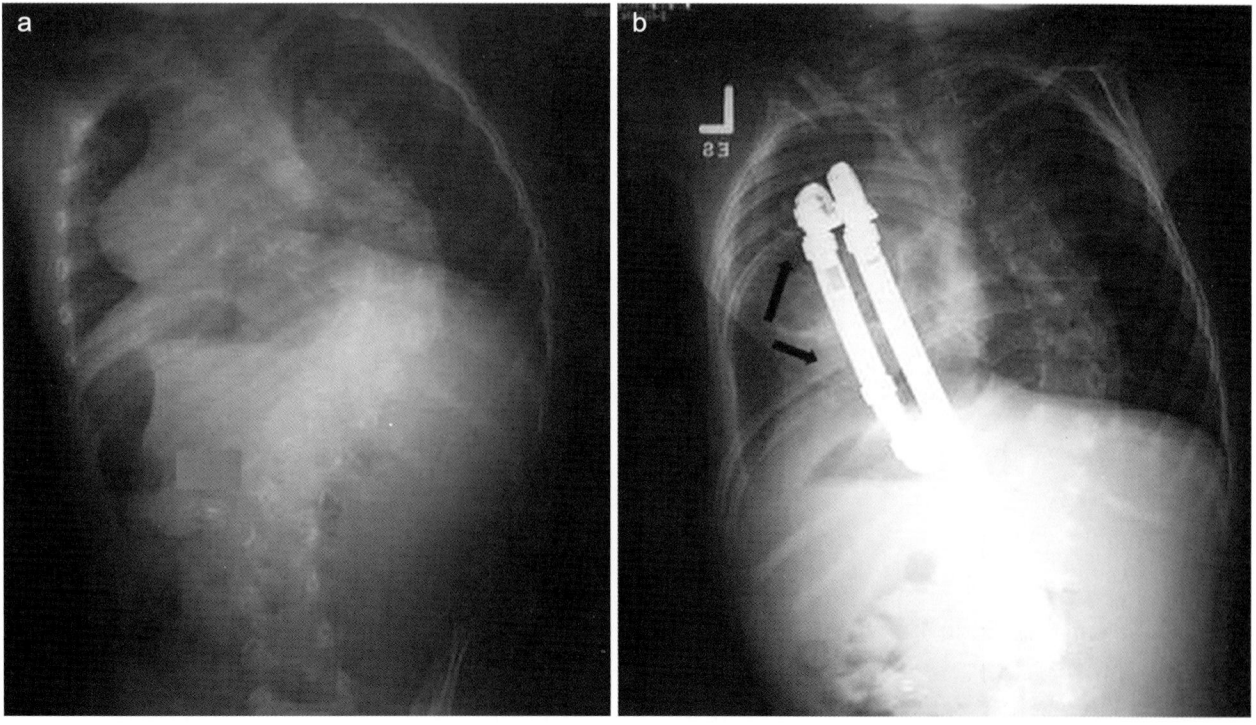

图 45.8（a,b）术前和术后 X 线片显示开胸部位（黑色箭头之间）的两根肋骨撑开距离很大，开胸处上方的肋骨间隙受压 (Reproduced with permission of Children's Orthopaedic Center, Los Angeles)

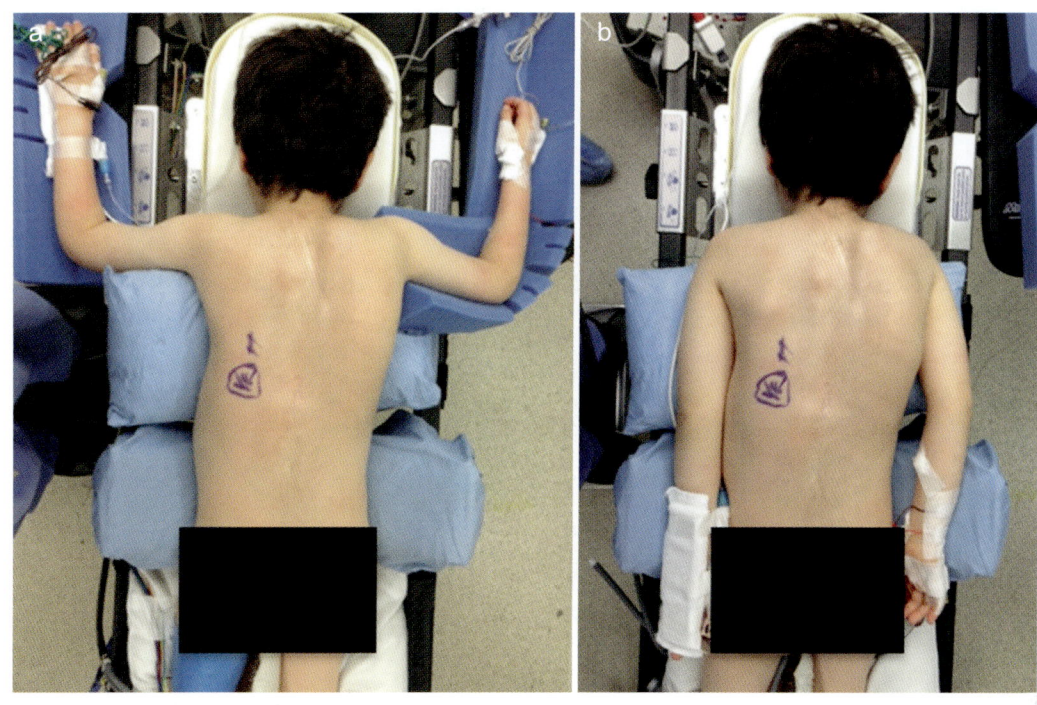

图 45.9 显示典型俯卧位（a）和推荐内收位（b）的临床照片

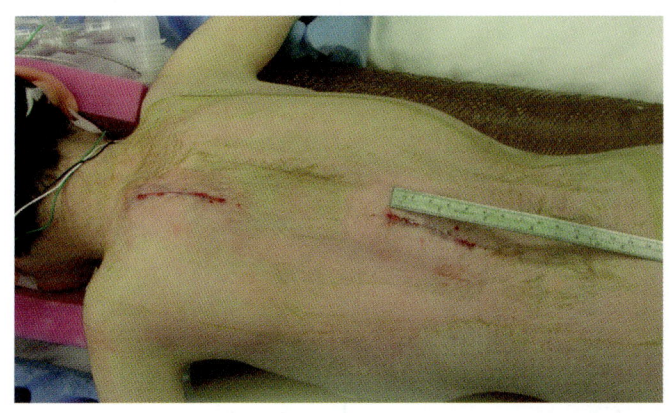

图 45.10 显示用于生长棒植入的 4 cm 和 5 cm 切口的术中照片（Reproduced with permission of Children's Orthopaedic Center, Los Angeles）

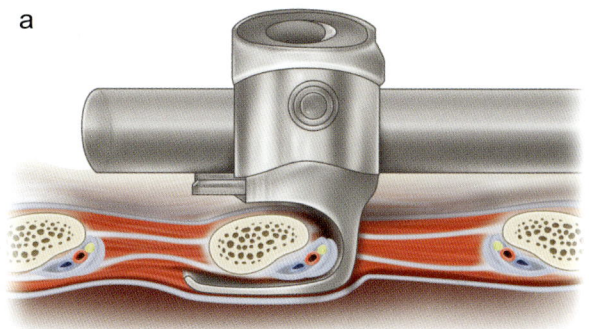

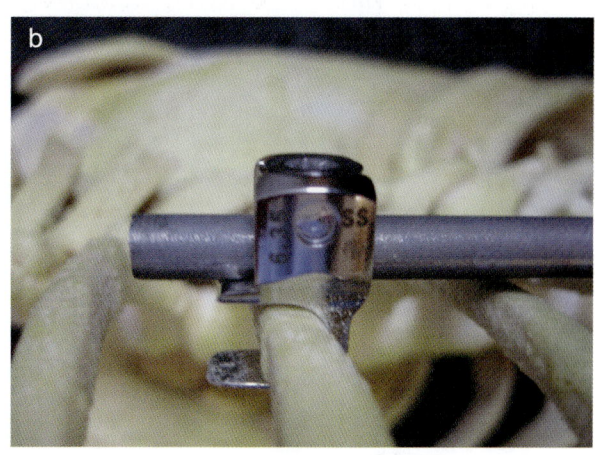

图 45.11 （a）固定在肋骨上腰椎钩的横截面图。在钩内或钩外神经血管束的确切位置并不重要。（b）肋骨上腰椎钩侧视图。注意钩的前部延伸到肋骨上方，将肋骨上移过程中从钩脱落的可能性降到最低。肋骨不太可能在头侧方向脱落，因为钩会撑开肋骨（a: Reprinted from Skaggs et al. [27]. With permission from Wolters Kluwer Health. b: Reproduced with permission of Children's Orthopaedic Center, Los Angeles）

锚定钩都应该朝上，不需要朝下的锚定钩，因为撑开力会使钩始终固定在肋骨上，并且一个尺寸合适的钩会增加向肋骨头侧撑开的程度（见图 45.11b）。我们没发现任何肋骨从钩的顶端脱出。

然后将注意力转向远端锚定。通过正中切口，骨膜下剥离目的脊椎的椎板。我们目前喜欢采用椎弓根螺钉的两节段后路脊柱融合和内固定术，但如果椎弓根形态不允许使用螺钉，钩也可以使用，包括朝下的椎板钩。单节段钩结构理论上的优势是不进行融合，并且有一定的活动度，这可以转化为椎体的活动并减少自发融合。使用单节段钩的缺点是它经常随着时间的推移向后迁移，出现了让父母担心的皮肤凸起问题或因其在椎板上的移动需要行翻修手术。这里一个潜在的缺点是其破坏了结构远端之间的棘间/棘上韧带。在撑开过程中不慎损伤韧带可能导致撑开过程中远端节段的后凸畸形。

使用椎弓根螺钉时，始终将它们放置在至少 2 个节段（单侧或双侧），因为随着时间推移通过椎弓根螺钉向远端的移动可能会损伤椎弓根下缘的神经根。使用窄咬骨钳进行关节面切除术，并将咬碎的皮质松质的同种异体骨放置在椎弓根螺钉之间的关节中。在生长棒置入之前，将撑开节段相应显露的脊椎去皮质并放入骨移植物，以最大限度地增加骨性接触。请参阅表 45.2 了解锚定置入过程中的其他经验与教训。

生长棒上段和下段可以用传统的纵向生长棒连接器或双棒重叠的横向连接器连接（表 45.3，图 45.12）。如果使用横向连接器，整个生长棒系统不能只依赖一个连接器，否则它随着时间的推移可能会失效，这可能是弯曲和压缩力造成的。

表 45.2 经验和教训

保持胸壁完好无损！很少需要在肋骨之间切开、开胸或抬高肩胛骨
保持切开和钩尽可能靠近横突，否则钩可能会向侧方滑动
如果对远端锚定使用椎板上钩，保持棘上韧带完整以降低远端脊柱后凸的风险
如果有疑问，请使用更长的器械，尤其是对于年幼的儿童，因为如果使用较短的器械，侧弯可能会随着时间的推移而增加

表 45.3 横向连接器和纵向连接器的比较

连接器类型	优势	劣势
纵向连接器	体积更小，只有一根棒	没有矢状轮廓，延展潜力有限
横向连接器	可能有矢状轮廓，有更大的延展潜力	体积更大，两个重叠的棒

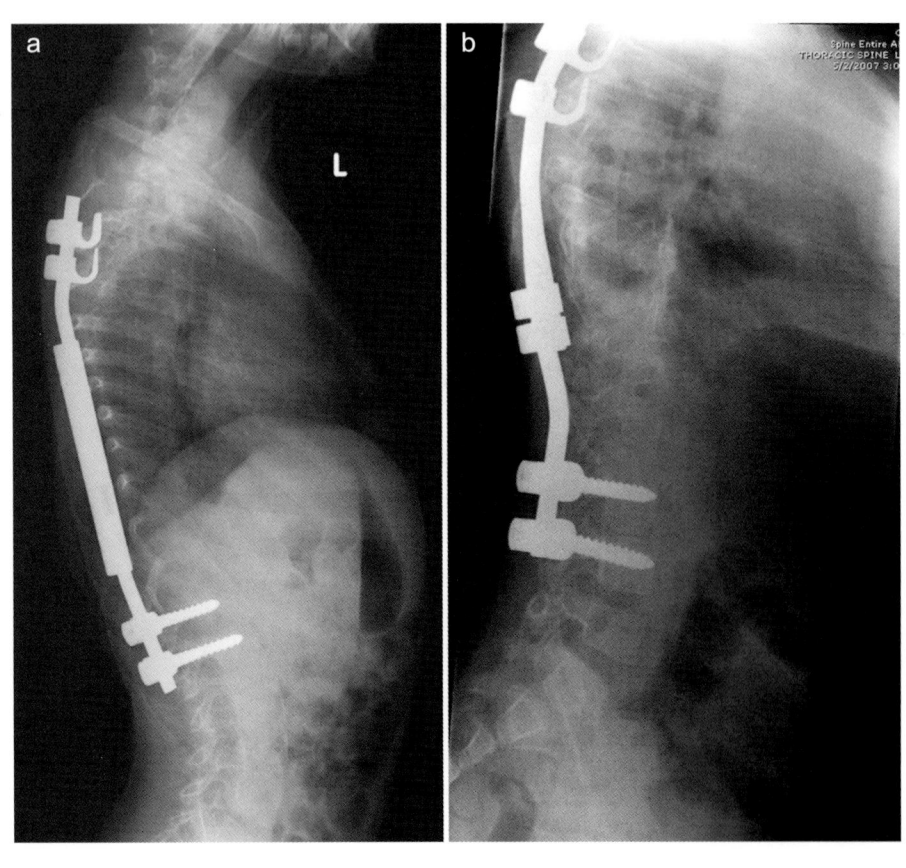

图 45.12 （a）纵向连接器的侧位片。（b）侧位 X 线片展示了一个横向连接器，它具有生长棒的生理性矢状轮廓 (Reproduced with permission of Children's Orthopaedic Center, Los Angeles)

用扁桃体钳在两个锚定点之间挖出一个直接深入肋骨上的肌肉的软组织隧道。应该准备好长扁桃体钳，这通常不在标准的骨科器械包中。将胸管拉过该隧道，并将生长棒的末端连接到胸管中，（胸管）然后用于从肌肉下将生长棒从一个锚定处安全地通至另一个锚定处。计划裁切的生长棒至少比锚定处长 2~3 cm，以便在术中撑开。一旦进行了撑开，用温的盐水填充上位锚定点，并要求麻醉师行 Valsalva 动作以寻找胸膜漏。如果有胸膜漏，我们通过同一通道在胸部后方放置一个小的引流管，作为胸管使用几天。正式的胸管很少需要用到。

45.6 单侧生长棒或双侧生长棒

该技术可用单侧棒或双侧棒。单侧棒是微创的，但锚定点较少，不能分担负荷。无论短期还是长期，如何使侧弯平衡成为了应用单侧棒的一大难题（图 45.13）。我们很少使用单侧棒，除非包含了单侧分解不良的椎体或用于极度瘦弱且侧凸严重的儿童，在这些儿童中软组织覆盖不足，无法将棒放置在凸侧。一般来说，双侧棒更稳定，更不容易失去固定。双侧棒还更易平衡脊柱，尤其是随着时间的推移，它能够优先撑开其中的一侧。双侧棒的一个小缺点是需要更多的剥离，特别是在双侧肋骨附件处，但这不会影响脊柱，可能不太重要（图 45.14）。

45.7 并发症

在使用肋骨锚定的基于撑开的生长型内固定器械中一个独特之处是其可能造成上肢神经损伤。垂直可扩张假体钛肋骨（VEPTR）研究组的一项多中心前瞻性研究发现，上肢神经损伤的发生率是下肢的 6 倍。作者得出的结论是，首次装置植入（2.5%）和装置更换（1.3%）的潜在神经损伤率（神经损伤和神经监测的变化）证明了在首次和更换垂直可扩张假体钛肋骨手术期间使用上肢和下肢的术中神经监测的合理性[30]。

Joiner 等描述了上肢神经损伤发生的机制，它们观察到的三种机制如下[29]：

1. 在肋骨锚定的生长型器械撑开时向上推动第 1 肋导致臂丛神经损伤。
2. 肩胛骨的上极向后收缩直接损伤臂丛神经。
3. Sprengel 畸形重建时肩胛骨向下牵拉造成臂丛神经损伤。

建议避免在第 1 肋上锚定（除非它与其他肋骨融合，见下文）以防止这种并发症（图 45.15）。肩胛骨上端直接撞击臂丛神经是臂丛神经损伤发生的另一种机制。因此，当肩胛骨抬离胸壁时应格外小心。一般来说，这种机制很容易避免，因为如果不进行开胸手术，就不会抬高肩胛骨，这在大多数手术中都是如此。在 Sprengel 畸形重建过程中，向下牵拉肩胛骨可能会

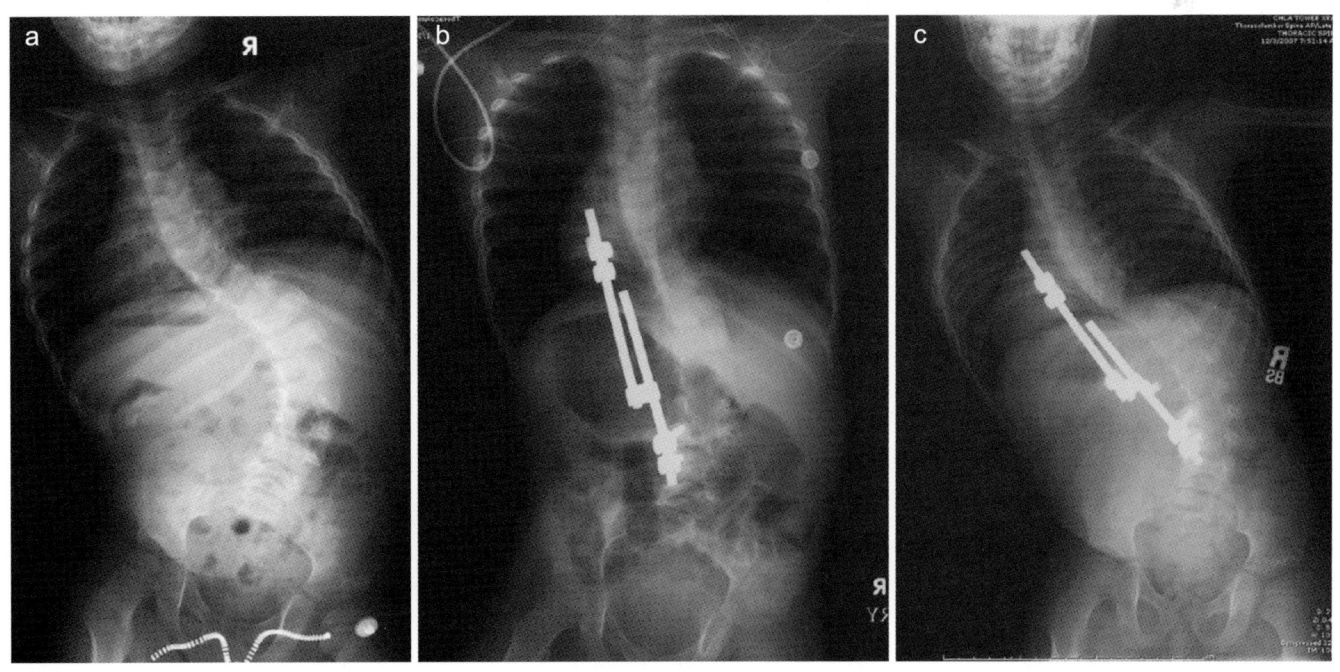

图 45.13 （a）术前前后位 X 线片。（b）术后的单侧生长棒。（c）2 年后，发生了严重的失代偿 (Reproduced with permission of Children's Orthopaedic Center, Los Angeles)

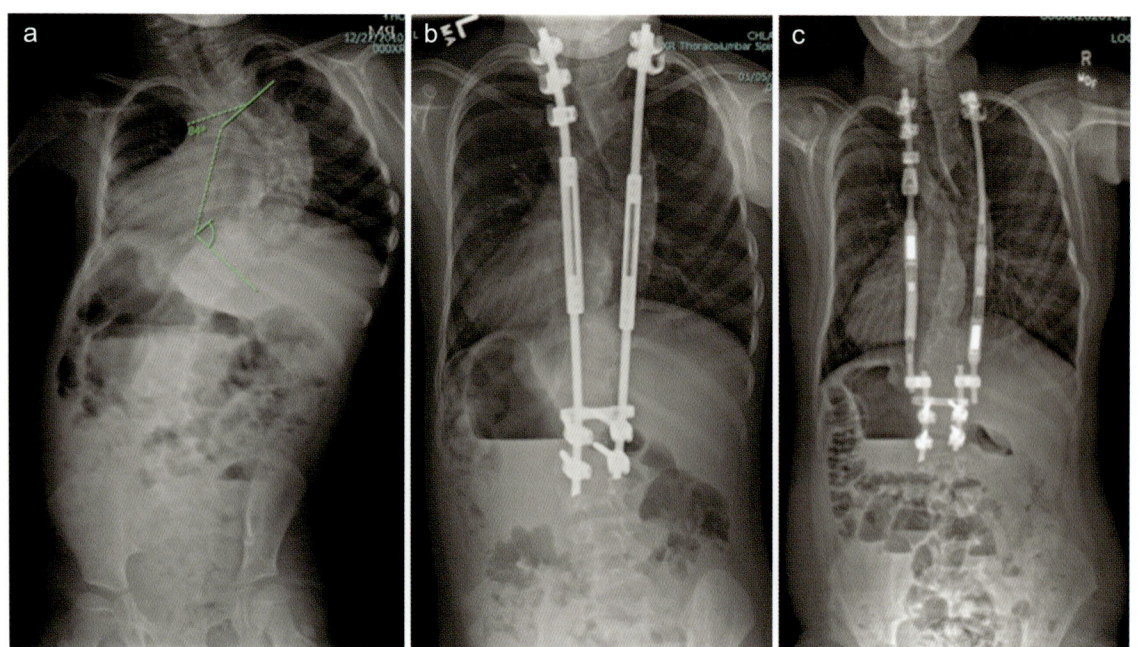

图 45.14 （a）术前前后位 X 线片显示了 84° 的侧弯。（b）患者接受了基于撑开的混合传统生长棒的置入，有出色的冠状位畸形矫正。（c）患者过渡到基于撑开的混合磁控生长棒技术，并保持良好的冠状位畸形矫正和平衡 (Reproduced with permission of Children's Orthopaedic Center, Los Angeles)

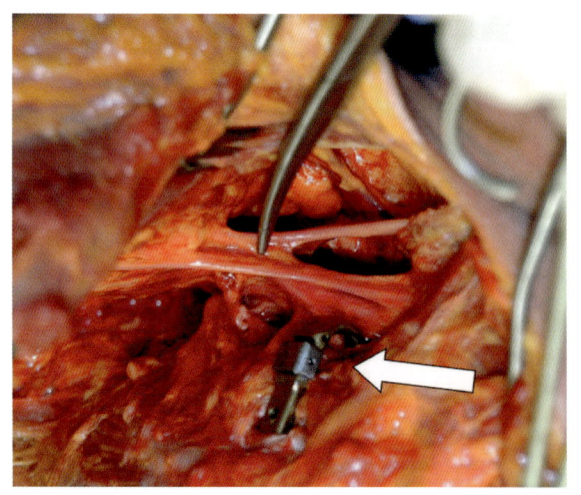

图 45.15 尸体解剖显示臂丛覆盖在第 1 肋上。白色箭头显示了第 1 肋上的垂直可扩张假体钛肋骨支架——应避免单独使用第 1 肋上的肋骨锚定 (Reproduced with permission of Children's Orthopaedic Center, Los Angeles)

导致额外的臂丛神经损伤。因此，伴有 Sprengel 畸形的患者风险增加。

钩-肋骨关节是活动的，随着时间的推移，钩可能会碰撞肋骨。在一根肋骨上有一个钩的单个单侧生长棒结构中，这可能会持续很多年，正如在垂直可扩张假体钛肋骨（VEPTR）的病例中所证明的那样。然而，当使用多个钩和双侧生长棒时，碰撞通常很慢，只涉及最上端的钩，并且不会导致任何灾难性的内固定丢失。如果发生这种情况，一般不会有太大问题，因为肋骨会重新生长，通常会长出比以前更结实、更健康的骨骼，而且同一根肋骨可以在后续手术中再次使用。很多时候，肋骨周围有太多的新骨，可能需要用力才能在骨块上切开一个槽使钩就位。

洛杉矶儿童医院的一项研究比较了 36 名患有脊柱畸形的儿童，这些儿童使用双生长棒、垂直可扩张假体钛肋骨（VEPTR）或本章描述的在肋骨锚定脊柱钩的基于撑开的混合技术进行治疗。需要计划外手术的主要并发症的发生率在双生长棒手术中为 230%，在垂直可扩张假体钛肋骨（VEPTR）手术中为 237%，在肋骨锚定脊柱钩的基于撑开的混合技术中为 86%（表 45.4）[31]。

45.8 颈胸段先天性脊柱侧凸的特殊病例

颈胸段先天性脊柱侧凸存在许多独特的问题。与偏尾侧的相同大小的侧凸相比，颈胸段先天性脊柱侧患者的头部通常会更倾斜，因为侧凸上方没有脊椎来形成代偿弯，头部倾斜通常是非常明显的畸形。此外，颈胸段是脊柱外科医生通常不进行前路暴露的区域。好消息是在顶部经常有多根肋骨融合，这提供了牢固的固定点。尽管通常避免将第 1 肋作为固定点以防止肋骨移动到臂丛神经中，但融合的肋骨块不可移动，可以用作固定点，且臂丛神经损伤的风险很小。当然，如果使用融合肋骨固定，则在初次手术时必须对上肢进行神经监测。在这种情况下，我们会有意将肋骨钩放置在横突外侧一段距离，以利用力臂并最大程度地改善T1胸椎的病理性倾斜（图45.16）。

在半椎体对面是单侧分节不良椎体的情况下，应考虑使用椎弓根螺钉对半椎体进行内固定加压和融合术。这可能会迅速获得适度的矫形，并有望防止其以后在前方和后方的生长。

表45.4 生长型脊柱手术的并发症

主要并发症	并发症发生率（%）	每厘米脊柱生长的并发症次数	每年治疗中的并发症次数	计划手术中的并发症次数
双生长棒	230	0.20/cm	0.52/年	0.47
混合的肋骨脊柱钩	86	0.19/cm	0.36/年	0.29
垂直可扩张假体钛肋骨	237	0.97/cm	0.52/年	0.44

基于参考文献[31]的数据

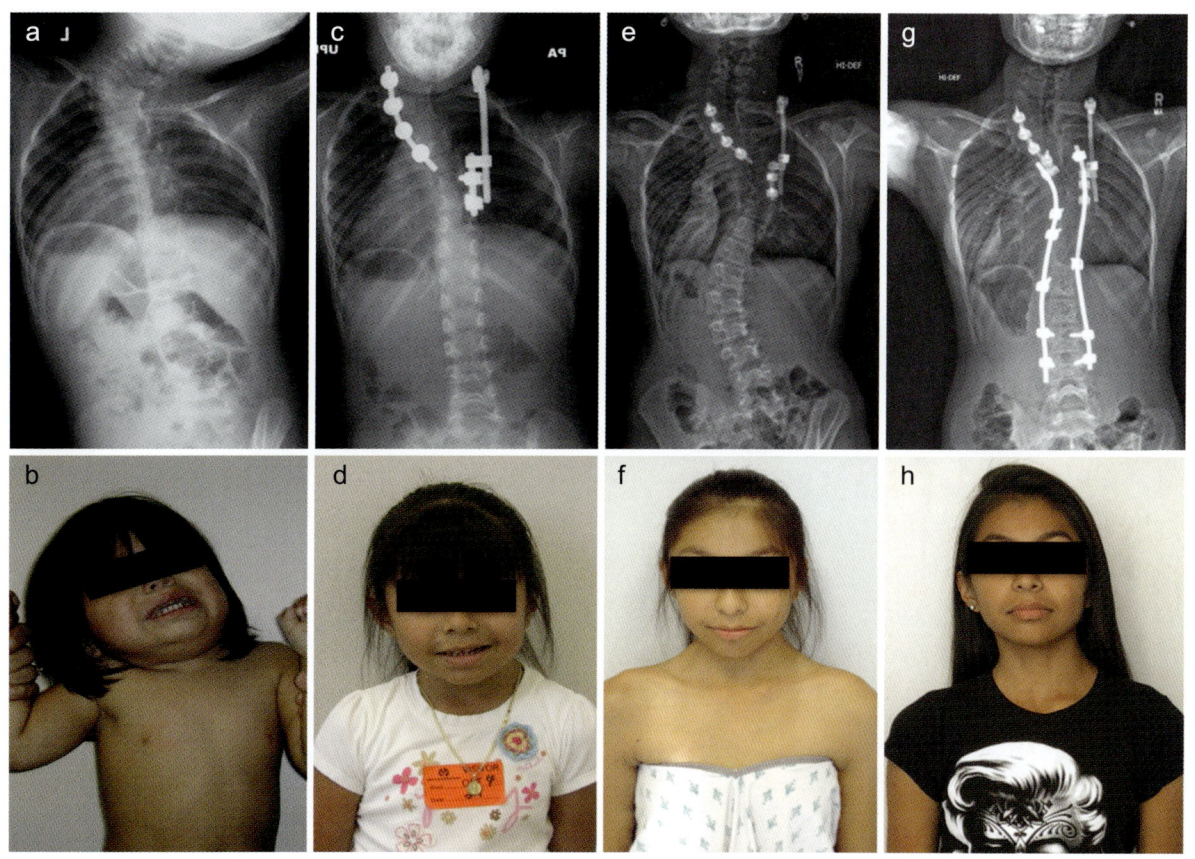

图45.16 （a）前后位X线片显示了在6个椎弓根对面有段分节不良的椎体，以及相应的（b）27个月大的术前临床照片。患儿的耳朵几乎靠在她的肩膀上。（c）多次手术延长后5年随访的后前位X线片。注意上段肋骨上的钩有一点移位，新的肋骨在它后面生长。如果这在以后移位穿过肋骨，可能会在同一个肋骨上替换肋骨钩。注意X线片和（d）临床照片上头部位置的改善。（e）13岁时的后前位X线片。生长型结构下方出现了畸形；然而，临床的头部位置一直保持良好（f）。患者接受了后路脊柱融合和内固定术，在16岁时保持了出色的（g）影像学和（h）临床结果 (Reproduced with permission of Children's Orthopaedic Center, Los Angeles)

（Lindsay M. Andras, Kenneth D. Illingworth, David L. Skaggs 著
叶笑寒　王升儒 译　迟鹏飞 校）

参考文献

扫描书末二维码获取

第46章 其他后路生长友好型技术

本章内容

46.1 引言..........471	46.4.5 单向自膨胀棒的结果..........482
46.2 生长引导技术的基本原理..........471	46.4.6 讨论..........482
46.3 现代 Luqué Trolley 装置..........472	46.5 弹簧撑开系统（SDS）..........484
46.3.1 手术技术..........474	46.5.1 理论优势..........485
46.3.2 讨论..........476	46.5.2 首次应用..........486
46.4 单向自膨胀棒（OWSER）..........478	46.5.3 前瞻性临床研究..........486
46.4.1 双极概念的背景..........478	46.5.4 手术指征..........488
46.4.2 单向自膨胀棒的设计特点..........479	46.5.5 手术技术..........489
46.4.3 手术技术..........479	46.6 总结..........489
46.4.4 手术指征..........480	

要点

- 早发型脊柱侧凸治疗成功的关键是在阻止侧凸进展的同时维持脊柱生长并尽可能减少并发症的发生。
- 自引导生长型手术技术的发展可避免传统后路撑开技术［垂直可扩张假体钛肋骨（VEPTR）和传统生长棒（TGR）］所需的反复延长。
- 自动引导生长的改良 Luqué Trolley（Modified Luqué Trolley，MLT）装置的植入在技术上有很高的要求，最好用于顶椎可矫正至中线、年龄稍大（6~10岁）、诊断考虑脊髓性肌萎缩等弛缓性神经肌肉性脊柱侧凸且柔韧性好的患者。
- 现代 Luqué Trolley 装置（Modern Luqué Trolley，MLT）包括脊柱近端和远端节段的坚强固定与顶椎畸形通过滑动锚定调整和固定。
- 实现顶椎的调整对于最大化脊柱的高度同时最小化侧凸矫正的风险至关重要，因为它调整了脊柱生长的轴向力。
- MLT 技术里的脊柱滑动锚定通过保留肌肉的骨膜外"锁眼"间隙植入以避免自发融合。滑动锚定放置于畸形的顶椎以最大限度地实现顶椎调整和畸形矫正。
- 生长引导技术避免重复手术，但不能提供更好畸形控制的脊柱抗塌缩效果。
- 单向自膨胀棒（One-Way Self-Expanding Rod, OWSER）双极技术包括通过微创入路植入的连接脊柱畸形的伸缩结构。该结构为模块化且足够坚固，可以无限期地固定，在许多情况下，脊柱随时间推移进行性僵硬，这有望避免最终融合手术。
- 单向自膨胀棒维持双极装置两端之间的永久撑开力。它随患者脊柱生长或日常运动而自发撑开，在畸形僵硬的病例可通过躯干拉伸运动辅助撑开。该装置可维持骨生长，并允许术后逐步矫正残余脊柱或骨盆畸形。
- 单向自膨胀棒结合了生长棒技术、撑开技术和生长引导技术的优点。它提供了高达 80 mm 的棒撑开潜力。该棒可根据需要在其整个长度上进行预弯。
- 弹簧撑开系统（Spring Distraction System，SDS）的概念是依靠一个永久内部撑开力的近似理想系统。这种系统的关键部件是一个（有预张力的）纵向螺旋弹簧，它可以提供持续的撑开力。
- 与传统生长棒类似，弹簧撑开系统上的棒（包括弹簧和鞘）植入时的侵入性较小。
- 弹簧撑开系统上近端和远端锚定点之间的脊柱可以保留完整以减少自发融合，而棒之间的连接特别是在轴向上则是允许移动的，这可以防止自发融合。

46.1 引言

早发型脊柱侧凸（early onset scoliosis，EOS）的治疗面临重大的挑战。鉴于严重的脊柱畸形或早期脊柱融合会导致肺发育不良[1]，新的生长友好型手术技术已经发展起来。早发型脊柱侧凸成功治疗的关键是在阻止侧凸进展的同时维持脊柱生长并尽可能减少并发症发生[2,3]。这些新的保持生长的手术被分为三大类：基于撑开的技术、生长引导技术以及凸侧加压的生长调节技术[4]。在选择生长友好的手术类型时，必须考虑到患者的潜在病因及其合并症。以脊柱为锚定的双生长棒或传统生长棒（traditional growing rods，TGR）[5-8]和以肋骨为锚定的垂直可扩张假体钛肋骨（VEPTR）[1,9-11]是研究最多的外科手术方案，也为成功治疗这些具有挑战的患者提供了一些希望。这两种技术具有很高的并发症发生率和一个主要的缺点：一旦植入，患者需要大约每6个月返回手术室进行撑开操作。

最近的文献回顾了过往 Luqué 脊柱装置的概念，该装置可随脊柱生长而自我延长[12-14]。这种生长引导技术的明显优势是患者不需要重复的外科干预来延长植入物。现代 Luqué Trolley（Modern Luqué Trolley，MLT）装置通过滑动的脊柱锚定点沿着固定棒移动的方式锚定脊柱，在防止脊柱畸形进展的同时允许相对正常的脊柱生长。现代 Luqué Trolley 装置由一对固定在近端的棒和一对固定在远端的棒构成，而脊柱的顶椎通过4根棒调整和锚定。随着脊柱的生长，其上的棒逐渐滑动。现代 Luqué Trolley 装置设计对现代脊柱植入物和未成熟脊柱生长的生理过程具有更好的理解。当使用现代 Luqué Trolley 治疗方案去优化脊柱畸形的治疗时，患者的选择尤为重要。

46.2 生长引导技术的基本原理

外科医生有一个普遍的共识，即在所有早发型脊柱侧凸病例中，包括带或不带支具的连续石膏在内的非手术治疗作为初始治疗是有必要的[3]。石膏确实可以成功治疗非常年轻的早发型脊柱侧凸患者，特别是弯度小、柔韧度好的患者[15]。已经证明，石膏是一种有效的拖延策略，可为患儿长大后进行最终融合手术以及 TGR 或 VEPTR 等生长友好型手术争取时间[16]。实践证明，采用这种方法可以降低早发型脊柱侧凸治疗的总体复杂度。经典生长友好型手术的开始时间的推迟可以减少手术数量，推迟收益递减规律[17]，并减少潜在并发症的发生，据统计，每增加一次手术，并发症发生风险会增加高达24%[5]。目前，非手术治疗对某些特定患者（呼吸受累、神经肌肉性）是不可行或不成功的（即使支具固定畸形仍出现恶性进展），只有在这种情况下才建议进行手术。

当采用生长引导型手术时，必须采取更积极的方法。在出现有严重的脊柱、胸廓的畸形之前就建议进行早期手术干预。然而，这样的策略必须建立在严格的指南的基础上，以免导致不必要的手术。我们需要记录骨骼尚未发育成熟儿童的侧凸进展情况，因为这些情况下侧凸很有可能持续进展。所以，鉴于非手术治疗（连续石膏固定）和经典的基于后路的生长友好型手术都需要6个月一次的反复手术干预，这对儿童的整体身心健康有重大影响。根据 Pratt 等的结论，早发型脊柱侧凸患者长时间使用支具或石膏背心会造成心理损害[18]。他们主张使用自撑开装置作为早发型脊柱侧凸的更优选择。手术伤口更容易被隐藏和遗忘，而石膏则不断提醒着患儿他们自身的异常。因此，他们认为接受被动引导的生长型手术的儿童的身心创伤相较使用支具更小一些。这样的手术需要侧凸具备一定的柔韧性，并且顶椎可以矫正至中线。通过这种矫正，脊柱生长的轴向力将被"利用"以最大限度地提高脊柱高度的同时最小化畸形复发的风险。

除了儿童不需要反复手术的优势外，这种生长友好型手术避免了脊柱结构（如椎体生长板、椎间盘、小关节和脊柱肌肉组织）受到周期性的撑开和固定的约束。脊柱非自然反复撑开的负荷可能会导致传统生长棒的收益递减规律[17]。这种生长引导型手术的另一个好处是没有后方牵张力导致的交界性后凸以及矢状面失衡。由于滑动锚定点可以在杆上上下移动与矢状面轮廓相匹配，因此在矢状面上，也无须锚定脊柱而实现纵向生长。

这些自引导的生长装置特别适合于早发型神经肌肉性脊柱侧凸的患者，特别是脊髓性肌萎缩（spinal muscular atrophy，SMA）的患者。2型 SMA 患者有早发型严重脊柱畸形的风险，通常在6~18月龄之间发病，在3岁时发生脊柱畸形[19]。其脊柱侧凸在7岁前快速进展导致严重畸形的风险很高[19,20]。早发型神经肌肉性脊柱侧凸早期手术干预的基本原理是提供一个挺直和稳定的脊柱以允许脊柱生长的适当引导。脊柱矫正手术也能保护肺的正常发育。此外，它可以帮助这些患者获得稳定的坐姿平衡，改善头部控制和全身姿势，从而方便护理人员的照顾，提高他们的生活质量。

婴儿或幼儿特发性脊柱侧凸、先天性脊柱侧凸以及相对较少的痉挛性神经肌肉性脊柱侧凸的患者都是生长引导性手术的适宜人选。这种手术技术的一个关键限制是，在脊柱畸形需要很大的力量来撑开并维持脊柱矫形的情况下可能效果不佳。例如，痉挛性的严重僵硬的神经肌肉性脊柱侧凸患者的生长可能不如弛缓性神经肌肉性脊柱侧凸，其脊柱畸形的复发较后者也可能更早。某些畸形需要主动撑开以确保脊柱生长，因此应当采用传统生长棒或垂直可扩张假体钛肋骨治疗以维持脊柱矫形和持续生长。

46.3 现代 Luqué Trolley 装置

最初的 Luqué Trolley 装置是由 Luqué 和 Cardoso 在 1977 年描述的[21]。他们开发了第一种自生长棒结构，由两根 L 形或 U 形棒组成，用椎板下的金属丝固定在脊柱的节段上。根据年龄小（小于 11 岁）、严重长节段弯曲（以避免早期长节段融合）、支具固定困难（神经肌肉性侧凸）和持续进展的侧凸的标准，选择患者进行非融合的刚性内固定[21]。随着脊柱的生长，这些棒能够在纵向生长过程中滑动和"引导"脊柱，同时维持脊柱侧凸的矫形。至少 2 年的短期随访结果显示这是值得肯定的，主弯从平均 72° 矫正到 22°，脊柱平均生长了 2.5 cm。然而，由于长期结果显示脊柱生长维持不佳（达到预期生长的 32%~49%）[18,22]、自发融合发生率高（范围为 4%~100%）[22]、高达 32% 的植入物失败率[18]，Luqué Trolley 装置已被放弃使用。

Pratt 等在 1999 年发表了之前由 Webb 进行的 Luqué Trolley 装置治疗婴儿和青少年特发性脊柱侧凸的长期研究结果[18]。这项回顾性研究比较了有（n=18）和无（n=8）顶椎固定的 Luqué Trolley 装置。无顶椎固定的 Luqué Trolley 组平均年龄为 7 岁，术前平均主弯为 48°，术后即刻下降到 25°（减少 47%）。在接下来的 5 年里，所有患者主弯均有恶化。7 例患者中的 6 例进行了二次手术，包括节段性脊柱内固定的最终融合。主弯从平均 56°（范围为 46°~67°）矫正到 43°（范围为 24°~55°），最终主弯为 43°。在 5 年随访中，固定脊柱段的脊柱生长为 2.9 cm，达到了年龄和性别匹配预期生长参考的 49%（范围为 31%~71%）。另一组采用 Luqué Trolley 装置治疗的有顶椎固定的患者，其术前平均主弯为 65°（范围 40°~95°）。前后路联合手术后平均主弯为 26°（范围 8°~66°），术后 5 年平均主弯为 32°（范围 0°~86°）。平均术后 5 年里，有 7 例患者的主弯恶化，4 例患者保持不变，2 例患者好转。虽然获得了更好的曲线控制（平均矫正丢失仅为 6°），但在 5 年随访时，脊柱在固定节段的生长仅为 2 cm，仅为匹配年龄和性别的正常组的 32%。在整个研究中，有 3 例断棒合并线缆断裂，2 例单纯线缆断裂，3 例棒突起。2 个 Luqué Trolley 装置的尾端出现远端交界性后凸畸形。手术复位时，发现固定椎体出现了融合。还有 1 例患者术后出现了肺炎。未发现神经系统的并发症。作者的结论是，需要改进器械和手术措施，以便更好地控制侧凸和维持脊柱生长。

在选择生长引导系统时，需要正确理解经典的 Luqué Trolley 装置的缺点。使用经典的 Luqué Trolley 装置效果不佳的患者是那些术前有较大僵硬畸形或术后有较大残余畸形的患者。使用金属丝作为脊柱内固定直接导致了高并发症发生率，包括自发融合、植入物失败和畸形控制不佳。在每个节段穿置椎板下钢丝都要进行解剖操作，并且将固定棒绑至椎板，这显然会导致较高的自发融合率，进而抑制生长。这种后路融合反过来也可能以曲轴现象的形式导致一定程度的侧凸进展。尽管存在这种自发融合，既往研究者还是观察到脊柱在广泛节段上的生长[18]。我们认为只要融合部分很短，且只要近端和远端锚定良好就不会阻碍前柱的生长。在将 Luqué Trolley 转为最终融合后，我们注意到这些自发融合通常很薄，这可能解释了脊柱可持续生长的原因。至于植入物失败，由于主要使用的植入物是单纯的线缆，所以植入物失败率高是不足为奇的。只用线缆是无法将棒固定在牢固的位置的；因此，它们有移位的倾向。线缆的使用无法进行前柱的锚定和控制。即使每个节段都被"锚定"，该装置必须是松弛的，以允许棒滑动。选择这种固定方案的脊柱稳定性较差，导致畸形控制较差，从而导致畸形矫正逐渐丢失。Pratt 等对患者进行了顶椎融合，结果显示畸形控制明显改善。但这也导致了脊柱高度生长不足，表明不产生顶椎融合的顶椎控制对畸形的控制确实很重要。

2011 年，Ouellet 发表了 17 名早发型脊柱侧凸患儿的小队列研究，其中 5 人接受了现代 Luqué Trolley 装置（图 46.1）[12]的治疗，重新引入了自撑开生长引导系统的概念[4]。手术技术包括使用尚未获批的改良脊柱植入物，允许脊柱锚定滑动，并利用保留肌肉的微创显露来固定脊柱。该病例队列比较了 12 例接受传统生长友好型技术治疗的患者（4 例接受连续石膏固定治疗，4 例接受传统生长棒治疗，4 例接受垂直可扩张假体钛肋骨治疗）与 5 例接受现代 Luqué Trolley 装置治疗的患者。这 5 例患者畸形的病因分别为 2 例早发型特发性脊柱侧凸，2 例综合征性脊柱侧凸（Prader-Willi 综合征与病因不明的全身肌张力减退的脊柱畸形患者各 1 例）和 1 例神经肌肉性脊柱侧凸（脑瘫）。连续石膏和牵引的患者平均年龄为 4.5 岁（范围 0.9~8.5 岁），而现代 Luqué Trolley 装置组的患者平均年龄为 6.5

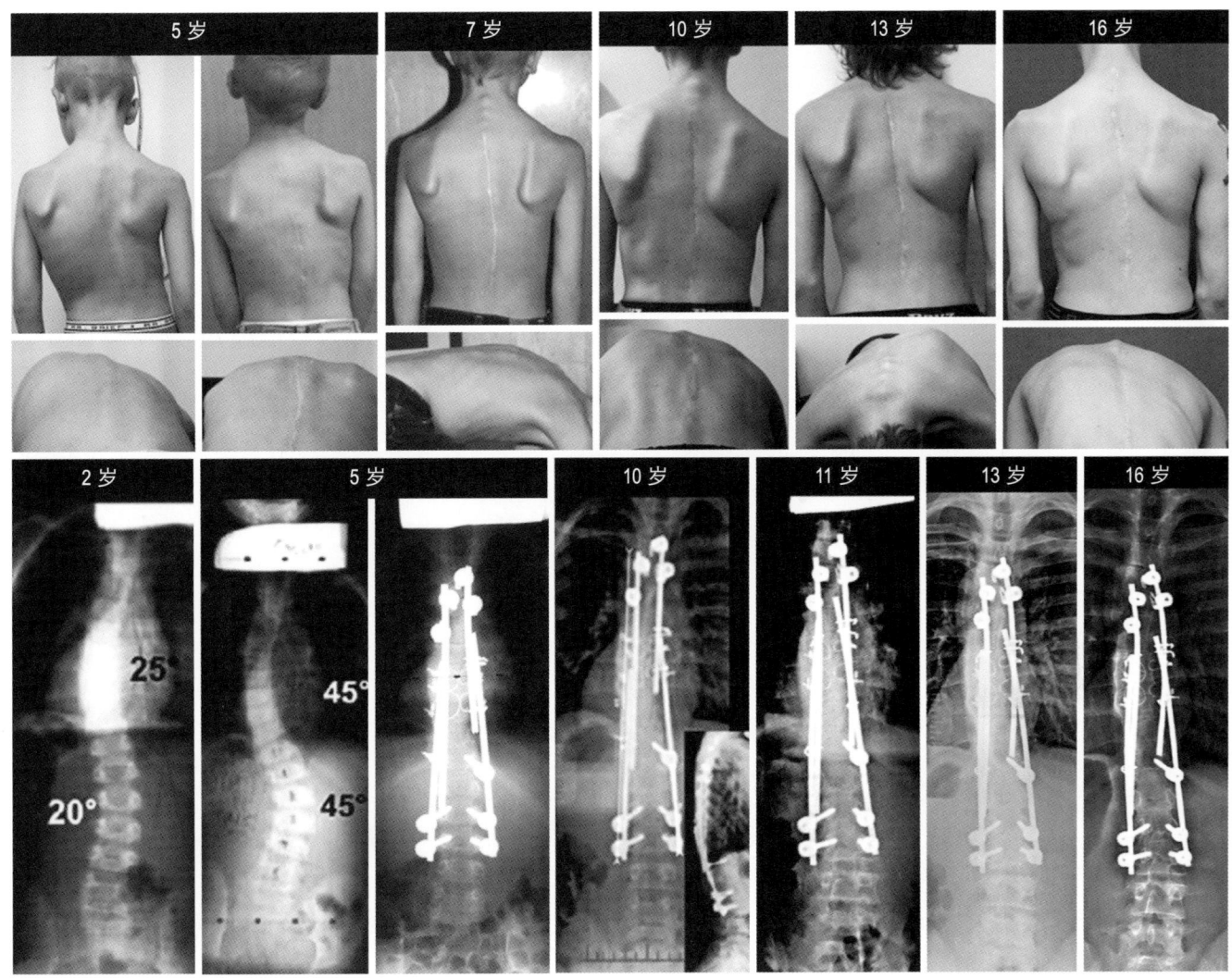

图46.1 一名患有进行性早发型特发性脊柱侧凸的2岁男孩接受生长引导性手术的临床案例。尽管从2岁到5岁接受连续石膏治疗，畸形仍在进展。他接受了现代Luqué Trolley装置的治疗，这种装置在接下来的10年里将不断延长。他只在5岁时进行了一次翻修手术，因为他过快生长超出了原有生长引导装置

岁（范围3~8.6岁）。术前平均主弯分别从61°（范围38°~94°）和60°（范围45°~75°）下降到平均21°（范围10°~33°）和35°（范围23°~46°）。两组平均随访时间分别为4.5年（2.5~6年）和5年（3~8年）。末次随访时，两组主弯平均增加至31°（范围14°~54°）。术后5年，5个受试者中有4个（80%）需要翻修手术。其中3人将最初的生长引导性植入物换为新的撑开导向的植入物，因为他们生长发育已经超出最初装置的范围。第4个患有综合征性脊柱侧凸的患者在骨骼成熟前需要进行脊柱融合术，因为脊柱弯曲进展（54°），且剩余的脊柱生长有限（预期26%）。第5个患者仍未发育成熟，还在生长发育中。比较两组，第一治疗组在4.5年期间共进行了89次手术，平均每个患者7次，每个患者每年1.7次。相比之下，现代Luqué Trolley装置组在5年时间里总共做了9次手术，每个患者1.8次手术，每年0.3次。脊柱生长方面，平均5年随访后，脊柱平均生长达到预期生长的67%（范围26%~91%）。

最近在2020年，本文主要作者的团队收集了7名接受MLT手术患者的初步数据，该技术使用的"滑动"植入物通过了欧洲CE认证，在加拿大也可使用[23]。这些植入物目前还没有提交美国FDA申请。这些数据是在2014—2018年前瞻性收集的并进行了回顾性分析。该队列的平均随访时间为3年。平均手术节段为11个。预期生长率为52%。术前平均主弯为68°（范围40°~97°），术后即刻脊柱侧凸矫正为28°（范围5°~46°）。曲线的即刻矫正率为55%，3年的最终维持矫正率为35%（表46.1）。

表 46.1 本文主要作者最新系列病例 3 年随访的描述表。平均值（范围）

患者编号	年龄（岁）	分型	随访时间（月）	非融合节段	生长（mm）	预期生长比（%）	术前侧凸（°）	术后即刻（°）	即刻矫正率（%）	最终侧凸（°）	最终矫正率(%)	并发症
1	11	神经肌肉性	28	10	0	0	53	5	81	25	52	
2	14	神经肌肉性	25	11	18	80	40	31	22	46	−15	
3	7	神经肌肉性	47	13	20	38	97	26	73	57	41	
4	13	少年型特发性脊柱侧凸	43	11	9	23	63	21.2	66	37	41	
5	6	神经肌肉性	27	10	26	117	65	30	54	32	51	
6	5	神经肌肉性	38	11	24	70	84	39	54	29	34	
7	10	神经肌肉性	56	12	23	42	74	46	38	44	40	伤口感染
结果	9		37	11	17	52（0~117）	68（40~97）	28（5~46）	55（22~81）	34（−6~57）	35	

46.3.1 手术技术

对于现代 Luqué Trolley（MLT），患者俯卧于可透视的手术台上，接受静脉麻醉并配合多模式脊髓监测。术前规划必须计划皮肤切口和滑动锚定点的位置。经典的中线切口应确保术后不会出现脊柱植入物突出。单一脊柱切口应覆盖计划固定的脊柱，也可在近端、顶椎和远端节段上切开 2~3 个分开的皮肤切口（图 46.2）。目前现代 Luqué Trolley 滑动装置仅在欧洲或加拿大提供使用，该装置通过滑动的 PEEK 带结构去锚定内固定棒。其他植入物可如此使用以实现滑动特性。最早期的节段固定是一种可用作滑动锚定点的椎板下钢丝。另一种方案是，用 6 mm 系统螺钉锚定 5 mm 直径的内固定棒，从而实现滑动。例如，AO 通用脊柱系统（AO universal spine system，AOUSS）的椎弓根螺钉可以同它的小尺寸 5 mm 棒一同使用。显然，这种方式使用脊柱固定装置是未经审批的，任何制造商都不推荐。

MLT 结构包括近端和远端锚定点。经典的骨膜下分离是在近端和远端节段完成的，因为这些节段需要融合以实现长期的牢固固定。植入脊柱锚定点，如标准螺钉或钩并与棒锁定。滑动脊柱锚定点（滑动螺钉或沿杆棒自由移动的椎板下钢丝）通过保留肌肉的"锁眼"解剖结构植入（如图 46.2a，b）。在畸形的顶椎应放置滑动锚定点以最大限度地进行顶椎平移和畸形矫正。使用骨膜外和肌肉保护技术实现滑动锚定点处的最小解剖剥离，以避免自发融合。对于腰椎，滑动椎弓根螺钉通过 Wiltse 入路植入，以保护关节和减少骨膜下显露。在胸椎中，滑动椎弓根螺钉在竖脊肌中线两旁置入，直接解剖到横突上以避免椎板暴露（见图 46.3a，c）。椎弓根螺钉植入应在术中透视的情况下完成。透视可用于确认椎弓根进钉点，并通过徒手技术将滑动螺钉植入关键点以实现最大程度的顶椎

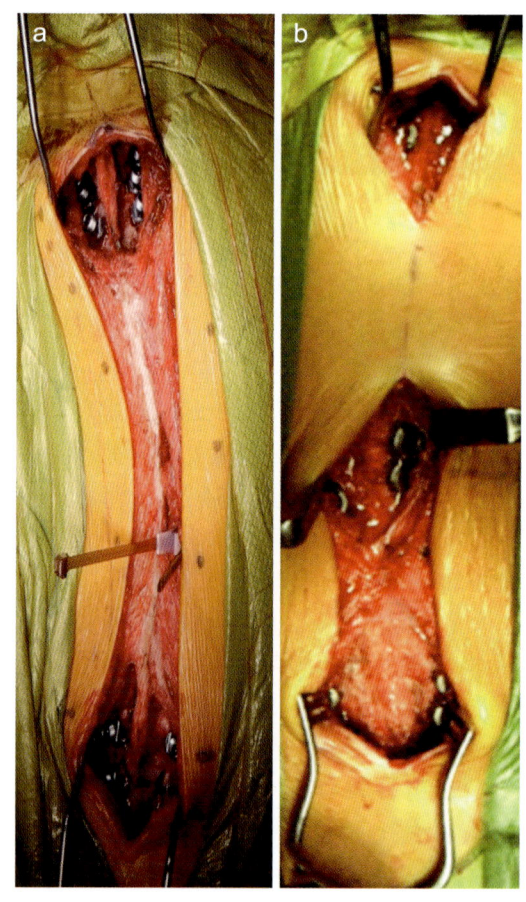

图 46.2 （a）中线切口：单个皮肤切口跨越整个固定脊柱节段。（b）或者可在近端、顶椎和远端行 2 个或 3 个分开的皮肤切口

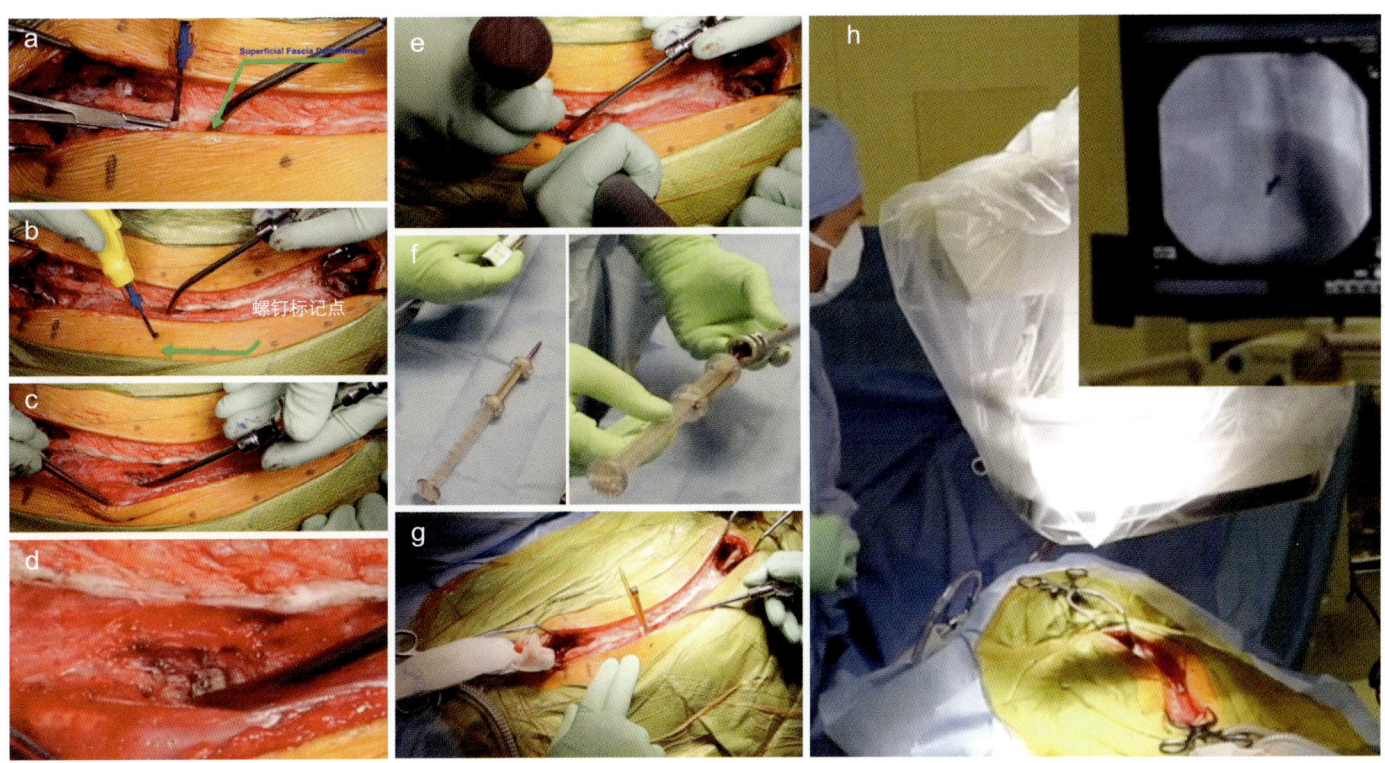

图 46.3 （a）分开竖脊肌，多裂肌和棘突在内侧，最长肌和髂肋肌在外侧。可见横突。（b）根据术前 X 线片获得的皮肤标记来确定椎弓根。（c）经肌肉入路定位椎弓根位置。（d）图示为微创肌肉分离。（e）徒手或透视辅助下置入滑动椎弓根螺钉。（f）滑动椎弓根螺钉系统的安装示例。（g）如何在棒之前植入滑动螺钉绑带的最后示例。（h）手术室确认经肌肉螺钉时的调焦，操作界面缩小，同时确认经肌肉螺钉

平移。这些滑动螺钉计划植入 5 mm 棒和螺帽相连，螺帽可在 PEFK 棒表面滑动（见图 46.3 a~h）。在椎板下线缆要穿过的节段，从中线到关节面内侧缘剥离，而这通常只发生在装置的顶椎水平。在植入滑动螺钉时，即使有部分肌肉附着也应注意保留骨膜在骨上。用双极和镊子进行剥离，以控制失血和减少骨膜破坏。应避免去除棘突以防止骨膜从椎板剥离而形成裸露骨面。行小范围椎板切除术，同时保持骨膜的完整以便能够触及黄韧带。一旦除去中央黄韧带，就可以进行椎板下线缆植入的操作（图 46.4）。一旦固定和滑动锚定点植入完成，从切开的近端和远端切口以筋膜下/肌内（筋膜下方、骨膜上方）通路植入两对 5 mm 钛棒。每根棒只需要有一端牢固地固定在脊柱上。在中间节段，一系列滑动锚定点通过保持棒平行和接合来维持矫正。随着脊柱的生长，近端刚性固定棒将远离远端固定棒（图 46.5）。也可以只使用两根而不是四根杆棒，并将远端完全固定以让脊柱从近端生长（见图 46.5b）。脊柱畸形的矫正可通过经典的棒去旋转操作（图 46.6）或顶椎平移复位操作（图 46.6b）或两者结合来实现。当棒穿过且部分连接到固定和滑动锚定点时，通过旋转或平移棒就实现了侧凸矫正。目标是确保四根棒彼此平行。滑动锚定点的数量直接影响到矫正和维持畸形的能力。如果滑动锚定点的数量保持在最小，自发融合的风险就降到最低。然而，脊柱畸形残留和复发的风险更大（图 46.7 和图 46.8）。与之相反，如果每个脊柱节段都有内固定，那么侧凸进展的风险较低，但生长迟缓的风险较高，因为可能会发生自发融合。关键是要有足够数量的滑动锚定点，将畸形的顶椎移向中线，确保充分的矫正和脊柱畸形的控制，而不诱导自发融合。不同滑动固定结构可以根据不同的脊柱畸形情况进行定制。图 46.8 这个病例展示了将棒以悬臂方式跨越畸形顶椎的作用。在脊柱近端使用固定的脊柱锚定物（钩和螺钉）进行固定，然后通过一个顶椎滑动螺钉和一组远端滑动锚定物，使棒以悬臂方式跨越半椎体的两次蛋壳状切除部位。随访 X 线片证实脊柱持续生长。最初，左棒延伸到 L5/S1 椎间盘以下，现在位于 L5 椎弓根螺钉的水平。在右侧，使用没有锁定机制的 VEPTR 2 植入物，允许被动生长引导。VEPTR 植入物内部逐渐延长的距离表明了固定范围内脊柱的生长。

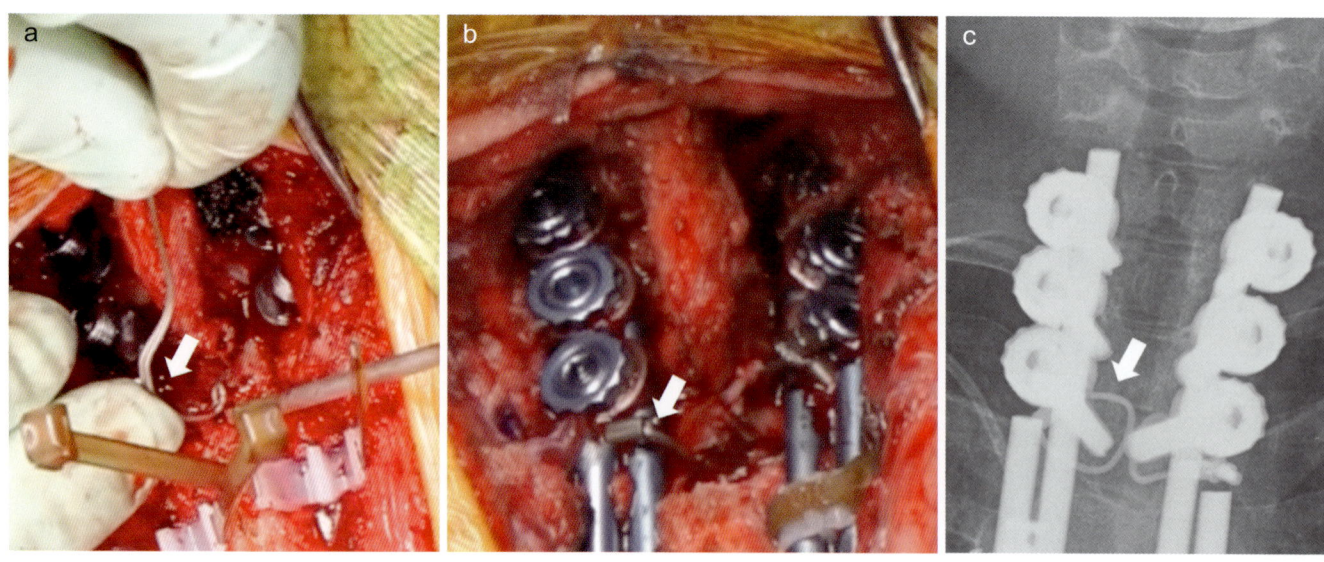

图 46.4 （a）线缆不是通过标准的正中黄韧带切除术而是通过小范围的外侧椎板切除术来植入，从而保留骨膜完整（箭头所示）。（b）顶椎椎板下线缆锚定重叠棒的例子。（c）线缆的影像学图像

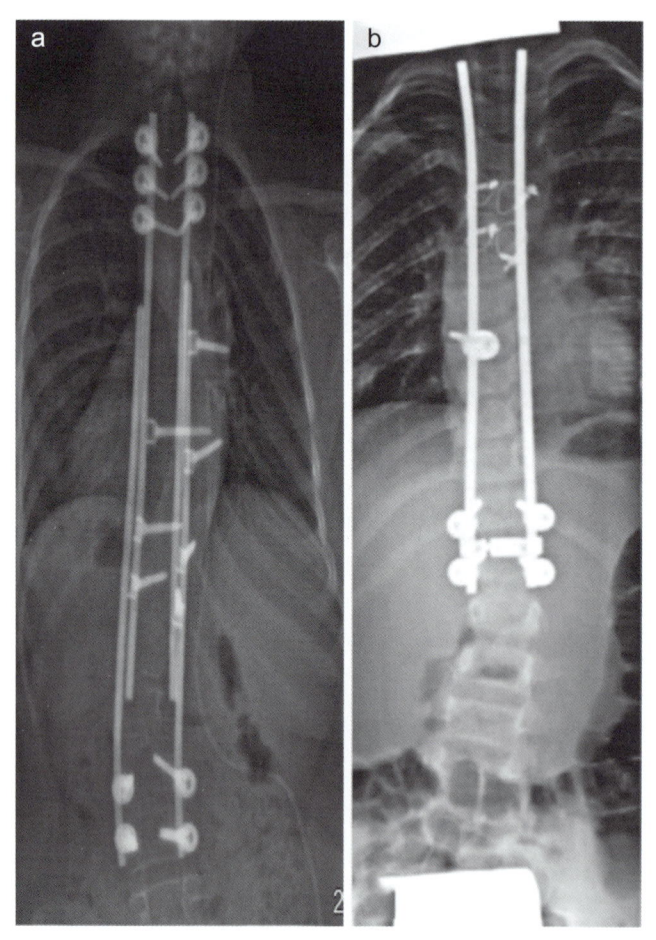

图 46.5 两个自生长装置的影像学差异。在这两种技术中，通过一系列的脊柱滑动锚保持杆的平行和啮合来维持矫正。随着脊柱的生长，刚性的近端固定棒将远离远端固定棒。（a）现代 Luqué Trolley 装置。（b）一个生长导向的替代装置

46.3.2 讨论

现代 Luqué Trolley 手术在技术上要求很高，需要严格的患者选择以确保可预测的结果。对于缺乏经验的外科医生，椎板下线缆的使用既费时又有风险。神经系统并发症的风险在文献中有大量报道[24-27]，但在经验丰富的外科医生手中，这种并发症非常罕见[28-30]。通过保护肌肉的切口放置棒，连接固定和滑动锚定点，同时实现脊柱矫形，需要丰富的畸形手术经验。新的滑动植入物开始出现，可能有助于简化手术技术，并有望消除对椎板下线缆的需求。

有与重复麻醉相关风险的合并症患者是这种技术的理想适用对象。患有脊髓性肌萎缩和任何其他弛缓性神经肌肉性脊柱侧凸的患者也都是这项技术的理想适用对象。考虑到在这些患者中尝试任何早期支具预防治疗都不能防止侧凸进展[7]，而且早期脊柱融合对肺发育又有负面影响，甚至可能因肺衰竭导致死亡[31, 32]，该技术提供了在患者生长发育期和未来较长时间内纠正和控制长节段 C 形麻痹性脊柱侧凸的最佳选择。

使用该技术预期获得良好手术效果的另一个有利因素是能够成功将脊柱畸形的顶椎移回中线，并重建正常的脊柱生长。在生长友好型矫形内植物下出现附加现象的风险是显著的。因此，坚强的近端和远端固定也非常重要。尽管我们倾向于尽量减少近端和远端锚定点，但我们经常后悔没有多花一点时间来确保没有附加现象。如果患者的脊柱形态允许，建议在锚定点之间增加横联，特别是当骨盆未植入远端锚定点时。

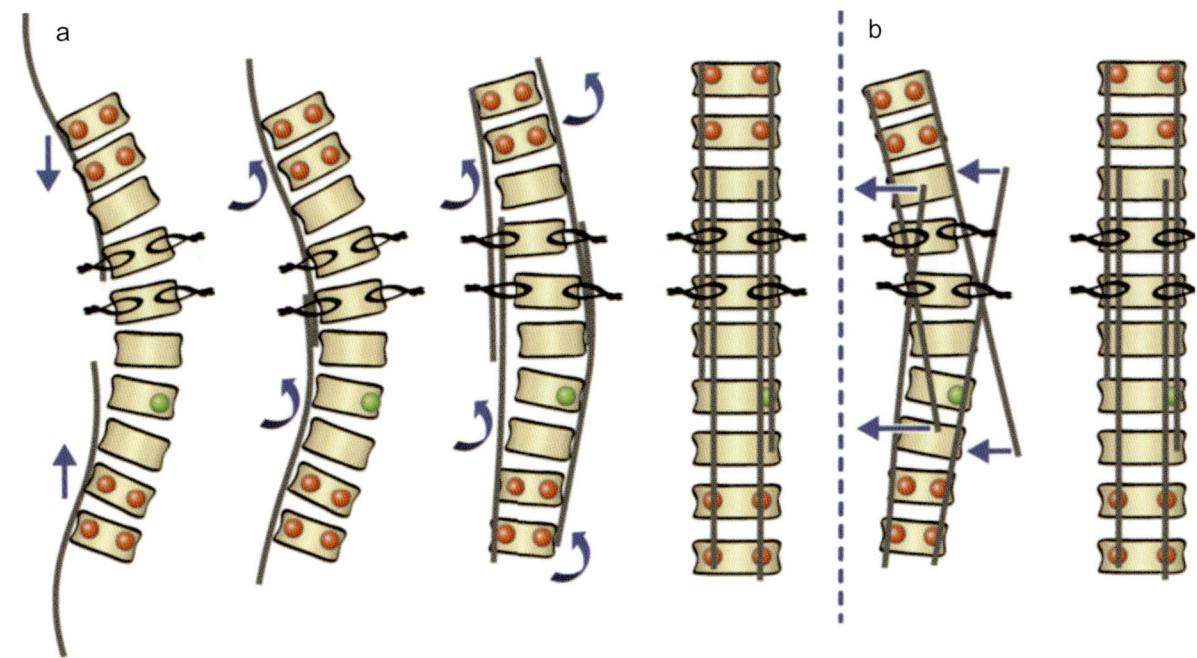

图 46.6 复位技术方案。(a) 矫正依靠杆的旋转和顶椎的平移。棒连接在近端和远端锚定点。(b) 过中线的悬臂和(或)旋转以实现端椎平行

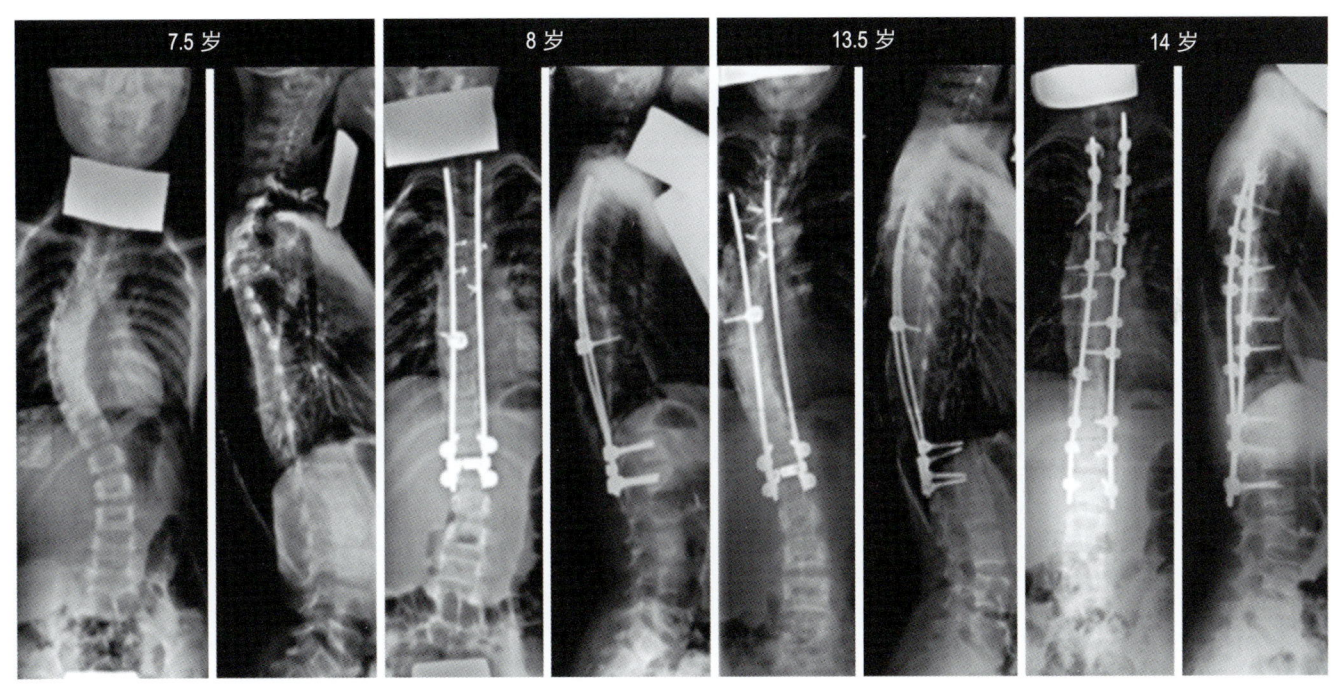

图 46.7 现代 Luqué Trolley 装置滑动锚定点数量不足的临床实例。最初畸形表现可控。然而在接下来的 4 年里，由于滑动锚定点数量不足，畸形复发，需要在术后观察 6 个月（8 岁）后行正式的后路脊柱融合。首次 Trolley 装置后 5 年（13.5 岁）可观察到近端固定丧失，内植物范围内生长，在无任何延长手术情况下达到正常生长的 75%。在 14 岁时行最终融合

在所有神经肌肉性侧凸患者中，骨盆固定是推荐的，因为这可以减少由于神经麻痹型脊柱畸形的特点而导致矢状面和冠状面平衡在远期丢失的可能。在这种远端固定中不需要横联[33]。

2020 年，Mehdian 等发表了 16 名使用类似现代 Luqué Trolley 技术治疗的患者的最新观察结果。在这种技术中，使用至少 3-3 的椎弓根螺钉对内固定装置上方和下方的节段进行固定，和 4 根（5 mm）钴铬棒进行固定，使用椎板下线缆对主弯非融合节段进行生长引导。随访约 6 年，作者报道最新随访表明侧凸矫正了

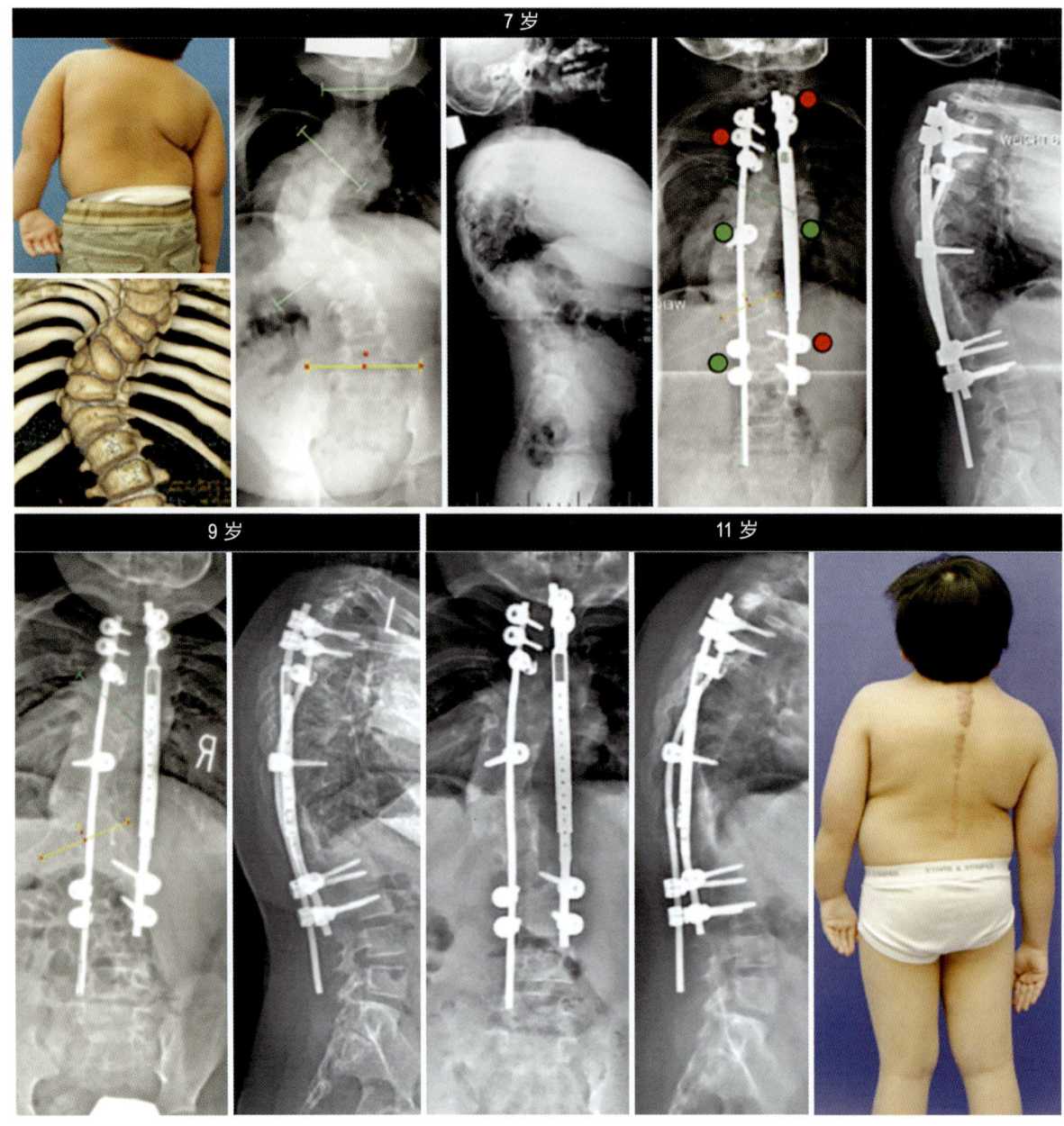

图 46.8　改良的现代 Luqué Trolley 装置治疗一个重度僵硬性先天性脊柱侧凸伴桡骨发育不全的 6 岁男性患儿。混合装置：左侧近端固定棒与中、远端滑动螺钉。右边是未批准使用的未锁定的垂直可扩张假体钛肋骨装置，允许自我生长

62%，与正常人群生长水平（约 1 毫米/年/节段）相比预期脊柱生长维持在 -1 SD。另一方面，作者在手术中经历了 27%~54% 的估计血容量损失（estimated blood volume，EBV），这可能是因为广泛的手术暴露和 6 例（38%）在内固定失败（棒断裂）后融合[34]。

46.4 单向自膨胀棒（OWSER）

46.4.1 双极概念的背景

一开始，我们使用了传统的单棒技术，即 3 钩 2 螺钉结构（3 hooks-2 screws construct，H3S2）。尽管有大量的棒断裂，但仍取得了令人满意的效果[5, 6, 8, 17, 35-40]。然后我们改为更坚固的双侧双极结构，这迅速成为关节融合术的替代方案，尤其是神经肌肉性和综合征性脊柱侧凸。经过 10 年的长期随访，其结果得到了证实[40,41]。

一些研究已经探讨了生长棒原理[12, 13, 18, 21, 22, 42-52]。在 2005 年，我们描述了第一种非手术撑开棒：基于磁性引导的 Phenix 棒[49-52]。在 5 年时间里，我们在 30 个病例中进行了使用，结果不理想，后来由于技术问题而放弃。在停止使用 Phenix 棒后，我们使用了一种简单机械原理的延长技术，该技术无需手术即可自由延伸棒。2013 年，我们开发了单向自膨胀棒（One-Way Self-Expanding Rod，OWSER）技术。在本章中，我们

报道了 22 例使用该装置的神经肌肉性脊柱侧凸患者前瞻性系列研究结果，每例患者随访至少 3 年。

无论脊柱侧凸的病因是什么，畸形的病生理机制是基于脊柱的三维旋转。脊柱侧凸的旋转畸形不可避免地导致脊柱变短。因此，抑制这种缩短过程可以防止畸形进展。这解释了为什么撑开导向的生长棒技术是早发型脊柱侧凸最常用的技术，以及为什么它们能获得最佳的脊柱畸形矫正与脊柱短缩的预防。

遗憾的是，这些撑开技术需要定期手术进行棒延长，并发症发生率高，并导致早期自发融合，最终影响预后[5,17,37]。换句话说，大多数生长友好型技术或装置都不足以一直保持撑开，可能需要使用支具[5,48,50]。

为了避免这些缺点，我们力图寻找一种基于以下特点的技术：
- 保持恒定的撑开力，防止脊柱塌陷
- 避免重复手术，保护骨骼生长
- 保持良好的矫正直到骨骼成熟，具有足够的承受力以减少机械并发症，避免术后支具的使用和最终融合的需要

为了达到这些目标，我们通过微创方法使用坚固的双极结构，并进行近端和远端固定，以避免早期的自发融合。

我们利用我们之前单杆技术（H3S2）的经验，开发了一个坚固的双侧结构，以减少机械并发症的风险。在我们的技术中，我们了解到坚强的近端固定必须基于椎体而不是肋骨，而且至少包括 3 个相邻节段，最好用钩子固定以提供更好的抗拔出力[41,53]。对于行走患者的远端固定，我们在腰椎区域使用 2~3 个相邻节段的椎弓根螺钉，对于神经肌肉性脊柱侧凸患者，我们使用髂骶螺钉[41,54]。

双极概念是指一个坚强的伸缩装置，包括两个 5.5 mm 直径的棒，棒的两端桥接在脊柱上，连接着两个坚固的近端和远端锚定点。该装置同时具有足够的灵活性和韧性以承受患者运动所施加的力量。它是遵循脊柱生长的模块化装置，允许后期逐步矫正残余畸形。然而，对于严重僵硬的脊柱侧凸，我们强烈建议术前 3~4 周对患者进行渐进式 halo 重力牵引。这种术前矫正是治疗的一个重要步骤，因为它可以获得更好的侧凸矫正，并降低严重脊柱畸形导致神经并发症风险。

46.4.2 单向自膨胀棒的设计特点

一种新的自我扩张装置补充了双极概念，提高了它的安全性和有效性，同时避免了重复手术的需要。单向自膨胀棒是由两个钛合金部件制成的滑动装置。第一个是一个直径 5.5 mm 的棒，有 300 mm 长的光滑部分和 50 mm 或 80 mm 长的螺纹部分（6 mm 直径），是设备的可伸长储备。第二个部件是在棒的缺口部分上的左右滑动的多米诺连接器，该部分具有一个自由通道，在该通道中可插入额外的棒并将其固定在脊柱上（图 46.9）。连接块在有螺纹的棒上向一个方向逐渐滑动，螺纹结构阻止了它回缩。一个滑动的连接块的每次偏移是 1 mm。棒螺纹部分的平坦区域防止棒的旋转，而棒末端的阻止器防止连接块和棒的分离。棒的光滑部分可以进行弯棒，特别是在矢状面，以减少对脊柱锚定的应力。螺纹部分不弯曲，也不固定在脊柱上，使得它可以在装置的两端之间自由滑动。该设备有两种伸长方式：
- 被动方式，由于脊柱生长或患者的日常活动
- 主动方式，通过使用一种外部牵引方法，如伸展理疗法、Cotrel 自动伸长法、Stagnara 石膏或 halo 重力牵引技术（图 46.10）

外部牵引方法可根据具体情况进行选择。牵引的力度和频率应当与脊柱侧凸柔韧度相适应。牵引力可以根据躯干平衡或骨盆倾斜度对称或不对称地施加。

46.4.3 手术技术

我们一般在术中牵引和术中神经监护下进行双极微创手术。近端和远端短切口按顺序切开（图 46.11）。通过 Wiltse 肌间隙入路进行远端固定，对于特发性病例切口在腰椎，对于神经肌肉性病例切口在腰骶。

在近端入路中，对胸椎椎板进行骨膜下暴露。所有病例近端固定均为钩子固定。无须准备即可插入钩，以保留固定椎体的骨量。简化的带刃钩用于每侧上椎板的固定。对于椎管狭窄或颈胸前凸的患者应特别注意。

棒被弯曲并从一个切口通过筋膜下间隙穿入到另一个切口。它们与连接块相连接，并首先从凹侧开始将两端固定在植入物上。

46.4.3.1 应用于特发性脊柱侧凸的内固定系统

近端我们用椎弓根-上椎板钩进行双侧 3 或 4 个相邻椎弓根固定。如果我们对 3 节椎骨进行手术，则需要使用一个向下的椎板钩，并在上一个节段采用一个向上的椎板钩。每侧 2 个椎弓根螺钉进行远端固定。如果有额外的腰椎弯曲，远端则固定三个节段。

单向自膨胀棒首先放置在凹侧：预弯的长棒从切口放入体内，近端锚定于钩子内，螺纹部分在下方。它与连接器连接到预先弯曲的短棒上，短棒固定在椎弓根螺钉上（图 46.12）。

术中侧凸矫正是通过在连接器和近端椎弓根螺钉之间的短杆进行轻微撑开。然后将凸侧棒在对称的位置置入，在长棒的近端使用两个连接器，一个在钩子之间，另一个在钩子下面。在远端部分不使用连接器，以避免当杆移位到近端时与棘突发生碰撞。在关闭切口之前，C 型锁必须从两个单向自膨胀棒中移除，以允许棒的自由滑动。

46.4.3.2 应用于神经肌肉性脊柱侧凸的内固定系统

对于神经肌肉性脊柱侧凸患者，远端固定采用骨盆髂骶螺钉固定（图 46.13）。近端固定采用双椎弓根-椎板钩固定在相邻的 5 个椎体上，两钩子之间可保留一个节段不固定。

单向自膨胀棒被断棒、预弯、螺纹区域放置于连接器上方。它通过连接器连接到内侧预弯的长棒，首先近端固定在钩上，远端固定在髂骶连接处。矫形采用凹侧撑开与原位弯棒相结合的手法。在凸侧，对称放棒，如果有残留的骨盆倾斜，可以进行一些加压操作。

放置三个横联，两个近端和一个远端，非常靠近髂骶连接处。不需要去皮质或额外的植骨。在关闭切口之前，C 型锁必须从两个单向自膨胀棒中移除，以允许棒的自由滑动。

在术后期间，患者可以在没有石膏或支架的支持下独立坐和站。

46.4.4 手术指征

内固定棒全长均可弯棒的能力允许该系统应用于各种度数的侧凸，甚至是脊柱过度后凸的情况。该装置也可用于所有病因，因为即使在缺乏弯曲的灵活性（如先天性脊柱侧凸）的情况下，由于残余脊柱生

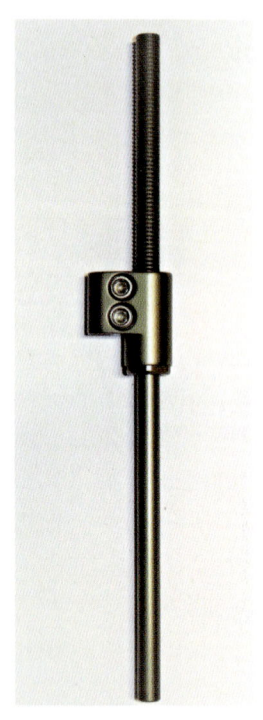

图 46.9 单向自膨胀棒示意图

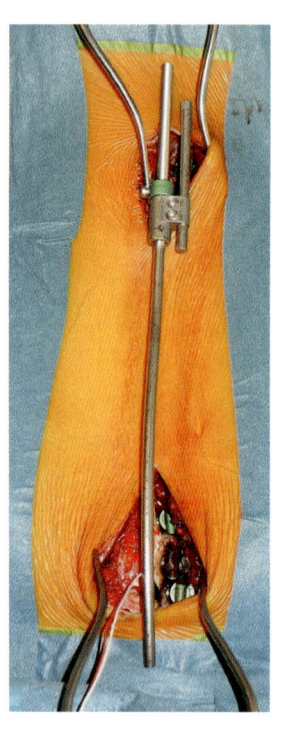

图 46.11 术前图像

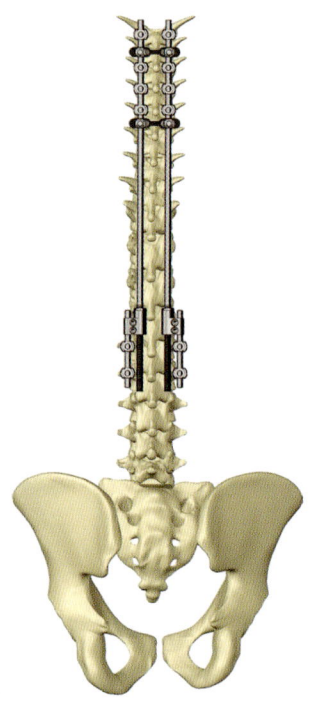

图 46.12 应用于特发性脊柱侧凸的内固定系统

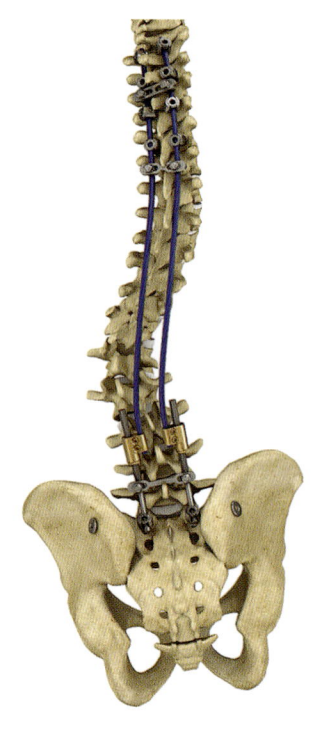

图 46.13 应用于神经肌肉性脊柱侧凸的内固定系统

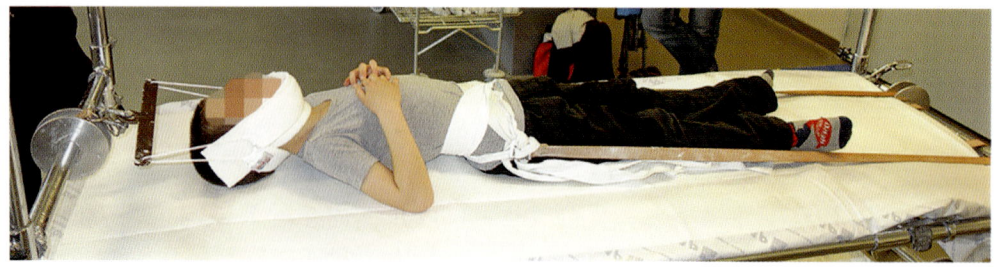

图 46.10 进行牵引的患者

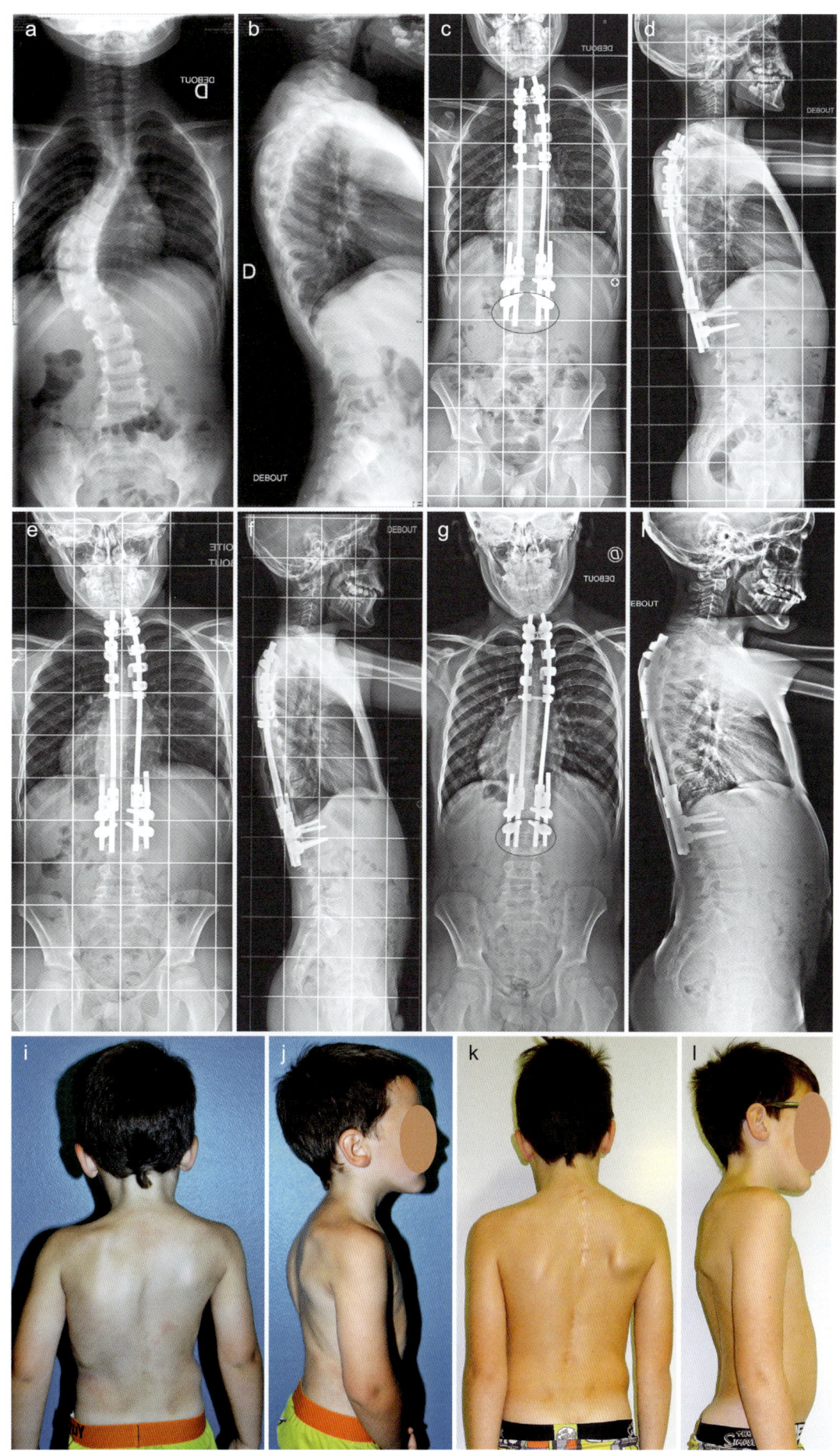

图 46.14 一例 7 岁早发型特发性脊柱侧凸患者。术前（a，b）、术后（c，d）、术后 2 年（e，f）、术后 3 年（g，h）的 X 线片，患者术前（i，j）、术后 3 年（k，l）照片

长，该系统仍可撑开（图46.14）。然而，最佳适应证仍然是10岁以下（≤9岁）儿童的神经肌肉性脊柱侧凸。

如果被用于有矢状面不平衡和固定到骨盆的神经肌肉性患者，有必要进行细致的弯棒，使患者的腰椎前凸较大。这样做是为了减少棒的快速撑开可能导致腰骶前凸减少和躯干矢状位向前失平衡的风险。

46.4.5 单向自膨胀棒的临床效果

2016年，该系统进行了一项临床试验，包括两组患者，每组10例。第一组是单侧固定至腰椎的患者，第二组是双侧固定延伸到骨盆的无法自主活动的患者。单侧组中50%的患者器械扩张，双侧组100%扩张。第一组装置的扩张不足是由于施加在棒上的转动应力对其滑动产生了阻力。在双侧装置组中，由于横联防止了棒的扭曲，避免了这些应力。这项最近发表的研究的结论是，无论患者的病因和远端固定的节段如何，都要在双侧使用该系统[55]。

从2016年2月到2017年7月，我们对22名神经肌肉性脊柱侧凸患者进行了第二项前瞻性研究，其中12名男孩和10名女孩使用单向自膨胀棒进行双侧双极固定。最少随访时间为2年，病因为12例脑瘫、5例脊髓性肌萎缩和5例其他神经肌肉性疾病。Risser评分中0级12例，1级7例，2、3、4级各1例。

所有患者在术后3个月及6个月进行评估。评估主弯、骨盆倾斜度、胸后凸、腰前凸、T1-S1和T1-T12节段长度的变化。所有类型的早期和晚期并发症均有报道。

手术时平均年龄为11.4岁，平均随访时间为3.4年。术后平均主弯由65°改善至38°，末次随访时为32°。平均后凸从术前41°（11°~98°）减少到术后30°（11°~42°）（$p = 0.003$），最后随访时稳定在26°（11°~42°）（$p = 0.137$）。术后腰前凸增加，平均前凸从术前34°（8°~100°）至术后41°（18°~60°）（$p = 0.031$），最后随访时前凸38°（21°~54°）（$p = 0.108$）。术后平均骨盆倾斜角从20°（范围1.3°~55°）改善到8°（范围0.2°~41°），末次随访时改善到6°（范围1.2°~40°）。T1-T12节段平均每月生长0.8 mm，T1-S1节段平均每月生长1.5 mm。2年随访时凹侧平均膨大22.1 mm，凸部平均膨大18.9 mm。平均每个月棒撑开分别为1.0 mm和0.9 mm。

平均住院时间为8.7天（范围5~22天），平均重症监护病房住院时间为3.8天（范围2~10天）。4名患者需要输血。术前平均体重为28.4 kg（15~57 kg），末次随访时为34.7 kg（18~61 kg）。

5例（23%）患者发生并发症需要进行非计划手术。其中包括2例（9%）手术部位急性感染，采用手术清创和抗生素治疗而没有移除植入物，3例（14%）由于横连和腰椎棘突之间碰撞导致棒撑开不足（图46.15 a~n）。无棒断裂或内固定移位病例。末次随访无关节融合。

这个首次前瞻性队列的研究表明，使用单向自膨胀棒的微创双极技术治疗神经肌肉性脊柱侧凸可提供良好的畸形矫正，同时保持了脊柱生长，避免了重复手术，减少了并发症。

46.4.6 讨论

对于进展性早发型脊柱侧凸的治疗，提出了许多早期手术治疗方案[2]。传统的生长棒技术的优点是，它们实现了有效的侧凸矫正并控制畸形进展，但需要定期撑开。生长引导技术有避免重复手术的优点，但它们控制畸形进展的能力较差。

自膨胀双极装置结合了传统生长棒技术和生长导向技术的优点，同时避免了它们的缺点。它可适用于所有类型和病因的脊柱畸形，甚至可应用于重度后凸病例。

双极概念是基于抵抗脊柱塌陷原则，维持脊柱畸形的矫正和保护脊柱的生长[11]。为了实现这一目标，该概念要求在锚定结构两端之间保持持久撑开力。在我们的早期经验中，所需的撑开力最初是通过定期撑开棒的方式来提供的，这在单向自膨胀棒技术中得到了发扬。

单向自膨胀棒最重要的优点之一是，当局部条件有利、躯干软组织的黏弹性松弛时，它会发生渐进和连续的伸长。这一技术进展与以撑开为主的技术相反，那些技术将撑开力作用于骨骼上，即使当下骨骼结构没有生长，仍然对骨骼结构进行撑开。单向自膨胀棒在接近生理状态下工作，防止对脊柱锚定点的应力，从而避免内固定移位的风险。手术后，通过自主或外部牵引相结合的方法，可对清醒患者的残余脊柱或盆腔畸形进行渐进式矫正，避免了全麻下立即手术矫正的神经系统风险。

外部牵引技术的联合使用增加了该技术的效率，随着时间的推移也让躯干产生黏弹性松解，为温和和渐进的棒撑开创造了良好的组织条件。根据脊柱畸形的类型，在躯干不平衡或骨盆倾斜度残留的情况下，可以对称或不对称施加牵引力。

此外，在其置入体内之前，单向自膨胀棒可以在全长上进行弯棒，以减少对锚定点的应力和断棒的风险。

第 46 章 其他后路生长友好型技术 483

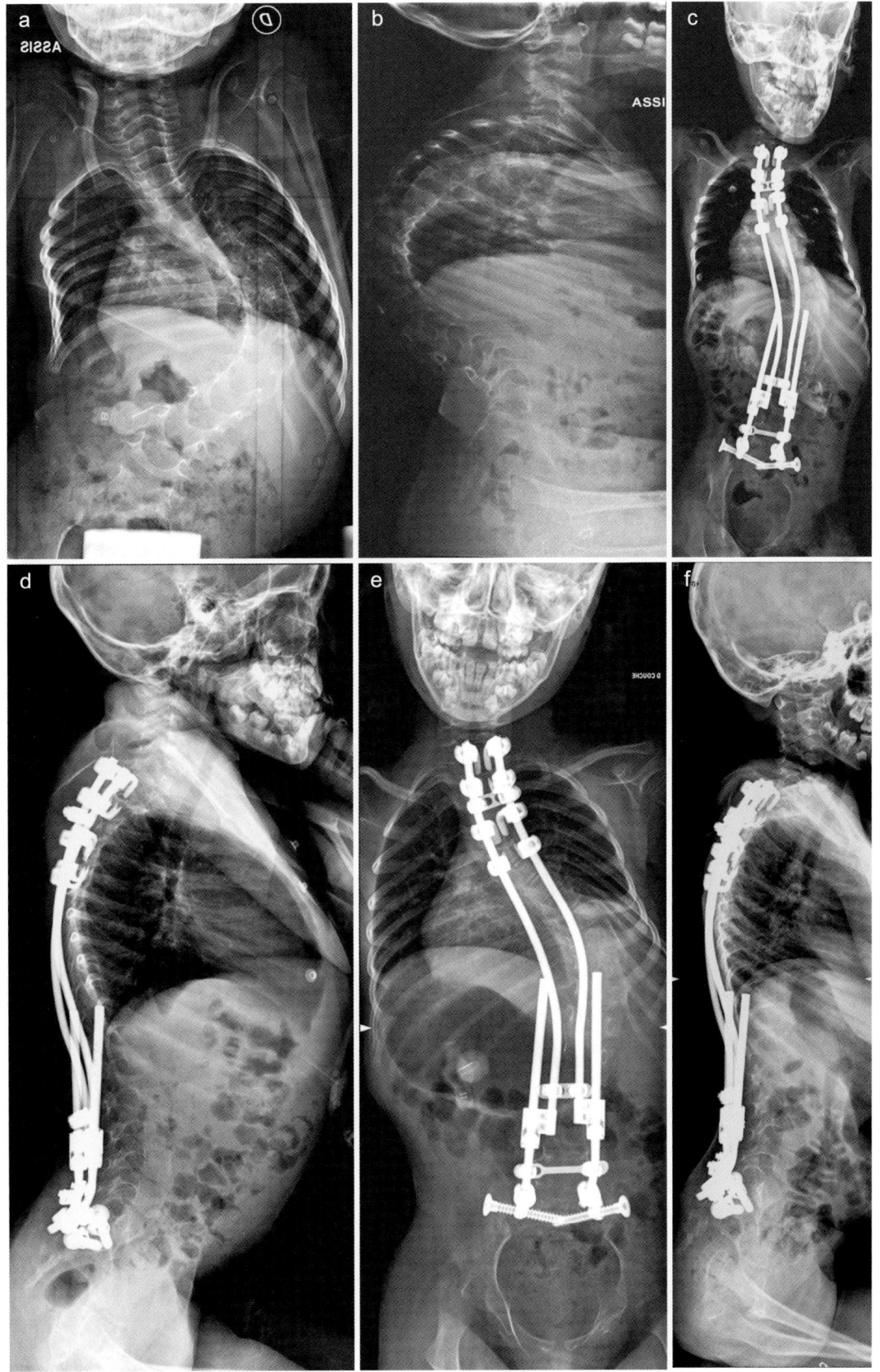

图 46.15 一例 6 岁的脊髓性肌萎缩患者。术前（a，b）、术后（c，d）、术后 1 年（e，f）（下页续）

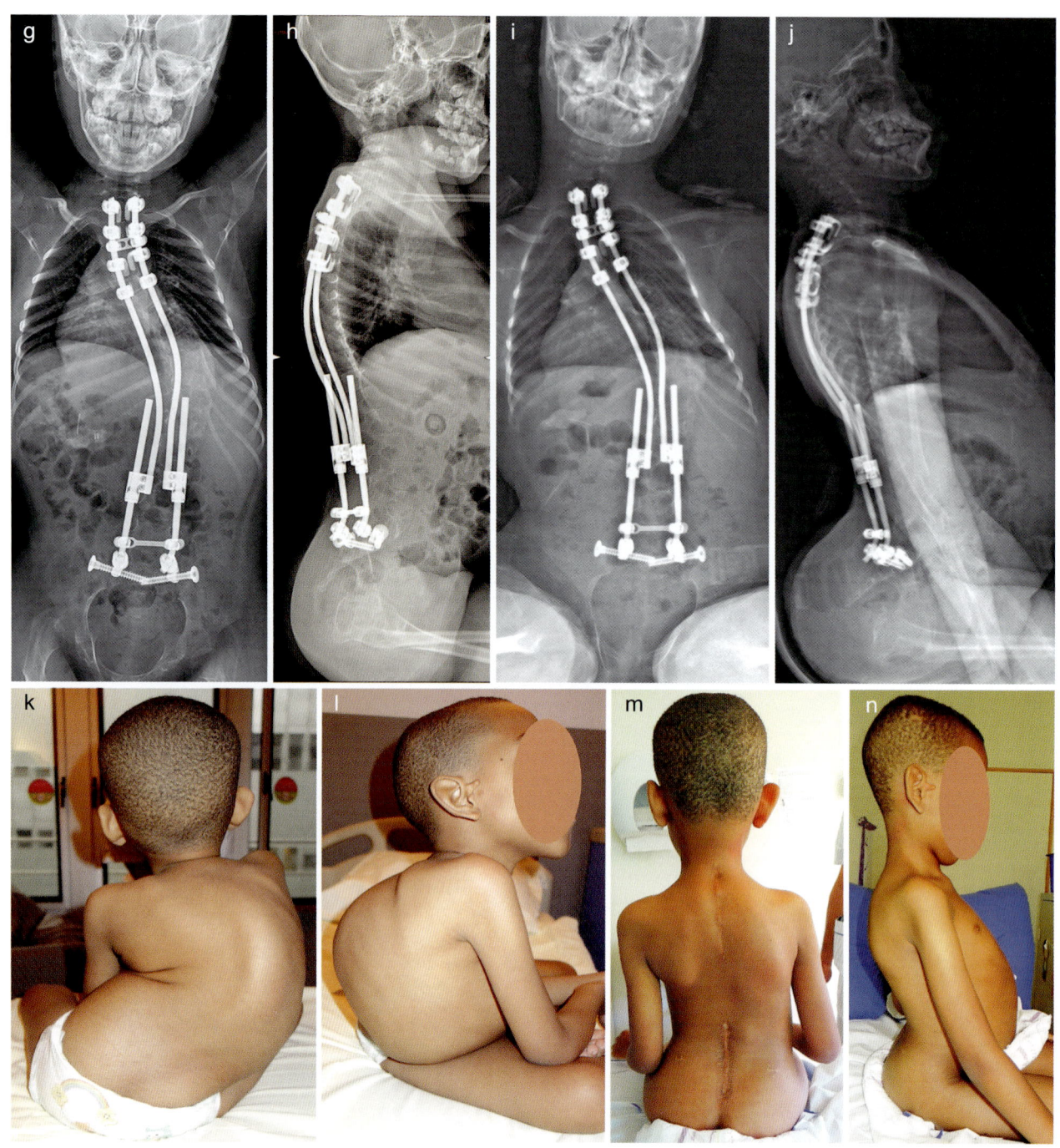

图 46.15 （续）去除横联后（g，h）、去除横联后 2 年（i，j）的 X 线片，患者术前（k，l）、术后 3 年（m，n）照片

它只能单向延长，因此可以维持锚定点之间的恒定张力。该系统提供了术后持续畸形的可能性，同时从理论上减少了早期自发融合和曲轴现象的风险。它除了维持恒定的撑开力外，还保留甚至刺激了脊柱生长。

最后，我们设想这种装置足够坚固，可以避免使用术后支具，并且可以持续支撑脊柱，直到脊柱后期完全成熟。相比之下，其他大多数生长友好技术都是脆弱和临时性的。在大多数情况下，单向自膨胀棒理论上可避免最终融合手术的需要。

微创手术技术最大限度地减少了早期纤维化和自发融合的风险，允许装置滑动直至骨骼成熟。长期以来，体内永久地保留刚性金属棒可能会导致脊柱逐渐僵硬，理论上可以避免关节融合术。

46.5 弹簧撑开系统（SDS）

我们认为理想的系统将依赖于一个永久的内部撑开力。这一系统的关键是一个（预压缩的）纵向螺旋弹簧，它能够提供持续的撑开力。图 46.16 显示了我们称

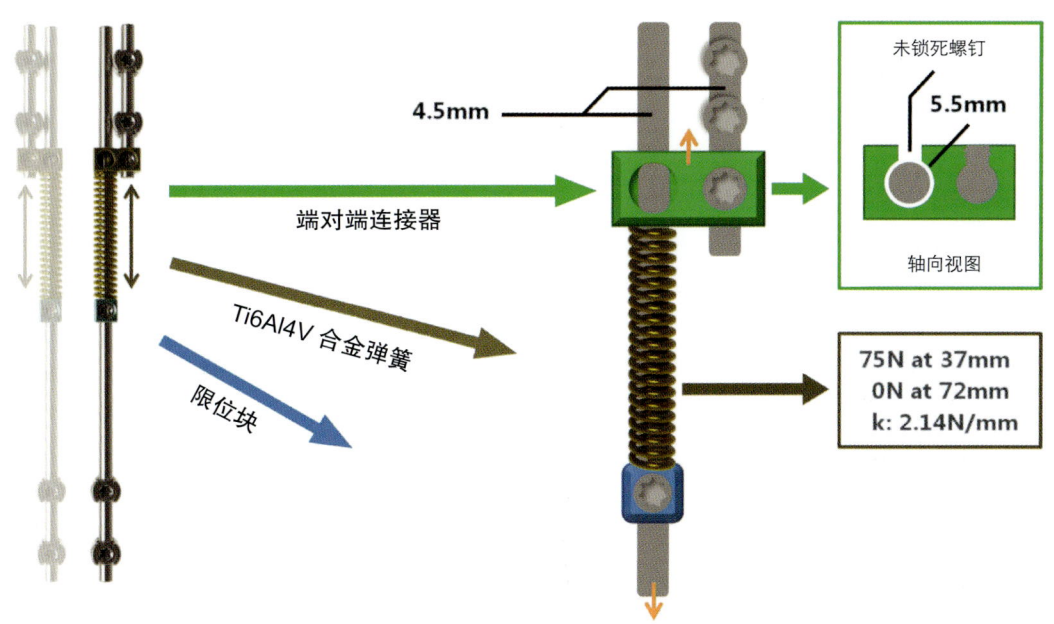

图 46.16 弹簧撑开系统（SDS）的概念。图示为双侧弹簧撑开系统的 4.5 mm 直径、75 N 张力的版本。锚杆和滑动棒通过侧对侧连接器（绿色）连接，连接块在滑动棒一侧故意留有一个超大的孔。弹簧安装在滑动棒上，压缩后用限位块（蓝色）固定。随着弹簧的加长，它线性地失去了牵引力

为弹簧撑开系统（spring distraction system，SDS）的基本设置。线圈或螺旋弹簧是人类自 14 世纪以来的一项巧妙发明，它对许多技术成就至关重要，其中对力学和能量传递发挥了重要作用[5, 50, 56-68]。今天，弹簧线圈可以在广泛的材料、尺寸和力的范围内相对容易地设计和制造。为了使患儿的脊柱持续撑开，选择合适的材料和尺寸是相对容易的。显然，弹簧材料应该是生物惰性的，如医用级钛合金（Ti-6Al-4V）。弹簧可围绕标准内固定棒，并应允许至少 5 cm 的撑开（因此生长）。根据胡克定律，撑开力（F）与弹簧长度（L）之间存在线性关系，描述为 $\Delta F = \Delta L \cdot k$，其中 k 为弹性系数（单位为 N/mm）。这意味着弹簧的工作长度越长，每撑开单位长度撑开力损失越少。而选择合适的撑开力是另一回事，因为人们对生长中的脊柱生物力学知之甚少。一种务实的策略是，假设可以安全使用的最大力量将是最有效的。为了确定这一安全极限，我们进行了文献综述，其中包括生长棒撑开过程中施加的力的临床数据、尸体实验和有限元模型[69-72]。基于这些研究，我们得出结论：对于 5 岁以上的儿童，在脊柱两侧各施加 50~100 N 的牵张力应该是安全的，且没有结缔组织损害。这远远低于磁控生长棒（250 N）或传统生长棒（高达 500 N）产生的力[71-73]。

46.5.1 理论优势

显然，当我们开发弹簧撑开系统时，也会出现不确定性和担忧，比如组织向弹簧内生长将如何影响其功能，以及身体将如何对滑动连接引起的金属碎片做出反应。然而，如果弹簧保持其功能，许多前面描述的改进的生长友好性系统的原则将被采用：

- 积极刺激"增长"。
- 如果需要，由于其多功能性，可以解决脊柱压迫胸腔的问题。
- 随着时间的推移，撑开力会逐渐下降。当弹簧失去了撑开力时（依赖于弹簧常数和长度）很容易通过一个小切口重新绷紧。通常情况下，只有在固定的椎体上移位 3~4 cm 后，这才有必要，这相当于 2~3 年的正常生长。
- 在近端和远端锚定点之间的脊柱可以保持不接触，以减少自发融合。
- 棒之间的连接允许相对运动，特别是在轴向面，这可能会防止自发融合。
- 由系统桥接的脊柱节段有分担负荷的作用。
- 由于上述负荷分担，以及移动连接，棒不僵硬，这减轻了一些导致（疲劳）失效的应力。有限元分析（finite element analysis，FEA）表明 von Mises 应力降低了 20%[74]。
- 弹簧可以安装在任何形状的杆周围，最重要的（但不是唯一的）是解决了矢状面弯棒的问题。
- 根据文献和我们自己的观察，持续的有策略地撑开力可以在置入后持续减少畸形角度[75-78]。

- 后路撑开不可避免地促进后路延长，使脊柱向中线去旋转[61,62]。
- 任何后路装置棒都可以与精心设计的线圈弹簧相结合。
- 像传统的生长棒一样，包括弹簧和限位块在内的内固定可以侵入性更小的方式置入。

46.5.2 首次应用

弹簧撑开系统最初被开发用于治疗一个进展性先天性前凸病例。这个 5 岁的女孩患有脊椎骨缝早闭综合征，由于后路手术的失败，迅速发展为胸椎功能障碍。鉴于在这种特定条件下由于快速反复的融合导致被动或静态系统很可能会失败，我们提出了一个弹簧驱动的动态系统的想法。她于 2015 年接受手术，置入后在生长引导和进一步矫正方面取得了令人惊叹的结果，并无须进一步手术（图 46.17）。

针对这名患者，我们与来自特温特大学（荷兰）的工程师一起设计了一个医用级钛合金弹簧。它可以容纳 4.5 mm 直径的棒，产生 75 N 的最大撑开力，并从 3.7 cm 延长到 7.2 cm。因为她的身材小，更长的弹簧是不适用的。植入后患者出现了出乎意料的快速身高增加（1年 2.5 cm），并将胸椎前凸矫正为胸椎后凸。因此，我们决定在 1.5 年后更换近端锚定棒，以适应另外 3.5 cm 的脊柱生长；与此同时，我们重新绷紧了弹簧。目前，她正在稳步成长，没有畸形复发的迹象。

46.5.3 前瞻性临床研究

在第一个患者之后，我们治疗了其他几个独特的病例，这些病例都使用了混合（单侧）和双侧弹簧，表现非常好。基于上述经验，观察到患者使用更传统的系统进行治疗的结果令人失望，我们决定研究弹簧撑开系统作为传统生长棒治疗的替代方案[56,63]。

一项前瞻性临床队列研究开始于 2016 年，包括所有有生长棒治疗指征或翻修的患者，结缔组织疾病患者除外。我们之所以设置该例外是因为与静态牵张系统相比，弹簧撑开系统会在韧带断裂的情况下继续进行撑开。图 46.18 显示了目前在临床研究中使用的几种配置。我们通常将凹侧撑开与凸侧生长引导（混合）相结合，以提供顶椎控制[63,79,80]。当患者的尺寸允许时，我们现在使用一个较长的弹簧或两个较短的弹簧串联（在脊柱一侧产生的力保持不变，但弹性系数 k 减半），以允许长时间的撑开和生长。目前纳入 50 多例患者，平均随访时间超过 1 年。根据前 22 例患者 2 年的结果，我们可以得出一些一般性结论[81]：

- 初始脊柱曲度矫正率约为 50%，与其他撑开系统相当。
- 侧弯形态在很大程度上取决于脊柱侧弯的病因。值得注意的是，神经肌肉性脊柱侧凸患者在术后第一天需要进一步矫正，因为软组织有机会适应这种变化。相比之下，僵硬性的先天性脊柱侧凸往往在植入后数月或数年后得到进一步矫正，表明了脊柱的真正生长调节能力[78]。对于特发性和翻修患者，75N 的撑开力似乎太低，因为在许多患者中，随着时间的推移，侧弯度数略有增加。图 46.19 就显示了这样一个例子。
- 置入后生长保持良好，可能比通常报道的（T1-S1：1.2 cm/yr）更好，仅略低于生理生长（T1-S1：1.4 cm/y）（图 46.20）。

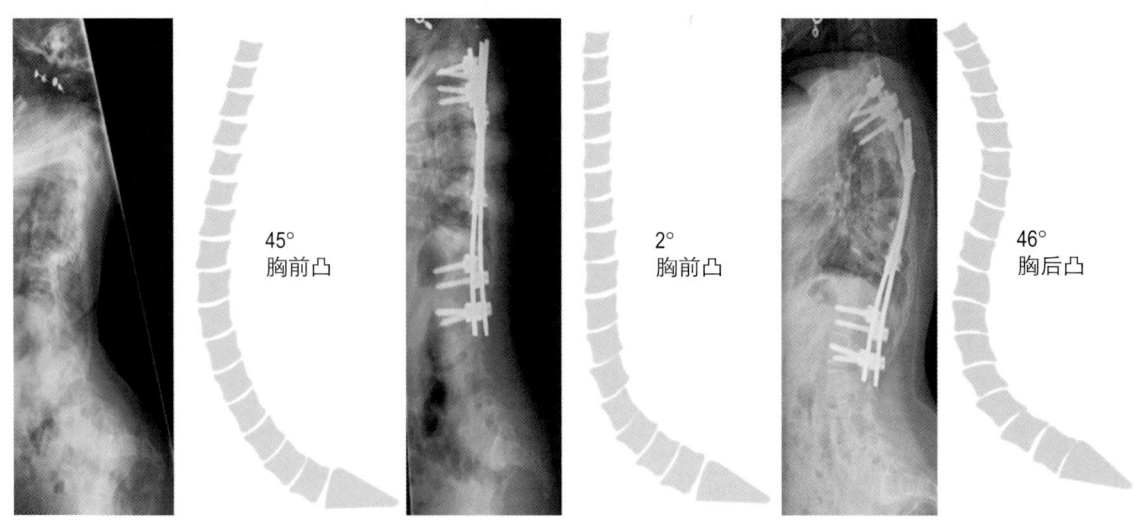

图 46.17 第一例弹簧撑开系统患者（双侧 75 N 弹簧治疗）矢状面超过 2.5 年的进展

第 46 章 其他后路生长友好型技术　487

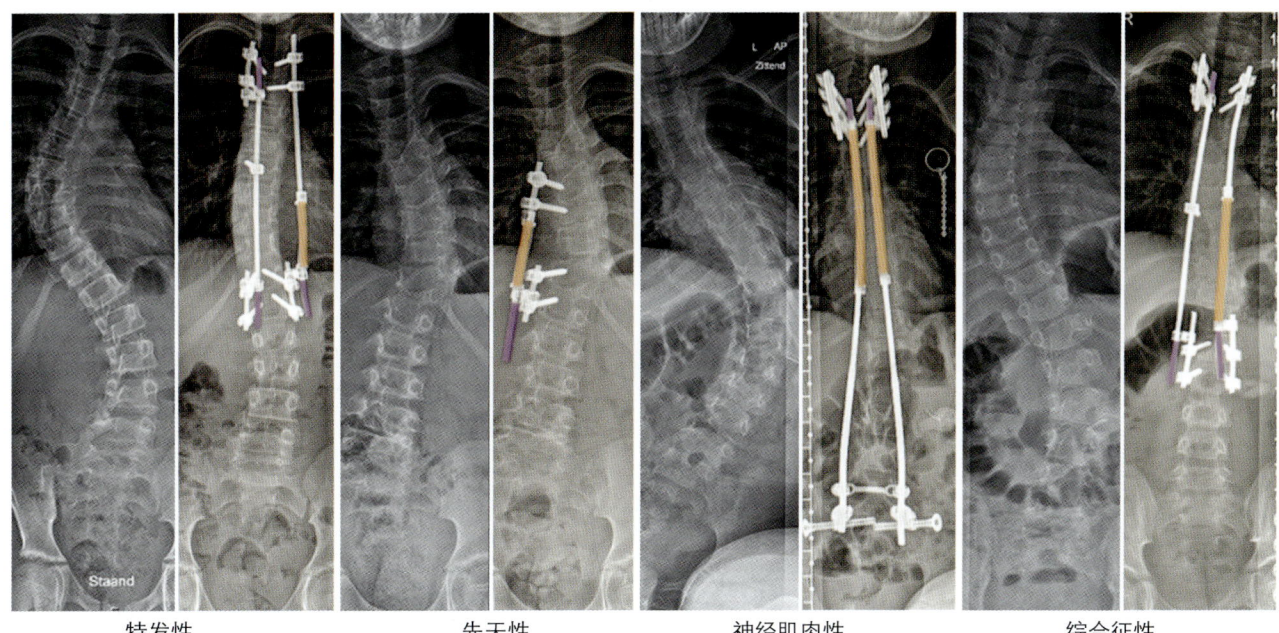

　　　　特发性　　　　　　　先天性　　　　　　神经肌肉性　　　　　　综合征性

图 46.18　不同的弹簧撑开系统构型。弹簧以橙色突出；棒的滑动部分是紫色的。对于特发性病例，我们使用了凹弹簧撑开系统和凸侧滑动棒的混合方法，将滑动棒固定在顶端。先天性畸形可采用单侧弹簧撑开系统植入或结合凸侧骺融合植入。在神经肌肉性病例中，两个弹簧通常平行植入。这样可以使弹簧强度加倍。由于这些患者在随访期间倾向于生长和进一步纠正，两个弹簧被应用在一条直线上，这使弹簧的工作长度翻倍。综合征病例也常采用混合系统治疗

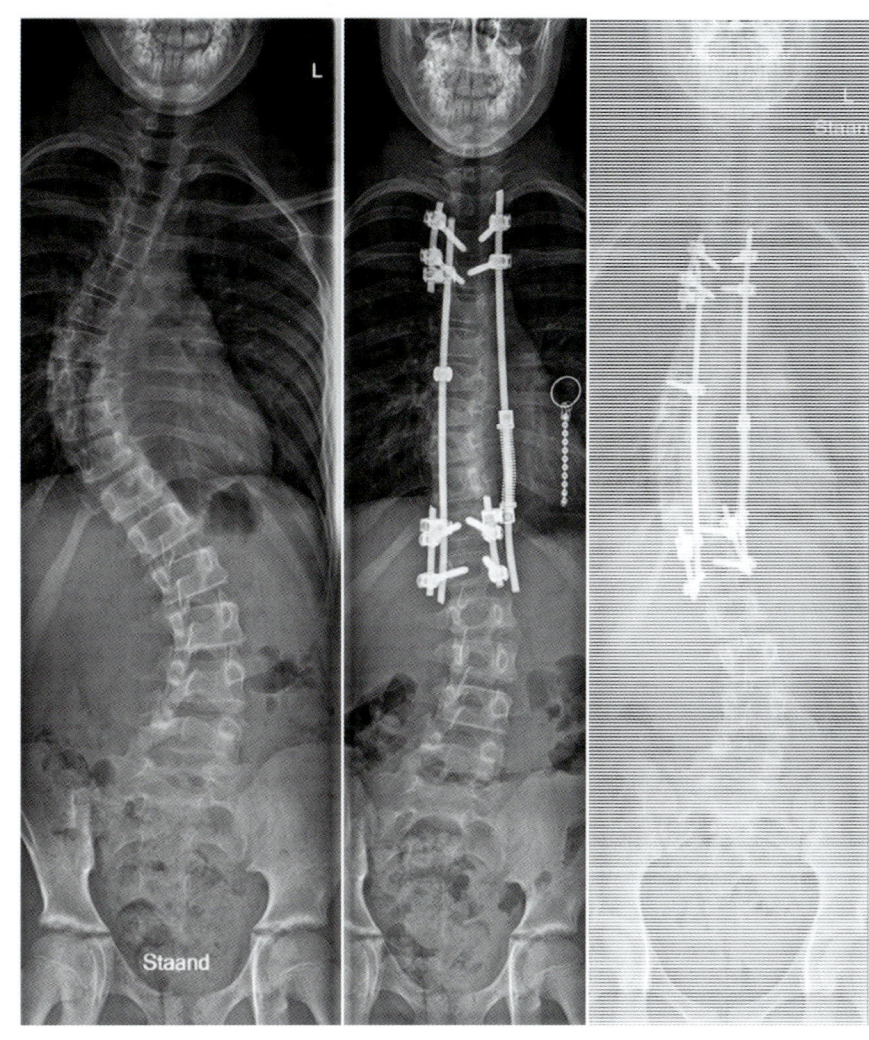

图 46.19　单根 75 N SDS 系统混合治疗早发型特发性脊柱侧凸的 2 年随访。平衡和生长可以保持但无法阻止畸形曲度的增加

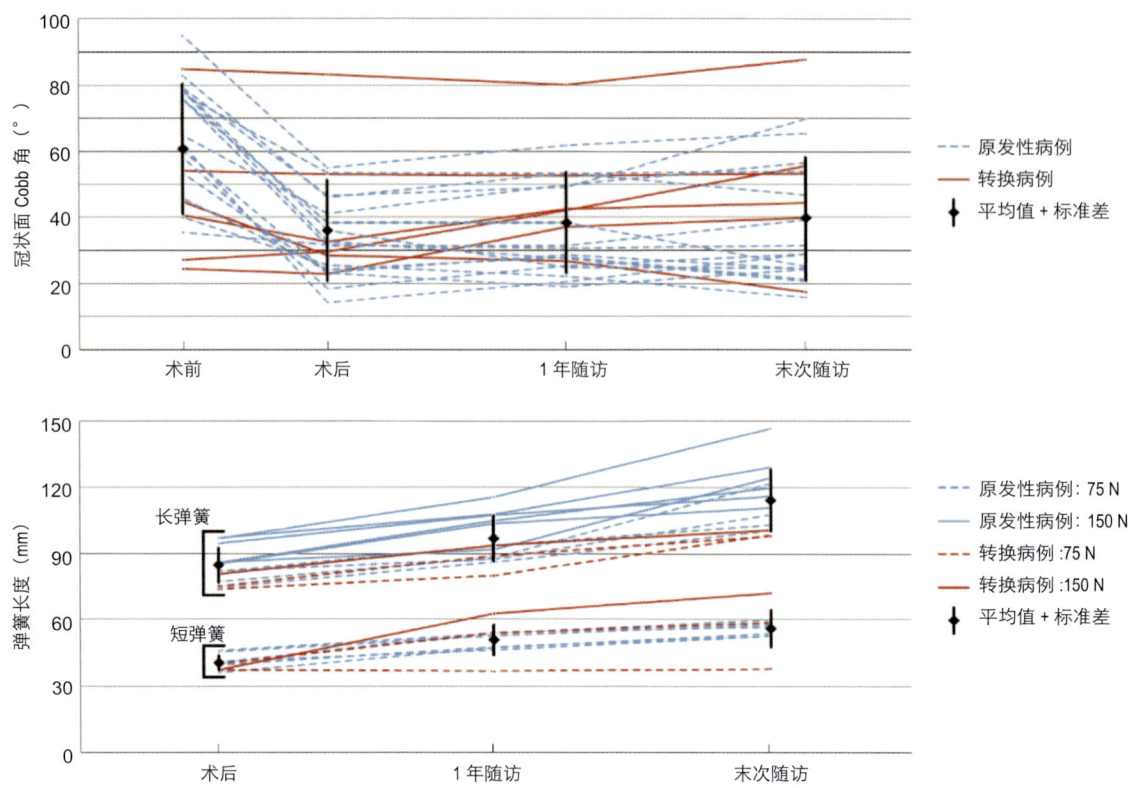

图 46.20 22 名弹簧撑开系统患者 2 年的结果。上图：以弹簧撑开系统作为首次治疗的患者（原发性病例）和转换为弹簧撑开系统的患者（转换病例）的冠状面曲线随时间的变化。下图：弹簧长度随时间增加。部分患者接受单侧弹簧牵拉（75 N），其他患者接受双侧弹簧牵拉（150 N）。部分患者接受长弹簧（74 mm），部分患者接受短弹簧（37 mm）。由于我们在手术中完全压缩弹簧，术后 X 线片上的长度差异是由于手术和第一次站立 X 线片之间的弹性延长

- 2 年内计划外手术的失败率与磁控生长棒（30%~50%）相当[82]，但由于装置失效造成的失败较少。大多数失败可归因于对该系统缺乏经验。
- 我们总结的病例显示，弹簧内部和周围的结缔组织正常撑开；显然，组织的生长并不能很大程度上阻止撑开力。组织学证实瘢痕组织形成正常，无不良炎症反应。
- 患者报道的生活质量预后指标早发型脊柱侧凸 Q-24[83] 表明该系统耐受性良好，且不限制患者的功能。

46.5.4 手术指征

最佳手术指征仍需确定，不同患者的年龄、畸形病因、畸形严重程度和门诊状态也不同。一般来说，当支架治疗失败、患者超过 5 岁、体重超过 20kg 时，我们倾向于使用弹簧撑开系统。对于较小的患者，由于可能的弹簧尺寸原因撑开的潜力将较低。此外，在较小的患者中，容纳剩余棒长度的空间更小。

46.5.4.1 使用规定

SDS 最初是为特殊的患者开发的，因此被认为是个性化或定制的植入物。根据《欧洲医疗器械条例（European Medical Device Regulations，MDR）》（附件XIII），如果有充分证据，这种植入物可以偏离标准技术规范[84]。这意味着所需的技术要求必须根据 ISO 13485 标准制定，但没有定期的性能和安全要求，也无须申请机构的审批。医院的医疗技术部门和临床医师作为弹簧的制造商创建了一份文件档案，其中包括：对弹簧的详细说明（包括规格、制造工艺、样品控制报道和材料检验证书）；设备分类；基本需求清单；风险分析；用户手册，质量控制过程；以及上市后的监察和警戒。对于前瞻性临床试验，该清单被用作由机构伦理委员会（Institutional Review Board，IRB）审查的临床试验医疗器械档案（Investigational Medical Device Dossier，IMDD）。临床数据和更广泛的档案将用于弹簧撑开系统的进一步定型。这是一个繁复的过程，通常需要很多年。

46.5.4.2 锚定点位置与配置

弹簧撑开系统的用途非常广泛，可以根据患者的需要和外科医生的偏好，在任何可能的装置中使用。在确定弹簧撑开系统指征后，选择近端和远端锚定点的位置，这与其他生长友好型技术的考虑相同。如果可能的话，只对主弯进行单侧（凹）撑开，并在顶椎固定一个额外的凸侧滑动棒。在神经肌肉性侧凸患者中，畸形通常延伸到骶骨，这是需要包括腰骶关节的一个原因。与所有系统一样，对有行走能力的患者进行骨盆融合时必须非常小心。

46.5.4.3 弹簧尺寸的选择

弹簧直径取决于后路内固定的尺寸。通常情况下，我们在 30 kg 以下的患者中使用 Ø4.5 mm 棒，在 30 kg 以上的患者中使用 Ø5.5 mm 棒。根据预期生长和可用空间，我们可以确定弹簧长度和剩余棒长度。我们最好使用至少有 5 cm 撑开潜力的弹簧。

46.5.4.4 弹力

根据文献研究和我们的观察，安全施加在椎体终板上的最大力为 0.4 MPa（0.4 N/mm^2）[69, 70]。基于上胸椎体表面积（300~500 mm^2），这对应于 5 岁以下儿童的撑开力为 120 N，10 岁儿童为 200 N。目前，我们可以在 50 N、75 N 和 100 N 之间选择弹簧。使用同一条线上的两条弹簧不会改变牵引力（它使工作长度翻倍，使弹性系数 k 减半），但显然，当双侧使用时，弹簧力应该相加。

46.5.5 手术技术

锚定内固定通过小的中线切口进行置入。然后，将棒仔细弯曲成形，并在距离末端至少 5 cm 处安装一个平行连接器（这是用于生长的剩余棒长度）。这种固定是临时的，平行连接器孔应该稍大（例如，对于 4.5 mm 棒而言孔应为 5.5 mm）。弹簧从连接块的另一端滑过棒，并在连接器和限位块之间预拉紧。这一"负载"棒经肌筋膜下固定于两个锚定点之间。然后将平行连接器使用适当的孔安装在棒上，然后永久固定。将棒的另一端安装到另一锚定点上，然后释放与滑动棒平行连接器的临时固定。手术时间为 2~3 小时。在我们的队列中，患者可以不受限制地活动，但可以选择限制活动以使锚定椎融合，这可能会增加它们的拔出力。

46.6 总结

使用 MLT、单向自膨胀棒或弹簧撑开系统技术的被动引导生长似乎是安全的，并发症发生率低。然而，尽管使用该技术的手术较少，硬件故障也较少，但大多数患者的生长超越了固定的节段。我们建议早发型脊柱侧凸患者的选择和管理，特别是神经肌肉性脊柱侧凸，应该在进行过大量的手术的专门的中心进行，以保证安全性，防止重大并发症。拥有优秀的医疗支持人员来处理这些高风险患者对于取得良好的效果至关重要。

（Rodrigo Navarro-Ramirez, Catherine E. Ferland, Lotf Miladi, Moyo C. Kruyt, Justin V. C. Lemans, R. M. Castelein, Jean A. Ouellet 著
王升儒　杜　悠　余伟杰 译　刘轩 汇校）

参考文献

扫描书末二维码获取

第 47 章 早发型脊柱侧凸中基于撑开的生长友好型手术的风险分层与并发症

本章内容

47.1 引言 490	47.6.3 胸壁瘢痕和异位骨化 497
47.2 生长友好型技术的总体并发症 491	47.6.4 肩胛胸瘢痕 498
47.3 并发症分类系统 491	47.6.5 伤口完整性和感染 498
47.4 早发型脊柱侧凸分类和风险分层 492	47.6.6 近段交界性后凸和正常矢状面曲度 499
47.5 传统生长棒技术的并发症 492	47.7 磁控生长棒（MCGR）的并发症 500
47.5.1 锚定点融合节段相关并发症 492	47.8 讨论 500
47.5.2 皮肤相关并发症 492	47.8.1 双传统生长棒与单传统生长棒的比较 500
47.5.3 表层和深层伤口感染 493	47.8.2 皮下植入物与肌肉下植入物的比较 500
47.5.4 植入物相关并发症 493	47.8.3 基于脊柱的撑开导向型技术与 VEPTR 的比较 501
47.5.5 平衡并发症 495	47.9 总结 501
47.5.6 神经源性并发症 495	47.9.1 平衡保留生长潜力治疗的风险和收益 ... 501
47.6 VEPTR 和基于肋骨的撑开设备的并发症 496	47.9.2 什么时候开始？ 502
47.6.1 基于肋骨和 VEPTR 锚定点问题 496	47.9.3 减少并发症 502
47.6.2 臂丛神经损伤 497	

要点

- EOS 中的生长友好型手术有着很高的并发症发生率。
- EOS 手术并发症的原因多种多样，包括患者年龄、病因、手术步骤以及锚定稳定性和棒位置等技术因素。
- 优化患者健康、营养和包括软组织处理的手术技术，将最大限度地减少并发症。
- 及早发现并发症并进行适当和及时的治疗是手术成功的必要条件。
- EOS 分类（classification in EOS，C-EOS）是风险分层的有用工具。经过验证的并发症分类有助于将结果与不断变化的治疗策略进行比较。
- 自发性后方椎间融合可以在生长友好治疗过程中发生，并可能限制进一步的脊柱生长或导致渐进性畸形。

47.1 引言

早发性脊柱侧凸（early-onset scoliosis，EOS）现在被定义为在 10 岁（≤9 岁）之前诊断的脊柱畸形[1]。与青少年脊柱畸形不同，该年龄组中未经治疗的进行性脊柱畸形可能会给幼儿和成年后的生活带来巨大的健康问题，特别是严重的肺损伤。EOS 的任何治疗不仅必须关注脊柱畸形，还必须关注胸廓和肺部的发育，以提高儿童的长期生活质量。EOS 的手术选择很复杂。并发症是 EOS 手术治疗中常见且似乎不可避免的部分。患有 EOS 的儿童也可能患有相关的疾病，并面临更多并发症的风险。最重要的是，若脊柱和胸部畸形在生命的很早期就开始，肺部的生长和发育可能会受到影响。

与 EOS 手术治疗相关的复杂性和潜在并发症始于 EOS 的各种病因诊断。EOS 可能与先天性脊椎异常、骨发育不良、结缔组织病、神经肌肉疾病或特发性脊髓畸形有关。已知的病因很多，每种病因都有自己独特的潜在问题。另外，EOS 可能与前凸、后凸或任何脊柱畸形组合相关。所有这些病因和畸形的变化都与未经治疗的 EOS 有相同的潜在问题。肺部发育和肺功能面临风险[2-4]。Campbell 等将与严重 EOS 相关的潜在肺部损害称为"胸廓功能不全综合征"，定义为"胸部无法支持正常的肺生长和呼吸"[5]。脊柱长度面临风险。除了脊柱畸形会降低脊柱高度外，以前 EOS 还进行了早期融合治疗，损害了最终的脊柱高度[3,4,6]。EOS 的脊柱活动度也面临风险，并且记录较少[3]。基于 EOS 的这些不良结果，治疗 EOS 的目标应包括使肺功能、脊柱长度和残余活动能力最大化，同时最大限度地减少住院时间、家庭负担、护理费用和并发症。

面临这些决定的外科医生和家属在开始任何治疗之前，应平衡风险和长期收益。由于该年龄组中未经治疗的脊柱和胸廓畸形会导致严重的并发症，通常选择具有高并发症风险的治疗方法来改善自然病程。治疗的一些困难是由于脊柱和胸廓生长的性质和定期修复的需要，而其他困难代表了真正的并发症。了解 EOS 治疗相关困难的本质以及可能的并发症有助于早期发现和及时管理并发症。

EOS 儿童的治疗目标是控制畸形，允许脊柱、胸廓和肺部发育，改善肺功能，从而提供更好的生活质量。早期干预常选择石膏或支具治疗，但当畸形进展和变得严重时，通常需要手术治疗。长期以来，带或不带内固定的最终脊柱融合一直是治疗的金标准，但如果在患儿生长期间进行，融合会导致躯干变短、肺部发育不全和随后的肺部并发症[2-4,6]。另外，在未融合节段发生"曲轴"现象或融合节段中发生躯干偏移也可能使得畸形进展[7,8]。

生长友好型技术允许或鼓励脊柱和胸廓发育，而不是抑制，因此在 EOS 的治疗中越来越受欢迎。Skaggs 等将这些技术分为撑开导向型、生长导向型和张力导向型的技术[9]。最常见的脊柱撑开技术是传统的生长棒（traditional growing rods，TGR）[10]和基于肋骨撑开的技术，包括使用垂直可扩张假体钛肋骨（VEPTR）[11]，无论是否联合扩张胸腔成形术。2014 年，美国 FDA 批准了磁控生长棒（magnetically controlled growing rods，MCGR），并在很大程度上取代了传统的生长棒（TGR）。MCGR 的优点是，该设备可以在不镇静的情况下在病房进行延长，大大减少了这些儿童的全身麻醉和开放式手术数量[12]。MCGR 可用于基于脊柱和基于肋骨的技术。这些技术遵循周期性撑开的理念，让脊柱和胸廓得以生长。与 EOS 的所有其他治疗手段一样，生长棒和 VEPTR 都各自被证明具有很高的并发症风险。高并发症率可能与多次手术和患者本身的健康问题相关。虽然 MCGR 减少了达到治疗终点的手术总次数，但计划外返回手术室（unplanned returns to the operating room，UPROR）的人数仍然相等[13]。在本章中，我们将讨论常见的并发症和为降低 TGR、VEPTR 以及 MCGR 技术并发症风险的必要措施。生长导向型技术在第 41、42 和 46 章讨论。现在暂无针对幼儿加压导向型技术的长期数据。

47.2 生长友好型技术的总体并发症

频繁手术增加了手术引起的普通并发症的风险，例如麻醉、术后和住院过程中的不良事件。其他并发症包括未能成功控制进行性脊柱畸形，脊柱生长结束为令人无法接受的短或僵硬的形态，无法接受的畸形、僵硬或小胸廓，或未能避免如 Campbell 等[5]描述的胸廓功能不全综合征。跟上脊柱增长的进度需要反复撑开[14]。现有的观点已经变为周期性延长以"驱动"脊柱的生长[15]。TGR 的撑开手术时间因脊柱内固定种类和生长速度而异，非常小的儿童可能需要频繁地每 4 个月撑开一次，大多数儿童每 6 个月一次，当只涉及一小段脊柱时，每 9 个月撑开一次即可[15]。与经历单一手术的儿童相比，多次经历全身麻醉和手术的儿童更有可能出现创伤后应激障碍（PTSD）和抑郁症的严重症状[16]。此外，从经济角度来看，更多的时间、手术和并发症会给患者的家人带来巨大的直接和间接成本。而由于 MCGR 的使用和撑开过程可以在门诊进行，无需麻醉，对患儿进行麻醉的总次数减少，节省了大量总体成本[17,18]。为了通过这些技术取得令人满意的结果，治疗期通常很长，可能需要很多年才能完成。

47.3 并发症分类系统

尽管新的手术技术和设备得到发展，它们造成的并发症仍然令人困扰。因此，在这个多样化的 EOS 患者群体中，必须以有效的方式来比较这些并发症的影响。Smith 等提出了一个基于严重程度、对结果的影响以及治疗过程的新的 EOS 患者并发症分类系统[19]。该分类系统见表 47.1。在这种分类中，并发症被定义为

表 47.1 EOS 并发症分类

分级	与设备相关的并发症
SV Ⅰ	不需要计划外手术，可在下一次预期手术中纠正
SV Ⅱ	需要计划外手术
SV Ⅱ A	需要一次计划外手术
SV Ⅱ B	需要多次计划外手术
SV Ⅲ	极大改变了计划的治疗过程
	与疾病相关的并发症
SV Ⅰ	不需要住院治疗
SV Ⅱ	需要住院治疗
SV Ⅳ	死亡

数据源于参考文献[19]。

治疗过程中的计划外医疗事件，无论是否影响最终结果。严重程度是指治疗并发症所需的护理和紧迫程度，可以归类为与设备相关或与疾病相关两类。严重程度等级（severity grade，SV）Ⅰ是一种不需要计划外手术的并发症，可以在下一次预期手术中纠正。SV Ⅱ需要计划外的手术，其中SV Ⅱ A需要一次手术，SV Ⅱ B需要多次手术才能解决问题。SV Ⅲ是一种极大地改变了计划的治疗过程中的并发症。与疾病相关的但无须住院治疗的并发症归为 SV Ⅰ级；如果需要住院，则归类为 SV Ⅱ级。SV Ⅳ被定义为无论是与疾病还是与设备相关的死亡。Michael 等已经证明，分类系统具有很高的测量者间和测量者内信度[20]。第二轮调查中，测量者间的总 Fleiss Kappa 系数为 0.86（95% 置信区间：0.86~0.87），这代表了分类结果实质上一致。他们的结论是，并发症分类系统是标准化生长友好型手术并发症报道的可靠工具。建议在报道有利于生长的手术时采用这种分类，以便比较治疗方式之间的并发症情况。

47.4 早发型脊柱侧凸分类和风险分层

EOS 是一种异质性很高的疾病，具有高度可变的临床表现和自然病史。2014 年，Williams 等开发了 EOS 分类系统（C-EOS），以预测这一复杂人口中的治疗预后，目的是使有关研究工作和新兴治疗技术的沟通交流标准化（见第 7 章）[21]。这种分类包括连续的年龄前缀、病因（先天性或结构性、神经肌肉性、综合征和特发性）、主要曲线角度（1、2、3 或 4）和后凸（-、N 或 +），以及可选的进展修饰变量（P0、P1 或 P2）。Cyr 等的研究表明，该分类具有很高的测量者间和测量者内信度[22]。Park 等的一项研究表明，C-EOS 在 VEPTR 患者的风险分层中很有用[23]。根据 C-EOS 分类，他们将患者分为近端锚定失败的低、中风险和高风险亚组。他们的结论是，C-EOS 能区分各种亚组失败速度，进一步支持了该分类的有效性，并证明了其在指导决策方面的潜在用途。

47.5 传统生长棒技术的并发症

TGR 治疗需要定期撑开；因此，在更小的时候开始接受这些植入物治疗的儿童可能比最初年龄更大时接受治疗的儿童接受更多的手术。Bess 等[24]报道称，患儿接受初始手术时的年龄每增加 1 岁，并发症发生的概率降低 13%。另外，与年龄较大的儿童相比，年幼的儿童可能健康状况较差，脊柱侧凸更严重，因此并发症的风险更大。Klemme 等[25]报道了 67 名儿童中的多种并发症，包括一例死亡，但他们认为严重

EOS 适合不用内固定进行融合。2002 年，Mineiro 和 Weinstein[26]质疑生长棒技术的价值。在他们对 16 名患者的报道中，并发症发生率很高。植入物相关并发症是该系列中最常见的并发症，其中断棒是最常见的植入物相关并发症。他们还报道了患者的皮肤破裂、伤口并发症和序列失衡。Bess 等[24]报道了脊柱生长研究学会（Growing Spine Study Group，GSSG）的 897 例生长棒手术中的并发症。每次手术时的总体并发症率为 19%。58% 的患者至少有一项并发症（平均每名患者 1.2 项并发症）。在计划手术时，58% 的并发症得到了治疗。对总并发症的分析表明，每次手术的存活率（无并发症率）都有线性下降，这表明并发症率随着手术数量的增加而增加。在经历了 7 次手术的患者中，出现并发症的概率为 49%。在经历了 11 次手术的患者中，并发症风险增加到 80%。他们的结论是，这组患者的高并发症率取决于治疗持续时间和治疗期间所需的手术数量。MCGR 等新技术减少了手术次数，因为撑开过程是非侵入性的。然而，它并没有影响 EOS 儿童任何手术干预所固有的所有并发症风险发生率。

47.5.1 锚定点融合节段相关并发症

在标准 TGR 技术中，在 2 个上方椎体和 2 个下方椎体内进行有限融合[27]。这通常在植入物的 2 个或 3 个相邻节段上执行。像任何其他融合技术一样，尽管发生率非常低，但端椎总是存在不融合的可能性。锚定点通常被设计为承载分散负荷。铸造锚内的运动可以增加失效率，包括各种并发症，从螺钉/钩子松动、植入物突出到杆断裂。

如果骨膜下暴露超出了固定节段之外，也存在邻近节段不良融合的风险。随着时间的推移，自发的后方融合通常发生在棒下方，并常见于在锚定椎体邻近的节段上。当与为锚创建的有限后部融合相结合时，随着前部生长的继续，这段后部融合可以成为躯干偏移的焦点。

47.5.2 皮肤相关并发症

多次手术，特别是通过同一切口部位进行延长手术，使得瘢痕组织容易受到感染和其他皮肤问题的影响。营养状况受损也会增加皮肤相关并发症的风险，应在术前解决。在多次手术中，组织处理对于提供足够的覆盖率和减少皮肤并发症极其重要。应尽量减少皮肤收缩，并制作皮肤皮瓣，以全面覆盖皮肤。闭合时，皮肤应处于最小的张力下。皮瓣有时是覆盖切口所必需的。在非常瘦小的儿童中，植入物的突出可能是不可避免的，但如果可能的话，植入物不应该直接

在切口下方。术后填充物可能有助于最大限度地减少压力和可能的皮肤开裂。术后必须仔细观察皮肤是否有任何发红和皮肤破裂的迹象,一旦发现,应立即开始积极治疗。肌肉下插入棒也可以减少伤口并发症[24]。

47.5.3 表层和深层伤口感染

这种并发症可能会增加计划外手术的数量和控制感染的困难程度,从而明显影响治疗预后。植入物是治疗的关键组成部分,深部伤口感染时,移除植入物应是最后的手段。如果感染被早期诊断出来,清创并静脉注射抗生素治疗,生长棒通常可以保留。偶尔使用双 TGR 技术,如果深部感染情况严重,可以移除一根生长棒,并计划稍后重新植入(图 47.1)。目前没有关于 EOS 儿童术后深部伤口感染后所需的抗生素治疗时间的数据。对于浅表伤口感染,更积极的手术干预和皮肤闭合可以减少进展为深层伤口感染的概率。Kabirian 等[28]回顾性研究了多中心脊柱生长数据库中术后深部感染的流行率。有 379 名患者接受了 TGR 技术治疗,并至少接受了 2 年的随访。在 42 名患有深层感染的患者(52%)中,有 22 人移除了植入物以控制感染。这 22 名患者中有 9 人只进行了部分移除,常规撑开手术可以继续。在最新的随访中,42 名深层感染患者中有 31 人(74%)已完成或仍在进行生长棒治疗。事实证明,在闭合切口前将万古霉素粉末放在伤口中是安全的,并将重复加长手术患者的伤口感染率减少了 64%[29]。对软组织处理的关注,包括整形外科医生常用的分层闭合,已被证明在神经肌肉性融合手术中很有效[30]。Grzywna 等[31]研究表明分层闭合偏移切口等技术可能会降低 EOS 手术的感染率。

47.5.4 植入物相关并发症

植入物相关并发症是生长棒手术中最常见的并发症。这些包括生长棒断裂、锚定点失败或植入物突出,这可能导致皮肤破裂甚至感染(图 47.2、图 47.3 和图 47.4)。在与植入物相关的并发症中,生长棒断裂是最常见的问题。力学失效在 MCGR 中也很常见。

Yang 等[32]报道了 46 名患者 86 例生长棒断棒的 GSSG 经验。棒断裂的总体发生率为 15%;然而,使用单生长棒、既往断裂史、小直径生长棒、不锈钢生长棒、靠近串联连接器处、使用较小串联连接器的患者以及非固定患者的断棒风险增加。断棒概率与锚定类型或侧凸曲线程度无关。相比连接断的生长棒,更换生长棒是更为可取的策略。无症状的植入物相关失败可以在下一次计划的撑开手术中进行翻修。如果双棒结构中只有一根棒断裂,如果可能的话,建议更换两根棒,以防止第二根棒的早期断裂。

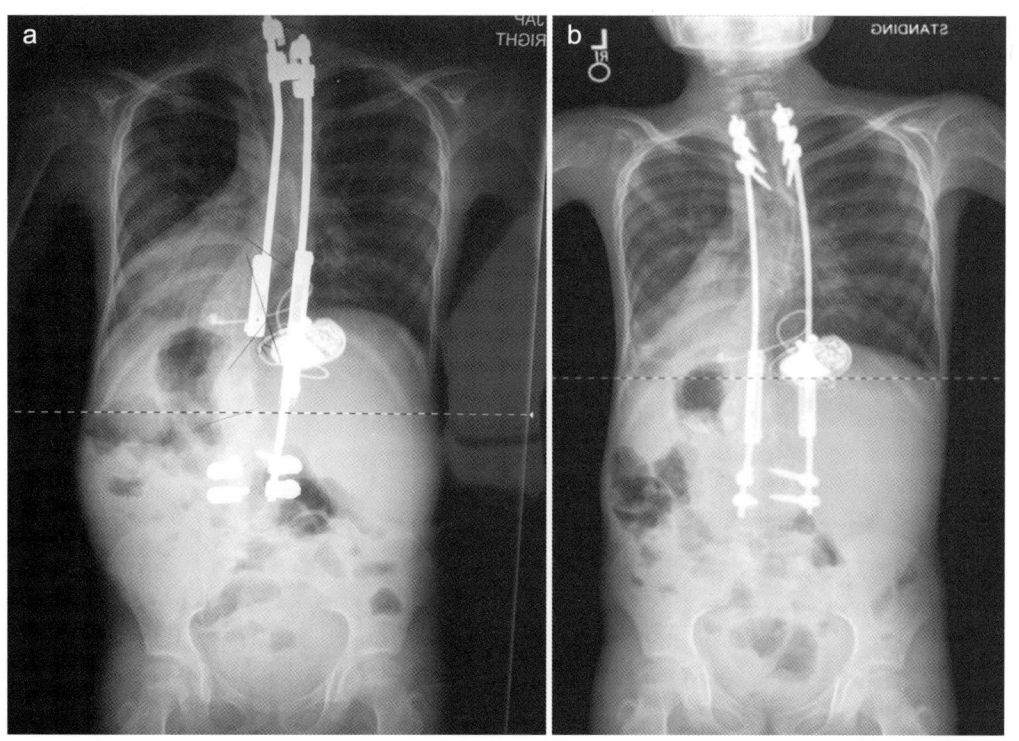

图 47.1 一名患有特发性 EOS 的 9 岁男孩接受了双 TGR 治疗。开始治疗 7 年后,他患有深部伤口感染,并接受了冲洗和清创治疗。(a)为促进愈合过程,一侧植入物部分和暂时移除。(b)完全康复后,进行了翻修手术,以完成双生长棒技术的治疗

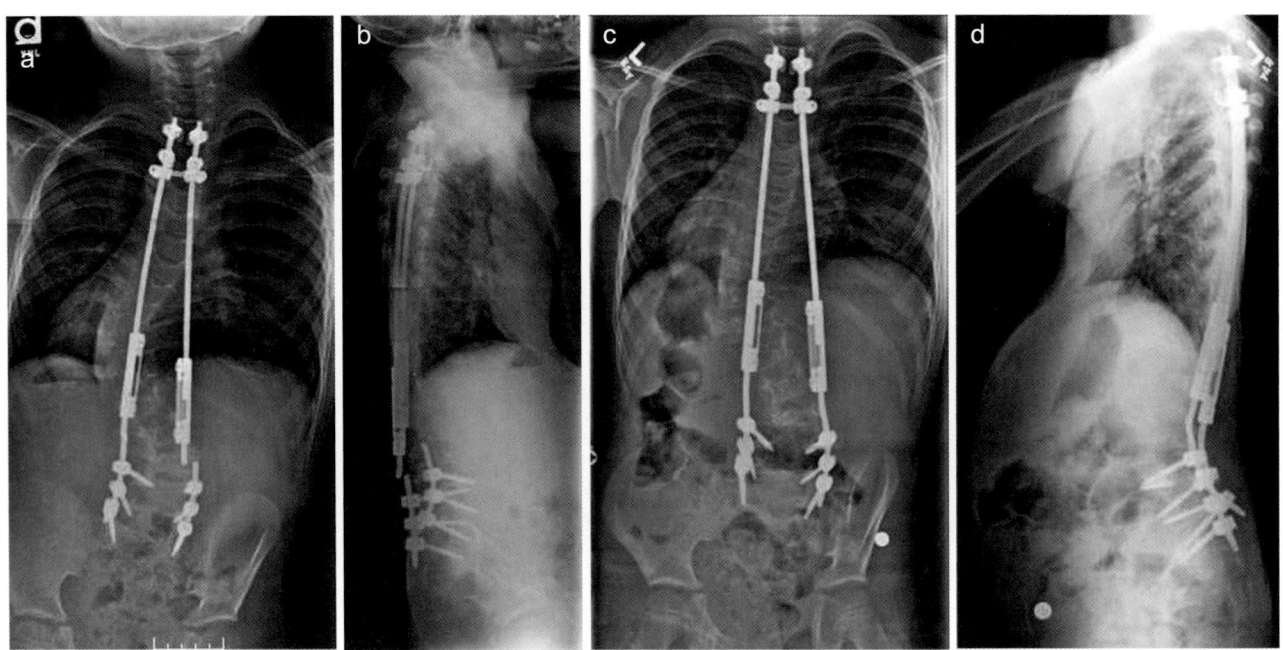

图 47.2　一名患有 Beal 综合征的 6 岁男孩为治疗进行性脊柱侧凸接受了双 TGR 治疗，出现了下腰痛。（a，b）正位（PA）和侧位 X 线片证实断棒。（c，d）进行了翻修手术，更换了已经断裂的生长棒 (Courtesy of Burt Yaszay, MD, San Diego, CA)

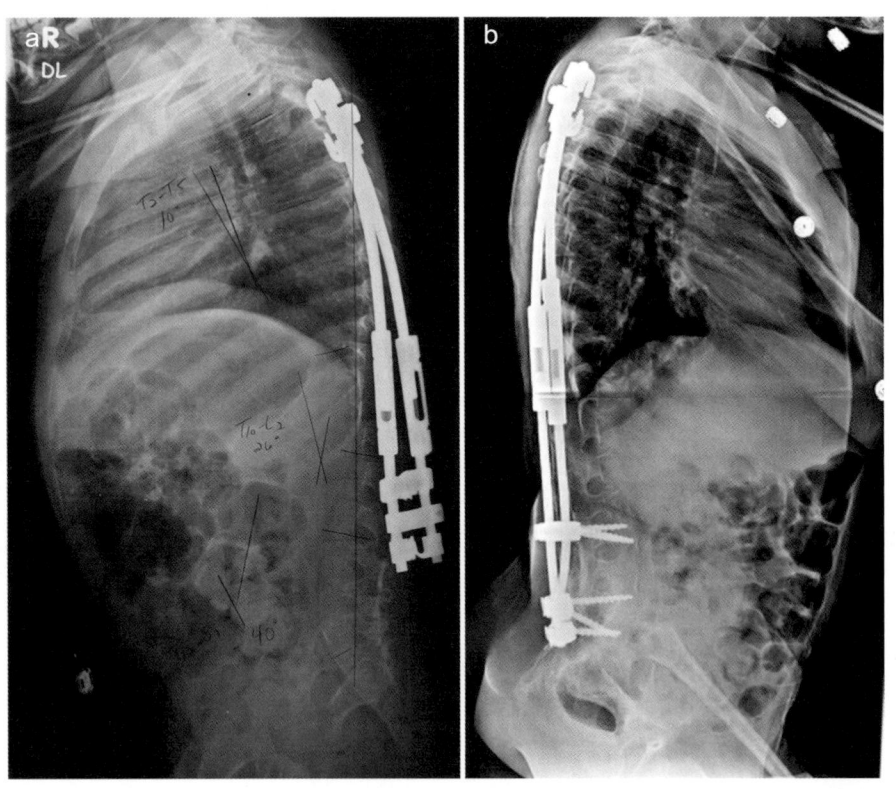

图 47.3　（a）在一名接受双 TGR 治疗的 EOS 患者中，下端椎的椎板钩脱落。（b）椎板钩被椎弓根螺钉取代

尽管有局部融合，但锚定点的钩子和螺钉植入物通常缓慢迁移。如果融合处已经稳定，可以观察到这一点，或者如果需要翻修。少见但后果严重的情况中，螺钉可以迁移到椎管内。

GR 的中间部分向腹侧迁移进入椎管并接触到椎板的现象已有报道[33]。医生在植入物附近进行解剖时应该意识到这种风险，对生长棒相关植入物进行翻修手术前应行 CT 检查观察是否有这种情况发生。

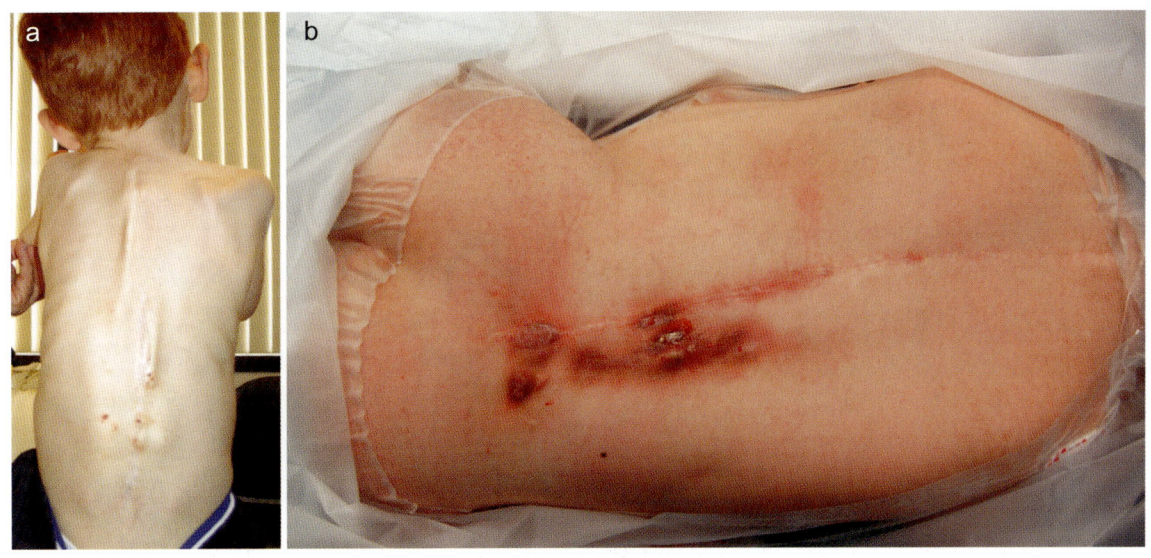

图 47.4 （a）使用双 TGR 治疗的 8 岁患者的植入物突出。（b）如果治疗不当，突出的植入物可能会导致皮肤糜烂和伤口感染

47.5.5 平衡并发症

在初始手术中获得并保持可接受的冠状面和矢状面平衡很重要。多项研究表明，无论是使用单或双 TGR 技术，在初始 TGR 手术后，冠状面和矢状面的畸形都能有所改善[34]。为了避免术后近端交界性后凸，棒应在近段弯成后凸，并且手术中脊柱间韧带尽可能保持完整。为降低术后近段交界性后凸风险，上端椎通常延伸到 T2，偶尔甚至更高。在患有非特发性脊柱侧凸的儿童中尤其如此。如果存在胸椎后凸畸形，应将棒的轮廓设计成后凸，因为过度矫正可能导致术后植入物 / 锚定点失败。串联连接器应放置在胸腰交界处，而不是脊柱的前凸或后凸段，除非其轮廓可以确定。应该避免使用较短的 TGR，特别是在非特发性脊柱侧凸患者中，以防止随着患儿生长可能出现的远端附加现象。在使用 MCGR 的情况中，致动器不能进行弯曲，因此它近端的棒需要适用于曲度较直的节段。如果需要更长的棒被弯曲以满足曲度，可以使用较小的致动器（例如 70 mm），从而留下更多的棒进行弯曲（见第 44 章）[34, 35]。

另一个可能的并发症是曲线失代偿。如果仔细选择固定节段和初次手术植入物，曲线失代偿很少发生。在关于双生长棒的原始报道中，Akbarnia 等[27] 只报道了 2 例最终融合后的曲线失代偿，2 例都通过延长固定节段和融合节段来处理（图 47.5）。

47.5.6 神经源性并发症

在生长棒手术中，如果没有神经相关手术步骤，神经并发症并不常见。神经损伤可能发生在过度牵引

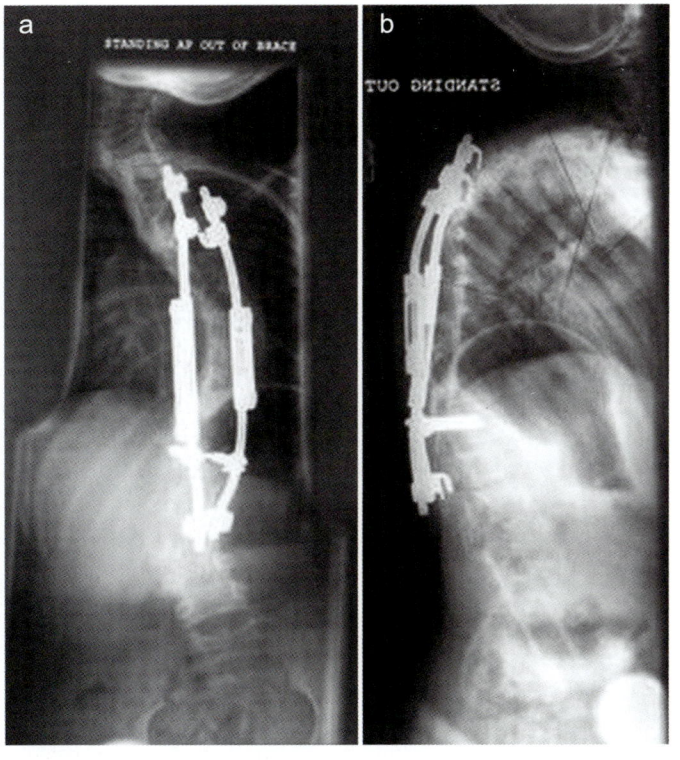

图 47.5 （a，b）用短双生长棒结构治疗的 EOS 患者的曲线失代偿。如果仔细选择手术节段并相应地选择植入物，曲线失代偿的发生率较低

或过度畸形矫正病例中。在初始手术、翻修手术和撑开手术中，术中神经损伤的发生率为 0.1%[36]。术中神经监测是监测手术期间变化的一种可靠方法，建议用于初次植入物手术和更换生长棒的手术，但并非用于每位患者的撑开手术[36, 37]。

在最初手术和后期撑开术中谨慎撑开，将降低并发症发生的风险。在使用双棒的翻修和换棒手术中，通过保持一侧生长棒结构完整来维持基线长度是有帮助的。研究报道了 2 例罕见的迟发型神经源性事件[38,39]，两者都在立即缩短生长棒后恢复。因此，在术后即刻，应持续密切监测儿童是否出现任何迟发性神经源性并发症。

为降低并发症发生率且达到最好的长期手术疗效，需要遵循适当的手术技术。在初始手术中，这一点尤为重要，要特别注意节段选择、暴露、植入物插入以及生长棒轮廓和放置的细节，以降低这些复杂外科手术中的并发症发生率。

47.6 VEPTR 和基于肋骨的撑开设备的并发症

VEPTR 和 TGR 都是基于撑开的生长友好型技术，因此与重复手术有着许多相同的并发症[40]。由于手术次数减少，自撑开装置（MCGR）的出现可能会导致并发症减少。某些类型的并发症是基于肋骨的植入物和 VEPTR 所特有的[14,41-44]。熟悉 VEPTR 相关并发症将有助于外科医生为特定的 EOS 选择最令人满意的生长友好型手术技术，并尽可能主动避免并发症。

47.6.1 基于肋骨和 VEPTR 锚定点问题

VEPTR 器件的头颅锚定点是环形肋骨"摇篮"，而尾部附件可能是锚定于肋骨、脊柱或骨盆[11]。MCGR 也可以以相似的配置植入。非 VEPTR 的基于肋骨技术大多使用向上撑开的脊柱钩作为肋骨尾侧下方的肋骨锚定点。急性肋骨锚定点失败事件通常是肋骨切割或骨折，与肋骨应力过大或肋骨骨质差有关，如骨发育不良或营养性骨质减少等原因[45]（图 47.6）。术前骨密度评估和对骨质减少症或骨质疏松症的治疗将最大限度地减少这种并发症的发生。如果对肋骨施加过

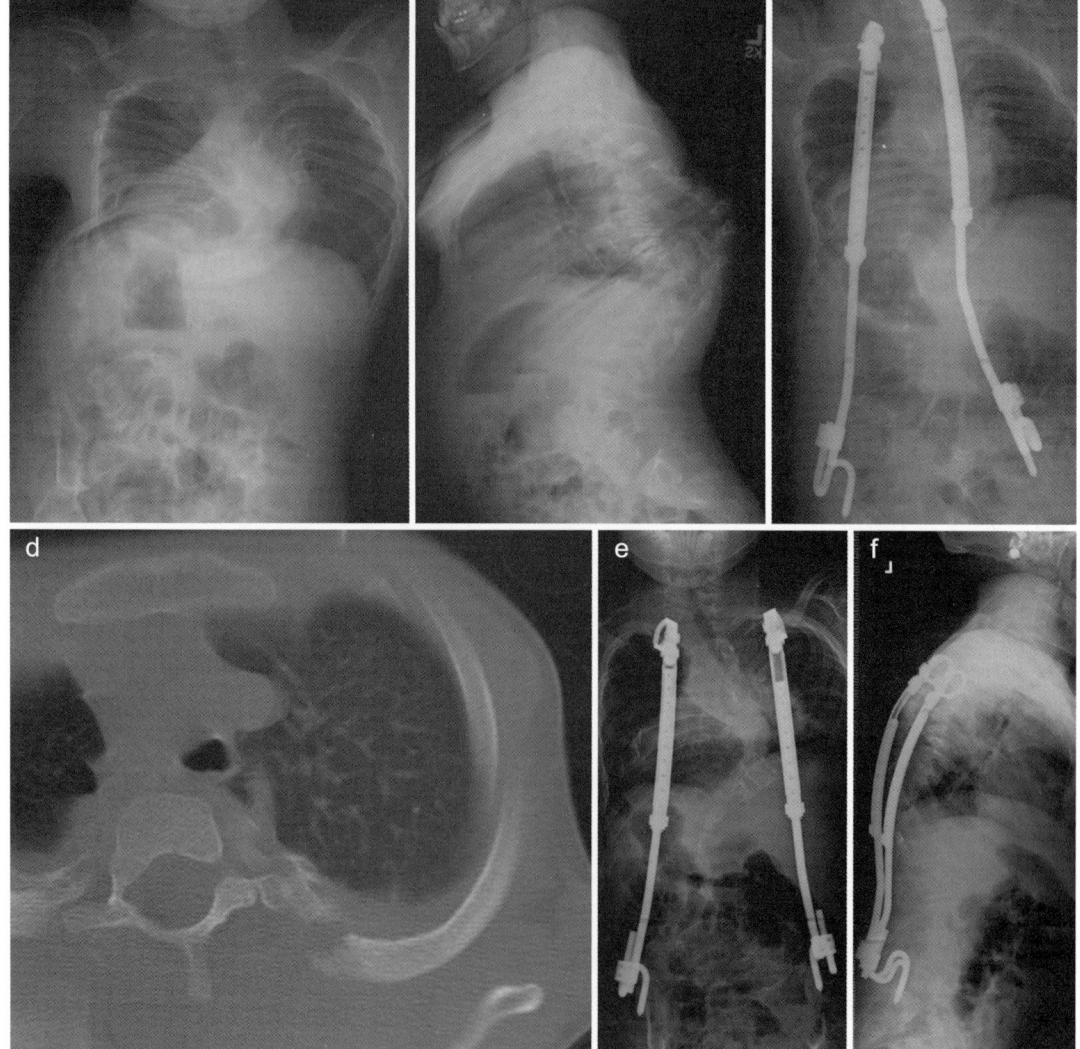

图 47.6 使用基于肋骨 VEPTR 装置进行撑开手术的急性肋骨骨折。一名患有骨质减少症、非特征性骨发育不良和严重脊髓病（a、b）的 11 岁儿童接受了 2 个月的 halo 重力牵引治疗，然后使用双侧肋骨到骨盆 VEPTR 装置进行治疗。术后，他在床上翻身时感到疼痛。X 线片（c）和 CT（d）显示双侧肋骨锚定点的肋骨骨折和头侧移位。用新的肋骨锚定点进行翻修手术后恢复了固定，但畸形矫正程度变小（e、f）。骨发育不良和骨质减少导致肋骨附件无力

度的撑开力，在肋椎关节处，整个肋骨会发生少见的急性脱位。通过将撑开力分散到多个锚定点（"载荷分配"），可以很好地避免肋骨固定的急性失败，可通过包绕多个肋骨（VEPTR Ⅰ）、交错多个锚定点（VEPTR Ⅱ）[46]（图 47.7）或类似的配置，以及肋骨上使用多个脊钩等方式达到载荷分配。在适当的情况下，胸廓扩大成形术[11,41]可以减少控制胸部和脊柱合并畸形所需的撑开力。如果过度矫形，通过上肋附件施加的悬臂力矫正的后凸畸形可能会严重失败。肋骨锚定点的慢性迁移或"漂移"是一种常见的现象，特别是在使用肋骨到脊柱结构的患者中，而非肋骨到肋骨的撑开结构[14,41,43,44,47]。Campbell 等[44]报道了 27 名患者中有 7 名患者出现了肋骨锚定物漂移。通常肋骨附着物漂移在功能上并不重要，因为漂移的肋骨附着物在功能上始终保持与肋骨的连接，因此会逐渐拉动坚固的骨骼附着物，但有些失去功能性连接并需要翻修，这通常可以在下次计划撑开的手术中完成。随着时间的推移，VEPTR 髂 S 钩的远端的移位很常见，特别是在非卧床患者或使用单侧设备的患者中[47,48]。S 钩的远端漂移可能引起一些问题，因为 S 钩被埋在髂骨中，逐渐漂向髋臼。应考虑对漂移 S 钩早期进行翻修，以避免需要进行大量骨移除才能取出埋藏的 S 钩。

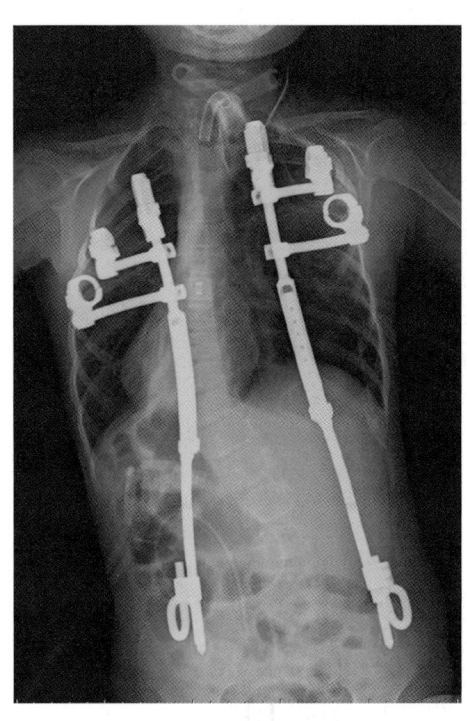

图 47.7　多个肋骨锚定点有助于分散负载和扩张胸廓。一名患有 SMA、脊柱塌陷、胸廓畸形以及骨质减少的 6 岁女孩用双侧肋骨到骨盆内固定治疗。使用多个肋骨锚定点来分散应力并矫正胸廓形状

47.6.2　臂丛神经损伤

臂丛神经损伤是 VEPTR 和基于肋骨的撑开技术所特有的并发症，因为这些技术使用最上面的胸壁作为附着点[41,43,44,49]。伴随的先天性肋骨和肩部异常可能导致损伤的发生，但在初次 VEPTR 或基于肋骨植入物的手术中，研究已经确定了臂丛神经损伤的两个明确病因。如果植入物放在过于靠近头侧的位置或位于胸部最上方的侧面，臂丛神经很可能被植入物直接损伤。Campbell 等描述了肋骨支架上端的安全放置界限，建议设备应该保持在斜角肌内侧的位置，并注意永远不要位于第 2 肋的头侧[11]。臂丛神经损伤最常见的病因可能是在最初的矫形牵引和撑开手术中，上胸壁急性头侧移位与锁骨或上肱骨之间的神经丛受到压迫。Nassr 等[49]通过实验验证了这一解释。臂丛神经麻痹可能会延迟出现，因为压迫逐渐产生症状，且术后还会发生局部肿胀。了解臂丛神经麻痹的可能性以及术中对上肢运动和感觉功能的监测加以关注可以提供预警[50]。如果计划广泛胸腔替换或覆盖胸壁的软组织变得僵硬，为避免臂丛神经压迫，可考虑进行如矫正 Sprengel 畸形的预锁骨切开术，以及预植入组织扩张器。VEPTR 作为纯脊柱撑开装置使用时，例如 Smith 等人[51]和其他研究者[47,52,53]描述的迷你切口技术，与臂丛神经损伤无关，因为急性胸部撑开程度要小得多。

47.6.3　胸壁瘢痕和异位骨化

基于肋骨的植入物如 VEPTR，或基于肋骨或脊柱的矫形棒与胸壁的慢性接触可以产生局部胸壁瘢痕，或导致正常肋骨之间融合。临床上，这种现象在翻修手术时或 CT 上很容易见到，并已被报道[42,54]。EOS 患者胸壁瘢痕和肋骨融合的临床意义并不明确。如果术前疾病包括先天性僵硬、合并如先天性肋骨融合、脊柱肋骨或脊柱胸廓发育不良或一些肌病的较小胸腔，那么基于肋骨或脊柱的设备造成的僵硬度可能并不显著，因为治疗的结果仍然是产生更大但仍然僵硬的胸廓。然而，如果胸壁在术前的活动性好，并且没有广泛的先天性肋骨融合，那么与不直接影响胸壁的技术相比，与治疗相关的瘢痕、肋骨融合和僵硬可能一定程度上影响肺功能。在更换设备时，外科医生很容易看到脊柱或肋骨的下胸壁上的皮革状瘢痕。以前分离的先天性融合肋骨可能会发生再融合，这可能是畸形进展和无法继续撑开的原因。再次切开肋骨融合可以改善畸形，并可继续撑开手术[54]。肋骨再融合通常在 VEPTR 设备下方或内侧。切除骨桥和切除相

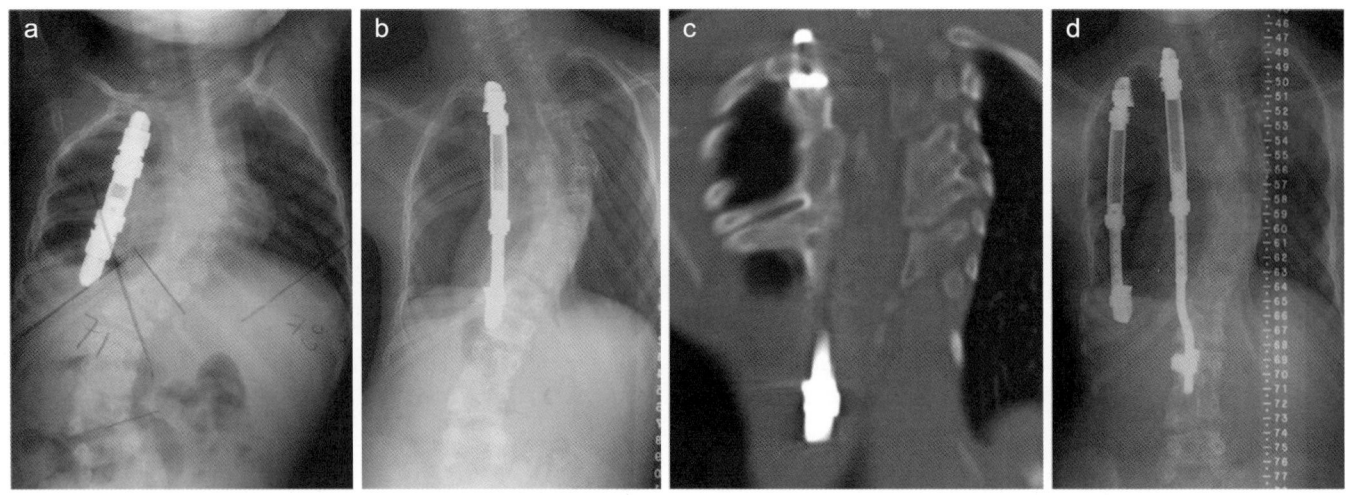

图 47.8 意外肋骨融合在基于肋骨的技术中很常见。患者在 13 个月时用胸廓扩大成形术和 VEPTR 设备治疗先天性肋骨融合和脊柱侧弯（a）。8 岁时（b）设备撑开变得困难，CT（c）证实在 VEPTR 设备下方发现了广泛的复发性肋骨融合。翻修手术、切除已融合的肋骨和再次胸廓扩大成形术重新控制了胸部和脊柱畸形，并通过 4 年（d）随访继续反复撑开。当延长 VEPTR 或其他肋骨设备变得困难时，CT 可能会揭示潜在的肋骨融合，此时可行重复胸廓扩大成形术

邻的胸壁瘢痕通常允许恢复设备加长（图 47.8）。如果 VEPTR 撑开过程变得越来越困难，有必要通过 CT 检查寻找是否有肋骨融合情况。

47.6.4 肩胛胸瘢痕

肩胛胸僵硬、肩胛下囊的形成以及固定到肩胛骨上 VEPTR 装置和肋骨的自发融合常会发生[41,42]。肩胛骨下方的基于肋骨上端的锚定点的位置刺激了囊的形成，并可能导致肩部僵硬。如果最初的手术包括胸廓造口术，肩胛稳定肌的切口可能会导致肩胛骨僵硬或功能障碍。后续撑开手术若反复在该部位重复切开也会造成肩胛胸部瘢痕。注意手术操作、尽早鼓励关节活动范围练习，以及在远离肩胛骨的地方进行撑开手术的切口，可能有助于在基于肋骨装置中保持肩胛骨功能。如果肩胛胸运动受到限制，CT 可能会在显示肩胛下肋骨附件的位置显示肩胛骨和肋骨之间的骨桥连接（图 47.9）。在更换设备时或作为单独的手术中，可以从胸部底部去除瘢痕和粘连，并切除骨桥，使肩胛骨恢复活动度。需要术后物理治疗来保持活动能力。

47.6.5 伤口完整性和感染

伤口问题可能会限制基于肋骨装置的持续时间和成功率。伤口的完整性对于初始手术以及随后的多次撑开手术尤为重要。伤口裂开或浅表伤口感染可能导致内固定相关的深部感染，可能需要移除内固定才能解决（图 47.10）。Farley 等和 Smith 等详细记录了 VEPTR

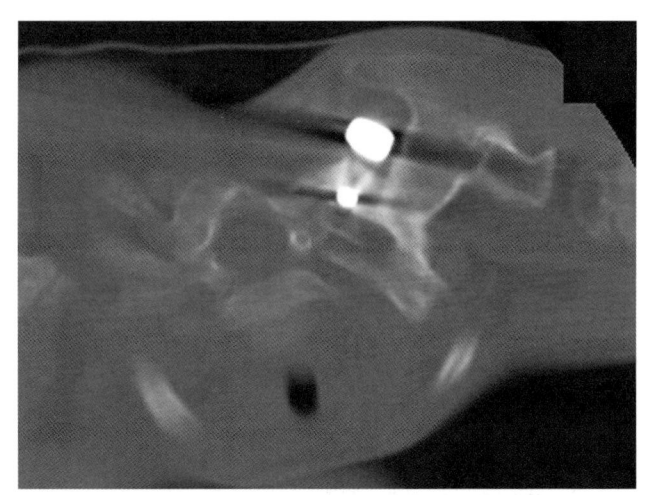

图 47.9 意外肩胛骨和胸廓融合。肩胸僵硬很常见，在上胸肋骨附着区域，肋骨和肩胛骨之间偶尔可能会发生融合。在这个例子中，对严重的先天性脊柱侧凸和广泛的单侧肋骨融合的患者进行了胸廓扩大成形术和 VEPTR 植入。6 岁时，患者肩部僵硬度不断增加。CT 显示肩胛骨和肋骨以及器件上部之间形成了骨性融合。骨桥切除的翻修手术和物理治疗在一定程度上改善了肩胛胸廓运动

和基于肋骨装置植入感染的经验[55,56]。术前营养、软组织健康和对软组织的处理是围手术期感染的重要危险因素。伤口问题的诱发因素包括营养不良、先前感染，或因治疗骨髓发育不良等神经肌肉疾病而有的切口，以及许多神经肌肉畸形，其中可能有敏感的皮肤或不合作的患者。术前应进行营养评估，并且必须达到最佳状态，甚至可以到用肠内营养以鼓励体重增加的程

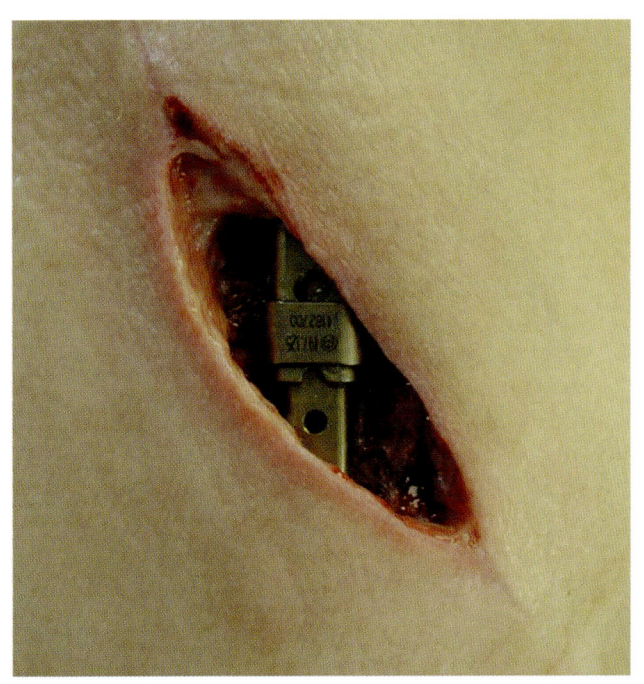

图 47.10 伤口裂开。这名患 VACTERL 综合征的女性在 9 岁时进行胸廓扩大成形术和 VEPTR 植入时发生了伤口裂开。VEPTR 手术使用了之前用于多次气管食管瘘手术的全层伤口。伤口裂开发生于轻微外伤后。注意术前营养、术前组织扩张和术后伤口保护填充物可能会降低这种并发症的可能性

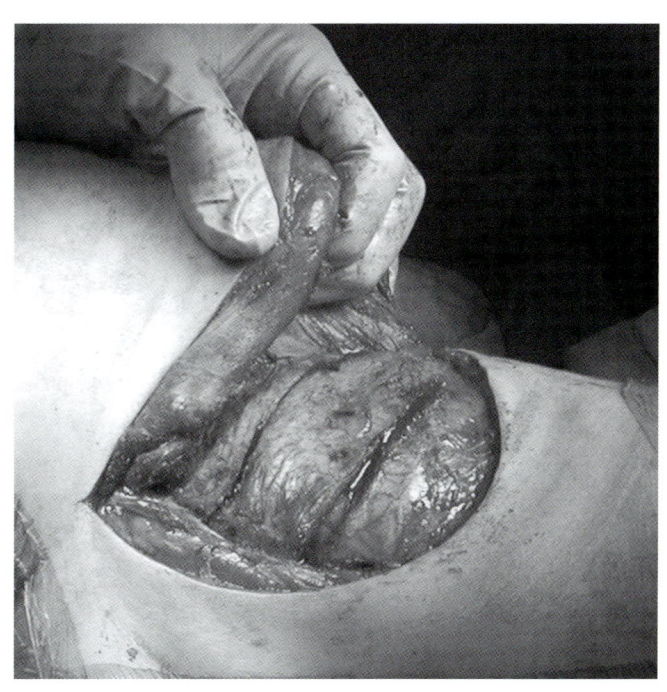

图 47.11 当行初次胸廓扩大成形术时,使用比皮瓣更长的远端肌肉。这可以在初次胸廓扩张后在较低的张力下闭合伤口,并通过交错伤口层来减少伤口裂开的可能性

度。术前计划皮瓣情况和使用组织扩张器有助于避免将表面切口直接留在设备的正上方。对于扩张性胸腔切开术,作者更喜欢在肌肉层长于上层皮肤的皮瓣的地方进行切开,从而降低裂开的可能性(图 47.11)。需要避免切口张力过大。术后需要避免突出的设备受压,并在术后敷料中加入甜甜圈状填充物。每个手术装置的撑开代表着另一次伤口问题或感染的可能。在撑开手术中,我们尽量避免在设备上方出现全层的切口,将表面皮肤和深层肌肉切口分开(图 47.12)来接近体内设备,因此伤口部分裂开时该设备不太可能暴露[31]。我们试图小心处理软组织,避免过度创伤,并强调每次闭合时恢复肌肉覆盖和消除伤口死腔。

47.6.6 近段交界性后凸和正常矢状面曲度

EOS 的脊柱和基于肋骨治疗都依靠重复的撑开力来保持头骨和尾部锚定点之间对齐。矢状平衡通常会受到影响。在正常前凸的腰椎节段进行撑开难免会减少腰段前凸角度,特别是当牵拉的尾端是骨盆时。骨盆 S 钩由于其位置更靠背侧,可能比髂骨螺钉对前凸产生更大的不利影响。对腰段固定棒的轮廓进行调整可能会在一定程度上减轻这种反前凸效果,但随着持续撑开,腰椎前凸通常会逐渐消失。正常的胸后凸是由 VEPTR 器件的弯曲轮廓造成的,但随着设备的不断伸长,设备的弧度增加,有时超过所需的胸段后凸。通过缩短设备的可撑开部分或使用曲率半径较长的设备可以解决这个问题。对于基于肋骨和脊柱的设备来说,近段交界性后凸包括上锚定点仍然是有问题的。

VEPTR 设备可以在植入时通过悬臂校正来矫正一些轻微的上胸段后凸,但它们无法做为支撑点延伸到第 2 肋上方,并且在控制严重的上胸段后凸方面不如基于脊柱的植入物有效。虽然 VEPTR 可能会阻止上肋骨进一步变形为后凸,但脊柱畸形可能会独立进展,并继续坍塌成不可接受的进行性上胸段后凸,特别是在上胸段或颈段肌肉较差或神经肌肉畸形的病例中。作者认为,严重的上胸段后凸用基于肋骨装置治疗的效果很差,而用基于脊柱的植入物可以更好地矫形,基于脊柱植入物的锚定点可以连续到达颈段,以便在严重后凸畸形中达到更好的矫形效果。

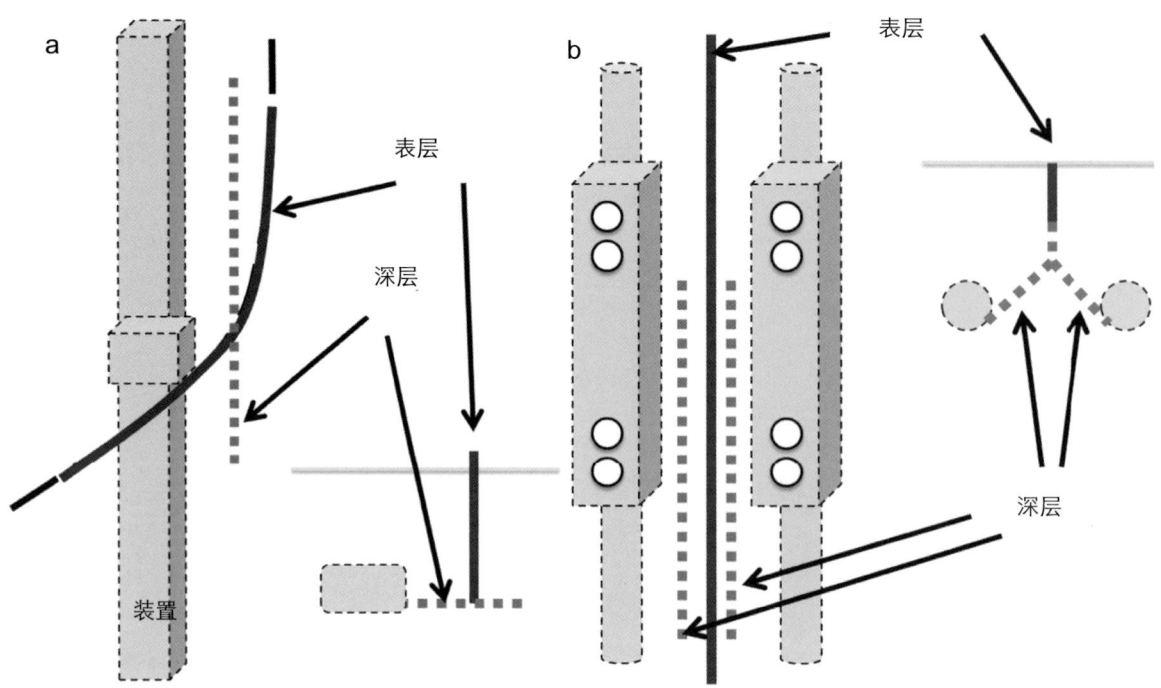

图 47.12 尽可能使用不同的表面和深层切口来进行撑开。重复的撑开手术会留下局部瘢痕,并可能导致反复出现的伤口问题,如感染或裂开。仔细治疗软组织可能会减少这些并发症的发生。尽量减少延长伤口问题的方法之一是使用不同的浅表皮和深层伤口切口(用于 VEPTR)(a)或用于 GR(b),这样如果任何一层受损,设备仍然被其中一层覆盖

47.7 磁控生长棒(MCGR)的并发症

与所有生长友好型装置一样,MCGR 也有类似的并发症。MCGR 可以放置在所有撑开装置中,包括单侧和双侧结构。固定点可能包括脊柱、肋骨和骨盆。也许选择 MCGR 装置的最大挑战是矢状面平衡。MCGR 上的可扩展部分是直的,不能在矢状平面上进行弯曲。这使得它在严重后凸的 EOS 畸形的治疗中有一些困难。在年龄很小的儿童中,设备的直径较大,难以被足够的软组织覆盖。对于年龄过大的儿童,如果从皮肤到磁铁的距离大于 5 cm,则很难让电子遥控器(ERC)与磁铁耦合并进行撑开。据报道,过多的金属碎片软组织反应(金属病)与 MCGR 相关[57]。瘢痕形成或自发融合会导致无法撑开。有文献报道了致动器销断裂或端盖脱落导致了机械故障[58,59]。

虽然使用 MCGR 减少了 EOS 儿童患者的手术总数量[34,35],但计划外返回手术室(UPROR)的次数仍然与其他技术相似[13]。这些与感染、伤口问题、棒破损、神经系统问题和未能撑开等问题相关。MCGR 在撑开为导向的技术中很有前景[60],有望用更少的手术次数治疗 EOS。

47.8 讨论

47.8.1 双传统生长棒与单传统生长棒的比较

几项研究比较了单 TGR 和双 TGR。在 Bess 等的研究中[24],单生长棒的患者发生并发症的可能性是使用双生长棒患者的 1.2 倍。双生长棒还减少了与植入相关的并发症和计划外手术。与单生长棒相比,双生长棒会降低机械应力。这在生长友好型技术中尤为重要,因为装置会持续负载应力,而微运动使得植入物容易疲劳和机械故障。与单棒相比,双棒可能更能分散应力。此外,如果其中一根生长棒发生故障,另一根完好的生长棒可能会保持稳定性,并能够将对装置的翻修推迟到下一次撑开手术时。在肌肉下双生长棒患者中,计划外手术的减少幅度最大,而皮下单生长棒患者的计划外手术率最大。用固定螺钉或弯棒器对棒进行弯曲可能会产生应力集中,导致疲劳和失效的发生。

47.8.2 皮下植入物与肌肉下植入物的比较

皮下而不是肌肉下(筋膜下)放置生长棒的理由是通过最大限度地减少脊柱的骨膜下暴露来降低不必要的脊柱融合风险,从而减少自发融合的发生率。然

而，Bess 等[24]报道称，与肌肉下放置相比，皮下生长棒放置后总并发症和伤口并发症更多。与肌肉下放置生长棒的患者相比，皮下放置生长棒的患者出现并发症的可能性高出 1.8 倍。

肌肉下放置生长棒减少了伤口并发症，因为与皮下生长棒相比，植入物的软组织覆盖率更高。双生长棒结构提供的力学优势在皮下放置时被软组织问题所抵消。与肌肉下放置双生长棒相比，皮下放置双生长棒的患者表现出更多的伤口并发症、更突出的植入物和更多与植入相关的计划外手术，这是在所有治疗组中并发症发生率最高的（37 名患者中的 11 名 [31%]）。在肌肉下放置双生长棒的患者中，计划外手术减少的程度最大（计划内与计划外手术比 =20：1）。使用肌肉下放置双生长棒治疗的儿童似乎受益于具有良好软组织覆盖的稳定结构。相反，使用皮下单生长棒治疗的患者表现出最差的计划内与计划外手术比例（7.4：1）。由于结构稳定性脆弱和软组织覆盖率低，这些患者患并发症的风险最大。

47.8.3 基于脊柱的撑开导向型技术与 VEPTR 的比较

潜在并发症如何影响基于脊柱（TGR 和 MCGR）和基于肋骨（VEPTR）装置之间的选择？每项技术都有其"理想的指标"，GR 和 VEPTR 的决策是交叉的，因为在某些领域两种技术的适应证有重叠[51, 52]（表 47.2）。也许 TGR 或 MCGR 的最佳适应证是分节正常脊柱的渐进性畸形，如未通过石膏或支具治疗的婴儿特发性脊柱侧凸或神经肌肉性脊柱侧凸。在此情况下，为了保证骨骼质量和软组织覆盖率达到最佳，TGR 或 MCGR 是最佳选择，随着脊柱畸形的控制，胸廓畸形可能会得到改善。相比之下，VEPTR（和扩张胸腔切除术）的"理想"适应证是胸廓源性脊柱侧凸或与先天性脊柱侧凸相关的多根融合肋骨。当脊柱解剖学异常时，VEPTR 可能更具有优势，例如伴有脊柱狭窄或先天性脊柱侧凸的骨纤维异常增生症使得装置固定在脊柱上比较困难，或者脊柱上的软组织覆盖率较差，如脊柱裂[61]。VEPTR 不会在脊柱上留下瘢痕，可能使最终的脊柱融合更容易。然而，接触胸壁的基于肋骨的装置可能会导致胸壁瘢痕和僵硬，如果畸形患者本身的胸壁活动度高、无瘢痕，这当然是一个主要缺点。

47.9 总结

EOS 治疗的目标可以广泛阐述，并将有助于外科医生做出决策。EOS 治疗应寻求实现最大的脊柱长度，最佳肺功能，尽可能多地保留脊柱活动度，以及到生长结束时最大限度地减少手术次数、住院次数、整体并发症以及家庭负担和成本。

47.9.1 平衡保留生长潜力治疗的风险和收益

并发症是用生长友好型技术治疗 EOS 的一个突出问题。外科医生和家属可能会在进行生长友好型手术干预和持续的非手术性畸形管理之间面临艰难的选择。在每种情况下，可能需要在患儿生长接近成熟时进行

表 47.2 EOS 患者中应用 TGR，MCGR 和 VEPTR 的对比：适应证、治疗和并发症

	TGR	VEPTR	MCGR
最佳适应证	分节正常的脊柱（特发性、综合征性、神经肌肉性） 胸廓畸形活动度大	胸廓源性侧凸或肋骨融合 原发畸形为胸廓限制 诊断为容量减少（Jeune, Jarcho-Levin 等） 脊髓发育不良	分节正常的脊柱（特发性、综合征性、神经肌肉性） 胸廓畸形活动度大
相对禁忌证	原发胸廓畸形	软组织覆盖不良	软组织覆盖不良 严重后凸
多次手术	是	是	是，但显著减少
上胸段后凸？	可能控制	控制较差	可能控制，很难更换
脊柱生长	+++	+++	+++
胸廓畸形矫形	活动度大时可以	直接矫形，有创	活动度大时可以
最终融合时难易程度？	难，脊柱上有瘢痕	难，脊柱瘢痕可能较少	难，脊柱上有瘢痕
是否需要最终融合	不一定，根据生长成熟时残余畸形和自发融合决定	不一定，根据生长成熟时残余畸形和自发融合决定	根据制造商和 FDA 的要求
最常见的机械失败	断棒	肋骨锚定点滑移	棒难以继续撑开
最常见的严重并发症	自发脊柱后方融合	胸廓僵硬	过度磨损碎屑

最终的融合。对选择的讨论必须包括与 TGR、MCGR 或 VEPTR 相关的并发症。患儿家属需要了解治疗过程中可能会出现意想不到的事件，如生长棒断裂或锚定点丢失，或需要翻修手术，这些并发症可能导致 EOS 的治疗过早停止。外科医生必须在治疗期间的手术数量上找到平衡点。一方面，必须及时进行延长，以允许脊柱生长和胸部发育；另一方面，过多的延长手术可能会导致并发症增加。这在生长速度下降和撑开手术间隔可被延长的情况下特别适用。在 Sankar 等的一份报道中[62]，随着撑开手术的反复进行，可撑开的高度越来越短。作者之前的建议主张每 6 个月撑开一次 TGR 结构，以促进生长并防止自发脊柱融合；然而，未来仍需要进行研究，以确定个体结构延长的最佳间隔。MCGR 技术允许更频繁的加长，而无须手术，并可能被证明有利于减少并发症和实现更大的脊柱长度。

47.9.2 什么时候开始？

EOS 生长友好型技术的长期经验表明，许多患者将出现会使得治疗停止的并发症。感染、患者不良反应、VEPTR 中的广泛肋骨再融合或 TGR 患者的自发后方结构融合可能会迫使撑开在治疗计划接近生长成熟的最终融合之前停止。Campbell 和 Hell-Vocke 报道称，治疗开始较早的患者的脊柱生长程度和肺功能更好[14]，但来自 GSSGTGR 数据库的 Sankar 等的报道[62]表明，随着撑开手术的进行，可撑开的高度逐渐缩短。当手术在年幼开始时，生长棒或 VEPTR 设备下方的自发后方融合更常见。因此外科医生面临如下困境：早期手术可能会获得肺部生长和曲线控制的最佳机会，但也有更多的手术次数，并发症的风险更大，以及面临如果因感染或自发融合而停止撑开的风险，那么在很小的时候就会停止保留生长的治疗，而大量的生长潜力仍然存在。虽然通常无法选择何时干预，但如果畸形进展程度比较缓慢，可以在开始初始生长友好型手术和反复撑开手术之前再等待一段时间。MCGR 的早期结果表明，较少的植入相关并发症可能与更频繁的撑开（1 周至 2 个月）有关[63]。未来还需进行更长期的研究以确定何时是开始不同患者群体 MCGR 治疗的最佳年龄。除了畸形曲度以外的两个因素可能有助于决策：胸段后凸和胸廓畸形。由于生长友好型治疗对后凸，特别是上胸段后凸的治疗存在问题，如果后凸进展或严重，不应推迟治疗。由于任何生长友好型的治疗都无法完全成功扭转胸廓畸形，因此在决定何时开始治疗时，应考虑胸壁畸形的严重程度和进展。治疗应在胸壁畸形变得过于严重以至于在治疗结束时无法再恢复合理的胸部形状之前开始进行。

47.9.3 减少并发症

在这一章中，我们试图阐述与通过增长友好型技术治疗 EOS 相关的常见并发症。虽然并不总是可以实现的，但应根据每种疾病和畸形类型选择最佳手术技术来尽量减少并发症。术前患者的营养对软组织健康至关重要。仔细的软组织处理技术最大限度地减少了 VEPTR 和 GR 手术的并发症。肌肉下 / 筋膜下放置生长棒、仔细创建锚定点和稳定的锚定点将最大限度地减少与植入物相关的并发症。在所有情况下，正确做初步手术都是有利的，因为后续撑开的效果不佳。需要多次撑开，且每次撑开手术应以与初次手术有着相同的护理和对组织的小心处理。需要注意的是，即使使用遥控技术可以避免重复延长，但对处理这些复杂患者的外科医生来说，如何处理与 EOS 相关的并发症仍然是一个挑战。

早期识别并发症，特别是感染，可能会减轻其影响。GR 和 VEPTR 的经验表明，早期积极治疗与植入相关的感染通常可以保留植入物并随后继续撑开。

（John T. Smith，John B. Emans 著
王升儒　李芷仪 译　吴　兵 校）

参考文献

扫描书末二维码获取

第 48 章 年龄较大的早发型脊柱侧凸患儿的治疗

本章内容

48.1 引言 503	48.2.1 非手术治疗 506
48.1.1 脊柱生长和肺功能 503	48.2.2 手术治疗 506
48.2 治疗 505	48.3 总结 507

关键点

- EOS 患者的治疗决定必须基于以下可能性：畸形最小化，肺功能最大化，手术次数、并发症概率以及家属的整体负担最小化。
- 肺功能受许多因素之间的复杂相互作用影响，包括脊柱高度、胸腔体积、肺和胸壁顺应性、膈肌功能、胸壁肌肉功能、气道通畅性和阻力、身体情况、性别、体重甚至种族。
- 有关 EOS 治疗的文献经常通过主要关注脊柱高度的单一维度来过度简化这个非常复杂的过程，但并没有完全解释肺功能的变化。
- 在年龄较大的 I-EOS 患者中，没有强有力的证据表明生长友好型手术在大幅提高脊柱高度或改善（甚至保持）肺功能方面比一期脊柱后路融合或节段脊柱器械更具优势。

48.1 引言

对于 7～10 岁的早发型特发性脊柱侧凸（idiopathic early onset scoliosis，I-EOS）患者，提出明确的治疗建议具有挑战性。过去，临床医生可能会像对待青少年特发性脊柱侧凸（AIS）患者一样考虑和治疗这个年龄组的 I-EOS 患者。然而，随着早期脊柱侧凸的新 C-EOS 分类［在 10 岁（≤9 岁）之前出现任何病因］，最近建议表明这不再是正确的方法[1-3]。将婴儿和青少年脊柱侧弯合并为一组是合理的，因为"……相比于 10 岁以上儿童（融合手术），5～10 岁儿童的治疗原则更接近 5 岁以下儿童（生长友好型手术）的治疗原则。"[1] 这一说法忽视了早期的非手术方法如石膏或支具通常对幼儿具有良好的耐受性和有效性，但在年龄较大的儿童中则无效。同样，对于 7～10 岁的儿童来说，确定的融合可能是最好的方法。治疗决定必须基于使畸形最小化、肺功能最大化、手术和并发症发生概率以及患者和家属总体负担最小化的可能性（表 48.1）[2]。

表 48.1 EOS 患者的治疗目标

1. 在患者一生中尽量最小化脊柱畸形
2. 在患者一生中尽量最大化胸腔容积和肺功能
3. 最小化最终融合节段，最大化保留胸廓和脊柱的活动度
4. 最小化并发症、手术次数、住院时间以及家庭负担
5. 考虑患儿整体发育情况

基于参考文献 [2] 的数据

48.1.1 脊柱生长和肺功能

未经治疗的 I-EOS 的长期预后是畸形进展和可能危及生命的肺部损害。2015 年共识声明警告说，所有病因中未经治疗的 EOS 可能导致因肺功能受损而过早死亡，并可能导致胸廓发育不良综合征（thoracic insufficiency syndrome，TIS）[2]。Campbell 和 Smith 很好地描述了当严重的脊柱和肋骨畸形干扰肺组织的正常发育以及胸腔的大小、对称性和活动性时，TIS 可能会在这些儿童中发生[4]。患 EOS 的最年幼儿童（特别是先天性肋骨和脊柱畸形的儿童，或有影响呼吸力学的神经肌肉疾病）患 TIS 的风险很高，而特发性患者和发病年龄较大的患者患 TIS 的风险可能较低[5]。

为了更好地讨论治疗过程，我们必须首先了解脊柱的正常生长和发育，以及这如何影响肺的功能。终末呼吸单元的肺泡在出生后第一年迅速增加，然后从出生到成年期增加10倍，大多数肺泡在出生后的头8年生长[6-10]。胸廓在10岁时达到最终体积的一半，并继续扩大到17岁[11]，但肺部直到20~25岁才完全成熟[12]。肺功能在19~21岁达到峰值，然后由于老化和呼吸储备的损失，在整个成年期都会下降[13,14]。肺活量（VC）低于预测值的80%被视为异常[10,14,15]，美国胸科协会定义，中度肺残疾为VC值为预计值的50%~60%[16]。

肺功能取决于足够的肺体积（脊柱高度×胸腔宽度）以及胸廓和膈肌的运动[17]。由于脊柱的高度受到成熟前脊柱融合的限制，许多骨科研究都集中在从童年到成年的正常值上。Dimeglio等报道了最多的有关脊柱高度的数据[18-21]，这些估计值经常被引用并用于预测剩余的生长量或脊柱融合损失的生长量。不同年龄段的T1~T12正常平均高度如下：出生时为11cm，5岁时为18cm，10岁时为22cm，在生长结束时（18岁），男孩的平均T1~T12长度为28cm，女孩为26.5cm[19,21-23]。Dimeglio等和其他研究者估计[24-27]的准确性受到质疑，因为它们通常来自横断面抽样，而不是来自同一儿童不同时间的系列测量[28]。尚不清楚预测的高度与不同的Y形软骨闭合度、Risser征或数字骨骼年龄等指标有何关系。这些测试的其他变化（以及脊柱生长和肺功能之间的关系）来自数据源和测量方法的变化。报道中已经使用了平片（站立、坐着和仰卧）、CT扫描和MRI等测量方式。此外，一些作者使用脊柱高度（在节段上终板和下终板的两条平行线之间测量）、脊柱长度（根据连接两个终板中间的直线测量）以及所谓的"徒手测量"[29]，该测量是沿着侧凸通过脊柱中线的一条线测量。将身高/长度与肺功能联系起来的工作中最常用T1~T12节段的数据，而在衡量生长友好型技术可以实现多少脊柱生长时，研究常用T1~T12、T1~S1或生长棒所包含的节段的长度/高度。在本章中，我们将使用"高度"（height）一词来衡量任何高度或长度。

胸廓被Campbell和Smith[4]描述为"呼吸室"，由脊柱、肋骨笼、胸骨和膈肌组成。呼吸需要足够的肺体积，以及通过胸部和隔膜运动改变肺体积的能力。胸腔体积是与T1~T12高度和肋骨直径相关的函数。然而，许多其他因素会影响肺功能，包括胸壁和肺顺应性、肋间肌和膈肌功能、气道开放性和阻力、体能、性别、体重和种族。此外，测量和标准化肺功能的技术有助于在肺部功能报道中看到显著的变异性[12]。尽管如此，与EOS治疗相关的文献常通过关注脊柱高度的单一维度来过度简化这一非常复杂的过程，也许是因为该指标很容易在二维平面X线片上确定，并且最直接地受到畸形矫正和融合的影响。由于这一事实，本章很大一部分内容来强调这个问题。

目前的观点通常倾向于尽可能长时间地推迟融合手术，以获得正常肺发育和功能所需的胸廓高度。文献几乎没有提供任何指导，说明何时可以在不进一步损害可能已经受损的呼吸系统的情况下进行融合。很明显，对3岁患儿的脊柱进行融合会严重限制肺泡发育和整体肺容量。但是，融合对年龄大的特发性疾病患者有什么影响？在7~10岁的儿童中肺泡发育接近成熟，且特发性脊柱侧弯患者没有神经肌肉损伤或类似其他病因脊柱侧弯的先天性肋骨和脊柱异常。然而，对所有9岁及以下侧凸度数≥50°的患者，不建议进行融合，并推荐进行生长友好型手术。经常引用4项研究来支持这一概括[30-33]，但其中只有2项包括特发性EOS患者。

Goldberg等[30]研究了23名可能患有I-EOS的患者的多种结局，这些患者均在4岁之前确诊，并随访至至少15岁。6名患者在没有进行后路脊柱融合的情况下治疗成功，随访时所有患者的肺活量测定结果均正常。11名患者在10岁之前融合（平均4.06±1.98岁；范围1.4~7.8岁）；其中，只有1名患者在融合时年龄在7岁或以上。6名患者在10岁后融合。10岁前融合者的平均预测用力肺活量百分比（FVC）为(40.8±20.48)%。综合所有患者的数据，他们注意到手术年龄与肺功能结果之间存在显著的正相关，10岁及以上的患者的肺功能正常。与所有发表的早期融合报道一样，这些患者均未进行术前肺功能测试（PFT），因此我们不能排除手术前存在肺损害的干扰。此外，在进行PFT测试时，由于初次矫形效果不佳、矫形丢失和（或）曲轴现象出现，这些患者主弯角度的平均值为80.36°（范围为50°~118°）。但考虑到现在节段椎弓根螺钉固定，这些结果不太可能出现。

Karol及其同事的研究[31]最常用于证实有关通过延迟最终融合手术来支持脊柱持续生长的结论。他们的研究中定义了一个亚族组的EOS患者，这些患者在考虑术前变量（如融合节段的数量和手术年龄）的情况下，肺部感染风险最高。样本均在9岁之前融合，包括28名患者，其中71%患有先天性脊柱侧凸。只有3名患者有I-EOS。27例患者的手术包括前路手术；其中，除一例外，其余均采用开胸手术。平均7个胸椎节段融合（范围4~11个节段）。平均年龄 14.6 岁（手术后 6.4~20.8 岁）时，FVC 为正常预测值的 27%~99%（平均 58%）；43% 的患者 FVC <50%，36% 的患者有阻塞性肺疾病的迹象。手术年龄与 %FVC 之间的相关性较弱（r=0.28），但肺功能和胸椎高度相关变量之间的相关性更强。FVC 与胸部融合高度（r=-0.46；95%CI=-0.71~-0.11）和融合近端水平（r=0.62；95%CI=0.32~0.81）呈负相关。随访时，T1~T12 长度 <18 cm 的 16 名患者中，平均 FVC 为 48%（范围为 27%~86%）。在 8 名胸椎高度为 18~22 cm 的患者中，平均 FVC 为 63%（范围为 42%~99%）。只有 4 名患者的 T1~T12 高度 >22 cm，且所有患者的 FVC 均≥80%。他们得出结论："很明显，胸椎越短，FVC 越小，患肺限制性疾病的可能性越大（r=0.73，95%CI 0.49~0.87）。"在考虑 CI 之前，这似乎令人印象深刻：由 T1-T12 高度解释的 FVC 的变化范围为 24%~76%。在这项研究的基础上，我们现在有 18 cm[34]、21 cm[28]、22 cm[35] 或 18~22 cm[19] 的脊柱高度"阈值"，"应该超过该阈值，以避免肺功能受到实质性限制和不良的长期预后。"[34] 这项研究结果过于笼统和夸大。讨论明确指出了以下局限性：①手术年龄与肺功能之间的关系较弱；②脊柱和肋骨形态有很大的差异，有些患者肋骨融合或缺失，有些患者解剖结构相对正常；③由于患者年龄的原因，目前尚无融合前肺功能的评估，导致④无法区分肺损害是诊断、畸形本身还是融合导致。

研究中只有 3 名患者有 I-EOS。其中 1 名患者在近 2 岁时融合，正如预期的那样，随访时 FVC 为 33%，1s 用力呼气量（FEV1）为 33%。另外 2 名 I-EOS 患者在我们指标组的年龄范围内融合（7~10 岁）。近 8 岁时融合的患者 FVC 为 91%，第二位 8 岁融合的患者的 FVC 为 83%。因此，这项研究由于其已知的局限性和 I-EOS 患者的小样本，几乎没有为这些年龄稍大的 I-EOS 患者的最终融合提供有参考价值的数据。

Glotzbecker 等[34] 对 121 名 2~18 岁（平均 9 岁）的患者进行了更大的样本研究，这些患者均接受了生长棒或垂直可扩张假体钛肋骨（VEPTR）治疗。该样本也包括多种病因的患者（48% 为先天性，19% 为神经肌肉性，16% 为综合征性，17% 为特发性）。T1~T12 高度和预测的 FVC 百分比与绝对 FVC 之间的相关性分别为 0.15（95%CI=-0.03~0.33）和 0.48（95%CI=0.32~0.61）。如治疗限制中所述，读者需要考虑即使是中等大小的相关系数的临床重要性：无论 95%CI 是大到 0.48 或是小到 0.1，绝对 FVC 的变化均可由 T1~T12 高度解释。作者发现，静态二维胸部高度测量不能解释 PFT 反映的动态过程中的变化，这"并不奇怪"。与脊柱高度相比，脊柱侧凸的病因以及对胸廓和膈肌运动的相关负面影响更可能影响 PFT。

几位作者研究了 I-EOS 和 AIS 患者脊柱和胸腔畸形与肺功能的关系[34, 36-46]。一定百分比的 AIS 患者（即使曲度超出手术范围的患者）的 PFT 值表明肺功能受损，然而，脊柱变形（例如，主弯角度、弯曲柔韧性、脊椎旋转、旋转柔韧性、脊柱后凸、冠状面代偿、弯曲类型和顶点）和胸腔畸形（例如，胸腔的深度和对称性、肋骨 - 椎体角度差）对肺功能测量的贡献一直很小。除了少数例外，在本文献中，没有一个变量或多个变量的组合能够解释超过 20% 的肺活量测定结果的变化。

关注胸部高度过分简化了脊柱 - 肋骨 - 胸骨复合体、肺组织、呼吸肌、肺容量和功能的静态和动态成分之间的复杂相互关系。尽管存在这些局限性，Karol 的工作已经在 30 多篇后续论文中被引用，并推广到所有骨骼发育不成熟的患者，无论其病因如何。在 Akbarnia 等[47] 的一篇评论中，Yazici 表示"……脊柱缩短或被限制生长引起的问题影响的不仅仅是脊柱本身，它们对儿童从胸部到心脏系统的各个方面的生长都产生了负面影响，这一点已被毫无疑问地证明。"

48.2 治疗

必须根据 EOS 治疗的目标考虑治疗方案，这些目标不仅包括最大化胸腔体积、胸廓和脊柱的运动以及肺功能，还包括最大限度地减少手术和并发症的风险。从文献中可以清楚地看出，研究者普遍认为，从 3~5 岁开始的进展性 I-EOS 需要积极的治疗。大多数临床医生会启动一套流程，从伸长 - 去旋转 - 屈曲（Mehta）或 Risser 石膏开始，然后进行支具治疗以保持获得的矫正，然后在这些非手术措施失败时进行生长友好型的手术[28, 48, 49]。

然而，在年龄超过 50°的脊柱侧弯患者中，临床决策的证据不太明确。当 7~10 岁的 I-EOS 患者最初在术区出现曲度（>50°~60°）时，或者如果保守治疗失败，医疗人员和家人面临着艰难的选择，要么用生长友好型治疗推迟最终融合手术，要么进行最终融合手术。这个年龄段的大多数患者将有开放的 Y 形软骨、手腕和指间骺板，以及其他骨骼不成熟的指标，这些指标与生长高峰期及成年期曲线进展的高风险相关。如果不进行一些干预，这些患者几乎肯定会产生与曲度进展相关的副作用[50, 51]。

48.2.1 非手术治疗

观察无助于阻止畸形任何成分的进展（侧弯、胸后凸/前凸、椎体旋转以及冠状面和矢状面失代偿），因此不能作为一种选择。石膏可以控制曲线进展，同时允许脊柱生长；然而，学龄儿童对石膏的耐受程度较低[52]。曲度大于50°（可能通过脊柱侧弯特定运动增大）的患者可以通过支具治疗减缓畸形进展，同时允许脊柱持续生长，并推迟手术[53-57]。本研究也对在这个年龄组中曲度较小但用支具和石膏综合治疗的极少数I-EOS患者进行了讨论[58,59]。遗憾的是，对于曲度较大的年龄较大患儿的I-EOS支具治疗结果没有科研数据。除非曲度进展很小，否则需要进行脊柱融合术，并且可能需要额外的辅助手术来获得曲度矫正（例如后路截骨、前柱松解椎体切除），具体取决于术前曲度变化程度。

48.2.2 手术治疗

手术选择包括生长友好型手术（growth-friendly procedures，GFP）和最终的固定和融合。目前研究对曲度较大的生长期儿童更倾向于用GFP。在文献中，手术治疗的阈值从>45°[60,61]到>60°[62,63]不等。所有GFP已被证实可以部分纠正内固定手术期间的冠状面畸形，并降低曲度持续进展的风险，增加了让脊柱持续生长的可能。允许脊柱生长不仅可以最大限度地提高其高度（理论上会达到更正常的胸廓体积和肺功能），而且更成熟的脊柱在最终融合后不太可能发展出曲轴现象或持续的畸形进展。

基于张力或压缩的系统（脊髓拴系和U形钉）目前在超适应证或通过人道主义用途豁免使用，但有关这些装置的适应证和有效性尚无确定证据，目前暂不建议。可以考虑像Shilla或现代Luqué Trolley系统这样的生长引导性系统。这些系统具有一些曲度矫形的优势，同时允许胸廓生长，而且不需要像使用生长棒时所需的重复加长。局限性和可能的并发症包括无法控制曲度进展和（或）旋转、近端或远端交界性后凸、自发融合和金属碎屑的产生。这两个系统都在有限的基础上使用，常规使用需要更多的研究来指导适应证和预期结果[64-67]。

对于需要手术干预的患者，生长友好型的基于脊柱的系统更常被使用，其中包括传统生长棒（TGR）或磁控生长棒（MCGR）。两者都得到了广泛研究，并证明可以有效控制冠状面畸形的进展，但几乎不可避免地需要在青春期早期进行最终融合[68]。

在"毕业"至手术融合的EOS患者中，生长棒治疗期间脊柱高度的增加有三种策略：在初始手术期间，在植入棒和最终融合之间的生长过程中（"真实"生长率），以及融合本身的结果。最近对生长友好型系统的系统回顾[29]统计，T1~T12阶段的真实增长率为每年0.3 cm（基于110名接受TGR治疗的患者[69]）。反复延长的价值被描述为"相当低"，因为它仅占脊柱高度最终变化的1/3，即在初次手术和最终融合期间实现的高度平衡。MCGR植入后的181名患者的随访T1~T12生长（不包括初次手术的增益，但包括融合后的增益）为每年0.6 cm。因此，如果在7岁时进行最终融合，估计的相对生长损失为1.5 cm（如果使用TGR）至3.0 cm（如果使用MCGR）。如果在10岁时进行融合手术，这些损失将减少到0.6 cm和1.2 cm。这种损失对胸腔体积和肺功能的影响尚不清楚，但可能可以忽略不计。

由于生长棒撑开对脊柱高度的贡献相对较小，Wijdicks等[29]提出，撑开的主要功能可能是保持脊柱的活动度，但显然这并不常实现。Flynn等在一个多中心数据库中调查了99名使用生长棒的毕业生（接受最终融合或达到骨架成熟的患者）[68]。在58名手术记录提到灵活性的患者中，19%的患者脊柱柔韧性尚可，19%的患者柔韧性减少并出现自融合区域，62%的患者脊柱僵硬或完全自融合。该报道还表明，在使用生长棒后，极有可能进行最终融合。在所有99名患者中，只有7%在没有进行最终融合（内固定或原位融合）的情况下达到骨骼成熟。在92名进行最终融合的患者中，有80名可以获得有关融合节段的信息：44%（$n = 35$）需要对超过生长棒的节段进行融合，要么仅在近端（$n = 5$）、远端（$n = 20$），要么两者兼而有之（$n = 10$）。从这些研究[29,68]来看，与最终融合相比，生长友好型技术似乎不太可能在实现以下目标方面提供有意义的优势：①最大限度地增加胸腔体积和功能，或②最大限度地减少最终融合的范围并最大限度地扩大胸腔和脊柱的运动。

即使使用生长棒，并不意味着脊柱比最终融合术更长或更高，但如果年龄较大的儿童实现了与初级融合相比尽量减少并发症、手术、住院和家庭负担的第三个目标，他们仍然可以更适合使用生长棒。情况显然并非如此。所有对生长友好型技术都需要数次植入手术。TGR需要多次手术延长。MCGR延长是在手术室外进行的，但仍然需要反复的门诊干预和使用射线或超声波进行评估。这些就诊给家庭带来了不同程度的经济和心理成本[70-72]。更重要的是，这两种类型的生长棒都有着很高的并发症率。虽然年轻 EOS 患者更有可能出现并发症，但所有年龄组都可能接受计划外手术[5, 68, 73-76]。最近对 MCGR 患者的系统回顾计算出，合并并发症率为 48%；该比率包括内固定失败、近端失败、近端后凸和感染[77]。这些并发症导致了近 46% 的翻修手术率。

一旦生长结束，文献中已报道了几种"毕业"策略[68, 78-80]。如果矫正效果令人满意，则生长棒可被移除或留在原位，无论是否原位融合。在没有充分矫正的情况下，将移除生长棒，以便进行最终的固定和融合。正如 Flynn 等的上述研究所指出的，只有 7% 的患者在没有明确手术的情况下达到骨骼成熟[68]。Stuart L. Weinstein 的经验与已发布的关于翻修手术期间所经历问题的报道相吻合。暴露和解剖是"困难的"[68]，需要多次截骨才能取下自体融合区域，需要使用 Ponte 成骨术来最大程度矫正残留畸形并获得必须的活动能力。这些手术与失血增加和手术时间延长有关。

相比之下，直接进行最终的固定和融合手术可以一次性解决问题，并有很高的概率获得良好的长期结果。使用现代椎弓根螺钉降低了曲轴和假关节发生的风险。在唯一一项对年龄较大的 I-EOS 患者的比较研究中，11 名接受最终固定和手术治疗的 TGR 患者与 11 名接受初级融合的患者相匹配。在解释结果时，必须承认与小型回顾性研究相关的局限性。然而即使该研究有一定的局限性，结果表明，就主要曲度矫正（38% ± 23% vs. 71% ± 14%）或从初始治疗到最终手术后的平均 T1~T12 脊柱总生长（19% ± 11% vs. 17% ± 14%）而言，TGR 没有明显的优势。

48.3 总结

在 2015 年，7~10 岁的特发性脊柱侧凸患者被归类为广泛的 EOS 患者，而不是根据青少年特发性脊柱侧凸的旧分类。然而，年龄确实会有所不同，在这组患者中看到的各种病因和相关脊柱畸形和神经肌肉损伤也是如此。C-EOS 子分类将年龄和诊断纳入分类标准[3]也承认了这一事实。虽然几乎没有证据来指导年龄较大 I-EOS 患者的治疗，但在寻求指导时，我们不应该错误地将从先天性脊柱侧凸患者、多种病因的患者[31, 32, 81]和接受过时的内固定治疗的婴儿特发性脊柱侧凸患者[30]中得到的结果进行概括。需要注意的是，T1~T12 高度这一单一变量（甚至脊柱和胸廓畸形的多个测量指标）几乎没有解释肺功能的变化，但在 EOS 文献中，将融合推迟到一定阈值高度已成为标准。7~10 岁的患者可能存在也可能不存在这种理想的身高，但这不应该是首要考虑因素。相反，在与年龄较大 I-EOS 患者的家人讨论治疗方案时，我们应该提出更确定的事实：胸椎畸形与肺功能之间存在很强的联系，但减轻脊柱侧凸对肺功能影响的最佳方法尚不清楚，我们目前的选择可能对改变这种关系几乎没有帮助。在年龄较大 I-EOS 患者中，没有强有力的证据表明，在大幅提高脊柱高度和保持或改善肺功能时，生长友好型手术比直接固定和融合具有优势。然而，有强有力的证据表明，初次融合可减少住院、就诊次数和并发症。

（Stuart L. Weinstein, Lori A. Dolan, Joshua B. Holt 著　王升儒　李芷仪 译　刘昊明 校）

参考文献

扫描书末二维码获取

第49章 生长棒毕业

本章内容

49.1 引言......................................508	49.2.1 观察和最终融合手术...................509
49.1.1 定义..................................508	49.2.2 最终融合后...................................509
49.1.2 经验之谈..........................508	49.2.3 单纯取出内固定...........................510
49.1.3 并发症..............................509	49.3 总结..510
49.2 结束治疗................................509	

要点

- 生长棒毕业需要骨骼发育成熟并且没有额外的手术计划。
- 最初的内固定术延迟到较大的年龄,连接棒放置于肌层以下,避免骨膜下剥离以及在初次手术时有限的顶椎融合通常可以获得更好的结果。
- 主弯矫正较小和并发症在最终融合手术中常见。
- 生长友好型手术的最终阶段包括观察现有的内固定且不再延长,在最终融合手术操作中更换内固定,或取出内固定。
- 单纯取出内固定通常是不成功的。
- 长期随访是必要的,因为20%的毕业患者出现非计划返回手术室的情况。

49.1 引言

对于早发型脊柱侧凸(early onset scoliosis,EOS)的患者及家庭而言,完成或者毕业于生长棒项目是最终目标。这个过程是漫长的,从诊断、初步计划、观察或保守治疗开始,继而是某种类型的生长棒装置。生长棒治疗包括有计划的干预及由于内植物脱出、内固定失败及感染等引起的非计划干预。这是一个情绪紧张的过程,完成该过程对于患者、家属及手术团队均是值得庆祝的。然而,生长棒的毕业需要决定什么时候停止手术是恰当的。这可能包括进行最后的融合手术或只是进行末次延长及长期观察。遗憾的是,由于再手术率为20%,最后计划的手术可能并不是毕业患者经历的最后一次脊柱矫形手术。

49.1.1 定义

文献中对EOS毕业的定义并不一致,但有些特征被认为是统一的。不论采用何种治疗方案(观察、生长引导或撑开装置),儿童必须达到骨骼成熟才能被认为是毕业。如果他们仍在生长,那么他们的脊柱将继续变化,脊柱畸形的治疗就不能被认为已完成。反之,已达到骨骼成熟的儿童,其畸形预计不会有明显的变化。尽管有报道称82%~93%的患者经历了最终融合手术[1,2],目前对于开展最终融合手术仍没有共识。4篇关于"毕业"的研究只描述了患者年龄大于14岁或在2年或者3年的随访后接受了最终治疗[1,3-5]。此外,对于必须达到冠状面及矢状面平衡才是长期成功的治疗结果并没有形成共识。制定更好的定义"毕业"和成功的长期随访标准是重要的、持续研究的方面。

49.1.2 经验之谈

尽管某人达到骨骼发育成熟就可能被定义为毕业,但这并不能自动决定何时应当停止治疗或何时应进行最终融合。关于完成脊柱生长指标的标准,未解答的问题比答案更多。然而,总的来说,接受生长棒治疗后进行最终融合的患者手术效果不确切,而且通常伴随着较小的畸形矫正和较高的并发症发生率。

一些研究试图解决其中的一些因素,包括Flynn等报道截至2013年,在Growing Spine Study Group(GSSG)治疗的生长棒患者大部分都开展了生长棒取出及最终融合手术[1]。小部分患者开展了生长棒更换及原位融合,生长棒留存及原位融合,或生长棒取出。但上述研究并未纳入一类组别,即某些患者仍留存生长棒并且未进行最终融合，这也通常被认为是"观察"组别。Cahill 等报道在生长棒治疗的患者中，有 89% 的患者出现自身融合[6]。在 Flynn 报道的 99 例生长棒治疗患者的研究中，55% 的患者开展最终融合手术跨越的节段与生长棒治疗跨越节段一致。有 45% 的患者需要延长内固定节段，其中 14% 向近端延长，57% 向远端延长，29% 需要同时向近端和远端延长固定节段。基于植入生长棒时进行的手术，主弯的矫形差别较大。有些手术包括顶椎融合，而大多数手术都是在内固定的近端或远端进行有限的融合。再加上自身融合的差异性，就可以理解为什么主弯的矫正幅度从大于 50% 到主弯加重了。据观察，改善预后的因素包括：最初的内固定术延迟到较大的年龄，连接棒放置于肌层以下，避免骨膜下剥离以及在初次手术时有限的顶椎融合[7-10]。

对于初次手术的时机仍有争议。外科医生必须平衡早期对于较小侧弯的干预对于增加脊柱及胸廓僵硬性的风险。肺功能必须纳入考虑，在其受损前进行干预同时避免医源性的胸廓发育不良综合征（thoracic insuffciency syndrome，TIS）[11]。目前，大多数外科医生试图通过非手术方式例如石膏或 Mehta 支具来尽可能延缓初次治疗时间，以避免自发融合及感染。Akbarnia 指出通过非手术治疗方式来延缓应用内固定是可取的，然而 Helenius 等表示侧弯度数大于 90° 相比于较小的侧弯度数开展初次内固定手术时，会产生更大的残留主弯及更多的并发症[3,7]。

49.1.3 并发症

并发症并不只存在于生长棒治疗过程中，毕业生同样也会遇到这些并发症[1,5,12]。不论应用何种类型的内固定，自发融合仍然是限制残留主弯矫正的严重问题[2,5,13]。一项对于 10 名磁控生长棒毕业患者的最终融合手术中发现，由于自发融合而导致矫形程度受限[12]。在 34 例垂直可扩张假体钛肋骨的毕业患者中同样观察到自发融合，但 Studer 等也注意到椎体解剖学的改变、应力屏蔽引起的骨质不良及灌注不良引起的瘢痕组织使最终融合手术变得困难[5]。

49.2 结束治疗

在完成撑开或生长引导的治疗时，外科医生可以选择保留现有的内固定并停止延长（观察），将内固定更换为最终融合的内植物，或取出内固定。

49.2.1 观察和最终融合手术

是否进行最终融合的决定是有争议性的。Murphy 等测量 121 例进行 VEPTR、TGR 及 MCGR 治疗的患者，观察到 10% 的患者经历了延迟的最终融合术[14]。Jain 等将 30 例保留内固定与 137 例进行最终融合的患者进行比较[2]，发现在侧弯的矫正上两组没有显著性差异。Pizones 等分析 32 例完成生长友好型治疗的患者，其中 13 例患者进行了最终融合，15 例患者观察。最终融合手术通常在患者出现难以接受的或进行性的主弯畸形、矢状位序列不齐，或出现内固定相关并发症时开展。在他们的队列中，明确的融合可以帮助改善冠状位及矢状位畸形，同时增加躯干高度，但一系列的并发症和高难度的手术是对应的代价。融合手术需要额外的截骨，平均手术时间为 291 分钟，平均出血量为 946 ml。

49.2.2 最终融合后

Poe-Kochert 等报道在 20% 的 TGR 患者中，最终融合手术并不是最后一次手术[16]。类似的研究报道 VEPTR 患者有 35% 的翻修手术率，Sawyer 等同样在研究中报道了 24% 的患者非计划返回手术室[5,13]。Poe-Kochert 在 100 例患者的研究中发现，初次再手术的平均时间为 2 年，最短为 11 天，最长为 7.4 年。再手术的原因包括：9% 的患者感染，6% 的患者内固定失败，5% 的患者疼痛或内固定隆起，3% 的患者冠状位畸形进展，3% 的患者假关节形成，3% 的患者矢状位畸形进展，1% 的患者进展性曲轴现象伴胸壁畸形。在 Sawyer 的研究中，4 例经历最终融合手术的患者后续进行了内固定取出，2 例行翻修手术。在他的研究中，12 名观察的患者（没有最终融合）中没有一例进行再次手术。

尽管与 TGR 相关的最终融合术后再手术的风险中等偏高，但具体的危险因素尚未确定。Du 等在 2020 年回顾 Pediatric Spine Study Group（PSSG）、CSSG 及 Children's Spine Study Group（CSSG）三中心的共 248 名 EOS 患者，共有 167 名患者满足以下标准被纳入：诊断为 EOS，且经历 TDGR 手术；≥1 次撑开，最终融合后随访≥2 年或最终融合术后 2 年内行翻修手术[17]。多变量回归模型被用来识别独立的危险因素。患者平均随访时间是（10.7±4.1）年，最终融合后的平均随访时间为（4.9±3.1）年。167 名患者中有 32 名（19%）在最终融合手术后需要再次手术（59 次手术）。表 49.1 中列出了这些情况。撑开过程中主弯进展、TGR 内固定跨越的椎体数量越多、撑开治疗的周期越长均是融合手术后需要再次手术的独立危险因素。这些观察结果应在患者和家属咨询时予以考虑，并作为外科医生决策的指南。

表 49.1　脊柱融合术后并发症及相关操作

并发症	32 例并发症	59 例相关操作
感染	9	33
内固定失败	6	8
内植物相关疼痛 / 突出	5	6
矢状位失平衡	3	3
畸形进展	3	3
假关节形成	3	3
神经相关	2	2
胸廓成形术	1	1

基于 Ref[17] 的数据

49.2.3 单纯取出内固定

关于在生长型脊柱手术治疗完成时完全取出内固定的长期成功性仍存在争议。然而，大多数外科医生感到这并不是一个可取的措施，因为其具备较高的畸形复发率。Kocyigit 等发现在取出植入物而不使用新的内固定下，畸形会加重[18]。Shen 等在分析 Kocyigit 发表的研究结果后支持他们的评估[19]。在一项 Cheung 等开展的 MCGR 毕业的研究中，一名先天性脊柱侧凸的儿童在没有最终融合的情况下取出了内固定[12]，他被注意到有轻度的矫形丢失，但并不需要再次手术。在 Studer 的一项 17 例 VEPTR 毕业患者的研究中，5 名患者在毕业时取出了他们的内固定[5]。这 5 名患者的平均主弯度数为 54°，后凸为 5°，与之相对的保留内固定的患者平均主弯度数为 59°，后凸为 58°。与最终融合的 VEPTR 患者相比，那些患者平均主弯和后凸度数分别为 73° 和 85°。在治疗结束时达到良好的矢状位及冠状位平衡的目标成为取出内固定的核心因素。最后，Jain 等提出在他们病例中取出内固定（感染因素）的患者具备更高的侧弯进展的风险[2]。

49.3 总结

在生长友好型治疗手术中，由于患者群体的多样性与大量不同类型和数量的手术方式的巨大差异性，难以对生长棒毕业进行定义和提出适当的治疗方案。生长棒毕业可能被定义为患者达到骨骼发育成熟，且完成撑开治疗，但必须持续随访。研究表明，"毕业"后非计划返回手术室（unplanned returns to the operating room，UPROR）的比率高，同样侧弯类型和患者功能也会在毕业后发生改变。对这些儿童持续随访，不仅可以帮助他们认识和处理任何意外的结果，而且还可以帮助我们继续了解早发型脊柱侧凸 "毕业" 的情况。

（Christina K. Hardesty, Connie Poe-Kochert, Jefrey R. Sawyer, George H.Thompson 著

王升儒　赵钇伟 译　刘昊明 校）

参考文献

扫描书末二维码获取

第十一篇　患者照护及疗效

第 50 章　术前优化及营养

本章内容

50.1 引言 511	50.1.3 消化和泌尿生殖系统 513
50.1.1 营养 511	50.1.4 心脏 514
50.1.2 呼吸系统 512	50.2 总结 514

要点

- 在进行手术干预前，必须进行热量摄入和蛋白质补充等营养优化措施，以减少伤口愈合并发症或植入物过度突出的风险。
- 通过肺功能评估和其他客观的评价方法，可以评估患者的基础呼吸功能并作为将来的比较方法。
- 了解每一名患者肠道和膀胱的基本情况和生理节律对做出准确的术后预测至关重要。
- 心脏科和肾脏科会诊可以有效评估先天性脊柱侧弯患者的器官结构异常情况。
- 确保患者的骨质结构健康是有效置入骨科植入物的基础。

50.1 引言

早发型脊柱侧凸（early onset scoliosis，EOS）患者的病因多种多样，这其中包括特发性、神经肌肉性、综合征性和先天性脊柱侧凸，多种病因的同时出现可使 EOS 变得复杂[1]。了解潜在的病因是疾病管理的第一步。同样重要的是通过对所有潜在病因的评估和周到的术前优化，以确保术后管理的顺利进行。

50.1.1 营养

在手术干预之前，不能低估对 EOS 患者营养状况的认识和优化，良好的营养状态在脊柱矫形手术中并不是新的议题。早在近 30 年前，Mandelbaum 等就有关于营养不良的脊柱畸形患者有着更高的术后并发症发生率的报道[2]。也有其他研究表明变化的实验室参数和对 G 管的依赖是造成术后不良结果的风险因素[2,3]。

患者的术前体检必须包括准确的身高和体重，以获得患者的体重指数（BMI）。尽管 BMI 可能不是儿童体脂百分比的等效测量，但是术前测算有助于建立基线资料[4]。严重脊柱畸形患者产生的背部曲线会使其身高显著降低，因此可以用他们的臂展替代其身高来测算 BMI[5]。应在术前评估脊柱、骨盆和四肢表面的皮肤，无论是脊柱畸形本身（图 50.1）还是久坐轮椅造成的皮肤溃烂（图 50.2）都应在术前进行处理和治愈，尤其是置入内植物的手术。

虽然 BMI 对评估患者状态很有帮助，但是其不应被视为确定患者营养状态的指标。例如，胸段脊柱裂患者由于其具有较大体重和较短小躯干的特点，其 BMI 可能会偏高，但是这类患者同样可能存在营养不良的情况。实验室团队的建议包括检查患者全面的代谢情况（包括镁和磷）、完整的血细胞计数、前白蛋白和白蛋白。25-羟基维生素 D（25-hydroxy Vitamin D，25OHD）可以作为一个评价指标，尽管其临床意义尚未确定，但有一系列研究表明 75% 的脊柱畸形患者存在维生素 D 缺乏的情况[6]。蛋白质和 25OHD 水平异常可能表明患者的肝功能不良，但这一结果仍需进一步验证。术前贫血可能是铁和维生素 B 缺乏造成的。在术前检查中发现的任何营养异常和缺陷都应及

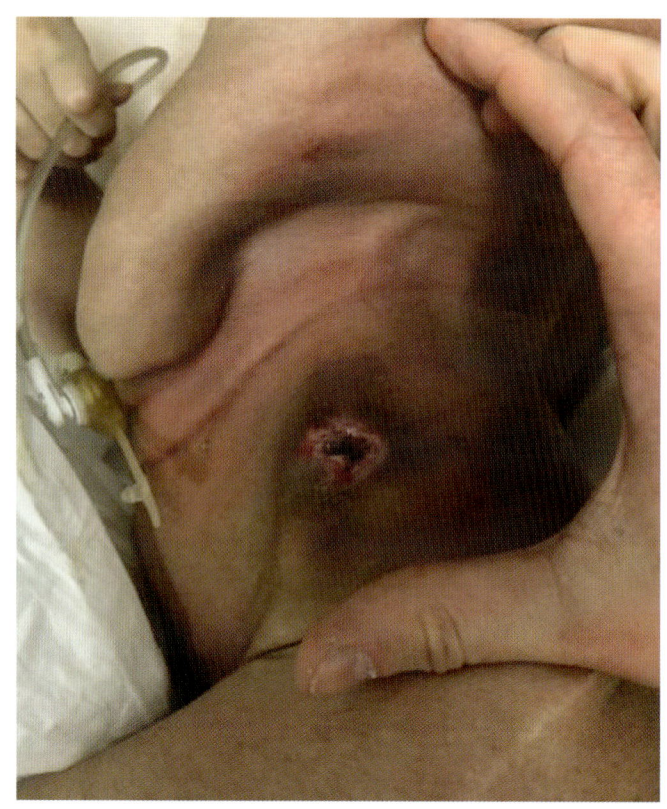

图 50.1 一名严重脊柱畸形的 13 岁女孩,神经肌肉性脊柱侧凸,显示抵靠在骨盆上的第 12 肋形成溃疡。诸如此类的溃疡必须在手术干预前治愈。图形的顶部显示了第 12 肋

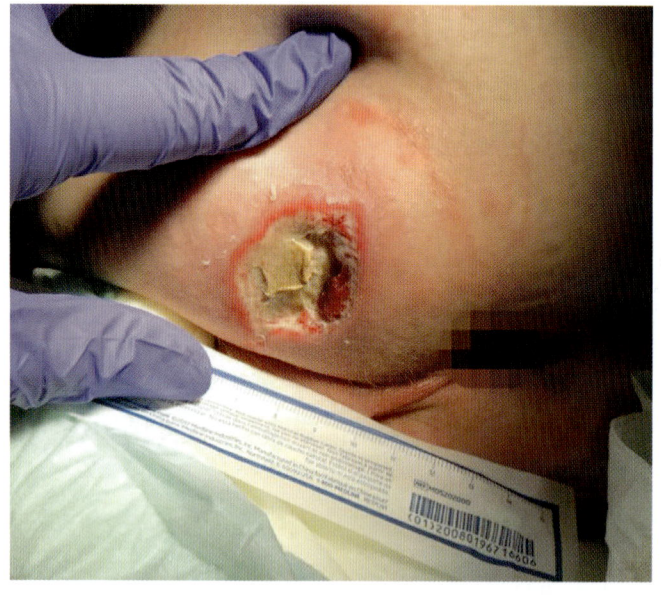

图 50.2 一名神经肌肉性脊柱侧凸的 9 岁男孩骨盆倾斜所致坐骨溃疡

时寻求胃肠科和营养师的帮助,因为上述指标的异常在 EOS 患者的营养评估中并不常见[7]。在加强并补充口服饮食和 G 管饮食后,实验室团队可以随着时间的推移持续获得患者的各项参数。小儿脊柱外科医师必须在提供足够营养的时间和脊柱畸形进一步进展的时间之间取得平衡。

尽管未在 EOS 患者中进行专门的研究,但双能 X 线吸收法(dual energy X-ray absorptiometry,DXA)可以为患者的术前评估提供许多有价值的信息。DXA 已经在某些常患有 EOS 的人群(例如脑瘫和肌营养不良患者)中进行了较好的研究[8, 9]。DXA 可以为患儿提供骨密度的定量数据,这些数据与前文提到的血清值均有助于术前骨质健康的优化。另外,全身 DXA 已被证明可以有效地测量患有关节挛缩和诊断为 EOS 儿童的体脂百分比和肌肉量[10]。

对手术患者进行营养优化的目的主要有两个。首先,适当的营养补充可以为伤口愈合提供所需的热量摄入和必要的蛋白质传递。由于 EOS 手术存在切口裂开和感染的风险[11, 12],因此需尽一切努力促进其软组织的愈合。其次,在幼儿群体中,健康的软组织包裹有助于覆盖脊柱和肋骨周围凸起的内植物。尤其是对于那些需要人工翻修内植物的患者,他们可能需要从同一位置的软组织进行切开手术[13]。对于石膏固定治疗的 EOS 患者,必须考虑对石膏进行适当的开窗处理,以防患者进食后发生腹胀。另外,应根据儿童的年龄和生长速度来确定更换石膏的时间间隔。在更换石膏的过程中,利用 1~2 周的更换石膏间隔来评估儿童的生长情况,并测量除去石膏的患儿体重。适当的石膏更换间隔期提高了患者对长达数月或数年石膏固定治疗的依从性和满意度。

矛盾的是,在身体虚弱、营养不良的患者中,基于脊柱[14]或肋骨[15]的生长系统可促进患者体重的增加并改善其营养状态。在植入有利于骨生长的内植物后,整个脊柱的长度增加了,从而为腹部各脏器提供了更大的空间。这一过程可以增加患者的进食量、促进了胃肠动力并改善患者的营养状态。生长友好型手术已被证明可以提高平均体重的 10%[16]。尽管这些发现令人感到欣慰,但外科医生不能依赖儿童生长结构以期增强患者的营养,在任何手术干预之前都需对营养状况进行优化。

50.1.2 呼吸系统

由 Campbell 等首次报道并得到广泛支持的胸廓功能不全综合征是指"胸部无法支持正常呼吸和肺部生长"[17, 18]。胸部与脊柱的这种相互交织的关系在 EOS 中是较为常见的,频繁出现的肺功能减退是脊柱畸形治疗的指征。EOS 患儿的呼吸肌通常较为脆弱,与之

对应的肺活量也会相应减少[19]。

EOS患者肺功能的初步评估包括现在或之前是否行气管切开术；全时段或夜间的氧气补充以及当前和过去的运动功能（社区活动车、家用活动车、使用助行器或步态训练器或轮椅）。患者哮喘药物、分泌物吸引装置或雾化药物的使用必须被记录在案。体格检查应包括简单的呼吸功能评估，如呼吸频率和观察辅助肌。"拇指偏移试验"可以确定胸廓功能不全的严重程度和每半侧胸廓的临床次要呼吸机制分级的测量[20]。对每个半侧胸部进行听诊以评估患者的声音减弱或喘息是必要的[21]。通常情况下，在术前咨询儿童胸科医师和耳鼻喉科医师是非常有帮助的。

在可能的情况下，应通过测量肺活量使患者获得正式的肺功能测定，所测数据既可以作为基线资料也可以用于手术前后的比较。虽然已有报道表明对婴儿进行肺功能测定是可行的，但不是所有的设备都可进行如此复杂的测定工作[22]。因此，例如6分钟步行测试等其他客观措施可被用于年轻患者的肺功能评估，并且可由物理治疗师或训练有素的助手进行管理。对于无行动能力的儿童，一项睡眠研究可能会提供关于这一人群限制性肺病严重程度的有价值信息。例如全体积描记术或气体稀释技术等更复杂的措施可以帮助确定患者总肺活量[21]。

已知患有胸壁功能障碍（即Jarcho-Levin综合征）的儿童或呼吸功能不全并在脊柱侧弯手术前需要呼吸支持的儿童，如那些患有脊髓性肌萎缩症（spinal muscular atrophy，SMA）的患者需要术前专家评估以推荐最安全的拔管方式。通常情况下，这可能需要更长的插管时间，并在拔管后过渡到BIPAP或CPAP以获得最佳结果。术前透视和磁共振技术的应用将有助于更好地了解患儿的膈肌功能[23]。

50.1.3 消化和泌尿生殖系统

通常情况下，胃肠道（gastrointestinal，GI）和泌尿生殖（genitourinary，GU）疾病会使EOS的治疗更为复杂。婴幼儿患者和神经肌肉发达的患者通常会穿着尿不湿，这可能会使手术切口被置于污染的环境中。封闭式术后敷料（Tegaderm or Ioban，3 M，Minneapolis，MN）的使用可以降低手术切口被尿液或粪便污染的风险。患者也可能会发生严重的反流，这不仅会影响患者的胃肠道功能，进而影响营养状态，同时也会影响生殖系统。这些患儿也可能需要在脊柱侧凸手术前进行胃底折叠术以减轻这些风险[23]。

对每位患者的胃肠道情况进行记录和评估将有助于指导术后管理。这包括排便、口服给药、直肠大便软化或灌肠的次数。术后这些措施需继续实施，因为肠梗阻是脊柱侧凸手术术后的已知风险，尤其对于神经肌肉性患者[24, 25]。另外，关于术后大便次数和性质的家庭咨询是非常重要的，尤其是使用阿片类药物进行止痛的患者[26]。神经肌肉性脊柱侧凸患儿也可能会增加患肠系膜上动脉（superior mesenteric artery，SMA）综合征的风险。这种综合征发生于脊柱畸形矫正术后，常导致主动脉和肠系膜上动脉之间的十二指肠受压（图50.3）。表现为术后严重的胃肠不适和呕

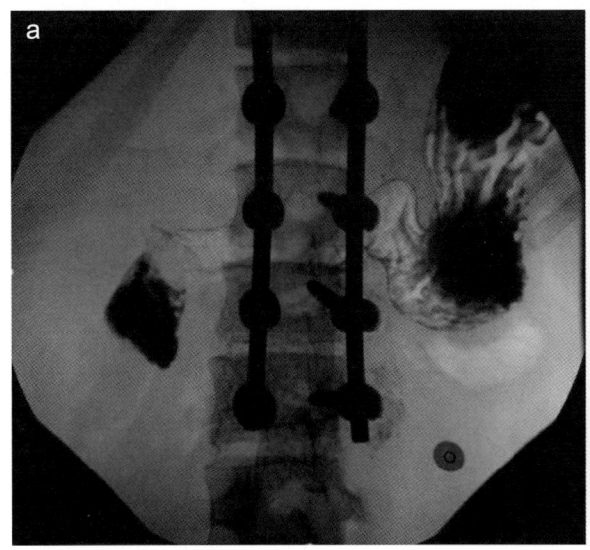
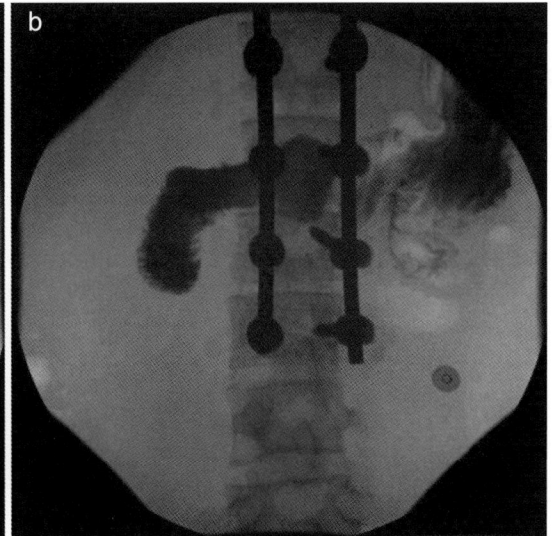

图50.3 一名BMI为19 kg/m² 的14岁女孩，因Scheurmann后凸畸形接受PSF治疗。（a）显示十二指肠第一段和第二段被肠系膜上动脉阻断。（b）示左侧卧位，可见钡在十二指肠之间的自由流动

吐。同时，患者的电解质平衡也可能会受到影响。早期认识这种并发症是必要的，通常采用营养支持和补充电解质进行治疗[27]。术前重力牵引可以最大限度地降低这种风险，尤其是下胸椎和腰椎后凸的患儿。随着脊柱畸形的缓慢矫正，腹部的空间逐渐增大，允许十二指肠在主动脉和肠系膜上动脉之间活动（图50.4a，b和图50.5）。

必须做到全面了解GU的结构性和功能性合并症。在患有先天性脊柱侧凸的患者中，有12%~21%的患者可能存在肾脏畸形。术前肾脏超声评估应关注是否存在肾脏发育不良、孤立肾（图50.6）或马蹄肾的情况，这些可能会导致患者术后排尿困难[28-30]。在接受父母或自我指导的导尿术（例如脊髓脊膜膨出）患者中，应记录实施导尿术的时间和数量，以便在术后尽快恢复患者的正常生活。术前在门诊并且术后在医院咨询泌尿外科医师，可以帮助设定期望并管理患者的术后病程改变。需要进行导尿的儿童（例如患有脊髓脊膜膨出的患者），需要在围手术期进行术前尿液培养并且需覆盖革兰氏阴性菌对抗感染（GU系统）[31]。

50.1.4 心脏

尽管在EOS的其他病因中并不常见，但在患有先天性脊柱侧凸的人群中，会有高达18%~26%的患者出现结构性心脏畸形的情况。其中包括间隔缺损（心房和心室）、瓣膜畸形、动脉导管未闭和其他复杂畸形（如法洛四联症）等[30, 32]。在术前必须咨询儿童心脏外科专家，以确保患儿可以承受脊柱侧凸手术给心脏带来的压力。心功能评估（通常用超声心动图）也是必要的。在可能的情况下，对患有心脏合并症的患者进行术中小儿心脏麻醉可以确保术中和术后治疗的顺利进行。

50.2 总结

总之，尝试明确EOS的病因，并对EOS患者合并症进行全面评估是非常必要的。从医学角度细致规划有助于降低发生术后并发症的风险[23]。Halo重力牵引是一种对改善患者肺功能和营养状况非常有价值的工具。通过综合专家组的多学科护理将强化儿科脊柱外科医师治疗这一脆弱患者群体的能力。

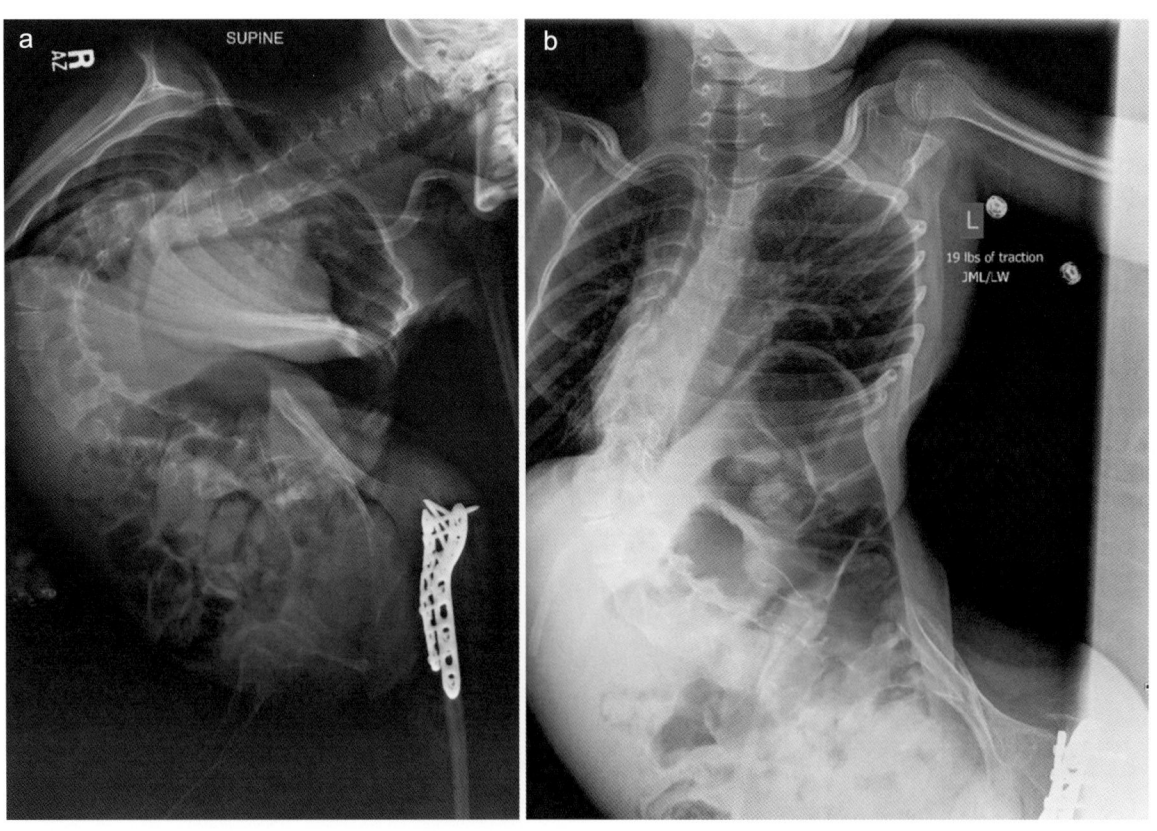

图50.4（a，b）13岁女性，脑瘫继发重度僵硬性神经肌肉性脊柱侧凸，G管依赖，营养不良。她接受了6周的Halo重力牵引，使其弯度大小有所改善。此外，膳食服务优化了她的营养状况，住院期间体重增加了18磅

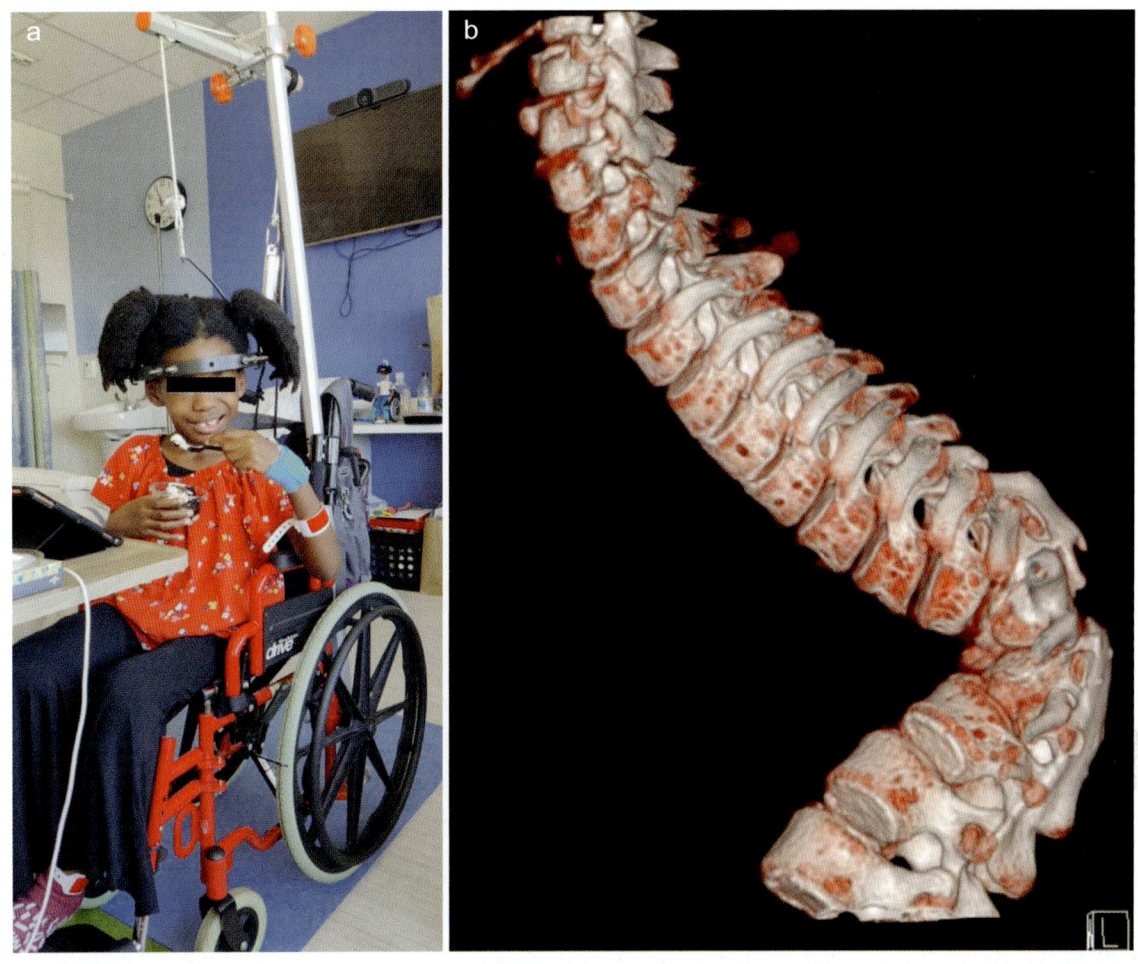

图 50.5 Halo 重力牵引术治疗一名患有先天性后凸畸形的 8 岁女性,使用牵引缓慢纠正弯度大小,并提供营养优化

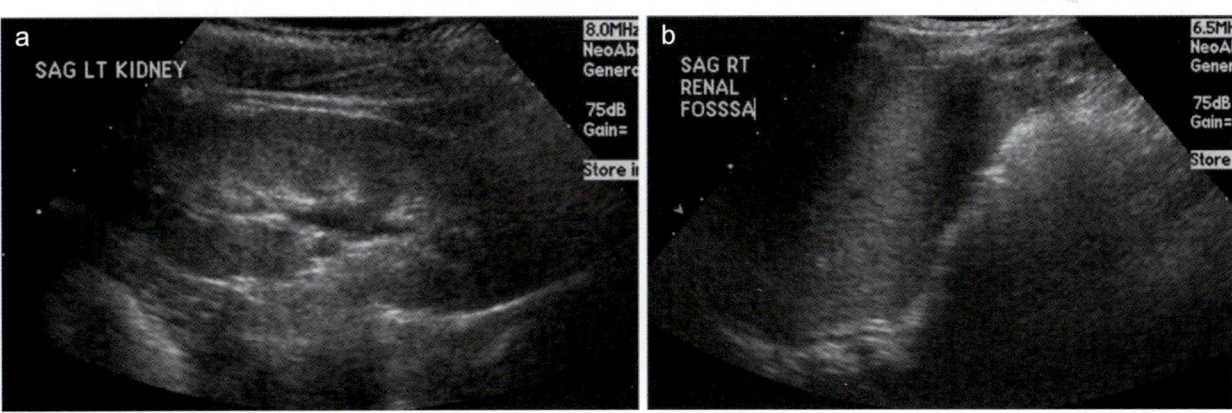

图 50.6 （a,b）一名由 VATER 综合征引起的先天性脊柱侧凸 7 岁男孩的肾脏超声。注意右侧肾窝为空,右肾缺失,左肾因此而代偿性肥大

（Robert F. Murphy，Robert K. Lark 著

毛凯歌 译　刘昊楠 校）

参考文献

扫描书末二维码获取

第51章　早发型脊柱侧凸的重复麻醉问题

本章内容

51.1 儿童围手术期的应激与焦虑 ... 516	51.1.5 减轻围手术期焦虑：人文关怀 ... 519
51.1.1 围手术期焦虑的预测因素 ... 517	51.2 情绪易波动的儿童 ... 519
51.1.2 围手术期焦虑的行为后果 ... 517	51.3 麻醉药物的神经毒性 ... 519
51.1.3 减轻围手术期焦虑：非药物途径 ... 517	51.4 总结 ... 521
51.1.4 减轻术前焦虑：术前用药 ... 518	

要点

- 需要反复手术并多次进行影像学检查的儿童患者往往会出现严重焦虑和反常行为。
- 重复的外科手术和以前住院经历的负面记忆是麻醉诱导时压力的最重要预测因素。
- 可以使用多种手段来减少患者的围手术期焦虑：非药物手段（父母陪伴，基于技术手段或非技术手段分散其注意力）、术前用药和医院资源（术前访视、网络信息、咨询儿童生活专家）。
- 近年来，人们越来越关注麻醉对发育期大脑的潜在神经毒性作用。尚无证据表明麻醉暴露与长期神经认知障碍之间的因果关系。到目前为止，现有证据无法证明修改手术麻醉流程是合理的，因为推迟手术或改变麻醉管理方式也很可能会带来未知的风险。

51.1 儿童围手术期的应激与焦虑

儿童患者在围手术期会承受很大的心理压力，尽管在此之前该问题未得到足够的重视，但许多人依然认为麻醉是该人群住院期间最痛苦的环节。尤其是面罩麻醉诱导过程被儿童患者视为直接威胁。放置面罩的过程会给患者带来极大的焦虑感，并且此种焦虑往往不同于其他围手术期过程的焦虑感[1, 2]。在一项对健康儿童的研究中，大部分是小手术，42%的儿童在麻醉诱导时表现出痛苦，接近17%的儿童表现出明显的压力和痛苦的行为，其中包括哭泣、尖叫、语言抗拒、语言恐惧表达和寻求情感支持[3]。患儿的抵触行为会干扰应用面罩的麻醉诱导过程，这降低了父母的满意度，增加了儿童患者出现术后不良行为的风险，包括

对未来药物治疗的依从性差，尤其是对麻醉的反应[4]。术前高度焦虑状态也会导致术后疼痛程度的增加，并可能导致患者住院时间的延长[5]。

在外科手术前，成人患者可能会担心麻醉下的意识、术后疼痛和恶心等问题[6]。然而，儿童患者的压力来源往往不同，如不舒适感、与父母分离、对未知环境的恐惧、自主权和控制权的丧失和对可能接受行为的不确定感[7]。除了言语表达恐惧外，儿童患者还常表现出行为的改变，如激动、肌张力增加、发抖、停止玩耍、沉默、自发性排尿和尝试逃跑。他们与成年患者的不同之处还在于，儿童患者的潜在不合作行为或可能发生的意外行为变化很难被鉴别[8]。

儿童围手术期的关注和行为取决于他们的发育年龄。婴儿通常在9个月大时与照顾者形成依恋关系，但也可以早在3~6个月大时形成。因此，与父母分离可能会给这些婴儿带来压力。他们的压力表现包括易怒、睡眠障碍和食物摄入减少[9]。他们的反应很大程度上仅限于哭泣和吸吮。蹒跚学步的儿童有自主意识，想要控制，但很难理解医生的处理方法。他们最有可能表现出"急性应激行为"，这种行为在接受面罩诱导时最为明显，包括哭泣、尖叫和非语言抵抗[3]。他们甚至可能会认为住院是对其不良行为的惩罚。限制活动、疼痛和与父母分离是这个年龄段患者的主要压力来源。压力可以表现为饮食问题、睡眠障碍、易怒或多动、运动和身体功能失控以及语言发育迟缓。学龄前儿童思维活跃。像年幼的孩子一样，他们害怕与父母分离，害怕针头。这个年龄段患者的压力可能表现为躯体症状，如胃痛。多动或安静状态下的焦虑，这些症状根据儿童患者不同的性格而表现不同[9]。这个

年龄段患者可能会表现出更多可预见的情况，如言语抵抗和负面情绪等，这些状态在他们被告知将放置面罩时尤为明显[3]。当儿童群体开始具备认知应对能力时，角色扮演可以作为一种安抚情绪的强大工具。

年龄较大的7~12岁学龄儿童在思维上更加活跃，可以更好地理解有关手术的直接信息。他们可以更具体地考虑手术及可预料的负面影响，以及它将如何影响与朋友和其他活动的分离。随着儿童年龄的增长，压力的表现变得更加多样，包括焦虑、抑郁、胃痛、头痛、多动和尿床。在这个年龄段，减少焦虑的常规行为（如幽默、非程序性谈话和信息寻求）开始变得越来越普遍[3]。最后，青少年可能会觉得他们的疾病影响到了他们的个人形象，因为这个时期身体形象至关重要。因此应该让他们积极参与有关其疾病和治疗程序的讨论。虽然青少年通常外表平静，但有报道表明超过80%的人在麻醉诱导时出现明显的焦虑状态[10]。

孩子对于一个家庭至关重要，父母在孩子住院期间可能会比孩子承受更多的压力和焦虑。照顾重症儿童的父母可能会面临多种不确定性、环境限制以及育儿信心的下降[11]。一些父母可能会因恐惧而麻木，而另一些父母则会陷入过度焦虑和过度保护中。

51.1.1 围手术期焦虑的预测因素

在麻醉诱导过程中有效识别儿童患者发生焦虑的高危因素可能有助于制订有效的预防策略并避免过度用药。在澳大利亚的一项研究中，以往医院经历的负面记忆是预测儿童术前焦虑的最重要因素。其他因素包括在麻醉诱导室的人数和在等候区的停留时间[12]。美国一项前瞻性队列研究发现，年龄较小、频繁住院、医疗机构以前的行为问题和焦虑的父母是麻醉诱导过程中患儿焦虑的相关因素[13]。其他研究也确定了另外的风险因素，如孩子的性情、应对方式、父母的应对技巧以及患儿潜在的发育和行为障碍[4, 14, 15]。

处于1~5岁的儿童在麻醉诱导时焦虑倾向最强。脾气是孩子与生俱来的属性，它已被证实会影响孩子对麻醉诱导压力的反应。包含情绪、活动、社交能力、冲动（Emotionality, Activity, Sociability, Impulsivity, EASI）的性情量表已用于研究儿童及其对围手术期环境的反应[16]。该量表得分低的孩子（害羞，需要很长时间才能对陌生人熟悉），活动减少（精力较少，喜欢非主动游戏）、易冲动（处于沮丧状态时很难分散其注意力，很难迅速冷静下来，抗挫性较差），在诱导时更容易发生焦虑[14]。能让人更好地应对压力的特质包括

聪明、乐观和创造力[9]。应对方式和支持网络在塑造孩子对压力的反应中也起着重要作用。被动应对（指容易被吸引和安静）的孩子发生焦虑的风险也更高。研究表明，性别与围手术期焦虑之间没有一致的相关性[14]。

父母的焦虑一直被认为会影响孩子对住院和手术的反应[1, 13, 17]。在围手术期，父母会感到恐惧，不适，无助和迷茫。即使是年幼的孩子也能察觉到父母的非语言暗示，这些负面情绪会影响麻醉诱导过程和随后的恢复期[17]。

频繁的入院治疗会对整个家庭产生巨大的影响。每一次与患者的医疗接触都为我们提供了一种能力，即影响家庭对新的和可能痛苦的情况做出消极或积极的反应。早期医疗接触对于塑造预期并减轻对未来医疗接触的恐惧至关重要。医护人员之间就过去工作进行的有效沟通，以及父母和孩子对以往经历不同理解的沟通都至关重要。值得注意的是，虽然尊重父母的意愿和做对孩子最好的事情往往是一回事，但情况并不总是如此。一个有多重创伤的自闭症青少年的案例证实了这一观点。该名患者在4个月内经历了8次全身麻醉，每次麻醉诱导都使其变得更加的抗拒和痛苦。尽管他们的父母同意采取强制措施，并按住孩子进行面罩诱导或肌内注射（intramuscular，IM）氯胺酮，但麻醉医师不太能接受这一过程，并寻求更全面的解决方案来减轻患儿的焦虑[18]。总而言之，重复干预会加剧患儿的焦虑感，应尽可能减少。

51.1.2 围手术期焦虑的行为后果

围手术期焦虑控制不佳可导致患者发生短期或长期的行为改变。术后负面行为一般包括分离焦虑、睡眠问题、噩梦、尿床、攻击、退行、慢性焦虑、抑郁和长期记忆问题。虽然这些行为中大多数持续时间短暂，一般不到2周并且完全可逆，但也有部分报道发现这些行为对患儿所造成的影响可持续1年。术后疼痛加剧，镇静药物使用的增加，对感染的防御能力降低，以及谵妄发生率的增加所造成的直接影响是显而易见的。虽然术前焦虑和麻醉诱导困难占了绝大比重，但其他可能导致这些负面行为的因素也包括以往的心理健康问题、产妇对儿童护理的参与度低、父母和医疗团队的低支持度[14]。

51.1.3 减轻围手术期焦虑：非药物途径

在麻醉诱导时减少压力的基本策略包括：营造一个灯光昏暗的低感官环境；环境中维持最少的必要人

数；允许带安抚玩具；尽量减少更换衣服；减少等待时间及确保准时开始[12]。

父母在场，一个或两个成人照看者陪同孩子进入手术室，是一种减轻术前压力的常用非药物技术手段。以往的研究关于父母在场的数据相互矛盾，很可能是因为每位父母和孩子在手术室（operating room，OR）和麻醉恢复室（post anesthesia care unit，PACU）的互动程度不同。一项 Cochrane 系统评价研究得出结论，父母在场并不能降低儿童的焦虑分数或促进其在麻醉诱导时的合作[19]。父母在场的弊端还包括当出现并发症时麻醉医师的压力会增加，诱导时间可能会延长，以及得不到父母的支持时孩子的焦虑可能会加剧[20]。尽管有着种种担忧，但父母的陪伴依然是一种常见的缓解焦虑手段，尤其对年龄稍大的儿童患者在前往手术室的途中此种方法会显著缓解其压力。支持父母在场的另一个原因是尊重父母的意愿，让他们参与治疗的决策过程。这增加了父母的满意度，并减少了父母的焦虑[4]。有研究表明，80%的父母认为他们的陪伴对孩子麻醉诱导的过程是有帮助的[21]。

麻醉医师和父母可以帮助分散孩子们的注意力，鼓励孩子在诱导期做出应对行为。有效的干预包括非程序性的谈话（谈论朋友、音乐、最喜欢的游戏、运动）、幽默、医疗事物的重新解释（将医疗设备重新定义为有趣的东西——比如将氧气面罩定义为"宇航员面具"），以及提供接下来进行的一些程序性信息。会加剧压力的行为包括安慰性声明、同情和道歉——这些都可能会让孩子把注意力集中在他们的情绪上，以及过度的医疗谈话，并暗示在孩子没有准备的情况下进行控制（"你准备好了吗？"）[22]。

使用某些技术手段作为分散注意力的工具是有效的，此类方式被越来越多地纳入儿科麻醉实践中。玩电子游戏可以降低儿童进入手术室和麻醉诱导时的焦虑分数。在减轻所有年龄段儿童焦虑方面，电子游戏似乎优于父母陪伴和药物治疗[21]。对于 2~10 岁的低龄儿童，即使是在面罩诱导过程中观看视频剪辑的被动行为也被证实比非程序性谈话和其他非技术手段在缓解焦虑上更有效[23]。在面罩诱导过程中，观看视频也比父母陪伴更能减少患儿的焦虑[2]。运用头戴式显示器的虚拟现实技术创建一个完整的 3D 沉浸式和交互式环境，该技术在包括麻醉诱导的许多医疗环境中作为缓解疼痛和焦虑的一种手段。与缓解焦虑相关的研究表明虚拟现实对于对这项技术特别感兴趣的年幼儿童来说是一种特别有用的工具[24]。最近，一项基于技术手段缓解焦虑的综述得出结论，使用具有交互能力的平板电脑和手持设备作为分散注意力的工具是最有效的[25]。

51.1.4 减轻术前焦虑：术前用药

药物治疗是降低术前焦虑的可靠方法。它缓解了患儿和家长的焦虑，提高了家长的满意度，减少了术后适应不良行为（表 51.1）。在任何术前用药后，医务人员必须监测儿童的状态并且他们的活动应受到限制。给药和监测儿童所需的额外资源以及等待药物生效所需的时间都是限制其在某些环境中使用的因素。在周转率高的恢复区，让患者处于昏睡状态并潜在延长出院时间也可能是问题所在。

表 51.1 术前常用药物及剂量

咪达唑仑	口服：0.25~0.75 mg/kg（最大 20 mg），鼻内：0.05~0.1 mg/kg
氯胺酮	肌内注射：4~5 mg/kg（如果与咪达唑仑 0.1 mg/kg 联合使用，则为 2~3 mg/kg）
可乐定	口服：2~4 μg/kg
右旋美托咪啶	鼻内：1~2 μg/kg（最大 200 μg）

咪达唑仑是儿童最常用的术前用药。它是一种短效苯二氮䓬类药物，在 10 min 内提供镇静作用，口服时在 20~30 min 药效达到峰值。该药物口服剂量范围为 0.25~0.75 mg/kg，通常的起始剂量为 0.5 mg/kg 至最大的 20 mg。因为其味道较苦，所以临床中使用了一种经济实用的加糖配方。如果选择鼻腔吸入或静脉注射（0.05~0.1 mg/kg），该药物较低的 pH 值会导致患者发生组织灼伤。除了焦虑和顺行性遗忘外，轻度镇静和平衡性失调也是常见的症状。药物的作用时间为 90 min。如果起效明显延迟，可额外给予患者 0.25 mg/kg 的剂量[26]。

氯胺酮是另一种能缓解儿童与父母分离焦虑的良好麻醉诱导药物。与咪达唑仑相比，该药物的主要优点是可以在 5 min 内通过肌内（IM）途径完成诱导。因此，该药物应在高度监测的环境下进行使用（通常在手术室或麻醉诱导区中）。IM 剂量为 4~5 mg/kg，如与剂量为 0.1 mg/kg 的 IM 咪达唑仑联合使用，氯胺酮的剂量则降至 2~3 mg/kg。IM 氯胺酮诱导通常只适用于高度不配合的儿童群体[26]。

右美托咪定和可乐定是 α_2 肾上腺素能激动剂，其具有镇静、减少谵妄和镇痛的特性。口服剂量为 2~4 mg/kg 的可乐定会产生类似于咪达唑仑的镇静作用，但起效缓慢（一般需要 60~90 min）。右美托咪定比可乐定半衰期短，起效时间快。右美托咪定通常是鼻内给药，因为它没有刺激性，口服时生物利用度很差。另外，鼻腔雾化器可以促进药物的扩散。由于起效时间为 25~45 min，所以应在诱导前 45 min 给药，并持续 90 min。在麻醉诱导的过程中可能会出现心动过缓和高血压继发低血压，但此类情况在术前用药的剂量下并不常见。对于不配合或不能接受口服药物的儿童，鼻腔给药的右美托咪定是一种创伤较小的氯胺酮替代品，但其主要缺点是起效慢[4]。

51.1.5 减轻围手术期焦虑：人文关怀

基于医院的关怀项目各不相同，但许多项目包括致力于教育父母和儿童围手术期过程或就诊的网站或小册子，以及儿童生活专家，他们可以通过电话进行辅导，并向儿童介绍口罩和其他医院用品。在一些医疗机构中，在接待区的玩具和在入院时给孩子"惊喜"等手段被广泛使用。尤其是对年龄较大的孩子，任何干预措施都应该在手术前几周进行。在蹒跚学步的孩子或婴儿中，尽早向父母提供信息，但在手术当天为孩子做好准备通常就足够了。以医院为基础帮助缓解焦虑的项目通常是昂贵的。尽管它们没有被证明优于咪达唑仑术前用药等手段，但许多父母倾向于非药物途径。对于那些需要重复手术的父母和患者来说可能更有利，因为他们可以学习到应对技巧，用于未来的麻醉诱导[27]。

51.2 情绪易波动的儿童

有时，尽管使用一切手段来缓解焦虑，但仍有部分患者出现不配合和抗拒情绪。虽然根据前面讨论过的风险因素，这些情况有时是可以预测的，但一个看似合作的孩子可能会突然变得惊慌所措，随时变得抗拒。在这种情况下，限制吸入性措施并采取肌内诱导是常见手段。当父母认为约束手段符合孩子的最大利益时，他们很可能会支持此种做法。当父母经验丰富时可以协助约束孩子，但正常情况下，医务人员应迅速果断地完成这一过程。一项美国儿科麻醉医师的调查发现，婴儿普遍更需要约束，医生操作的顺利程度会随着孩子的年龄减小而下降，以至于 75% 的医生会约束 6 岁的孩子，只有 9% 的医生会约束 15 岁的孩子。麻醉医师遵从患儿意愿拒绝诱导的平均年龄为 12 岁[8]。术前临时取消麻醉诱导并不常见，但偶尔会发生，以便让患儿和家庭重新调整从而更充分地为诱导和手术做准备。

对可预测其抗拒的儿童最佳的护理措施包括术前探视、安排为当天的第一个病例进行手术、术前用药、麻醉医师和父母在麻醉诱导时分散其注意力并陪其玩耍、对患儿的合作行为进行奖励以及使用面罩或肌内注射氯胺酮的适当约束[8]。

51.3 麻醉药物的神经毒性

近年来，麻醉对处于发育期大脑的潜在神经毒性作用引起了人们越来越多的关注。这是由于多项可信的临床前研究证明了麻醉剂与幼年大鼠和非人灵长类动物神经认知负面效应之间的联系。另外，其他几项回顾性临床研究也表明了可能的类似联系[28-36]。谷氨酸[通过 N-甲基-D-天冬氨酸（NMDA）受体]和 γ-氨基丁酸（GABA）神经递质在幼年大脑正常突触连接的发育中是不可或缺的。氯胺酮和一氧化二氮是 NMDA 受体的拮抗剂，而绝大多数可用的麻醉剂，无论是静脉注射还是吸入式，都是 GABA 受体的激动剂，它们导致神经传递的抑制（右美托咪定是一个例外，它是一种 α_2-肾上腺素受体激动剂，与 GABA 或 NMDA 受体没有已知的相互作用）。因此，在许多临床前研究中，在发育期的大脑中看到的神经认知改变被认为与暴露于麻醉剂有关。这些研究反过来导致美国食品药品监督管理局（FDA）发布了一项关于幼儿麻醉相关神经毒性潜在风险的警告（见下文）。显然，这关系到那些接受反复麻醉和手术患儿的父母。

人体的临床前研究会伴随着许多并发症。在动物研究中，麻醉剂暴露的剂量和持续时间通常要大于临床应用，几乎所有的动物研究都是在无手术刺激和相关压力、疼痛和炎症的情况下进行的。另外，其他因素可能会导致儿童随后的认知和行为缺陷，例如年龄、性别、社会经济状况、手术的方式和时长等。大量的混杂因素进一步增加了识别麻醉引起的儿童潜在神经认知变化的难度。事实上，在获得大量临床前数据之前麻醉神经毒性不是一个临床中所怀疑的问题[37, 38]，因此儿童麻醉神经毒性这一概念是富有争议的。

麻醉和镇静药物潜在的神经毒性作用逐渐引起了临床医生和研究人员的关注，他们通过观察性流行病学研究来探索麻醉神经毒性的临床相关性。大多数早期的观察性研究完全是回顾性的，其往往伴随着固有的局限性、不同程度的混杂和报道偏倚。神经认知和行为缺陷的评价指标在不同的研究中有所不同，包括用于评估智商分数和其他特定认知功能的神经心理学测试结果、全人群学术成绩测试结果和教师评估，以及出生队列登记中的学习障碍或行为障碍诊断代码。队列一般由一组接受过手术和麻醉的儿童和一组未暴露的对照组组成，研究侧重于单次暴露与多次暴露、暴露年龄和不同的手术方式。早期麻醉暴露与不良神经发育结局之间的关系总是不一致，并且非常依赖于所检查的结局指标[39]。来自3个重要临床研究[全身麻醉与腰麻的比较（General Anesthesia compared to Spinal Anesthesia，GAS）、小儿麻醉神经发育评估（Pediatric Anesthesia NeuroDevelopment Assessment，PANDA）和儿童梅奥麻醉安全性（Mayo Anesthesia Safety in Kid，MASK）]的数据有助于理解麻醉暴露对儿童神经发育的临床影响。

GAS研究将接受腹股沟疝手术的早产儿和足月儿随机分为吸入七氟醚全麻组或局麻组，它是一项国际性、多中心、前瞻性、随机对照等效试验[40]。对这些患者进行随机化前瞻性临床试验的唯一方法是对全身麻醉和局部麻醉进行随机化，因为不提供麻醉不是一种选择。这项研究在28个研究点进行，排除了以前接触过全麻或有任何不良神经发育结果风险因素的婴儿。主要结果测量是5岁时的智商；次要结果包括使用Bayley Ⅲ量表评估2岁时的神经发育结果，以及术后呼吸暂停的频率和特征。研究的主要和次要结果都表明，与腰麻相比，生命早期短时间七氟烷麻醉与2岁和5岁时的神经认知综合评分并无相关性。七氟醚麻醉暴露的中位持续时间不到1小时（54分钟），因此更长麻醉持续时间的影响仍需研究。尽管如此，GAS研究保证婴儿期全身麻醉不会造成任何重大损伤，尤其是在短时间暴露于七氟醚麻醉的情况下。

PANDA研究是一项多中心、双向的观察性研究，该研究在一个全身麻醉的腹股沟疝修补术的同胞队列中，探究了单一短效麻醉剂对年龄稍大儿童神经认知发育和行为的影响[41]。对36个月内的暴露在全麻下的同胞儿童进行神经认知和行为结果前瞻性评估，并回顾性地评估他们的麻醉记录。接受全麻的同胞儿童身体健康并且均在3岁以内。神经心理学测试量表用于评估8~15岁的同胞配对。选择这个年龄范围是为了研究对象有足够的时间来显现各种不良反应和缺陷。主要结果是大脑半球的认知功能（IQ），而次要结果包括大脑特定区域的神经认知功能和行为。PANDA研究的结果显示，暴露和未暴露在全麻下的同胞儿童在主要或次要结果指标上没有显著的统计学差异。PANDA研究利用同胞儿童匹配的对照组来控制诸如遗传、家庭环境、父母教育和社会经济对神经发育的影响等混杂因素；然而，与GAS研究相同的是，PANDA研究没有提供与重复或长时间暴露相关的神经认知风险数据。

MASK研究也是一项双向观察性研究，该研究使用了居住在明尼苏达州Olmsted县的母亲所生婴儿的基于人群的出生队列[42]。该研究将出生队列中的儿童分为3个倾向分层组，包括无麻醉暴露、3岁前单次暴露和3岁前多次暴露，以确定麻醉暴露是否与神经发育异常有关。Mayo的团队曾报道，在1996至2000年间使用七氟烷作为主要麻醉剂的Olmsted县出生队列中和在1976年至1982年间将氟烷、氯胺酮和一氧化二氮作为主要麻醉剂的出生队列中，多次麻醉暴露而不是单次麻醉暴露会增加学习障碍和发生注意力缺陷多动障碍（Attention Deficit Hyperactivity Disorder，ADHD）的风险；尽管20世纪70年代、80年代和90年代使用的麻醉剂和术中监测各不相同，但多次麻醉剂暴露的确导致了发生学习障碍的风险增加。MASK研究包括1994年至2007年间出生的仍居住在Olmstead县的儿童，他们接受了操作性测试量表的前瞻性测试，该测试用于研究非人灵长类动物麻醉剂相关神经毒性，提供了麻醉剂暴露在儿童和非人灵长类动物中执行相同行为任务影响的直接比较。MASK研究结果表明，3岁以前的麻醉暴露与一般智力缺陷无关。MASK研究还发现，尽管多次麻醉暴露与操作速度和精细运动协调的适度下降以及父母报道的更多行为问题有关，但单一麻醉暴露与其他神经心理领域的缺陷无关。

最近来自加拿大和瑞典的基于人群的队列研究提供的证据表明2岁前接触麻醉不会增加儿童发育不良的风险[43-45]。O'Leary和Graham Canadian的研究[43,44]都使用了早期发育工具（Early Development Instrument，EDI）作为测量手段，这是一份由幼儿园教师填写的调查问卷，该问卷调查了儿童在5个常规领域满足适龄发育期望的能力。这两项来自加拿大的研究都表明，EDI评分不受2岁前单次或多次麻醉剂暴露的影响。来自瑞典的Glatz等的研究[45]将1973年至1993年间出生的瑞典儿童（4岁前接触过一次麻醉和手术，随后没有住院）与未接触的对照组进行比较，主要测量结果为16岁时的学校平均成绩，次要测量结果为18岁时的智商得分。年龄在0~36个月期间经历过一次麻醉暴露患者的在校成绩没有差异。有趣的是，在加拿大和瑞典的研究中发现2~4岁的儿童群体中学习成绩有微小且不显著的差异。

2016年12月，FDA发布警告称："针对3岁以下儿童或妊娠晚期孕妇的手术中，重复或长时间使用全身麻醉和镇静药物可能会影响儿童大脑的发育[46]。"人的大脑从胚胎期开始发育，一直持续到青春期，3岁时被认为是突触产生的高峰期。突触产生最多的这一时期被认为是潜在神经发育变化最易受影响的时期。这可能是大多数大型观察性研究以及 FDA 将 3 岁以下的年龄指定为易感期的原因。基于此，FDA 进一步建议对于麻醉时间超过 3 小时的手术，医生需要与怀孕患者或幼儿父母共同讨论手术的益处、风险和适当的时机。FDA 也要求从 2017 年起所有麻醉剂和镇静剂需要贴上警告标签。该警告的目的在于提高对潜在重大卫生保健问题的认识，并确保临床医生和父母可以更广泛地获得关于幼儿麻醉的风险和益处的信息。FDA 的警告几乎完全基于临床前研究的证据，尽管如上所述，但麻醉剂及其潜在的神经毒性作用和儿童风险程度之间的关系尚不清楚。FDA 在发出警告时没有推荐可替代的麻醉策略。尽管右美托咪定可能被证明是一种安全有效的围手术期麻醉辅助药物，但现有的研究有限。右美托咪定单独用于大多数手术几乎可以确定不是可行的选择，其需要与传统的全身麻醉剂联合使用。

许多组织发表共同声明回应 FDA 的警告，这些组织包括美国麻醉医师学会、儿科麻醉学会和美国儿科学会麻醉学和疼痛医学执行委员会。这些声明强调 FDA 的警告是基于动物研究得出的结论，这需要在人类临床试验中做进一步调查。其他国家的医师协会和监管机构还没有发布类似的关于麻醉剂诱发幼儿神经毒性潜在风险的具体警告。欧洲麻醉学会和一些欧洲医学学会在 2017 年发表的一份共同声明表示没有足够的证据要求改变现有麻醉技术，并指出 3 岁的分界点没有证据支持[47]。由于 FDA 的警告和大众媒体的报道，这一问题受到了越来越多的关注，因此，急需解决患儿父母对手术可能导致的麻醉潜在神经毒性影响的担忧。医生需要提供关于麻醉潜在风险的足够信息，同时权衡利弊，必要时需推迟或终止必要的干预。儿科麻醉师往往直到手术当天才能与患儿的家属见面，因此，开处方或实施手术的医生有责任在初次咨询时提前让家属公开讨论手术的时间和必要性。这可以为家属提供保证，使他们能够在对手术和相关麻醉潜在风险知情的情况下做出决定，并减轻手术当天的压力和焦虑。

迄今为止，没有一项临床研究能够指出一种特定的药物或药物特定的剂量可能会导致神经毒性作用。目前，还没有短暂的、单一的麻醉暴露与可检测的神经发育影响相关联的证据，但"短暂"一词的具体概念还没有被定义。在决定是否进行选择性外科手术时，必须根据具体情况仔细权衡风险和好处。父母们已经开始担心孩子的医疗问题和纠正它所需的手术的实际风险，并且麻醉医师和外科医生面临着是否给他们增加了额外的麻醉理论风险的难题。此外，目前麻醉剂的其他可行替代品并不存在，并且推迟到更晚的年龄接受手术麻醉可能也不是一个可行的选择。只要有可能，在安排手术的同时，以尽量减少麻醉暴露的次数，并且手术应由最熟练的外科医生进行，以最大程度减少麻醉暴露的持续时间。FDA 的警告在 2017 年 4 月进行了修改，明确指出"当在医学上必要时，不应推迟或避免 3 岁以下儿童的手术，在医学上允许的情况下，应考虑推迟幼儿可能的选择性手术[48]。"

51.4 总结

需要反复进入手术室或影像科的患儿可能会出现严重的焦虑和一系列异常行为反应。有多种资源可以帮助儿童为就诊做准备，例如非药物手段（父母陪伴、基于技术手段或非技术手段分散其注意力）、术前用药、医院资源（术前访视、网络信息、咨询儿童生活专家）可能有助于缓解患儿的焦虑和压力。尽管现代麻醉技术的安全性已得到证实，但科学家和医生仍在不断研究用于婴儿和儿童护理所有药物的潜在毒性，以及如何使幼儿麻醉尽可能安全地进行。尽管在大量幼年动物中的临床前数据证实了麻醉剂和神经毒性之间的关系，但如何将这些发现转化到人类儿童身上仍是一个挑战[49, 50]。从目前已发表的临床研究中获得的信息不足以支持推迟或终止必要的手术或诊断程序[51]。最近的几项大型临床研究证据令人欣慰，但还需要进一步的研究来阐明仍然存在的许多问题。

（Teeda Pinyavat, Riva R. Ko, Manon Haché 著

毛凯歌 译　高景淳 校）

参考文献

扫描书末二维码获取

第 52 章 儿童脊柱手术术中神经生理监测

本章内容

52.1 引言 522	52.4.2 幼儿的全身静脉麻醉（TIVA）..........528
52.2 哪些神经结构和通路有损伤风险..........523	52.4.3 MAP 的重要性 528
52.2.1 脊髓和神经根损伤的风险............523	52.4.4 失血量和血红蛋白/血细胞比容的监测...529
52.2.2 臂丛和周围神经损伤的风险..........524	52.5 对 IONM 的告警响应........................529
52.3 用于监测神经损伤的方式..........525	52.5.1 脊髓监测：TcMEP 和 SSEP 的告警.....529
52.3.1 体感诱发电位（SSEP）............525	52.6 神经发育的考虑与技术挑战..........529
52.3.2 经颅运动诱发电位（TcMEP）........526	52.6.1 年龄对 TcMEP 信号采集的影响.......529
52.3.3 肌电图（EMG）............526	52.6.2 患有潜在神经肌肉疾病患者的监测.......530
52.4 麻醉注意事项..........527	52.7 总结..........531
52.4.1 麻醉剂对 IONM 方式的影响..........527	

要点

- 脊髓和臂丛神经功能的多模式术中神经生理监测（IONM）在小儿早发型脊柱畸形的手术矫正中起着重要作用。
- 早发型脊柱畸形矫正手术可能会对脊髓和神经轴的其他部分造成损伤，一些此类手术的风险比其他手术高。
- 应用上肢经颅运动诱发电位（TcMEP）和尺/正中神经体感诱发电位（somatosensory-evoked potential, SSEP）监测臂丛神经功能，在放置和调整垂直可扩张假体钛肋骨（VEPTR）和其他肋骨锚定、生长友好型器械时应考虑技术路线。
- TcMEP 记录是监测包括皮质脊髓束在内的运动系统的唯一可行方法。
- SSEP 记录是 TcMEP 皮质脊髓束监测的重要辅助手段，对包括背索在内的躯体感觉系统具有特异性。
- 伴随其他疾病、潜在神经系统疾病和不成熟神经元的早发型脊柱畸形患者的 IONM 信号采集更加困难。
- 完全静脉麻醉（TIVA）和无神经肌肉松弛扩大了神经生理信号的幅度，减少了检测结果的不确定性。
- 当 IONM 信号丢失达到报警阈值时应促使外科医生、麻醉医师和神经生理学家迅速采取一系列预先制定并有优先次序的干预措施。推荐使用标准化的 IONM 警报检查表，这有助于实施系统的救援干预手段，从而恢复 IONM 信号，并防止不良神经后果的发生。

52.1 引言

早发型脊柱畸形的外科治疗是一个新兴领域，该领域旨在控制畸形进展的同时，也关注脊柱、胸廓和肺部的正常发育情况。在过去的 10 年中，该领域的快速发展促进了三大类早发型脊柱畸形矫正技术的稳步提高：撑开型、生长引导型和凸侧加压生长抑制型[1]。脊柱器械和外科治疗的进步与麻醉护理和多模式术中神经生理监测（multimodal intraoperative neurophysiological monitoring，IONM）的显著改善相辅相成。由于脊髓损伤是脊柱畸形矫正手术中最可怕的并发症之一，IONM 已成为理想的处理标准，以帮助减轻这些风险和对神经轴其他脆弱部分如脊神经根和周围神经的潜在损伤。本章概述了一个系统的 IONM 方法，其基本原理是识别有风险的神经结构，选择神经监测模式以最大限度地提高监测敏感性，并协调麻醉管理以优化 IONM 数据的解读。此类综合性策略有助于快速检测进展中的神经损伤，并便于及时做出干预以恢复 IONM 信号并防止发生潜在的灾难性术后功能障碍，例如瘫痪。

52.2 哪些神经结构和通路有损伤风险

早发型脊柱畸形矫正手术入路的选择取决于患者，必须考虑病因、合并症、畸形特征/进展、年龄和心理社会状况等因素。每种手术方式都具有其独特的特点，对神经轴的不同部位和手术的不同阶段都有各自潜在的风险。此外，该人群中的一些患者有与脊髓和周围神经相关的损害神经系统功能的基础疾病或原有因素。因此，早发型脊柱畸形矫正手术中的神经保护措施是不同的，术中必须仔细选择 IONM 模式，以确保所有患者得到最佳管理，所有手术特定风险得到有效降低。

52.2.1 脊髓和神经根损伤的风险

早发型脊柱畸形矫正过程中医源性神经损伤的可能性取决于所使用的特定手术方式，一些治疗策略比其他治疗策略风险更高。例如，明确的融合手术涉及永久性的多节段脊柱固定，并且其具有强制性的多维矫正力，这可能会导致脊髓及其血管的损伤，其中最可怕的后果便是瘫痪。由于风险较高，多模式 IONM 已成为此类手术的首选处理标准[2, 3]。与此相反，不涉及强力外科矫正力器械的应用，例如生长友好型器械——生长棒的植入和调整似乎对造成医源性神经损伤的风险相对较小。尽管在这些应用不太广泛的手术方式中发生神经损伤的风险可能会减少，但造成脊髓和其他神经轴部分损伤的风险仍然不能完全忽视。重要的是，对潜在神经结构的风险评估遵循在推荐的外科干预背景下对患者原有的病理情况进行系统分析。

用传统的生长棒器械治疗早发型脊柱侧凸（EOS）需要将生长棒固定在脊柱椎体上，通常使用椎弓根螺钉。腰椎椎弓根螺钉的内侧方向错误会对脊神经根造成挫伤性损伤。在脊髓圆锥水平以上的胸椎，椎弓根螺钉的内侧方向错误对脊神经根和脊髓本身都有损伤的风险。相似的是，特别是当存在血管异常、脊髓损伤或低血压的情况下，任何生长友好型器械的延长都可能会损害正常的脊髓血供，并容易诱发缺氧性损伤。Sankar 等回顾了 252 名患者的 782 例生长棒手术，并在 0.8% 的初次植入手术、0.6% 的植入物翻修术和 0.3% 的延长手术中发现了不良的 IONM 改变。他们特别注意到一个内侧方向错误的椎弓根螺钉植入物翻修术导致的 IONM 信号消失案例和一个术后损伤 3 个月后消失的案例。这些发现使作者得出结论，尽管医源性损伤的风险被认为是很低的，但在初次植入术和翻修术中使用多模式 IONM 是合理的[4]。

椎体拴系技术通过限制脊柱在曲线凸侧的生长，同时促使凹侧更正常地生长，从而随着时间的推移促进发育中的儿童逐渐矫正冠状面畸形[1]。如此看来，此项技术似乎对脊髓或其他神经元件造成医源性神经损伤的风险很小。然而，柔性系绳是由前外侧放置的椎体螺钉在跨越曲线凸度的水平上放置的。节段性血管有时会阻碍椎体螺钉的成功置入，因此必须结扎该部分。然而，这种操作可能会导致脊髓的缺血性损伤。节段性血管通常分为前支和后支，后支进一步被细分为肌支和脊髓支。脊髓支在横穿神经孔时，沿着节段神经根分叉成前根动脉和后根动脉。在 31 对神经根动脉中，对脊髓血供相对较少的分支可以安全地被结扎。然而，一些神经根髓前血管确实为脊髓前动脉的血供做出了重要贡献，脊髓前动脉是灌注脊髓前 2/3 实质的主要血管[5]。

Adamkiewicz 动脉是一条重要的神经根髓前血管，该血管必须被保留，因为它供应脊髓的下 2/3，如果不慎结扎，可能会导致下肢瘫痪。这一主要节段动脉，也被称为大神经根动脉，其最常来自 T8 和 L1 之间的左侧肋间动脉或腰动脉，该血管通常口径较大，视觉上易于辨识。然而，Adamkiewicz 动脉有时可能会出现在一个意想不到的位置，导致其在解剖学上与次要的节段动脉难以区分[6]。因此，在明确切除前，应在节段血管上放置临时血管夹，以便密切监测缺血引起的信号变化，尤其是在下胸/上腰区域和躯干左侧的位置。

椎体截骨术是另一组手术技术，在早发型脊柱畸形矫正手术中该技术使脊髓处于更高的损伤风险。椎体截骨术在发育的脊柱中很常见，该技术使处于严重曲度的脊柱畸形得到快速而广泛的矫正，使脊柱得以正常发育。截骨术的类型多种多样，然而每一种截骨术都有可能导致脊柱的不稳定和相关的脊髓损伤。例如，椎弓根减压截骨术包括后侧骨块的切除和楔形后切三角椎体的闭合，以矫正矢状面畸形。更广泛的三柱截骨术用于多平面矫正，包括不同程度地切除椎体和邻近椎间盘的后部元件[7]。Lewis 等在对 37 例儿童患者的回顾性研究中报道了 57% 的脊髓水平后路三柱截骨术中发生了 IONM 警报。该研究表明，特别是矢状面上较大曲度的矫正，与 TcMEP 振幅丢失的最大风险相关，这提示发生了脊髓受损[8]。在本研究中，IONM 警报根据发生时间进行分类，即减压前、减压时和骨切除期间或截骨闭合后。作者发现，根据与信号丢失相关的手术步骤，对 IONM 信号的丢失做出不同的术中反应是必要的。例如，在减压和骨切除的过程中，TcMEPS信号的丢失对截骨闭合反应良好。与其相反的是，截骨闭合过程中IONM信号的丢失通常可以通过重新开放截骨、进一步减压、cage的植入或矫正调整以及截骨重新闭合来补救[8]。Cheh等在一项检查儿童脊柱截骨矫正后凸畸形脊髓损害风险的研究中报道了类似的IONM信号丢失的高发生率。他们发现在42例儿童脊柱后凸矫正术中，有9例（21%）在手术过程中出现IONM信号丢失。对于发生与截骨相关的IONM信号丢失的原因有着不同的解释，其中包括突发性脱位、椎板撞击，或继发于脊柱失稳的脊髓屈折。所有患者在手术干预后的8~20分钟内电位恢复，术后神经学检查正常，这些现象更凸显了手术团队对IONM警报做出迅速反应的重要性[9]。必须注意的是截骨术使脊柱处于暂时不稳定的状态，在此期间，脊髓极易发生损伤。因此，在包含高风险步骤的早发型脊柱畸形矫正术中使用多模式IONM密切监测脊髓功能的完整性是非常重要的[10,11]。

随着早发型脊柱畸形手术策略的迅速发展，新技术不断被引入。然而，这不可避免地增加了神经轴损伤的风险。因此，仔细评估每一个新手术方案并评估伴有潜在因素和合并症背景下发生神经损伤的可能性至关重要。值得注意的是，脊髓损伤的病因通常包括机械性病因和（或）血管性病因。由外科器械或脊柱植入物造成的神经元件直接挫伤或扭曲等机械性损伤可引起运动和（或）感觉系统通路中断，具体的通路中断取决于损伤部位和程度，在延长术或牵张术中过度牵拉关键脊髓血管所导致的缺血改变可以分别损伤运动或感觉系统，也可以损伤两者。运动或感觉系统有受损的可能，因为两者都有各自独立和不同的血供，脊髓前动脉灌注运动结构，成对的脊髓后动脉灌注背侧感觉系统通路。因此，脊髓监测必须结合包括TcMEPS和SSEPS在内的多模式技术，以优化运动和感觉通路的神经生理监测[12]。

52.2.2 臂丛和周围神经损伤的风险

先天性脊柱畸形合并胸壁异常导致胸椎功能不全综合征的评估和治疗是近年来的研究热点。VEPTR已被有效地用于治疗具有挑战性的病例，在儿童发育时期扩大胸廓以给肺部发育提供最大的空间，同时也起到治疗脊柱畸形的作用。正如一项新技术诞生所常见的问题，VEPTR技术术中神经生理监测的价值同样存在争议。

在VEPTR手术中报道最多的神经并发症是臂丛神经损伤[13-15]。Skaggs等在一项多中心调查中对这些手术过程中的神经监测进行了研究，该研究报道了在299例患儿中有8例（2.3%）出现了术后新发的神经后遗症。其中6例患者的损伤仅限于上肢，其中5例患者在12个月内症状完全消失，第6例患者在4年后症状并未完全消失。他们强调了两个潜在的原因：首先，臂丛神经经常覆盖在第1肋骨上，在VEPTR扩张的过程中臂丛神经可能受到压迫或卡压；因此，他们建议手术器械不要放置在这一节段。其次，在抬起肩胛骨时，可能会无意中对臂丛神经施加压力，尤其是在胸廓发育不全的患者中，当神经监测提示变化时，术者需要调整该位置的收缩力[14]。

对臂丛神经和其他上肢周围神经造成的损伤风险并不局限于VEPTR手术。图52.1显示了一例接受生长杆延长术的5岁女性单侧TcMEP信号和上肢SSEP信号的丢失。当时患者处于Chiari减压和脊髓脊膜膨出修复术后的状态。在术中置钩时，TcMEP信号出现了急性幅度下降，随后左侧第一骨间背侧肌（FDI）的反应完全丧失，并伴随左侧尺神经SSEP信号衰减>60%。当来自双腿和右手的TcMEP信号无变化时，提示左上肢为新发的损伤部位。当重新定位左臂时，TcMEP和SSEP信号都将返回基线。

Gauthier等（2014）研究了儿童脊柱研究组数据库中的524名儿童，他们在2004年至2013年间接受了基于肋骨的牵引手术来治疗早发型脊柱畸形。这些儿童的诊断类型多种多样，其中包括先天性/结构性、神经肌肉性、综合征性和特发性。他们报道了总的神经损伤率为1.7%，但是注意到其中发病率最高的是先天性组（3.6%），尤其是那些有附加诊断的人[16]。超过70%的术后缺陷是臂丛神经损伤，其中包括那些肋骨融合和潜在神经轴异常的患者，例如经历脊髓拴系。根据他们的发现进行假设，在肋骨牵引手术中，胸壁畸形较复杂的儿童可能易出现臂丛或锁骨下动脉压迫及相关神经损伤。

显而易见的是，IONM的好处之一是可以检测即将发生的臂丛神经病变或其他周围神经病变[17,18]。如以上案例所示，某些周围神经系统损伤与手术操作有直接关系；然而，一些与患者的定位相关的体位，如俯卧的"超人"姿势是存在很大问题的。这种定位方式经常用于矫正早发型脊柱畸形，臂丛和上肢周围神经（最常见的是尺侧）容易受到机械（拉伸/压缩）损伤。在早发型脊柱畸形人群中的儿童可能极易发生医源性周围神经损伤，因为他们往往有一个或多个易感因素，包括低BMI、脱水和体温过低[19]。在整个手术过程中使用上肢SSEP将有助于减轻这些风险，因

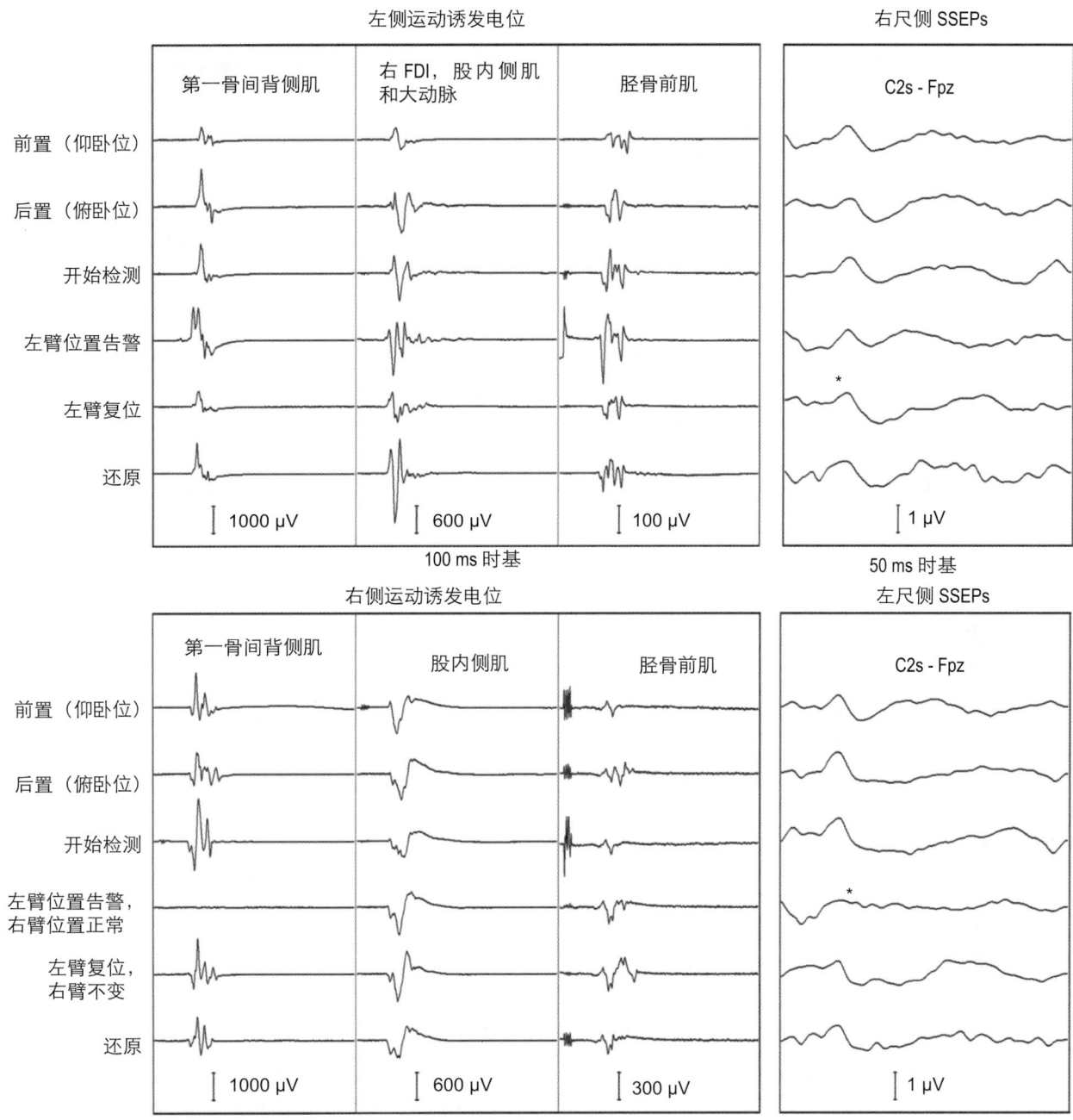

图 52.1 一名接受生长棒延长术的 5 岁女性单侧 TcMEP 和上肢 SSEP 信号丢失例子，表明其出现臂丛神经病变

为周围神经损害，如神经压迫，通常表现为相关 SSEP 振幅的减小和（或）潜伏期的延长[20]。与脊髓的情况一样，可通过使用感觉和运动诱发电位两种方法来提高周围神经损伤的监测敏感性[18]。

52.3 用于监测神经损伤的方式

52.3.1 体感诱发电位（SSEP）

体感诱发电位（somatosensory-evoked potentials，SSEP）是指通过电刺激上肢（尺/正中神经）和下肢（胫后神经）的周围神经而触发的背侧上升体感系统的神经电事件。SSEP 记录有助于在体感神经轴的不同层次包括周围神经、背根、背柱、薄核和楔核、内侧丘系、丘脑腹后外侧核、内囊后肢和初级体感皮层的定位和功能评估。利用体表和（或）皮下置针记录电极，可以在沿上升感觉神经轴的各个点位测量对周围刺激的 SSEP 反应的记录。记录部位通常包括腘窝和 Erb 点（外周）、下颈椎（皮下）和头皮记录（表皮）[21, 22]。

在脊柱畸形矫正手术中，SSEP 被用作背侧体感通路功能完整性的生物标志物——最主要作用点是在脊髓、臂丛和周围神经的基质。尽管 SSEP 监测在早期脊柱侧凸手术矫正术的脊髓保护方面取得了成功，但随着接受复杂脊柱畸形手术患者人数的日益增多，仅依靠这种方式是不够的[12]。SSEP 由后感觉柱介导，反映了脊髓上行白质束的完整性，因此不能提供血管易受损伤的下行运动束或脊髓灰质结构状况的直接信息[23,24]。由于传统的融合术和现代的非融合术为了矫正畸形都需要进行牵拉或延长操作，因此这使得发生血管过度牵拉和缺血性脊髓损伤的可能性增加。缺血损害在 SSEP 中可能根本没有表现出来，或者在开始及时干预以逆转损伤的关键时期内没有表现出来，因为上行背柱白质束的代谢要求不像灰质那么高。因此，由于其明显的局限性，SSEP 不能单独用于对脊髓整体功能状态的直接推断，更不能用于对包括降皮质脊髓束（descending corticospinal tract，CST）在内的脊髓运动通路结构的推断[12,23,24]。

SSEP 通常被用作 TcMEP 的辅助手段，用于完整的脊髓监测，但它们在检测周围神经系统损害方面有额外的用途。正如本章 52.2.2 部分所述，当以肋骨锚定为基础的脊柱牵引植入物（如 VEPTR 或生长棒）的定位或放置/调整不佳时，上肢 SSEP 可用于检测周围神经和（或）臂丛神经损伤。当 SSEP 与上肢 TcMEP 结合时，快速检测周围神经系统损伤的能力得到进一步优化。

52.3.2 经颅运动诱发电位（TcMEP）

经颅运动诱发电位（transcranial motor-evoked potentials，TcMEP）是由下行运动通路结构诱发的神经电事件，这些结构包括 CST、脊髓中间神经元、前角细胞、周围神经和骨骼肌。经颅运动诱发电位是由高频电脉冲通过放置在运动皮层上的真皮下头皮电极传递给皮层运动神经元触发的，如图 52.2 所示。皮层运动神经元去极化后，传出神经信号通过内囊到达延髓末端，在那里 CST 纤维交汇并下降到脊髓运动束。CST 轴突进入脊髓灰质，与脊髓中间神经元相互作用，并与支配周围肌肉的 α 运动神经元形成突触。

代表运动诱发电位的复合肌肉动作电位是从上肢和下肢外周肌记录的，在这个神经链的末端有表皮或真皮下针电极。由于 TcMEP 对鉴别脊髓和脊神经根损伤具有较高的敏感性和特异性，现在应被认为是复杂脊柱手术中监测脊髓运动功能的金标准[12,25]。

虽然 TcMEP 是运动功能监测的金标准，但值得注意的是，SSEP 是 TcMEP 的重要辅助手段，其用于运动和感觉系统功能的全面监测。因此，脊柱畸形矫正手术的多模式 IONM 应始终包括 TcMEP 和 SSEP 记录。

TcMEP 对运动通路损伤的敏感性如图 52.3 所示，图中显示了一名接受生长棒翻修术治疗神经肌肉性脊柱侧凸的 9 岁女性的 TcMEP 监测的时间过程。该患儿术前表现为双侧上下肢无力，但可负重，并能在支撑下走几步。图 52.3 显示在 T2-3 置入椎弓根螺钉后不久，左侧胫骨前肌（TA）和右侧蹞展肌（AH）记录部位出现急性 TcMEP 波幅降低，右侧胫骨前肌反应完全丧失。片刻后，患者出现低血压，平均动脉压（39 mmHg）远低于脊髓缺血的阈值水平（进一步讨论见第 51 章）。此时，除了左侧 AH 肌肉几乎观察不到反应（10% 的基线波幅）外，双侧下肢 TcMEP 消失。但应注意的是，左上肢和右上肢（第一背侧骨间肌）的对照反应保持不变。尽管采取了升高血压、更换螺钉和甲泼尼龙冲击等多种手段来治疗脊髓损伤，但 TcMEP 波幅从未得到改善。可预见的是，接受麻醉后患儿的下肢运动功能将进一步恶化。

52.3.3 肌电图（EMG）

使用皮肤表面或真皮下针电极，将阴极放置在腹肌，将阳极放置在附近的肌腱/骨性参考点，可以从上肢和下肢肌肉记录肌电图。复合肌肉动作电位（compound muscle action potentials，CMAP）可在靶肌肉对运动系统神经元件（如脊神经）的电刺激和去极化做出反应（"触发"EMG）。此外，肌电活动可以通过机械、热或化学兴奋（"自发性"EMG）引起运动系统通路的假去极化或医源性诱发去极化。

对于使用椎弓根螺钉固定于脊柱的明确的和有利于生长的棒，个别脊神经根可能有因内侧椎弓根破裂而损伤的风险，应使用自发和电刺激肌电图以及 TcMEP 进行监测。Schwartz 等对成熟脊柱电刺激测试椎弓根螺钉放置的原理和技术进行了相当详细的描述。并且它们同样适用于发育中的脊柱[26]。值得注意的是，由于儿童的椎弓根较小，检测内侧椎弓根断裂的刺激阈值标准可能必须从成人的标准中进行下调。导航技术被越来越多地应用于放置椎弓根螺钉中，另外，O 形臂或透视后分析螺钉放置情况的方法也得到了脊柱外科医生越来越多的青睐。这种技术使外科医生可以更直观地看到椎弓根螺钉的完整路径，以排除内侧、外侧或其他潜在的不安全轨迹，灵敏度与传统的椎弓根螺钉置钉技术相当[27]。在某些中心，在 O 形臂导航下放置椎弓根螺钉取代了刺激肌电图来检测椎弓根内侧壁骨折情况；而在其他中心，刺激肌电图则作为 O 形臂金标准的辅助检查。

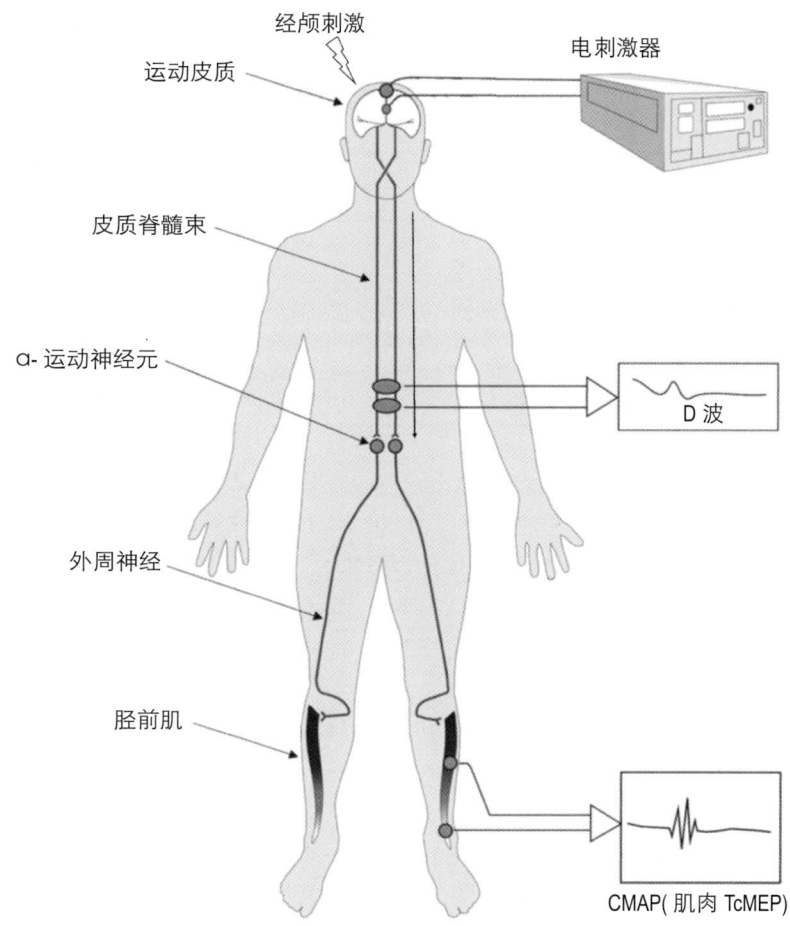

图 52.2 TcMEP 刺激和记录原理图

52.4 麻醉注意事项

52.4.1 麻醉剂对 IONM 方式的影响

SSEP 和 TcMEP 等 IONM 模式主要用于脊柱畸形矫正手术中监测涉及多个突触和不同水平神经轴的神经通路的功能。任何直接或间接影响其中一条或多条通路（包括其突触）的正常功能的因素，都会对相关的 IONM 信号产生负面影响。例如，已知挥发性吸入麻醉剂对突触功能有抑制作用，并且对 SSEP 和 TcMEP 振幅有剂量依赖性负面影响。因此，我们的目标是满足遗忘、催眠、镇痛和运动障碍等常规麻醉要求的同时不损害神经生理信号，以至于让这种伤害变得微乎其微[28]。

吸入的挥发性物质，如异氟醚、地氟醚、七氟醚以及氧化亚氮，对突触的抑制以及随之而来的皮层 SSEP 和 TcMEP 波幅的抑制是最大的挑战[29-34]。虽然有些人声称在这些强效麻醉药存在的情况下能够记录神经生理信号，但其并不是在最理想的条件下做到的，即使是在药物浓度较低的情况下。在这些情况下，由于探测的信号幅度接近生理状态或完全消失，这会导致对信号的解释模糊或无法进行有效监测的风险增加。Schwartz 等指出，使用这些强效麻醉剂（和一氧化二氮）可能是许多外科医生和神经监测人员抱怨无法记录稳定和可接受的大幅度 TcMEP 的最大原因[28]。

技术提示：一些麻醉师会在诱导过程中使用吸入气体，以使麻醉过程加快，对一些年轻和（或）焦虑的儿童更容易忍受。人们常提出的论点是，这些气体的使用时间不长，因此不会对获得诱导后、切口前基线（IONM 的标准实践）的能力产生有害影响。然而，根据我们的经验，使用挥发性气体，同时静脉推注丙泊酚和插管剂量的麻醉药可能产生累积效应，这足以使平衡倾向于无法获得满意的 TcMEP 基线，特别是在切开前。虽然有时是必要的，但在可能的情况下，应避免对低龄儿童，特别是对非常小的儿童使用挥发性气体诱导麻醉[35]。

作用于神经肌肉接头的药物对 TcMEP 和肌电监测有深远的影响，这两者都依赖于神经去极化和所支配肌肉的收缩。神经肌肉阻滞可使 TcMEP 波幅明显降低

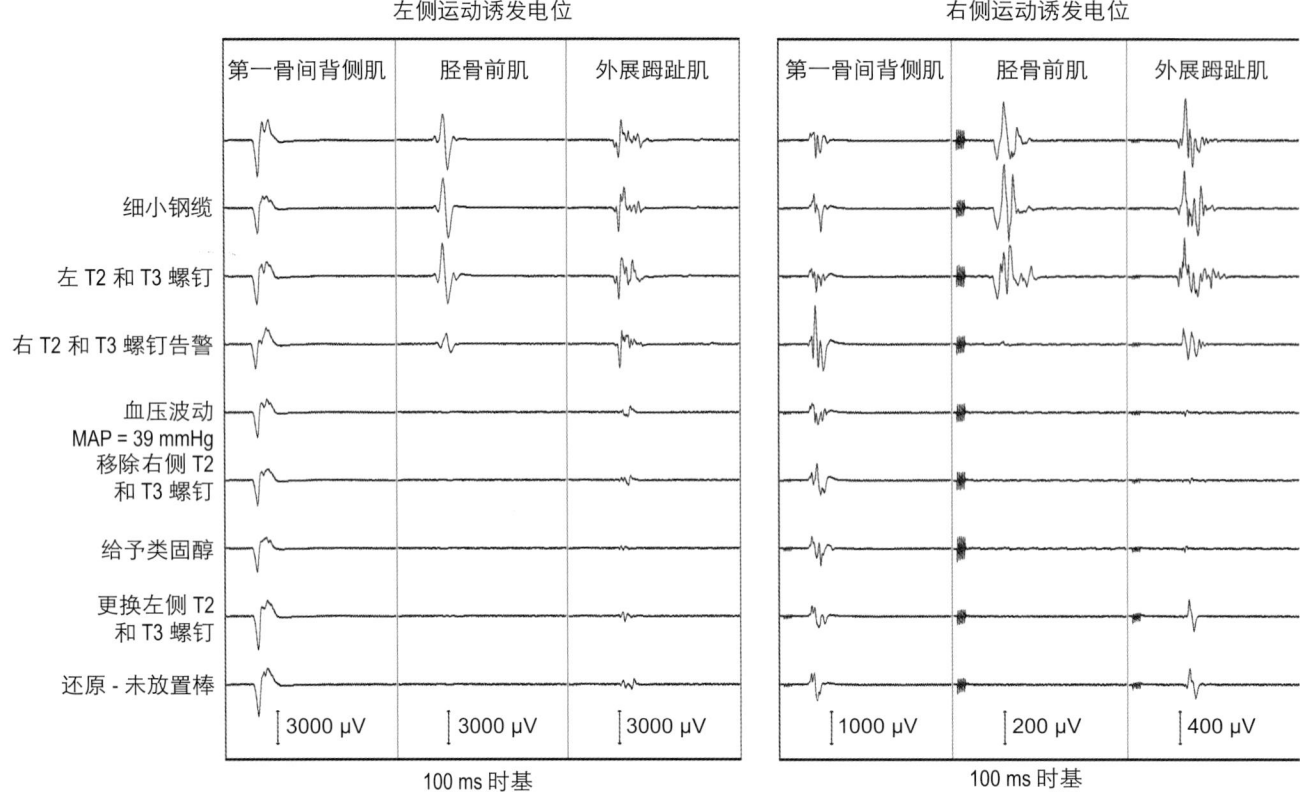

图 52.3　一名接受生长棒翻修术治疗神经肌肉性脊柱侧凸的 9 岁女孩 T2-3 椎弓根螺钉置入后 TcMEP 急性信号丢失的时间进程

或完全消失。根据最大化神经生理反应波幅以优化信号变化解释的理论，除了便于插管外，不应使用肌肉松弛药[28]。

52.4.2 幼儿的全身静脉麻醉（TIVA）

为了避免这些吸入剂和一氧化二氮的幅度抑制作用，在早发型脊柱畸形人群中推荐使用全静脉麻醉（total intravenous anesthesia，TIVA）技术。全静脉麻醉最常采用丙泊酚和阿片类药物（如舒芬太尼、瑞芬太尼）联合输注，以达到理想的麻醉效果，同时不过度抑制诱发电位波幅。由于氯胺酮具有良好的镇痛和催眠作用，有利于降低丙泊酚的输注速率，因此常在儿童 TIVA 方案中加入氯胺酮输注。氯胺酮对神经监测信号没有已知的抑制作用，事实上，氯胺酮可增强 SSEP 和 TcMEP 的振幅[28,36]。

右美托咪定（dexmedetomidine）是一种 α_2 激动剂，其具有镇静、镇痛和神经保护作用[37]，因此近年来在 TIVA 制剂中添加右美托咪定引起了许多讨论。加用右美托咪定还可以减少丙泊酚的用量，这有利于患者术后更快苏醒。然而，当维持丙泊酚 100 μg/（kg·h）并改变右美托咪定输注速率[0.2~0.7 μg/kg·h)]时，我们观察到明显的 TcMEP 波幅抑制，并且不伴有皮层 SSEP 波幅的变化[28]。根据我们的经验，右美托咪定的使用不应超过 0.2 μg/（kg·h）。对于儿童来说，超过这一剂量时必须通过降低丙泊酚的输注速率来谨慎调节。在更好地了解右美托咪定对 TcMEP 振幅的影响之前，最好通过建立 TcMEP 振幅开始降低的阈值来确定每个患者的输注速率[37]。

与成人一样，对于儿童来说，总体目标是建立并维持一个平稳的麻醉状态，避免推注，尤其是丙泊酚。大剂量注射丙泊酚可引起短暂而严重的 TcMEP 信号抑制，使信号解读过程充满困难且容易出错。对众所周知的"麻醉消退"现象的关注应该促使积极调整丙泊酚输注速率，以补偿丙泊酚血药浓度随着时间的增加。如果不加以控制，麻醉消退可导致 TcMEP 波幅显著降低，使畸形矫正相关的信号变化难以检测，特别是当信号在可感知阈值附近徘徊时[38]。

52.4.3 MAP 的重要性

当 MAP 低于自动调节（lower limit of autor-egulation，LLA）的下限时，血流变为压力被动，直接跟随动脉压的变化而波动。然后，脊髓变得易发生缺血性损伤，因为在面对灌注相关问题时维持正常血流的代偿机制不再发挥功能[39]。脊髓血管系统损伤可能发生在早发型脊柱畸形矫正手术的各个阶段，其通常发生于固定在椎体上的棒和椎弓根螺钉对脊柱施加三维矫正力时。转化到脊髓神经血管系统的力可引起跨壁压力增加和局部高血压。神经血管张力的自动代偿机制可以有效地减弱这种纠正性损伤对局部脊髓血流的影响，但这仅发生在 MAP 高于 LLA 的情况下。因此，外科医生通常要求在进行高风险操作之前，将 MAP 提高到高于 LLA 的水平，以增加脊髓血流量，并优化脊髓代偿任何潜在损伤的能力。通常选择至少 75 mmHg 的 MAP，因为它被认为远远超过 50~60 mmHg 的在可接受范围内但仍然存在不确定性的中枢神经系统 LLA。尽管有一些证据表明在相当的麻醉条件下，儿童患者的 LLA 与成人并无显著差异，但尚未对其进行彻底的研究[40]。由于个体患者（包括儿童人群）的真实 LLA 仍然是争论的来源，因此一个合乎逻辑的策略是将个体患者的术前 MAP（理想情况下是在患者可能不那么焦虑的术前会诊时获得）作为整个手术期间最佳脊髓灌注的目标，在高风险手术操作的预期下保护性升高 10%。采用这种策略应在畸形矫正之前和整个过程中提供足够高的 MAP "安全缓冲"。

52.4.4 失血量和血红蛋白/血细胞比容的监测

除了 MAP，关键是要考虑其他血流动力学因素的管理，如血管内容量和血红蛋白/血细胞比容水平。在可能发生大量失血的手术病例中，尤其是在进行截骨术时，仔细注意这些变量显得尤为重要。Lewis 等在最近一篇题为"对小儿冠状面脊柱畸形手术中神经监测变化的反应"的文章中指出了贫血、低 MAP 水平和 TcMEP 信号丢失之间的相互关系[41]。他们发现，低红细胞水平往往先于出现或与极低的 MAP 水平和双侧下肢 TcMEPS 丢失保持一致。当进行输血时，他们观察到 MAP 水平的快速恢复和 TcMEP 丢失的逆转，这可能与脊髓缺血有关。根据他们的经验，他们已经将输血作为与主要畸形矫正操作相关的双下肢 TcMEP 信号丢失的关键影响因素[41]。

52.5 对 IONM 的告警响应

52.5.1 脊髓监测：TcMEP 和 SSEP 的告警

当 IONM 脊髓监测信号恶化到"警报"阈值以下时，可能有一个机会窗口，可以逆转致病因素，防止潜在的灾难性神经结局，如瘫痪。脊柱畸形矫正手术中的术中警报通常定义为可重复性单侧或双侧 SSEP 振幅损失≥50% 或相对于稳定基线的 TcMEP 振幅损失≥65%，尽管对后者还未达成普遍共识。TcMEP 或 SSEP 反应潜伏期增加≥10% 常被用作 IONM 警报标准，但它们不像信号幅度损失那样强烈提示新出现的脊髓损伤，主要手术操作终止的决定通常不是只基于 IONM 信号延迟的增加而做出的[41-44]。值得注意的是，TcMEPS 对缺血非常敏感，通常在 SSEPS 信号出现前表现出有害的改变[45,46]。

目前尚不清楚手术团队在 IONM 警报后有多长时间可以采取行动，但所有现有证据表明这一时间应为 20 分钟或更少，但是该时间也取决于具体的病因，应根据具体情景/环境来具体分析[47-49]。时间显然是一个关键因素，在 IONM 警报期间，团队成员之间的有效沟通对于快速识别和逆转导致 IONM 信号丢失的原因至关重要。根据我们的经验，一个由外科医生、麻醉师和神经生理学家组成的外科团队事先建立一个工作流程计划或检查表对于各成员同时发挥作用是非常有效的。使用检查表是非常有效的办法，它确保了所有潜在的问题可以得到迅速解决，旨在达到促进 IONM 信号的恢复和最佳术后功能结局的目的[42-44]。我们中心用于指导应对 IONM 警报的神经监测清单如图 52.4 所示。该清单改编自 Vitale 等（2014）和 Pahys 等（2009）在咨询了我们中心的脊柱外科医生、麻醉医师和神经生理学家后发表的文章[42,44]。

52.6 神经发育的考虑与技术挑战

52.6.1 年龄对 TcMEP 信号采集的影响

外科治疗早发型脊柱畸形对 IONM 专业人员提出了一个特别的挑战，因为在患者人口统计学中，年龄和获得可靠信号所需的 TcMEP 刺激阈值之间呈负相关[36]。患者越年轻，成功获得 TcMEP 信号所需的刺激强度越高，这种关系在 2 岁以下时变得更令人担忧[36]。这些发现被认为与年幼儿童中枢运动通路的不成熟有关。脊髓运动束的髓鞘化和突触发生在出生时并不完全，这种状态将持续到生命周期的第二个十年，这使得 TcMEP 的产生非常困难[50]。与成人相比，出生时脊髓中央运动纤维的传导速度非常慢（约为 10 m/s，而成人为 50~70 m/s），这进一步增加了产生 TcMEP 信号的难度。

通常，这些障碍可以通过优化 52.4 部分所述的麻醉技术及调整刺激和记录参数来克服。TcMEP 是一种由高频电刺激触发的反应，因此在儿童人群中对继发于较小直径轴突和髓鞘不完全的轴突传导减慢很敏感。改进 TcMEP 触发的典型技术调整包括增加刺激电压/

脊柱矫形手术神经监测指南

施加牵引时的平均动脉压目标
- 牵引中 MAP 目标 = 基线 MAP −10% 基线 MAP（即基线 MAP = 80 mmHg，目标数值为 72 mmHg）
- 如果基线 MAP < 70 mmHg，目标是 63 mmhg（即 70 mmHg-10%MAP）
- 在接触过程中检查 TcMEPs q15 min（即可能需要短暂停止电灼）

校正期间平均动脉压目标
- 矫正 MAP 目标 = 基线 MAP
- 如果基线 MAP < 70 mmHg，目标是 70 mmHg

术中神经监测反应清单 脊柱稳定患者的变化			
空间增益控制	麻醉状态 / 全身状态	技术 / 神经生理学	手术室内的
☐ 术中暂停：停止监测并宣布（检查单） ☐ 消除外部刺激（如音乐、对话等） ☐ 确保主治麻醉医师、主治外科医师、高级神经内科医师或神经生理学医师以及有经验的护士在房间内 ☐ 预测术中和（或）围手术期成像的需求（如果不是易获得的）	☐ 优化平均动脉压（MAP）> 85 mmhg ☐ 优化血红蛋白 > 10 g/d ☐ 优化血液 pH 和 pCO2 ☐ 寻求正常体温 ☐ 考虑需要由主治麻醉医师进行唤醒试验	☐ 讨论麻醉药物的现状 ☐ 检查神经肌肉阻滞程度和瘫痪程度；检查电极和连接 ☐ 确定信号变化的模式和时间 ☐ 检查颈部和肢体位置；检查肢体在手术台上的位置，尤其是单侧信号丢失时	☐ 讨论信号丢失之前的事件和行动，并考虑修正 / 补救： 　☐ 移除牵引 　☐ 减少 / 移除牵引或其他矫正力（包括缩短有利于生长的植入物的装置） 　☐ 如果脊柱稳定，则移除棒 　☐ 选择性地取出螺钉和探针 ☐ 评估脊髓压迫，检查截骨和椎板切开部位。如果出现短缩 / 扣带，考虑分散的椎体切除部位 ☐ 术中和（或）围手术期影像学（如透视、X 线）评估植入情况
持续的注意事项			
☐ 重新考虑麻醉 / 全身性因素并确认它们是被优化的 ☐ 唤醒试验 ☐ 与同事协商 ☐ 继续外科手术或分期手术 ☐ Ⅳ类固醇方案：第一个小时甲泼尼龙 30 mg/kg，接下来的 23 小时 5.4 mg/（kg·h）			

图 52.4 可用于早发型脊柱畸形矫正手术的 IONM 警报触发干预流程或检查表的示例 (Based on data from Refs. [42, 44])

电流、调整刺激脉冲次数、脉冲宽度和脉冲间期。此外，采用双联刺激技术（包括 10~15 ms 的列间间隔）可促进反应。考虑到婴幼儿的反应潜伏期可能会超过成人，可能还需要增加用于记录 TcMEP 时间基线的持续时间[52, 53]。

作为一个平常反应，SSEP 也受生长中儿童髓鞘形成水平的影响。不完全髓鞘化导致轴突传导缓慢和不同步，降低了平均的有效性。从颈椎记录 SSEP 是一种可保留评估脊髓后柱传导能力的解决方案，并且可避免延髓、丘脑和皮质水平的传导延迟和变异性导致的信号退化。此外，降低刺激速率为延长的不应期恢复提供了额外的时间，这可能有助于 SSEP 平均值的恢复（注意：降低刺激速率会增加获得平均躯体感觉反应所需的时间）。

总体而言，关于 IONM 在年幼儿童中的可行性和有效性的研究虽然相对较少，但很有前景[54-56]。研究表明，术中神经监测数据的变化可以预测 2~5 个月婴儿的术后功能结局[54, 56]。

52.6.2 患有潜在神经肌肉疾病患者的监测

神经肌肉疾病和肌营养不良对中枢神经系统和外周神经系统功能有着负面影响，因此这给早发型脊柱畸形矫正手术中获得可重复并且可靠的 IONM 数据以进行有效监测带来了更多的挑战。在这些患者中，用于提高 IONM 基线信号可靠性的技术与上述未成熟神经系统应用的技术相类似。DiCindio 等报道，虽然大多数轻、中度脑瘫（cerebral palsy，CP）或非 CP 相关的神经肌肉脊柱侧凸患者可以被成功监测到信号，但那些无负重能力和有明显神经受累的 CP 患者很难出现可监测到的 SSEP 和 TcMEP[57]。考虑到术前难以预测哪些严重受损的患儿会有可监测的神经生理信号，一些外科医生选择在手术前在手术室对这些患儿进行测试，以确定持续神经监测的可行性。未来的研究重点应该是如何在术前严重受损的儿童人群中识别良好的神经监测对象，以改进手术计划和对 IONM 资源进行合理利用。

52.7 总结

在复杂的早发型脊柱畸形的手术治疗中，多模式神经生理监测在保护脊髓、脊神经根和周围神经功能方面发挥着重要作用，甚至在幼儿中也是如此。脊髓神经损伤通常有机械性和（或）血管性病因，有可能使前/外侧运动和后感觉柱功能处于危险之中。因此，脊髓监测必须采用 SSEP 和 TcMEP 相结合的多模式技术，以便对运动和体感通路进行神经电生理监测。TcMEP 和 SSEP 对新出现的脊髓损伤的敏感性已经得到了很好的证实；然而，在这些操作中，神经监测对于检测臂丛和其他位置相关的周围神经损伤的价值不应被低估。在神经系统不成熟的幼儿中获得稳定的 IONM 信号具有一定的挑战性，尤其在其具有潜在病因的情况下。然而，通过合理地调整麻醉和 IONM 技术，通常可以克服大多数与年龄和病情相关的障碍，并获得具有可靠性和可预测性的神经监测信号。采集合适的、稳定的和可重复的 IONM 信号是幼儿复杂脊柱手术的重要辅助手段，其有助于降低脊髓和其他神经轴脆弱部分的损伤风险。

（Susan H. Morris，Abdullah S. Abdullah 著
毛凯歌 译 高景淳 校）

参考文献

扫描书末二维码获取

第53章 护理与术后镇痛

本章内容

53.1 引言..........................532	53.5.2 术前检查：延长手术..........................536
53.1.1 家庭教育..........................532	53.6 围手术期护理..........................536
53.2 观察与非手术护理..........................533	53.6.1 初次和复杂的翻修手术..........................536
53.2.1 观察..........................533	53.6.2 TGR 和 VEPTR：延长手术..........................536
53.2.2 支具..........................533	53.7 术后护理和疼痛管理..........................537
53.2.3 系列石膏固定..........................533	53.7.1 初次手术..........................537
53.3 手术护理..........................534	53.7.2 手术延长后的护理..........................538
53.3.1 并发症..........................535	53.7.3 生长棒：最终融合后的护理..........................538
53.4 术前教育..........................535	53.8 未来的治疗：来自知识的变革..........................538
53.5 术前计划（所有技术）..........................535	53.9 总结..........................538
53.5.1 术前检查：初次手术..........................535	

要点

- 护士对 EOS 患者及家属进行宣教是提高 EOS 患者护理质量的关键。
- 为了成为护理 EOS 患儿团队中有价值的一员，护士应该尽可能多地了解每个患者的诊断和自然病史。
- 知情的护士可以及早地发现潜在的并发症。
- 对 EOS 进行有效治疗是家庭和医疗团队的长期投入，其中护理支持至关重要。

53.1 引言

早发型脊柱侧凸（early-onset scoliosis，EOS）患儿的护理不仅对患儿自身有要求，同时对患儿的父母、家庭成员和医务人员在面对患者长期的诊断、合并症和治疗方案等方面均有较高的要求。护理人员的作用是在适当的时候评估、评价并提供护理和建议。

53.1.1 家庭教育

进展性 EOS 患儿的治疗方案多种多样。有时，多种治疗方案的选择或一个非常有挑战性的案例都会导致父母的沮丧。近年来，有大量研究增加了对患者结局和现有治疗方法的认识。这些在本书中都有详细的介绍。患儿家属应考虑前往某个积极进行 EOS 评估和治疗的医疗中心，并参与到有关儿童患者诊断和畸形所引发的一系列复杂问题所需的研究中。一旦家属在这样的医疗中心参与了评估，就可以开展家庭教育。这可能是一段令人困惑和不堪重负的时期，这一时期患儿家庭非常依赖治疗团队的指导。

无论被推荐的治疗方案是什么（观察、保守或手术），患者家属都必须记住，对 EOS 的治疗是患儿和其家庭的长期投入。无论治疗方案是否包括观察、系列石膏应用、支具、放置延长手术的生长棒、体外磁控延长术生长棒，还是引导或调节脊柱生长的生长棒系统，对患儿的护理必须始终一致，直至治疗结束。在患儿年龄很小的时候就建议治疗对患儿家庭来说是十分不能接受的。此外，患儿家庭必须充分了解各种治疗方案、每种方案的获益和风险（如潜在并发症）以及预期的治疗期限（年）。父母必须表达愿意接受长期护理的意愿，才能推进任何治疗计划。

许多 EOS 治疗中心是儿科脊柱研究学会（Pediatric Spine study Group，PSSG）的研究场所，该研究组由国际脊柱外科医生和他们的研究团队组成，致力于学习治疗 EOS 和其他早发型脊柱畸形的最有效和安全的方法。因此，宣教的一部分是要求家庭同意让他们的孩子参加前瞻性研究（包括对孩子的医疗记录和对其诊断研究的持续审查）。这些中心强调，参与 PSSG 的研究不会改变为他们的孩子提供的护理，但需允许该组织随着时间的推移收集尽可能多的有特定诊断儿童的数据，以研究各种治疗方案。这对于诊断罕见和病例数少的亚组非常有帮助，因为与其他中心合作是优化其治疗非常好的方式。

对家庭的教育必须始终首先关注孩子，其次才是脊柱畸形。对疾病的治疗和患者的教育应时刻关注患儿的生长和发育，尤其是在认知功能完整和非卧床的患者人群中。由于许多治疗既可能对患儿身体造成反复打击，也可能会造成与长期石膏或支具固定相关的身体形象问题，因此让家庭时刻关注患儿的变化是至关重要的。对父母和兄弟姐妹来说，保持家庭关系的平衡也是一个挑战。其他孩子可能会认为由于他们"生病"的兄弟或姐妹，他们没有得到足够的关注。因此，家长们应该注意让整个家庭成为焦点，以避免这种情况的发生。此外，许多患有 EOS 的儿童可能在身体和认知上都非常活跃，应该尽一切努力让孩子参与与自身年龄相符的活动[1]。这将有助于减少孩子在别人面前表现出"生病"或看起来"生病"的形象。例如，一些儿童将佩戴胸腰骶矫形器（thoracic-lumbar-sacral orthosis，TLSO）作为治疗的一部分。可以允许孩子在支具内活动，也可以鼓励孩子离开支具。这将有助于维护孩子的自尊和自我形象。然而，这种相对不受限制的活动有潜在的风险，如棒的断裂。在治疗前将此告知家人有助于为其家属建立切合实际的期望。

为了获得最佳的长期治疗效果，每个骨科医生和团队必须与患者及其家庭建立良好的关系。对于承诺、预期结果和潜在风险有充分了解的家庭比那些不被允许在治疗团队中发挥积极作用的家庭更愿意配合。

同样值得注意的是，家庭可能会经历经济、社会和情感上的压力，因为他们要处理孩子的长期健康问题。EOS 的治疗也没有什么不同。患儿家庭可能会发现自己达到了最大的保险范围并且不得不寻求帮助以继续接受治疗。医生和 EOS 治疗团队需要与家人的需求和担忧保持一致，并随时提供帮助。对于那些需要经济、社会或其他援助的人来说，咨询是必要的。

53.2 观察与非手术护理

53.2.1 观察

虽然并非所有患者都需要初始治疗，但定期随访对于监测其弯度的进展和其他健康问题（如肺功能）很重要。在这段时间里，父母可能会有很多问题和担忧。护士可以与患者家庭建立并提供一种独特的关系，并提供必要的教育和指导，同时充当医生和家庭之间的联络人。

53.2.2 支具

使用支具或矫形器可以用来维持或减小弯度大小。它也可以支持薄弱的躯干肌肉。TLSO 或类似的支具可用于脊柱侧凸的非手术治疗。在某些形式的脊柱手术后，支具有时也被用于同时保护脊柱和植入物。为了清洁、调理和防止皮肤破裂，每次支具应用前都要使用外用乙醇和玉米淀粉。外用乙醇涂在腰线和支具边缘接触皮肤的地方，乙醇很快会变干。将玉米淀粉涂抹在涂抹外用乙醇的相同区域，以帮助吸收皮肤水分。通常不在支具下使用乳膏、乳液或绷带，因为它们可能会导致皮疹或皮肤破裂。应观察皮肤是否有发红、刺激、变色或水肿的情况。这种情况可能表明需要调整支具。患儿可以在支具下穿一件非常薄的紧身 T 恤。

患儿可以在支具上穿任何他们觉得舒服的衣服。裤子或短裤可能需要大 1~2 个尺码才能套在支具上。一般情况下，有松紧腰带或抽绳的衣服更容易合身。宽松的衣服通常不会露出支具的轮廓。

体育活动和玩耍对使用支具的儿童至关重要。如果支具被用作非手术治疗，则鼓励儿童进行体育活动。然而，在游泳、淋浴和浴缸沐浴前应拆除支具。

为了获得最佳结果，应反复与患者和家属讨论佩戴支具依从性的重要性。如患儿有佩戴困难，家长应通知护士协助解决。护士可以提醒家属支具是儿童治疗中必不可少的一部分，每天的佩戴时间是由医生决定的，以最好地治疗患儿的特定疾病和弯度。她们还可以安慰其家人，在适当的时候讨论停止佩戴支具和停药计划。

53.2.3 系列石膏固定

系列石膏固定，如 Risser 或 Mehta 防旋石膏，是另一种非手术治疗方式，目的是防止弯度进展或延迟手术干预[2, 3]。有时，在特定的诊断中，如婴儿特发性脊柱侧凸，弯度可以通过石膏改善或矫正[4, 5]。

父母通常会惊喜地发现，一旦孩子适应了最初的调整，他们会很好地适应身上的石膏。患儿的父母们认为，石膏不仅对他们的孩子来说更舒适，而且比起佩戴支具更易耐受。

如果石膏被用作非手术治疗方式，则限制很少。应用石膏的限制大多数与水有关：不允许佩戴石膏泡澡、淋浴或游泳，因为棉网卷或填充物会吸收水，它们可以起到海绵的作用。不建议患儿在沙子周围玩耍，因为沙子很容易淤积在石膏下面，使石膏表面变得粗糙，从而对皮肤造成严重损害。其他限制可能针对特定的疾病。

对年幼儿童使用 Risser 石膏通常需要在全身麻醉下完成，因为在手术过程中患儿必须保持躺着不动。另外，一些机构喜欢在孩子清醒时使用石膏，并同时用电子游戏和视频转移孩子的注意力。

首先用弹力绷带、多层棉网卷和石膏或玻璃纤维制作一个塑形良好的躯干石膏。将弹力绷带和棉网卷从里面翻转到边缘，然后用订书钉固定在石膏外侧，有助于石膏边缘良好填充。这也免除了用胶带固定石膏的时间和需要。防水衬垫也是一种选择，该方式有其独特的需求和挑战。

在石膏的腹部区域制作一个合适的窗口对舒适、耐受性、呼吸、消化和保持皮肤清洁都有重要意义。由于儿童主要是"腹式呼吸"，因此在这个区域开口很重要。腹部从石膏中突出来的情况并不罕见，尤其是在进食后。

家长们普遍关心的问题包括保持儿童的清洁，防止石膏发臭和发痒。虽然保持石膏的清洁和干燥对于那些没有接受过清洁训练儿童的父母来说是一个挑战，但这是可以做到的。每个问题都可以通过宣教适当的皮肤护理知识来解决。

用乙醇擦拭一块狭长的布。用乙醇代替肥皂是因为它能清洁皮肤，增加皮肤韧性，快速干燥，而且不会在皮肤上留下任何残留物。将石膏下的布料从顶部穿到腹部开口或从腹部开口穿到石膏的底部。在皮肤上来回移动布料。如果孩子呈俯卧位，则可以留出额外的空间来清洁背部的皮肤。石膏下的瘙痒是由死皮、剥落的皮屑和潮湿造成的。定期用外用乙醇擦拭皮肤可以防止瘙痒，因为它可以去除死皮。不应使用乳液，因为它们往往会软化皮肤。不应使用松散的粉末，因为它们会在石膏下面结块并引起皮疹。一些医疗机构鼓励患儿在石膏下面穿一件特制的 T 恤。

石膏护理最重要的方面之一是保持石膏的干燥。石膏的内部有多层棉卷作衬垫。如果棉花变湿，就很难干燥；孩子的皮肤会破裂，出现皮疹，或变得软化。

在石膏底部垫上一次性防水垫条，并将纱布塞入石膏内，这有助于防止石膏潮湿和变脏：

- 将一条 4 英寸宽 × 12 英寸长的一次性衬垫塞进石膏底部开口内 3/4 的地方，在患儿皮肤和石膏之间，吸收性的一面紧贴皮肤。抚平衬垫，这样衬垫就不会在孩子的皮肤附近聚集或起皱。
- 将剩余的 1/4 一次性衬垫折叠在石膏外面。
- 在石膏开口处重复这些步骤。
- 用胶带将一次性衬垫的边缘粘贴到石膏的外面。
- 一次性衬垫变湿或变脏时，应随时更换。
- 经常更换纱布，并在纱布内放置卫生巾以吸收尿液也是有帮助的。

观察石膏周围的皮肤是否有发红、发炎、变色和水肿的情况，这些情况表明需要调整石膏。需要明确怪异的气味，灼烧感或不适感的诱因。如果石膏变湿了，用吹风机将内部吹干或冷却。如果石膏有强烈的异味，用除臭剂粉末或小苏打擦拭石膏外面，以帮助吸收异味。

给患儿洗头的几种方法：
- 把患儿置于厨房的台子上，把他们的头放在水槽上。
- 患儿可以趴在在浴缸上，并使用花洒。
- 患儿可以仰卧于床上，头垂于床边。

在头下放一大片塑料（切开的垃圾袋），形成一个水槽，让水流入床边的高废纸篓。用塑料盖住石膏，以防止在给孩子洗头时弄湿石膏。

穿石膏和戴支具是一样的。需要注意的是，孩子应在石膏外面穿一件 T 恤，以遮住石膏顶部的开口。这将有助于防止食物或玩具不小心掉在石膏模具中。

53.3 手术护理

传统的后路脊柱融合术（posterior spinal fusion，PSF）和节段性脊柱内固定在生长中的脊柱上进行可能会出现问题，尤其是胸部区域。采用内固定的 PSF 可以矫正脊柱侧凸，但在年龄非常小的儿童中，融合脊柱也会严重限制脊柱和肺的生长。在一些儿童中，可能会导致严重的肺损害。

生长棒最初是作为单棒系统开发的，现在通常是作为双（两）棒系统植入的。与单棒系统相比，使用双棒系统具有优势，其中包括更好地维持弯度矫正和维持更好的脊柱生长[6]。为此，本章介绍了双生长棒技术。许多不同的植入物被用于治疗 EOS，包括传统生长棒（traditional growing rods，TGR）、磁控生长棒（magnetically controlled growing rods，MCGR）、Shilla 植入物、现代的 Luqué Trolley（MLT）、垂直可扩张假体钛肋骨（vertical expandable prosthetic titanium rib，VEPTR）系统和椎体拴系（vertebral body tethering，VBT）[7]。胸壁畸形也可引起胸廓功能不全综合征（thoracic insufficiency syndrome，TIS）。VEPTR 是 Campbell 和 Smith 开发的一种基于肋骨的扩张装置，常用于胸壁相关畸形和 TIS[8]。

传统的生长棒在手术过程中被延长，VEPTR 植入物也是如此。MCGR 在门诊或办公室环境中进行外部延长，而 Shilla、MLT 和 VBT 则在没有计划或预定干预的情况下进行植入。所有系统的目的都在于控制年轻 EOS 患者的严重畸形。大多数植入物的最初手术位置是相同的。

Shilla 植入物和 MLT 均是允许脊柱自行生长的装置，其不需要任何手动或磁棒加长。棒沿着 Shilla 螺钉滑动，在结构的头端和尾端，而 MLT 有一个棒与金属丝重叠在一起的区域，随着儿童的成长相互滑动。拴系是一种被认可的新方法，在椎体的凸侧应用一个柔性的带和螺钉结构，目的在于改善脊柱的生长[9]。VBT 旨在在不融合脊柱的情况下治疗特发性脊柱侧凸，它是通过视频辅助胸腔镜手术（video-assisted thoracoscopic surgery，VATS）进行的。

上述植入物的具体操作技术将在其他章节中详细描述。

53.3.1 并发症

EOS 的非手术治疗和手术治疗均存在风险。石膏和支具可能会导致一些皮肤问题，但很少会因为这些问题停止使用这些器械。非手术治疗的中止通常是弯度进展或关键生长期间胸部受限的结果。

同样，旨在控制畸形同时允许脊柱和肺部生长的外科干预也可能出现手术和医疗并发症。在多年的治疗过程中，一个患儿可能会出现多种问题[10]。植入物问题可以是轻微的，也可以是严重的；伤口问题，如深层伤口感染，可能需要分期手术和长期抗生素治疗，以避免移除植入物。其他常见的并发症包括棒断裂、基板失效、种植体上方或下方的后凸畸形以及 MCGR 无法伸长。为了预防手术部位感染（surgical site infections，SSI），儿童医院患者安全解决方案（Children's Hospitals' Solutions for Patient Safety，SPS）国家儿童网络组织开发并运用了预防性 SSI 方案[11]。知情的护士可以帮助骨科医生预防并及早发现潜在的并发症。

53.4 术前教育

此时需要传达家庭护理说明、风险和益处以及初始和所有治疗程序的预期结果。还应关注任何独特的患者/家庭需求，并确保他们的需求得到考虑。还应获得其他专家提出的任何必要的医疗许可要求，并与家属讨论。如果患儿家庭需要任何其他特殊服务（经济或其他方面），最好在第一次治疗之前就做好准备。

关于持续护理的讨论同样重要，包括需要经常延长治疗时间，直到儿童不再受益于治疗，或因医疗原因必须停止治疗。如果在治疗期结束时可能需要进行最终融合或移除植入物，这也必须包含在术前对该家庭的教育中。了解完整的治疗方案对于建立骨科医生和家庭之间的信任至关重要。并发症的风险，特别是那些可以预见的风险，需要向家人解释，并根据情况，在计划内或计划外的手术中解决。骨科医生需要传达在治疗期间的某个时间点可能会发生的并发症。家人与手术团队及时沟通，然后进行评估和治疗非常重要。

如果患者/家属被要求参与一项临床研究，那么在门诊进行的术前讨论时就应向其家人介绍研究细节，包括所有必需的健康保险转移和责任法案（Health Insurance Portability and Accountability Act，HIPAA）和机构审查委员会（Institutional Review Board，IRB）同意文件，因此家属会对研究的性质感到安心，不会感到他们被迫参与。所有提供给该家庭签字的教育和学习同意书都应以副本的形式提供给该家庭，作为其记录的一部分。

最后，在团队中有一个人作为医生和家庭之间的联络人，对于医生和患儿家庭之间的信任、融洽和沟通至关重要。

53.5 术前计划（所有技术）（见表 53.1）

53.5.1 术前检查：初次手术

周密的术前计划、教育和测试对手术、恢复和降低并发症的风险都很重要。大多数情况下，术前检查可在手术前 1~3 周完成。

术前检查通常包括血液学评估：全血细胞计数（CBC）、血型和交叉配血（T 和 S）以及耐甲氧西林金黄色葡萄球菌（MRSA）鼻拭子筛查。其他检查包括基础化学、凝血功能、营养状态、尿常规（UA）以及尿培养和药敏试验（C 和 S）通常由患者的疾病过程和需要来指示。

影像学检查包括整个脊柱的后前位（PA）和侧位（如果患者无法站立，则为坐位 AP）、仰卧位右侧和左侧最大弯曲位，以及麻醉前后的术中牵引 X 线片。在手术前获得整个脊柱的磁共振成像（MRI），以排除椎管内异常，如脊髓拴系和其他先天性异常，如 Arnold-Chiari 畸形或椎管畸形[12]。如果患者年龄很小和（或）不能长时间静止不动，MRI 通常在镇静或全身麻醉下进行。胸部 CT 有助于评估胸廓功能不全或先天性异常[13]。它用于选择性病例，如先天性脊柱侧凸，或辅助手术中的计算机导航。

根据儿童的合并症，可能需要其他医学专家（如心脏病学或肺科专家）的会诊和检查。如果患者当天未达到手术所要求的状态，则手术可能需要推迟。

表 53.1　术前计划

	植入物放置时间	延长 TGR/VEPTR	MCGR 延长
住院时间	4~7 天	[a]ASU＜23 小时	正常活动
手术时间	4~8 小时	30~60 分钟	30 分钟
术前化验	CBC、基础化学、营养小组、T 和 S、耐甲氧西林金黄色葡萄球菌筛查、UA、尿 C 和 S（神经肌肉患者）	耐甲氧西林金黄色葡萄球菌筛查	无
术前检查	脊柱后前位和侧位片；Bending 像；牵引；胸部 CT、全脊柱 MRI、PFT、EKG	PA 和脊柱正侧位片	影像或超声
置管	2 个 IVS、Foley 导管、ET 管、中央或动脉管、Hemovac、胸管（VEPTR）	1 支静脉注射、ET 管	无
术后止痛药	氢吗啡酮/吗啡、OnQ、劳拉西泮/地西泮、酮洛酸	手术用布比卡因，恶心用羟考酮，对乙酰氨基酚，恩丹西酮	无
返校时间	2~4 周	3~7 天	相同天数

[a]：移动外科单元。

为了预防 SSI，SPS 制定并利用了 SSI 预防协议。这包括术前一晚在家里洗澡和（或）在术前区域使用氯己定湿巾，在手术室选择抗生素并按严格的重新给药时间表进行计划，以及使用含乙醇的消毒剂来准备手术部位[11]。

53.5.2 术前检查：延长手术

这些病例中的大多数通常被认为是门诊病例；因此，除 MRSA 筛查外，无须进行实验室检查；然而，这将由骨科医生根据合并症问题自行决定。

53.6 围手术期护理

53.6.1 初次和复杂的翻修手术

一旦患儿进入睡眠状态，则置入气管导管、两根大口径静脉导管（large-bore intravenous line，IV）、一根动脉中心导管和一根 Foley 导管。如果计划进行术中监测，则置入神经监测电极。手术完成后可放置引流管或胸导管。

大多数接受脊柱植入物的患者都是俯卧位，通常是在 Jackson 手术台上。在大腿下方放置带有凝胶垫的折叠毯子可让膝关节自由活动。在小腿下放置 2~3 条带凝胶垫的毯子，以保持足趾自由活动和膝关节屈曲。肩关节外展≤90°、肘关节屈曲 90° 可降低臂丛神经损伤的风险。每只手臂下方的衬垫保护肘部和手臂的骨性突起。已插入 VEPTR 或拴系的患者处于侧卧位，胸部区域已准备好并覆盖。

在初次放置植入物后，可以使用石膏，或者医生可以在手术室内为处于麻醉状态下的儿童佩戴 TLSO。这样，在患者准备出院时，就可以完成支具的佩戴。当融合发生在植入物周围时，用石膏或支具可以保护内固定装置。

初次置入 TGR、MCGR、生长引导系统、拴系或 VEPTR 前后的护理与 PSF 术后的护理非常相似。患者可以在儿科重症监护病房（pediatric intensive care unit，PICU）或普通术后病房中进行恢复，这取决于患者的合并症或由骨科医生和麻醉医师酌情决定。

53.6.2 TGR 和 VEPTR：延长手术

TGR 或 VEPTR 植入物进行手术延长大约每 6~12 个月进行一次，这取决于儿童的生长情况和合并症。该手术围手术期的护理比初始手术后的护理要简单得多。由于手术时间短，失血量少，除耐甲氧西林金黄色葡萄球菌筛查外，术前血液学或其他特殊检查通常不是必要的。应用 SSI 协议。只需要一个静脉导管和气管导管，不需要 Foley 导尿管。术中定位明确撑开位置。关闭切口后在手术切口内注射 0.25%~0.5% 盐酸布比卡因可有效改善疼痛。有时，在麻醉后监护病房（postanesthesia care unit，PACU）中可能需要使用一剂吗啡。术后当晚回家后开始服用羟考酮和对乙酰氨基酚。

大多数患者从 PACU 中即可出院回家。手术后立即在 PACU 中观察接受过气管切开和应用呼吸机患者的呼吸问题。如果没有其他问题，这些患者也可以从 PACU 中出院离开。患有脊髓性肌萎缩症（spinal muscular atrophy，SMA）或类似肺部疾病的患者可能需要住院过夜。如果需要对植入物进行广泛的翻修，可能需要观察（入院 23 小时）以进行疼痛管理。尽管在手术期间服用止吐药通常可以预防恶心、呕吐的发生，但出现此类情况的患者可能仍需住院过夜。术后几小时再喝清水也是有帮助的。

53.7 术后护理和疼痛管理

53.7.1 初次手术

术后，根据患者的术前诊断和（或）健康水平，将患者转到 PICU 或标准的外科患者护理楼层。患者每 2 小时参加一次常规护理，包括翻身、等长下肢/足部锻炼以及适合儿童年龄和能力的激励式肺量计或类似的呼吸护理。

尤其是 5 岁以下的儿童，在术后易出现肺部清洁困难。因此，他们可能无法使用激励式肺量计。让患儿用有趣的玩具吹气，如吹泡泡、风车、口琴或卡祖笛，也有同样的效果，而且可能更容易被接受。如果儿童不能积极参与肺部清洁，咨询呼吸治疗师可能是有益的。

术前能下床活动的患者在手术当天就能坐起来，术后第一天便能在理疗器械的辅助下下床活动。患者在站立和活动时可以戴上支具，在床上或淋浴时可以摘下支具。

在等待胃肠系统恢复正常活动期间，患者可能会短暂地处于 NPO 状态。如果他们在手术当天能耐受饮入清水，则可以耐受饮食。需要静脉补液直到口服液体摄入充足为止。如果患者存在营养风险，则建议对患者进行全胃肠外营养补充，直到口服或肠道营养摄入足够。

患者出院后 1 周左右食欲减退十分常见。这经常会出现暂时性的体重减轻。少食多餐有助于充足的营养摄入。由速溶早餐饮料和冰淇淋制成的奶昔可以提供更多的热量和营养。

患者将接受泻药、大便软化剂或栓剂进行排便治疗，直到完成排便。术后留置 Foley 导尿管 1~3 天。

经静脉使用抗生素 24 小时。PSF 患者的标准疼痛管理适用于初始放置脊柱生长植入物的患者。疼痛管理团队可能会使用多模式疼痛管理计划参与术后止痛药治疗，包括鞘内注射吗啡、静脉注射吗啡或盐酸氢吗啡酮、OnQ 止痛泵，或对年长儿童进行患者自控镇痛（patient-controlled analgesia，PCA）。劳拉西泮或地西泮有利于缓解肌紧张或痉挛。一旦患者可以耐受饮水，则开始口服止痛药，包括羟考酮和对乙酰氨基酚。

疼痛管理方案各不相同，但通常从术前使用加巴喷丁开始。如果患者在手术前接受硬膜下注射吗啡，术后是否需要通过静脉给予镇痛药物取决于给予吗啡的剂量。这需要与麻醉医师和疼痛管理团队仔细讨论，以避免意外用药不足或过量。术中药物可能包括静脉注射对乙酰氨基酚。酮咯酸通常在手术当天开始使用，但一般在术后给予，以避免术中增加失血。酮咯酸可以在出院前转化为口服萘普生。加巴喷丁可以与地西泮在术后继续联合使用几天。无论团队选择使用哪种药物，多模式方法都可以解决不同的疼痛源（肌肉痉挛、炎症系统、神经纤维等）。疼痛管理方案如表 53.2 所示。

表 53.2　围手术期疼痛管理方案

	静脉注射药物	口服药物
术前		加巴喷丁
术后 0 天	低速率 PCA（0.1 mg/kg/h）加剂量为 0.15 mg/kg/dose 的地西泮 PRN 酮咯酸（q6h）	对乙酰氨基酚 q6h 加巴喷丁 qhs
术后 1 天	PCA 改为 只需酮咯酸（q6h）	羟考酮 prn 对乙酰氨基酚 q6h 加巴喷丁 qhs 地西泮 prn
术后 2 天	停止 PCA 酮咯酸 q6h	羟考酮 prn 对乙酰氨基酚 Q6h 加巴喷丁 qhs 地西泮 prn
术后 3 天	无	萘普生 bid 羟考酮 prn 对乙酰氨基酚 q6h 加巴喷丁 qhs 地西泮 prn

患者通常在术后 3~7 天根据诊断出院。出院前，患者可以淋浴。当医生认为皮肤切口已愈合时，通常允许进行浴缸沐浴。鼓励增加活动（需佩戴支具或石膏），允许上下楼梯走动。患儿回家后可以睡在普通的床上。患儿经常在出院后 2 周返回学校。患儿使用的背包重量不应超过其体重的 10%，最高可达约 7 kg。

如果患儿出现切口处肿胀、红肿、切口周围出现开放区、背痛加剧、发热超过 38℃或伴随之前未出现的症状，父母应及时通过打电话来与医生进行沟通。

如果在插入生长棒后医生规定要使用支具或石膏，则会讨论皮肤护理和穿衣技巧。在医生认为可以拆除石膏之前，应避免身体接触运动或可能出现的推动、碰撞或震动的活动情况。

53.7.2 手术延长后的护理

术后第一天晚上，患者可以在家走动（如果不能走动，可以坐在轮椅上）。鼓励患者逐渐恢复正常活动。许多患者在延长术后 2~5 天内重返校园。除身体应避免接触性运动外，允许上体育课。

术后 4 天去除背部敷料。如果患者术前大小便失禁，封闭敷料应在术后 1~2 周内保持完好。手术后 4~7 天允许淋浴，手术医师认为切口愈合后可盆浴。

家属被指示观察可能的伤口感染、植入失败、神经系统变化和（或）顽固性疼痛。家属还被告知要注意身高或肩部水平的变化，以及植入物是否突出。如有任何关于术后恢复的担忧，家属应致电询问。

53.7.3 生长棒：最终融合后的护理

最终融合后的护理与 PSF 相同，与患者最初植入手术的经验相似。

对接受生长棒治疗的患者和其父母的关怀可能具有挑战性，但也是有益的。护士可以在患者的治疗、态度和团队解决问题方面发挥重要作用。随着治疗时间的延长，护士们与患者和家人的关系更加紧密，并同时分享他们的努力和成功。

53.8 未来的治疗：来自知识的变革

微创技术允许控制生长和曲度维持，如 MCGR、Shilla、MLT 或 VBT，这些技术允许生长而无需重复手术，EOS 患儿接受手术治疗的时间比以前更早（治疗开始时的曲度为 40°~50°，以前是 80°~90°）。与此同时，尽管使用这些治疗手段预计允许脊柱的继续生长，但 EOS 团队正在进一步了解胸壁僵硬和幼儿脊柱内固定可能带来的后果。只有前瞻性的长期分析才能确定生长棒技术的结局，并帮助我们了解何时以及如何以优化的治疗方式进行干预。

PSSG 承认需要了解更多有关 EOS 儿童护理的知识，并将在未来继续解决这些问题。

53.9 总结

早发型脊柱侧凸患者的护理和治疗对所有相关人员来说都是一项挑战。这需要家庭和医疗团队的长期投入。护士在提高这类患者的护理质量方面发挥着重要作用。它们可以帮助医生预防并及早地发现潜在的并发症。护士通过对患者及其家庭进行教育，以提高护理质量。要成为 EOS 患儿治疗团队的重要成员，护士应尽可能多地了解这些患者的非手术和手术治疗所涉及的护理知识。

（Connie Poe-Kochert, Phyllis D'Ambra, Patricia A. Kostial, Christina K. Hardesty 著

毛凯歌 译 刘 虎 校）

参考文献

扫描书末二维码获取

第54章 早发型脊柱侧凸儿童的结局

本章内容

54.1 引言 539	54.4 我们对结局了解多少 543
54.2 结局评估方式的发展历史 540	54.4.1 早期脊柱融合术的负面影响 543
54.3 结局测量和评估工具 541	54.4.2 传统生长棒治疗的患者预后结果 543
54.3.1 放射学检查 541	54.4.3 生长调节：前路椎体 U 形钉技术、
54.3.2 肺功能 541	Shilla 技术和前路椎体拴系技术 543
54.3.3 健康相关生活质量 542	54.5 未来的发展机遇 544
54.3.4 并发症、再入院及非计划再手术 542	54.6 总结 544

要点

- 在过去的 20 年里，早发型脊柱侧凸（EOS）儿童的治疗方式选择迅速增多。
- 传统的影像学评估不能充分反映 EOS 的预后结果。
- 健康相关生活质量（HRQoL）是 EOS 患儿的一个重要治疗目标。
- EOS 患者可采用的非融合治疗方式有所增加。
- 基础理论证据没有跟上治疗方法的更新。应优先研究 EOS 的治疗，以加强创新和提供最佳治疗方案。

54.1 引言

"orthopaedics"（骨科）一词来自希腊词根"ortho"和"paedics"，意为"笔直的孩子"。由此可见，笔直的骨头似乎意味着更好的治疗结果，因此以放射学评估作为骨科治疗标准也就很容易理解了。然而，在过去的 20 年里，对于如何更有效地描述和量化早发型脊柱侧凸（EOS）治疗结果，这方面的观点发生了根本性的转变。最近关于 EOS 预后的研究主要集中在健康相关生活质量（health-related quality of life，HRQoL）、手术并发症、非计划再手术和成本效益。影像学及临床愈后的研究对于 EOS 治疗策略的发展至关重要。

在过去的 20 年里，EOS 的治疗方案有了快速的发展。因此，医生现在面临着复杂的治疗方案往往是重叠和相互排斥的选择。然而，现有的经验和知识似乎对比较预后和优化治疗方案没有太大帮助。当回顾文献时，EOS 中的大部分证据是 3 级或 4 级，很少有 1 级或 2 级的研究，这使得医生们依靠回顾性经验、直觉和共识作为治疗方案的基础[1]。由于缺乏证据，决策仍然无法达到绝对统一。在一项针对儿童脊柱研究学会（CSSG）成员的调查中，Vitale 等证明了在决策过程中，观察者内部之间存在很大的差异性，其中手术指征在很大程度上是一致的，但手术技术和结构存在争议（图 54.1）[2]。此外，EOS 手术中的平衡区域已有研究，并确定了肋骨与脊柱近端固定、骨骼成熟后脊柱内固定的治疗方式选择和延长间隔这三个主题，它们是儿童脊柱外科医生中讨论程度最高的[3]。

严格的多中心前瞻性研究和随机临床试验评估 EOS 治疗方案对于缩小外科医生之间存在的知识差距至关重要。然而，对 EOS 治疗结果进行高水平研究存在多方面的障碍。首先，患者群体小且异质性强，很难积累足够的患者数量并进行明确的比较。其次，治疗方案的发展速度非常快，对于患者评估，目标经常变化。再次，要得出明确的结论，需要长时间的随访，这是该领域研究的一项重大挑战。最后，新技术的评估往往会因食品和药物管理局（FDA）的监管负担而放缓。随访一大批患者以达到 FDA 上市后的监测要求，这相当具有挑战性并且成本较高。虽然生产商在促进骨科新技术研究的批准方面发挥着重要作用，但受 EOS 影响的少量患者群体没有引起他们足够的兴趣，因此限制了可用资金。

所有这些因素结合在一起，使得高质量的 EOS 治疗结果评价的设计和实施具有极大的挑战性。然而，

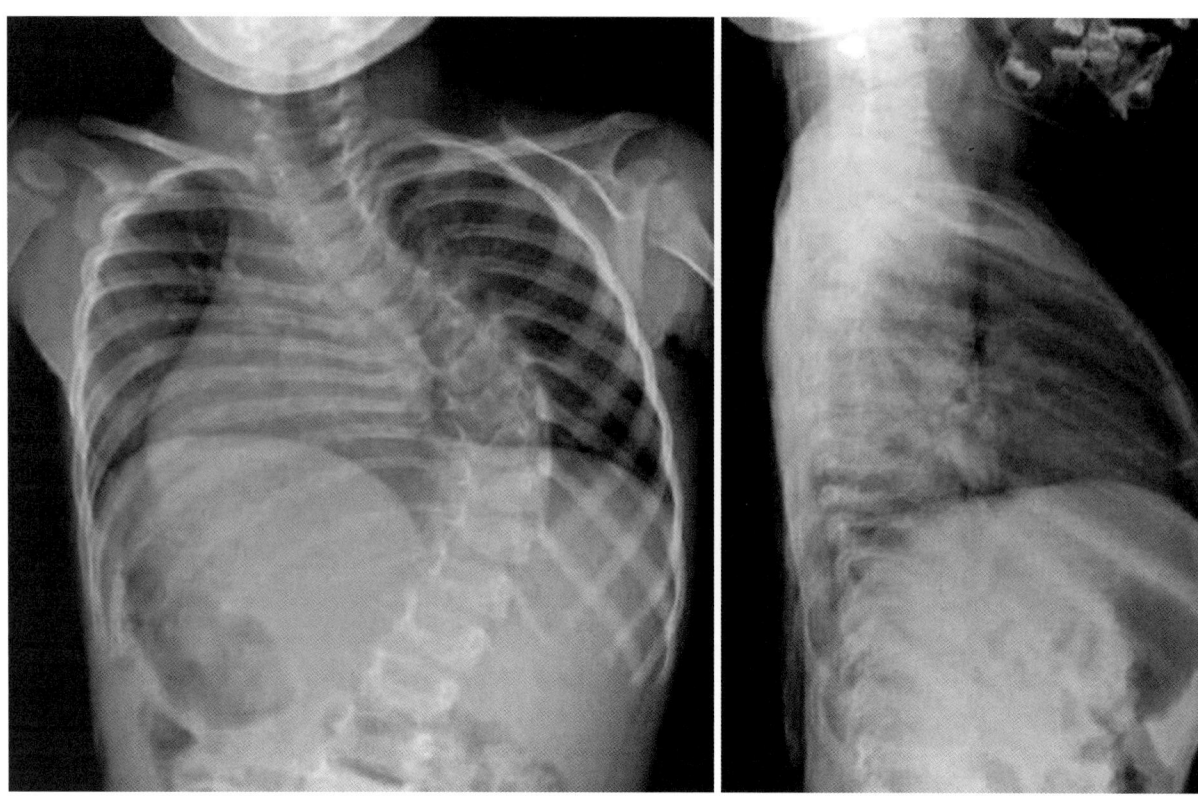

图54.1 一例具有代表性的早发型脊柱侧凸病例，可见在治疗决策时的困难且多变。这是一个18个月大的儿童，患有未确诊的线粒体紊乱和进行性脊柱侧凸，儿童脊柱研究学会（CSSG）的成员在该儿童的治疗中表现出观察者之间和内部的显著差异

越来越多的高水平研究正在进行中，像儿童脊柱研究学会（CSSG）这样的组织正在响应EOS中更高水平证据的呼吁。

54.2 结局评估方式的发展历史

EOS的自然史不仅为治疗目标（如减少呼吸功能障碍、减轻疼痛、改善身体外观、改善功能和防止过早死亡）提供了参考，而且为临床治疗结果的发展提供了参考。在10岁前发生的脊柱畸形可能会对身体形状/功能、活动水平以及之后的青春期和成年期参与社会活动的能力造成严重影响[4]。严重脊柱侧凸继发的肺实质压迫、胸壁畸形和脊柱缩短可导致肺发育不良和呼吸做功增加。长期来看，这些胸部变化可导致肺动脉高压，最终导致肺心病和过早死亡。事实上，与青少年特发性脊柱侧凸患者相比，中年EOS患者的死亡率是其4倍，后者在脊柱畸形发生之前就已经发生了肺成熟[5]。因此，肺功能的评估是EOS治疗效果的关键。此外，EOS可导致儿童早期的身体畸形（如肩部失衡、骨盆倾斜或躯干移位），这种畸形会在青春期和成年期持续甚至恶化。这些身体畸形的存在会对儿童和看护人产生显著的短期或长期的社会及心理影响，如自我形象差、社会孤立、身体功能受限和焦虑/抑郁[6,7]。因此，评估躯干形状的放射学测量和脊柱侧凸测量计读数以及评估健康相关生活质量的调查是必不可少的。

功能、残疾和健康国际分类（International Classification of Functioning, Disability and Health，ICF）是在考虑到疾病发展自然史的情况下构建有用的治疗结果模型[8]。ICF始于疾病，进而导致损伤。损伤被定义为结构或功能的异常。损伤导致的残疾被视为缺乏正常的活动能力。最后，损伤导致患者在家庭、朋友和学校扮演的社会角色受影响。此外，外部因素，如环境因素（即支持系统、获得医疗保健、技术）和个人因素（即其他医学合并症、心理社会发展、应对能力）都会影响治疗的成功，并导致其他附加损害。

例如，在ICF途径中，综合征性脊柱侧凸导致脊柱、胸壁和肺畸形（图54.2）。这些损害导致患者身体和呼吸功能障碍，在学习和游戏方面受到限制，并可能导致过早死亡。如果治疗能减少损伤，那么希望治疗也能改善活动受限，增强身体功能，防止过早死亡。尽管如此，这一框架提供了一种对结果进行分类的方法，注意哪种治疗最能减少损害，从而对疾病的治疗效果产生积极影响。

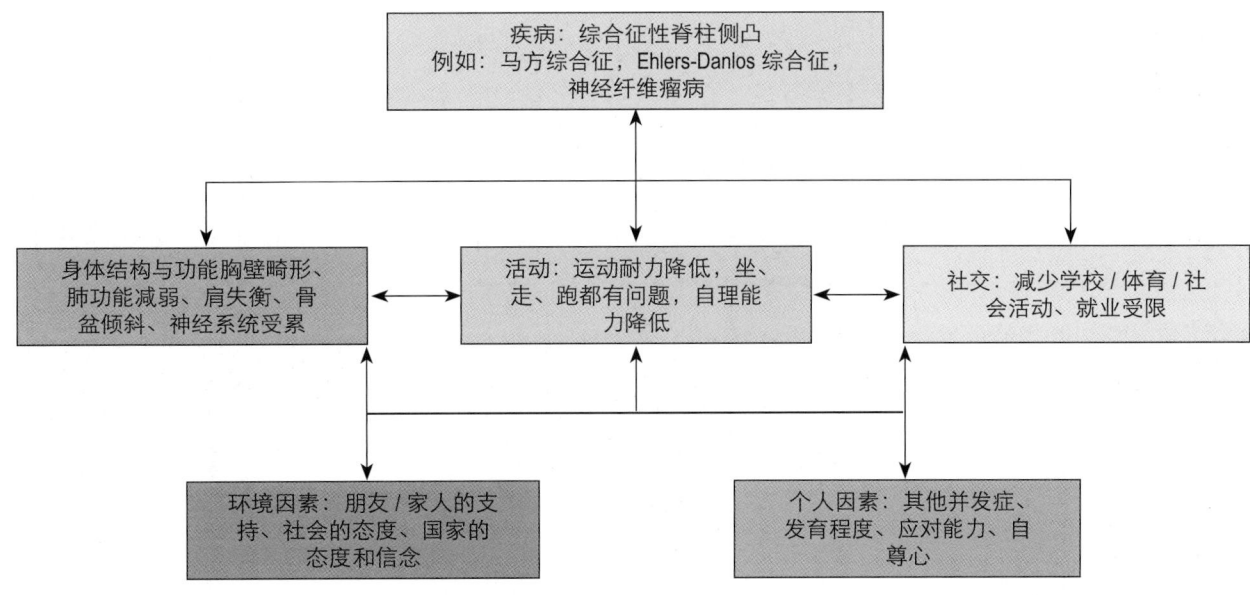

图 54.2 以综合征性脊柱侧弯为例的 ICF 路径

54.3 结局测量和评估工具

54.3.1 放射学检查

早发型脊柱侧凸指的是脊柱的三维畸形。虽然冠状面放射测量一直用于评估侧凸畸形的治疗效果，但考虑矢状面和轴面畸形也是必要的。确定脊柱侧弯程度最广泛使用的方法是 Cobb 法[9]。通过测量近端椎体上终板到远端椎体下终板的最大角度得到冠状面主弯 Cobb 角。该方法可用于监测冠状面上胸椎、主胸椎和胸腰椎/腰椎侧凸的进展，以及矢状面的后凸和前凸。冠状面和矢状面平衡是用于评估脊柱畸形的另外两个影像学结果。冠状面平衡的定义为 C7 铅垂线与骶骨中垂线之间的距离。矢状面平衡定义为 C7 铅垂线与 S1 椎体后上角之间的水平距离。实现躯干平衡在防止侧凸进展、缓解症状、减少肩部失衡等畸形方面起着至关重要的作用[10-14]。已经提出了几种定义肩部平衡的放射学替代方法，包括肩高、锁骨角和 T1 倾斜角[15-18]。然而，之前的研究发现，使用 X 线片来确定肩部外观是非常不准确的。具体来说，一个患者的肩部在 X 线片上可能是平衡的，然而，临床上可能存在不平衡，反之亦然。冠状面和矢状面的 X 线参数包括胸廓高度、骨盆倾斜度、椎体倾斜角、椎间盘成角或肋脊角。

椎体轴向旋转角（axial vertebral rotation，AVR）指的是脊柱在轴向面的扭转部分。此前，测量 AVR 使用的是传统的 X 线片和高度不准确的方法，如 Nash-Moe 方法、Perdriolle 方法和 Raimondi 方法[20-23]。此外，还有许多其他测量 AVR 的方法被提出，如磁共振成像（MRI）和计算机断层扫描（CT）[24-26]。然而，多次 CT 扫描会使患者暴露在大量的辐射中，所以对儿童人群可能特别危险。此外，CT/MRI 图像要求患者处于仰卧位，这可能会降低侧凸程度和 AVR，阻碍了准确评估[27]。然而，随着双平面 X 线片和专用的 Ster EOS® 软件（EOS 成像，巴黎，法国）的发展，可以使用 AP 和低辐射的侧位图像生成 3D 模型（图 54.3）[28, 29]。先前的研究表明，EOS 成像的 3D 建模方法在青少年特发性脊柱侧凸中具有高度的准确性、可靠性和可重复性[29-35]。然而，还需要更多的研究来验证 EOS 中这一工具的有效性。随着技术的进步，3D 建模变得更便宜、更容易，外科医生将能够在整个治疗过程中轻松、准确地评估患者躯干和三个平面的畸形。

在脊柱侧凸的影像学检查中，注意技巧至关重要。EOS 中所见的复杂和严重的畸形/残疾，特别是神经肌肉障碍，患者保持一定体位有困难。多项研究表明，影像学之间的定位变化会显著改变影像学结果[36-40]，并使整个治疗过程中影像学的比较复杂化。此外，有发育迟缓或行走障碍的儿童患者可能难以保持静止并且参与部分影像学检查，如立位片。成像可能会影响对畸形真实程度的准确估计。医生不应仅依靠 X 线片测量，而应结合全面的临床评估来确定治疗方案和评估结果。

54.3.2 肺功能

虽然肺功能在 EOS 人群中非常重要，但在年幼的儿童中测量肺功能需要特殊的设备和技术。此外，尚

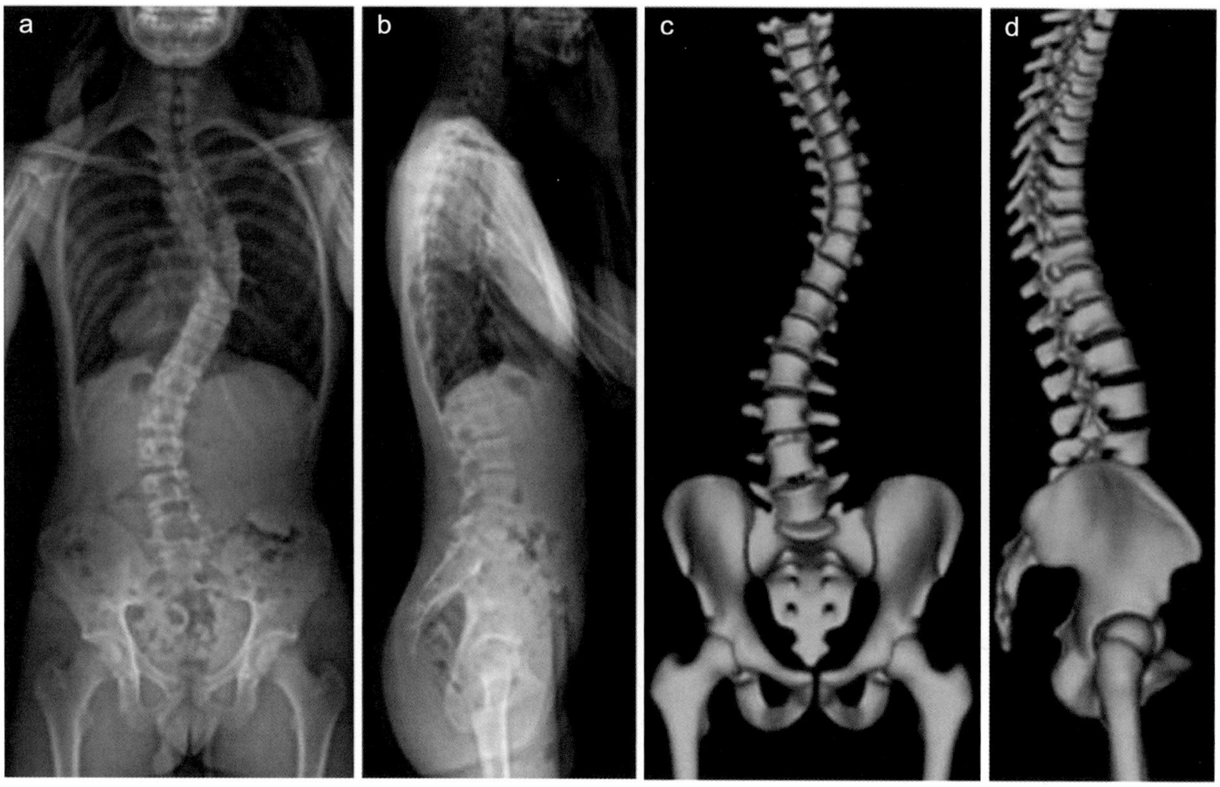

图 54.3 SterEOS® 软件使用双平面正位和侧位 X 线图像创建的脊柱三维模型。（a）EOS 前后位片（正位）。（b）EOS 侧位片。（c）由 EOS 正位和侧位片生成的 3D 模型的正位视图。（d）由 EOS 正位和侧位片生成的 3D 模型的侧位视图

不清楚传统的肺功能测量如肺活量和呼气量是否足以描述 EOS 患儿的相关病变。Redding 等已经证明先天性脊柱侧凸儿童的肺功能发生了显著改变，并提出假设：脊柱侧凸通过侵入胸廓影响肺功能，以及通过减少胸壁顺应性和偏移，导致肺的大小和功能不对称[41]。然而，这项涉及 39 名 EOS 患者的研究并未证明侧凸与肺功能之间存在相关性。计算机断层扫描与 3D 重建可以估计肺容量和胸内畸形[42]。Adam 等已经表明，CT 测量的肺容量与肺功能测试之间存在很强的相关性[43]。这项研究强调了脊柱、胸廓和肺畸形的复杂性，并讨论了传统肺功能检测的局限性，这些检查忽视了右肺和左肺的显著不对称。然而，常规重复 CT 扫描会增加恶性肿瘤的风险，这限制了其作为研究工具的使用[44]。尽管这一领域的研究仍处于初级阶段，但磁共振成像可能具有类似功能。对于如何最好地测量这一人群的肺部预后目前尚无共识。

54.3.3 健康相关生活质量

从主观上看，与一般儿童的健康状况相比，许多 EOS 患者的 HRQoL 存在显著差异。然而，在 EOS 人群中，HRQoL 的测量充满了困难。儿童脊柱研究小组和成长脊柱研究小组合作努力，已经制定了 24 项早发型脊柱侧凸问卷（EOSQ-24），该问卷是评估 EOS 患者的有效工具[45]。EOSQ-24 已被翻译为多种语言，包括西班牙语、荷兰语、阿拉伯语、汉语、土耳其语和德语，因其新颖有效，目前应用于各种研究中[46]。在生活质量（QoL）领域内，EOSQ-24 试图了解患者的总体健康状况、疼痛/不适水平、身体功能、日常生活、疲劳/体力水平、情绪和转移能力。除了生活质量，EOSQ-24 试图量化儿童/父母的满意度和 EOS 治疗相关的经济负担。迄今为止，这是唯一经过验证的、针对疾病的测量 EOS 患者健康相关生活质量的工具。

54.3.4 并发症、再入院及非计划再手术

目前儿科脊柱畸形手术的一个焦点是限制围手术期的发病率，重点是避免手术并发症、非计划再手术（UPROR）和早期再入院。手术并发症治疗包括脊柱侧凸手术部位感染，锚定点移位，棒断裂、凸起、突出，交界性后凸，侧凸加重，神经系统并发症和内科并发症[47]。这些并发症可能需要早期再入院和非计划再手术。早期再入院对医疗保健系统来说是一个重大

的财政负担，仅在可避免的医疗保健支出中就占了170多亿美元[48]。此外，众所周知，UPROR与较差的临床结果相关，包括未来并发症和植入物失败的更高风险。因此，医疗保险和医疗补助服务中心现在正在使用再入院率作为医院质量指标之一，并以此来惩罚那些可避免的再入院率较高的机构[49]。因此，人们对手术治疗方案在并发症、再入院和非计划再手术风险情况方面的比较结果非常感兴趣。

54.4 我们对结局了解多少

尽管在EOS中进行有意义的临床研究存在相当大的障碍，但研究工作已使临床医生对该领域的问题有了初步的了解。以下是与EOS领域相关的现有证据的简要总结。

54.4.1 早期脊柱融合术的负面影响

现在已经发表的研究共同证明了早期融合对儿童脊柱侧凸的不良影响[7, 50, 51]。Karol等检查了28例9岁前接受脊柱融合术的患者的肺功能测试，结果显示，与常规手术相比，肺功能测试的预测值为50%~60%[50]。限制性疾病风险最高的患者是那些进行了更广泛的胸椎融合，特别是近端胸椎融合的患者。Vitale和Goldberg等也报道了类似的结果[7, 51]。虽然这些文章都没有前瞻性地测量融合前后的肺功能，但总的来说，这一研究提供了大量证据，表明接受传统融合技术治疗的EOS患儿存在肺功能大幅度降低的风险。现在，现有的研究人员有必要证明，新技术可以改善自然史和早期融合所呈现的这种不良情况。

54.4.2 传统生长棒治疗的患者预后结果

在过去的20年里，为了不惜一切代价避免融合手术，生长棒或可扩展脊柱植入物已成为EOS患儿的治疗标准。目前生长棒的治疗选择包括传统生长棒（TGR）、垂直可扩张假体钛肋骨（VEPTR）和磁控生长棒（MCGR）。TGR显著改善冠状位和矢状位畸形、肺可用空间和脊柱生长[52]。此外，双棒结构似乎比单棒结构有着更好的影像学结果和更低的棒断裂发生率[53-56]。与TGR相比，VEPTR已被证明在特发性EOS患者中会产生更少的侧凸矫正、更少的胸廓高度增加、更大的后凸，以及更高的伤口并发症发生率[57]。然而，VEPTR已被证实在婴儿EOS（发病<3岁）或胸壁异常导致限制性肺部疾病的病例中特别有用。早期研究发现，在肋骨融合的EOS患者中置入VEPTR后，肺可用空间、胸椎高度和肺活量都有显著改善[58-60]。尽管在矫正方面是可靠的，但基于TGR和VEPTR的治疗方式需要多次手术。重复性手术已被证实会增加EOS患儿手术部位感染和心理社会问题的风险[61, 62]。此外，重复手术需要多次接触全麻。有报道称，早期反复接触全麻可能会对发育中的大脑产生负面影响[63-65]。2016年FDA向医生提出警告，3岁前过度麻醉暴露（累计超过3小时）可能会对儿童造成长期损害[66, 67]。

生长棒手术的最新发展是MCGR，它避免了重复的手术。其很快就受到了欢迎，并被广泛应用于整个脊柱领域。初步和长期的研究表明，在冠状和矢状面弯度矫正方面，其效果与非磁性矫形器相似[68-72]。然而，最新的研究报道中指出短期随访MCGR术后并发症较少[73-77]，但随访时间较长的研究并没有得出这一结果[53, 54, 78]。在一项系统综述中，Thakar等报道了45%的累积非医疗并发症风险和33%的计划外再手术率[68]。MCGR放置后最常见的并发症是锚钉拔出、植入物失败和棒/棒锚定点断裂。此外，在MCGR与TGR的比较中，Roye等证实，MCGR治疗的患者发生植入物相关并发症的风险是TGR的3倍[79]。尽管有这些发现，在2年的随访中，TGR患者仍然需要更多的手术，这凸显了MCGR技术的优势。MCGR对HRQoL的影响尚未达成共识。一项研究表明，与TGR相比，MCGR在提高患者/看护者满意度和减少经济负担方面的效果很好[80]。然而，另一项研究表明MCGR在HRQoL方面没有显著改善[81]。此外，从TGR转化为MCGR后，HRQoL没有明显改善[82]。目前的研究旨在了解在更长的随访期中是否能检测到对生活质量有意义的改善。

54.4.3 生长调节：前路椎体U形钉技术、Shilla技术和前路椎体拴系技术

为了改善儿童脊柱侧凸的预后，临床医生已经开发了一些策略，试图调节或控制脊柱生长。Betz等率先使用经胸或前路椎体U形钉技术[83, 84]。椎体钉的初步结果显示，在治疗早期，椎体钉的侧凸矫正与支具治疗相似[85-88]。然而，近期随访时间较长的研究（>2年）表明，接受前路椎体U形钉技术治疗的患者侧凸进展率较高，最终需要后路融合[89, 90]。McCarthy开发了Shilla技术，该技术采用了一种特殊设计的固定螺钉，在顶椎融合的同时扩大脊柱的其余部分[91]。Shilla技术的优点是避免了为延长脊柱而进行的重复手术。关于Shilla技术的研究已经报道了足够的畸形矫正，以及在不需要重复延长的情况下引导生长的能力[92, 93]。

然而，在顶椎或远端进行延长似乎存在更大风险[94]。我们需要更多的研究来了解 Shilla 手术干预后脊柱生长的机制和临床结果。

前路椎体拴系（anterior vertebral body tethering，AVBT）是一种新型的非融合技术，最近通过人道主义设备豁免（HDE）获得了 FDA 的批准。AVBT 通过使用放置在椎体螺钉中的拴绳，在脊柱凸侧产生压缩力。从理论上讲，这可以通过增加脊柱未系绳的凹侧的相对生长来实现持续的侧凸矫正，而不会完全限制脊柱的活动能力[95, 96]。迄今为止，只有有限的案例研究和小规模队列，没有在短时间内报道疗效和安全性数据的对照组。这些初步报道已经证明了其拥有足够的侧凸矫正[96-98]。然而，人们对完整的并发症和再手术风险情况了解甚少。接受 AVBT 治疗的患者系绳断裂、矫正过度和再手术率高达 18%[99, 100]。所有研究者都指出，AVBT 是一种有效的技术，却需要更好地了解理想的手术指征，并需要将结果与现有的程序进行比较。一些多中心的前瞻性研究已经启动，希望在未来几年内更好地了解这种新技术的效用。

54.5 未来的发展机遇

尽管存在这些挑战，但仍有许多机会可以更好地促进 EOS 领域的临床研究和创新。报道主要侧凸、后凸矫正、肺功能、HRQoL 和并发症结果的方式多种多样，无法进行汇总统计数据或 meta 分析。实现统一结果的第一步是该领域的专家就如何构成一套最小的共同结局和方案达成一些共识。此外，在制定成像技术的统一方案方面应努力提高质量，以便在随访患者和医疗机构之间能更准确地比较放射测量结果。

为了有效地进行临床研究，多中心研究将是至关重要的。成长脊柱研究小组和儿童脊柱研究小组合作成立了儿科脊柱研究学会（Pediatric Spine Study Group，PSSG），该小组成员对 EOS 领域有浓厚兴趣和丰富经验。PSSG 致力于将 EOS 研究的多中心工作集中起来，为统一的、高水平的研究提供机会。然而，尽管本研究组做出了努力，但并不是所有 EOS 患者都是这些研究的一部分。相比之下，大多数因癌症接受化疗的儿童是作为国家方案的一部分被纳入研究的，这促进了这一领域的临床研究。或许，对于 EOS "指标（index）"患者使用新的研究技术和植入物，应以其研究结果能否贡献于多中心登记为条件。事实上，随着 AVBT 的发展，PSSG 已经同意负责收集、组织和存储由几位先驱 AVBT 外科医生提供的数据。

患有 EOS 的儿童应该被视为"单独群体"。在该领域的新设备获得批准过程中，市场过小和监管负担阻碍了创新。因此，社会必须推动在这一领域的创新。我们的国家协会和亚专业组织可以通过资助研究提案来提供帮助。联邦并没有忽视这些问题。2007 年的《儿童医疗器械安全和改进法》为创新提供了若干鼓励措施，包括允许制造商从人道主义设备豁免批准的设备中获利，并通过财团提供资金支持儿童设备领域的创新。

54.6 总结

EOS 的治疗方案多种多样，只有相对较少的高水平研究证实了这些治疗方式的概念前景。治疗方案的迅速扩展并没有伴随着临床研究来严格比较和对比各种治疗方案。此外，EOS 的成果建立和收集具有挑战性，EOS 长达数十年的自然史难以研究。因此，需要通过 PSSG 对 EOS 和其他研究组进行严格的研究，以优化决策，最小化风险和并发症，并实现收益最大化。然而，鉴于 EOS 研究的当前状态，基于专家的共识意见，在缺乏严格证据的情况下进行治疗可能是合理的，即与相当糟糕的自然史相比，目前可用的治疗策略可能提供更好的结果。对 EOS 脊柱侧凸治疗后患者结局的更好理解是及时对这些儿童的照护评估的先决条件。

（Michael W. Fields，Brice Ilharreborde，Michael G. Vitale 著

吴　兵　刘轩汇译　刘　虎校）

参考文献

扫描书末二维码获取

第55章 早发型脊柱侧凸的社会心理影响

本章内容

55.1 引言 545	55.5 社会心理状态和影像学/临床参数 548
55.2 评估早发型脊柱侧凸患者的社会心理结局的工具 545	55.6 社会心理治疗结局 548
55.2.1 社会心理和行为措施评估 546	55.6.1 非手术治疗 548
55.2.2 健康相关生活质量评估 546	55.6.2 手术治疗 548
55.3 早发型脊柱侧凸对社会心理状态的影响 547	55.7 HRQoL 结果解读 550
55.4 社会心理状态和病因学 547	55.8 总结 550

要点

- 了解早发型脊柱侧凸（EOS）的社会心理影响及其治疗对患者的优化管理至关重要。
- 在 EOS 患者中，社会心理结局通常使用父母/监护人代理的患者报告结局（PRO）来评估。
- 许多研究使用早发型脊柱侧凸 24 项问卷（EOSQ-24）来衡量社会心理结局从而作为健康相关生活质量（HRQoL）的一部分。
- EOS 的不同病因（如特发性、神经肌肉性、综合征性和先天性）之间的基础社会心理状态有重要差异，在比较治疗后的结果时必须考虑到这一点。
- 研究者应该意识到非手术干预可能对 EOS 患者的社会心理状态产生显著的负面影响。
- 全麻或者 EOS 术后儿童（第 51 章）发生精神障碍和负面的社会心理变化如创伤后应激障碍（PTSD）的风险增加。
- 在新外科技术的统计学分析方面还有大量工作要做。

55.1 引言

传统上，一般使用放射测量结果评估疾病的严重程度和脊柱畸形的治疗效果，当然早发型脊柱侧凸（early-onset scoliosis，EOS）也不例外。然而，放射学结果并不能完整地反映临床情况，甚至并不是最重要的测量结果[1]。最近，大量研究集中在 EOS 的心理社会结局，以明确疾病及治疗对这些患者的影响。儿童的社会心理状态结局反映了与心理健康、自我形象、社区互动和家庭动态相关的心理、行为和社会因素的复杂相互作用。在 EOS 患者中，这些因素可以直接或间接地受到患儿生活的许多方面的影响，包括应对慢性疾病、身体畸形、接受手术干预、不得不多次前往诊所/医院就诊、经常缺席学校的社交活动以及与家人和同龄人的社交活动。了解 EOS 及其治疗的社会心理影响对于这些患者的护理至关重要。此外，EOS 儿童的监护人和家庭也面临着心理、生理和社会挑战以及经济负担。

55.2 评估早发型脊柱侧凸患者的社会心理结局的工具

通常采用患者报告结局（patient reported outcome，PRO）措施，使患者和（或）其护理人员能够就疾病和治疗对其生活心理社会方面的影响提出自己的意见，而不需要第三方解释。由于各种原因，在 EOS 人群中测量社会心理结局是困难的。这些患者一般太年轻，无法完全理解和表达他们对自己健康的看法。此外，非特发性 EOS 患者可能有并存的认知和（或）身体缺陷，使他们无法恰当地完成 PRO 测量。因此，EOS 患者中社会心理结果的测量通常取决于对父母、教师、其他照顾者等代理人的分析。尽管如此，评估 EOS 的社会心理结局的工具为医疗保健提供者提供了一种手段，至少可以获得对 EOS 患者的社会心理结局的初步了解，并可以比较不同治疗方式在改善这些结局和整体健康相关生活质量（health-related quality of life，

HRQoL）方面的疗效。

目前已有几种工具用于评估 EOS 患儿的社会心理结局，它们可以大致分为两类：①专门评估社会心理和行为措施的工具；②作为 HRQoL 一部分评估社会心理方面的工具。评估社会心理和行为的工具是为研究人员、临床医生或教师设计的，用于评估儿童和青少年行为和情感特征的广泛维度。这些工具主要用于筛选或诊断情绪和行为问题，或评估解决这些问题的干预措施。在 EOS 研究中，这些工具被用来调查重复手术的社会心理效应。同时，HRQoL 工具衡量健康状况对生活质量的影响，其包括多维度感知，包括与身体、心理和社会功能的相关领域。疾病及其治疗的心理社会效应通常作为 HRQoL 的一个方面来衡量。以下描述了在该人群中使用的特定工具。

55.2.1 社会心理和行为措施评估

55.2.1.1 儿童行为量表

儿童行为量表（Child Behavior Checklist，CBCL）是一种家长报告工具，专门用于评估学龄前到青春期儿童的适应和适应不良功能（CBCL6：4~16 岁，CBCL/ 6-18：6~18 岁）[2]。CBCL 调查了 100 多个项目，评估学生的学业表现、社会活动和问题行为。这些项目包括问题（内化问题、外化问题和其他问题）和能力（课外活动、社会活动和学业表现）领域。CBCL 无法用于确诊精神障碍，但能表明这些问题的分值，以考虑进一步的评估。

55.2.1.2 优势和困难问卷

优势和困难问卷（Strength and Difficulties Questionnaire，SDQ）是一份评估 3~16 岁儿童和青少年行为品质的父母报告筛选问卷。SDQ 同时收集消极属性和积极属性。消极属性是情绪症状[1]、行为问题[2]、多动/注意力不集中[3]和同伴关系问题[4]。积极的属性是"亲社会行为"。SDQ 的有效性已经得到了很好的证实，它被广泛用作发育、遗传、社会、临床和教育研究的一种研究工具。

55.2.1.3 儿童行为评估系统

儿童行为评估系统（Behavior Assessment System for Children，BASC）是用来评估 2~25 岁儿童、青少年和年轻人的行为、情感和适应功能的，有家长、老师和自我报告格式[4]。BASC-第 2 版父母报告量表（BASC-2 PRS）过去曾被用于评估 EOS 儿童患者的社会心理结局。BASC-2 PRS 包括临床量表（高血压、攻击、焦虑、抑郁、躯体化、非典型性、戒断和注意力问题）、适应性量表（适应性、社交技能、日常生活技能和功能性沟通）、内容量表（愤怒、欺凌、发展性社会障碍、情绪自我控制、执行功能、负性情绪和心理弹性）以及复合量表（适应技能、行为症状指数、外化问题、内化问题和学校问题）。BASC-2 通常被学校和临床心理学家以及临床研究人员使用。

55.2.2 健康相关生活质量评估

55.2.2.1 早发型脊柱侧凸 24 项问卷调查

在 EOS 研究中，传统上使用的是用于评估患者 HRQoL 的通用工具，而不考虑疾病诊断。通用评估工具在比较不同疾病结果的研究中非常有用，特别是对于具有成本效益的研究；然而，这些工具往往不够敏感，无法检测出特定诊断的人群之间 HRQoL 结果的有意义差异。相反，针对疾病的工具专注于与特定疾病相关的 HRQoL，并且设计得足够敏感，以便对随访结果进行比较，或对同一疾病进行不同治疗策略的个体之间进行比较。在过去的十年中，人们在儿童脊柱畸形方面做出了巨大的努力，以开发出针对疾病的工具来衡量 HRQoL 结果，这些工具有效并且可靠，并能对变化作出反应。

早发型脊柱侧凸问卷（Early-Onset Scoliosis Questionnaire，EOSQ-24）[5]是一种疾病特异性的工具，通过解决 EOS 患者及其护理人员的重要问题来评估 HRQoL（表 55.1）。它通过对护理人员和医疗保健提供者进行访谈从而成立焦点小组，然后进行严格的测试，以确定有效性、可靠性和响应性[5]。这项 24 个问题的调查

表 55.1 早发型脊柱侧凸 24 项问卷调查的项目和子项目

项目	子项目
患者的健康相关生活质量	一般情况
	疼痛/不适
	肺功能
	活动能力
	躯体活动能力
	日常生活
	疲劳程度
	情感
家长负担	
经济负担	
满意度	儿童满意度
	父母满意度

由患者的护理人员完成，包括四个方面：患者的生活质量、父母负担、经济负担和满意度。在 HRQoL 领域中，有几个子领域，包括一般健康、疼痛/不适、肺功能、活动能力、躯体活动能力、日常生活、疲劳程度和情感。EOSQ-24 旨在衡量 EOS 患者心理社会结局的 4 个方面：疲劳/活力、情绪、儿童满意度和疼痛/不适（已知与精神健康障碍和心理特征相关）。EOSQ-24 的独特之处在于它能够测量 EOS 患者家庭中的父母负担和父母满意度。这些方面通常不会在其他 HRQoL 测量中进行评估；然而，它们对于理解 EOS 对患者和照顾者日常生活的全面影响是必不可少的。

研究表明，EOSQ-24 足够敏感，可以检测到手术干预前后的变化，以及术中和术后并发症[5]。EOSQ-24 为医生提供了一个可靠的、基于患者的指标来评估 HRQoL，并已成为评估 EOS 人群的社会心理结局的金标准。自建立以来，EOSQ-24 已在全球使用，并被翻译为多种不同的语言，包括土耳其语[6]、西班牙语[7]、汉语[8]、挪威语[9]、阿拉伯语[10]、德语[11]、荷兰语[12] 和葡萄牙语[13]。

EOSQ-24 是为 EOS 患者的护理人员开发的，而不是患者自己。随着儿童的成熟，人们普遍认为患者会对自己的健康形成自己的看法。因此，需要一种自我报告的工具，让那些患有 EOS 且有足够认知能力的年龄较大的儿童和青少年就他们的 HRQoL 发表自己的意见。现在的研究致力于通过开发和验证患有 EOS 的青少年的患者报告结局，即青少年 EOSQ（EOSQ-a）来完成这一任务。在不久的将来，这项调查将使医生对患有 EOS 的年龄较大儿童的 HRQoL 有更细致的了解。

55.2.2.2 脊柱侧凸研究学会结局量表

脊柱侧凸研究学会结局量表（Scoliosis Research Society Outcomes Questionnaire，SRS-22）是脊柱侧凸研究中最早得到验证、使用最广泛的 HRQoL 测量方法之一[15-19]。该工具仅在青少年特发性脊柱侧凸（AIS）患者中得到验证，而未在 EOS 患者中得到验证。尽管如此，它却成功地广泛应用于评估无认知缺陷[20] 的老年 EOS 患者的社会心理结局。该调查自启动以来，经历了一系列修改，形成了 SRS-24、SRS-23、SRS-22r 等多个版本[21,22]。此外，SRS-22 已被翻译为多种不同的语言，包括阿拉伯语、巴西语、汉语、荷兰语、法语、德语、希腊语、意大利语、日语、韩语、挪威语、波斯语、波兰语、西班牙语、瑞典语、泰国语和土耳其语。

与 EOSQ-24 不同，SRS-22 可以由患者完成，测量 HRQoL 的五个领域类别，包括功能/活动、疼痛/不适、自我形象、心理健康和满意/不满意。SRS-22 的一个好处是能够评估患者的身体形象，这对青少年尤其重要，这可能与他们的心理健康有关。身体畸形矫正对于改善术后患者的身体形象和患者满意度非常重要[15,19,24-29]。有了 SRS-22，外科医生可以将这些信息纳入手术决策和临床结果评估中。但由于该工具仅在 AIS 患者中得到验证，使用 SRS 问卷的研究结果可能不适用于 EOS 人群。尽管如此，SRS 在儿童脊柱畸形的社会心理预后评估中仍然是一种强大的疾病特异性工具。

55.3 早发型脊柱侧凸对社会心理状态的影响

EOS 患者的社会心理状态的自然史还没有得到很好的记录，目前也没有一致的方法来获取未接受治疗的 EOS 患者的长期评估。因此，预评估可能是评估疾病本身（相对于治疗的影响）对 EOS 患者社会心理状态的时间影响的最佳方法。Matsumoto 等报道，在接受治疗的 EOS 年轻患者中，使用 EOSQ-24，与年龄匹配的标准相比，非特发性病因的患者在预处理时的社会心理结果显著恶化，而特发性病因的患者在社会心理领域的得分与年龄匹配的标准相似[30]。然而，无论是非特发性还是特发性患者的护理人员，都报告了相比于年龄匹配的正常对照组，护理负担显著增加[30]。Campbell 等调查了 503 例患者的预处理（任何治疗前）队列，也报道了相同的结果[31]。

55.4 社会心理状态和病因学

EOS 的病因被分为四大类：特发性、神经肌肉性、综合征性和先天性/结构性[32]。每种病因导致不同程度的脊柱畸形和不同的自然史[33]。显然，在这一患者群体中存在着巨大的异质性，因此有必要在评估社会心理结果之前根据病因对人群进行分层。一些研究报道称，与特发性和先天性病因患者相比，神经肌肉性和综合征性患者的社会心理状况较差[5,34]。在 EOSQ-24 的验证研究中，Matsumoto 等报道，与特发性和先天型[5] 患者相比，神经肌肉性和综合征性患者在疲劳/活力和父母负担方面的预处理得分显著降低。同样，在一项针对 610 名 EOS 患者的研究中，Ramo 等确定神经肌肉性和综合征性患者在情绪和父母满意度方面的得分低于特发性和先天性患者[34]。此外，神经肌肉性患者疼痛/不适感增加。这些发现强调了不同病因之间的基础社会心理状态的重要差异，在比较治疗后的社会心理结局或进行结果研究时必须考虑到这一点。

虽然 EOSQ-24 已经可以很好地评估不同病因之间的社会心理结局的差异，但这些差异的原因还没有得到解释。神经肌肉性和综合征性患者的不良社会心理结果可能是继发于这些患者中更严重的脊柱畸形和其他伴发疾病。神经肌肉性和综合征性脊柱侧凸的患者可能需要咨询多名医疗和外科专家，更倾向于去急诊，并且可能需要以家庭护理的形式进行持续的医疗管理。这些保健要求可能对患者以及父母／家庭护理者产生严重的消极心理健康影响。

55.5 社会心理状态和影像学／临床参数

据推测，影像学参数与 EOS 患者的社会心理状态相关。然而，Ramo 等证明冠状面侧弯与 EOS 患者及其父母（通过 EOSQ-24 测定）的社会心理状态呈弱相关[34]。Gomez 等也报道了胸椎后凸与患者的社会心理状态无关[35]。另一方面，Gomez 等报道了脊柱骨盆参数可能起重要作用。骨盆入射角（PI）>60° 增加了疼痛／不适的风险，腰椎前凸角（LL）>60° 增加了 EOS 满意度下降的风险[35]。Matsumoto 等还报道，在神经肌肉性和综合征性患者中，骨盆倾斜角的增加与患者接下来 2 年的社会心理状况恶化有关，但在特发性和先天性脊柱侧凸患者中没有[36]。

此外，社会心理状态已被证明与一些临床参数相关。Ramo 等确定了神经肌肉性或综合征性脊柱侧弯患者中经常观察到的几种临床合并症，包括气管切开术、需要补充营养、不能行走和发育迟缓，这些可导致患者的社会心理状态较低，并增加其父母的护理负担[37]。

55.6 社会心理治疗结局

EOS 有几种治疗方案，包括非手术观察、支具及各种手术干预。这些治疗方案对社会心理结果的影响已有调查和报道。

55.6.1 非手术治疗

55.6.1.1 石膏固定和支具治疗

虽然石膏固定和支具治疗作为 EOS（通常为婴儿）治疗不需要开放手术，但它们会对社会心理结果产生持久的影响。石膏固定治疗（见第 28 章）通常包括多次全身麻醉，发生应激事件（见第 51 章），以及生活中情绪敏感时期的支具治疗（见第 29 章）也被证明对患者的社会心理结果有负面影响。Matsumoto 等证实，在开始石膏固定治疗后的平均 9 个月，特发性 EOS 患者的社会心理结局、父母负担和满意度较基线恶化[30]。在治疗结束（即拆除支具）后的平均 5 个月，除情绪外，这些结果恢复到基线。在非特发性的患者中，在石膏固定治疗期间仅观察到情绪方面的恶化。去除支具后，非特发性患者与基线相比，包括情绪领域在内的社会心理结局有所改善。本研究发现石膏固定治疗的负面影响因其潜在病因而异。

与非特发性患者不同的是，在特发性患者中，即使在去除石膏后，石膏对情绪仍有负面影响。尽管心理社会影响可能难以评估，但持续的、明显干预措施（如系列石膏固定）可能会让原本健康的孩子被贴上"病人"的标签，并留下长期的负面心理影响。与特发性患者一样，非特发性患者在治疗期间情绪恶化，但在治疗结束后情绪恢复到基线水平。与特发性患者不同，非特发性患者较差的社会心理状态可能会在改善脊柱侧弯和疾病负担后得到提升。

Byskosh 等在观察使用支具治疗的年轻患者时发现了类似的结果。他们报道说，在 8~12 岁的患者中，每天佩戴支具 12 小时以上的患者比每天佩戴支具 12 小时以下的患者表现出更多的情绪困扰和自我消极的迹象。Campbell 等还报道了接受石膏或支具治疗的患者的护理人员报道的父母负担大于观察组和健康标准[31]。这种差异在非特发性患者中大于特发性患者。因此，虽然使用系列石膏固定和支具治疗可能会有最小的并发症发生率，但对社会心理结局的影响是负面的，这是需要研究者认识到的事实。研究非手术治疗的社会心理影响仍然是一个重要的探索领域，未来的研究有必要确认其在 EOS 人群中的影响。

55.6.2 手术治疗

EOS 患者手术治疗的最终目标是通过控制脊柱畸形及维持或改善身体和肺功能来改善他们的 HRQoL，包括社会心理结局。EOS 的外科手术一直在快速发展，以改善临床结果，减轻患者负担，改善患者的生活质量。Roye 等报道，术后胸高≥22 cm 的患者在包括父母负担在内的所有领域都有着更好的社会心理结局[39]。Gomez 等报道，在接受牵引生长友好型固定的患者中，术后腰椎前凸小于 60° 可降低满意度差的风险。其他矢状面参数降低了疲劳领域不良预后的风险，包括实现骨盆入射角和腰椎前凸角（PI-LL ± <20°）之间的平衡，以及避免早发型脊柱侧凸近端后凸。在同一项研究中，没有证据表明社会心理结局与术后胸椎后凸>50°、骨盆倾斜>30°、种植体类型或骨盆融合有任何关联。

Matsumoto 等报道了神经肌肉性脊柱侧凸患者在手术干预后明显改善了他们的疲劳、情绪和父母负担[5]。

而特发性患者术后情绪恶化。这些结果表明，在神经肌肉性患者中，手术干预不仅可以纠正脊柱畸形，而且可以改善社会心理结局。然而，对于特发性患者，虽然手术干预可以治疗潜在的畸形，但对于一个健康的儿童（具有较高的基线社会心理状态），手术和康复的压力可能会使患者的社会心理状态难以改善。

然而，这些高强度的脊柱外科手术也会给患者及其家属带来巨大的挑战。例如，与非手术治疗或观察治疗相比，接受手术治疗的患者的护理人员有着最重的护理负担[31]。此外，与无并发症的患者相比，有术中并发症的患者术后疼痛更严重[5]。

55.6.2.1 最终融合

也许迄今为止在这一人群中最重要的结果研究与早期的最终融合有关，这是一种在过去更常见的手术。如今，在多项研究表明对HRQoL、肺功能甚至预期寿命有显著的有害影响后，EOS患者避免了早期最终融合[40-43]。在一项回顾性研究中，Vitale等描述了接受早期脊柱融合术的先天性EOS患者较差的总体健康感知和父母情绪更糟[41]。

55.6.2.2 撑开导向型生长友好型手术

在过去的20~25年里，为了应对早期融合的不良结果，人们开发了多种生长友好型外科手术。直到最近，传统生长棒（TGR）和垂直可扩张假体钛肋骨（VEPTR）一直是最常用的两种手术方法。两者都需要开放手术来延长手术时间，而且多重麻醉暴露和手术并发症的风险一直是该领域非常关注的问题。多项研究已经描述了TGR和VEPTR治疗的EOS患者的不良社会心理结局[44-46]。Flynn等使用BASC-2量表描述了在接受基于肋骨的生长棒系统治疗的患者中[46]，手术总数与患者适应性、弹性和引导性之间呈显著负相关。具体来说，手术次数越多的患者在适应变化、转变任务、分享财产、获得支持、减轻压力和克服逆境方面的困难更大。此外，观察到手术总数与抑郁和愤怒之间的直接联系。Matsumoto等在一项使用儿童行为检查表（CBCL）和优势和困难问卷（SDQ）[45]的研究中得到类似的结果。在他们的研究中，患有EOS的儿童接受了更多的手术，他们出现攻击行为、违反规则行为的风险就会增加。重复手术带来的压力会引起儿童的长期压力反应，类似于创伤后应激障碍（PTSD）。最后，Aslan等确定，接受5次以上手术的EOS患者比一般人群更有可能被诊断为抑郁症和广泛性焦虑障碍[44]。这些研究的累积结果表明，接受多次EOS手术的儿童发生精神健康障碍和负面社会心理变化的风险增加。持续的筛查和心理健康护理对接受TGR和VEPTR治疗的EOS患者至关重要。

考虑到人们越来越关注TGR和VEPTR治疗所需的多种全麻和手术对社会心理的负面影响，需要一种可以避免或减少手术次数的替代技术。磁控生长棒（MCGR）就是这样一种技术，它可以在门诊中进行，而不需要麻醉。初步研究表明，在比较MCGR和TGR时，社会心理结局有所改善，尽管一些改善并不显著[47-49]。Bauer等发现术后MCGR与TGR在疲劳/活力水平上有显著改善，但在其他社会心理结果上没有改善[49]。Matsumoto等报道，在比较术前到术后评估的变化时，MCGR患者在疼痛、患者满意度和父母满意度方面比TGR患者有更多的改善，尽管改善没有统计学意义[48]。同样，Donay等报道了MCGR组与TGR组在总体满意度方面的更好结果，但在控制了随访时间后，这些积极效果降低了[50]。Bekmez等还得出结论，MCGR组和TGR组之间在平均3~4年的社会心理结局方面没有统计学上的显著差异，尽管MCGR组在包括情绪在内的所有领域优于TGR组10分[51]。在一项为期2年的随访研究中，Aslan等确定MCGR和TGR组之间的精神心理诊断没有差异[52]。此外，从TGR到MCGR的转化似乎并没有改善社会心理结局[53]。尽管几乎所有作者都假设MCGR与改善的社会心理结局相关，但他们最终得出结论，MCGR和TGR在社会心理结局上没有差异，因为他们的研究结果没有统计学意义。然而，这种解释应该仔细分析（见55.8节）。

55.6.2.3 撑开生长友好型器械

第三种手术为非主动延长棒的植入。Shilla手术和前路椎体拴系术（AVBT）都可以避免多次手术，并且有假设认为HRQoL会得到显著改善[54-56]。这尤其适用于AVBT，它尚未被证明是一种能保留活动度的手术技术。然而，很少有研究调查这一概念，特别是在EOS患者中。Haapala等报道，根据EOSQ-24测量，在Shilla和MCGR术后至少2年的社会心理结局没有差异[57]。在一项关于AVBT的研究中，Newton等在术后2年随访时发现，接受AVBT与脊柱后路融合术和内固定患者的总SRS-22评分没有差异[58]。还需要进行更多的研究，以量化EOS患者在Shilla和AVBT治疗后的社会心理结局变化和整体HRQoL，以确定这些撑开技术是否能为患者提供社会心理益处。

55.7 HRQoL 结果解读

报道 EOSQ-24 评分变化的研究结果应仔细解读，因为最小临床重要性差值（MCID）尚未定义。虽然临床医生通过他们的实践经验对 MCID 有直观的感觉，但需要确定一个可以应用于研究和临床实践的 MCID。

此外，重要的是要注意缺乏统计显著性不能解释为没有差异，如本章中描述的大多数研究所做的一样。大多数儿童脊柱研究（实际上是大多数骨科文献）通过简单地将观察到的 p 值与临界阈值（通常为 0.05）进行比较来解释研究结果。流行病学家和统计学家如 Goodman 等建议，在实践中，当我们解读数据时，我们应该考虑到给定主题的统计、方法和生物学因素[59]。一般来说，人们对"是否有统计学意义"这个问题理解存在不足，它真正的含义是"假设零假设为真，获得这些结论的概率是多少"这个问题与"给定观察到的数据，被测试的假设为真的概率是多少"这个问题不同，而这通常才是研究人员想要回答的问题。这是调查人员通常会问的问题。这种坏习惯之所以如此普遍，部分原因在于人们渴望得到清晰而简单的答案，无论其统计意义是否重大，也源于人们担心对模棱两可的结果进行过度解读。然而，有人认为仅仅依靠统计检验会鼓励过度解释[61,62]。例如，在一项样本量小的研究中，缺乏统计显著性是因为样本量小，而不是因为缺乏关联。仅仅将研究结果的重要性提炼作为一个统计检验，而不使用大量其他工具来解释它们，这可能不是一个有用的方法。

55.8 总结

传统的 EOS 治疗中疗效评估的重点集中在畸形的影像学矫正和随后的功能改善。然而，最近的 EOS 研究已经认识到疾病和治疗对社会心理结局的重大影响。如果重点只是测量社会心理结局并获得关于它们的详细信息，那么专门评估患者社会心理和行为状况的工具是有用的。然而，这些工具通常需要在该领域有经验的心理学家或研究人员的参与。显然，当对多个领域进行评估时，将社会心理结局作为 HRQoL 工具的一部分来衡量更为实际。在这些工具中，EOSQ-24 是专门为 EOS 患者开发的，并已在多个国家的各种临床环境进行了验证。进一步的研究，包括对 EOSQ-24 的 MCID 的开发和对统计显著性的仔细解释，将使那些照顾患者的人对治疗社会心理结局有一个更完整的了解。

（Hiroko Matsumoto, Benjamin D. Roye, Michael W. Fields, Elizabeth T. Herman, and David P. Roye 著
吴　兵　刘轩汇译　范竟一　校）

参考文献

扫描书末二维码获取

第56章 早发型脊柱侧凸的最佳实践指南

本章内容

56.1 引言 551	56.4.1 神经监测 555
56.2 年龄对 EOS 治疗的影响 551	56.4.2 近端内固定 555
56.3 手术治疗 552	56.4.3 脊柱棒断裂 556
56.3.1 撑开式生长植入物 552	56.4.4 内固定延长 556
56.3.2 生长引导手术 553	56.4.5 手术部位感染：预防与治疗 557
56.3.3 最终融合 554	56.4.6 脊柱的生长 557
56.3.4 EOS 手术选择概述 555	56.4.7 生长友好型毕业治疗 558
56.4 手术注意事项 555	56.5 EOS 最佳干预措施总结 560

要点

- 目前尚无公认的 EOS 管理最佳实践指南。
- 需要了解胸廓发育和肺发育之间的共生关系以及外科干预对肺功能的影响。
- 患者开始手术治疗时的年龄越小，术后并发症的风险越高，提示医生应尽可能推迟手术干预的时间。
- 目前有多种内固定技术可用于治疗 EOS，其基础是在控制脊柱畸形的同时，允许脊柱持续生长和肺部发育。
- 了解手术治疗的关键技术有助于降低术后并发症的发生率。

56.1 引言

早发型脊柱侧凸（early-onset scoliosis，EOS）的治疗有多种选择，包括观察、支具、石膏、生长友好型内固定、生长调节和最终融合。目前，尚无针对儿童 EOS 的最佳治疗指南，因此了解针对不同患者和侧弯特征的最佳治疗模式是一项具有挑战性的工作。EOS 有许多不同的治疗方案，每种都有其独特的一面，既有优势也有挑战，这些方案因畸形的实际情况不同而不同。更重要的是，全面理解不同手术技术可以使医生知道如何实施最佳治疗方案，同时最大限度地减少术后并发症的风险。通过对现有文献的深入理解，我们可以开始打破僵局，并朝着建立最佳实践指南的方向努力。

56.2 年龄对 EOS 治疗的影响

许多治疗方案已用于治疗 EOS。选择治疗方案时很重要的一点是评估最终治疗目标。对于 EOS 来说，一些技术旨在矫正畸形，而另一些则作为延迟策略，以有利于患者脊柱和肺的生长，进而实现更好的治疗方法。虽然尚无最佳实践指南来指导特定 EOS 患者的治疗，但儿童骨科界逐渐达成了一项共识，即利用现有的多种非手术干预措施尽可能推迟手术干预。

Upasani 等对接受传统生长棒（traditional growing rods，TGRs）治疗的 110 例 EOS 患儿进行了一项多中心综述[1]。他们证实，除了畸形特征之外，年龄小是术后并发症的独立危险因素。他们确定的年龄界线为 7.6 岁，超过这一年龄的儿童术后并发症的风险降低。此外，递减效应限制了在畸形僵硬之前可获得的脊柱生长总量，造成进一步生长受限。对于剩余生长能力较强的儿童，这一问题更值得关注[2]。

畸形程度的接受程度与手术干预时机之间的平衡至关重要，但难以提炼为治疗指南。无论采取何种具体的手术干预，均可导致生长顺应性下降。干预前的侧弯越严重，治疗结束时的残余畸形就会越大，术后并发症发生率就会越高[3]，这意味着要在畸形达到一个未知阈值前进行干预，以获得最佳预后，同时也不会因为过早干预而限制脊柱的生长。

除了最大限度地降低术后并发症的发生率，患者年龄也对肺部发育有直接影响。肺的发育与胸廓的生长发育密切相关，肺功能依赖于足够的肺容积和胸廓活动度[4]。一般而言，肺发育在5岁前最快，肺泡数量呈指数形式增加，0~5岁生长速度最快，在9岁左右达到成年水平[5]。这种发育与胸廓的生长和扩张有关，胸椎的快速生长期为0~5岁，在这一阶段，胸椎高度可以达到成人高度的50%[6]。然而，胸廓扩张的速度较慢，5岁时仅为成人的30%，10岁时为50%[6]。因此，在肺发育的关键期内出现脊柱侧凸畸形，相较于关键期之后才出现的畸形，会显著损害患者的肺功能[7]。

鉴于这些数据，许多专家建议尽可能推迟手术干预时间。为此，专家们推荐了几种非手术干预措施，最常用的是矫形器治疗或石膏固定技术。已有报道矫形器治疗用于特发性 EOS 儿童，包括婴儿[8-10]和少儿[11-14]。关于婴儿特发性 EOS 使用矫形器治疗的文献基本上已经过时，没有高质量的证据，其主要原因是2岁以下儿童通过牵引、去旋转和侧向加压（elongation, derotation, flexion, EDF）石膏有可能实现畸形矫正[15]。对于少儿特发性 EOS 的矫形器治疗，数据显示预后良好[11,14]。

目前已经报道了几种不同类型的支具，随着技术的进步，矫形器治疗前景光明。Thometz 等报道了38例 EOS 患儿（包括婴儿和少儿特发性患者），使用 CAD/CAM 技术制作的矫形器，采用非镇静脊柱手法治疗[16]。他们发现37%的侧弯在治疗后得到纠正，另有37%的侧弯在治疗12个月后得以稳定。胸弯患儿的脊柱侧弯矫正率较高（38%，胸腰段33%，腰段29%），婴儿特发性 EOS 的脊柱侧弯矫正率较高（50%，少儿23%）。一项随访研究报道了9例婴儿脊柱侧凸，发现在至少2年的随访中，44%的患儿通过支具治疗，侧弯完全矫正（侧弯≤10°），其余患儿的平均侧弯角度从57°下降到21°[17]。

最近对儿童脊柱研究组成员的一项调查（未发表）显示，76%的受访者表示矫形器治疗的临床应用在 EOS 的治疗中发挥了作用。对支具使用指征的报道存在显著差异，但90%的报道称矫形器治疗可作为一种推迟手术策略，所有受访者均表示其确实影响侧弯程度。尽管支具治疗有明显的益处，但目前并没有强有力的证据来指导 EOS 矫形器治疗的最佳时机、畸形类型、支具类型或佩戴时长。另外，患者/家长的依从性是影响治疗成功的关键因素，尤其是要考虑由于患者的年龄和所需的治疗持续时间所导致的治疗疲劳和不耐受等问题。

石膏技术治疗脊柱侧凸已报道多年，但直到 Cotrel 和 Morel 引入 EDF 技术，才发现其作为婴儿脊柱侧凸治疗的前景。Mehta 重新引起了业界对婴儿脊柱侧凸使用 EDF 石膏技术治疗的兴趣，其报道显示69%的患者获得完全矫正，所有患者获得至少部分矫正[15]。之前的研究已经调查了 EDF 石膏技术完全矫正畸形的预后因素。据报道，治疗开始时年龄较小预示着石膏治疗预后较好[15,18-21]，其他有利因素包括就诊时的侧弯较小[18-21]、特发性畸形[18]、就诊时的肋椎角差较小[20,21]、较低的体重指数[21]、较大的初次石膏侧弯矫正[19,20]及石膏治疗完成时最终侧弯程度较小[22]。

然而，石膏的好处在于它不仅可作为治愈性的干预方式，同时也是一种推迟手术干预的策略，旨在适应脊柱的进一步生长，而不是一味地寻求外科干预。Fletcher 等报道了在儿童中使用 EDF 石膏的情况，首次应用该技术的平均年龄为4.4岁，中至重度 EOS 平均初始侧弯大小为60.9°[23]。在实施石膏治疗平均1.4年后，患者的主弯下降至平均39°，然后逐渐过渡到矫形器治疗。虽然51.7%的患者后续进行了手术治疗，但从最初的石膏固定开始算起，手术可以平均推迟39个月。这种手术推迟是有益的，因为它允许胸廓以正常速度继续生长[24]。

56.3 手术治疗

随着时间的推移，EOS 的手术治疗已经从早期融合手术技术发展到生长友好型手术技术，后者有利于脊柱的生长调节。在过去的几十年里，已经有大量关于各种生长友好型脊柱内固定的开发和应用的文献。从广义上讲，这些技术可以分为基于撑开的生长型植入物[1]和生长调节技术[2]。

56.3.1 撑开式生长植入物

尽管有各种类型的内植物可供选择，但选择撑开式生长内植物的前提是实施非融合手术，以实现既在一定程度上控制侧弯，同时顺应脊柱的持续生长。目前用于基于撑开的植入物包括传统生长棒（TGRs）、VEPTR 和磁控生长棒（magnetically controlled growing rods，MCGRs）。

56.3.1.1 传统生长棒

TGR 内固定是 Harrington 描述的最初非融合手术的改进技术[25]。回顾现有证据，TGR 技术确实能适当地控制侧弯，同时也允许脊柱的持续生长[26-28]。然而，TGRs 有明显的并发症，在接受治疗的患者中，有高达

58%的患者至少发生一种并发症[27]。由于单棒内固定失败率高，Akbarnia等[28]开发了双生长棒技术，以减少固定的失败率，从而显著减少了TGR技术的术后并发症[25]。发生并发症的显著危险因素包括单棒固定、皮下棒置入、患者年龄较小和手术延长次数较多。生长棒断裂特别令人担忧，其发生率占植入物相关并发症的50%以上[27]。

56.3.1.2 VEPTR

VEPTR最初用于联合扩大胸廓造口术治疗伴有先天性肋骨融合和胸廓功能不全综合征（thoracic insufficiency syndrome，TIS）的EOS患儿[29]，但手术适应证已扩大到包括治疗无先天性肋骨融合的EOS亚型。支持VEPTR临床应用的最强有力的文献是与扩大胸廓成形术联合用于患有EOS和先天性肋骨融合的儿童，这些儿童患有TIS或有发展为TIS的风险[29-31]。这些儿童的三维胸廓畸形不仅导致进行性脊柱畸形，还可导致胸廓体积减少，从而限制肺扩张及凹侧半胸廓发育不良[32]。通过这种技术，医生不仅能够改善脊柱畸形，允许胸椎继续生长[30,33]，而且还可以通过改善总肺容量来治疗节段性半胸廓发育不良[30,31]。

VEPTR也被用于治疗未合并肋骨异常的EOS，但结果不太乐观[34,35]。儿童脊柱研究组报道，在2年[36]和至少5年的术后随访中[34]，VEPTR治疗在允许脊柱持续生长的同时控制了脊柱畸形，这一结果也得到了其他研究的支持[35]。然而，尽管VEPTR内固定技术可以很好地控制脊柱畸形，但在长期随访中，它导致了脊柱过度后凸[37]，这是由于肋骨固定点位于脊柱中轴前方，在脊柱延长的过程中产生了前向力，促进了脊柱后凸的进一步发展。

与TGR相比，VEPTR对特发性EOS患者的侧弯矫正较少，胸廓高度增加较少，胸廓后凸较多，伤口并发症发生率较高[38]。这一数据表明，尽管VEPTR内固定技术可以控制脊柱畸形并维持其持续生长，但对于没有先天性肋骨异常的EOS来说，它可能不是最合适的治疗方式。可能的例外是从肋骨到骨盆的双侧VEPTR内固定技术的使用。许多作者已经报道过该技术用于重度EOS畸形的治疗，并报道了其在允许脊柱和胸廓持续生长的情况下获得和维持畸形控制的能力[39-42]。这项技术可能最适用于那些并发症风险较低的无行走能力的儿童[40,41]。

56.3.1.3 磁控生长棒

磁控生长棒（MCGRs）自2007年引入以来，在治疗EOS方面的应用迅速增长[43]。MCGR的独特之处在于它是唯一允许无创结构延长的撑开式生长棒内固定技术，同时最大限度地减少EOS高危患者群体的全身麻醉暴露。由于使用该装置的临床经验相对较少，因此需要优化其使用的适应证。最近的研究表明，这种装置对于某些畸形和某些患者特征来说可能并不理想，例如过度后凸患者，但其使用的明确禁忌证目前尚不清楚。

既往的研究表明，MCGR内固定技术治疗EOS是一种安全有效的方式[43-45]。与TGR内固定技术相比，MCGR被证明可以实现与其相似的侧弯矫正和每年脊柱生长参数，但计划的再次手术较少[46]。然而，MCGR确实存在相似的由植入物相关并发症导致非计划再次手术（UPROR）的发生率[47,48]。虽然与双棒TGR相比，MCGR内固定技术在EOS治疗中有较高的患者相关成本[49-51]，但通过取消手术延长操作步骤，MCGR内固定技术[49]已经做到与TGR成本持平，即使不考虑重复手术给患者带来的风险和精神负担，4年治疗的花费也是减少的[50]。

与其他新型手术内固定技术一样，MCGR的绝对疗效、理想患者人群和最佳临床应用仍在探索中。Rushton等对60根MCGR棒进行了取出分析，其中大部分（90.9%）是2012—2017年制造的迭代产品，这些棒因为各种适应证被使用平均35个月后在10家医疗中心取出[52]。他们发现，在取出MCGR时，棒平均撑开22 mm，60根棒中只有9根具有功能性延长机制。MCGR的延长与植入时间和患者年龄呈负相关，表明递减规律也适用于MCGR，延长在年龄较大儿童中的效果较差。对已被移除的MCGR棒进行单独的力学分析显示，只有22%的棒产生的力达到了制造商规定的标准，而64%的棒完全没有产生力[53]。这对MCGR的"差异延长"有直接影响，"差异延长"指的是凹侧MCGR过度撑开。既往研究表明，这种差异延长术并不能改善脊柱冠状面失代偿[54]。

56.3.2 生长引导手术

EOS中的生长引导手术在许多方面不同于先前讨论的撑开式手术，主要区别在于延长机制不同，在撑开式内固定中，医生通过施加外力来实现脊柱的生长，生长引导内固定则通过内固定技术来引导脊柱生长。生长引导型治疗策略的有效性尚不清楚，正在进一步研究中。

56.3.2.1 Luqué Trolley技术

Luqué Trolley技术是第一次尝试通过开放、骨膜下入路，进行椎板下钢丝固定而不进行融合，来实现脊柱定向生长[55]。尽管该技术因其在维持脊柱畸形的控制或允许脊柱继续生长方面表现差异较大而被摒弃[56,57]，但随着新内固定技术的发展，该技术最近又开始复兴，早期数据表明，在至少2年的随访中，该技术能够实现的预期脊柱生长高度达77%[58]。

该技术现已更新为改良Luqué Trolley技术，成为一种经椎弓根或钩固定的微创技术[58]。该技术包括脊柱固定和滑动固定点的组合，固定锚定置于近端和远端几个有限的椎体上，通过骨膜下剥离实现牢固、融合的锚定。然后通过微创入路将滑动固定点置于畸形的顶端，分别在近端和远端连接独立的棒，并在滑动固定点的位置重叠。未来的研究需要确定该技术治疗EOS的长期有效性。

56.3.2.2 Shilla技术

与Luqué Trolley技术相比，Shilla技术采用内固定进行有限的顶椎区融合矫正，同时保留最大数量的脊柱生长中心来引导脊柱的持续生长[59]。既往研究表明，在EOS中使用Shilla技术可以有效实现畸形矫正，同时允许脊柱继续生长，尽管术后并发症发生率较高，但可以接受[60]。与基于撑开的生长技术相比，在4年的治疗中，Shilla技术在额外手术减少3~4倍的情况下，实现了相似的脊柱畸形控制和相似的T1~S1脊柱高度增加[61,62]。Shilla技术获得的大部分脊柱高度增加是在初次植入时实现的；然而其持续增长速度与基于撑开的技术相似[63]。此外，在大约6年的看护时期内，Shilla生长引导技术比TGR和MCGR的人均累计成本更低[64]。然而，滑动机制导致钛和钒水平在局部组织和全身均显著增加，存在金属沉着病的风险[65]。

56.3.2.3 不断发展的生长引导型技术

利用脊柱生长来矫正脊柱畸形是一个存在已久的概念，最初是椎体骑缝钉技术[66,67]，最近也有一些正在开发的新内固定系统，这些系统有望用于EOS的治疗。椎体拴系技术（vertebral body tethering，VBT）已在很大程度上取代了骑缝钉技术，并随着改进材料的使用、内固定强度的增加而获得越来越多的关注。Lalande等通过猪模型实验表明，使用该固定技术，可以成功实现不对称的骨骺压力，同时保持了脊柱各固定节段的活动性[68]。以青少年特发性脊柱侧凸（adolescent idiopathic scoliosis，AIS）患者为主的初步数据显示，脊髓拴系在实现无融合畸形改善和（或）矫正方面有潜力[69-71]。在撰写本文时，已有2项研究将EOS患者纳入其系列，共8例，尽管随访时间较短，但畸形均有改善[71,72]。

弹簧撑开系统是一种撑开式生长友好型内固定技术，使用介于双棒中间的弹簧连接TGR，以实现动态载荷。这项技术已经被证实，通过降低脊柱棒的冯米斯（von Mises）应力，降低了内固定结构刚度[73]；然而，目前没有相关临床数据。神经肌肉性脊柱侧凸患者是一个独特的人群，无论是EOS患者还是青少年脊柱侧凸患者，都有特定的风险，我们将对此进行讨论。减少术后并发症对于患者非常重要。其中一种方法是尽量减少脊柱侧凸手术的暴露时间和持续时间。Miladi等描述了一种两端固定、微创、非融合的手术，采取远端髂骶固定和近端多个钩固定至T1的方式[74]。在100名神经肌肉性脊柱侧凸患者中，随着脊柱高度的增加，患者的畸形程度显著下降，同时避免了最终的融合术。

56.3.3 最终融合

尽管脊柱内固定技术有了很大的进步，但是最终融合仍然是一种适应证有限的手术，特别是对EOS患者来说，其中非常年轻的患者和仍有明显生长潜能的特发性畸形患者尤其明显。在评估EOS患者接受最终融合的适应证和结果时，注意侧弯病因对结果的影响很重要。Winter和Moe报道了最终融合的可接受结果，但这些涉及先天性畸形，采用非固定融合治疗，其主要采用了短节段方法[75]。然而，特发性侧凸对肺部发育的潜在负面影响是显著的，尤其是对于5岁以下儿童[76]。Karol等回顾了28例儿童的肺功能，这些儿童在平均3.3岁时进行了早期最终融合，融合涉及平均58%的胸椎节段[76]。在随访至平均年龄为14.6岁时，与年龄匹配的对照组相比，这些儿童的平均FVC为57%，1秒内用力呼气为54%。肺功能下降的预测因素包括胸椎融合增加，超过4个节段胸椎融合的患者均有肺损害，近端融合至T1或T2的患者中有75%其FVC<50%预测值。本研究强调融合时胸椎高度的重要性，手术时T1~12高度至少为22 cm的儿童中没有一例出现FVC<50%预测值。

除了影响呼吸系统发育外，长期随访显示随着脊柱持续发育，畸形进展率增高，尤其是特发性侧凸[77]，脊柱翻修手术的发生率为24%~39%[78]。根据以上这些研究结果，不建议对患有胸椎侧弯的EOS儿童进行常规的早期最终融合[78]。

例外情况包括继发于腰段或腰骶段半椎体的先天性脊柱侧凸、发育不良合并生长潜能低的儿童、基于撑开或引导的生长内固定失败。腰段和腰骶段半椎体切除术使用有限的短节段融合已显示出良好的长期效果[79, 80]。此外，对预期脊柱生长有限的儿童，如患有黏多糖贮积症或身材矮小的骨骼发育不良的儿童，可以采用最终融合。最后，当生长友好型内固定反复出现并发症，导致无法进一步治疗时，早期最终融合有时被认为是一种挽救性手术。在这些情况下，需要术后对患者进行密切监测，以确保没有因持续生长而导致畸形进展。

56.3.4 EOS 手术选择概述

关于 EOS 的内固定方式，除了少数例外，没有高质量的证据支持一种特定的生长友好型内固定方式优于另外一种。在先天性肋骨融合的情况下，使用 VEPTR 或改良 TGR 进行肋骨撑开以实现胸廓成形，是首选的方法。特发性 EOS 以脊柱畸形为主，VEPTR 固定比 TGR 固定提供的侧弯矫正更少，因此，它不是治疗首选。进行手术治疗的决定比使用何种内固定的决定更重要。开始治疗的年龄较早是术后并发症的相关因素。因此，医生应尽可能地利用后面提及的非手术方法推迟手术干预。

56.4 手术注意事项

正如本章以及本书其余部分所总结的，应慎重考虑是否采用手术干预治疗 EOS。然而，一旦做出决定，医生的重点必须是在整个手术过程中确保患儿安全，同时执行所需的干预措施，将并发症发生的可能性降到最低。如果发生并发症，应以最有效的方式进行治疗。许多研究的关注点都集中在手术操作上，特别是那些可更改的部分，来确保为 EOS 患儿提供最佳实践标准。

56.4.1 神经监测

脊柱侧凸手术中感觉和运动功能的术中神经监测（intraoperative neuromonitoring，IONM）对降低脊髓损伤的发生率发挥着重要作用。虽然大多数研究集中在青少年特发型脊柱侧凸的治疗上，但 IONM 在 EOS 手术中的应用也有同样重要的作用。Skaggs 等[81] 在对使用 VEPTR 内固定技术的 EOS 手术进行的一项多中心研究中提供了关于 IONM 使用情况的第一份报道，发现在 1736 例患者中，术中神经损伤的发生率为 0.5%。神经损伤仅发生于内固定植入及置换病例中，而未发生于无神经预警的延长手术中。作者进一步提出，对于在先前的 VEPTR 手术中没有神经损伤的患儿，在进行延长手术时可能不需要 IONM。

LaGreca 等[82] 也支持这一结论，他们发现在植入手术中神经损伤的发生率最高。虽然在接受延长手术的患者中有 1.2% 的神经损伤发生率，但所有这些病例均为之前手术中有 IONM 警报的患者。作者建议在所有 VEPTR 置入手术中使用 IONM，但对于那些之前没有 IONM 警报的患者，在延长手术中可能不需要 IONM。Sankar 等[83] 研究了 IONM 在接受脊柱生长棒治疗的 EOS 患者中的使用情况，不包括 VEPTR 和基于肋骨的器械。他们的结果进一步证实了上述研究的结论，建议植入术和置换术应该使用 IONM，但对于之前未发生 IONM 警报的患者，延长操作可能不需要使用 IONM。

总体而言，该文献支持在治疗 EOS 的所有植入手术中常规使用 IONM。IONM 也可能被证明在植入物置换术中有效，但现有的文献没有提供结论性建议。对于在以往的手术中没有 IONM 警报的儿童，不使用 IONM 进行延长术可能是安全的，但这最好由医生和家属自行决定。

56.4.2 近端内固定

EOS 器械的近端固定可采用基于肋骨的或基于脊柱的内固定器械。在长期随访中，基于肋骨的固定已被证明能很好地控制脊柱畸形，但它确实会导致脊柱后凸畸形的发展[37]。后凸畸形的发展和近端肋骨固定的关系已经得到了其他作者的支持[84, 85]。Larson 等[85] 证实与肋骨固定相比，脊柱固定可以更好地矫正冠状面侧弯，同时更好地控制矢状面后凸。这些数据表明，医生应密切关注术前矢状面畸形，在过度后凸畸形的情况下，可能首选基于脊柱的装置，而基于肋骨的装置可能对轻度后凸畸形更有益。然而，在使用双侧 VEPTR 时，早期将近端肋骨固定延伸至第 2 肋骨，结合远端骨盆固定，可以加强对后凸的控制[86]。除近端内固定的类型外，其他变量也可能影响治疗过程中后凸和矢状面平衡的发展和控制。目前正在评估与矢状面控制相关的内固定装置的基础形状的作用。与形状更多样化的脊柱内植物（TGR 或 MCGR）相比，某些肋骨内植物（VEPTR）固定的曲率半径可能会加重后凸畸形。虽然在理论上得出了此结论，但仍需要更多的研究来评估近端固定的影响和固有的植入物几何形状对 EOS 非融合手术中矢状面控制的作用。

EOS 的近端固定值得关注的是内固定失败的风险和近端交界性后凸（proximal junctional kyphosis，PJK）的发生。El-Hawary 等[87] 表明，一项多中心回顾性研究对接受基于撑开的生长友好型内固定治疗的 EOS 儿童进行了研究，其中 20% 的儿童在植入后立即发展为 PJK，在至少 2 年的随访中，这一比例增加到 28%。以前的研究已经确定了增加 PJK 发展风险的影像学参数，特别是胸椎过度后凸（阈值在 50°~60°）[87-90] 以及骨盆入射角增大 [87]。此外，近端固定节段被确定为 PJK 的预测因素，近端固定 T2 被确定为 PJK 的独立危险因素 [90]。

近端固定类型（基于肋骨或基于脊柱）的影响仍在研究中，因为一些研究证实两者的 PJK 发生率无差异 [87]，而另一些研究发现基于肋骨的植入物 [89] 和基于脊柱的植入物 [91] 的 PJK 发生率都较低。如前所述，目前关于近端固定和随后胸椎矢状面序列变化的文献表明，基于肋骨的植入物导致了过度后凸畸形的发展，而基于脊柱的植入物固定可以更好地控制胸椎后凸 [84, 85]。考虑到 PJK 发生和出现过度后凸的风险，近端固定类型应根据出现的矢状面畸形进行个体化评估。

除了 PJK 外，近端植入物固定失效可能会使患者面临潜在毁灭性并发症的风险。Bekmaz 等 [92] 回顾性分析了 TGR 和椎弓根螺钉内固定治疗 EOS 患儿的临床资料。在他们的研究队列中，21 名儿童发生近端椎弓根螺钉脱出，其中 11 名患者表现为内侧螺钉移位，侵犯椎管，但没有儿童发生神经损伤事件。未发现不同类型生长友好型器械的近端植入物脱出率有所不同 [47]；然而，近端固定点的数量和位置很重要。在对 GSSG 数据库的回顾中，Harris 等 [93] 发现通过使用至少 5 个近端固定点，近端植入物失败和（或）脱出的比率显著降低。作者发现，固定的类型（基于肋骨或脊柱）并不影响近端固定的失败率；然而，近端固定位置远离脊柱后凸的端椎是随后近端固定翻修的独立危险因素。Hosseini 等 [94] 建议近端和远端固定点的数量应随着跨越的椎体数量的增加而增加，以最大限度地减少内固定相关并发症的风险。

56.4.3 脊柱棒断裂

脊柱棒断裂的风险是非常重要的一点，特别是对于基于撑开的内固定技术。棒的冶金铸造学在防止脊柱棒失效或断裂方面起着重要作用。此前的研究表明，在 TGR 内固定技术中，不锈钢棒的断裂率高于钛棒 [95, 96]。钴铬棒进一步降低了断棒率，从钛棒的 75% 下降到钴铬棒的 11%。其他已确认的棒断裂危险因素包括棒的直径较小、短串联连接器和 TGR 内固定技术中使用单棒结构 [95]。此外，针对跨椎节段的锚钉点数量会影响植入物失败的风险，为预防植入物相关并发症，建议锚钉 / 跨脊椎数量的阈值比为 3.5 [94]。

Hill 等 [97] 研究了 TGR 生长棒结构的机械性能，特别是棒连接器类型、连接器尺寸和使用横连的作用。他们发现，无论连接器长度如何，不同类型（并联或串联）的棒连接器在动态测试中失效的性能相似。研究发现，增加横连可以改变棒断裂的位置，并整体降低结构的疲劳寿命（fatigue life）。这些发现证实了高刚度结构会降低脊柱器械疲劳寿命的假设，并表明结构中需要一些固有的柔韧性来降低杆疲劳和断裂率。Foltz 等 [98] 进一步发现，随着器械的加长，其整体强度会下降，应力集中发生在畸形的顶点和棒 - 连接器界面的头侧。然而，临床研究并未发现延长间隔与棒断裂之间存在关联 [96]。

当双棒 TGR 出现断棒时，只拆除断棒还是同时拆除双棒是值得商讨的问题。David 等 [99] 回顾了单中心治疗的 33 例棒断裂的治疗情况。在这些病例中，15 例（45%）发生了再次断棒，大多数病例发生在同侧。作者报道说，在初次断棒时，再断裂率不会因单棒或双棒的置换而异，因此可以得出结论，单棒置换适用于初次断棒的情况，但在 TGR 中，双棒置换可用于再次断裂的情况。

综上所述，为了降低脊柱棒断裂的风险，应该使用最大直径的棒和最长的串联连接器，并根据跨越椎体的数量选择适当的近端和远端固定点。横连不必要地增加了结构刚度，这可能会降低内固定器械的疲劳寿命，并增加了棒断裂的风险。如果棒确实发生了断裂，则应该更换新棒，而不是试图挽救断棒。

56.4.4 内固定延长

在以基于撑开的内固定技术中，只有通过延长脊柱内固定才能实现脊柱的持续生长。然而，延长手术应该多长时间进行一次，并没有既定的标准。Yang 等 [100] 对治疗 EOS 患者的国际外科医生群体进行了调查，试图建立 EOS 治疗指征和方法的共识。尽管这些医生倾向于每 6 个月延长一次，但当查询 GSSG 数据库的实际临床实践时，延长的平均间隔为 8.6 个月（±5.1 个月）。Striano 等 [101] 对儿童脊柱研究学会（CSSG）进行了一项更新调查，37 名外科医生中 97% 表示最常见的标准延长间隔为 6 个月。有限元分析表明，与每年一次的延长相比，更频繁的每 2 个月进行一次延长手术可以降低棒的应力。Akbarnia 等 [26] 发现延长间隔 ≤6 个月的 TGR 患者尽管需要增加近 3 次麻醉，但最终获得了更大的脊柱年生长和畸形矫正。

关于 MCGR 内固定技术，对于临床医生的益处是能够进行更频繁的结构延长，而无须担心重复麻醉暴露的问题。尽管这种益处显而易见，但由于 MCGR 的收益递减规律（其特征是结构延长随时间逐渐线性下降），外科医生对每次延长时实际发生的撑开控制较少[102]。Cheung 等[103] 报道，在频繁的、每月延长 2 mm 的情况下，他们能够在不减少治疗过程中总延长量的情况下获得 T1-S1 高度的持续增加。然而，也有其他研究报道，与 3~6 个月间隔延长一次的患儿相比，更频繁的延长（1 周到 2 个月）与更高的再手术率相关[48]，并且可能增加延长期间棒滑脱的风险[104]。延长频率还在持续研究之中，这也是一项正在进行的多中心随机对照试验关注的关键变量。

56.4.5 手术部位感染：预防与治疗

对于治疗 EOS 的医护人员而言，预防并发症至关重要。前文已确定了发生术后并发症的几个危险因素，其中包括手术部位感染（surgical-site infections, SSIs）。除手术因素外，还需关注患者自身的特异性因素。肥胖及体重大于同年龄段 95% 的人与术后手术部位的感染有关[105]。营养不良可以用多种方式来定义，从年龄对应体重到人体测量和实验室化验，其对于神经肌肉性侧凸病因的儿童尤其重要，可影响 22%~24% 的脑性瘫痪患者[106, 107]。神经肌肉性脊柱侧凸患儿术后感染率高[108, 109]，营养不良和肥胖已被确定是发生 SSI 的可变危险因素，虽然降低感染风险的能力仅在文献中有少量支持[109]。

目前的最佳实践指南建议对神经肌肉性 EOS 患者进行术前营养评估[110]。此外，高危患者可以接受适当的术后风险因素咨询，并对旨在使其营养状况正常化的干预措施进行潜在评估。在营养不良的儿童中，胃造口管可用于促进伤口愈合和植入物的软组织覆盖；然而，这被认为是发生肺部并发症的一个独立危险因素[111]。此外，骨髓增生异常患儿的神经源性膀胱发病率高，这使他们有发生尿路感染的风险。神经源性膀胱累及多达 60.9% 的骨髓发育不良患者，与 L5 水平或以上的病变相关[112]。Hatlen 等[113] 回顾了 59 例脊柱侧凸手术中脊髓发育不良患者术前尿培养的结果。术前尿培养阳性是 SSI 的独立危险因素，2/3 的患者发生 SSI 时有与术前尿培养相同的病原体。因此，这些患儿的术前尿培养是目前预防 EOS 患者 SSI 的最佳实践指南的另一个组成部分[110]。应重点考虑使用针对典型尿路病原体（即大肠埃希菌等革兰阴性杆菌）的抗生素对失禁患者进行预防性治疗。

对于所有 EOS 病例，许多研究综述了 SSI 发生率为 2.9%~42.9%[114-117]。Kabirian 等[114] 回顾 GSSG 数据库，发现深部 SSI 发生率为 11.1%。感染发生在初次植入后平均 2.8 年，只有 2.6% 的感染发生在初次延长手术之前。深部 SSI 的危险因素包括不锈钢植入物、无法行走和既往手术次数增加。用 VEPTR 进行基于肋骨的牵引也有相似的感染率[115-117]。局部万古霉素粉剂已被证明能显著降低 EOS 儿童发生 SSI 的风险[118, 119]，并且使用后发生全身不良反应的风险很小[120]。

Glotzbecker 等[109] 回顾现有文献，以明确 SSI 的危险因素和预防策略。最高的 A 级证据表明，与自体骨相比，陶瓷骨替代物未增加 SSI 风险；较低的 B 级证据表明，神经肌肉性疾病患儿、有尿失禁或肠失禁的儿童、外科医生未遵守抗生素预防方案以及植入物突出度明显会增加 SSI 风险。神经肌肉性疾病患儿发生革兰阴性性细菌感染的风险增加，并且接受不锈钢植入物治疗的儿童发生延迟感染的风险也会增加。研究的其他因素在 SSI 发生或预防方面的证据质量较低。

总体而言，已有文献报道关于 EOS 治疗过程中 SSI 的进展[116]，以及在治疗 EOS 的三级医疗中心之间，SSI 预防策略的实践存在较大差异[121]。根据这些发现，Glotzbecker 等[110] 制定了在 EOS 手术中预防 SSI 的最佳实践指南。通过由来自两个多中心儿童脊柱畸形研究组经验丰富的外科医生规划的 Delphi 路径（Delphi process），他们制定了 22 条符合共识的声明，以构成 SSI 预防的最佳实践指南，如表 56.1 所示。

当发生 SSI 时，人们仍然担心是否可以在不移除脊柱内固定的情况下成功治疗感染。Smith 和 Smith[122] 回顾了在单中心进行的 678 例 VEPTR 手术中发生的 19 例 SSI。13 例为浅表感染，6 例为深部感染，大部分感染发生在伤口裂开后。所有患儿均接受手术冲洗和清创治疗，然后静脉注射抗生素平均 58 天，口服抗生素平均 34 天。所有患儿均能在不移除 VEPTR 的情况下成功控制感染。Lott 等[123] 回顾了 59 例发生 SSI 的使用基于肋骨植入物的患者，发现 49% 儿童最终需要移除内植物。作者发现症状持续时间与保留植入物的能力之间呈负相关，植入物取出的独立危险因素包括使用胃切开管和需要冲洗及清创的既往伤口感染。诊断为神经肌肉性疾病，以及术前不能行走，也被确定为当发生 SSI 时 TGR 植入物取出的独立危险因素[114]。

56.4.6 脊柱的生长

所有正在讨论的内固定技术都有一个共同点：控制脊柱畸形，以恢复正常的脊柱生长。通过 Dimeglio 初期的关键性工作，我们能够更好地理解胸部和脊柱的正常生长。脊柱畸形直接影响胸廓的发育，其影响

表 56.1 建立预防 SSI 最佳实践指南的共识声明小结

	声明	一致性（%）	完全赞同（%）	赞同（%）
术前	在植入手术前，患者应学习术前患者教育表	100	57	43
术前	如果患者有呼吸系统疾病史（如肺炎、哮喘、气管造口术等），应进行肺功能评估	100	50	50
术前	神经肌肉性疾病患者应在植入手术前进行术前营养评估	86	36	50
术前	患者应在植入手术前一晚在家应用洗必泰对皮肤进行清洗	96	57	39
术前	患者应在延长手术前一晚在家应用洗必泰对皮肤进行清洗	90	70	20
术前	骨髓增生异常的患者应该进行尿液培养，如果阳性则在植入手术前进行治疗	100	65	35
术中	在脊柱侧凸手术过程中，只要条件允许，手术室应限制进入	93	36	57
术中	手术区域准备应足够大，以便于术野内放置胸导管	100	71	29
术中	准备区应备好所有的植入物（术前准备区域应能顺利传递所有先前的植入物）	100	73	27
术中	应监测围手术期抗菌药物的使用（即药物、时间、剂量、再给药、停药）	100	29	71
术中	所有患者在植入或延长手术前应静脉注射头孢唑林（或在青霉素过敏的情况下适当使用）	100	43	57
术中	神经肌肉性疾病（包括骨髓增生异常）患者应接受围手术期静脉注射药物以预防植入手术过程中感染革兰氏阴性杆菌	92	21	71
术中	如果在植入或延长手术之前需去除毛发，最好是剪短而不是剃光	93	36	57
术中	与其他皮肤准备相比，以洗必泰为基础的围手术期皮肤准备对于植入手术来说更好	93	36	57
术中	与其他皮肤制剂相比，以洗必泰为基础的围手术期皮肤制剂是延长手术的首选方案（同上）	86	29	57
术中	软组织处理和切口规划对于防止植入和延长手术的术后感染很重要	100	36	64
术中	筋膜/肌肉切口不应位于计划植入物的正上方	86	36	50
术中	术中应冲洗伤口	100	57	43
术中	万古霉素粉末需用于移植骨和（或）植入手术的手术部位	100	79	21
术后	植入和延长手术的患者在出院前应尽可能减少术后换药	86	72	14
术后	防水敷料是植入和延长手术术后的首选	92	64	28
术后	无论诊断如何，抗生素的使用都不应超过 24 小时	80	42	38

*阴影部分在第二轮达成共识

Reprinted from Glotzbecker et al. [110]. With permission from Wolters Kluwer Health, Inc

不仅限于大小，也影响其形状[7]，这对胸廓容积和肺功能均有影响[124, 125]。然而，之前的研究表明，在脊柱畸形的情况下，仍然存在接近正常的生长模式[28, 29]，这进一步支持了当前 EOS 治疗策略的基本前提。

Wijdicks 等[63]回顾了现有的文献，比较了不同生长友好型内固定技术之间的脊柱生长情况。总的来说，在已确定的文献中，生长评估和报道在总体上缺乏共识，使得内固定技术之间的比较并不可靠。表 56.2 总结了不同生长友好型内固定技术的平均脊柱生长率，尽管测量技术存在固有的局限性，但大多数研究报道的脊柱生长率接近 Dimeglio[7]报道的平均每年 1 cm 的增长率。综合各种研究，T1-S1 高度在初始内固定时平均增加了 3.9 cm，到最终融合时又额外增加了 2.4 cm，这两篇文献均报道了相当多的脊柱总生长量。该数据强调需要采用标准化的生长评估标准，其中不包括通过植入物和最终融合获得的生长。

56.4.7 生长友好型毕业治疗

在手术治疗获得了理想的畸形控制和脊柱继续生长的最终结果后，如何结束治疗仍是一个问题。对生长友好型手术治疗的"毕业"来说，可用的治疗方案包括植入物取出、植入物体内持续观察或转为后路脊

表 56.2 不同生长友好型脊柱内固定技术的脊柱生长报道概要

		随访脊柱生长量 cm/年（不包括初次手术）		脊柱生长总量 cm/年（包括初次手术）
T1-S1	TGR（845）	1.0[0.5~2.3]	TGR（687）	1.8[1.0~2.7]
	MCGR（212）	0.9[0.3~1.9]	MCGR（207）	3.4[1.5~5.5]
	VEPTR（113）	0.5[0.0~1.0]	VEPTR（125）	1.9[1.0~3.0]
	Shilla（76）	0.7[0.6~0.8]	Shilla（95）	1.4[1.4~1.6]
	Luqué		Luqué（47）	1.8
T1-T12	TGR（175）	0.7[0.2~1.5]	TGR（128）	0.8[0.7~1.1]
	MCGR（181）	0.6[0.2~1.21]	MCGR（116）	2.4[1.9~3.6]
	VEPTR（99）	0.3[0.2~0.6]	VEPTR（119）	1.3[0.6~2.1]
	Shilla（40）	0.6	Shilla（40）	0.9
	Luqué		Luqué	
内固定技术	TGR（181）	1.0[0.8~1.1]		
	MCGR（9）	1.1		
	VEPTR			
	Shilla			
	Luqué（68）	0.8[0.3~1.0]		

加权平均值（#）纳入患者总数，[#]报道值范围，单位：cm（厘米）
初次手术：植入生长友好型系统的首次手术
Reprinted from Wijdicks et al. [63]. With permission from Elsevier

柱融合（posterior spinal fusion，PSF）。Kocyigit 等[126]前瞻性地评估了26例完成TGR治疗（定义为14岁）的患儿结果，根据特定的临床和影像学标准，分别接受了单纯内固定移除（N=10）、转为最终融合（N=9）或继续延长治疗（N=7）。在接受内固定移除的儿童中，90%表现出严重的脊柱畸形恶化，需要转换为最终融合。这些结果导致了这一前瞻性治疗路径的提前终止，并且他们指出为促进生长友好型毕业治疗而移除独立的内固定不是可行的治疗方案。

Yang 等就 EOS 的治疗实践及治疗完成情况对 GSSG 的外科医生成员进行了采访[100]。共有82%的外科医生倾向于进行PSF，76%的医生倾向于移除生长友好型植入物，并代之以更明确的植入物。当转换为 PSF 时，就诊时大于90°的侧弯会导致更大的残余畸形，这表明如果可能的话，最好在侧凸进展超过该阈值之前进行初始治疗[3]。然而，正如 PoeKochert 等所描述的，这一过程并非完全顺利[127]。在他们对100例治疗结束时接受最终脊柱融合术儿童的多中心数据库进行的综述中，20%的患者出现了需要再次手术的并发症，平均每例患者出现1.5个并发症。

此外，由于反复牵引或棒长期植入导致的自体融合和局部组织纤维化，最终融合在脊柱畸形矫正方面面临挑战[128, 129]。Flynn 等利用多中心数据库回顾了99例应用TGR内固定技术治疗 EOS 儿童的结果[128]。大多数患者（93%）在完成TGR治疗时接受了最终融合。在最后一次手术时，在有手术资料的所有患者中，只有18%的患者脊柱可活动，62%的患者脊柱僵硬。尽管24%的患儿在最终融合时接受了后路截骨术，8%的患儿接受了胸廓成形术，但85%的患儿畸形矫正率<50%。

Cahill 等[130] 回顾了9例接受TGR治疗的儿童在单中心进行最终融合的结果。89%的儿童出现了自发融合，这对他们获得持续畸形矫正的能力提出了挑战，平均每个儿童需要7处后柱截骨。鉴于该治疗方法较高的自发融合率，继续观察已成为一种可行的治疗选择。Jain 等回顾了从 GSSG 数据库中得出治疗结论的167名儿童，其中30例继续观察，其余病例接受了 PSF 治疗[129]。与PSF组相比，观察组有相似的最终侧弯大小（分别为41°和46°）和躯干高度。

Sawyer 等比较了观察组和PSF组在治疗结束时的并发症发生率和影像学结果[131]。虽然PSF组在治疗结束时确实有更严重的冠状面畸形和最严重的后凸，但末次术后这些值两组之间在统计学上无意义。此外，与PSF组相比，观察组最终T1-12的高度达到了PSF组的88%，并且未出现并发症，而PSF组的并发症发生率为60%。Pizones 等对单中心队列进行了类似的比较,他们指出对于无明显脊柱侧凸进展、冠状面畸形<50°、冠状面失衡<2 cm 的儿童,观察是一种可行的选择[132]。需要进一步的研究来前瞻性地评估这些标准,并确定最佳的毕业治疗方案。

56.5 EOS 最佳干预措施总结

尽管关于 EOS 内固定手术治疗的研究越来越广泛,但很少有循证数据证实一种特定内固定技术优于另一种。一般来说,由于手术时患者年龄较小,并发症发生率较高,因此推迟手术是外科医生的首选。然而,必须合理地看待这种延迟,因为手术时脊柱较大的侧弯程度,尤其是>90°时,会导致治疗完成时较大的残余畸形以及较高的并发症发生率。当决定继续进行手术时,需要相关证据来指导手术,以防止某些并发症的发生。表 56.3 总结了 EOS 的最佳实践指南。

表 56.3 EOS 治疗的最佳实践指南总结

治疗变量	建议总结
手术干预时的年龄	目前的共识是医护人员应尽可能延迟手术干预,以降低术后并发症的风险; 在侧弯进展至 90° 以上之前,应考虑手术干预,因为达到这一阈值后,可能会有较大的残余畸形和更多的并发症
内固定技术	尚无高质量证据支持使用哪种特定的内固定技术治疗特发型 EOS; 当有肋骨融合与胸廓扩张成形术联合使用时,推荐使用 VEPTR 内固定; 对继发于腰椎和腰骶部半椎体的先天性脊柱侧凸,结合半椎体切除的最终融合是一种可行的选择
术中神经监测(IONM)的应用	所有植入物植入手术均应使用 IONM; 既往有 IONM 警报和(或)神经损伤的患者应在未来的所有手术中使用 IONM; 既往无 IONM 警报和(或)神经损伤的患者可由医生决定延长手术时是否使用 IONM
近端固定	基于肋骨的内固定比基于脊柱的内固定更易导致胸椎过度后凸; 建议至少选择 5 个近端锚钉点,以降低近端固定失败的风险; 近端固定应延伸至或高于后凸的端椎,以降低后续近端固定翻修的风险; 胸椎过度后凸(>50°)患者发生 PJK 的风险增加; 近端应固定至 T2 以降低发生 PJK 的风险
脊柱棒	由于存在切口并发症的风险,脊柱棒不应置于皮下; 不锈钢棒断棒率较高,治疗 EOS 时应避免使用; 为降低断棒率,应考虑使用可安全植入的最大直径棒; 横联增加了棒的刚度,减少了棒的疲劳寿命,使棒失效的风险增加; 当发生断棒时,应更换脊柱棒,而不是挽救断棒
内固定延长	TGR 的延长间隔应≤6 个月,以最大限度地提高每年的脊柱生长以及改善畸形矫正,同时尽量减少麻醉药物的使用次数; MCGR 的延长间隔小于 3 个月可能增加再次手术和棒滑脱的风险
手术部位感染	预防 SSI 应遵循 Glotzbecker 等定义的最佳实践指南[110](表 56.1); 局部使用万古霉素可显著降低 SSI 的发生率; 神经肌肉性疾病患者发生 SSI 的风险较高,需要取出植入物治疗 SSI 的风险较高
脊柱生长	生长友好型内固定获得脊柱生长的很大一部分来自最初的内固定和最终的手术融合; 在评估脊柱持续生长时,重要的是评估脊柱整体和特定节段的生长,同时排除内固定获得的生长
治疗毕业	由于临床上畸形显著恶化率较高,因此建议儿童在接受生长友好型治疗后不进行单独的内固定取出; 治疗结束时最终的 PSF 与术后并发症发生率增加相关; 对于侧弯大小稳定、残余畸形<50°、冠状面平衡的患儿,保留生长友好型内固定并密切观察是可行的,并发症发生率也较低

(K.Aaron Shaw、Joshua S. Murphy、Nicholas D. Fletcher、Matthew E. Oetgen 著
毛凯歌 译 姚子明 校)

参考文献

扫描书末二维码获取

第 57 章 早发型脊柱侧凸治疗的质量、安全和价值倡议

本章内容

57.1 质量、安全和价值倡议的原则..........561	57.5 治疗指南的制定..........565
57.1.1 安全..........561	57.6 成本 - 效益分析..........565
57.1.2 质量..........562	57.7 本地流程改进方式..........566
57.1.3 价值..........562	57.7.1 精益六西格玛..........566
57.1.4 成本..........562	57.7.2 改进模型..........566
57.1.5 质量改进（QI）..........562	57.7.3 围手术期医疗安全体系..........567
57.2 质量、安全和价值倡议（QSVI）的方法..........563	57.7.4 基于病房的综合安全计划..........567
57.2.1 多中心协作方法..........563	57.7.5 降低成本..........567
57.3 结果测量值的定义..........563	57.8 总结..........568
57.4 并发症和风险层级..........564	

要点

- 近年来，质量、安全和价值倡议越来越受欢迎，也开发了许多框架结构来执行这些倡议。
- 医疗保健的价值被定义为单位成本的质量。
- 高质量的医疗保健定义为安全、有效、以患者为中心、及时、高效和公平。
- 外科专业学会已合作建立相关登记、资金和目标，以促进质量、安全和价值倡议（Quality，Safety，and Value Initiatives，QSVI）。
- 许多局部过程改进方法被开发出来以促进医疗保健质量的提高。这些方法借鉴了在其他行业已得到验证的成功技术。
- 质量改进倡仪的成功策略取决于多学科方法和培养改进的文化。

57.1 质量、安全和价值倡议的原则

在过去几十年中，人们对提高质量、安全性和价值的兴趣不断增长。在患者的治疗中，努力追求安全和质量一直是外科医生的职责，但很明显，医疗成本的上升已经越来越多地将这一目标与价值的概念相结合。

57.1.1 安全

"不伤害"（non-maleficence）是生物伦理学的一个古老信条，这有助于确保患者的安全。尽管有"首先不造成伤害"的格言，但患者安全在医疗管理中并不是一个被公开提出的目标，医学界历来反对将医疗错误及其可能造成的伤害进行透明化报道。Codman 博士（Ernest Amory Codman，1869—1940）被一些人认为是外科手术质量改进之父，但他一生的追求不利于他的职业生涯。他是美国外科医师学会（American College of Surgeons）的创始成员，因将同名的 Codman 三角描述为骨肉瘤的标志而在骨科界声名大噪。1911 年，他离开了马萨诸塞州总医院（Massachusetts General Hospital），创建了自己的医院，名为"最终结果医院"（End Result Hospital）。这家医院因每年公布详细的错误报道而闻名。他批评大多数临床研究都是夸大积极结果的广告，并主张只有分析错误和分析如何减少错误才能使外科技术得到真正改善。1915 年，在展示了一幅描绘外科医生专注于金钱而不是患者结果的漫画后，他被免去当地外科学会主席的职务[1]。

1999 年，美国医学研究所（Institute of Medicine，IOM）的一份报道指出，可预防的医疗错误占据美国

所有死亡人数的 2%~4%[2]，这一报道激发了人们对患者安全的关注。在本报道发布之后，几项关注患者安全的全国性举措启动，这些举措一直持续到今天，例如 2001 年美国外科医师学会（American College of Surgeons）全国手术质量改进计划（National Surgical Quality Improvement Program）的推广[3]，以及医疗保健研究和质量署（Agency for Healthcare Research and Quality，AHRQ）的患者安全报道定义了基于证据的患者安全实践[4]。

57.1.2 质量

质量的定义并不像看起来那样简单。美国医学研究所在其 2001 年的报道中将保健质量定义为"为个人和人群提供的保健服务在多大程度上提升了符合当前专业知识的预期满意保健结果的可能性"。此外，该报道将高质量医疗保健定义为 6 个特征：安全、有效、以患者为中心、及时、高效和公平[5]。在儿童脊柱畸形中，期望的健康结果可以定义为疾病特异的临床和影像学测量、患者自我报告结局（patient-reported outcome measures，PROMs）、健康相关生活质量（Health-related quality of life，HRQoL）、低并发症发生率、植入物或干预措施的耐用性。由于监测疾病进展和最终结果所需的时间很长，在早发型脊柱侧凸患者中，包含整个疾病治疗周期临床资料的收集成本很高，在理论上具有挑战性。此外，针对风险调控的背景数据仍在不断涌现，这使得对直接结果测量的解释和不同治疗方法的比较具有挑战性。

除了 IOM 定义的直接健康结果之外，质量度量术语还用于指代可能与并发症风险相关但通常与特定疾病结果不直接相关的过程测量。这方面的例子包括遵守手部卫生指南、围手术期抗生素管理或 Foley 导管拔除的依从率[6]。过程评估经常受到批评，因为没有证据表明其合规性与所有环境中改善的最终结果相关联。

在某些情况下，医疗机构的结构评估被用作医疗质量的评价指标；这方面的例子包括脊柱侧凸病例的总数、接受专科培训工作人员的百分比，或高级成像等资源的可用性。

尽管改善特定疾病的结果是治疗的最终目的，但过程评估和结构评估在质量改进中仍然具有重要作用。手术的风险特征和干预的频率可能有助于确定在特定环境下什么是有意义的质量指标。在评估常见但风险较高的手术质量时，直接结果测量更为可靠。对于低风险和高频率的手术，过程评估可能是更好的选择。

结构评估可能对高风险的罕见手术最有意义[7]。

实施 QSV 倡议的潜在益处是巨大的。对所度量内容的清晰定义以及对为什么的理解是任何成功 QSV 计划的核心组成部分。治疗儿童脊柱畸形的外科医师必须在这些举措中发挥积极的领导作用，因为他们拥有宝贵的专业知识来准确制定适当的结果测量措施，并拥有专注于为患者的最佳利益行事的义务。

57.1.3 价值

医疗保健价值被定义为单位成本的健康结局[8, 9]。在美国，持续几代人的按服务付费的基本报销模式促进了医疗成本的上升，在许多情况下，没有明确的证据表明护理质量或患者安全相应提升[10]。这些不断上升的成本是改革支付模式的主要动力，从医疗数量的增加到推崇质量、安全和价值模式的转变[11]。在早发型脊柱侧凸（EOS）中，理想的医疗结局可以被定义为优化的心肺功能，稳定的冠状面和矢状面脊柱骨盆平衡，以及最大限度地提高健康相关生活质量。

57.1.4 成本

为了准确评估价值，必须定义管理成本。货币成本可以被描述为补偿的数值，支付的费用，或在整个管理周期中用于管理患者的价值或资源的尝试计算。间接成本更难量化，包括患者手术恢复期间管理人员工作效率的损失。由于我们已经将质量定义为价值高于成本，因此提高管理价值的举措必须提高质量（改善结果）或降低成本。脊柱融合术的成本估计通常集中在植入物的成本上，所有常用的植入物的替代指标是每枚椎弓根螺钉的成本。脊柱植入物的成本是巨大的，这使得脊柱外科医生更有兴趣考虑植入物的选择所带来的显著经济效应。为了降低脊柱内固定器械的成本，外科医生参与供应链决策和制定医院采购合同正变得越来越普遍。对于 EOS 患者来说，磁控生长棒相对于标准脊柱器械的高成本引发了广泛的价值评估问题讨论和研究。

57.1.5 质量改进（QI）

在 2006 年的一份报道中，Hastings 中心将医疗保健质量改进定义为"系统的、以数据为导向的活动，旨在为特定环境下的医疗保健服务带来即时、积极的变化"[12]。在许多重要的领域，质量改进已经从研究中独立出来。虽然有一些重叠，但从监管角度来看，做出区分至关重要，因为这有助于迭代过程和结果的快速传播。尽管研究通常是由假设驱动的，旨在产生新知识，但质量改进通常专注于改进一个过程或管理的特定方面。质量改进项目可以将目标定义为项目的一部分，并且目标可以随着项目的进展而改变。在质量改进（quality improvement，QI）项目期间通常会进行多种干预和更改，因此可能无法确定任何一项更改的边际效应。QI 项目通常免于机构审查委员会的审查，或者有资格获得快速审查程序。质量改进项目的结果可能会在国家级会议上展示，并在类似于研究项目的同行评审期刊上发表。然而，结果和方法的快速传播在质量改进中更为常见，QI 文化倾向于数据和方法的开源共享，以实现持续迭代改进。

57.2 质量、安全和价值倡议（QSVI）的方法

在儿童脊柱畸形和 EOS 患者的护理中加强 QSV 的倡议可以体现在多中心协作和部分方法中。专业协会、研究小组和多机构合作可以促进大规模数据收集、结果工具的开发，以及制定和推广治疗指南和质量准则。骨科研究和教育基金会（OREF）与北美儿童骨科学会（POSNA）和脊柱侧凸研究学会（SRS）于 2019 年启动了一项合作研究协议，该协议将侧重于早发型脊柱侧凸的治疗，作为专业学会之间合作促进 QSV 改善的例子。这些针对 QSVI 的社会方法得到了由一线医疗保健提供者牵头的合作举措的补充，旨在改善当地的疾病管理。我们在本文中综述了值得注意的 QSV 计划亚型。

57.2.1 多中心协作方法
57.2.1.1 专业协会的影响

美国骨科协会（American Orthopaedic Association，AOA）、美国骨科医师学会（American Academy of Orthopaedic Surgeons，AAOS）、SRS 和 POSNA 等国家和国际专业组织已经认识到 QSVI 的重要性，并制定了目标和举措来鼓励和促进这项工作。这些组织为 QSV 项目提供了资金，为报道和发表研究结果开辟了空间，并提供了教育和能力建设平台。

AAOS 为 QSV 投入了大量资源，特别是成立了研究与质量委员会（Council on Research and Quality，CORQ）来监督相关项目。它促进了有关患者安全的倡议，并促进了被报道患者预后评估的进展。此外，AAOS 正在通过制定和传播临床实践指南（clinical practice guidelines，CPGs）和适当的使用标准（appropriate use criteria，AUCs）来鼓励循证医学的实践[13]。

2011 年，POSNA 正式建立了 QSV 倡议，其主要目标有以下三个：①开发成员可用于提高其机构质量和安全的临床工具；②开展多中心临床试验，重点确定并发症发生率、安全干预措施的有效性和其他 QSVI 问题；③就质量、安全和价值领域的最佳实践和新进展对成员进行教育。为此，POSNA 在其网站上创建了一套教育资源，以方便其成员在其机构从事 QI。这包括努力通过网站制定和传播最佳实践指南和临床实践指南。POSNA 年会也有越来越多的质量改进专题讨论会和一个关于 QSVI 专门的讲台演讲部分，并为最佳 QSVI 论文颁发年度奖（Peter Armstrong 奖）。POSNA 建立了一个资助项目，为成员机构的 QSV 倡议提供资金[14, 15]。在 POSNA 的组织结构中创建了一个专门致力于 QSV 项目的委员会，其中一个委员会专门负责脊柱 QSV 项目。

57.2.1.2 登记

获得准确数据对于适当评估结局至关重要。治疗登记使我们能够更准确地了解并发症的风险，从而提高了治疗价值，尤其是对于相对罕见的手术，单一机构不太可能提供大量病例。资源整合还可以用于分类系统和 PROMs 的开发和验证。透明度不仅在一个机构内部而且在机构之间都有助于提高质量。因此，治疗登记的发展是提高全球外科治疗质量和安全性的重要进步。一个值得注意的例子是瑞典全髋关节置换术登记（Swedish Total Hip Arthroplasty Register）系统的建立，该系统使用的数据被认为使全国的并发症减少了 3 倍[16]。

儿童脊柱基金会成立于 2005 年，成长脊柱基金会成立于 2008 年。这两个基金会都资助了相关治疗登记的研究小组，并进行了大量的研究。2019 年，这两个组织合并成立了儿科脊柱研究学会（Pediatric Spine Study Group，PSSG），2021 年合并成立了儿童脊柱基金会（Pediatric Spine Foundation，PSF）。

57.3 结果测量值的定义

提高价值的一个关键组成部分是确定治疗目标和评估治疗效果的相关措施。EOS 的预期结局传统上是通过以外科医生为中心的模式定义的，重点关注冠状面主弯和胸椎高度等影像学指标。许多其他的影像学指标也经常被使用，包括但不限于矢状面角度、肋骨椎体角差、冠状面和矢状面平衡和移位、骨盆倾斜度和肩部倾斜度等指标。尽管它们仍然是重要的工具，但人们普遍认为它们不足以完全描述治疗结局。

维持肺功能是早发型脊柱侧凸的主要治疗目标，但众所周知，儿童的肺功能测定具有挑战性，尤其是对于年幼或发育迟缓的儿童。肺功能已被证实与早发型脊柱侧凸及其相关胸壁畸形的影像学严重程度相关[17]。在非卧床患者中，6分钟步行试验也被用作功能性运动能力的指标[18]。

上述临床和影像学指标很重要，但均被认为不足以衡量疾病严重程度或治疗对患儿的总体影响。这些客观指标可能无法反映对患者及其家属更重要的结局变量。已报道的患者结局对于收集和分析疼痛、功能和心理健康变量是必要的。目前已有多项针对儿科人群的健康相关生活质量调查。儿童生活质量量表（Pediatric Quality of Life Inventory，PedsQL）可能是评估儿童患者HRQoL最常用的工具。该量表在2~18岁的患者中进行了验证，包括评估身体、情感、社会和学业功能的四个领域[19, 20]。Aslan等[21]在EOS人群中使用了PedsQL，结果表明HRQoL随着操作次数的增加而降低。儿童健康问卷（Child Health Questionnaire，CHQ）也于20世纪90年代被开发出来，其主要用于评估儿童的HRQoL。该问卷随后在许多不同人群中进行了验证[22]。

儿童结局数据收集工具（Pediatric Outcomes Data Collection Instrument，PODCI）是由AAOS和POSNA合作开发的，其设计目的是对儿童骨骼肌肉疾病相关的生活质量进行评估。它可用于11岁及以上的儿童（Child PODCI），并通过父母代理用于4岁及以上的患者，并且已被验证可用于多种骨科疾病[24, 25]。儿童脊柱畸形患者的正常值已经建立，但EOS患者的正常值尚未明确[26]。PODCI已被证明在区分小儿骨科人群的生理和心理健康方面与CHQ相当。CHQ测量的HRQoL在早发型脊柱侧凸患者中低于健康参考人群。一般工具（如PedsQL、CHQ，以及程度较轻的PODCI）受到上限或下限效应的限制，因此可能缺乏间隔度，无法确定特定患者人群（如EOS）中HRQoL的有意义差异[27]。

SRS认识到定义健康相关生活质量（Health-related quality of life，HRQoL）的重要性，因为它与脊柱畸形有关，同时SRS也开发并验证了结果工具。SRS 30是目前的最新版本[28, 29]。然而，这项调查是为能够自己提供答案的患者设计的，因此不适合评估EOS中常见的年龄较小或发育迟缓的人群。虽然父母和儿童对HRQoL的看法因工具的不同而异，但使用护理者代理调查来评估儿童和发育迟缓人群的HRQoL已有很多的先例[30]。其中一个显著的例子是"残疾人照顾者优先和儿童生活健康指数"（Caregiver Priorities and Child Health Index of Life with Disabilities，CPCHILD）调查的发展，该调查的设计和验证是为了评估脑瘫人群的HRQoL[31]。该调查已成功应用于许多环境下的脊柱畸形患者；然而，由于它涉及与EOS相关的独特治疗模式，因此缺乏许多评估生活质量的部分。

在之前工作的基础上，CSSG和GSSG的成员利用其登记的人群，开发并验证了24项早发型脊柱侧凸问卷（24-item early-onset scoliosis questionnaire，EOSQ-24）。除了评估HRQoL外（包括：一般情况、疼痛/不适、肺功能、活动能力、躯体活动能力、日常生活、疲劳程度和情感），还评估了治疗满意度（包括：儿童满意度和父母满意度），以及护理者负担（包括：父母负担和经济负担）[32, 33]。

57.4 并发症和风险层级

报道的并发症发生率差异很大，但众所周知，并发症在EOS的手术治疗中很常见[34]。即使改为使用磁控生长棒（MCGRs），全麻下的多次手术仍是常态，计划外返回手术室的情况也很常见[35, 36]。Bess等描述了与多次手术相关的并发症累积风险，显示连续手术会使发生并发症的风险增加20%[37]。这样的高危人群可以从过程改进策略中获得巨大的收益。每一项流程的改进可能只会使特定手术的风险略有降低，但对于整个治疗周期内接受多次手术的患者而言，这使他们有更多的机会实现真正的临床获益。

多中心合作不仅可以在积极的治疗目标的情况下提供改进的结果定义，而且也可以描述并发症并进一步了解风险。明确并发症的严重程度并了解这些并发症的风险对于评估旨在提高安全性的措施是否成功至关重要。小儿骨科和脊柱畸形并发症的分类长期以来一直或多或少地由作者个人自行决定归为主观性术语。为了便于各机构之间的沟通和比较结果，最近已采取措施对并发症的性质和严重程度进行标准化描述。Clavien-Dindo分类系统最初是在普外科人群中开发并验证的。它通过偏离正常预期治疗的严重程度系统地描述并发症[38]。Sink等进一步修改了该分类系统以用于骨科手术，随后在儿科骨科领域也得到了验证[39, 40]。由于计划再次手术在早发型脊柱侧凸的治疗中很常见，因此当需要处理并发症时，可能需要计划外的再次手术，或者有时可以等到下一次计划内的手术来解决并发症带来的问题。这种细微的差别，虽然不是不可能，但也很难在现有的分类系统中发现。Smith等领导了5家机构的合作，开发并验证了与生长友好型脊柱内固定技术相关的并发症的新分类系统[41]。与 Clavien-Dindo-Sink 分级相似，新分类系统对严重程度及其对疗程的影响进行了标准化描述。

脊柱畸形有许多分类系统，但至今仍没有人能够掌握 EOS 所包含的病因和治疗变化。认识到这一点后，CSSG 和 GSSG 合作开发了早发型脊柱侧凸分类（Classification of Early-Onset Scoliosis，C-EOS）系统。该系统包括年龄、病因、冠状面和矢状面影像学参数[42,43]。该系统已被证明可以预测接受垂直可扩张假体钛肋骨（VEPTRs）治疗的患者锚定失效的风险[44]。最近，有人利用 CSSG 数据库中的患者将 C-EOS 与 Smith 等提出的并发症分类系统进行了比较。作者注意到改进的 C-EOS 和 Smith 分类之间的一些关联；然而，还需要进一步的研究来充分了解 C-EOS 的用法和风险等级。

近年来，登记系统的发展进步，以及早发型脊柱侧凸及其治疗的并发症的分类，将有助于未来的 QSV 倡议。经过多次验证的可靠分类系统可以进行性能比较和基准测试。

57.5 治疗指南的制定

专业协会和多中心合作可以产生多种不同类型的治疗指南，以促进质量、安全性和价值的提高。当存在大量高质量的研究时，可以使用系统评价和荟萃分析来搜集证据。这可以发展成循证建议，由专业协会认证并进行传播，作为临床实践指南或适当的使用指南。在缺乏高质量证据的情况下，这种方法的效果较差。虽然有大量关于早发型脊柱侧凸的研究，但治疗方法和疾患人群的特点导致平均证据水平较低。在这种情况下，无法制定具有高可信度建议的临床实践指南，指南必须依赖基于共识的方法，重点是减少变异性。这些方法已被用于指导早发型脊柱侧凸和相关领域的治疗，尤其是青少年特发性脊柱侧凸（AIS）和神经肌肉性脊柱侧凸。

Glotzbecker 等与 GSSG 和 CSSG 成员合作制定了《早发型脊柱侧凸手术治疗中预防手术部位感染的最佳实践指南》。在既往建立高危儿童脊柱侧凸手术感染预防指南的工作基础上，作者采用德尔菲法（Delphi process）建立了包括 22 项声明的共识指南，这些声明被定义为预防早发型脊柱侧凸患者手术部位感染的最佳实践指南（见表 56.1）[45]。

鉴于 EOS 治疗缺乏高质量证据和较高的并发症风险，仍有许多机会继续制定基于共识的围手术期护理的最佳实践指南。

57.6 成本 - 效益分析

成本 - 效益分析（cost-effectiveness analysis，CEA）是一种评估经济价值的技术。其目的是计算某一特定医疗干预或治疗的每项健康效益的成本。在评估 2 项或 2 项以上干预措施的价值时，成本 - 效益分析最为有用。价值的相对比较往往比自然史的比较所包含的不确定性更少。健康效益可以适用于医疗干预的各种不同方式来计算，如生存效益、预防感染的次数、挽救生命的次数、防止实验室目标值的降低等。当健康获益以效用指标（如健康相关生活质量）表示时，这种分析称为成本 - 效用分析。与健康相关的生活质量可用于计算质量调整寿命年或伤残调整寿命年，允许从决策者或支付者的角度比较医疗干预治疗不同疾病的价值。美国健康成本 - 效益小组发布了执行 CEA 的基于共识的建议，认为分析应考虑成本的社会观点，考虑治疗之间的增量比较，使用基于社区的效用测量，使用敏感性分析，并有足够的随访以涵盖可能影响对干预成本或收益的理解的长期结果和持久性[46]。当采用一种新的治疗方法时，从决策者的角度对付款人进行成本 - 效益分析可能特别有用。这种类型的分析可以帮助定量确定成本的增加是否与健康结果足够大的增加相关，从而提高价值。

骨科手术通常涉及包括器械和植入物在内的新技术，这些技术通常在研究证明其优越性甚至不劣于现有技术之前就已被采用和广泛使用。通常这些新技术更昂贵，就像 MCGR 一样。当这些新植入物尚未被证明具有优越性时，外科医生有专业义务参与证明这些新技术的质量、安全性和价值的研究。

全球范围内 MCGR 的引入为成本 - 效益分析提供了机会，以严格评估和确定该干预措施与其他现有治疗方案相比的附加值。MCGR 治疗需要较大的初始投资，但与传统生长棒（TGR）的反复手术干预相比，随着时间的推移，MCGR 在降低成本和残疾方面有理论上的益处。越来越多的研究评估了 MCGR 在 EOS 患者治疗中的价值。

已经有许多针对 MCGR 的成本分析。从技术上讲，这些研究不是 CEA 或 CUA，因为它们并不试图量化收益。它们是从付款人的角度执行的，不会尝试量化间接成本。

Rolton 等发表了英国 14 例 MCGR 患者和 14 例匹配的 TGR 患者在 3 年期间的直接费用表，然后预测了 5 年的随访费用。这项早期研究纳入了 8 例转化为 MCGR 的患者。该小组计算出 MCGR 的初始成本较高，但估计成本将在大约 4 年内趋于稳定，因为与非手术延长相关的成本被节省下来。他们没有考虑计划中的换棒费用。Polly 等描述了在 100 例（模拟）EOS 患者中计算 MCGR 与 TGR 直接医疗成本的模型，他估算了初始手术植入加后续延长手术共 6 年的累积成本。这些费用还包括因器械故障、手术部位感染、棒置换和最终融合导致的预计翻修费用。在 6 年的治疗期间，MCGR 与 TGR 相比，每例患者的费用预计多 61 美元（2015 美元）。作者承认存在一些局限性，最值得注意的是这项工作是使用相对较新的 MCGR 器械故障的早期数据完成的[47]。

57.7 本地流程改进方式

本地干预是许多 QSV 倡议的核心。这些干预措施可以独立于全球或国家发起，也可以从协同中受益。一些基于医院部门或单位的质量安全价值倡议开始于对问题的反应或通过发展来改进特定的成本、质量或安全措施。其他的倡议通过使用预先确定的方法或框架来改进过程，该框架旨在利用多学科团队来识别过程中的弱点，并促进协作解决方案。本地 QSVI 的另一个模式是结构化地实施全国或全球定义的最佳实践。在这里，我们将回顾一些不同的方法和案例。

在过去十年中，医疗领域的 QSV 计划借鉴了其他行业的方法和工具，尤其是航空和制造业。这些方法背后的理论是，无论组织的目标是什么，高可靠性组织都有一些共同的特征，这些特征可以被评估和改变，以改善结果。许多不同的项目和方法已经流行起来。它们之间有很多重叠之处，但也有一些关键的区别，它们各自适应不同的情况。几乎所有这些方法的一个关键是从一开始就让多学科利益相关者团队参与。在接受早发型和先天性脊柱侧凸治疗的患者中，评估价值的复杂性要求外科医生重新设计流程，并支持与其他提供者和利益相关者的合作[48]。这涉及从只关注复杂脊柱手术的技术层面，转变为为患有严重脊柱畸形并处于发育阶段患者提供多学科管理。如果多个利益相关者投入到这个过程中，并感到对该项目是否成功负有责任，成功的机会就会提高。

57.7.1 精益六西格玛

精益六西格玛（Lean Six Sigma）是一个流程改进框架，专注于一组利益相关者分析流程并通过减少浪费来提高流程效率。精益六西格玛寻求在机构内部创造一种文化变革，专注于持续优化，这源于对现有流程的深入分析。精益思想是第二次世界大战后日本丰田汽车制造公司提出的一套概念。它是一个专注于减少浪费和整合工作流程的系统。一个关键组成部分是以客户为中心的价值定义。精益概念中定义了八种制造浪费的因素：缺陷、产能过剩、等待、未利用的人才、超量运输、超量库存、过度运动和额外加工，这些因素构成了记忆停工时间（图 57.1）。六西格玛模型起源于 20 世纪 80 年代的摩托罗拉（Motorola）制造业，后来又出现在 90 年代的通用电气（General Electric）。六西格玛是一种组织模型，用于执行 QI 项目以检查现有流程或实施新流程。这些步骤包括定义、测量、分析、改进/设计和控制/验证。精益和六西格玛概念在进入 21 世纪时合并并传播到其他行业，包括医疗保健，最近在儿童骨科中越来越受欢迎[49]。

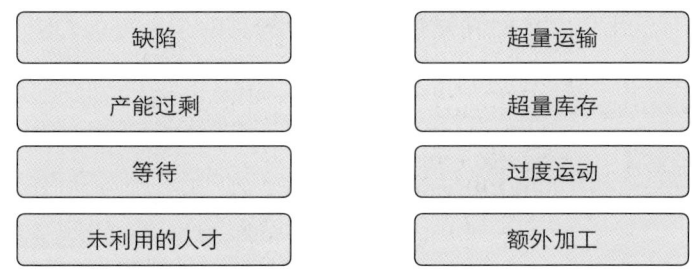

图 57.1 精益方法描述的工业中的"八种浪费"，后来该概念被应用于医疗保健

该框架已被用于多种情况下的儿童脊柱畸形治疗，同时也着眼于 AIS。Gleigch 等描述了使用精益六西格玛框架来检查和改进脊柱融合患者从手术室到儿科重症监护室的患者转运流程。实施该框架流程后，每次交接患者时的交流错误率由 1.9 降至 0.3，同时患者的等待时间减少了 2/3，工作人员的满意度也很高[50]。Oetgen 等描述了使用精益流程图为接受脊柱融合术的 AIS 患者创建循证的围手术期管理方案，该案例显示实施该流程后患者的疼痛更少，出院更早，阿片类药物使用更少[51]。

57.7.2 改进模型

医疗保健改进研究所定义了一个简单的改进模型[52]。他们建议，作为 QI 项目启动的一部分，利益相关者应该聚集在一起，团队负责回答三个问题：①我们试图完成什么？②我们如何知道改变就是进步？③我们可以做哪些改变来促进改进？一旦这些问题得到回答，团队就会明确项目的目标，制定一套初步的结果衡量标准和一个向前推进的计划。然后，项目可以通过一组迭代的计划、实施、研究、行动（Plan；Do；Study；Act，PDSA）循环向前推进（图57.2）。在第一阶段（Plan），召集利益相关方，并计划引入一个流程，包括确定相关的结果指标。下一阶段（Do）涉及对一小组利益相关方成员进行有限干预，然后对该队列中的结果进行评估（Study）。在开始实施后，可以对流程进行细化（Act），并在扩大到更大的队列时重复该周期。改进模式的最后阶段涉及传播实施的结果并将其扩大到其他领域。

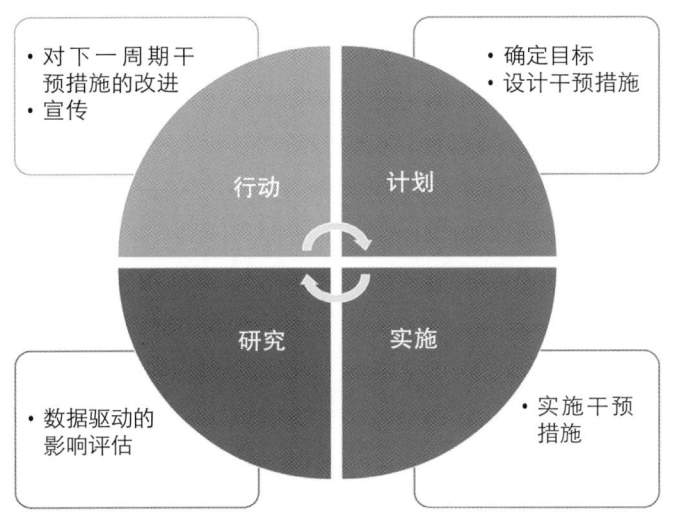

图57.2 由改进模型开发的计划、实施、研究、行动框架示意图

PDSA循环可以提供一个框架，用于迭代地对流程进行更改和对干预措施进行规模调整，特别是在已有最佳实践指南或集束化治疗方案或者需要实施新的干预措施的情况下。在儿童脊柱畸形项目中使用PDSA周期的一个例子是费城儿童医院AIS后路脊柱融合术后快速恢复路径的实施。Muhly等描述了迭代PDSA循环的实施，首先涉及一小部分利益相关者（外科医生和麻醉师），以完善疼痛管理方案，然后让更大范围的健康利益相关方参与，以实施早期活动策略，促进患者的早期功能恢复。实施后目标患者群体的平均住院时间减少了1.7天，而再入院率没有增加[53]。由于几乎所有儿童脊柱畸形治疗中心的AIS病例数都超过EOS病例，且患者的复杂程度较低，因此QI项目通常从AIS患者开始，但可能产生有益的外溢效应[54]。

57.7.3 围手术期医疗安全体系

美国麻醉医师协会（ASA）开发了一种围手术期管理模式，称为围手术期外科之家（Perioperative Surgical Home，PSH），该模式结合了持续的质量改进和精益六西格玛方法的一些组成部分。PSH模式是一个由跨学科团队领导的围手术期管理协调系统。它通常通过服务热线在整个医院系统中实施，其目标是提高运营效率、减小资源消耗、缩短住院时间和再入院时间以及降低并发症和死亡率。ASA有一套教育工具，以促进不同利益相关者的教育和计划的实施。Cronin等报道了213例AIS患者在实施作为围手术期医疗安全体系一部分的血液保存策略前后的队列研究，发现实施后患者的围手术期输血量显著减少[55]，同时也缩短了其住院时间[56]。

57.7.4 基于病房的综合安全计划

美国卫生保健研究与质量管理处制定了基于病房的综合安全计划（Comprehensive Unit-based Safety Program，CUSP），这是一种提高患者安全性的结构化方法。它依赖于改进的团队合作、临床最佳实践，以及在安全性和减少错误方面的研究应用[57]。与改进模型类似，CUSP包括一个在线工具包，该工具包将前面提到的许多过程改进原则应用于医疗保健环境。这种方法已被用于许多高风险的临床场景，以降低感染率，并已被证明在小儿脊柱侧凸手术中有效[58]。

57.7.5 降低成本

由于价值的定义是保健结果高于成本，因此，应通过最大化结果和最小化成本来优化价值。治疗儿童脊柱侧凸手术的费用正在上升，但在患者预后方面没有明显的改善[59]。在过去的十年里，骨科植入物的成本显著上升，这在脊柱融合术中尤其明显，植入物是整个管理成本的主要部分[60, 61]。通过减少并发症，患者安全倡议可以降低成本，而且，特别是对于脊柱手术，还可以通过以植入物为切入点直接降低成本。一些研究表明，只需让外科医生了解他们选择的植入物的价格影响即可降低成本[62, 63]。再向上游追溯，在美国不同的医疗中心之间，植入物的购买过程有很大的差异，有些可以用数量来解释[64]。一些医疗中心已经表明，结构化的谈判方法，包括市场调研、提高透明度和参考定价，可以显著降低脊柱植入物成本[65]。减少植入物的支出带来了一个增加EOS治疗价值的重要机会。想要成功地降低成本在于提高机构之间和机构内部的价格透明度，以及让外科医生和管理人员都参与其中。

57.8 总结

与骨科研究中常见的传统影像学结果相比，围绕质量、安全性和价值的定义和概念往往显得模糊或异常复杂。尽管如此，QSVI试图定义和最大化患者管理中重要的核心内容，以及使医疗保健系统在局部地区和全球范围内可持续发展的因素。准确的价值计算和结果评估取决于对成本和质量的长期衡量，涵盖整个管理周期，包括住院、并发症、康复和复发。由于EOS是罕见的疾病，因此专业协会和医院系统必须继续支持多中心计划和登记。这些方法对于收集和标准化数据至关重要，这样才能进行有足够效果的研究。我们需要调整后的风险计算工具来对数据库中的患者进行风险调整并比较结局。在局部范围内，QSVI的结构化方法至关重要。在其他行业开发的许多流程改进方法现在已成功应用于医疗保健的不同领域，并开始应用于儿童脊柱畸形患者。成功策略之间的共同点是涉及尽可能多的利益相关者的多学科方法、明确的目标和成功的度量、对责任的非惩罚性强调，以及发展制度文化以支持该计划。成功的计划通常需要医院或专业协会提前投入资源，但这往往会为患者带来更大的益处，并使医务人员获得更高的满意度。

（John S. Vorhies, Steven L. Frick 著
毛凯歌 译　罗焱中 校）

参考文献

扫描书末二维码获取

第58章 医疗援助中早发型脊柱侧凸的治疗

本章内容

58.1 引言 569	58.2.2 手术策略和植入物的选择 573
58.1.1 医疗援助中的 EOS 治疗 569	58.3 外科医生技能和 LMIC 设施的不匹配 575
58.1.2 在低收入和中等收入国家（LMIC）中医疗援助的挑战 570	58.4 医疗援助中的安全问题 579
58.1.3 临时拼凑还是保持创新？ 571	58.5 医疗援助在医生培训中的作用 579
58.2 LMIC 中的治疗方案 572	58.6 战胜挑战 579
58.2.1 非手术治疗选择 572	58.7 总结 580

要点

- 在资源有限的地区治疗 EOS 虽然具有挑战性，但如果进行周密的计划，也可以安全开展。
- 最重要的是通过为每个独立的地区专门制订手术处理方案，找到安全性、成本效益、可重复性和可持续性之间的平衡，以防止对原住民造成意外伤害。
- 局限性包括缺少受过正规训练且熟练的医疗人员、充足和高质量的器械和植入物、安全且合适的设施、正确的随访策略。
- 非营利组织已经提出了一些方案来安全地克服这些不足。
- 在医疗援助中限制变量是可重复性的基础之一，因为一致性是可持续性的基础。
- 根据我们的经验，在低中收入国家治疗 EOS 最安全的环境是医疗援助机构。

58.1 引言

58.1.1 医疗援助中的 EOS 治疗

缺乏对可通过外科手术治疗的脊柱畸形幼儿的处理，会造成严重的人身和经济损失，并可能导致危及生命的急性并发症，进而造成慢性残疾，给家庭和社会带来负担。忽视外科手术在解决重要公共卫生问题中的作用是世界范围内外科治疗效果悬殊的主要原因，特别是在伴有很多合并症的年轻患者群体中。外科疾病的负担很大程度上在于低资源环境，根据定义，在这些环境中，外科治疗提供者、政府和其他利益相关方基本上没有能力单独应对这些挑战[1]。尽管在很大程度上无法衡量，但预计的负担是惊人的：50 亿人无法获得外科治疗，全球残疾和死亡总数的 30% 是由可以通过手术治疗的疾病造成的[2,3]。据估计，无法获得外科治疗的儿童人数为 17 亿，相当于全世界所有儿童和青少年的 67%。总体而言，全世界 65% 无法获得外科治疗的儿童和青少年（即 11 亿人）生活在低收入和中等收入国家（low income and middle-income countries，LMICs）。尤其是 4.53 亿 5 岁以下儿童无法通过基本外科治疗挽救生命。现在很清楚的是，手术资源分配上的不均衡已导致大量低、中等收入国家人口无法对有治疗意义的外科疾病进行治疗[4]。为了说明这一点，全世界 74% 的外科手术是在世界上最富有的 1/3 人口中进行的，而只有 3.5% 的手术在最贫穷的 1/3 人口中进行[5]。向低收入和中等收入国家提供脊柱治疗的数量可能更低，因为通常没有治疗脊柱疾病患者所需的昂贵植入物。

58.1.1.1 在低收入和中等收入国家提供医疗服务的平台

低收入和中等收入国家的主要问题之一是缺乏合格的专业人员和对需要医疗的人的财政支持，这阻碍了医疗服务的开展，并增加了家庭负担[6]。遗憾的是，在低收入和中等收入国家，治疗 EOS 的专业医疗人员，特别是经过适当培训的专业医疗人员很少。例如脊柱侧凸研究协会（Scoliosis Research Society，SRS）目前在美国有 489 名活跃成员，而在墨西哥有 7 名成员，在波兰有 3 名成员，在西非有 3 名成员，在哥伦比亚有 1 名成员[7]。平均而言，低收入国家近 50% 的医疗资金来自自费，而中等收入国家为 30%，高收入国家为 14%[8]。此外，难以负担的住院费、昂贵的器械和植入物费用以及高昂的外科手术费用，使得全球上述欠发达地区的大多数人口几乎无法在私营部门获得 EOS 的治疗。

提供医疗保健的公共部门通常只能使用医疗目录内的植入物，这些植入物并不总是最合适或质量最好的，也不包括安全开展手术所必需的器械和技术。这些限制最终导致了实现最佳预后的可能性降低。

遗憾的是，由于涉及的费用高昂，缺乏训练有素的医疗人员和适当的基础设施，在低收入和中等收入国家，几乎所有可用平台对 EOS 的治疗都很少。幸运的是，还有第四个很少被提及的治疗儿童脊柱畸形的平台：慈善平台。

文献表明，慈善组织提供外科手术有两种基本方式：建立专业外科医院或更侧重于临时平台的搭建[9]。临时手术平台是目前最常见的，可以进一步分为短期手术使命行动（short-term surgical mission trips，STSMs）和自给式手术平台（self-contained surgical platforms，SCSPs）。短期手术任务让专业医疗人员带着手术器械和技术前往低收入和中等收入国家的医院和诊所进行短期工作。这些医院通常只进行有限的手术，依靠当地医生进行随访。自给式手术平台非常少见，通常比 STSMs 在该国家花费的时间更长（几个月到几年），而且还自带基础设施。Mercy Ships 等组织就是这种类型[9]。相反，专业外科医院建立了一个完整的医疗框架，专门用于治疗一种或几种相关的外科疾病。加纳的 Shriners 儿童医院或 FOCOS 骨科医院等组织符合这一模式。

外科志愿服务已经越来越受外科医生的欢迎，通过外科志愿服务表达他们的善意、分享他们的知识、建立新的友谊并弥合文化差异。许多非营利组织的存在是为了向低收入和中等收入国家的儿童和成人提供医疗和外科处理，外科医生奉献时间和技能的最常见方式是通过 STSMs[9]。STSMs 的慈善部门一直在以超过美国 GDP 20% 的速度增长[2]。约翰•霍普金斯大学和联合国合作进行了一项研究，发现大多数人已经认为，非营利组织和志愿服务形成了巨大的经济力量[10]。

关于术语的说明：并不是所有在低收入和中等收入国家提供手术治疗的非营利组织（nonprofit organizations，NPOs）都是基于信仰的。"使命"一词不仅仅指基于信仰的组织。同样，"慈善"一词通常限于由私人捐助建立的团体和组织，至少部分是这样的[9]。

在资源有限的地区，我们在 EOS 方面的经验主要来自两个非营利组织。一个是 STSM 形式的：全球脊柱医疗援助（Global Spine Outreach，GSO）；另一个非营利组织以外科专科医院的形式成立：骨科和复杂脊柱基金会（Foundation of Orthopedics and Complex Spine，FOCOS）。GSO 是一个临时平台，其任务是通过与当地医疗界合作，让当地外科医生以接受实践培训的方式向来自世界各地的顶尖脊柱外科医生学习，来建立自给自足的脊柱中心并免费提供手术服务（globalspineoutreach.org）。同样，FOCOS 的使命是为那些无法获得这种治疗的人提供全面、负担得起的骨科治疗；FOCOS 特别致力于为服务匮乏地区的患者提供最佳的手术和非手术治疗（focoshospital.org）。

58.1.2 在低收入和中等收入国家（LMIC）中医疗援助的挑战

目前还没有已发表的报道将中低收入国家儿童脊柱外科治疗进行统一。SRS 为向各种志愿者组织的合作和学习提供共同基础做出了巨大努力。全球医疗援助委员会的存在是为了帮助在其年会上开展合作、收集基础数据、开展教育，并最终根据志愿者组织报道数据的能力，为志愿者组织提供可信度，使其成为被公众认可的组织，并在 SRS 中保持良好的声誉。目前，包括 GSO 和 FOCOS 在内，SRS 批准的组织有 4 个，认可的组织有 18 个[11]。

关于 STSMs 的安全性、质量和可重复性已经有很多报道，包括 4 篇系统综述[9, 12-14]。在所有 4 份报道中，都强调了 STSMs 的缺点，包括：随访困难；较高的死亡率和并发症发生率；在 STSMs 中建立多学科方法存在困难；当病情可以通过其他平台治疗时成本效益低下；使用 STSM 处理本可在当地医院治疗的疾病，因医疗资源分配不均导致不能应付未满足需求引起的巨大负担；最后，扰乱了当地的基础医疗，甚至团队离开后仍然存在。

外科专科医院不计其数，其中许多是从临时手术平台发展而来的。专科医院的有效性和成本效益的证据虽然有限，但其患者预后情况与美国相似[9]。复杂手术治疗的疾病，如 EOS，对医疗设施有特殊的设计要求，需要多学科方法和服务。虽然地方或地区医院可以满足其中的一些需求，但它们必须优先考虑更常见的疾病，使得复杂 EOS 的治疗不太可能在这些医疗机构中开展。最近的一项专家启发式调查指出，复杂手术治疗的疾病在大型外科专科医院更有可能得到最好的治疗[9]。另一项已发表的关于在大型医院做手术的成本效益研究显示出了更高的成本效益比[15]。最后，该文献表明，专业的外科中心可以有效地提供高质量的治疗，并取得较好的预后。同时，这些永久性平台能够满足病情更复杂的患者的特殊需求，并能够持续地做到这一点[9]。

58.1.3 临时拼凑还是保持创新？

如前文所述，中低收入国家的当地外科医生经常面临以下方面的困境：缺乏高质量的植入物、成套器械不完整（例如，每个儿童脊柱畸形器械包只有一个复位钳，没有儿童椎弓根探子等）、"混合"植入物（不同品牌椎弓根螺钉）、每次手术的螺钉数量有限（无论畸形严重程度如何）、没有双极电凝或切骨钻，这里仅列举了以上几个例子。这些困境可能会迫使外科医生在手术过程中临时拼凑，可能在术中遇到麻烦，但也可能迸发出创造性的火花。图58.1为患者父亲与外科医生合作改装的普通轮椅，用于术前头环重力牵引（halo-gravity traction，HGT）；同样的轮椅如图58.2和图58.3所示，患者使用其50%体重进行牵引；图58.4显示了一名GSO志愿外科医生在没有石膏床的情况下，正在给悬挂在手术室天花板上的患者打石膏；图58.5是安装在患者家中的混凝土螺丝挂钩，使得患者每天尽可能多的时间接受头环重力牵引；图58.6显示了一组来自加纳专科医院（FOCOS）行走的头环重力牵引患者。

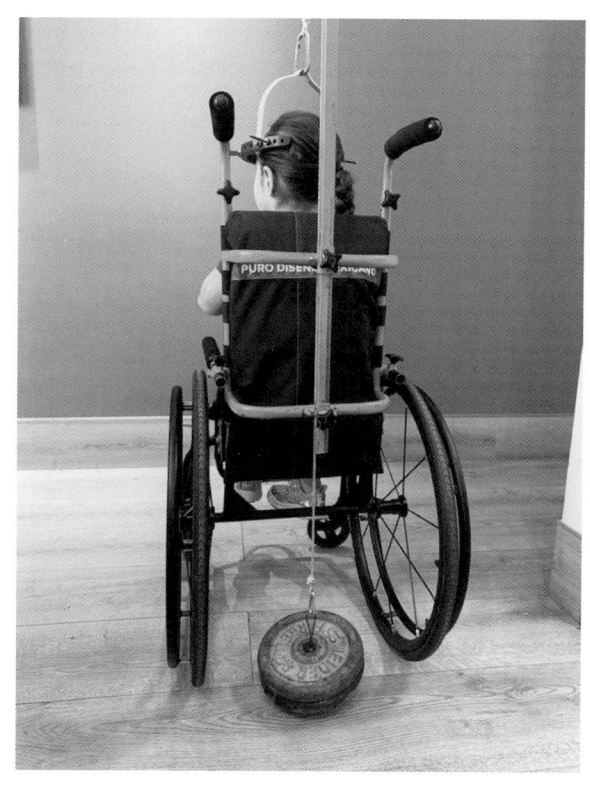

图 58.2　与图 58.1 所示的轮椅相同，患者使用其体重的 50% 进行牵引

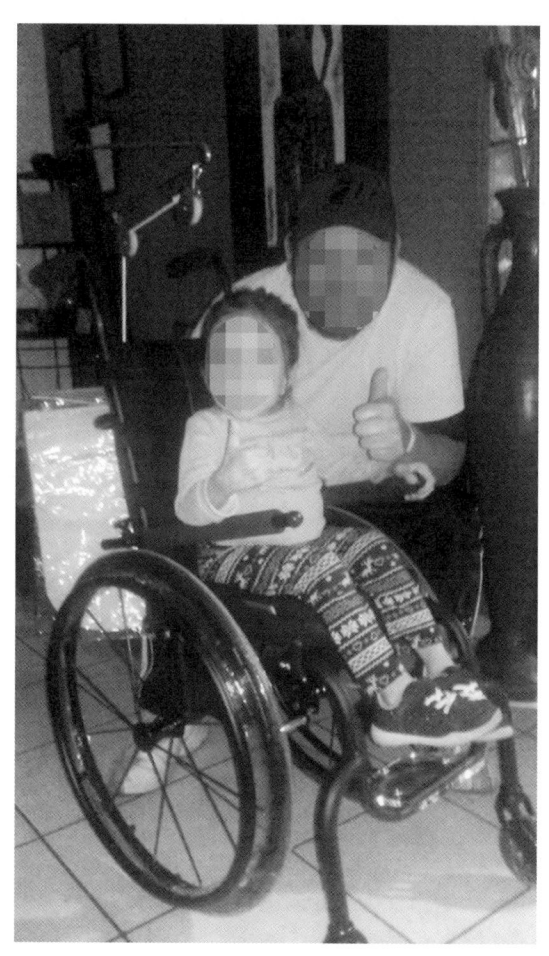

图 58.1　患者父亲与外科医生合作改装的普通轮椅

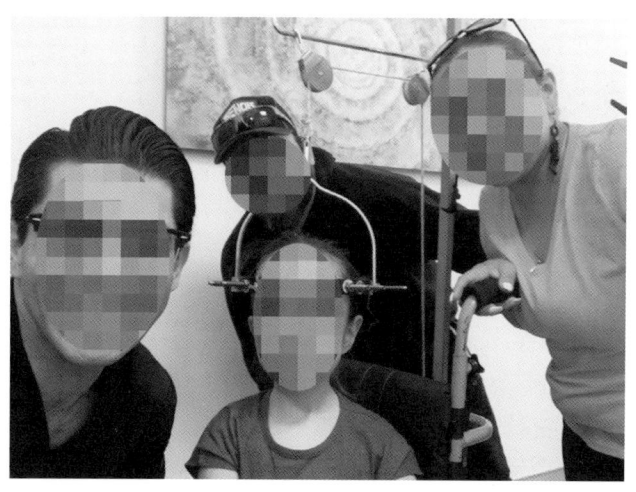

图 58.3　与图 58.1 所示的轮椅相同，患者使用其体重的 50% 进行牵引

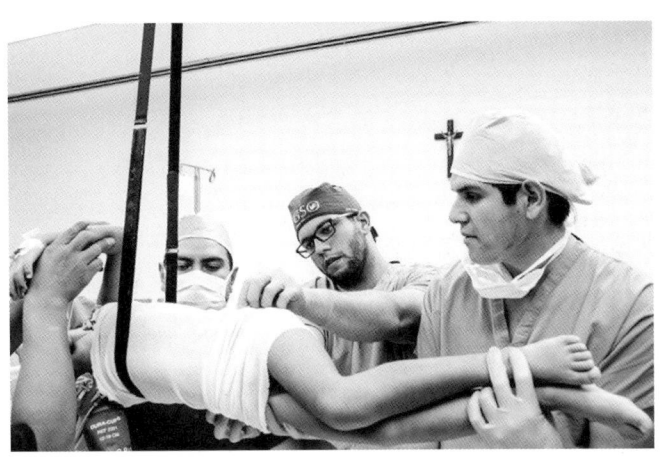

图 58.4 GSO 志愿外科医生正在给悬挂在手术室天花板上的患者进行石膏固定

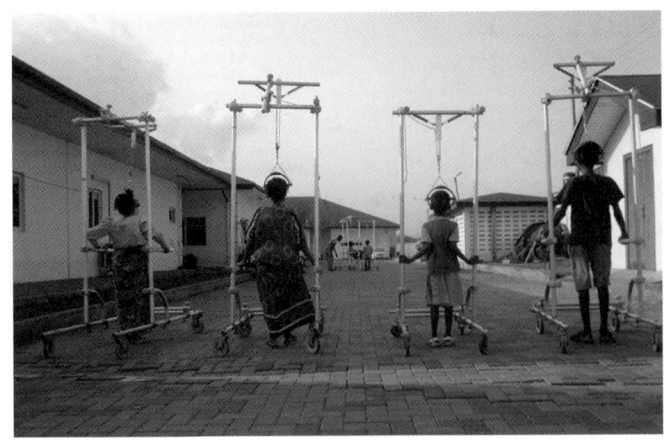

图 58.6 一组行走的头环重力牵引患者。由加纳 FOCOS 医院基金会提供

个月更换一次石膏，3 岁及以上患儿每 3 个月更换一次石膏，4 岁及以上患儿每 4 个月更换一次石膏[19-21]。普遍接受的指南在本书的其他章节有深入讨论。在医疗援助中，很少有合适的石膏床可用。考虑到 Cotrel-Morel[23]（以延长、去旋转和屈曲技术或 EDF 石膏固定闻名）以及之后 Mehta[16] 对 Risser[22] 二维技术的改良，当需要进行石膏固定且没有合适的石膏床时，我们通常在患者处于镇静状态下进行石膏固定（图 58.7），患者以侧卧位悬吊，30°~45° 仰卧形成主要的去旋转力。将患者悬挂在手术室的手术灯上，将一英寸宽的光滑的纱布（涂上凡士林或医用润滑剂用于减少摩擦）放置在与主弯顶椎相对应的凸侧肋处，同时由两名助手帮助保持头部和四肢处于中立位。密切关注正确石膏固定技术的细节（即石膏的延展、胸腹窗、

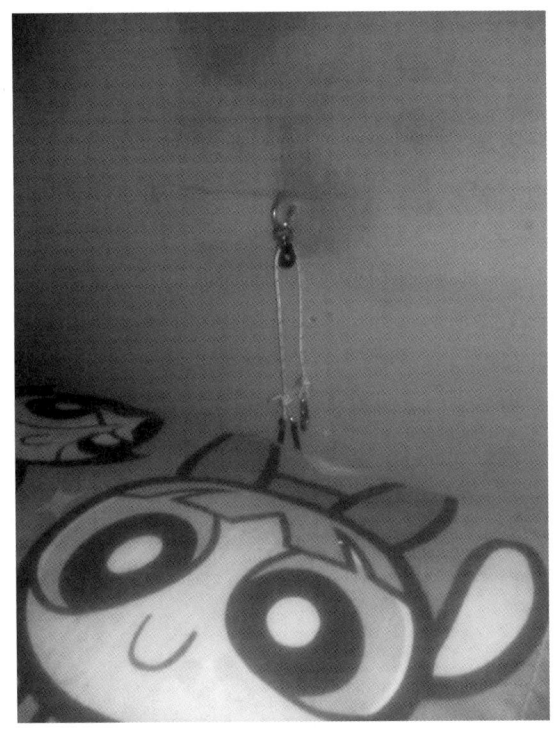

图 58.5 这张照片显示的是患者在家中用螺丝固定的钩子。安装这个装置是为了最大限度地延长牵引时间。吊钩安装在混凝土墙上后，将床头抬高约 30°，以防止患者被拉向墙壁

58.2 LMIC 中的治疗方案

58.2.1 非手术治疗选择

58.2.1.1 石膏

Mehta 发表研究结果后[16]，系列石膏治疗（serial cast treatment，SCT）在世界范围内开始流行起来，其可以作为最终治疗，或是手术治疗前的延迟性干预措施[16-18]。2 岁及以下的患儿最好按生长速度常规每 2

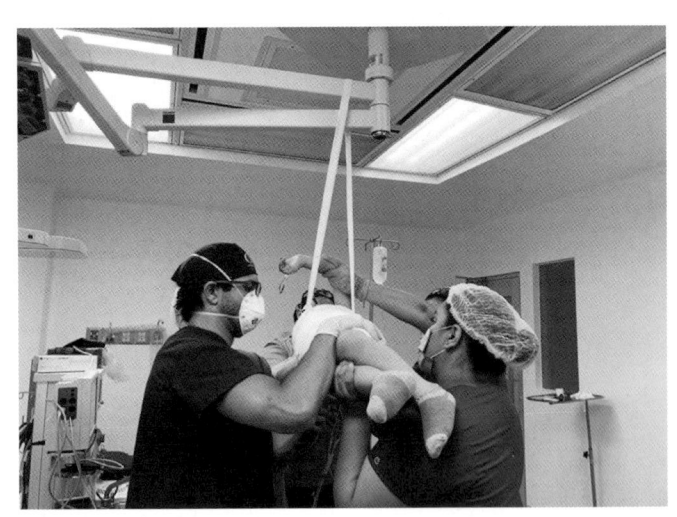

图 58.7 当没有 Mehta 石膏床时，在医疗援助机构中完成的石膏固定技术

修剪石膏的边缘）及其适应证，这是避免并发症和确保最佳预后的关键。虽然Cotrel–Morel技术和Mehta改进技术对于顶椎在T8以上的侧弯使用肩上型石膏固定，但Sanders等报道，由于大多数婴儿侧弯的顶椎位置较低，通常在T10至T11之间，因此在肩部以下进行石膏固定的成功率非常高，结果与Mehta报道的结果几乎相同[17]。作为一种替代选择，同时由于最近对全身麻醉（general anesthesia，GA）在重复手术中对非人类年轻大脑神经毒性的潜在风险的担忧[24]，Kawakami报道了一种安全有效的治疗方案，在不麻醉的情况下短时间内石膏固定，通过支具连接，称为交替重复石膏固定和支具治疗（alternatively-repetitive cast and brace treatment，ARCB）[5]。由于不使用麻醉，所以允许更多次地进行石膏固定而不用担心重复操作带来的麻醉毒性，并且为没有条件进行全麻或镇静的资源受限地区开展EOS非手术治疗提供了合理的替代方案（图58.8）。尽管本研究的目的不是比较不接受麻醉的系列石膏治疗与全麻下的系列石膏治疗患者，但该研究证明，不进行全麻的系列石膏治疗可能不会出现严重并发症，并且可以有效地推迟EOS患者的手术直到骨骼和呼吸系统发育成熟。

58.2.1.2 支具

波士顿支具是一种胸腰骶矫形器（thoracolumbosacral orthosis，TLSO），在青少年特发性脊柱侧凸的治疗中被广泛使用，以防止侧凸进展[25]。在脊柱的生长过程中，支具通常作为石膏治疗的辅助方式。支具除了对青少年特发性脊柱侧凸是有效的以外，它有时可以作为一种不使用石膏的治疗方案，尤其是对于那些6岁以下和中度胸腰椎侧弯患儿[26]。支具每天应至少佩戴20个小时，治疗时间通常持续至少2~5年，直到骨骼系统停止发育[27]。在资源受限的地区主要有三点限制：缺少专业的儿童脊柱畸形支具技师、无法确保在需要时及时更换支具，以及需要多次更换支具的长达2~5年的支具治疗的总成本，这些限制使得去旋转系列石膏固定在资源受限地区以及专科医院和STSM平台的医疗援助中成为更合适的非手术治疗方案。

58.2.1.3 头环重力牵引

头环牵引通常作为较严重畸形患者的术前辅助治疗手段，是安全有效的，可使重度EOS患者适用生长友好型（growth-friendly，GF）手术[28, 29]。头环重力牵引（HGT）方案包括逐渐增加牵引重量，在第4周达到患者体重的50%，并在之后6周内维持牵引，除了饮食和卫生护理，每天至少牵引12小时。这种方案在医疗援助中被证明具有显著且可重复的结果，包括体重指数（body mass index，BMI）的显著改善、畸形指数整体矫正63%、冠状面和矢状面侧弯改善29%[28]。在同一项研究中，Iyer等发现，经HGT治疗后，患者在植入GF内固定后获得了额外10%~15%的畸形矫正率。值得注意的是，HGT有30%的并发症发生率，大多数是钉道感染，可通过钉道护理和口服抗生素处理，因此HGT可以作为医疗援助中安全、可行和可重复的辅助治疗方案（图58.9）。

58.2.2 手术策略和植入物的选择

正如之前在其他章节详细讨论过的，不同的手术技术可以单独应用，也可与其他模式结合使用，可分为生长友好型（GF）手术、切除手术和最终融合手术。GF手术可以进一步分为撑开导向型技术[传统生长棒（TGRs），垂直可扩张假体钛肋骨（VEPTRs），磁控生长棒（MCGR）]，基于加压的技术[椎体拴系（vertebral body tethering，VBT）和椎体骑缝钉技术（vertebral body stapling，VBS）]以及生长引导技术[Shilla生长引导系统（Shilla growth guidance system，SGGS），现代Luqué

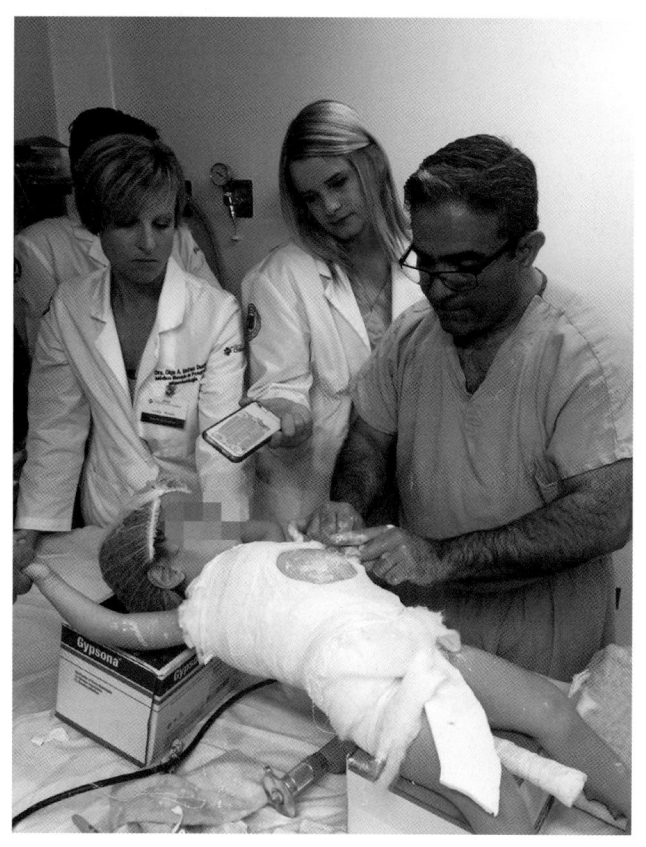

图58.8 在其中一个脊柱医疗援助机构进行的交替重复石膏固定和支具技术

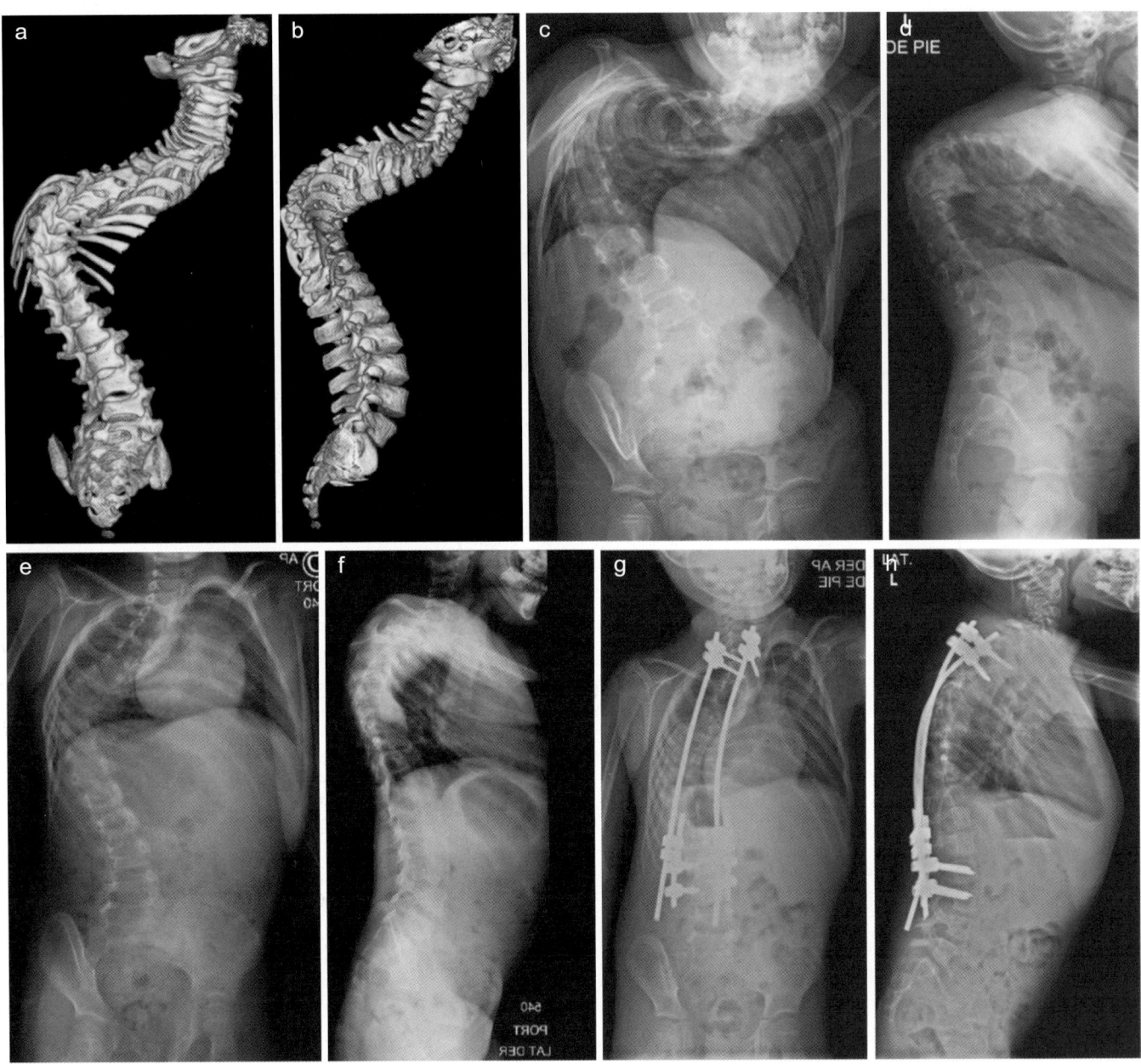

图 58.9 4岁特发性脊柱侧凸女性患儿，胸椎左侧后凸畸形，顶椎位于T9。神经系统查体正常。在进入全球脊柱医疗援助机构之前，她曾接受过12次石膏治疗。（a~d）是于GSO医疗机构拍摄的图像，没有发现先天性畸形改变。由于弯曲严重、畸形进展迅速、SCT未能阻止其进展，以及患者的骨骼成熟度低，我们决定让患者使用HGT治疗6周，在植入传统生长棒之前提供临时侧凸控制并改善患者的状态。（e，f）每天使用HGT以40%体重的重量牵引至少12小时，牵引6周后拍摄的图像。在牵引时拍摄X线片以评估TGR的节段选择。HGT治疗期间无并发症。（g，h）患儿接受了传统生长棒植入手术，进一步改善了畸形，术后每6个月在GSO的STSM平台进行后续延长

trolley 系统（modern Luqué trolley，MLT）和主动顶椎矫正（active apex correction，APC）]。同样，切除手术可以分为截骨术（如 Ponte 截骨术、椎弓根截骨术）、半椎体切除术和全脊椎切除术（vertebral column resection，VCR）。

就全球而言，在医疗服务水平低下的地区能否获得治疗，以及能否获取并负担得起符合适应证的植入物，可能是最大的问题[30]。尽管每种选择都有各自的适应证，但在医疗援助中不能只考虑到植入物的可获得性，因为低中收入国家的当地监管机构可能没有批准新系统，或者其进口-运输成本可能会减少本能得到安全和有效治疗的患者数量。作者建议，根据工作的医疗援助平台，还应考虑到当地社区现有的医疗专业水平，包括当地医生处理手术潜在紧急并发症的技术水平，以及麻醉医生对儿童脊柱畸形手术的熟悉程度，是否有血管外科医生和儿童重症监护团队。最重要的是，通过在每个独立地区安排手术，在安全、成本效益、可重复性和可持续性之间找到平衡，防止对原住民造成意外伤害。

在 STSM 平台中，某些东西有实际上可能比没有更糟糕（例如，给有小孩的家庭服用强效药物，但没有防儿童开启的药瓶，造成的损失可能比不吃药更大）[31]。给一个没有改装轮椅的患者安装头环，让患者在没有确定下一步的策略和计划的情况下使用 HGT，在没有充分的神经监测的情况下进行矫形手术，以及在没有血库保障的情况下计划进行 VCR 手术，这些都是导致潜在的意外伤害的例子。

根据我们在全球脊柱医疗援助的 STSM 平台中的经验，我们倾向于使用 SCT 作为非手术治疗方案，由于不确定是否有专业的儿童脊柱畸形支具技师，在低收入和中等收入国家中父母/监护人监督儿童佩戴支具达到规定时间的依从性不佳，无法确保在需要时更新支具，以及 2~5 年支具治疗的总费用较大，在可能的情况下，我们倾向于放弃支具。对于目标患者，在可行的情况下，我们通常让可能伴有神经系统并发症的严重脊柱畸形患者使用 HGT 治疗，采用前文提到的方案进行至少 6 周的快速矫正，以获得临时侧弯矫正和术前最佳状态。关于手术治疗和 GF 策略，我们倾向于使用基于撑开的技术，特别是 TGR，在这种情况下甚至比现代生长调节技术更加现实和可行，因为与其他生长友好型手术相比，TGRs 仍然被认为是金标准[32]，而且它们具有用途广泛、易获得、高成本效益、延长技术简单等特性，可以由当地外科医生在没有 GSO 在场的情况下完成，使得该治疗策略成为一种更具可持续和可复制的选择。此外，尽管在医疗资源有限的地区，在解剖复杂部位，SGGS 是一种对基于撑开系统来说有价值的替代方案[30]，但使用 SGGS 或应用椎弓根螺钉的 trolley 技术可能会因为曲轴围绕在滑动螺钉头周围或顶椎远端的附加效应[33]从而破坏脊柱的畸形控制，它还会在器械上端刺激软组织，或者可能会在尾端干扰腰椎小关节[30]。在一项比较 SGGS 与 TGR 的回顾性多中心配对样本研究中，Shilla 患者的总体手术次数（2.8 比 7.4）明显更少，但因植入物并发症进行了更多的计划外手术（1.3 比 0.5），畸形控制和整体生长效果也较差[34]，这就是我们限制这种现代生长调节技术用于严重呼吸功能不全患者的原因，因为在 GA 下重复延长意味着围手术期风险显著增加（例如先天性肌病、恶性高热等）。最后，关于最终融合和相关辅助技术，我们根据畸形情况和患者的病情需要，以及之前提到的当地设施和团队，有针对性地进行截骨术和骨切除术。

另一方面，像 FOCOS 这样拥有训练有素的合格外科医生和多学科团队的专科医院，运用先进国家所有手术方式和技术，成功地治疗了复杂 EOS 患者，取得了非常相似的结果。FOCOS 风险评估评分系统[35]可以对有术后并发症风险的患者进行分层。HGT 的适应证包括侧弯较大的患者（bending 像 >100° 或原始侧弯缩小小于 20%）。根据 FOCOS 的内部回顾，失败在伴有脊柱过度后凸（>70°）的 EOS 中往往更常见，因此 HGT 的价值在于减少术前脊柱后凸，以降低脊柱过度后凸相关失败的风险。HGT 的其他适应证包括允许医疗和营养的优化。这里说明一下，TGR 曾是首选的生长友好型技术，直到 2017 年 MCGR 的引入并取得良好效果，才大幅降低了手术频率。本地患者每 3 个月延长一次，且拥有良好的依从性，而国外患者每 6 个月延长一次。国外 TGRs 患者持续性地每 6 个月延长一次。一些使用改良 Shilla 棒 -FOCOS 双向生长调节棒（FOCOS bidirectional growth modulation rods，FBGM）的患者（图 58.10），随访效果一直很好，特别是侧弯相对较小的患者，这使其成为来自偏远地区患者的一个很好的选择。最后，即使是在专科医院，血液和血制品的供应仍然是发展中国家面临的挑战。然而，血液回收系统的使用在这种情况下非常有益，这种广泛应用的技术在医疗援助机构中非常有必要。

58.3 外科医生技能和 LMIC 设施的不匹配

外科医生的技术水平与当地硬件水平之间的不匹配很常见。许多有经验的外科医生为了练习技术自

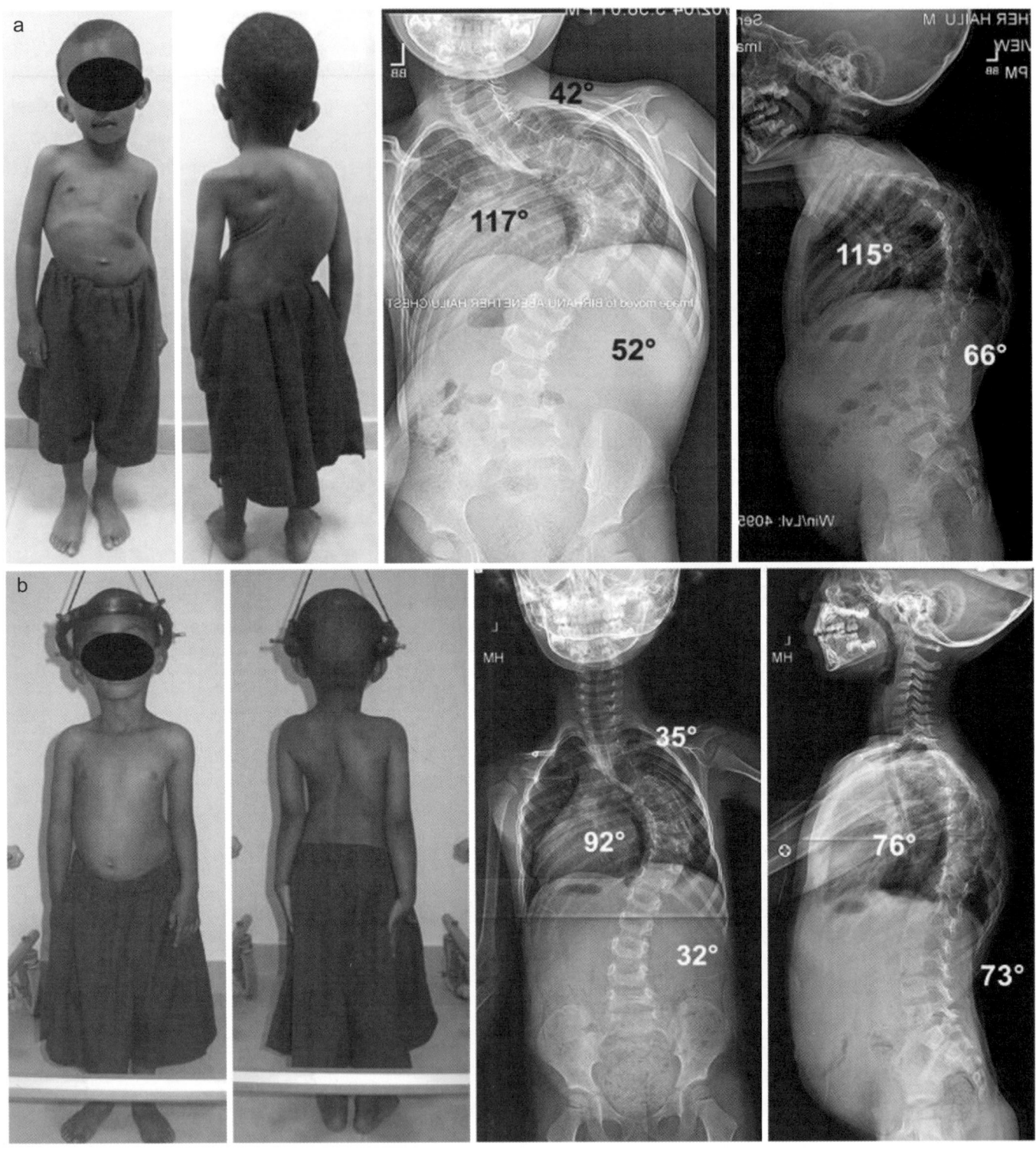

图 58.10 （a）3 岁男性患儿合并婴幼儿特发性脊柱侧凸，临床照片和 X 线影像。（b）同一患儿牵引治疗 4 周后的临床照片和 X 线影像（下页续）

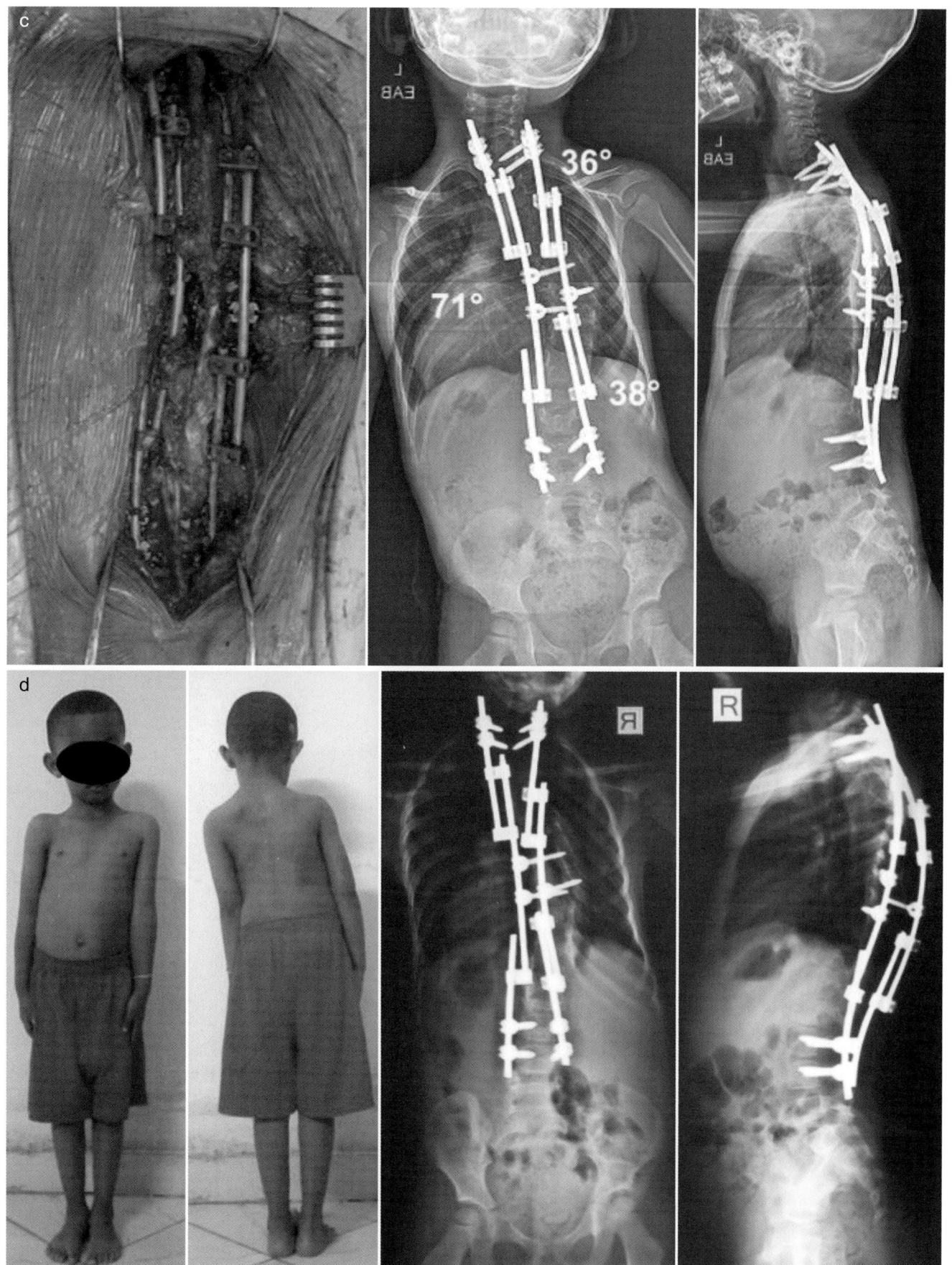

图58.10 （续）(c) 术中照片和术后即刻X线影像。该患者植入了改良的Shilla内固定系统：FOCOS双向生长调节棒（FBGM）。(d) 术后1年随访时的临床照片和X线影像（下页续）

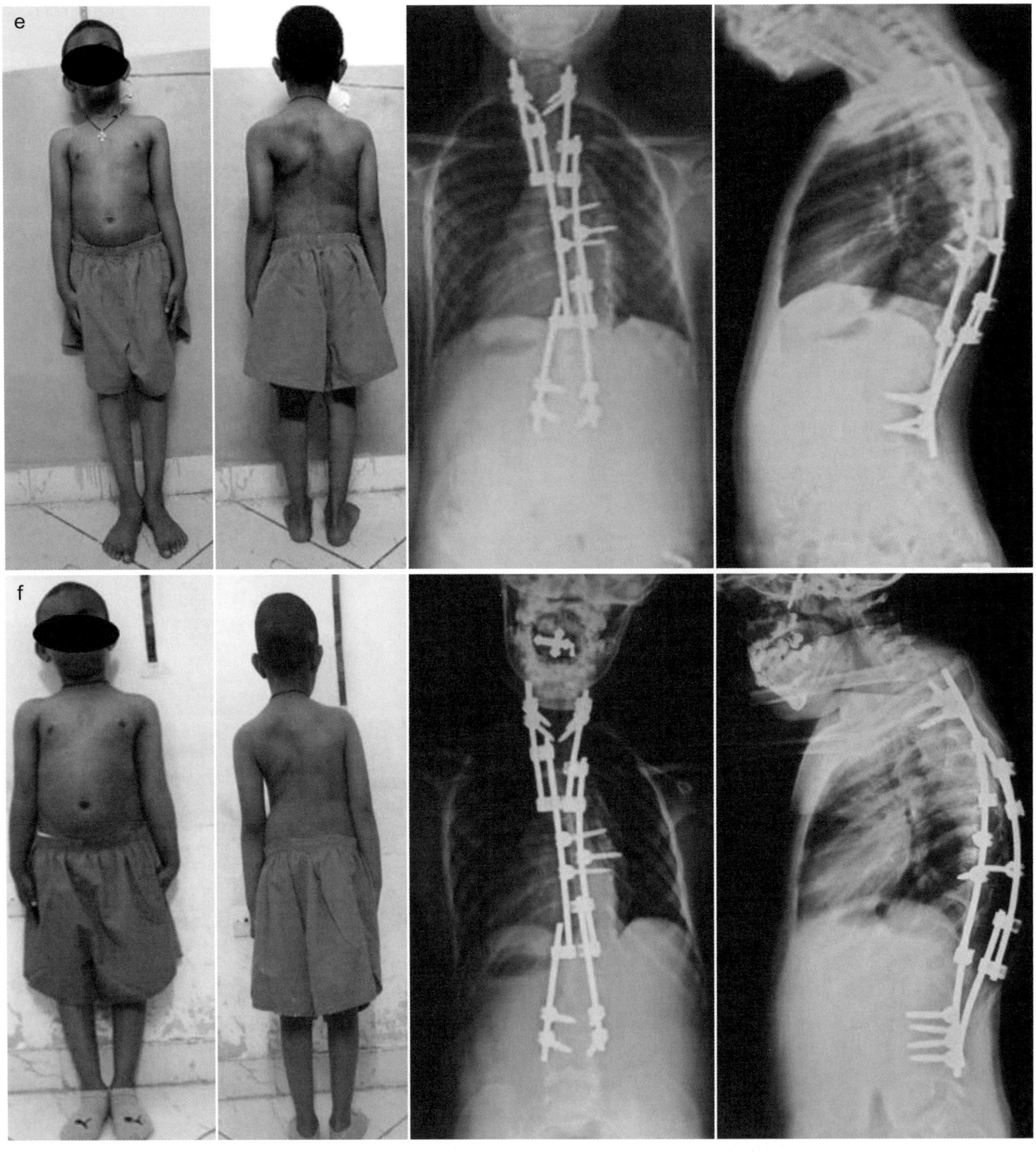

图 58.10 （续）(e) 术后 2 年随访时的临床照片和 X 线影像。(f) 术后 5 年随访时的临床照片和 X 线影像。该患儿在过去 5 年未接受过外科干预

愿投入时间，并制订计划，在高收入国家及其基础设施内实施手术，而没有充分考虑到低中收入国家与高收入国家之间在实践上的差异。简单假设一下，如果没有预先采取适当的措施，诸如血液制品、止血剂或ICU病床的供应不足等问题，都有可能造成毁灭性的后果。

58.4 医疗援助中的安全问题

在任何成功的医疗援助机构中，对安全的重视对降低死亡率和并发症发生率至关重要。在北美，强有力的证据表明手术量和预后之间存在关联[36]。Poilleux和Lobry[37]20年来在撒哈拉沙漠以南的非洲地区执行了114次手术任务，他们在这些任务中进行了17 000多例手术，发现总死亡率为3.3%——比高收入国家高20倍。Maine等[38]报道，在STSMs接受腭裂修复手术的患者的口鼻瘘发生率比高收入国家的患者高20倍以上。在他们的研究中，将经验丰富的当地外科医生和来厄瓜多尔的北美外科医生治疗的病例与美国三级医院外科医生治疗的病例进行了比较。所有的外科医生都表现出并发症发生率增加了20倍，而在当地和北美的外科医生之间没有发现差异。这些发现使我们相信手术量的影响可能比外科医生的经验更大。因此，GSO（一种临时平台）在以下方面保持一致：①每个STSM的手术数量；② STSM的持续时间；③ STSM的时机掌握；④一致性方案（例如，建立检查清单以确定某个地点是否满足GSO STSM的要求，术前方案，麻醉前检查清单，失血处理方案，术中神经损伤方案等）。限制变量是可重复性的基石之一，正如一致性是可持续性的基石。

为了防止由于临时医疗援助平台医疗资源分配不统一而无法满足那些未满足的需求而带来的巨大负担，医疗援助的手术不应在当地医院进行。考虑到这一点，我们发现一些假设也可以成为安全的重大障碍。如果当地护理和麻醉团队知道在高收入国家中进行的常见手术，如生长棒延长这样30分钟的简单手术，出血量很小，不需要中心静脉或动脉置管，那么可能导致不必要的侵入性操作，增加围手术期发病率。因此清晰的沟通是确保正确治疗的关键。

58.5 医疗援助在医生培训中的作用

回顾过去，缺乏训练有素的外科医生是发展中国家治疗EOS的主要限制之一，许多作者赞扬了STSMs在高收入国家的外科受训人员教育中所起的积极作用[9]。但除了Vargas的研究[39]记录了当地外科医生在多次手术后进行了更多复杂手术外，没有其他研究报道短期手术任务对培训的影响。通过GSO第一个站点的发展，他们已经能够看到可持续的STSM对当地外科医生团队的影响：随着站点的成熟，所进行的手术的复杂性也增加了。最初，手术主要是包括TGR在内简单的矫形。由于这种渐进的培训，当地的外科医生团队从2名成员发展到4名成员，现在他们在该地仅有13个STSMs时，就在没有GSO在场的情况下每年治疗了超过150例畸形病例（2019年完成187例复杂的脊柱手术），证明了STSMs对培训的作用。

58.6 战胜挑战

据说短期医疗援助模式可能在提供手术护理方面作用相对有限。考虑到潜在不令人满意的结果、对求医行为的不利影响以及对当地基础设施的压力，在存在其他选择的情况下，短期独立手术被认为是低效的[9]。另外，STSMs可以为原本可能无法获得治疗的患者提供有价值的治疗，并为医疗专业人员和工作人员提供丰富的教育环境，使他们能够在自己工作之余提供服务，将他们的时间和技能奉献给其他有需要的人。为了给低中收入国家患有EOS和脊柱畸形的儿童提供可持续的标准化处理，GSO为单个STSM的计划和执行提供了一个框架，该模式具有7年经验，成功完成30多次医疗援助任务。

在过去十年中，几位作者对低中收入国家的STSM提出了担忧，特别是它存在后续处理的缺乏、患者的安全性差、可重复性和可持续性差、在无需求的地区提供服务、未能将技术与当地需求和能力相匹配以及在STSM结束后遗留混乱等问题。GSO提出的模式并没有完全解决所有这些问题，和许多组织一样，他们目前的模式也在不断地发生变化。随着他们经验的增长，反馈变得更加成熟，模式根据质量保障程序进行改进。

通过与主办医院、行政人员、当地非营利组织和外科医生频繁和持续性地举行会议，GSO不仅能够确保患者在预先制定的时间点接受随访，而且为开放反馈创造了一个良好的环境，为改进我们的模式创造了机会。这种持续的交互也为建立文化之间的桥梁、加强联系和更好地提供医疗服务创造了机会。各个STSMs的组织者经常反思建立持续和交互关系的重要性，以便扩大影响力[31]。

58.7 总结

由于情况复杂，不管何种治疗平台，在资源有限的地区开展 EOS 手术都具有较大困难。它首先受到人力资源的限制，即接受过儿童脊柱畸形治疗训练的外科医生较少，其次是器械和植入物的质量，最后是经济资源问题。尽管这些局限可能得到解决，但其仍使得 EOS 的治疗更加困难。不管怎样，让所有的作者接触到发展中国家的所有医疗平台后，我们发现在低中收入国家治疗 EOS 最佳的和最安全的环境是通过医疗援助。据说低中收入国家对治疗儿童畸形的 STSMs 和外科专科医院的需求非常高。尽管低中收入国家对这些平台存在担忧，但全球脊柱医疗援助和加纳 FOCOS 等非营利组织已经实施了解决方案来克服这些缺点。因此，我们计划增加新的平台。我们希望做到对当地社区的持久影响，当没有其他平台能够及时而充分地治疗这些疾病时，外科手术使命行动可能是这些患者的唯一希望。

（Fernando Rios, Oheneba Boachie-Adjei, Kwadwo Poku Yankey, Behrooz A. Akbarnia, Gregory M. Mundis Jr 著　刘昊明 译　罗焱中　姚子明 校）

参考文献

扫描书末二维码获取

第十二篇 儿童脊柱外科的过去和未来

第59章 儿科脊柱器械的监管政策

本章内容

- 59.1 引言 581
- 59.2 儿科医疗器械 581
- 59.3 将儿科脊柱器械推向市场的挑战 582
  - 59.3.1 经济因素 582
  - 59.3.2 关于目标人群的思考 582
  - 59.3.3 儿科医疗器械临床试验设计与实施的相关问题 582
  - 59.3.4 关于儿科医疗器械开发监管的思考 ... 582
  - 59.3.5 儿科医疗器械有关的超适应证使用和责任的问题 583
- 59.4 美国医疗器械法规概述 583
- 59.4.1 监督管理机构 583
- 59.4.2 儿科医疗器械立法概述及主要立法条文 .. 583
- 59.4.3 脊柱器械的相关机构组成 584
- 59.4.4 医疗器械分类 584
- 59.4.5 医疗器械的主要监管途径 585
- 59.4.6 儿科医疗器械研发临床证据的产生 586
- 59.4.7 上市后监管要求和器械监督 587
- 59.5 美国儿童常用脊柱器械的监管现状 588
  - 59.5.1 儿科脊柱疾病融合治疗的辅助器械 588
  - 59.5.2 特定儿科脊柱疾病非融合治疗器械 589
- 59.6 国际医疗器械监管展望 590

要点

- 变革性医疗器械的引入往往带来新的科学和监管挑战。
- 医疗器械行业代表、监管机构、医疗保健提供者、科学家以及患者和患者权益团体之间的合作是创新小儿骨科医疗器械发展和进步不可或缺的一部分。
- 在美国,食品和药物管理局(FDA)致力于支持安全有效的儿科医疗器械的开发和供应。
- 医疗器械的监管流程在全球范围内各不相同,受特定国家或地区监管机构的控制。

59.1 引言

用于治疗儿童脊柱疾病的器械解决了美国乃至全球的迫切需求。在儿童和青少年中,脊柱畸形及其相关疾病占所有儿童骨骼肌肉畸形疾病相关医疗保健访问的48%[1]。近年来,在小儿骨科专家治疗的所有骨骼肌肉疾病中,因脊柱相关疾病而住院的人数增长得最多,尤其是10岁以下儿童[2]。小儿脊柱畸形患者需要的重要器械包括可适应生长的自膨胀脊柱畸形控制器械和治疗脊柱侧凸的微创生长调节固定装置。针对脊柱和胸廓疾病患儿的需求,最近引入的新型医疗设备技术拓展了临床难题的可用治疗方案。医疗器械行业代表、监管当局、医疗保健提供者、科学家以及患者和患者权益团体之间的合作是创新小儿骨科医疗器械发展和进步不可或缺的一部分。由于监管流程影响到儿科脊柱器械整个产品生命周期的所有阶段,包括上市前器械开发、商业化、上市后监管和下一代器械的开发,因此,为了及时获得可能挽救生命的骨科器械,并确保合法销售器械保持安全、有效和高质量,有关医疗器械监管的专业知识是必不可少的。

59.2 儿科医疗器械

儿童人群的年龄限制在医学文献中有不同的定义。美国儿科学会定义儿童的范围是从胎儿到21岁[3]。

关于美国的儿科医疗器械,《联邦食品、药品和化妆品法案》(Federal Food, Drug, and Cosmetic Act,

FD&C法案）第520（m）（6）（E）（i）条将儿童患者定义为在HDEs情况下诊断或治疗时年龄为21岁或以下的人。美国FDA按照21 CFR 814.3（s），将儿科患者定义为21岁及以下［从出生到22岁生日（不含）之前］。儿童亚分类在FDA指南中被分为新生儿、婴儿、儿童和青少年（表59.1）。然而，FDA认识到，这样定义儿童亚分类有些武断，事实上，受试者的体重、体型、生理发育、神经发育和神经肌肉协调性往往是比实际年龄更合适的指标[4]。相比之下，美国整形外科学会（American Academy of Orthopaedic Surgeons，AAOS）认为，矫形器械向成年人的过渡取决于骨骼成熟度，女性在大约14～16岁时达到骨骼成熟，而男性在16～18岁[5]。最近，专业脊柱协会将早发型脊柱侧凸（EOS）人群定义为10岁之前（9岁或更小）的脊柱畸形患者，并确定各种诊断类别，包括特发性、先天性、胸源性、神经肌肉性和综合征性脊柱侧凸。青少年或晚发型小儿脊柱侧凸的定义为发病年龄在10～18岁之间。

59.3 将儿科脊柱器械推向市场的挑战

在儿科脊柱器械开发中遇到的挑战是多因素的，与经济因素、目标人群的考量、临床试验设计问题、监管要求和责任有关（表59.2）。

59.3.1 经济因素

一般来说，由于目标人群规模小，且这些人群中患者异质性较大，医疗器械开发者将儿科医疗器械视为小批量产品类别。这些因素限制了未来的盈利能力，并在经济上阻碍将资源用于儿科器械的开发，因为设备开发者不确定能否收回开发成本。因此，可用的儿科专用器械有限，临床医生使用经过改进或再次利用的器械，或被批准用于其他适应证的器械来治疗患者的情况并不罕见。其他经济难题包括难以获得保险报销和缺乏相关的账单编号。

表59.1 FDA定义的医疗器械的儿童亚类和相关年龄

儿童亚类	FDA关于该亚类年龄范围的指南
新生儿（婴儿）	从出生到1个月大
幼儿	1个月到2岁
儿童	2～12岁
青少年	12～21岁（不超过22岁）[a]

本表给出了FDA文件《行业和FDA工作人员指南：儿科医疗器械上市前评估》2014中报道的4个主要儿童亚类的大致年龄范围的FDA指南。
[a] 为了内部跟踪，FDA确定了另一个亚类，包括18～21岁的处于过渡期的青少年。

表59.2 将儿科脊柱器械推向市场的挑战

领域	挑战
经济方面	与成人器械相比更小的潜在市场规模导致不利于经济上的发展，以及与保险覆盖和报销相关的挑战
目标人群	器械用于罕见病的治疗。由于不同儿童亚类的解剖和生理差异以及适应生长的需要，单一设备的设计和器械尺寸可能是不够的
临床试验	儿科医疗器械临床试验经常遇到与研究设计、确定适当的终点和对照组、受试者招募和维持、足够长的随访时间以及现有儿科器械试验基础设施的局限性相关的困难
监管方面	监管要求导致开发专门设计用于儿童人群的医疗器械所需的时间和成本增加
责任	一些临床医生和器械开发人员认为，障碍在于超适应证或医生指导下使用和儿科器械开发相关的责任问题

59.3.2 关于目标人群的思考

儿科人群有不同的亚分类，这些亚类的数量、生长速度、新陈代谢和活动水平不同。因此，即使治疗的是同一种疾病，制造商也可能需要为每个亚类开发和测试不同的器械。例如，适合婴儿的器械可能不适合患有相同疾病的青少年。另外一个需要考虑的问题是，关于特殊儿童脊柱畸形（如特发性脊柱侧凸）病因学的科学知识有限，以及对某些类型的早发型脊柱畸形的自然史了解不完全[6]。

59.3.3 儿科医疗器械临床试验设计与实施的相关问题

儿科器械在临床试验的设计和实施方面也面临着独特的挑战。经典的随机双盲比较研究在小规模的、可供选择的治疗方案有限的异质性儿童人群通常是不可行或不符合伦理的。所以经常采用创新性的试验设计和统计方法。其他的挑战包括确定适当的终点和对照组、招募和维持足够数量的受试者、现有儿科器械试验基础设施的限制、监管要求、确保足够长的随访时间（包括评估器械在骨骼发育到成熟的关键时期的性能，以及尽量减少对上学和相关活动产生的影响）。

59.3.4 关于儿科医疗器械开发监管的思考

所有医疗器械都受一系列影响医疗器械产品全生命周期的规定的约束，包括其设计、开发和制造、临床前测试、临床调查、上市前许可或批准、记录保存程序和上市后监督要求。由于FDA将儿童受试者视为弱势群体，因此需要为参与临床试验的儿童患者提供额外的保障措施（21 CFR 50子部分D），以保护儿童研究参与者的权利、安全和福利。儿科医疗器械评估的法律和监管框架的复杂性被认为是医疗器械发展的障碍。为了鼓励儿科医疗器械的发展，FDA 将重点放在优化证据生成、创造监管价值和简化以及开发支持性市场上 [7,8]。

59.3.5 儿科医疗器械有关的超适应证使用和责任的问题

由于 FDA 专门批准用于儿童的器械数量有限，临床医生更可能使用经过改进的或再利用的或批准用于其他适应证的成人器械，而不是专门为儿童患者设计的新器械 [9]。这种应用被称为超适应证使用或医学实践或医生指导下使用。在某些情况下，这种做法可能会给患者带来较高的风险，因为医生和患者对这种用法的安全性和有效性了解较少。然而，在儿童患者中，在医生指导下使用器械通常发生在没有已批准器械或是没有特定使用指征的器械可用时 [10]。一些器械开发人员和临床医生还认为，责任问题阻碍了儿科医疗器械的创新性开发和使用。

59.4 美国医疗器械法规概述

59.4.1 监督管理机构

在美国，FDA 是科学、监管和公共卫生机构，负责通过对包括大多数食品（不包括肉类和家禽）、处方药和非处方药、医疗设备、消费、医疗和职业用辐射电子产品、疫苗、血液和生物制剂、兽医产品、化妆品和烟草产品在内的广泛产品的监管和监督，保护和促进公众健康。

59.4.2 儿科医疗器械立法概述及主要立法条文

FDA 是美国卫生与公众服务部的一个机构，是美国联邦政府行政部门的一部分，负责执行由政府立法部门（美国国会）制定和颁布的法律 [11]。FDA 监管医疗器械的法律权威源于 1938 年的《联邦食品、药品和化妆品法案》（FD&C 法案）。为了履行适用于医疗器械的 FD&C 法案的规定，FDA 制定、发布和实施在联邦登记册（FR）上发布的法规，并在联邦法规（CFR）中进行编纂。大多数 FDA 的医疗设备和放射卫生法规在联邦法规第 21 篇的第 800~1299 部分中。脊柱器械的具体规定位于第 21 篇的第 888 部分（骨科器械）。

FDA 的监管机构是通过《联邦食品和药品法案》（1906）建立的，该法案授权禁止在美国销售或分销掺假的食品或药品 [12]。1938 年的 FD&C 法案确立了 FDA 监管医疗器械的管辖权，但其范围仅限于监管被认为不符合要求或不安全（即掺假）或商标错误的已上市器械。1976 年，FD&C 法案的医疗器械修正案扩大了 FDA 的权力，医疗器械的上市前监管正式启动。1976 年《医疗器械修正案》授权 FDA 建立一个全面的分类系统，为医疗器械的安全性和有效性提供合理的保证，概括了医疗器械进入市场的途径，并为新的试验性医疗器械在试验器械豁免（IDE）下的患者中进行研究建立了监管途径。根据《医疗器械修正案》，FDA 为大约 1700 种不同的通用类型的器械建立了分类，并将它们分为 16 个医疗专业（目前有 20 个），称为小组。

如果它符合《食品、药品和化妆品法》201（h）条每个章节中对医疗器械的定义，FDA 认为这个产品可以称为器械，并受 FDA 的规章制度监管。

根据《联邦食品、药品和化妆品法案》第 201（h）条，器械是仪器、设备、工具、机器、发明、植入物、体外试剂或其他类似或相关的物品，包括组成部分或附件，其中包括：①在官方的国家标准或美国药典或其任何补充中得到认可，②用于诊断疾病或其他情况，或用于治疗、减轻、处理或预防人类或其他动物的疾病，或，③旨在改变人或动物身体的结构或功能，并不能通过其体内或体表的化学作用达到其主要预期目的，也不依赖于新陈代谢来达到其主要目的。"器械"一词不包括第 520（o）条所排除的软件功能。

1976 年 5 月 28 日，即《联邦食品、药品和化妆品法案医疗器械修正案》的颁布日之前引入商业销售的医疗器械称为修正案前器械，而在此日期之前市场上没有的医疗器械称为修正案后器械。

对 FD&C 法案的修订是为了应对随后在医学和技术上的进步。1990 年《安全医疗器械法》（The Safe Medical Devices Act，SMDA）要求某些机构（称为用户设备）向制造商报告医疗器械相关的不良事件，并在特定情况下向 FDA 报道。此外，SMDA 启动了人道主义使用器械/人道主义器械豁免（HUD/HDE）方案，用于治疗每年患者人数不到 4000 人且没有其他器械可用的罕见疾病。2002 年《医疗器械用户费用和现代化法案》（MDUFMA）规定 FDA 有权向赞助商收取用户费用，以抵消器械上市前审查的费用，交换条件是遵守机构对特定类型上市前器械应用程序进行审查的既定时间表。2007 年《食品和药物管理修正案》（FDAAA）着重于儿童安全保障、研究和创新，以及加强临床研究结果的透明度。FDAAA 第三篇中的重要条款：儿童医疗安全和改进法案，包括资助儿科器械联盟（PDC）计划，以推进儿科医疗器械的开发，取消对获得 HDE 批准并满足特定标准的 HUDs 的利润限制，以及批准在特定情况下，通过推论，利用成人的数据去支撑儿科器械安全性和有效性。2012 年《食品药品安全和创新法》包括旨在提高儿科医疗器械、药物和生物制品的安全性和有效性的具体规定，并为低至中等风险的医疗器械建立了直接 De Novo 流程。2016 年的《21 世纪治疗法案》包含了与儿科医疗器械相关的几项规定，包括：修改 HUD 人群的门槛，将用于治疗在美国每年患者人数不超过 8000 人的疾病的器械包括在内；允许对 IDE 和 HDE 活动使用中央 IRB 监督；授权使用常规临床护理的观察数据作为监管决策的"真实世界证据"；建立突破性器械的计划，以加快对某些创新性医疗器械的回顾。最近，在 2017 年，《食品和药物管理局重新授权法案》重新授权了医疗器械用户付费计划，并纳入了几个战略举措，包括评估真实世界证据的使用以改良上市后监测，以及推进国家卫生技术评估系统（NEST）。

59.4.3 脊柱器械的相关机构组成

FDA 由多个中心和办公室组成。器械和放射卫生中心（CDRH）通过其不同的办公室负责管理医疗器械[13]。CDRH 最近完成了一项重组，将上市前审查、上市后监督和合规计划功能整合到产品线中，使专家能够利用他们的知识优化医疗器械整个产品生命周期的决策。这一重组在产品评估和质量办公室（OPEQ）内按产品类型整合了上市前审查和上市后方案功能。在 OPEQ 内部，有按产品类型划分的办公室，称为卫生技术办公室（OHTs），以及专注于具体政策和规划需求的跨部门办公室，包括监管项目办公室和临床证据与分析办公室。

卫生技术办公室 6（OHT 6）：骨科器械办公室，负责 CDRH 内大多数儿童和成人脊柱器械的上市前和上市后审查，用于纳入骨科监管文件。OHT6 被分成 3 个健康技术（DHT）部门：DHT 6A，关节成形器械；DHT 6B，脊柱器械；DHT 6C，康复、修复和创伤器械。脊柱器械是 DHT 6B 的工作重点，它由椎体间脊柱器械组和椎体外脊柱器械组构成。椎体间脊柱器械组负责评估椎间融合器械、椎间盘假体和椎体置换器械，椎体外脊柱器械组负责评估胸腰骶椎弓根螺钉系统和儿科非融合器械技术。在 CDRH 中，OHT6 与其他 OHT 合作，为特定适应证调节可能与脊柱相互作用的器械。OHT6 还与其他办公室合作，如 CDRH 的科学和工程实验室办公室，该办公室专门用于了解有助于支持上市前审查监管意见，以及参与诊断和（或）治疗罕见疾病的器械的审查，并管理包括 HUD 项目在内的各种项目的 FDA 的罕见病治疗产品开发办公室。OHT6 还与药品评价与研究中心（CDER）和生物制剂评价与研究中心（CBER）的医疗产品对应部门合作，研究交叉问题和结合产品。

59.4.4 医疗器械分类

美国 FDA 根据医疗器械的风险和降低这些风险的具体监管控制能力对其进行分类[14]。根据为医疗器械的安全性和有效性提供合理保证所需的监管控制，确定了三类器械。器械分类有助于确定器械合法销售所需的途径。

59.4.4.1 Ⅰ类：一般控制

Ⅰ类器械是指一般控制足以合理保证其安全性和有效性的器械。一般控制也适用于所有医疗器械。其中包括对器械企业年度注册的要求、器械年度清单、禁止假冒和掺假、上市前公告。一般控制还包括良好的生产规范、记录保存和报道。Ⅰ类器械的例子包括手动外科器械，如手术刀、牵开器、钻头、软组织剥离器和普通外科器械（如 Cobb 骨膜剥离器）。虽然大多数Ⅰ类器械免于上市前审查，但仍有少数器械（如手术手套）需要通过 510（k）流程进行上市前公告。

59.4.4.2 Ⅱ类：特殊控制

由于一般控制本身不足以合理保证器械的安全性和有效性而不能归类为Ⅰ类的器械，如果有足够的信息来建立除一般控制外足以提供这种保证的特殊控制，则可以归类为Ⅱ类。特殊控制是某种器械特有的要求。特殊控制可能包括特定的标签要求、非临床性能测试、性能标准、患者登记、上市后监测或临床数据。大多数脊柱矫形装置被指定为Ⅱ类（例如，用于脊柱侧凸和后凸的胸腰椎后路椎弓根螺钉系统）。Ⅱ类器械上市一般需要通过 510（k）流程提交上市前公告。如果 FDA 认为不需要上市前公告来提供该器械安全性和有效性的合理保证，那么Ⅱ类器械也可以豁免于 510（k）流程。

59.4.4.3 Ⅲ类：上市前批准

Ⅲ类器械是指现有资料不足以确定一般控制措施足以合理保证其安全性和有效性，或特别控制措施的应用能够提供这种保证，或该器械是否能支持或维持生命，或对于防止损害人类健康具有重要用途，或该器械是否存在潜在的不合理的致病或受伤风险的器械。这类器械受到最高水平的审查，通常包括在上市前批准（PMA）申请过程中进行的完整的非临床和临床审查。一些Ⅲ类器械也需要批准后的临床研究。Ⅲ类脊柱器械的例子包括颈椎和腰椎全椎间盘置换器械。

59.4.5 医疗器械的主要监管途径

在美国，有几种监管途径可将医疗器械引入市场，FDA通过所有上市前途径审查儿科医疗器械（表59.3）。合适的监管途径由合理保证安全性和有效性所必需的监管控制来确定[15]。

59.4.5.1 上市前批准（PMA）途径

上市前批准（PMA）是FDA对Ⅲ类医疗器械的安全性和有效性进行科学的监管审查的过程。这些装置被认为需要最高级别的监管审查，因为现有资料不足以依靠一般或特别控制合理保证这些器械预期用途的安全性和有效性。这种安全性和有效性的确定基于充分有效的科学证据，如控制良好的临床研究、部分对照研究、无匹配对照的研究和客观试验、由有资质的专家充分记录的病史资料，以及使用已上市器械用于人类的重要经验的报道。

上市前批准申请的内容要求根据法规（21 CFR 814.20）强制执行。这些要求包括但不限于：使用指征、器械描述、儿童患者使用的信息、非临床和临床研究摘要、器械操作和制造原则的细节、建议的器械标识、财务证明和公开以及环境评估[16]。鼓励赞助商在提交上市前批准申请前通过相关机构的Q-Submission程序申请预提交会议来与FDA交流[17]。上市前批准申请包括临床数据以及在美国进行的用于收集数据来决定安全性和有效性的临床研究，这些研究被要求在调查器械豁免（IDE）法规（21 CFR Part 812）下进行。这种器械的第一次上市前批准申请可能会在FDA对申请的最终操作之前被提交到FDA咨询委员会。此外，在批准之前，需要对生产设施进行检查，以评估是否符合良好生产规范。

59.4.5.2 510（k）途径

在美国，医疗器械获准商业销售的最常见机制是通过510（k）程序进行上市前通告[18]。如果制造商计划在美国销售一种不需要上市前批准申请的人用器械，则必须向FDA提交上市前通告，除非该器械不受FD&C法案的510（k）要求的限制，且不超过每种器械分类法规的豁免限制。赞助商被要求证明他们的医疗器械与合法上市器械实质上等价。合法上市器械是在1976年5月28日之前合法上市的器械（修正案前器械），或者从Ⅲ类器械中分入Ⅱ类或Ⅰ类的器械，或者先前通过510（k）程序被认为是实质上等价的器械，或是通过De Novo分类流程获得营销授权的器械。如果新器械具

表 59.3　医疗器械的 PMA、510（k）、De Novo 和 HUD/HDE 监管途径的比较

	PMA	510（k）	De Novo	HUD/HDE
监管标准	安全性和有效性的合理保证	实质性等价原则	一般控制或一般和特殊控制提供了安全性和有效性的合理保证	安全性和可能收益的合理保证
临床数据要求	要求临床数据；常使用随机对照试验设计	小部分需要提交或审查临床数据	取决于器械类型和风险水平	要求临床数据；通常限于证明了安全性和可能收益（而不是有效性）的合理保证的单臂试验
目标人群	没有数量限制[a]	没有数量限制[a]	没有数量限制[a]	在美国，每年影响不超过8000名患者的疾病或状况；没有类似设备通过510（k）或PMA
对IRB的要求或上市后地方委员会的监督和批准	无	无	无	有，紧急情况除外
需要用户费用	是	是	是	否
器械制造商的利润限制	否	否	否	某些儿科器械可能为了利润以限制数量销售，称为年度分配数量[b]
FDA审查时间	180天	90天	150天	45天[c]；75天[d]
FDA决定类型	同意	通过	批准	同意

[a] 虽然对这种提交类型的特定目标人群或疾病状态没有具体要求，但提交的器械仍必须符合批准上市的适用监管标准。
[b] 年度分配数量（ADN）是由每年治疗、诊断或治愈患者所需的合理器械数量乘8000确定的。
[c] HUD审查周期的时间。
[d] HDE审查周期的时间。

有相同的预期用途，且 FDA 已确定其与合法上市器械具有相同的技术特征，则该医疗器械与合法上市器械相比被定义为实质上等价。预期用途是指器械的一般用途或功能，包括使用适应证。使用指征是指该器械能够诊断、治疗、预防、治愈或减轻的疾病，包括对该器械所针对的患者群体的描述。如果新器械与合法上市器械的预期用途相同，且具有不同的技术特性，且不引起不同安全性和有效性的问题，且提交给 FDA 的信息表明该器械与合法上市的器械一样安全有效，则 FDA 将该器械确定为实质上等价。如果一个器械被确定为非实质等价（NSE），则该器械被归入Ⅲ类。在被确定为 NSE 后，申请人可重新提交另一个带有新数据的 510（k）文件（如果该器械具有与合法上市器械相同的预期用途，并且任何技术特性上的差异不会引起不同安全性和有效性的问题）或者寻求进入市场的替代途径（如 PMA、HUD/HDE 或 De Novo 途径）。

59.4.5.3 De Novo 途径

De Novo 流程提供了一种对新型医疗器械进行分类的途径，对于这些新型医疗器械，单独的一般控制或一般和特殊控制可以合理保证目的用途的安全性和有效性，但这些新型器械不是合法上市器械，且该器械类型未被纳入到批准的 PMA 申请中[19]。通过 De Novo 分类要求（De Novo 要求）被分类为Ⅰ类或Ⅱ类的器械可以上市，并用作未来上市前通告[510（k）]提交的合法上市器械。当申请人向 FDA 提交 De Novo 申请时，有两种选择进行风险评估以便将器械分类为Ⅰ类或Ⅱ类。第一种选择是当申请人收到针对 510（k）提议的高级别 NSE 认定（即非合法上市器械，新预期用途或不同技术特性会引发不同的安全性和有效性问题）时。第二种选择是当申请人确定没有合法上市的器械可以作为确定实质性等价的基础时［因此不需要首先提交 510（k）并接受高级 NSE 认定，也称为直接 De Novo］。如果申请人提供的数据和信息证明一般控制或一般和特殊控制足以合理保证安全性和有效性，且器械可能带来的收益超过可能的风险，则 FDA 批准 De Novo 请求。当 De Novo 请求被批准时，针对新器械类型创建一个新的分类规则，并且该特定器械可以作为未来相同类型器械的 510（k）提议的合法上市器械。

59.4.5.4 人道主义使用的器械（HUD）/人道主义用器械豁免（HDE）途径

HUD/HDE 途径是另一种监管途径，旨在刺激少数人（在美国每年不超过 8000 人）的诊断或疾病治疗使用的器械的发展。这一途径包括两部分。第 1 部分要求向 FDA 专员办公室的临床政策和项目办公室的罕见药品开发办公室提交 HUD 请求[20]。如果罕见病产品开发办公室批准 HUD 申请，赞助商可以向 FDA 提交 HDE 申请进行上市前审查。

HDE 监管途径[21]与 PMA 途径的不同之处在于，法律不需要证明 PMA 申请批准所需的有效性的合理保证。对于 HDE，除法律规定的其他标准外，发起人必须证明其器械不会使患者面临不必要的或极大的疾病或伤害风险，而且在考虑到现有器械或替代治疗形式的可能风险和好处的同时，证明对健康带来的可能收益超过了使用该器械可能带来的伤害或疾病的风险。豁免 FD&C 法案的有效性要求可能会减少进行大规模临床对照试验所需的时间和成本负担，减少了通常需要证明安全性和有效性的合理保证的临床试验。HDE 途径允许根据临床经验，结合相关的非临床试验，考虑器械的效益和风险的不确定程度、风险缓解策略和上市后行动，批准具有良好效益-风险特征的器械上市。赞助商还必须证明，如果没有这项豁免，他们的器械将无法投入使用，并且没有与之相似的器械可用（除非还有另一种 HDE 申请被批准的器械或当前在批准的 HDE 申请下正在研究的器械）。除紧急情况外，一种有 HDE 批准的器械用于临床之前，需要获得医疗审查委员会或相应的地方委员会的批准。只要 HDE 器械的使用在通用批准的条款内，FDA 不要求器械、HDE 持有者或从业人员在每次使用时寻求 IRB 或当地委员会的批准，HDE 下的器械可以在符合特定的监管标准后出售获利。这样的器械可以销售获利，直到器械的年度销量超过年度分配数量（annual distribution number，ADN）。ADN 是指在美国治疗、诊断或治愈 8000 人所需的相应器械数量。过去在 HDE 下批准上市的一些儿童脊柱器械的例子包括垂直可扩张假体钛肋骨（VEPTR，DePuy Synthes，H030009）、Tether™ V 椎体拴系系统（Zimmer Biomet Spine，Inc.，H190005）和微创畸形矫正（MID-C）系统（ApiFix，Ltd.，H170001）。

59.4.6 儿科医疗器械研发临床证据的产生

儿科脊柱器械的开发和销售所需的证据数量和类型取决于多个因素，包括特定的器械特性、关于器械类型的先验知识、从其他人群（包括成人人群或不同的儿童亚类）可以推断出的该器械的特征，以及正在治疗的基础疾病。在某些情况下，来自精心设计的台架试验、动物试验或计算模型的非临床数据将为器械提供充分的评估，而在其他情况下，可能需要临床数据来支持安全性和（或）有效性的评估。当美国为确定安全性和有效性而对未确定或未经批准的器械进行临床研究时，要求按照 21 CFR Part 812 中包含的 IDE 法规进行。根据风险水平的不同，IDE 法规涵盖的调查受到不同程度的监管控制[22]。IDE 法规对具有重大风险和非重大风险的器械研究进行了区分，获得批准开始不同类型研究的程序也相应不同。此外，根据调查的性质，尽管有些类型的研究不受 IDE 法规的约束，但这些研究不一定不受知情同意以及 IRB 审查和批准的约束。显著风险（SR）器械对受试者的健康、安全或福利具有潜在的严重风险，它是一种用于维持人类生命的植入类器械，在诊断、治愈、缓解或治疗疾病或预防对人体健康损害方面具有重要意义，或在其他方面对受试者的健康、安全或福利造成潜在严重风险。在美国进行的具有重大风险的器械研究在开始临床研究之前需要获得 FDA 和 IRB 的批准。请注意，临床研究者可以赞助他/她自己的研究，在这种情况下，他们被视为赞助者 - 研究者，必须同时遵守赞助者和研究者的所有责任。非显著风险（NSR）器械是指那些不符合显著风险器械定义的器械。在开始临床研究之前，NSR 器械研究必须符合简略要求［812.2（b）］。NSR 器械研究的发起人不需要向 FDA 提交 IDE 申请以获得批准。由于儿科人群是研究对象中的弱势亚类，因此临床研究人员、发起人和机构审查委员会在进行临床试验期间应采取特别措施，保护儿童研究参与者的权利、安全和福利，在儿童参与者有能力理解其参与试验时征求他们对所含款项的同意，是十分重要的。

FDA 致力于促进创新，并支持以最有效和负担最小的方法获得包括儿童器械在内的所有器械的整个产品生命周期的临床证据。CDRH 制定了一个早期可行性研究项目[23]，以促进在美国进行这些研究。这种研究招募了少量的受试者，并为开发者提供了一种机制，可以直接与赞助商、FDA 评审团队和临床医生合作，并在开发过程中早期发现创新技术，以提高器械开发的效率。另一项重要发展是突破性器械方案[24]，这是一个针对某些医疗器械和器械主导的组合产品的自愿项目，为危及生命或无法治愈的疾病提供更有效的治疗或诊断。该计划旨在通过加快这些医疗器械的开发、评估和审查，帮助患者更及时地获得这些医疗器械，同时保留上市前批准、510（k）批准和 De Novo 分类过程的法定标准。最近的一项进展涉及 FDA 与医疗器械利益相关者的合作，以建立国家卫生技术评估系统（NEST）。这个合作性的国家卫生技术评估系统将连接和综合来自医疗器械领域不同来源的数据，包括临床登记、电子健康记录和医疗账单索赔。NEST 提供了新的证据生成机会，并为儿童医疗器械开发中的障碍提供了解决方案。其他支持儿科罕见病的医疗器械开发项目由 FDA 罕见产品开发办公室管理[25]。这些项目包括 PDC 资助项目、罕见产品资助项目和罕见产品自然历史资助项目。

59.4.7 上市后监管要求和器械监督

FDA 继续监测医疗器械的安全性和性能，并在其商业分销后通过多种机制应对安全问题[26]。医疗器械制造商以及其他参与器械分销的公司必须遵守《质量体系（QS）条例》（21 CFR 第 820 部分）、《医疗器械跟踪条例》（21 CFR 第 821 部分）、《纠正和移除条例》（21 CFR 第 806 部分）、《注册和上市条例》（21 CFR 第 807 部分）和《医疗器械报告（MDR）条例》（21 CFR 第 803 部分）的要求和活动。MDR 法规包含具体的强制性要求，要求制造商、进口商和用户向 FDA 报告器械的不良事件和产品问题，如死亡、严重伤害或疾病、器械故障。也鼓励专业医疗人员、患者、护理人员和消费者自愿向 MedWatch 提交关于可能与医疗器械产品相关的严重不良事件的报告，MedWatch 是 FDA 针对专业医疗人员、患者和消费者的安全信息和不良事件报告程序。制造商和用户设施器械经验数据库包含由强制和自愿报告人向 FDA 提交的医疗器械报告。CDRH 利用额外的数据来源来监测医疗器械的安全性，包括 MedSun 计划，这是一个由大约 300 家美国医院、疗养院和与该机构合作的家庭健康机构组成的网络。FDA 还可能下令进行不同类型的上市后研究，以更好地了解医疗器械的安全问题。批准后研究是一种作为通过 PMA 或 HDE 途径批准医疗器械的要求而进行的研究。如果该器械在失败后很可能产生严重的不良健康后果，或者该器械预计将在儿童人群中大量使用，或打算在人体中植入一年以上，或打算在用户体外用作维持生命的器械，FDA 还被 FD&C 法案第 522 节授权，要求在医疗器械批准或许可时或之后对 II 类和 III 类器械进行上市后监测研究。FDA 认识到被动监测方法和上市后研究固有的局限性，所以 FDA 还通过与医疗器械利益相关方合作建立 NEST，促进使用真实世界证据进行上市后器械的主动监测[27]。真实世界数据包括来自电子健康记录、索赔和账单记录、产品和疾病登记处以及个人设备和健康应用程序的数据。在某些情况下，这些真实世界数据可能具有足够的质量来构成有效的科学证据，CDRH 可以利用这些数据了解医疗器械在其生命周期各个时间点的收益 - 风险情况。

59.5 美国儿童常用脊柱器械的监管现状

59.5.1 儿科脊柱疾病融合治疗的辅助器械

当前的后路脊柱内固定系统由多个部分组成，包括纵向部分（棒、板）、骨锚点（螺钉、钩、钢丝、钢缆）和可选的横向连接器，用于构建能够跨越单个或多个从枕骨到骶骨-盆的脊柱运动节段的植入系统。不同的成分和结构使外科医生能够构建一个植入系统，以适应特定患者的解剖和生理需求（表59.4）。在20世纪50年代和60年代的美国，Harrington[28]率先发展了胸腰骶椎后路内固定，合并或不合并脊柱融合术，这使得Harrington系统上市，用于治疗脊柱侧凸。最初的Harrington系统包括用钩固定在脊柱上的纵向棒，使用定制工具进行调整，施加牵拉和压缩力来纠正脊柱侧凸。随后，Harrington[29, 30]描述了使用他的系统通过椎弓根植入螺钉治疗青少年患者L5-S1严重腰椎滑脱的方法。Roy-Camille等在20世纪70年代首次报道了颈椎螺钉和板用于颈椎骨折的固定[31]，但直到20世纪80年代和90年代，这种植入系统才被美国外科医生采用。

由于后路胸腰骶椎脊柱内固定系统在美国首次上市是在1976年《医疗器械修正案》之前，因此这些器械是修正案前器械。最初的Harrington钩棒系统和其他使用无椎弓根螺旋锚定的胸腰骶脊柱系统随后被FDA归类为Ⅱ类，用于辅助脊柱融合。然而，胸腰骶椎弓根螺钉脊柱系统和颈后路螺钉系统仍然是未被分类的器械，这意味着它们是FDA未分类的合法上市器械。FDA于1998年出台了一项最终条例，将用于治疗某些适应证的椎弓根螺钉归类为Ⅱ类或Ⅲ类，但用于其他适应证的仍为未归类器械。这一1998年的最终条例随后在2001年的技术修正案中进行了修改。最终的结果是将用于治疗有以下适应证的骨骼成熟患者的脊柱融合辅助治疗的胸腰骶椎弓根螺钉系统分类为Ⅱ类设备：有客观证据的伴有神经损伤的退行性腰椎滑脱、L5-S1水平的严重腰椎滑脱（3级和4级）、骨折、脱位、脊柱侧凸、后凸、肿瘤和既往融合失败。用于治疗退行性椎间盘疾病和其他类型的脊椎滑脱的胸腰骶椎弓根螺钉系统仍然是Ⅲ类510（k）器械，直到这些系统后来通过修订21 CFR 888.3070的2016年最终条令重新归类为Ⅱ类器械，以包含这些适应证。颈椎螺钉系统在通过2019最终条令被归类为Ⅱ类器械并编入21 CFR 888.3075之前一直是未归类器械。

在先前的FDA分类或重新分类中，骨骼发育不成熟患者群体中使用后路脊柱系统的问题没有被特别提到。因为这些器械与已上市的其他Ⅱ类器械基本等价，所以对于特定儿科人群使用之前批准的胸腰骶椎弓根螺钉系统的适应证已通过510（k）程序得到扩展。某些胸腰骶脊柱系统目前已被批准用于儿童人群，用于治疗青少年特发性脊柱侧凸、脊椎滑脱和肿瘤或创伤继发的骨折/脱位。儿童使用颈椎螺钉系统的适应证未被提及，是因为与仅基于患者年龄或骨骼成熟度的使用标准相比，特定患者骨性结构的尺寸是否足够容纳放置的后路螺钉更具有临床意义。

当前前路脊柱内固定系统是指包括利用纵向部分、椎体置换器械和椎间融合器械的系统。带有纵向部分的前路脊柱内固定系统是多组分稳定系统，通过植入或不植入椎体骑缝钉或垫圈组件的椎体螺钉固定在单个椎体上，并连接到由棒或板组成的纵向部分，跨越一个或多个脊柱运动节段。对于脊柱侧凸、后凸、脊柱骨折、脊柱肿瘤和退行性疾病等适应证，这些器械已通过510（k）流程，不需要患者处于特定年龄或骨骼成熟度。椎体置换器械由包括金属和聚合物在内的多种材料制成，用于植入物体前柱它们已通过510（k）流程，用于植

表59.4 FDA批准的脊柱器械，用于稳定脊柱，作为儿童脊柱疾病融合治疗的辅助手段

器械类型	部位	产品代码[a]	监管提交
后路脊柱内固定系统；椎弓根螺钉固定锚点	胸、腰、骶椎	NKB[b]	510（k）
后路脊柱内固定系统；螺钉固定锚点	颈椎	NKG	510（k）
后路脊柱内固定系统；钩锚点	颈、胸、腰椎	KWP	510（k）
后路脊柱内固定系统；钢丝/夹钳/钢缆锚点，位于椎板下或关节突	颈、胸、腰椎	OWI	510（k）
前路脊柱内固定系统，纵向部分和椎体螺钉锚点	胸、腰椎	KWQ	510（k）
椎体置换器械	颈、胸、腰椎	PLR, MQP	510（k）
椎间融合器械	颈、胸、腰椎	ODP, PHM, MAX, OVD, OVE	510（k）

[a] 产品代码识别一个器械的FDA通用类别，号码由21 CFR第862~892部分认定的医疗器械分类指定，并且可以在在线产品分类数据库中访问。
https：//www.accessdata.fda.gov/scripts/cdrh/cfdocs/cfPCD/classification.cfm
[b] 自从21 CFR 888.3070将Ⅲ类适应证重新分类为Ⅱ类后，旧的产品代码（MNH, MNI, OSH）被取消，并建立了一个新的产品代码NKB来跟踪这些器械。需要注意的是，OSH此前被用于跟踪青少年特发性脊柱侧凸的适应证。

入颈椎和胸腰椎区域。在颈椎中，这些器械被批准用于骨骼发育成熟的患者，以取代因肿瘤、骨折或骨髓炎而受损的椎体，或在颈椎退行性疾病中进行椎体切除术以实现减压。在胸腰椎区，这些器械经过510（k）流程批准，以取代肿瘤和创伤引起的病变或受损的椎体，而不受患者年龄或骨骼成熟状态的限制。椎间融合器械是由多种材料制成的单一或多组分器械，包括钛和聚合物。这些装置被植入颈椎、胸椎或腰骶椎的椎间隙中，用于骨骼发育成熟的患者椎间融合，治疗包括腰椎退行性脊柱侧凸在内的退行性脊柱疾病，已经获得510（k）的许可。包括任何治疗性生物成分（如骨形态形成蛋白）的椎间融合器械被列为Ⅲ类器械，需要上市前批准。

59.5.2 特定儿科脊柱疾病非融合治疗器械

Harrington脊柱系统是第一个现代脊柱内固定系统，最初是为治疗脊髓灰质炎引起的脊柱侧凸而开发的，也用于治疗包括特发性脊柱侧凸在内的其他类型的脊柱侧凸。1962年，Paul Harrington 医生[28]指出："10岁以下儿童进行性脊柱侧凸可以单独使用该装置而不进行融合治疗，而10岁以上儿童通常应在最初矫正时进行融合治疗。"他进一步提出，对于一个中轴骨仍在生长的儿童，无论是否进行脊柱融合术，任何形式的治疗都不能被认为是最终治疗。早期的非融合植入结构包括一个单一的皮下撑开棒，两端用钩子固定，跨越侧弯的凹侧，同时需要多次结构延长手术，以适应脊柱生长，同时控制脊柱畸形。尽管在许多患者中证明了其有助于功能性侧弯控制和正常化的脊柱生长，但非融合治疗存在一些挑战，包括锚定点失效、钩移位、棒断裂、需要一系列的手术来延长或替换棒、在后续的手术中侧弯矫正减弱、在植入的脊柱节段的自发融合、脊柱矢状面轮廓的不良改变、植物入突出，以及需要使用外部矫形器固定[32]。尽管Harrington系统在1976年FD&C法案的医疗器械修正案之前就已上市用于脊柱畸形的非融合治疗，但该系统从未被最初1976年的医疗器械分类小组正式归类为非融合系统。

随后的发展包括开发新的手术策略和用于不同儿童群体脊柱和胸部畸形的后路非融合治疗的植入物。与后路脊柱非融合治疗相关的关键创新包括在侧弯末端融合相邻椎体以增强锚钩的稳定性，包括螺钉、肌肉下棒置入、辅助使用头环牵引、采用双棒结构在内的多个锚定点的使用，以及从棒的末端到植入物结构中心连接件的棒扩展机制的移动[33-35]。新的治疗途径是在Robert M. Campbell的开创性工作的基础上开辟的，他开发了垂直可扩张假体钛肋骨（VEPTR）植入

术，这是第一种用于治疗胸廓功能不全综合征（TIS）的外科植入器械。TIS是一种之前未被定义的疾病，胸部、脊柱和肋骨的严重畸形阻碍了正常呼吸、肺的生长和发育[36-38]。VEPTR器械是一种基于肋骨的、保留生长的内固定系统，它依赖于放置在肋骨之间、肋骨与脊柱或骨盆之间的一个或多个器械，机械地稳定胸壁，扩大胸腔，以改善呼吸和肺生长。一旦VEPTR器械在体内就位，其设计允许通过比初始植入手术侵入性更小的手术进行扩张、解剖撑开和（或）更换部件[39]。根据1990年至2004年进行的IDE研究，VEPTR器械于2004年通过人道主义器械豁免（HDE）途径在美国获得了上市批准。

儿科脊柱不融合器械监管领域的下一个重大发展发生在2014年，FDA确定CD HORIZON® 生长棒转换装置（Medtronic Sofamor Danek, USA, K133904）与Harrington脊柱棒系统基本等价，该装置被FDA指定（9/13/13）为用于早期脊柱畸形非融合手术矫正的修正案前器械。CD HORIZON® 生长棒转换装置（Medtronic Sofamor Danek, USA）获得510（k）许可，用于治疗10岁以下有进一步脊柱生长潜力的患者，这些患者需要非融合手术治疗以获得和维持对与胸廓功能不全相关的严重的、进展的、危及生命的早发型脊柱畸形的矫正，包括早发型脊柱侧凸。这种以撑开为基础的双棒系统需要外科医生定期手术延长，以保持侧弯矫正并适应脊柱生长。其次是磁驱动可伸长棒系统（K140178），以及MAGEC®脊柱支撑和撑开系统（Ellipse Technologies, Inc.）的批准。该系统可用于类似的患者群体，并可以通过使用外部远程控制装置[40]进行无创性棒延长。后续的儿童非融合后路器械510（k）许可包括K140750（SHILLA™ 生长引导系统，Medtronic Sofamor Danek, USA），该系统在侧弯顶点[41]矫正和融合后，利用专门的螺钉引导脊柱在侧弯末端生长。其他值得注意的儿童非融合510（k）许可包括K142587（纵向可扩展钛肋，Depuy Synthes Spine, Inc.）和其他基于脊柱后路的可扩展棒系统，包括K141509（ISOLA®和EXPEDIUM® 生长脊柱系统，Medos Sarl），K142114（Xia® 生长棒转换装置，Stryker Spine），K161028（K2M 生长脊柱系统，K2M, Inc.）等。

最近，与儿童和青少年患者非融合器械技术的相关显著进展包括通过HDE监管途径得到监管批准的用于脊柱前路和后路微创畸形矫正的新型脊柱器械。2019年，Tether™椎体拴系系统（Zimmer Biomet Spine, Inc.）获得批准（H190005），用于在脊柱前路治疗骨骼不成熟且骨性结构足够容纳螺钉固定的特发性脊柱侧凸患者[42]。

后来，微创畸形矫正（MID-C）系统（ApiFix，Ltd.）得到批准，作为后路非融合脊柱器械，用于防止青少年特发性脊柱侧凸患者的脊柱侧弯进展[43]。两种器械的批准条件是完成多中心审批后的美国注册研究，以评估器械的长期安全性和可能收益（表 59.5）。

59.6 国际医疗器械监管展望

世界各地对医疗器械的监管要求各不相同，最终仍由具体国家的监管机构控制。一些国家拥有完善的医疗器械监管框架；一些国家拥有医疗器械监管的部分框架；一些国家尚未制定或正处于制定医疗器械监管框架的初步阶段。监管程序的差异给希望在全球销售其医疗器械的医疗器械制造商以及希望获得最先进医疗设备技术的医疗保健专业人员和患者带来了困难。

世界卫生组织（WHO）确定了各国监管框架的共同原则，这些原则与医疗器械周期的各个阶段相对应[44]。在上市前阶段，医疗器械需要满足特定的安全和性能要求、质量体系要求和标记要求。根据使用的潜在风险水平给医疗器械分等级并确定与这些风险成比例的适当监管控制水平的分类策略是这一阶段器械评估的重要组成部分。监管机构根据其特定的监管框架和资源，通过特定的流程批准医疗器械进入市场。当医疗器械投放市场时，就会过渡到监管程序的下一阶段。这一阶段的重要监管活动包括企业注册以允许跟踪供应商，以及禁止欺诈或误导广告。上市后阶段是监管框架的最后阶段。这一阶段也称为上市后监测，包括上市后监测研究和不良事件报告，并与质量管理体系要求相关。

通过发布指导文件，国际社会正在努力促进各国医疗器械相关法律法规的一致性和标准化（表 59.6）。全球协调特别工作组（GHTF）由来自包括欧盟、美国、加拿大、日本和澳大利亚在内的医疗器械监管当局的志愿代表组成，开始努力实现医疗器械监管的国际协调。随后，这些初步工作由国际医疗器械监管机构论坛（IMDRF）承担，其既定目标是加速国际医疗器械监管的协调和融合。IMDRF 的监管成员包括澳大利亚、巴西、加拿大、中国、欧洲、日本、俄罗斯、新加坡、韩国和美国。世界卫生组织是官方观察员。亚洲协调工作组、亚太经济合作组织（APEC）、生命科学创新论坛（LSIF）、监管协调指导委员会和泛美卫生组织（PAHO）是与 IMDRF 一同的区域性协调行动组织。

表 59.6 参加国际医疗器械监管机构论坛的全球医疗器械代表监管机构

国家或地区	医疗器械监管机构
澳大利亚	医疗用品管理局（TGA）
巴西	国家卫生监督局（ANVISA）
加拿大	加拿大卫生部
中国	国家药品监督管理局
欧洲	欧洲委员会卫生和食品安全总局
日本	药品和医疗器械局（PMDA）/后生劳动省
俄罗斯	俄联邦居民健康与社会发展监督部（Roszdravnadzor）
新加坡	卫生科学局
韩国	韩国食品药品安全部（MFDS）
美国	食品和药物管理局（FDA）

表 59.5 FDA 批准的脊柱器械类型，用于特定儿童脊柱和胸廓疾病的非融合适应证

器械类型	部位	产品代码[a]	监管提交
垂直可扩张假体钛肋骨（VEPTR）[b]	胸、腰、骶、胸（肋）廓	MDI	510（k）
生长棒系统，机械驱动（器械驱动需要开放手术，即机械作用模式）	胸、腰	PGM[c]	510（k）
生长棒系统，磁驱动（器械驱动无需开放外科手术，即无创操作模式，如磁驱动）	胸、腰	PGN	510（k）
椎体拴系系统	胸、腰	QGP	HUD/HDE[d]
后侧齿轮棒系统（微创畸形矫正系统）	胸、腰	QHP	HUD/HDE

a 产品代码识别一个器械的 FDA 通用类别，号码由 21 CFR 第 862–892 部分认定的医疗器械分类指定，并且可以在在线产品分类数据库中访问。
https://www.accessdata.fda.gov/scripts/cdrh/cfdocs/cfPCD/classification.cfm
b VEPTR 是之前通过 HDE 途径批准的
c 产品代码 PGM 包括脊柱生长引导系统（K140750）
d HUD/HDE：人道主义使用器械 / 人道主义器械豁免

（Vincent J. Devlin 著　刘昊明 译　范竟一 校）

参考文献

扫描书末二维码获取

第60章 儿童脊柱外科的历史与展望

本章内容

60.1 儿童脊柱外科的历史..................591	60.3 儿童脊柱外科的展望..................592
60.2 儿童脊柱外科的现状..................591	60.4 总结..................594

60.1 儿童脊柱外科的历史

虽然人类第一次尝试治疗脊柱畸形可以追溯到公元前很多年，但那些定义我们当代脊柱外科实践的突破性变化是由高级脊柱外科医生完成的，并且他们当中许多人至今仍在积极实践。如果我们回想一下，第一个通用植入物、椎弓根螺钉、多节段内固定和术中神经监测的发展历史只有40~45年，我们就能更好地把握在如此短的时间取得的进步。

Harrington的贡献之所以具有历史意义，不仅因为他发明了一种可以改善无数患者问题的脊柱植入物，更重要的是，他迈出了第一步，也是最关键的一步，使脊柱侧弯儿童的内固定手术成为可能。Harrington的植入物或许已经成为历史。然而，它所激发的灵感和勇气赋予了当代脊柱外科医生敢于突破的决心，并以更好、最好的结果为目标。有了这种决心，从儿童、青少年到80多岁的患者都能从脊柱矫正手术中获益。

尽管脊柱畸形手术发展迅速，但早发型脊柱侧凸（early-onset scoliosis，EOS）在当时仍然是一个所知甚少的领域，其在很长一段时间内都没有得到应有的重视。产生这种情况的原因，一是该疾病较为罕见，二是许多诊所缺乏足够的基础知识和手术技术来处理这一复杂的患者群体，三是当时缺乏关于自然史、可用性和有效的疾病管理的知识。过去，早期EOS治疗侧重于控制脊柱畸形，通常行早期脊柱融合术。"短且直"优于弯曲的态度导致EOS早期融合后出现了很多短脊柱。Moe和Harrington尝试了第一批生长棒，但遭到了技术故障的困扰。

幸运的是，今天EOS领域发生了巨大的变化，已经成为一个充满热忱讨论，产生大量的证据并且新知识迅速出现的领域。有两个因素促进了这一显著的变化。首先是Robert Campbell医生对胸廓功能不全综合征的定义，以及随后他发明的来治疗这种疾病的植入物。第二件事是为众所周知的生长棒技术制定了新的标准，这种技术由于之前结果较差而不受欢迎。Akbarnia和Thompson使用的双生长棒、Campbell的垂直可扩张假体钛肋骨（VEPTR）技术以及认识到胸部和脊柱生长是相互关联的，这些都推动了当代对EOS探索和治疗的进步。

许多其他进步有助于发明新的治疗技术、设计新的植入物，更重要的是有助于更好地了解疾病和提供更现实的解决方案。其中包括在脊柱侧凸研究协会（SRS）内部成立的一个委员会，其目的是研究日益严重的脊柱问题，激发新的研究并促进彼此协调；第一届早发型脊柱侧凸国际大会（ICEOS）于2007年在马德里召开，召集了所有兴趣方（外科医生、护士、肺科医生、基础科学家和其他人员），为思想交流提供了统一的科学平台；脊柱发育研究学会（GSSG）和儿童脊柱研究学会（CSSG）的成立以及多中心数据的收集，使这两个研究小组最终合并为儿科脊柱研究学会（PSSG）；最重要的是，本书连续出版了三个较大的版本，专门针对年幼儿童的脊柱疾病进行阐述。

60.2 儿童脊柱外科的现状

早发型脊柱畸形已经不再是所知甚少的疾病。在过去的几年里，我们已经完成了许多高证据水平的研究，解决了EOS中的许多问题，从分类到危险因素的定义，从患者特异性结果分析工具的开发到自然史如何影响脊柱和其他器官，从复杂和客观的临床和影像学评估方法到有效和安全的治疗方案。EOS的治疗正随着数据驱动知识不断发展，例如认识到脊柱撑开技术的早期治疗可能会导致脊柱延长的过早停止，系列石膏治疗比最初预期的更成功，EOS 手术治疗对以前无法治疗的神经肌肉性及综合征性患者（如脊髓性肌肉萎缩）效果较好。EOS 文献数量呈指数趋势增长。在美国国立卫生研究院的 PubMed.gov 网站上搜索"early onset scoliosis"一词，可以发现每年发表的文章数量增长惊人，从 2000 年的 6 篇，到 2010 年的 25 篇，再到 2020 年的 152 篇，截至 2021 年 6 月共发表了 1023 篇。

经过所有的这些发展，外科医生现在面对一个脊椎畸形和胸廓畸形的患儿时，可以有更多治疗思路，并能够帮助这些患儿的家庭重拾对未来的希望。然而，尽管我们走在正确的道路上，但很明显，这条路是漫长且充满障碍的。毫无疑问，对这些患儿来说，获得足够长的、有功能的、序列整齐的脊柱仍然很重要。然而，摆在我们面前的问题是：为了实现这一目标，我们要付出什么代价？在这条路的尽头，我们能在多大程度上达到接近正常的状态，特别是在脊柱和患者的身心健康方面？

随着 EOS 治疗方法的增加，在青春期获得正常长度和三个平面正常序列的脊柱，至少在特发性 EOS 患者中不再渺茫，而是一个常规的结果。遗憾的是，这些突破性的进展尚未证明能有效消除这些患者在成年后在精神健康和肺功能方面的不确定性。这一领域的未来研究肯定应优先考虑，也应在儿童时期采取行动以避免潜在的不良影响。

60.3 儿童脊柱外科的展望

在了解我们当下所处的转折点的意义以及所走过的历史之后，我们可以总结出一些仍然需要深入研究的要点。

今天，脊柱畸形外科医生可以进行手术，而在 10 年前，这都只停留在想象中。无论畸形的严重程度或病因如何，安全的脊柱三维重建只是一个期望，但幸运的是，因为它的存在，世界各地数以千计的儿童现在可以期待更好的健康水平。尽管取得了这些显著的进步，但我们仍然没有掌握两项重要的能力：一是早期识别有畸形倾向的患者，二是可靠地预测和防止畸形的发展，甚至扭转已有的畸形。

SRS 生长脊柱委员会公布了 EOS 患者的以下治疗目标：①最大限度地减少脊柱畸形；②最大限度地增加胸腔容量和功能；③尽量减少最终脊柱融合术的范围；④最大限度地增加胸部和脊柱的活动度；⑤尽量减少并发症、手术、住院以及家庭负担；⑥考虑患儿的整体发展。这些目标应该被视为未来 EOS 治疗标准。

有效治疗的第一步是预防疾病。预防医学是在不采取治疗的情况下成功解决疾病。然而，脊柱外科医生只能在手术过程结束时才能达到该目的，他们所使用的治疗方法无法挽回在此之前失去的东西，也无法在损伤发生之前预防损伤。尽管多年来脊柱畸形的遗传背景一直是科学家们研究的重点，但也不能说在这方面已经取得了很大的进展。关于 EOS 的基因研究在当时几乎不存在。但是，在宫内期或者甚至在怀孕之前早期识别风险人群，将为预防措施的建立和发展提供独特的机会。由 PSSG 赞助的骨科研究和教育基金（OREF）与 Wise 博士领导的德克萨斯苏格兰教会儿童医院（TRSH）目前正在评估特发性 EOS 患者的诊断性基因突变的频率。该项目旨在识别具有混淆临床诊断的非典型表现的患者，以及识别新的特发性 EOS 候选基因。EOS 在基因组学研究方面的另一个重要举措是由澳大利亚珀斯的加西亚团队领导的内森罕见疾病项目。该项目的目标是与 PSSG 注册中心合作，并将其与现有的生物库基础设施连接起来。这将为基础研究转化为临床实践提供所需的资源，最终改善患者的预后和生活质量。

对 EOS 的遗传背景研究是必需的，但同时也需要大量的努力和决心，因为这不是一个短期并且能够快速得出结果的项目。

在 20 世纪 90 年代末和 21 世纪初，有研究发现褪黑素和青少年特发性脊柱侧凸（AIS）之间可能存在关系，这引起了脊柱外科医生的极大兴趣。用医学手段控制青春期脊柱侧凸的可能性引起了许多人的共鸣。自那时以来，这一领域的进展可能不尽如人意。然而，毫无疑问，只要我们对畸形机制进行持续研究，总有一天会发现扭转畸形的方法。通过这种进步，将有可能以一种更人道的方式处理这些侧凸，并在脊柱畸形发生之前先发制人地将其扼杀在萌芽状态。

利用医学、生物学和其他方法进行关于畸形病因学的研究，以及对这些病因因素的管理/调节是在不久的将来最重要的进展。

用于治疗 EOS 的现代技术（例如手术和石膏）中的重复麻醉会对幼儿造成一定程度的不利影响。关于这些对未成熟大脑的负面影响，有强有力的证据表明，接受重复全身麻醉的儿童长大后会出现学习障碍和异常行为。随着一些大规模、前瞻性、多中心试验的结束，对这一问题的理解将继续深入。如果这些担忧是合理的，那么最近流行的石膏治疗将需要重新审视。

由于它能够在不影响脊柱生长和活动的情况下控制侧凸的进展，已重新成为生长友好型手术方法的替代方案。

目前非常需要儿童时期接受麻醉对生长发育影响的数据。对于各种类型的麻醉剂的效果和应用次数，应该进行详细的研究。

EOS 患者接受常规影像诊断的方法与高剂量辐射有关，辐射剂量高达 60 mSv。从青春期特发型性脊柱侧凸患者的数据推断，与正常人群相比，青春期特发性脊柱侧凸患者患癌症的相对风险为 4.8，EOS 患者在成年期患癌症的风险也可能增加。目前，低辐射双平面缝隙扫描 X 线片可以用于老年 EOS 患者；然而，还需要进一步的研究才能在更小的儿童中使用这种方法。为了减小辐射剂量，未来也需要在术中成像和导航方面进行创新。

童年是一段不应该为未来焦虑或担心的时期。然而，如果有一种疾病使我们无法在人生的这一阶段获得快乐且这种疾病本身就需要进行重大的医疗和手术干预，就会给孩子和父母带来巨大的压力，远超于这种疾病本身对身体带来的影响。如果在治疗过程中，孩子被迫长期远离社会，被关在寒冷且孤单的医院环境中，到处都是陌生人，甚至还要经历多次痛苦的治疗过程，以及之后多次活动受限，那么上述这种压力就会大大增加。

传统生长棒（TGR）、垂直可扩张假体钛肋骨（VEPTRs）和麻醉下的石膏应用等治疗需要长期且重复依赖医院和医生，导致患儿需要在医院度过许多时间。出现并发症对患儿来说会更加困难，他们必须承受更大的压力。这就把人们的注意力从目前的问题转移到这种疾病在未来可能但不确定发生的影响上。最近磁控生长棒（MCGRs）的使用至少部分地解决了其中一些问题。

虽然其他儿童疾病的心理影响是以前许多研究的主题，但关于 EOS 特有的健康问题、减少这些问题的治疗方法、对个人和家庭心理的影响，或疾病严重程度与治疗成功相关性等方面的资料很少。

仅通过临床和放射学方法来评估 EOS 及其治疗对单个儿童的长期影响是完全不够的。只有在研究设计中也考虑到对儿童心理方面的影响，才能得到更完整的结论。必须使用专门为这一疾病开发的工具进行评估，并考虑到治疗过程中可能出现的特殊情况。

过去，衡量脊柱畸形治疗成功与否仅基于放射学参数。主弯角度的改善被认为是治疗成功的证据。一旦认识到临床治愈和放射学并不总是与真实的临床结果相关，那就有必要包括其他参数，如外观影响因素（肩平衡、肋骨隆起、腰围不对称等）和运动功能。在我们的日常实践中引入健康相关生活质量工具，如 PROMIS 评分和 EOS 问卷（EOSQ）评分，目的是客观地确定患者对临床和放射学治疗或未治疗的看法，这种想法是相对较新的。有研究对儿童年龄组进行了分析，目的是确定某些疾病在儿童期和成年期对生活质量的影响以及治疗的结果。患者青少年和成年时期的数据可以从患者那里获得，而在儿童时期的数据则依赖于父母。这些二手信息的可靠性是有争议的。同样，评估开始时和评估结束时（此时孩子能够进行交流）得到的数据，将来自两个不同的人，他们虽然共处一个生活环境，但仍然是两个不同的人，有着不同的经历，不可能进行客观和可靠的比较。由于从未经历过正常生活，患有慢性疾病的儿童的期望受到病痛的影响，从而导致患病儿童数据与健康儿童数据的对比变得更为困难。

此外，EOS 包括了一组极其特殊的患者，其病因包括从先天性畸形伴有严重肺部并发症到预期寿命只有一二十年的严重肌肉营养不良，从发育严重迟缓的痉挛到终生无法活动、下肢毫无知觉的脊柱裂患者。尽管这些只是些相对简单的病因，但我们很快发现，将这些患有各种各样问题的儿童合并到"早发型脊柱畸形"的主题中，并希望通过单一的问卷来对他们进行有效评估是不够的。

需要针对 EOS 制定新的、详细的调查问卷，考虑到儿童的共病，必须足够敏感，能够区分疾病的负面影响与治疗并发症的负面影响，并确保从儿童和（或）父母及看护人收集的信息高度一致。使用这种问卷的研究将深刻影响未来的治疗方向。问卷还应包括评估看护人的精神和身体健康负担。

MCGR 的概念旨在阻止儿童脊柱畸形的发展，同时保护他们免受重复手术及可能的并发症，并保护他们的生长潜力，这无疑将成为 EOS 治疗的一个新的重点。这一概念如今已成为现实，这是一个显著的进步，而就在不久前，这些对儿童脊柱畸形外科医生来说只是一个梦想。这种通过体外机制无痛无血地调整植入物的能力，比传统方法更容易达到治疗目标。这一进展不仅对目前接受这种治疗的患者具有重要意义，而且对未来尚未出生的患者群体也具有重要意义，他们将受益于受磁棒本身启发的更新的、更无创的方法。

虽然 MCGR 的概念是突破性的，但从技术和设计的角度来看，这种治疗方法还远远不够理想。这一课题是无人探索的，并且需要构思和完成许多研究项目。我们这一版本的教科书包括对自延长生长友好材料进一步的创新。"生长友好型手术治疗"部分描述了3种来自世界各地的新型自延长生长友好型器械。加拿大开发的 Modern Luqué Trolley（MLT），使用低摩擦材料，如聚乙烯，PEEK 和低摩擦钛，使得生长棒沿特定的锚定点随着患儿的成长而延长。法国开发的单向自膨胀棒（OWSER）利用双极结构两端之间的永久张力来实现随着患者生长和日常活动而延伸。在荷兰发明和评估的弹簧撑开系统（SDS）拥有能提供永久的内部撑开的预紧张纵向螺旋弹簧，从而提供持续的撑开力。在早期随访中，这三种引导生长系统是一种安全的替代选择，其并发症及再次手术率都相对较低。

从体外调节植入器械的非侵入性能力，其目的是控制脊柱畸形，对磁性以外技术的可行性进行研究，如智能金属，发明除单纯撑开外，可通过平移和旋转进行矫正的技术，以及设计新的外科技术，从而更接近生理脊柱序列，这都需要具有求知欲和动力的人员去进一步研究。

前路椎体拴系术在治疗年龄较大的 EOS 患儿方面是可行的。该治疗的目标是控制患者剩余的脊柱生长来防止进一步恶化，并通过利用 Heutter-Volkman 原理实现侧弯矫正。VBT 的理想适用对象和适应证的确定仍在持续发展。非常年轻、发育不成熟的患者可能会有过度矫正的风险，而侧弯非常大的患者可能矫正不足。我们需要进一步的研究和发展来提高这种非融合方案治疗进行性幼年特发性脊柱侧凸的可靠性。

60.4 总结

总之，从 EOS 领域在过去十年的发展及在如今引发的激烈讨论来看，我们可以期待在不久的将来会取得更大的进步。在过去合理且客观的分析的引导下，走向更光明的未来不再是梦。由研究小组、科学协会和 ICEOS 等讨论平台产生的循证指导将为致力于研究 EOS 的外科医生创造一个更有成效且高效的工作环境，让我们团结起来，为受脊柱畸形折磨的儿童提供一个更好和更光明的未来。最近两个主要的 EOS 注册中心 GSSG 和 CSSG 合并为 PSSG，创建了世界上最大的儿童脊柱数据库。由于有近1万名患者登记在此，国际 EOS 团体现在能够实现这项简单而崇高的使命，帮助脊椎问题儿童活得更长、更好。

（Muharrem Yazici，Behrooz A. Akbarnia，George H. Thompson，Ron El-Hawary，John B. Emans 著
刘轩汇 译 李 浩 校）

参考文献

扫描书末二维码获取

第 61 章 专业术语

本章内容

61.1 引言 595	61.2.9 6 分钟步行试验（6MWT）..................... 596
61.2 专业术语 595	61.2.10 24 条目早发型脊柱侧凸问卷（EOSQ-24）
61.2.1 早发型脊柱侧凸（EOS）.................. 595	 596
61.2.2 先天性 / 结构性 EOS 596	61.2.11 Mehta 石膏 597
61.2.3 神经肌肉性 EOS 596	61.2.12 Risser 石膏 597
61.2.4 综合征性 EOS 596	61.2.13 撑开系统 597
61.2.5 特发性 EOS 596	61.2.14 加压系统 598
61.2.6 胸廓功能不全综合征（TIS）............ 596	61.2.15 生长引导系统 598
61.2.7 胸廓高度 596	61.2.16 毕业 598
61.2.8 脊柱高度 596	61.3 总结 598

要点

- 无论是什么病因导致的，EOS 通常在 10 岁之前（9 岁或更小）时出现。
- 应采用早发型脊柱侧凸分类（Classification-EOS，C-EOS）来描述 EOS 的病因。
- 术语"生长友好型"指一类用于治疗 EOS 的植入物和技术，此类植入物和技术允许脊柱继续生长。
- "毕业"是指曾接受过任意治疗 EOS 的手术方案，骨骼发育已经成熟，且未来没有针对 EOS 的手术干预计划的患者。

61.1 引言

在过去的 15 年里，儿童脊柱侧凸治疗技术稳步发展。随着越来越多的研究关注此疾病，早发型脊柱侧凸（early-onset scoliosis，EOS）一词已在医学文献中被广泛使用。2013 年，儿童脊柱研究学会（Children's Spine Study Group，CSSG）和脊柱生长研究学会（Growing Spine Study Group，GSSG）[现在统称为儿科脊柱研究学会（Pediatric Spine Study Group，PSSG）]的成员成立了一个术语委员会，该委员会的目的是就 EOS 的定义及用于 EOS 分类和治疗的术语达成共识[1]。在所有与 EOS 相关的研究中使用相同的术语，有助于提高这些研究的一致性和有效性，并使其研究结果得到更可靠的解读。

术语委员会将 EOS 定义为"无论是什么病因导致的，EOS 通常在 10 岁之前（9 岁或更小）时出现"，这一定义已经达成共识[1]。该定义已得到 PSSG、脊柱侧凸研究学会生长脊柱委员会和北美小儿骨科学会的批准。此外，术语委员会建议统一使用早发型脊柱侧凸分类（C-EOS）来描述 EOS 的病因[1]。C-EOS 中脊柱侧凸的 4 种病因分类分别为先天性 / 结构性、神经肌肉性、综合征性和特发性[2]。GSSG 也于 2015 年发布了早发性型脊柱侧凸共识，描述了 EOS 的诊断分类。在这份共识声明中，胸源性脊柱侧凸（定义为先天性多发肋骨融合或胸外科手术后胸廓改变导致的 EOS）被列为 EOS 的第五种诊断类别[3]。这类脊柱侧凸包括在 C-EOS 的先天性 / 结构性病因中。最后，术语委员会支持使用"生长友好型"来对用于脊柱侧凸治疗的内植物和技术进行分类，此类植入物和技术允许脊柱继续生长[1]。生长友好型脊柱植入物根据植入物对脊柱施加的矫正力分为 3 类，包括牵引撑开型、加压型和生长引导型系统[4]。

本章讨论与 EOS 相关的常用术语。我们鼓励在临床实践以及 EOS 相关研究中使用这些术语。

61.2 专业术语

61.2.1 早发型脊柱侧凸（EOS）

无论什么病因导致的，在 10 岁之前（9 岁或更小）出现的脊柱侧凸。

61.2.2 先天性/结构性 EOS

由脊柱和（或）胸腔的结构异常或不对称引起的脊柱侧凸（表 61.1）[2,3]。

61.2.3 神经肌肉性 EOS

继发于高张力或低张力神经肌肉疾病的脊柱侧凸（表 61.1）[2,3]。

61.2.4 综合征性 EOS

已知或可能与脊柱侧凸相关的综合征导致的脊柱侧凸（表 61.1）[2,3]。

61.2.5 特发性 EOS

无明确病因的脊柱侧凸[2,3]。

61.2.6 胸廓功能不全综合征（TIS）

胸廓无力支持正常呼吸或肺部发育[5]。

61.2.7 胸廓高度

在脊柱正位 X 线片上测量 T1 上终板中心与 T12 下终板中心平行线之间的垂直长度。

61.2.8 脊柱高度

在脊柱正位 X 线片上测量 T1 上终板中心与 S1 上终板中心平行线之间的垂直长度。

61.2.9 6 分钟步行试验（6MWT）

这是一种常规用于评估慢性肺部疾病和呼吸功能受限患者运动能力的简单测试，它已被用作评估青少年特发性脊柱侧凸患者心肺功能的客观指标[6]。由于 EOS 患儿年龄较小且常不能配合，标准肺功能检查可能难以在 EOS 患儿中进行。6 分钟步行试验（6-minute walk test，6MWT）在临床上易于实施，并且有与年龄匹配的正常参考值可供比较[7]。患者被要求以尽可能快的速度在 30 米长的直道上行走 6 分钟，记录行走的距离，同时也可监测生命体征，包括血压、心率、呼吸频率和外周血氧饱和度等[6]。

61.2.10 24 条目早发型脊柱侧凸问卷（EOSQ-24）

一个经过验证的由患者报道的结局指标，用于评估 EOS 患者健康相关的生活质量和其护理者的负担。问卷由护理人员完成，并且有与年龄匹配的正常值组作为参考[8]。

表 61.1 脊柱侧凸的病因

先天性/结构性	神经肌肉性	综合征性
半椎体	弛缓性脊髓损伤	脊柱闭合不全
肋骨融合	脊髓性肌萎缩	Ehlers-Danlos 综合征（及其他结缔组织疾病）
胸源性	肌肉萎缩症	Prader-Willi 综合征
医源性（开胸术后）	脊柱裂	马方综合征
肿瘤（切除前或切除后）	低张力脑瘫	软骨发育不全
羊膜带综合征	Familial 共济失调	关节挛缩
偏身肥大	家族性自主神经功能异常	骨畸形发育不良
神经纤维瘤病（发育不良型）	脊髓空洞症	Ellis-van Creveld 综合征
先天性膈疝	腓骨肌萎缩症	神经纤维瘤病
先天性心脏病（术后）	CHARGE 综合征（眼畸形、心脏畸形、后鼻孔闭锁、发育迟缓、生殖器和耳畸形）	成骨不全
Proteus 综合征	痉挛性脑瘫	脊柱骨骺发育不良
Jeune 综合征	痉挛性脊髓损伤	唐氏综合征
胸壁狭窄综合征	Rett 综合征	Goldenhar 综合征
Jarcho-Levin 综合征		Klippel-Feil 综合征
脊柱胸廓发育不良		
脊柱肋骨发育不良		
VACTERL（椎体、肛门、心脏、气管、食管、肾脏和肢体畸形）		

来源：基于参考文献 [2] 的数据

61.2.11 Mehta 石膏

Cotrel 和 Morel 在 1964 年报道了脊柱侧凸的延伸-去旋转-屈曲（elongation–deratation–flexion，EDF）石膏技术[9]。Mehta 在发表一项前瞻性研究的结果后推广了这一技术。该研究表明，如果在年龄很小时就开始治疗，系列 EDF 石膏治疗可使中度脊柱侧凸婴儿的弯度得到缓解，并且石膏固定也可改善较大龄儿童的严重脊柱侧凸[10]。

61.2.12 Risser 石膏

该技术 1955 年由 Risser 为矫正脊柱侧凸而描述。该技术与 EDF 石膏技术的不同之处在于，侧向力被施加在侧弯顶点的肋骨上，而且并不关注脊柱的旋转[11]。

61.2.13 撑开系统

通过对脊柱施加撑开力来矫正脊柱畸形。近端和远端锚钉可置于肋骨（基于肋骨）、脊柱（基于脊柱）、肋骨和脊柱（混合），或骨盆。例如垂直可扩张假体钛肋骨（VEPTR）技术（图 61.1）、传统生长棒（TGRs）（图 61.2）和磁控生长棒（MCGRs）（图 61.3）[4]。

61.2.13.1 VEPTR

最初用于治疗由严重进行性先天性胸椎侧凸伴肋骨融合引起的 TIS。在 VEPTR 置入时，做一个开放的楔形胸腔造口，以扩大发育不良的半胸，增加胸腔容量。连续延长的 VEPTR 装置可以持续增加胸廓高度[12]。

61.2.13.2 TGR

生长棒技术的目标是控制脊柱畸形，同时允许脊柱继续生长。放置锚钉并在近端和远端基础处进行有限融合。基础定义为至少两个锚钉和棒的组合体，其稳定性和强度能够承受矫正载荷和抵抗变形载荷，而

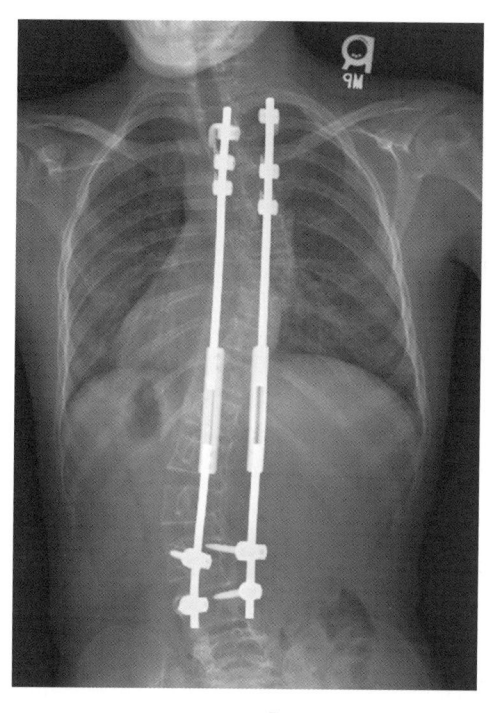

图 61.2　使用传统生长棒（TGRs）治疗神经纤维瘤病患儿

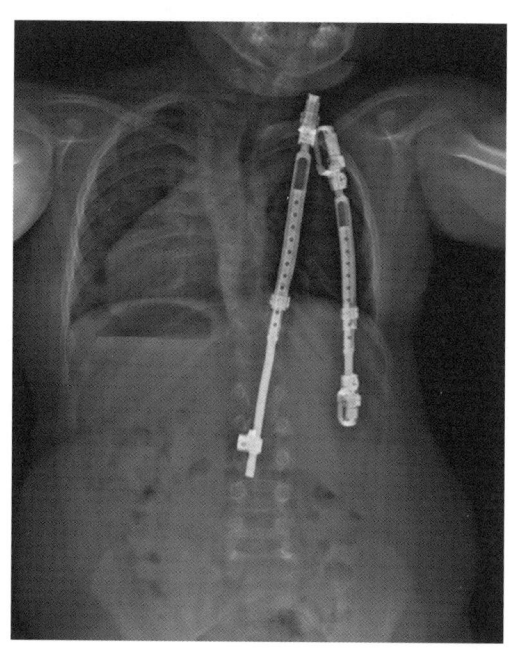

图 61.1　先天性脊柱侧凸患儿采用肋骨-肋骨和肋骨-脊柱垂直可扩张假体钛肋骨（VEPTRs）治疗

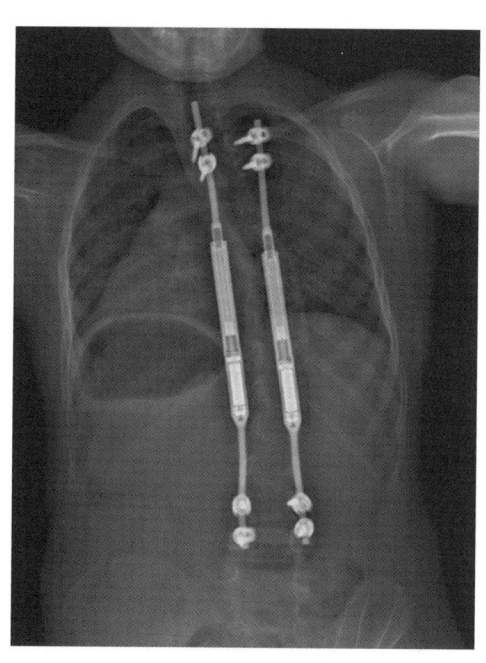

图 61.3　使用磁控生长棒（MCGR）治疗脂肪脊膜膨出患儿

不会使锚钉脱出或使棒发生塑性变形[13]。脊柱近端和远端锚钉之间的部分不暴露，以防止不必要的融合。

61.2.13.3 MCGRs

包括标准棒和偏置棒两种。在标准棒中，当"头"箭头指向头时，磁铁位于致动器的远端部分，棒在致动器的近端伸缩。在偏置棒中，当"头"箭头指向头时，磁铁位于致动器的近端部分，棒在致动器的远端伸缩[14]。TGR每6个月需要手术延长1次。MCGRS是无创延长的，通常在门诊使用外部遥控器（external remote controller，ERC）来进行控制，手术过程不需要麻醉镇静[16]。MCGR延长的频率因手术医生的偏好而异，但通常在6周至4个月之间。

61.2.14 加压系统

通过对侧弯凸侧施加压缩力来矫正脊柱畸形。随着时间的推移，椎体终板的生长调节和内固定物植入时对脊柱施加的机械压缩力导致了脊柱侧凸的矫正。示例为椎体拴系技术（图61.4）[4]。

61.2.15 生长引导系统

通过将顶椎锚定在椎棒上，并在置入内植物时机械地施加一个平移力来矫正脊柱畸形。大多数螺钉未进行锁定，松散地附着在棒上，使得在脊柱纵向生长的同时内固定系统也自行延长。例如Luqué系统和Shilla技术（图61.5）[4]。

61.2.15.1 Shilla技术

其作为生长棒技术的替代品而开发。主要原则仍然是控制脊柱畸形，同时允许脊柱的继续生长，但与生长棒相反，Shilla技术在畸形最明显的顶椎区进行融合，脊柱其余部分则不进行显露。固定在顶椎螺钉上的棒体被置入近端和远端骨膜外置入的滑动椎弓根螺钉中，目的是引导脊柱正常生长，而无需多次重复手术[17]。

61.2.16 毕业

接受过任意治疗EOS的手术方案，骨骼发育已经成熟，且未来没有针对EOS的手术干预计划的患者[18]。

61.3 总结

随着EOS治疗方案的广泛应用和越来越多相关研究的开展，在EOS相关的临床实践和研究中使用一致的术语非常重要。我们鼓励使用本章中介绍的术语。

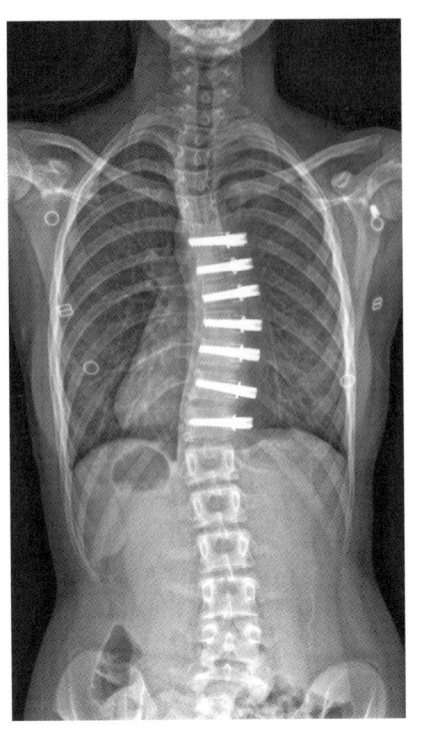

图61.4 接受椎体拴系（VBT）治疗的特发性脊柱侧凸青少年患者

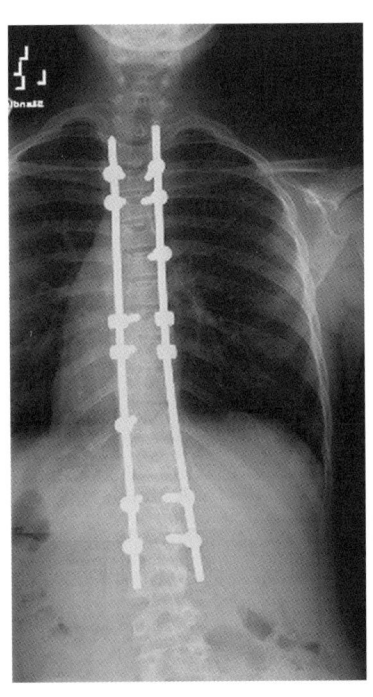

图61.5 用Shilla技术治疗的患有癫痫和特发性脊柱侧凸的患儿

（Ying Li, Ron El-Hawary, Behrooz A. Akbarnia, Tricia St. Hilaire 著　毛凯歌 译　冯 磊 校）

参考文献

扫描书末二维码获取

附录：放射学测量指导

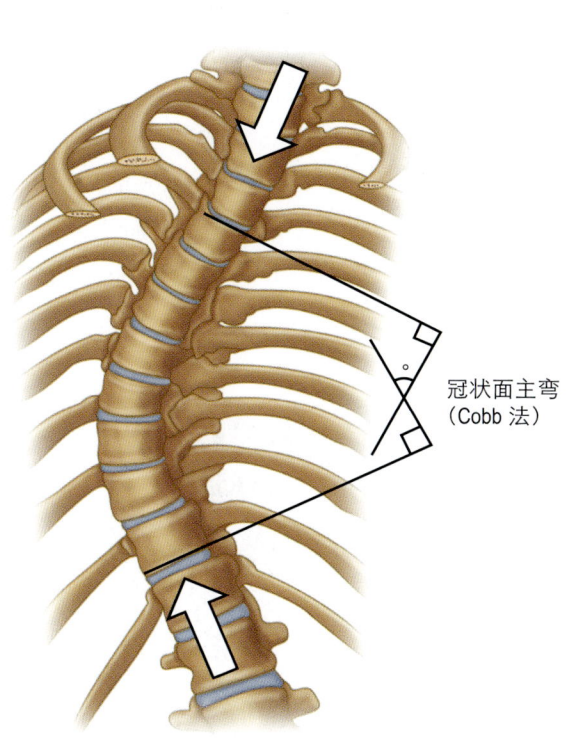

图 A.1　冠状面主弯（Cobb 法）
沿最倾斜的端椎终板（上端椎的上终板、下端椎的下终板）画垂线，两垂线间的夹角为 Cobb 角。相同的椎体不一定在每张 X 线片上均被选取使用。测量时椎体选择应基于产生最大弯曲（即最倾斜的椎体）。同时测量原发的（主要的）和继发的冠状面侧弯[1]

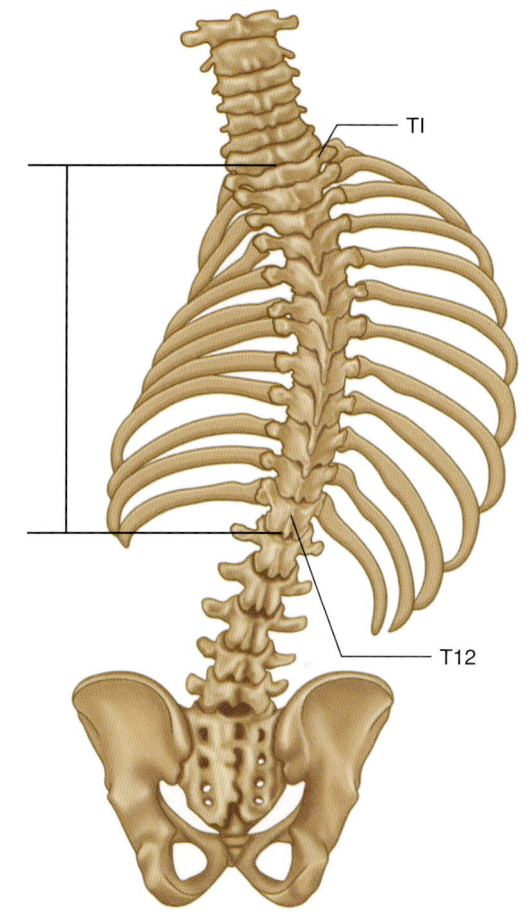

图 A.2　胸椎高度（T1~T12）
使用直立后前位（posteroanterior，PA）X 线片，沿 T1 椎体上终板中部绘制水平线，沿 L1 椎体上终板中部绘制第二条水平线。用垂线连接两平行线来获得胸椎高度[2]

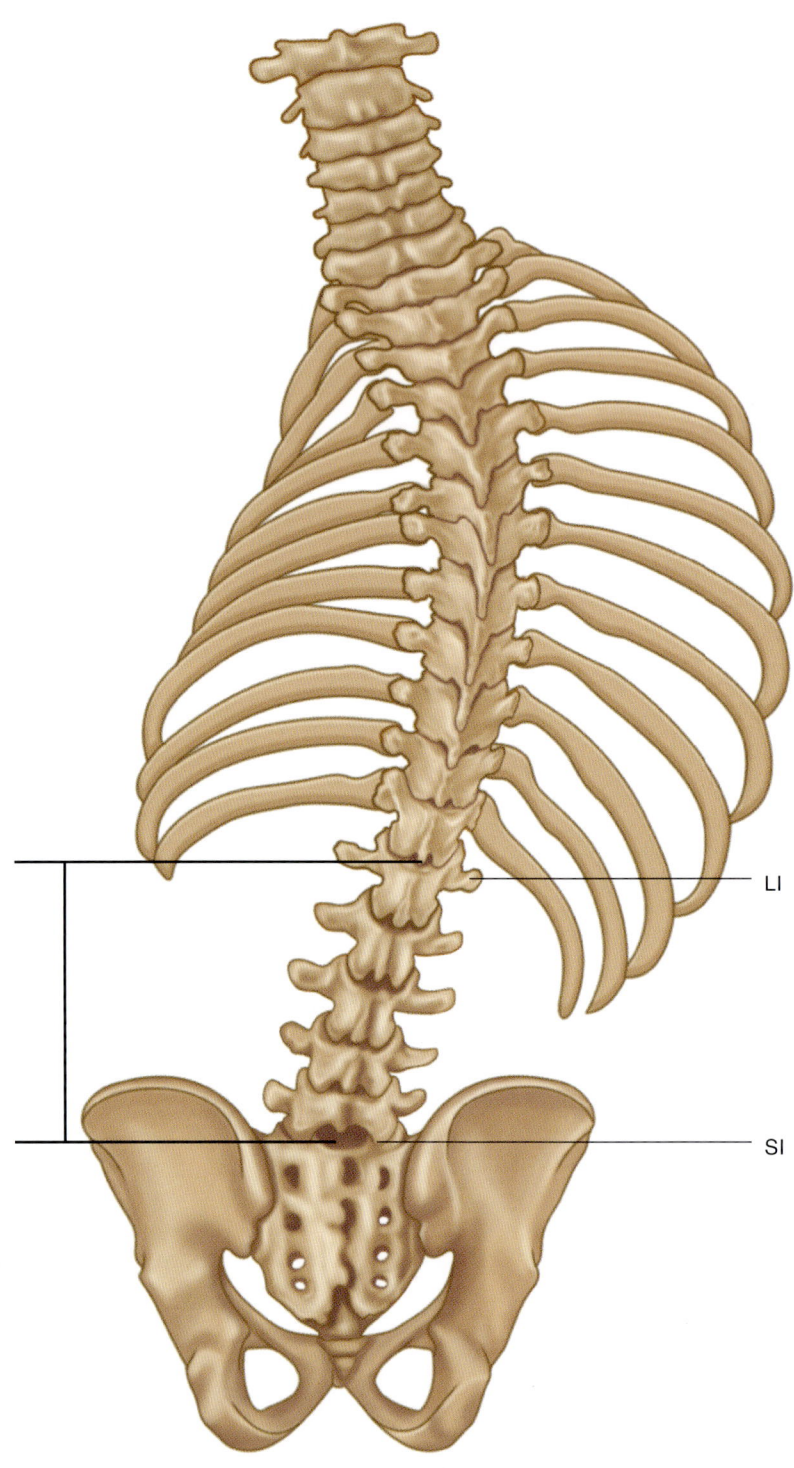

图 A.3　腰椎高度（L1~S1）

使用直立 PA X 线片，沿 L1 椎体上终板的中点绘制水平线，沿 S1 椎体上终板的中点绘制第二条水平线。两平行线间的垂直距离为腰椎高度[2]

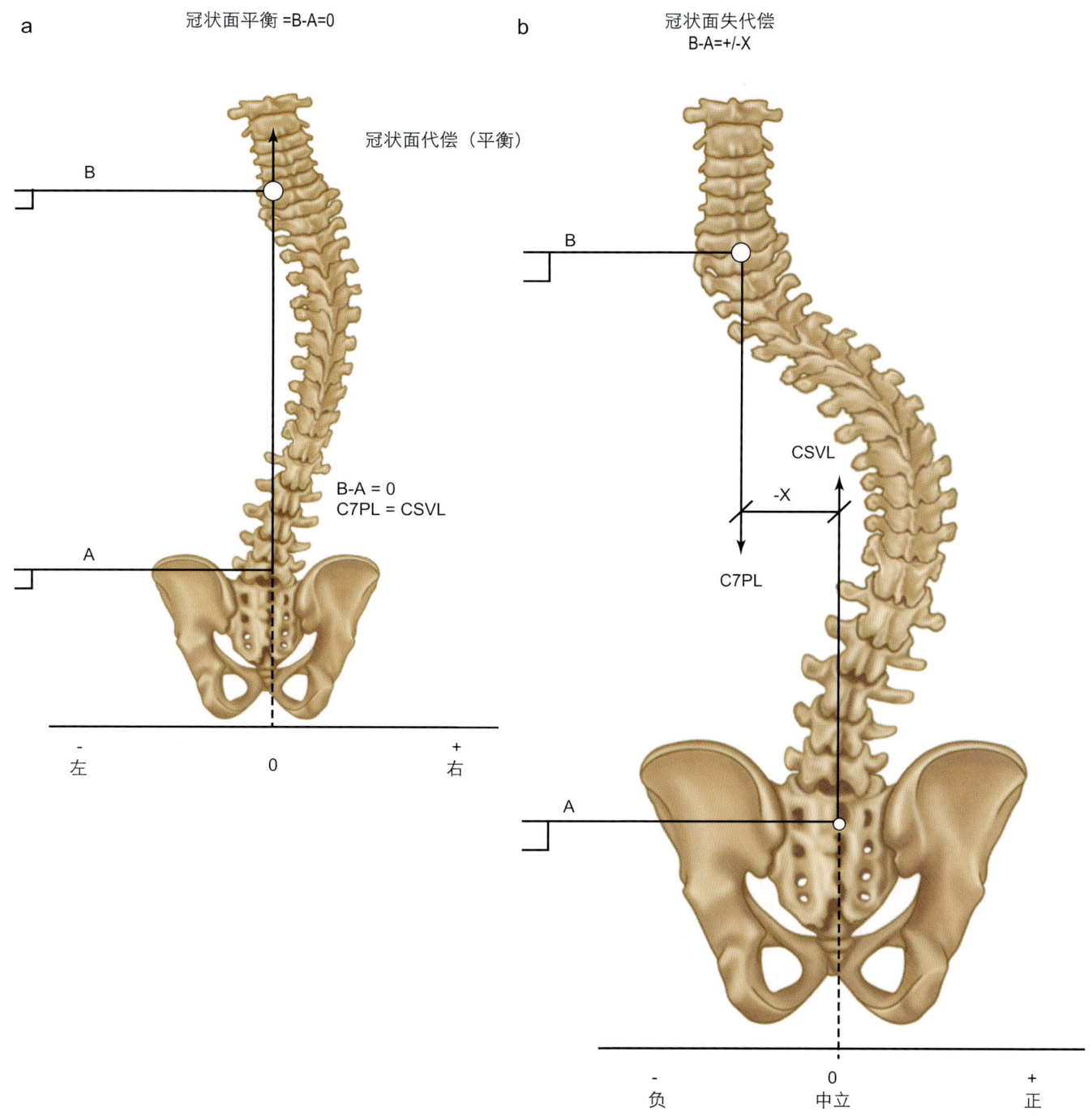

图 A.4 冠状面平衡

（a）经 C7 椎体中心画 C7 铅垂线，并且平行于 X 线片的垂直边缘。骶骨中垂线（central sacral vertical line，CSVL）是经 S1 椎体的中心画出，同样平行于 X 线片的垂直边缘。当 C7 铅垂线和 CSVL 共线，脊柱在冠状面上是平衡的

（b）如果 C7 铅垂线和 CSVL 不共线，脊柱在冠状面上不平衡。如果 C7 铅垂线在 CSVL 的左侧，则脊柱处于负冠状面平衡状态。如果 C7 铅垂线在 CSVL 的右侧，则脊柱处于正冠状面平衡状态。这也称为冠状面失代偿[3]

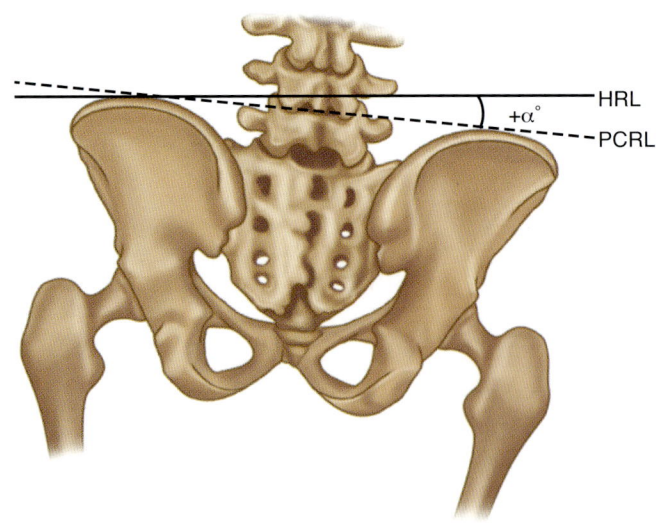

图 A.5　骨盆倾斜度
有几种方法可用来测量骨盆倾斜度。双侧髂嵴最高点的连线构成骨盆冠状面参考线（pelvic coronal reference line，PCRL）。PCRL 和水平参考线（horizontal reference line，HRL）之间的夹角为骨盆倾斜度[3]

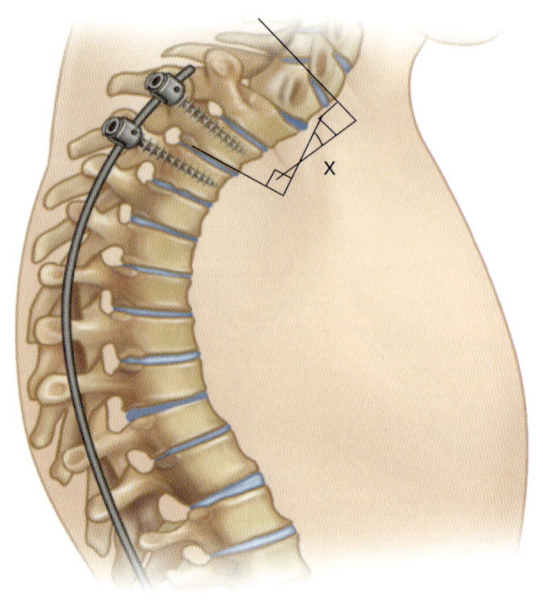

图 A.7　近端交界角（proximal junctional angle，PJA）
测量最上端的固定椎（uppermost instrumented vertebral，UIV）尾侧的终板，与 UIV 上方两个相邻椎体的头侧终板之间的角度。如果 PJA≥10°，且较术前至少增加 10°，则存在近端交界性后凸（proximal junctional kyphosis，PJK）[4]

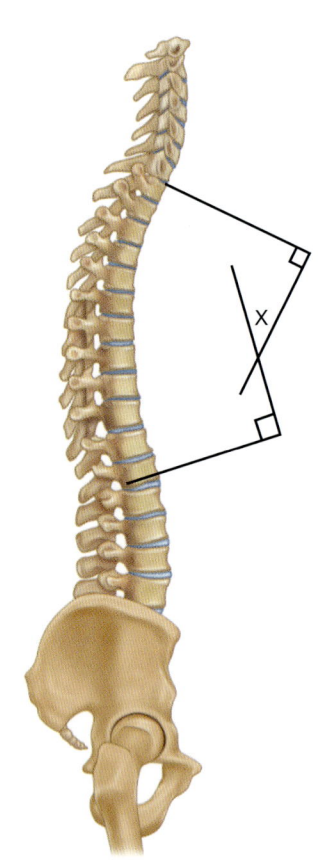

图 A.6　矢状面最大后凸角
测量形成后凸最大的椎体之间的角度（与胸椎后凸有关，尽管选择了上下方椎体以形成最大角度）。该测量值为脊柱后凸提供了标准。注意前凸角度记录为负值[3]

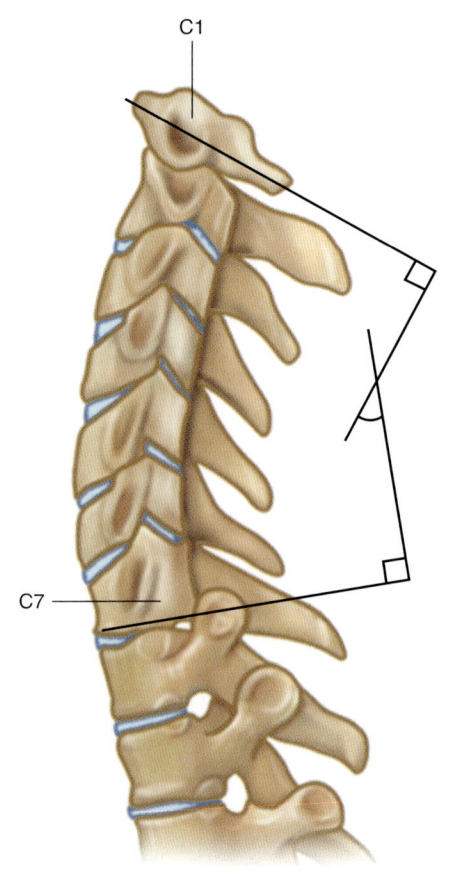

图 A.8　颈椎前凸
两条结构线之间的夹角：一条沿 C1 的长轴，另一条沿 C7 椎体的下终板[3]

附录：放射学测量指导 603

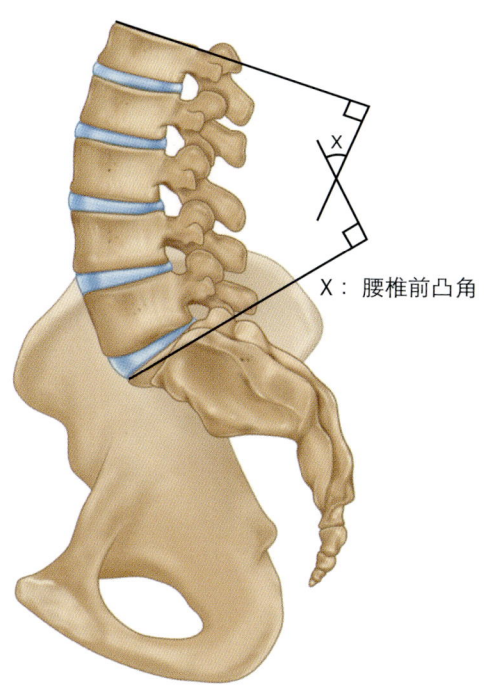

图 A.9　腰椎前凸角
L1 上终板与 S1 上终板之间的夹角 [3]

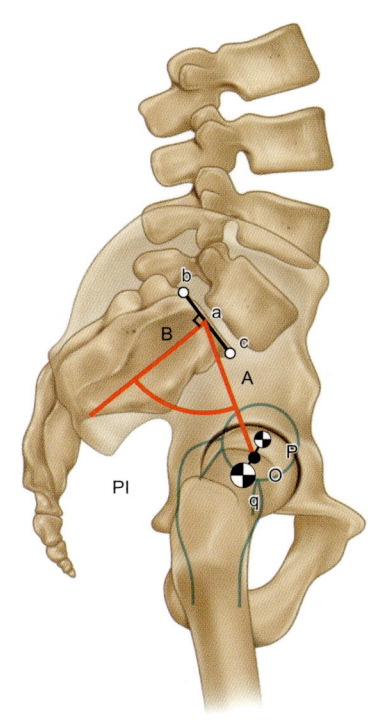

图 A.11　骨盆入射角（pelvic incidence，PI）
如果双侧股骨头轮廓不重叠，寻找股骨头中心点：找到每个股骨头的中心点，画一条线连接两点，这条线的中点被确定为股骨头中心点。A 线是从股骨头中心点到骶骨终板中心点的连线。B 线是一条垂直于骶骨终板且起始于骶骨终板中心点的垂线。骨盆入射角是线 A 线和 B 线之间的夹角 [3]

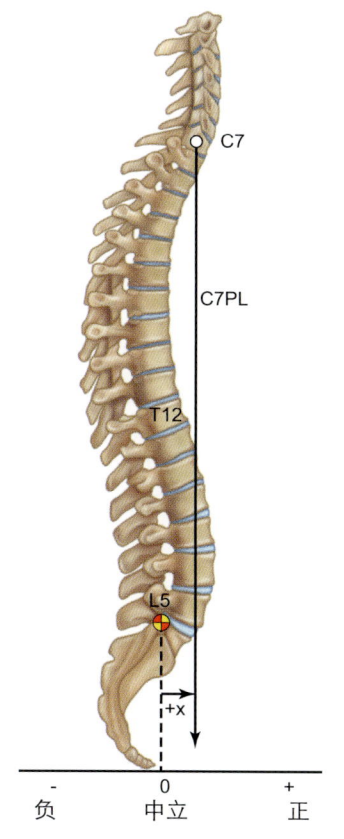

图 A.10　矢状面平衡
C7 铅垂线，或矢状面垂直轴，从 C7 椎体的中心点绘制，且平行于 X 线片的垂直边缘。当这条线穿过 S1 的后上角时，则脊柱处于中立矢状面平衡。如果这条线在 S1 后上角前方穿过，则脊柱处于正矢状面平衡。如果这条线在 S1 后上角后方穿过，则脊柱处于负矢状面平衡 [3]

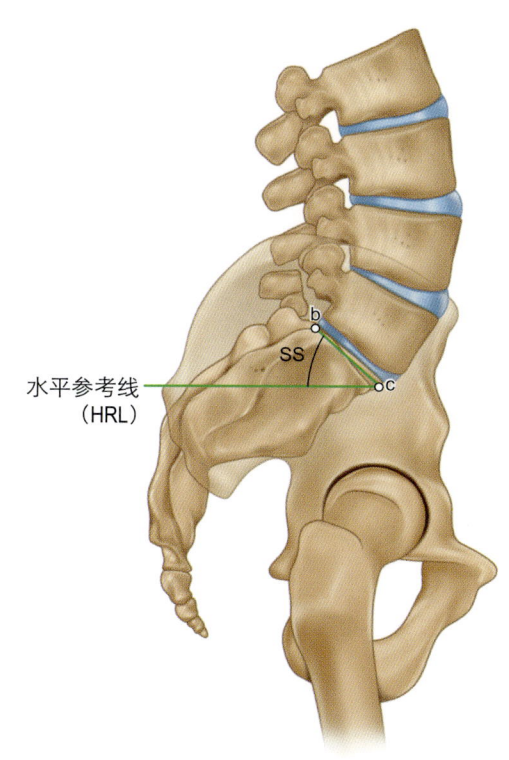

图 A.12　骶骨倾斜角（sacral slope，SS）
SS 为 S1 上终板和水平线之间的夹角。垂直骶骨表示为较小的值，水平骶骨表示为较大的值

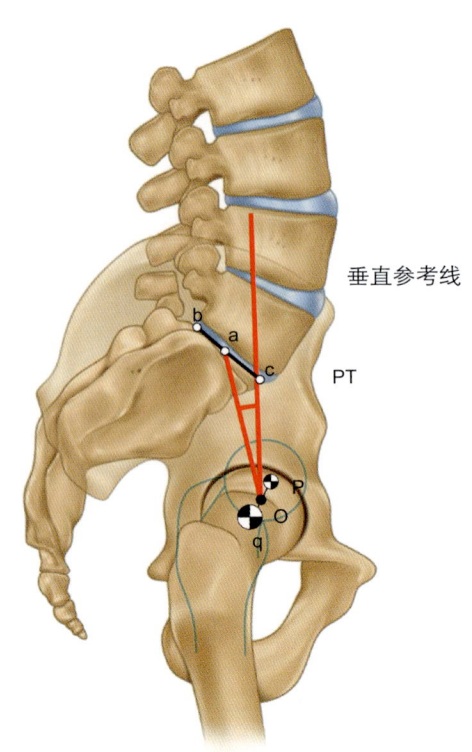

图 A.13 骨盆倾斜角（pelvic tilt，PT）

测量起自股骨头中心点的垂直参考线与股骨头中心点到骶骨终板中点连线的夹角[3]

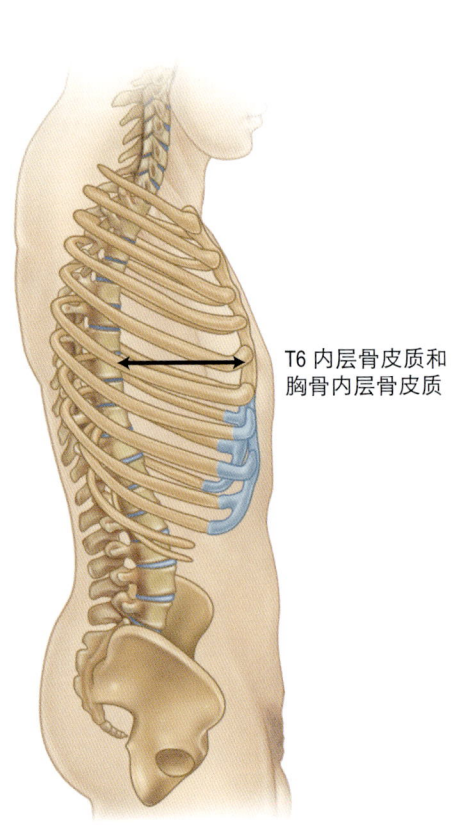

图 A.14 胸廓深度

使用侧位 X 线片，测量胸骨后缘至 T6 椎体前缘的距离，可以用来辅助估算胸廓容量[2]

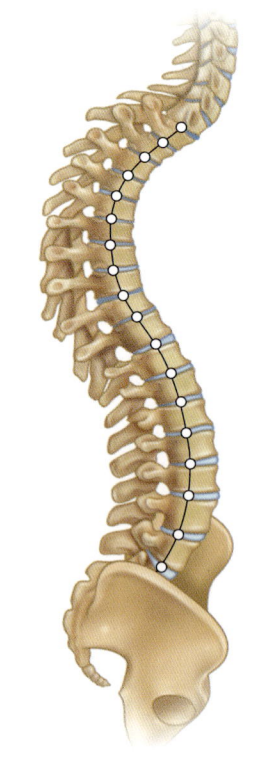

图 A.15 矢状面脊柱长度（sagittal spine length，SSL）

通过侧位 X 线片测量 T1 到 S1 脊柱的长度。这种二维长度测量考虑了后方撑开为基础的生长友好型手术期间可能发生的矢状面变化。从 T1 到 S1 连接上终板的中心绘制一条平滑弧线。胸椎 SSL 是指沿这条弧线测量 T1 到 L1 的距离，腰椎 SSL 是指沿这条弧线测量 L1 到 S1 的距离。两者的和为总 SSL[5]

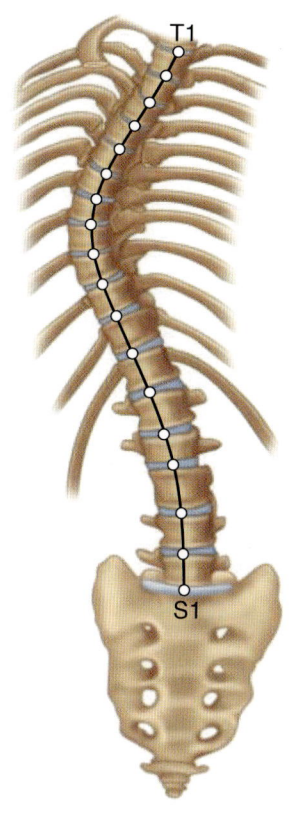

图 A.16 冠状面脊柱长度（coronal spine length，CSL）
在冠状面 X 线片上测量从 T1 到 S1 的脊柱长度。从 T1 到 S1 连接上终板中心绘制平滑弧线。胸椎 CSL 是指沿这条弧线测量从 T1 到 L1 的距离，腰椎 CSL 是指沿这条弧线测量从 L1 到 S1 的距离。两者的和为总 CSL[6]

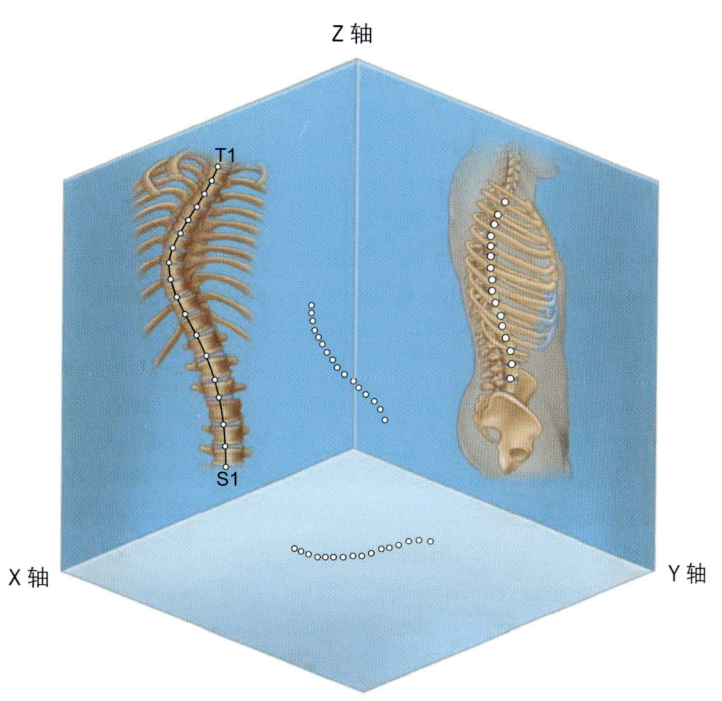

图 A.17 三维真实脊柱长度（three-dimensional true spine length，3D-TSL）
这是根据矢状面脊柱长度和冠状面脊柱长度计算得出的，是脊柱长度在三个维度上的真实体现[6]

（罗焱中 译 李晨恺 校）

扫描二维码获取参考文献